Oncologie

Deze uitgave werd gesteund door subsidie van:

KWF Kankerbestrijding

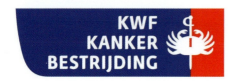

Oncologie

Onder redactie van

Prof. dr. C.J.H. van de Velde

Prof. dr. W.T.A. van der Graaf

Prof. dr. J.H.J.M. van Krieken

Prof. dr. C.A.M. Marijnen

Prof. dr. J.B. Vermorken

Achtste, herziene druk

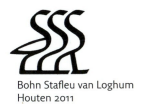

Bohn Stafleu van Loghum
Houten 2011

© 2011 Bohn Stafleu van Loghum, onderdeel van Springer Media, Houten

Alle rechten voorbehouden. Niets uit deze uitgave mag worden verveelvoudigd, opgeslagen in een geautomatiseerd gegevensbestand, of openbaar gemaakt, in enige vorm of op enige wijze, hetzij elektronisch, mechanisch, door fotokopieën of opnamen, hetzij op enige andere manier, zonder voorafgaande schriftelijke toestemming van de uitgever.
Voor zover het maken van kopieën uit deze uitgave is toegestaan op grond van artikel 16b Auteurswet j° het Besluit van 20 juni 1974, Stb. 351, zoals gewijzigd bij het Besluit van 23 augustus 1985, Stb. 471 en artikel 17 Auteurswet, dient men de daarvoor wettelijk verschuldigde vergoedingen te voldoen aan de Stichting Reprorecht (Postbus 3051, 2130 KB Hoofddorp). Voor het overnemen van (een) gedeelte(n) uit deze uitgave in bloemlezingen, readers en andere compilatiewerken (artikel 16 Auteurswet) dient men zich tot de uitgever te wenden.

Samensteller(s) en uitgever zijn zich volledig bewust van hun taak een betrouwbare uitgave te verzorgen. Niettemin kunnen zij geen aansprakelijkheid aanvaarden voor drukfouten en andere onjuistheden die eventueel in deze uitgave voorkomen.

ISBN 978 90 313 6231 8
NUR 870

Ontwerp binnenwerk: TEFF (www.teff.nl)
Ontwerp omslag: Bottenheft, Marijenkampen
Automatische opmaak: Pre Press Media Groep, Zeist

Bohn Stafleu van Loghum
Het Spoor 2
Postbus 246
3990 GA Houten

www.bsl.nl

Inhoud

Inhoud 5

Lijst van auteurs 7

Woord vooraf 13

A. Algemene aspecten

1. **Fundamentele aspecten van kanker** 17
   F.T. Bosman, J.H.J.M. van Krieken

2. **Klinisch-genetische aspecten van kanker** 45
   H.F.A.Vasen, E.B. Gómez García

3. **Epidemiologie van kanker** 59
   A Oorzaken en frequentie van kanker 59
   B Prognose en screening van kanker 81
   J.W.W. Coebergh, F.E. van Leeuwen

4. **Diagnostiek in de oncologie** 103
   J.B. Vermorken, D.L.A.L. Schrijvers,
   J.J.J. Weyler, T. Moreels, L. Carp, J. Barentsz,
   S.W.T.P.J. Heijmink

5. **Klinische onderzoeksmethodologie in de oncologie** 151
   J.H.M. Schellens, A.H.J. Mathijssen

6. **Chirurgisch-oncologische behandelingsprincipes** 157
   H.J. Hoekstra

7. **De rol van radiotherapie bij de behandeling van kanker** 165
   J.W.H. Leer, A.J. van der Kogel, H. Huizenga

8. **Principes van de medicamenteuze antikankerbehandeling** 175
   J. De Grève, S. Van Belle, S. Sleijfer

9. **Hormonale aspecten van kanker, in het bijzonder mammacarcinoom** 197
   L.V.A.M. Beex, V.C.G. Tjan-Heijnen

10. **Immuuntherapie van kanker** 211
    S. Osanto, W.H.J. Kruit

11. **Paraneoplastische syndromen** 219
    M.T. de Graaf, C. De Tollenaere, D. Schrijvers,
    P. Sillevis Smitt

12. **Spoedeisende oncologie** 235
    H.J. Hoekstra, W.T.A. van der Graaf,
    Y.M. van der Linden

13. **Late effecten van kanker** 249
    Y. C. Benoit, L.C.M. Kremer, J.A. Gietema,
    M.M. Geenen, A. Postma

14. **Geriatrische oncologie** 257
    A.N.M. Wymenga, H.J. Rutten

B. Speciële oncologie: vroege opsporing, diagnostiek en behandeling van kanker

15. **Hoofd-halstumoren** 273
    J.L.N. Roodenburg, R.J. Baatenburg de Jong,
    H. Reintsema, C.G. van Laer, J.A. Langendijk,
    H. Vermeersch, J.B. Vermorken

16. **Tumoren van long, pleura en mediastinum** 317
    F.M.N.H. Schramel, G.J.M. Herder,
    P. van Schil, C.A. Seldenrijk, F.B.J.M. Thunnissen,
    P.E. Postmus, D.K.M. de Ruysscher

17. **Oesofaguscarcinoom** 345
    B.P.L. Wijnhoven, P.D. Siersema,
    K. Haustermans, H.W. Tilanus, T. Lerut

18 **Maagcarcinoom** 355
   A. Cats, M. Verheij, N.C.T. van Grieken,
   C.J.H. van de Velde

19 **Tumoren van lever, galwegen en pancreas** 361
   T.M. van Gulik, D.J. Richel, D.J. Gouma

20 **Tumoren van dunne en dikke darm** 375
   Th. Wiggers, R.G.H. Beets-Tan,
   C.A.M. Marijnen, I.D. Nagtegaal, C.J.A. Punt

21 **Maligne beentumoren** 389
   A.H.M. Taminiau, J.L. Bloem, A.J. Gelderblom,
   P.C.W. Hogendoorn

22 **Maligne tumoren van de weke delen** 403
   W.T.A. van der Graaf, J.V.M.G. Bovée, R. Haas,
   H.J. Hoekstra

23 **Huidtumoren** 415
   W. Bergman, M. R. Canninga-van Dijk,
   R. van Doorn, O.E. Nieweg

24 **Mammatumoren** 431
   C.J.H. van de Velde, J.W.R. Nortier,
   P.H.M. Elkhuizen, P.J. van Diest,
   H.M. Zonderland

25 **Tumoren van de vrouwelijke geslachtsorganen** 453
   J.B.M.Z. Trimbos, G.J. Fleuren,
   A.G.J. van der Zee, C.L. Creutzberg

26 **Tumoren van de urinewegen** 479
   R.J.A. van Moorselaar, M.C.C.M. Hulshof,
   G.J.L.H. van Leenders, C.M.L. van Herpen,
   H. van Poppel

27 **Kiemceltumoren van de testis** 495
   J.A. Gietema, A.J.H. Suurmeijer, H.J. Hoekstra

28 **Tumoren van het zenuwstelsel** 501
   C.M.F. Dirven, M.J. van den Bent, L.J.A. Stalpers,
   P. Wesseling, W.P. Vandertop

29 **Endocriene tumoren** 513
   J.W.A. Smit, C.J. Lips, Th. Links, A.M. Pereira,
   E.P.M. van der Kleij-Corssmit, O. Dekkers,
   J. Kievit, H. Haak, J.A. Romijn, P. Lips,
   W. de Herder, D.J. Kwekkeboom, C.H.J. van Eijck,
   R.A. Feelders

30 **Tumoren van de oogleden, ogen en orbita** 557
   C.M. Mooy, G.P.M. Luyten, A.D.A. Paridaens

31 **Acute en chronische leukemie** 565
   B. Löwenberg, J.J. Cornelissen, P. Sonneveld

32 **Maligne aandoeningen van het lymfatische systeem** 581
   D. de Jong, J.M. Raemaekers, B.M.P. Aleman

33 **Oncologie bij kinderen en jongvolwassenen** 597
   P.M. Hoogerbrugge, E.M.M. Meijer-van den Bergh, J.G. de Ridder-Sluiter

C. Begeleiding, verpleging en palliatie

34 **Psychosociale zorg voor de kankerpatiënt** 605
   J.E.H.M. Hoekstra-Weebers,
   M.H.M. van der Linden

35 **Onderzoek naar de kwaliteit van leven van kankerpatiënten** 617
   A.M. Stiggelbout, N.K. Aaronson,
   M.A.G. Sprangers, J.C.J.M. de Haes

36 **Behandeling van pijn en andere symptomen bij de patiënt met kanker** 625
   A. de Graeff, K.C.P. Vissers

37 **Voedingsproblemen bij de patiënt met kanker** 643
   M.F. von Meyenfeldt, A.E. Oosterkamp,
   J. Maessen, C.H.C. Dejong

38 **Oncologieverpleegkunde** 651
   R.J. Uitterhoeve, M.E.W.J. Peters, G.A. Huizinga

39 **Het gebruik van niet-reguliere behandelwijzen voor kanker naast de reguliere behandeling** 667
   N. van der Zouwe, F.S.A.M. van Dam

40 **De zorg voor patiënten met kanker in de huisartspraktijk** 677
   M.E.T.C. van den Muijsenbergh, B.S. Wanrooij

41 **De strijd tegen kanker in Nederland** 683
   A.G.J.M. Hanselaar, G.H. Boerrigter

42 **De rol van de Integrale Kankercentra (IKC's) in Nederland** 689
   M.R. Vos

43 **Nacontrole** 695
   J. Kievit

Bijlage Adressen van interessante websites 703

Register 707

Lijst van auteurs

Prof. dr. N.K. Aaronson
Hoofd afdeling Psychosociaal Onderzoek, Divisie Psychosociaal Onderzoek en Epidemiologie, Het Nederlands Kanker Instituut – Antoni van Leeuwenhoek Ziekenhuis, Amsterdam

Dr. B.M.P. Aleman
Radiotherapeut-oncoloog, Afdeling Radiotherapie, Het Nederlands Kanker Instituut – Antoni van Leeuwenhoek Ziekenhuis, Amsterdam

Prof. dr. M.J. van den Bent
Neuro-oncoloog, Afdeling Neurologie, Erasmus Medisch Centrum, Rotterdam

Dr. G.H. Boerrigter
Hoofd programma Onderzoek, KWF Kankerbestrijding, Amsterdam

Prof. dr. F.T. Bosman
Emeritus Hoogleraar, Instituut Pathologie, Universitair Medisch Centrum (CHUV), Lausanne, Zwitserland

Dr. J.V.M.G. Bovée
Patholoog, Afdeling Pathologie, Leids Universitair Medisch Centrum

Dr. M.R. Canninga-van Dijk
Patholoog, Afdeling Pathologie, Universitair Medisch Centrum, Utrecht

Dr. L.W.G. Carp
Kliniekhoofd, Afdeling Nucleaire Geneeskunde, Universitair Ziekenhuis Antwerpen, Edegem, België

Dr. A. Cats
MDL-arts, Afdeling Maag-Darm-Leverziekten, Het Nederlands Kanker Instituut – Antoni van Leeuwenhoek Ziekenhuis, Amsterdam

Prof. Dr. J.W.W. Coebergh
Sociaal geneeskundige/epidemioloog, Afdeling Maatschappelijke Gezondheidszorg, Erasmus Medisch Centrum, Rotterdam; Onderzoeksafdeling, Integraal Kankercentrum Zuid, Eindhoven

Dr. J.J. Cornelissen
Internist-hematoloog, Afdeling Hematologie, Erasmus Medisch Centrum, Daniel den Hoed locatie, Rotterdam

Dr. C.L. Creutzberg
Radiotherapeut-oncoloog, Afdeling Klinische Oncologie, Leids Universitair Medisch Centrum

Prof. dr. F.S.A.M. van Dam
Psycholoog, Afdeling Psychosociaal onderzoek en epidemiologie, Het Nederlands Kanker Instituut – Antoni van Leeuwenhoek Ziekenhuis, Amsterdam

Prof. dr. C.H.C. Dejong
Chirurg, Hepato-Pancreato-Biliaire Chirurgie, Afdeling Chirurgie, Universiteit Maastricht, Academisch Ziekenhuis Maastricht

Dr. O. Dekkers
Internist-endocrinoloog, Afdeling Endocrinologie/Epidemiologie, Leids Universitair Medisch Centrum

Prof. dr. P.J van Diest
Patholoog, Afdeling Pathologie, Universitair Medisch Centrum, Utrecht

Prof. dr. C.M.F. Dirven
Neurochirurg, Afdeling Neurochirurgie, Erasmus Medisch Centrum, Rotterdam

R. van Doorn
Dermatoloog, Afdeling Huidziekten, Leids Universitair Medisch Centrum

Dr. P.H.M. Elkhuizen
Radiotherapeut-oncoloog, Afdeling Radiotherapie, Het Nederlands Kanker Instituut – Antoni Van Leeuwenhoek Ziekenhuis, Amsterdam

Dr. R.A. Feelders
Internist-endocrinoloog, Afdeling Endocrinologie, Erasmus Medisch Centrum, Rotterdam

Prof. dr. G.J. Fleuren
Patholoog, Afdeling Pathologie, Leids Universitair Medisch Centrum

M.M. Geenen
Internist-oncoloog, Afdeling Oncologie, St. Lucas Andreas Ziekenhuis, Amsterdam

Dr. A.J. Gelderblom
Internist-oncoloog, Afdeling Klinische Oncologie, Leids Universitair Medisch Centrum

Prof. dr. J.A. Gietema
Internist-oncoloog, Afdeling Medische Oncologie, Universitair Medisch Centrum Groningen

Prof. dr. D.J. Gouma
Chirurg, Afdeling Chirurgie, Academisch Medisch Centrum, Amsterdam

Dr. Encarna B. Gómez García
Internist-hematoloog, Afdeling Klinische Genetica, Universitair Medisch Centrum, Maastricht

M.T. de Graaf
Neuroloog in opleiding, Afdeling Neurologie, Erasmus Medisch Centrum, Rotterdam

Prof. dr. W.T.A. van der Graaf
Internist-oncoloog Translationele Medische Oncologie, Afdeling Medische Oncologie, Universitair Medisch Centrum St Radboud, Nijmegen

Dr. A. de Graeff
Internist-oncoloog, Afdeling Medische Oncologie, Universitair Medisch Centrum, Utrecht; arts, Academisch Hospice Demeter, De Bilt

Prof. dr. J. De Grève
Diensthoofd, Dienst Medische Oncologie, Oncologisch Centrum UZ Brussel, Jette, België

Dr. N.C.T. van Grieken
Patholoog, Afdeling Pathologie, Vrije Universiteit Medisch Centrum, Amsterdam

Prof. dr. T.M. van Gulik
Chirurg, Afdeling Chirurgie, Academisch Medisch Centrum, Amsterdam

Dr. H.R. Haak
Internist-endocrinoloog, Máxima Medisch Centrum, locatie Eindhoven, Afdeling Interne Geneeskunde, Eindhoven

Dr. R.L.M. Haas
Radiotherapeut-oncoloog, Afdeling Radiotherapie, Het Nederlands Kanker Instituut – Antoni van Leeuwenhoek Ziekenhuis, Amsterdam

Prof. dr. J.C.J.M. de Haes
Psycholoog, Hoofd Afdeling Medische Psychologie, Academisch Medisch Centrum, Amsterdam

Dr. A.G.J.M. Hanselaar
Algemeen directeur, KWF Kankerbestrijding, Amsterdam

Prof. dr. K. Haustermans
Radiotherapeut-oncoloog, Dienst Radiotherapie-oncologie, UZ Leuven, locatie Gasthuisberg, Leuven, België

S.W.T.P.J. Heijmink
Radioloog in opleiding, Afdeling Radiologie, Universitair Medisch Centrum St Radboud, Nijmegen

Dr. G.J.M. Herder
Longarts, Afdeling Longziekten, St Antonius Ziekenhuis, Nieuwegein

Dr. W. de Herder
Internist-endocrinoloog, Afdeling Endocrinologie, Erasmus Medisch Centrum, Rotterdam

Dr. C.M.L. van Herpen
Internist-oncoloog, Afdeling Medische Oncologie, Universitair Medisch Centrum St Radboud, Nijmegen

Prof. dr. H.J. Hoekstra
Chirurg/oncoloog, Afdeling Heelkunde, Universitair Medisch Centrum, Groningen

Dr. J.E.H.M. Hoekstra-Weebers
Hoofd ondersteunende zorg, Integraal Kankercentrum Noord Oost Groningen, en Wenckebach Instituut, Universitair Medisch Centrum, Groningen

Prof. dr. P.C.W. Hogendoorn
Patholoog, Afdeling Pathologie, Leids Universitair Medisch Centrum

Prof. dr. P.M. Hoogerbrugge
Kinderarts, Afdeling Kinderoncologie, Universitair Medisch Centrum St Radboud, Nijmegen. Stichting Kinderoncologie Nederland, Den Haag

Dr. H. Huizenga
Klinisch fysicus, Afdeling Radiotherapie, Universitair Medisch Centrum St Radboud, Nijmegen

Dr. G.A. Huizinga
Docent-onderzoeker Wenckebach Instituut, Universitair Medisch Centrum, Groningen

Dr. M.C.C.M. Hulshof
Radiotherapeut-oncoloog, Afdeling Radiotherapie, Academisch Medisch Centrum, Amsterdam

Dr. D. de Jong
Patholoog, Afdeling Pathologie, Het Nederlands Kanker Instituut – Antoni van Leeuwenhoek Ziekenhuis, Amsterdam

Prof. dr. J. Kievit
Chirurg, Medische Besliskunde, Afdelingen Heelkunde en Medische Besliskunde, Leids Universitair Medisch Centrum

Dr. E.P.M. van der Kleij-Corssmit
Internist-endocrinoloog, Afdeling Endocrinologie, Leids Universitair Medisch Centrum

Prof. dr. A.J. van der Kogel
Radiobioloog, Afdeling Klinische Radiobiologie, Universitair Medisch Centrum St Radboud, Nijmegen

Dr L.C.M. Kremer
Kinderarts, hoofd LATER, Polikliniek Emma Kinderziekenhuis Academisch Medisch Centrum, Amsterdam

Prof. dr. J.H.J.M. van Krieken
Patholoog, Afdeling Pathologie, Universitair Medisch Centrum St Radboud, Nijmegen

Dr. W.H.J. Kruit
Internist-oncoloog, Afdeling Medische Oncologie, Erasmus Medisch Centrum - Dr. Daniel Den Hoed Kliniek, Rotterdam

Dr. D.J. Kwekkeboom
Nucleair geneeskundige, Afdeling Nucleaire Geneeskunde, Erasmus Medisch Centrum, Rotterdam

Prof. dr. J.A. Langendijk
Radiotherapeut-oncoloog, Afdeling Radiotherapie, Universitair Medisch Centrum, Groningen

Dr. C.G. van Laer
KNO-oncoloog, Afdeling KNO/Hoofd-hals chirurgie, Universitair Ziekenhuis Antwerpen, België

Dr. G.J.L.H. van Leenders
Patholoog, Afdeling Pathologie, Erasmus Medisch Centrum, Rotterdam

Prof. dr. J.W.H. Leer
Radiotherapeut-oncoloog, Afdeling Radiotherapie, Universitair Medisch Centrum St Radboud, Nijmegen

Prof. dr. F.E. van Leeuwen
Epidemioloog, Afdeling Epidemiologie, Het Nederlands Kanker Instituut – Antoni van Leeuwenhoek Ziekenhuis, Amsterdam

Prof. dr. T. Lerut
Thoraxchirurg, Dienst Thoraxheelkunde, UZ Leuven, locatie Gasthuisberg, Leuven, België

Dr. Y.M. van der Linden
Radiotherapeut- oncoloog, Radiotherapeutisch Instituut Friesland, Leeuwarden

Dr. M.H.M. van der Linden
Klinisch psycholoog-psychotherapeut, Afdeling Medische Oncologie, Vrije Universiteit Medisch Centrum, Amsterdam

Prof. dr. Th.P. Links
Internist-endocrinoloog, Afdeling Endocrinologie, Universitair Medisch Centrum, Groningen

Prof. dr. C.J.M. Lips
Internist-endocrinoloog, Medisch Centrum Benoordenhout, Den Haag

Prof. dr. P.T.A.M. Lips
Afdeling Endocrinologie, Vrije Universiteit Medisch Centrum, Amsterdam

Prof. dr. B. Löwenberg
Internist-hematoloog, Hoofd afdeling Hematologie, Erasmus Medisch Centrum, Daniel den Hoed locatie, Rotterdam

Prof. dr. G.P.M. Luyten
Oogarts, Afdeling Oogheelkunde, Leids Universitair Medisch Centrum

J. Maessen
Diëtist/onderzoeker, Afdeling Chirurgie, Academisch Ziekenhuis Maastricht

Prof. dr. C.A.M. Marijnen
Radiotherapeut-oncoloog, Afdeling Klinische Oncologie, Leids Universitair Medisch Centrum

Dr. R.A.H.J. Mathijssen
Internist-oncoloog, Afdeling Medische Oncologie, Erasmus Medisch Centrum - Daniel den Hoed, Rotterdam

E.M.M. Meijer-van den Bergh
Klinisch psycholoog, Afdeling Kinderoncologie en Medische Psychologie, Universitair Medisch Centrum St Radboud, Nijmegen. Werkgroep Kinderpsychologie, Stichting Kinderoncologie Nederland, Den Haag

Prof. dr. M.F. von Meyenfeldt
Chirurg-oncoloog, Afdeling Chirurgie, Universitair Medisch Centrum Maastricht

Dr. R.J.A. van Moorselaar
Uroloog, Afdeling Urologie, Vrije Universiteit Medisch Centrum, Amsterdam

Dr. C.M. Mooy
Patholoog-anatoom, Afdeling Pathologie, Erasmus Medisch Centrum, Rotterdam

Prof. dr. T. Moreels
Gastro-enteroloog, Afdeling Gastro-enterologie Hepatologie, Universitair Ziekenhuis Antwerpen, Edegem, België

Dr. M.E.T.C. van den Muijsenbergh
Huisarts, Afdeling Eerstelijnsgeneeskunde, Centrum voor Huisartsgeneeskunde, Ouderengeneeskunde en Public Health, Universitair Medisch Centrum, St. Radboud, Nijmegen

Dr. I.D. Nagtegaal
Patholoog, Afdeling Pathologie, Universitair Medisch Centrum St Radboud, Nijmegen

Dr. O.E. Nieweg
Chirurg, Het Nederlands Kanker Instituut – Antoni van Leeuwenhoek Ziekenhuis, Amsterdam

Prof. dr. J.W.R. Nortier
Internist-oncoloog, Afdeling Klinische Oncologie, Leids Universitair Medisch Centrum

A.E. Oosterkamp
Chirurg in vooropleiding, Afdeling Chirurgie, Universitair Medisch Centrum Maastricht

Prof. dr. S. Osanto
Internist-oncoloog, Afdeling Klinische Oncologie, Leids Universitair Medisch Centrum

Dr. A.D.A. Paridaens
Oogarts, Het Oogziekenhuis Rotterdam

Dr. A.M. Pereira
Internist-endocrinoloog, Afdeling Endocrinologie, Leids Universitair Medisch Centrum

M.E.W.J. Peters
Researchverpleegkundige, Universitair Medisch Centrum St Radboud, Nijmegen

Prof. dr. H. van Poppel
Uroloog, Diensthoofd Afdeling Urologie, UZ Gasthuisberg, Katholieke Universiteit Leuven, België

Dr. A. Postma
Kinderarts/kinderoncoloog, Afdeling Kinderoncologie, Beatrix Kinderkliniek, Universitair Medisch Centrum, Groningen

Prof. dr. P.E. Postmus
Longarts, Afdeling Longziekten, Vrije Universiteit Medisch Centrum, Amsterdam

Prof. dr. C.J.A. Punt
Internist-oncoloog, Afdeling Medische Oncologie, Universitair Medisch Centrum St Radboud, Nijmegen

Dr. J.M.M. Raemaekers
Internist-hematoloog, Afdeling Hematologie, Universitair Medisch Centrum St Radboud, Nijmegen

Dr. H. Reintsema
Tandarts maxillofaciaal prothetist, Afdeling Mondziekten en kaakchirurgie, Faculteit Medische Wetenschappen, Universitair Medisch Centrum, Groningen

Prof. dr. D.J. Richel
Internist-oncoloog, Afdeling Oncologie, Academisch Medisch Centrum, Amsterdam

Dr. J.G. de Ridder-Sluiter
Ontwikkelingspsycholoog, Stichting Kinderoncologie Nederland, Den Haag

Prof. dr. J.A. Romijn
Internist-endocrinoloog, Afdeling Endocrinologie, Leids Universitair Medisch Centrum

Prof. dr. J.L.N. Roodenburg
Kaakchirurg-oncoloog, Afdeling Kaakchirurgie, Universitair Medisch Centrum, Groningen

Dr. H.J.T. Rutten
Chirurg, afdeling Chirurgie, Catharina Ziekenhuis, Eindhoven

Prof. dr. D.K.M. de Ruysscher
Radiotherapeut-oncoloog, Afdeling Radiotherapie/Oncologie, Academisch Ziekenhuis Maastricht en GROW Onderzoek Instituut, Maastricht

Prof. dr. J.H.M. Schellens
Internist-oncoloog, Afdeling Klinische Farmacologie, Het Nederlands Kanker Instituut – Antoni van Leeuwenhoek Ziekenhuis, Amsterdam

Prof. Dr. P. E.Y. Van Schil
Diensthoofd Thorax- en Vaatheelkunde, Hoofddocent Universiteit Antwerpen, Dienst Thorax- en Vaatheelkunde, UZ Antwerpen, België

Dr. F.M.N.H. Schramel
Longarts, Afdeling Longziekten, St. Antonius Ziekenhuis, Nieuwegein

Dr. D.L.A.L. Schrijvers
Oncoloog, Afdeling Medisch Oncologie, ZNA Middelheim, Antwerpen, België

Dr. C.A. Seldenrijk
Patholoog, Afdeling Pathologie, St Antonius Ziekenhuis, Nieuwegein

Prof. dr. P.D. Siersema
MDL arts, Afdeling Maag-, Darm- en Leverziekten, Universitair Medisch Centrum, Utrecht

Prof. dr. P.A.E. Sillevis Smitt
Neuroloog, Afdeling Neurologie, Erasmus Medisch Centrum, Rotterdam

Prof. dr. S. Sleijfer
Internist-oncoloog, Afdeling Interne Oncologie, Erasmus Medisch Centrum, locatie Daniel den Hoed, Rotterdam

Prof. dr. J.W.A. Smit
Internist-endocrinoloog, Afdeling Endocrinologie, Leids Universitair Medisch Centrum

Prof. dr. P. Sonneveld
Internist-hematoloog, Afdeling Hematologie, Erasmus Medisch Centrum, Rotterdam

Prof. dr. M.A.G. Sprangers
Medisch-psycholoog, Afdeling Medische Psychologie, Academisch Medisch Centrum, Amsterdam

Dr. L.J.A. Stalpers
Radiotherapeut-oncoloog, Afdeling Radiotherapie, Academisch Medisch Centrum, Amsterdam

Prof. dr. A.M. Stiggelbout
Hoogleraar Medische Besliskunde, Leids Universitair Medisch Centrum

Prof. dr. A.J.H. Suurmeijer
Patholoog, Afdeling Pathologie en Medische Biologie, Universitair Medisch Centrum, Groningen

Prof. dr. A.H.M. Taminiau
Orthopedisch Chirurg, Afdeling Orthopedie, Leids Universitair Medisch Centrum

Prof. dr. V.C.G. Tjan-Heijnen
Internist-oncoloog, Afdeling Medische Oncologie en Afdeling Interne Geneeskunde, Universitair Medisch Centrum, Maastricht

Dr. F. Thunnissen
Patholoog, Afdeling Pathologie, Vrije Universiteit Medisch Centrum, Amsterdam

Prof. dr. H.W. Tilanus
Chirurg, Afdeling Heelkunde, Erasmus Medisch Centrum, Rotterdam

C. De Tollenaere, ASO Inwendige Ziekten, ZNA Middelheim, België

Prof. dr. J.B.M.Z. Trimbos
Gynaecoloog, Hoofd Afdeling Gynaecologie, Leids Universitair Medisch Centrum

Dr. R.J. Uitterhoeve
Onderzoeker IQ Healthcare, Universitair Medisch Centrum St Radboud, Nijmegen

Prof. dr. W.P. Vandertop
Neurochirurg, Afdeling Neurochirurgie, Academisch Medisch Centrum, Amsterdam

Prof. dr. H.F.A. Vasen
Internist, Afdeling Maagdarmleverziekten, Leids Universitair Medisch Centrum, en Stichting Opsporing Erfelijke Tumoren, Leiden

Prof. dr. C.J.H. van de Velde
Chirurg-oncoloog, Afdeling Heelkunde, Leids Universitair Medisch Centrum

Prof. dr. M. Verheij
Radiotherapeut-oncoloog, Afdeling Radiotherapie, Het Nederlands Kanker Instituut – Antoni van Leeuwenhoek Ziekenhuis, Amsterdam

Prof. dr. H. Vermeersch
Plastisch chirurg, Diensthoofd Hoofd- en Halschirurgie, Universiteit Gent, België

Prof. dr. J.B. Vermorken
Internist-oncoloog, Afdeling Medische Oncologie, Universitair Ziekenhuis Antwerpen, België

Prof. dr. K.C.P. Vissers
Anesthesioloog, Afdeling Anesthesiologie, Universitair Medisch Centrum St Radboud, Nijmegen

Drs. M.R. Vos
Directeur, Integraal Kankercentrum Oost

B.S. Wanrooij
Huisarts, Divisie klinische methoden en public health, Afdeling Huisartsgeneeskunde, Academisch Medisch Centrum, Amsterdam

Prof. dr. P. Wesseling
Neuropatholoog, Afdeling Pathologie, Universitair Medisch Centrum St Radboud, Nijmegen

Prof. dr. J.J.J. Weyler
Epidemioloog, vakgroep Epidemiologie/Sociale Geneeskunde, Universiteit Antwerpen, België

Prof. dr. Th. Wiggers
Chirurg-oncoloog, Afdeling Chirurgie, Universitair Medisch Centrum, Groningen

Dr. B.P.L. Wijnhoven
Chirurg, Afdeling Heelkunde, Erasmus Medisch Centrum, Rotterdam

Dr. A.N.M. Wymenga
Internist-oncoloog, Afdeling Interne Geneeskunde, Medisch Spectrum Twente, Enschede

Prof. dr. A.G.J. van der Zee
Gynaecoloog, Afdeling Obstetrie & Gynaecologie, Faculteit Medische Wetenschappen, Universitair Medisch Centrum, Groningen

Dr. H.M. Zonderland
Radioloog, Afdeling Radiologie, Academisch Medisch Centrum, Amsterdam

Dr. N. van der Zouwe
Psycholoog, GGD Hollands Midden, Leiden.

Woord vooraf

Kanker is in Nederland sinds 2009 doodsoorzaak nummer 1. Tegelijkertijd is, door verbeteringen in diagnostiek en therapie, de levensverwachting voor patiënten met kanker toegenomen. Niet alleen is er een groeiende kennis op cellulair en biotechnologisch gebied maar steeds meer bestaat de mogelijkheid van therapie-op-maat gericht op specifieke eigenschappen van kankercellen. Als gevolg van de nieuwe inzichten en mogelijkheden worden in versneld tempo ook de diagnostische en behandelrichtlijnen aangepast en uitgebreid. De toenemende mogelijkheden vergroten het belang van specialistische multidisciplinaire teams waarin het diagnostisch- en therapeutisch traject van de patiënt besproken wordt om zorg te dragen voor optimale zorg in de totale oncologische keten. In de nieuwe druk van het Leerboek Oncologie is de multidisciplinaire benadering in de speciële hoofdstukken opgenomen en zo veel mogelijk zichtbaar gemaakt doordat de auteurs representanten zijn van de diverse relevante vakgebieden Ook het redactionele team is vernieuwd en uitgebreid waarbij helaas afscheid genomen moest worden van de energieke en stimulerende inbreng van Pieter de Mulder. Zijn plaats is ingenomen door Winette van der Graaf en het redactieteam is uitgebreid met de radiotherapeut-oncoloog Corrie Marijnen. Vele nieuwe auteurs zijn toegetreden tot de groep in Nederland en België die belangeloos bijdraagt aan dit boek en zowel nationaal als internationaal veelal gezichtsbepalend zijn voor hun vakgebied. De doelgroep is naast de medicus (in opleiding) ook meer en meer de gespecialiseerde verpleegkundige die op de hoogte wil zijn van de alledaagse praktijk. Het leerboek vormt derhalve vooral een actueel didactisch overzicht van oncologische vraagstellingen op het gebied van ontstaan van kanker, genetische predispositie, diagnostiek, behandeling, begeleiding en nieuwe ontwikkelingen van deze ziekte en er is speciale aandacht voor de manier waarop de zorg in Nederland is georganiseerd. De zestigjarige KWF Kankerbestrijding zorgt er door middel van een subsidie voor dat dit boek beschikbaar is voor een zo breed mogelijke doelgroep. BSL heeft zorg gedragen voor een voortreffelijke begeleiding en een fraaie uitvoering in een nieuw jasje. We danken alle betrokkenen en hopen met deze nieuwste druk op andere wijze dan door middel van de internationale boeken inzicht te verschaffen in de diversiteit van de oncologische problematiek en een goed begrip te kweken voor de mogelijkheden en onmogelijkheden bij de bestrijding van kanker.

De redacteuren (v.l.n.r.) Corrie Marijnen, Han van Krieken, Jan Vermorken, Cock van de Velde en Winette van der Graaf.

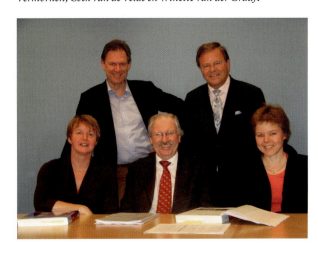

A. Algemene aspecten

Fundamentele aspecten van kanker

F.T. Bosman, J.H.J.M. van Krieken

1.1 Inleiding

Groei en differentiatie zijn essentiële eigenschappen van levende organismen. Normale groei en differentiatie zijn sterk gereguleerd. In het volwassen organisme wordt onder fysiologische omstandigheden in de meeste weefsels geen groei meer waargenomen: de aanmaak van nieuwe cellen is in evenwicht met het celverlies. Op celniveau gaat de groei in de meeste weefsels echter levenslang door: voortdurend verdwijnen oude, gedifferentieerde cellen en worden vervangen door nieuwe, uit voorlopercellen ontstane en vervolgens gedifferentieerde cellen. In sommige weefsels, zoals beenmerg of darmslijmvlies, is de celgroei zeer actief. Deze weefsels worden gekenmerkt door de aanwezigheid van stamcellen die ongedifferentieerd zijn en proliferatieve eigenschappen behouden. In andere, zoals hersen- of spierweefsel, is celgroei (nagenoeg) afwezig. In weer andere weefsels kan onder bepaalde omstandigheden, zoals na weefselverlies (partiële leverresectie is hiervan een bekend voorbeeld), de celgroei echter worden geactiveerd. Deze weefsels hebben zogeheten facultatieve stamcellen, die zich uitsluitend manifesteren bij verhoogd celverlies. Na herstel van het celtekort treedt weer een evenwicht in en keert de celproductie tot normale waarden terug. Bij tumoren is sprake van ontregeling van de celgroei en -differentiatie. Gezwellen zijn wat hun groei betreft in meer of mindere mate autonoom en reageren niet adequaat op de groeiregulerende mechanismen waaraan de overige weefsels van de drager van de tumor onderworpen zijn. Deze ontregeling van het groeiproces vinden we zowel bij goedaardige tumoren, hoewel in mindere mate, als bij kwaadaardige tumoren. Alle gezwellen worden gekenmerkt door inadequate groeiregulatie. De moleculaire mechanismen die een sleutelrol spelen bij verschillende typen kanker verschillen echter sterk. Kanker is dan ook niet één ziekte maar moet beschouwd worden als een verzamelnaam voor een grote verscheidenheid aan ziekten, die naar orgaan van origine, celtype, moleculaire mechanismen, biologisch gedrag, behandeling en prognose sterk verschillen.

1.2 Kenmerken van gezwelgroei

1.2.1 GOEDAARDIGE EN KWAADAARDIGE GEZWELLEN

Bij kanker denkt men meestal aan een tastbaar gezwel, maar sommige vormen van kanker presenteren zich niet als zodanig. Bloedkanker is daarvan het meest kenmerkende voorbeeld: bij leukemie kunnen wel tumorhaarden voorkomen, maar het kenmerkende ziekteverschijnsel zijn de tumorcellen in het bloed. Omgekeerd zijn niet alle tastbare zwellingen te beschouwen als kanker. Er zijn reactieve celwoekeringen die zich als kanker kunnen voordoen, zoals versterkte littekenvorming en reactieve lymfkliervergrotingen. Daarnaast zijn er goedaardige en kwaadaardige gezwellen, waarvan alleen de laatste categorie met de term kanker wordt aangeduid. Tussen goedaardige en kwaadaardige gezwellen bestaan vrij karakteristieke verschillen, die het mogelijk maken ze goed van elkaar te onderscheiden. Deze verschillen worden samengevat in tabel 1.1. Van deze kenmerken is infiltratieve groei het meest betrouwbaar om kanker (maligniteit) vast te stellen. Van infiltratieve groei spreekt men als de tumorcellen penetreren buiten het weefselcompartiment waarin ze zijn ontstaan. Epitheliale tumorcellen in een coloncarcinoom, bijvoorbeeld, kunnen infiltreren door de muscularis mucosae in de submucosa en de muscularis propria van de darmwand en zelfs de serosa bereiken. Infiltratieve groei verleent aan tumorcellen het vermogen tot uitzaaien of metastaseren. Niet alle infiltratief groeiende tumoren metastaseren echter. Bekende uitzonderingen zijn het basalecellencarcinoom van de huid en de gliomen in de hersenen. Soms is het moeilijk te differentiëren tussen goedaardige en kwaadaardige laesies. Bij sommige organen wordt daarom een tussengroep onderscheiden die met de naam 'borderline laesie', 'tumor' of 'low grade malignant' wordt aangeduid. Men bedenke hierbij dat bij het ontstaan van sommige vormen van kanker er een geleidelijke overgang is van een goedaardig voorstadium naar een kwaadaardig gezwel en dat in die situatie een scherp onderscheid niet altijd kan worden gemaakt.

Tabel 1.1	Verschillen tussen goedaardige en kwaadaardige tumoren.	
kenmerk	*goedaardig*	*kwaadaardig*
begrenzing	scherp	onscherp, onregelmatig
(pseudo)kapsel	frequent	zelden
groeiwijze	expansief	infiltratief
groeisnelheid	laag	hoog
necrose	zelden	frequent
differentiatie	hoog	matig tot slecht
cel/kernatypie	gering	sterk
mitotische activiteit	gering	hoog

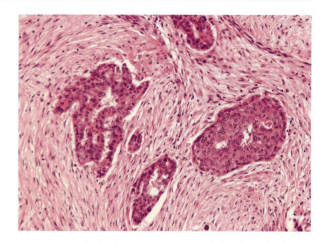

Figuur 1.1 Microscopische opname van een ductaal carcinoom van de mamma. De groepjes tumorcellen zijn ingebed in losmazig vaatrijk bindweefsel, het tumorstroma. Dit is onderdeel van de reactie van de gastheer op de groei van de tumorcellen.

1.2.2 ARCHITECTUUR VAN GEZWELLEN

Gezwellen groeien niet als een ongestructureerde massa cellen, maar tonen vaak een karakteristieke microscopische architectuur die het mogelijk maakt de tumor te classificeren en daarmee een voorspelling te doen over het te verwachten biologische gedrag. Tumoren bestaan niet alleen uit tumorcellen maar ook uit normale cellen, bijvoorbeeld bij epitheliale tumoren (carcinomen) het met de tumorcellen meegroeiende bindweefsel (tumorstroma) waaronder de cellen van bloedvaten. Het tumorstroma ontwikkelt zich als gevolg van de afgifte van groeifactoren door tumorcellen. Veel belangstelling genieten de groeifactoren die de tumorvascularisatie (angiogenese) bevorderen. Hiertoe behoren de *vascular endothelial growth factor* (VEGF-)familie en de basische fibroblasten groeifactor (bFGF of FGF-2). Een lid van de VEGF-familie (VEGF-C) is verantwoordelijk voor de lymfangiogenese in tumoren.

Architecturale kenmerken spelen een belangrijke rol bij de classificatie van tumoren. Carcinomen worden vaak als zodanig herkend, omdat de tumorcellen in (aaneengesloten) epitheliaal verband liggen. De vorming van buisjes wijst op een adenocarcinoom. Cellen in neuro-endocriene tumoren liggen veelal in balkjes of celnesten ('Zellballen'). Architecturale kenmerken worden ook in de nomenclatuur gebruikt (bijv. cystadenocarcinoom als de tumor cysten bevat, papillair carcinoom als de tumorcellen papillaire structuren vormen).

Ook de architectuur en de samenstelling van de stromale component speelt een rol. Bij menggezwellen van de speekselklieren domineert vaak een op mesenchym gelijkende tumorcelcomponent met veel (vezelige of chondroïde) tussenstof (strikt genomen is dit overigens een tumorproduct en geen stroma). Bij adenoïd-cystische tumoren van de speekselklieren is er vaak een opvallende depositie van basaalmembraanmateriaal rond de tumorcelnesten. Veel epitheliale tumoren vertonen een sterke stromareactie (die wel met de term desmoplastische reactie wordt aangeduid), bijvoorbeeld veelvoorkomend bij carcinomen van de mamma (fig. 1.1). Het is de afzetting van dit collageenrijke stroma die aan veel kwaadaardige tumoren de typische, vaste consistentie verleent.

De aard van de extracellulaire matrix, geproduceerd door tumorcellen, speelt een belangrijke rol bij de classificatie van maligne mesenchymale tumoren, de sarcomen. Wordt uitsluitend kraakbenige tussenstof gevormd dan is er sprake van een chondrosarcoom, wordt door de tumorcellen bot gevormd dan is er sprake van een osteosarcoom.

1.2.3 MORFOLOGIE VAN KANKERCELLEN

De cellen in een tumor verschillen wat hun morfologie betreft in meer of mindere mate van de cellen in het weefsel waarin de maligne transformatie heeft plaatsgevonden. Ze missen vaak de hoge graad van differentiatie en onderlinge regelmatige rangschikking, die het normale weefsel karakteriseert. Tumoren ontstaan door transformatie van normale cellen. Met de term transformatie wordt het geheel van moleculaire en morfologische celveranderingen aangeduid dat van een normale cel een kankercel maakt. Aangenomen wordt dat vooral ongedifferentieerde reserve- of stamcellen in het weefsel doelwit zijn van oncogenese. Tumorcellen kunnen in wisselende mate differentiëren. Differentiatie vindt onder meer plaats onder invloed van gastheerfactoren. Soms is de differentiatiegraad zo hoog dat de structuur van het weefsel waarin de tumor ontstond vrijwel wordt bereikt; een voorbeeld hiervan is het folliculaire schildkliercarcinoom (fig. 1.2a). Bij weinig gedifferentieerde tumoren bestaat vrijwel geen gelijkenis met het oorspronkelijke weefsel. Het is dan vaak niet mogelijk iets te zeggen over de herkomst en men spreekt in dat geval van een anaplastische tumor (fig. 1.2b). Kankercellen tonen een aantal min of meer specifieke morfologische kenmerken, die daarom ook in de histo/cytologische diagnostiek worden gebruikt (fig. 1.2b). De kernen zijn veelal groot en wisselen sterk in vorm en grootte (poly- of pleomorfie). De kerncytoplasmaratio is verhoogd. De hoeveelheid DNA in de kern is doorgaans toegenomen, wat resulteert in een verhoogde kleurbaarheid met basische kleurstoffen zoals hematoxyline (hyperchromasie). Er bestaat een grove verdeling van het chromatine over de kern. Vaak is het aantal nucleoli in de kern toegenomen en zijn ze groter dan die in de niet-maligne cel. Het aantal kerndelingen (mitosen) is meestal verhoogd en soms komen morfologisch afwijkende mitosen voor.

Niet alle cellen in een tumor tonen dezelfde morfologie. Er kunnen gebieden voorkomen met een hoge differentiatiegraad, maar in dezelfde tumor ook gebieden die ongedifferentieerd zijn. Differentiatie van tumorcellen, bijvoorbeeld in de vorm van hoornpearls in een plaveiselcelcarcinoom (fig. 1.2c), draagt bij tot deze morfologische heterogeniteit van veel tumoren. Ook in gedrag kunnen cellen in een tumor sterk verschillen. De gedifferentieerde cellen in een tumor hebben veelal hun proliferatieve eigenschappen verloren. Het zijn de ongedifferentieerde tumorcellen die de sterkste proliferatieve activiteit tonen. Deze morfologische en functionele heterogeniteit van tumoren staat momenteel sterk in de belangstelling. Met gaat ervan uit dat tumoren bestaan uit een klonogene celfractie, ook wel als tumorstamcellen aangeduid, en een meestal veel grotere gedifferentieerde celfractie die aan het groeiproces geen of nog maar een beperkte bijdrage levert. Het belang van dit concept is dat een tumorbehandeling die niet ook de stamcelfractie vernietigt geen langdurige remissie kan bewerkstelligen: de tumorstamcellen kunnen opnieuw uitgroeien tot een (onbehandelbaar) recidief en zijn vermoedelijk ook verantwoordelijk voor het optreden van metastasen.

1.2.4 CLASSIFICATIE VAN GEZWELLEN

Bij de classificatie van gezwellen wordt van architecturale en cytonucleaire kenmerken gebruikgemaakt: hoe is de tumor opgebouwd en hoe zien de tumorcellen eruit? Ten aanzien van de tumorcelmorfologie zijn differentiatierichting en -graad van de tumorcellen zwaarwegende criteria. Daarbij wordt gepoogd de tumorcelkenmerken te vergelijken met die van normale cellen.

Een eerste vraag is of de tumor goed- of kwaadaardig is. De hierbij gebruikte morfologische criteria zijn in de vorige paragraaf behandeld (tabel 1.1). Soms tonen de tumorcellen individueel kenmerken die bij maligniteit worden gezien, zoals polymorfie en hyperchromasie, maar nog geen infiltrerende groei. Dan spreekt men van carcinoma in situ. Soms laat het histologisch onderzoek geen uitspraak toe over het te verwachten gedrag van de tumor. Men spreekt dan wel van een 'borderline'-tumor. Er is een neiging om de generieke term 'tumor' te hanteren voor die gezwellen waarover op grond van het histologisch onderzoek geen gefundeerde uitspraak kan worden gedaan ten aanzien van het te verwachten gedrag. Voorbeelden zijn gastro-intestinale stromale tumor (GIST, zie hoofdstuk 20) of neuro-endocriene tumor (zie hoofdstuk 29).

Een tweede vraag is van welk type tumor er sprake is. Daarbij wordt gelet op het celtype en op de onderlinge samenhang van de tumorcellen. Zijn de tumorcellen epitheliaal dan wordt een goedaardige vorm papilloom of adenoom genoemd en een kwaadaardige vorm carcinoom. Een kwaadaardig bind- of steunweefselgezwel wordt sarcoom genoemd. Op grond van individuele celkenmerken kunnen deze categorieën verder worden onderverdeeld. Een carcinoom met plaveiselcellige differentiatie wordt plaveiselcelcarcinoom genoemd en een carcinoom met klierbuisdifferentiatie een adenocarcinoom. Naar de mate van differentiatie kan een verdere verdeling plaatsvinden (goed, matig, slecht gedifferentieerd).

Sarcomen zijn onder te verdelen naar het celtype dat de tumor vormt, bijvoorbeeld vetcellen (liposarcoom), endotheel (angiosarcoom), gladde spiercellen (leiomyo-

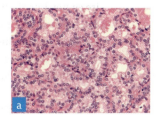
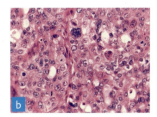
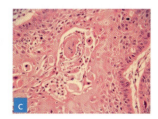

Figuur 1.2 Microscopische kenmerken van kanker.

a Folliculair schildkliercarcinoom. Dit is een goed gedifferentieerde tumor waarvan de cellen sterk lijken op die in een normale schildklier.

b Ongedifferentieerd carcinoom. Opvallend is de sterke variatie in kernvorm en -grootte (kernpolymorfie), de donkere kleuring van sommige celkernen (hyperchromasie) en de grove klontering van het kernchromatine. Er zijn meerdere mitosefiguren zichtbaar.

c Verhoornend plaveiselcelcarcinoom. Opvallend is de heterogeniteit van de tumorcelmassa. Aan de rand zijn cellen herkenbaar die actief prolifereren; in het centrum is er verhoorning en celverlies door apoptose.

Tabel 1.2	Systematiek van de classificatie van gezwellen.		
differentiatierichting	benigne	maligne	voorbeeld
epitheliaal			
klierweefsel	adenoom	adenocarcinoom	adenocarcinoom van de long adenocarcinoom van de maag
plaveiselcel	papilloom	plaveiselcelcarcinoom	plaveiselcelcarcinoom van de huid
overgangscel	papilloom	overgangscelcarcinoom	overgangscelcarcinoom van de blaas
mesenchymaal			
vetcel	lipoom	liposarcoom	
fibroblast	fibroom	fibrosarcoom	
skeletspiercel	rabdomyoom	rabdomyosarcoom	
osteocyt	osteoom	osteosarcoom	
chondrocyt	chondroom	chondroblastoom	
endotheelcel	hemangioom	(hem)angiosarcoom	
bloedcel		leukemie	myeloïde leukemie lymfatische leukemie
lymfocyt		maligne lymfoom	ziekte van Hodgkin non-hodgkinlymfoom (B-cellymfoom, T-cellymfoom)
neuro-ectodermaal			
pigmentcel	naevus	melanoom	
zenuwcel	ganglioneuroom	neuroblastoom	
gliacel	glioom	glioblastoom	
overige			
kiemcel	benigne teratoom	seminoom maligne teratoom embryonaalcelcarcinoom	
placenta	mola hydatidosa	choriocarcinoom	

osarcoom), enz. Maligne non-hodgkinlymfomen kunnen worden onderverdeeld naar B- of T-cel-origine. Een samenvatting van de meest voorkomende tumortypen wordt gegeven in tabel 1.2. Sommige tumoren vertonen zowel epitheliale als mesenchymale kenmerken (men noemt dit wel bifasisch). Hiervan zijn het synoviosarcoom en het mesothelioom voorbeelden.

Bij de ontwikkeling van de algemeen aanvaarde classificaties van tumoren hebben vooral morfologische criteria een rol gespeeld. Deze blijven belangrijk, maar de afgelopen twintig jaar heeft fenotypering van de tumorcellen met behulp van immunohistochemische technieken belangrijk aan terrein gewonnen. Vooral bij de typering van hematologische maligniteiten is dit hulpmiddel onmisbaar, maar ook voor een meer gedetailleerde classificatie van de meeste tumoren is immunohistochemisch onderzoek onmisbaar. Een nieuw element is moleculaire analyse van het tumorweefsel, die belangrijk aan terrein wint. Voorbeelden hiervan zijn specifieke DNA-afwijkingen, kenmerkend voor bepaalde tumoren. In de paragrafen over het ontstaan van kanker komen we hierop terug. Een andere mogelijkheid is het karakteriseren van specifieke patronen van genexpressie in bepaalde typen tumoren of tumorsubgroepen, die verschillen in prognose of in de reactie op behandeling.

1.3 Klinische verschijnselen van gezwelgroei

Tumoren kunnen zich op heel verschillende manieren voordoen. Een overzicht van de belangrijkste symptomen wordt gegeven in tabel 1.3. De symptomen kunnen wor-

Fundamentele aspecten van kanker

Tabel 1.3	Symptomen van gezwelgroei.
lokaal	zwelling obstructie (van een bloedvat of hol orgaan) ulceratie (van huid of slijmvlies) bloedverlies (manifest of occult)
systemisch	gewichtsverlies paraneoplastische verschijnselen

den onderscheiden in lokale en systemische. Belangrijk is op te merken dat bij kwaadaardige tumoren de metastasen zelf ook weer dergelijke symptomen veroorzaken. Bij goedaardige tumoren blijven de gevolgen meestal beperkt tot compressie van omgevend weefsel. Dit kan belangrijke symptomen veroorzaken zoals intermenstrueel bloedverlies door compressie van vaten bij een leiomyoma uteri of gezichtsvelduitval door compressie van de oogzenuwen bij een hypofyseadenoom. Van goedaardige (d.w.z. niet infiltratief groeiende en derhalve niet metastaserende) tumoren kan de lokalisatie soms een ernstig probleem vormen bij de behandeling (bijv. bij sommige meningeomen), waardoor de prognose ondanks het goedaardige karakter toch ongunstig kan zijn.

De lokale effecten van kwaadaardige gezwellen zijn meestal het gevolg van ingroei in omliggende structuren of organen. Een huidcarcinoom of een carcinoom in de tractus digestivus zal zich vaak presenteren als een ulcus door necrose in de tumor. Uit een ulcus kan bloedverlies optreden. Ingroei in organen kan leiden tot pijn (bijv. botpijn bij primaire of metastatische tumoren in het skelet) of tot functieverlies (bijv. icterus bij uitgebreide tumorgroei in de lever).

De systemische effecten van kwaadaardige gezwelgroei omvatten gewichtsverlies en de zogenoemde paraneoplastische syndromen. Deze laatste worden niet veroorzaakt door lokale effecten van tumorcelgroei maar door de afgifte van actieve stoffen aan de circulatie door de tumorcellen. Een typisch voorbeeld daarvan is hormoonproductie door tumorcellen. Op deze syndromen wordt in hoofdstuk 4 nader ingegaan. Het gewichtsverlies kan veroorzaakt worden door lokale effecten van een tumor, bijvoorbeeld afsluiting van de oesofagus. Gewichtsverlies kan ook het gevolg zijn van ineffectieve stofwisseling, bijvoorbeeld door de productie in de tumor van stoffen die leiden tot een verhoogd katabolisme. Een voorbeeld van een dergelijke stof is cachexine, beter bekend als tumornecrosefactor (TNF-α).

1.4 Tumorcelgroei

Bij een volwassen persoon bestaat onder normale omstandigheden in de meeste weefsels een evenwicht tussen celaanmaak en celverlies. Celaanmaak vindt plaats door celdeling (mitose). Celverlies vindt vooral plaats door geprogrammeerde celdood, ook wel apoptose genoemd.

Bij weefsels zoals beenmerg, darmslijmvlies en epidermis is er constant celverlies en derhalve ook constant celaanmaak uit het compartiment ongedifferentieerde stamcellen. Sommige hematopoëtische stamcellen zijn pluripotent: ze zijn in staat te differentiëren in allerlei verschillende richtingen (bijvoorbeeld zenuwcellen en hartspiercellen). Sommige cellen in het lichaam zijn zo ver gedifferentieerd dat ze niet meer kunnen delen (postmitotische cellen). Voorbeelden van postmitotische cellen zijn zenuwcellen en spiercellen. Dergelijke cellen kunnen niet regenereren. Andere cellen delen regelmatig en zijn dan óf tussen twee delingen in (intermitotisch, in de G0-fase van de celcyclus) óf in deling (in de celcyclus). De meeste lichaamscellen zijn intermitotisch. Voor weer andere celtypen geldt dat ze langdurig inactief zijn en alleen bij een sterke regeneratiebehoefte in deling gaan. Dat geldt bijvoorbeeld voor levercellen.

Bij tumorgroei is het evenwicht tussen celafbraak en celaanmaak gestoord: er worden meer cellen gevormd dan er te gronde gaan. Dat kan zowel door vermeerderde celaanmaak als door verminderde apoptose. De proliferatiesnelheid van tumorcellen is hoog, maar meestal lager dan die van normale foetale cellen en regenererende cellen. De volumetoename van een tumor blijkt bijna zonder uitzondering langzamer te verlopen dan verwacht zou worden op grond van de delingsactiviteit van de tumorcellen. Daarvoor zijn ten minste twee verklaringen. In de eerste plaats nemen niet alle cellen deel aan het proliferatieproces; vooral de tumorstamcellen, die maar een klein percentage van de totale tumorcelpopulatie omvatten, prolifereren. De tweede verklaring is celverlies. Bij snelgroeiende tumoren treedt veelal in het tumorcentrum door onvoldoende bloeddoorstroming hypoxie en daardoor weefselnecrose op. Belangrijk is ook tumorcelverlies door apoptose. Deze fysiologische vorm van celdood treedt in alle weefsels op en is normaal in evenwicht met celaanmaak. Van een apoptotische cel condenseert de kern, wordt in een energieverbruikend specifiek proces het DNA afgebroken en wordt het celrestant afgevoerd (veelal via fagocytose door macrofagen). Apoptose speelt een belangrijke rol in de tumorbiologie, enerzijds omdat verlies van het vermogen tot apoptose tot tumorgroei kan leiden en anderzijds omdat het werkingsmechanisme van veel chemotherapeutica en van radiotherapie tenminste ten dele het in werking stellen van apoptose omvat. Er zijn meerdere mechanismen waarlangs in tumorcellen apoptose kan worden geïnduceerd. Deze worden schematisch samengevat in figuur 1.3.

De tijd die een tumor nodig heeft om zijn volume te verdubbelen kan – afhankelijk van het tumortype en de omstandigheden – variëren van weken tot jaren. Deze volumetoename is afhankelijk van de tijd die verloopt tussen twee celdelingen, de groeifractie (het percentage cellen dat actief groeit) en het aantal cellen dat in een bepaalde periode afsterft. Het tijdsverloop tussen twee

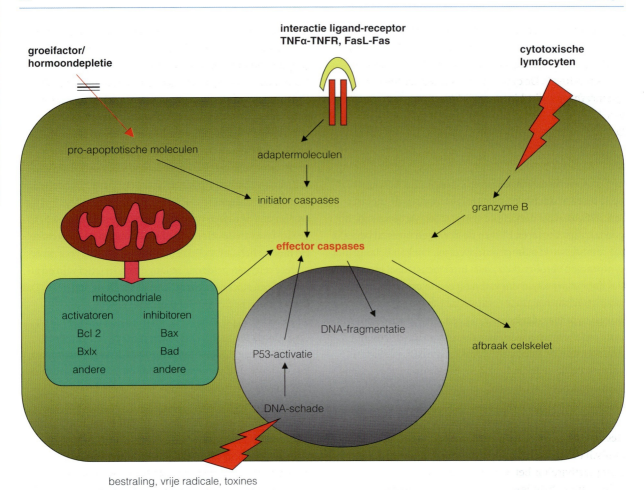

Figuur 1.3 Schematische weergave van de mechanismen die apoptose activeren in de cel, de intracellulaire processen die apoptose inleiden en de uiteindelijke afloop van het apoptoseproces. Gebrek aan groeifactoren maakt apoptoseactivatoren vrij. Apoptoseremmers bevinden zich vooral in de mitochondriën, die echter ook apoptosestimulatoren herbergen. Receptoractivatie (met name van de TNFR-familie) leidt via intermediaire stappen tot caspaseactivatie. Granzyme-injectie in de cel met cytotoxische T-cellen activeert eveneens caspasen. Ook activatie van p53 kan caspase activeren. In de effectorfase van apoptose speelt afbraak van DNA en celskeleteiwitten een rol.

celdelingen is van groot belang, gezien het feit dat de duur van een celdeling tamelijk constant is. Cellen met proliferatieve potentie kunnen uit een rustende fase in actieve deling terugkeren. Bij een adequate stimulus keren ze uit de G0-fase terug in de G1-fase. Postmitotische cellen (zoals zenuw- en spiercellen) zijn daartoe niet in staat. De G1-fase gaat over in de S-fase, waarin de cel DNA gaat synthetiseren ter verdubbeling van het genetisch materiaal als voorbereiding op de deling. Deze overgang is van groot belang, omdat cellen als het ware een drempel over moeten om in de S-fase te raken; met spreekt wel van een restrictiepunt. Zijn de cellen hier voorbij dan loopt de celcyclus verder geprogrammeerd af. Voordat de cel zich gaat delen (de mitose- of M-fase) is er een G2-fase; de kern bevat nu de dubbele hoeveelheid DNA. De minimumtijd tussen twee celdelingen, gemeten aan cellen in weefselkweek, bedraagt ongeveer zestien uur. In vivo is deze tijdsduur voor darmepitheel twaalf uur, voor de epidermis 21 dagen en voor de lever 160 dagen. De duur van de S-fase en de G2-fase is daarbij vrij constant. De sterke verschillen, ook voor tumorcellen, zijn het gevolg van variaties in de duur van de G0-fase en de G1-fase. De gedifferentieerde cellen met één specifieke functie (zoals zenuw- en spiercellen) blijven jarenlang (soms levenslang) in de G0-fase. Tumorcellen kunnen ook lang in de G0-fase blijven hangen. Ze kunnen jarenlang in weefsels verborgen blijven (slapend of 'dormant'), om plotseling onder invloed van onbekende groeistimuli uit te groeien en opnieuw een recidieftumor of een metastase te vormen. Late metastasen bij het mammacarcinoom zijn van dit verschijnsel een bekend voorbeeld. Vermeldenswaard is nog dat gedurende de verschillende fasen van de celcyclus cellen een geheel verschillende gevoeligheid hebben voor exogene invloeden, zoals ioniserende stralen en cytostatica. Niet delende cellen zijn hier veel minder gevoelig voor dan actief delende cellen. Hiervan wordt gebruikgemaakt bij de ontwikkeling van doseringsschema's voor chemo- en radiotherapie.

De celcyclus en de belangrijkste regulatoren ervan zijn schematisch samengevat in figuur 1.4. De toegang van de cel tot de celcyclus (de overgang van de G0- naar de G1-fase) en de voortgang van de cel in de cyclus worden geregeld door een groep eiwitten, de cyclines genaamd. In de G1- en de S-fase spelen de cyclines D en E een rol. In de G2- en de S-fase is cycline A actief en in de G2- en de M-fase cycline B. De cyclines vormen een complex met de cyclineafhankelijke kinasen (CDK's): voor elk van de fasen van de celcyclus is er een specifiek cycline/CDK-complex. Dit complex activeert door fosforylering transcriptiefactoren, die op hun beurt de voor de voortgang van de cel door de celcyclus essentiële genen activeren. De cycline/CDK-complexen worden geremd door CDK-remmers, zoals de eiwitten p21 en p27. Het evenwicht tussen het cycline/CDK-complex en de CDK-remmer bepaalt of de cel verdergaat in de celcyclus. In de M-fase spelen eiwitten een rol die de opbouw van de kernspoel regelen en de condensatie van de chromosomen. Na de celcyclus worden al deze eiwitten verwijderd door binding aan het eiwit ubiquitine, waarna ze in het proteasoom van de cel worden afgebroken. Het belang van deze celcyclusregulatoren in de oncologie is groot: bij veel vormen van kanker is het evenwicht verstoord waardoor de cellen ongehinderd blijven prolifereren. Veel nieuwe vormen van medicamenteuze kankertherapie zijn dan ook gericht op celcyclusregulerende eiwitten.

Het meten van de delingsactiviteit in een tumor kan groot klinisch belang hebben. Een veelgebruikte maat voor de delingsactiviteit is het aantal mitosen in het tumorweefsel (mitose-index); dit is eenvoudig microscopisch te bepalen. Omdat in de S-fase de cellen een verhoogd DNA-gehalte hebben (tussen de diploïde en tetraploïde hoeveelheid) kan door meting van de hoeveelheid DNA via statische of flow-cytometrie in de kern het aantal cellen in de S-fase van de celcyclus worden bepaald. Dit is een veel nauwkeuriger maat voor de delingsactiviteit in de tumor. De prolifererende celfractie kan ook in weefselcoupes worden aangetoond met behulp van immunohistochemische technieken. Daarbij wordt gebruikgemaakt van antilichamen die antigenen herkennen die alleen in de kern van delende cellen tot expressie komen. Bekend is vooral het Ki-67-antigeen, dat met een monoklonaal antilichaam (MIB-1) ook in routinematig bewerkt (in formaline gefixeerd en in paraffine ingebed) weefsel kan worden aangetoond (fig. 1.5).

De proliferatieve activiteit in een tumor is van belang omdat deze zowel diagnostische als prognostische betekenis kan hebben. Het kwaadaardige karakter van sommige tumoren wordt vastgesteld aan de hand van de mitotische activiteit, hetgeen bijvoorbeeld een rol speelt bij de diagnostiek van sarcomen en van neuro-endocriene carcinomen. Verder hebben tumoren met een hoge S-fase-fractie of mitose-index (zeer actief delend) meestal een slechtere prognose dan tumoren met een lage S-fase-fractie of mitose-index. Ze reageren echter meestal beter op (radio- of chemo-) therapie.

De groeisnelheid van tumoren in vivo is niet eenvoudig uit de groeifractie en de celcyclusduur af te leiden, omdat er belangrijk celverlies is door necrose en/of apoptose. Van longmetastasen is de groeisnelheid onderzocht door metingen te verrichten aan opeenvolgende röntgenfoto's. Daarbij bleek dat deze tumoren een opvallend constante verdubbelingstijd vertonen. Men kan berekenen dat, uitgaande van één tumorcel met een gemiddeld volume, voor het ontstaan van een tumor met een volume van 1 cm³ dertig verdubbelingen nodig zijn (fig. 1.6).

Indien in een bepaald geval de verdubbelingstijd honderd dagen bedraagt en constant blijft, vergt dit ongeveer acht jaar. Gedurende de volgende tien verdubbelingen zal het volume toenemen van 1 cm³ tot 1000 cm³. Dat betekent dat

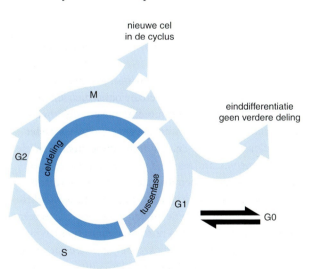

Figuur 1.4 Schematische voorstelling van de celcyclus. De M(itose)-fase omvat de mitose en de feitelijke celdeling. De G(ap)1-fase gaat vooraf aan de S(ynthese)-fase waarin de cel het DNA repliceert. Tussen S en M is er een G2-fase. Na de M-fase kan er een nieuwe celcyclus worden doorlopen; ook kunnen cellen wat betreft deling in rust gaan (G0).

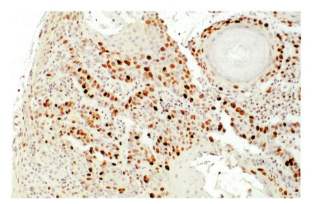

Figuur 1.5 Ki-67-kleuring van een plaveiselcelcarcinoom van de huid (MIB-1-antilichaam). Het merendeel van de tumorcellen toont kernkleuring, wat een hoge delingsactiviteit van de tumorcellen impliceert.

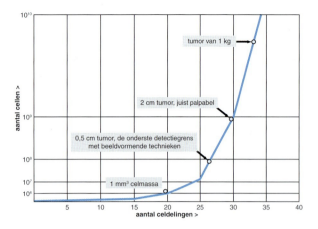

Figuur 1.6 Schematische weergave van de groeisnelheid van tumoren als functie van de delingsactiviteit van tumorcellen. Op de X-as het aantal doorgemaakte celdelingen, op de Y-as het daarmee bereikte tumorvolume.

tumoren vaak al jarenlang aanwezig zijn, voordat we ze met de meest verfijnde diagnostische hulpmiddelen kunnen vaststellen. De hele periode van de klinische observatie, diagnostiek en behandeling speelt zich in het algemeen af na de dertigste tumorcelverdubbeling. Screening en vroegdiagnostiek hebben in deze optiek slechts een beperkte betekenis in de aanpak van het kankerprobleem, vooral omdat metastasen vaak al vroeg in de ontwikkeling van een tumor optreden.

1.5 Invasie en metastasering

Van kanker is een van de belangrijkste kenmerken het vermogen tot infiltrerende groei in omliggende weefsels. Door dit vermogen kunnen kankercellen zich toegang verschaffen tot lymfbanen en versleept worden naar lymfklieren. Ze kunnen ook de wanden van bloedvaten passeren en dan versleept worden naar andere organen. Uitgroei in lymfklieren en organen op afstand wordt metastasering (lymfogeen resp. hematogeen) genoemd. Het vermogen tot infiltratieve groei kan ook leiden tot ingroei in aanliggende organen (uitbreiding per continuitatem) of in lichaamsholten, waar zich tevens metastasen kunnen vormen. Metastasering is klinisch het belangrijkste kenmerk van kwaadaardige gezwelgroei, omdat de metastasen veelal onbehandelbaar zijn en in hoge mate de prognose bepalen.

1.5.1 Infiltratieve groei

Infiltratief groeiende kankercellen hebben het vermogen zich buiten de grenzen te begeven van het weefselcompartiment waarin ze zijn ontstaan. Het duidelijkst is dat bij epitheliale tumoren (carcinomen), waarbij de tumorcellen de epitheliale basaalmembraan kunnen passeren. Voor sommige normale cellen is infiltratief vermogen fysiologisch: zonder deze eigenschap zouden lymfocyten, macrofagen en granulocyten niet goed kunnen functioneren. Het is gebleken dat kankercellen bij infiltratieve groei van dezelfde mechanismen gebruikmaken als deze normale cellen. Invasief en migrerend gedrag van cellen is als zodanig dus niet pathologisch; het is pathologisch als epitheliale carcinoomcellen of mesenchymale sarcoomcellen dat doen. Bij infiltratie in de omgeving kunnen de volgende cellulaire processen worden onderscheiden: losraken van de cel uit het weefselverband; proteolyse van extracellulaire matrixcomponenten; migratie van de infiltratieve kankercel. We zullen hierna deze processen wat meer in detail bespreken.

Losraken uit het weefselverband

Epitheliale cellen zijn in normale weefsels hecht met elkaar verbonden. Bij deze adhesie spelen cel-cel en cel-matrix adhesiemoleculen een rol. In dit kader is het E-cadherine van groot belang. E-cadherine is een groot transmembraan glycoproteïne dat homotypische verbindingen vormt; dat wil zeggen dat de extracellulaire domeinen van twee E-cadherinemoleculen een hechte verbinding kunnen vormen. Bij het tot stand komen van complexe verbindingen tussen epitheelcellen (zoals desmosomen) speelt E-cadherine een cruciale rol. Het in het cytoplasma gelegen einde van het molecuul is via onder meer β-catenine verbonden met het celskelet. Uit recent onderzoek is gebleken dat infiltratieve carcinoomcellen verlies van E-cadherine-expressie tonen (fig. 1.7). Sterk infiltratieve tumortypen, zoals het zegelringcelcarcinoom van de maag of het lobulaircarcinoom van de mamma, bestaan uit cellen die het vermogen tot het vormen van een weefselverband totaal hebben verloren door een compleet verlies van E-cadherine-expressie. Bij familiaire vormen van het zegelringcelcarcinoom van de maag zijn kiembaanmutaties in het E-cadherinegen gevonden.

De integrinen zijn heterodimere (met een α- en een ß-keten) transmembraaneiwitten die receptoren vormen voor extracellulaire matrixmoleculen. Specifieke heterodimeren hebben hoge affiniteit voor specifieke matrixmoleculen, zoals $\alpha_6\beta_1$- en $\alpha_6\beta_4$-integrinen voor het basale membraaneiwit laminine. De aanhechting van epitheelcellen aan de basale membraan berust vooral op interacties tussen integrinen en basale-membraanmoleculen. Bij infiltratieve groei raken de cellen los van hun basale membraan en hechten zich, om te kunnen migreren, aan interstitiële extracellulaire matrixcomponenten. De cellen gebruiken hiervoor ook integrinen. Bij infiltratieve groei zijn dan ook op tumorcellen kenmerkende veranderingen in de expressie van integrinen gevonden.

Een momenteel sterk in de belangstelling staand concept is 'epitheliale-mesenchymale transitie' of EMT. Deze term is afkomstig uit de embryologie en wordt gebruikt voor het verschijnsel dat epitheelcellen zich in bepaalde weefsels kunnen omvormen (transdifferentiëren) tot me-

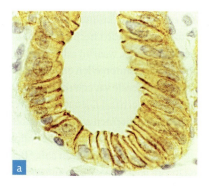 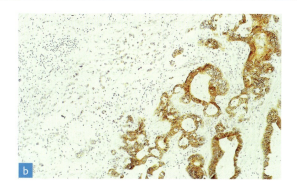

Figuur 1.7 E-cadherinekleuring van tumorcellen.
a Colonadenoom. Deze goed gedifferentieerde cellen tonen alle een celmembraan intens aankleurend voor dit celadhesie-eiwit.
b Coloncarninoom. Rechts in het beeld een gebied met goed gedifferentieerde carcinoomcellen die sterk aankleuren. Links in het beeld diffuus infiltrerende weinig gedifferentieerde cellen die hun onderlinge samenhang verloren hebben omdat E-cadherine niet langer tot expressie komt.

senchymale cellen en daardoor migratiegedrag kunnen vertonen. Dat proces wordt gekenmerkt door verlies van cel-celadhesie door verlies van E-cadherine-expressie, verlies van cytokeratine-expressie die vervangen wordt door expressie van vimentine, het voor mesenchymale cellen kenmerkende celskeleteiwit. De expressie van integrinen verandert, zoals reeds uiteengezet, en de cellen zijn niet in staat een intacte basale membraan af te zetten. De moleculaire processen die bij EMT een rol spelen zijn ten dele opgehelderd: belangrijke regelgenen zijn hier SN1, SN2 (eerder bekend als Slug en Snail) en Twist. Men verwacht deze kennis te kunnen gebruiken voor het ontwikkelen van nieuwe behandelingsmethoden gericht op het remmen van infiltratieve groei.

Proteolyse van extracellulaire matrixcomponenten

Bij de afbraak van de extracellulaire matrix (ECM) in het proces van infiltratieve groei zijn meerdere enzymsystemen betrokken. Tumorcellen maar ook reactieve ontstekingscellen (zoals macrofagen) produceren niet-specifieke proteasen zoals trypsine en cathepsinen. Er worden echter ook specifieke proteasen geproduceerd waaronder de matrix-metalloproteïnasen (MMP's) en plasminogeenactivatoren. Met name MMP-2 en MMP-9 zijn van belang, omdat die het collageen type IV van de basale membraan kunnen afbreken. De activiteit van MMP's wordt onder meer gereguleerd door specifieke remmers, de 'tissue inhibitors' van metalloproteïnasen of TIMP's. MMP's worden niet alleen door tumorcellen geproduceerd maar ook door stromacellen. Tumorcellen hebben receptoren op hun oppervlak waaraan deze MMP's binden. Bij de afbraak van de matrix door MMP's komen groeifactoren (zoals VEGF en b-FGF) vrij die in de matrix liggen opgeslagen. Naast het scheppen van ruimte voor migrerende tumorcellen bevorderen MMP's derhalve de groei van infiltratieve tumorcellen.

Van de plasminogeenactivatoren (PA) is vooral het urokinase (uPA) uitvoerig onderzocht in het kader van infiltratieve groei. Ook daarbij is gebleken dat weliswaar tumorcellen soms uPA produceren, maar veelal juist de stromacellen. De tumorcellen dragen dan receptoren voor uPA (uPAR) op hun celoppervlak, waardoor uPA wordt geconcentreerd en geactiveerd. PA zetten plasminogeen in plasmine om, dat betrokken is bij de bloedstolling maar ook bij de activatie van pro-enzymen door afsplitsing van een peptide.

Met al deze factoren in het spel is de afbraak van de extracellulaire matrix bij invasieve groei een uiterst complex proces van interactie tussen tumorcellen en hun omgevende stroma. De respons van de gastheer blijkt daarbij een belangrijke determinant te zijn van het tumorgedrag. Tumorcellen induceren de groei van tumorstroma, terwijl stromale cellen en stroma-afbraakproducten op hun beurt groeistimuli voor de tumorcellen kunnen produceren.

Migratie

Het is gebleken dat tumorcellen in vitro ten opzichte van normale cellen een verhoogde motiliteit bezitten. Invasief groeiende tumorcellen zijn in deze in-vitromodellen weer actiever dan niet-invasieve tumorcellen. Bij deze verhoogde motiliteit is activatie van het celskelet betrokken. Bij migratie door de ECM maken tumorcellen gebruik van integrinen op hun celoppervlak voor het (tijdelijk) hechten aan collagenen in de ECM. Er zijn verschillende factoren gevonden in tumorcellen die migratie bevorderen, waaronder de 'autocrine motility factor'. Deze activeren het celskelet van de tumorcellen, die daardoor actief in beweging komen. Eenmaal infiltratief hebben de kankercellen het vermogen in lymfbanen en bloedvaten binnen te dringen. Dit vormt het begin van metastasering.

1.5.2 METASTASERING

Via lymfbanen, waarvan de groei in tumoren wordt gestimuleerd door VEGF-C, worden tumorcellen versleept naar het eerste regionale lymfklierstation. Lymfklieren hebben in principe een filter- en afweerfunctie, zodat veel tumorcellen, die in het eerste lymfklierstation worden gevangen, niet in staat zijn zich te handhaven en te vermeerderen. De filterfunctie is niet altijd effectief: tumorcellen kunnen lymfklieren passeren. Worden ze wel vastgehouden en groeien ze uit tot een tumor dan spreken we van een lymfkliermetastase. De tumorcellen bevinden zich aanvankelijk in de randsinus, maar bij een gevorderde metastase kan de lymfklier soms geheel zijn vervangen door tumorweefsel, waarvan een retrograde lymfestroom het gevolg kan zijn. Vanuit een lymfkliermetastase kan verdere lymfogene verspreiding optreden, maar kan ook hematogene disseminatie ontstaan, met name als het tumorweefsel tot buiten het lymfklierkapsel is gegroeid.

Van de filterfunctie wordt gebruikgemaakt bij het zoeken naar de schildwachtklier. Door in een tumor een radioactieve tracer of een vitale kleurstof in te spuiten kan namelijk peroperatief de eerste lymfklier die de lymfestroom bereikt, worden geïdentificeerd. Als er metastasen zijn, vindt men deze in eerste instantie in deze (schildwacht)lymfklier. Worden in deze lymfklier geen metastasen gevonden dan zijn er over het algemeen in de andere lokale lymfklieren ook geen metastasen aanwezig en kan het lymfkliertoilet achterwege gelaten worden. Bij de behandeling van het mammacarcinoom en sommige melanomen is de schildwachtlymfklierprocedure standaard geworden. Dit wordt uitvoeriger besproken in latere hoofdstukken.

Hematogene metastasen kunnen ontstaan als de tumorcellen in de bloedbaan terechtkomen. Tumorcellen zijn fragiel en in de circulatie verplaatsen ze zich waarschijnlijk in groepen. Fibrine, dat op circulerende tumorcellen wordt afgezet, speelt een beschermende rol. Ook op grond van experimentele waarnemingen is het waarschijnlijk dat het merendeel van deze in het bloed aanwezige cellen wordt vernietigd. In het bloed circulerende tumorcellen, of sporen van tumorcellen zoals tumorcel DNA, staan sterk in de belangstelling. Bij een groot aantal kankerpatiënten kunnen tumorcellen in het bloed van de venen die het tumorgebied draineren, en soms ook in bloed elders worden aangetoond. Deze tumorcellen kunnen met aan magnetische partikels gekoppelde monoklonale antilichamen uit het bloed gehaald en zichtbaar gemaakt worden. Met uiterst gevoelige moleculair-biologische methoden (de polymerasekettingreactie of PCR), kan DNA of RNA van tumorcellen in een groot aantal gevallen in de circulatie worden aangetoond. Ook vrij tumor-DNA kon zo in het bloed van kankerpatiënten worden gevonden. Manipulatie van het tumorgebied, zoals palpatie, massage of een operatieve ingreep, verhoogt de kans op het voorkomen van tumorcellen in het bloed. Bij patiënten met een weinig gedifferentieerde tumor worden vaker tumorcellen in het bloed aangetroffen dan wanneer de primaire tumor een hoge differentiatiegraad bezit. De aanvankelijke verwachting dat het aantreffen van tumorcellen in bloed altijd een slechtere prognose betekent, is niet bevestigd. Circulerende tumorcellen geven kennelijk niet steeds aanleiding tot aantoonbare metastasen.

Om tot een metastase te kunnen uitgroeien, moeten circulerende tumorcellen zich hechten aan de vaatwand. Dit is een specifiek proces, waarbij celadhesiemoleculen aan het oppervlak van tumorcellen en van de endotheelcellen van het ontvangende vat een rol spelen. Bekende moleculen zijn in dit verband L- en P-selectine, die specifiek binden aan glycoproteïnen aan het celoppervlak, en de chemokinereceptor CXCR4. Specifieke endotheelcel-tumorcelinteracties spelen een rol van enige betekenis bij het ontstaan van voor bepaalde tumoren typische metastaseringspatronen. Eenmaal gehecht aan de vaatwand wordt door endotheelcelactivatie het tumorcelklompje omgeven door een netwerk van fibrine, bloedplaatjes en leukocyten, wat bevordert dat de tumorcellen de vaatwand kunnen passeren. Experimenteel is aangetoond dat toediening van anticoagulantia en fibrinolytische enzymen na injectie van tumorcellen in de circulatie, het aantal metastasen vermindert. Bij het passeren van de vaatwand maken de tumorcellen weer gebruik van de mechanismen die een rol spelen bij invasieve groei. Van een metastase wordt pas gesproken als de tumorcellen in het 'doelwit'orgaan een nieuwe tumor hebben gevormd, hetgeen een stromale reactie van het gastheerweefsel impliceert. Bij losse tumorcellen in de randsinus van een lymfklier of in een leversinus spreekt men dus niet van metastase.

Of de tumorcellen die de vaatwand gepasseerd zijn in hun nieuwe omgeving blijven leven en zich zullen vermeerderen, hangt in hoge mate af van de vascularisatie van het gebied waar ze terechtkomen en van hun vermogen angiogene factoren te produceren. Tumorfragmenten geïmplanteerd in de voorste oogkamer van een konijn, waar de vascularisatie minimaal is, gaan te gronde. Dezelfde tumor geënt in het gebied van de iris, met een rijke vascularisatie, groeit echter snel uit. Ook bij de mens kan het beloop van metastasen onverwacht zijn. De groeisnelheid kan tijdelijk of permanent afnemen en spontane regressie is, hoewel zeldzaam, onder andere bij metastasen van niercarcinomen en melanomen waargenomen. Anderzijds manifesteren metastasen zich soms vele jaren nadat een primaire tumor, voor zover is na te gaan, volledig is verwijderd, bijvoorbeeld bij mammacarcinoom. Men spreekt dan van 'dormant' metastasen. Wat er hierbij precies gebeurt, is nog niet duidelijk. Het is denkbaar dat tumorcellen langdurig in de Go-fase van de celcyclus blijven of dat trage proliferatie (geheel) wordt tenietgedaan door apoptose. Er ligt in dat geval een lange periode tussen het 'aanslaan' van de versleepte tumorcellen en het moment waarop ze tot een diagnosticeerbare tumorhaard zijn uitgegroeid. Metastasering is alles bijeengenomen een uiterst selectief proces: weinig tumorcellen slagen erin.

Veel tumoren hebben een typisch metastaseringspatroon (tabel 1.4 en fig. 1.8). Vaak bepaalt de veneuze drainage van het door de tumor aangetaste orgaan waar de metastase zal ontstaan, namelijk in het eerstvolgende

Fundamentele aspecten van kanker

Tabel 1.4 Lokalisatie van hematogene metastasen.*				
tumortype	long	lever	skelet	hersenen
coloncarcinoom	25-40	60-70	05-10	<1
cervixcarcinoom	20-30	20-35	10-20	<5
ovariumcarcinoom	05-10	10-15	02-05	<1
prostaatcarcinoom	15-50	05-10	50-70	<1
niercarcinoom	50-75	30-40	25-50	5-10
wilms-tumor (nier)	10	30-40	10	0
blaascarcinoom	25-30	30-50	0	
ewing-sarcoom (bot)	70	30	60	<5
osteosarcoom	80-95	<5	35-50	<5
testis	70-80	50-80	20-25	<10
long	25-35	35-40	10-15	20-25

* Bij obductie, percentage van het totale aantal gevallen.

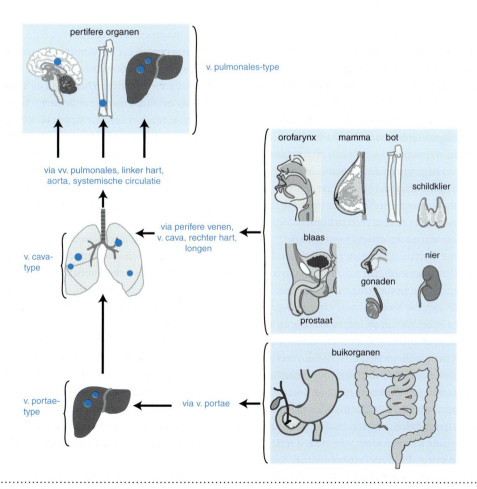

Figuur 1.8 Metastaseringspatronen. De organen waar men hematogene metastasen kan verwachten worden in eerste instantie bepaald door de bloedstroom: tumorcellen worden in veneus bloed afgevoerd en lopen vervolgens in het eerstvolgende capillaire vaatbed vast.

capillairbed, waarin de circulerende tumorcellen als tumorcelemboli zullen vastlopen. Tumoren in de buikviscera (o.a. maag-, pancreas- en colontumoren) zullen (via de v. porta) veelal levermetastasen vormen. Tumoren uit huid, bewegingsapparaat en nier-, testistumoren zullen (via de v. cava) veelal longmetastasen veroorzaken. Tumoren in de long zullen (via de v. pulmonalis) vooral metastasen in de perifere organen veroorzaken. Dit principe verklaart althans ten dele het bestaan van metastaseringspatronen.

Hoewel specifieke metastaseringspatronen vaak berusten op de eerder besproken vaatverhoudingen, worden we zo vaak met lokalisaties geconfronteerd die hierdoor niet worden verklaard, dat meer factoren een rol moeten spelen. Dit wordt ook ondersteund door het feit dat in sommige organen opvallend weinig metastasen worden aangetroffen. De hartspier ontvangt in rust ongeveer 25% van het hartminuutvolume, maar tumormetastasen in de hartspier zijn tamelijk ongewoon. Een deel van de betreffende factoren is inmiddels opgehelderd. In de eerste plaats is er de aard van de tumor. Sommige tumoren metastaseren vooral hematogeen (sarcomen) en andere meer lymfogeen (carcinomen, melanoom). In de tweede plaats is er de niet altijd efficiënte filterfunctie van een lymfklier of van een capillair vaatbed. Tumorcellen kunnen een capillair netwerk passeren en worden dan dus niet vastgehouden in het eerste netwerk dat op hun weg komt, bijvoorbeeld de longen, waardoor de metastasen uiteindelijk niet worden gevonden in de longen maar in andere organen. De eerste aanwijsbare metastasen van een prostaatcarcinoom, bijvoorbeeld, worden niet zelden gevonden in de lumbale wervelkolom. Men heeft dit wel verklaard door een retrograde bloedstroom bij verhoging van de intra-abdominale druk. Wanneer dit gebeurt, kan bloed uit de plexus prostaticus, die anastomosen heeft met de veneuze plexus vertebralis, in deze laatste terechtkomen. Deze verklaring is echter wat op de achtergrond geraakt. Andere belangrijke mechanismen zijn specifieke endotheelcel-tumorcelinteracties en het micromilieu in het 'ontvangende' orgaan (de zgn. voedingsbodemtheorie of 'seed and soil'-theorie). De 'seed and soil'-theorie wordt geïllustreerd door onderzoek naar metastasering in de lever, waar in dierexperimenten meer metastasen worden aangetroffen na hemihepatectomie, die een sterke proliferatieve activiteit van hepatocyten tot gevolg heeft door lokale afgifte van groeifactoren, die ook de uitgroei van metastasen bevorderen. Niet alle maligne tumoren metastaseren, en het moment waarop en de mate waarin dit proces plaatsvindt, kunnen sterk wisselen. Basalecellencarcinomen van de huid metastaseren nagenoeg nooit. Glioblastomen in de hersenen metastaseren uiterst zelden, hoewel ze zeer sterke angiogene activiteit tonen. Men heeft lang aangenomen dat metastasen laat in de ontwikkeling van een tumor optreden. Er zijn echter steeds meer aanwijzingen dat celklonen met metastatische potentie al relatief vroeg in de ontwikkeling van een tumor aanwezig zijn. Aldus kunnen kleine tumoren die nog geen enkele klacht veroorzaken, reeds aanleiding hebben gegeven tot massale disseminatie, zodat de eerste symptomen worden veroorzaakt door de metastasen. De metastatische potentie verschilt sterk tussen tumoren. Metastasen ontbreken soms geheel bij zeer grote primaire tumoren. Over het algemeen metastaseren weinig gedifferentieerde tumoren vroeger en uitgebreider dan die met een hoge differentiatiegraad. Dit is echter geen vaste regel.

1.6 Het ontstaan van kanker

Tumoren ontstaan als gevolg van celveranderingen, waardoor de cellen zich kunnen onttrekken aan normale groeiregulerende mechanismen. Deze celveranderingen worden samengevat met de term 'transformatie'. Aan het proces van transformatie liggen multipele afwijkingen ten grondslag in het genoom van de getransformeerde cel. Kanker is derhalve te beschouwen als afwijking van het genoom van de cel. Het proces van het ontstaan van kwaadaardige tumoren wordt oncogenese genoemd. Het ontstaan van maligne epitheliale gezwellen wordt met de term carcinogenese aangeduid.

Men gaat ervan uit dat de meeste tumoren ontstaan door omgevingsfactoren. Een kleiner aantal is het directe gevolg van erfelijke afwijkingen in het genoom. Dit zijn de erfelijke tumorsyndromen (zoals retinoblastoom, erfelijk coloncarcinoom of erfelijk mammacarcinoom). Veel groter is echter het aantal gevallen waarbij genetische factoren (waarschijnlijk complexe combinaties van genetische factoren die grotendeels nog onopgehelderd zijn) een medebepalende rol spelen. Erfelijke en omgevingsfactoren werken dus samen bij de oncogenese. Het vermogen tot het afbreken van carcinogene stoffen of de reactie op (natuurlijke) bestraling verschilt per individu, waardoor de kans op het ontwikkelen van kanker sterk verschilt tussen individuen. De omgevingsfactoren die een rol spelen bij het ontstaan van tumoren worden oncogene of carcinogene (voor carcinomen) factoren genoemd. Omdat deze afwijkingen in het genoom induceren, zijn oncogene factoren doorgaans ook mutageen. Over het algemeen zijn tumoren monoklonaal, dat wil zeggen dat de cellen die een gezwel bevolken allemaal zijn ontstaan uit één getransformeerde tumor'stamcel'. Het is gebleken dat niet één enkele maar meerdere veranderingen in het genoom nodig zijn om een cel te transformeren en zo de tumorstamcel te doen ontstaan. Oncogenese is derhalve een complex meerstapsproces. De klonale expansie van één getransformeerde cel tot een klinisch manifeste tumor wordt bovendien door gastheerfactoren (bijv. hormonale of immunologische factoren) gemoduleerd.

1.6.1 ONCOGENESE

Het ontstaan van kanker is vooral aan epitheelcellen onderzocht. We spitsen de bespreking van de mechanismen van het ontstaan van kanker daarom in eerste instantie hierop toe: carcinogenese. Carcinogenese is een zeer langdurig proces. De transformatie van een normale cel tot kankercel duurt jarenlang, omdat daartoe meerdere veranderingen in het genoom van de zich transformerende cel moeten accumuleren. Verder is er een groot aantal celdelingen nodig om uit één enkele getransformeerde cel een klinisch manifeste tumor te laten ontstaan. Afhankelijk van de delingsfrequentie kan dat wel vijf tot tien jaar duren.

Voor het meerstapskarakter van de carcinogenese bestaan concrete experimentele bewijzen.

Initiatie en promotie

Het concept van meerstapscarcinogenese werd voor het eerst experimenteel bewezen bij onderzoek naar chemische carcinogenese in de huid van muizen (fig. 1.8). Werd de huid van muizen eenmalig aan een lage dosis carcinogeen (benzpyreen) blootgesteld dan ontstond geen kanker. Werd vervolgens de huid behandeld met de irriterende stof crotonolie, waarvan bekend is dat deze alleen nooit huidkanker veroorzaakt, dan ontstond er wel huidkanker. Deze waarneming suggereerde dat bij de eerste (nietkankerverwekkende) behandeling wel essentiële veranderingen in de cellen waren ontstaan; dit werd initiatie genoemd. De cellen hadden daarna kennelijk nog maar een klein zetje nodig om kankercellen te worden, wat door de crotonoliebehandeling geschiedde. Deze laatste werking werd promotie genoemd. Het is waarschijnlijk dat initiatie en promotie ook bij het ontstaan van sommige tumoren bij de mens een rol spelen. Vaak zal er niet sprake zijn van twee stappen, maar van een hele reeks. Als initiator worden processen aangeduid die in het genoom van de cel specifieke veranderingen, zoals mutaties, induceren. Initiërende factoren, carcinogenen, zijn doorgaans mutageen. Promotoren stimuleren proliferatieve activiteit van de geïnitieerde cel en beïnvloeden het patroon van de genexpressie, onder meer verbandhoudend met celdifferentiatie, waardoor het proces van carcinogenese wordt bespoedigd. In de praktijk is het vaak niet mogelijk initiatie en promotie scherp van elkaar te scheiden: veel initiatoren hebben ook een promotorwerking.

Meerstapscarcinogenese bij menselijke tumoren

Ook bij veel tumoren bij de mens is meerstapscarcinogenese waarneembaar. In veel epithelia gaat aan het ontstaan van een gezwel een langdurige periode van abnormale groei en differentiatie vooraf. Met name aan goed toegankelijke bekledende epithelia is dit uitgebreid bestudeerd. Het meest treffende voorbeeld is de cervix uteri, waar een plaveiselcelcarcinoom wordt voorafgegaan door metaplasie, dysplasie en carcinoma in situ. Deze ontwikkeling wordt schematisch samengevat in figuur 1.9.

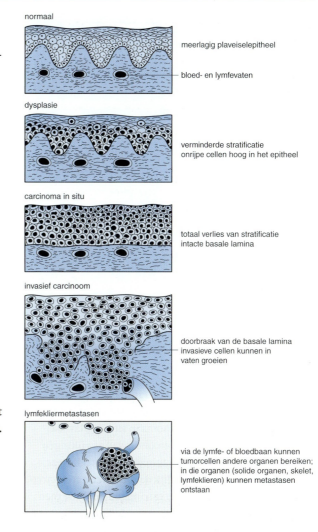

Figuur 1.9 Evolutie van een invasief carcinoom uit normaal paveiselepitheel via dysplasie en carcinoma in situ.

Van metaplasie wordt gesproken als de differentiatierichting van een epitheel verandert. Voor de cervix uteri betekent dat dat de cilindercellige bekleding verandert in – overigens morfologisch geheel normaal – plaveiselepitheel. Metaplasie is geheel reversibel en wordt als reactie gezien in meerdere epithelia op verschillende prikkels, maar vooral bij chronische ontstekingsprocessen. Bij voortdurende prikkeling vertoont het metaplastische epitheel toegenomen proliferatieve activiteit en afnemende differentiatie. De celkernen worden groter, het chromatine verandert van textuur. Men spreekt dan van dysplasie, een stoornis in de regulatie van de groei en differentiatie van de cellen. In dysplastisch epitheel worden doorgaans al afwijkingen in het genoom gevonden. Naar de ernst van de morfologische afwijkingen wordt dysplasie gegradeerd in licht, matig en ernstig. Hoe ernstiger de dysplasie, hoe meer genoomafwijkingen worden gevonden. Ten slotte is het celbeeld zo atypisch dat de cellen eruitzien als kankercellen. Zolang echter geen sprake is van voor kwaadaardige groei kenmerkende infiltratieve groei wordt gesproken van carcinoma in situ. Andere voorbeelden van premaligne afwijkingen worden genoemd in tabel 1.5.

Tabel 1.5	Voorbeelden van premaligne afwijkingen.	
orgaan	afwijking	verhoogd risico op
oesofagus	barrett-oesofagus	adenocarcinoom
colon	adenoom (adenomateuze/villeuze poliep)	adenocarcinoom
cervix uteri	dysplasie (CIN*)	plaveiselcelcarcinoom
huid	keratosis actinica	plaveiselcelcarcinoom
	lentigo maligna	melanoom
blaas	papilloom	overgangsepitheelcarcinoom
orofarynx	leukoplakie	plaveiselcelcarcinoom
prostaat	intra-epitheliale neoplasie (PIN*)	adenocarcinoom

* De afkorting (C, P)IN wordt in toenemende mate gebruikt voor premaligne afwijkingen zoals cervicale intra-epitheliale neoplasie (CIN); prostaat intra-epitheliale neoplasie (PIN) etc.

Tumorbiologisch onderzoek heeft inmiddels uitgewezen dat er in de ontwikkelingslijn metaplasie, lichte–matige–ernstige dysplasie, carcinoma in situ en plaveiselcelcarcinoom een graduele toename is van afwijkingen in het genoom en van de gedragingen van de cel. Deze waarnemingen maken duidelijk dat het tweestapsconcept van initiatie en promotie voor carcinogenese bij de mens te simpel is. In de paragrafen over de afwijkingen in het genoom bij kanker komen we daarop terug.

1.6.2 Oncogene factoren

Het is vanzelfsprekend ondenkbaar mogelijk carcinogene agentia op hun werking experimenteel te onderzoeken bij de mens. Veel van de kennis omtrent de carcinogene effecten van in ons leefmilieu voorkomende noxen is dan ook afkomstig uit epidemiologisch onderzoek. Directe causale verbanden kunnen echter moeilijk uit epidemiologische gegevens worden afgeleid. Daarom zijn additionele onderzoeksmethoden ontwikkeld om experimenteel bewijs te kunnen leveren voor de carcinogeniciteit van bepaalde noxen. Daartoe behoren expositie van proefdieren aan noxen, testen van mutageniciteit in *Salmonella*-culturen (de zgn. ames-test) en testen van transformerende eigenschappen in celculturen in vitro.

Carcinogene factoren omvatten chemische agentia, fysische factoren en biologische agentia.

Chemische carcinogenen

Reeds eeuwen was bekend dat het voorkomen van carcinomen van het scrotum bij schoorsteenvegers vermoedelijk een gevolg was van contact met roet. Dit vermoeden werd ondersteund door de bevinding dat bij proefdieren huidcarcinoom geïnduceerd kan worden door de huid met teer te penselen. Chemisch onderzoek toonde uiteindelijk aan, dat dibenzantraceen een van de belangrijkste carcinogenen is in koolteer.

Het aantal stoffen dat in staat moet worden geacht maligne transformatie te bewerkstelligen, is zeer groot. Sommige onderzoekers menen dat het merendeel van de bij de mens voorkomende maligne tumoren mede een gevolg is van contact met dergelijke stoffen. Het zoeken naar carcinogenen die mogelijk uit voedsel en milieu geëlimineerd kunnen worden, is een belangrijk aspect van de kankerbestrijding.

De meeste carcinogenen zijn zelf niet in staat kanker te verwekken; ze moeten in het organisme worden omgezet in de effectieve carcinogene stof. Deze stoffen worden aangeduid als 'indirecte carcinogenen'. Dat geldt bijvoorbeeld voor vinylchloride, dat wordt omgezet in een epoxide dat covalent aan DNA kan binden en daarmee mutagene (en carcinogene) eigenschappen heeft verworven. Vinylchloride is betrokken bij het ontstaan van angiosarcomen in de lever. Bij de 'directe carcinogenen' is omzetting niet noodzakelijk; ze zijn direct werkzaam. De eenheid bij de grote verscheidenheid in chemische samenstelling van de carcinogene stoffen, ligt in de aard van hun onder invloed van enzymen gevormde reactieve groepen. De chemische reactie van deze groepen met DNA is waarschijnlijk een belangrijke stap bij de aanvang van de carcinogenese. Deze laatste veronderstelling is in overeenstemming met de waarneming dat bijna alle chemische carcinogenen tevens mutageen zijn. Hierop berust de eerdergenoemde ames-test voor mogelijk carcinogene eigenschappen van chemische verbindingen. De voor een oncogeen effect noodzakelijke concentratie van de verbinding is wisselend en afhankelijk van de stof, maar ook van het individu: interindividuele verschillen in gevoeligheid voor bepaalde noxen is voor een belangrijk deel het gevolg van genetisch bepaalde verschillen in hun metabolisering. In hoge mate verantwoordelijk hiervoor zijn de cytochroom-450 afhankelijke mono-oxidasen. De voor deze enzymen coderende genen zijn erg polymorf en hun activiteit verschilt sterk tussen individuen. Sommige carcinogenen zijn alleen werkzaam op de plaats van toediening, andere kunnen ook elders in het organisme tumoren verwekken, soms met een opvallende voorkeur voor bepaalde organen. Blaaskanker is hiervan een sprekend voorbeeld: de voor urotheel carcinogene stoffen worden in de urine geconcentreerd.

De belangrijkste carcinogene stoffen kunnen op grond van hun structuur en werkzaamheid in enkele groepen worden ondergebracht (tabel 1.6).

Directe carcinogenen

Tot de groep *alkylerende agentia* behoren enkele cytostatica, onder andere het cyclofosfamide. Deze agentia binden zich direct aan het DNA en zijn dan mutageen. Nu bepaalde vormen van kanker kunnen worden genezen door chemotherapie, dient rekening te worden gehouden met

Tabel 1.6 Chemische carcinogenen.

categorie	carcinogene stof	type kanker
polycyclische koolwaterstoffen	teer (sigarettenrook), benzpyreen, dibenzanthraceen	huid, scrotale tumoren, kanker van de ademwegen en longen, blaaskanker
aromatische aminen	benzidine, 2-nafthylamine	blaaskanker
nitraat, nitriet	nitrosaminen	oesofagus- en maagcarcinoom
chemotherapeutica	cyclofosfamide, chloorambucil, thiotepa	leukemie
vinylchloride		angiosarcoom van de lever
biologische toxines	aflatoxinen	hepatocellulair carcinoom
zware metalen	Ni, Chr, Ars, Cd	huidkanker (Ars)
asbest		mesothelioom, longkanker

hun oncogene werking. Een tweede maligniteit is van chemotherapie (maar ook van radiotherapie) inmiddels een bekende complicatie.

Indirecte carcinogenen

Tot de *aromatische aminen* behoren naftylamine, benzidine, acetylaminofluoreen en de azo-kleurstoffen. Deze worden door hydroxylering in de lever omgezet in carcinogene metabolieten. Naftylamine is een van de belangrijkste oorzaken van blaaskanker. Het zijn vooral arbeiders betrokken bij de productie en verwerking van anilinekleurstoffen, onder andere in de textielindustrie, die hiermee in contact komen.

Tot de *polycyclische koolwaterstoffen* behoren verschillende derivaten van koolteer, zoals dimenthylbenzantraceen, benzpyreen en methylcholantreen. Ze worden in de lever omgezet in epoxiden, die een hoge affiniteit voor DNA vertonen. Deze stoffen kunnen zowel op basis van applicatie als – na absorptie – op afstand tumoren induceren. Benzpyreen speelt een belangrijke rol bij het ontstaan van bronchuscarcinoom bij zware rokers.

De *nitrosaminen en nitrosamiden* kunnen worden gevormd in het maag-darmkanaal uit nitraat dat als voedingsmiddel preservatief wordt gebruikt. Nitraat wordt door de maagflora omgezet in nitriet. Nitrosaminen en nitrosamiden zijn van grote betekenis voor de experimentele oncologie. Het zijn typische indirecte carcinogenen, die vaak een opvallende specificiteit tonen wat betreft de inductie van tumoren in bepaalde organen. Het tot deze groep behorende ethylnitrosamine kan bij zwangere ratten de placenta passeren, wat het voorkomen van hersentumoren bij de jongen tot gevolg heeft.

Asbest en enkele carcinogene metalen: vooral het in verhoogde frequentie voorkomen van mesotheliomen en ook bronchuscarcinomen bij arbeiders in de asbestverwerkende industrieën heeft, ook in ons land, sterk de aandacht getrokken. Beryllium, cadmium, kobalt, nikkel en lood zijn als ion elektrofiel, waardoor zij zich waarschijnlijk aan biologisch actieve molecules in de cel kunnen binden en mogelijk zo transformatie van de cel bewerkstelligen.

In tegenstelling tot de hiervoor genoemde carcinogenen zijn *natuurlijke carcinogenen* metabole producten van cellen, vooral schimmels. Ze komen zo in het 'natuurlijke' milieu voor. De meest bekende van deze mycotoxinen is het aflatoxine, een product van *Aspergillus flavus*. Epidemiologische gegevens maken het waarschijnlijk dat deze toxinen, onder andere aanwezig in beschimmelde aardnoten, een rol spelen bij het ontstaan van levercelcarcinomen bij de mens. Inmiddels is gebleken dat aflatoxine een specifieke mutatie in het p53-tumorsuppressorgen induceert.

1.6.3 FYSISCHE OORZAKEN VAN KANKER

Het is reeds lang bekend dat ioniserende stralen kanker kunnen verwekken. Er bestaat een duidelijk verband tussen het contact met deze stralensoort in het kader van diagnostische en therapeutische handelingen in het verleden en het optreden van kanker. Bij de mens moet aan deze mogelijkheid worden gedacht onder andere bij leukemieën, schildkliercarcinomen, huidcarcinomen en mesenchymale tumoren. Het frequent en langdurig blootstaan aan natuurlijk ultraviolet licht kan mede een oorzaak zijn van huidkanker, zowel van het basale als plaatepitheeltype. Ook melanomen kunnen op deze wijze ontstaan. De wijze waarop maligne transformatie tot stand komt, is nog steeds niet geheel duidelijk en waarschijnlijk niet steeds dezelfde. In ieder geval speelt de inductie van mutaties in het DNA een centrale rol. Ultraviolet licht leidt tot de vorming van pyrimidinedimeren (vooral van twee thymidinebasen) in het DNA en de daardoor ontstane structuurverandering kan een mutatie tot gevolg hebben. Dat is vooral duidelijk geworden uit onderzoek bij patiënten met de erfelijke aandoening xeroderma pigmentosum, bij wie op de aan zonlicht blootgestelde delen van de huid reeds op jeugdige leeftijd veelvuldig carcinomen ontstaan. Onderzoek heeft uitgewezen dat bij deze aandoening het mechanisme dat de door UV geïnduceerde DNA-veranderingen herstelt (zgn. nucleotide excision repair) defect is. Daardoor hopen mutaties zich op in het genoom van de cellen, wat de kans op de ontwikkeling van gezwellen sterk verhoogt. Bij ioniserende straling kan een mutatie ontstaan als gevolg van een direct effect van de straling op DNA, waardoor breuken in de beide strengen van het DNA-molecuul ontstaan, maar ook via een reactie van DNA met zuurstofradicalen, die door radiolyse van water worden gevormd. Op chromosomaal niveau zijn deze effecten zichtbaar als breuken in individuele chromosomen. Ook voor DNA-breuken zijn er reparatiemechanismen, het zogeheten recombinational repair mechanisme.

1.6.4 BIOLOGISCHE OORZAKEN VAN KANKER

Van meerdere micro-organismen is een rol bij het ontstaan van kanker vastgesteld of tenminste aannemelijk. Sommige parasieten zijn geassocieerd met kanker. Het meest bekende voorbeeld is *Schistosoma haematobium*, die zich in de urineblaas nestelt en daar op de lange duur leidt tot plaveiselcelcarcinoom. Een momenteel sterk in de belangstelling staande bacterie is *Helicobacter pylori*, waarvan gebleken is dat deze bij maligniteiten (carcinomen, lymfomen) van de maag een rol van betekenis speelt. Het belangrijkst zijn echter de carcinogene virussen. De biologische carcinogene agentia worden samengevat in tabel 1.7.

Rous was de eerste die (al in 1910) ontdekte dat door inspuiting van een celvrij extract van een kippensarcoom, het sarcoom bij een kip kon worden opgewekt. Deze bevinding leidde tot de veronderstelling dat virussen een rol spelen bij het ontstaan van kanker. Vooral tussen 1970 en 1980 is zeer uitgebreid onderzoek gedaan naar deze mogelijkheid. Bij veel van dat vroege onderzoek speelde het rous-sarcoom-virus (of RSV) een cruciale rol. Ontrafeling van de structuur van het virale genoom leidde tot de herkenning van het ras-gen, waarmee de transformatie kon worden bewerkstelligd. Dit ras-gen is een van de eerst ontdekte oncogenen, een ontdekking waarvoor Michael Bishop en Harold Varmus in 1989 de Nobelprijs kregen. De ontdekking van de oncogenen is het belangrijkste effect geweest van veel vroeg onderzoek naar virale oncogenese. In 2007 ontving ZurHausen de Nobelprijs voor geneeskunde voor zijn onderzoek naar de relatie tussen virussen en kanker.

Virusinfectie is misschien niet de meest frequente oorzaak van kanker, maar er zijn bepaalde typen frequente tumoren met een virale etiologie. Dit zijn met name het levercelcarcinoom, waarbij het hepatitis-B- of -C-virus een rol speelt, en het carcinoom van de cervix uteri met als belangrijke etiologische factor infectie met humaan papillomavirus. Gebleken is dat voor het optreden van gezwelgroei het virale genoom geïntegreerd dient te worden in het genoom van de gastheercel. Voor een DNA-virus is dit geen probleem. Bij een RNA-virus, waartoe de meeste oncogene virussen blijken te behoren, dient het virale RNA eerst te worden geconverteerd in DNA. Daartoe bezit het virus een gen dat codeert voor een RNA-afhankelijk DNA-polymerase, ook wel 'reverse transcriptase'

Tabel 1.7	Biologische verwekkers van kanker.	
	orgaan	type tumor
parasieten		
Schistosoma haematobium	blaas	plaveiselcelcarcinoom
bacteriën		
Helicobacter pylori	maag	carcinoom, lymfoom
virussen		
humaan papillomavirus (type 16, 18)	cervix uteri	plaveiselcelcarcinoom
epstein-barr-virus	lymfatisch systeem	burkitt-lymfoom
	nasofarynx	plaveiselcelcarcinoom
hepatitisvirus (B, C)	lever	levercelcarcinoom
humaan T-lymfocytvirus	lymfatisch systeem	T-cellymfoom
humaan herpesvirus (type 8)	mesenchym	kaposi-sarcoom
	lymfatisch systeem	lichaamsholtelymfoom
merkelcel polyomavirus	huid	merkel-celcarcinoom

genoemd (omdat bij transcriptie normaal RNA van DNA wordt afgelezen). Het virus brengt dit gen tot expressie in de gastheercel, deze schrijft het virale RNA om in DNA en dat kan dan in het gastheer-DNA integreren. Hoewel oncogene RNA- (oncorna)virussen bij het ontdekken van moleculaire mechanismen van kanker een belangrijke rol hebben gespeeld, is hun betekenis voor de oncogenese bij de mens beperkt. Alleen een zeldzame vorm van T-celleukemie wordt door een oncornavirus veroorzaakt.

Het is onwaarschijnlijk dat een virale infectie alleen bij de mens gezwelgroei kan opwekken. Er wordt van uitgegaan dat voor het ontstaan van een gezwel ten minste twee incidenten noodzakelijk zijn. Ten aanzien van de virale oncogenen wordt deze opvatting ondersteund door het feit dat infecties met virussen geassocieerd met kanker (zoals HBV of HCV en HPV) vaak voorkomen zonder dat gezwelgroei optreedt.

Voor de volgende gezwelsoorten is een rol van virussen bij de etiologie bevestigd.

DNA-virussen

– De associatie tussen humaan papillomavirus en preneoplastische en neoplastische veranderingen van de cervix uteri staat momenteel sterk in de belangstelling, omdat de effectiviteit van de (sedert meer dan 50 jaar cytologische) screening wellicht via het aantonen van viraal DNA kan worden verhoogd. Bij een zeer groot deel van de patiënten met dysplasie, carcinoma in situ of invasief carcinoom van de cervix worden in de afwijkende cellen virale antigenen gevonden en met behulp van moleculair-biologische technieken is ook viraal DNA in de cellen aangetoond. Een probleem hierbij is echter dat HPV ook voorkomt in onschuldige genitale wratten (condylomata) en zelfs bij een aanzienlijk deel van de vrouwen zonder enige cervicale afwijking. Er bestaat echter een groot aantal (meer dan 70) subtypen van HPV. Hiervan komen vooral de typen 16 en 18 voor in associatie met premaligne en maligne veranderingen (deze worden gerekend tot de hoog-risico-HPV-groep) en de typen 6 en 11 in associatie met goedaardige aandoeningen (reden waarom ze tot de laag-risicogroep behoren). Opmerkelijk is dat bij afwijkingen zonder maligne potentie (condyloma accuminatum) het HPV-genoom niet in het gastheer-DNA wordt geïntegreerd en feitelijk een normale productieve infectiecyclus doormaakt. Bij cervixcarcinoom daarentegen wordt het HPV-genoom geïntegreerd in het gastheer-DNA. Recent is opgehelderd hoe expressie van virale eiwitten in cellen geïnfecteerd met HPV 16 of 18 leidt tot chromosoominstabiliteit, mutaties in DNA en gestoorde groeiregulatie. De eiwitten E6 en E7 van het HPV kunnen zich binden aan het p53-eiwit of aan het Rb-eiwit, beide betrokken bij de regulatie van de celcyclus of van apoptose. De gevormde complexen inactiveren p53 en Rb, waardoor onder meer de celcyclus wordt ontregeld. HPV-infecties spelen overigens niet alleen een rol bij cervixcarcinoom maar ook onder andere bij plaveiselcelcarcinoom van de orofarynx en de larynx en bij anuscarcinoom. Bij het ontstaan van levercelcarcinoom spelen het hepatitis-B-virus (HBV) en het hepatitis-C-virus (HCV) mogelijk een belangrijke rol. Hiervoor zijn belangrijke epidemiologische aanwijzingen. De frequentie van levercelcarcinoom is hoog in landen met een hoge besmettingsgraad met HBV of HCV. China is daarvan een goed voorbeeld: levercelcarcinoom is daar een van de meest voorkomende gezwelsoorten. Ook hier geldt weer dat de virusinfectie niet de enige oorzaak kan zijn. Niet in alle gevallen van levercelcarcinoom wordt HBV of HCV gevonden en omgekeerd krijgt slechts een beperkt deel van de HBV- of HCV-geïnfecteerden een levercelcarcinoom.

– Patiënten die lijden aan de oorspronkelijk in Afrika door Burkitt beschreven lymfomen tonen verhoogde antistoftiters tegen antigenen van het epstein-barr-virus (EBV), een DNA-virus van het herpestype. Zowel EBV-DNA als nucleaire antigenen van EBV kunnen in tumorcellen worden aangetoond. In nasofarynxcarcinomen, met name van het lymfo-epitheliale type, in maagcarcinoom en bij verschillende vormen van maligne lymfoom kan eveneens EBV worden aangetoond. Welke rol EBV bij de pathogenese van deze tumoren speelt, is slechts ten dele opgehelderd. Het is onwaarschijnlijk dat EBV zelf oncogeen is. Het is sterk mitogeen voor B-lymfocyten en additionele mutagene factoren moeten een rol spelen bij het ontstaan van de voor burkitt-lymfoom kenmerkende t(8;14) chromosomale translocatie. Datzelfde geldt voor de rol van EBV bij nasofarynx- en andere carcinomen. Meer bekend is er over de rol van het EBV bij lymfoproliferaties bij patiënten die een gestoord immuunsysteem hebben (congenitaal of verworven, bijvoorbeeld na orgaantransplantatie). Het EBV infecteert B-lymfocyten en neemt een aantal functies in de regulatie van de celgroei over. Hierdoor krijgen de B-lymfocyten het vermogen continu te prolifereren zonder in apoptose te gaan. Bij iemand met een intact immuunsysteem worden de geïnfecteerde cellen opgeruimd door T-cellen die virusantigenen op het oppervlak van de EBV-positieve B-cellen herkennen. Als de T-cellen ontbreken, ontstaat er een zeer snelle groei van de EBV-positieve B-lymfocyten, die over het algemeen maar weinig tot geen genetische veranderingen hebben. Milde therapie gericht op EBV en B-cellen (retuximab, een monoklonaal antilichaam dat de B-celreceptor herkent) is in vroege stadia al succesvol.

– Kenmerkend voor aids-patiënten is het optreden van vaattumoren, het zogeheten kaposi-sarcoom. Inmiddels is duidelijk geworden dat een herpesvirus, het humaan herpesvirus type 8 (HHV 8), ook bekend als kaposi-sarcoomherpesvirus (KSHV), een rol speelt bij het ontstaan van het kaposi-sarcoom. HHV 8 is ook

gevonden in het zeldzame lymfoom van de lichaamsholten, dat bij aids-patiënten voorkomt.
- Een recent met het polyomavirus geassocieerd type tumor is het merkel-celcarcinoom, een kleincellig neuroendocrien carcinoom van de huid. Dit type tumor is vrij zeldzaam en komt vooral voor bij patiënten onder immunosuppressie.

RNA-virussen

Een in Europa zeldzaam maar in Japan endemisch voorkomend tumor-geassocieerd virus is het humane T-celleukemie virustype 1 (HTLV-1). Het HTLV-1 heeft een sterk tropisme voor CD4-positieve T-lymfocyten, evenals het sterk ermee verwante hiv-virus. De virale genproducten stimuleren de proliferatie van T-cellen en induceren genoominstabiliteit, essentiële factoren bij het ontstaan van de leukemie.

1.7 Moleculair-genetische aspecten van carcinogenese

De afgelopen dertig jaar is veel duidelijk geworden over de wijze waarop genmutaties de transformatie van een normale cel tot kankercel kunnen bewerkstelligen. Langzamerhand begint deze kennis ook invloed uit te oefenen op de diagnostiek en de medicamenteuze behandeling van kanker. Van ten minste vier groepen genen is het aannemelijk dat ze een rol spelen bij het ontstaan van kanker: oncogenen, tumorsuppressorgenen, genen die zijn betrokken bij DNA-herstelprocessen en genen die een rol spelen bij apoptose.

1.7.1 ONCOGENEN

Het verhaal van de oncogenen begint met het onderzoek naar de mogelijkheid dat virussen een rol spelen bij het ontstaan van kanker. Bij dit onderzoek werd gebruikgemaakt van virussen waarvan bekend was dat ze bij bepaalde diersoorten kanker konden verwekken (zoals sarcoom bij kippen, leukemie bij katten). Ontrafeling van het genoom van de desbetreffende virussen maakte het mogelijk die gensequenties te identificeren die voor de maligne transformatie verantwoordelijk waren. Deze genen werden oncogenen genoemd. Bishop en Varmus waren de eersten die in het midden van de jaren zeventig van de vorige eeuw ontdekten dat identieke of sterk gelijkende gensequenties voorkomen in normale, niet-getransformeerde cellen. Nader onderzoek wees uit dat deze genen zijn betrokken bij regulatie van celgroei en cellulaire differentiatie. De normale, aan oncogenen verwante, cellulaire genen worden proto-oncogenen genoemd. De producten van deze genen spelen een rol als groeifactor (bijv. het sis-gen dat homoloog is aan plaatjes-groeifactor, PDGF), als receptor voor groeifactor (bijv. het erb-B2-gen dat homoloog is aan het gen dat codeert voor de receptor

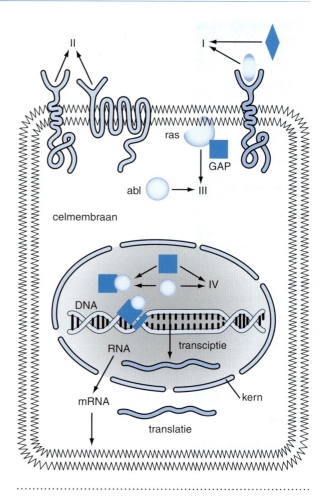

Figuur 1.10 Regelmechanismen in de cel, waarbij afwijkingen aan oncogenen betrokken kunnen zijn.
I Groeifactoren (bijv. PDGF).
II Groeifactor- en hormoonreceptoren (bijv. EGFR, neu).
III Intracellulaire signaaltransductie-eiwitten (bijv. ras, abl).
IV Transcriptieregulerende eiwitten (bijv. myc, fos, jun).

voor epidermale groeifactor, EGFR), als doorgever van een signaal van het celoppervlak naar de celkern (bijv. het H-ras-gen) of als gentranscriptie-regulerende factor (bijv. FOS). Dit wordt schematisch samengevat in figuur 1.10. De meest bekende oncogenen worden samengevat in tabel 1.8.

Mutaties van proto-oncogenen zijn dominant; dat wil zeggen, dat de expressie van een abnormaal eiwit door één gemuteerd allel van het betreffende gen of van abnormale hoeveelheden van een normaal oncoproteïne al transformerende werking heeft. De veranderingen die cellulaire proto-oncogenen ondergaan bij activatie tot oncogen zijn steeds activerend; dat wil zeggen, ze stimuleren een celfunctie die leidt tot ontregelde celgroei en -differentiatie. Voor de ontregeling van de expressie van oncogenen zijn ten minste vier mechanismen geïdentificeerd.

Genamplificatie

Het blijkt dat er van bepaalde oncogenen in kankercellen in plaats van één kopie per chromosoom een sterk verhoogd aantal voorkomt. Bekende voorbeelden hiervan

Fundamentele aspecten van kanker

Tabel 1.8 Oncogenen, activatiemechanismen en de tumoren waarbij ze een rol spelen.

categorie	proto-oncogen	activatiemechanisme	type tumor
groeifactor			
PDGF-B	sis	overexpressie	glioom, osteosarcoom
fibroblastgroeifactor	int-2	overexpressie	mammacarcinoom
TGF-α	TGF-a	overexpressie	astrocytoom, levercelcarcinoom
groeifactorreceptor			
EGF-R	erb-B1 (EGFR)	amplificatie	glioom, vele tumortypen
		mutatie	carcinomen
	erb-B2 (her2, neu)	amplificatie	mammacarcinoom, maagcarcinoom
stamcelfactorreceptor	KIT	mutatie	GIST
signaaltransductiefactoren			
gtp-bindend eiwit	K-ras	puntmutaties	long-, colon-, pancreascarcinoom
	N-ras	puntmutatie	melanoom
	H-ras	puntmutatie	blaas- en niercarcinoom
tyrosinekinase	abl	translocatie	chronische myeloïde leukemie
transcriptiefactoren	C-myc	translocatie	burkitt-lymfoom
	N-myc	amplificatie	neuroblastoom, kleincellig longcarcinoom
	L-myc	amplificatie	kleincellig longcarcinoom
	fos	puntmutatie	nier-, colon-, longcarcinoom
celcyclus-geassocieerd eiwit			
cycline	cycline D1	amplificatie	oesofagus-, maagcarcinoom
		translocatie	mantelcellymfoom
	cycline-E	overexpressie	mammacarcinoom
cyclineafhankelijke kinase	CDK4	amplificatie	glioblastoom, melanoom

zijn het erb-B2 (ook wel her2- of neu-)oncogen dat bij een subgroep van het mammacarcinoom is geamplificeerd en het N-myc-gen dat bij neuroblastoom is geamplificeerd. Van de amplificatie van het erb-B2 wordt therapeutisch gebruikgemaakt bij het mammacarcinoom: het herceptin is een anti-erb-B2 (her2- of neu-)antilichaam met celdodende eigenschappen. Een ander voorbeeld hiervan is de EGF-receptor, die in longcarcinoom en mogelijk ook in andere tumortypen geamplificeerd is. Theoretisch zouden tumoren met EGFR-amplificatie gevoelig moeten zijn voor EGFR-remmers (anti-EGFR-antilichamen of kleine moleculen, zoals gefitinib). Dat is echter lang niet altijd het geval. Hoe de amplificaties de tumorgroei bevorderen en hoe ze tot stand komen is nog onduidelijk, maar wel is aangetoond dat dit toegenomen genetische materiaal meestal leidt tot verhoogde aanmaak van het desbetreffende genproduct. Dit beïnvloedt het groeigedrag van de cel: zo zijn neuroblastomen met een sterk geamplificeerd N-myc-gen agressiever dat neuroblastomen zonder of met slechts geringe N-myc-amplificatie.

Overexpressie

Van een groot aantal oncogenen is duidelijk geworden dat verhoogde expressie van het coderende gen een sleutelrol speelt bij het ontstaan van de tumor. Wat die verhoogde expressie veroorzaakt, is veelal niet geheel duidelijk. Bij astrocytomen en bij osteosarcomen is verhoogde expressie van plaatjes-groeifactor (PDGF-β) gevonden. Bij astrocytomen en levercelcarcinomen speelt verhoogde expressie van een groeifactor geïsoleerd uit levercellen (hepatocyte growth factor of HGF) een rol. Bij verschillende typen kanker is verhoogde expressie van epidermale groeifactorreceptor (EGFR) gevonden en bij schildkliercarcinoom overexpressie van MET.

Puntmutatie

In een proto-oncogen kan, zoals in elk ander gen, een puntmutatie optreden. Van veel van de inmiddels geïdentificeerde puntmutaties is (nog) onduidelijk hoe ze precies ontstaan. Wel is zeker dat mutagene invloeden uit ons leefmilieu daarvoor verantwoordelijk zijn, met als duidelijke voorbeelden ioniserende straling en chemische carcinogenen. Van deze laatste is in bepaalde gevallen vastgesteld welke mutaties zij veroorzaken. Zo is uit recent onderzoek gebleken dat benzpyrenen uit sigarettenrook bijvoorbeeld in het ras-proto-oncogen vooral adducten vormen met guanosine en in het DNA deze muteren naar adenosine (G- → A-substitutie). De bij coloncarcinomen betrokken carcinogenen veroorzaken juist G-T-substitutie. Door deze mutaties verandert de genetische code, wordt een eiwit geproduceerd met een andere aminozuurvolgorde en als dit actiever is dan het niet-gemuteerde eiwit kan de mutatie een oncogeen effect hebben.

Chromosomale translocatie

Bij sommige vormen van kanker komen karakteristieke chromosomale veranderingen voor. Een typisch voorbeeld daarvan is het philadelphia-chromosoom bij chronische myeloïde leukemie, waarbij in feite sprake is van een translocatie van een stukje van chromosoom 9 naar chromosoom 22. Op het stukje chromosoom 9 ligt het c-abl-oncogen dat door deze locatie gefuseerd is met het bcr-gen op chromosoom 22. Het nieuwe fusiegen leidt tot de productie van een fusie-eiwit (brc-abl) dat veel actiever is dan het oorspronkelijke abl-eiwit. Het fusie-eiwit heeft tyrosinekinaseactiviteit, dat met een specifieke remmer (Glivec) kan worden geblokkeerd. Dit heeft de behandeling van chronische myeloïde leukemie, maar ook van andere tumoren met afwijkende tyrosinekinasereceptoren zoals gastro-intestinale stromatumoren (ook bekend als GIST), sterk beïnvloed. Andere vormen van kanker met karakteristieke chromosomale veranderingen zijn het burkitt-lymfoom met t(8;14), mantelcel-lymfoom met t(11;14) en ewing-sarcoom met t(11;22). Voor meerdere wekedelensarcomen zijn translocaties gevonden die bijna net zo specifiek zijn als het histologische beeld, een eigenschap waarvan bij de moleculaire kankerdiagnostiek in toenemende mate gebruik wordt gemaakt.

1.7.2 TUMORSUPPRESSORGENEN

Zoals in de vorige paragraaf werd besproken, leidt abnormale expressie van een oncogen tot ontregeling van de cellulaire groei en/of differentiatie en daarmee tot de transformatie tot kankercel. Er zijn ook genen waarvan de expressie het ontstaan van kankercellen onderdrukt. Kanker kan optreden als deze genen niet tot expressie komen of door een puntmutatie een abnormaal functioneel inactief eiwit maken. Deze genen worden tumorsuppressorgenen genoemd. Het bestaan van tumorsuppressorgenen is men op het spoor gekomen door onderzoek naar erfelijke tumoren. Hiervan zijn bekende voorbeelden het retinoblastoom, familiaire polyposis coli, familiaal mammacarcinoom en de wilms-tumor. Retinoblastoom is een kwaadaardig gezwel van de pigmentcellaag van het oog, voorkomend bij kinderen. Dit tumortype komt sporadisch voor, maar is in 30% van de gevallen familiair (en is dan doorgaans dubbelzijdig). Bij de familiaire vorm is er een kenmerkende deletie in chromosoom 13. Deze bevinding suggereerde dat afwezigheid van een gen bij de pathogenese een rol zou kunnen spelen. Uitgebreid moleculair-genetisch onderzoek leidde tot de ontdekking van het retinoblastoom (Rb-)gen, dat blijkt te coderen voor een nucleair fosfoproteïne dat een rol speelt in de regulatie van de celcyclus. Ook het voor familiaire polyposis coli verantwoordelijke tumorsuppressorgen (adenomatous polyposis coli of APC) is geïdentificeerd evenals het voor familiair borstkanker verantwoordelijke BRCA1 en 2. De tot nu toe geïdentificeerde tumorsuppressorgenen worden samengevat in tabel 1.9. Afwijkingen van tumorsuppressorgenen zijn recessief, dat wil zeggen dat pas als beide allelen afwijkend zijn of ontbreken, tumorgroei ontstaat. Voor familiair retinoblastoom betekent dat bijvoorbeeld, dat niet de deletie van chromosoom 13 de tumor veroorzaakt. Deze treedt pas op als door een tweede genverandering in het wel aanwezige allel het normale genproduct niet langer tot expressie komt. Deze werkhypothese (de 'double hit'-hypothese) werd door Knudson geformuleerd op grond van zijn onderzoek bij retinoblastoompatiënten. Dit wordt schematisch geïllustreerd in fig. 1.11. Belangwekkend is de vinding dat tumorsuppressorgenen niet alleen door mutatie of door genverlies worden uitgeschakeld. Methylering van de genpromotor is in de afgelopen jaren geïdentificeerd als een belangrijk aanvullend mechanisme. Dit wordt epigenetisch genoemd, omdat het niet gaat om permanente irreversibele genafwijkingen. Van veel tumorsuppressorgenen is inmiddels duidelijk dat promotor-methylering een belangrijke rol speelt bij hun inactivering. Welk mechanisme voor abnormale promotor-methylering verantwoordelijk is, is nog niet duidelijk. Wel is van meerdere methylerende enzymen (de zogenoemde methyltransferasen) een rol bij bepaalde typen kanker aangetoond. Zo wordt aan methylguanine-DNA-methyltransferase (MGMT) een rol bij glioblastoom toegeschreven. Promotor-methylering is een belangrijk regelend principe bij de regulatie van de genexpressie, maar in de context van de oncogenese niet het enige. Het is gebleken dat de structuur van het kernchromatine, die in hoge mate bepaald wordt door de histoneiwitten die met het DNA-molecuul geassocieerd zijn, een heel belangrijke rol speelt.

De moleculair-genetische bevindingen zijn bij familiaire vormen van kanker van grote betekenis, omdat de genetische afwijking kan worden vastgesteld voordat de tumor zich heeft ontwikkeld. Voor ons inzicht in de oorzaken

Fundamentele aspecten van kanker

Tabel 1.9 Tumorsuppressorgenen, hun functie en de tumoren waarbij ze een rol spelen.

lokalisatie	tumorsuppressorgen	functie	type tumor
celmembraan	E-cadherine	cel-celadhesie	maag-, mammacarcinoom
	APC	celmembraan-celskeletinteractie, signaaltransductie	coloncarcinoom
cytoplasma	NF-1	GTP-ase-activerend eiwit	neurofibromatose type 1
	PTEN	signaaltransductie	endometrium-, prostaatcarcinoom
	SMAD (2/4)	signaaltransductie	colon-, pancreascarcinoom
celkern	RB	celcyclusregulator	retinoblastoom
	p53	celcyclusregulator, apoptose-inductie	talrijke carcinomen
	WT-1	transcriptiefactor	wilms-tumor
	BRCA1/2	DNA-herstel	mammacarcinoom

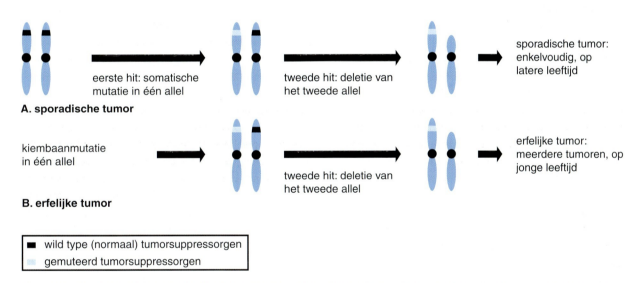

Figuur 1.11 Schematische weergave van de 'double hit'-hypothese van Knudson, die postuleert dat in een cel beide allelen van een tumorsuppressorgen moeten worden geïnactiveerd alvorens een tumorcel kan ontstaan. De eerste stap is bij familiale vormen van kanker al in de kiemlijn aanwezig. Tumoren ontstaan in dergelijke families derhalve al op jonge leeftijd en zijn vaak multipel. De beide allelen moeten in een zich ontwikkelende kankercel worden uitgeschakeld door twee genetische incidenten ('hits'). Sporadische vormen van kanker doen zich daarom later voor en de tumoren zijn meestal enkelvoudig.

van kanker is dit type onderzoek eveneens van doorslaggevend belang, omdat hiermee een geheel nieuw mechanisme van regulatie van celgroei is ontdekt en een geheel nieuwe categorie van cellulaire regelgenen.

1.7.3 GENEN BETROKKEN BIJ HERSTELPROCESSEN

Er is nog een aantal aandoeningen waarbij een sterk verhoogde frequentie van bepaalde vormen van kanker voorkomt. Dit betreft onder meer de zogeheten fanconi-anemie, waarbij leukemie voorkomt; ataxia teleangiectatica, waarbij maligne lymfomen voorkomen; het syndroom van Bloom, waarbij leukemie voorkomt, en xeroderma pigmentosum, waarbij zich in de aan de zon blootgestelde delen van de huid in hoge frequentie plaveiselcelcarcinomen, basaliomen en melanomen ontwikkelen. Het is gebleken dat de cel een complex systeem heeft om fouten in DNA, ontstaan bij de replicatie of door chemische of fysische mutagene invloeden, te herstellen. Van deze DNA-herstelmechanismen bestaan meerdere typen, waarvan de belangrijkste zijn de 'excision repair', 'recombinational repair' en 'mismatch repair'. Via 'excision repair' worden door UV-licht geïnduceerde thymidinedimeren hersteld. Hierbij zijn eiwitten betrokken die de mutatie herkennen, verwijderen uit DNA (vandaar 'excision') en het defect met de correcte sequentie herstellen. De ERCC-genfamilie codeert voor deze eiwitten en mutaties hierin leiden tot onder meer xeroderma pigmentosum. Door 're-combinational repair' worden door ioniserende straling in DNA geïnduceerde dubbelstrengsbreuken hersteld. Hierbij zijn de genen betrokken waarvan mutaties een rol spelen bij het syndroom van Bloom, fanconi-anemie en ataxia teleangiectatica. Ook de voor erfelijke borstkankers verantwoordelijke genen BRCA1 en BRCA2 zijn betrokken bij recombinational repair.

Fouten die ontstaan bij de DNA-replicatie ('replication errors') worden hersteld door het 'mismatch repair'-systeem. Defecten in dit systeem leiden tot instabiliteit van het microsatelliet DNA. Dit betreft niet-coderend DNA, opgebouwd uit repetitieve bi-, tri- of complexere nucleotidensequenties. Deze microsatellietinstabiliteit (MSI) komt bij 10-15% van de sporadische colontumoren voor, maar is tevens een essentieel kenmerk van de colontumoren bij het syndroom van Lynch, vroeger wel hereditair niet-poliepgeassocieerd coloncarcinoom (HNPCC) genoemd. Genen waarvan mutaties verantwoordelijk zijn voor dit syndroom zijn inmiddels gekarakteriseerd (MLH1, MSH2, MSH6, PMS2).

Mutaties in DNA-herstelgenen zijn niet obligaat carcinogeen. Ze leiden echter tot instabiliteit in het genoom en de begeleidende verhoogde mutatiefrequentie speelt in de tumorontwikkeling een rol. Vogelstein noemt deze genen 'caretakers', verantwoordelijk voor de integriteit van het genoom. De genen die de delingsactiviteit van cellen regelen, en waarvan mutaties wel obligaat betrokken zijn bij de carcinogenese, noemt hij 'gatekeepers'.

1.7.4 GENEN BETROKKEN BIJ APOPTOSE

Uitgaande van de notie dat tumoren kunnen ontstaan door overmatige celgroei maar ook door verminderde celdood, is het niet verbazingwekkend dat apoptose-regulerende genen een zekere rol spelen bij het ontstaan van kanker. Twee genen zijn noemenswaardig in dit verband. Het Bcl-2-gen werd ontdekt omdat het betrokken is bij de voor folliculair (B-cel)lymfoom specifieke chromosomale translocatie t(14;18). Nader onderzoek wees uit dat in deze translocatie het Bcl-2-gen gekoppeld is aan een immunoglobulinegen dat in B-cellen sterk tot expressie komt. Bcl-2-expressie is derhalve ook hoog bij dit type lymfoom. Bcl-2 blijkt een sterke apoptoseremmer te zijn en bij het ontstaan van het lymfoom speelt het verlies van apoptose als een mechanisme voor de regulatie van het aantal cellen een belangrijke rol. Een ander belangrijk gen in dit verband is p53. Dit tumorsuppressorgen heeft een breed scala aan rollen bij de oncogenese, maar de capaciteit van het p53-eiwit de apoptose in gang te zetten bij belangrijke schade aan het genoom is van groot belang. Als het p53-gen uitvalt in genetisch beschadigde cellen, ontsnappen deze aan apoptose en kunnen de gemuteerde cellen zich verder ontwikkelen tot kankercellen. Verlies van p53-functie speelt vermoedelijk ook een rol bij chemotherapieresistentie. Veel chemotherapeutica maken gebruik van het apoptosemechanisme. Als p53 niet functioneert, kan dat resistentie tot gevolg hebben.

Samenvattend blijkt het proces van oncogenese complex te zijn en een groot aantal verschillende stappen te omvatten. Dit wordt schematisch samengevat in figuur 1.12.

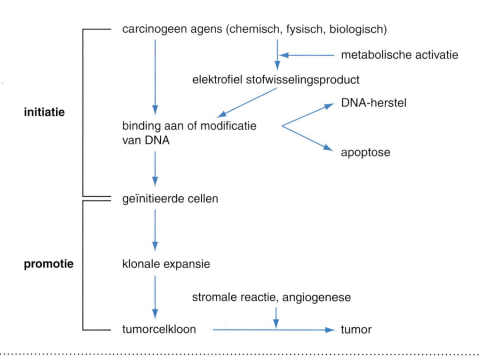

Figuur 1.12 Samenvatting van de meerstapscarcinogenese met als model expositie aan een chemisch carcinogeen.

1.8 Telomerase

De laatste jaren staat de vraag hoe tumorcellen een onbeperkt delingsvermogen hebben verworven sterk in de belangstelling. Normale lichaamscellen hebben een beperkt replicatief vermogen. Huidfibroblasten in vitro, bijvoorbeeld, verliezen dit vermogen na zo'n 60-70 verdubbelingen. Aangenomen wordt dat hierbij verlies van DNA aan de chromosomale uiteinden, de telomeren, een rol speelt. Experimenteel onderzoek heeft aangetoond dat telomeerverlies inderdaad leidt tot verlies van delend vermogen. Recent is ontdekt dat sommige lichaamscellen, met name spermatogonia, hematopoëtische stamcellen en stamcellen in andere sneldelende weefsels (bijvoorbeeld darmslijmvlies) een enzymsysteem hebben dat telomeren op lengte houdt. Dit telomerase is een enzym (een RNA reverse transcriptase bekend als TERT) dat op basis van een RNA-matrijs (TERC), die deel uitmaakt van het enzymcomplex, het verloren gegane telomere DNA aanvult. Dit telomere DNA is repetitief, dat wil zeggen het bestaat uit herhalingen van het motief TTAGGG. Telomerase is in bijna alle carcinoomcellen gevonden en in een deel van de sarcomen. De verrassende specificiteit van telomeraseactivatie voor maligne tumorcellen heeft geleid tot hoge verwachtingen ten aanzien van de mogelijkheid telomeraseactiviteit in de diagnostiek te gebruiken. Voorts zouden telomeraseremmers theoretisch vrij specifieke chemotherapeutica opleveren. Lopend onderzoek zal moeten uitwijzen hoe waardevol telomerase als diagnostisch en therapeutisch doelwit is.

1.9 Genetische instabiliteit, tumorheterogeniteit en tumorprogressie

Zoals hiervoor beschreven is het hoogst waarschijnlijk dat kleine genetische veranderingen (zoals puntmutaties of genamplificaties) een rol spelen bij het ontstaan van kanker. De meeste kankercellen zijn genetisch onstabiel, hetzij door instabiliteit van chromosomen hetzij door een defect DNA-herstel. Deze genetische instabiliteit, niet de oorzaak maar een van de gevolgen van de transformatie tot kankercel, speelt een belangrijke rol bij de progressie van kanker. Instabiliteit van het genoom van de getransformeerde cel leidt ertoe dat steeds meer afwijkingen in het genoom accumuleren. Dit zijn ten dele nieuwe puntmutaties maar ook veranderingen op chromosomaal niveau. In een zich ontwikkelende tumor kunnen zo nieuwe celpopulaties ontstaan; dit wordt klonale evolutie genoemd. De chromosomale veranderingen leiden veelal tot veranderingen in de hoeveelheid DNA in de celkern. Als globale maat voor de ernst van deze veranderingen kan de hoeveelheid DNA per celkern worden gemeten met behulp van statische of doorstroomcytometrie. Van deze techniek wordt in de tumordiagnostiek toenemend gebruikgemaakt. Een abnormaal DNA-gehalte (aneuploïdie) komt nagenoeg alleen bij kankercellen voor en voorts blijken aneuploïde kankercellen zich meestal agressiever te gedragen dan euploïde. Dit wordt geïllustreerd in figuur 1.13.

Nieuwe celklonen zijn vaak ook morfologisch verschillend, kunnen minder gedifferentieerd zijn en een hogere delingsactiviteit tonen. Hoewel dus alle cellen in een maligne tumor uit één cel afkomstig zijn (de tumorstamcel) zijn ze toch niet identiek. Men spreekt van tumorheterogeniteit. Voor een deel berust deze heterogeniteit overigens niet op verschillen op het niveau van het genoom maar op invloeden uit de omgeving van de tumorcellen: stromale componenten kunnen bijvoorbeeld differentiatie in tumorcellen induceren. Dit verschijnsel, waarbij steeds nieuwe genetische afwijkingen in een micro-evolutionair proces het ontstaan van steeds agressievere kankercellen tot gevolg hebben, wordt tumorprogressie genoemd. Tumorprogressie wordt verantwoordelijk geacht voor veel klinische verschijnselen van kanker: het resistent worden tegen

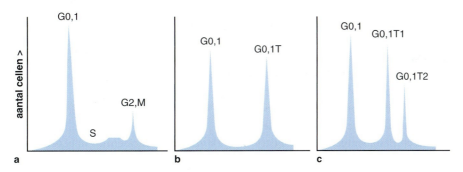

Figuur 1.13 DNA-flowcytometrische analyse van tumorcellen.
a Een (normale) delende celpopulatie. De diploïde G0- en G1-fasecellen hebben een diploïde DNA-hoeveelheid. Gedurende de S-fase neemt deze gestaag toe en bij de celdeling (na de G2- en M-fase waarin er een dubbele hoeveelheid is) ontstaan weer twee diploïde cellen.
b Als er bovendien aneuploïde tumorcellen zijn, wordt een G1-celpopulatie gezien met een hoeveelheid DNA groter dan van de diploïde cellen (G1T). De tumorcellen in de G2/M-fase (G2/MT) hebben een eigen piek in het histogram.
c Bij sommige tumoren zijn er verscheidene aneuploïde celpopulaties, die met verschillende DNA-hoeveelheden in het DNA-histogram vertegenwoordigd zijn (G1T1, G1T2).

hormonale en chemotherapie, het agressievere groeigedrag van metastasen vergeleken met de primaire tumor en het agressievere groeigedrag van lokale tumorrecidieven.

Het bestaan van tumorstamcellen staat momenteel sterk in de belangstelling. Een therapie die in staat is het merendeel van de tumorcellen te vernietigen maar niet alle tumorstamcellen is immers het begin van een therapieresistent recidief, want uit de enkele overblijvende tumorstamcellen kan een nieuwe tumor ontstaan. Uitgaande van merkers voor beenmergstamcellen, zoals CD133 en CD44 heeft men gezocht naar het bestaan van tumorcelpopulaties met stamcelkenmerken. Er zijn inderdaad aanwijzingen dat er tumorstamcellen bestaan. Het is echter te vroeg om dit concept definitief te kunnen bevestigen.

1.10 De stromareactie, angiogenese

Als in de ontspoorde cel eenmaal een zodanig aantal veranderingen in de groeiregulerende genen is opgetreden dat deze zich aan fysiologische groeiregulatie onttrekt, is er in principe sprake van een kankercel. Men gaat ervan uit dat een grote meerderheid van alle goed- en kwaadaardige gezwellen ontstaat uit één cel; tumoren zijn derhalve monoklonale celpopulaties. Voor deze veronderstelling bestaat een grote hoeveelheid experimenteel bewijs. Van deze eigenschap van tumoren wordt in de immunohistochemische en moleculaire diagnostiek steeds meer gebruikgemaakt.

Eén cel is echter nog geen tumor. Klinisch manifest worden tumoren meestal pas als ze een minimumvolume van ½-1 cm^3 hebben bereikt. Aanvankelijk vermeerdert het celklompje zich zonder duidelijke reactie van de omgeving. Bij een volume van ongeveer 1 mm^3 (dit is experimenteel onderzocht) ontstaat in het centrum van de celmassa hypoxie. Deze hypoxie zet een heel programma van genexpressie in gang, onder invloed van een centraal regulerend gen, het HIF-1α. HIF-1α induceert de expressie van groeifactoren, zoals vascular endothelial growth factor of VEGF, fibroblasten groeifactor of b-FGF en angiopoëtinen. Deze stimuleren de proliferatie van (myo)fibroblasten en endotheelspruitjes. Dit proces is vergelijkbaar met de weefselherstelreactie bij wondgenezing en wordt gemedieerd door dezelfde groeifactoren. Met name voor de ontwikkeling van de vascularisatie van tumoren, de zogeheten angiogenese, is er momenteel veel belangstelling. Remmers van de angiogenese hebben inmiddels in de kliniek ingang gevonden. Hiervan is bevacizumab (een VEGF-remmend antilichaam bekend onder de merknaam Avastin) een goed voorbeeld. Ook diagnostisch is angiogenese van belang: bij veel tumoren is de vaatdichtheid in de tumor een belangrijke prognostische factor.

Interessant is de waarneming dat niet alleen de tumorcellen de groei van stromale cellen induceren, maar dat op hun beurt stromale cellen factoren produceren die een stimulerend effect op de tumorcellen hebben. Uit experimenteel onderzoek is gebleken dat door stromale cellen geproduceerd TGF-β de invasieve groei van tumorcellen stimuleert. Dit betekent dat het gedrag van een zich ontwikkelende tumor ten dele het gevolg is van de eigenschappen van de tumorcellen zelf, en ten dele het resultaat is van de invloed van lokale weefselfactoren. Dit concept, de rol van het 'microklimaat', waarin de tumorcellen zich ontwikkelen en de interactie tussen de 'gastheer' en de tumorcel, heeft geleid tot veel nieuw onderzoek. Hiervan kan een beter begrip van tumorcelgedrag worden verwacht, wat kan leiden tot nieuwe therapeutische mogelijkheden.

1.11 Factoren die het ontstaan van kanker beïnvloeden

1.11.1 HORMONALE FACTOREN

Reeds in 1895 nam Beatson in Glasgow waar dat de verwijdering van de ovaria bij een vrouw met borstkanker, regressie van het proces tot gevolg had. De rol van de hormonen bij het ontstaan en de ontwikkeling van sommige vormen van kanker, met name borst-, endometrium- en ovariumcarcinoom bij de vrouw en prostaatcarcinoom bij de man, is sindsdien door dierexperimenten en klinische waarnemingen overduidelijk aangetoond. Hormonen spelen echter meer een rol als promotor dan als initiator, in het initiatie-promotiemodel. Hormonen beïnvloeden vaak de proliferatieve activiteit in het doelwitorgaan. Hogere delingsactiviteit verhoogt de kans op klonale uitgroei van DNA-mutaties-dragende cellen. Hormonen kunnen invloed hebben op metabole processen in de cel en hun gevoeligheid voor mutagene stoffen verhogen. Omgekeerd wordt van de groeiregulerende (stimulerende, maar ook remmende) werking van hormonen gebruikgemaakt bij de hormonale behandeling van kanker. Hormoongevoeligheid van mamma-, endometrium- of ovariumcarcinoom kan worden voorspeld door de aanwezigheid van oestrogeenreceptor in de tumorcellen. Prostaatcarcinomen reageren vaak goed op (chemische of operatieve) castratie of toediening van oestrogenen.

1.11.2 IMMUNOLOGISCHE FACTOREN

De verhoogde incidentie van bepaalde tumoren bij patiënten met een defect immuunsysteem, zoals transplantatiepatiënten onder immunosuppressie of aids-patiënten met verworven immunodeficiëntie, heeft geleid tot het 'immune surveillance'-concept. In dit concept is het immuunsysteem in staat om tumorcellen in een vroeg stadium van hun ontwikkeling op te ruimen. Alleen wanneer de tumorcellen aan deze 'immune surveillance' ontsnappen, zal er een klinisch manifeste tumor ontstaan. Ook experimenteel zijn er veel argumenten voor het bestaan van immune surveillance. We moeten echter ook constateren dat dit systeem kennelijk vaak faalt. Dit is overigens niet zo verwonderlijk. Tumorcellen zijn in het organisme zelf (de autochtone gastheer) uit eigen cellen ontstaan. Men zou dus verwachten dat zij als 'eigen' worden herkend, door het ontbreken van antigene determinanten op de cellen waarvoor het organisme niet tolerant is. Dit in tegenstelling tot de situatie bij binnengedrongen micro-organismen, die wel vreemde antigenen hebben en dus als lichaamsvreemd kunnen worden herkend. Uit vroege tumortransplantatie-experimenten is echter gebleken dat tumortransplantaten frequent worden afgestoten. Deze bevinding leidde tot de conclusie dat er tumor-geassocieerde transplantatieantigenen (TATA) moeten zijn. Inderdaad kon het bestaan van TATA in experimentele modellen worden bevestigd. In het bijzonder kon worden aangetoond dat sommige chemisch geïnduceerde carcinomen in syngene (genetisch homogene) muizenstammen wel degelijk een immuunreactie oproepen. Voor het bestaan van TATA in menselijke tumoren zijn slechts indirecte aanwijzingen gevonden. Bij het burkitt-lymfoom bijvoorbeeld, dat geassocieerd is met het epstein-barr-virus, komen afwijkende oppervlakteantigenen voor. Een treffend voorbeeld is verder het choriocarcinoom bij de vrouw, dat uit de placenta ontstaat en derhalve lichaamsvreemde HLA-antigenen bezit. Mogelijk is het optreden van een immuunreactie tegen de tumorcellen een bijkomende reden waarom chemotherapie van choriocarcinoom bij de vrouw zo succesvol is gebleken. Een bijzondere situatie is er bij het eerder beschreven lynch-syndroom. Doordat in tumoren van deze patiënten het DNA-mismatch-reparatiesysteem niet goed werkt, treden er in bepaalde genen regelmatig fouten op, die leiden tot abnormale eiwitten. Het is recent aangetoond dat de T-lymfocyten, die in deze tumoren veel voorkomen, inderdaad die abberante eiwitten herkennen, en de eerste klinische studies om via vaccinatie deze specifieke vorm van kanker te voorkomen of behandelen zijn gestart.

Bij experimenteel opgewekte tumoren is het ontstaan van deze antigenen afhankelijk van het agens dat de tumorgroei heeft geïnduceerd. Cellen uit door virussen geïnduceerde tumoren zijn in het bezit van oppervlakteantigenen die zijn gecodeerd door het virale genoom. Vaccins gemaakt van dergelijke tumorcellen zijn in sommige gevallen in staat andere dieren te beschermen tegen de oncogene activiteit van dat virus. Dat is anders bij tumoren geïnduceerd door chemische of fysische carcinogenen. Tumorcellen die zijn ontstaan na een dergelijke carcinogene prikkel, hebben niet steeds dezelfde specifieke antigenen op het celoppervlak. Indien er specifieke antigenen ontstaan, wisselen deze sterk binnen de populatie van de tumorcellen. De antigeniciteit van tumoren, die door chemische of fysische carcinogenese in een dier zijn opgewekt, kan van tumor tot tumor sterk wisselen. Voor het ontstaan van dergelijke antigenen op tumorcellen zijn verschillende verklaringen aangevoerd. Denkbaar is dat door het carcinogene agens genetische informatie abnormaal tot expressie komt. Een andere mogelijkheid is dat door veranderde synthese van de koolhydraatcomponent van celoppervlak-gebonden glycoproteïnen afwijkende antigene structuren ontstaan. Ten slotte is het denkbaar dat antigenen die normaal binnen de cel blijven, door defecte celfunctie of celnecrose op het celoppervlak terechtkomen. Een voorbeeld van een normaal eiwit dat abnormaal tot expressie komt op tumorcellen is de familie van MAGE-antigenen. M(elanoma)AGE(antigen) werd ontdekt als antigeen op het celoppervlak van melanoomcellen. Inmiddels zijn van deze familie zo'n 25 leden bekend en is duidelijk geworden dat ze op een breed scala van tumoren tot expressie komen. Dat maakt ze bij uitstek geschikt als doelwit voor immuuntherapie. Normaal komen de MAGE-eiwitten uislutend tot expressie in de testis. Om deze reden worden ze ook wel 'tumor-testis antigens' genoemd. Met name voor melanoom immuuntherapie wordt van MAGE-antgenen gebruikgemaakt.

Bij een immuunreactie tegen tumorcellen spelen lymfocyten een doorslaggevende rol. Een belangrijk bewijs hiervoor is dat in het diermodel lymfocyten van een tumordragend dier immuniteit tegen de tumor overdragen aan een gezonde gastheer. Vooral T-lymfocyten zijn belangrijk. T-helpercellen herkennen het tumorantigeen en produceren cytokinen (zoals interleukine-2), die de cytotoxische (CD8+) T-cellen aanzetten tot interactie met de tumorcel, leidend tot celdood. Van de inductie van cytotoxische eigenschappen door cytokinen wordt gebruikgemaakt bij sommige vormen van immuuntherapie. Daarbij krijgen de patiënt eigen, in vitro door cytokinen geactiveerde killer-cellen (*l*ymfokine *a*ctivated *k*iller of LAK-cellen) toegediend. Een andere categorie lymfocyten, de 'natural killer' (NK-)cellen speelt eveneens een belangrijke rol. De celdodende eigenschappen van NK-cellen worden niet geïnduceerd door een specifieke immunologische reactie. Waarom tumorcellen gevoeliger zijn voor NK-celactiviteit dan normale cellen is nog goeddeels onbekend. Ook antilichaam-afhankelijke 'killer'-cellen hebben een belangrijke rol. Dit zijn killer-lymfocyten (misschien ook monocyten) die een receptor hebben voor het Fc-deel van IgG en cellen herkennen die aan hun oppervlakteantigenen IgG dragen. Ook van deze mechanismen wordt bij moderne experimentele vormen van immuuntherapie gebruikgemaakt. Daartoe worden uit de operatief verwijderde tumor lymfocyten geïsoleerd (de zogeheten tumor infiltrating lymphocytes of TIL-cellen), die dan weer aan de patiënt worden teruggegeven. Macrofagen spelen eveneens een rol bij de afweer van het lichaam tegen tumorcellen.

Specifieke immuuntherapie heeft lange tijd veel belangstelling gehad, zoals blijkt uit onderzoek naar de effectiviteit van behandeling met LAK- en TIL-cellen. Echte doorbraken zijn nog niet bereikt. Een andere vorm van specifieke immuuntherapie is immunisatie van een patiënt met een preparaat gemaakt uit eigen tumorcellen. Momenteel wordt actieve immunisatie onderzocht met peptiden, de eerdergenoemde MAGE-antigenen zijn daarvan een voorbeeld, die voorkomen op de tumorcellen van de patiënt, of met DNA coderend voor dergelijke peptiden. Ook kunnen dendritische cellen uit lymfatisch weefsel van de patiënt worden geïsoleerd, blootgesteld aan antigene peptiden en aldus specifiek geactiveerd aan de patiënt worden teruggegeven. Dergelijke vormen van manipulatie van het immuunsysteem zijn echter nog experimenteel.

Niet-specifieke immuuntherapie is eveneens uitvoerig onderzocht. Het meest toegepast is immunisatie met BCG of *Corynebacterium parvum*, die een niet-specifieke immuunreactie induceert, waarmee ook de specifieke reactie tegen de tumorcellen zou kunnen worden gestimuleerd. Voor sommige vormen van kanker is daarmee enig resultaat verkregen. In opkomst is passieve immuuntherapie met monoklonale antistoffen, gericht tegen tumorcellen. Deze benadering heeft, zoals reeds eerder gemeld, enig succes bij mammacarcinoom, waarbij antistoffen tegen het her-2-neu-oncogen (herceptin) worden toegepast.

Het moge duidelijk zijn dat de beperkte kwantitatieve meer dan kwalitatieve antigene verschillen tussen normale cellen en tumorcellen effectieve immuuntherapie niet gemakkelijker maken. De verschillen zijn er echter en verwacht mag worden dat immuuntherapie zich een plaats zal verwerven in het toekomstig therapeutisch arsenaal.

1.12 Conclusies

Het kankeronderzoek heeft in het afgelopen decennium grote vorderingen gemaakt, vooral door de toepassing van de moderne moleculair-biologische technieken. Moleculair-genetisch onderzoek leidde tot de ontdekking van de kanker-geassocieerde genen. Het concept dat kanker een aandoening is van het genoom of van ontregelde genexpressie, met name van de genen die celgroei, apoptose en celdifferentiatie regelen, heeft algemeen ingang gevonden. De vraag rijst wat al deze kennis betekent in klinisch perspectief. Afgezien van de mogelijkheid met behulp van moleculair-genetische technieken familiaire vormen van kanker op te sporen, lijkt het verdiepte inzicht in de ontstaanswijze van kanker nog weinig invloed te hebben op de diagnostiek en de behandeling van de meest frequente vormen van kanker. Het is belangrijk hier op te merken dat veel van het fundamentele kankeronderzoek zich heeft gericht op de rol van één of hoogstens enkele genen bij het ontstaan van één bepaalde vorm van kanker. Deze reductionistische benadering heeft zijn beperkingen. Het zou meer voor de hand liggen bij een aandoening die veroorzaakt wordt door een samenspel van een veelheid van factoren een wat globalere analyse te doen van afwijkingen in genexpressie. De beperkingen van de beschikbare analysetechnieken zijn er verantwoordelijk voor dat dat tot voor kort zo weinig gebeurde. Terugblikkend is het niet moeilijk te begrijpen waarom de studie van één enkel of hooguit enkele genen bij een bepaald type kanker geen afdoende antwoorden opleverde op de belangrijkste vragen. Het is de combinatie van verschillende genafwijkingen en afwijkende expressie van cruciale genen die bepalend is voor het type tumor dat zich ontwikkelt en het te verwachten gedrag van de tumor.

Twee ontwikkelingen zijn in dit perspectief essentieel. In de eerste plaats betreft dat het 'pathway concept'. Het zijn niet de individuele ontregelde genen, maar het is de combinatie van veranderingen in een tumor die bepalend is voor het tumorgedrag. Individuele genveranderingen treffen steeds voor de regulatie van celgroei en -differentiatie essentiële signaaltransductiemechanismen (de pathways). Voorbeelden hiervan zijn de Wnt-pathway, essentieel in de colorectale carcinogenese en met als belangrijke vertegenwoordigers APC, β-catenine, Lef/Tcf, de Rb-pathway met p16, CDK etc. een rol spelend bijvoorbeeld bij het ontstaan van melanoom, de TGF-β–pathway met de Smad-genen die bij colon- en pancreascarcinoom een rol spelen.

In de tweede plaats is er de ontwikkeling van de microarraytechnieken voor de grootschalige analyse van eventuele mutaties of de expressie van duizenden genen in slechts enkele experimenten. Hiermee is een beter beeld verkregen van het geheel van afwijkingen op moleculair niveau in kankercellen. Dergelijke technieken zullen het op redelijk korte termijn mogelijk maken een meer betrouwbare voorspelling te doen ten aanzien van het tumorgedrag en de reactie op bepaalde vormen van therapie. Het heeft lang geduurd voordat het fundamenteel kankeronderzoek invloed begon te krijgen op de dagelijkse diagnostiek en behandeling van kanker. Daar zal snel verandering in komen.

Kernpunten

- Kanker ontstaat door een combinatie van genetische en epigenetische afwijkingen in het genoom van de cel.
- Carcinogenese is een complex proces dat verschillend verloopt voor verschillende tumoren; daarbij kunnen zowel chemische als fysische en biologische noxen zijn betrokken. De genetische eigenschappen van het individu spelen een belangrijke modulerende rol.
- Vier groepen genen spelen een belangrijke rol bij het ontstaan van kanker: oncogenen, tumorsuppressorgenen, DNA-herstelgenen en telomerase. Effectieve behandeling van kanker richt zich niet op een enkel gen maar op het geheel van bij een bepaald type kanker betrokken moleculaire afwijkingen.
- Tumoren ontstaan niet alleen door overmatige productie van cellen (verhoogde productie), maar ook door onvoldoende celversterf (verminderde apoptose). Verstoring van de functie van celcyclus- en apoptoseregulatoren speelt een belangrijke rol bij het ontstaan van kanker.
- Tumoren zijn morfologisch en functioneel heterogeen; een minderheid van de tumorcellen heeft klonogene (stamcel)eigenschappen. Tumorstamcellen spelen hoogstwaarschijnlijk een sleutelrol bij metastasering en tumorprogressie.
- Instabiliteit van het genoom van kankercellen speelt een belangrijke rol bij tumorprogressie, het fenomeen dat kankercellen steeds agressiever worden.
- Tumoren bestaan niet alleen uit kankercellen maar ook uit tumorstroma, waarin tumorvaten worden gevormd door angiogenese. Tumorstroma moduleert in belangrijke mate tumorcelgedrag.
- Metastasering is het belangrijkste kenmerk van kwaadaardige tumoren, omdat metastasen in hoge mate de prognose bepalen. Metastasering is mogelijk door infiltratief groeigedrag van tumorcellen, waarbij epitheliale-mesenchymale transitie (EMT) een belangrijke rol speelt.
- Waar tumormetastasen ontstaan, wordt bepaald door de bloedstroom (tumorcellen nestelen zich vooral in het eerstvolgende capillaire vaatbed), specifieke interacties tussen endotheelcellen en tumorcellen en de micro-omgeving in het ontvangende weefsel (aanwezigheid van groeibevorderende factoren).
- De schildwachtklier is de eerste lymfklier die door een in een lymfebaan migrerende kankercel wordt bereikt. Als de schildwachtklier tumorvrij is, zijn de overige lymfklieren dat meestal ook.

Literatuur

1. Bertazza L, Mocellin S, Nitti D. Circulating tumor cells in solid cancer: tumor marker of clinical relevance? Curr Oncol Rep 2008;10:137-46.
2. Esteller M. Epigenetics in cancer. N Engl J Med 2008;358:1148-59.
3. Fidler IJ, Kim SJ, Langley RR. The role of the organ microenvironment in the biology and therapy of cancer metastasis. J Cell Biochem 2007;101:927-36.
4. Folkman J. Angiogenesis. Annu Rev Med 2006;57:1-18.
5. Hanahan D, Weinberg RA. The hallmarks of cancer. Cell 2000;100:57-70.
6. Hoeijmakers JH. Genome maintenance mechanisms for preventing cancer. Nature 2001;411:366.
7. Klymkowsky MW, Savagner P. Epithelial-mesenchymal transition: a cancer researcher's conceptual friend and foe. Am J Pathol 2009;174:1588-93.
8. Mantovani A, Romero P, Palucka AK, Marincola FM. Tumour immunity: effector response to tumour and role of the microenvironment. Lancet 2008;371:771-83.
9. Tlsty TD, Coussens LM. Tumor stroma and regulation of cancer development. Annu Rev Pathol 2006;1:119-50.
10. Visvader JE, Lindeman GJ. Cancer stem cells in solid tumours: accumulating evidence and unresolved questions. Nat Rev Cancer 2008;8:755-68.
11. Vogelstein B, Kinzler KW. Cancer genes and the pathways they control. Nat Med 2004;10:789-99.
12. zur Hausen H. Papillomaviruses and cancer: from basic studies to clinical application. Nat Rev Cancer 2002;2:342-50.

Klinisch-genetische aspecten van kanker

H.F.A. Vasen, E.B. Gómez García

2.1 Inleiding

Epidemiologisch onderzoek heeft aangetoond dat circa 5-10% van veelvoorkomende vormen van kanker, zoals kanker van mamma, colon en prostaat, een genetische basis heeft. Het gaat hierbij om vormen van kanker die meestal overerven volgens een autosomaal dominant patroon. Voor de meeste van deze erfelijke tumoren zijn de verantwoordelijke gendefecten geïdentificeerd.

Herkenning van erfelijke tumoren is van belang in verband met de mogelijkheid van secundaire preventie bij gezonde personen uit erfelijk belaste families. Door regelmatig onderzoek van deze families kan men tumoren in een vroeg of zelfs premaligne stadium ontdekken, waardoor behandeling en eventueel genezing mogelijk is. Daarnaast is herkenning belangrijk, omdat de behandeling van erfelijke kanker kan afwijken van die van niet-erfelijke kanker.

Omdat in Nederland één op de vier personen een vorm van kanker ontwikkelt, is het voorkomen van kanker bij verschillende personen in één familie (clustering) alleen al op grond van toeval mogelijk. Aan toeval moet vooral worden gedacht bij het voorkomen van verschillende vormen van kanker op oudere leeftijd. Aan de hand van een aantal kenmerken kan erfelijke kanker van niet-erfelijke kanker worden onderscheiden. Het meest in het oog springende kenmerk is de jonge leeftijd waarop erfelijke kanker doorgaans wordt vastgesteld. Een ander kenmerk is het ontstaan van een tweede tumor: bij erfelijke kanker bestaat een verhoogde kans op ontwikkeling daarvan.

Door alert te zijn op de aanwezigheid van deze specifieke kenmerken en door het afnemen van een grondige familieanamnese kan men een erfelijke vorm van kanker op het spoor komen. De waarschijnlijkheidsdiagnose kan worden gesteld met behulp van stamboomonderzoek. In een toenemend aantal gevallen kan de diagnose door DNA-onderzoek worden bevestigd.

In dit hoofdstuk worden na een korte inleiding in de klinische oncogenetica, de kenmerken, diagnose, preventie en behandeling van de meest voorkomende erfelijke vormen van kanker beschreven.

2.2 Klinische oncogenetica

2.2.1 BASISBEGRIPPEN

Op grond van het al of niet voorkomen van kanker in de familie van een patiënt met kanker kan men onderscheid maken tussen:
- *sporadisch carcinoom*: de patiënt is de enige met kanker in de familie;
- *familiair carcinoom*: er komen in de familie meer gevallen voor, maar er is geen duidelijk overervingspatroon;
- *erfelijk carcinoom*: er zijn aanwijzingen voor een dominant of recessief overervingspatroon.

Sporadisch carcinoom op oudere leeftijd is meestal het gevolg van langdurige inwerking van schadelijke omgevingsfactoren. Familiair carcinoom kan berusten op toeval, op gezamenlijke blootstelling van de familieleden aan schadelijke omgevingsfactoren, op gezamenlijke erfelijke aanlegfactoren of op een combinatie van omgevings- en erfelijke factoren. In geval van erfelijk carcinoom is de hoofdoorzaak een gemuteerd gen.

De meeste vormen van erfelijke kanker die in dit hoofdstuk aan de orde komen, erven volgens een autosomaal dominant patroon over. De karakteristieken van autosomaal dominante overerving zijn:
1. kinderen van een aangedane ouder hebben een kans van 50% om de aanleg te erven;
2. de geslachtsratio is één;
3. de afwijking wordt zowel door mannen als door vrouwen doorgegeven;
4. de afwijking slaat geen generatie over; en
5. mensen zonder de aanleg geven deze ook niet door.

Deze eigenschappen zijn ontleend aan gegevens uit een groot aantal families. De kenmerken vastgesteld door onderzoek van groepen families gelden echter niet altijd voor een individueel gezin. Zo kan in het ene gezin met vier kinderen slechts één kind zijn aangedaan, terwijl in een ander, even groot gezin, drie kinderen de ziekte hebben geërfd. Ook ten aanzien van punt 4 moet in de praktijk enige voorzichtigheid worden betracht. Sommige dominante kenmerken komen nogal eens niet tot uiting bij mensen die het betreffende gemuteerde gen wel hebben. Voor dat gen is sprake van incomplete penetrantie.

Daarom is soms aanvullend onderzoek van schijnbaar gezonde familieleden nodig, om na te gaan of uitingen van de ziekte wel of niet aanwezig zijn.

In families met erfelijk mammacarcinoom kunnen mannen drager zijn van het afwijkende gen, maar bij hen komt het gen vrijwel nooit tot expressie. Zij kunnen het afwijkende allel wel doorgeven aan hun dochters. Daarom is bij het afnemen van een familieanamnese naar erfelijk mamma-ovariumcarcinoom ook de familie van vaders kant relevant.

Figuur 2.1 toont een stamboom van een familie met erfelijk mammacarcinoom, waarin de genoemde karakteristieken van autosomaal dominante overerving naar voren komen.

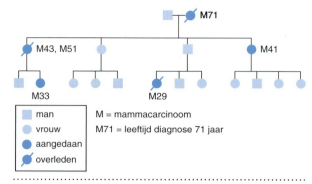

Figuur 2.1 Stamboom van een familie met erfelijk mammacarcinoom.

2.2.2 MOLECULAIR-GENETISCH ONDERZOEK

Voor het ontstaan van kanker is een reeks (somatische) mutaties in specifieke genen noodzakelijk. Deze mutaties zijn veelal het gevolg van schadelijke omgevingsfactoren.

Bij het ontstaan van kanker spelen drie typen genen een rol:
- tumorsuppressorgenen: genen die normaliter de groei van tumoren remmen;
- proto-oncogenen: genen die na activatie de groei stimuleren;
- herstelgenen: genen die fouten herstellen die ontstaan gedurende de replicatie van het DNA tijdens de celdeling of fouten die ontstaan door oxidatieve stress vanuit de omgeving.

Bij erfelijke kanker is sprake van een zogeheten kiembaanmutatie in een van deze genen. Een dergelijke mutatie is in alle lichaamscellen aanwezig en is overerfbaar. Onderscheid kan worden gemaakt tussen activerende mutaties van proto-oncogenen en inactiverende mutaties van herstelgenen en tumorsuppressorgenen. Bij veel van de nu bekende mutaties, verantwoordelijk voor erfelijk carcinoom van de mamma en het colon, leidt de mutatie door het te vroeg stoppen van de vertaling van de DNA-code in een abnormaal functionerend of afwezig eiwit.

Er is een groot aantal technieken voorhanden om mutaties op te sporen. Bij dit onderzoek maakt men gebruik van DNA dat wordt verkregen uit leukocyten. De gouden standaard is sequentieanalyse van het gehele coderende deel (de exonen) van het gen. Omdat dit arbeidsintensief is, gebruiken de meeste laboratoria diverse technieken als vooronderzoek om exonen met afwijkingen in de sequentie te selecteren. Zodra hierbij een afwijkend DNA-fragment is gevonden, kan door middel van sequentieanalyse worden vastgesteld welke verandering in het DNA aanwezig is. Verwacht wordt dat in de nabije toekomst nieuwe technieken op de markt zullen komen die het mutatieonderzoek zullen vergemakkelijken.

2.3 Erfelijke vormen van mammacarcinoom

Mammacarcinoom is de meest voorkomende tumor bij vrouwen in de westerse wereld. Het risico op ontwikkeling van dit carcinoom gedurende het leven bedraagt ongeveer 10%. De grootste risicofactor voor mammacarcinoom is een positieve familieanamnese. Ongeveer 15% van de borstkankerpatiënten heeft ten minste één familielid met dezelfde tumor. Bij circa 5-10% van het totale aantal patiënten is sprake van een dominant overervingspatroon.

Verschillende vormen van erfelijk mammacarcinoom kunnen worden onderscheiden op grond van de associatie met andere carcinomen. Naast families met uitsluitend gevallen van mammacarcinoom, de 'site-specific' mammacarcinoomfamilies, zijn vooral veel families beschreven met een combinatie van mamma- en ovariumcarcinoom. Andere zeldzame syndromen waarbij mammacarcinoom in combinatie met andere tumoren voorkomt, zijn het Li-Fraumeni-syndroom en het Cowdensyndroom.

In 1994 werd door middel van koppelingsonderzoek het eerste borstkankergen (BRCA1) gelokaliseerd op chromosoom 17 en in 1995 een tweede borstkankergen (BRCA2) op chromosoom 2. Kort daarna werd de structuur van beide genen opgehelderd. Ook de genen die verantwoordelijk zijn voor het Li-Fraumeni-syndroom en het Cowdensyndroom zijn inmiddels bekend, respectievelijk TP53 en PTEN. Deze vier genen zijn alle zogenoemde hoog-penetrante genen, dat wil zeggen geassocieerd met een sterk verhoogd risico op ontwikkeling van mammacarcinoom. Daarnaast zijn er laag-penetrante genen ontdekt, zoals ATM, CHEK2, PALB2, en BRIP1, die geassocieerd zijn met een licht tot matig verhoogd risico op mammacarcinoom.

2.3.1 ERFELIJK MAMMA-(OVARIUM)CARCINOOM

Klinische kenmerken
De combinatie van mamma- en ovariumcarcinoom is in de meeste families het gevolg van een mutatie in het BRCA1- of het BRCA2-gen. Bij families met alleen mammacarcinoom ('site-specific' mammacarcinoom) berust een deel ook op een BRCA1- of BRCA2-mutatie, maar er zijn ook vele families bij wie geen afwijking in deze genen

voorkomt. In die gevallen is het carcinoom waarschijnlijk het gevolg van mutaties in andere genen.

In families met een aangetoonde mutatie in het BRCA1- of BRCA2-gen hebben de mutatiedraagsters een kans van 60-80% om gedurende het leven mammacarcinoom te ontwikkelen. Een ander kenmerk is dat vrouwen met erfelijk mammacarcinoom een verhoogde kans hebben op ontwikkeling van carcinoom in de contralaterale mamma. Het risico om ovariumcarcinoom te ontwikkelen is ongeveer 5-20% bij BRCA2-mutatiedraagsters en 30-60% bij draagsters van BRCA1-mutaties. Behalve het risico op mamma- en ovariumcarcinoom is er een verhoogd risico op het ontstaan van andere, zeldzamere tumoren, zoals pancreascarcinoom (tabel 2.1). Mannen uit mammacarcinoomfamilies geassocieerd met een BRCA2-mutatie hebben een risico van 7% om mammacarcinoom te ontwikkelen. Verschillende onderzoeken hebben aangetoond dat zowel mamma- als ovariumcarcinoom in erfelijk belaste families veelal op jonge leeftijd wordt vastgesteld.

DNA-onderzoek

Door DNA-onderzoek kan in een deel van de families met zekerheid worden vastgesteld of het inderdaad erfelijk mammacarcinoom betreft. Het onderzoek wordt bij voorkeur uitgevoerd bij de jongst aangedane (in leven zijnde) patiënte met mamma- of ovariumcarcinoom. Door de complexe structuur van de beide BRCA-genen is mutatie-onderzoek arbeidsintensief en kostbaar. Daarom wordt het onderzoek in het algemeen pas uitgevoerd wanneer op basis van de patiënt- en familiegegevens de 'a priori'-kans op identificatie van een mutatie meer dan 10% is (tabel 2.1).

Bij circa 20-25% van de families verdacht van erfelijk mammacarcinoom wordt inderdaad een mutatie vastgesteld. Mutaties in het BRCA1- of BRCA2-gen worden vooral gevonden als er in families sprake is van mammacarcinoom voor het veertigste jaar, van bilateraal mammacarcinoom, van de combinatie mamma- en ovariumcarcinoom of wanneer in een familie mammacarcinoom bij een man is vastgesteld. In Nederland zijn inmiddels meer dan duizend families bekend met een gendefect in BRCA1 of BRCA2. In families met ten minste vier gevallen van mammacarcinoom wordt de aandoening in het merendeel veroorzaakt door BRCA1- of BRCA2-mutaties. In families met mamma- en ovariumcarcinoom is de aandoening voor circa 80% het gevolg van genmutaties in BRCA1, terwijl bij de meeste overige families een genmutatie voorkomt in BRCA2. Wordt de tumor in families met mammacarcinoom echter bij een man vastgesteld, dan is de oorzaak meestal een mutatie in het BRCA2-gen.

Wanneer het mutatieonderzoek negatief uitvalt, kan dat de volgende oorzaken hebben:
– De mutatie is wel aanwezig, maar is gemist door technische beperkingen van de test.
– Er is een mutatie aanwezig, echter niet in het BRCA1- of BRCA2-gen maar in een onbekend gen.
– Er is geen mutatie aanwezig, de clustering van kanker is toevallig.
– De patiënte die getest werd had niet-erfelijke kanker (fenokopie); om deze mogelijkheid uit te sluiten dienen meerdere aangedane familieleden te worden getest.

Als in een familie inderdaad een mutatie is vastgesteld, is voorspellend onderzoek bij de overige gezonde familieleden mogelijk. Wordt in een familie met een bekende mutatie bij een familielid geen mutatie vastgesteld, dan kan de betreffende persoon worden gerustgesteld en worden ontslagen uit verdere preventieve controles.

Tabel 2.1	Kenmerken en diagnostiek van erfelijk mamma-(ovarium)carcinoom.
prevalentie	5-10% van alle gevallen van mammacarcinoom
etiologie	voornamelijk genmutaties in BRCA1 en BRCA2
klinische kenmerken	vrouwen: mamma-ovarium- en tubacarcinoom op relatief jonge leeftijd: – mammacarcinoom: 60-80% – verhoogd risico op tweede mammacarcinoom (maximaal 60%) – ovariumcarcinoom: BRCA1: 30-60%; BRCA2: 5-20% mannen: mammacarcinoom (BRCA1: 1%, BRCA2: 7%, – prostaatcarcinoom: (BRCA2: 17%) mogelijke associatie met andere tumoren: – BRCA1 pancreas, uterus, cervix – BRCA2: prostaat, pancreas, galblaas/galwegen, maag, melanoom
DNA-diagnostiek	Verwijzing naar een afdeling Klinische genetica is geïndiceerd indien een van de volgende situaties aanwezig is in de familie van de vrouw: – mammacarcinoom bij één eerstegraads verwant onder het 35e jaar – twee of meer eerstegraads verwanten met mammacarcinoom gediagnosticeerd voor het 50e jaar – drie of meer eerste- en tweedegraads verwanten met mammacarcinoom, waarvan ten minste één tumor voor het 50e jaar vastgesteld – ovariumcarcinoom onder het 50e jaar en histologisch sereus carcinoom – ovarium/tubacarcinoom en daarbij mammacarcinoom onder het 50e jaar in dezelfde tak van de familie of bij één patiënte – prostaatkanker onder het 60e jaar en mammacarcinoom onder het 50e jaar in dezelfde tak van de familie – broer of vader met mammacarcinoom en zus met mammacarcinoom. In deze situaties is de kans op het vinden van een mutatie in het BRCA1- of BRCA2- gen ten minste 10%. Opbrengst circa 20-25% genmutaties in BRCA1 en BRCA2

Periodiek onderzoek en therapie

Het onderzoek dat bij bewezen dragerschap van een mutatie gewoonlijk wordt geadviseerd, moet worden begonnen op 25-jarige leeftijd, of vijf jaar vóór de leeftijd van diagnose van mammacarcinoom bij het jongste familielid. Het omvat eenmaal per maand zelfonderzoek van de borsten, eenmaal per jaar palpatie door een specialist op dat terrein en eenmaal per jaar een MRI van de borsten. Vanaf 30-jarige leeftijd wordt ook een jaarlijkse mammografie geadviseerd. Vanaf 60-jarige leeftijd is deelname aan het bevolkingsonderzoek afdoende.

Voor families met mammacarcinoom geassocieerd met ovariumcarcinoom, of voor families zonder ovariumcarcinoom maar met een aangetoonde BRCA1- of BRCA2-mutatie, wordt eveneens regelmatig onderzoek geadviseerd om ovariumcarcinoom vroegtijdig op te sporen. Dit onderzoek bestaat uit gynaecologisch onderzoek, transvaginale echografie en bepaling van CA125. Aanbevolen wordt met dit onderzoek te beginnen op ongeveer 35-jarige leeftijd en het jaarlijks te herhalen.

Ondanks het feit dat periodiek onderzoek van erfelijk belaste families al vele jaren wordt gepropageerd, is onbekend of screening leidt tot verbetering van de prognose. De onderzoeken die voorhanden zijn, laten zien dat bij screening van de mammae door middel van mammografie de tumoren frequenter in een premaligne stadium worden vastgesteld en dat het percentage gemetastaseerde tumoren afneemt. Recent is in Nederland in families erfelijk belast met mammacarcinoom de effectiviteit van periodiek onderzoek door middel van mammografie vergeleken met onderzoek door middel van MRI. De resultaten laten zien dat de sensitiviteit van MRI significant hoger is dan die van mammografie. Omdat conventionele screening de sterfte ten gevolge van mammacarcinoom niet volledig voorkomt, wordt met vrouwen met een sterk verhoogd risico (in het bijzonder bij bewezen draagsters van een BRCA1/2-defect) de mogelijkheid van preventieve mastectomie besproken. Onderzoek heeft aangetoond dat de kans op ontwikkeling van mammacarcinoom met deze operatie significant wordt verminderd.

Omdat uit recent onderzoek blijkt dat de periodieke controles van de ovaria niet effectief zijn, wordt een profylactische bilaterale salpingo-ovariëctomie geadviseerd voor erfelijk belaste vrouwen ouder dan 35 jaar met een compleet gezin. Hoewel deze ingreep in hoge mate effectief is, zijn er patiënten beschreven die na een profylactische operatie toch nog een peritoneaal carcinoom ontwikkelden. De kans hierop wordt geschat op ongeveer 5%. Vanwege de hoge kans op primair tubacarcinoom is bij profylactische ovariëctomie verwijderen van de tubae aangewezen.

Met betrekking tot erfelijk mammacarcinoom is het de vraag of borstsparende chirurgie bij mutatiedraagsters als behandeling verantwoord is. Op grond van het bewezen verhoogde risico op ontwikkeling van een tweede tumor in de contralaterale mamma, zou men verwachten dat er ook een verhoogd risico bestaat op een tweede tumor in de ipsilaterale mamma na borstsparende therapie. Dit wordt in sommige onderzoeken wel, maar in andere niet bevestigd. Een tweede veelgestelde vraag is of oestrogeentherapie (anticonceptie, substitutie) al dan niet gecontraïndiceerd is bij erfelijke belaste families. Recente onderzoeken suggereren dat gebruik van anticonceptiva door BRCA-mutatiedraagsters het risico op ontwikkeling van mammacarcinoom vergroot. Daarentegen heeft het gebruik van anticonceptiva een blijvend beschermend effect tegen ovariumcarcinoom bij deze vrouwen.

Een samenvatting van de kenmerken en de diagnostiek van erfelijk mamma-(ovarium)carcinoom is weergegeven in tabel 2.1.

2.4 Familiair mammacarcinoom

Wanneer in een familie sprake is van clustering van mammacarcinoom, maar geen mutatie in de borstkankergenen is gevonden, rijst de vraag of er desondanks sprake is van een verhoogd risico voor de gezonde familieleden. Om deze vraag te beantwoorden, kan gebruikgemaakt worden van resultaten van epidemiologische onderzoeken waarbij de risico's zijn berekend voor de verschillende familieconstellaties. In tabel 2.2 kan men de lifetime-risico's aflezen in relatie tot het aantal eerstegraads verwanten met mammacarcinoom en de leeftijd waarop de diagnose is gesteld. Wanneer het lifetime-risico meer dan tweemaal het populatierisico (> 20%) is, kan worden overwogen periodiek onderzoek eerder te starten dan in het kader van het bevolkingsonderzoek (bijvoorbeeld jaarlijks mammografie vanaf 40-jarige leeftijd). Bij een lifetime-risico van 30% of meer is verwijzing naar de klinisch geneticus geïndiceerd.

2.5 Erfelijke vormen van colorectaal carcinoom

De twee bekendste vormen van erfelijke colontumoren zijn familiaire adenomateuze polyposis (FAP) en het Lynch-syndroom (hereditair non-polyposis colorectaal carcinoom (HNPCC)). Patiënten met FAP ontwikkelen meestal honderden adenomateuze poliepen, terwijl patiënten met Lynch-syndroom slechts enkele poliepen ontwikkelen. FAP wordt veroorzaakt door mutaties in het APC-gen (adenomatous polyposis coli-gen) en Lynch-syndroom door mutaties in een van de zogenoemde mismatch-repair-genen. Een derde recent beschreven vorm van erfelijke colontumoren is polyposis geassocieerd met mutaties in het MUTYH-gen. Een minder goed gedefinieerde vierde variant is een dominant erfelijke vorm van colorectaal carcinoom op hogere leeftijd. Bij de landelijke erfelijke kankerregistratie zijn circa achthonderd families bekend met een van deze vormen van erfelijk coloncarcinoom. De hiervoor genoemde aandoeningen zijn verantwoordelijk voor 5-10% van alle gevallen van colorectaal carcinoom.

Klinisch-genetische aspecten van kanker

Tabel 2.2 Cumulatief risico (in %) op mammacarcinoom bij gezonde vrouwen uit families met mammacarcinoom.

	graad van verwantschap met aangedane familieleden en aantal aangedane personen						
	één eerstegraadsfamilielid	twee eerstegraadsfamilieleden met mammacarcinoom					
		leeftijd diagnose tweede eerstegraadsfamilielid (jaren)					
leeftijd diagnose familielid (jaren)		20-29	30-39	40-49	50-59	60-69	70-79
20-29	21	48	46	43	40	35	31
30-39	17		44	40	35	30	25
40-49	2			35	30	25	20
50-59	11				25	20	16
60-69	10					16	2
70-79	9						11

2.5.1 LYNCH-SYNDROOM (HEREDITAIR NON-POLYPOSIS COLORECTAAL CARCINOOM (HNPCC))

Klinische kenmerken

Dragers van een mismatch-repair-gendefect hebben een risico van 25-70% om een colorectaal carcinoom te ontwikkelen. De hoogte van het risico hangt af van het type gen dat is gemuteerd. Het belangrijkste kenmerk waarmee het colorectaal carcinoom als gevolg van het Lynch-syndroom zich onderscheidt van niet-erfelijk colorectaal carcinoom, is de relatief jonge leeftijd waarop het carcinoom zich ontwikkelt. De gemiddelde leeftijd van diagnose is 45 jaar, in tegenstelling tot een gemiddelde leeftijd van 65 jaar voor niet-geselecteerde gevallen van colorectaal carcinoom. Een ander in het oog springend verschil is dat het merendeel van de erfelijke carcinomen gelokaliseerd is in het proximale deel van het colon, terwijl bij twee derde van de niet-erfelijke tumoren deze juist in het distale deel zijn gelokaliseerd. Bij pathologisch onderzoek van erfelijk colorectaal carcinoom valt de aanwezigheid van lymfocyten in en rond de tumor op. Belangrijk voor de keuze van therapie (zie verder) is dat bij het Lynch-syndroom de kans op de ontwikkeling van een tweede primaire tumor in het colon sterk verhoogd is. Daarnaast bestaat er ook een verhoogd risico op ontwikkeling van andere tumoren, zoals carcinoom van het endometrium (lifetime-risico: varieert tussen 30 en 40%), maag (< 5%), urinewegen (ureter en nierbekken: 10%), ovarium (10%), dunne darm (< 5%), galweg/pancreas (< 5%), hersentumoren (2%) en talgklieradenoom of carcinoom (< 1%).

Diagnostische criteria

Omdat bij een patiënt met colorectaal carcinoom op basis van het Lynch-syndroom geen specifiek fenotypisch kenmerk (zoals de honderden poliepen bij polyposis, zie verder) aanwezig is, kon tot voor kort de diagnose in een individueel geval niet worden gesteld. De diagnose werd derhalve vermoed op grond van gegevens die voortvloeien uit familieonderzoek, bijvoorbeeld het aantal personen met colorectaal carcinoom en het aantal generaties in de familie dat is aangedaan. Diagnostische criteria die (inter)nationaal worden gebruikt, zijn vermeld in tabel 2.3, 2.4 en 2.5. Hierbij moet worden opgemerkt dat wanneer families verdacht van Lynch-syndroom niet aan deze criteria voldoen, de aandoening toch niet is uitgesloten.

Tabel 2.3 Internationale criteria voor klinische diagnose Lynch-syndroom (gereviseerde Amsterdam-criteria).

Binnen een familie moeten ten minste drie personen zijn met colorectaal carcinoom of met een van de volgende met HNPCC-geassocieerde tumoren: tumor van endometrium, nierbekken, ureter of dunne darm
- één persoon moet een eerstegraads familielid zijn van de andere twee
- ten minste twee opeenvolgende generaties moeten zijn aangedaan
- ten minste één carcinoom moet gediagnosticeerd zijn vóór de leeftijd van 50 jaar
- familiaire adenomateuze polyposis moet zijn uitgesloten
- de tumoren moeten histologisch bevestigd zijn

Tabel 2.4 Internationale criteria voor MSI (microsatellieteninstabiliteit)-diagnostiek (gereviseerde Bethesda-criteria).

- een persoon met colorectaal carcinoom < 50 jaar
- synchrone en metachrone colorectale of andere met Lynch-syndroom-geassocieerde tumoren [1]
- colorectaal carcinoom met voor MSI typische pathologische kenmerken < 60 jaar
- colorectaal carcinoom met één of meer eerstegraads familieleden met een met Lynch-syndroom-geassocieerde tumor; ten minste één carcinoom moet gediagnosticeerd zijn vóór de leeftijd van 50 jaar;
- colorectaal carcinoon met twee of meer eerste- of tweedegraads-familieleden met een Lynch-syndroom-geassocieerde tumor

[1] Lynch-syndroom-geassocieerde tumoren: colorectum, endometrium, maag, ovarium, pancreas, ureter, nierbekken, galwegen, hersenen, dunne darm, talgkliertumoren en keratoacanthomen.

Tabel 2.5 Nationale criteria voor MSI-onderzoek bij pathologisch onderzoek.

Nieuw-gediagnosticeerde patiënt met:
- colorectaal carcinoom of endometriumcarcinoom onder de leeftijd van 50 jaar;
- twee colorectaal carcinomen onder de 70 jaar; of
- colorectaal carcinoom onder de 70 jaar met gelijktijdig of daaraan voorafgaand een ander met Lynch-syndroom-geassocieerde maligniteit.

DNA-onderzoek

Een belangrijke doorbraak in het moleculair-genetisch onderzoek van het Lynch-syndroom was de vaststelling in 1993 van een verband tussen Lynch-syndroom en een gen op chromosoom 2 in sommige families, en een gen op chromosoom 3 in andere families. De Lynch-syndroom-genen bleken een geheel nieuw type kankergen te vertegenwoordigen. Onderzoek van het DNA geïsoleerd uit colontumoren van leden van Lynch-syndroom-families toonde namelijk talloze zogenoemde replicatiefouten in microsatellieten (microsatelliteninstabiliteit, MSI; microsatellieten zijn DNA-fragmenten met een reeks repeterende nucleotiden) in het gehele genoom aan. Deze bevinding suggereerde dat het gen codeerde voor een eiwit dat betrokken is bij het herstellen van fouten die ontstaan bij de replicatie van het DNA. Al eerder hadden Amerikaanse onderzoekers een soortgelijke replicatiestoornis vastgesteld in gistcellen als gevolg van een defect 'mismatch-repair-gen'. De kennis van de structuur van de genen in de gistcellen vergemakkelijkte het speurwerk bij de mens en in de volgende jaren werden vier genen geïsoleerd die verantwoordelijk zijn voor het ontstaan van het Lynch-syndroom: MSH2, MSH6, MLH1 en PMS2. Deze genen bleken bij de mens inderdaad verantwoordelijk voor het genoemde mismatch-repair-mechanisme.

Met de huidige technieken kan men bij circa 50% van de families die aan de klinische Amsterdam-criteria voldoen een mutatie vaststellen. Meestal gaat het om een genmutatie in MSH2, MLH1 en MSH6. Bij families die verdacht worden van het Lynch-syndroom kan men eerst de colontumor onderzoeken op de aanwezigheid van microsatelliteninstabiliteit (MSI) en vervolgens de families met aangetoonde instabiliteit selecteren voor mutatieonderzoek. Ook kan men de expressie van de mismatch-repair-genen in tumorweefsel onderzoeken met immunohistochemische technieken. Hierbij wordt het eiwit waarvoor het gen codeert zichtbaar gemaakt met antilichamen. Indien de kleuring van een eiwit van een van de mismatch-repair-genen negatief uitvalt, suggereert dat de aanwezigheid van een defect in het betreffende gen en kan het mutatieonderzoek worden beperkt tot dit gen (fig. 2.2). Criteria die (inter)nationaal worden gebruikt om families te identificeren die verdacht worden van het Lynch-syndroom zijn vermeld in tabel 2.4 en 2.5. Voor deze families is er een indicatie voor onderzoek naar MSI en/of immunohistochemisch onderzoek.

Onderzoeken naar een mogelijke correlatie tussen genotype en fenotype tonen verschillen in kankerrisico aan tussen families met MSH2- en MLH1-mutaties. Dragers van MSH2-mutaties hebben een hoger risico op ontwikkeling van tumoren van de hogere urinewegen (nierbekken en ureter) en ovariumcarcinoom vergeleken met dragers van MLH1-mutaties. In families geassocieerd met MSH6-mutaties presenteert colorectaal carcinoom zich op hogere leeftijd dan in families met MSH2- of MLH1-mutaties.

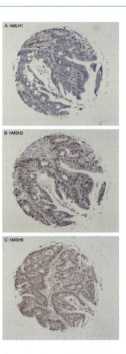

Figuur 2.2 Colontumor van een patiënt met een kiembaanmutatie in het hMLH1-gen gekleurd met antilichamen tegen MLH-1- (A), MSH-2- (B) en MSH-6- (C) eiwitten. De kernen van de tumorcellen in panel A kleuren niet met antilichamen tegen het MLH-1-eiwit, hetgeen wijst op het niet tot een expressie komen van het betreffende gen.

Periodiek onderzoek en therapie

Het onderzoek dat aan mutatiedragers of eerstegraads familieleden van Lynch-syndroom-patiënten wordt geadviseerd, is coloscopie met een interval van twee jaar vanaf 25-jarige leeftijd. In individuele gevallen kan het gerechtvaardigd zijn de frequentie te verhogen naar één keer per jaar, of op jongere leeftijd te beginnen. Omdat de tumoren vaak in het rechter colon gelokaliseerd zijn, is grondige inspectie juist van dit gebied van groot belang. Vanwege het grote risico op endometriumcarcinoom wordt door de meeste onderzoekers ook periodiek onderzoek van de uterus geadviseerd. Dit onderzoek bestaat uit gynaecologisch onderzoek, transvaginale echografie en aspiratiecurettage (pipelle) vanaf circa dertigjarige leeftijd, eenmaal per jaar. Voor Lynch-syndroom-families met twee of meer gevallen van maagkanker of één patiënt met maagkanker vastgesteld op opvallend jonge leeftijd of families met twee of meer gevallen van kanker van de urinewegen wordt ook periodiek onderzoek naar deze tumoren geadviseerd; respectievelijk: gastroduodenoscopie eenmaal per 1-2 jaar en jaarlijks (cytologisch) onderzoek van het urinesediment en eventueel echografie. Evaluatie van een screeningsprogramma van 22 Lynch-syndroom-families dat gedurende vijftien jaar in Finland werd uitgevoerd, heeft aangetoond dat door screening het aantal gevallen van colorectaal carcinoom met 60% werd gereduceerd. Bij een kleine groep (ca. 5%) werd ondanks het intensieve screeningsprogramma toch nog een colorectaal carcinoom vastgesteld. Opvallend in Nederlands onderzoek naar de effectiviteit van surveillance was dat sommige patiënten binnen een relatief kort interval (1-5 jaar) na coloscopie een carcinoom ontwikkelden. Alle tumoren vastgesteld binnen het aanbevolen interval van twee jaar, hadden echter een vroeg stadium van coloncarcinoom (stadium I of II). Deze bevindingen suggereren dat bij het Lynch-syndroom sprake is van een versnelde carcinogenese. Bij bewezen mutatiedragers die al bij herhaling poliepen hebben ontwikkeld met hooggradige dysplasie, kan men overwegen een profylactische colectomie te verrichten.

Voor de screeningsprogramma's die gericht zijn op buiten het colon gelegen tumoren (endometrium, urinewegen, maag), moet worden opgemerkt dat de effectiviteit niet bewezen is. In verband met het verhoogde risico op het ontstaan van endometrium- en ovariumcarcinoom wordt door sommige onderzoekers geadviseerd – bijvoorbeeld wanneer een operatie voor een colontumor nodig is – de uterus en ovaria profylactisch te verwijderen bij patiënten met een compleet gezin. De kans dat een patiënt na een colorectaal carcinoom een tweede colorectale tumor zal ontwikkelen, wordt geschat op 10-15% na tien jaar. Daarom wordt geadviseerd bij een relatief jonge patiënt (< 60 jaar) met een tijdens follow-up ontdekte (eerste) tumor een subtotale colectomie uit te voeren. Zowel na een beperkte colonresectie als na een subtotale colectomie dient men het achtergebleven colon- en rectumslijmvlies regelmatig endoscopisch te controleren.

2.5.2 FAMILIAIRE ADENOMATEUZE POLYPOSIS (FAP) GEASSOCIEERD MET APC-GENMUTATIES

Klinische kenmerken

De meeste patiënten met deze aandoening ontwikkelen honderden tot duizenden adenomateuze poliepen in colon en rectum, gewoonlijk op een leeftijd tussen 10 en 25 jaar (fig. 2.3). De eerste symptomen treden veelal op tussen 25- en 35-jarige leeftijd. Wanneer de patiënten naar aanleiding daarvan worden onderzocht, blijkt dat in de helft van de gevallen één of meer poliepen al maligne gedegenereerd zijn.

De poliepvorming bij FAP beperkt zich niet tot het colorectale gebied. Bij het merendeel van de patiënten worden ook poliepen gevonden in maag en duodenum. De poliepen in de maag, meestal 'fundic gland' poliepen,

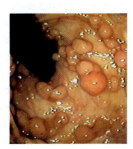

Figuur 2.3 Endoscopisch beeld van adenomateuze polyposis van het rectum bij een patiënt met FAP.

hebben niet de potentie om maligne te degenereren, in tegenstelling tot de adenomateuze poliepen in het duodenum. De kans dat een van duodenumpoliepen maligne degenereert, is overigens veel minder groot dan die van colorectale poliepen en wordt geschat op circa 5%.

Bij polyposispatiënten kunnen ook afwijkingen worden vastgesteld die buiten het maag-darmkanaal liggen. Voorbeelden hiervan zijn retina-afwijkingen, epidermoïdcysten, desmoïdtumoren, osteomen en zeldzaam tumoren van schildklier, lever en hersenen. Van deze afwijkingen zijn vooral desmoïdtumoren van invloed op de levensverwachting van de patiënt. Deze fibromateuze tumoren kunnen bij lokalisatie in de buikholte aanleiding geven tot obstructie van darm en ureter.

Diagnostische criteria

De diagnose wordt gesteld wanneer ten minste honderd adenomateuze poliepen in het colorectale gebied worden vastgesteld. Bij een nakomeling van een polyposispatiënt is vaststellen van een kleiner aantal poliepen, bijvoorbeeld twintig, op jonge leeftijd al voldoende voor de diagnose. De aard van de poliepen moet altijd door histologisch onderzoek worden vastgesteld.

DNA-onderzoek

In 1986 werd een bijzondere patiënt beschreven die niet alleen aan polyposis leed, maar ook ernstig mentaal geretardeerd was. Bij onderzoek van de chromosomen bleek dat de mentale retardatie het gevolg was van het ontbreken van een klein deel van chromosoom 5. Dit was de eerste aanwijzing dat het gen dat verantwoordelijk is voor polyposis op chromosoom 5 ligt. Inderdaad werd vijf jaar later op deze plaats het APC-gen (adenomatous polyposis coli-gen) geïdentificeerd. Het APC-gen codeert voor een eiwit dat een rol speelt bij celadhesie en transmissie van signalen van de celmembraan door het cytoplasma naar de kern. Met de huidige technieken kan bij circa 80% van alle polyposisfamilies de mutatie in het APC-gen worden opgespoord. Bij ongeveer 30% van de FAP-families berust de ziekte op een nieuwe mutatie. Er zijn aanwijzingen dat het fenotype van de FAP-patiënten gerelateerd is aan het genotype: de plaats van de mutatie in het gen. Zo worden families met mutaties in de extreme uiteinden van het gen gekenmerkt door een kleiner aantal poliepen (minder dan honderd poliepen), soms alleen gelokaliseerd in het rechter deel van het colon, en een hogere leeftijd waarop de diagnose polyposis en colorectaal carcinoom wordt gesteld. In deze gevallen wordt gesproken van atypische of 'attenuated' FAP (AFAP).

Periodiek onderzoek

Nakomelingen van een polyposispatiënt komen in aanmerking voor periodiek onderzoek. De leeftijd waarop met screening begonnen wordt, ligt gewoonlijk tussen de tien en twaalf jaar. Sigmoïdoscopie met een interval van twee jaar is de aangewezen methode van onderzoek.

Broers en zusters van een sporadisch geval, dat wil zeggen de polyposispatiënt is de enige met polyposis in de familie, wordt geadviseerd om zich ook eenmaal te laten onderzoeken. Indien de APC-mutatie in de familie bekend is, wordt eerst DNA-onderzoek uitgevoerd. Het endoscopisch onderzoek kan dan beperkt worden tot de mutatiedragers. Indien bij het DNA-onderzoek in een bepaalde familie geen mutatie wordt gevonden, kan het onderzoek niet worden gebruikt om onderscheid te maken tussen dragers en niet-dragers. Bij personen uit deze families moet het endoscopisch onderzoek worden voortgezet tot circa vijftigjarige leeftijd. Wanneer er bij de follow-up van deze personen geen adenomen worden vastgesteld, kunnen bijvoorbeeld vanaf 35-40-jarige leeftijd de intervallen tussen de scopieën worden vergroot (eenmaal per 3-5 jaar).

Geadviseerd wordt om bij patiënten met polyposis op ongeveer dertigjarige leeftijd tevens een gastroduodenoscopie te verrichten. Afhankelijk van de ernst van de afwijkingen kan dit onderzoek eenmaal per één à vijf jaar worden herhaald.

Bij atypische FAP wordt geadviseerd om met periodiek onderzoek van het colon te starten vanaf 18-20-jarige leeftijd door middel van tweejaarlijks colonoscopie.

Therapie

De behandeling van polyposis coli bestaat uit operatieve verwijdering van het colon. Meestal vindt de operatie plaats rond 20-jarige leeftijd. De chirurgische opties zijn een subtotale colectomie waarbij een ileorectale anastomose wordt aangelegd of een proctocolectomie waarbij een verbinding tussen ileum, pouch (reservoir) en anus wordt aangelegd (ileoanale-pouch-anastomose). Omdat bij de eerstgenoemde operatie (subtotale colectomie) circa 10-15 cm rectumslijmvlies wordt achtergelaten, moet levenslang controle door middel van rectoscopie plaatsvinden om eventueel nieuw gevormde poliepen te verwijderen (ten minste eenmaal per zes maanden). Het grootste bezwaar van dit type operatie is dan ook de kans op ontwikkeling van rectumcarcinoom, die wordt geschat op ongeveer 13 % na 25 jaar.

Wanneer het rectum bezaaid is met poliepen, is de voorkeursoperatie totale proctocolectomie Dit is in technisch opzicht een moeilijker operatie dan de eerstgenoemde en er bestaat een grotere kans op postoperatieve complicaties. Omdat na deze operatie meestal 1-2 cm rectumslijmvlies achterblijft, is periodieke controle evenzeer aangewezen. Ook zijn er steeds meer studies die aantonen dat een aanzienlijk deel van de patiënten adenomen ontwikkelt in de pouch. De kans op maligne degeneratie van deze adenomen is echter klein.

De behandeling van duodenumpoliepen is uiterst moeilijk, vooral wanneer het duodenum bezaaid is met sessiele poliepen. De enige afdoende therapie in dergelijke gevallen is resectie van het duodenum volgens de procedure van Whipple of een andere recent steeds vaker toegepaste techniek, namelijk de pancreas-sparende duodenectomie. Gezien de morbiditeit en mortaliteit na deze ingrepen is het geen eenvoudige beslissing om tot deze operatie over te gaan. Wanneer het duodenum bezaaid is met poliepen en bij histologisch onderzoek van de poliepen bij herhaling hooggradige dysplasie wordt vastgesteld, is er een indicatie voor deze operatie. Ook na deze operatie dient het proximale deel van de dunne darm periodiek op poliepvorming onderzocht te worden.

2.5.3 POLYPOSIS GEASSOCIEERD MET MUTYH-GENMUTATIES (MUTYH-GEASSOCIEERDE POLYPOSIS (MAP)).

Klinische kenmerken

Bij polyposis geassocieerd met MUTYH (MAP) is vaak sprake van een mildere vorm van polyposis in vergelijking met de polyposis geassocieerd met een APC-gendefect. Het aantal poliepen is meestal kleiner dan 100 en de poliepen worden op hogere leeftijd vastgesteld. Bij MAP-patiënten zijn ook poliepen en carcinoom in maag en duodenum gerapporteerd. De andere afwijkingen die deel uitmaken van het spectrum, zoals te zien was bij FAP (zie eerder), zijn tot nu toe niet beschreven bij MAP-patiënten.

In tegenstelling tot dominante overerving van FAP, is bij MUTYH-geassocieerde polyposis sprake van autosomaal recessieve overerving. Pas wanneer een persoon twee mutaties in het MUTYH-gen (bi-allelisch) heeft geërfd, is er aanleg voor het ontwikkelen van multipele adenomen en daarmee een verhoogde kans op ontwikkeling van colorectaal carcinoom. De kans dat de broers en zussen van een aangedane patiënt eveneens twee mutaties geërfd hebben, bedraagt 25%. In tegenstelling tot de nakomelingen van patiënten met FAP, die 50% kans hebben om de aanleg te erven, hebben nakomelingen van een patiënt met polyposis geassocieerd met MUTYH een zeer geringe kans (< 1%) om twee mutaties te erven.

Diagnostische criteria

Bij personen met tien of meer adenomateuze colonpoliepen dient, vooral wanneer zij jonger zijn dan 60 jaar, MUTYH-polyposis in de differentiaaldiagnose opgenomen te worden.

DNA-onderzoek

In 2002 werd een gezin beschreven met drie leden met multipele adenomateuze poliepen zonder een kiembaanmutatie in het APC-gen. Bij genetisch onderzoek van de poliepen werden echter wel specifieke somatische mutaties (G:C naar T:A-transversies) in het APC-gen vastgesteld die typisch zijn voor oxidatieve beschadiging van het DNA. Uit eerdere studies met *E. Coli* was gebleken dat Base Excision Repair (BER-)genen betrokken waren bij het herstellen van dit soort mutaties. Dat was reden voor de Engelse onderzoekers om in de eerdergenoemde familie te zoeken naar mutaties in de humane homologen van deze genen. Inderdaad werden bij de aangedane personen in een van de BER-genen, het zogenoemde MUTYH-gen (gelegen op chromosoom 1), twee missende mutaties (Y179C, G396D) vastgesteld.

Bij personen met meer dan tien tot vijftien adenomen blijkt dat bij een kwart een bi-allelische MUTYH-mutatie vastgesteld kon worden. Bij families met klassieke polyposis waarin geen mutatie in het APC-gen werd gevonden, werden in 7-29% MUTYH-mutaties vastgesteld. De meest voorkomende mutaties in de westerse bevolking zijn: Y179C, G396D die samen verantwoordelijk zijn voor > 70% van de gevallen van MAP. Op basis van deze waarnemingen wordt MUTYH-analyse geadviseerd bij alle families met FAP zonder aangetoonde APC-mutatie en bij personen met meer dan tien adenomateuze poliepen.

Periodiek onderzoek en therapie

Het surveillanceadvies voor dragers van twee MUTYH-mutaties is hetzelfde als voor personen met atypische polyposis; dat wil zeggen eenmaal per twee jaar colonoscopie, te beginnen vanaf 18-20-jarige leeftijd. Dragers van een enkelvoudige MUTYH-mutatie hebben geen of een slechts licht verhoogd risico op ontwikkeling van colorectaal carcinoom. Omdat bij MUTYH-geassocieerde polyposis vaak sprake is van milde polyposis is een subtotale colectomie met aanleggen van een ileorectale anatomose een veel toegepaste operatie.

2.5.4 LATE-ONSET FAMILIAIRE CLUSTERING COLORECTAAL CARCINOOM

Recent zijn door Amerikaanse onderzoekers families beschreven met clustering van colorectaal carcinoom waarin geen MSI in de tumoren werd vastgesteld. De families verschillen van Lynch-syndroom-families door het ontbreken van de typisch met deze aandoening geassocieerde tumoren, zoals endometriumcarcinoom.

Het risico op colorectaal carcinoom bleek substantieel lager dan in Lynch-syndroom-families. Vooralsnog is het onderliggende gendefect onbekend. De auteurs stelden voor om de term familiair colorectaal carcinoom type X te hanteren. Andere onderzoekers suggereren de term familiair colorectaal carcinoom. Het screeningsprogramma dat voor dergelijke families wordt aanbevolen, omvat colonoscopie vanaf 45 jaar, met een frequentie van eenmaal per zes jaar.

2.6 Familiair colorectaal carcinoom

Ook wanneer coloncarcinoom niet is geassocieerd met polyposis of lynch-syndroom kan er voor familieleden een verhoogd risico op colorectaal carcinoom bestaan. Net als bij andere vormen van kanker zijn de leeftijd van diagnose en de mate van familiaire belasting de belangrijkste voorspellers voor het risico. Ongeveer 10% van patiënten met colorectaal carcinoom heeft een eerstegraadsfamilielid met eenzelfde tumor. Personen met een eerstegraadsfamilielid met colorectaal carcinoom hebben een twee- à driemaal verhoogd relatief risico om ook een carcinoom van het colon te ontwikkelen. Het risico is vier- à zesmaal verhoogd voor personen met een eerstegraadsfamilielid met colorectaal carcinoom dat is vastgesteld vóór de leeftijd van 45 jaar en voor personen met twee eerstegraadsfamilieleden met colorectaal carcinoom ongeacht de leeftijd van diagnose. De hoogte van het risico in de laatstgenoemde twee groepen lijkt periodiek onderzoek van het colon te rechtvaardigen. Dit onderzoek zou kunnen plaatsvinden door middel van colonoscopie, eenmaal per zes jaar vanaf 45-jarige leeftijd. In Nederland wordt de omvang van deze risicogroep geschat op 100.000 personen. In tabel 2.6 zijn de risico's op ontwikkeling van colorectaal carcinoom en voorstellen voor screeningsprotocollen samengevat.

Tabel 2.6 Overzicht van risico's op colorectaal carcinoom (CRC) en screeningsprotocollen in families die belast zijn met polyposis of colorectaal carcinoom.		
	lifetime-risico op CRC (%)	screeningsprotocol
Lynch-syndroom (mutatiedragers)	25-70%	colonoscopie: 1x/2 jaar, vanaf 25-jarige leeftijd
familiaire adenomateuze polyposis (FAP) geassocieerd met APC-gendefect	80-100%	sigmoïdoscopie: 1x/2 jaar, vanaf 10-12-jarige leeftijd
atypische FAP	sterk verhoogd	colonoscopie: 1x/2 jaar, vanaf 18-20-jarige leeftijd
polyposis geassocieerd met MUTYH-genmutaties	60-70%	colonoscopie: 1x/2 jaar, vanaf 18-20-jarige leeftijd
late-onset familiaire clustering colorectaal carcinoom	25-50%	colonoscopie: 1x/6 jaar, vanaf 45-jarige leeftijd
personen met twee eerstegraadsfamilieleden met CRC	25%	idem
personen met één eerstegraadsfamilielid met CRC vastgesteld < 45-50 jaar	15%	idem

2.7 Erfelijk prostaatcarcinoom

Klinische kenmerken

In Nederland wordt jaarlijks bij circa 9500 mannen prostaatkanker vastgesteld. Verschillende onderzoeken suggereren dat in 5-10% van de gevallen (ca. tweehonderd families in Nederland) sprake is van erfelijke prostaatkanker (hereditair prostaatcarcinoom, HPC). Tot nu toe zijn ten minste zestien genloci bekend die geassocieerd zijn met erfelijk prostaatcarcinoom. Drie genen zijn geïdentificeerd: het RNASEL-gen op chromosoom 1q, het MSR1-gen op chromosoom 8p en het HPC2/ELAC2-gen op chromosoom 17p.

Mannen in erfelijk belaste families hebben een kans van ruim 30% op het ontwikkelen van de aandoening. De gemiddelde leeftijd van diagnose van het carcinoom ligt rond de 60 jaar, hetgeen vijf jaar eerder is dan de gemiddelde leeftijd van diagnose van niet-erfelijk prostaatcarcinoom.

Diagnostische criteria en periodiek onderzoek

De criteria die internationaal worden gebruikt voor de diagnose van HPC zijn:
- drie of meer familieleden met prostaatkanker van wie één persoon een eerstegraadsfamilielid is van de andere twee;
- twee of meer eerstegraadsfamilieleden met prostaatkanker met een diagnoseleeftijd < 55 jaar.

Het screeningsprotocol dat in de literatuur voor mannen in prostaatcarcinoomfamilies wordt geadviseerd, omvat bepaling van het PSA. Bij een te hoog PSA-gehalte (> 3 ng/ml) volgt gericht transrectaal echografisch onderzoek met zo nodig gerichte punctie van de laesies. Aanbevolen wordt met de preventieve onderzoeken te beginnen vanaf 50-jarige leeftijd (of vanaf vijf jaar voor de jongste leeftijd van diagnose van prostaatkanker in de familie), met een interval van twee jaar, en dit voort te zetten tot 75-jarige leeftijd. Omdat de waarde van periodiek onderzoek van families met erfelijke prostaatkanker onbekend is, wordt aanbevolen om de screening in researchverband te laten plaatsvinden. DNA-diagnostiek is nog niet zinvol vanwege het geringe aantal gevonden mutaties in de tot nu toe onderzochte families.

2.8 Erfelijke melanomen (familial atypical multiple mole melanoma syndrome (FAMMM))

Klinische kenmerken

Per jaar wordt in Nederland bij ongeveer 3700 personen een melanoom vastgesteld. Bij circa 5-10% van deze personen zijn erfelijke factoren van doorslaggevende betekenis bij het ontstaan van melanomen. De afgelopen jaren is de incidentie van melanomen sterk gestegen. Door screening van risicogroepen tracht men de prognose van patiënten met melanomen te verbeteren. Een dergelijke risicogroep wordt gevormd door leden van families met het FAMMM-syndroom. Dit is een autosomaal dominant ziektebeeld dat wordt gekenmerkt door het familiair voorkomen van melanomen van de huid in combinatie met verscheidene atypische moedervlekken (fig. 2.4).

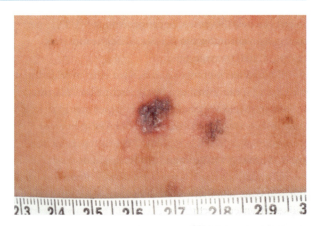

Figuur 2.4 Melanoom en atypische laesie zoals die kunnen voorkomen bij het FAMMM-syndroom.

In Nederland zijn momenteel circa 300 erfelijk belaste melanoomfamilies bekend. Erfelijke melanomen onderscheiden zich van niet-erfelijke melanomen doordat de diagnose op jonge leeftijd wordt gesteld en door een verhoogde kans op multipele melanomen.

Recent zijn twee genen geïdentificeerd die geassocieerd zijn met het FAMMM-syndroom, het CDKN2A-gen en het CDK4-gen, respectievelijk gelokaliseerd op chromosoom 9p en 12q. Dragers van een gemuteerd CDKN2A-gen blijken niet alleen een verhoogd risico te lopen op ontwikkeling van melanoom, maar ook op ontwikkeling van pancreascarcinoom.

Diagnostische criteria en DNA-onderzoek

Wanneer een melanoom met of zonder dysplastische naevi bij ten minste twee eerstegraadsfamilieleden wordt vastgesteld of bij drie familieleden onafhankelijk van de graad van verwantschap, dan kan de diagnose FAMMM worden gesteld.

Wereldwijd kan een mutatie in het CDKN2A-gen bij maximaal 30% van de families worden vastgesteld. In Nederland zijn tot nu toe mutaties vastgesteld in het CDKN2A-gen in bijna 100 families. Interessant is dat bij de meeste Nederlandse families eenzelfde defect in het CDKN2A-gen (een 19-basenparendeletie, ook p16-leidenmutatie genoemd) is aangetoond. Door uitgebreid genealogisch onderzoek, dat teruggaat tot in de zeventiende eeuw, is komen vast te staan dat al deze families een gemeenschappelijke stamvader (founder) hebben. Men spreekt in dit verband van een founder-mutatie.

Periodiek onderzoek

Eerstegraadsfamilieleden komen vanaf twaalfjarige leeftijd in aanmerking voor periodiek onderzoek. Dit onderzoek bestaat uit inspectie van de huid, met een interval van een jaar. Verschillende onderzoekers hebben aangetoond dat screening leidt tot het vaststellen van de melanomen in een vroeg stadium. In researchverband vindt surveillance van de pancreas plaats door middel van MRI (CP-)onderzoek en/of echo-endoscopie.

2.9 Overige erfelijke tumoren

Van de meeste nog niet genoemde tumoren zijn ook erfelijke varianten beschreven. Zo zijn families beschreven met 'site-specific' aggregatie van tumoren van ovarium, maag, pancreas, endometrium, schildklier en nier. Waarschijnlijk gaat het om minder dan 1% van de betreffende tumoren. Daarnaast worden deze tumoren ook waargenomen in de hiervoor beschreven syndromen, zoals ovariumcarcinoom in families met mammacarcinoom en families met Lynch-syndroom, endometriumcarcinoom in Lynch-syndroom-families, en pancreascarcinoom in zowel melanoomfamilies als families met een mutatie in het BRCA2-gen.

Ten slotte zijn zeldzame syndromen beschreven die worden gekenmerkt door een specifieke combinatie van tumoren. Van de meeste van deze erfelijke tumorsyndromen zijn in Nederland niet meer dan vijftig families bekend. In tabel 2.7 is van enkele van deze syndromen de specifieke combinatie van tumoren vermeld, alsmede de betrokken genen. Tumorsyndromen met een recessief overervingspatroon zijn buiten beschouwing gelaten, omdat ze alle zeer zeldzaam zijn.

2.10 Poliklinieken voor patiënten met erfelijke tumoren

Informatie over het voorkomen van kanker bij familieleden wordt verkregen door het afnemen van de familieanamnese (tabel 2.8). De ervaring heeft geleerd dat het actief vragen naar de samenstelling van de familie, het al dan niet nog in leven zijn van de eerstegraadsfamilieleden en het vóórkomen van bepaalde vormen van kanker meer informatie oplevert dan de algemene vraag of er kanker in de familie voorkomt. Wanneer hierbij serieuze verdenking op erfelijke kanker rijst, is verwijzing naar een polikliniek voor patiënten met erfelijke tumoren zinvol. Alle universitaire medische centra, inclusief de twee gespecialiseerde kankerziekenhuizen (Nederlands Kankerinstituut, Daniel den Hoedkliniek) beschikken over dergelijke poliklinieken. De taken van de klinisch genetici (medisch specialisten) en genetisch consulenten op een polikliniek voor erfelijke tumoren bestaan uit afname van een gede-

Tabel 2.7 Overzicht van zeldzame dominant erfelijke tumorsyndromen.

naam	tumoren	genen
Li-Fraumeni-syndroom	sarcoom, mammacarcinoom, glioom, leukemie, bijnierschorscarcinoom	TP53
Cowdensyndroom	trichilemmomen, fibromen en papillomatose van de huid, mamma- en schildkliercarcinoom, endometriumcarcinoom, hamartomateuze darmpoliepen, macrocefalie	PTEN
multipele endocriene neoplasie type 1	tumoren van bijschildklier, pancreas (eiland celtumoren) en hypofyse	MEN1
multipele endocriene neoplasie type 2a	medullair schildkliercarcinoom, feochromocytoom en bijschildkliertumor	RET
multipele endocriene neoplasie type 2b	medullair schildkliercarcinoom, feochromo- cytoom; marfanoïde habitus, neurinomen van de lippen	RET
Von Hippel-Lindau-syndroom	hemangioblastoom van retina, cerebellum en myelum, niercelcarcinoom, tumoren van bijnier (feochromocytoom) en pancreas(neuro-endocrien), cysten in diverse organen	VHL
hereditair diffuus maagcarcinoom	diffuus maagcarcinoom en (lobulair)mammacarcinoom	CDH-1
juveniele polyposis	hamartomen in de tractus digestivus, colorectaal carcinoom	SMAD4, BMPR1A
Peutz-Jeghers- syndroom	hamartomen van dunne darm (60%), colon (50%), maag (50%), pigmentaties van lippen en wangslijmvlies (95%), hoge kans op kanker, zowel intestinaal als extra-intestinaal (mammacarcinoom, pancreascarcinoom, gynaecologische tumoren)	STK11
basalecelnaevussyndroom (gorlin-syndroom)	basalecelcarcinomen, medulloblastoom, fibromen van de ovaria en het hart	PTCH
retinoblastoom	retinoblastoom, osteosarcoom, sarcoom van de weke delen	Rb
neurofibromatose type 1	(plexiform) neurofibromen, opticusglioom, AML, feochromocytoom, rabdomyosarcoom	NF1
neurofibromatose type 2	dubbelzijdige acusticus neurinomen	NF2

tailleerde familieanamnese, verificatie van de anamnestische gegevens, opstellen van een medische stamboom, en eventueel moleculair-genetisch onderzoek (fig.2.5). Op grond van de resultaten van het onderzoek kan een uitspraak worden gedaan of er sprake is van een vorm van erfelijke kanker en kan het risico op de ontwikkeling van kanker worden bepaald. Wanneer inderdaad een verhoogde kans op een vorm van kanker wordt vastgesteld, worden adviezen verstrekt voor secundaire preventie.

Wanneer in een familie een gemuteerd gen wordt ontdekt, is presymptomatisch DNA-onderzoek van gezonde familieleden mogelijk. Voordat het voorspellend onderzoek wordt uitgevoerd, moeten de voor- en nadelen van deze kennis door de adviesvrager zorgvuldig worden afgewogen. Bij het besluit gebruik te maken van de test moet de vrije keuze van de betreffende persoon centraal staan. Uitgebreide informatie en een goede begeleiding voor, tijdens en na het voorspellend onderzoek is onontbeerlijk.

Het vervolgtraject voor genmutatiedragers wordt in multidisciplinair samenwerkingsverband binnen de polikliniek voor erfelijke tumoren besproken en uitgevoerd. Dit team bestaat, naast klinisch genetici, onder andere uit: internist-oncologen, chirurgen, maag-darm-leverartsen, pathologen en gynaecologen.

2.11 Landelijke erfelijke kankerregistratie

In Nederland bestaat sinds 1985 een registratie van families met erfelijke kanker – Lynch-syndroom (hereditair non-polyposis colorectaal carcinoom), familiaire adenomateuze polyposis, peutz-jeghers-syndroom, erfelijke prostaatkanker, erfelijke melanomen, MEN2-syndroom en mamma-(ovarium)carcinoom) – opgezet door de Stichting Opsporing Erfelijke Tumoren (STOET) te Leiden. Het doel van deze registratie is onder meer zorg dragen voor de voortgang van het screeningsonderzoek dat in de meeste gevallen levenslang moet plaatsvinden. Omdat de ervaring heeft geleerd dat de voortgang van het onderzoek vaak wordt verstoord door bijvoorbeeld pensionering of overlijden van de behandelend arts of door verhuizing van de familieleden, is door het registratiecentrum een gecomputeriseerd follow-upsysteem opgezet. Vanuit het centrum worden de behandelende specialisten eraan herinnerd dat een bepaald familielid gecontroleerd moet worden. De uitslagen van het onderzoek worden door het centrum verzameld, wat regelmatige evaluatie en zo nodig bijstelling van de controle mogelijk maakt. Bovendien draagt registratie er zorg voor dat dezelfde protocollen worden geadviseerd in de verschillende takken van een familie die veelal verspreid door het land wonen. De Stichting Opsporing Erfelijke Tumoren heeft in samenwerking met de landelijke Werkgroep Klinische Oncogenetica richtlijnen opgesteld voor beleid ten aanzien van families met erfelijke tumoren.

Vanuit de poliklinieken voor erfelijke tumoren of door de specialist die het periodieke onderzoek uitvoert, worden personen met een verhoogd risico bij de landelijke erfelijke kankerregistratie aangemeld voor registratie.

Tabel 2.8 Anamnese verdacht voor erfelijke kanker.

kenmerken van de familie:
- drie familieleden, van wie één persoon een eerstegraadsfamilielid is van de andere twee, met hetzelfde type kanker
- twee eerstegraadsfamilieleden met hetzelfde type kanker op relatief jonge leeftijd (< 50 jaar)

kenmerken van de patiënt:
- bilaterale tumoren (mammacarcinoom, nierkanker, retinoblastoom)
- multipele tumoren/combinaties tumoren (2× colorectaal carcinoom, mamma- en ovariumcarcinoom, colorectaal carcinoom en endometrium)
- kanker bij een individu vastgesteld op relatief jonge leeftijd (< 35-40 jaar)
- mammacarcinoom bij een man
- associatie tumor en aangeboren afwijkingen (bijv. pigmentvlekjes op lippen en CRC)
- zeldzame tumortypen (medullairschildkliercarcinoom, feochromocytoom)
- specifieke etnische achtergrond (bijv. ovariumcarcinoom en Asjkenazisch-joods)

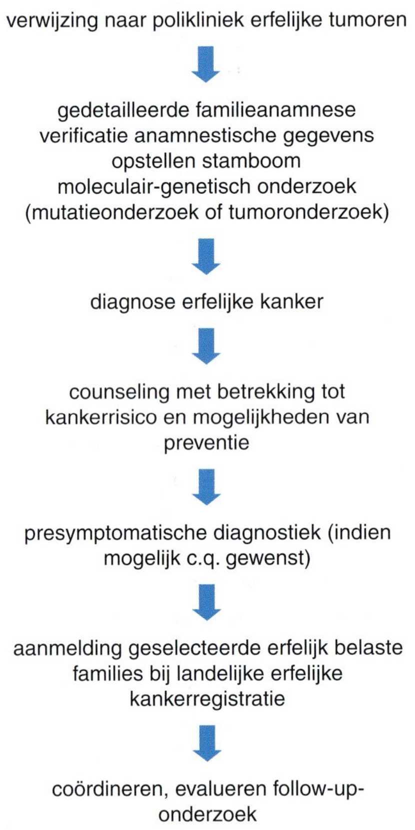

verwijzing naar polikliniek erfelijke tumoren

gedetailleerde familieanamnese
verificatie anamnestische gegevens
opstellen stamboom
moleculair-genetisch onderzoek
(mutatieonderzoek of tumoronderzoek)

diagnose erfelijke kanker

counseling met betrekking tot kankerrisico en mogelijkheden van preventie

presymptomatische diagnostiek (indien mogelijk c.q. gewenst)

aanmelding geselecteerde erfelijk belaste families bij landelijke erfelijke kankerregistratie

coördineren, evalueren follow-up-onderzoek

Figuur 2.5 De organisatie van de gezondheidszorg in Nederland rond families die met erfelijke vormen van kanker belast zijn.

2.12 Conclusie

Door de ontdekking van genen die een rol spelen bij het ontstaan van kanker is de aandacht voor de erfelijke vormen van kanker sterk toegenomen. Door deze nieuwe ontwikkelingen is men in staat in een snel toenemend aantal gevallen met zekerheid vast te stellen of kanker in een familie inderdaad een erfelijke basis heeft, en om binnen een familie de dragers van een gendefect te onderscheiden van de niet-dragers. Het voordeel hiervan is dat men de familieleden die geen drager blijken te zijn, kan geruststellen en verder screeningsonderzoek kan onthouden. Een nadeel is dat de dragers van het abnormale gen met de wetenschap moeten leven dat zij later in het leven geconfronteerd zullen worden met kanker. Dit nadeel is des te groter wanneer voor een bepaald erfelijk tumorsyndroom (nog) geen effectief screeningsprotocol en afdoende behandeling voorhanden zijn. Verder onderzoek is nodig om na te gaan in hoeverre de kwaliteit van leven hierdoor negatief wordt beïnvloed.

De identificatie van families met een erfelijke vorm van kanker is van belang, omdat de tumoren door preventief onderzoek in een vroeg stadium kunnen worden opgespoord en behandeld. Een kritische kanttekening hierbij is dat de waarde van de meeste in dit hoofdstuk genoemde screeningsprotocollen niet altijd onomstotelijk vaststaat. Prospectieve onderzoeken zullen het gunstige effect van periodiek onderzoek van deze families moeten aantonen. Daarom is landelijke registratie van erfelijk belaste families, zoals die in Nederland voor de meeste behandelde tumorsyndromen plaatsvindt, van groot belang.

Recent (genome-wide association) onderzoek heeft aangetoond dat naast de hoog-penetrante genen, er in het genoom genvarianten zijn die geassocieerd zijn met slechts een licht verhoogd risico op ontwikkeling van carcinoom van mamma, colorectum, prostaat en andere tumoren. Toekomstig onderzoek zal moeten uitwijzen wat de betekenis van deze ontdekkingen zal zijn voor de klinische praktijk.

Kernpunten

- Bij het onstaan van circa 5-10% van veelvoorkomende vormen van kanker spelen erfelijke factoren een doorslaggevende rol.
- Herkenning van erfelijke tumoren is van belang in verband met de mogelijkheid van secundaire preventie bij gezonde personen uit erfelijk belaste families.
- De eenvoudigste manier om erfelijke tumoren te kunnen opsporen is een gedegen familieanamnese bij elke patiënt met kanker.
- Wanneer er serieuze verdenking bestaat op erfelijke kanker, is verwijzing naar een polikliniek voor patiënten met erfelijke tumoren aan te raden.
- Bij 20-25% van families verdacht van erfelijk mammacarcinoom of colorectaal carcinoom kan een gendefect worden vastgesteld.
- Presymptomatisch-onderzoek is mogelijk wanneer in een familie een gemuteerd gen wordt ontdekt.
- Landelijke registratie van erfelijk belaste families is van belang om de continuïteit van preventief onderzoek te waarborgen.

Literatuur

CBO Richtlijn Erfelijke darmkanker 2008. Vereniging Klinische Genetica Nederland (www.oncoline.nl).
CBO Richtlijn Mammacarcinoom 2007 (www.oncoline.nl).
Eeles RA, Easton DF, Ponder BAJ, Eng C (eds). Genetic predisposition to cancer. New York: Oxford University Press, 2004.
Foulkes WD. Inherited susceptibility to common cancers. N Engl J Med 2008;359:2143-52.
Lallo F, Kerr B, Friedman J, Evans G (eds). Risk assessment and management in cancer genetics. New York: Oxford University Press, 2005.
Vasen HFA et al. Guidelines for the management of familial adenomatous polyposis. Gut 2008;57:704-13.
Vasen HFA et al. Guidelines for the management of Lynch syndrome. J Med Genet 2007;44:353-62.
Vogelstein B, Kinzler KW (eds). The genetic basis of human cancer. New York: McGraw-Hill, 2002

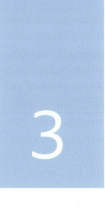

Epidemiologie van kanker

A Oorzaken en frequentie van kanker

J.W.W. Coebergh, F.E. van Leeuwen

3.1 Inleiding

Kanker omvat een groot aantal dodelijke ziekten met variërende frequentie en verloop. Thans is kanker de eerste doodsoorzaak in Nederland, behalve bij mensen ouder dan 80 jaar. Eén op de twee vrouwen tussen het dertigste en zestigste levensjaar overlijdt aan kanker. Uiteindelijk overlijden in Nederland vijf van de tien nieuwe kankerpatiënten aan kanker en de tienjaars relatieve overleving (een redelijke indicator van genezing) bedraagt ongeveer 45%. Bij patiënten jonger dan 60 jaar is de relatieve tienjaarsoverleving 60%, terwijl deze bij kinderen bijna 80% bedraagt.

Wij bespreken hier achtereenvolgens de epidemiologische visie op het ontstaan van kanker, de kennis van oorzaken en de frequentie van kanker in Nederland en de wereld. Ook wordt aandacht besteed aan tijdige detectie en screening van kanker ter voorkoming van overlijden aan kanker.

Basale epidemiologische begrippen en ziektematen staan in paragraaf 3.3. Vormen van epidemiologisch onderzoek worden toegelicht wanneer dit aan de orde is.

Cijfers over het vóórkomen van kanker in Nederland staan sinds 2000 in rapportages van de Nederlandse Kankerregistratie op www.kankerregistratie.nl. Ook zijn er de hierop gebaseerde *Signaleringsrapporten Kanker van KWF Kankerbestrijding* (1999 en 2004). Dan zijn er speciale publicaties over de kans op kanker op elke leeftijd (Kiemeney et al., 2008) en veranderingen in de incidentie (Siesling et al., 2008) en van zeldzame borsttumoren (Louwman et al., 2007). Trendgegevens van incidentie en prognose van kanker zijn vanaf 1972 beschikbaar via de kankerregistratie van het Integraal Kankercentrum Zuid (Janssen-Heijnen et al., 2005). Kankersterftecijfers zijn reeds vanaf 1870 beschikbaar (www.cbs.nl), maar soms lastig te interpreteren vanwege de diagnostische vooruitgang, waardoor meer afwijkingen zichtbaar worden enerzijds, maar dit wordt ook teniet gedaan door minder obducties anderzijds. Beziet men de ontwikkeling van kennis over het ontstaan en de prognose van kanker in historisch perspectief en de bijbehorende toegenomen bewustwording, dan blijkt het trage, want omstreden, karakter van preventie, zelfs bij krachtige carcinogenen als tabak of asbest. De betrokken producenten blijken voortdurend twijfel te zaaien en om meer onderzoek te vragen.

3.2 Epidemiologische visies op het ontstaan van kanker

Via epidemiologisch onderzoek is de variatie in plaats en tijd van de frequentie te beschrijven van het vóórkomen van kanker voor de diverse bevolkingsgroepen. Hierbij zijn met name migranten interessant, wegens de bij hen optredende veranderingen na enige tijd. Deze informatie draagt aanzienlijk bij aan de kennis van risicofactoren en beïnvloedende omstandigheden bij het ontstaan van kanker en de wisselwerking tussen genetische aanleg en omgevingsfactoren. Het leeftijdgebonden frequentiepatroon van kanker geeft ook aanleiding tot etiologische theorievorming en nader onderzoek. De ontwikkeling van de kennis van kanker is niet alleen een afspiegeling van die frequentie, maar ook van het – steeds tijdgebonden – maatschappelijke krachtenveld van denken over hygiëne en andere vormen van preventie. Hiermee zijn vaak ook grote industriële belangen gemoeid van producenten en vervuilers. Tabak en asbest zijn hiervan dramatische voorbeelden. Al met al kunnen 100 tot 150 jaar gemoeid zijn met het op de markt komen van kankerverwekkende agentia en het uiteindelijk weer verdwijnen van de hieruit voortvloeiende ziekten.

3.2.1 KANKER ALS MULTISTAPSPROCES, GEZIEN VANUIT DE EPIDEMIOLOGIE

Het idee dat een maligniteit in meerdere stappen of stadia ontstaat, heeft vele grondslagen: waarnemingen bij patiënten, etiologisch observationeel onderzoek, de doodsoorzaken- en ziektestatistiek en ook dierexperimenten. Vanouds was bekend dat tumoren er zeer verschillend uitzien bij resectie of autopsie: een lokaal proces met of zonder doorgroei in het omgevende weefsel, al of niet met metastasen op afstand. Dergelijke verschillende bevindingen bij patiënten illustreren een in de tijd voortschrijdend proces. Dierexperimenteel bleek niet alleen dezelfde macroscopische volgorde, maar ook dat er verschillende stimuli nodig waren om cellen te doen ontaarden in kankercellen. Men sprak wel van initiatie en promotie. De epidemiologische bijdrage aan het idee van het ontstaan van kanker als meerstapsproces (Huxley, 1958) blijkt een voorbode te zijn van de huidige cel- en moleculair-biologische inzichten.

Van oudsher viel op hoe sterk kanker toenam met de leeftijd. De frequentieverschillen tussen de leeftijden zijn dikwijls veel groter dan de verschillen tussen landen en rassen. Bij de meeste vormen van kanker, in het bijzonder de epitheliale vormen, is er een sterke toename met de leeftijd, met name boven het 50e jaar. Dus meende men dat er een gemeenschappelijk onderliggend mechanisme moest zijn dat tijd- of leeftijdgebonden was. Een wiskundige theorie ging uit van het ontstaan van kanker in één cel, die in voorafgaande stadia kwaadaardig getransformeerd moest zijn. Deze ene cel is dan de eerste van een grotere populatie, die zich (nog) in diverse voorstadia bevindt. In elk mens zou een relatief groot aantal cellen al een eerste stadium hebben doorgemaakt van 'premaligne' verandering, een steeds kleiner deel komt in een volgend stadium, tot er zich ten slotte kankercellen vormen, die als ze niet uitrijpen of vernietigd worden, te zijner tijd klinisch manifest worden, zodat er een patiënt in de kankerregistratie terechtkomt of uiteindelijk in de doodsoorzakenstatistiek.

De incidentie van klinisch manifeste kanker in de bevolking zou dan een machtsverheffing zijn van de leeftijd, gelijk aan het aantal stappen dat nodig is om ten minste één kankercel te laten ontstaan, die dan onstuitbaar doorgroeit. Elk individu bevindt zich in een of ander (pre)klinisch stadium van kanker. De leeftijdspecifieke sterfte aan kanker op een dubbel-logaritmische schaal resulteerde veelal in een rechte lijn, met als hellingshoek het getal 6 (Nordling, 1953): zes stadia moesten worden doorlopen, voordat één cel kwaadaardig zou ontaarden (fig. 3.1).

De theorieën uit de jaren vijftig van mensen als Doll werden later met voorbeelden uitgewerkt, met name bij epitheliale kankers (ruim 70% van het totaal) onder invloed van blootstelling aan exogene invloeden of leefgewoonten. Deze toenmalige mathematische benadering sluit goed aan bij hedendaagse moleculair-biologische inzichten, waarbij DNA-repair en celdood en een veelheid van andere processen een rol spelen. Het is nu ook geobserveerd bij patiënten met herkenbare voorstadia van baarmoederhals-, slokdarm-, dikkedarm- en prostaatkanker. Bij de niet-epitheliale tumoren verloopt de leeftijdafhankelijkheid echter niet rechtlijnig op een log/log-schaal of de hellingshoek is anders: zoals voor het retinoblastoom of voor acute lymfatische leukemie met hun piekfrequentie op jonge leeftijd (Knudson, 1985; Greaves, 1999). Uiteraard zijn er meervoudige verklaringen voor eenzelfde leeftijdspecifieke curve van de kankerincidentie..

Rol van exogene factoren in een multistapsproces

Uitwendige factoren zouden het ontstaan van kanker bevorderen wanneer ze het verblijf van de celpopulatie in een bepaald stadium bekorten door snellere overgang naar het volgende stadium. Hoe jonger personen aan een kankerverwekkend agens zijn blootgesteld, hoe groter de kans om vroeger in het leven voorlopers van een carcinoom te ontwikkelen, omdat er meer cellen op jongere leeftijd in een volgend stadium terechtkomen. Dit is weergegeven in figuur 3.2, waarin een virtuele lijn loopt voor de logaritme van de kankerincidentie bij personen die niet aan een schadelijk agens zijn blootgesteld, ten opzichte van de logaritme van de leeftijd.

De invloed van blootstelling aan tabaksrook kan in verschillende stadia van de uitgroei van de ziekte voorkomen. Het externe agens (tabaksrook) kan de overgang van het voorlaatste stadium naar het klinisch manifeste kankerstadium versnellen, wanneer voldoende cellen in het voorlaatste stadium zijn, bijvoorbeeld door een

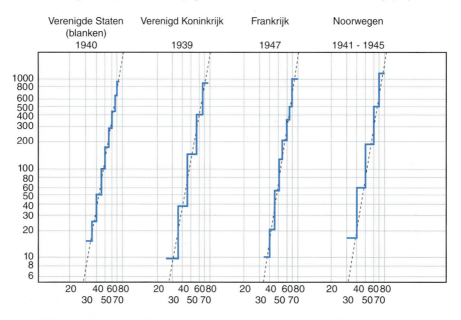

Figuur 3.1 Dubbel-logaritmische weergave van de kankersterfte naar leeftijd van mannen in de Verenigde Staten, het Verenigd Koninkrijk, Frankrijk en Noorwegen. Leeftijd horizontaal en sterfte per 100.000 verticaal (bron: Nordling, 1953).

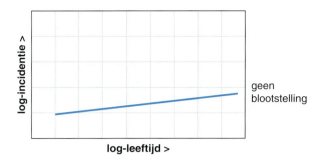

Figuur 3.2 Dubbel-logaritmische weergave van de theoretische toename van kanker met de leeftijd.

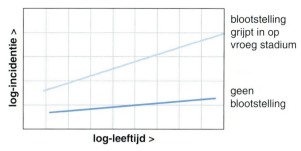

Figuur 3.3 Dubbel-logaritmische weergave van de incidentie van kanker met de leeftijd, naargelang het vroeg ingrijpen van een externe blootstelling.

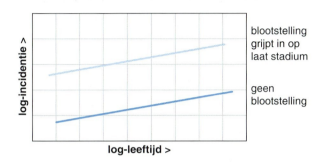

Figuur 3.4 Dubbel-logaritmische weergave van de incidentie van kanker met de leeftijd, naargelang het laat ingrijpen van een externe blootstelling.

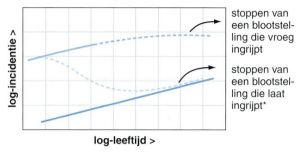

*men keert terug naar de incidentie van de *niet*-blootgestelden

Figuur 3.5 Invloed van het stoppen van een blootstelling op de incidentie naargelang het initiële tijdstip van aangrijpen van de blootstelling.

eerder opgetreden, ander agens, maar ook door een serie 'random'-mutaties (fig. 3.4). Als blootstelling aan sigarettenrook de overgang van het voorlaatste stadium naar de klinisch manifeste longkanker bevordert, is een snelle en abrupte afname te verwachten van de kankerincidentie na stoppen met roken op jonge leeftijd: weinig mensen hebben immers op jonge leeftijd cellen in het voorlaatste stadium. Als sigaretten echter vooral invloed hebben op de overgang naar een vroeg stadium, dan is 'het kwaad reeds geschied' op jeugdige leeftijd. Beide scenario's zijn mogelijk (fig. 3.5).

Aldus is het preventieve effect van stoppen met roken te schatten.

Uit 'echte' epidemiologische gegevens blijkt tabaksrook zowel in een vroeg als in een laat stadium van longkanker van invloed, wat de hoge carcinogeniciteit kan verklaren (en het tot 200 oplopende relatieve risico bij op jeugdige leeftijd begonnen en immer doorrokende ouderen). Dit wordt nog duidelijker bij het ontstaan van mesothelioom door blootstelling aan asbest: dit ontstaat 20 tot 40 jaar later, naarmate men op oudere leeftijd begon te werken in de asbestverwerkende industrie. Als men de incidentie van mesothelioom beschouwt na de eerste blootstelling, vallen de curven volledig op elkaar.

Kanker als 'mathematisch' meerstapsproces: besluit

Hoewel de algemene contouren van het model brede acceptatie genieten, zijn niet alle details onomstreden. Een belangrijke vooronderstelling is dat iedereen kans loopt om elke maligniteit te ontwikkelen, ook in afwezigheid van een blootstelling die het ontstaan van de tumor bevordert. Voor vele maligniteiten zou het product van de kansen voor het doormaken van de opeenvolgende stadia zo klein zijn, dat vrijwel niemand de maligniteit zal ontwikkelen binnen de normale duur van het menselijke leven. Om kanker te krijgen moet minstens één van de stadia drastisch worden ingekort. Hierna blijkt hoe blootstelling aan omgevingsfactoren en gedrag inwerkt op het ontstaan van kanker.

3.2.2 RISICOFACTOREN VOOR KANKER: HISTORISCH PERSPECTIEF

Aan het begin van de twintigste eeuw bleken bepaalde beroepen een sterk verhoogd risico op kanker te hebben. Reeds in 1775 wees Percival Pott op de hoge frequentie van de zeldzame scrotumkanker onder Britse schoorsteenvegers. Meer dan 100 jaar later bleek dit samen te hangen met het niet-dragen van beschermende kleding, in Duitsland vanaf 1785 gebruikelijk. Rond 1900 werd al een verhoogd risico op blaaskanker beschreven bij werknemers in de kleurstoffenindustrie en een hoge frequentie van de toen zeldzame longkanker bij arbeiders in de metaalmijnen in het Zwarte Woud. Tevens werd toen het verband tussen zonlicht en huidkanker al vermoed (Hyde, 1906). Vrij snel na de ontdekking van de röntgenstralen in 1895 bleken deze ook huidkanker te veroorzaken. Voor bottumoren werd dit in 1929 aangetoond in een follow-uponderzoek van 800 jonge vrouwen die horlogewijzers met een radiumbevattend verfmengsel beschilderden en de penselen met de lippen aanstipten (Martland en Humphries, 1929).

Broca wees in 1866 op de sterk verhoogde frequentie van borstkanker bij vrouwen met een belaste familieanamnese en rond 1900 waren andere erfelijke kankersyndromen reeds bekend, zoals retinoblastoom bij kinderen. Al in de achttiende eeuw wezen Italiaanse artsen op het veelvuldig vóórkomen van borstkanker bij nonnen en ongetrouwde vrouwen. In het eerste patiënt-controleonderzoek naar de oorzaken van borstkanker (Lane-Claypon, 1926) bleken vooral vrouwen getroffen wanneer zij weinig of geen kinderen hadden, op oudere leeftijd kinderen kregen en/of wanneer ze geen borstvoeding hadden gegeven. Nog steeds is de leeftijd van de vrouw bij geboorte van het eerste kind de belangrijkste risico-indicator voor borstkanker, evenals de beschermende invloed van borstvoeding op het ontstaan van borstkanker bij premenopauzale vrouwen (Lipworth et al., 2000). Ongunstige veranderingen in deze karakteristieken zouden de toename van borstkanker in de geïndustrialiseerde landen grotendeels verklaren.

Op het eerste congres over *cancer control* in New York in 1926 bestond al – gebaseerd op waarnemingen bij patiënten – verrassende, achteraf terechte, overeenstemming over de vermoedelijke oorzaken van de relatief vaak voorkomende kankers in de mond- en keelholte, slokdarm en maag. Over het verbeteren van mondhygiëne en vermijden van kruidige spijzen en overmatig alcohol- en pruimtabak waren de geleerden het eens (Ewing, 1927). Dergelijke kennis is dan meestal al gemeengoed bij de hogere sociale klassen en 'post aut propter' nam de frequentie van deze kankers af in Noordwest-Europa en Noord-Amerika. Sinds de jaren zeventig van de vorige eeuw steeg deze overigens weer, met name onder vrouwen, op geleide van het met de welvaart stijgende alcoholgebruik na de Tweede Wereldoorlog.

De longkankerepidemie stond toen nog in de kinderschoenen.

Op dezelfde conferentie schreef de Amsterdamse patholoog De Vries de in zijn obductieserie sinds 1901 stijgende longkankerfrequentie nog toe aan de toen gangbare asfaltering van wegen (zonder enige notie van latentietijd). In de generaties geboren na 1860 was het sigarettengebruik in Nederland evenals in andere geïndustrialiseerde landen toegenomen, te beginnen in de hogere sociale klassen. In de lagere sociale klassen werd vooral gepruimd. In Duitsland was kennis over de stijging van het vóórkomen van longkanker in relatie tot tabaksgebruik rond 1930 al redelijk gemeengoed en werden na 1933 steeds fellere bewustwordingscampagnes gevoerd tegen tabaksgebruik, ook met het oog op een beter nageslacht. In 1941 werd in Jena met persoonlijke steun van Hitler een speciaal instituut opgericht voor het belichten van de gevaren van tabaksgebruik (Proctor, 1999). Spoedig rapporteerde een Nederlands patiënt-controleonderzoek naar risicofactoren voor longkanker (Wassink, 1948), dat er onder 134 mannelijke longkankerpatiënten uit de 'Cliniek van het Leeuwenhoekhuis' 56% 'zeer sterke' rokers waren, tegen 20% onder honderd 'normale mannen van gelijke leeftijd en stand'. Onder de patiënten bleken viermaal zoveel 'intellectueelen, handelslieden, winkeliers, ambtenaren en militairen (niet-handenarbeiders)', hetgeen toen tegen een belangrijke rol van industriële verontreiniging pleitte. 'Wat wij moeten duchten, is het microklimaat der binnenkamers en kantoren; dus niet het luchtbederf door de industrieschoorsteen, maar door de menselijke rookverspreider.' De rookgewoonten in de westerse cultuur waren bij mannen destijds echter diepgeworteld; 90% van de mannen in Nederland rookte. Nicotinegebruik voorzag volgens psychologen en farmacologen in het 'menselijk tekort' van de jachtige twintigste eeuw (Van Proosdij, 1957). Hij voorspelde het beloop van het tabaksgebruik beter dan de Gezondheidsraad en de diverse goed ingefluisterde ministeries die keuzevrijheid voorstonden. In zijn boek *Rookgordijnen* uit 2003 toont Joop Bouma aan dat de tabaksindustrie in hoog financieel aanzien stond bij de ambtelijke, politiek/parlementaire machthebbers door de opbrengst van de accijnzen en door de werkgelegenheid in menig fabriek. Tevens had men goede connecties met wetenschappelijke en culturele instellingen. In de jaren zestig traden wezenlijke veranderingen op in het denken over oorzaken van chronische ziekten, samenhangend met de daling van de sterfte aan infectieziekten op jongere leeftijd, maar vooral door de zorgwekkende stijging van het aantal hartinfarcten. Rond 1950 was er al veel belangstelling voor het onderzoek naar oorzaken van chronische ziekten en kanker, waaraan immers vier van de vijf patiënten overleden binnen vijf jaar. Menig wetenschappelijk bevolkingsonderzoek werd gestart om aan te tonen dat leefgewoonten als roken, overmatige voeding en alcoholgebruik een belangrijke invloed zouden kunnen hebben op het kankerrisico. Ook kankerregistraties werden met het oog hierop tot ontwikkeling gebracht. Voorts bleek uit vijf patiënt-controleonderzoeken in Engeland en de Verenigde Staten eveneens een sterk verband tussen het roken van sigaretten en longkanker (Wynder en Graham, 1950; Doll en Hill, 1950). Longkankerpatiënten waren, vergeleken met controlepersonen, significant vaker zware rokers en minder vaak niet-rokers en het relatieve risico op longkanker steeg sterk met het aantal gerookte sigaretten per dag. Hoewel bronnen van vertekening, zoals selectie en misclassificatie, systematisch besproken werden, verdroegen toonaangevende statistische wetenschappers deze methodologische onzekerheden slecht. Vaak gesteund door de tabaksindustrie hielden ze lang vol, dat de voorliefde voor het roken erfelijk bepaald was en dat deze erfelijke eigenschap mogelijk op hetzelfde chromosoom lag als de veronderstelde erfelijke aanleg voor longkanker. De bevestigingen kwamen via grote longitudinale studies, zoals onder de miljoen vrijwilligers van de American Cancer Society in 1957. De vernuftige studie onder ruim 40.000 Britse artsen (Doll en Peto, 1976) leverde niet alleen overtuigende uitkomsten op, maar maakte hen ook twintig jaar eerder dan de Nederlandse artsen 'agents of change'; de studie is nog regelmatig geactualiseerd tot en met 2004. De statistische en klinische scepsis over het vermogen van het niet-experimenteel epidemiologisch onderzoek om causale verbanden te leggen heeft in elk geval de scherpte ervan bevorderd.

Meestal worden in de epidemiologie de volgende criteria gehanteerd voor een oorzaak-gevolgrelatie op basis van een statistisch verband. Dit is meer aannemelijk als:
- een reële tijdsvolgorde bestaat tussen blootstelling en gevolg;
- verschillende studies gelijke resultaten hebben;
- het verband sterker is;
- een hogere en/of langere blootstelling gepaard gaat met een grotere kans op ziekte;
- het verband biologisch plausibel is.

Hoewel aan de voorwaarden genoemd in het kader bij longkanker en roken rond 1960 al ruimschoots was voldaan en bij proefdieren ook was aangetoond dat tabaksrook talloze kankerverwekkende stoffen bevat, duurde het nog ruim vijftien jaar voor overheidsbeleid het roken daadwerkelijk ontmoedigde. Na het voorzichtige rapport van de Gezondheidsraad in 1957 deden de diverse ministeries en het parlement er nog eens dertig jaar over, voordat in 2002 eindelijk een Tabakswet 'met tanden' werd aangenomen. Al met al sneuvelden er in totaal meer dan één miljoen vroegtijdige tabaksdoden in de afgelopen eeuw, van wie bijna de helft aan kanker overleed.

Naar het verband tussen *beroep* en kanker is in Nederland weinig 'monitorend' onderzoek verricht, zoals in Scandinavië routinematig gebeurt (Pukkala et al., 2009) op basis van eenvoudige koppelingen van werknemers- en werkgeversregisters met de kankerregistratie en/of het doodsoorzakenregister. Sinds 1949 wordt beroep bij het CBS niet meer vastgelegd, begrijpelijk omdat er vaak vele wisselingen optreden gedurende het leven, met name in de 'vuile' beroepen. Het belangrijkste wapenfeit is vooralsnog het onderzoek naar asbest als oorzaak van mesothelioom; de oorzaak kwam op Walcheren aan het licht door de bijzondere werkomstandigheden in de scheepsbouw (noodzaak tot isoleren van veel leidingen en ruimten) sinds 1963 (Stumphius, 1969). Effectieve maatregelen tegen asbestgebruik werden pas vijftien jaar later operationeel, zodat de piek van de epidemie met ongeveer 1000 doden per jaar rond 2020 wordt verwacht, met name bij mannen geboren tussen 1943 en 1947 (Burdorf et al., 1997). Door goedbedoelde aandacht voor 'privacy' en vermeende tegengestelde belangen van werkgevers en werknemers is de kennisontwikkeling en bewustwording in Nederland beperkt gebleven, zodat we voornamelijk op Scandinavische cohortonderzoeken van beroepen en kanker blijven aangewezen.

Langzame, maar veelbelovende ontwikkelingen voltrokken zich op het gebied van de kankerverwekkende rol van *micro-organismen*, waarvoor in 2008 de Nobelprijs werd toegekend aan Zur Hausen wegens zijn baanbrekende werk in verband met humaan papillomavirus, veroorzaker van baarmoederhalskanker. Hoewel het vermoeden dat virussen kanker veroorzaken al honderd jaar oud is, werd dit niet overtuigend aangetoond, met name omdat micro-organismen of antistoffen daartegen vaak niet meer aantoonbaar zijn wanneer de diagnose kanker gesteld wordt. Sinds ongeveer 25 jaar is er een opleving in de bestudering van infecties als oorzaak van kanker van de lever (hepatitis B en C), van de blaas (schistosomiasis), van maligne lymfomen (epstein-barr- en humaan immunodeficiëntievirus), van baarmoederhalskanker (humaan papillomavirus) en van maagkanker (*Helicobacter pylori*). Wereldwijd gaat het om ongeveer 20% van alle vormen van kanker en in Nederland thans om minder dan 10% (De Martel et al., 2009).

Het belang van de rol van *voeding* bij kanker, al benadrukt in de jaren twintig van de vorige eeuw, kwam in de jaren zeventig weer naar voren. Naar Amerikaans voorbeeld werd in Nederland een groot onderzoek naar voeding gestart aan de universiteit van Maastricht (met CIVO-TNO), enkele jaren later gevolgd door deelname aan het Europese EPIC-project, een cohortonderzoek onder 250.000 mensen in tien landen (Gonzales en Riboli et al., 2010). In een speciaal rapport voor KWF Kankerbestrijding werden in 2005 alle mechanismen en effecten samengevat. De mechanismen zijn niet onomstotelijk en de gevonden effecten bescheiden, omdat er zo lang overheen gaat voor blootstellingen in effecten resulteren. In de tussentijd kan er verdunning van effecten optreden en interactie met allerlei invloeden. Daarnaast is er het beperkte geheugen van patiënten om zich hun eigen voeding van twintig tot dertig jaar geleden te herinneren en in vragenlijsten blijken sociaal wenselijke antwoorden schering en inslag. Modern onderzoek naar hormonale oorzaken van kanker kwam in de jaren zeventig op gang door het in de VS opgetreden sterke verband tussen postmenopauzale oestrogenen en baarmoederkanker, waaraan nu ook de schadelijke bevindingen ten aanzien van borstkanker en zelfs hartinfarcten zijn toegevoegd (Beral et al., 2003). Sinds deze geruchtmakende studie is het postmenopauzale hormoongebruik in de westerse wereld drastisch afgenomen en dat geldt ook voor de borstkankerincidentie, met name in de Verenigde Staten en België.

3.2.3 SCHATTING VAN OORZAKEN VAN KANKER

Vanaf het moment dat in 1971 in de VS de 'War against Cancer' werd uitgeroepen, verbeterde ook de al in 1935 gestarte kankerregistratie en nam de incidentie van kanker sterk toe doordat er vollediger werd geregistreerd en door meer vroegdiagnostiek en screening, met name bij borstkanker. De (door de tabaksindustrie aangewakkerde) onrust over kankerverwekkende stoffen in de voeding, de onrust over het milieu en in de chemische en energieopwekkende bedrijven werd in de jaren zeventig zo groot dat het Amerikaanse Congres objectivering vroeg aan de Britse epidemiologen Doll en Peto. Zij verrichtten een samenvattend literatuuronderzoek van de vermeende frequentietoename (op basis van trends in de kankersterfte onder het 65e jaar, dus van veranderingen in de incidentie op middelbare leeftijd), internationale verschillen en destijds bekende uitwendige oorzaken van kanker.

Men was al bekend met grote internationale verschillen in de sterfte aan kanker en ook in de incidentie. In Japan kwam maagkanker frequent voor, maar de sterfte aan borst-, darm-, en prostaatkanker was juist laag, precies omgekeerd aan de situatie in de westerse wereld. Aanvankelijk werden de geografische verschillen in kankersterfte toegeschreven aan genetische factoren, maar deze hypothesen zijn vooral ontkracht door epidemiologisch onderzoek onder migranten: wanneer hun patroon van kankerincidentie werd vergeleken met dat van autochtonen in het land van bestemming, en met dat in het land van herkomst, bleek de incidentie (pas na één generatie) gelijk te worden aan die van het land van bestemming, naarmate men jonger was bij migratie (veelal < 15 jaar). Maar hoe ouder men was bij immigratie, hoe meer de incidentie nog leek op die van het land van herkomst. Dit is ook als een bevestiging van de multistapstheorie op te vatten.

Het epidemiologisch onderzoek van kanker is in feite tot bloei gekomen door de migrantenstudies (Khlat en Parkin, 1996) en de ontdekking van het oorzakelijk verband tussen roken en kanker. Tal van andere relaties werden opgehelderd, zoals stevig alcoholgebruik in relatie tot het risico op hoofd-halstumoren, in-uteroblootstelling aan DES (diëthylstilboestrol) in relatie tot kanker van de vagina bij jonge vrouwen, hormoongebruik in de overgang en baarmoederkanker.

Het verschijnen van het rapport *De oorzaken van kanker: schattingen van de vermijdbare kankerrisico's* (Doll en Peto, 1981) werd een mijlpaal. Indien de stijging van het aantal tabaksgerelateerde tumoren buiten beschouwing bleef, was de kankersterfte in de VS vanaf de jaren vijftig nauwelijks toegenomen, hetgeen tegen een belangrijke en sterke invloed van milieufactoren pleitte. Wat de rol van voeding betreft, voltrokken zich tegelijkertijd gunstige en ongunstige trends, bijvoorbeeld tegengesteld bij maag- en dikkedarmkanker. Hun belangrijkste conclusie was dat 75 à 80% van de kankersterfte te wijten zou kunnen zijn aan exogene, potentieel 'vermijdbare' factoren. Veruit de belangrijkste bijdrage werd geleverd door leefgewoonten als roken (30%) en voeding (35% met een ruime spreiding), alcoholgebruik (3%) en factoren samenhangend met de voortplanting (2-4%). De bijdrage van milieufactoren werd geschat op hooguit enkele procenten. Een geactualiseerde weergave van de schattingen komt nog steeds in grote lijnen overeen (Doll, 1999), behalve dat de nu geschatte bijdrage van voeding lager uitpakt. Ook beschermende invloeden spelen een rol, die bijvoorbeeld verband houden met de enorme daling van maag- en galblaaskanker. Inmiddels lijken de bijdragen van infecties, vooral virussen, en factoren die verband houden met de voortplanting nu hoger te zijn, elk zo'n 5 tot 15%. Slechts een klein deel van de kankersterfte (4-6%) kan worden toegeschreven aan de zogenoemde autosomaal dominant overerfbare mutaties, waarbij de drager van de genmutatie een zeer grote (35% of meer) kans heeft op kanker, bijvoorbeeld mutaties in de borstkankergenen BRCA-1 en -2 (tabel 3.1).

Bij tabel 3.1 passen drie belangrijke opmerkingen. De bijdragen van de diverse factoren aan de kankersterfte (in %) mogen niet zomaar bij elkaar worden opgeteld om te verklaren welk deel van alle kanker aan al deze factoren tezamen is toe te schrijven. De diverse factoren kunnen

Tabel 3.1	Aan exogene invloeden toe te schrijven deel van de kankerincidentie in Nederland (in procenten).	
	beste schatting	uitersten
tabak	30	25-35
alcohol	8	5-15
voeding	< 10	5-15
overgewicht	5	3-8
geslachtsverkeer	1	1
hormonale analogen van de reproductie	6	2-12
beroep	4	2-8
milieuvervuiling	2	1-5
industriële producten	< 1	0-2
geneeskunde en medicijnen	2	1-3
geofysische factoren (ultraviolette straling)	5	2-8
infectieziekten	< 10	5-15
onbekend	20	
totaal	> 100%	**

** Interactie vanwege multicausaliteit (synergistisch additief of multiplicatief).
Totaal in deze tabel kan bij toenemende kennis van risicofactoren de 100% overschrijden.

Tabel 3.2	Kans op kanker naar gecombineerd rook-drinkgedrag.	
rookgedrag	*alcoholconsumptie*	*relatief risico op keelkanker*
niet-rokers	geheelonthouders	1×
niet-rokers	> 3 glazen per dag	2×
twee pakjes per dag	geheelonthouders	3×
twee pakjes per dag	> 3 glazen	16×

elkaar onderling versterken, maar ook verzwakken; met andere woorden, er is interactie, bijvoorbeeld in de vorm van de gecombineerde effecten van roken en stevig alcoholgebruik op het ontstaan van, overigens zeldzame, kanker in de keel (tabel 3.2).

De percentages te vermijden kanker als gevolg van de diverse factoren mogen dus niet zonder meer worden opgeteld. Zo bestaat er ook, veelal synergistische, interactie tussen roken en beroepsblootstellingen, zoals asbest, en met voeding. Ook blijkt interactie mogelijk tussen diverse exogene factoren en erfelijk bepaalde gevoeligheid voor de verwerking van tabak in het lichaam. Door verlaagde of verhoogde enzymatische afbraak van toxische stoffen in tabaksrook, voeding, milieu of verhoogd of verlaagd DNA-herstel kan de kans op kanker hoger of lager uitvallen bij verschillende mensen. Een goed voorbeeld is de gevaarlijke invloed van ultraviolette straling op de huid van lichtgetinte mensen met blond of rossig haar, en de vrijwel afwezige frequentie van melanomen bij mensen met een donkere huidskleur. In beginsel zullen met zogeheten gen-omgevingsinteractieonderzoek vaker oorzakelijke verbanden bij subgroepen zichtbaar worden, die nu verborgen blijven. Daardoor zouden meer specifieke, misschien zelfs individuele, adviezen over preventie mogelijk worden. Het fenomeen van de opa's die hun leven lang rookten en kerngezond 95 jaar werden, is vermoedelijk te verklaren uit hun vermogen genotoxische stoffen snel af te breken. Combinaties van gevoeligheidsgenen spelen waarschijnlijk een rol bij de overgrote meerderheid van alle kankers die overwegend aan exogene factoren worden toegeschreven. Het einde lijkt dus in zicht van de controversen tussen kankerepidemiologen en laboratoriumonderzoekers of nu alle kanker vooral het gevolg is van leefgewoonten en omgevingsfactoren of van opeenvolgende genetische veranderingen. Het wordt en/en in plaats van of/of.

Overigens gaan de schattingen in tabel 3.1 over de *theoretische* en niet over de *praktische* vermijdbaarheid van kanker. Bij voeding is maar ten dele duidelijk *welke stoffen* nu precies van invloed zijn op het kankerrisico: van antioxiderende stoffen in groenten en fruit staat de beschermende werking tegen sommige kankers vast, zodat bij regelmatige inname 5-10% van alle kanker te voorkómen is. Anderzijds lijkt overgewicht eveneens ruim 5% van de kanker bij mensen te verklaren. Het percentage strikt aan vet en vezelarme voeding toe te schrijven kanker lijkt klein geworden na correctie voor andere factoren.

Rekening houdend met langlopende trends in belangrijke vormen van kanker lijkt ongeveer 50% van alle kanker in Nederland in de verre toekomst te voorkómen en dat alleen bij indrukwekkende veranderingen in onze leefgewoonten: niet roken, beperkt drinken, gevarieerde en matige voeding, beheerste blootstelling aan zonlicht en hygiënisch geslachtsverkeer.

3.2.4 RECENTE ONDERZOEKSRESULTATEN

De samenvattende beschouwing van Doll en Peto uit 1981 is door vele publicaties gevolgd, waaronder een groot aantal bij de IARC (International Agency for Research on Cancer) verschenen monografieën over virussen, industriële chemicaliën (zware metalen), haarlak en kleurstoffen, voedingsbestanddelen, ultraviolette straling en alcohol (www.iarc.fr). Voorts werd de onderbouwing van vooral de ongunstige invloed van het roken steeds hechter, overigens niet los van voedingsgewoonten, beweging en andere blootstellingen. Deze grote hoeveelheid onderzoek reflecteert ook vooruitgang in onderzoeksmethoden, statistische bewerking en geautomatiseerde dataverwerking. Door de lange latentietijd, het niet onomstotelijke karakter van observationeel onderzoek en door de lange periode die nodig is voor het nemen, invoeren en aanslaan van preventieve maatregelen, komen de uitkomsten pas na tientallen jaren tot uitdrukking in de kankerincidentiecijfers. De longkankercijfers reageren veelal pas na vijftien jaar op positieve veranderingen in rookgedrag bij de jeugd, maar dit gaat sneller in geval van stoppen met roken: dan daalt het relatieve risico bij voormalig rokers van 10 naar 2 binnen ongeveer tien jaar. Veranderingen in leefgewoonten gaan doorgaans sneller wanneer er breed gedragen, veelal op wetenschap gebaseerde, kennis aan gedragsveranderingen ten grondslag ligt.

Overigens heeft de in 1971 in de VS ontketende 'War against Cancer' in eerste instantie de bij bewustwording horende paniek en pas later geruststellende kennis over de oorzaken van kanker voortgebracht. Het publiek raakte in de war door alle tegenstrijdige berichten. Nog steeds is er een overspannen beeld over milieuoorzaken van kanker bij kinderen en jongvolwassenen. De verworvenheden uit het verleden, zoals de sterke daling van het aantal gevallen maagkanker, baarmoederhalskanker en beroepsgebonden kankers, krijgen helaas niet de aandacht die ze verdienen, al was het alleen maar vanwege de erkenning van het belang van breed aangepakte preventie. Nieuwe interessante, maar altijd bescheiden, uitkomsten komen vooral uit groot, langlopend cohort- of follow-uponderzoek, zoals de 'Nurses'- en de 'Health Professional'-onderzoeken in de VS en het atoombomoverlevendenonderzoek in Japan.

Van groot belang is ook dat lichtzinnig gelegde etiologische verbanden gemakkelijker kunnen worden ontkracht. Zowel in Engeland als in de VS rapporteren uitvoerige patiënt-controleonderzoeken van kanker bij kinderen inmiddels over de beperkte betekenis van elektromagnetische en lage-dosis-ioniserende straling. In dit kader is eveneens een groot aantal cohortonderzoeken vermeldenswaard onder bijvoorbeeld keurlingen en ziekenhuispatiënten in de wat datavoorziening betreft goed georganiseerde Scandinavische landen. Ook in Nederland zijn potentieel goede mogelijkheden voor 'record-linkage' ontstaan, onder andere met PALGA (Pathologisch-Anatomisch Landelijk Geautomatiseerd Archief) en landelijke en regionale kankerregistratie(s), het Utrechtse DOM-cohort, de Globe-, EPOS- en PHARMO-cohorten in Eindhoven en de late bevindingen uit het cohort vanuit Maastricht en Zeist met op voedingsgewoonten en kanker onderzochte personen. Voor onderzoek naar het optreden van tweede tumoren zijn er diverse cohorten langdurig overlevende patiënten gebouwd in de kankercentra tezamen met algemene ziekenhuizen. Van het Europese onderzoek naar voeding en kanker (EPIC) zijn inmiddels vele resultaten bekend (Gonzalez en Riboli, 2010). 'Population-based' patiënt-controleonderzoek van gen-omgevingsinteracties bij borstkanker zal nog veel zinnige informatie in de vorm van specifieke risicoprofielen bij kleine groepen vrouwen opleveren, zeker nu via allerlei 'genomic searches' vele kandidaat-genen worden geïdentificeerd De belangrijkste nieuwe bevindingen zijn samengevat in tabel 3.3.

Tabaksgebruik: een groot aantal onderzoeken rapporteerde over het in verhoogde mate ontstaan bij rokers van kanker van de blaas (RR: 3-5), alvleesklier (RR: 2-4), nier (RR: 2-3), en dikke darm met een latentietijd van meer dan 35 jaar (RR: 2) en myeloïde leukemie (RR: 1,5). (RR = relatief risico op kanker van blootgestelden ten opzichte van niet-blootgestelden in een follow-uponderzoek, of van blootstellingsfrequentie bij zieken ten opzichte van controlepersonen in patiënt-controleonderzoek.).

Voeding: in 2004 bracht een groep onderzoekers in het kader van de Signaleringscommissie van KWF Kankerbestrijding verslag uit van de rol van voeding bij het ontstaan van kanker.

De bevindingen zijn verwerkt in de overzichtstabel 3.3.

De 'bottomline' is dat doorgaans redelijke bescherming tegen het ontstaan van vooral epitheliale kanker uitgaat van gevarieerde voeding, met voldoende groenten en fruit, matig alcoholgebruik en matige calorie-inname, gerelateerd aan een behoorlijke hoeveelheid lichamelijke activiteit.

In 2005 vatte een groep onderzoekers de bevindingen samen inzake de rol van lichaamsbeweging bij de preventie van kanker. Het risico op postmenopauzale borst-, dikkedarm-, nier- en endometriumkanker zou kunnen worden verlaagd door regelmatige lichaamsbeweging in combinatie met gewichtsverlaging.

De achterliggende mechanismen zijn nog niet volledig bekend en omvatten:
- metabole elementen;
- anti-inflammatoire elementen; en
- mechanische elementen, in de vorm van kortere doorlooptijd in de darm van het te verteren voedsel.

Dit vormt de rationale van adviezen, acties en campagnes voor het (individuele en massale) bewegen tegen kanker, waarbij ook het niet-opgeven, het doorgaan zeer aantrekkelijk blijkt.

Infecties: de ontdekking van het verband tussen chronische infectie met *Helicobacter pylori* en het ontstaan van maagkanker is zonder twijfel een belangrijke vondst (Forman, 1996). Verder werd de hoofdrol van het humaan papillomavirus typen 16 en 18 duidelijk bij het ontstaan van baarmoederhalskanker, dat dus steeds meer als een langzaam verlopende geslachtsziekte is te beschouwen. Ongetwijfeld zullen gastvrouw-achtige factoren en bijkomende infecties ook een rol spelen, waardoor vaccinatie slechts een beperkte groep vrouwen beschermt. Besmetting met hiv lijkt beduidend vaker te leiden tot het ontstaan of misschien juist tot progressie van diverse vormen van kanker, met name van non-hodgkin-lymfomen en sarcomen van de huid. Deze komen ook vaker voor in geval van verzwakking van het immuunapparaat bij transplantatiepatiënten, in combinatie met besmetting met het epstein-barr-virus. Kinlen (1995) legde aannemelijke verbanden tussen het geclusterd voorkomen van leukemie bij kinderen en infecties samenhangend met plotselinge veranderingen in blootstellingen aan micro-organismen door 'population-mixing' met name wanneer relatief geïsoleerde mensen in contact komen met buitenstaanders.

Hormonen: een groot aantal onderzoeken toonde – ondanks de conceptieremming – een duidelijk risicoverlagend effect aan (RR: 0,5) voor kanker van de eierstok bij gebruik van anticonceptiva (Beral et al., 2003). Het verband met het ontstaan van borstkanker is minder duidelijk. Na correctie voor andere factoren, zoals pariteit, leeftijd van menarche en bij het eerste kind, lijkt langdurig gebruik van de pil, vooral wanneer gestart op jonge leeftijd, een bescheiden risicoverhoging met zich mee te brengen voor het 35e jaar, wanneer het risico op zichzelf laag is (Collaborative Group on hormonal contraceptives, 1996).

Ultraviolette straling: het toenemende belang van UV-straling bij het ontstaan van basalecellen- en plaveiselcelcarcinoom van de huid lijkt ook samen te hangen met het afweeronderdrukkend effect (Kricker et al., 1994). Een kankerverwekkende invloed van ernstige (> 48 uur klachten) verbrandingen door zonlicht lijkt zeer aannemelijk voor het maligne melanoom: in een meta-analyse van zestien patiënt-controleonderzoeken bleek een gecombineerd relatief risico van 2 bij meer dan één verbrandingsepisode en van bijna 4 bij meer dan drie episoden (Whiteman en Green, 1994). Excessieve blootstelling op de kinderleeftijd lijkt vooral riskant te zijn. Het ligt voor de hand dat gastheerfactoren, zoals het (blonde/rossige) huidtype en de aanwezigheid van dysplastische naevi, eveneens van belang zijn (McKie et al., 1989). Onoordeelkundig gebruik van de zonnebank is recent door de IARC als carcinogeen erkend, na eerder cohortonderzoek in Scandinavië (Veierod et al., 2003). Tegen UV-straling beschermende huidcrèmes blijken soms niet te beschermen tegen UVA dat ook carcinogene effecten heeft en geven aanleiding tot langere blootstelling aan zonlicht.

Radioactieve straling: uit het Japanse atoombom-overlevendenonderzoek blijkt weliswaar een grotere kans op de meeste kankers naarmate de blootstelling hoger was op jongere leeftijd – vooral bij acute leukemie en borstkanker –, maar dit verhoogde relatieve risico werd kleiner na verloop van tijd. Omdat < 1% van alle kanker in Hiroshima en Nagasaki aan de gevolgen van de atoombom kan worden toegeschreven, vallen deze nevenffecten eigenlijk mee. Een causaal verband tussen (geringe of vermeende) radioactieve besmetting uit kerncentrales en clusters van leukemie bij kinderen lijkt niet aanwezig (Laurier en Bard, 1999), want wordt evenzeer aangetroffen bij niet in werking gestelde centrales. In de direct omgevende landen van Tsjernobyl blijkt bovenal een verhoogde frequentie van schildklierkanker bij kinderen in jodiumdeficiënte streken waar geen jodiumtabletten waren verstrekt. Onderzoek van verhoogde blootstelling aan radon toont inderdaad meer longkanker, maar dit lijkt in Nederland van beperkt belang. Licht verhoogde stralingsniveaus bij radiologische werkers en bij medische diagnostiek hadden tot nu toe geringe gevolgen. Hoewel soms een tweevoudig verhoogde kans op leukemie, lymfomen en hersentumoren bij kinderen wordt gevonden bij (zelden voorkomende) intensieve blootstelling aan elektromagnetische straling, blijkt dit geen wet van Meden en Perzen. Ook wordt een verband met transformatoren verondersteld in flatgebouwen. Een plausibel biologisch mechanisme is niet bekend.

Kankerbehandeling en tweede tumoren: na enkele kleine onderzoeken met korte follow-up is de afgelopen vijftien jaar uitvoerig gerapporteerd over de verhoogde frequentie van tweede tumoren bij langdurig overlevende personen, veelal na intensieve behandeling met effectieve chemo- en/of radiotherapie. Dit speelt vooral bij jongvolwassenen met de ziekte van Hodgkin en zaadbalkanker en bij kinderen met kanker. Het is niet verwonderlijk dat succesvolle behandeling soms jaren later nog hinderlijke complicaties heeft, zoals het ontwikkelen van een tweede (primaire) tumor en schade aan het hart. Cytostatica en bestraling beschadigen niet alleen de kankercellen. Vanwege de gunstige levensverwachting van de patiënten, is bestudering van eventueel late neveneffecten van de behandeling bij hen van het grootste belang, om deze complicaties tijdig te herkennen en om bij te dragen aan aanpassingen van de primaire behandeling; ook al is die vaak al veranderd. Dit onderzoek naar de kwaliteit van de oncologische zorg op lange termijn bepaalt in welke mate het risico op een nieuwe tumor of een vaatlijden extra verhoogd is (ten opzichte van de bevolking) en welke delen van de behandeling verantwoordelijk zijn voor deze verhoogde risico's. Een grote groep van dergelijke patiënten, jonger dan 40 jaar ten tijde van hun behandeling, is hiertoe gemiddeld 15 tot 25 jaar gevolgd in de diverse kankercentra. Voor patiënten met de ziekte van Hodgkin was de kans op een nieuwe, tweede tumor zevenmaal verhoogd, op – de gelukkig zeldzame – acute niet-lymfatische leukemie zelfs 50×. Maar het *absolute* risico op leukemie bleef beperkt tot 3% na 25 jaar. Het risico op borstkanker en ook op kanker van long en maag was ongeveer vijfmaal verhoogd, waarschijnlijk door de bestraling. Omdat borstkanker in de bevolking veel vaker voorkomt dan leukemie, leidt een minder hoog relatief risico tot een veel hoger absoluut risico bij hen, namelijk bijna 20%. De risicoverhoging was voorts groter, naarmate de patiënten op jongere leeftijd waren bestraald: 17 keer voor vrouwen die voor hun 20e jaar bestraald waren versus tweemaal na het 30e jaar. Ook na het vallen van de atoombom in Japan in 1945 bleek het risico op borstkanker 30 jaar later het meest verhoogd bij vrouwen die toen tussen 12 en 20 jaar waren. Onderzoek naar de late neveneffecten van de kankerbehandeling heeft klinische implicaties, zowel voor toekomstige patiënten als voor hen die in het verleden zijn behandeld, bij respectievelijk het ontwikkelen van nieuwe, minder toxische behandelingsstrategieën en screening van ex-patiënten met een verhoogd risico op een late complicatie.

Recent onderzoek laat ook zien dat er problemen zijn met de hartfunctie wanneer het hart in het bestralingsveld heeft gelegen, zoals bij linkszijdige borstkanker en de ziekte van Hodgkin.

3.2.5 TOEKOMST VAN ETIOLOGISCH ONDERZOEK

De meeste verbanden tussen omgevingsfactoren en kankerrisico zijn veel minder sterk dan de relatie tussen asbest, roken en kanker of virussen en kanker. Volgens sceptici zijn alle sterke verbanden al opgespoord en zijn de resterende zwakke verbanden niet meer de moeite van het onderzoeken waard. De praktijk leert anders, met niet-aflatende bezorgdheid voor het verband tussen elektromagnetische straling, mobiele telefoons, hoogspanningsleidingen, meeroken, psychische invloeden etc.

Een zwak verband in de epidemiologie behelst een minder dan tweevoudig verschil in risico tussen blootgestelden en niet-blootgestelden, met name indien dit in meerdere onderzoeken onafhankelijk van elkaar is vastgesteld. Dan is het immers ook niet meer te verklaren door toeval of tekortkomingen in de onderzoeksopzet. Toch is er wel een reden tot (denken over) preventie als een zwakker verband herhaaldelijk wordt gevonden, als een

Tabel 3.3 Tumorspecifiek overzicht van relevante kankerverwekkende blootstellingen en rol gastheer/vrouw.

tumorlokalisatie	tabak	alcohol	overgewicht	groenten en fruit	UV-straling	elektro-magnetisme	radioactiviteit
mond	++	++		– –			+
keel	++	++++		– –			+
glottis	++++	++		– –			+
supraglottis	++	++++		– –			
long	+++++		+?	– –			+++
Longvlies/pleura mesothelioom	+++			–?			
slokdarm	++	++++		– –			++
maag – rest				– –			++
maag – cardia	+	+?	+?				
dikke darm – colon	+		+	–?			+
dikke darm – rectum		+?		–?			+
lever	+	++					+
pancreas	++	+?	+?	– –			+
huid – plaveiselcel	++ (lip)			–	++++		+
huid – basale cel					++++		++
melanoom					+++		+
borst – premenopauzaal	+	+					++++
borst – postmenopauzaal		+	+				++
cervix	+			–			
corpus uteri	–		++				+
eierstok			+?				++
zaadbal							
prostaat		+?	+				+
blaas	+++			–?			++
nier	++		+?	–?			+
hersenen						+?	
schildklier	–?						++++
ziekte van Hodgkin							+
non-hodgkin-lymfoom		+?			+?		+
multipel myeloom	+?						++
leukemie – lymfocytair						+?	+++
leukemie – myeloïd	+					+?	+++

+ Bevorderend; >+ ook mutageen; – beschermend; ? niet bewezen.

Epidemiologie van kanker

tumorlokalisatie	micro-organismen	immuun-deficiëntie	therapiecyto-statica	hormonen	beroep	milieuvervui-ling	lichamelijke activiteit	rol gastheer/vrouw
mond	+?							?
keel	+?				+			?
glottis					+	+?		?
supraglottis								?
long	+?				++	+		?
longvlies/pleura mesothelioom					++++ asbest	+		?
slokdarm						+		?
maag – rest	+++				+			+
maag – cardia								
dikke darm – colon	?		-?		+		- -	++
dikke darm – rectum								+
lever	++++				+	+		?
pancreas						+?		?
huid – plaveiselcel	+	+++			++	+?		?
huid – basale cel	+	++	+		+	+		+
melanoom		+?	+	+	+	+?		++
borst – premenopauzaal	?			++		+?	-	++
borst – postmenopauzaal				++				
cervix	++++	+?		+	+			?
corpus uteri			++	++	- -		-?	+
eierstok				++				++
zaadbal	+?	+?		+		+?		+?
prostaat					+		-?	+
blaas	+		++		++	+?		?
nier		+?		+?	+			?
hersenen	+?				+?			+
schildklier				+				+
ziekte van Hodgkin				+				+
non-hodgkin-lymfoom	++		+		+	+?		?
multipel myeloom	+?				++			?
leukemie – lymfocytair	+	+?				+?		?
leukemie – myeloïd	?		+++		++			?

hogere of langere blootstelling leidt tot een grotere kans op ziekte, als de verdachte blootstelling veel voorkomt en als het verband past bij de biologische inzichten over het ontstaan van de ziekte. Een goed voorbeeld is het verband tussen alcoholgebruik en het optreden van borstkanker bij vrouwen, waarbij elk glas alcoholhoudende drank (per dag) het borstkankerrisico met 10% verhoogt.

Epidemiologisch onderzoek naar zwakke verbanden stelt echter extra hoge eisen aan de opzet en uitvoering, omdat de resultaten gevoeliger zijn voor vertekening die nu eenmaal bij niet-experimenteel onderzoek hoort. Bijvoorbeeld doordat leefgewoonten als roken of alcoholgebruik, voeding en beweging variëren per sociaaleconomische klasse, beroepsgroep of leefomgeving van de onderzochte personen of patiënten. Met name de samenstelling en deelnamebereidheid van de controlegroepen is een heikel punt. Dan is er de validiteit van de blootstellingmeting, met name indien hierbij een beroep wordt gedaan op het – per definitie selectieve – herinneringsvermogen van de onderzoeksdeelnemers en controles.

De oorzakelijkheid van zwakke relaties zal waarschijnlijk meer overtuigend aangetoond kunnen worden door een betere combinatie met basale kennis. Wellicht kunnen dan ook subgroepen in de bevolking beter worden geïdentificeerd voor wie de oorzakelijke relatie sterker is en voor wie preventieve acties kunnen worden aanbevolen c.q. in gang gezet.

Het gaat dan om *moleculaire,* vooral biologische parameters voor een betrouwbare bepaling van blootstelling aan omgevingsfactoren, zowel gericht op vroege effecten en individuele gevoeligheid, als op een meer verfijnde indeling van tumoren. Zo kan nu bijvoorbeeld worden gezocht naar risicofactoren voor een bepaald type borstkanker met specifieke genetische veranderingen, zoals in het p53-tumorsuppressorgen. Bestudering van een homogene groep tumoren leidt wellicht tot sterkere (of nieuwe) relaties met omgevingsfactoren en geeft tevens inzicht in de onderliggende biologische mechanismen.

Er wordt dus veel verwacht van het bestuderen van de rol van specifieke genetische determinanten en hun interactie met omgevingsfactoren. Aldus lijkt het overgrote deel van de kankergevallen verklaard te kunnen worden door het samenspel tussen omgevingsfactoren en meerdere zwakke gevoeligheidsgenen. Binnen één familie waarin borstkanker voorkomt, blijken bijvoorbeeld grote verschillen te bestaan in de leeftijd waarop de kanker zich openbaart. Zouden leefgewoonten of omgevingsfactoren dit bepalen of speelt toch toeval of pech een bepalende rol? De komende jaren zullen vele nieuwe gevoeligheidsgenen aan het licht komen nu het genoomonderzoek zo'n hoge vlucht heeft genomen. En zullen zich ook weer vele nieuwe raadsels aandienen.

3.3 Frequentie van kanker

In deze paragraaf wordt ingegaan op het vóórkomen van kanker in de Nederlandse bevolking ten opzichte van Europa en de rest van de wereld. Daarvoor wordt gebruikgemaakt van een groot aantal regionale, nationale en internationale bronnen, waarvan de Nederlandse Kankerregistratie (www.kankerregistratie.nl) steeds belangrijker wordt. Een zorgelijk toekomstbeeld wordt geschetst in het scenariorapport van de Signaleringscommissie Kanker (KWF Kankerbestrijding, 2004), omdat dit ramingen tot 2015 bevat. Hiervan komt in 2010 een update uit evenals vele betrouwbare trendanalyses van incidentie, sterfte en overleving van kanker in Nederland.

De meest gebruikte epidemiologische ziektematen zijn sterfte, incidentie, overleving en prevalentie en worden hierna uitgelegd. De steeds weer veranderende medische praktijk heeft direct en indirect invloed op deze parameters door betere herkenning, meer vroegdiagnostiek, ook van meervoudige tumoren, en beïnvloeding van het natuurlijk beloop door behandeling en nabehandeling.

Sterfte

Sterfte aan kanker is de ultieme epidemiologische maat voor de ernst van de ziekte. Het betreft de incidentie van overlijden, met kanker als directe oorzaak of als op de een of andere manier bijdragend onderliggend lijden. Het *sterftecijfer ontstaat uit* het aantal aan of met de ziekte (als onderliggend lijden) sterfgevallen in een omschreven bevolking per tijdseenheid, bijvoorbeeld per 100.000 personen per jaar. Maar ze kunnen wel 1-25 jaar geleden ziek zijn geworden. Per vorm van kanker wordt de hoogte van het sterftecijfer bepaald door:
- de incidentie in de voorafgaande periode (tot meer dan 20 jaar bij borstkanker);
- de prognose van de ziekte, ook op langere termijn (meestal normaliserend tussen de zeven en tien jaar na diagnose);
- het overlijden aan intermitterende en/of 'concurrerende' ziekten (zie verder);
- het invullen van het doodsoorzakenformulier, dat veelal nauwkeuriger is naarmate de leeftijd van de overledene lager is en/of de betrokken arts meer over de patiënt weet. Bij een lage overlevingskans (zoals bij longkanker) is het sterftecijfer een goede indicator van de incidentie, maar bij een gunstige overleving (dikkedarm-, borst- en prostaatkanker) is het meer een indicator van de mate van tijdige ontdekking en/of van effectieve behandeling. Deze patiënten kunnen heel goed aan andere ziekten overlijden, zoals hart- en vaatziekten, en in geval van agressieve behandelingen ook aan complicaties (infecties en bloedingen) of schadelijke neveneffecten. Zo vindt onderschatting van het sterftecijfer aan kanker plaats, wanneer het overlijden van – in remissie zijnde – patiënten wordt toegeschreven aan bijwerkingen van de behandeling, zoals infec-

ties, bloedingen of hart- en vaatstoornissen (Brown et al., 1993).

Sommige statistici beschouwen het sterftecijfer als 'de' indicator van de stand van de kankerbestrijding (Bailar en Gornik, 1997), omdat de incidentie te zeer beïnvloed wordt door (modieuze) verschuivingen in detectie en classificatie (zie verder).

Incidentie

De incidentie van kanker is een indicator van de kans om kanker te krijgen. Zij wordt afgeleid van het aantal nieuwe patiënten bij wie de diagnose kanker wordt gesteld in een omschreven bevolking in een tijdsperiode, veelal een jaar. De cumulatieve incidentie, een percentage, wordt bepaald in een nauw omschreven groep (cohort) personen die gevolgd worden in de tijd. Het is een sommering van leeftijdspecifieke incidentiecijfers. Het kankerincidentiecijfer is een resultante van vroegere wisselwerking tussen een min of meer gevoelige gastheer en blootstelling aan mutagene invloeden en tumorgroeibevorderende invloeden dan wel begunstiging door de 'micro-environment', veelal van recentere aard. Afnemende 'concurrerende' sterfte aan bijvoorbeeld hart- en vaatziekten, longziekten en infecties als gevolg van preventie, beïnvloedt ook de incidentie van kanker. Wanneer dezelfde schadelijke factor meer ziekten veroorzaakt in negatieve zin, maar de latentietijd van kanker langer is (dan die van de concurrerende ziekte), of wanneer succesvolle (bijv. medicamenteuze) bestrijding van andere ziekten de progressie van kanker bevordert, neemt de incidentie toe; ook andersom is dit het geval, bijvoorbeeld bij gebruik van statines. Er zijn dus nogal wat mogelijkheden c.q. onzekerheden bij het interpreteren van trends. Vanzelfsprekend wordt de hoogte van de incidentie ook beïnvloed in zowel opwaartse als neerwaartse richting door de ontdekbaarheid en met de huidige medische zorg samenhangende factoren, zoals:
– toegankelijkheid van en het vertrouwen in de gespecialiseerde (diagnosticerende) geneeskunde;
– gevoeligheid van de diagnostiek: er is een toenemend gebruik van steeds gevoeliger beeldvormende technieken als echografie, mammografie, (flexibele) endoscopie, CT-scanning en MRI; hetzelfde geldt voor biochemisch (prostaatspecifiek antigeen), immunologisch en cytogenetisch laboratoriumonderzoek. Vroegdiagnostiek, met als uiterste variant (bevolkings)-onderzoek bij 'gezonde' personen met een verhoogd ziekterisico, bevordert de herkenning van meer premaligne en/of langzaam groeiende ziektegevallen (zie par. 3.4). Dit leidt veelal tot een hogere frequentie van tumoren, bijvoorbeeld in de borst, prostaat, blaas en huid (melanoom en basaalcel). Anderzijds kunnen door de screening ook potentieel kwaadaardige voorlopervormen van baarmoederhals- en dikkedarmkanker tijdig worden 'weggevangen'. Hierdoor neemt echter wel de prevalentie van voor baarmoederhalskanker 'verdachte' vrouwen toe, in Nederland ruim 10.000 op minder dan 700 nieuwe gevallen per jaar. De kwantitatieve invloed van herkenning van predispositie tot erfelijke tumoren lijkt vooralsnog gering, hoewel dit over enige tijd enkele duizenden 'verdachte' personen zal betreffen met een verhoogde kans op borst-, eierstok-, baarmoeder-, prostaat- en dikkedarmkanker en huidmelanoom. Voorts worden bij obducties vooral subklinische of prevalente gezwellen ontdekt, uiteraard afhankelijk van de grondigheid. In Nederland ligt de obductiefrequentie thans op minder dan 3% van alle overledenen en op minder dan 10% van in het ziekenhuis overledenen;
– al of niet meenemen van pre- of paramaligne aandoeningen zoals 'borderline' tumoren van het ovarium, ductale en lobulaire carcinomen in situ van de borst, het lentigo maligna melanoma van de huid, laaggradige oppervlakkige tumoren van de blaas, MGUS ('monoclonal gammopathy of undetermined significance'), en myelodysplasie. Verder worden 'goedaardige' hersentumoren als het meningeoom soms als kanker beschouwd. Behalve medische spelen ook juridische overwegingen, indien het missen van een diagnose tot elke prijs moet worden voorkomen. Hierdoor zijn bepaalde incidentiecijfers in Amerika en Duitsland hoger, zeker ten opzichte van de sterftecijfers;
– arbitraire (mis)duiding naar (sub)lokalisatie, bijvoorbeeld van tumoren in de distale slokdarm en/of de cardia van de maag, en in het rectosigmoïd. Dit hangt af van de gegevensbron en verificatie door onafhankelijke en ervaren registratiemedewerkers;
– de volledigheid van de kankerregistratie: wordt bepaald door de wijze van verzamelen van gegevens; kan er uit verschillende, liefst onafhankelijke, bronnen worden geput en zijn de verzamelomstandigheden gunstig, bijvoorbeeld door niet onevenredig veel aandacht voor privacy. Behalve de Nederlandse Kankerregistratie zijn er de volgende specifieke landelijke bronnen, ten dele registers: het archief van de Commissie Bottumoren (LUMC) en de registraties van de stichting Kinderoncologie Nederland (SKION) in Den Haag, van het register van retinoblastomen (VUMC) en huidlymfomen (LUMC) en clear-cell-sarcomen van de vagina en placenta (UMC Radboud).

De beschikbaarheid van pathologie-uitslagen is in Nederland goed geregeld via PALGA (Pathologisch Anatomisch Landelijk Gemeenschappelijk Archief), maar dit bevat vaak niet de uitslagen van cytologisch-hematologisch onderzoek. De mogelijkheid tot inzage in de medische dossiers in de ziekenhuizen is wezenlijk voor een goede kwaliteit van gegevens in de Nederlandse Kankerregistratie, en maakt onafhankelijke validatie en vergelijkingen in plaats en tijd mogelijk. De opnameregistratie van de Landelijke Medische Registratie kan een zinvolle aanvulling zijn. Helaas kunnen de anoniem in het doodsoorzakenregister van het CBS opgenomen gegevens van overledenen met kanker, in afwijking van andere landen, niet worden gebruikt als melding, hetgeen alleen nuttig is indien geen histologische bevestiging van de diagnose en/of ziekenhuisopname plaatsvond. Meestal betreft het dieper gelegen tumoren in de long, buikholte of hersenen, met een onzekere diagnose. Sinds kort kunnen doodsoorzaken van het CBS worden gebruikt, wanneer patiënten hiervoor eerder toestemming gaven of via anonieme koppelingen op basis van geboortedatum, geslacht en overlijdensdatum.

De onvolledigheid van de Nederlandse Kankerregistratie zou kunnen meevallen door de redelijke toegankelijkheid van de ziekenhuizen en de huidige, actieve regionale meldings- en zoekprocedures. Deze zijn ook wezenlijk voor ondubbelzinnige vastlegging van meervoudige primaire tumoren, thans ongeveer 10% van alle nieuwe gevallen.

Optimalisatie van de hiervoor beschreven kenmerken van medische zorg en het registratieproces leidt veelal tot een – potentieel kunstmatige – toename van de incidentie, zodat het woord detectiecijfer soms beter op zijn plaats is.

Prevalentie

De prevalentie is een indicator van de potentiële omvang van de groep patiënten met kanker, dan wel personen die ooit kanker hadden op enig tijdstip. De prevalentie is het product van incidentie en duur van de ziekte. Schatting van de prevalentie is alleen mogelijk bij kankerregistraties met een langdurige en actieve volledige follow-up van de vitale status. Bijna de helft van de patiënten (ooit) lijdend aan kanker zal uiteindelijk niet aan die kanker overlijden, maar aan een andere doodsoorzaak, inclusief een andere kanker. Het aantal zorgvragende patiënten met kanker (ofwel zorgprevalentie) neigt te worden overschat, hoewel velen langdurig onder controle blijven wanneer zij (wellicht) ziektevrij zijn en late neveneffecten hun tol eisen. Behalve om psychologische redenen, worden zij gevolgd vanwege een hogere kans op terugkeer van de kanker, of andere kankers dan wel andere ziekten dan normaal. In het rapport *Kanker in Nederland, 1990-2015* (KWF Kankerbestrijding, 2004) staan schattingen van de prevalentie tot 2015. De zorgprevalentie in de verschillende fasen van de ziekte varieert per tumor. (zie tabel 64 op blz 187 in dit rapport).

3.3.1 BEREKENING VAN ZIEKTEMATEN

Incidentie en sterfte worden doorgaans uitgedrukt in het aantal ziekte- c.q. sterfgevallen per 100.000 personen per jaar, altijd onderverdeeld naar leeftijdsgroep en geslacht. De cumulatieve incidentie wordt als percentage berekend uit leeftijdspecifieke cijfers. De prevalentie wordt ook meestal berekend per 100, 1000 of 100.000 personen, op een bepaald moment of in een periode (van een aantal maanden of jaar): men spreekt dan van punt- respectievelijk periodeprevalentie. Het leeftijdgebonden karakter van kanker en de verschillen in leeftijdopbouw tussen bevolkingen maken standaardisatie voor leeftijd ten behoeve van zinnige vergelijkingen van ziektefrequentie noodzakelijk. Het eenvoudigste is om leeftijdspecifieke cijfers te berekenen, die ook in eenzelfde (imaginaire) bevolking kunnen worden omgerekend tot een cijfer: het Europese standaard- of het wereldstandaardcijfer (de relatief jonge wereldstandaardbevolking is een compromis tussen 'oude' Europese en 'jonge' derdewereldbevolkingen; de oudere Europese standaardbevolking benadert de Nederlandse van 1985). Wanneer de verschillen in frequentie op jongere leeftijd tegengesteld zijn aan die op oudere leeftijd, werkt standaardisatie verhullend bij de beoordeling van tijdtrends. In tabel 3.4 is een beschrijving opgenomen van de leeftijdopbouw van de diverse bevolkingen, waaruit ook grote verschillen tussen mannen en vrouwen (vanwege de veel gunstiger levensverwachting van vrouwen) in Nederland blijken.

Tabel 3.4	Leeftijdopbouw van de Nederlandse bevolking en van de Europese en wereldstandaardbevolking (totaal: 100.000) (bron: CBS).			
	Nederland (1995)		standaardbevolking*	
leeftijd (jr)	man	vrouw	Europa	wereld
0-14	18.500	18.000	22.000	31.000
15-29	22.000	21.000	21.000	25.000
30-44	25.000	23.000	21.000	18.000
45-59	19.000	18.000	20.000	15.000
60-74	11.500	12.500	12.000	9.000
>74	4.000	7.500	4.000	2.000
totaal	100.000	100.000	100.000	100.000
absoluut	7.644.000	7.814.000		

* Cancer incidence in five continents, vol III, 1976.

3.3.2 BRONNEN

Schattingen van het vóórkomen van kanker in Nederland en vooral van veranderingen daarin kunnen uiteenlopen op geleide van de gebruikte bron. Vanouds werd met prevalentiegegevens gewerkt. Later werd de statistiek van doodsoorzaken van het CBS benut. Hoe grover de classificatie, hoe betrouwbaarder deze cijfers zijn, omdat slechts beperkte validatie plaatsvindt, met helaas verschillen in de wijze van invullen. Interpretatie van kankersterftecijfers is het meest zinvol via interne tumor- of tractusspecifieke vergelijkingen tussen man en vrouw, in de tijd en geografisch; hierbij faciliteert de doodsoorzakengegevensbank van de Wereldgezondheidsorganisatie vergelijkend onderzoek..

Naarmate kanker vaker voorkwam (absoluut maar ook relatief) in vergelijking met andere doodsoorzaken, en de diagnostiek verfijnder werd en vroeger werd toegepast (met een betere prognose), zijn speciale registraties van patiënten lijdend aan kanker ontstaan. Aanvankelijk hadden deze vaak een klinisch doel – inzicht in het beloop en het eigen handelen – later kregen de 'public health'-doeleinden de overhand. Overigens was men in de eerste helft van de twintigste eeuw vooral in Duitsland actief vanwege het sterke (beroeps)hygiënische besef. De oudste, nu nog draaiende registratie begon in 1927 in Hamburg, gevolgd in 1935 door de staat Connecticut (VS) en in Europa gevolgd door Denemarken in 1943. In 1955 startte de kankerregistratie in Eindhoven als onderdeel van een keten van door het KWF gecoördineerde regionale registraties. De uitvoering lag vaak bij pathologen en radiotherapeuten. Men was aanvankelijk niet zozeer geïnteresseerd in het bepalen van het kankerrisico, als wel in het beloop van de ziekte in relatie tot de bijbehorende zorg. Door het in 1960 gestichte International Agency for Research on Cancer (IARC) is een uniforme en wereldwijde aanpak ontwikkeld van de registratie van kanker. De incidentie is nu in een honderdtal landen bekend in ruim 300 kankerregistraties. De gegevens worden gepubliceerd in standaardwerken over vijfjaarsperioden vanaf 1958-1962 tot en met 2003-2007 (thans in voorbereiding).

In 1992 verscheen het eerste rapport van de Nederlandse Kankerregistratie over het jaar 1989 en de incidentie- en overlevingscijfers zijn nu beschikbaar tot en met 2006 (www.ikcnet.nl of www.kankerregistratie.nl). Er zijn veelomvattende rapportages van langetermijntrends in incidentie, sterfte en overleving over de periode 1955-2004 voorhanden, ook met een kwantitatieve waardering van vooruitgang (Integraal Kankercentrum Zuid, 2005). Gegevens inzake het basalecelcarcinoom van de huid worden alleen verzameld door het IKZ en apart gepubliceerd (De Vries et al., 2009).

Het *Pathologisch Anatomisch Landelijk Geautomatiseerd Archief* (PALGA) bevat nagenoeg alle bevindingen van histologisch en cytologisch onderzoek in circa zeventig laboratoria in Nederland. Het is de belangrijkste meldingsbron voor de Nederlandse Kankerregistratie. Voor pathologen biedt het een bruikbaar hulpmiddel om de onderzoeksgeschiedenis van een patiënt na te gaan. Het eerste regionale laboratorium in Twente sloot zich in 1977 aan en in 1988 zijn de laatste laboratoria toegetreden. PALGA wordt ook benut bij naonderzoek van screening op baarmoederhalskanker, omdat premaligne laesies worden vastgelegd, overigens vaak zonder eenduidige codering. Het onderscheid tussen incidentele (nieuwe) gevallen van ziekte en recidieven of metastasen moet soms door de gebruiker worden aangebracht, waarbij terugkoppelingen naar de bronlaboratoria onvermijdelijk zijn. In feite is PALGA een 'sampling frame', waarbij via de aangesloten laboratoria meer onderzoeksgegevens kunnen worden verkregen. Zoekvragen kunnen het beste in overleg met geïnteresseerde pathologen worden geformuleerd. Aanvullende klinische informatie (bijvoorbeeld van stadium en sublokalisatie) is wisselend aanwezig, waardoor het vaak nuttiger is de Kankerregistratie te raadplegen. De codering door pathologen blijkt soms tamelijk divers.

Voor *kanker bij kinderen* bestaan in vele landen aparte registers, zoals in Duitsland en in het Verenigd Koninkrijk. Kindertumoren zijn doorgaans specifiek wat betreft aard, beloop en behandelbaarheid en kennen een eigen classificatie (Steliarova en Stiller, 2004). In Nederland zijn er sinds 1973 aparte registers voor leukemie, en sinds enige tijd ook voor maligne lymfomen alsmede voor het retinoblastoom. De jaarrapportages van de landelijke kankerregistratie bevatten speciale tabellen voor kindertumoren sinds 1989.

Sinds 2004 is er in *België ook een landelijke kankerregistratie*, na uitgebreid voorwerk in twee Vlaamse provincies en Vlaanderen. De betrouwbaarheid en het gebruik voor verder onderzoek verkeren nog in een ontwikkelingsfase. Wetgeving is geen obstakel meer. Vanaf 1996 zijn met name in Belgisch Limburg en in de provincie Antwerpen redelijk betrouwbare gegevens verzameld. De op basis hiervan ontstane registratie voor Vlaanderen lijkt uit te groeien tot een volwaardige registratie. De incidentie in Vlaanderen wordt sinds 1998 gerapporteerd.

Illustratieve cd-roms van de incidentie, sterfte en prevalentie van kanker in de Europese Unie (Eucan, 2002) en de wereld (Globocan, 2002) zijn beschikbaar. Dit zal in de komende jaren worden uitgebreid (www.iarc.fr).

3.3.3 WAARGENOMEN FREQUENTIE

Epidemiologische kerncijfers van kanker in Nederland staan in tabel 3.5 en als predicties in het scenariorapport van de KWF Signaleringscommissie Kanker (KWF, 2004). De website van de Integrale Kankercentra biedt het meest actuele overzicht (www.kankerregistratie.nl).

Behalve de circa 80.000 nieuwe patiënten met kanker in 2006, inclusief ongeveer 8500 patiënten met een meervoudige tumor (op een andere lokalisatie en/of met een andere histologie) werden nog ongeveer 5000 patiënten met een voorstadium van kanker geregistreerd, vooral in borst, dikke darm en blaas. Daarnaast zijn er nog vele duizenden vrouwen met een voorstadium van baarmoederhalskanker en wordt jaarlijks bij 25.000 tot 30.000 patiënten voor het eerst een basalecelcarcinoom van de huid vastgesteld (De Vries et al., 2009).

De leeftijdsverdeling van nieuwe en gestorven patiënten met kanker staat in tabel 3.6.

Uitgaande van de huidige leeftijdspecifieke incidentie van kanker en de veranderende leeftijdopbouw van de bevolking (door de naoorlogse geboortegolf en steeds langer levende ouderen geboren voor 1935) neemt het aantal nieuwe patiënten met kanker in Nederland jaarlijks met ongeveer 1,5% toe, met overigens regionale variatie van 0,5% in het noorden en oosten tot 2,5% in het zuiden. Een relatief sterke toename van kanker is te verwachten bij – de ook vergrijzende groep – migranten, vooral wanneer ze op jonge leeftijd naar Nederland kwamen. Zie het rapport Allochtonen en kanker van KWF-kankerbestrijding uit 2006.

Het aantal in leven zijnde patiënten dat ooit kanker had, wordt thans geschat op bijna 600.000 (4%); exclusief de (> 100.000) patiënten met een basalecelcarcinoom van de huid en met carcinomen in situ. Al geruime tijd neemt de prevalentie met 4 tot 5% per jaar toe op grond van de eerder beschreven toename van de incidentie en de langere duur van de overleving door vroegere diagnose en betere behandeling. In 2000 lag het jaarlijkse aantal nieuwe kankerpatiënten in de wereld rond de 15 miljoen (Parkin et al., 2004). Ondanks de niet-aflatende frequentie van infectieziekten (met name hiv) en ondervoeding neemt het aantal kankerpatiënten in menig ontwikkelingsland fors toe. Bevolkingsgroei, vergrijzing, een hogere kankerincidentie door ongunstige veranderingen in leef- en rookgewoonten en betere ontdekking spelen een rol: l'histoire se repète.

Tabel 3.5	Kerncijfers van het vóórkomen van kanker in Nederland in 2007, per geslacht (bron: CBS-doodsoorzakenregister (a) en Nederlandse Kankerregistratie, 2007 (b)).			
		man	vrouw	m/v-ratio
sterfte (a)	gestandaardiseerd*	233	152	1,55
per 10^5/jr*	'bruto'**	269	220	1,2
	aantal overledenen in 2007	21.800	18.200	1,2
incidentie (b)	gestandaardiseerd*	480	390	1,25
per 10^5/jr*	'bruto'**	550	500	1,1
	aantal nieuwe gevallen in 2007	44.200	41.400	1,05
prevalentie***	gestandaardiseerd*	2.000	2.100	0,95
per 10^5/jr*	aantal zieken op 1-1-2007	191.000	266.000	0,75

* Europese standaardbevolking.
** Niet gecorrigeerd voor leeftijdsopbouw.
*** Schatting van puntprevalentie op basis van ramingen diagnose na 1988.

Tabel 3.6	Leeftijdsverdeling (in %) van patiënten met kanker (bron: Nederlandse Kankerregistratie en CBS (www.kankerregistratie.nl).			
leeftijd (jr)	incidentie (2006)		sterfte (2007)	
	mannen	vrouwen	mannen	vrouwen
0-14	0,7	0,7	0,3	0,3
15-29	1,6	1,8	0,6	0,6
30-44	5,7	9,5	2,2	4,2
45-59	17	24	13,5	15,4
60-74	45	34	43	33
> 74	30	30	40	46
totaal	100%	100%	100%	100%
aantal	34.500	31.000	21.000	17.000

Frequentie van kanker voor de huisarts

In een gemiddelde huisartspraktijk van 2350 personen in Nederland (er zijn ongeveer 10.000 praktijken) worden ongeveer acht nieuwe patiënten met kanker per jaar ontdekt met een spreiding tussen zes en tien. De huisarts ziet echter op elke nieuwe patiënt met kanker een veelvoud van patiënten (20 tot 50) met verdachte klachten of symptomen (Summerton, 1999). Hoewel de diagnose kanker dus zeldzaam is (hooguit eens per maand), denkt een huisarts op een gemiddelde werkdag wel driemaal aan de mogelijkheid van kanker als onderliggend lijden bij mensen met 'vage' klachten. De prevalentie van kanker (ruim 3% gemiddeld, maar 5 tot 15% boven het zestigste jaar) is even hoog als die van menige chronische ziekte: ongeveer zestig patiënten in de praktijk, van wie er, veelal na een langdurige periode van palliatieve en terminale zorg, ongeveer vier per jaar overlijden: één met longkanker, om het jaar één met dikkedarmkanker en om de twee tot drie jaar één met borst- en prostaatkanker. Minstens de helft overlijdt doorgaans na intensieve bemoeienis van een huisarts (tabel 3.7 en fig. 3.6).

3.3.4 STERFTE

Regionale (uiteraard gestandaardiseerde) kankersterfteverschillen zijn te duiden als incidentieverschillen wanneer de variatie wat betreft stadium bij diagnose en toepassing van effectieve behandeling gering is. In vergelijking met andere West-Europese landen is de sterfte aan kanker in Nederland bij mannen en bij vrouwen gemiddeld. De sterfte is nog steeds hoog voor longkanker bij mannen. Behalve tabaksgebruik kunnen andere exogene factoren een rol spelen zoals beroep en/of luchtverontreiniging. Bij vrouwen komt longkanker ook veel voor in Denemarken en Schotland, en borstkanker vooral in Nederland en het Verenigd Koninkrijk. Van alle kankers tezamen neemt het leeftijdspecifieke sterftecijfer pas na het veertigste jaar toe, is op middelbare leeftijd wat hoger bij vrouwen (vanwege de vrouwelijke geslachtsorganen), en wordt na het zestigste jaar tot tweemaal hoger bij mannen.

Hoewel incidentie van en sterfte aan kanker zeer sterk toenemen met het stijgen van de leeftijd, overlijden op middelbare leeftijd relatief veel patiënten met kanker (fig. 3.7). Andere doodsoorzaken zijn dan sterker afgenomen.

Tabel 3.7 Het gemiddelde aantal patiënten met kanker per huisarts* in Nederland, in 2009.

tumorlokalisatie	nieuw per periode	aanwezig in zeker jaar	overlijdend per periode
borst	1 per 9 maanden	12	1 per 3 jaar
long	1 per jaar	2	1 per jaar
dikke darm	1 per 10 maanden	7	1 per 2 jaar
prostaat	1 per jaar	4	1 per 4 jaar
huid (excl. basalioom)	1 per jaar	3	1 per 16 jaar
huid (basaal celca)	1 per 4 maanden	25	0
bloed- en lymfeklier	1 per 1,5 jaar	2,5	1 per 2,5 jaar
blaas	1 per 3,5 jaar	1,5	1 per 8 jaar
galblaas/lever/alvleesklier	1 per 2,5 jaar	0,5	1 per 2,5 jaar
slokdarm/maag	1 per 3 jaar	2	1 per 3,5 jaar
corpus uteri	1 per 5,5 jaar	1	1 per 25 jaar
eierstok	1 per 8 jaar	0,5	1 per 11 jaar
nier	1 per 5 jaar	1	1 per 8 jaar
hersenen	1 per 9 jaar	1	1 per 11 jaar
mond/keel/strottenhoofd	1 per 4 jaar	1	1 per 12 jaar
cervix uteri (invasief)	1 per 14 jaar	1	1 per 45 jaar
patiënten < 25 jr	1 per 10 jaar	2	1 per 50 jaar
alle vormen van kanker	8-10 per jaar	40	4-5 per jaar

* Uitgaande van 10.000 huisartspraktijken (uiteraard is er variatie in praktijkgrootte en leeftijdopbouw van de praktijkpopulatie).

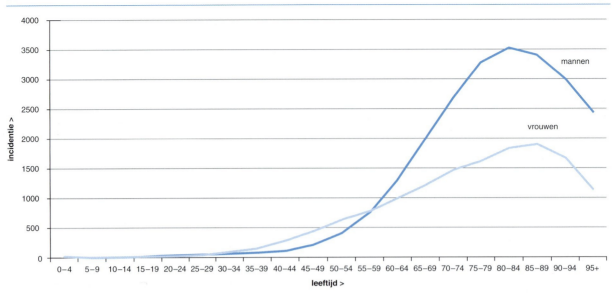

Figuur 3.6 Incidentie van kanker in Nederland, per 100.000 persoonsjaren, naar geslacht, 1992-1996.
(bron: Nederlandse Kankerregistratie, 2000).

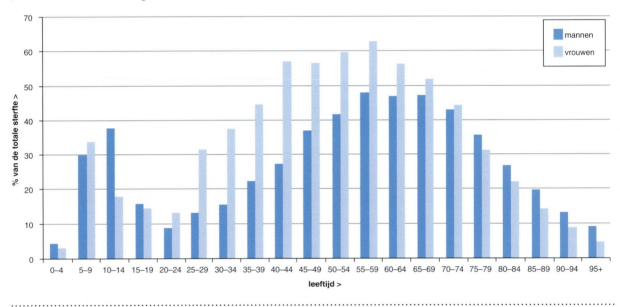

Figuur 3.7 Kankersterfte als onderdeel (in %) van de totale sterfte in Nederland in 1996, naar leeftijd en geslacht (bron: CBS).

Uit figuur 3.7 blijkt dat de incidentie van en sterfte aan kanker op oudere leeftijd ook beïnvloed wordt door toename van de frequentie van andere doodsoorzaken, zoals hart- en vaatziekten. Het beloop sinds 1950 van de voor leeftijdopbouw gecorrigeerde sterfte is echter opvallend: bij vrouwen daalde het kankersterftecijfer met bijna 20%, terwijl bij mannen bijna een verdubbeling optrad, gevolgd door een daling sinds het midden van de jaren tachtig (fig. 3.8); deze laatste valt overigens samen met een afname in sterfte aan tabaksgerelateerde tumoren. Door de sterke daling van sterfte aan andere oorzaken, zoals hart- en vaatziekten, heeft de sterfte aan kanker aan belang gewonnen. Uit recente analyses vanaf 1989 (Siesling et al., 2008) blijkt er bij mannen een gunstige en bij vrouwen een ongunstige tendens te zijn, samenhangend met de eerdere veranderingen in de rookgewoonten.

Uit het beloop van de sterfte per leeftijdsgroep en geslacht sinds 1950 blijkt dat bij vrouwen de daling in alle

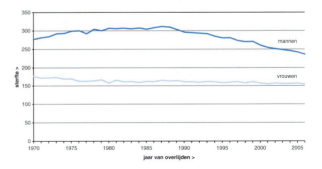

Figuur 3.8 Trends in de bruto- en gecorrigeerde kankersterfte in Nederland sinds 1950, naar geslacht per 100.000 persoonsjaren.

leeftijdsgroepen plaatshad, bij mannen alleen in de jongere leeftijdsgroepen (fig. 3.9).

De sterftedaling bij jongeren is geheel aan de verbe-

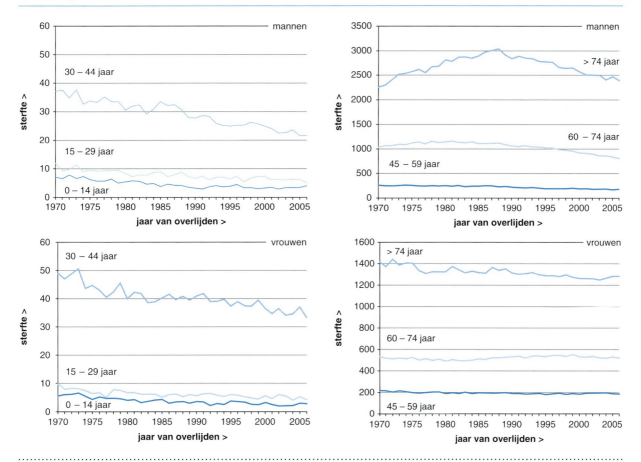

Figuur 3.9 Trends in leeftijdspecifieke kankersterfte vanaf 1950, naar geslacht, per 100.000.

terde behandeling toe te schrijven (Steliarova et al., 2006). In de diverse kankerregistraties in de landen om ons heen is de incidentie bij jongeren eerder gestegen dan gedaald. Bij ouderen nam de gerapporteerde incidentie toe, wellicht ook door de afname van 'concurrerende' sterfte aan hart-, vaat- en longziekten enerzijds, en betere diagnostiek door grotere toegankelijkheid van specialistische zorg anderzijds. Bij de afzonderlijke tumoren springt de forse daling van maagkanker in het oog, evenals de sterke stijging van het adenocarcinoom van de slokdarm. Ook de daling van de sterfte aan rectumcarcinoom en eierstokkanker is indrukwekkend. In een overzichtsartikel wordt het Europese perspectief van trends in incidentie, sterfte en overleving uitgediept en multidimensioneel geduid met een verklaringsschema voor alle mogelijke factoren (Karim-Kos en De Vries et al., 2008).

3.3.5 INCIDENTIE

Sinds 1989 is de incidentie van kanker in Nederland op landelijke schaal bekend, tussen 1989 en 2000 in jaarlijkse rapporten en sindsdien via www.kankerregistratie.nl. Opvallend is het grote verschil in incidentie tussen mannen en vrouwen ouder dan zestig jaar. Gezien de latentietijden van meer dan twintig jaar is dit een aanwijzing dat gedrag en exogene factoren een belangrijke rol spelen bij het ontstaan van kanker. In tabel 3.8 staat de rangorde van de frequentie van afzonderlijke tumoren per vijftienjaarsleeftijdsgroep en geslacht. Prostaat-, long- en dikkedarmkanker bij mannen en borst-, dikkedarm- en longkanker bij vrouwen komen naar verhouding het meeste voor, beide bij ruim 60% van het totale aantal nieuwe patiënten. Het feit dat de incidentie bij mannen veel sterker toeneemt na het zestigste jaar dan bij vrouwen, suggereert een sterkere nadelige invloed van blootstelling aan exogene factoren bij mannen op jongere en middelbare leeftijd, met name door het gebruik van genotmiddelen en wellicht ook beroepsblootstellingen. Van de oorzaken van de vooral na het zestigste jaar voorkomende prostaatkanker is overigens weinig bekend.

Vergeleken met andere kankerregistraties in Noordwest-Europa blijkt de incidentie bij mannen gemiddeld en bij vrouwen hoog. Kanker van de borst en dikke darm komt relatief veel voor en kanker in de lever en het hoofdhalsgebied relatief weinig. De incidentie van met tabaksgebruik en beroep geassocieerde vormen van kanker van strottenhoofd, long en blaas was vooral hoog bij mannen en werd hoger bij vrouwen. Bij de tabaksgerelateerde tumoren nemen de grote geslachtsverschillen snel af in tegengestelde richting, overeenkomstig de emancipatie van de vrouw (en van de man?).

Sinds de jaren dertig in de twintigste eeuw bleek de sterfte aan (en dus de incidentie van) longkanker bij mannen sterk te stijgen; omgekeerd daalde de sterfte aan kanker van maag, galblaas en uterus, zowel cervix als corpus. Sinds de jaren tachtig bleken de incidentie en sterfte aan

Tabel 3.8 Vijf meest frequente vormen van kanker in Nederland (2003-2007): per leeftijdsgroep (bron: www.kankerregistratie.nl).

kinderen (0-14 jaar) (1998-2007)

1 leukemie
2 hersenen
3 lymfeklier
4 nier
5 weke delen

Mannen

15-29 jr	30-44 jr	45-59 jr	60-74 jr	≥ 75 jr
1 zaadbal	melanoom	prostaat	prostaat	prostaat
2 melanoom	zaadbal	long	long	Long
3 lymfeklier	lymfeklier	dikke darm	dikke darm	dikke darm
4 leukemie	dikke darm	hoofd-hals	huid PCC*	huid PCC*
5 hersenen	long	lymfeklier	blaas	blaas

Vrouwen

15-29 jr	30-44 jr	45-59 jr	60-74 jr	≥ 75 jr
1 melanoom	borst	borst	borst	borst
2 lymfeklier	melanoom	long	dikke darm	dikke darm
3 borst	cervix	dikke darm	long	huid PCC*
4 cervix uteri	long	corpus uteri	huid PCC*	long
5 hersenen	dikke darm	eierstok	corpus uteri	corpus uteri

PCC: plaveiselcelcarcinoom.

non-hodgkin-lymfomen en huidmelanomen sterk te stijgen. Deze tijdtrends worden ook elders in Noordwest-Europa waargenomen (Karim-Kos et al., 2008). Sinds 1975 veranderde de incidentie van maag-darmtumoren aanzienlijk: een daling van maagkanker en een stijging van dikkedarmkanker. Het hoogtepunt van de longkankerepidemie bij mannen bleek al bereikt in 1975, toen de incidentie begon te dalen in de jongere leeftijdsgroepen, terwijl die in oudere leeftijdsgroepen 'gewoon' doorsteeg tot begin jaren negentig. Voorts is sinds 1975 een duidelijke stijging van de incidentie van deze ziekte bij vrouwen waarneembaar. De incidentie van kanker van urinewegen, melanoom van de huid, het non-hodgkin-lymfoom en borstkanker, vooral de gelokaliseerde vorm, steeg eveneens, in tegenstelling tot de incidentie van kanker van de galblaas, van de baarmoederhals en de eierstokken.

Hoewel er de laatste jaren weinig beweging zat in de voor leeftijd gestandaardiseerde totale kankersterfte in Nederland (zie fig. 3.8), waren na 1975 de verschillen per tumorlokalisatie en per leeftijdsgroep aanzienlijk: het meest viel de afnemende sterfte bij kinderen op, in het bijzonder aan leukemie (een halvering), en op jongere en middelbare leeftijd de sterfte aan het ovarium- en testiscarcinoom en de ziekte van Hodgkin. De sterk gestegen, maar nu dalende sterfte aan longkanker bij mannen lijkt de andere veranderingen te overschaduwen, bijvoorbeeld de toename van het aantal sterfgevallen met een non-hodgkin-lymfoom en kaposi-sarcoom. De totale kankersterfte kan dus moeilijk als enige, zelfs niet als de belangrijkste graadmeter van het succes van de kankerbestrijding worden beschouwd.

Beter zicht op onderliggende veranderingen in de frequentie wordt geboden door analyses per geboortecohort, waarbij onderscheid moet worden gemaakt met periodegebonden veranderingen, bijvoorbeeld door veranderde diagnostiek en behandeling. Met uitzondering van het mesothelioom en slokdarmkanker is de trend in het aantal sterfgevallen bij mannen dalende, na een piek bij de geboortecohorten tussen 1900 en 1930. Bij vrouwen zijn de tabaks- en alcoholgerelateerde tumoren in opmars. Juist bij vrouwen geboren na 1930 en 1950 lijkt er sprake van een gunstiger beeld voor hormonaal bepaalde vormen van kanker en dodelijke huidkanker (LaVecchia et al., 2010).

Toenemende incidentie van tweede tumoren

Meervoudige tumoren komen geleidelijk vaker voor, hetgeen samenhangt met verbetering van de prognose. Uit vroegere onderzoeken bleek dat kankerpatiënten over een langere tijd bezien een 20-30% grotere kans op een tweede tumor hadden. Een veertig jaar omvattend onderzoek gebaseerd op de Finse kankerregistratie liet in de meest recente periode een beperkte algehele toename (+14%) zien van het risico op een meervoudige kanker, vooral bij vrouwen (+27%). De standardized incidence ratio (SIR) was 6 bij kinderen, bij volwassenen tot 50 jaar 2,3, bij 50- tot 65-jarige patiënten 1,4 en bij ouderen nauwelijks meer verhoogd (Sankila et al., 1995). Soms, bijvoorbeeld in dezelfde tractus, spelen gemeenschappelijke risicofactoren als tabak en alcohol een rol, altijd met een aanlegcomponent. Een verhoogd risico na bepaalde intensieve behandelingen met cytostatica blijkt in het bijzonder bij de ziekte van Hodgkin en in mindere mate bij het testiscarcinoom. Ondanks sterk verhoogde relatieve risico's op een tweede tumor, blijft het absolute cumulatieve risico veelal minder dan 5%. Inmiddels is het aantal patiënten met tweede tumoren van circa 5% tot ruim 10% van het totaal aantal nieuwe patiënten gestegen, waardoor in Nederland in 2006 het aantal nieuwe patiënten met een meervoudige kanker bijna 10.000 op een totaal van 80.000 bedroeg.

3.3.6 IN NEDERLAND GANGBARE RISICOFACTOREN

Uit de huidige incidentie- en sterftecijfers is af te leiden dat de bekende risicofactoren tabak en alcohol vooral een rol speelden bij mannen en nu meer bij vrouwen, hoewel de longkankerincidentie en sterfte aan longkanker alweer afneemt bij personen geboren na 1960. Met betrekking tot de aan voeding gerelateerde kankers van het maagdarmkanaal blijkt de incidentie bij vrouwen bijna altijd lager. Grootschalige introductie van de koelkast in de jaren vijftig en zestig van de vorige eeuw ging gepaard met grote veranderingen in voedselproductie, -bereiding en -consumptie en beïnvloedde de – reeds ingezette – daling van de incidentie van maagkanker. Daarnaast en/of daarbij daalde de infectiedruk veroorzaakt door *Helicobacter pylori*. Nu zijn de obesitasepidemie en de barrett-oesofagus, veroorzaakt door reflux, medeverantwoordelijk voor een enorme stijging van het adenocarcinoom van de slokdarm door de enorme toename van ontstekingen van het maagslijmvlies (Van Blankenstein et al., 2007). De incidentie van baarmoederhalskanker is door screening lager geworden (evenals de sterfte), ondanks het sterk verbreide pilgebruik dat de besmetting met humaan papillomavirus zeker heeft bevorderd. Toegenomen intermitterende blootstelling aan zonlicht, vooral op jongere leeftijd, is een aannemelijke risicofactor op grond van de gestegen incidentie van de diverse vormen van huidkanker.

3.3.7 PRIMAIRE PREVENTIE

Op basis van de in paragraaf 3.2. besproken multistapstheorie over het ontstaan van kanker, het nu bekende Nederlandse incidentie- en sterftepatroon en de in de VS uitgevoerde analyse van Doll en Peto (1981), lijkt ook in Nederland bij misschien wel 80% van de kankergevallen sprake van een overwegend exogene oorzaak. Toch is dit aannemelijk bij hooguit ongeveer 50%, wanneer men van betrouwbare onderzoeken uitgaat (Doll, 1999) en realistisch bij ongeveer een derde. Het overgrote deel is – nog steeds – aan het gebruik van tabak te wijten. Hoewel het rookgedrag bij mannen sinds de jaren zestig een kentering ten gunste vertoont, zijn grootschalige effecten hiervan pas vanaf de jaren negentig opgetreden. Eerst stoppen vooral de lichte rokers, die voorts vaker uit de zogenoemde hogere klassen komen. Al met al bedraagt de tijdspanne van beïnvloedbare epidemieën van door exogene factoren veroorzaakte chronische ziekten als kanker wel 150 jaar.

3.3.8 HET VOORKOMEN VAN KANKER IN NEDERLAND, IN VERGELIJKING MET ANDERE LANDEN

In figuur 3.9 zijn de incidentiecijfers voor Nederland en hun trend in de tijd weergegeven voor mannen en vrouwen, onderverdeeld naar frequentie. De veranderingen in de afgelopen twintig jaar waren aanzienlijk. Nederland heeft het typische patroon van een West-Europees land, met hoge incidentiecijfers voor long-, borst- en dikkedarmkanker, en een lage incidentie van baarmoederhalskanker en kanker in het hoofd-halsgebied. Wereldwijd blijken de incidentie en sterfte in de VS en West-Europa weliswaar hoog te zijn, maar de neerwaartse trend van de afgelopen jaren is zonneklaar, met uitzondering van de door screening beïnvloede opwaartse trends in borst- en prostaatkanker. Hoewel het oudere deel van de bevolking in westerse landen autonome groei van het jaarlijkse aantal nieuwe patiënten toont van 1-2%, is de grootste toename in het aantal nieuwe patiënten te verwachten in de derde wereld, met ongeveer 3-5% per jaar. Dit komt weer door de stijging van de levensverwachting (ondanks de epidemie van hiv) en de ongunstige ontwikkeling in de leefgewoonten, met name tabaksgebruik, alcohol, overdadige voeding en beroepsblootstellingen. In 2009 ging het wereldwijd om vijftien miljoen nieuwe patiënten en ruim acht miljoen sterfgevallen aan kanker.

3.3.9 CONCLUSIE

Tabaksgerelateerde kanker komt in Nederland relatief veel voor, maar geleidelijk minder vaak bij mannen en steeds meer bij vrouwen, hoewel ook bij hen sprake is van een ommekeer. Verder komen dikkedarm- en lymfeklierkanker en borstkanker (alleen bij vrouwen) relatief vaak voor in Europa. Afgezien van kanker in de geslachtsorganen treden de grootste verschillen tussen mannen en vrouwen op na het zestigste jaar. Dan spelen exogene factoren in combinatie met gedragsfactoren de hoofdrol: long, blaas, distaal deel van de dikke darm, hoofd-halsgebied en slokdarm. De incidentie is dan twee- tot zesmaal zo hoog bij mannen. In de tijd gezien is er sprake van een lichte afname van alle lokalisaties tezamen, vooral bij mannen met de hiervoor genoemde tumoren, met uitzondering van prostaat-, dikkedarm- en lymfeklierkanker en huidmelanoom die sterk toenemen; bij vrouwen stabiliseert de incidentie door de toename van luchtwegkanker en de afname van maag-darmkanker. De incidentie van geslachtsgebonden tumoren, met name borst- en prostaatkanker, stijgt vooral door vroegdiagnostiek en screening, terwijl de sterfte daalt. De sterfte daalde eveneens behoorlijk voor zaadbalkanker, ondanks een stijgende incidentie. Bij eierstokkanker is een sterke daling van de incidentie en verbetering van de behandeling waarneembaar. De rol van huisartsen bij de tijdige opsporing van kanker is beperkt door de geringe voorspellende waarde van klachten en ook door 'patient delay'. De afname van de kankersterfte op jongere leeftijd door verbeteringen in de therapie is tot stilstand gekomen. Op oudere leeftijd is sprake van een toename, vermoedelijk samenhangend met de daling in de sterfte door andere oorzaken. Kankerregistraties zijn essentiële hulpmiddelen voor de meting en schatting van frequentie en prognose van kanker, waarmee zicht ontstaat op de uitkomsten van de kankerbestrijding.

> **Kernpunten**
>
> - De belangrijkste reden voor bestaande variatie in plaats en tijd tussen het voorkomen van en de sterfte aan kanker in de wereld is de rol van leefgewoonten en omgevingsfactoren. Natuurlijk is er het samenspel met een uiterst veelvormige genetische aanleg, met name de leeftijd waarop men ziek wordt. Het ontstaan is bijna altijd een multifactorieel bepaald meerstapsproces, dat zich over tientallen jaren kan uitstrekken, zodat de meeste vormen van kanker zich pas na middelbare leeftijd manifesteren.
> - Met epidemieën van kanker is vaak wel honderd jaar gemoeid door het trage verloop in het ontstaan en de lange tijd die nodig is voor het ontwikkelen van preventie, en voordat de effecten merkbaar worden.
> - Afname in de incidentie is waarneembaar bij mannen voor long-, blaas- en maagkanker; toename voor kanker in de keelholte, slokdarm en huid- en prostaatkanker. Bij vrouwen nemen de met roken geassocieerde kankers toe, evenals borst- en huidkanker. Een afname is waarneembaar voor kanker van maag, baarmoederhals en eierstok. Roken en overmatig zonlicht en alcoholgebruik en voorts overgewicht (door de combinatie van overdadige voeding en gebrek aan lichaamsbeweging) zijn de belangrijkste bevorderaars van kanker. Binnen Europa is de incidentie van kanker bij mannen sinds ongeveer dertig jaar dalende naar een gemiddelde door de afname van het roken, terwijl bij vrouwen nog altijd sprake is van de omgekeerde situatie, hoewel ook daar een kentering in zicht lijkt.

Literatuur

Adami H-O, Hunter D, Trichopoulos D (eds). Textbook of Cancer Epidemiology. 2nd edition. Londen: Oxford University Press, 2008.

Davey-Smith G, Strobele S, Egger M. Smoking and health promotion in nazi Germany. J Comm Health 1994;48:220-3.

De Martel C, Franceschi S. Infections and cancer: established associations and new hypotheses. Crit Rev Onc Hematol 2009;70:183-94.

Doll R. The Pierre Denoix Memorial Lecture: nature and nurture in the control of cancer. Eur J Cancer 1999;35:16-23.

Ferlay J, Steliarova-Foucher E, Parkin DM. Estimates of cancer incidence and mortality in Europe, 2008. Eur J Cancer 2010;46 :765-81.

Gonzales C, Riboli E et al. Diet and cancer and the Epic study. Eur J Cancer 2010;46:

Karim-Kos HE, de Vries E, Soerjomataram I, Lemmens V, Siesling S, Coebergh JW. Recent trends of cancer in Europe: a combined approach of incidence, survival and mortality for 17 cancer sites since the 1990's. Eur J Cancer 2008;44:1345-89.

Khlat M, Parkin DM. Migration studies: rationale and methodology. Eur J Cancer 1996;32A:761-71.

Kiemeney LA, Lemmers FA, Verhoeven RH, Aben KK, Honing C, de Nooijer J, Peeters PH, Visser O, Vlems FA. Kansen op kanker in Nederland. Ned Tijdschr Geneeskd. 2008;152:2233-41.

Knol K, Wagener DJ, Willemsen MC (red.). Tabaksgebruik, gevolgen en bestrijding in Nederland. Utrecht: Lemma, 2004.

Parkin DM, Whelan Sh, Ferlay J, Teppo L, Thomas DB (eds). Cancer incidence in five continents, vol. IX. Lyon: IARC Scientific Publications, 2009.

Pukkala E, Martinsen JI, Lynge E, Gunnarsdottir HK, Sparen P, Weiderpass E, Kjaerheim K. Occupation and cancer. Follow-up of 15 million people in 5 Nordic countries. Acta Oncologica 2009;48(5):646-790.

Siesling S, van der Aa MA, Coebergh JW, Pukkala E and the Working Group of the Netherlands Cancer Registry. Time-space trends in incidence of cancer in the Netherlands in the period 1989-2003. Int J Cancer 2008;122:2106-14.

Travis LB, Hodgson, Allan JM, van Leeuwen FE. Second cancers. Management of adverse effects of treatmernt. Risk of second malignancy in patients with selected primary cancers. In: de Vita VT, Hellman S, Rosenberg SA. Principles & Practice of Oncology. 8th ed. Philadelphia: Lippincott-Raven, 2008:2718-43.

Vries E de, Nijsten T, Louwman WJ, Coebergh JW. Huidkankerepidemie in Nederland. Ned Tijdschr Geneeskd 2009;153:2440-45.

Cancer incidence in Belgium, 2004-05. Belgian Cancer Registry. Brussel, 2009 (www.kankerregister.org).

Internationale incidentie van kanker: www.iarc.fr bevat toegang tot recente cijfers van incidentie in Europa en de wereld.

Nederlandse kankerregistratie (www.kankerregistratie.nl of www.ikcnet.nl).

Waardevolle rapporten te verkrijgen (of te downloaden) bij KWF Kankerbestrijding (www.kwfkankerbestrijding.nl)

Rapporten van de Signaleringscommissie Kanker

Kanker in Nederland: trends, prognoses en implicaties voor de zorgvraag. Amsterdam: KWF Kankerbestrijding, 2004 (ISBN 90-71229-13-0).

De rol van voeding bij het ontstaan van kanker, 2004 (ISBN 90 71229-11-4).

De rol van lichaamsbeweging bij preventie van kanker, 2005 (ISBN 71229-15-7).

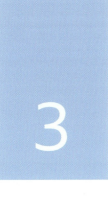

Epidemiologie van kanker
B Prognose en screening van kanker

J.W.W. Coebergh, F.E. van Leeuwen

3.4 Prognose

3.4.1 INLEIDING EN PROBLEEMSTELLING

De prognose van kanker verbetert daadwerkelijk door vroegere detectie en effectievere zorg, maar ook schijnbaar door vervroeging van de diagnose door screening en verruiming van de criteria voor kwaadaardigheid. Over de precieze betekenis van overlevingscijfers kunnen dus allerlei misverstanden rijzen. Eigenlijk is het niet mogelijk een complexe werkelijkheid in één getal samen te vatten. Enerzijds lijkt 50% van de patiënten te genezen, maar anderzijds overlijden nog altijd drie van de vijf nieuwe patiënten met kanker uiteindelijk aan dezelfde of een andere vorm van kanker of aan bijwerkingen van de therapie. Die verhouding is op oudere leeftijd ongunstiger, wanneer de meeste kankers vóórkomen. Verder is met een langere overlevingsduur zeker één op de zeven nieuwe tumoren een meervoudige. Een ander misverstand wordt gewekt door het gunstiger beeld van overlevingscijfers uit klinisch onderzoek bij geselecteerde patiënten, dan in de grilliger en minder volmaakte praktijk van alledag. Niet alleen verandert die vaak langzamer dan in centra mogelijk is, door de traagheid van logistieke aanpassingen en bijscholing, maar ook is er vaak een afwachtende houding en zijn er meer patiënten met bijkomende ziekten. Tevens kunnen groepen patiënten verschillen wat betreft sociale klasse, ernst en stadium van de ziekte, hetgeen de kwaliteit van zorg beïnvloedt. Het belang van prognoseberekening op basis van het stadium bij diagnose met behulp van kankerregistraties staat dan ook onomstotelijk vast. Op deze wijze zijn alle patiënten van een bevolking in de berekeningen opgenomen, als ze tenminste geïdentificeerd worden. Doorgaans is de prognose beter naarmate de patiënt jonger is, hoger opgeleid en vroeger gediagnosticeerd, maar ook naarmate de regionale samenwerking beter functioneert. Deze staat dan meer open voor een landelijke aanpak, waarin ook internationale invloeden meespelen. Al veertig jaar geleden benoemde de Amerikaan Donabedian (1988) het belang van structuur- en proceskenmerken voor de uitkomsten van zorg vanuit een populatieoptiek, vanwege het belang van gelijkheid en samenwerking bij toenemende specialisatie. Structurele aspecten, zoals subspecialisatie via opleidingen en kapitaalintensieve investeringen, hebben echter looptijden van tien tot vijftien jaar, maar staan helaas ook onder invloed van kortetermijnbewegingen zoals introductie van nieuwe geneesmiddelen en fluctuatie van de arbeidsmarkt.

Ook in Nederland zijn er anno 2009 steeds weer oplaaiende discussies over toegankelijkheid en toereikendheid van verleende zorg, die door marktwerking intensiveerde tot meer aandacht voor transparantie van kwaliteit. Gelukkig blijken in de afgelopen 25 jaar vorderingen geboekt te zijn door de combinatie van subspecialisatie bevorderende fusies van ziekenhuizen en sterkere regionale samenwerkingsverbanden. Daarin gedijen ook professionals het beste; er is een grotere beschikbaarheid van voorzieningen en meer medische bewustwording bij bevolking en huisartsen, die immers gemakkelijk moeten kunnen doorverwijzen.

Wanneer alle patiënten van een bevolking betrokken zijn worden ook internationale vergelijkingen mogelijk, in Europa gebeurt dat overwegend via de Eurocare-studie (Capoccaccia et al., 2009) (http://www.eurocare.it/Results/tabid/79/Default.aspx) en in Amerika is er het speciale SEER-programma met nu achttien registraties in veertien staten (http://seer.cancer.gov/).

In de tumorspecifieke hoofdstukken van dit leerboek staan vaak overlevingscijfers van speciaal behandelde patiënten met een precies omschreven histologisch of cytologisch type en stadium bij diagnose, veelal van jongere of middelbare leeftijd, zonder ernstige bijkomende ziekten. Omdat de komende tijd ruim 75% van alle nieuwe patiënten ouder dan 60 jaar zal zijn, spelen de bijkomende ziekten geen onbelangrijke rol. Bij diagnose zijn dergelijke ziekten (met op zichzelf een negatieve invloed op de levensverwachting) al aanwezig bij ongeveer 12% van de volwassen patiënten jonger dan 45 jaar, bij 28% tussen 45 en 60 jaar, bij 53% tussen 60 en 75 jaar, en bij 63% van de patiënten ouder dan 75 jaar (Janssen-Heijnen et al., 2005). Hun invloed op de behandelingskeuze speelt vooral een rol wanneer er een minder belastend alternatief voorhanden is, bijvoorbeeld radiotherapie in plaats van chirurgie of wanneer er kan worden afgezien van adjuvante systemische therapie, dan wel wanneer het aantal adjuvant te behandelen patiënten om een recidief of sterfgeval te voorkomen erg groot is, bijvoorbeeld meer dan tien.

Minder dan 5-10% van alle nieuwe patiënten neemt in Nederland overigens deel aan formeel klinisch vergelijkend onderzoek, ongeveer een vijfde van de 25-35% die daarvoor op grond van hun leeftijd (veelal jonger dan 65 jaar) in aanmerking zouden komen, uiteraard variërend per tumorsoort.

Terwijl richtlijnontwikkeling en implementatie en de bijbehorende processen zich veelal toespitsen op het medisch beleid bij diagnose en de primaire behandeling, lijkt nog verbetering mogelijk in de (curatieve en palliatieve) zorg van patiënten met recidieven en metastasen. Hiertoe wordt meer naonderzoek verricht van het optreden van hinderlijke late (neven)effecten van vroegere behandelingen.

Hierna volgt een overzicht van de relevante determinanten van overleving en de overlevingscijfers in de context van het Europees vergelijkend Eurocare-onderzoek, het laatste is van de diagnoseperiode 1995-2002. Omdat de prognose evident gunstig wordt beïnvloed door vroegdiagnostiek, met name wanneer dit is georganiseerd als bevolkingsonderzoek, wordt hierop uitgebreid nader ingegaan in paragraaf 3.6.

3.4.2 PROGNOSE VAN KANKER BIJ ONGESELECTEERDE PATIËNTEN

Schatting van de prognose van ongeselecteerde patiënten met kanker wier gegevens zijn opgeslagen in kankerregistraties is in feite onderzoek van cohorten van precies omschreven nieuw gediagnosticeerde patiënten. De samenstelling van zulke cohorten is in feite onderhevig aan het vertrouwen van huisartsen in gespecialiseerde zorg. De toeloop wordt echter aanzienlijk vergroot door screening, tenzij dit de voorlopers van tumoren 'wegvangt'. De opsomming van prognosebepalende factoren in tabel 3.9 suggereert echter, dat ook bevolkingscijfers van kankeroverleving niet vrij zijn van vertekening. Die kan optreden bij de gegevensverwerving, bij de follow-up, en bij de data-analyse, zoals blijkt uit historische vergelijkingen met andere populaties (of cohorten). Ook registraties ondergaan een verbetering, waarbij kritiekloos gebruik van data een vertekend beeld oplevert met meestal te gunstige uitkomsten. Hierna wordt dit nader uitgewerkt.

Methodische kanttekeningen
De kankerregistratie is vaak de basis voor dwarsdoorsnede- en cohortonderzoek met selecties van deelnemende patiënten, van wie een deel gedurende langere tijd (soms maanden) een onzekere diagnose heeft. Hoe hoger de eisen aan de validiteit van de diagnose, hoe meer patiënten potentieel niet in de officiële statistiek zijn opgenomen, ofwel omdat ze de betrokken vorm van kanker niet hebben of zonder dat kanker ontdekt is al overleden zijn.

Tabel 3.9 Overzicht van factoren met directe en indirecte invloed op de (berekening van de) prognose van ongeselecteerde patiënten met kanker (Coebergh, 1995).

soort kanker
(sub)lokalisatie
stadium bij diagnose
duur van preklinische fase dat ontdekking kan plaatsvinden
criteria voor maligniteit (inclusie van premaligne vormen?)
agressiviteit van de tumor: morfologie en graad

gastheer/vrouw-factoren ('performance status')
leeftijd, geboortecohort
voedingstoestand
afweer
opleidingsniveau en/of sociale ondersteuning

prevalentie van bijkomende ernstige ziekten via
invloed op levensverwachting
beperking van therapeutische opties

geografische beschikbaarheid en organisatie van
regionale specialistische expertise voor diagnose (review) en behandeling
verpleegkundige zorg
gevoeligheid van detecterende en diagnostische apparatuur
speciale apparatuur (bijv. stadiëring door MRI, CT-scanning)
obductiefaciliteiten
bevolkingsonderzoek selectie van patiënten, inclusief die van de bevolking 'at risk'
oncologische scholing via deelspecialisatie

registratie- en analysemethoden ten aanzien van
volledigheid (bijv. ook melding via huisartsen of het doodsoorzakenregister)
inschatting van diagnosedatum
volledigheid van follow-up (bijv. in land van herkomst overlijdende patiënten)
mogelijkheid tot verificatie van gegevens (uit de status) (hoe moeizamer, hoe slechter)

indirecte factoren (voorwaardenscheppend)
bruto nationaal product (BNP)
percentage van BNP bestemd voor gezondheidszorg via publieke sector
mate van welvaart en spreiding daarvan
dekkingsgraad van ziektekostenverzekering

De diagnose is bij voorkeur histologisch of cytologisch bevestigd, maar soms volstaat biochemische bevestiging van een diagnose (bijv. via een verhoogd PSA-gehalte of paraproteïnen) of via beeldvorming (echo, CT-scanning). Bij patiënten zonder klachten of symptomen neemt het speculatieve gehalte van een diagnose helaas toe. De beroemde Amerikaanse internist Feinstein zag in zijn land de kankerstatistieken qua prognose ontsporen na 1971 (na de start van de 'War against Cancer'); hij benadrukte het belang van de combinatie van klachten en de duur ervan enerzijds en biologische en stadiëringskenmerken anderzijds als indicator voor groeisnelheid en agressiviteit. Het per tumor variërende percentage (van 0 tot 10) patiënten dat rond het tijdstip van diagnose overlijdt in de diverse Europese landen illustreert een sterk variërend aanbod van oncologische zorg met altijd snelle en trage 'adapters'. In Nederland lijkt het beeld relatief gunstig, maar er bestaat weinig zicht in hoeverre (veelal oudere) patiënten zonder specialistische diagnostiek via huisarts of verpleeghuisarts in de officiële kanalen terechtkomen en niet alleen in het doodsoorzakenregister van het CBS. Uit dit laatste zijn meldingen aan de kankerregistratie vooralsnog op wettelijke gronden niet toegestaan. Uitspraken over kankeroverleving en -sterfte bij ouderen moeten wellicht met 'korrels zout' worden genomen. De ervaring in andere landen leert, dat hoe slechter de toegankelijkheid van de gespecialiseerde zorg, hoe groter de onderrapportage van 'slechte' gevallen naar de kankerregistratie wordt. In het jaarrapport van de Nederlandse Kankerregistratie blijkt ruim 4% van de diagnosen louter klinisch te zijn, tot wel 35% voor pancreascarcinoom.

De overlevingskans van patiënten die lijden aan kanker wordt bepaald met de actuariële methode of volgens Kaplan-Meier. Kankerregistraties hanteren het concept van relatieve overleving: de ratio tussen de ruwe (bruto-) overlevingskans (ongeacht de doodsoorzaak) en de verwachte kans op grond van de algehele sterftekansen minus kanker in de bevolking (Ederer et al., 1961; Hakama en Hakulinen, 1977). Rekenkundig is het een proportie, die vaak ten onrechte als percentage wordt weergegeven. De berekening kan op jaarbasis (qua follow-up) zijn of cumulatief, actuarieel. De doodsoorzaak doet er echter niet toe en vergelijkingen tussen landen, gebieden en bevolkingsgroepen worden beter mogelijk, omdat de invloed van andere doodsoorzaken immers in de correctie is verwerkt. Een voorbeeld van zo'n berekening staat in figuur 3.10. De kankerspecifieke overlevingscijfers uit klinisch onderzoek kennen dan ook een gevalideerd proces van toekenning van de doodsoorzaak, inclusief toxiciteit. Al met al blijkt berekening van relatieve overleving een goede benadering van de kankerspecifieke overleving, behalve bij rokende (en drinkende) patiënten die behoren tot een groep met een relatief hoge verwachte sterftekans (en dus met een te lage gemiddelde correctie); verder is er overschatting door te hoge correctie bij de groep relatief gezonde mensen die kanker kregen. De verschillen in relatieve overleving tussen patiënten van hoge en lage sociale klassen zijn dus geflatteerd, tenzij aangepaste verwachte overlevingskansen worden gebruikt.

De wijze van berekening van de verwachte overleving kent varianten in de schatting van de gemiddelde totale sterftekansen in de bevolking. Hierop zou de sterfte aan de bestudeerde kanker in mindering gebracht moeten worden, hetgeen alleen zin heeft bij een relatief hoge proportionele sterftefrequentie (bijv. > 10%), maar dit is zelden het geval. Bij een lange follow-up kan de gemiddelde leeftijd van de nog overlevende patiënten met kanker echter steeds meer verschillen van die van de oorspronkelijke referentiegroep. Hoewel hiervoor statistische oplossingen voorhanden zijn (Hakulinen, 1982), zijn leeftijdspecifieke schattingen, ook van relatieve overlevingscijfers, dan betrouwbaarder. Voor de berekening van de verwachte en relatieve overleving is een computerprogramma beschikbaar bij de Finse kankerregistratie (www.cancerregistry.fi/surv2/), met ook mogelijkheden voor multivariate analyses (Dickman et al., 2004).

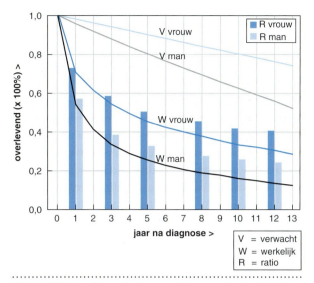

Figuur 3.10 Jaarlijkse relatieve overleving van kanker in Zuidoost-Nederland, 1975-1985 (bron: IKZ-kankerregistratie).

Nederlandse kankeroverlevingscijfers van de diagnoseperiode 1989-2007 zijn beschikbaar via www.kankerregistratie.nl en zullen steeds geactualiseerd worden. Data vanaf 1970 zijn beschikbaar op de website van het Integraal Kankercentrum Zuid.

Europese cijfers

De laatste geactualiseerde versie (over de diagnoseperiode 1995-2002) van de aldus berekende overleving van kanker in Europa (Capocaccia et al., 2009) is gebaseerd op de gegevens van 93 kankerregistraties uit 23 landen (www.eurocare.it). Nederland nam hieraan deel via de registraties uit Zuid-Nederland (IKZ), Noord-Holland (IKA) en de noordelijke provincies (IKN). Vanwege het vergelijkende karakter wordt veel aandacht besteed aan potentiële vertekening en methodologische vraagstukken. Niet alleen de volledigheid van de registraties speelt een rol, ook het vermogen een sluitende 'follow-up' te realiseren van de vitale status (= is iemand nog in leven en zo nee, wat is de overlijdensdatum?). De verwachte overleving is direct afgeleid van de gemiddelde levensverwachting: hoe ongunstiger deze is hoe hoger het sterftecijfer, hoe groter de correctie. Desondanks blijken relatieve overleving en levensverwachting positief gecorreleerd via enerzijds het opleidingsniveau en de medische bewustwording en anderzijds door een hoogwaardiger aanbod van gespecialiseerde zorg. Die leidt ook tot vroegere en adequatere diagnostiek en stadiëring, de basis voor therapeutische beslissingen. De uitkomsten blijken weer sterk gerelateerd aan de combinatie van de hoogte van het bruto nationaal product en de rol van de collectieve sector in de gezondheidszorg en de medische opleidingen. De grootste discrepanties tussen overlevingscijfers in landen of regio's worden gezien in het eerste jaar van diagnose, bij oudere patiënten, bij wie de gezondheidstoestand, de stadiumverdeling en de toepassing van adequate therapie het meest variëren. Zoals blijkt uit een speciale analyse

(Moller et al., 2009), zijn de overlevingsverschillen tussen landen het grootst in het eerste jaar na diagnose, wat wijst op een combinatie van beschikbaarheid van adequate diagnostische en steeds meer geregionaliseerde zorg.

Uit de overzichtstabel 3.9 blijkt dat vergelijkingen van kankeroverleving tussen aselecte groepen patiënten of populaties beïnvloed kunnen worden door de behandeling, maar ook door verschillende frequenties van risicofactoren voor de betreffende vorm van kanker, met name indien die het totale sterftepatroon beïnvloeden. Dan hebben sociale status, voedingstoestand en tabaks- en alcoholgebruik een prognostische betekenis, hetgeen ook duidt op de comorbiditeit. Die is op zijn beurt – los van de intrinsieke prognostische waarde – van invloed op het vermogen om ingrijpende behandelingen te ondergaan.

Het histologische, immunologische of oncogenetische type van de tumor kan gerelateerd zijn aan groeisnelheid, het vermogen tot uitzaaiing en de gevoeligheid voor c.q. resistentie tegen radio- en chemotherapie. Langzaam groeiende tumoren, met veelal een gunstige prognose, worden relatief vaker op tijd ontdekt door verfijning en vervroeging van de diagnostiek, waarvan screening een uiterste vorm is. Maar screening kan ook langzaam groeiende, preklinische carcinomen 'wegvangen', zodat een 'ongunstige' selectie resteert van sneller groeiende, invasieve tumoren (bijv. cervixcarcinoom). Ook kunnen tijdige 'ontdekbaarheid' en patroon van metastasering gerelateerd zijn aan de sublokalisatie, bijvoorbeeld de doorgaans latere ontdekking van het supraglottisch larynxcarcinoom vergeleken met dat van de glottis, van het cardiacarcinoom versus het pyloruscarcinoom van de maag, en van het carcinoom in het colon ascendens versus dat in het sigmoïd.

Ruime beschikbaarheid van diagnostische voorzieningen maakt vroege detectie op grote schaal mogelijk, zodat relatief meer patiënten een tumor met een gunstig (laag) stadium hebben. Anderzijds kunnen relatief meer patiënten in een ongunstig of 'hoog' stadium terechtkomen (meer N+ of M+) door uitgebreidere en/of meer verfijnde stadiëring. Door vroegdetectie verbetert de prognose bij de hele groep, maar door stadiummigratie alleen in de relevante stadia, zonder dat de totale prognose verbetert (Feinstein et al., 1985), tenzij er ook een betere adjuvante therapie beschikbaar kwam. In werkelijkheid vinden beide ontwikkelingen vaak naast elkaar plaats.

3.4.3 NEDERLANDSE GEGEVENS

'Population-based', voor sterfte aan andere doodsoorzaken gecorrigeerde, relatieve overlevingskansen van kanker werden in Nederland in de jaren zestig van de vorige eeuw bepaald voor patiënten met kanker in de jaren vijftig (Meinsma, 1965). De relatieve vijfjaarsoverleving was toen 16% voor mannen en 33% voor vrouwen. Thans zijn ze voor de periode 2003-2007 ruim 55% bij mannen en 60% bij vrouwen (www.kankerregistratie.nl). Uit diverse overzichtsrapportages uit voorgaande periodes blijkt een geleidelijke maar onomstotelijke vooruitgang (Coebergh et al., 1991; Janssen-Heijnen et al., 2005). Evidente verbeteringen traden op in de overleving van patiënten met dikkedarm- en endeldarmkanker, huidmelanoom, eierstokkanker, schildklierkanker, borstkanker, kleincellig longkanker en de ziekte van Hodgkin, maar nauwelijks voor niet-kleincellig longkanker, blaaskanker, prostaatkanker en maagkanker. Bij kinderen en adolescenten met kanker bleken eveneens grote verbeteringen in de behandeling en overleving in de laatste vijftien jaar. Het beeld lijkt veel gunstiger voor vrouwen, waarschijnlijk door een gunstiger 'mix' van tumoren, minder ernstige comorbiditeit en gunstiger hormonale invloeden.

Het ligt voor de hand dat de 'ruwe' (dus ongecorrigeerde) overleving sterk afneemt met het stijgen van de leeftijd, vooral door verhoogde sterfte aan andere doodsoorzaken.

In het eerdergenoemde Europese vergelijkende onderzoek (Eurocare) bleken de Nederlandse cijfers relatief gunstig voor de meeste tumoren, evenals die in de Scandinavische landen, met uitzondering van Denemarken voor de solide tumoren. Ze waren verder gedurende de jaren tachtig en negentig ronduit ongunstig in Centraal-Europese landen als Polen, Slowakije en Estland, en in mindere mate in Slovenië, maar ook in het Verenigd Koninkrijk met zijn op schaarste gebaseerde zorgaanbod. Soms zijn ze te gunstig, wanneer de kwaliteit van de geregistreerde follow-up te wensen overlaat, zoals in Frankrijk, Spanje, Oostenrijk en Duitsland (statistisch leven de patiënten dan nog, terwijl ze in werkelijkheid al overleden zijn). Soms zijn de uitkomsten sterk gecorreleerd aan de algehele levensverwachting, zelfs na correctie hiervoor met lagere – verwachte – totale sterftecijfers in de berekening van relatieve overleving. In het algemeen speelt de kwaliteit van de specialistische zorg een grote rol en dit hangt ook samen met het algehele vertrouwen in en brede toegankelijkheid van de specialistische zorg. In het Verenigd Koninkrijk wordt het aantal deelspecialisten, op dit moment ruim tweemaal zo laag als in de meeste andere West-Europese landen, opgetrokken sinds 2005. De kwaliteit van de medisch-specialistische zorg wordt ook bepaald door een minimale omvang van de staven in de ziekenhuizen, dus de mate van concentratie van behandelingen voor zeldzame en/of veel expertise vragende tumoren en het 'systeem' van opleiding, nascholing en consultatie. Door de ziekenhuisfusies van de afgelopen twintig jaar heeft zich in Nederland reeds enige concentratie voltrokken, die voor de oncologie onder andere deelspecialisatie en investeringen in radiodiagnostiek mogelijk maakte. Nederland heeft per miljoen inwoners ruim zes tot zeven ziekenhuizen, tegen tien tot vijftien in ons omringende landen en ook het aantal radiotherapeutische instituten – bij ons één per 750.000 inwoners – bedraagt er vaak een veelvoud.

Overigens valt de relatieve overleving in de meeste Europese landen lager uit dan die in Amerika. In Europese landen met gunstige uitkomsten, met name Finland, Zweden en Nederland, zijn deze ongeveer gelijk aan de Amerikaanse cijfers voor blanken en zwarten tezamen. De verschillen zijn echter het grootst voor patiënten met tumoren waarbij vroegdiagnostiek een grote rol speelt en dus de mate waarin de voorstadia en in-situ-laesies als invasieve kanker worden beschouwd. Wanneer er een grijs gebied tussen goed- en kwaadaardige laesies bestaat, zoals bij borst- en prostaatkanker, wordt dat, ook op medisch-juridische gronden, in de VS met name bij blanken sneller als kwaadaardig ingevuld.

Met enige regelmaat benadrukken bepaalde statistici de discrepantie tussen de ogenschijnlijk sterke verbetering van de overlevingskansen en het gelijk blijven of zelfs toenemen van de – voor leeftijd gestandaardiseerde – kankersterfte in de bevolking (Bailar en Smith, 1997). De hoogte van de kankersterfte kan echter ook beïnvloed zijn door veranderingen in de incidentie. Wanneer het beloop van de kankersterfte naar leeftijd wordt bekeken, zijn duidelijke lichtpuntjes te ontdekken, ook in Nederland en met name bij tumoren die gevoelig zijn voor systemische therapie. Dat zijn de meeste kindertumoren, en voorts leukemie, maligne lymfomen, zaadbal- en eierstokkanker bij jongvolwassenen. Bij prostaat- en borstkanker en ook melanoom speelde vooral vervroeging van diagnostiek een belangrijke rol en begint de sterfte pas na vele jaren af te nemen. Wanneer de sterftedaling sneller gaat door therapeutische vooruitgang, versterken de diverse bewustwordingsprocessen elkaar, zoals nu het geval is bij borst- en prostaatkanker. In het *Signaleringsrapport Kanker* van KWF Kankerbestrijding uit 1999 staat een evenwichtige discussie over dit onderwerp en in het *Signaleringsrapport Kanker* uit 2004 blijkt in elk geval ook een snelle toename van de prevalentie en daarbinnen een toename van ziektevrije patiënten.

In tabel 3.10 staat een actueel overzicht van vijf- en tienjaarsoverlevingskansen, aangevuld door een schatting van eventuele verbeteringen in de vijfjaars relatieve overleving de afgelopen tien jaar. Wanneer de sterfte dan ook nog daalde (of minder steeg dan verwacht op grond van voorgaande trends in de incidentie) is 'echte' vooruitgang aannemelijk.

In tabel 3.11 is de overleving van kanker weergegeven bij kinderen en jongvolwassenen uit heel Europa (Nederland zit vaak op het gemiddelde) en hierbij blijkt de overleving op kinderleeftijd vaak gunstiger.

Een veel gunstiger (en eigenlijk praktischer) benadering van overlevingskansen (voor de nog overlevenden) ontstaat door deze alleen bij overlevers te berekenen enkele jaren na de diagnose. Men spreekt dan van conditionele overleving (Janssen-Heijnen et al., 2010). Deze wordt doorgaans beter bij een weliswaar kleinere groep, langer levende (ex-?)patiënten, tenzij zij relatief vaak meervoudige tumoren of andere ernstige ziekten krijgen, bijvoorbeeld door schadelijke neveneffecten van de kankerbehandeling op de lange termijn. Ook kunnen dezelfde risicofactoren die de eerste tumor veroorzaakten, zoals roken, alcohol of overgewicht, nog steeds actief zijn. De conditionele vijfjaars relatieve overleving voor dertien tumoren is weergegeven in figuur 3.11. De vooruitzichten van de meeste patiënten worden dus beter, naarmate ze verder van de diagnosedatum zijn.

Doorgaans wordt de conditionele relatieve vijfjaarsoverleving bijna 1,0 (of 100%) rond een jaar of tien na diagnose, wat betekent dat de levensverwachting van de nog levende patiënten weer gelijk wordt aan die van de gemiddelde bevolking. Bij sommige tumoren treedt dit al eerder op, bij andere duurt dit langer, zoals bij borst- en prostaatkanker. Bij andere tumoren, bijvoorbeeld in het hoofd-halsgebied en non-hodgkin-lymfomen, lijkt op termijn weer een afname op te treden, samenhangend met ongunstige langetermijnneveneffecten van de behandeling. Maar ook is er soms een onverstoorbaar natuurlijk beloop, zoals bij borst- en prostaatkanker.

De populatieoverlevingscijfers van patiënten in geval van het optreden van recidieven en metastasen worden geplaagd door allerlei meetproblemen en definities. De kankerregistratie in München heeft hierover voor een aantal tumoren (mamma, melanoom, maag-darm, prostaat, gynaecologische tumoren) de beste gegevens verzameld (www.tumorregister-muenchen.de).

3.4.4 CONCLUSIE

De overleving van kanker is sinds de jaren tachtig van de vorige eeuw sterk verbeterd. Was er in de jaren zeventig een sterke verbetering van nieuwe behandelingen vooral bij jongere mensen, sinds midden jaren tachtig is er een proces van geleidelijke verbeteringen gaande, die ook samenhangen met de concentratie van en deelspecialisatie binnen de ziekenhuiszorg. De (vroeg)diagnostiek, stadiëring, behandeling en 'supportive care' bij de meeste vormen van kanker zijn ruim verbeterd, en een meer ingrijpende verbetering heeft plaatsgevonden bij patiënten van jonge en middelbare leeftijd met leukemie, lymfeklierkanker en zaadbalkanker.

Vermoedelijk is over de hele linie ook het vertrouwen in de specialistische zorg gegroeid, waardoor verwijzingen vroeger plaatsvinden en tumoren sneller worden ontdekt en dus minder vaak gemist. Vergelijkingen van relatieve kankeroverlevingscijfers (in de tijd of tussen populaties) kunnen mank gaan door vertekening, samenhangend met screening; met andere woorden, door vergrote toegankelijkheid van en ruimere classificatie door de specialistische zorg, waarvan de kankerregistratie doorgaans afspiegeling is. De verschillen in kankeroverleving tussen landen in Europa, maar ook binnen de grotere Europese landen, zijn minstens even groot als in Amerika tussen blank en zwart.

Tabel 3.10 Relatieve vijf- en tienjaarsoverleving van kanker bij volwassenen (> 17 jr) in Nederland, diagnoseperiode 1998-2007 en simultane veranderingen in overleving en sterfte.

tumorlokalisatie	5-jaars		10-jaars		Δ 5-jrs overleving in 2003-07 t.o.v. 1993-2002	Δ sterfte 2000-2007	
	man	vrouw	man	vrouw		man	vrouw
mondholte	0,54	0,64	0,50	0,60	=	=	-
larynx	0,70	0,68	0,60	0,46	=	- -	=
slokdarm	0,12	0,14	0,10	0,11	+++	+	=
maag	0,19	0,22	0,16	0,20	-	- -	- -
colon	0,58	0,59	0,54	0,56	+	=	-
rectum	0,58	0,60	0,51	0,53	++	-	=
alvleesklier	0,04	0,04	0,02	0,03	++	=	=
long*						- - -	+++
- niet-kleincellig	0,14	0,15	0,10	0,10	=		
- kleincellig	0,04	0,05	0,04	0,03	+		
mesothelioom	0,05	0,06	0,04	0,02	+	=	=
melanoom	0,82	0,90	0,77	0,86	=	+	+
borst		0,84		0,76	+		- -
corpus uteri		0,79		0,74	=		-
cervix uteri		0,68		0,62	=		- -
ovarium		0,38		0,29	+		- -
prostaat	0,85		0,71		+	-	
testis	0,97		0,90		+	-	
nier	0,54	0,55	0,45	0,50	+	=	=
blaas	0,55	0,45	0,50	0,45	=	- -	+
hersenen	0,20	0,22	0,13	0,15	+	=	=
Hodgkin	0,79	0,81	0,73	0,79	=	=	=
non-hodgkin*						- -	- -
- indolent	0,71	0,76	0,49	0,59	+		
- agressief	0,46	0,49	0,39	0,40	++		
multipel myeloom	0,36	0,37	0,18	0,19	++	- -	- -
leukemie*						-	-
- acuut lymfatisch	0,37	0,38	0,34	0,24	=		
- acuut myeloïd	0,14	0,15	0,12	0,12	+		
- chronisch myeloïd	0,51	0,59	0,37	0,43	+++		
alle lokalisaties	0,56	0,62	0,44	0,54	+	- -	-
(kinderen 0-17 jr	0,75	0,76	0,74	0,75	+	=	=)

Bron: Nederlandse Kankerregistratie, 2009. Follow-up met GBA tot en met 31 december 2008
Overlevingsverbetering: < 5 %: = ; 5-9%: + of -; 10-15%: ++ of --; 20% = +++ of --- ; sterfteverandering ook door incidentie *: geen onderverdeling in doodsoorzakenstatistiek.

Epidemiologie van kanker

Tabel 3.11 Vijfjaarsoverleving van kanker bij kinderen (0-14 jr) en jongvolwassenen (15-24 jr) in Europa, 2000-2002 (bron: Eurocare 2009).

	kinderen	*jongvolwassenen*
acute lymfatische leukemie	0,85 (0,84-0,87)	0,50 (0,43-0,57)
acute non-lymfatische leukemie	0,67 (0,62-0,72)	0,59 (0,50-0,68)
non-hodgkin-lymfoom	0,82 (0,78-0,87)	0,74 (0,69-0,80)
ziekte van Hodgkin	0,96 (0,93-0,97)	0,93 (0,91-0,95)
astrocytoom (excl. 'goedaardige')	0,63 (0,57-0,68)	0,56 (0,48-0,63)
neuroblastoom	0,72 (0,68-0,76)	
medulloblastoom	0,66 (0,61-0,71)	
wilms-tumor	0,89 (0,86-0,93)	
rabdomyosarcoom	0,69 (0,63-0,75)	
ewing-sarcoom	0,67 (0,58-0,75)	0,48 (0,35-0,61)
osteosarcoom	0,77 (0,71-0,84)	0,60 (0,51-0,69)
retinoblastoom	0,98 (0,95-1,0)	
testiscarcinoom	0,97 (0,95-0,99)	0,97 (0,96-0,98)
ovariumcarcinoom	0,92 (0,85-0,95)	0,83 (0,74-0,92)
melanoom	0,88 (0,84-0,92)	0,92 (0,90-0,95)
schildklier	0,99 (0,98-1,0)	0,99 (0,99-1,0)

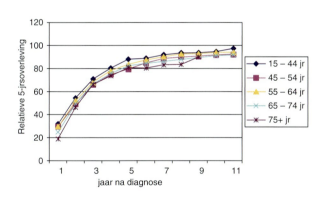

Figuur 3.11a Maag.

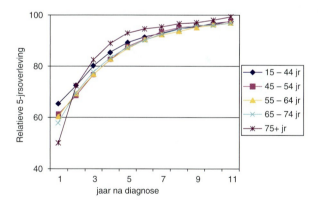

Figuur 3.11b Dikke darm.

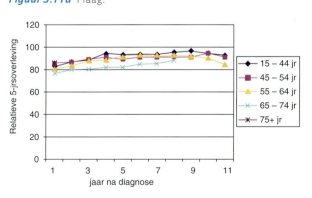

Figuur 3.11c Strottenhoofd

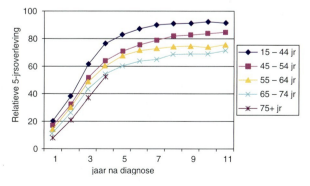

Figuur 3.11d Long.

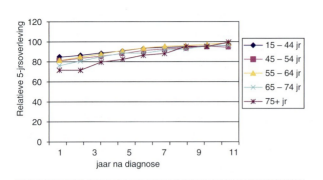
Figuur 3.11e Melanoom man.

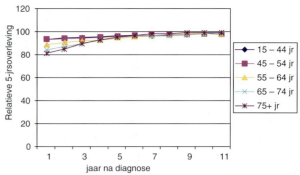
Figuur 3.11f Melanoom vrouw.

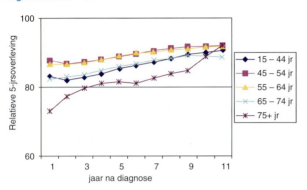
Figuur 3.11g Borst vrouwen.

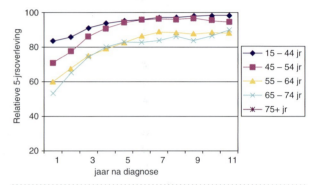
Figuur 3.11h Baarmoederhals.

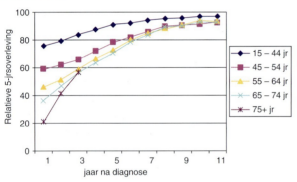
Figuur 3.11i Eierstok.

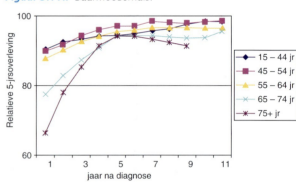
Figuur 3.11j Baarmoederlichaam.

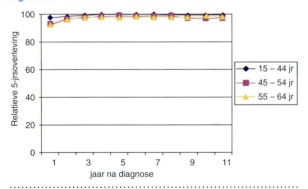
Figuur 3.11k Zaadbal.

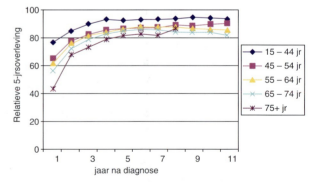
Figuur 3.11l Nier.

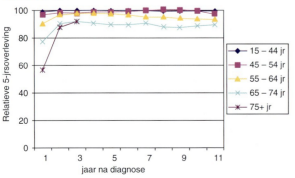
Figuur 3.11m Schildklier.

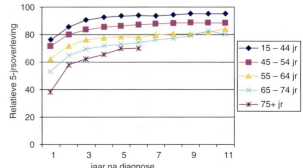
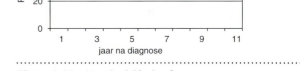
Figuur 3.11n Non-hodgkin-lymfoom.

In 2007 was de relatieve vijfjaarsoverleving in Nederland ruim 55% voor mannen en 60% voor vrouwen; de relatieve tienjaarsoverleving was respectievelijk 49% en 52%. De overlevingscijfers waren beter naarmate de leeftijd van de patiënten lager was en naarmate een (ex-?)patiënt langer in leven bleef. De grootste verbeteringen in de afgelopen tien tot vijftien jaar zijn geboekt bij patiënten met endeldarm- en slokdarmkanker door verbetering van operatietechnieken en stadiëring. Verder waren er wezenlijke verbeteringen bij patiënten met hematologische maligniteiten. De toename van de overleving van borst- en prostaatkanker hangt grotendeels samen met de vroegdiagnostiek. Daling van de sterfte, al is het relatief ten opzichte van de incidentie, suggereert uiteindelijk 'echte' verbetering. Die trad de afgelopen tien jaar bij zeer veel tumoren op, waarbij ook de afname van het tabaksgebruik bij mannen meespeelde, met echter een remmend en zelfs tegengesteld effect bij vrouwen.

3.5 Screening en vroegdiagnostiek

Screening van kanker betreft systematische vroegdiagnostiek, met als doel overlijden aan kanker te voorkómen. Dergelijke diagnostiek behelst het regelmatig zoeken naar – voorlopers van – kanker bij mensen zonder klachten, maar die wel een relatief hoog risico lopen, al was het alleen maar door hun leeftijd. De term bevolkingsonderzoek wordt gebruikt wanneer de 'gehele' bevolking op een bepaalde leeftijd wordt gevraagd regelmatig deel te nemen aan een specifiek diagnostisch programma. In de praktijk is er een geleidelijke overgang van incidentele 'case-finding' bij patiënten met klachten, naar ad-hoc of regelmatig onderzoek van 'high-risk'-patiëntengroepen. Denk aan 'surveillance' of intensieve follow-up na behandeling van een andere kanker of een chronische ziekte. Hoe je er ook naar kijkt, screening in de bevolking is een gigantische stap naar onderzoek bij (veel) mensen met per definitie een laag risico: 90% tot 99% mankeert niets. Overigens wordt de term bevolkingsonderzoek ook gebruikt voor een steekproefachtige 'survey' van, veelal grote, groepen mensen, meestal met langdurige follow-up en zo min mogelijk therapeutische beïnvloeding van de gescreende afwijkingen. Zulke cohortstudies (bijv. de Nederlandse Cohort studie van Voeding en Kanker in Maastricht, het ERGO-onderzoek in Rotterdam-Ommoord en het Globe onderzoek in Zuidoost-Brabant) beogen een zorgvuldige beschrijving van het gedurende langere tijd ontstaan van chronische ziekte(n), op zoek naar oorzakelijke verbanden tussen de diverse risicofactoren en gastheereigenschappen. Aangezien minimale verdenking op kanker doorgaans leidt tot radicaal ingrijpen, blijven zoektochten naar kanker in deze grootschalige onderzoeken zo lang mogelijk buiten beschouwing. Wel vindt na verloop van tijd via inmiddels opgetreden kankers onderzoek plaats van determinanten van ontstaan of progressie via 'nested case-control'-studies.

In deze paragraaf gaat het dus om de theorie en praktijk van 'massa'screening op kanker, bevolkingsonderzoek. Vanuit veronderstellingen over de ontwikkeling en het beloop van voorstadia wordt de in opzet gunstige opbrengst geschat van grootschalige, systematische toepassing van een diagnostische test, gevolgd door nadere uitleg van de afwijkingen en in opzet curatieve behandelingen. Hoewel de beloften groot zijn, worden de nadelen van screening ook besproken. Er wordt immers ook een overmaat aan (subklinische of prevalente) afwijkingen ontdekt, die behandeld moeten worden, terwijl ook 'valse' zekerheden worden gewekt ten aanzien van het niet-missen van afwijkingen. Dan spreken we over intervalcarcinomen tussen twee screeningsrondes. De vraag rijst bij wie de medische verantwoordelijkheden eigenlijk liggen. Terwijl individuele artsen normaliter reageren op individuele hulpvragen van een bezorgd individu of een door klachten of symptomen getriggerde patiënt, bieden 'ze' nu 'en groupe' proactief hun diensten aan. Daarom is hiervoor sinds 1996 een vergunning nodig van de overheid. Deze vergunning wordt door een speciale commissie van de Gezondheidsraad verstrekt op basis van de Wet op het bevolkingsonderzoek. Daarbij wordt getoetst of er een aanmerkelijke kans bestaat op een behoorlijke (> 20%) verlaging van de sterfte aan de betreffende kanker en of de schadelijke neveneffecten beperkt blijven. De nadruk ligt steeds meer op eerlijke voorlichting, met name gericht op overdiagnostiek en -behandeling.

De medisch-wetenschappelijke praktijk leert inmiddels dat kankerscreening nieuwe onderzoeksgebieden blootlegt en discussies losmaakt over zaken als criteria voor maligniteit van voorheen onbekende subklinische en premaligne afwijkingen en de zoektocht naar therapeutische beïnvloeding van het natuurlijk beloop. De prevalentie van ontdekbare voorstadia van de betrokken kanker blijkt veelal een factor 3 tot 5 hoger te zijn dan de 'lifetime' cumulatieve incidentie (op basis van klinische gevallen). De incidentie in de gescreende leeftijdsgroep kan na verloop van tijd zowel hoger (borst, prostaat) als lager (dikke darm, baarmoederhals) worden. In dit verband ontstaat een volkomen terechte discussie over de – door niemand gekende en vrijwel niet-bestudeerbare – klinische relevantie van minuscule afwijkingen. Daarbij hebben pathologen behoefte aan herdefiniëring van hun interactie met andere diagnosten (zoals radiodiagnosten, klinisch chemici) en de diverse snijdende specialisten. Tevens is een – immer bescheiden – maar niettemin registrerende en participerende rol voor de epidemioloog weggelegd in de vorm van de verantwoordelijkheid voor het 'design' en de evaluatie van proces en uitkomst. Daarnaast is economische en bedrijfskundige inbreng vitaal voor de inschatting van logistieke aspecten, de ontwikkeling van hiervan afgeleide kosten-batenanalysen en de vertaling naar investeringen in een omvangrijke logistiek. Hierdoor en vanwege de vereiste methodische aanpak is voor bevolkingsonderzoek eigenlijk een welhaast industrieel professionele werkwijze nodig. Hoe meer deze haaks staat op de meer opportunistisch geaarde individuele patiëntenzorg – die 'gewoon' doorgaat – hoe meer energie en frustratie gaan zitten in de onderlinge afstemming.

In deze paragraaf wordt screening als epidemiologisch te waarderen medische activiteit behandeld. De betekenis en 'pitfalls' van testeigenschappen worden uitgelegd, zoals sensitiviteit, specificiteit en voorspellende waarde op de aan- of afwezigheid van (potentieel dodelijke) ziekte, en voorts het verband met effecten, altijd op een termijn van tien tot vijftien jaar. De huidige stand van zaken bij screening op kanker van borst, baarmoederhals, prostaat, dikke darm, melanoom, long en eierstok wordt aan het einde van deze paragraaf schematisch samengevat. Principes van diagnostiek komen ook aan de orde in hoofdstuk 4 en screening van personen met een familiair of erfelijk verhoogd risico wordt behandeld in hoofdstuk 2.

3.5.1 BEGRIPSOMSCHRIJVING

Het doel van screening is maligne processen van ontremde celgroei in een zodanig vroege fase op te sporen, dat uitgroei tot een dodelijke ziekte wordt voorkómen. De uitvoering vindt plaats met behulp van beeldvormende technieken en bestudering van door biopsie, punctie of uitstrijk verkregen celmateriaal. Steeds vaker wordt ook naar specifiek chemische en genetische informatie gezocht in bloed of weefsel. Screening vindt plaats bij mensen zonder klachten of symptomen, maar uiteraard wel met een verhoogd risico, al was het alleen maar door hun leeftijd, geslacht of woonplaats. De noodzaak tot screening wordt gevoeld, omdat voor de huisarts vroege klinische symptomen, inclusief de 'seven signals of danger', doorgaans aspecifiek zijn en dus een bescheiden voorspellende waarde hebben (doorgaans < 5%) voor de aanwezigheid van kanker, en nog minder voor de potentieel dodelijke variant. Door de zeeffunctie van de huisarts neemt de voorspellende waarde doorgaans toe tot meer dan 10% bij de specialist, die daardoor ziekte duidelijker kan uitsluiten. Huisartsen komen dus relatief zelden in aanraking met nieuwe patiënten met de diverse vormen van kanker (par. 3.3.3). De indruk bestaat dat lagere voorspellende waarden voor doorverwijzing worden gehanteerd bij jongeren en bij 'verdachte' personen uit de hoge sociale klasse. Overigens heeft, variërend naar sociale klasse, ruim 30% van de nieuwe patiënten met kanker ondanks klachten eigenlijk (te) lang gewacht met doktersbezoek, of had zodanig snelgroeiende tumoren dat doorverwijzing naar de specialist voor een diagnostische ingreep evident was. Onomstotelijke diagnostische strategieën die altijd leiden tot tijdige en spaarzame diagnostiek in geval van vage klachten bestaan vermoedelijk niet. Indien artsen kankers willen opsporen voordat er symptomen zijn, komen ze in een ongewone positie met gedeelde ketenverantwoordelijkheid over een langere tijdsperiode en met de bijbehorende verantwoordelijkheid voor de voorlichting. Daarbij spelen ook

Tabel 3.12   Voorwaarden voor verantwoorde screening (Wilson en Jungner, 1968).

1. het betreft een belangrijk gezondheidsprobleem
   – met een redelijk bekend natuurlijk beloop
   – met een herkenbaar latent of vroeg-symptomatisch stadium
   – met een erkende behandeling met bewezen effecten
   – met voldoende faciliteiten voor diagnostiek en behandeling
2. de test of het onderzoek heeft positief en negatief onderscheidend vermogen
   – is aanvaardbaar voor de 'gezonde' bevolking
   – schept duidelijkheid wie er patiënt wordt
3. extra uitgaven moeten redelijk zijn
4. de opsporing van ziektegevallen vindt regelmatig plaats

ethische en financiële aspecten een rol, vooral wanneer het aanbod van 'gewone' medische zorg krap bemeten is. Kunnen de 'echte' zieken dan in de knel komen? De implicaties van screening reiken daarom verder dan de aspecten van een medisch-technische verworvenheid. Volgens in WHO-verband geformuleerde criteria (Wilson en Junger, 1968) is een screeningsprogramma alleen verantwoord wanneer aan een groot aantal voorwaarden voldaan is (tabel 3.12). Deze maken overigens geen melding van de mogelijkheid van parallelle sterfteverlaging door concurrerende innovatie, bijvoorbeeld door verbeterde stadiëring en systemische behandeling, zoals het geval is bij borst-, prostaat- en baarmoederhalskanker. Door de verhoogde maatschappelijke en medische aandacht verbeteren er meer dingen tegelijk.

De maatschappelijke betekenis van screeningsprogramma's wordt doorgaans zichtbaar gemaakt via kostenutiliteitsberekeningen. Deze monden uit in een bedrag per gewonnen levensjaar (veelal tussen de 5.000 en 25.000 euro) of per door screening vermeden sterfgeval (veelal meer dan 50.000 euro). Kost een screeningstest maar weinig (minder dan 50 euro per test), bij bevolkingsonderzoek zijn de totaalbedragen aanzienlijk vanwege de toepassing bij honderdduizenden individuen per jaar gedurende tientallen jaren. De hiermee gemoeide uitgaven (honderden miljoenen euro's over vijf tot tien jaar) gaan letterlijk en figuurlijk voor de geschatte baat uit: na tien tot twintig jaar zijn er potentieel duizenden gespaarde mensenlevens en natuurlijk minder uitgaven aan zorg voor uitgezaaide kanker, die in de huidige tijd behoorlijk kunnen oplopen. Hiervoor komen echter uitgaven aan zorg voor andere kwalen in de plaats, waaronder ook andere kankers. Kwaliteitscontrole vraagt om actieve follow-up van gescreenden gedurende langere tijd, niet alleen van degenen met een verdachte afwijking, maar ook van degenen zonder afwijking, om de sensitiviteit van de test (zie hierna) te bepalen. Hiervoor is een kankerregistratie nodig of een register van onderzoeksuitslagen als PALGA. Als vuistregel moeten 500 tot 2500 personen regelmatig worden onderzocht om één sterfgeval te voorkómen en worden er 5-25, bij prostaatkanker zelfs 50 van ziekte verdachte mannen, overbehandeld. Niet alleen leidt dit tot een terughoudender behandelingsbeleid, het verdient betere vermelding in de voorlichting (artsen mogen patiënten immers geen schade toebrengen).

3.5.2 TERMINOLOGIE

Screening is niet zozeer bedoeld om kanker op te sporen, als wel om een preklinische tumor of lokaal stadium te herkennen dat potentieel kan uitzaaien en dan dodelijk wordt. Of een screeningstest alle preklinische stadia van een ziekte opspoort, hangt af van de gevoeligheid van de test en de herhaalfrequentie en intervalduur. In figuur 3.12 wordt een individu gevolgd van geboorte tot dood (van links naar rechts). Op basis van de multistapstheorie uit paragraaf 3.1.1 is op een bepaald ogenblik in een orgaan de eerste kankercel ontstaan, die ongeremd doorgroeit. Op een volgend moment (het tweede) is een aldus ontstaan gezwel groot genoeg om symptomen te veroorzaken. Na een wisselend 'delay' zal de patiënt zich tot de arts wenden en wordt na verloop van tijd een of andere kanker gediagnosticeerd. Tussen die eerste omvorming en het tijdstip waarop symptomen optreden, komt het moment dat het gezwel voldoende groot is om met een (screenings)test ontdekt te worden. De preklinische fase (PKF) van het gezwel is dan achter de rug. Hierna begint de detecteerbare preklinische fase (DPKF), die duurt tot het moment van de eerste symptomen. Een screeningstest bij een individu met een tumor in de DPKF behoort deze te vinden. De kans op het aantreffen van de tumor is dan de *gevoeligheid* of de *sensitiviteit* van de test, en deze is dus hoger naarmate de tumor verder is voortgeschreden. De tijd tussen het moment van ontdekken bij screening en ontdekken naar aanleiding van klachten of symptomen heet de 'lead time'; hiermee wordt de diagnose vervroegd. Het gaat nu nog alleen om de diagnose van een preklinisch, eventueel gelokaliseerd stadium, hetgeen niet synoniem is met de *potentieel dodelijke ziektevariant*.

Geen van de hiervoor aangeduide 'momenten' ligt nauwkeurig vast. Gedurende een mensenleven kunnen cellen overigens de eerste stadia van een omvorming tot één of meer kankercellen doorlopen zonder door te groeien en ze kunnen zelfs teruggaan (regressie), wellicht ook nog in de detecteerbare fase. In weefselonderzoek van organen bij overledenen, letterlijk en figuurlijk een gevoelig medisch onderzoek, worden nogal eens kleine of gelokaliseerde gezwellen gevonden, die niet of marginaal bijdroegen aan de keten van fatale gebeurtenissen voorafgaand aan het overlijden.

Het tijdstip waarop een gezwel detecteerbaar wordt, is natuurlijk ook afhankelijk van de screeningstest. Naarmate de techniek verfijnder wordt en de ervaring met de test toeneemt, kunnen steeds vaker, steeds vroeger, steeds kleinere (potentieel) kwaadaardige laesies of gezwellen worden gevonden. Het tijdstip van de eerste symptomen en klachten is natuurlijk ook afhankelijk van de hevigheid van de immunologische reactie van de gastheer en voorts van de zichtbaarheid of bereikbaarheid van het gezwel bij inspectie of bij aanvullend onderzoek. Daarnaast speelt de sociale status van de gescreende persoon vaak een rol als indicator van ziektebewustzijn en toegankelijkheid van de vervolgdiagnostische zorg.

Een potentieel dodelijk preklinisch stadium is aanwezig wanneer de laesie of het gezwel, dat met behulp van de screeningstest is opgespoord en wellicht verwijderd bij aanvullend onderzoek, bij morfologische typering voldoende overeenkomst vertoont met een 'volgroeide' kanker bij een symptomatische patiënt. Hoe vroeger zo'n voorstadium wordt opgespoord en hoe kleiner het is, hoe moeilijker de onderbouwing voor de patholoog om te beslissen tot excisie. Pathologen zien eigenlijk steeds meer (kleine) gezwelletjes in stadia, waarmee het voorheen gehanteerde klinische correlaat niet of ten dele overeenkomt. Het is intrigerend dat het losser worden van de band tussen het preklinische stadium en de dodelijke ziektemanifestatie eerder gepaard gaat met een toename dan met een afname van de drang om – steeds minder – afwijkende cellen op te sporen. Hetzelfde geldt voor de geruststelling in de voorlichting aan de bevolking over de betekenis van een afwijking.

3.5.3 KERNPROBLEMEN BIJ DE EVALUATIE VAN SCREENING

Evaluatie van een screeningstest als diagnostische test

Er bestaat een vast stramien voor de evaluatie van de opbrengst van diagnostische tests: sensitiviteit, specificiteit en voorspellende waarden voor de aan- of afwezigheid van ziekte; daarvan afgeleid het aannemelijkheidsquotiënt ('likelyhood ratio'), maar ook wanneer er sprake is van glijdende schalen voor de test en/of de ernst, bijvoorbeeld gradering, van de ziekte. Men moet de testeigenschappen dan ook berekenen voor elke afzonderlijke testuitslag en ziekte-uiting.

Onder *sensitiviteit* wordt het percentage van alle zieken verstaan dat binnen enige termijn wordt ontdekt dankzij een afwijkende test. Onder *specificiteit* verstaat men het percentage mensen met een 'normale' test zonder de ziekte. Onder 'ziekte' vallen ook voorstadia van de kanker met een gerede kans op maligne ontaarding.

Het berekenen van deze grootheden vereist een 'gouden standaard' voor het minimale preklinische ziektestadium: is dit wel of niet aanwezig? Omdat dit met een andere, minstens even gevoelige, test moet, dreigt een cirkelredenering. De screeningstest moet immers de ziekte, liefst onomstotelijk, zo vroeg mogelijk opsporen. Voor zo'n 'gouden standaard' van dit preklinische stadium als voorloper van een dodelijk verlopende kanker moet men misschien het orgaan geheel of gedeeltelijk verwijderen. In hoeverre lijkt dit preklinische (of het door screening ontdekte minimale lokale) stadium op de reeds bekende maligne, klinisch bepaalde stadia? In de praktijk betreedt men een 'terra incognita', waar steeds nieuwe, meer verfijnde classificaties blijken te worden ontwikkeld op geleide van de mate van ernst of progressie. Voorbelden zijn 'in-situ'-laesies van de borst (DCIS en LCIS) en afwijkende CIN-III-laesies van de baarmoederhals. Hierbij spelen niet alleen arbitraire afkappunten, maar ook 'sampling error' en waarnemersbias (door de patholoog) een rol. Eigenlijk ontstaat een nieuw ziektespectrum, met onzekerheden ten aanzien van de werkelijke betekenis van een afwijkende uitslag. Voorts ontstaat een hang naar zekerheid, die zich – mede om juridische redenen – in de praktijk vertaalt in het 'zekere voor het onzekere' nemen met overvloedige nacontroles, aanvullende diagnostiek en overbehandeling. Door de introductie van nieuwe tests en verfijndere ziektekenmerken nemen de onzekerheden dus toe. Tientallen jaren van ervaring en observationeel cohortonderzoek zijn nodig om tot opheldering te komen, hoewel dat steeds moeilijker wordt door te strikte interpretatie van privacyregelgeving; in feite is hier slechts sprake van de levering van kwalitatief verantwoorde vroegdiagnostische zorg.

Evaluatie van het nut van een screeningsactiviteit

De waardering van screening en de daaropvolgende nadere diagnostiek en therapie (ook wel natraject geheten) volgt uit het doel van de interventie: het doorbreken van de fatale keten van lokaal ontstaan van een kankercel en regionale doorgroei, metastasering op afstand en dood. De evaluatie van het nut van de totale screeningsactiviteit kan op verschillende niveaus plaatshebben: primair op het niveau van de vraag of er minder gevorderde stadia van de betreffende kanker zullen vóórkomen, en in tweede instantie of er uiteindelijk minder sterfgevallen door de betreffende kanker zullen zijn. Daarbij kan een effectievere beïnvloeding van de voortgeschreden kanker door systemische therapie ook een rol spelen. Screening heeft dus geen invloed op het oorspronkelijke ontstaan van het maligne proces, maar veeleer op de potentieel dodelijke progressie door middel van tijdige herkenning en behandeling, wellicht in de toekomst ook door chemopreventie. Bij het schatten van de invloed op de overleving moet men, behalve met de later genoemde 'healthy volunteer bias', met twee belangrijke valkuilen (ook wel 'bias' genoemd) rekening houden: 'lead time bias' en 'length bias'.

Lead time bias betreft de tijd die verloopt tussen het ontdekken van het preklinische stadium met een screeningstest en het tijdstip waarop symptomen van de ziekte zouden zijn opgetreden. Personen bij wie de ziekte in een preklinisch stadium is ontdekt, zullen dus in ieder geval langer leven dan personen die pas met symptomen bij een arts komen. Deze theoretische situatie is in figuur 3.12 afgebeeld.

Length bias: de duur van het interval tussen het detecteerbaar worden van een kwaadaardig proces en het optreden van symptomen (DPKF) wordt langer door screening en dus is ook de overleving beter. Er blijkt biologische variabiliteit in groeisnelheid te zijn tussen verschillende tumoren, zelfs al zijn ze even groot en hebben ze hetzelfde histologische beeld. Bij screening ontdekte tumoren hebben dus vaker een tragere groeisnelheid dan tumoren die reeds symptomen veroorzaken. Er worden immers niet alleen incidente, maar ook prevalente (= subklinische of langzaam groeiende) gevallen van de ziekte opgespoord. Omdat het ontstaan van kanker een meerstapsproces is, blijft onzeker of en wanneer het tot een klinische manifestatie komt, of wanneer regressie optreedt. Gastheer/vrouw-factoren spelen mogelijk ook een rol.

3.5.4 PRAKTIJK VAN DE EVALUATIE

Hoe goed is de screeningstest als diagnostische test? (tabel 3.13)

In theorie kunnen de sensitiviteit en de specificiteit als volgt worden berekend: een groot aantal vrouwen (voorgesteld door N) neemt deel aan screening op borstkanker. Een klein aantal zal de (pre)klinische fase van de ziekte vertonen (n) en een veel groter aantal ($N - n$) niet. Onbekend is wie dat zijn. Bij de mammografische screening blijkt een klein aantal vrouwen (m) een verdachte afwijking te hebben. Deze vrouwen worden verwezen voor nader onderzoek, meestal eerst een punctie en daarna een chirurgische biopsie. Op grond daarvan wordt besloten of het inderdaad gaat om een (pre)klinische fase (a), dan wel om een goedaardige laesie (b). Bedenk dat de groep vrouwen met een (pre)klinische fase zowel 'echte' invasieve kankers bevat als premaligne vormen van de ziekte, die (vele?) jaren later of nooit daadwerkelijk kwaadaardig zouden worden. Hetzelfde geldt voor groep b, zij het in mindere mate.

In theorie is de sensitiviteit gelijk aan a/n en de specificiteit aan $d/(N - n)$. Meestal zijn a en b wel bekend: de individuen met een positieve screeningstest die bij nader onderzoek worden onderscheiden in degenen die wel, en degenen die geen (pre)klinische fase van de ziekte of de ziekte zelf hebben; n en dus ook $N - n$ zijn onbekend, omdat niet bekend is hoeveel mensen met een negatieve test toch het preklinische stadium hebben en bij

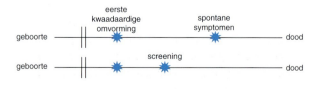

Figuur 3.12 Schematische voorstelling van het beloop van een al of niet door screening ontdekte dodelijke kanker.

Tabel 3.13	Schematische voorstelling van screening op kanker.		
		na vervolgdiagnostiek	
(pre)klinische fase	geen kanker	totaal	
uitslag screening +	a	b	m
uitslag screening −	c	d	N − m
totaal	n	N − n	N

hoeveel mensen ziekte is gemist. Hoe grondig moet het onderzoek daarvoor zijn en binnen hoeveel tijd moet het worden uitgevoerd? Er is behoefte aan een 'gouden standaard', een screeningstest die beter is dan de gebruikte test. Als die zou bestaan, zou die gevoeliger en grondiger (en misschien wel riskanter) zijn, bijvoorbeeld meer waarnemingen bevatten met hogere stralingsdosis, meer biopsieën. Zou die superieure screeningstest dan niet moeten worden gebruikt? Deze discussie speelt bij de eventuele toepassing van de HPV-test bij de screening op baarmoederhalskanker.

Sensitiviteit en specificiteit van een screeningstest zijn dus niet exact te berekenen. Wel is de voorspellende waarde voor ziekte (binnen enige tijd na de screening) van een positieve test goed te berekenen: a/m. Wanneer de voorspellende waarde alleen van toepassing is in relatie tot de potentieel dodelijke variant van de kanker (want daar gaat het om bij screening), valt die veel lager uit dan wanneer alle ziektegedaanten worden meegenomen.

Al was het alleen om de voorlichting minder paniekerig te maken, is omrekening van de testparameters naar te voorkómen dodelijke gevallen nodig. De raming van sensitiviteit en specificiteit verloopt als volgt: het aantal gemiste preklinische stadia (c) kan worden geschat door 'intervalcarcinomen' na te gaan, meestal via PALGA en/of de kankerregistratie. Deze intervalcarcinomen manifesteren zich klinisch in de periode tot het volgende onderzoek, bij borstkanker na ongeveer twee jaar. Carcinomen die echter binnen een halfjaar na de screening ontstaan en die bij nadere bestudering van de eerdere testuitkomst (mammografie) toch ontdekt hadden kunnen worden, beschouwt men als 'gemist'. De berekening van de sensitiviteit blijft arbitrair, omdat ook dan de groeisnelheid erg hoog kan zijn geweest. Bij screeningsprogramma's met ingebouwde kwaliteitscontrole (onderdeel van een verantwoorde werkwijze) worden de gegevens van patiënten met een potentieel gemist preklinisch stadium zorgvuldig bestudeerd, soms met inschakeling van externe deskundigen.

De specificiteit wordt als volgt geschat: algebraïsch is $d/(N-n)$ gelijk aan $1 - b/(N-n)$. Aannemende dat n een klein getal is, met andere woorden indien er relatief weinig mensen met een preklinisch stadium van een kanker rondlopen in de bevolking, is de specificiteit gelijk aan $1 - b/N$. Naarmate een test gevoeliger is, wordt echter meer subklinische ziekte ontdekt, waarvan de prevalentie kan oplopen tot wel 20%.

Voorbeeld. In een grondig obductieonderzoek bij 30- tot 50-jarige – aan een ongeval overleden – vrouwen (onder wie veel stevige alcoholgebruiksters) in Denemarken, werden bij ruim 30% ductale en lobulaire carcinomata in situ in de borsten aangetroffen, overigens met een aanzienlijke variatie in ernst (Nielsen et al., 1987). De 'lifetime' cumulatieve incidentie van borstkanker zou ongeveer 10-12% zijn geweest en de sterfte 4-5%; drie- respectievelijk zesmaal minder wanneer zich nadien geen nieuwe tumoren meer ontwikkeld zouden hebben. Ook de prevalentie van latent prostaatcarcinoom kan oplopen tot meer dan 30% (Breslow et al., 1977) bij een 'lifetime' cumulatieve incidentie van 10% en uiteindelijke sterftekans van 4-5%. Uit de bijna vijfvoudige toename van de incidentie (eigenlijk een detectiecijfer) in de VS in de periode 1988-1992 blijken met de PSA-screening (prostaatspecifiek antigeen) overmatig veel subklinische gevallen van prostaatkanker te zijn ontdekt.

Evaluatie van het nut van een screeningsactiviteit

Een screeningsactiviteit omvat het volledige proces van het aanbieden van een screeningstest op een preklinisch stadium van kanker aan een deel (zo mogelijk het meest risicovolle deel) van een bevolking. Daartoe behoren dus de voorlichting en publiciteit, het uitvoeren van de opsporing, het verwijzen van de screeningspositieven, de nadere klinische en pathologische evaluatie van de ontdekte letsels en het instellen van therapie en nacontrole. Op geleide van toenemende moeilijkheidsgraad vermelden we de belangrijkste kwantitatieve uitkomsten van een screeningsactiviteit.

– *Het treffergetal.* Het onmiddellijk tastbare resultaat van een screeningsactiviteit is het totaal aantal preklinische of verdachte stadia van kanker dat wordt gevonden en, tenzij het tegendeel blijkt, potentieel aan behandeling wordt onderworpen. Op eenvoudige wijze kan daarbij ook de voorspellende waarde, alsmede de specificiteit (percentage terecht-negatieven) van de screeningstest worden berekend. Alle grootheden die men daarvoor nodig heeft zijn immers bekend bij een eenmalig screeningsonderzoek.

– *Gunstiger verdeling van de stadia bij diagnose ten opzichte van symptomatische patiënten.* Tenzij ook sprake is van 'negatieve' selectie, bijvoorbeeld samenhangend met sociale klasse, kan de stadiumverdeling in de laatste groep ook gunstiger worden door de 'uitstraling' van de screening.

– *Betere overleving van patiënten ontdekt door screening.* Op grond van het voorgaande zullen patiënten bij wie een preklinische fase is ontdekt, en die dus vaker in aanmerking komen voor radicale/curatieve therapie, uiteindelijk langer leven dan patiënten bij wie de ziekte pas door symptomen duidelijk wordt, zelfs wanneer voor stadium bij diagnose wordt gecorrigeerd. Hierbij spelen de eerdergenoemde 'lead time bias' en 'length bias' ook een rol. De correctie voor de schijnbaar gewonnen levensjaren kan variëren van twee tot tien jaar.

– *Definitieve evaluatie van eventueel lagere sterfte* volgt uit het doel van de screening. In een populatie waarin systematische screening wordt aangeboden, zal uiteindelijk minder sterfte door de betreffende kanker optreden dan wanneer geen screeningsactiviteit wordt aangeboden. Hoe ongunstiger de uitgangssituatie met betrekking tot stadiumverdeling, hoe beter het resultaat. In de gescreende populatie zullen zich minder gevorderde stadia van kanker voordoen, waarbij de incidentie soms hoger, soms – na verloop van tijd – lager wordt. Een afnemende incidentie is het gevolg van het 'wegvangen' van (nog) niet-kwaadaardige voorstadia, zoals bij baarmoederhalskanker en dikkedarmkanker (hierbij worden poliepen verwijderd, die later carcinoom geworden waren). Bij prostaat- en borstkanker neemt de incidentie (eigenlijk is er sprake van detectie) toe door screening, zelfs met een factor 2 tot 4, om daarna weer te stabiliseren ruim boven het oorspronkelijke niveau. Verruiming treedt op door een andere betekenis van de definitie carcinoom: het gaat om 'prevalente' gevallen, die echter door artsen (en zeker door patiënten) als 'incident' worden beschouwd.

– De ideale evaluatie van het effect van screening kent overigens verschillende uitingsvormen: *allereerst* de simpele vergelijking van trends in incidentie en kankersterfte tussen of binnen geografische gebieden met verschillen in screeningsactiviteit. Uiteraard zijn er meer verschillen mogelijk dan het aanbod van screening alleen. Een *tweede benadering* bestaat uit de vergelijking van de lotgevallen van dat deel van de bevolking dat is 'blootgesteld' aan de screeningstest met het deel dat deze screeningstest niet kreeg of accepteerde. Het ligt voor de hand dat in de eerste groep na verloop van tijd de sterfte ten gevolge van de betreffende kanker lager wordt. Soms kunnen ook verschillen in leefgewoonten en -omstandigheden van invloed zijn, wanneer die het ontstaan en beloop van de kanker of andere ziekten beïnvloeden. Bij deelnemers aan screening is bijvoorbeeld vaak sprake van 'healthy volunteer bias': een lagere algehele sterfte ten opzichte van niet-deelnemers. Daarom moet de initiële frequentie van het ontstaan van de kanker en andere dodelijke ziekten in beide populaties bekend zijn. Een vernuftige variant van deze vorm van evaluatieonderzoek is een *patiënt-controleonderzoek*. Hierbij wordt de voorgeschiedenis van screening in de vorm van blootstelling onderzocht bij patiënten met een gevorderd stadium of die zijn overleden aan de kanker en dit wordt vergeleken met een steekproef uit de rest van de bevolking. Gedurende langere tijd moet wel screening zijn aangeboden, niet per se aan iedereen, maar wel toegankelijk voor iedereen. Als screening werkelijk helpt, zullen de overleden patiënten in de voorafgaande jaren minder vaak gescreend zijn dan de personen uit de steekproef. Uit een overzicht van alle aldus uitgevoerde onderzoeken blijkt vooral enige overschatting van het effect van screening door selectieve deelname. De meest veelzeggende (maar ook moeilijk uitvoerbare) evaluatie bestaat evenwel uit het uitvoeren van een *gerandomiseerd gecontroleerd onderzoek*. Hierbij ondergaan (groepen van) individuen al of niet een screeningsactiviteit op basis van willekeurige uitnodiging tot deelname, bijvoorbeeld door loting. De uiteindelijke evaluatie bestaat uit een vergelijking van de frequentie van (objectief vastgesteld) overlijden aan de betreffende kanker tussen beide groepen. Het principe van randomisatie verkleint de kans op selectie en zelfselectie door arts of patiënt. Door de noodzaak van een lange follow-up is met dergelijk onderzoek, inclusief rapportage, overigens tien tot vijftien jaar gemoeid. Dit onderzoek is niet geheel probleemloos, want in de controlegroep kan 'verdunning' van effect optreden door ruimere toepassing van de screeningstest, of het omgekeerde wanneer de gescreende groep ook een intensievere follow-up krijgt en betere adjuvante therapie. Zelfs wanneer de sterfteverlagende effecten van screening vaststaan in adequaat gerandomiseerd onderzoek, moet bij besluitvorming over toekomstige programma's worden meegenomen dat er verbeteringen zullen optreden in de diagnostische technieken, de stadiumverdeling, de stadiëring en de (adjuvante) therapie. Behalve synergistische, additieve effecten, zijn hierbij ook 'verdunnende' invloeden denkbaar.

– Een andere, in Nederland al bijna dertig jaar toegepaste vorm van evaluatie is gebaseerd op modellering op basis van microsimulatie van individuele gevallen. Met trendmatige ziektefrequentiecijfers en aannamen uit – bij voorkeur – gerandomiseerd onderzoek ontstaan scenario's van uitkomsten (lagere frequentie van potentieel dodelijke gevallen en sterfgevallen, gewonnen levensjaren) en input (hoeveelheden tests, intervallen) en uitgaven, uitgaande van variabele ziektekenmerken en leeftijdsgrenzen (Van Oortmarssen et al., 1990). Validering vindt plaats met reeds uitgevoerd onderzoek en analyses van gevoeligheid door de diverse aannamen te variëren, en het model te verfijnen in naonderzoek. Hoewel modellen veelal ondoorgrondelijk zijn voor artsen en beleidsmakers, worden afwegingen voor keuzes zo beter inzichtelijk, hetgeen besluitvorming kan bevorderen.

3.5.5 STAND VAN ZAKEN VAN BEVOLKINGSONDERZOEK VAN KANKER ANNO 2009

Achtereenvolgens wordt ingegaan op de huidige situatie en de toekomstige ontwikkelingen bij borst-, baarmoederhals-, prostaat- en dikkedarmkanker en bij het melanoom van de huid. Voorts worden nieuwe ontwikkelingen bij long- en ovariumcarcinoom vermeld.

In een overzichtstabel 3.14 zijn de belangrijkste kenmerken en wezenlijke achtergrondinformatie samengevat voor de gevestigde screeningsprogramma's op borst- en baarmoederhalskanker en voorts het door de Gezondheidsraad (2009) aanbevolen programma voor dikkedarmkanker.

Borstkanker
Hoewel de diagnose borstkanker jaarlijks bij ruim 13.000 vrouwen voor het eerst wordt gesteld, van wie er ruim 3000 zullen overlijden, gaan 96 van de 100 vrouwen niet aan borstkanker dood en krijgen negen van

Tabel 3.14 In Nederland anno 2009 erkende bevolkingsonderzoekprogramma's op borst-, baarmoederhals- (lopend) en dikkedarmkanker (komend) wat betreft onderliggende ziekte- en sterftefrequentie, gebruikte tests, doorverwijzing, uitkomsten (gerealiseerd of verwacht) (LETB-tussenrapportage 2009; Rebolj et al., 2006; Gezondheidsraad, 2009).

	borstkanker	*baarmoederhalskanker*	*dikkedarmkanker**
cumulatief 10-jrs-ziekterisico	50+ jr: 2,5-3%	30+ jr: 0,2%	55+ jr: 1,2% man 1% vrouw
cumulatief 10-jrs-sterfterisico vanaf	55+ jr: 1%	35+ jr: 0,1%	60+ jr: 0,8% man 0,6% vrouw
proportionele sterfte hoog?	35-59 jr: 15-20%	30-39 jr: 2-3%	60-69 jr: 5-6%
screeningstest	mammografie	uitstrijkje: cytologie	iFOBT
vervolgonderzoek bij serieuze verdenking	punctie en pathologie	colposcopie en pathologie	coloscopie + poliepectomie/resectie
probleem	aanpak DCIS overbehandeling	intensiteit nacontrole? overbehandeling	intensiteit endoscopie nacontrole?
voortbouwende ontwikkeling (meer van hetzelfde)	digitale mammografie MRI bij HR <50 jr	dunne laag? introductie HPV-test	sigmoïdoscopie + iFOBT**
potentieel toekomstige alternatieve/ concurrerende benadering	alleen high risk-chemopreventie	vaccinatie tegen HPV? beschermingsbreedte en -duur? lange termijn neveneffecten?	virtuele scopie DNA in feces chemopreventie
screeningsinterval totaal aantal keren	2 jaar (13x)	5 jaar (7 x l)	2 jaar 10x
leeftijdsrange (jr) screening	50-74 jr	30-59 jr	55-74 jr
eventuele aanpassing?	46-49; 75-79 jr	28-29 jr	75-79 jr
opkomst/deelname	80% (70-90%)	77% (dekking)	iFOBT: 60%
lage opkomst bij/in	grote steden allochtone vrouwen	steden, allochtonen lage SES, hoog-risico	nog onbekend
doorverwijscijfer op basis van uitslag	1,3 à 1,5‰	3% (incl. na herhaling)	iFOBT: 5%
tumordetectiecijfer incl. in situ	0,05%	0,002% invasief 0,005% in situ	0,02% vrouw 0,025% man
intervalca	1,0 per 1000 vrouw/jr	5 per 10.000 vrouw/jr	nog niet bekend
number needed to screen voor preventie van één sterfgeval	ongeveer 1000	ongeveer 2500-3000	800
% sterftedaling in leeftijdgroep +5-10 jaar	20-25%	50-60%	19%
bij gescreenden	30-40%	80%	25%
aantal vermeden doden	700	100	1400
'uitgaven' per gewonnen levensjaar	4000 euro	11.300 euro	2200 euro

* Niet alles ligt vast vanwege nog betrekkelijk geringe ervaring en lage opkomst.
** Immunologische test op occult bloed in de ontlasting.

de tien vrouwen nooit borstkanker. Behalve matiging van alcoholgebruik (tot 2 glazen per dag), regelmatige lichaamsbeweging, zo min of kort mogelijk gebruik van postmenopauzale oestrogenen en het jong krijgen van kinderen zijn er geen vermijdbare risico's. Tijdige opsporing lijkt wat betreft preventie van sterfte de belangrijkste beïnvloedende factor, waarbij de lokale behandeling steeds minder verminkend is. Op grond van gerandomiseerd uitgevoerde Zweedse screeningsprojecten uit de jaren tachtig, blijkt tweejaarlijkse mammografische screening op borstkanker bij vrouwen van 50 tot 70 jaar na een jaar of zeven een daling van de sterfte aan borstkanker bij vrouwen van 55 tot 74 jaar met 20-30% teweeg te kunnen brengen. In Nederland blijkt dit ook aannemelijk via een geografische analyse van de sterfteverandering naargelang het begintijdstip van screening. Een recente analyse van alle gerandomiseerde onderzoeken door de Deense Cochrane groep toonde een geringere daling van borstkankersterfte ('if any') dan de genoemde 20-30%, indien 'trials' van onvoldoende kwaliteit (hun oordeel betrof vooral de randomisatieprocedure) buiten beschouwing werden gelaten (Götzsche en Olsen, 2001). Inmiddels spelen therapie-effecten een steeds grotere rol, zodat alleen een analyse van doodsoorzaken nog helderheid kan bieden omtrent de specifieke bijdrage. Berekeningen suggereren dat ongeveer tien jaar geleden een derde deel van de sterftedaling toegeschreven kon worden aan het gebruik van adjuvante therapie en twee derde deel aan de screening (Vervoort et al., 2004).

Na twaalf jaar voorbereiding wordt in Nederland sinds 1990 tweejaarlijks tweerichtingsmammografie aangeboden aan vrouwen van 50 tot 70 jaar en sinds 1998 ook tot 75 jaar. Een kwantitatieve waardering van het screeningsproces ziet er als volgt uit (LETB, 2009): in de eerste ronde werd bijna driemaal zoveel borstkanker opgespoord als verwacht, waaronder elfmaal meer kleine en in-situ-tumoren; in het eerste jaar na screening was 26% en in het tweede jaar was 48% van de incidentie toe te schrijven aan intervalcarcinomen. Bij de eerste, respectievelijk vervolgscreening bleek de sensitiviteit in de diverse regio's te variëren van 75-84% en van 58-75% (de intervalfrequentie bleek hoger dan verwacht door het lage doorverwijzingscijfer), de (nauwelijks goed te berekenen) specificiteit bedroeg ruim 99% in beide rondes. Dit komt op het volgende neer: van elke 1000 'gezonde' mammografisch onderzochte vrouwen worden er bijna vijftien aan nadere diagnostiek onderworpen. Zeven van hen blijken dan geen borstkanker te hebben en bij acht wordt na verdere diagnostiek kanker of een voorstadium aangetroffen: vijf van deze acht zouden zonder screening evenmin overleden zijn aan borstkanker, twee zullen ondanks de screening aan borstkanker overlijden en één overlijdt niet dankzij de tijdige diagnose. Het totaal aantal door screening te winnen levensjaren (van die ene vrouw) wordt even groot ingeschat als het aantal levensjaren dat de zeven andere vrouwen met (een voorstadium van) borstkanker langer kennis van de ziekte hebben. De regionale variatie in de frequentie van intervalcarcinomen en detailonderzoeken suggereren ruimte voor radiodiagnostische kwaliteitsverbetering, die deels zal worden bereikt via de toepassing van digitale mammografie.

Ten opzichte van begin jaren negentig blijkt de borstkankersterfte in 2008 overigens ongeveer 20% lager te zijn geworden, vooral bij vrouwen tussen 40 en 79 jaar. In 2009 gaat de discussie steeds meer over de hinderlijke hoeveelheid overdiagnostiek en -behandeling en het dus evenwichtiger maken van de voorlichting.

Met enige regelmaat blijven de discussies opvlammen, vooral in de VS, over de vraag in hoeverre mammografisch bevolkingsonderzoek ook zinvol is voor 'low risk'-vrouwen van 40 tot 50 jaar. Bij hen is de absolute sterfte aan borstkanker weliswaar nog laag (5 op de 1000 overlijden tussen het 45e en 54e jaar), maar het relatieve aandeel van borstkanker in de, overigens dan zeer lage, totale sterfte bedraagt ongeveer 20%, hetgeen de angst voor borstkanker bij deze vrouwen en hun omgeving enigszins verklaart. De gevoeligheid en de specificiteit van mammografische screening blijken dan echter lager door de grotere klierweefseldichtheid en dus slechtere beoordeelbaarheid van de borst, met dientengevolge relatief veel fout-negatieve uitslagen (dit probleem wordt kleiner met het stijgen van de leeftijd). Voorts zou de bij deze groep (van 40 tot 49 jaar) waargenomen sterfteverlaging van 15-20% deels toegeschreven kunnen worden aan de screening bij deze vrouwen na het 50e jaar. De aanzienlijke verbeteringen in de effectiviteit van de behandeling maken deze discussie steeds ingewikkelder.

Toch ligt een aanpassing voor de hand, bijvoorbeeld via een geleidelijke daling van de beginleeftijd tot bijvoorbeeld 45 jaar. De incidentie (2 per 1000) is dan bijna even hoog als op 50-jarige leeftijd en bijna tweemaal hoger dan op 40-jarige leeftijd. Door de inmiddels verbeterde mammografie, de al opgetreden leereffecten en een korter screeningsinterval (van < 1,5 jaar, tot het 55e jaar) lijkt dit niet onverantwoord. Door de evidente vermindering in het postmenopauzale oestrogeengebruik is het probleem van de verhulling van kleine laesies ook afgenomen.

De toekomstige effectiviteit van de screening kan ook toenemen door verbetering van de detectiemodaliteiten, bijvoorbeeld via digitale mammografie, hoewel hieruit ook meer overdiagnostiek en een hoger doorverwijzingscijfer voortkomen.

Gelukkig is in alle ziekenhuizen inmiddels het zo belangrijke samenspel tot stand gekomen tussen radiodiagnost, chirurg en patholoog, met onontbeerlijke steun van enerzijds het landelijk referentiecentrum en anderzijds de landelijke en regionale borstkankerwerkgroepen van de Integrale Kankercentra. Van deze verbeteringen profiteren ook andere patiënten met niet-voelbare laesies. Ook komt steeds meer de wens naar voren om betere (= angstdempende) voorlichting te verstrekken aan de betrokkenen, zowel aan de 'verdachte' als aan de 'gezonde' vrouwen. De absolute kansen op dodelijke kanker zijn nog steeds laag en juist de screening biedt tijd om twijfels weg te nemen en te bespreken. Het verhaal van 'één op de negen vrouwen krijgt borstkanker' kan worden vervangen door: 'met screening daalt de kans voor een vrouw om tussen haar 50e en 75e jaar aan borstkanker te overlijden van één op de veertig naar één op de vijftig'. Een afwijkende uitslag bij de screening betekent nog steeds een kleine kans op de dodelijke vorm (2 op de 25) en er is ter vermijding van onnodige ingrepen ruim tijd voor nader onderzoek en beraad.

Baarmoederhalskanker (zie tabel 3.14)

Jaarlijks overlijden in Nederland nog ongeveer 200 vrouwen aan baarmoederhalskanker, van wie een derde jonger is dan 65 jaar. Bij 650-700 vrouwen wordt een invasief carcinoom vastgesteld en bij 10 tot 50 keer zo veel verdachte ontstekingsprocessen, deels premaligne afwijkingen. Baarmoederhalskanker is het zeldzame gevolg van een chronische virale infectie met het humaan papillomavirus na besmetting via geslachtsverkeer, veelal tien tot veertig jaar eerder. Hoe jonger de besmetting plaatsvond en met hoe meer besmette partners, hoe groter het risico. Ook gastvrouwkenmerken spelen een rol, vooral bij het 'spontaan' verdwijnen van de meeste besmettingen en infecties. Een causale relatie met sommige van de tientallen humane papillomavirussen (HPV), vooral type 16 en 18, staat sinds een jaar of tien vast (IARC, 1995). In geïndustrialiseerde landen nam de incidentie van het plaveiselcelcarcinoom (doorgaans 85% van het totaal) af, vooral bij vrouwen geboren na 1930, maar bij degenen geboren na 1955 lijkt het ziekterisico weer toe te nemen vooral van adenocarcinomen. Dit is het gevolg van toegenomen besmettingskansen vanwege de lagere seksarche en de gestegen promiscuïteit door pilgebruik. Screening op (voorstadia van) baarmoederhalskanker gebeurde al sinds de jaren vijftig in Canada en sinds de jaren zestig in Finland en Zweden. In deze landen is, weliswaar alleen observationeel, overtuigend aangetoond dat regelmatige screening met uitstrijkjes (in intervallen van 3 jaar) tot een lagere incidentie en sterfte leidde. In Noorwegen en Denemarken kwam het aanbod van screening later op gang. In Nederland werden na hevige politieke debatten sinds 1976 vrouwen van 35 tot 55 jaar eenmaal per drie jaar gescreend, deels door huisartsen, deels via GGD's: de dekkingspercentages, ook wel beschermingsgraad geheten (na uitsluiting van vrouwen zonder baarmoeder), bedroegen 50-70%; helaas deden 'high-risk'-vrouwen, veelal uit de lagere sociale klasse, minder goed aan de screening mee. De pathologische laboratoria bewerkstelligden een hoge sensitiviteit ten koste van een lage specificiteit: mede door 'gewone' screening steeg het aantal uitstrijkjes echter astronomisch. Uit het landelijke programma sinds 1988 kwam met name zeer veel overdiagnostiek voort, gevoed door – eenzijdig opgestelde – richtlijnen voor herhaling en doorverwijzing door de pathologie. Maar de nieuwe aanpak vanaf 1996 heeft het aantal uitstrijkjes aanmerkelijk teruggebracht en ook het interval verlengd naar eens per vijf jaar (Rebolj, 2007). Betrokkenheid van de huisarts lijkt wezenlijk, maar het probleem blijkt in veel praktijken te zeldzaam voor beklijvende aandacht. Al met al wordt een huisarts gemiddeld eenmaal per veertig jaar (wellicht eens in de beroepsloopbaan) met een overledene aan baarmoederhalskanker geconfronteerd, eenmaal per vijftien jaar met een nieuwe patiënte met invasief carcinoom en misschien twee keer per jaar met een 'verdachte' vrouw. Bij gynaecologen liggen deze cijfers een factor tien tot twintig hoger: twee sterfgevallen per maatschap per jaar en zes nieuwe patiënten per jaar. Bij hen staan vele tientallen vrouwen met verdachte laesies onder controle, bij wie eventuele progressie van de ziekte aan de orde is. Post aut propter is de sterfte aan baarmoederhalskanker in Nederland sinds de jaren zestig behoorlijk – verder – gedaald, vooral op middelbare leeftijd (www.ikcnet.nl). Volgens modelberekeningen zou bijna 50% van de sterftedaling in deze leeftijdsgroep het gevolg geweest kunnen zijn van screening. In Finland, dat internationaal gezien het best lopende programma kent, werd zelfs een sterftedaling van 62% berekend bij regelmatige deelneemsters, waarbij ook sprake was van 'healthy volunteer bias'. Binnen Europa heeft Nederland sinds 1996 een van de best lopende screeningsprogramma's, hoewel nog altijd een derde van de patiënten met baarmoederhalskanker nooit een uitstrijkje onderging (Van Kemenade en Caspari, 2009). Op dit moment worden in Nederland per screeningsronde, sinds 1996 eenmaal per vijf jaar, 6 van de 1000 vrouwen (in een huisartspraktijk zijn er 300 tot 500) verwezen wegens verdenking op een serieuze laesie (kopac-a, -b), met een kans op een premaligne afwijking van minder dan één op tien. Volgens Nederlandse modelberekeningen zou per 3000 screeningsuitstrijkjes idealiter één sterfgeval voorkómen worden. In dit licht gezien, lijkt screening eenmaal per vijf jaar meer dan voldoende voor het merendeel van de vrouwen met een verwaarloosbaar klein risico (de modelleurs achtten zelf een interval van 7 jaar voldoende), maar biedt het een (te?) lage 'dekking' voor risicogroepen. Voor de nabije toekomst zijn de volgende vragen belangrijk. Moet de leeftijdsgrens naar beneden, bijvoorbeeld naar het 28e jaar? Is screening met de HPV-test daadwerkelijk beter of leidt deze tot te veel overdiagnostiek en ongerustheid? Moeten vrouwen die voor hun 45e tot hun 50e jaar geen afwijkend uitstrijkje hadden, c.q. niet met HPV besmet zijn, nog wel opgeroepen worden?

Het lijkt erop dat er binnenkort op HPV gescreend zal worden (zoals de Gezondheidsraad wellicht gaat aanbevelen). Het in 2008 onder (te?) grote tijdsdruk door de Gezondheidsraad aanbevolen en in 2009 geïntroduceerde vaccin tegen HPV-infecties lijkt in staat op lange termijn baarmoederhalskanker definitief te voorkómen. Het kostbare vaccin is echter nog maar beperkt uitgetest (het aantal herhaalvaccinaties gedurende het leven is nog niet bekend, noch de bescherming voor de diverse HPV-typen en evenmin de ernst en omvang van langetermijnneveneffecten). Daarom is er in Nederland enige terughoudendheid ontstaan, ook omdat het screeningsprogramma redelijk draait. Het ligt voor de hand dat de nieuwe kennis over HPV wordt verwerkt in de voorlichting bij de screening en de aanpak van primaire preventie bij jonge mensen, waarbij de hygiënische maatregelen ter voorkoming van baarmoederhalskanker aansluiten bij die ter preventie van andere geslachtsziekten, bijvoorbeeld met *Chlamydia trachomatis*.

Dikkedarmkanker (zie tabel 3.14)

Dikkedarmkanker komt relatief vaak voor in Nederland: gemiddeld ziet een huisarts per jaar één nieuwe patiënt en elke twee jaar overlijdt er één. Tegenwoordig gaat daar een langdurig ziekteproces aan vooraf, zodat er in elke praktijk wel één tot twee patiënten aan lijden. Het totaal aantal overlevers per praktijk is ongeveer zes. Per jaar gaat het nu om ruim 4800 sterfgevallen. Van alle patiënten is 40% ouder dan 75 jaar, zodat het aantal patiënten behoorlijk blijft toenemen. De voor leeftijdsopbouw gestandaardiseerde incidentie bij mannen steeg met 1,5%, maar bleef ongeveer gelijk bij vrouwen. De sterfte bleef gelijk of daalde licht. Omdat doorgaans langzaam groeiende poliepen ook een voorstadium zijn van kanker, is vroegtijdige opsporing en behandeling redelijk goed mogelijk. De sterftekans neemt behoorlijk toe na het 50e jaar, en tussen het 60e en 80e jaar overlijden ruim 25 van elke 1000 mannen en bijna 20 van elke 1000 vrouwen uit enig geboortejaar aan dikkedarmkanker. Afgezien van toenemende surveillance en genetische screening (zie hoofdstuk 2), vooral bij personen jonger dan 60 jaar, zijn gecontroleerde screeningsonderzoeken op dikkedarmkanker uitgevoerd, veelal bij personen ouder dan 60 jaar. Verschillende gerandomiseerde trials zijn verricht van opsporing van occult bloed in de ontlasting, onder andere in Engeland en Denemarken in de jaren tachtig: toen bleek een daling van de sterfte met 20% mede het gevolg van een betere follow-up bij de gescreenden. In beide landen bleken er hoge incidentiecijfers en matige overlevingscijfers te bestaan, vanwege een matige toegankelijkheid voor endoscopische zorg. In Nederland bleek de specialistische zorg op dit punt al lange tijd behoorlijk toegankelijk te zijn met steeds gunstiger overlevingscijfers).

Hoewel in Bourgondië (Frankrijk) met veel inspanning een 50%-opbrengst en een sterftedaling van 16% werd gerealiseerd in bevolkingsonderzoek (eens per 2 jaar) op occult bloed in de ontlasting (FOBT), werden te veel kankers gemist (gevoeligheid van 20%) om dit programma geloofwaardig te laten zijn. Vandaar dat een nieuwe immunologische test (iFOBT) met een gevoeligheid van 60% door de |Gezondheidsraad is aanbevolen voor het Nederlandse bevolkingsonderzoek vanaf 2010 (Jansen et al., 2009; Gezondheidsraad, 2009).

Eenmalige sigmoïdoscopie (en bijbehorende poliepectomie) leidde in een Amerikaans patiënt-controleonderzoek tot een sterftedaling van ongeveer 70%, grotendeels gerealiseerd bij de ruim 60% van alle kankers in het rectum en sigmoïd. Dit effect is natuurlijk lager bij de eventuele kankers in het proximale deel, waarbij alleen een coloscopie wordt overwogen wanneer poliepen worden aangetroffen. Toch lijkt er sprake van een aanzienlijk beschermend effect, ook met correctie voor de in dit onderzoek inherente 'healthy volunteer bias'. Bij proefonderzoek in de Rotterdamse regio in 2008-2009 bleek de opkomst met uitvoerige aandachtscampagnes niet boven de 35% uit te komen, waardoor het programmarendement tegenvalt. Dit is ook het geval in Engels onderzoek van Atkins.

Het is duidelijk dat voor coloscopie, ook in geval van screening, indicaties worden gesteld, gezien de bewerkelijkheid en ingrijpendheid, inclusief het gevaar van dit onderzoek. Ruwweg 1 per 1000 tot 10.000 ernstige complicaties. Wellicht zal virtuele coloscopie toch een goed alternatief blijken.

De Gezondheidsraad adviseerde eind 2009 iFOBT, eens in de twee jaar voor personen tussen de 55 en 74 jaar. Men verwacht hiervan op termijn een daling van de sterfte aan dikkedarmkanker van 19%. De sensitiviteit is veel hoger geworden: 60%. Eenmalige screening op poliepen rond het 60e jaar in de vorm van sigmoïdoscopie lijkt kansrijk, maar door de lage opkomst nog niet geschikt.

Prostaatkanker

Prostaatkanker is de meest frequente kanker bij mannen in Nederland, dankzij een aanzienlijke stijging van de incidentie met 50% sinds 1992. Het aantal nieuwe patiënten bedroeg ongeveer 9600 in 2007, van wie bijna 35% jonger dan 70 jaar was. In 2007 overleden ongeveer 2200 mannen van wie 30% onder de 75 jaar. De voor leeftijd gestandaardiseerde sterfte nam in de afgelopen dertig jaar toe, vooral bij jongere mannen, maar is dalende sinds eind jaren negentig, in het bijzonder bij oudere mannen. Eenzelfde daling trad in de jaren vijftig tot zeventig op in verband met prostaathypertrofie (waaronder ook kanker schuilging) als gevolg van verbetering van de urologische zorg door een toenemend aantal urologen. Deze waren ook betrokken bij de stijging van het aantal lokale kankers via hun TUR-ingrepen.

Screening op prostaatkanker is van recentere datum (1994) en werd bij bijna 250.000 mannen van 55-69 jaar uitgevoerd in gerandomiseerd onderzoek in acht Europese landen (ERSCP). Er werd een daling van de sterfte aan prostaatkanker met 20% gerapporteerd (Schröder et al., 2009), ofwel een daling van de sterfte van 30 naar 25 per 1000 mannen van 60 tot 80 jaar. Om één man te redden van de dood aan prostaatkanker, moeten er echter 1500 gedurende lange tijd worden gescreend en 50 mannen ingrijpend worden behandeld met een grote kans op impotentie en incontinentie. Van de mannen met prostaatkanker gaat tegenwoordig minder dan 20% dood aan prostaatkanker en boven de 65 jaar sterft minder dan één op de veertig mannen ooit aan prostaatkanker. Bepaling van het prostaatspecifiek antigeen (PSA) is inmiddels de belangrijkste screeningstest. Bij een – bij voorkeur herhaaldelijk vastgestelde – verhoging (≥ 3 ng/ml al bij 20% van de mannen in deze leeftijd) werden echogeleide en soms 'random' puncties uitgevoerd, overigens niet zonder complicaties. De voorspellende waarde voor een (pre)maligne stadium loopt op tot ruim 50% bij PSA-waarden van ≥ 10 ng/ml (Stamey et al., 2004). Al met al bedroeg het detectiecijfer van (voorstadia van) prostaatkanker bij de Rotterdamse tak van het ERSCP-screeningsonderzoek ongeveer 5% (Draisma et al., 2003).

Het rectaal toucher en de echografie blijken voor screening niet gevoelig genoeg en met veel waarnemersvariatie gepaard te gaan. Door het Europese onderzoek ontstond in elk geval wel meer zicht op het ontstaan en beloop van prostaatkanker via correlaties tussen PSA en histologische afwijkingen en zo lijkt de potentiële 'lead time' van 'screen detected' premaligne afwijkingen meer dan tien jaar te bedragen. Het screeningsinterval kan waarschijnlijk meer dan vier jaar bedragen.

Hierbij is goede voorlichting op zijn plaats: de kans om ooit aan prostaatkanker te overlijden is kleiner dan 3%; bij negen van de tien mannen wordt nooit prostaatkanker vastgesteld en bij 95 van de 100 mannen niet voor het 75e jaar.

Screening op familiair bepaalde kankers, in Nederland via de STOET, begint op gang te komen, vooral bij jongere mannen, bij wie het risico drie- tot vijfmaal verhoogd is (zie ook hoofdstuk 2).

Melanoom

Jaarlijks overlijden ongeveer 350 mannen en 250 vrouwen aan een melanoom van de huid, terwijl de diagnose wordt gesteld bij bijna 4000 patiënten. Het aantal patiënten en mensen met ooit een diagnose melanoom bedraagt in 2010 ruim 40.000. Voor mensen met een blonde of rossige huid zijn de belangrijkste risicoverhogende momenten blootstelling aan intermitterende ultraviolette zonnestraling, vooral op jonge leeftijd. Screening op melanoom kende enig enthousiasme in de VS, maar wordt zelfs in Australië met zijn driemaal hogere incidentiecijfers niet uitgevoerd (Marks, 1995). Men acht daar vergroting van de bewustwording toereikend voor preventie en tijdige opsporing. Het aantal fout-positieve laesies zou te groot worden. In Nederland is de incidentie ondanks een forse stijging nog steeds relatief bescheiden. Het in zijn totaliteit licht gestegen sterftecijfer levert op elke leeftijd een geringe (< 2%) bijdrage aan de totale sterfte, maar steeg vooral bij mannen ouder dan 45 jaar (De Vries et al., 2009). Bovendien wordt de diagnose, zelfs indien de 10-20% in-situ-laesies buiten beschouwing blijven, bij ruim 80% van de patiënten tijdig gesteld, dat wil zeggen bij een dikte van het melanoom van < 1,5 mm. Het feit dat er soms sprake is van agressieve snelgroeiende melanomen, beperkt de bijdrage van screening. Bij vooral mannen en ouderen, doorgaans met melanomen op de romp en in het hoofd-halsgebied, worden veelal (te) late diagnoses gesteld. Gezien de stijgende incidentie lijkt een grotere alertheid van vooral huisartsen belangrijk en uiteraard van alle artsen die lichamelijk onderzoek doen (www.oncoline.nl 2008). Voorts lijkt screening zinvol van veelal erfelijk bepaalde risicogroepen met dysplastische naevi, bij wie de kans op een melanoom sterk verhoogd is (McKie et al., 1993). Trials die de effectiviteit van screening door een verlaging van de sterfte met minstens 20% moeten aantonen, zouden niet alleen erg groot moeten zijn, maar ze zouden ook last krijgen van 'verdunning' door extra onderzoek in de controlegroep als gevolg van de publieke aandacht. Het belang van tijdige detectie en alertheid wordt ook gevoed door de enorme toename van het basalcelcarcinoom, met name bij vrouwen op middelbare leeftijd.

Longkanker

De slechte prognose van longkanker, de potentieel vroegtijdige herkenbaarheid en de redelijke prognose van de hooguit 20% van de patiënten met een niet-kleincellige kanker die een resectie ondergingen, maken screening op longkanker een aantrekkelijke optie, met name bij de ongeveer één miljoen ex-rokers die heel lang een verhoogd risico houden. Het aantal slachtoffers bedraagt ruim 8500 per jaar, onder wie een toenemend aantal vrouwen van middelbare leeftijd, nu bijna een derde.

In het begin van de jaren tachtig werd screening op longkanker in de vorm van regelmatige bronchoscopie alom negatief beoordeeld (Gezondheidsraad, 1981) op basis van de uitkomsten van Amerikaans onderzoek bij stevige rokers. Het sputumonderzoek leverde te veel foutpositieve uitslagen op en in de controlegroep bleek ook een verhoogde diagnostische activiteit met regelmatig röntgenonderzoek. Op grond daarvan zijn in Nederland de uit de tuberculosesurveillance voortkomende programma's van röntgenonderzoek van de thorax gestopt. In 1977 werden hiermee nog 1200 gevallen van longkanker ontdekt: 3 tot 5 per 1000 onderzochte personen tussen het 50e en 70e jaar, met een opkomst van 20-50%. De toen vigerende thoraxfoto was echter onvoldoende gevoelig: minder dan 50% werd opgespoord. De komst van speciale CT-scanning heeft echter nieuwe perspectieven geopend. In 2003 zijn uitkomsten gepubliceerd van een pilotonderzoek naar de toegevoegde waarde van spiraal-CT-scanning ten opzichte van de thoraxfoto: 1000 (deels voormalige) rokers van > 50 jaar werden gevolgd met thoraxfoto's en spiraal-CT-scanning en soms PET-scanning. Met de CT-scan ontdekte men longkanker bij 2% van de voormalige rokers en bij bijna 30% verdachte longafwijkingen, zodat veel bronchoscopische vervolgdiagnostiek nodig lijkt. Van de 22 ontdekte kankers waren er 21 resectabel, veel meer dan de één op vier in de dagelijkse praktijk.

Inmiddels startte in Nederland een grote trial met CT-scanning bij ruim 7500 ex-rokers, die onlangs rapporteerde over de opbrengst en het beloop van de vele noduli gedurende de eerste vier jaar (Van Klaveren et al., 2009). In de eerste ronde was er 2,6% en in de tweede ronde na twee jaar 1,8% met een 'positief' testresultaat. De sensitiviteit bedroeg bijna 95% en de negatief voorspellende waarde was 99,9%. Bij 7361 mensen zonder afwijkingen werden twintig longkankers vastgesteld binnen vier jaar. Bij de mensen met afwijkingen werden uiteindelijk 80 kankers gevonden en 107 benigne afwijkingen. Effecten op de sterfte moeten nog worden blijken. Zoals dat vaker gaat, ontlokt deze vorm van voorgenomen screening veel onderzoek naar het beloop en het management van de gevonden afwijkingen, waaruit overigens meestal na een jaar of vijftien een beleid kan worden gedestilleerd. Maar de drang van ex-rokers naar een adequate screening lijkt gerechtvaardigd.

Ovariumcarcinoom

Jaarlijks krijgen steeds minder vrouwen eierstokkanker, van wie 20% jonger dan 45 jaar is, vanwege de sterke invloed van de pil en ondanks de toename van kinderloosheid onder vrouwen. De incidentie en sterfte namen beide af in de afgelopen jaren. Er overleden in 2007 bijna 800 vrouwen, van wie 50% voor het 75e jaar. Ruim een derde wordt toegeschreven aan erfelijke predispositie. De slechte prognose van ovariumcarcinoom en het sluipende klachtenpatroon leiden doorgaans tot fatalisme over de mogelijkheid van tijdige ontdekking. De ontdekking van het CA125-antigeen, in combinatie met de toepassing van echografie in de jaren tachtig, heeft tot een Engels haalbaarheidsonderzoek geleid, waaruit recent de conclusie werd getrokken dat de tijd niet rijp was (Rosenthal et al., 2006). De voorspellende waarde voor kanker van een afwijkende uitslag was slechts 21%. Ook in 2009 is de situatie niet veel veranderd; geen van de markers lijkt van enige waarde voor screening.

3.5.6 SAMENVATTING EN CONCLUSIES

Screening op kanker noopt tot een systematische kijk op ziektebeloop, diagnostiek, classificatie en behandeling en is per definitie een multidisciplinaire activiteit wat betreft detectie, diagnostiek, behandeling en duiding van effecten en neveneffecten. Vanwege de bevolkingsoriëntatie en omvangrijke logistiek moet screening in een welhaast industriële organisatieomgeving in haar eigen ritme worden uitgevoerd, waarbij het screeningsprogramma haaks staat op de gewone medische praktijk. Er is een geleidelijke overgang van vroegdiagnostiek naar screening van risicogroepen.

Een screeningstest is een op grote schaal toegepaste diagnostische test van een preklinisch of gelokaliseerd stadium van een behandelbare ziekte. De test mag niet veel afwijkingen missen. De voorspellende waarde voor de aanwezigheid van de ziekte, veelal boven de 20%, wordt hoger naarmate criteria voor premaligniteit verruimd zijn. Met de afronding van discussies over hoe vaak (en met welk interval) gescreend moet worden, over de te hanteren afkappunten en de definities van afwijkende waarden zijn tientallen jaren van ervaring (successen en mislukkingen) en studies gemoeid.

Het nut van een screeningstest wordt in hoge mate bepaald door de interventies die op de screening volgen. Hierbij bestaat een paradox tussen de haast die voortvloeit uit psychologische ongerustheid bij gescreenden (die opeens patiënt worden) en de tijd die nodig is om de laesie te verwijderen op biologische gronden en in verband met de zorgvuldigheid en complexiteit van de medische besluitvorming. Anticiperende risicocommunicatie met de bevolking en met de 'positief' gescreenden is even belangrijk als kwaliteitsbewaking van het diagnostische proces, inclusief het natraject. En ook over het onbegrip bij de 'negatief' gescreenden die later intervalcarcinomen kunnen krijgen.

Hoe gevoeliger de test, hoe groter het probleem van de screeningstest en voor de klinische behandelaar om het 'kaf van het koren' te scheiden, omdat er geen onomstotelijke grens tussen goed- en kwaadaardig bestaat.

Voortschrijdende spontane vroegdiagnostiek en 'concurrerende' sterfteverlagende interventies, voortkomend uit de dynamiek van de moderne geneeskunde, maken toekomstverwachtingen over effecten en kosten onzeker.

Naarmate de kennis over het ontstaan van ziekte toeneemt, worden benaderingen van screening van risicogroepen alleen aantrekkelijk bij hoge relatieve risico's en een behoorlijke kennis van de pathogenese.

Bevolkingsonderzoeksprogramma's zijn niet alleen onderzoeker-, maar ook tijd- en plaatsgebonden. Wat aanpak betreft zijn in Nederland screening op borst- en baarmoederhalskanker erkende, maar verre van volmaakte activiteiten, die desondanks in Europa hoog staan aangeschreven wat betreft effectiviteit en economische aspecten. Dat screening op baarmoederhalskanker levens redt, staat vast, zij het met een hoge (maar afnemende) ruis van fout-positieve uitslagen. Van screening op borstkanker is dit ook in Nederland duidelijk geworden. Screening op dikkedarmkanker lijkt veelbelovend, nu er in de Gezondheidsraad overeenstemming bestaat inzake de toe te passen modaliteit iFOBT. Screening op prostaatkanker lijkt weinig kansrijk, ondanks de gebleken sterfteverlaging. Er worden te veel mannen met afwijkende bevindingen gediagnosticeerd, waarvoor het beleid onduidelijk is of overmatig agressief.

Screening op dodelijke huidkanker lijkt niet nuttig, hoewel de sterfte bij oudere mannen schrikbarend toenam, vooral door tumoren op de romp. Regelmatige screening op long- en eierstokkanker dient zich nog te bewijzen.

De Nederlandse en meestal ook de Scandinavische aanpak van onderzoek, modellering en advisering lijkt, hoewel nog steeds onvolmaakt, het ideale antidotum tegen de opportunistische aanpak in onze buurlanden en met name in de Verenigde Staten. De komende jaren zullen extra inspanningen moeten worden geleverd om de risicocommunicatie met de bevolking te verbeteren, zeker nu met steeds meer agressieve screeningsmethoden wordt geadverteerd.

Literatuur en aanbevolen publicaties

Gospodarowicz M, O'Sullivan B. Prognostic factors in cancer. Semin Surg Oncoclog 2003;21:13-8.

Jansen JB, van Rossum LGM, Laheij RJF. Bevolkingsonderzoek naar dikke darmkanker bij voorkeur met een immunologische test op faecaal occult bloed. Ned Tijdschr Geneeskd 2009;153:1361-65.

Janssen-Heijnen ML, Houterman S, Lemmens VE, Louwman MW, Maas HA, Coebergh JW. Prognostic impact of co-morbidity and rising age on cancer patients: a population-based approach. Crit Rev Oncol Hematol 2005;55:231-40.

Janssen-Heijnen MLG, Gondos A, Bray F, Brenner H, Coebergh JW. Clinical relevance of conditional survival of cancer patients in Europe: age-specific analyses of 13 cancers. J Clin Oncol 2010;28:2520-28.

Karim-Kos HE, de Vries E, Soerjomataram I, Lemmens V, Siesling S, Coebergh JW. Recent trends of cancer in Europe: a combined approach of incidence, survival and mortality for 17 cancer sites since the 1990's. Eur J Cancer 2008;44:1345-89.

Kemenade F van, Casparie M. Bij een derde van de vrouwen met baarmoederhalskanker is geen uitstrijkje gemaakt. Ned Tijdschr Geneeskd 2009;153: 2472-76.

Klaveren R van, Oudkerk M, Prokop M, Scholten ET et al. Management of lung nodules detected by volume CT scanning. N Engl J Medicine 2009;361:2221-29.

Kok IM de, van Ballegooijen M, Habbema JD. Cost-effectiveness analysis of Human papillomavirus screening in the Netherlands. J Nat Cancer Inst 2009;101:1083-92.

Moller H, Linklater KM, Robinson D. A visual summary of the Eurocare 4 results: a UK perspective. Br J Cancer 2009;101:S110-14.

Otten JDM, Broeders MJM, Fracheboud J, Otto SJ, de Koning HJ, Verbeek ALM. Impressive time-related influence of the Dutch screening programme on breast cancer incidence and mortality, 1975-2006. Int J Cancer 2008;123:1929-34.

Rebolj M, van Ballegooijen M, Merkers LM, Habbema DJ. Monitoring a national cancer prevention program: successful changes in cervical cancer screening in the Netherlands. Int J Cancer 2007;120: 806-12.

Roobol MJ, Steyerberg EW, Kranse R, Wolters T, van den Bergh RC, Bangma CH, Schroder FH. A risk-based strategy improves prostatic-specific antigen-driven detection of prostate cancer. Eur Urol. 2010;57:79-85.

Rosenthal AR, Menon U, Jacobs IJ. Screening for ovarian cancer. Gyn Clin Obstet Gynecol 2006;49:433-47.

Schröder FH, Hugosson J, Roobol MJ, Tammela TL, Ciatto S, Nelen V, et al. ERSPC Investigators. Mass screening for prostate cancer in a European randomized study. N Engl J Med 2009;360:1320-8.

Diagnostiek in de oncologie

J.B. Vermorken, D.L.A.L. Schrijvers, J.J.J. Weyler, T. Moreels, L. Carp,
J. Barentsz, S.W.T.P.J. Heijmink

4.1 Inleiding

Oncologische diagnostiek moet leiden tot uitspraken over het al of niet aanwezig zijn van een kwaadaardige aandoening, over de uitbreiding van de ziekte, over de prognose en de behandeling. Meestal wordt deze diagnostische informatie waarmee de tumor wordt beschreven samengevat in tumortype, stadiering, prognostische en predictieve kenmerken (tabel 4.1).
De diagnose van kanker wordt gesteld op basis van histopathologie na biopsie of cytologie.
- Histopathologie is het essentiële element in de diagnose en karakterisering van kanker (*the tissue is the issue*). Gecombineerd met het orgaan van origine komt men tot een karakterisering die prognostische en therapeutische implicaties heeft (bijv. adenocarcinoom van de long, plaveiselepitheelcelcarcinoom van de baarmoederhals, leiomyosarcoom van het baarmoederlichaam).
- Een cytologische analyse kan de aanwezigheid van kankercellen aantonen maar geeft geen informatie over de invasie in de omgevende weefsels.

Naast de standaardanalyse van de biopsie of cytologie met een hematoxylline-eosine (HE-)kleuring kunnen andere technieken zoals immunohistochemie worden gebruikt om specifieke kenmerken van de tumorcellen te bepalen (bijv. oestrogeen of progesteronreceptoren, Her2-neu-overexpressie).

Verder kan biochemische, moleculaire, genetische of immunologische karakterisering van celfunctie bij bepaalde vormen van kanker een belangrijke bijdrage leveren voor verdergaande onderverdeling, die van invloed is op de prognose en keuze van behandeling (bijv. bij maligne lymfomen en leukemiëen).

Tabel 4.1	Algemene diagnostische beschrijving van een tumor.
orgaan van origine histopathologische diagnose lokale uitbreiding (T) regionale lymfogene uitbreiding (N) metastasering op afstand (M)	

Naast de diagnose en typering van de kanker, is de uitgebreidheid van de ziekte of stadiëring belangrijk voor het verloop en de behandeling van de ziekte.

De bepaling van de uitgebreidheid of stadiëring van de meeste tumoren gebeurt volgens het TNM-systeem, dat gebaseerd is op de wijze van uitbreiding van een kanker. Tumoren verspreiden zich langs drie verschillende wegen: lokaal door directe uitbreiding op basis van invasie of lokale groei; lymfogeen via de lymfevaten; en hematogeen door middel van de bloedvaten. Een evaluatie van elk van deze compartimenten leidt tot een beschrijving van de lokale tumoruitbreiding (T), regionale metastasering in de lymfeklieren (N van lymfenodus) en metastasering op afstand (M).
- De lokale uitgebreidheid van de tumor wordt aangeduid met cijfers, met als uitzondering T_{is}, dat carcinoma in situ betekent. T_1, T_2, T_3, en T_4 wijzen op toenemende uitgebreidheid van het lokale tumorproces.
- Op eenzelfde manier geeft N_0 aan dat er geen aantasting van regionale lymfeklieren bestaat, terwijl N_1, N_2 en N_3 een toenemende graad van aantasting inhouden.
- M_0 wijst op het ontbreken van metastasen op afstand, terwijl M_1 wil zeggen dat deze aanwezig zijn.

Meestal vat men de TNM-groepen samen in vier klinische stadia. Hiervoor zijn per type tumor afspraken gemaakt. Daarbij behoren de tumoren met $T_1N_0M_0$-kenmerken tot stadium I en worden de M_1-tumoren tot stadium IV gerekend (met uitzondering van bepaalde tumoren, zoals het papillair en folliculair schildkliercarcinoom).

De gedetailleerde afspraken voor de groepering van T-, N- en M-kenmerken in klinische stadia zijn in de TNM-atlas van de Union Internationale contre le Cancer (UICC) vastgelegd.

Uniformiteit in stadiëring wordt internationaal nagestreefd. Zo is ervoor gezorgd dat de laatste uitgave (7e editie) van de TNM-classificatie van de UICC regels voor classificatie en stadiëring gebruikt die exact corresponderen met die van de zevende editie van de American Joint Committee on Cancer (AJCC) *Cancer Staging Manual* (2009).

Naast het TNM-systeem worden andere indelingen gehanteerd. Zo vindt de stadiëring van gynaecologische tumoren meestal plaats volgens de Fédération Internationale Gynaecologique et Obstétrique (FIGO-)classificatie, waarbij de stadia vooral zijn gericht op de groei en het metastaseringspatroon van gynaecologische tumoren met de daarbij behorende prognoses en behandelingen. Hematologische kankertypen hebben ook een specifieke classificatie.

In de praktijk zijn twee methoden van stadiëring te onderscheiden:
- de klinische stadiëring (cTNM), die gebaseerd is op de bevindingen voor de behandeling aan de hand van het lichamelijk onderzoek, beeldvorming, endoscopie, biopsie, heelkundige exploratie en andere relevante onderzoeken;
- de pathologische stadiëring (pTNM) die gebaseerd is op de informatie verzameld voor de behandeling en wordt aangevuld of aangepast op basis van bijkomende informatie verzameld tijdens heelkunde en pathologisch onderzoek.

De klinische betekenis van de TNM-stadiëring ligt vooral in de mogelijkheid per tumortype een aantal stadia te onderscheiden waarvan de prognose per stadium en de respons op behandeling redelijk bekend zijn. Over het algemeen zullen de prognose en de mogelijkheden van curatieve behandeling afnemen bij een hoger stadium.

De prognose van een kanker is afhankelijk van prognostische factoren die aanwezig zijn bij de diagnose en die het natuurlijke ziekteverloop van de kanker zonder behandeling bepalen. Prognostische factoren zijn afhankelijk van de patiënt (patiënten met een slechte algemene conditie hebben bijv. een slechte prognose) of van de ziekte (bijv. differentiatiegraad van de tumor, aanwezigheid van bepaalde eiwitten, tumormerkstoffen).

De reactie op een behandeling wordt voorspeld aan de hand van predictieve of voorspellende factoren. Zij kunnen aangeven op welke behandeling een specifieke tumor zal reageren.

In tabel 4.2 staan de belangrijkste prognostische en predictieve kenmerken samengevat, zoals deze nu in de kliniek worden toegepast. Daarbij moet worden opgemerkt dat de waarde en plaats van de meeste van deze kenmerken in de oncologische diagnostiek nog geenszins vaststaan. Het is aannemelijk dat zich op dit terrein in de nabije toekomst belangrijke ontwikkelingen voordoen, parallel met de vooruitgang van het fundamentele onderzoek naar ontstaan, regulatie en gedrag van maligne cellen.

Het is van belang te bedenken dat prognose en therapie niet alleen door kenmerken van de tumor, maar ook door eigenschappen van de patiënt worden beïnvloed. Een overzicht van klinische factoren die daarbij van betekenis zijn, is in tabel 4.3 weergegeven. De daarin genoemde factoren zijn overigens vaak niet onafhankelijk van elkaar; een zeer slechte voedingsstatus heeft op zichzelf invloed op 'performance status' (prestatievermogen) en immunologische afweer. In tal van onderzoeken naar prognostische factoren, vooral wanneer ze werden uitgevoerd bij patiënten met uitgebreidere vormen van tumorgroei (bijv. M_1-patiënten), zijn performance status en gewichtsverlies als uitermate belangrijk naar voren gekomen. In de oncologische diagnostiek horen een inschatting van de performance status volgens een van de bekende schalen en het vastleggen van de mate van gewichtsverlies dan ook nadrukkelijk thuis (tabel 4.4 en 4.5). Daarnaast worden instrumenten gebruikt om de kwetsbaarheid van de patient vast te leggen, zoals bijv. een geriatrische evaluatie (Comprehensive Geriatric Assessment).

Vooral op oudere leeftijd is comorbiditeit van belang. Behalve kanker komen vaak andere chronische ziektebeelden voor, zoals chronisch obstructief longlijden (COPD), diabetes mellitus en cardiovasculaire afwijkingen. Deze comorbiditeit is vooral bij patiënten ouder dan 70 jaar medebepalend voor de prognose en voor de mogelijkheid tot behandeling.

In het vervolg van dit hoofdstuk wordt in algemene zin op de mogelijkheden en beperkingen van anamnese en lichamelijk onderzoek voor de diagnostiek van tumoren ingegaan. In het bijzonder komt daarbij de symptomatologie van de verschillende vormen van metastasering aan de orde. De arts die diagnostisch onderzoek aanvraagt en resultaten interpreteert, moet met het fenomeen 'testkarakteristieken' en de toepassing daarvan vertrouwd zijn. Welke tests moeten worden geselecteerd en welke bijdrage kan een test in een bepaalde diagnostische situatie leveren? Hierop wordt, toegespitst op de oncologie, teruggekomen.

Tabel 4.2 Nieuwe tumorkenmerken met prognostische of predictieve betekenis.

1. chromosomen: deleties, translocaties, numerieke afwijkingen
2. DNA-gehalte: aneuploïdie, DNA-histogram
3. celkinetiek: labeling, mitose-index, expressie van profileratie-geassocieerde kernantigenen (ki-67, PCNA)
4. oncogenen: mutaties, amplificaties, abnormale expressie (erb-B2)
5. tumorsuppressorgenen: p53
6. hormoonreceptoren: aard, hoeveelheid, functionele status
7. groeifactorreceptoren, groeifactorproductie
8. differentiatieantigenen: fenotype, cytoplasmatische producten
9. angiogenese: microvaatdichtheid, VEGF (vaatendotheel-groeifactor)
10. expressie-arrays

Tabel 4.3 Patiëntgebonden prognostische factoren in de oncologie.

1. leeftijd
2. performance status (mate van eigen activiteit)
3. voedingstoestand
4. immunologische afweer
5. comorbiditeit
6. mentale toestand (dementie, depressie)
7. sociale factoren (alleen staand)

Tabel 4.4		Performance status volgens de karnofsky-score.
100-80%: in staat tot normale activiteit; geen speciale zorg nodig		
	100	normaal, geen klachten; geen uiting van ziekte
	90	in staat tot normale activiteit; minimale tekenen van ziekte
	80	normale activiteit met enige moeite; enige symptomen van ziekte
70-50%: in staat zelf voor persoonlijke dingen te zorgen, echter wel met enige hulp		
	70	tot zelfverzorging in staat; niet in staat werkzaamheden te verrichten
	60	in staat persoonlijke verzorging grotendeels zelf te verrichten; regelmatig hulp nodig
	50	matig veel verzorging nodig, eveneens medische verzorging
40-0%: niet in staat voor zichzelf te zorgen; verzorging in een instituut of ziekenhuis nodig; de ziekte kan snel progressief zijn		
	40	niet in staat tot persoonlijke verzorging; kan niet meer werken
	30	ernstig ziek; opname in ziekenhuis geïndiceerd
	20	zeer ernstig ziek
	10	Stervend
	0	Dood

Tabel 4.5	Performance status volgens de ECOG-, Zubrod-, WHO-schaal.
0	zonder beperking in staat alle normale activiteiten uit te voeren (karnofsky-score 100)
1	beperkt in zware lichamelijke activiteit, maar ambulant en tot lichte arbeid in staat (karnofsky-score 80-90)
2	in staat voor zichzelf te zorgen, maar niet in staat tot enig werk, meer dan 50% van de dag op (karnofsky-score 60-70)
3	slechts tot beperkte zelfverzorging in staat, meer dan 50% van de dag in bed of op een stoel (karnofsky-score 40-50)
4	volledig hulpbehoevend, gehele dag in bed of op een stoel (karnofsky-score 20-30)

Van de verschillende diagnostische instrumenten spelen beeldvormende technieken in de oncologie een belangrijke rol. Het gaat daarbij om het zichtbaar maken van de primaire tumor (initiële diagnostiek), het bepalen van de uitgebreidheid daarvan (stadiëring) en het vaststellen van recidieven, loco-regionaal of op afstand (follow-up). Hierop wordt nader ingegaan, waarbij de nadruk wordt gelegd op algemene kenmerken van de technieken, het aantonen van metastasen en het gebruik ten behoeve van diagnostische interventies.

Endoscopische technieken worden steeds meer toegepast, voornamelijk voor diagnostiek maar ook om therapeutische redenen. De ontwikkeling van de flexibele endoscoop heeft daartoe sterk bijgedragen. Enkele toepassingen komen aan de orde in paragraaf 4.5.

In de oncologische diagnostiek wordt een speciale positie ingenomen door de 'tumormerkstoffen'. Hoewel onder dit begrip ook cellulaire merkers zouden kunnen worden gevat, zoals beschreven in tabel 4.2, worden meestal serologische merkstoffen bedoeld. Een omschrijving zou dan kunnen luiden: van tumoren afkomstige producten, waarvan het gehalte in het bloed een afspiegeling is van de in het lichaam aanwezige tumormassa. De belangrijkste beschikbare tumormarkers en hun kenmerken worden in paragraaf 4.6 nader besproken. Dat onderdeel wordt gevolgd door een bespreking van de diagnostiek bij patiënten met metastasen van een onbekende primaire tumor. Het hoofdstuk wordt besloten met een paragraaf over de diagnostiek door de patholoog.

4.2 Anamnese en lichamelijk onderzoek

Kanker ontstaat uit één cel en ontwikkelt zich tot een massa van grammen tumorweefsel. Ergens gedurende dit proces krijgt de patiënt symptomen, bezoekt hij of zij een arts en wordt de diagnose gesteld. Dat moment zal in relatie tot de levensloop van de tumor altijd laat vallen. Verreweg de meeste tumoren worden niet eerder symptomatisch dan bij een massa van één gram (een omvang van 1 cm^3). Een dergelijke tumor bevat 10^9 cellen en bevindt zich dan, als we een constante verdubbelingtijd aannemen, op driekwart van de tijd tussen het ontstaan (1 cel) en de dood (10^{12} cellen). Voor de meeste tumoren moet daarbij gedacht worden aan een tijdpad van meer dan vijf jaar. Anamnese en lichamelijk onderzoek zijn dus relatief ongevoelige methoden van tumordiagnostiek en wijzen, indien positief, over het algemeen op een voortgeschreden stadium van tumorgroei.

Dat wil niet zeggen dat anamnese en lichamelijk onderzoek in het kader van de diagnostiek van maligniteiten zonder betekenis zijn. Integendeel, het kan niet genoeg benadrukt worden dat behalve een goede algemene anamnese en een compleet lichamelijk onderzoek, kennis van (en herkennen van) symptomen, vragen naar gewoonten, familie, sociale omstandigheden, beroep en noxen van eminent belang zijn. Men dient zich te realiseren dat bij meer dan 40% van de patiënten genezing met locoregionale behandeling mogelijk is. Dit betekent dat in een aantal patiënten een klinisch manifeste tumor, ondanks zijn relatieve ouderdom, nog niet gemetastaseerd is (of indien er reeds cellen verspreid zouden zijn, deze niet uitgroeien). Vroegtijdige detectie op basis van anamnese en lichamelijk onderzoek kan er dus toe bijdragen dat meer tumoren in een relatief vroeg stadium ter behandeling komen. Extreme haast is daarbij overigens niet geboden; wel of geen genezing hangt niet af van enkele dagen of weken. Indien een patiënt zich met een voor kanker verdacht symptoom presenteert, is zorgvuldige diagnostiek te preferen boven het overhaast lukraak aanvragen van een reeks onderzoeken.

4.2.1 ANAMNESE

Symptomatologie van kanker is gerelateerd aan drie pathofysiologische mechanismen. In de eerste plaats veroorzaakt de primaire tumor vaak *lokale symptomen*. Veel van de initiële kankerdiagnostiek wordt gestart aan de hand van dergelijke klachten; daartoe behoren veranderde functies als spreken, slikken, defeceren of urineren, bloedverlies uit een van de lichaamsopeningen, lokale pijn of de aanwezigheid van verdikkingen of zwellingen.

Een tweede reeks symptomen wordt veroorzaakt door *metastasering*. Long, lever, botten, hersenen, huid en buiken borstvliezen zijn de belangrijkste organen waarnaar tumoren metastaseren en waardoor symptomen als pijn en functieverlies kunnen ontstaan. Overigens geldt ook hier, net als bij de primaire tumor, dat uitgebreide tumorlokalisaties aanwezig kunnen zijn in een nog volstrekt asymptomatische patiënt.

Ten slotte kunnen tumoren tot *algemene of metabole* symptomen (paraneoplastische symptomen) en verschijnselen aanleiding geven, die geen direct gevolg zijn van primaire of metastatische groei.

Algemene of metabole symptomen

In een aantal patiënten worden stoffen geproduceerd of mechanismen in gang gezet waardoor de functie van andere organen of systemen, die niet rechtstreeks door tumorgroei zijn getroffen, verandert. In eerste instantie kan worden gedacht aan de gevolgen van de ontstekingsreacties die in en rond tumoren plaatsvinden. Deze kunnen tot overigens zeer aspecifieke symptomen leiden, zoals vermoeidheid, anorexie, gewichtsverlies, koorts en algemene malaise. Het is duidelijk dat deze symptomen niet specifiek zijn voor de aanwezigheid van een tumor. Evenmin zijn deze symptomen kenmerkend voor een bepaalde tumorsoort.

Dit ligt anders bij een aantal min of meer typische paraneoplastische syndromen. De aanwezigheid van een dergelijk syndroom kan helpen bij het richting geven aan de diagnostiek en een verandering kan dienen als een soort klinische tumormarker.

Primaire tumor

Veel, vooral vroege symptomatologie in de klinische oncologie is gerelateerd aan de lokalisatie van de primaire tumor.

Symptomen van de primaire tumor ontstaan door drie mechanismen: *verdringing* van normaal weefsel in de aangetaste organen, *obstructie* van tubulaire structuren en *ingroei* in bloedvaten. De verdringing van zenuwvezels leidt bijvoorbeeld tot pijn, ingroei in het longparenchym kan hoesten en dyspnoe verklaren, heesheid en slikstoornissen zijn symptomen van lokale ingroei in het hoofd- en halsgebied. De obstructie door een tumor van het colon kan een ileus veroorzaken, en zelfs kleine tumoren in de galwegen kunnen symptomen van een obstructieve icterus veroorzaken. Ingroei van bloedvaten veroorzaakt bloedverlies, terwijl compressie van bijvoorbeeld de vena cava inferior of bekkenvenen aanleiding geeft tot oedeemvorming van de onderste ledematen. De symptomatologie van specifieke tumoren komt uitgebreid aan de orde in de tumorspecifieke hoofdstukken.

De ernst van deze klachten toont een relatie met de uitgebreidheid van de tumor, maar deze relatie is in de individuele patiënt zeker niet eenduidig. Uitgebreide tumorgroei kan aanwezig zijn bij overigens asymptomatische patiënten, terwijl men soms kleine tumoren aantreft bij mensen met ernstige klinische problemen. Voorbeelden van de eerste categorie zijn bijvoorbeeld een groot niercelcarcinoom, dat soms niet tot symptomen aanleiding geeft; of een chronische myeloïde leukemie die niet zelden bij routinebloedonderzoek wordt vastgesteld; of een longcarcinoom dat vaak pas in een laattijdig stadium wordt gediagnosticeerd. Anders ligt dit bij de tumoren die gemakkelijk uitwendig gedetecteerd kunnen worden of die op een zodanige plaats ontstaan dat geringe toename in volume aanzienlijke functionele consequenties heeft. Een gezwel in de borst is relatief gemakkelijk te palperen. Met de toenemende praktijk van zelfonderzoek is de gemiddelde diameter van het mammacarcinoom bij diagnose afgenomen. Het carcinoom van de papil van Vater kan zich in een vroeg stadium manifesteren door het optreden van icterus en een primaire hersentumor kan bij een kleine omvang tot epileptische insulten leiden.

Metastasen

Tussen de 30-70% van de patiënten met kanker krijgt botmetastasen. De belangrijkste primaire tumoren die leiden tot botmetastasen zijn gelokaliseerd in borst (73%), long (33%), nier (24%) en colon of rectum (22%).

Het belangrijkste symptoom is pijn; overigens kunnen botmetastasen ook vaak pijnloos zijn. Bij plotselinge of sterk toenemende pijn moet aan complicaties worden gedacht. Daarvan zijn fracturen en epidurale compressie van het ruggenmerg de belangrijkste. Fracturen komen bij ongeveer 10% van de patiënten voor, vooral in femur, humerus, wervels en ribben. Compressie van het ruggenmerg of van de cauda equina gaat gepaard met toenemende pijn en een veranderd gevoel, gevolgd door neurologische uitval.

Bij uitgebreide botmetastasering kunnen symptomen van hypercalciëmie zoals dorst, misselijkheid en opvallende sufheid optreden.

Longmetastasen komen voor bij ongeveer 30% van de patiënten met kanker. De lokalisatie is vaker perifeer dan centraal. Dit draagt ertoe bij dat lang niet altijd symptomen aanwezig zijn. In een serie van 136 patiënten met longmetastasen van sarcomen presenteerden zich slechts acht patiënten met klachten als hoesten, hemoptoë, dyspnoe of pijn. Een solitaire longhaard bij een patiënt met een maligniteit hoeft geen metastase te zijn, maar kan een aanduiding zijn van een tweede primaire tumor. Het beleid dient daarop dan ook gericht te zijn.

De lever heeft een dubbele bloedtoevoer en is mede daardoor een belangrijk orgaan bij metastasering. De helft of meer van de patiënten met tumoren van de tractus digestivus (dikke darm, maag en pancreas) zal levermetastasen krijgen, maar ook bij meer dan de helft van de patiënten die aan een mammacarcinoom overlijden, worden levermetastasen aangetroffen. De lever heeft geen sensibele zenuwvoorziening en levermetastasen zijn dan ook vaak asymptomatisch. De belangrijkste klacht is pijn, die kan ontstaan door zwelling van het kapsel of irritatie van het peritoneum. Soms wordt het diafragma geprikkeld en dan kan vooral rechtszijdige schouderpijn optreden. Levermetastasen gaan voorts nogal eens gepaard met vage algemene klachten als moeheid, anorexie en koorts.

Bij toename van de grootte van de levermetastasen kan compressie op de galwegen voorkomen met als gevolg galstuwing.

Hersenmetastasen komen bij gemiddeld 20-30% van de patiënten met kanker voor; carcinomen van long en borst zijn de belangrijkste primaire tumoren (meer dan 80%), met voorts een relatieve oververtegenwoordiging van melanomen. Hoofdpijn is het belangrijkste symptoom, dat bij ongeveer de helft van de patiënten voorkomt. De hoofdpijn kan het gevolg zijn van de directe tumorinvasie van vaten, zenuwen of vliezen of van verhoging van de intracraniële druk. Relatief frequent klagen patiënten over focale uitval (30%) of worden veranderingen in psychische functies (30%) vastgesteld. Convulsies komen minder vaak voor (15%) en zijn wat frequenter bij het melanoom. Acute verergering van symptomen kan het resultaat zijn van een intratumorale bloeding, die nogal eens wordt gezien bij melanomen, choriocarcinomen en kleincellige carcinomen van de long.

Kortademigheid, hoest en pijn op de borst zijn de belangrijkste symptomen van maligne pleura-effusie. De hoest is meestal droog en de ernst van de kortademigheid is gerelateerd aan de snelheid van toename van vocht. Relatief veel vocht kan asymptomatisch zijn indien het langzaam is ontstaan; ongeveer 25% van de patiënten met pleuritis carcinomatosa heeft bij presentatie dan ook geen symptomen. Tumoren van long en borst en lymfoproliferatieve aandoeningen zijn de belangrijkste oorzaken.

Dezelfde klachten als bij maligne pleuritis kunnen ook worden veroorzaakt door maligne pericarditis. Ook hiervoor geldt dat de ernst van de klachten sterk kan wisselen en mede afhankelijk is van de snelheid waarmee pericardiaal vocht zich ontwikkelt. Veel patiënten met pericardiale metastasen zijn asymptomatisch; dit kan worden afgeleid uit de discrepantie tussen de frequentie van symptomen en positieve bevindingen bij autopsie (ongeveer 30% van de patiënten met long- of borstkanker heeft positieve pericardiale bevindingen).

Ophoping van vocht in de buik leidt tot een aantal symptomen, waaronder kledingproblemen, klachten met betrekking tot de functie van het maag-darmkanaal (winderigheid, 'le vent avant la pluie', snelle verzadiging, anorexie), alsmede last met lopen en ademhalen. Pijn staat vaak niet op de voorgrond. Als oorzaak moet vooral aan tumoren van de eierstok(ken), de borst en het maag-darmkanaal, alsmede aan maligne lymfomen worden gedacht.

De anamnese van een patiënt met kanker is niet compleet zonder dat aandacht is geschonken aan het al of niet aanwezig zijn van risicofactoren. Hiertoe behoren in de eerste plaats roken (verantwoordelijk voor 40% van de kankersterfte bij mannen en 20% bij vrouwen), alcohol (verantwoordelijk voor 3% van de kankersterfte), beroepsexposities zoals asbest, benzeen en middelen uit de verfindustrie (verantwoordelijk voor 5% van de kankersterfte), straling (3% van de kankersterfte), geneesmiddelen als immunosuppressiva, alkylerende agentia en synthetische oestrogenen (2% van de kankersterfte) en infecties, vooral door virussen zoals het hepatitis-B-virus, het epsteinbarr-virus, het humaan papillomavirus en het humane immunodeficiëntievirus (bijdrage aan sterfte geografisch sterk wisselend). Hoewel er epidemiologische verbanden zijn gevonden tussen de aard van de voeding en de kans op maligniteiten, zijn deze te onduidelijk of te zwak om aan de anamnese van de individuele patiënt een bijdrage te leveren.

Hoewel de bijdrage van genetische predispositie aan de kans op kanker niet zo groot is (± 5% van borst- en dikkedarmkanker zijn genetisch bepaald) als die van de omgevingsfactoren, kan een positieve familieanamnese toch enige informatie opleveren. Dit geldt uiteraard voor enkele relatief zeldzame hereditaire neoplasmata, zoals het retinoblastoom, de MEN-syndromen, polyposis coli, het hereditaire non-polyposis colorectale carcinoom en het dysplastische naevussyndroom. De kans op mammacarcinoom is eveneens geassocieerd met een positieve familieanamnese, vooral in geval van mammacarcinoom bij familieleden in de eerste graad (moeder, zusters) en indien dit carcinoom pre-menopauzaal of bilateraal is opgetreden De identificatie van de met de erfelijke vormen van mammacarcinoom en coloncarcinoom geassocieerde genetische afwijkingen maakt het afnemen van een goede familieanamnese steeds belangrijk (zie ook hoofdstuk 2).

4.2.2 LICHAMELIJK ONDERZOEK

Net als de resultaten van de anamnese zijn de bevindingen van het lichamelijk onderzoek sterk afhankelijk van de lokalisatie van de primaire tumor. Bij tumoren van de dieper gelegen organen in de thorax en de buik zijn de bevindingen meestal negatief en draagt het lichamelijk onderzoek maar weinig bij aan de diagnostiek. Anders ligt dit voor meer oppervlakkig gelegen weefsels als huid, weke delen, testes en borsten. Inspectie en palpatie in samenhang met anamnese zijn hier belangrijk. Soms is de diagnose maligniteit bijna met zekerheid te stellen op grond van kenmerken die met invasiviteit samenhangen (vastzitten aan omgevende structuren, ulceraties). Lichamelijk onderzoek is voorts van betekenis bij de diagnostiek van laesies in of bij voor inspectie en palpatie bereikbare holten, zoals de mond-keelholte en het rectum.

Bij patiënten met kanker of bij wie men kanker vermoedt, is lichamelijk onderzoek van de lymfeklierstations van bijzondere betekenis. Klierzwellingen worden niet zelden reeds door de patiënt opgemerkt en vormen aanleiding tot ongerustheid. Bij patiënten met kanker zijn klierzwellingen een uiting van lymfogene metastasering en dus van prognostische en therapeutische betekenis. Normale lymfeklieren hebben een maximale breedtediameter tot 1 cm, een grens die in de lies wat hoger ligt, terwijl in de supraclaviculaire groeve vrijwel iedere palpabele klier pathologisch is. Er is een groot aantal reactieve oorzaken van lymfekliervergroting, die vaak bij een gerichte anamnese en goed lichamelijk onderzoek zijn op te sporen. De etiologie van de gevallen van lymfadenopathie met een klinisch onduidelijke oorzaak in de specialisti-

Tabel 4.6	Etiologie van lymfadenopathie (in de specialistische praktijk).
maligne	43%
maligne lymfoom	37%
metastase	63%
– longcarcinoom	53%
– hoofd-halstumor	14%
– overige tumoren	33%
niet-maligne	57%
– geen diagnose	75%
– infectie	15%
– granulomateuze ontsteking	5%
– overige	5%

sche praktijk is in tabel 4.6 samengevat. Een hogere leeftijd, mannelijk geslacht en supraclaviculaire lokalisatie bleken significant voorspellend voor een maligne oorzaak van de lymfekliervergroting. In de praktijk van de huisarts is deze a priori-kans op maligniteit bij een lymfeklierzwelling aanzienlijk lager (1-3%).

Vergrote lymfeklieren zijn meer verdacht voor maligniteit wanneer de volgende klinische kenmerken bestaan: 'steen'hard aanvoelen, niet-mobiel, asymmetrische lokalisatie, en lokalisatie laag in de hals of supraclaviculair.

4.2.3 SLOTOPMERKING

Kankerpatiënten kenmerken zich niet door een welomschreven complex van symptomen en verschijnselen. Afhankelijk van de aard van de primaire tumor en de mate van uitbreiding varieert de klinische presentatie van asymptomatisch tot het falen van multipele organen en regulatiemechanismen. Deze situatie wordt nog gecompliceerd door het feit dat in de oncologie behandelingen worden toegepast die op zichzelf weer aanleiding geven tot morbiditeit. Het is dan niet altijd eenvoudig bijwerkingen van tumorprogressie te onderscheiden. Desondanks zijn anamnese en lichamelijk onderzoek van groot belang om de diagnose kanker in een klinisch zo vroeg mogelijk stadium te stellen, om aan het verdere onderzoek van de patiënt richting te geven, om dreigende complicaties voor te zijn of vroegtijdig te behandelen en om adequate palliatie te geven.

Gegevens uit anamnese en lichamelijk onderzoek zijn te vergelijken met de resultaten van diagnostische tests. Om ze goed te kunnen gebruiken is kennis van besliskundige principes belangrijk. Deze worden in de volgende paragraaf besproken.

4.3 Tests in de oncologische diagnostiek

De aanwezigheid van ziektespecifieke kenmerken (symptomen en verschijnselen maar ook anamnestische gegevens met betrekking tot zowel symptomen als oorzaken) en de resultaten van diagnostisch onderzoek stellen ons in staat een beeld te krijgen van de waarschijnlijkheid van de aanwezigheid van een aandoening bij de patiënt. In essentie is deze waarschijnlijkheid dus multifactorieel bepaald en de correcte diagnostische vraagstelling heeft daarom als basisvorm:

$Y = f(X_1, X_2, ... X_i)$, waarbij Y de kans op de aanwezigheid van de ziekte en X_1-X_i de verschillende diagnostisch relevante kenmerken.

Vaak wordt deze eerder complexe diagnostische vraagstelling vereenvoudigd tot een 'test' waarbij op basis van het al dan niet overschrijden van een drempelwaarde wordt beslist het individu bij de (waarschijnlijk) 'zieken' of bij de (waarschijnlijk) 'niet-zieken' onder te brengen.

Of een bepaalde diagnostische test (bijv. bloedonderzoek, beeldvormende techniek, biopsie) voor een individuele patiënt kan bijdragen aan optimale klinische zorg, wordt enerzijds bepaald door de eigenschappen van de test en anderzijds door de situatie waarin de patiënt zich bevindt. Deze twee aspecten worden hierna toegelicht aan de hand van voorbeelden uit de praktijk van de oncologische diagnostiek.

4.3.1 TESTKARAKTERISTIEKEN

De zogenoemde 2 × 2-tabel is een eenvoudige methode om inzicht te krijgen in de kwaliteit van een diagnostische test. In tabel 4.7 is hiervan een voorbeeld met oncologische diagnostiek gegeven. Bij honderd individuen werd nagegaan in welke mate de sedimentatiesnelheid van de erytrocyten (BSE) het al dan niet kwaadaardig zijn van een lymfekliervergroting kan voorspellen. Hiertoe bepaalde men het verband tussen het testresultaat (BSE al dan niet verhoogd) en de aan/afwezigheid van maligniteit. De onderzoeksresultaten worden daartoe in vier groepen opgedeeld: terecht- en fout-positieven (TP en FP) en terecht- en fout-negatieven (TN en FN). De relatieve omvang van elk van deze groepen bepaalt de kwaliteit van een test en die wordt gebruikt om de verschillende indices voor deze kwaliteit te berekenen (tabel 4.8).

De 'verticale' indices beschrijven het vermogen van een test mensen met een bekende ziektestatus correct te classificeren. Daartoe behoren de sensitiviteit (de kans op een positief testresultaat in de aanwezigheid van ziekte) en de specificiteit (de kans op een negatief testresultaat in de afwezigheid van ziekte). Soms wordt ook het begrip accuraatheid (accuracy) gebruikt; daarvoor worden de aantallen terecht-positieven en terecht-negatieven bij elkaar opgeteld en door het totaal aantal onderzochte individuen gedeeld. Dit begrip is echter weinig informatief en kan beter worden vermeden.

In de klinische praktijk zal de 2 × 2-tabel niet 'verticaal' maar 'horizontaal' worden gebruikt. De arts weet immers niet of de ziekte aanwezig is of niet, maar kent alleen het testresultaat. Hij is niet geïnteresseerd in de kans op een positief testresultaat bij iemand met ziekte, maar in de kans op ziekte bij iemand met een positief testresultaat. De 'horizontale' indices beschrijven dus de test, zoals die in de klinische praktijk wordt gebruikt. De positief voorspellende waarde (PVW) geeft de kans aan dat individuen met een positieve test de ziekte hebben, de negatief voorspellende waarde (NVW) is het percentage individuen met een negatief testresultaat, dat inderdaad de ziekte niet heeft.

De voorspellende waarden van een test zijn weliswaar afhankelijk van de testkarakteristieken sensitiviteit en specificiteit, maar tevens en vooral van de frequentie van voorkomen van de ziekte. Dit wordt geïllustreerd in tabel 4.9. Hierin zijn de voorspellende waarden van de BSE voor maligne lymfadenopathie bij drie verschillende prevalenties voor maligniteit weergegeven. Sensitiviteit en specificiteit van de test zijn constant gehouden. Als de prevalentie van de ziekte daalt, neemt de PVW af; het omgekeerde gebeurt als de prevalentie toeneemt.

Tabel 4.7 De bezinkingsnelheid van de erytrocyten in de diagnostiek van lymfekliervergroting.

	Lymfadenopathie	
	maligne	benigne
> 30 mm/uur	10 (TP)	4 (FP)
BSE		
< 30 mm/uur	31 (FN)	55 (TN)

TP: terecht-positief; FP: fout-positief; FN: fout-negatief; TN: terecht-negatief.

Tabel 4.8 Definities van testkarakteristieken.

		uitkomst	
		positief	negatief
test	positief	TP	FP
	negatief	FN	TN

sensitiviteit: TP / TP + FN
specificiteit: TN / TN + FP
accuratesse: TP + TN / TP + FN + FP + TN
positief voorspellende waarde: TP / TP + FP
negatief voorspellende waarde: TN / TN + FN
prevalentie: TP + FN / TP + FP + FN + TN
positieve aannemelijkheidsquotiënt: sensitiviteit/(100%-specificiteit)
negatieve aannemelijkheidsquotiënt: (100%-sensitiviteit) / specificiteit

Tabel 4.9 Effect van prevalentie op de resultaten van het gebruik van BSE bij de diagnostiek van lymfekliervergroting.

lymfeklier		maligne	benigne	maligne	benigne	maligne	benigne
BSE	> 30mm/uur	1,2	7	12	2	22	0,5
	< 30 mm/uur	3,8	88	38	48	73	4,5
prevalentie		5%		50%		95%	
sensitiviteit		24%		24%		24%	
specificiteit		93%		93%		93%	
pos. voorspellende waarde		15%		86%		98%	
neg. voorspellende waarde		99%		63%		6%	

Tabel 4.10 Karakteristieken van tests die worden gebruikt bij de diagnostiek van levermetastasen.

	sensitiviteit (%)	specificiteit (%)	aannemelijkheidsquotiënt	
			positief	negatief
alkalische fosfatase	56	76	2,33	0,58
bilirubine	27	94	4,50	0,78
LDH	55	72	1,96	0,63
SGOT	52	88	4,33	0,55
scintigrafie	71	89	6,45	0,33
echografie	70	75	2,80	0,40
computertomografie	78	89	7,09	0,25

Naar: Lind e.a., 1986.

Dit komt doordat bij een daling van de prevalentie het percentage positieven bij niet-zieken wel hetzelfde blijft, maar het absolute aantal daarvan sterk toeneemt en veel groter wordt dan het aantal positieven met ziekte.

De twee indices sensitiviteit en specificiteit geven op zichzelf geen aanwijzing over de bruikbaarheid van een test. Een voorbeeld maakt dit onmiddellijk duidelijk. Veronderstel dat we op basis van het al dan niet hebben van een neus (de test) willen aangeven of een vrouw baarmoederhalskanker heeft of niet. Het is duidelijk dat deze test een uitermate hoge sensitiviteit heeft: immers, alle vrouwen met baarmoederhalskanker worden door de test als dusdanig herkend. De test heeft echter tegelijkertijd een uitermate lage specificiteit: van alle vrouwen zonder de aandoening wordt ten onrechte gezegd dat ze zouden lijden aan baarmoederhalskanker.

Er is dus behoefte aan een index die beide indices integreert. Deze is gevonden in het begrip aannemelijkheidsquotiënt ('likelihood ratio'). Het positieve/negatieve aannemelijkheidsquotiënt beschrijft de kans op ziekte over niet-ziekte bij een positief/negatief testresultaat.

Anders gezegd, het positieve aannemelijkheidsquotiënt (AQ) is gelijk aan het percentage terecht-positieven (sensitiviteit) gedeeld door het percentage fout-positieven (100% − specificiteit), het negatieve aannemelijkheidsquotiënt is gelijk aan het percentage fout-negatieven (100% − sensitiviteit) gedeeld door het percentage terecht-negatieven (specificiteit). Als dit quotiënt 1 is, is de test in het geheel niet informatief. Het positieve aannemelijkheidsquotiënt moet zo veel mogelijk groter zijn dan 1, het negatieve aannemelijkheidsquotiënt zo veel mogelijk kleiner dan 1 (dus zo dicht mogelijk bij 0) om een goede test te hebben.

Aannemelijkheidsquotiënten zijn zeer bruikbaar om de kwaliteit van tests te beschrijven en te vergelijken. In tabel 4.10 is een overzicht gegeven van de positieve en negatieve quotiënten voor een groot aantal tests die bij het onderzoek naar levermetastasen worden gebruikt.

4.3.2 TESTKARAKTERISTIEKEN EN PREVALENTIE

Sensitiviteit, specificiteit en aannemelijkheidsquotiënten zijn indices voor de kwaliteit van een test. Toch kan daaruit niet zonder meer de bruikbaarheid in concrete klinische situaties worden afgeleid. Die wordt mede bepaald door de prevalentie van de ziekte of, wat hetzelfde is, door de a priori- of pretestkans dat het betrokken individu de te onderzoeken ziekte of het desbetreffende ziektekenmerk inderdaad wel of niet heeft. In tabel 4.9 worden drie voorbeelden gegeven van het gebruik van dezelfde test (BSE) bij verschillende pretestkansen op maligne lymfadenopathie. Bij een pretestkans van 5% werd een posttestkans van 15% bereikt; de absolute 'winst' is dus gering, maar de relatieve winst is groot. Bij een hogere pretestkans van 50% werd een grotere absolute winst bereikt (maar een geringere relatieve winst), terwijl deze bij nog hogere pretestkansen zowel absoluut als relatief sterk bleek af te nemen In praktische termen zou de bepaling van de BSE de huisarts, die met een lage pretestkans te maken heeft, en de hematoloog, bij wie de pretestkans hoog is, niet verder brengen. De meeste (maar toch nog bescheiden) winst van deze test (36% stijging van kans op maligne oorzaak) zou in de algemene specialistische praktijk worden geboekt.

Het verband tussen pretest- en posttestkansen bij zowel positieve als negatieve testuitslagen kan in een figuur worden samengevat. In figuur 4.1 is dat gedaan voor het gebruik van een verhoogd alkalisch fosfatasegehalte en bilirubinegehalte in het plasma bij de detectie van levermetastasen. De karakteristieken van deze tests zijn al in tabel 4.10 aangegeven; met behulp hiervan zijn voor een reeks pretestkansen aan de hand van 2 × 2-tabellen de posttestkansen berekend en tegen de pretestkansen uitgezet.

Bij deze figuur zijn de volgende opmerkingen van belang:
– De diagonaal is het resultaat van niet-informatieve tests ('toeval'); pretest- en posttestkansen zijn identiek.
– Afwijkingen van de diagonaal (de positieve en negatieve 'buiken' van de curve) worden bepaald door de testkarakteristieken; goede tests (dat wil zeggen met hoge/lage AQ) geven grote verschillen tussen pretest- en posttestkansen.
– De 'winst' (afwijking van de diagonaal) is mede afhankelijk van de pretestkans; de curven lopen niet evenwijdig aan de diagonaal, maar hebben daartoe een van de pretestkans afhankelijke afstand.
– De betekenis van de pretestkans (of prevalentie) voor de 'winst' van een test kent een wetmatigheid: de relatieve winst neemt met toenemende pretestkansen (of prevalentie) continue af, terwijl de absolute winst altijd het kleinst is bij kleine én grote en het grootst bij intermediaire pretestkansen.

Met deze laatste opmerking is een belangrijke regel uit de besliskunde geformuleerd. In praktische zin betekent dit dat bij screening en in de huisartspraktijk aan tests zeer hoge eisen moeten worden gesteld, willen ze bruikbare informatie opleveren. Aan het andere einde van het spectrum is in de kliniek vrijwel alle nadere niet-invasieve diagnostiek naar levermetastasen bij een gele patiënt met status na resectie voor een dukes-C-coloncarcinoom niet informatief.

In de klinische praktijk zal de winst van de toepassing van een test moeten worden afgeleid uit het verschil tussen pretest- en posttestwaarschijnlijkheden. Met de kennis van sensitiviteit en specificiteit kan voor een bepaalde prevalentie een 2 × 2-tabel worden geconstrueerd; hieruit volgen dan de posttestwaarschijnlijkheden of voorspellende waarden. Dit is een omslachtige methode. Het verband tussen sensitiviteit, specificiteit, prevalentie en posttestwaarschijnlijkheden kan ook worden berekend met de formule of regel van Bayes (figuur 4.2). Ook dit is een handeling die niet gemakkelijk aan het ziekbed wordt verricht.

4.3.3 AFKAPPUNTEN EN ROC-CURVEN

Sommige tests, zoals histologisch onderzoek van biopsieën, leiden meestal tot een dichotome uitslag: ja of nee. Bij laboratoriumonderzoek, bijvoorbeeld de BSE, is het resultaat een uitslag op een continue schaal. Veelal wordt het afkappunt (omslagpunt van normaal naar afwijkend)

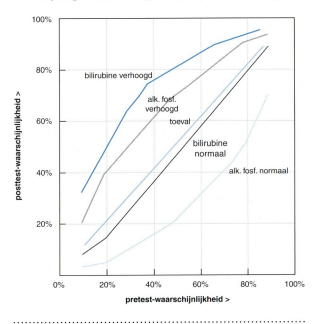

Figuur 4.1 Verband tussen pretest- en posttest-waarschijnlijkheden op de aanwezigheid van levermetastasen bij een normale of verhoogde plasmaspiegel van alkalische fosfatase of bilirubine.

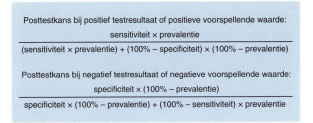

Figuur 4.2 De regel van Bayes.

dan bepaald door statistische overwegingen, bijvoorbeeld de verdeling van het testresultaat in een populatie van normale individuen. Het is echter ook mogelijk hiervoor een besliskundige benadering te kiezen. De vraag wordt dan hoe de kwaliteit van de test zich gedraagt indien verschillende afkappunten worden gekozen. Hiervoor worden testkarakteristieken bepaald voor een reeks afkappunten. Het resultaat van deze analyse wordt weergegeven in een 'receiver operating characteristic'- of ROC-curve, waarin twee testkarakteristieken (bijv. sensitiviteit en specificiteit) voor een reeks afkappunten tegen elkaar worden uitgezet.

Een voorbeeld van een ROC-curve is in figuur 4.3 gegeven. Voor een reeks afkappunten tussen 1,0 en 20,0 ng/ml is van het carcino-embryonaal antigeen (CEA) onderzocht wat de bijbehorende sensitiviteit en specificiteit zijn ten aanzien van de aanwezigheid van een recidief colorectaal carcinoom. Bij lagere afkappunten (rechts in de curve) neemt de sensitiviteit toe en, de specificiteit af; bij hogere afkappunten is het omgekeerde het geval. Een slechte test geeft de diagonaal; bij elk afkappunt wordt een ten opzichte van toeval toegenomen sensitiviteit tenietgedaan door een even grote afname in specificiteit. Tests zijn beter naarmate er afkappunten zijn die in de linker bovenhoek liggen; bij dat punt wordt een hoge sensitiviteit gecombineerd met een hoge specificiteit. ROC-curven zijn bruikbaar om tests met een continue uitkomst te evalueren en met elkaar te vergelijken. In dit voorbeeld bleek de bepaling van het CEA-gehalte in het serum bij elk afkappunt maar beperkt bruikbaar; 6,0 ng/ml (in de figuur met een pijltje aangegeven) had de grootste afstand tot de diagonaal en is dus schijnbaar het meest rationele afkappunt. Niet-wiskundige overwegingen zoals de ernst van de aandoening, de invasiviteit en de neveneffecten van de behandeling zijn echter belangrijker bij de keuze van het afkappunt. De keuze wordt daarom in eerste instantie bepaald door een andere rationale, met name de repercussie die de keuze heeft op de inherente fouten (ten onrechte behandelen van gezonden of het missen van zieken).

Overigens is het niet zo dat deze techniek om klinisch bruikbare afkappunten te vinden alleen bij laboratoriumonderzoek met kwantitatieve uitkomsten kan worden toegepast. De vaak dichotome uitslag van beeldvormende technieken en histologisch onderzoek geeft immers in feite een vertekening van de werkelijkheid. De onderzoeker komt op grond van patroonherkenning tot een oordeel dat soms uitgesproken is, maar soms ook ruimte laat voor twijfel. Om het beoordelingsresultaat beter weer te geven, kan de uitslag in graden van zekerheid worden uitgedrukt: normaal, waarschijnlijk normaal, mogelijk afwijkend, waarschijnlijk afwijkend en zeker afwijkend.

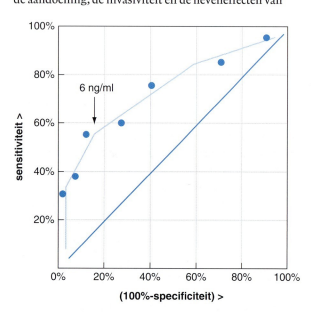

Figuur 4.3 ROC-curve van zeven verschillende afkappunten van serum-CEA-gehalte (carcino-embryonaal antigeen) als voorspelling van een recidief colorectaal carcinoom.

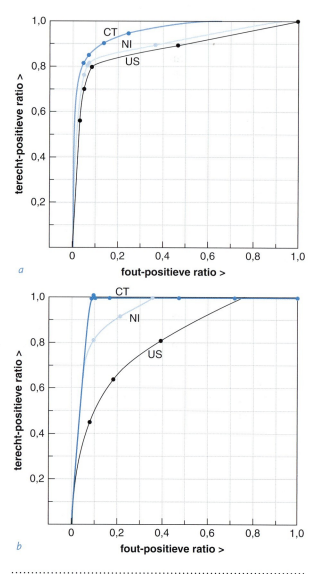

Figuur 4.4 ROC-curve van echografie (US), scintigrafie (NI) en computertomografie (CT) bij de diagnostiek van levermetastasen van (a) colon- of (b) mammacarcinoom.
Naar: Alderson e.a., 1983.

Met deze semikwantitatieve benadering van (ab)normaliteit kunnen nu ook voor beeldvormende technieken en histologisch onderzoek ROC-curven worden geconstrueerd. De figuren 4.4a en 4.4b zijn voorbeelden daarvan. Voor vijf afkappunten zijn sensitiviteit en specificiteit van CT-scanning, echografie en scintigrafie voor de detectie van levermetastasen van colon- en mammacarcinoom berekend en in ROC-curven uitgezet. Op deze wijze worden de consequenties van het al of niet includeren van een bepaalde mate van twijfel in de positieve of negatieve uitslag zichtbaar en kunnen hierover rationele beslissingen worden genomen.

4.3.4 UITSLUITEN EN BEVESTIGEN

In de klinische oncologie wordt relatief veel gebruikgemaakt van zogenoemde uitsluitingsdiagnostiek ('rule-out'). Een patiënt, drie jaar na een borstoperatie voor een $T_1N_0M_0$-adenocarcinoom, heeft pijn in de rug. De klinische vraag is: hoe kan de aanwezigheid van wervelmetastasen worden uitgesloten? Daartoe zal een diagnostische test moeten worden gebruikt, met als kenmerk dat het negatieve aannemelijkheidsquotiënt zo klein mogelijk (dicht bij 0) zou moeten zijn. Dit quotiënt is beschreven als (100%-sensitiviteit) gedeeld door specificiteit. Mathematisch wordt de uitkomst van dit quotiënt meer bepaald door de sensitiviteit dan door de specificiteit; dit is in tabel 4.11 geïllustreerd. Dit leidt dan tot de klinisch belangrijke besliskundige regel: gebruik voor rule-out diagnostiektests met een zo hoog mogelijke sensitiviteit en geef desnoods iets toe op de specificiteit. In geval van een continue variabele kan met behulp van een ROC-curve een daarop afgestemd afkappunt worden gekozen. In dit voorbeeld zou botscintigrafie met hoge sensitiviteit en wat lagere specificiteit als test geschikter zijn dan radiologische diagnostiek.

Ook het omgekeerde, 'rule-in' of bevestigingsdiagnostiek, komt in de oncologie voor. Een patiënt, drie jaar na sigmoïdresectie voor een dukes-B-coloncarcinoom, wordt icterisch. De klinische vraag in relatie tot het al of niet instellen van toxische therapie is: hoe kan de aanwezigheid van levermetastasen met zekerheid worden vastgesteld? Hiertoe is een test met een hoog positief aannemelijkheidsquotiënt nodig; dit wordt bereikt door vooral de specificiteit zeer hoog te houden. Uit tabel 4.10 blijkt dat hiervoor vooral CT-scanning geschikt is. Een echografie zou bij positief resultaat de reeds aanwezige pretestkans van 70% (gezien de icterus) slechts tot 76% verhogen en dus zeker niet aan ons doel beantwoorden. Bij de keuze welke diagnostiek wordt verricht kan tevens gedacht worden aan de termijn waarop diagnostiek verricht kan worden; zo is echografie of CT-scanning sneller en gemakkelijker beschikbaar dan MRI-scanning.

4.3.5 TOEPASSINGEN IN DE ONCOLOGIE

In de oncologie worden vaak verschillende diagnostische tests gebruikt naargelang het gaat om detectie (screening, case-finding, diagnostiek op basis van klachten) en om stadiëring alsmede in het kader van de follow-up (detectie van recidieven). In elk van deze omstandigheden is de a priori-kans op tumor verschillend. Ook de consequenties die aan de bevindingen worden verbonden, zijn niet steeds dezelfde; soms staat uitsluiting, soms bevestiging op de voorgrond. Deze overwegingen stellen nadere eisen aan de selectie van de te gebruiken tests.

Screening

Kenmerkend voor de screeningssituatie is een zeer lage prevalentie van de te detecteren aandoening, de noodzaak om zo veel mogelijk tumoren in een vroeg stadium op te sporen en de wenselijkheid om overdiagnostiek te voorkomen. Dit leidt tot de noodzaak van een hoge sensitiviteit en een nog hogere specificiteit. In de oncologie voldoet bijna geen test aan deze kenmerken. Enige uitzondering is de mammografie, indien daarbij tenminste de juiste technieken van vervaardigen en interpreteren worden toegepast.

Mammografie is het röntgenonderzoek van de borst met behulp van speciaal hiervoor ontwikkelde röntgenapparatuur. Bij een standaardmammogram worden van elke borst twee opnamen gemaakt; één in mediolaterale oblique en één in craniocaudale projectierichting. Daarbij wordt de borst enigszins gecomprimeerd om met een minimum aan röntgenstraling een goede beeldkwaliteit te realiseren. Die compressie wordt door de persoon nog wel eens als onaangenaam ervaren.

Met behulp van mammografie kan met een grote mate van waarschijnlijkheid worden aangegeven of een palpabele afwijking in de borst goedaardig of kwaadaardig is. Een tumor is echter pas palpabel bij een diameter van 1 tot 2 cm en mammografie maakt het mogelijk ook kleinere tumoren op te sporen. Vanaf 0,5 cm in diameter zijn, bij optimale techniek en goede beoordeelbaarheid van het mammaweefsel, de meeste mammacarcinomen mammografisch zichtbaar. Ze manifesteren zich dan als een abnormale verdichting in het klierweefsel of vetweefsel, waarin zich vaak een groepje kenmerkende microcalcifi-

Tabel 4.11 Sensitiviteit, specificiteit en aannemelijkheidsquotiënten.

sensitiviteit (%)	specificiteit (%)	aannemelijkheidsquotiënt	
		positief	negatief
80	80	4	0,25
80	99	80	0,22
99	80	5	0,01

Het positieve AQ stijgt vooral door stijging van de specificiteit (tot 80), het negatieve AQ daalt vooral door stijging van de sensitiviteit (tot 0,01).

caties bevindt. Soms zijn alleen de microcalcificaties of is een massa zichtbaar. Naarmate de mamma radiologisch 'denser' is, bijvoorbeeld ten gevolge van dicht klierweefsel of mastopathie, is een tumor mammografisch moeilijker te herkennen en wordt het mammogram minder betrouwbaar. De beoordeelbaarheid van een mammogram wordt op gestandaardiseerde wijze benoemd in het radiologische verslag.

Omdat de dichtheid van het mammaweefsel onder invloed van de menstruele cyclus bij premenopauzale vrouwen de eerste week na het begin van de menstruatie het geringst is, is dat het beste moment voor mammografie. Dit is echter niet altijd mogelijk. Na de menopauze involueert het klierweefsel en wordt het vervangen door vetweefsel. De mamma wordt daardoor minder 'dens' en zelfs kleine tumoren zijn dan gemakkelijk te herkennen.

Twee tot acht procent van de carcinomen is mammografisch onzichtbaar. Vooral het lobulaire carcinoom is daarom berucht en kan ondanks een diameter van verscheidene centimeters radiologisch occult blijven. Dit komt premenopauzaal en vooral bij vrouwen met mastopathie vaker voor dan na de menopauze. Een palpabele tumor moet dus, ook bij een normaal mammogram, altijd verder worden onderzocht. Echografie is dan het onderzoek van eerste keuze. Vaak betreft het immers cysten of bij jonge vrouwen fibroadenomen en die zijn echografisch, in tegenstelling tot het beeld op het mammogram, altijd zichtbaar. Indien de tumor echografisch solide is of geen afdoende verklaring voor de palpabele massa kan worden gevonden, is biopsie aangewezen. Echografie is de modaliteit van keuze voor het uitvoeren van een biopsie. Indien echter met echografie in een gebied waar zich op mammografie microcalcificaties bevinden geen laesie kan worden gedetecteerd, kan een stereotactische (mammografiegestuurde) biopsie van het gebied van de microcalcificaties worden uitgevoerd.

Wanneer een kwaadaardige tumor gediagnosticeerd is, kan de magnetische resonantie (MR-mammografie) een nuttige aanvulling zijn om de precieze uitgebreidheid van de tumor te bepalen. Er wordt echter nog uitgebreid gediscussieerd bij welke vrouwen een MRI-scan moet worden verricht.

De mammografische techniek heeft momenteel een dusdanige status bereikt dat screenen op mammacarcinoom op een doeltreffende manier mogelijk en uit het oogpunt van stralenbelasting volledig verantwoord is. De stralenbelasting is sinds de introductie van mammografie met ongeveer een factor 100 afgenomen. Een nieuwe ontwikkeling is het digitale mammogram, waarbij de opnamen digitaal worden opgeslagen en uitgebreide postprocessing kunnen ondergaan. De sensitiviteit en specificiteit van mammografie worden onder andere bepaald door de gebruikte mammografische criteria voor maligniteit en zijn van elkaar afhankelijk. Een sensitiviteit van 92-95% bij een specificiteit van 98% is echter haalbaar en screenen met mammografie biedt goede kansen om door vroege diagnostiek de sterfte aan borstkanker aanzienlijk terug te dringen.

Bij vrouwen met een sterk verhoogd risico op borstkanker op jongere leeftijd (door een belaste familieanamnese) wordt MR-mammografie gebruikt als screening. Een jaarlijkse mammografie levert een relatief stralingsrisico op en deze is door de dichtheid van het borstklierweefsel op de jongere leeftijd minder betrouwbaar. MR-mammografie is zeer sensitief (98% bij een invasief carcinoom) maar weinig specifiek (70-90%). De definitieve resultaten met MR-mammografie als screeningsmethode voor deze groep van patiënten dient dan ook te worden afgewacht.

Huisarts

De oncologische diagnostiek van de huisarts heeft vooral betrekking op case-finding (bijv. onderzoek van de borsten bij pilcontrole) en op patiënten met klachten. De huisarts verkeert besliskundig in een zeer moeilijke situatie. Van hem of haar wordt veelal de belangrijke uitspraak verwacht van wel of niet verwijzen voor verdere diagnostiek; deze uitspraak moet verantwoord worden op basis van relatief slechte tests (anamnese en lichamelijk onderzoek) die worden toegepast bij een relatief lage prevalentie. Dit wordt aan de hand van enkele voorbeelden geïllustreerd.

Schattingen wijzen uit dat in een gemiddelde praktijk jaarlijks ongeveer vijftig patiënten de huisarts consulteren met als klacht anaal bloedverlies. Van deze vijftig patiënten heeft minder dan één patiënt een colorectale maligniteit. De prevalentie van maligniteit in deze al geselecteerde populatie is dus niet hoger dan 1 à 2% en verwijzing van al deze patiënten zou tot veel overdiagnostiek leiden. Nog ongunstiger ligt de situatie bij patiënten die zich presenteren met een veranderd stoelgangpatroon of buikpijn, de meest voorkomende klachten bij colorectale carcinomen. Dezelfde klachten blijken bij ten minste 10% van overigens gezonde individuen met enige regelmaat voor te komen. Met behulp van gegevens als leeftijd, voorgeschiedenis, rectaal toucher en hemoglobinegehalte zal de huisarts trachten voor de individuele patiënt tot een posttestkans te komen die verwijzing rechtvaardigt. Hoe efficiënt dit selectieproces is, is voor de gegeven situatie niet bekend.

Meer gegevens zijn bekend over een ander belangrijk selectieprobleem voor de huisarts, de palpabele weerstand in de mamma. Dit voorbeeld is voor vrouwen met een leeftijd tussen twintig en dertig jaar, bij wie de prevalentie van maligniteit 5% is, uitgewerkt. Verwijzing op basis van suspecte palpatie of mammografie leidt ertoe dat bij de chirurg de prevalentie tot 21% is gestegen. De overalltestkarakteristieken van deze huisartsgeneeskundige work-up zijn een sensitiviteit van 96% en een specificiteit van 80%.

Ook bij lymfadenopathie blijkt de huisarts goed in staat patiënten met een maligniteit te selecteren voor verwijzing. De prevalentie van maligniteit bij lymfekliervergroting is bij de huisarts ongeveer 1,5%; in de verwezen populatie is dit opgelopen tot ongeveer 15%. Berekeningen laten zien dat de overall-sensitiviteit en -specificiteit van de work-up ongeveer 80% respectievelijk 90% bedragen.

In de huisartspraktijk heeft kanker een lage prevalentie; de ziekte verkeert vaak in een vroeg stadium, waardoor symptomen en verschijnselen minder uitgesproken en sensitiviteit en specificiteit dus lager zijn. De belangrijkste bijdrage van de huisarts is dan ook niet zozeer het zeker stellen van een diagnose, als wel het selecteren naar hogere of lagere kansen. Hoe goed het proces verloopt en hoe het kan worden verbeterd, is nog maar zeer ten dele onderzocht.

Specialist

De diagnostiek in de specialistische praktijk voltrekt zich meestal bij intermediaire prevalenties van ziekte. Alleen al hierom lijkt de competentie van de specialist groter dan die van de huisarts. Stel, beiden palperen zwellingen in de borst met een sensitiviteit van 56% en een specificiteit van 96%; dit zijn getallen zoals die in de literatuur te vinden zijn. Bij een prevalentie van 5% (bij de huisarts) is de voorspellende waarde van een positieve palpatie voor kanker 42%; de huisarts zit er dus in 58% van de gevallen naast. Bij een prevalentie van 21% (bij de chirurg) is, met dezelfde testkarakteristieken, de voorspellende waarde 79%; de chirurg zit er dus maar in 21% van de gevallen naast. Dit verschil berust niet op competentie, maar uitsluitend op prevalentie.

Om de diagnose zeker te stellen, beschikt de specialist over een veelheid van redelijk goede tests. Soms zijn plaats en volgorde hiervan in het diagnostische pad redelijk duidelijk; dit komt in de tumorgerichte hoofdstukken aan de orde. Niet zelden is de klinische praktijk complexer en kost het moeite de diagnose maligniteit (bij een primaire tumor of een metastase) met zekerheid te stellen. De specialist kampt in vergelijking met de huisarts met een omgekeerd probleem: de prevalentie van de ziekte is erg hoog. In dat geval is ook de winst van een test met een relatief goede sensitiviteit en specificiteit gering. Het is soms verstandiger enkele invasief radiologische tests (bijv. angiogrammen) over te slaan en vrij snel tot ander invasief onderzoek te besluiten, zoals diagnostische puncties of operatieve biopsies.

Stadiëring is een vorm van bevestigingsonderzoek. De patiënt krijgt de 'benefit of the doubt' van een laag en operabel stadium, totdat en tenzij een hoger stadium van uitbreiding kan worden bevestigd. Bevestigingsdiagnostiek vereist een hoog-positief aannemelijkheidsquotiënt en dus vooral een hoge specificiteit.

4.3.6 SLOTOPMERKING

Patiënten met verdenking op kanker zijn vaak bang en hebben meestal haast en pijn. Rationele diagnostiek, niet te veel en niet te weinig, is dus een vereiste. Hoe deze diagnostiek eruitziet, hangt af van prevalenties, testkarakteristieken en de te beantwoorden vraag. Daarnaast zijn natuurlijk ook de mate van invasiviteit, de risico's en bijwerkingen, beschikbaarheid en kosten van de tests van betekenis. Het gebruik van het theorema van Bayes of van nomogrammen bij het inschatten van de posterior kans is gelimiteerd omwille van een aantal belangrijke redenen. Hiervoor werd reeds aangegeven dat sensitiviteit en specificiteit in de huisartsenpraktijk andere waarden aannemen dan na doorverwijzing en dit is een gevolg van hun afhankelijkheid van het stadium van de ziekte. Bovendien is het duidelijk dat het gebruik van afkappunten bij continue kenmerken aanleiding geeft tot een belangrijke reductie van de relevante informatie en daardoor leidt tot weinig specifieke schattingen. De positief voorspellende waarde is immers slechts de gemiddelde kans op de aanwezigheid van ziekte bij alle testpositieven. Bij een extreem hoge BSE-waarde is de kans op de aanwezigheid van kwaadaardigheid echter beduidend hoger dan bij een licht verhoogde waarde. Het bekijken van het diagnostische vraagstuk als het schatten van de prevalentie van de aandoening in functie van een stel diagnostische indicatoren (het diagnostisch profiel), bijvoorbeeld aan de hand van een multipele logistische regressie, opent nieuwe perspectieven voor een nog rationelere en specifiekere aanpak. Deze regressie is gebaseerd op het logistisch model, dat bij uitstek geschikt is voor het modelleren van probabiliteiten.

$$Y = \frac{1}{1+e^{-(B_0+B_1X_1+...+B_iX_i)}}$$

In deze logistische regressies fungeren de diagnostica dan niet meer als 'test', maar hun specifieke waarden dragen gezamenlijk bij aan de inschatting van de kans op aanwezigheid van ziekte. De grootte van de regressiecoëfficiënt bepaalt samen met de range van de mogelijke uitkomsten van het diagnosticum de mate waarin de kans op de aanwezigheid door dit diagnosticum bepaald wordt.

In deze logistische regressies fungeren de diagnostica dan niet meer als 'test', maar hun specifieke waarden dragen gezamenlijk bij aan de inschatting van de kans op aanwezigheid van ziekte. De grootte van de regressiecoëfficiënt bepaalt samen met de range van de mogelijke uitkomsten van het diagnosticum de mate waarin de kans op de aanwezigheid door dit diagnosticum bepaald wordt.

4.4 Beeldvormende technieken

4.4.1 ALGEMENE ASPECTEN

De radiologische diagnostiek, ook wel 'diagnostic imaging' genoemd, is het vakgebied dat zich richt op al die diagnostische activiteiten waarbij gebruik wordt gemaakt van afbeeldingstechnieken. Vroeger werd daarbij alleen röntgenstraling gebruikt, maar tegenwoordig in toenemende mate ook ultrageluid en magnetische resonantie. Tegenwoordig wordt in plaats van de klassieke röntgenfilm gebruikgemaakt van andere beeldreceptoren, computers en beeldschermen (digitale radiologie), waardoor geheel nieuwe mogelijkheden zijn ontstaan. Verder komt positronemissietomografie de laatste jaren steeds meer naar voren als een betrouwbaar, niet-invasief nucleair geneeskundig onderzoek voor het in beeld brengen van kwaadaardige tumoren. Al deze technieken spelen een belangrijke rol bij zowel het ontdekken en het stadiëren van een tumor, als het volgen van de therapie.

De mogelijkheid een tumor af te beelden en te herkennen wordt bepaald door de tumor zelf, zijn omgeving, de gebruikte afbeeldingstechniek, de mogelijkheid contrastversterkende technieken toe te passen en de kwaliteiten van de waarnemer.

Van de tumor zelf spelen vooral de grootte en het contrast met de omgeving een rol. Het contrast is daarbij belangrijker dan de grootte. Met iedere afbeeldingsmodaliteit (röntgenfoto, computertomogram, echografie en magnetische resonantie) zijn immers zeer kleine structuren (vanaf 0,5 mm) te visualiseren, op voorwaarde dat ze voldoende contrasteren met hun omgeving. De zichtbaarheid van een afwijking hangt af van vele factoren. De twee belangrijkste zijn contrast en resolutie. Hoe groter het contrast, hoe kleiner de nog zichtbare tumor, zie figuur 4.6

De contrasteigenschappen worden niet alleen veroorzaakt door het weefsel zelf (fysische eigenschappen van tumor en omgeving), maar ook, en vooral, door de gebruikte afbeeldingstechniek. Bij röntgenonderzoek ontstaan immers op een geheel andere manier contrasten dan bij echografie of bij beeldvorming met magnetische resonantie. Elk van deze technieken heeft mede daardoor zijn eigen, specifieke mogelijkheden en beperkingen. In deze paragraaf worden in het kort veelgebruikte afbeeldingsmodaliteiten in de oncologie en hun mogelijkheden en beperkingen besproken. Volledigheid wordt daarbij niet nagestreefd. Er wordt alleen geprobeerd de meest in het oog springende verschillen aan te stippen.

Conventioneel röntgenonderzoek

Een sterk punt van het conventionele röntgenonderzoek is het uitstekende ruimtelijk oplossende vermogen (vermogen om zeer kleine details af te beelden). Een zwak punt is echter het gebrek aan contrastoplossend vermogen. Op een buikoverzichtsfoto is daardoor van de buikorganen bijna niets te zien (die organen absorberen immers in bijna gelijke mate röntgenstraling, waardoor vrijwel geen contrast ontstaat), terwijl op dezelfde foto wel zeer kleine details in het skelet zichtbaar zijn. Dit onderzoek is van belang bij het vaststellen van gastro-intestinale obstructies (lucht-vloeistofspiegel) en perforaties (vrije lucht onder diafragmakoepel).

Door toediening van positieve (jodium, barium) of negatieve (lucht) contrastmiddelen kan echter een nauwkeurig afgietselbeeld van holle organen (tractus digestivus, bloedvaten, urinewegen) worden verkregen, of is het mogelijk het bloed in parenchymateuze organen zodanig aan te kleuren dat het orgaan als geheel vaag in beeld komt. Deze röntgenbeelden blijven echter slechts een vage afspiegeling van de werkelijkheid. Behalve dit gebrek aan contrastoplossend vermogen is ook de superpositie een belangrijk nadeel van het conventionele röntgenonderzoek. Het röntgenbeeld is immers een projectiebeeld, waarbij alle structuren die röntgenstralen absorberen, op elkaar worden geprojecteerd.

Digitale radiografie

Bij digitale radiografie is de film als detectiemiddel van straling en beelddrager vervangen door een elektronisch detectiesysteem, gekoppeld aan een computer. Bij de eerste generatie van digitale radiografiesystemen werd de röntgenfilm vervangen door cassettes met fosforplaten. De hierop vastgelegde analoge informatie wordt via een computersysteem gedigitaliseerd. Steeds meer wordt nu ook gebruikgemaakt van digitale radiografiesystemen waarbij de detectoren zich in de tafel van het röntgenapparaat bevinden (zgn. flat panel-detectoren). In beide gevallen worden twee functies van de film (beelddetectie en beeldweergave) gescheiden. Dit impliceert dat het beeld nu, nadat het gedetecteerd is, op allerlei manieren met een computer bewerkt en via een monitor bekeken

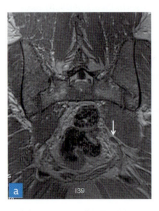 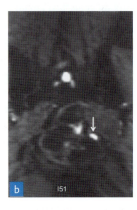

Figuur 4.6 (a) Hoge spatiële resolutie coronale MRI van het kleine bekken laat een klier met een doorsnede van 4 mm zien. Ondanks de hoge resolutie is de klier (pijl) matig te onderscheiden van andere structuren. (b) Op diffusiegewogen MRI is deze klier, ondanks de veel lagere spatiële resolutie door het veel betere contrast veel duidelijker zichtbaar (pijl).

kan worden. De röntgenfilm als uiteindelijk opslagmedium van beeldinformatie wordt vervangen door een optische schijf en het röntgenarchief wordt een soort computercentrum. Dit heeft niet alleen logistieke voordelen (bereikbaarheid van beelden), maar er is ook een diagnostische meerwaarde ten opzichte van de conventionele röntgenfilm. Die meerwaarde komt tot stand door een groter dynamisch bereik van de beeldreceptoren en door de mogelijkheid de beelden op een monitor te bekijken. Een bijkomend voordeel is dat het mogelijk is beelden elektronisch te bewerken of te subtraheren, zoals gebeurt bij digitale subtractieangiografie (DSA).

Computertomografie

Met computertomografie (CT) kunnen afbeeldingen van dwarsdoorsneden (coupes) van het lichaam worden verkregen. De densiteitswaarden zijn in hoge mate een afspiegeling van de elektronendichtheid in het weefsel. Het contrastoplossend vermogen is zeer hoog. In tegenstelling tot conventionele beelden is superpositie afwezig; alleen door een eindige coupedikte treedt enige middeling op (deeleffect, 'partial volume effect'). Het ruimtelijk oplossend vermogen is echter slechter dan bij conventionele röntgentechnieken, waardoor bijvoorbeeld de fijne trabekelstructuur in het skelet bij CT minder goed zichtbaar is dan op een conventionele röntgenfoto. Deze spatiële en contrastresolutie van CT kan door de onderzoeker worden beïnvloed door onderzoeksparameters als coupedikte, coupe-interval, scantijd, selectief spatiële of contrastresolutieversterkende algoritmen en stralingsdosis te variëren. Afhankelijk van de indicatie kan daarbij worden gestreefd naar een maximaal contrastoplossend vermogen (hersenen), een maximaal ruimtelijk oplossend vermogen (middenoor) of – en dat is meestal het geval – naar een compromis. Immers, ruimtelijk oplossend vermogen en contrastresolutie zijn tot op zekere hoogte uitwisselbaar en afhankelijk van de stralingsdosis. Beide maximaliseren betekent meer straling, hetgeen lang niet altijd noodzakelijk is.

Toch zijn de intrinsieke contrastverschillen in het CT-beeld vaak nog niet voldoende voor adequate diagnostiek en moet extra contrast worden toegediend om organen en pathologische processen te herkennen. Zo is meestal intraveneus jodiumhoudend contrast nodig om de bloedvaten en urinewegen te markeren, dan wel om pathologische processen in parenchymateuze organen (hersenen, lever, nieren) te laten aankleuren. Toediening van oraal of rectaal contrast is nuttig om de darmen als zodanig te herkennen en niet abusievelijk voor pathologie aan te zien. De dichtheid van alle buikorganen is immers nagenoeg gelijk en organen en structuren zijn hoofdzakelijk door hun vorm en ligging te herkennen en die kunnen nog wel eens variëren. Bovendien zijn de buikorganen alleen goed af te grenzen bij aanwezigheid van voldoende intra- en retroperitoneaal vet. Alleen dan ontstaat een diagnostisch CT-beeld. Bij zeer magere patiënten zijn de grote parenchymateuze buikorganen soms moeilijk af te grenzen.

Bij conventionele computertomografie worden afzonderlijke coupes gemaakt, terwijl de tafel verschuift. Bij de zogenoemde spiraal-CT-techniek draait de röntgenbuis continu rond de patiënt, terwijl deze door de stralenbundel schuift. In korte tijd (ongeveer 20-40 seconden) kan zo een naadloos volume gescand worden, zonder eventuele misregistraties door bijvoorbeeld ademhaling of tafelverplaatsing. Er wordt dan ook wel van een volume-CT-scan gesproken. Sinds enkele jaren maakt een nieuwe generatie CT-scans gebruik van meerdere rijen detectoren (bijv. 4, 16, 32 of 64), zodat tegelijkertijd meer dwarsdoorsneden vervaardigd kunnen worden. Men spreekt van multidetector CT-scanners (MDCT), of ook wel van multi-slice CT-scans. Deze toestellen zijn zeer snel en kunnen bijvoorbeeld in dertig seconden een volumescan maken van de vertex tot onder het bekken. De volumetrische dataset die op deze manier verkregen wordt, kan in andere vlakken dan het originele axiale vlak gereconstrueerd worden. De korte opnametijd van MDCT-scans maakt het bovendien mogelijk de verspreiding van een intraveneus ingespoten contrastmiddel door bepaalde organen in de tijd te volgen (bijv. driefase-CT-onderzoek van de lever) of om bloedvaten op het moment van maximale aankleuring af te beelden (angio-CT).

Echografie

De diagnostische mogelijkheden van echografie wijken duidelijk af van die van het röntgenonderzoek en het is onjuist beide technieken te vergelijken in termen van 'beter' of 'slechter'. Het beeld komt fysisch gezien op een geheel andere wijze tot stand en de contrasten stellen iets anders voor, waardoor structuren op een andere manier kunnen worden afgebeeld. Ook met echografie kunnen structuren met een omvang van enkele millimeters worden afgebeeld, onder voorwaarde dat ze voldoende contrasteren met hun omgeving (op een andere manier ultrageluid reflecteren of absorberen). Ondanks de hogere spatiële resolutie van echografie kunnen grote structuren door een gebrek aan contrast onzichtbaar blijven. Echografie heeft dus zijn eigen indicaties, hoewel er een zekere overlap is met de andere afbeeldingstechnieken. De belangrijkste voordelen van echografie zijn de gemakkelijke en snelle toepasbaarheid, het ontbreken van ioniserende straling of andere nadelige effecten, de lage kosten bij een betrekkelijk hoge diagnostische opbrengst, en het 'real-time' kunnen maken van de afbeeldingen. Hierdoor is deze techniek zeer geschikt voor het biopteren van pathologische processen, zoals levermetastasen. De anatomie kan zonder superpositie in alle gewenste vlakken worden afgebeeld, waardoor een goed ruimtelijk inzicht kan worden verkregen. De kwaliteit van het onderzoek wordt echter sterk beïnvloed door de deskundigheid en ervaring van de onderzoeker, die zijn diagnose stelt tijdens het onderzoek en dus niet later, op vastgelegde monitorbeelden. Een ander belangrijk bezwaar is dat lang niet alle gebieden in het lichaam goed bereikt kunnen worden. Ultrageluid kan darmgassen en bot niet passeren, waardoor de daarachter gelegen structuren dus niet kunnen worden afgebeeld. Bovendien veroorzaakt vet een verstrooiing van de geluidsbundel, waardoor bij dikke patiënten de beeldkwaliteit vaak verre van optimaal is. CT is dan geschikter.

Magnetische resonantie

Beeldvorming met behulp van magnetische resonantie (MRI: magnetic resonance imaging) is een voor de oncologie steeds belangrijker wordende afbeeldingstechniek, die geheel andere informatie kan verschaffen dan conventioneel röntgenonderzoek, CT of echografie. Dit komt omdat het MRI-signaal door andere parameters wordt bepaald, namelijk door de protonendichtheid en twee specifieke elektromagnetische eigenschappen van het weefsel: de relaxatietijden, T1 en T2. De T1- en T2-informatie kunnen desgewenst afzonderlijk in beeld worden gebracht. We spreken dan van T1- of T2-gewogen opnamen. Voor zover bekend, is MRI bovendien risicoloos bij de huidige voor patiëntenzorg gebruikte veldsterkten (mits de gebruikelijke contra-indicaties in acht worden genomen): er wordt geen ioniserende straling gebruikt. Daarbij komt dat in alle gewenste richtingen directe opnamen kunnen worden gemaakt; anders dan bij computertomografie, waar dit alleen wordt gedaan op basis van een computerreconstructie. De betrekkelijk lange opnametijden, variërend van enkele seconden tot vele minuten, vormen echter nog een beperking en leiden soms tot bewegingsartefacten. Bij regelmatige bewegingen kunnen die artefacten door herhaalde getriggerde metingen nog wel worden onderdrukt, maar onvoorspelbare bewegingen, zoals darmperistaltiek, maken het MRI-beeld vaak moeilijker interpreteerbaar. Skelet-, spier-, borst- en steunweefsel, hersenen en bekkenorganen, maar ook lever en nieren, lenen zich daardoor tot nu toe het best voor MRI.

Magnetische-resonantiespectroscopie

Het krachtige magneetveld dat gebruikt wordt voor beeldvorming kan ook aangewend worden voor magnetische-resonantiespectroscopie (MRS: magnetic resonance spectroscopy). Deze techniek geeft een idee van de chemische samenstelling van een tumor en van de concentraties van metabolieten die erin voorkomen. De meest gebruikte kernen zijn ^{1}H (waterstofproton), ^{23}Na (natrium), ^{31}P (fosfor). Protonspectroscopie wordt het vaakst toegepast, omdat waterstofatomen het meest frequent in ons lichaam voorkomen, en het hierdoor de beste signaal-ruisverhouding geef. Veelvoorkomende metabolieten in de hersenen zijn bijvoorbeeld lipiden (destructie van hersenweefsel), lactaat (product van anaerobe glycolyse), N-acetylaspartaat of NAA (neuronale marker), glutamine en GABA (neurotransmitters), creatine (marker van het energiemetabolisme), choline (marker van celmembranen) en myo-inositol (marker van gliale cellen). In normaal prostaatweefsel komt veel citraat voor (in acini), terwijl dit in prostaatkanker vervangen is door choline (veel celmembranen door hoge mitose-index). Met MRS kan de verhouding tussen choline en citraat ruimtelijk zichtbaar gemaakt worden. Deze 'ratio'beelden laten niet alleen zien waar de tumor zich in de prostaat bevindt, maar leveren ook informatie op over de mate van agressiviteit van de kanker. Ook geeft MRS bij tumoren in het centrale zenuwstelsel een goede indicatie van de maligniteitsgraad. Over het algemeen kan men stellen dat er bij toenemende maligniteitsgraad een daling optreedt van NAA en creatine, terwijl er een stijging is van choline, lactaat en lipiden. Zeer maligne tumoren hebben een hoge metabole activiteit en depleteren de beschikbare energievoorraden, wat resulteert in een daling van de creatinepiek. Sterk hypercellulaire tumoren, die snel groeien, gaan gepaard met een hoge cholinepiek (veel celmembraanvorming). Lipiden worden aangetroffen in tumornecrose. Lactaat verschijnt wanneer de tumor zijn bloedvoorziening ontgroeit en anaerobe glycolyse begint. Om een goed idee te krijgen van de chemische samenstelling van een tumor moet het gebied dat spectroscopisch onderzocht wordt in ieder geval het actieve tumorweefsel (zone van aankleuring) omvatten, en moeten gebieden van necrose, cystevorming, bloeding of calcificaties vermeden worden. MRS wordt onder meer toegepast om een tumorrecidief te onderscheiden van veranderingen na radiotherapie. Stijging van choline is een indicator van tumorrecidief; na radiotherapie stelt men echter meestal lage NAA-, creatine- en cholinewaarden vast. Indien radionecrose is opgetreden, ontstaat er een stijging van de lipide- en lactaatpieken.

Scintigrafie en PET-scanning

Bij scintigrafie wordt een orgaan in beeld gebracht door de straling te detecteren die wordt uitgezonden door een radioactief isotoop. Dit is vooraf ingespoten in de vorm van een geschikt radiofarmacon en wordt daarna in dat orgaan opgeslagen. De verdeling van dit isotoop in een orgaan is meer een weerspiegeling van bepaalde functies van dat orgaan dan van de morfologie. Toch kan daaruit morfologische informatie worden afgeleid en vroeger werd scintigrafie dan ook veel gebruikt bij de diagnostiek van bijvoorbeeld levermetastasen en hersentumoren. Met de komst van CT en echografie is deze vorm van scintigrafie bijna geheel verlaten en van vroegere scintigrafische technieken worden momenteel alleen de botscintigrafie en de jodiumscintigrafie nog veel toegepast in de oncologie.

Daarnaast is er echter een aantal nieuwe scintigrafische technieken ontwikkeld, zoals de scintigrafie met meta-iodobenzylguanidine (MIBG), voor de detectie van tumoren die embryonaal afkomstig zijn van de neurale lijst en de somatostatinereceptorscintigrafie voor de detectie van tumoren die somatostatinereceptoren dragen zoals de neuro-endocriene tumoren.

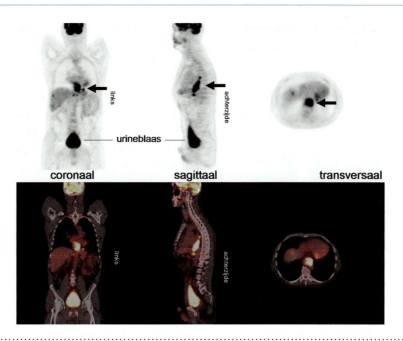

Figuur 4.7 PET-CT-scan verricht na toediening van 18-fluorodeoxyglucose (FDG). De distale oesofagus (pijlen) vertoont een pathologisch verhoogde stapeling van FDG ten gevolge van een uitgebreid oesofaguscarcinoom. Doordat FDG wordt uitgescheiden via de urineblaas, laat deze tevens een stapeling van FDG zien.

Het belangrijkste scintigrafische onderzoek dat de afgelopen tien jaar zijn intrede heeft gedaan in de oncologie is echter de positronemissietomografie (PET), waarbij door middel van radioactief gemerkt glucose (18-F-fluorodeoxyglucose of ^{18}FDG) kwaadaardige tumoren kunnen worden aangetoond, dankzij hun frequent verhoogde glucosemetabolisme. Met een PET-scan met ^{18}FDG kan het glucosemetabolisme van het gehele lichaam in kaart worden gebracht door het maken van een volumebeeld, waaruit nadien dwarsdoorsneden in alle richtingen kunnen worden verkregen. Hierdoor wordt het mogelijk om in één onderzoek zowel de primair kwaadaardige tumor als eventuele metastasen op afstand aan te tonen. Hierbij dient vermeld dat een verhoogd glucosemetabolisme niet 100% specifiek is voor kwaadaardigheid en ook wordt gezien bij bepaalde infecties en inflammatoire aandoeningen. Anderzijds hebben niet alle kwaadaardige tumoren een verhoogd glucosemetabolisme, wat de detectie van langzaam groeiende tumoren, bijvoorbeeld prostaatkanker, kan bemoeilijken. Een bijkomende beperking van het PET-onderzoek is het vrijwel afwezig zijn van anatomische informatie in de PET-beelden. Hierdoor is het soms moeilijk om afwijkingen nauwkeurig anatomisch te lokaliseren en kan er soms twijfel ontstaan over de klinische betekenis van bepaalde moeilijk te lokaliseren haarden van verhoogd glucosemetabolisme. Om deze problemen op te lossen heeft men gecombineerde PET-computed tomografie (CT-)toestellen ontwikkeld, waardoor onmiddellijke beeldfusie van een metabool beeld (FDG-PET) met een anatomisch beeld (CT) mogelijk wordt (fig. 4.7). De verkregen beeldfusie is hierbij vrijwel perfect, omdat beide deelonderzoeken plaatsvinden zonder dat de patiënt zich beweegt. De problemen die men eerder ondervond met softwarematige beeldfusie van onderzoeken die op verschillende tijdstippen werden uitgevoerd, behoren hierdoor tot het verleden. De laatste jaren ziet men dan ook dat bestaande PET-toestellen steeds meer worden vervangen door gecombineerde PET-CT-systemen, een evolutie die nog wordt versterkt doordat er vandaag de dag geen geïsoleerde PET-toestellen meer in de handel zijn. Het uiteindelijke resultaat van de gecombineerde PET-CT-techniek is een hogere accuraatheid van het PET-onderzoek. Bovendien schakelt men steeds vaker over van een CT-component met een lage stralingsdosis (waarbij de CT-scan alleen wordt gebruikt als een anatomische 'hulp' voor de PET-scan) naar een volwaardige *state-of-the-art* diagnostische CT-scan, zodat de patiënt in één sessie beide diagnostische onderzoeken kan ondergaan. Het geïntegreerd bekijken van het resulterend beeldmateriaal door de nucleair geneeskundige en door de radioloog tilt de diagnostische opbrengst van beide technieken afzonderlijk naar een hoger niveau. Nadelen van het PET-onderzoek zijn de vooralsnog beperkte beschikbaarheid (hoewel er wat dit betreft al een grote vooruitgang is geboekt) en de hoge kostprijs.

4.4.2 HET PRIMAIRE PROCES

Beeldvormende technieken spelen een essentiële rol bij de initiële diagnostiek van kwaadaardige tumoren. De rol van beeldvormende technieken bij het bepalen van de aard van een tumor blijft vrij bescheiden en is vooral gelegen in de mogelijkheid om op geleide van het beeld te biopteren en histologisch of cytologisch materiaal te verkrijgen. Multiparametrische MRI is wel specifieker dan CT, en maakt het in veel gevallen toch mogelijk om

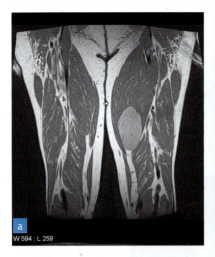 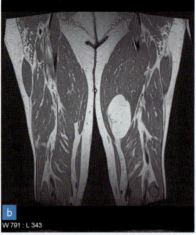 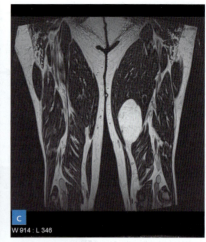

Figuur 4.8 Wekedelentumor van het linker bovenbeen (synoviosarcoom). Coronale T_1-gewogen opname vóór (a) en na (b) intraveneuze injectie van Gd-DTPA en een coronale T_2-gewogen opname (c).

een idee te krijgen over de maligniteitsgraad van een tumor.

Bij het stadiëren van maligniteiten zijn beeldvormende technieken echter essentieel. De grootte van een tumor, de infiltratie in de omgeving en eventuele metastasen moeten daarbij in beeld worden gebracht. Bij kleine tumoren die uitgaan van *holle organen* (tractus digestivus, urineblaas, larynx en farynx) wordt de tumorgrootte meestal met behulp van endoscopie bepaald. Bij maagdarmtumoren is dat ook met conventioneel röntgenonderzoek mogelijk, bijvoorbeeld met een coloninloop of met bariumonderzoek van de maag. Met beide technieken wordt echter alleen dat deel van de tumor zichtbaar dat in het lumen puilt of het slijmvlies infiltreert. Met transintestinale echografie is het bovendien mogelijk de mate van intramurale tumorinfiltratie te bepalen. Vooral bij rectum-, oesofagus- en blaascarcinomen wordt daarvan gebruikgemaakt. Ingroei in omgevende organen kan het beste met CT of MRI in beeld worden gebracht.

Bij tumoren die uitgaan van *solide organen* wordt ter bepaling van de grootte en infiltratie in de omgeving vooral gebruikgemaakt van echografie, CT of MRI. Als het proces zich in de buik- of borstholte bevindt, is CT de meest aangewezen techniek. Daarmee is het immers mogelijk met korte opnametijden dwarsdoorsneden te maken waarop zowel de tumor als alle omgevende organen zichtbaar zijn. Die korte opnametijd is nodig om geen hinder te ondervinden van darmperistaltiek of ademhaling. De acquisitietijd van conventionele MRI-sequenties is meestal te lang (opnametijden > 1 minuut) en bewegende structuren kunnen daardoor niet meer gedetailleerd worden afgebeeld. Steeds vaker wordt echter gebruikgemaakt van snellere MRI-sequenties, die uitgevoerd worden terwijl de patiënt even de adem inhoudt (breathhold-sequenties). Als het te onderzoeken lichaamsdeel goed te immobiliseren is, is wel een nauwkeurige afbeelding met MRI mogelijk en verdient deze techniek de voorkeur. De langere opnametijd is dan geen bezwaar en de tumor kan in alle vlakken worden afgebeeld, waardoor ook eventuele tumoruitbreiding in craniocaudale richting zichtbaar wordt. Bovendien kunnen met MRI ook zonder contrastinjecties bloedvaten worden afgebeeld. Tumoren uitgaande van het skelet, spier- en steunweefsel, bekkenorganen en het centrale zenuwstelsel worden daarom bij voorkeur met MRI gestadieerd (fig. 4.8 en 4.9). Ook bij tumoren in het hoofd-halsgebied wordt in toenemende mate gebruikgemaakt van MRI. Bloedvaten zijn op deze wijze goed van lymfklieren te onderscheiden, wat met CT nog wel eens moeilijk is.

Echografie wordt bij het stadiëren van tumoren minder gebruikt, omdat hiermee slechts één sector uit het lichaam tegelijk afgebeeld kan worden en tumoren achter bot of lucht niet zichtbaar zijn. Bovendien kan skeletingroei niet worden aangetoond.

Positronemissietomografie met [18]FDG biedt de mogelijkheid om het goedaardige of kwaadaardige karakter van een tumoraal letsel in te schatten en is vooral zinvol indien de tumor moeilijk bereikbaar is voor biopsiename en indien de tumor zich op een plaats bevindt met relatief weinig fysiologisch glucosemetabolisme. Een goed voorbeeld hiervan is de evaluatie van een longletsel van onbekende oorsprong, waar positronemissietomografie een belangrijke bijdrage kan leveren. Een verhoogd glucosemetabolisme is echter niet specifiek voor kwaadaardigheid en kan ook worden gezien bij bepaalde infecties en inflammatoire aandoeningen, zoals bij tuberculose en sarcoïdose.

Een recent illustratief voorbeeld van de potentiële bijdrage van FDG-PET in de diagnostische work-up van tumoren is het nut van dit onderzoek bij de beoordeling van de

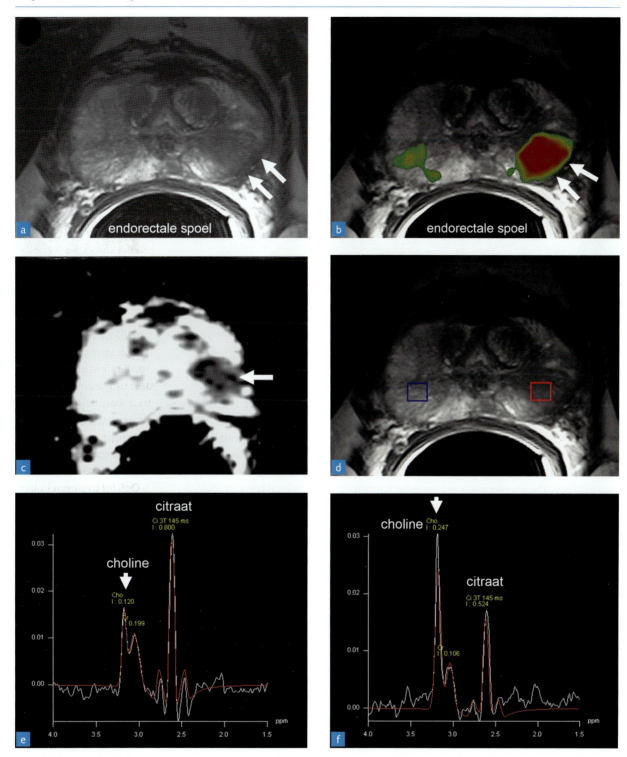

Figuur 4.9 Multiparametrische MRI-beelden van een prostaatcarcinoom. (a) Transversale T2-gewogen opname door de prostaat toont in de linker perifere zone een tumor, herkenbaar aan de lage signaalintensiteit (pijlen), (b) een sterke uitwas van intraveneus contrastmiddel (pijlen) en (c) een restrictie van waterdiffusie, herkenbaar aan de lage signaalintensitiet (pijlen). (d) Spectroscopie van gebieden beiderzijds in de perifere zone vertoont (e) in normaal prostaatweefsel (blauwe hokje) een hoge citraat- en lage cholinepiek en (f) in kankerweefsel (rode hokje) een lage citraat- en een hoge cholinepiek.

operabiliteit van niet-kleincellige longcarcinomen. In de zogenoemde PLUS- (PET in Lung cancer Staging) studie kregen 188 patiënten in negen Nederlandse ziekenhuizen voor de chirurgische ingreep (mediastinoscopie of thoracotomie) een conventionele diagnostische work-up (CWU) of CWU en PET toegewezen via randomisatie. Patiënten werden gedurende een jaar gevolgd. Thoracotomie werd als nutteloos beschouwd in geval van een benigne aandoening, bij een exploratieve thoracotomie, wanneer er sprake was van een pathologisch stadium IIIA-N2 of IIIB, of wanneer de patiënt een recidief ontwikkelde of binnen twaalf maanden na randomisatie overleed. Het primaire

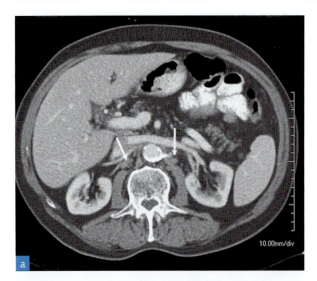
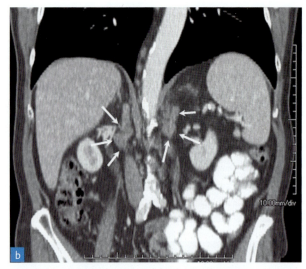

Figuur 4.10 (a) Axiale CT-doorsnede ter hoogte van de door metastasen vergrote lymfeklieren (pijlen) in de nierhilusregio bij een patiënt met gemetastaseerd prostaatcarcinoom. (b) Op de coronale reconstructie kan ook de lengte van de vergrote klieren (pijlen) worden beoordeeld.

einddoel van de studie was te beoordelen of het percentage nutteloze thoracotomieën significant verschillend was in de twee groepen. Vooraf werd door een retrospectief onderzoek in de twee belangrijkste deelnemende ziekenhuizen over de waarde van CWU en gepubliceerd onderzoek met PET verwacht dat de toevoeging van PET het aantal nutteloze thoracotomieën zou doen dalen van 45% naar 20%. Om dit met enige zekerheid te kunnen bevestigen (power 90%, alfa 0,05, en tweezijdige toetsing) werd vooraf aangenomen dat hiervoor 160 patiënten nodig zouden zijn. In de studie werden 96 patiënten gerandomiseerd voor CWU en 92 voor CWU en PET. Na de randomisatie ondergingen 18 patiënten (19%) uiteindelijk geen thoracotomie in de CWU-groep en 32 (35%) in de CWU plus PET-groep (merendeels door bevestigde inoperabiliteit of aangetoonde metastasering op afstand). Achtenzeventig patiënten in de CWU-groep en 60 in de CWU plus PET ondergingen uiteindelijk een thoracotomie met curatieve intentie en daarvan waren er 39 (41%) zinloos in de CWU-groep en 19 (21%) in de CWU plus PET-groep (d.i. een relatieve reductie van 51%, 95%-betrouwbaarheidsinterval 32-80%; $p = 0,003$). Geconcludeerd kon worden dat door PET toe te voegen aan conventionele stadiëringstechnieken een aanzienlijk hoger percentage patiënten een hoger stadium bleek te hebben, waardoor operatie voorkomen kon worden (12% vs. 27%). Daarnaast werden zinloze operaties voorkomen bij één op de vijf patiënten die met curatieve intentie voor een niet-kleincellig longcarcinoom geopereerd zouden worden. Ondanks de hoge kostprijs van een PET-scan (765-1588 euro, afhankelijk van de lokale omstandigheden) bleken de totale kosten lager in de CWU plus PET-groep; met andere woorden de toevoeging van PET lijkt in deze setting kosteneffectief.

4.4.3 METASTASEN

Lymfekliermetastasen

De aan- of afwezigheid van lymfogene metastasering is een belangrijke determinant van de prognose van patiënten met kanker. Metastasen zijn vaak al in een vroeg stadium van de ziekte aanwezig en onderzoek hiernaar vormt meestal een vast onderdeel van het stadiëringsprogramma. Zo heeft 25-50% van de patiënten met een supraglottische tumor al lymfekliermetastasen op het moment van de initiële diagnose. Voor een cervix- en blaascarcinoom kunnen ongeveer gelijke getallen worden genoemd, terwijl dit percentage bij longtumoren, afhankelijk van de histologie, zelfs varieert van 40 tot bijna 100. Het aantonen van deze metastasen blijft echter moeilijk, ondanks alle bestaande afbeeldingstechnieken. Afhankelijk van de lokalisatie staan verschillende technieken ter beschikking, waarvan echografie, CT en MRI de belangrijkste zijn (fig. 4.10); lymfografie is als onderzoeksmethode verlaten. Met echografie, CT en MRI kunnen klieren worden afgebeeld, maar het is vooralsnog niet mogelijk de interne klierstructuur te bestuderen. Wel kunnen de hilus en cortex vaak goed van elkaar onderscheiden worden. De kliergrootte is daardoor het enige criterium voor pathologie en metastasen in niet-vergrote klieren kunnen dus niet worden gediagnosticeerd. Ook kan geen van de afbeeldingstechnieken reactief vergrote klieren van metastasen onderscheiden. Vanwege de boonvorm van een klier wordt als maat meestal de kleinste diameter van de klier genomen. Lymfeklieren met een kleinste diameter < 5 mm worden als normaal beschouwd en klieren met een kleinste diameter > 10 mm als waarschijnlijk pathologisch. De kans op metastasen neemt toe naarmate een klier meer bolvormig is. Voor het vaststellen van zo'n bolvorm is een driedimensionale afbeeldingstechniek gewenst.

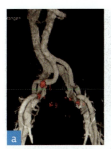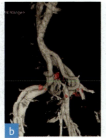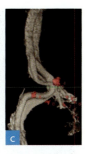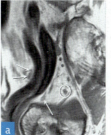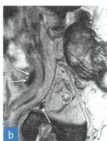

Figuur 4.11 Driedimensionale opnamen van vaten en klieren (a) A-P; (b) driekwart; (c) laterale opnamen van metastatische (rode) klieren met MRI met ijzercontrast.

Figuur 4.12 (a) Schuine MRI-opname door de bekkenvaten (zwart) met techniek die ongevoelig is voor ijzercontrast (USPIO). Er zijn meerdere klieren zichtbaar die niet vergroot zijn (pijlen en cirkel). (b) MRI-opname die gevoelig is voor ijzercontrast; de normale klieren zijn zwart (pijlen) en de metastatische klier (diameter 4 mm) is wit (cirkel).

De grootte van metastatische klieren varieert. Lang niet altijd leiden metastasen in lymfeklieren tot een vergroting van de lymfeklieren (bijvoorbeeld bij het prostaat- en rectumcarcinoom). Zijn de lymfeklieren niet vergroot dan kunnen ze, zoals eerder vermeld, niet met de genoemde afbeeldingstechnieken gediagnosticeerd worden, waardoor de waarde van deze technieken voor het aantonen van lymfogene metastasering beperkt is. Vooral maligne lymfomen en metastasen van testistumoren veroorzaken forse kliervergrotingen. Wordt met behulp van echografie, CT of MRI een voor metastase verdachte klier gediagnosticeerd, dan moet deze bevinding wel alsnog cytologisch (percutaan aspiratiebiopt) worden bevestigd, voordat met zekerheid van metastase kan worden gesproken.

De keuze van afbeeldingstechniek (echografie, CT of MRI) wordt vooral bepaald door het anatomische gebied dat moet worden onderzocht en door de beschikbaarheid van apparatuur en expertise. Oppervlakkig gelegen klieren (hals, supraclaviculaire regio, oksel, liesstreek) kunnen eenvoudig echografisch worden onderzocht en kunnen direct op echogeleide worden gepuncteerd. Het mediastinum, het retroperitoneum en het bekken zijn eenduidiger met CT of MRI te onderzoeken. MRI scoort daarbij niet beter dan CT en voor beide modaliteiten geldt een lage tot matige sensitiviteit (25-50%) en een hogere specificiteit (50-90%). Een en ander is afhankelijk van het gehanteerde groottecriterium.

Een nieuwe en zeer veelbelovende ontwikkeling op het vlak van MRI is het gebruik van intraveneus toegediende contrastmiddelen die superparamagnetische ijzeroxide-nanopartikels bevatten (fig. 4.11). Na intraveneuze injectie verlaten deze contrastmiddelen de bloedbaan, bereiken de interstitiële ruimte en worden dan via de lymfevaten naar de lymfeklieren getransporteerd, waar zij opgenomen worden door macrofagen. Bij een MRI-onderzoek dat 24 uur na toediening wordt uitgevoerd met ijzergevoelige gradiënt echosequenties, veroorzaken de intracellulaire ijzerhoudende contrastmiddelen een verlaagde signaalintensiteit in normale (en reactieve) lymfeklieren. Wanneer een lymfeklier echter metastatisch geïnvadeerd is, treedt deze signaalintensiteitsvermindering niet op (fig. 4.12). Deze techniek kan zelfs kleine metastasen (< 2 mm diameter) aantonen in niet-vergrote lymfeklieren. Voor de detectie van metastasen van prostaatcarcinoom leverde MRI met gebruik van superparamagnetische ijzeroxidepartikels een sensitiviteit van 100% en een specificiteit van 95,7%.

Door middel van positronemissiescintigrafie met [18]FDG kan men onafhankelijk van de kliergrootte het kliermetabolisme beoordelen, wat een belangrijke aanwijzing geeft over het al dan niet aanwezig zijn van kliermetastasen. Ook hier is echter, afhankelijk van de intensiteit, een minimale letselgrootte van 5 tot 10 mm vereist voor een succesvolle detectie, zodat de techniek niet geschikt is voor het opsporen van micrometastasen.

Een andere scintigrafische techniek die zijn intrede heeft gedaan bij het zoeken naar van lymfekliermetastasen is het opsporen van de poortwachterklier (sentinel node). De schildwachtklier is de eerste lymfeklier in het regionale lymfklierstation van de tumor. Na inspuiting van radioactief gemerkte colloïdpartikels ter hoogte van de tumor volgt drainage via de lymfebanen naar de schildwachtklier, alwaar het colloïd wordt gefagocyteerd. Vervolgens wordt de schildwachtklier peroperatief opgezocht met behulp van een gammaprobe, een penvormige scintillatiedetector. Op geleide van de probe kan de chirurg selectief de schildwachtklier verwijderen voor histologisch onderzoek. Bevat de schildwachtklier tumorweefsel, dan volgt een volledig lymfekliertoilet van het regionale lymfklierstation. Bij een negatief histologisch onderzoek van de schildwachtklier gaat men ervan uit dat de rest van het regionale lymfklierstation tumorvrij is en ziet men af van een totaal lymfekliertoilet. Deze techniek wordt steeds meer toegepast voor stadiëring van de oksel bij het mammacarcinoom (fig. 4.13) en voor de evaluatie van de regionale lymfeklierstatus bij het melanoom (fig. 4.14).

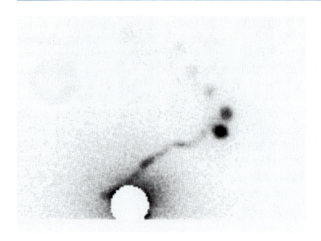

Figuur 4.13 Opsporen van de schildwachtklier bij een 52-jarige vrouw met een maligne tumor in de linkerborst. Onderaan in beeld is de gemaskeerde inspuitingsplaats te zien van de radioactief gemerkte colloïdpartikels ter hoogte van de linkerborst. Rechts bovenaan in beeld is één schildwachtklier in de linkeroksel zichtbaar, met erboven de aantekening van enkele secundaire klieren.

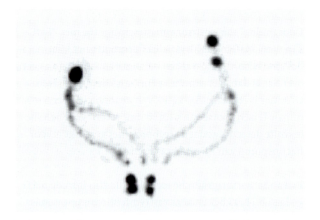

Figuur 4.14 Opsporen van de schildwachtklier bij een 40-jarige man met een maligne melanoom ter hoogte van de rug. Onderaan in beeld zijn de inspuitingsplaatsen te zien van de radioactief gemerkte colloïdpartikels rondom het huidletsel. Hoger in beeld is de visualisatie van één schildwachtklier zichtbaar in de rechteroksel en twee schildwachtklieren in de linkeroksel.

Skeletmetastasen

Botmetastasen ontstaan hematogeen of via doorgroei naar het skelet vanuit een nabijgelegen tumor. De hematogene uitzaaiingen nestelen zich vooral in het hematopoëtisch actieve beenmerg of bij uitzondering direct in de cortex of subperiostaal. In het axiale skelet (wervelkolom, schedel, bekken en proximale humerus en femur), waar zich het meeste rode beenmerg bevindt, wordt dan ook ongeveer 90% van de skeletmetastasen aangetroffen. De metastasen activeren daar de osteoclasten en osteoblasten tot respectievelijk botresorptie en botdepositie. Het lytische dan wel sclerotische karakter van de metastasen op een röntgenfoto wordt bepaald door de relatieve bijdrage van

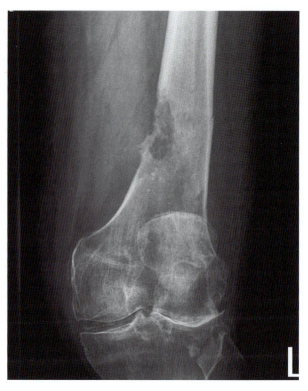

Figuur 4.15 Osteolytische metastase van een longcarcinoom proximaal in het linker femur.

deze twee processen. Beide typen metastasen kunnen bij tumoren van hetzelfde histologische type worden gezien en kunnen zelfs gelijktijdig bij één en dezelfde patiënt worden aangetroffen. Osteolytische metastasen (fig. 4.15) komen het meeste voor en zijn dan, gezien de incidentie van deze tumoren, meestal afkomstig van borst- of longtumoren. Sclerotische metastasen (fig. 4.16) zijn meestal afkomstig van het prostaatcarcinoom en van tumoren van de tractus digestivus of van de mamma.

Ook al overheerst op de röntgenfoto de osteolyse, vrijwel steeds is ook toegenomen osteoblastenactiviteit aanwezig. Daarop is het principe van botscintigrafie (fig. 4.17) gebaseerd. Bij dit onderzoek wordt ongeveer 15 mCi ^{99m}Tc-difosfonaat in de bloedbaan gespoten, dat daarna door het jonge calciumhydroxyapatiet, botkristal, wordt gebonden. Bij een verhoogde osteoblastenactiviteit wordt veelal apatiet gevormd en dus ook veel radionuclide gebonden. De verdeling van de radionuclide door het skelet kan met een gammacamera in beeld worden gebracht en daarbij worden uiterst kleine verschillen in radionuclideconcentratie zichtbaar. Een verandering in het botmetabolisme van 5-10% ten opzichte van de omgeving is al detecteerbaar. Botscintigrafie heeft daardoor een bijzonder hoge sensitiviteit en maakt het mogelijk metastasen in een zeer vroeg stadium op te sporen (soms wel een jaar eerder dan met een gewone röntgenfoto). Nadeel is echter de lage specificiteit, omdat iedere verhoging in osteoblastenactiviteit onafhankelijk van de oorzaak wordt afgebeeld.

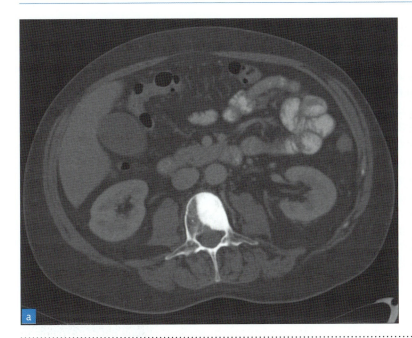
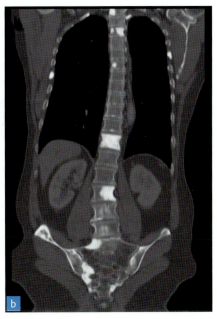

Figuur 4.16 (a) Axiale en (b) coronale CT-opnamen: in meerdere thoracolumbale wervellichamen alsook het os sacrum en de iliumvleugels bevinden zich osteosclerotische ('witte') metastasen afkomstig van een prostaatcarcinoom.

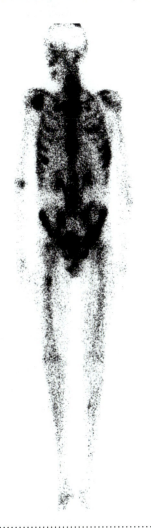

Figuur 4.17 Skeletscintigram met technetium-99m-HDP: multipele hot spots passend bij metastasen. (Met dank aan dr. M. Kroonenburg, afdeling Nucleaire Geneeskunde, academisch ziekenhuis Maastricht.)

Een lytische haard is op een gewone röntgenfoto pas zichtbaar als de botdichtheid ter plaatse met minstens 30-50% is verminderd. Met CT zijn veel kleinere dichtheidsverschillen waarneembaar en zijn metastasen dus vroeger te zien. De dwarsdoorsnedetechniek van CT maakt het echter gezien de stralenbelasting onmogelijk een overzicht van een volledig bot of van het gehele skelet te maken, waardoor deze methode als screeningsprocedure ongeschikt is. Op indicatie is CT echter zeer waardevol. Aangezien met MRI direct het (afwijkende) beenmerg wordt afgebeeld, is deze techniek gevoeliger dan botscintigrafie, CT-scanning en conventionele röntgenopnamen. MRI is geïndiceerd indien bij sterke klinische verdenking op metastasen het scintigram negatief is of indien er verdenking bestaat op tumorinfiltratie in de omgevende structuren. Maligne infiltratie in het beenmerg is met deze techniek echter zeer goed en in een vroeg stadium zichtbaar, onder voorwaarde dat de juiste pulssequenties zijn gekozen. MRI lijkt voorts zeer geschikt om de botafwijkingen bij multipel myeloom vast te stellen en metastatische processen in een zeer osteoporotisch skelet te beoordelen.

Door een recente ontwikkeling op het vlak van MRI-techniek is het mogelijk 'whole body'-MRI te gebruiken als screeningsmethode voor het opsporen van skeletmetastasen. Hierbij maakt men gebruik van een T1-gewogen spin-echo-sequentie met ofwel een turbo-STIR-sequentie met vetonderdrukking, ofwel een diffusiegewogen sequentie. Deze zijn uitermate geschikt voor het aantonen van metastatische botaantasting. De redelijke sensitiviteit en de betrekkelijk geringe belasting voor de patiënt maken botscintigrafie uiterst geschikt om botmetastasen op te sporen. Bovendien wordt bij één en hetzelfde onderzoek het gehele skelet gescand en in beeld gebracht. Een normale botscan sluit metastasen praktisch uit. Alleen bij de ziekte van Kahler (multipel myeloom) is de botscan in de meeste gevallen negatief.

Niet iedere hot spot is echter een metastase, en bij een positieve botscan – zeker bij unifocale afwijkingen en atypische lokalisaties – moeten soms alsnog röntgenfoto's van het skelet worden gemaakt ten behoeve van een specifiekere diagnose. Een hot spot op een botscan met een normale röntgenfoto moet echter als uiterst verdacht worden beschouwd, omdat de afwijkingen op de scan voorafgaan aan röntgenologische veranderingen. Verder onderzoek (CT, MRI of biopsie) kan dan gewenst zijn.

Osteolytische metastasen zijn röntgenologisch zichtbaar als niet scherp begrensde ophelderingen waarin de trabekelstructuur is verdwenen. Naarmate de tumor agressiever is, is de grens tussen metastase en normaal bot vager. Als de haard, zoals meestal het geval is, in de mergholte gelokaliseerd is, kan bij voldoende omvang de corticalis endostaal, dat wil zeggen van binnenuit, worden aangetast of zelfs geheel verdwijnen. De haard kan echter ook primair in de corticalis of subperiostaal gelokaliseerd zijn. In dat laatste geval is röntgenologisch alleen een periostale reactie zichtbaar. Ook osteoblastische metastasen zijn wazig begrensd en liggen hoofdzakelijk medullair. De aangrenzende corticalis kan door botappositie dikker worden en de periostale begrenzing onregelmatig. Osteolytische metastasen kunnen onder invloed van cytostatica sclerotisch worden, hetgeen een uiting is van herstel.

In het kader van de algemene diagnostiek van een kwaadaardige tumor zal positronemissietomografie met ^{18}FDG meestal ook in staat zijn eventueel aanwezige botmetastasen aan te tonen en wel met een hogere specificiteit dan met botscintigrafie.

Longmetastasen

Longmetastasen zijn meestal multipel en niet uniform wat betreft grootte. Ze variëren van microscopisch tot 5 cm en meer in diameter (fig. 4.18). Vaak zijn metastasen echter kleiner dan 5 mm en dus op een thoraxfoto zeer moeilijk detecteerbaar. Meer dan 90% van de longmetastasen bevindt zich in het buitenste derde deel van de long, al of niet tegen de pleura of subpleuraal. Bovendien worden de meest doorbloede longdelen (longbases) het vaakst getroffen. Dit heeft directe praktische implicaties. De basale longvelden zijn door superpositie van de diafragmakoepel, de wervelkolom of het hart immers niet altijd optimaal te beoordelen. Vooral de dorsale sinus is een blinde plek. Toch worden juist daar vaak metastasen aangetroffen. Dat gebied is echter met CT zeer goed in beeld te brengen.

Kleine haarden met een diameter van minder dan 8 mm zijn op een gewone thoraxfoto wel af te beelden, maar worden meestal niet als zodanig herkend of pas bij retrospectie opgemerkt. Computertomografie (fig. 4.19) is gevoeliger en maakt het mogelijk longhaarden vanaf 2 mm af te beelden. CT heeft dus een hoge sensitiviteit, maar een relatief lage specificiteit. Veel kleine, op een CT-scan zichtbare longhaarden zijn immers geen metastasen, maar bijvoorbeeld granuloompjes. Alleen histologisch onderzoek of follow-up kan daarover uitsluitsel geven.

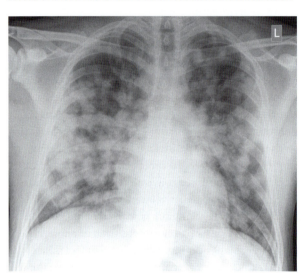

Figuur 4.18 Thoraxfoto: multipele longmetastasen.

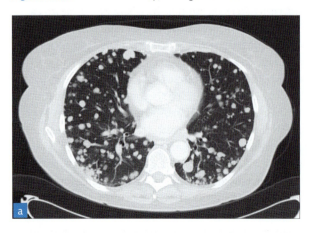
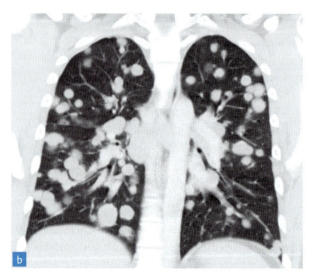

Figuur 4.19 (a) Axiale en (b) coronale long-CT: multipele longmetastasen.

Indien longmetastasen moeten worden uitgesloten, is long-CT de geschiktste methode.

Vorm, begrenzing en dichtheid van longhaarden zeggen slechts weinig over de etiologie. Metastatische haarden zijn meestal rond en betrekkelijk scherp begrensd, in tegenstelling tot het primaire longcarcinoom dat meestal onregelmatig begrensd is met uitlopers naar het normale longweefsel. Een zekere diagnose is daarmee echter niet te stellen. Holtevorming komt bij zowel primaire longtumoren als metastasen voor en ook goedaardige aandoeningen kunnen met holtevorming gepaard gaan. Bij sarcomen wordt iets vaker holtevorming gezien dan bij carcinomen. De rol van chemotherapie is daarbij niet geheel duidelijk. Calcificaties in een longhaard zijn een argument voor goedaardigheid, maar bewijzen dat niet. Solitaire haarden met calcificaties zijn meestal granulomen of hamartomen, maar metastasen van een osteosarcoom bevatten vaak ook kalk en metastasen van mucineuze carcinomen (colon, ovarium), en lymfomen bij uitzondering ook. Toch is de aanwezigheid van kalk nog het beste criterium voor goedaardigheid. Met de huidige röntgentechniek zijn kalkneerslagen echter moeilijk zichtbaar (hardstraaltechniek); een gerichte opname met lage spanning (68 kVp) kan daarover meer zekerheid verschaffen. In veel gevallen is verdere diagnostiek dan overbodig. Sommige onderzoekers hebben geprobeerd door middel van dichtheidsmetingen met CT kalkdeposities in longhaarden met meer gevoeligheid aan te tonen. Een CT-dichtheid groter dan 150 HU zou dan een argument voor benigniteit zijn.

Een belangrijk gegeven bij de beoordeling van longhaarden is de groeisnelheid. Vergelijking met oude foto's is daartoe essentieel. De verdubbelingstijd van kwaadaardige longhaarden is relatief kort (gemiddeld ongeveer zeven maanden), terwijl goedaardige tumoren er meestal veel langer (> 18 maanden) over doen om twee keer zo groot te worden. Infectieuze haarden en infarcten kunnen echter ook zeer snel groeien. Het klinische beeld wijst dan meestal in de richting van de juiste diagnose. Vergelijking met oude foto's blijft dus essentieel (en goedkoop). Als een haard gedurende bijvoorbeeld twee jaar onveranderd is gebleven, is deze praktisch zeker goedaardig.

Lymphangitis carcinomatosa is een minder vaak voorkomende vorm van metastasering naar de long en bovendien vaak moeilijker te diagnosticeren. Het radiologische beeld wordt gekenmerkt door een fijn interstitieel reticulair patroon met kerley-A- en -B-lijntjes, vooral voorkomend in de ondervelden, meestal bilateraal en soms gecombineerd met pleuravocht. Het beeld is moeilijk te onderscheiden van longoedeem bij decompensatio cordis en ook een interstitiële pneumonie kan er ongeveer hetzelfde uitzien. Histologisch is sprake van een diffuse ophoping van tumorcellen in en langs de lymfebanen in de interlobulaire septa van de long. Vroeger werd verondersteld dat deze tumorinfiltratie van lymfebanen retrograad vanuit de lymfklieren in de longhilus zou zijn opgetreden. Dat is echter onwaarschijnlijk, omdat de hilusklieren niet altijd zijn aangetast. Waarschijnlijk zijn de tumorcellen via de bloedbaan aangevoerd en heeft de tumor zich vervolgens diffuus centripetaal door het interstitium vermeerderd.

Met positronemissietomografie met ^{18}FDG is het mogelijk om longmetastasen van de meeste kwaadaardige tumoren te visualiseren op voorwaarde dat deze een minimale grootte hebben van ongeveer 10 mm. Voor het aantonen van kleinere metastasen is een CT-scan meer geschikt.

Levermetastasen

Levermetastasen zijn zowel met echografie, CT als MRI aantoonbaar. Iedere methode heeft echter zijn eigen mogelijkheden en beperkingen. MRI en CT zijn het meest gevoelig en specifiek, echografie heeft bepaalde beperkingen, maar is voor de patiënt het minst belastend. Op dit ogenblik is er met MRI minder ervaring dan met CT, maar er zijn goede indicaties dat MRI na intraveneuze toediening van leverspecifieke contrastmiddelen minstens even accuraat is als CT.

Met echografie zijn de gehele lever en zijn omgeving meestal goed te visualiseren.

Levercysten zijn goed van solide tumoren te onderscheiden, maar de werkelijke aard van een solide tumor is nooit met zekerheid te voorspellen. Daarvoor blijft cytologisch dan wel histologisch onderzoek noodzakelijk. Het daarvoor benodigde materiaal kan door middel van een echogeleide punctie worden verkregen. Dat is des te noodzakelijker omdat goedaardige levertumoren frequent voorkomen (bij 3-6% van alle volwassenen). In de helft van de gevallen betreft het dan een eenvoudige cyste; deze diagnose is met voldoende zekerheid echografisch te stellen. In de andere helft van de gevallen gaat het echter om solide tumoren, waarbij vooral moet worden gedacht aan hemangiomen (80%), adenomen (14%) of focale nodulaire hyperplasie. Deze processen zijn echografisch niet met zekerheid van maligniteit te onderscheiden. Vooral het veelvoorkomende en volledig goedaardige leverhemangioom is vaak aanleiding tot onrust en verdere diagnostiek. Echografisch is dit een echogene, betrekkelijk scherp begrensde tumor, in grootte variërend van nog geen centimeter tot meer dan tien centimeter in diameter. De afwijking is praktisch niet te missen en wordt vaak toevallig geconstateerd (bijv. bij echografisch onderzoek van de galblaas), maar is niet met zekerheid te onderscheiden van een metastase van bijvoorbeeld een coloncarcinoom. De interpretatie van een dergelijke haard moet dus altijd gebeuren tegen de achtergrond van het klinische beeld, en bij twijfel is nader beeldvormend of cytologisch onderzoek aangewezen.

Het *echografische beeld* van levermetastasen kent verschillende presentatievormen die beter of slechter herkenbaar zijn. Zo wordt echografisch onderscheid gemaakt tussen echorijke metastasen (fig. 4.20), echoarme metastasen en het 'bull's eye'-patroon (fig 4.21). Deze

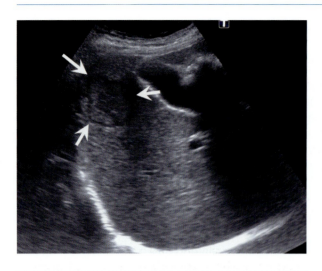

Figuur 4.20 Echogram van de lever (parasagittale doorsnede) met een deels echogene metastase (pijlen).

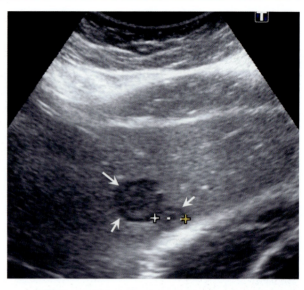

Figuur 4.21 Echogram van de lever met een 'bulls eye' -metastase (parasagittale doorsnede).

verschillende beelden correleren weliswaar niet precies met de histologie, maar bepaalde patronen worden wel vaker bij bepaalde primaire tumoren gezien. Zo worden bij het coloncarcinoom vooral sterk echorijke metastasen aangetroffen, terwijl het mammacarcinoom meestal multipele discrete echoarme metastasen veroorzaakt. Bij één en dezelfde patiënt kunnen op eenzelfde moment de verschillende patronen echter gelijktijdig aanwezig zijn. Het is dus niet mogelijk met behulp van het echopatroon de primaire tumor te voorspellen. Evenmin bestaat er een correlatie tussen het echografische beeld en de vasculariteit van de haard. Hypovasculaire laesies kunnen zowel echorijk als echoarm zijn.

Het gegeven dat er verschillende presentatievormen zijn, heeft invloed op de validiteit van echografie bij de diagnostiek van levermetastasen. De sterk echorijke haarden van bijvoorbeeld metastasen van colorectale carcinomen zijn gemakkelijk herkenbaar en echografie is daardoor een geschikte techniek met goede testkarakteristieken (sensitiviteit 80%, specificiteit 95%). De multipele, diffuus verspreide, meestal meer echoarme metastasen die vaak bij het mammacarcinoom worden gezien, zijn daarentegen moeilijk herkenbaar en worden gemakkelijker gemist. Echografie is daarom minder geschikt voor het aantonen van dit soort metastasen (sensitiviteit 65%, specificiteit 80%). De kans dat met echografie levermetastasen worden opgespoord, hangt derhalve af van de grootte van de haard (waarbij 1 cm ongeveer de minimumgrootte is) en van zijn echogeniciteit.

Met behulp van intraoperatieve echografie, waarbij de transducer direct op de lever geplaatst wordt, kunnen veel betere resultaten worden bereikt. Het weefselcontrast is beter en kleinere metastasen kunnen zichtbaar gemaakt worden. Deze techniek wordt echter alleen in grotere centra toegepast, voorafgaand aan een eventueel partiële hepatectomie. De metastasen kunnen dan precies gelokaliseerd worden.

Computertomografie (fig. 4.22) heeft voor de diagnostiek van levermetastasen een hoge validiteit (sensitiviteit van 90% bij een specificiteit van 90%), onder voorwaarde dat een optimale onderzoekstechniek wordt toegepast. Haarden met een diameter van minder dan 1 cm kunnen worden ontdekt. Metastasen manifesteren zich computertomografisch meestal als niet scherp begrensde haarden met een lagere dichtheid dan het normale leverweefsel. Niet iedere hypodense haard is echter een metastase. Vooral kleine (< 1 cm) hypodense haarden zijn in de meerderheid van de gevallen toch benigne. Een zeker onderscheid tussen een goed- en kwaadaardige afwijking kan echter vaak niet worden gemaakt. Het scannen in meerdere fasen na toediening van een intraveneus contrastmiddel, waarbij de vasculariteit en aankleuring van de laesies wordt vervolgd, kan helpen bij de differentiatie tussen diverse aandoeningen. CT-dichtheidsmetingen zijn weinig specifiek en maken het hooguit mogelijk een levercyste te onderscheiden van meer solide tumoren. Verkalkingen zijn met CT goed zichtbaar, maar metastasen kunnen ook kalk bevatten. Dat is vooral het geval bij metastasen van adenocarcinomen. De meest voorkomende oorzaak van fout-positieve bevindingen is een verkeerde interpretatie van goedaardige haarden (kleine cysten en hemangiomen), normale anatomische structuren (bloedvaten) en artefacten. Fout-negatieve resultaten zijn meestal het gevolg van onvoldoende contrastverschil tussen normaal leverweefsel en een metastase.

Om de detecteerbaarheid van haarden te vergroten, wordt de patiënt na een intraveneuze contrastinjectie praktisch altijd onderzocht. Een lege artis CT-onderzoek van de lever omvat meestal verscheidene series scans: een blanco serie zonder dat gebruik wordt gemaakt van een intraveneus contrastmiddel, en één of meer series na intraveneuze contrastinjectie. De duale bloedvoorziening van de

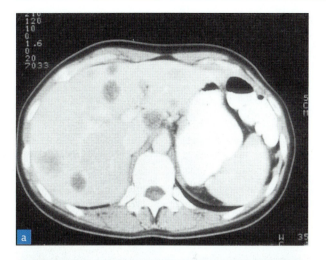

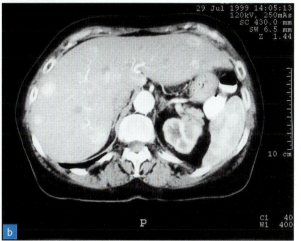

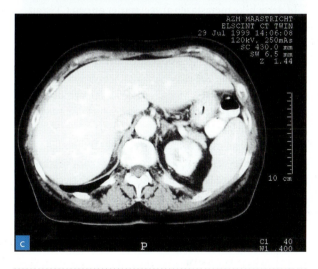

Figuur 4.22 (a) Computertomogram ter hoogte van de lever na intraveneuze injectie van een jodiumhoudend contrastmiddel. Multipele hypovasculaire metastasen (van een coloncarcinoom) zijn als uitsparing in het leverparenchym zichtbaar. (b en c) Spiraal-CT-sneden door de lever na intraveneuze toediening van een jodiumhoudend contrastmiddel. Hypervasculaire metastasen van een carcinoïdtumor zijn als aankleurende laesies in de arteriële fase zichtbaar (b) en niet detecteerbaar in de portoveneuze fase (c).

lever maakt het noodzakelijk om in meer dan één fase na toediening van een contrastmiddel te scannen.

Met de moderne spiraal- of multislice-CT-scanners kan de gehele lever in ongeveer 30 seconden in beeld worden gebracht. Daardoor is het mogelijk de aankleuring van de lever na injectie met een contrastmiddel in de loop van de tijd te vervolgen en opnamen te maken tijdens de arteriële fase van aankleuring (20-40 seconden na intraveneuze contrastmiddelinjectie), tijdens de portoveneuze fase van aankleuring (1-2 minuten na intraveneuze contrastmiddelinjectie) en tijdens de equilibriumfase (5-10 minuten later). De gedachte achter deze meerfasescans is dat normaal leverweefsel en metastasen een verschillende bloedvoorziening hebben. Het normale leverweefsel wordt voor ongeveer 80% van bloed voorzien via de v. portae hepatis en voor 20% via de a. hepatica. Metastasen ontvangen daarentegen bijna 100% van hun bloed uit het arteriële systeem. Hypervasculaire metastasen zijn vooral zichtbaar tijdens de arteriële fase, en hypovasculaire metastasen tijdens de portoveneuze fase. De meeste levermetastasen zijn hypovasculair en dus vooral goed zichtbaar in de portoveneuze fase. Slechts een klein deel van de levermetastasen is hypervasculair (bijv. melanoommetastasen, metastasen van een eilandceltumor van het pancreas, metastasen van een niercellumor, van een schildkliercarcinoom, van een sarcoom of soms van het mammacarcinoom) en deze zijn dan vooral zichtbaar tijdens de vroegere arteriële fase.

Meestal wordt volstaan met een tweefase-CT-scan (blanco en portoveneuze fase). Een vierfase-CT-scan (blanco, arteriële, portoveneuze en equilibrium-fase) is vooral geïndiceerd om hypervasculaire metastasen aan te tonen, maar ook om laesies nader te specificeren, bijvoorbeeld hemangiomen. Door het aankleuringspatroon van een laesie in de tijd te vervolgen, is het soms mogelijk een uitspraak te doen over de aard van de laesie. Vooral voorafgaand aan een partiële hepatectomie wordt ook wel een vierfase-CT-scan gemaakt ter bepaling van het aantal en van de resectabiliteit van de metastasen.

Beeldvorming door middel van *magnetische resonantie* (MRI) lijkt eveneens een effectieve methode om levermetastasen aan te tonen. Het MRI-onderzoek is weefselspecifieker vanwege de mogelijkheid verschillende weefselkarakteristieken in beeld te brengen (T1, T2 en protondichtheid) en vet selectief te onderdrukken. Door ademhaling en ECG-triggering kan bewegingsonscherpte worden verminderd, terwijl korte opnametijden het tegenwoordig mogelijk maken de lever bij ademstilstand te onderzoeken. Het afbeeldingsvlak kan vrij worden gekozen en is niet, zoals bij CT, beperkt tot het transversale vlak. Dit betekent dat de lever in alle richtingen kan worden afgebeeld, wat van betekenis kan zijn bij het bepalen van de resectabiliteit van een tumor. Soms is het nodig gebruik te maken van speciale MR-paramagnetische contrastmiddelen (gadolinium-chelaten), die intraveneus

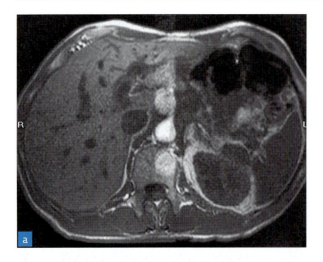
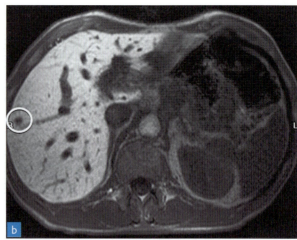

Figuur 4.23 (a) Axiale precontrast T1-gewogen MRI laat geen metastasen zien. (b) Na orale ingestie van mangaanchloride (MnCl) is alleen het leverweefsel in signaal toegenomen en hierdoor is de signaalarme metastase (cirkel) duidelijk zichtbaar geworden.

toegediend worden. Soms wordt ook wel paramagnetisch ijzeroxide of een specifiek gadolinium-houdend contrastmiddel gebruikt. Na intraveneuze toediening wordt dit contrastmiddel selectief in de kupffer-cellen van de lever opgenomen. Kwaadaardige leverlaesies bevatten geen kupffer-cellen en nemen dit contrastmiddel niet op. Zo kunnen ze worden onderscheiden van bepaalde goedaardige laesies die wel kupffer-cellen bevatten. Ook zijn er hepatocyt-specifieke mangaanbevattende contrastmiddelen die eenzelfde effect hebben, en die zelfs oraal kunnen worden toegediend (fig. 4.23).

Welke diagnostische benadering voor het aantonen en uitsluiten van levermetastasen het geschiktst is, hangt vooral af van de consequenties die eruit worden getrokken. Biochemische leverfunctietesten zijn gemakkelijk toepasbaar en relatief goedkoop. Normale testuitslagen zijn echter weinig informatief. Echografie is eveneens overal beschikbaar, goedkoop en voor de patiënt weinig belastend. De kwaliteit van het onderzoek is echter sterk afhankelijk van de ervaring van de onderzoeker en van de habitus van de patiënt (adipositas), terwijl ook het type metastase waarnaar wordt gezocht van invloed is op de trefzekerheid. Computertomografie is invasiever (i.v. contrast) maar ook trefzekerder en heeft de voorkeur als aan de uitslag van het onderzoek belangrijke consequenties worden verbonden. Bij routinecontroles kan een combinatie van deze twee modaliteiten verspreid in de tijd toegepast worden.

Positronemissietomografie met ^{18}FDG is in staat om levermetastasen van de meeste kwaadaardige tumoren aan te tonen met een hoge accuraatheid, op voorwaarde van een minimale letselgrootte van ongeveer 10 mm. Infectieuze leverletsels kunnen echter eveneens aanleiding geven tot een verhoogd glucosemetabolisme, wat het onderscheid met metastasen kan bemoeilijken.

Metastasen in het centrale zenuwstelsel

Intracraniële metastasen bevinden zich meestal intracerebraal en minder vaak leptomeningeaal. Intracerebrale metastasen zijn meestal multipel en vooral gelokaliseerd in de grote hersenen op de overgang van witte naar grijze stof. Ze zijn vaak omgeven door veel oedeem. Zelfs kleine metastasen (< 1 cm) kunnen veel oedeem veroorzaken.

Voor de diagnostiek van intracraniële metastasen komen alleen CT en MRI in aanmerking (fig. 4.24 en 4.25). Röntgenfoto's laten alleen afwijkingen zien als de schedel is aangetast en dat is meestal niet het geval. Bovendien zijn dergelijke metastasen al veel eerder op een CT-scan zichtbaar.

Computertomografisch kunnen hersenmetastasen hypo-, iso- en hyperdens zijn ten opzichte van het omgevende hersenparenchym. De hyperdensiteit wordt slechts zelden veroorzaakt door kalk. Meestal betreft het een bloeding in de tumor. Vooral bij metastasen van het melanoom wordt dit nogal eens gezien.

Het intraveneus toedienen van een jodiumhoudend contrastmiddel verhoogt de diagnostische nauwkeurigheid van CT aanmerkelijk; precontrastscans hebben slechts een beperkte waarde. Op postcontrastscans zijn meer haarden zichtbaar en multipliciteit is een belangrijk criterium voor de diagnose 'metastase'. Verlate opnamen (3-4 uur na contrastinjectie) verhogen eveneens de diagnostische nauwkeurigheid van CT, maar zijn zelden nodig. Praktisch alle metastasen kleuren aan, wat wordt veroorzaakt door de verstoorde bloed-hersenbarrière. Dit aankleuringspatroon is meestal ringvormig doordat het centrum van de tumor vaak necrotisch is, maar een homogene aankleuring is eveneens mogelijk. Vooral lymfomen neigen tot een sterk homogene aankleuring. Op grond van het CT-patroon is echter geen voorspelling te doen over de histologie en de locatie van de primaire tumor. Het beeld is daarvoor te wisselend. Ook de differentiatie van andere hersenprocessen, zoals abcessen, infarcten, hematomen of primaire tumoren, is moeilijk. Diffusiegewogen MRI heeft de potentie om een

Diagnostiek in de oncologie

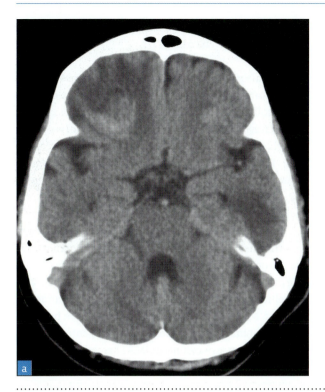 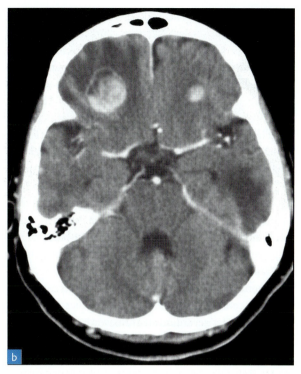

Figuur 4.24 Multipele hersenmetastasen met hersenoedeem. (a) CT-scan vóór intraveneuze contrastinjectie. (b) CT-scan na intraveneuze contrastinjectie. De felle aankleuring van de metastasen is duidelijk zichtbaar.

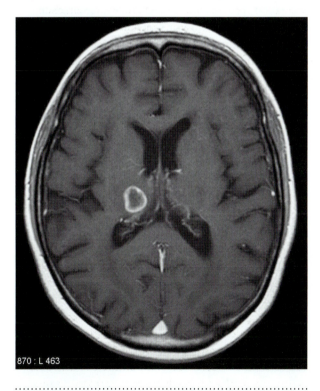

Figuur 4.25 MRI-beeld van hersenmetastasen van kleincellig longcarcinoom. Een T1-gewogen opname na intraveneuze toediening van contrastmiddel (Gd-DTPA).

aantal van deze processen te differentiëren. Daarnaast is klinische informatie uiteraard erg belangrijk. Vooral een solitaire hersenhaard zonder bekende primaire tumor kan een groot diagnostisch probleem zijn, dat doorgaans alleen met behulp van een biopsie kan worden opgelost.

MRI is nog gevoeliger dan CT en de pathologie is uiterst nauwkeurig in verscheidene vlakken af te beelden. De afbeeldingsmogelijkheden van MRI worden echter in sterke mate beïnvloed door de manier waarop de apparatuur is ingesteld (keuze afbeeldingsvlakken, pulssequenties en dergelijke). Het MRI-beeld van hersentumoren wordt voornamelijk bepaald door hun watergehalte en door de aanwezigheid van vet, kalk, bloed of paramagnetische substanties (melanine). Hersenmetastasen zijn meestal omgeven door een uitgebreide zone van vasogeen oedeem dat zich vooral in het interstitium van de witte stof bevindt en dat grotendeels verantwoordelijk is voor zowel de verplaatsing van omgevende structuren als de neurologische uitval. Het tumorweefsel is op sommige sequenties moeilijk van dat oedeem te onderscheiden. Bij pulssequenties met T2-accentuering zijn immers zowel de tumor als het oedeem als een witte massa zichtbaar en niet te onderscheiden. Op T1-gewogen beelden wordt de tumor daarentegen als een donker gebied afgebeeld, zeker als er sprake is van necrose. Het oedeem is dan minder goed te zien. Om bloed zichtbaar te maken, moeten andere pulssequenties worden gekozen. Kalk geeft geen signaal en is dus signaalarm op alle sequenties. Doordat kalk een negatief contrast vormt op de MRI-opnamen, is deze techniek minder geschikt om kalk af te beelden. Aangezien de T1- en T2-invloeden bij bepaalde pulssequenties een sterk tegengesteld effect kunnen hebben, is het vrijwel altijd noodzakelijk meer dan één pulssequentie te gebruiken. Indien cerebrale metastasen vermoed worden, is het belangrijk een paramagnetisch gadoliniumhoudend contrastmiddel intraveneus toe te dienen. Na contrast dienen

T1-gewogen sequenties gemaakt te worden, in minstens twee orthogonale snedevlakken. Bij voorkeur worden deze sequenties gemaakt met magnetisatietransfercontrast (MTC). De MTC-techniek, waarbij een 'off resonance'-puls wordt ingestraald, geeft een betere achtergrondonderdrukking, waardoor aankleurende metastasen in cerebro duidelijker worden. De MRI-beelden van metastasen en primaire hersentumoren zijn echter zeer gevarieerd en evenals bij CT niet specifiek. De kliniek is derhalve belangrijk bij het verklaren van de beelden. Een nieuwe pulstechniek, diffusiegewogen beeldvorming, kan onderscheid aanbrengen tussen gebieden met vrije waterstofprotonen en diffusiebeperkte waterstofprotonen. In gebieden met veel tumorcellen zal de diffusie van water beperkt zijn en derhalve een laag signaal geven op de diffusiegewogen ADC (aparent diffusion coefficient)-opnamen.

Leptomeningeale metastasering (meningitis carcinomatosa) is computertomografisch meestal niet zichtbaar. Pas in een verder gevorderd stadium wordt na intraveneuze contrastinjectie een contrastversterking van de meningen en soms ook van de subependymale regio gezien. Deze wijze van metastasering treedt vooral op bij primaire hersentumoren die direct in verbinding staan met de subarachnoïdale ruimte, en bij lymfoproliferatieve maligniteiten.

Bij klinisch vermoeden van leptomeningeale metastasering geniet een MRI-onderzoek met intraveneuze toediening van gadolinium de voorkeur. De aankleuringshaarden van de meningen worden op deze wijze nauwkeuriger gevisualiseerd, dankzij een hoger contrastoplossend vermogen, en de afwezigheid van beamhardening artefacten zoals bij CT.

Intraspinale metastasen komen minder vaak voor en zijn veelal afkomstig van long- of mammacarcinomen of van lymfoproliferatieve maligniteiten. Ze liggen meestal epiduraal en zijn het gevolg van hematogene tumorverspreiding via de paravertebrale en extradurale veneuze plexus of van directe doorgroei vanuit een wervel of een retroperitoneale tumor. De dura is een effectieve tumorbarrière en epidurale metastasen groeien dan ook zelden of nooit door naar de intradurale ruimte.

Röntgenfoto's van de wervelkolom tonen bij meer dan de helft van de patiënten met epidurale metastasen osteolytische of osteoblastische botveranderingen of paraspinale pathologie. Met CT en MRI kan de destructie van een wervellichaam eerder en nauwkeuriger in beeld worden gebracht. MRI is daarom bijna altijd te verkiezen boven CT. Ook het maken van conventionele röntgenfoto's van de wervelkolom is overbodig als MRI beschikbaar is. Met MRI kunnen zowel het spinale kanaal met inhoud als de omgevende structuren worden afgebeeld (fig. 4.26). Epidurale tumoren zijn met grote zekerheid te diagnosticeren en te onderscheiden van medullaire en andere intradurale processen. Bovendien is de aangrenzende wervelpathologie zichtbaar. Ook is de craniocaudale tumoruitbreiding goed vast te stellen, evenals eventueel andere haarden op een ander niveau. MRI is dan ook het onderzoek van eerste keuze bij klinische verdenking van intraspinale metastasen. Indien deze techniek niet

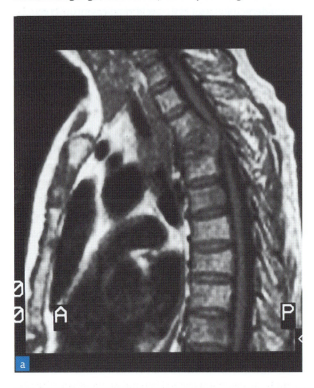
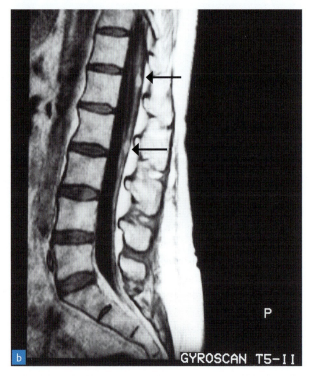

Figuur 4.26 (a) MR-scan van de wervelkolom van een wervelmetastase (kleincellig longcarcinoom) thoracaal met compressie van het ruggenmerg. (b) MR-scan van leptomeningeale metastasen ('dropmetastasen'; zie pijlen) op de conus en op vezels van de cauda equina.

beschikbaar is of niet uitvoerbaar, is myelografie gecombineerd met CT een goed alternatief.

Positronemissietomografie met ¹⁸FDG is minder geschikt voor het opsporen van hersenmetastasen, gezien de hoge intensiteit van het glucosemetabolisme in normaal hersenweefsel, waardoor de gevoeligheid van het onderzoek voor het opsporen van kleine hersenmetastasen eerder laag is. In geval van een primaire hersentumor kan een PET-scan met ¹⁸FDG worden gebruikt om de tumor te graderen aan de hand van de intensiteit van zijn glucosemetabolisme. Metastasen in de wervelkolom zijn meestal goed visualiseerbaar met ¹⁸FDG-PET-onderzoek.

Peritoneale metastasen

Peritoneale metastasen worden meestal veroorzaakt door directe tumor doorgroei vanuit naburige organen naar de peritoneale holte, gevolgd door een diffuse peritoneale verspreiding en implantatie van tumorcellen in het peritoneum. De metastasen zijn dus vooral afkomstig van tumoren van de tractus digestivus en de tractus urogenitalis. Het merendeel van de patiënten met een ovariumcarcinoom heeft al een carcinosis peritonei bij initiële diagnose. Bij het colon-, maag- en pancreascarcinoom worden peritoneale metastasen meestal pas in een later stadium aangetroffen. Deze metastasen kunnen in grootte variëren van microscopisch tot meer dan 10 cm in diameter. Ze gaan meestal gepaard met ascites en kunnen overal op het peritoneum voorkomen met als voorkeurlokalisaties:
- excavatio rectovesicalis/recto-uterina (douglas-holte);
- in de rechter paracolische groeve (lateraal van het colon ascendens);
- de peritoneale bekleding van lever en diafragmakoepels;
- omentum;
- dunnedarmmesenterium ter hoogte van de ileocolische overgang;
- mesocolon sigmoideum.

Deze voorkeurlokalisaties zijn het gevolg van de natuurlijke vloeistofcirculatie in de peritoneale holte, die weer wordt bepaald door de zwaartekracht, de intraperitoneale drukverhoudingen en de anatomische begrenzingen.

Kleine metastasen (1-3 mm) kunnen vooralsnog met geen enkele beeldtechniek worden gevisualiseerd, ook al is het gehele peritoneale oppervlak ermee bedekt. De vrijwel altijd aanwezige ascites is echter in een vroeg stadium al met echografie aantoonbaar, waarna eventueel op geleide van het echobeeld een ascitespunctie kan worden uitgevoerd en de maligne cellen met behulp van cytologisch onderzoek kunnen worden aangetoond. Grotere metastasen (vanaf 2 cm) zijn vooral met computertomografie goed aantoonbaar, onder voorwaarde dat het onderzoek na optimale darmvoorbereiding wordt uitgevoerd (fig. 4.27). Patiënten met een peritonitis carcinomatosa worden tijdens chemotherapie regelmatig met CT-scans

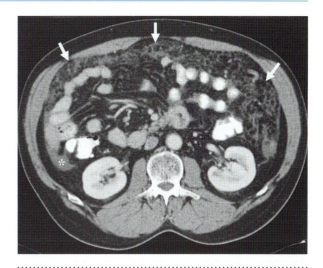

Figuur 4.27 CT-scan door het abdomen ter hoogte van de nieren na toediening van oraal en intraveneus contrastmiddel laat multiple kleine tumordeposities zien in het omentum (pijlen) alsook een geringe hoeveelheid ascites rechts paracolisch (asterisk), passend bij peritonitis carcinomatosa ten gevolge van een ovariumcarcinoom.

onderzocht om na te gaan of de behandeling aanslaat. Gelijktijdig worden dan ook eventuele ascites, levermetastasen en lymfekliervergrotingen in beeld gebracht. CT-scan is dus een uitstekende en veelgebruikte methode voor non-invasieve follow-up. Vanwege de slechtere reproduceerbaarheid is echografie daarvoor minder geschikt.

Positronemissietomografie met ¹⁸FDG is geschikt voor de detectie van peritoneale metastasen op voorwaarde dat de tumorletsels minstens 10 mm groot zijn.

4.4.4 INTERVENTIERADIOLOGIE IN DE ONCOLOGIE

Interventieradiologie is een verzamelnaam voor al die radiologische procedures waarbij op geleide van een monitorbeeld ten behoeve van diagnose of behandeling naalden en katheters in het lichaam worden gebracht. Vroeger werd de naam vooral gebruikt voor allerlei onder röntgendoorlichting uitgevoerde therapeutische interventies, zoals ballondilataties, abces- en galwegdrainages en nefrostomieën. Tegenwoordig wordt de naam ook gebruikt voor echo-, CT-, en MRI-geleide diagnostische puncties. Hierop wordt nader ingegaan.

Beeldvormende technieken zijn het afgelopen decennium veel gevoeliger geworden en tumoren kunnen daarmee in een steeds vroeger stadium worden aangetoond. De specificiteit van de beeldinformatie is echter nog tamelijk beperkt en de aard van een zichtbare tumor is bijna nooit met zekerheid te voorspellen. Daardoor blijft histologisch of cytologisch onderzoek noodzakelijk. Het benodigde weefselmateriaal kan meestal gemakkelijk via een beeldgeleide percutane biopsie worden verkregen. Dit is een voor de patiënt weinig belastende en veilige procedure die vaak een chirurgische ingreep vervangt en waarvoor ernstige stollingsstoornissen in feite de enige contra-indicatie vormen. Een negatief biopt (geen specifieke diagnose) moet echter met voorzichtigheid worden geïnterpreteerd, omdat naast de tumor geprikt kan zijn en het materiaal van onvoldoende kwaliteit of kwantiteit kan zijn om een diagnose te kunnen stellen.

Percutane biopsieën kunnen zowel onder röntgendoorlichting als op geleide van echo, CT en MRI worden uitgevoerd. De keuze van de geleidetechniek wordt vooral bepaald door haar afbeeldingsmogelijkheden en beschikbaarheid. De tumor moet uiteraard goed te zien zijn en afhankelijk van de dikte van de gebruikte naald moet soms ook de naaldroute in beeld kunnen worden gebracht in verband met het ontwijken van eventueel tussenliggende vitale organen.

Röntgendoorlichting wordt in de praktijk bijna niet meer gebruikt. Meestal wordt de voorkeur gegeven aan echografie of CT. Beide technieken verschaffen immers betere driedimensionale informatie. Echografie maakt het bovendien mogelijk de naald, real-time, in alle richtingen te volgen, maar heeft als nadeel dat kleine of dieper gelegen tumoren soms niet te lokaliseren zijn. Het onderzoek is voorts soms niet uitvoerbaar vanwege darmgassen, chirurgische wonden of overliggende botstructuren. Over het algemeen wordt echografie vooral gebruikt bij grotere en meer oppervlakkig gelegen tumoren, terwijl CT de aangewezen techniek is bij kleine en dieper gelegen processen. Ook als het belangrijk is de naaldroute precies in beeld te brengen, zal eerder van CT gebruik worden gemaakt. Soms is de tumor met echografie of CT niet goed zichtbaar (bijvoorbeed mamma- en prostaatcarcinoom), in deze gevallen is MRI de aangewezen beeldvormende techniek om mee te puncteren.

De dikte van de naald wordt vooral bepaald door de vraag hoeveel weefsel voor een diagnose nodig is en waar de afwijking zich bevindt. Hiervoor zijn verschillende naalden beschikbaar, met een lengte variërend van 10-20 cm en een uitwendige diameter van 0,6-1,9 mm (23-14 gauge). Bovendien moet een onderscheid worden gemaakt tussen naalden die alleen geschikt zijn voor aspiratiebiopten en naalden met een snijmechanisme, waarmee kleine weefselplakjes voor histologie kunnen worden verkregen. Aan de hand hiervan kunnen drie typen naalden worden gebruikt:
1. dunne naalden, alleen geschikt voor aspiratiebiopten (20-23 gauge, bijvoorbeeld de bekende chiba-naald);
2. dunne naalden met snijmechanisme;
3. dikkere naalden met snijmechanisme (18-14 gauge, bijvoorbeeld de menghini- en trucut-naald).

De dunne aspiratiebiopsienaalden kunnen alleen worden gebruikt voor het verkrijgen van cytologisch materiaal. Hiermee kan zonder risico door maag, darmen, lever en kleinere bloedvaten worden geprikt. Ze zijn echter zeer flexibel en daardoor moeilijk te richten. Bij dieper gelegen tumoren en een zichtbare veilige toegangsroute wordt daarom meestal eerst een dikkere naald tot vlak voor de tumor gebracht, waarna de tumor met een aspiratienaald door de dikke naald heen verscheidene malen wordt gepuncteerd. Om voldoende materiaal te verkrijgen zijn meestal herhaalde puncties nodig. Dikkere naalden zijn niet geschikt voor aspiratiebiopten omdat te veel bloed wordt meegezogen. Naalden met een snijmechanisme worden gebruikt bij het nemen van weefselbiopten voor histologie. De keuze tussen cytologie of histologie wordt vooral bepaald door de vraagstelling, de plaats en bereikbaarheid van de tumor en de ervaring van de (cyto)patholoog. Een aspiratiebiopt toont soms niet meer dan een paar cellen, die al dan niet kenmerken vertonen van maligniteit en op basis waarvan vaak geen specifieke diagnose kan worden gesteld. Ook is het meestal niet mogelijk een metastase van een primaire tumor te onderscheiden. Van epitheliale tumoren (melanoom, adenocarcinoom, plaveiselcelcarcinoom) kan meestal een goed aspiratiebiopt worden genomen, gezien de geringe cohesie tussen de cellen. Het biopt is dan celrijk. Bij solide mesenchymale tumoren (fibrosarcoom/chondrosarcoom) is het echter vaak moeilijk een goed celrijk biopt te nemen. Deze tumoren lenen zich dus meer voor een biopsie met een dikkere naald.

Leverhaarden worden op geleide van zowel echo als CT aangeprikt met zowel dunne als dikke naalden. Diep gelegen kleine haarden benadert men meestal op CT-geleide met een dunne naald, terwijl oppervlakkige tumoren gemakkelijk echografisch met behulp van een dikke naald te puncteren zijn. Voorzichtigheid is geboden als er een verdenking bestaat op een hemangioom. Deze mogen wel gepuncteerd worden, maar alleen met dunne aspiratiebiopsienaalden.

Niertumoren kunnen meestal gemakkelijk op echogeleide worden aangeprikt en het aantal complicaties is hier uiterst gering. Bij pancreastumoren is daarentegen voorzichtigheid geboden vanwege de toegangsroute (door maag en darmen) en het verhoogde risico op pancreatitis. Alleen aspiratiebiopten met dunne naalden zijn daarom mogelijk. Bijniertumoren kunnen echter met zowel een dikke als een dunne naald worden benaderd. Meestal wordt van dorsaal uit geprikt; er is een verhoogd risico op een pneumothorax. Bovendien moet grote terughoudendheid in acht worden genomen bij het puncteren van een mogelijk feochromocytoom in verband met ernstige hypertensieve effecten. Deze diagnose moet eerst worden uitgesloten. Klieren in de bovenbuik en het kleine bekken kunnen goed worden gepuncteerd onder CT-geleide (fig 4.28). Tumoren in de borst worden meestal op echo-, röntgen- of MRI-geleiding aangeprikt, met dikke naald al naargelang met welke techniek de laesie zichtbaar is, waarbij bij voorkeur echografisch wordt gepuncteerd. Voor long- en mediastinale tumoren wordt vooral CT gebruikt, zeker als het kleinere afwijkingen betreft. Bot- en wekedelentumoren vragen doorgaans om een weefselbiopt. Daarbij is meestal röntgen- of CT-geleiding noodzakelijk.

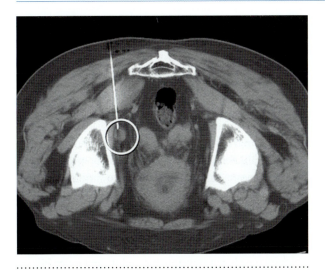

Figuur 4.28 CT-geleide biopsie van een vergrote klier (cirkel) in de iliaca interna regio in het kleine bekken. De naald (witte lijn) is goed zichtbaar. De punt bevindt zich in de vergrote klier.

Naast de diagnostische procedures, kent de interventieradiologie op oncologisch vlak een groeiende therapeutische activiteit. Voorbeelden van dergelijke procedures zijn galwegdrainages (bij obstructie van de hoofdgalweg) of nefrostomieën (bij obstructie van de ureter, bijv. door een tumoraal proces). Recent worden tumoren steeds vaker behandeld via een radiofrequentie (RF-)ablatie. Bij deze techniek wordt een fijne elektrode in het centrum van de tumor (c.q. metastase) gebracht onder echo-, CT- of MRI-geleide. De naaldelektrode is verbonden met een radiofrequentiegenerator. De elektrische stroom veroorzaakt opwarming van het tumorweefsel rondom de tip van de elektrode, en dit leidt tot necrose van de tumor. De techniek wordt momenteel vooral toegepast voor tumoren in de lever (hepatocellulair carcinoom, levermetastasen). Andere toepassingen zijn tumoren van de nieren, pancreas, bijnieren, prostaat en skelet. RF-ablatie kan de pijn veroorzaakt door metastasen verlichten.

4.5 Endoscopische technieken

Endoscopie is een zich snel ontwikkelend veld van onderzoek, waarbij gebruik wordt gemaakt van video-instrumenten of elektronisch instrumentarium met microchiptechnologie om beelden met een hoge resolutie en vergrotingsmogelijkheden te verkrijgen. Veel inwendige organen kunnen op deze wijze worden geïnspecteerd en afwijkingen op video worden vastgelegd. Ook bestaat de mogelijkheid laesies te biopteren of zelfs te verwijderen, materiaal voor cytologisch onderzoek te verkrijgen door brush of spoelsel en een bijdrage te leveren aan de stadiëring door middel van endoscopische ultrasonografie. Een en ander is verder aanzienlijk beter toepasbaar en patiëntvriendelijker geworden door de ontwikkeling van de flexibele video-endoscoop.

De endoscopische benadering wordt in de meeste instituten voornamelijk toegepast voor diagnostische doeleinden, waarbij 'high definition'-endoscopie samen met nieuwe kleuringstechnieken in de vorm van chromo-endoscopie de detectiegraad van vroege laesies (dysplasie) verhoogt. In diverse centra wordt endoscopie ook voor therapeutische doeleinden toegepast, bijvoorbeeld voor het verwijderen van poliepen, voor laserchirurgie, cryochirurgie of fotodynamische therapie van tumoren, voor het plaatsen van stents, het stelpen van bloedingen, het opheffen van galwegobstructies en het plaatsen van voedingssondes. Daarnaast heeft de laparoscopische chirurgie een hoge vlucht genomen.

Oesofagoscopie en gastroscopie

De diagnostische nauwkeurigheid van flexibele endoscopie en biopsie voor primaire of metastatische letsels in het bovenste deel van de tractus digestivus (tot aan de hoek van Treitz) ligt in de orde van 95%. Het is het onderzoek van keuze bij patiënten die verdacht worden van een slokdarmcarcinoom, maagcarcinoom of ampulloom en wordt aangeraden bij alle patiënten bij wie met contrastradiografie een maagulcus wordt geconstateerd, omdat sommige benigne uitziende ulcera toch maligne kunnen zijn. In dat laatste geval dient men tien of meer biopten te nemen, omdat de diagnostische accuraatheid dan tot bijna 100% toeneemt. Bovendien dient elk maagulcus, ook indien de biopten in eerste instantie geen maligniteit tonen, na zes weken opnieuw endoscopisch-bioptisch gecontroleerd te worden. Patiënten met een verhoogd risico op kanker van het bovenste deel van de tractus digestivus zijn patiënten met een barrett-oesofagus, patiënten met atrofische gastritis, zij die eerder een maagadenoom hebben gehad, of zij die een partiële gastrectomie hebben ondergaan. Hoewel periodiek onderzoek overwogen kan worden, is het nut daarvan twijfelachtig, behalve wanneer dysplasie wordt ontdekt. Wanneer echter een ernstige dysplasie wordt geconstateerd in de barrett-oesofagus of maag dient chirurgische therapie overwogen te worden. Screening door middel van endoscopie is van nut gebleken in gebieden waar slokdarm- of maagcarcinoom extreem vaak voorkomt (bijv. Aziatische gebieden). Dit is echter niet van nut in de westerse samenleving. Periodiek endoscopisch onderzoek bij patiënten met een familiale adenomateuze polyposis (FAP) en het heriditair non-polyposis colorectaal carcinoom (HNPCC, lynch-syndroom) wordt echter wel aanbevolen, gezien het verhoogde risico op duodenale adenomen. Duodenumcarcinoom is een belangrijke doodsoorzaak bij patiënten met FAP die een colectomie hebben ondergaan.

De beste techniek om preoperatief het T- en N-stadium van een slokdarmcarcinoom vast te stellen is de endoscopische ultrasonografie (EUS). De betrouwbaarheid waarmee EUS het T-stadium kan bepalen, bleek in een overzichtsartikel 84%, die voor het bepalen van het N-stadium 77%. Deze accuraatheid van de EUS ligt bij de stadiëring van het maagcarcinoom iets lager (respectievelijk 78% en 70%), maar is nog altijd superieur aan het CT-onderzoek. Ook voor de stadiëring van het pancreascarcinoom is het gebruik van EUS zinvol, zowel voor de TNM-classificatie als voor het uitvoeren van een transmurale fijnenaaldaspiratie voor weefseldiagnostiek.

Een interessante ontwikkeling op het gebied van de endoscopische detectie van maligne of dysplastische gebieden is enerzijds de al vermelde 'high definition'-endoscopie met chromo-endoscopie en anderzijds de lichtgeïnduceerde fluorescentie-endoscopie (LIFE). LIFE maakt gebruik van de door licht opgewekte fluorescentie in weefsels en vooral van het verschil tussen dysplastische en maligne weefsels enerzijds en normaal weefsel anderzijds. Door belichting met monochromatisch blauw licht en met behulp van computerbewerking van de gereflecteerde golflengten kan een real-time endoscopisch onderzoek worden verricht, waarbij dysplastische gebieden met afwijkende fluorescentie rood oplichten en selectief kunnen worden gebiopteerd.

Endoscopische retrograde cholangiopancreaticografie (ERCP)

Bij ERCP wordt een zijwaartskijkende endoscoop opgevoerd tot in de pars decendens van het duodenum tegenover de papil van Vater. Door via het werkkanaal van de endoscoop de papil van Vater met een katheter binnen te dringen, kan er contrast in de galwegen en/of ductus pancreaticus worden gespoten. Een röntgendoorlichting toont vervolgens de anatomie van de ducti. In ervaren handen is de kans dat men de ductus choledochus en ductus pancreaticus kan canuleren meer dan 90%. Wanneer contrast echter in de ductus pancreaticus wordt geïnjecteerd, bestaat de kans (tot 10%) op post-ERCP-pancreatitis, met soms zelfs lethale afloop.

Een van de belangrijkste indicatiegebieden voor een ERCP was een nadere diagnostische evaluatie van een extrahepatische obstructie-icterus. Gezien echter de kans op post-ERCP-pancreatitis als complicatie, is de diagnostische indicatie van het ERCP vervangen door alternatieve onderzoeken. Deze diagnostische taak is nu geheel overgenomen door EUS en magnetische resonantie imaging (MRI) cholangio- en pancreatografie (MRCP). ERCP kan echter van nut blijken in geval dat eerdergenoemde onderzoeken geen uitsluitsel geven en de klachten van patient een pancreascarcinoom suggereren. Daarbij dient wel vermeld te worden dat de ERCP moeilijk interpreteerbaar is bij patiënten met een chronische pancreatitis en in die gevallen kan een pancreascarcinoom gemist worden. Desondanks wordt ERCP als een sensitieve en specifieke test beschouwd voor het al of niet aanwezig zijn van een pancreascarcinoom (in ervaren handen met 92%-sensitiviteit en 97%-specificiteit). Typische bevindingen zijn een complete afsluiting of stenose van de ductus pancreaticus, een vernauwing of afsluiting van het intrapancreatische deel van de ductus choledochus met proximaal van de stenose een dilatatie van de ductus choledochus en pancreaticus ('double duct-laesie'). Het pancreatogram toont bij een pancreaskopcarcinoom in 93% een stenose of totale stop. De bevindingen van het ERCP zijn niet behulpzaam voor de stadiëring, maar geven wel informatie over invasie in het duodenum of over dreigende duodenumstenose door het tumorproces.

Het belangrijkste therapeutische aspect van het ERCP is de mogelijkheid tot galwegdrainage door middel van het plaatsen van een tijdelijke (bridge to surgery) of definitieve (palliatie)stent in het door tumor geobstrueerde galwegsegment.

Colonoscopie

Colonoscopie is een standaardprocedure geworden bij de work-up en behandeling van ziekten van de dikke darm. Een complete evaluatie van rectum en colon tot aan het caecum is meestal mogelijk met een goede voorbereiding. Het grote voordeel van dit onderzoek boven contrastfotografie is dat de afwijkingen (poliepen en tumoren) à vue gebracht kunnen worden, biopsieën van de eventueel geconstateerde laesie(s) mogelijk zijn, en laesies eventueel in toto kunnen worden verwijderd. Het is aangetoond dat endoscopische lusresectie van colonpoliepen het risico op de ontwikkeling van colorectaal carcinoom vermindert.

Wanneer er inderdaad sprake is van een carcinoom, is een bijkomend voordeel van de colonoscopie dat dit onderzoek mede beoordeelt of er nog andere laesies in de darm voorkomen (synchrone tumoren). Adenomateuze colonpoliepen komen in 50% synchroon voor bij aanwezigheid van een carcinoom van de dikke darm en separate tweede tumoren bij 1,5% tot 5% van de patiënten.

Indicaties voor dit onderzoek zijn abnormale bevindingen die gezien worden op bariumcontrastradiografieën, chronische anemie van ongekende oorsprong, occult bloedverlies in de feces of haematochezia en melaena, die geacht wordt niet van hoger in de darm afkomstig te zijn, in de follow-up van patiënten die eerder behandeld zijn voor een carcinoom of adenomateuze poliepen (eenmaal per 3 jaar) en in de follow-up van patiënten met lang bestaande chronische colitis ulcerosa. Regelmatige screening van eerstegraadsfamilieleden van patiënten met colorectale kanker lijkt aangewezen.

Enteroscopie

De dunne darm vormt de middelste digestieve tractus en was lange tijd slechts moeilijk bereikbaar voor endoscopisch onderzoek. Sinds de ontwikkeling van de videocapsule en de double-balloon-enteroscopie wordt een dunnedarmpathologie nu gemakkelijker vastgesteld.

De indicatie voor de videocapsule is digestief bloedverlies dat niet toe te schrijven is aan een pathologie in de hoge en lage digestieve tractus. Hiervoor dient dus eerst een oesofagogastroduodenoscopie en een colonoscopie te gebeuren. Voordeel van de videocapsule-enteroscopie is de eenvoud van het onderzoek voor de patiënt. Deze slikt een capsule in die door de gastro-intestinale peristaltiek door de dunne darm wordt vervoerd. Per seconde worden twee beelden naar een ontvanger gestuurd die de patiënt draagt. Nadelen van het onderzoek zijn de kostprijs en de louter diagnostische aard van het onderzoek.

De double-balloon-enteroscopie is een klassiek endoscopisch onderzoek, waarbij de dunne darm bekeken wordt via de orale en de anale route. Het voordeel is dat met dit onderzoek alle conventionele endoscopische therapeutische interventies mogelijk zijn in de dunne darm. Nadelen zijn het invasief karakter van het onderzoek en de geringere kans een volledige enteroscopie te kunnen uitvoeren. Maligne aandoeningen van de dunne darm komen minder frequent voor dan maligniteiten in de hoge en de lage digestieve tractus.

Laparoscopie

Laparoscopie is een onderzoek waarbij een pneumoperitoneum wordt aangelegd en een dunne telescoop wordt ingebracht door een kleine incisie in de voorste buikwand. Nog enkele kleine incisies worden aangebracht om biopsietangen of naalden of andere instrumenten in de buik te kunnen brengen. Voor diagnostische doeleinden kan dit onderzoek onder lokale anesthesie plaatsvinden. Bij een dergelijk diagnostisch onderzoek kan de anterieure peritoneale ruimte zichtbaar gemaakt worden en zijn het pariëtale peritoneum aan de anterieure buikzijde en het diafragma goed te zien. Met dit onderzoek kan ook het grootste deel van de lever en de galblaas à vue gebracht worden, evenals het omentum majus en de sereuze oppervlakken van maag, dunne en dikke darm. Ook de pelviene organen kunnen goed in beeld worden gebracht. Dit is minder goed het geval voor de meer naar achteren gelegen structuren, zoals porta hepatis, pancreas en milt; hetzelfde kan gezegd worden van de retroperitoneale lymfeklieren en het renale systeem.

Indicaties voor dit onderzoek zijn het beoordelen van de oorzaak van aanwezige ascites. Miliaire peritoneale metastasen, niet zichtbaar op CT-scan, kunnen hiermee gezien worden, gebiopteerd worden, en onderscheiden worden van bijvoorbeeld mesothelioom of infectieuze aandoeningen (zoals tuberculose). Door het goed zichtbaar zijn van de lever kunnen (ook kleinere) primaire en metastatische letsels in of op de lever gemakkelijker worden benaderd en kunnen deze worden onderscheiden van benigne letsels zoals fibrose, cirrose of hemangiomen. Andere toepassingen zijn het preoperatief beoordelen van de buik (op metastasen) bij patiënten die curatief geopereerd dienen te worden voor bepaalde tumoren, zoals van oesofagus, maag, pancreas en galblaas, of het beoordelen bij een patiënte met een vergevorderd ovariumcarcinoom of zij al dan niet debulkbare ziekte heeft.

De ingreep is gecontraïndiceerd bij patiënten met:
- een instabiele cardiopulmonaire conditie;
- huidinfecties die interfereren met het steriel inbrengen van de laparoscoop;
- darmobstructie en uitgezette darmlissen;
- stollingsstoornissen die niet gecorrigeerd kunnen worden;
- een anamnese van gegeneraliseerde peritonitis (grote kans op multipele adhesies).

De ingreep is ook gecontraïndiceerd bij een massieve hoeveelheid ascites, die eerst verminderd dient te worden door diuretica of paracentesis. Eerder doorgemaakte operaties met adhesievorming is een relatieve contra-indicatie.

Complicatie van een diagnostische laparoscopie is niet uitzonderlijk en ligt in de orde van 1%. Entmetastasen zijn een reëel probleem bij een peritonitis carcinomatosa wanneer effectieve chemotherapie niet tijdig kan worden gestart.

Bronchoscopie

Bronchoscopie is een essentieel onderdeel in de work-up van patiënten die verdacht worden van longcarcinoom. Het wordt in dat geval gebruikt voor diagnose en stadiëring. Bronchoscopie wordt ook gebruikt om uitbreiding van bijvoorbeeld een oesofaguscarcinoom of een thymuscarcinoom naar de bronchusboom uit te sluiten. Meestal wordt gebruikgemaakt van de flexibele bronchoscoop. Deze relatief dunne scopen kunnen in alle segmentopeningen van de bronchusboom komen (nog kleinere scopen kunnen verder komen en perifeer gelegen nodules of infiltraten biopteren). Bij perifeer gelegen letsels is transthoracale punctie te overwegen.

Voor verder stadiëring kan gebruik worden gemaakt van mediastinoscopie en thoracoscopie (zie hoofdstuk 16, Tumoren van long, pleura en mediastinum).

Panendoscopie

Bij panendoscopie wordt het gehele hoofd-halsgebied plus oesofagus en bronchusboom endoscopisch onderzocht. Patiënten met hoofd-halskanker hebben niet alleen een grote kans op een synchrone tweede tumor (prevalentie 6-9%), maar tevens om in een latere fase een tweede tumor te ontwikkelen (de jaarlijkse incidentie van deze metachrone tweede maligniteiten is in de orde van 3,5-7%). Deze tweede tumoren zijn het meest frequent gelokaliseerd in de aerodigestieve tractus. In een recent overzicht bleken deze voor 48% gelegen in het hoofd-halsgebied zelf, voor 22% in de long, voor 21% buiten de aerodigestieve tractus (vooral carcinomen van de blaas) en voor 9% in de slokdarm. In de follow-up van patiënten met een hoofd-halskanker dient hiermee dan ook rekening te worden gehouden. De American Cancer Society adviseert een follow-upschema bestaande uit een systematisch onderzoek van de bovenste aerodigestieve tractus, een jaarlijks röntgenonderzoek van de thorax en aanvullend oesofagoscopie en bronchoscopie op basis van de klinische bevindingen. Panendoscopie als screening bij de evaluatie van de indextumor lijkt niet meer op te leveren dan een onderzoeksschema op geleide van symptomen.

Tabel 4.12	Gebruiksmogelijkheden van tumormarkers.
1. screening en vroege detectie
2. differentiële diagnostiek
3. bepalen van de prognose
4. voorspellen recidief
5. beoordelen respons bij therapie

De individuele patiënt moet het advies krijgen te stoppen met roken.

4.6 Tumormarkers

Serologische tumormarkers zijn gedefinieerd als producten afkomstig van een tumor, waarvan het gehalte in het bloed een afspiegeling is van de in het lichaam aanwezige tumormassa. Oorspronkelijk was de hoop erop gevestigd dat deze producten zo sensitief en specifiek zouden zijn, dat ze als simpele 'kankertest' voor een bepaald tumortype zouden kunnen dienen. In dat geval zou de aanwezigheid van een tumor of een recidief betrouwbaar kunnen worden vastgesteld in een zeer vroege, bij voorkeur preklinische fase. Deze wens is niet in vervulling gegaan. Geen van de nu bekende tumormarkers is geschikt voor screening van asymptomatische patiënten. Slechts enkele markers blijken zo gevoelig en specifiek dat ze voor ondersteuning van de diagnose en voor de follow-up van patiënten met een bekende maligniteit bruikbaar zijn; dit betreft prostaatspecifiek antigeen (PSA), alfafoetoproteïne (AFP), HCG (bèta-subunit) en CA125. Andere gebruiksmogelijkheden van tumormarkers, die in tabel 4.12 zijn samengevat, betreffen de initiële differentiële diagnostiek, het beoordelen van effecten van therapie en het gebruik als prognostische factor.

Tumormarkers vormen een heterogene groep substanties (tabel 4.13). Oncofoetale tumormarkers zijn stoffen die onder normale omstandigheden vooral in het foetale leven worden geproduceerd. Op volwassen leeftijd komt de vorming vrijwel tot stilstand. Overigens blijft een lage bloedspiegel aanwezig en bij sommige goedaardige processen, bijvoorbeeld van inflammatie en regeneratie, treedt weer een stijging op. Tal van hormonen kunnen worden geproduceerd door tumoren die uitgaan van onder normale omstandigheden niet endocrien actieve organen. Het belangrijkste hiervan is het ACTH, dat onder andere vaak door het longcarcinoom wordt geproduceerd. Als tumormarker lijkt de bruikbaarheid gering. Anders ligt dat bij het humaan choriongonadotrofine (HCG), dat fysiologisch alleen door de placenta wordt geproduceerd. HCG is een gevoelige en specifieke marker voor trofoblastaire en embryonale tumoren. Veel enzymen die ook onder normale omstandigheden in cellen voorkomen, worden door tumoren in verhoogde mate aan het plasma afgegeven. Sensitiviteit en specificiteit zijn over het algemeen beperkt. Tumorcellen kunnen substanties produceren die in eerste

Tabel 4.13	Classificatie van tumormarkers.
1	*oncofoetale eiwitten:*
	– carcino-embryonaal antigeen (CEA)
	– alfafoetoproteïne (AFP)
2	*hormonen:*
	placentaire hormonen:
	– humaan choriongonadotrofine (HCG)
	– humaan placentair lactogeenhormoon (HPL)
	ectopisch geproduceerde hormonen:
	– ACTH
	– ADH
	parathormoon en parathormoonachtig peptide
	calcitonine
	catecholaminen
3	*enzymen:*
	– melkzuurdehydrogenase (LDH)
	– neuronspecifiek enolase (NSE)
4	*immunoglobulinen*
5	*tumorgeassocieerde antigenen:*
	– prostaatspecifiek antigeen (PSA)
	– gemodificeerde bloedgroepantigenen: CA19-9
	– CA125

instantie in de fysiologie niet lijken voor te komen. Deze tumorspecifieke antigenen blijken bij nader onderzoek ook altijd in of op normale cellen en bij goedaardige aandoeningen voor te komen. Toch kunnen zij door het kwantitatieve verschil met de normale productie of door het vervolgen van veranderingen in de tijd als tumormarker bruikbaar zijn. Immunoglobulinen, geproduceerd door lymfoproliferatieve aandoeningen van het B-celtype, zijn goede tumormarkers voor de follow-up van deze tumoren. Indien het idiotype kan worden bepaald, is de specificiteit zelfs vrijwel 100%. De sensitiviteit is echter lager, terwijl de productie van immunoglobuline in de tijd kan variëren. Eigenschappen en toepassingen van de op dit moment klinisch belangrijkste tumormarkers zijn in tabel 4.14 samengevat en worden kort besproken.

CEA

Het carcino-embryonaal antigeen is een glycoproteïne met een moleculgewicht van ongeveer 200 kd en een plasmahalfwaardetijd van ongeveer zeven dagen. Met de introductie van monoklonale antilichamen is vastgesteld

Tabel 4.14	Eigenschappen en toepassingen van de klinisch belangrijkste tumormarkers.		
marker	eigenschappen	tumoren	toepassing
CEA	glycoproteïne mol. gew. 200 kd t½ in plasma: ± 7 dg immunologisch heterogeen	colorectaal, borst, ovarium, pancreas, long, maag	mammacarcinoom: prognose, respons colorectaal carcinoom: prognose, recidief ovariumcarcinoom (mucineus): recidief
CA125	glycoproteïne molecuulgew. > 200 kd	ovarium, pancreas, long, borst, colorectaal	ovariumcarcinoom: residu, recidief
CA19-9	gemodificeerd lewis-bloedgroepantigeen	pancreas, colorectaal	pancreascarcinoom: diagnose, respons, recidief (bij lewis + individuen)
AFP	alfa-1-globuline molecuulgew. 70 kd t½ in plasma: 5-7 dg	lever, galweg, niet-seminomateuze testistumoren	levertumoren: vroege detectie, diagnose testistumoren: diagnose, respons, recidief
HCG	glycoproteïne molecuulgew. 45 kd alfa- en bètaketen t½ in plasma: 30 uur	niet-seminomateuze testistumoren, seminoma, chorioncarcinoom	testistumoren: diagnose, prognose, respons, recidief chorioncarcinoom: diagnose, prognose, respons, recidief
PSA	proteïne molecuulgew. 33 kd t½ in plasma: 3 dg	prostaat	prostaatcarcinoom: diagnose, respons, recidief

dat het eigenlijk om een familie van verwante, maar immunologisch heterogene eiwitten gaat. Het CEA komt vooral voor in de tractus digestivus van foetussen tussen de tweede en de zesde maand van de zwangerschap. Bij volwassenen kan het met gevoelige immunologische technieken ook in cellen van de tractus digestivus en in plasma worden aangetoond.

Het CEA-gehalte is verhoogd bij rokers en bij een aantal benigne aandoeningen, in het bijzonder chronisch inflammatoire darmziekten, hepatitis en cirrose, pancreatitis en COPD. Deze verhogingen zijn kwantitatief meestal niet zo uitgesproken als bij maligne ziekten. Tumoren van dikke darm (60%), pancreas (60%), borst (50%), maag (50%), ovarium (50%) en long (60%) zijn de belangrijkste oorzaak van een verhoging van het CEA-gehalte. Het meeste onderzoek is gedaan naar de waarde van een verhoogde CEA-spiegel bij de diagnostiek van het colorectale carcinoom. Werd oorspronkelijk een sensitiviteit van bijna 100% opgegeven, deze is na tien jaar onderzoek naar ongeveer 60% gedaald. Tegelijkertijd daalde ook de specificiteit naar 65%. Het CEA heeft dan ook geen waarde bij de initiële detectie (screening, gerichte diagnostiek) van het colorectale carcinoom of andere maligniteiten. Vervolgens is onderzocht of de CEA-spiegel een rol kan spelen bij de vroege detectie van recidieven. De ROC-curve voor dit gebruik bij colorectale carcinomen is weergegeven in figuur 4.3. De matige sensitiviteit (62%) en specificiteit (83%) betekenen dat bij toepassing van chirurgie op basis van alleen een CEA-verhoging (> 6 ng/ml) en 30% prevalentie van metastasen, 25% van de laparotomieën ten onrechte wordt uitgevoerd, terwijl toch nog 38% van de recidieven wordt gemist. Deze strategie lijkt zich dan ook niet te vertalen in een overlevingsvoordeel.

De vraag is gesteld of de hoogte van de CEA-spiegel vóór of na primaire behandeling een prognostische marker is. Bij mammacarcinoom en ovariumcarcinoom (vooral de mucineuze vorm) is een persisterend verhoogde CEA-spiegel na primaire chirurgie geassocieerd met een slechtere prognose. Bij colorectaal carcinoom en niet-kleincellig longcarcinoom is een initieel verhoogde CEA-spiegel indicatief voor een grotere kans op recidief of voor een slechtere overleving. Met het gebruik van CEA voor het beoordelen van een respons op chemotherapie moet terughoudend worden omgegaan. Bij het colorectale en ovariumcarcinoom zijn discrepanties tussen CEA-spiegels en klinische of radiologische veranderingen in tumormassa vastgesteld. Bij het mammacarcinoom is CEA hiervoor mogelijk wel bruikbaar.

CA125

CA125 is een grootmoleculair (200 kd) glycoproteïne dat werd geïsoleerd uit een ovariumcarcinoomcellijn en met behulp van monoklonale antilichamen in het plasma van patiënten kon worden aangetoond. Het antigeen komt voor in het normale coeloomepitheel en kan dus wellicht als oncofoetaal worden beschouwd. Ook bij gezonde volwassenen is een spiegel aantoonbaar; verhogingen worden aangetroffen bij benigne gynaecologische ziekten (10%) en bij andere aandoeningen, zoals levercirrose (5-10%). Een verhoogde CA125-spiegel wordt vooral gevonden bij ovariumcarcinoom (80%), maar ook bij maligniteiten van long, pancreas, dikke darm en borst. De specificiteit voor ovariumcarcinoom is derhalve beperkt en de marker is niet geschikt voor screening of bij de initiële diagnostiek. Het belangrijkste gebruik ligt bij de follow-up van patiënten met een bewezen ovariumcarcinoom, vooral van het niet-mucineuze type (voor dit laatste is de sensitiviteit maar 25%). Een blijvend verhoogde of weer stijgende CA125-spiegel wijst in 90-100% van de gevallen op residuele of recidiverende tumorgroei; een normale CA125-spiegel sluit de aanwezigheid van tumor echter geenszins uit (sensitiviteit 50-75%). Bij een behandeling met gunstig resultaat is een daling van het CA125 een aanvaard responscriterium.

CA19-9

CA19-9 is een koolhydraatantigeen dat verwant is aan de lewis-bloedgroepantigenen. Het is ontdekt met behulp van monoklonale antilichamen die werden opgewekt tegen een humane colorectale tumorcellijn. Het antigeen heeft een brede verspreiding in de tractus digestivus. Ongeveer 1% van de gezonde individuen heeft een verhoogde CA19-9-spiegel in het serum. De waarde van CA19-9 is vooral onderzocht bij patiënten met verdenking op een aandoening van het pancreas. Daarbij werd in relatie tot het pancreascarcinoom een sensitiviteit van 70% en een specificiteit van 87% gevonden. Van de patiënten met niet-maligne gastro-intestinale, hepatobiliaire en pancreasaandoeningen had 10% een CA19-9-spiegel hoger dan 70 U/ml. CA19-9 is niet geschikt voor screening, maar kan behulpzaam zijn bij de differentiële diagnose van individuen met een intermediaire pretestkans op pancreascarcinoom. Voorts is gesuggereerd dat CA19-9 bruikbaar is voor de detectie van tumorprogressie bij patiënten met een recidief pancreascarcinoom.

Alfafoetoproteïne

Alfafoetoproteïne (AFP) is een alfa-1-globuline dat wordt geproduceerd in de foetale lever, tractus digestivus en dooierzak. Het vertoont aanzienlijke homologie met normaal humaan albumine en wordt in het eerste levensjaar hierdoor vervangen; een lage spiegel blijft echter aanwezig. Verhoogde spiegels worden in benigne situaties aangetroffen, in het bijzonder tijdens zwangerschap en bij aandoeningen van lever, galwegen en pancreas. In de oncologie worden verhogingen gezien bij primair levercelcarcinoom (80%), kiemceltumoren van de testis, het ovarium en op extragonadale plaatsen (60%), en in veel mindere mate bij levermetastasen en carcinoom van pancreas, maag, colon en long. In populaties met een relatief hoge frequentie van primair levercelcarcinoom, zoals in delen van Azië en Alaska, kan AFP dankzij de hoge specificiteit voor screening worden gebruikt. Screening op testistumoren met behulp van AFP leidt door de zeer lage prevalentie van deze tumor tot een te groot aantal fout-positieve bevindingen. Voor de gerichte diagnostiek en de follow-up van deze patiënten is AFP (met HCG) echter bij uitstek geschikt. Een te trage daling van de serumspiegel tijdens therapie of het opnieuw stijgen van de marker na therapie duidt op residuele of recidiverende tumorgroei en is een indicatie voor additionele therapie. De specificiteit van de AFP-spiegels benadert in deze omstandigheden 100%. De sensitiviteit ligt lager; fout-negatieve uitslagen (geen stijging van de marker ondanks progressie) komen bij 10-20% van de patiënten voor. AFP heeft tevens een prognostische waarde bij het testiscarcinoom (tabel 4.15).

Tabel 4.15 Prognostische waarde van AFP en HCG bij het testiscarcinoom.

gunstige prognosegroep
seminoom: normaal serum AFP en bèta-HCG of LDH variabel
niet-seminoom: AFP < 1000 ng/ml, bèta-HCG < 5000 mIU/ml en LDH < 1,5 × ULN (bovenste limiet normale waarde)
Dit betreft 60% van de GCT's; vijfjaarsoverleving 91% (spreiding 89-93%)

intermediaire prognosegroep
seminoom: normaal serum AFP en beta-HCG of LDH variabel
niet-seminoom: AFP 1000-10.000 ng/ml, bèta-HCG 5000-50.000 mIU/ml, LDH 1,5-10 × ULN
Dit betreft 26% van de GCT's; vijfjaarsoverleving 79% (spreiding 75-83%)

sechte prognosegroep
niet-seminomagroep: serum AFP > 10.000 ng/ml, bèta-HCG > 50.000 mIU/ml en LDH > 10 × ULN
Dit betreft 14% van de GCT's; vijfjaarsoverleving 48% (spreiding 42-54%)

HCG

Humaan choriongonadotrofine (HCG) wordt in de fysiologie geproduceerd door de syncytiotrofoblastcellen van de placenta. Het glycoproteïne met een molecuulgewicht van 45 kd bestaat uit een alfa- en een bètaketen. De alfaketen is homoloog aan de alfaketen van het luteïniserend hormoon (LH), de bètaketen is uniek en het gebruik van HCG als tumormarker berust dus op het immunologisch aantonen van de bètaketen. HCG, dat door tumoren wordt gemaakt, verschilt daarnaast soms in molecuulgewicht en mate van glycosylering van de placentale vorm. Onder normale omstandigheden wordt vrijwel geen HCG gevormd; verhogingen van de serumspiegel berusten bovendien zelden op benigne aandoeningen als levercirrose en inflammatoire darmziekten. Wel wordt soms een verhoging gezien bij het gebruik van marihuana en kan bij gebruik van sommige tests een zekere mate van kruisreactiviteit met LH voor verwarring zorgen. Tumoren van de borst, dikke darm en long produceren soms HCG, maar in zeldzame gevallen en in relatief geringe mate. Vrouwen met een chorioncarcinoom hebben vrijwel altijd verhoogde spiegels, evenals mannen met tumoren van de testis (seminoom 10%, niet-seminomateuze vormen 75%) en vrouwen met ovariumtumoren van het embryonale of endodermale sinustype. Bepaling van de HCG-spiegels (vooral de bèta-subunit) draagt bij aan de initiële diagnostiek van tumoren van de testis, zij het dat het onderscheid tussen seminoom en niet-seminoom er niet mee kan worden gemaakt. De belangrijkste toepassing is bij de follow-up van het chorioncarcinoom en van de testistumoren. Door de korte halfwaardetijd (1 à 2 dagen) is de HCG-spiegel een snelle maat voor het beoordelen van de effectiviteit van de therapie. Door de zeer hoge specificiteit is een geïsoleerde stijging van de HCG-spiegel, mits goed gedocumenteerd (cave kruisreactie met LH), een indicatie voor hernieuwde therapie, zelfs als het recidief niet kan worden gevisualiseerd. HCG-negatieve recidieven zijn bij het chorioncarcinoom zeldzaam en komen bij de testistumoren net als AFP wel voor. HCG heeft een prognostische waarde bij het testiscarcinoom (zie tabel 4.15).

Prostaatspecifiek antigeen

Prostaatspecifiek antigeen (PSA) is een eiwit met een moleculgewicht van 33 kd, dat onder normale omstandigheden in het cytoplasma van ductale cellen, in het lumen van de prostaat en in het plasma kan worden aangetroffen. Aanvankelijk werden verhoogde spiegels vooral bij prostaatcarcinoom beschreven met een sensitiviteit van 96% en een specificiteit van 97%. Bij later onderzoek bleef de sensitiviteit hoog, maar nam de specificiteit sterk af; ook bij prostaathyperplasie werden verhogingen gevonden (tot bij 87% van de patiënten). Het PSA alleen is voor screening en differentiële diagnostiek dan ook niet bruikbaar. PSA wordt nu algemeen gebruikt voor het evalueren van de respons op therapie en voor de vroege detectie van recidieven bij het prostaatcarcinoom.

4.7 Metastasen van een tumor van onbekende origine

Niet altijd presenteren patiënten met kanker zich met de verschijnselen van de primaire tumor. Een vergrote klier in de hals, in de oksel of in de lies kan aanleiding zijn de arts te bezoeken; hetzelfde geldt bij pijn afkomstig van botmetastasen of vermagering, anorexie en geelzucht door uitzaaiing in de lever. Geconfronteerd met deze verschijnselen zal de arts een gerichte anamnese afnemen en lichamelijk onderzoek verrichten. Op grond van de resultaten hiervan ontstaat meestal een concrete verdenking van de locatie van een primaire tumor, die dan met gericht onderzoek wordt bevestigd. Epidemiologische studies geven aan dat dit bij 2,3% tot 4,2% van de patiënten niet mogelijk is en dan wordt geconcludeerd tot een tumor van onbekende origine (TOO). De jaarlijkse leeftijdgecorrigeerde incidentie is 7-12 gevallen/100.000 inwoners/jaar in de Verenigde Staten, 18-19 gevallen/100.000 inwoners/jaar in Australië en 6,7/100.000 mannen/jaar en 5,3/100.000 vrouwen/jaar in Nederland. Daarmee staan TOO op de zevende tot achtste plaats wat betreft de frequentie en op de vierde plaats als oorzaak van kankersterfte bij zowel mannen als vrouwen.

Volgens de huidige definitie is er sprake van TOO wanneer de diagnose kanker met histologisch onderzoek bevestigd is en wanneer een uitgebreide anamnese, een compleet lichamelijk onderzoek (inclusief inwendig onderzoek), een routinehematologisch en biochemisch onderzoek, een routine-urineonderzoek en een onderzoek op occult bloed in de ontlasting, een aanvullend immunohistochemisch van het pathologisch-anatomisch preparaat, een röntgenfoto van de thorax, een CT-scan van buik en bekken en in bepaalde gevallen een mammografisch onderzoek falen om de primaire tumor te identificeren (tabel 4.16).

Patiënten met TOO vormen een diagnostische en therapeutische uitdaging. De meeste patiënten hebben een ziektebeeld dat relatief therapieresistent is en zij overleven kort, maar er zijn bepaalde subgroepen met specifiek klinische of pathologisch-anatomische kenmerken die wel degelijk goed op therapie kunnen reageren en een betere prognose hebben. Het herkennen en behandelen van dergelijke patiënten is uiteraard van groot belang.

De eerste stap bij de diagnostiek van patiënten met een TOO betreft de pathologie. Men onderscheidt vier categorieën:
1. goed en matig gedifferentieerde adenocarcinomen;
2. ongedifferentieerde of slecht gedifferentieerde adenocarcinomen;
3. plaveiselcelcarcinomen;
4. ongedifferentieerde tumoren (tabel 4.17).

Nadere pathologische diagnostiek is vooral van belang voor patiënten met slecht gedifferentieerde carcinomen of ongedifferentieerde tumoren. In deze groepen bevinden zich maligne lymfomen van het non-hodgkin-type, neuro-endocriene tumoren, kiemceltumoren, melanomen en sarcomen. Immunopathologisch onderzoek is van belang en doorgaans beslissend om deze vormen van kanker aan te tonen dan wel uit te sluiten. Daarvoor worden onder andere kleuringen op cytokeratinen, vimentine en leukocytaire antigenen toegepast en wordt gekeken naar de aanwezigheid van neurosecretoire granula (tabel 4.18).

Tabel 4.16 Klinische en laboratoriumgegevens die noodzakelijk zijn om de diagnose tumor van onbekende origine te stellen bij een patiënt.

histologische bevestiging van de diagnose metastatische kanker
gedetailleerde anamnese
compleet lichamelijk onderzoek (inclusief inwendig onderzoek)
compleet hematologisch bloedonderzoek
biochemisch bloedonderzoek
volledig routine-urineonderzoek
test op occult bloed in de feces
histopathologische herevaluatie plus immunohistochemie
X-thorax
CT-scan van abdomen en bekken
mammografie (in specifieke gevallen)

Tabel 4.17 Histologische classificatie.

lichtmicroscopie	frequentie van voorkomen (%)
adenocarcinoom	
– goed tot matig gedifferentieerd	50
– slecht of ongedifferentieerd	30
plaveiselcelcarcinoom	15
ongedifferentieerde tumoren	5
niet gespecificeerde carcinomen neuro-endocriene tumoren lymfomen kiemceltumoren melanomen sarcomen embryonale tumoren	

Tabel 4.18	Nut van immunoperoxidasekleuring bij patiënten met een TOO.
tumortype	immunoperoxidasemarker
carcinoom	cytokeratine, EMA
lymfoom	CD45, EMA (±)
sarcoom	vimentine, desmine, factor VIII-antigeen
melanoma	S-100, HMB-45, vimentine, NSE
neuro-endocriene tumor	chromogranine, synaptofysine, cytokeratine, EMA, NSE
kiemceltumor	cytokeratine, EMA, HCG, AFP
prostaatkanker	PSA, cytokeratine, EMA
borstkanker	cytokeratine, EMA, ER, PR
schildklierkanker	thyroglobuline, cytokeratine, EMA, calcitonine

AFP: alfafoetoproteïne; EMA: epitheliaal membraanantigeen; ER: oestrogeenreceptor; HCG: humaan choriongonadotrofine; NSE: neuronspecifiek enolase; PSA: prostaatspecifiek antigeen; PR: progesteronreceptor.

Tabel 4.19	Gunstige en ongunstige subgroepen met TOO.
gunstige subgroep	
weinig gedifferentieerd carcinoom met midline-distributie (extragonadale kiemcelsyndroom)	
vrouwen met papillair adenocarcinoom van de peritoneale ruimte	
vrouwen met adenocarcinoom in axillaire lymfeklieren	
plaveiselcelcarcinoom van de cervicale lymfeklieren	
geïsoleerde inguïnale lymfeklieren (plaveiselcelcarcinoom)	
weinig gedifferentieerde neuro-endocriene carcinomen	
mannen met osteoblastische bottumoren en gestegen PSA (adenocarcinoom)	
patiënten met een enkelvoudige, kleine potentieel reseceerbare tumor	
ongunstige subgroep	
metastasen van een adenocarcinoom naar de lever en andere organen	
maligne ascites van niet-papillaire cytologie (adenocarcinoom)	
multipele hersenmetastasen (adeno- of plaveiselcelcarcinoom)	
multipele long-/pleurale metastasen (adenocarcinoom)	
multipele botmetastasen (adenocarcinoom)	

Rechtstreeks overleg met de patholoog is daarbij vaak van grote betekenis. In enkele gevallen kunnen chromosomale analyses van het tumormateriaal helpen om tot een specifieke diagnose te komen.

Naast en vooral na goede pathologische diagnostiek dient verder klinisch onderzoek te gebeuren. Dat onderzoek moet gericht zijn op behandelbare situaties. Over het algemeen hebben patiënten met een TOO een beperkte levensverwachting (mediane overleving 6-9 maanden). Sommigen hebben echter een betere prognose en hun kan een langer leven toebedeeld zijn. Er zijn positieve en negatieve prognostische en predictieve factoren herkend die een rol spelen bij een indeling in gunstige en ongunstige groepen van patiënten met een TOO (tabel 4.19). Deze factoren zijn de volgende: bepaalde histologische groepen (slecht gedifferentieerd carcinoom, plaveiselcelcarcinoom, neuro-endocrien carcinoom), lymfeklieraantasting (behalve supraclaviculair), aantal plaatsen van metastasering (≤ 2), vrouwelijk geslacht, performance status, vooral bij de ongedifferentieerde carcinomen, gewichtsverlies en sommige tumormerkstoffen (alkalische fosfatase, LDH, CEA).

Van patiënten die zich presenteren met een TOO met voornamelijk mediastinale of retroperitoneale aantasting wordt soms gezegd dat ze het zogenoemde extragonadale kiemcelsyndroom hebben. Het betreft voornamelijk mannen onder de 50 jaar met een metastatische ziekte met midline-distributie (meestal mediastinale en retroperitoneale lymfeklieren en/of longlaesies) en histologisch een ongedifferentieerd of slecht gedifferentieerd carcinoom. Bij sommige van deze patiënten is het bèta-HCG of AFP verhoogd. Deze tumoren zijn snel progressief. Slechts enkelen hebben alle elementen van dit syndroom. Deze subset van tumoren dient behandeld te worden met platinabevattende chemotherapie (als kiemceltumoren met slechte prognose). Respons van meer dan 50%, 15-25% complete respons en langdurige ziektevrije overleving in 10-15% van de gevallen worden hiermee verkregen.

Peritoneale carcinomatosis bij vrouwen, meestal met mediane leeftijd rond de 60 jaar, zich presenterend met ascites en peritoneale massa's zonder aanwijzingen voor tumor in de ovaria wordt ook wel 'multifocaal extraovarieel sereus carcinoom' genoemd of 'peritoneaal papillair sereus carcinoom'. Het CA125 is meestal verhoogd en respons op chemotherapie is als die bij het ovariumcarcinoom FIGO-stadium IIIC. Recentelijk is dit ook bij mannen beschreven. Langdurige overleving komt voor bij 11-24% in de diverse beschreven series. De therapie bestaat uit agressieve chirurgische debulking en een behandeling met paclitaxel en carboplatine.

Geïsoleerde axillaire lymfeklieraantasting wordt meestal gezien bij vrouwen. In dat geval dient het beschouwd te worden als een stadium-II-borstkanker. Histopathologisch is er meestal sprake van een invasief ductaal adenocarcinoom en oestrogeen- of progesteronreceptoren zijn positief in 20-30% van de gevallen. In 70% zijn er losliggende lymfeklieren. Mammografie en echografie zijn geïndiceerd en MRI-mammografie kan aanvullend van betekenis zijn. Suspecte gebieden in de borst dienen altijd gebiopteerd te worden. Bij deze patiënten is verder onderzoek naar metastasering met behulp van een thoraxfoto, een botscan en eventueel beeldvorming van de lever noodzakelijk. Wanneer er geen metastasen op afstand aantoonbaar zijn en er losliggende lymfeklieren aanwezig zijn in de oksel, dient een axillaire dissectie plaats te vinden gevolgd door ofwel een ablatio mammae ofwel een borstbestraling. Adjuvante chemotherapie bij premenopauzale vrouwen gevolgd door tamoxifen in geval van een oestrogeenreceptor-positieve tumor wordt aangeraden. Bij postmenopauzale vrouwen is weinig informatie over adjuvante chemotherapie aanwezig behalve wat betreft de tamoxifen in oestrogeenreceptor-positieve gevallen, maar het lijkt redelijk ook hier de algemene richtlijnen voor adjuvante therapie bij stadium-II-borstkanker te volgen. Bij gefixeerde klieren dient preoperatieve chemotherapie gegeven te worden als bij een stadium-III-mammacarcinoom. Afhankelijk van de presentatie kan de prognose gunstig zijn (vijf- en tienjaarsoverleving 75 en 60%). Bij mannen is de prognose slechter.

Plaveiselcelcarcinomen in de halslymfklieren zonder primaire origine maken 1-2% van de hoofd-halstumoren uit. Bij klieren in het midden- of hoogcervicale gebied is een panendoscopie van het mond-neus-keelgebied nodig. Er zijn aanwijzingen dat positronemissietomografie met ^{18}FDG een bijdrage kan leveren aan de diagnostiek. Sommige onderzoeken hebben aangetoond dat FDG-PET-scanning de primaire origine in het hoofd-halsgebied in 30% alsnog aantoont. Met locoregionale therapie, zoals gebruikelijk bij het hoofd-halscarcinoom, wordt bij deze TOO's een vijfjaarsoverleving gezien in de orde van 35-50%. Chirurgie alleen is bij grote uitzondering waarschijnlijk voldoende in geval van een pathologische aantasting van een enkelvoudige lymfklier zonder extracapsulaire uitbreiding; in alle andere gevallen is aanvullende radiotherapie (tegenwoordig steeds vaker chemoradiatie met cisplatine) noodzakelijk. Patiënten met een supraclaviculaire lymfklieraantasting (meestal type plaveiselcelcarcinoom of ongedifferentieerd) vallen eigenlijk buiten deze hiervoor genoemde categorie en hebben een veel slechtere prognose.

Geïsoleerde inguïnale lymfklieraantasting met plaveiselcelcarcinoom is een vrij ongewone presentatie. Een inspectie van het anorectale gebied is noodzakelijk evenals bij de vrouw een uitgebreid gynaecologisch onderzoek en bij de man een inspectie van de penis. Daarnaast is een cystoscopie waarschijnlijk van belang. Als er geen primaire tumor wordt gevonden, is een inguïnale klierdissectie, met of zonder lokale radiotherapie geïndiceerd. Wanneer radiotherapie geïndiceerd lijkt, is in navolging van de gegevens bij het anuscarcinoom, het cervixcarcinoom en blaascarcinoom chemoradiatie mogelijk de therapie van keuze.

Wat vaker worden ongedifferentieerde (anaplastische) carcinomen in de lies geconstateerd. In dat geval is het essentieel dat maligne lymfomen en metastatische of amelanotische melanomen van onbekende origine worden uitgesloten.

De slecht gedifferentieerde neuro-endocriene tumoren van onbekende origine behoren tot een van de drie typen metastatische neuro-endocriene carcinomen van onbekende origine. In feite zijn zij onderdeel van de slecht gedifferentieerde adenocarcinomen, waarbij de neuro-endocriene elementen door middel van immunohistochemische kleuring voor chromogranine en synaptofysine worden geïdentificeerd. Sommigen van deze patiënten kunnen zich presenteren met een beeld dat sterk lijkt op dat van een extragonadaal kiemcelsyndroom. Veel slecht gedifferentieerde neuro-endocriene carcinomen zijn zeer gevoelig voor chemotherapie. Deze patiënten dienen ofwel met platina/etoposide-bevattende chemotherapie of met taxaan/platinabevattende chemotherapie behandeld te worden (responspercentages 50-70; > 25% complete respons en 10-15% lange overlevers).

De overige twee typen metastatische neuro-endocriene carcinomen van onbekende origine zijn de laaggradige neuro-endocriene tumoren (bijv. metastatisch en goed gedifferentieerd carcinoïd of eilandjesceltumoren) en de kleincellige anaplastische carcinomen, met een klinisch gedrag en patroon als dat van kleincellig ongedifferentieerd longcarcinoom of het extrapulmonaal kleincellig carcinoom.

Bijna 25% van alle TOO's presenteren zich met botklachten, maar 50% van de TOO's hebben een positive botscan. Adenocarcinoom is meest voorkomende histologie; daarbij dient bij de man prostaatkanker en bij de vrouw borstkanker overwogen te worden. Wanneer bij een man osteoblastische botmetastasen gevonden worden met een verhoogd PSA, dient hormonale therapie als therapie van keuze gegeven te worden.

Patiënten met een enkelvoudige kleine metastatische laesie zijn een aparte entiteit. Deze wordt soms ook gevonden na uitgebreid klinisch en radiologisch onderzoek. In die gevallen dient resectie en/of radiotherapie overwogen te worden. De keuze hierbij wordt bepaald door de lokalisatie. Sommigen van deze patiënten ondervinden belangrijke palliatie en anderen hebben een aanzienlijk ziektevrij interval voordat zich nieuwe metastasen presenteren. Hoewel niet bewezen, wordt door sommige onderzoekers zelfs chemotherapie overwogen bij een zeer goede performance status.

De lezer wordt aangeraden de ESMO Minimal Clinical Recommendations te consulteren op internet (www.esmo.org/reference/reference.guidelines.htm).

4.8 Pathologische diagnostiek van kanker

Als belangrijke algemene stelregel bij de behandeling van patiënten met kanker geldt dat hiermee niet kan worden begonnen voordat een histo- of cytopathologische diagnose is gesteld. Het is gebruikelijk dat de pathologische diagnostiek wordt uitgevoerd als sluitstuk van het diagnostische proces. Lichamelijk onderzoek, klinisch-chemische bepalingen en radiodiagnostisch onderzoek leiden tot een voorlopige conclusie, die via pathologisch onderzoek van een cel- en weefselmonster (biopsie) wordt omgezet in een definitieve diagnose. Op grond daarvan kan dan een definitieve planning van de behandeling plaatsvinden. Met de introductie van de aspiratiebiopsietechniek met behulp van een dunne naald bestaat de mogelijkheid via een relatief weinig invasieve techniek celmateriaal van een ruimte-innemend proces te verkrijgen, waardoor cytopathologisch onderzoek in principe veel vroeger in het diagnostische proces kan plaatsvinden. Deze ontwikkeling betekent een zekere verschuiving van de plaats die de patholoog in het diagnostische proces inneemt.

De rol van de patholoog is echter niet beperkt tot de primaire diagnostiek en classificatie van neoplastische processen. Belangrijk is het onderzoek van operatiemateriaal, ter verificatie en verdere verfijning van de diagnose, als analyse van de uitbreiding van de tumor en om eventuele additionele factoren vast te stellen die van belang zijn voor de prognose. De rol van de patholoog is voorts belangrijk bij de follow-up, waarbij in biopsiemateriaal eventuele recidieven kunnen worden vastgesteld of de reactie van een tumor op behandeling (onder meer hormonale en chemotherapie) kan worden beoordeeld. Van belang blijft ten slotte het postmortale onderzoek, waarbij de klinische diagnostiek en het resultaat van de behandeling kunnen worden geverifieerd. Dit laatste onderzoek heeft een kwaliteitsborgingsaspect, maar biedt ook de gelegenheid nieuwe kennis op te doen over het gedrag van tumoren, bijvoorbeeld onder invloed van nieuwe vormen van therapie. Hierna nemen we deze facetten van de rol en de werkwijze van de patholoog bij de diagnostiek van kanker nader onder de loep.

4.8.1 PRIMAIRE PATHOLOGISCHE DIAGNOSTIEK

Zoals eerder vermeld bestond de primaire pathologische diagnostiek geruime tijd uit histopathologisch onderzoek van weefselbiopten aan het einde van het diagnostische proces. Dunnenaaldaspiratiebiopsieën ten behoeve van cytopathologisch onderzoek worden echter in toenemende mate vroeger in het diagnostische proces en vaak ook door de patholoog zelf uitgevoerd.

Dunnenaaldaspiratiebiopsie voor cytologisch onderzoek

Dunnenaaldaspiratiebiopsie kan als vorm van pathologische diagnostiek worden toegepast bij een laesie met een zodanig volume dat punctie een redelijke kans van slagen heeft, en met een zodanige lokalisatie dat deze met de punctienaald kan worden bereikt. Vooral de combinatie met echo- of CT-geleiding heeft geresulteerd in goede bereikbaarheid van tumoren in nagenoeg alle organen, alsmede in een toegenomen trefkans van de aspiratiebiopsie.

Bij een cytologische aspiratiebiopsie wordt gebruikgemaakt van een op een injectiespuit gemonteerde dunne naald, het geheel gevat in een pistoolgreep. De greep biedt goed houvast en maakt het bovendien mogelijk de spuit goed vacuüm te trekken. Voor een succesvolle uitvoering is het van belang dat de laesie goed kan worden gefixeerd. De laesie wordt aangeprikt en vervolgens wordt de spuit vacuüm getrokken, waarbij (enigszins afhankelijk van de grootte van de laesie) in verschillende richtingen in de laesie wordt bemonsterd door de naald heen en weer te bewegen. Voordat de punctienaald wordt teruggetrokken wordt het vacuüm opgeheven. Het verkregen materiaal wordt onmiddellijk op een glaasje gespoten en uitgestreken. Ook is het mogelijk het materiaal in een vloeibaar medium te suspenderen, bijvoorbeeld voor het maken van celcentrifugepreparaten of voor doorstroomcytometrisch onderzoek (zie verderop). De glaasjes worden aan de lucht gedroogd en gefixeerd, waarbij de keuze van het fixatief afhankelijk is van de toe te passen kleuring. In Nederland wordt als regel gebruikgemaakt van de may-grünwald-giemsa-techniek. Deze biedt een fraai gedifferentieerde kleuring, waarmee tal van bruikbare celdetails zichtbaar kunnen worden gemaakt. Deze kleuring laat zich echter moeilijk vertalen in histopathologische beelden. Om die reden geven sommige pathologen de voorkeur aan de papanicolaoutechniek. Er zijn ook snelkleuringen die binnen enkele minuten een beoordeelbaar preparaat opleveren. Dat is vooral van belang om snel een indruk te krijgen over de representativiteit van het materiaal. In bijzondere gevallen wordt gebruikgemaakt van immunocytochemische technieken, waarmee cellulaire differentiatiekenmerken kunnen worden gevisualiseerd die mogelijk van belang zijn bij de classificatie van de afwijking.

Bij de diagnostiek van een primaire tumor heeft het resultaat van een cytologische aspiratiebiopsie meestal een oriënterend karakter. Bij punctie van een lymfeklierzwelling bijvoorbeeld zal het resultaat een keuze betekenen tussen een reactieve of een neoplastische afwijking, en in het laatste geval ook een keuze tussen een primaire tumor (maligne lymfoom) of een metastatische tumor (veelal carcinoom). Vaak kan ook een classificerende diagnose worden gesteld (bijv. maligne melanoom, metastase van prostaatcarcinoom), maar dat is doorgaans niet het primaire doel van een cytologische aspiratiebiopsie. De uitslag wordt veelal in de vorm van een van de volgende categorieën gegeven: 1 benigne, 2 atypie, waarschijnlijk benigne, 3 atypie, verdacht voor maligniteit, en 4 maligne. Belangrijk is ook dat wordt vastgesteld of het materiaal representatief is voor de geconstateerde afwijking. Indien mogelijk wordt er weefsel verkregen voor histopathologisch onderzoek ten behoeve van definitieve classificatie. Bij het vaststellen of uitsluiten van metastasen van een bekende primaire tumor is het resultaat van de cytologische aspiratiebiopsie vaak ook het definitieve resultaat en zal geen aanvullend histologisch onderzoek plaatsvinden.

Weefselbiopsie

De techniek met behulp waarvan een weefselmonster wordt verkregen, is vanzelfsprekend afhankelijk van de aard en lokalisatie van de laesie en kan een incisiebiopsie (naaldbiopt, tangbiopt of chirurgisch biopt) of een excisiebiopsie opleveren. Over het algemeen wordt bij maligne processen aan een excisiebiopsie de voorkeur gegeven. Totale verwijdering van een primaire tumor is echter veelal pas mogelijk via een grote ingreep. Dan zal een incisiebiopsie onvermijdelijk zijn.

Als regel moet het weefsel in verse toestand zo snel mogelijk aan het laboratorium voor pathologie worden aangeboden. Dat geeft de patholoog de gelegenheid een deel van het materiaal te bewerken voor de gebruikelijke diagnostiek en een deel voor bijzondere technieken af te zonderen. Dit impliceert het invriezen van vers weefsel (voor immunopathologische diagnostiek en moleculair-pathologisch onderzoek), het fixeren in bijzondere fixatieven (ten behoeve van elektronenmicroscopisch onderzoek) en soms het maken van celsuspensies (ten behoeve van immunopathologisch of doorstroomcytometrisch onderzoek). Het vers insturen van weefsel moet wel snel gebeuren: de autolyseperiode mag in de regel niet meer dan dertig minuten bedragen. Het verdient aanbeveling bij bijzondere vraagstellingen de patholoog vooraf te informeren; in gezamenlijk overleg kan dan optimale bewerking van het materiaal worden gewaarborgd. Belangrijk is een goede informatievoorziening aan de patholoog. Een heldere vraagstelling en zo nodig (bijv. bij de vraag naar resectievlakken) goede markering van een excisiepreparaat zijn essentieel.

De primaire diagnostiek vindt plaats met behulp van paraffinecoupes op in formaline gefixeerd materiaal. Voor veel vraagstellingen kan met die techniek worden volstaan. Voor bijzondere vraagstellingen wordt echter gebruikgemaakt van immunohistochemie, elektronenmicroscopie, cytometrie en moleculaire pathologie.

Vriescoupes worden gebruikt om tijdens de operatie maligniteit te bevestigen (niet altijd mogelijk, bijv. bij hematologische maligniteiten) en radicaliteit te verifiëren (resectiemarges).

Immunohistochemie

In het arsenaal van door de patholoog gebruikte technieken neemt *immunohistochemie* een centrale plaats in. Veel van de diagnostische vraagstellingen kunnen op in formaline gefixeerd en in paraffine ingebed materiaal worden bewerkt via immunoperoxidasetechnieken. Sommige vraagstellingen kunnen echter alleen op vers (ongefixeerd) ingevroren weefsel worden bewerkt. Daarom is het wenselijk dat zo veel mogelijk biopsie- en operatiemateriaal vers aan het laboratorium voor pathologie wordt aangeboden. De vraagstellingen waarvoor immunohistochemisch onderzoek wordt ingezet, omvatten de volgende categorieën:
– *classificatie van ongedifferentieerde tumoren.* Bij een histologisch ongedifferentieerde tumor rijst de vraag of er sprake is van een lymfoom, een carcinoom, een melanoom of een sarcoom. Meestal wordt voor deze vraagstelling een panel van markerstoffen gebruikt, zoals 'leucocyte common antigen' (LCA; CD45) dat op alle leukocyten voorkomt en positief is bij maligne lymfoom, keratine dat in epitheelcellen voorkomt en positief is in carcinomen, het HMB45-antigeen dat (nagenoeg) uitsluitend voorkomt in naevomelanocytaire laesies, en vimentine dat vooral in sarcomen voorkomt. Vimentine is niet zo'n specifieke merkerstof, omdat het ook in de andere categorieën kan voorkomen.

Is eenmaal de aard van de tumor vastgesteld, dan kan nadere classificatie volgen. Non-hodgkin-lymfomen kunnen worden onderverdeeld in B- en T-cellymfomen. In het bijzonder de B-cellymfomen kunnen via expressie van differentiatiemarkers verder worden onderverdeeld. Door het gebruik van typespecifieke monoklonale antilichamen tegen cytokeratinepolypeptiden kunnen ook carcinomen verder worden geclassificeerd: cytokeratine 4, 10 en 13 komen bijvoorbeeld voornamelijk voor in plaveiselcelcarcinoom, terwijl cytokeratine 8, 18 en 19 voornamelijk in adenocarcinomen voorkomen.

– *verdere classificatie (bijv. naar orgaan van herkomst of naar celtype) van gedifferentieerde tumoren.* Via expressie van specifieke markers kunnen tumoren nader worden geclassificeerd. Wat betreft adenocarcinomen kan een aantal goede voorbeelden worden genoemd. Folliculair of papillair schildkliercarcinoom toont expressie van thyroglobuline. Prostaatcarcinoom wordt gekenmerkt door de expressie van prostaatspecifieke zure fosfatase en prostaatspecifiek antigeen. In ovariumcarcinomen en in maligne mesothelioom komt specifiek het OV632-antigeen voor. In neuro-endocriene carcinomen wordt chromogranine-A of synaptofysine gevonden. Kiemceltumoren van testis en ovarium bevatten veelal alfafoetoproteïne en/of β-HCG.

Bij sarcomen is de mogelijkheid tot subclassificatie beperkter. Leiomyosarcomen zijn identificeerbaar door de expressie van gladdespiercelspecifiek actine. Rabdomyosarcomen brengen myosine tot expressie, terwijl angiosarcomen factor VIII en CD31 tot expressie brengen. Gliomen worden gekenmerkt door de expressie van gliafibrillairzuureiwit (GFAP).

Andere antilichamen, die niet weefselspecifiek zijn maar van nut kunnen zijn in panels, zijn bijvoorbeeld CD99 (glycoproteïne p30/32 gecodeerd door het MIC2-gen) voor Ewing's/perifere neuro-ectodermale tumor en CD117 (c-kit) voor gastro-intestinale stromale tumoren.

Hoewel de golf van nieuwe specifieke monoklonale antistoffen die geschikt zijn voor diagnostisch gebruik wat wegebt, is het duidelijk dat immunohistochemische detectie van specifieke merkstoffen in tumoren een belangrijke plaats inneemt in de dagelijkse pathologische diagnostiek.

– *bepaling van prognostische factoren.* Verdere verfijning van tumorclassificatie heeft zich vooral gericht op de correlatie tussen bepaalde specifieke merkstoffen en de respons op behandeling c.q. het biologische gedrag van de tumor. Een typisch voorbeeld is het oestrogeenreceptoreiwit (ER) in borstkanker. Deze receptor komt overigens ook voor in bepaalde ovarium- en endometriumcarcinomen en kan in zeker opzicht ook als classificatieparameter worden gebruikt. Meer dan 70% van de patiënten met ER-positieve tumoren reageert goed op endocriene therapie, terwijl minder dan 10% van de ER-negatieve patiënten reageert. De receptor kan met een eenvoudige immunocytochemische techniek worden aangetoond. Aanwezigheid van ER in de tumor is ook een prognostisch gunstige factor.

Er is veel onderzoek gedaan naar celgroei als maat voor de agressiviteit van tumoren. Dat kan door het tellen van mitosen, maar beter door immunohistochemisch aankleuren van cellen die actief prolifereren. Hiervoor worden antigenen gebruikt die alleen in delende cellen tot expressie komen, zoals het ki-67-antigeen of het PCNA. Over het algemeen bestaat er een redelijke correlatie tussen de proliferatie-index van een tumor en de prognose.

De laatste jaren is uitgebreid aandacht besteed aan de prognostische betekenis van de (non-)expressie van oncogen- en tumorsuppressorgenproducten. De bekendste hiervan is het p53-eiwit, dat in gemuteerde vorm in de kern van een kankercel aantoonbaar is, maar niet in (de meeste) normale celkernen. Overexpressie van p53-eiwit komt bij zeer veel verschillende carcinomen voor, is soms een bruikbaar maligniteitskenmerk en is vaak geassocieerd met een slechte prognose. Expressie van het neu(erb-B2)-oncogen komt vooral voor bij mamma-, maar ook bij maagcarcinoom, en is dan geassocieerd met een slechte prognose bij subgroepen patiënten. Naar de mogelijke betekenis van de expressie van oncogenen en tumorsuppressorgenen bij kanker wordt zeer veel onderzoek gedaan en verwacht mag worden dat de komende jaren nieuwe diagnostische mogelijkheden beschikbaar komen.

Elektronenmicroscopie

Met de introductie van de immunohistochemische technieken is de belangstelling voor ultrastructurele diagnostiek van tumoren nogal afgenomen. Vooral bij de classificatie van een ongedifferentieerde tumor kan de elektronenmicroscopie echter nog steeds een belangrijke rol spelen. Een nadeel van deze techniek is de kostbare instrumentele infrastructuur, waardoor dit type onderzoek vrijwel uitsluitend in de universitaire laboratoria wordt uitgevoerd. Voordeel is het globale karakter: met immunohistochemie wordt steeds met één of enkele antistoffen gekeken naar de expressie van één of enkele merkers, terwijl de ultrastructuur een compleet scala aan aanwijzingen kan geven over de differentiatierichting van een tumor. Of er sprake is van een tumor, dan wel of deze goed- of kwaadaardig is, kan meestal niet met elektronenmicroscopie worden vastgesteld, de differentiatierichting echter wel. Endocriene tumoren worden bijvoorbeeld gekenmerkt door elektronendichte cytoplasmatische granula. De (langerhans-)cellen bij histiocytosen tonen in hun cytoplasma karakteristieke zogenoemde birbeck-granula. Endotheliosarcomen tonen cytoplasmatische weibel-palade-lichaampjes. Rabdomyosarcomen worden gekenmerkt door microfilamenten met Z-bandformaties en leiomyosarcomen door in 'dense bodies' geaggregeerde microfilamenten, een basale lamina en micropinocytoseblaasjes aan het celoppervlak. Tumorcellen van een maligne mesothelioom bezitten zeer lange microvilli. Vooral wanneer immunohistochemisch onderzoek geen uitsluitsel verschaft over differentiatierichting in de tumor blijft elektronenmicroscopisch onderzoek aangewezen. Het materiaal daartoe moet bij voorkeur in zeer kleine blokjes worden gesneden en gefixeerd in glutaaraldehyde. De ervaring heeft echter geleerd dat de meeste vraagstellingen ook met in formaline gefixeerd materiaal kunnen worden beantwoord.

Cytometrie

Onder de term cytometrie worden die technieken samengevat waarmee cel- en weefselkenmerken in maat en getal kunnen worden beschreven. Veelgebruikt zijn instrumenten waarmee cellen in suspensie worden onderzocht: doorstroom(flow)cytometrie. Met geavanceerde beeldanalysesystemen kunnen cel- of weefselpreparaten op glas tegenwoordig ook worden onderzocht: beeld(image)cytometrie. Cytometrie richt zich vooral op kenmerken van de celkern. De laatste jaren worden echter ook weefselarchitectuurparameters met behulp van beeldcytometrische technieken onderzocht. De meest gebruikte cytometrieparameter is het DNA-gehalte in de celkern. Dit wordt vastgesteld na een kwantitatieve DNA-kleuring (bijv. feulgen-reactie). Normale cellen zijn diploïd. Delende cellen vermeerderen hun DNA (in de S-fase) tot de tetraploïde hoeveelheid, en delen dan weer, waarbij er twee diploïde dochtercellen ontstaan. De hoeveelheid S-fasecellen kan gebruikt worden als maat voor proliferatieve activiteit (S-fasefractie). Veel onderzoek is gedaan naar de relatie tussen het voorkomen van cellen met een abnormale DNA-hoeveelheid (aneuploïdie) en het tumorgedrag. Als regel geldt dat tumoren met aneuploïde cellen een slechtere prognose hebben dan tumoren met diploïde cellen.

Met behulp van beeldcytometrie kunnen weefselkenmerken in maat en getal worden uitgedrukt die gerelateerd zijn aan de differentiatiegraad van de tumor en als zodanig een prognostische betekenis kunnen hebben. In de diagnostiek wordt hiervan echter weinig gebruikgemaakt.

Moleculaire pathologie

Van toenemend belang bij de primaire pathologische diagnostiek van kanker is het vaststellen van moleculairgenetische kenmerken die gerelateerd kunnen zijn aan het tumorgedrag. Bij familiair voorkomende tumoren (zoals bij multipele endocriene neoplasie, familiaire polyposis coli, familiair retinoblastoom, wilms-tumor) is het genetisch onderzoek van belang om vast te stellen of er inderdaad sprake is van een familiair kankersyndroom. Bij die patiënten worden niet alleen in tumorcellen maar ook in lichaamscellen genetische afwijkingen aangetroffen. Het voorkomen van die afwijkingen bepaalt de kans op het ontstaan van kanker. Behalve voor de patiënt zelf is dat natuurlijk ook van grote betekenis voor zijn bloedverwanten.

Ook bij niet-familiaire tumoren wint het moleculairgenetisch onderzoek aan belang. Voor dat onderzoek wordt DNA uit de tumorcellen geëxtraheerd (bij voorkeur ongefixeerd, waartoe vers tumorweefsel moet worden aangeleverd; het onderzoek kan echter ook op in paraffine ingebed materiaal worden uitgevoerd). Met gebruikmaking van zogenoemde probes (kleine stukjes enkelstrengs-DNA voorzien van een radioactief/fluorescerend of enzymatisch label) kan dit DNA vervolgens worden geanalyseerd met de 'southern blot'-techniek. Hiermee kan verlies van chromosomaal materiaal in een tumorcel worden aangetoond, waarbij vaak een van de allelen van een gen verdwenen is. Op de 'southern blot' wordt dan een van de twee bandjes van het betreffende gen gemist (loss of heterozygosity: LOH). Met speciaal geconstrueerde probes kunnen ook specifieke chromosomale translocaties worden opgespoord. Een opkomende techniek is de fluorescentie bij in-situ-hybridisatie (FISH), waarmee met behulp van probes gericht tegen chromosoomspecifieke repeterende DNA-sequenties (satellietsequenties), die in de centromere en telomere regio's gelegen zijn, respectievelijk numerieke en structureel chromosomale afwijkingen in cellen zichtbaar kunnen worden gemaakt. Deze techniek lijkt vooral interessant voor materiaal afkomstig van dunnenaaldaspiratiepuncties en voor lichaamsvochten.

Wanneer er te weinig DNA aanwezig is om het via een directe-blot-techniek aan te tonen, kan eerst de polymerasekettingreactie (PCR) worden aangewend om het DNA te amplificeren en daarna te analyseren. Veel tumoren tonen instabiliteit van kleine repetitieve DNA-sequenties (zgn. microsatellieten), waarvan er 30.000 verspreid over het genoom aanwezig zijn. Deze instabiliteit van de microsatellieten is een fenomeen waarvan voor de diagnostiek in de toekomst veel mag worden verwacht. Ten slotte wordt momenteel de waarde van de bepaling van telomerase, een enzym dat bij veel tumoren verhoogd tot expressie wordt gebracht, geanalyseerd, bijvoorbeeld voor het aantonen van cellen afkomstig van urotheelcelcarcinoom in de urine.

Een overzicht van bekende oncogen- en tumorsuppressorgenmutaties, de afwijkingen daarin en de associatie met tumoren is gegeven in hoofdstuk 1 (tabel 1.8 en 1.9).

4.8.2 PATHOLOGISCHE BEOORDELING VAN OPERATIEMATERIAAL

De vraagstellingen bij oncologisch resectiemateriaal omvatten de volgende aspecten: bevestiging van de primaire diagnose en eventueel nadere classificatie van de tumor, vaststellen van de radicaliteit van de resectie via beoordeling van de resectieranden, en vaststellen van de uitbreiding van de tumor.

Omdat de primaire diagnose over het algemeen op een beperkte hoeveelheid biopsiemateriaal wordt gesteld en de meeste tumoren nogal heterogeen zijn, is het belangrijk dat de histopathologische classificatie opnieuw plaatsvindt op het operatiemateriaal. Bijzondere technieken, zoals hiervoor beschreven, zullen ook op dat materiaal worden toegepast. Dat onderstreept de noodzaak oncologische preparaten ongefixeerd en onverwijld aan het laboratorium voor pathologie aan te bieden.

Voor het vaststellen van uitbreiding van de tumor en radicaliteit van de resectie is een goede markering essentieel. Zonder topografische markering kan de patholoog de resectieranden niet adequaat beoordelen en kan de lokalisatie van doorgroei van de primaire tumor dan wel van lymfekliermetastasen niet adequaat worden vastgesteld. Van dergelijke gegevens hangt wel de uiteindelijke stadiëring van de tumor af. Intensieve interactie tussen chirurg en patholoog is daarbij essentieel.

4.8.3 FOLLOW-UP

In de follow-up na behandeling speelt de patholoog een bescheidener rol. Er zijn soms specifieke vragen die betrekking hebben op de respons op radio- of chemotherapie, vooral bij skelettumoren en uitzaaiingen van kiemceltumoren. Tenzij een eerder vitale tumor necrotisch is geworden, is over de therapierespons echter vaak geen duidelijke uitspraak te doen. De mate van tumornecrose is van prognostische betekenis en heeft ook wel therapeutische consequenties. Bij het vaststellen van eventuele recidieven speelt de patholoog weer wel een rol. Omdat een primaire weefseldiagnose al beschikbaar is, kan recidiefdiagnostiek vaak via punctiecytologisch onderzoek worden gedaan, zodat soms invasieve diagnostische ingrepen kunnen worden vermeden. Bij het vaststellen van een vroeg recidief of 'minimal residual disease' gaan de eerdergenoemde moleculaire technieken in de toekomst een belangrijke rol spelen, omdat via de PCR uit minimale hoeveelheden materiaal of cellen voldoende DNA kan worden geamplificeerd voor diagnostiek.

Het laatste consult, de obductie, mag hier niet onbesproken blijven. Verificatie van de gestelde diagnose, verificatie van de reactie op de therapie en verificatie van de via beeldvormende diagnostiek verkregen indicaties over de tumoruitbreiding zijn hier van belang. Vooral dat laatste punt is wezenlijk. Er wordt wel eens gesteld dat met alle technische mogelijkheden voor beeldvormende diagnostiek het postmortale onderzoek niet meer nodig is. Dat is onjuist. De kracht van beeldvormende diagnostiek is vooral het op niet-invasieve wijze diagnosticeren, lokaliseren en stadiëren van tumoren. Het met zekerheid karakteriseren (goed- of kwaadaardig) en classificeren van een tumorproces is met beeldvormende technieken niet mogelijk en blijft voorbehouden aan het pathologische onderzoek.

4.9 Samenvatting

Ondanks het feit dat anamnese en lichamelijk onderzoek relatief ongevoelige methoden van tumordiagnostiek zijn, kan het niet genoeg benadrukt worden dat een goede algemene anamnese en een compleet lichamelijk onderzoek, kennis (en herkennen) van symptomen, vragen naar gewoonten, familie, sociale omstandigheden, beroep en noxen van eminent belang zijn.

Beeldvormende technieken (röntgenonderzoek, computertomografie, echografie, magnetische resonantie, scintigrafie) spelen een belangrijke rol bij zowel het ontdekken van (sommige) tumoren als bij het stadiëren hiervan. De rol van deze technieken bij het bepalen van de aard van een tumor blijft vrij bescheiden en is vooral gelegen in de mogelijkheid om op geleide van het beeld te biopteren en histologisch of cytologisch materiaal te verkrijgen (interventieradiologie). MRI en MRS zijn wel specifieker dan CT en maken het in veel gevallen toch mogelijk om een idee te krijgen van de maligniteitsgraad van een tumor.

Endoscopische technieken worden in toenemende mate toegepast, voornamelijk voor diagnostische doeleinden, maar ook om therapeutische redenen. Deze technieken zijn aanzienlijk beter toepasbaar en patiëntvriendelijker geworden door de ontwikkeling van de flexibele endoscoop.

Tumoren van onbekende origine (TOO) staan op de zevende tot achtste plaats wat betreft de frequentie en op de vierde plaats als oorzaak van kankersterfte bij zowel mannen als vrouwen. Over het algemeen is de levensverwachting van patiënten met een TOO beperkt (mediane overleving 6-9 maanden). Het onderscheiden van subgroepen met een relatief gunstige prognose van subgroepen met een ongunstige prognose is essentieel. Nauw overleg met de patholoog-anatoom is daarbij gewenst. Immunopathologisch onderzoek (en in een enkel geval chromosomale analyses) van het tumormateriaal kan daarbij beslissend zijn.

> **Kernpunten**
>
> - Anamnese en lichamelijk onderzoek zijn van groot belang om de diagnose kanker in een klinisch zo vroeg mogelijk stadium te stellen, om aan het verdere onderzoek van de patiënt richting te geven, om dreigende complicaties voor te zijn of vroegtijdig te behandelen en om adequate palliatie te bedrijven.
> - Diagnostische tests worden toegepast om patiënten met of zonder ziekte of met een bepaald ziektekenmerk van elkaar te onderscheiden. Sensitiviteit, specificiteit en aannemelijkheidsquotiënten zijn indices voor de kwaliteit van een test. Naast deze tekstkarakteristieken wordt de voorspellende waarde van de test voornamelijk bepaald door de prevalentie van de aandoening.
> - Beeldvormende technieken spelen een belangrijke rol bij zowel het ontdekken van (sommige) tumoren als bij het stadiëren hiervan. De rol van deze technieken bij het bepalen van de aard van een tumor blijft vrij bescheiden. MRI en MRS zijn wel specifieker dan CT en maken het in veel gevallen toch mogelijk om een idee te krijgen van de maligniteitsgraad van een tumor.
> - Het belangrijkste scintigrafische onderzoek dat de afgelopen jaren zijn intrede heeft gedaan in de oncologie is de positronemissietomografie.
> - Endoscopische technieken worden in toenemende mate toegepast.
> - Geen van de nu bekende serumtumormarkers is geschikt voor screening van asymptomatische patiënten. Slechts enkele markers blijken zo gevoelig en specifiek dat ze voor ondersteuning van de diagnose en voor de follow-up van patiënten met een bekende maligniteit bruikbaar zijn; dit betreft PSA, AFP, HCG (bèta-subunit) en CA125.
> - In het algemeen is de levensverwachting van patiënten met een tumor van onbekende origine (TOO) beperkt (mediane overleving 6-9 maanden). Het onderscheiden van subgroepen met een relatief gunstige prognose van subgroepen met een ongunstige prognose is essentieel. Nauw overleg met de patholoog-anatoom is daarbij gewenst. Immunopathologisch onderzoek (en in een enkel geval chromosomale analyses) van het tumormateriaal kan daarbij beslissend zijn.
> - Als belangrijke stelregel bij de behandeling van patiënten met kanker geldt dat hiermee niet kan worden begonnen voordat een histo- of cytopathologische diagnose is gesteld (*the tissue is the issue*). De primaire diagnostiek vindt plaats met behulp van paraffinecoupes op in formaline gefixeerd materiaal. Voor bijzondere vraagstellingen wordt gebruikgemaakt van immunohistochemie, elektronenmicroscopie, cytometrie en moleculaire pathologie. Deze laatste vorm van diagnostiek wordt van toenemend belang, niet alleen bij familiair voorkomende tumoren, maar ook bij niet-familiair voorkomende tumoren.

De auteurs danken J.W. Arends, J.M.A. van Engelshoven, H.F.P. Hillen, de auteurs van dit hoofdstuk in de 6e editie van *Oncologie*, en de daarin voorkomende bijdragen van G.J. Kemerink en M. Kroonenburg (academisch ziekenhuis, Maastricht).

Literatuur

Holland R, Hendriks JHCL, Mravunac M. Mammographically occult breast cancer. A pathologic and radiologic study. Cancer 1983;52:1810-9.

Harisinghani MG, Barentsz J, Hahn PF, et al. Noninvasive detection of clinically occult lymph-node metastases in prostate cancer. NEJM 2003;348:2491-9.

Hustins R, Benard F, Alavi A. Whole-body FDG-PETY imaging in the management of patients with cancer. Semin Nucl Med 2002;32:35-46.

Lanschot JJB van, Gouma DJ, Schouten WR, et al. (red). Gastro-intestinale chirurgie en gastro-enterologie in onderling verband. Houten/Diegem: Bohn Stafleu Van Loghum, 1999.

Leon X, Quer M, Orus C, et al. Can cure be achieved in patients with head and neck carcinomas? The problem of second neoplasm. Expert Rev Anticancer Ther 2001;1:125-33.

Lind SE, Singer DE. Diagnosing liver metastases: A Bayesian analysis. J Clin Oncol 1986;4:379-88.

Malkin A. Tumor markers. In: Tannock IF, Hill RP (eds). The basic science of oncology (2nd ed). New York: McGraw-Hill, 1992:196-206.

Pavlidis N, Briasoulis E, Hainsworth J, et al. Diagnostic and therapeutic management of cancer of an unknown primary. Eur J Cancer 2003;39:1990-2005.

Sox HC. Probability theory in the use of diagnostic test. Ann Intern Med 1986;104:60-6.

Stockler MR, Boyd NF, Tannock IF. Guide to studies of diagnostic tests, prognostic factors and treatments. In: Tannock IF, Hill RP (eds). The basic science of oncology (3rd ed). New York: McGraw-Hill, 1998:466-92.

Tinteren H van, Hoekstra OS, Smit EF, et al. Effectiveness of positron emission tomography in the preoperative assessment of patients with suspected non-small-cell lung cancer: the PLUS multicentre randomised trial. Lancet 2002;359:1388-93.

5 Klinische onderzoeksmethodologie in de oncologie

J.H.M. Schellens, A.H.J. Mathijssen

5.1 Inleiding

Hoewel er in de afgelopen decennia veel vooruitgang geboekt is in de mogelijkheden tot behandeling van kanker, geneest ongeveer de helft van de patiënten (nog) niet. Er is dus de noodzaak om door middel van onderzoek te blijven speuren naar verdere verbeteringen. Klinische implementatie van een nieuwe behandeling, voortgekomen uit gedegen onderzoek, is gebaat bij kritische beoordeling van de balans werkzaamheid/veiligheid van een nieuw middel (of nieuwe combinatie van middelen) tegen kanker. Aan klinisch onderzoek gaan in de regel vele jaren van laboratoriumonderzoek vooraf. Bij rationele ontwikkeling van nieuwe middelen tegen kanker is er veelal een goed gedefinieerde biologische verandering in de kankercel geïdentificeerd die deze cel onderscheidt van normale lichaamscellen, waardoor er een mogelijkheid ontstaat kankercellen selectief aan te vallen. Vervolgens is vastgesteld dat deze verandering een goed aangrijpingspunt is om een geneesmiddel tegen te ontwikkelen (een zgn. *drugable target*) en is in in-vitro- en in in-vivo-onderzoek het principe bewezen dat aangrijpen op de bedoelde biologische verandering in kankercellen actief is tegen deze kankercellen. Ook is vastgesteld dat het nieuwe middel veilig is in preklinisch toxicologisch onderzoek. In het ideale geval is een biomarker ontwikkeld, aan de hand waarvan bij mensgebonden onderzoek farmacologische activiteit van het nieuwe middel kan worden afgelezen.

Klinisch onderzoek is ook gebaat bij een kritische maar objectieve houding van verwijzers van patiënten die in aanmerking zouden kunnen komen voor deelname aan op onderzoek gerichte behandeling. Patiënten zijn zelf in de regel goed in staat om voor zichzelf de balans op te maken of deelname aan dergelijk onderzoek voor henzelf voordeel biedt of niet.

Behandeling van patiënten dient plaats te vinden op basis van de principes van 'evidence-based medicine'. Om een indruk te geven van de wetenschappelijke onderbouwing van een therapie hanteert men de 'levels of evidence': niveaus van bewijskracht (tabel 5.1). Deze niveaus maken een weging van de kwaliteit van het onderzoek mogelijk en helpen bij de beslissing een behandeling al dan niet als standaardtherapie in te voeren.

Tabel 5.1 Niveaus van bewijskracht.

niveau I
a. verschillende goed ontworpen, gerandomiseerde fase-III-onderzoeken met voldoende patiënten
b. meta-analyse van verschillende goed ontworpen, gerandomiseerde fase-III-onderzoeken van voldoende grootte

niveau II
a. ten minste één gerandomiseerd fase-III-onderzoek van voldoende grootte
b. verschillende gerandomiseerde onderzoeken van geringe grootte

niveau III
verschillende goed ontworpen fase-II-onderzoeken

niveau IV
één goed ontworpen fase-II-onderzoek

niveau V
serie van casuïstische gevallen of klinische voorbeelden

Een tweede belangrijke reden voor het verrichten van klinisch onderzoek is de beperkte voorspellende waarde van in-vitro- of dierexperimenteel onderzoek voor de situatie bij de mens. Bevindingen uit het preklinische onderzoek mogen daarom slechts als hypothesen worden beschouwd. Voor de uiteindelijke oordeelsvorming is onderzoek bij de mens onontbeerlijk.

Ieder onderzoek is feitelijk een experiment. Het woord 'experimenteel' kent derhalve een verschillende lading, afhankelijk van het type onderzoek. Dit wordt niet altijd voldoende onderkend. Klinisch onderzoek in de oncologie wordt verricht op het gebied van preventie en diagnostiek, de chirurgie, de radiotherapie, en de systemische therapie. Diagnostisch en preventieonderzoek worden in dit hoofdstuk niet besproken. Ook het onderzoek naar psychosociale factoren wordt niet belicht. Hierna wordt ingegaan op de aanpak van onderzoek op het terrein van de systemische therapie met nieuwe geneesmiddelen. Veel zaken die ter sprake komen, gelden tevens voor de andere vormen van behandeling. Richtlijnen voor onderzoeksmethodologie kunnen ook worden gevonden op de respectievelijke websites van de European Medicine Agency (EMA) (www.emea.eu.int) en die van de Food and Drug Administration (FDA) (www.fda.gov).

5.2 Preklinische fase

Medicijnen die in de kliniek worden geïntroduceerd zijn tevoren al uitgebreid in het laboratorium getest op zogeheten tumorcellijnen en op tumoren in proefdieren. Alleen de wat betreft activiteit meest veelbelovende stoffen komen in aanmerking voor verder onderzoek bij de mens. Alvorens de middelen aan de mens te mogen toedienen, wordt uitvoerig toxicologisch onderzoek bij proefdieren verricht om na te gaan of er bijwerkingen te verwachten zijn, welk type bijwerkingen dat zouden kunnen zijn, en of er geen onherstelbare orgaanschade kan optreden. Voor klassieke middelen met antikankerwerking (chemotherapeutica) geldt over het algemeen dat deze alleen aan kankerpatiënten mogen worden toegediend, aangezien deze potentieel carcinogene effecten hebben. Daarnaast moet de stof farmaceutisch worden geformuleerd. Daarmee wordt bedoeld dat de verbinding in een dusdanige vorm moet kunnen worden gebracht dat die aan de mens kan worden toegediend. Als een stof bijvoorbeeld niet opgelost kan worden, wordt het erg lastig om er een bruikbaar medicijn van te maken. Uiteindelijk komt hierdoor slechts een fractie (één op de honderd tot één op de duizend) van de chemische verbindingen die in het laboratorium zijn onderzocht, toe aan verder onderzoek bij de mens.

5.2.1 TRANSLATIONEEL ONDERZOEK

Een zeer belangrijke vraag om te beantwoorden is hoe patiënten te selecteren die baat hebben bij de systemische therapie. Door middel van fase-II-onderzoek (zie par. 5.3.4) wordt vaak een tumortype geïdentificeerd waarbij het middel effectief blijkt te zijn. Maar zelfs bij patiënten met hetzelfde tumortype kan de effectiviteit van een medicament sterk variëren. Om deze reden worden er 'predictieve markers' ontwikkeld, waarmee groepen patiënten kunnen worden geselecteerd die specifiek voordeel (of nadeel) hebben van een bepaalde therapie. Een voorbeeld van zo'n marker is de oestrogeen-receptor-status bij borstkankerpatiënten. Tumoren met oestrogeenreceptoren kunnen gevoelig zijn voor therapie die gericht is op deze receptoren. Een ander voorbeeld betreft het eiwit KRAS. Indien een mutatie in het gen aanwezig is die codeert voor KRAS, blijkt een specifieke medicamenteuze therapie tegen dikkedarmkanker, namelijk die met een behandeling gericht tegen de epidermale groeifacor receptor (EGFR), niet effectief te zijn. Patiënten met deze mutatie moeten deze therapie dus niet krijgen. Dit soort patiënt- of tumorspecifieke kenmerken is uitermate behulpzaam bij het bepalen van de ideale, op de patiënt toegespitste therapie.

Een andere manier om specifieke werkzaamheid te testen is door gebruik te maken van een zogeheten *proof-of-principle*. Dat wil zeggen dat aan de hand van een gesuggereerd werkingsmechanisme een studie wordt opgezet om te onderzoeken of het medicament ook werkelijk op de vermoede wijze werkt. Door een bepaald tumortype op deze wijze te benaderen kunnen zeer gerichte *drug-targets* worden ontwikkeld. Een bekend voorbeeld hiervan is het medicijn imatinib, dat specifiek is ontwikkeld om de signaaltransductie te onderbreken bij gastro-intestinale stromatumoren (GIST) en chronische myeloïde leukemie (CML). Na het succes dat in deze specifieke doelgroepen is behaald, zijn vele andere signaaltransductieremmers ontwikkeld.

Ook de kennis van de farmacokinetiek van een nieuw medicament is essentieel (zie tevens par. 5.3). Voor veel van de klassieke chemotherapeutica geldt dat er een duidelijke dosis-responsrelatie bestaat. Oftewel, hoe hoger de toegediende dosering van een medicament, hoe meer antikankereffect mag worden verwacht. Patiënten worden dan ook vaak dicht tegen de maximaal tolereerbare toxiciteit gedoseerd. Voor de nieuwere, drug-target gerichte medicamenten, geldt dit vaak in veel mindere mate. Hier wordt dikwijls optimaal gedoseerd, waarbij verdere ophoging van de dosering niet een gunstiger effect heeft.

Bijwerkingen van de behandeling zijn niet altijd gerelateerd aan de dosering van het medicament. En ook evaluatie van effectiviteit zal op een andere manier moeten plaatsvinden dan bij klassieke chemotherapie. De recente ontwikkelingen met de nieuwe medicamenten zorgen er dus voor dat de manier waarop klinische geneesmiddelonderzoeken plaatsvinden verandert.

5.3 Praktijk van het onderzoek

In al die gevallen waarbij gezonde vrijwilligers schade kunnen ondervinden van blootstelling aan een nieuw middel is dergelijk onderzoek niet te rechtvaardigen. De genoemde veiligheidseigenschappen van een nieuw middel kunnen meestal reeds afgeleid worden uit het farmacologisch werkingsmechanisme van het middel, maar deze dienen altijd bevestigd te worden aan de hand van geaccepteerde richtlijnen in zorgvuldig preklinisch veiligheidsonderzoek. Het klinische onderzoek van geneesmiddelen tegen kanker kent een aantal fasen. Elke fase is gericht op het verkrijgen van antwoorden op verschillende vragen. De fasen zijn genummerd aan de hand van de evolutie van het onderzoek bij de mens. Tot voor kort kende het onderzoek drie fasen. Deze waren gericht op het vaststellen van de optimale, dat wil zeggen maximaal veilige dosis en het optimale schema voor toepassing van een nieuw middel of combinatie van middelen (fase I), op de antitumoractiviteit en veiligheid (fase II) en op de effectiviteit (fase III). Effectiviteit wordt veelal vastgesteld in gerandomiseerd onderzoek, waarbij de nieuwe behandeling wordt vergeleken met de geldende standaardbehandeling. Door de verandering van het werkingsmechanisme van nieuwe middelen tegen kanker, gecombineerd met een betere veiligheid, is met een beperkt aantal middelen onderzoek bij gezonde vrijwilligers mogelijk. Daarnaast is er door verruiming van regulatoire mogelijkheden van de EMEA en FDA zogenoemd fase-0-onderzoek mogelijk.

5.3.1 ONDERZOEK BIJ GEZONDE VRIJWILLIGERS

Voordat van een nieuw middel op grotere schaal kan worden vastgesteld of het actief is tegen kanker, moet worden onderzocht wat de optimaal werkzame dosis is en welk schema het best kan worden toegepast. Hiervoor moeten diverse farmacologische vraagstukken beantwoord worden; bijvoorbeeld of er lineaire of niet-lineaire farmacokinetiek is, wat de klaring is van het nieuwe middel, wat de eliminatiehalfwaardetijd is en of er farmacologisch en/of toxicologisch actieve metabolieten worden gevormd. Voor middelen die oraal worden toegediend moet worden vastgesteld of zij goed uit het maag-darmkanaal kunnen worden opgenomen en of er belangrijke metabole afbraak plaatsvindt tijdens absorptie en eerste leverpassage. Voor zowel oraal als parenteraal toe te passen geneesmiddelen is het van belang vast te stellen of er grote verschillen in blootstelling zijn na toediening van eenzelfde dosis tussen mensen onderling (= interpatiëntvariabiliteit) en in dezelfde patiënt bij herhaalde toediening (= intrapatiëntvariabiliteit). Daarnaast is het van belang te onderzoeken of er interacties optreden met andere geneesmiddelen en/of met voedingsmiddelen. Tevens is (bio)markeronderzoeker bij gezonde vrijwilligers mogelijk, uitgaande van een marker die in normaal weefsel (met name in plasma of leukocyten) is af te lezen. Het aantal vrijwilligers is meestal klein, in de regel minder dan twintig. Het uitvoeren van dit onderzoek bij gezonde vrijwilligers verloopt vele malen sneller en is veel goedkoper dan bij patiënten. Het levert startwaarden op voor dosis en schema, waardoor bij patiënten veel sneller de optimale dosis en het optimale schema kunnen worden vastgesteld voor vervolgonderzoek.

5.3.2 FASE-0-ONDERZOEK

Fase-0-onderzoek, ook wel microdoseonderzoek genoemd, creëert de mogelijkheid nieuwe antikankermiddelen te testen op subtherapeutische blootstellingsniveaus. Deze studies hebben geen therapeutisch of diagnostisch doel. Vanwege de lage toe te passen dosis kan het preklinisch veiligheidspakket eenvoudiger zijn, wat tijd en kosten bespaart. Fase-0-studies zijn geschikt om een betere selectie te maken uit een serie moleculen voor uitgebreid klinisch onderzoek voorafgaande aan fase-I-onderzoek, en/of om een farmacodynamische marker te testen in surrogaatweefsel en/of in tumorweefsel. Dit laatste kan gebeuren via invasief onderzoek, waarbij bloed en/of weefselbiopten afgenomen worden, of via non-invasief onderzoek, bijvoorbeeld door gebruik te maken van een gelabeld molecuul dat zichtbaar is op een PET-scan (positronemissietomografie). Het aantal deelnemers is meestal klein, in de regel minder dan tien.

5.3.3 FASE-I-ONDERZOEK

Fase-I-onderzoek is veelal nog steeds het eerste onderzoek met een nieuw middel bij de mens. In fase-I-onderzoek zoekt men naar de optimale dosis en het optimale schema van toediening. Van cytotoxische medicijnen is bijvoorbeeld bekend dat er een dosis-activiteitsrelatie is. Het is dus zaak de maximaal haalbare dosis, de beperkende bijwerkingen, de reversibiliteit van de bijwerkingen en het juiste schema van toediening te kennen. Tijdens deze fase wordt ook de farmacologie van het geneesmiddel onderzocht. Men bestudeert de biologische beschikbaarheid, de plasmaklaring, het metabolisme en de excretie van de stof. Het fase-I-onderzoek is niet primair therapeutisch gericht. Daarom worden de onderzoeken gewoonlijk uitgevoerd bij patiënten met een maligniteit die met de geregistreerde middelen niet meer onder controle is te houden. Dit betekent niet dat dit ernstig zieke patiënten met veel klachten zijn. Het komt regelmatig voor dat patiënten in veel organen metastasen hebben zonder dat zij daar ernstige klachten van ondervinden. Zeer verzwakte patiënten in een onderzoek opnemen is medisch-ethisch niet verantwoord. Zij hebben erg veel kans op bijwerkingen en een zeer lage kans op enig gunstig effect tegen de tumor. Bovendien levert het wetenschappelijk onderzoek dan niet de juiste resultaten op, omdat ernstig verzwakte patiënten niet representatief zijn voor de groep patiënten bij wie het middel na eventuele registratie wordt toegepast.

Daarnaast is bekend dat de reeds geregistreerde medicijnen tegen kanker het beste werken als de lichamelijke conditie van de patiënt goed is. Algemene voorwaarden voor deelname zijn daarom dat de klinische toestand zodanig is dat verwacht kan worden dat de patiënt nog ten minste drie maanden leeft en dat de diverse orgaanfuncties voldoende zijn.

Het is een misvatting te denken dat fase-I-onderzoek betekent dat patiënten door de behandeling altijd ernstig ziek worden of nadelen ondervinden. Hoewel we vanzelfsprekend bedacht moeten zijn op toxiciteit en beschrijving daarvan ook een van de doelen van het onderzoek is, hoeft deze lang niet altijd ernstig te zijn. En zelfs medisch relevante bijwerkingen zijn voor de patiënt lang niet altijd voelbaar, zoals leukocytopenie. Zolang deze niet gecompliceerd wordt door koorts, is dit een voor de patiënt niet-merkbare bijwerking.

Het aantal patiënten in een fase-I-onderzoek is meestal beperkt tot ongeveer veertig. Aan het eind van fase-I-onderzoek zijn een haalbare dosering en een optimaal schema vastgesteld, en is er zoveel bekend over de bijwerkingen en de farmacologie dat een aanbeveling kan worden gedaan welke dosis en welk schema in verder onderzoek kunnen worden gebruikt.

5.3.4 FASE-II-ONDERZOEK

Op basis van de gegevens uit het fase-I-onderzoek betreffende het doseringsschema en de daarbij maximaal haalbare dosis worden vervolgens fase-II-onderzoeken uitgevoerd, met als doel na te gaan of het nieuwe middel een gunstig therapeutisch effect heeft. Deze onderzoeken worden uitgevoerd bij groepen patiënten met hetzelfde type tumor en (meestal) met een meetbare of tenminste evalueerbare afwijking. De werkzaamheid van het nieuwe geneesmiddel wordt in de regel bij diverse soorten kanker getoetst. Het resultaat van de behandeling wordt beschreven in termen van tumorregressie, uitgedrukt in een aantal categorieën: complete remissie of complete respons, partiële respons, stabiele ziekte en progressieve ziekte (tabel 5.2). In moderne vormen van fase-II-onderzoek wordt ook gekeken naar de tijd tot tumorprogressie, omdat van veel nieuwere middelen geen tumorregressie mag worden verwacht, maar eerder een tegengaan van groei en/of vorming van nieuwe uitzaaiingen. De waarde van een fase-II-onderzoek is vooral de eerste oriëntatie op effect. Helaas wordt de waarde nogal eens overschat en vertaalt men de resultaten vaak meteen naar een onomstotelijk bewijs van effectiviteit. Dit is onterecht. Anderzijds is fase-II-onderzoek voor sommige, meer zeldzame, tumoren de enig uitvoerbare vorm van onderzoek die een antitumoreffect kan suggereren. Een fase-II-onderzoek met een combinatie van werkzame medicijnen heeft feitelijk weinig waarde, omdat de uitkomsten beïnvloed zouden kunnen zijn door patiëntenselectie en toeval. Als men een fase-II-onderzoek met een combinatie van medicijnen wil uitvoeren, verdient het aanbeveling randomisatie (zie par. 5.3.6) toe te passen om selectie uit te sluiten.

Het aantal patiënten in een fase-II-onderzoek hoeft niet zeer groot te zijn en varieert, afhankelijk van de resultaten, van ongeveer vijftien tot veertig patiënten per tumortype. Als tijd tot progressie het eindpunt van zo'n studie is, kan het aantal patiënten oplopen tot boven de honderd. Het aantal mogelijke tumortypen dat onderwerp is van dit soort onderzoek is potentieel groot, maar meestal worden er om te beginnen vijf tot zeven geselecteerd. In toekomstig onderzoek zal naar verwachting steeds vaker patiëntenselectie worden toegepast op basis van de aan- of aanwezigheid van een essentiële tumormerker die van belang wordt geacht voor de werkzaamheid van de nieuwe verbinding (zie par. 5.2.1)

5.3.5 FASE-III-ONDERZOEK

Indien in fase-II-onderzoek wordt aangetoond dat er een gunstig antitumoreffect is, wordt vervolgens een fase-III-studie verricht. Hierbij wordt het middel vergelijkenderwijs prospectief getest, met de tot dan bekende standaardtherapie. Door middel van randomisatie (een vorm van loting) worden patiënten verdeeld in een groep die de bestaande standaardbehandeling krijgt en een groep die de nieuwe behandeling krijgt. Die nieuwe behandeling kan een nieuw middel zijn, of het nieuwe middel kan een oud middel vervangen in een combinatie met andere middelen. Ook kan een combinatie van systemische therapie en bijvoorbeeld radiotherapie een nieuwe behandelmodaliteit vormen die wordt vergeleken met de tot dan toe geldende standaardbehandeling.

Fase-III-onderzoek vereist in de regel grote aantallen patiënten. Het aantal is afhankelijk van het te verwachten verschil in resultaat tussen de behandelingsgroepen. Bij grote verwachte verschillen kan soms met enkele tientallen of honderden patiënten worden volstaan, maar soms zijn zelfs duizenden patiënten nodig om tot statistisch verantwoorde conclusies te komen. De meest gebruikelijke eindpunten van dit soort studies zijn overleving, tijd tot progressie en symptoomvermindering. Omdat het vaststellen van met name overleving in gunstige gevallen veel tijd kost en er relatief veel patiënten nodig zijn voor een adequate interpretatie van de uitkomst van de studie, duren dit soort onderzoeken vaak vele jaren.

5.3.6 GERANDOMISEERD VERSUS NIET-GERANDOMISEERD ONDERZOEK

Met de gestage stroom aan verbeteringen in de diagnostische precisie en ook de vele veranderingen die vrijwel continu worden doorgevoerd in de kankerbehandeling op grond van nieuwe verworvenheden, is een onderzoek waarin de resultaten worden vergeleken met historische controles feitelijk van generlei waarde. Het gebruik van historische controles wordt over het algemeen afgeraden en vindt nog slechts een enkele keer plaats bij zeldzame tumoren.

Om de invloed uit te sluiten van mogelijke variabelen op de uitkomst van een studie die bedoeld is om onomstotelijk bewijs te leveren van effectiviteit, is randomisatie

Tabel 5.2 Definities van resultaten van behandeling van tumoren met antikankermiddelen (RECIST-criteria).

complete remissie (CR)
compleet verdwijnen van alle verschijnselen van de ziekte, vastgesteld met behulp van twee observaties met een interval van minimaal vier weken

partiële remissie (PR)
30% of meer reductie van de som van de grootste diameter van de meetbare afwijkingen, vastgesteld met behulp van twee observaties met een interval van minimaal vier weken

totale respons
complete en partiële respons tezamen

stabiele ziekte ('stable disease') (SD)
minder dan 30% objectieve regressie en minder dan 20% objectieve progressie, vastgesteld met behulp van twee observaties met een interval van minimaal vier weken

progressie ('progressive disease') (PD)
20% of meer toename van één of meer van de bekende afwijkingen of het ontstaan van nieuwe afwijkingen

noodzakelijk. Dit werd al genoemd ten aanzien van sommige fase-II-studies, maar is een absolute noodzaak in fase-III-studies.

Omdat de vergelijkbaarheid van de patiëntengroepen nooit zeker is, kan men niet door vergelijking van twee prospectieve, niet-gerandomiseerde onderzoeken bewijzen dat de ene behandeling beter is dan de andere.

Het is tegenwoordig aanvaard dat studie-uitkomsten het meest valide zijn als noch de onderzoeker, noch de patiënt de uitkomst van de loting kent op het moment dat besloten wordt aan het onderzoek deel te nemen. Dat neemt niet weg dat dit soms moeilijk is te accepteren. Vroeger paste men daarom wel eens zogenoemde prerandomisatie toe. De prerandomisatieprocedure verschilt van de standaardrandomisatiemethode doordat de arts eerst de randomisatie laat verrichten en pas daarna de patiënt uitleg geeft over het onderzoek en vertelt welke behandeling hij zal krijgen. Ook de andere mogelijke behandelopties worden de patiënt dan meegedeeld. Pas daarna vraagt de arts toestemming aan de patiënt. Weigert die, dan krijgt de patiënt de door hem/haar gewenste behandeling. Tegenwoordig wordt deze methode niet meer toegepast. Er is namelijk een aantal zwaarwegende bezwaren. In de eerste plaats moeten bij analyse van de resultaten de patiënten worden vergeleken aan de hand van de randomisatie en niet van de behandeling. Met andere woorden, een patiënt die volgens de randomisatie behandeling A moet krijgen, maar dit weigert en behandeling B ontvangt, moet worden geanalyseerd in groep A. Dit wordt in de Engelstalige literatuur 'intention to treat'-analyse genoemd. Dit doet men omdat het behandelingsresultaat anders vertekend kan worden door een mogelijke relatie tussen prognose, behandeling en weigeringsfrequentie. Door deze wijze van analyseren 'verdunnen' weigeraars de (werkelijke) verschillen in het uiteindelijke resultaat. Om die reden moeten meer patiënten in het onderzoek worden opgenomen. Bij een weigeringsfrequentie van 15% moet het totale aantal patiënten dat in het onderzoek moet worden opgenomen, reeds worden verdubbeld.

5.4 Ethische aspecten van klinisch onderzoek

Een arts-onderzoeker heeft ten aanzien van het uitvoeren van onderzoek een dilemma. Enerzijds moet het doel zijn de patiënt de best mogelijke behandeling te bieden. Anderzijds zal de studie, liefst in een zo kort mogelijk tijdsbestek, tot een goed einde moeten worden gebracht (zie paragraaf 5.5). Patiënten verwachten (terecht) van hun arts dat hij alle mogelijkheden voor behandeling naar beste weten onderzoekt. Deze verwachtingen scheppen ethische verplichtingen voor de arts en dwingen hem na te gaan hoe hij het beste aan de wensen van de patiënt kan tegemoetkomen en hoe hij tegelijkertijd de algemene principes van ethisch handelen kan volgen. Er zijn diverse situaties denkbaar waarin de best mogelijke behandeling onbekend is, of er geen reële standaardbehandeling bestaat. Juist in deze situaties is verder onderzoek van cruciaal belang en vormt de patiënt de noodzakelijke onderzoekspersoon. Een tweede dilemma dat hier optreedt, is dat de patiënt die de onderzoeksbehandeling ondergaat vaak zelf geen baat heeft bij de behandeling. Mede daarom kan niet worden voorbijgegaan aan de ethische aspecten van een therapeutisch-klinisch onderzoek. De patiënt dient uitvoerig over de opzet en achtergronden van het onderzoek te worden geïnformeerd, in vrijheid toe te stemmen, en ten slotte dient het onderzoek een relevante wetenschappelijke waarde te hebben.

In sommige situaties is de ethische 'drempel' om patiënten te laten deelnemen aan onderzoek in verhouding lager dan in andere, bijvoorbeeld bij een kankerpatiënt met een snel progressieve maligniteit voor wie geen reguliere behandeling meer voorhanden is. Indien de patiënt nog in een goede conditie verkeert en behoefte heeft aan verdere behandeling, kan het ethisch aanvaardbaar zijn een onderzoeksbehandeling in bijvoorbeeld fase I of II aan te bieden. Gezien de vaak matige/slechte prognose en het gebrek aan alternatieven kan het acceptabel zijn opties aan te bieden waarbij geen of slechts een zeer beperkt voordeel van de behandeling mag worden verwacht. Uiteraard moet dit in verhouding staan tot de nadelen/gevaren. Dit wordt door de medisch-ethische toetsingscommissies beoordeeld.

5.4.1 MEDISCH-ETHISCHE TOETSINGSCOMMISSIES

De EU-richtlijn Good Clinical Practice uit 1991 en de Wet medisch-wetenschappelijk onderzoek met mensen uit 1999 vereisen dat onderzoeksprotocollen worden getoetst door een medisch-ethische toetsingscommissie (METC). Deze commissies zijn vaak verbonden aan de grotere ziekenhuizen in ons land en bestaan uit diverse leden. Artsen, (research)verpleegkundigen, statistici, juristen, ethici en een leek maken deel uit van een dergelijke commissie. De primaire taak is de rechten van de patiënt te beschermen en een goede gang van zaken van het voorgestelde onderzoek te waarborgen. Daarbij maken de medisch-ethische toetsingscommissies gebruik van uitgebreide nationale en internationale regelgeving, zoals de Verklaring van Helsinki (1964), de Wet op de geneeskundige behandelingsovereenkomst (1995), en de Wet bescherming persoonsgegevens (2001).

Een van de vereisten voor deelname aan klinisch onderzoek is een schriftelijk 'informed consent' afgegeven door de patiënt. Hiermee wordt bedoeld dat een patiënt er op basis van (mondelinge en schriftelijke) informatie schriftelijk in toestemt aan een onderzoek mee te doen. Hij moet nauwkeurig op de hoogte zijn gebracht van mogelijke voor- en nadelen, de opzet van het onderzoek, de mogelijk andere behandelingen en van zijn rechten. De patiënt heeft te allen tijde het recht zich, zonder opgaaf van reden, terug te trekken of te weigeren zonder dat dit hem wordt aangerekend.

De METC werkt ook beschermend ten opzichte van de arts, omdat de arts op deze manier de last om te beslissen of het onderzoek gerechtvaardigd is, deelt met de commissie.

5.5 Enkele kanttekeningen bij het doen van onderzoek

Onderzoek doen is altijd al onderdeel geweest van het medisch handelen. Het is onlosmakelijk verbonden met vooruitgang en dit geldt in het bijzonder voor de oncologie, waarbij het cruciaal is nieuwe behandelingsmodaliteiten te ontwikkelen. Hierdoor is de oncologie, net als bijvoorbeeld de hematologie, een sterk 'geprotocoleerd' vakgebied geworden. Hieraan kleven voor- en nadelen. Een voordeel van een geprotocoleerde behandelingswijze is de mogelijkheid de verschillende behandelingsopties te groeperen en te bestuderen. Op deze manier kan voor een bepaalde medische situatie worden bepaald wat de te volgen voorkeursstrategie/behandeling is. Ook zijn nieuwe studies/behandelopties zeer effectief te integreren in de behandelingsstrategieën. Een nadeel kan echter zijn dat er een soort 'kookboek'geneeskunde ontstaat, waarbij regels blind worden gevolgd en de interindividuele verschillen tussen patiënten onvoldoende belicht worden. Hiervoor dient gewaakt te worden.

De oncoloog moet zich realiseren dat hij 'twee petten' draagt. Enerzijds is hij de behandelaar van de patiënt en is het zijn doel de beste behandeling voor de patiënt te zoeken. Anderzijds participeert hij vaak actief in een studie, waarbij het belangrijk is voldoende patiënten voor een studie te werven. Afhankelijk van de insteek van de arts, kan de mening van de patiënt worden beïnvloed. De ene patiënt is hiervoor gevoeliger dan de andere, maar voor vrijwel iedere patiënt geldt dat deze zich in belangrijke mate laat sturen door de specialist. Er is dus voorzichtigheid geboden met de patiënt (ir)reële verwachtingen voor te leggen. Hoewel het volgens de bestaande in- en exclusiecriteria van de diverse studies mogelijk is een patiënt te laten participeren, kan het op basis van andere factoren soms beter zijn de patiënt te adviseren van deelname af te zien. Anderzijds kan de patiënt voor zichzelf een doemscenario schetsen, terwijl deelname aan een studie wel degelijk positieve aspecten kan hebben. Steeds weer zal, in samenspraak met de patiënt, een individuele afweging moeten worden gemaakt op basis van persoonlijke factoren.

5.6 Samenvatting

Klinisch onderzoek en de oncologie zijn onlosmakelijk met elkaar verbonden. Het is van belang om de resultaten van behandeling, in de vorm van genezing, levensverlenging en symptoombestrijding, te verbeteren en patiëntvriendelijker te maken. De onderzoeksmethodologie kent verschillende fasen, met in elke fase een andere vraagstelling.

Aan het doen van onderzoek zijn belangrijke ethische aspecten verbonden. Als waarborg voor kwaliteit en ethische aspecten moet het onderzoeksprotocol worden getoetst door een medisch-ethische toetsingscommissie en moet de onderzoeker de toestemming van de patiënt voor deelname schriftelijk vastleggen. Toch blijft het een gezamenlijke verantwoordelijkheid van oncoloog en patiënt of er wordt deelgenomen aan een onderzoek.

Kernpunten

- Fase-0-onderzoek:
  testen van middelen op subtherapeutisch niveau
- Fase-I-onderzoek:
  beschrijft de maximaal haalbare dosis, en de eventuele bijwerkingen
- Fase-II-onderzoek:
  eerste oriëntatie op gewenst effect, nooit bewijzend;
  bij gebruik van meerdere medicijnen in een behandeling verdient een gerandomiseerde fase-II-studie de voorkeur
- Fase-III-onderzoek:
  altijd gerandomiseerd;
  methode om overtuigend bewijs van effectiviteit te leveren

Literatuur

Eisenhauer EA, Therasse P, Bogaerts J, et al. New response evaluation criteria in solid tumours: Revised RECIST guideline (version 1.1). Eur J Cancer 2009;45:228-47.

Fisher B, Redmond C, Fisher ER, et al. Ten-year results of a randomized clinical trial comparing radical mastectomy and total mastectomy with or without radiation. N Engl J Med 1985;312:674-81.

Jimeno A, Messersmith WA, Hirsch FR, et al. KRAS mutations and sensitivity to epidermal growth factor receptor inhibitors in colorectal cancer: Practical application of patient selection. J Clin Oncol 2009;27: 1130-6

Marchetti S, Schellens JH. The impact of FDA and EMEA guidelines on drug development in relation to Phase 0 trials. Br J Cancer 2007;97:577-81.

Chirurgisch-oncologische behandelingsprincipes

H.J. Hoekstra

6.1 Inleiding

De multidisciplinaire behandeling van kanker wordt bepaald door de aard van de tumor, de anatomische lokalisatie en het klinische stadium van de ziekte. Chirurgie, het snijdende onderdeel van de kankerbehandeling, neemt daarin een belangrijke plaats in. Hoewel het merendeel van de genezen kankerpatiënten die genezing nog steeds aan alleen een chirurgische ingreep heeft te danken, genezen steeds meer kankerpatiënten dankzij een gecombineerde kankerbehandeling bestaande uit chirurgie, (neo)-adjuvante radiotherapie en/of chemotherapie.

Het is noodzakelijk dat chirurgen, specialisten, huisartsen, verpleegkundigen en paramedici, maar ook patiënten de 'chirurgische taal', de begrippen operabiliteit, resectabiliteit, curatieve en palliatieve resectie, goed begrijpen.

Een patiënt is 'operabel' wanneer hij geopereerd kan worden, dat wil zeggen dat er geen medische contra-indicaties bestaan tegen een chirurgische ingreep (operatie). Met een slechte functie van longen en/of het hart kan een operatie aan een lidmaat onder regionale anesthesie wel mogelijk zijn, maar een grote ingreep in de buik of borstholte niet. De patiënt is dan dus 'niet-operabel', niet in staat een chirurgische ingreep (operatie) te ondergaan. De diagnose en eventuele nevendiagnosen bepalen samen of een patiënt wel of niet in staat is een operatie te ondergaan (operabiliteit). Wanneer een patiënt operabel is, kan vervolgens tijdens de operatie blijken dat de tumor technisch 'niet-resectabel' (verwijderbaar) is, de resectabiliteit.

Van een in 'opzet curatieve chirurgische ingreep' wordt gesproken als de tumor volgens de daartoe geldende operatieve richtlijnen is verwijderd en er daarmee uitzicht is op een volledige genezing. De tijd zal dan leren of de ingreep inderdaad curatief was, dat wil zeggen dat de tumor niet is teruggekomen. Zijn er bij disseminatieonderzoek metastasen op afstand vastgesteld, dan kan de chirurgische resectie niet meer curatief van aard zijn en is er dus sprake van een 'palliatieve resectie'. Een dergelijke palliatieve resectie kan lokaal zeker curatief zijn, de tumor is radicaal verwijderd, maar zal niet leiden tot genezing. Ook kan de tumor lokaal niet radicaal te verwijderen zijn en is slechts een 'lokale palliatieve resectie' mogelijk. Soms wordt een tumor eerst behandeld met chemotherapie en/of radiotherapie waarna in tweede instantie een chirurgische behandeling volgt, zogeheten 'adjuvante chirurgie'. Het tegenovergestelde is ook mogelijk. Door middel van chirurgie wordt zo veel mogelijk tumor verwijderd (debulken), waarna systemische behandeling (intraveneus of intraperitoneaal) wordt gegeven. Deze vorm van chirurgie heet 'debulking chirurgie'. Het is ook mogelijk dat een chirurgische behandeling reeds plaatsvindt, voordat een tumor zich heeft kunnen ontwikkelen in een orgaan. We spreken dan van 'profylactische chirurgie', het voorkómen dat zich op den duur een tumor kan gaan ontwikkelen.

In dit hoofdstuk wordt een overzicht gegeven van een aantal chirurgische behandelingsprincipes in de oncologie. Chirurgische interventies in de spoedeisende oncologie worden behandeld in hoofdstuk 12.

6.2 Chirurgische behandeling

De diagnose kanker kan histologisch of cytologisch worden gesteld. Voor het stellen van de histologische diagnose is weefsel nodig, dat wordt verkregen met een scalpel, forceps of via een dikkenaaldbiopsie. De cytologische diagnose wordt gesteld op basis van een dunnenaaldbiopt of op een uitstrijkje. Voor het uitvoeren van een goede chirurgisch-oncologische behandeling is het vereist de tumor preoperatief optimaal te stadiëren met behulp van klinisch en beeldvormend onderzoek, zoals spiraal-CT, MRI, PET en PET-CT. In de nabije toekomst zijn er nieuwe, patiëntvriendelijker MRI's te verwachten met 'total imaging matrix' (gehele lichaam afgebeeld) en nieuwe, snellere CT-scans met twee röntgenbuizen en twee detectoren en de mogelijkheden voor niet alleen 3D- maar zelfs 4D-beeldvorming met een minimale scantijd en extreem lage stralingsbelasting. Op basis van het klinische stadium van de tumor (TNM-stadium) wordt in de multidisciplinaire oncologiebespreking de meest optimale chirurgische of gecombineerde behandeling vastgesteld en uitgevoerd.

Het diagnostische en chirurgische deel van de (gecombineerde) kankerbehandeling wordt steeds complexer.

Om het 'zorgproces' beter te laten verlopen wordt steeds meer gebruikgemaakt van 'zorgtrajecten'. In deze 'zorgtrajecten' is het diagnostisch en behandelingstraject per tumortype gedefinieerd met het doel de efficiëntie en effectiviteit van de diagnostiek en behandeling te verbeteren. Voor bijzondere tumorsoorten kunnen zelfs regionaal afspraken worden gemaakt over de wijze en plaats van behandeling binnen een 'managed clinical network' (MCN). In een MCN maken specialisten regionale afspraken over de behandeling van zeldzame, solide tumoren zoals oesofagus-, pancreas-, ovarium-, testis- en wekedelentumoren.

De volgende chirurgische behandelingsprincipes worden in dit hoofdstuk besproken: chirurgische biopsie, curatieve chirurgie, palliatieve chirurgie, minimaal invasieve chirurgie, adjuvante chirurgie, profylactische chirurgie, reconstructieve chirurgie, metastasechirurgie, debulkingchirurgie, toegangschirurgie, regionale chemotherapie, robot- en beeldgestuurde chirurgie en chirurgie bij oncologische complicaties. Ten slotte komt de follow-up aan de orde.

6.2.1 BIOPSIE

In het verleden stelde de chirurg door middel van een biopsie de diagnose kanker. Nieuwe ontwikkelingen in de beeldvormende diagnostiek en in de endoscopie, maar ook in de histopathologie en cytologie, hebben ertoe geleid dat ook andere specialisten een steeds belangrijker taak krijgen bij deze vorm van diagnostiek.

Voordat een biopsie wordt uitgevoerd, wordt eerst het niet-invasieve onderzoek afgerond om geen verstoring van het radiologische beeld te veroorzaken. Bij de behandeling van kanker is het soms wenselijk dat, voorafgaande aan de biopsie, overleg plaatsvindt tussen de diverse specialisten en de patholoog, teneinde een optimale diagnostische procedure mogelijk te maken. Op basis hiervan wordt gekozen voor een histopathologische en/of cytologische biopsie. Het weefsel dat bij de biopsie wordt verkregen, wordt steriel en vers aan de patholoog aangeleverd, opdat het optimaal cytologisch, histopathologisch, moleculair-biologisch en cytogenetisch kan worden verwerkt. Via cytologie kan men sneller een diagnose stellen dan via histopathologie, maar de mogelijkheden om een specifieke diagnose te stellen zijn beperkter.

Bij een incisie-, tang-, pons-, dikkenaaldbiopsie of curettage wordt een stukje weefsel uit de tumor genomen, bij een excisiebiopsie wordt de gehele tumor verwijderd. Door middel van endoscopie kan het merendeel van de gastro-intestinale en longtumoren preoperatief worden gevisualiseerd en gebiopteerd, of wordt door middel van een 'brush' weefsel verkregen voor cytologisch onderzoek. Een geheel nieuwe veelbelovende techniek is het endoscopisch echografisch biopteren van lymfklieren om long-, oesofagus-, en maagcarcinoom te stadiëren. Met behulp van mediastinoscopie kunnen mediastinale lymfeklieren worden gebiopteerd voor de stadiëring van een longcarcinoom. Bij oesofagus-, maag-, en coloncarcinoom worden momenteel de toepassingsmogelijkheden van de schildwachtklierbiopsie in de diagnostische stadiëring onderzocht (par. 6.2.3). Laparoscopie wordt in toenemende mate gecombineerd met intraoperatieve echografie om de operabiliteit te beoordelen door het stadiëren van gastro-intestinale tumoren en zo nodig door het biopteren van metastasen. Bij tumoren in het hoofd-halsgebied worden bij een onbekende primaire tumor, naast de cytologische punctie zogeheten blinde biopsieën, at random, uit gezond ogend slijmvlies genomen om de primaire tumor te lokaliseren. Bij wekedelentumoren wordt een dikkenaaldbiopsie of een incisiebiopsie uitgevoerd, en bij bottumoren wordt een botboorbiopsie of curettage van de tumor verricht.

Bij de keuze van de soort en de plaats van de biopsie moet rekening worden gehouden met het uiteindelijke behandelingsplan, omdat de biopsieplaats in theorie gecontamineerd is met kwaadaardige cellen. De biopsieplaats moet zo nodig later en bloc met de kwaadaardige tumor worden verwijderd. Excisiebiopsieën van huidtumoren worden in de richting van het lymfedrainagegebied uitgevoerd en volgen over het algemeen niet de huidlijnen.

Het uitvoeren van een biopsie is een belangrijke diagnostische chirurgische ingreep. Een verkeerd uitgevoerde biopsie kan de chirurgische behandeling en daarmee de prognose negatief beïnvloeden, en soms is zelfs een curatieve behandeling niet meer mogelijk.

6.2.2 CURATIEVE OF PALLIATIEVE CHIRURGIE

Voor iedere solide tumor is een standaard chirurgisch-oncologische operatietechniek gedefinieerd waaraan een in opzet curatieve chirurgische behandeling zou moeten voldoen. Sommige tumoren vereisen een preoperatieve gecombineerde kankerbehandeling met bijvoorbeeld radiotherapie, of een combinatie van radiotherapie en chemotherapie of alleen chemotherapie, voordat pas een in opzet curatieve chirurgische behandeling van de tumor kan plaatsvinden. We spreken dan van adjuvante chirurgie (par. 6.2.4).

Onder curatieve chirurgie wordt verstaan de chirurgische resectie van een kwaadaardige tumor, waarbij ten tijde van de chirurgische resectie geen aanwijzingen zijn voor metastasen op afstand, en waarbij de tumor en – indien geïndiceerd – het eventuele lymfedrainagegebied radicaal verwijderd kunnen worden, zonder dat macroscopisch tumor wordt achtergelaten of tumor-spill optreedt. Een dergelijke operatie wordt geclassificeerd als een R0-resectie. Als na een chirurgische ingreep macroscopisch tumor wordt achtergelaten wordt deze operatie geclassificeerd als een R2-resectie en als de resectieranden microscopisch niet vrij zijn van tumor als een R1-resectie. Bij een R1- en R2-resectie is er sprake van een niet-curatieve ingreep.

Als voor of tijdens een chirurgische ingreep uitgebreide metastasering op afstand aanwezig blijkt, kan de chirurgische ingreep geen curatie bieden. In dat geval is er sprake van palliatieve chirurgie; dat wil zeggen dat men met de ingreep geen genezing beoogt, maar verlichting van de klachten.

Op basis van de chirurgische resectie en het histopathologisch onderzoek van het resectiepreparaat wordt de tumor volgens de TNM-classificatie gestadieerd en vindt zo nodig adjuvante behandeling plaats in de vorm van radiotherapie, chemotherapie, hormonale therapie, signaal transductie behandeling (drug targeting-therapie), of een combinatie daarvan. Voor de twee veelvoorkomende tumoren, mammacarcinoom en coloncarcinoom, heeft adjuvante chemotherapie na in opzet curatieve chirurgie geleid tot een sterke verbetering van de overleving.

De inzichten in de ziekte kanker en in de mogelijkheden van curatieve en palliatieve chirurgie hebben bijgedragen aan een toename van zowel de ziektevrije overleving als de niet-ziektevrije overleving. Een verlenging van de niet-ziektevrije overleving moet gepaard gaan met een goede kwaliteit van leven. Palliatieve chirurgie speelt daarbij een belangrijke rol.

Bij chirurgische ingrepen zijn de voedingstoestand en de immunologische status van de patiënt zeer belangrijk. Een matige of slechte voedingstoestand gaat gepaard met een verhoogd risico op complicaties. Preoperatieve hoogcalorische enterale of parenterale voeding kan een belangrijk onderdeel van de operatieve behandeling vormen.

Bij het manipuleren van een tumor, bij een biopsie of operatie, komen tumorcellen vrij. Deze tumorcellen kunnen zich verspreiden in de lymfebanen en in de bloedvaten en aanleiding geven tot lymfeklier- en/of hematogene metastasen. De chirurgische technieken zijn gebaseerd op het voorkómen van verspreiding c.q. versleping van tumorcellen, door vroegtijdig onderbinden van de essentiële bloed- en lymfevaten en door zo min mogelijk manipulatie van de tumor om perforatie van de tumor te voorkómen.

Bij de chirurgische resectie van een tumor komen zeer veel groeifactoren vrij, alsmede factoren die van invloed zijn op de angiogenese. Dankzij deze factoren geneest de wond. Voor de uitgroei van lymfogene en hematogene metastasen zijn deze groei- en angiogenesefactoren waarschijnlijk eveneens van belang. Tumoren kunnen echter ook factoren produceren die de angiogenese juist remmen. Na verwijdering van de tumor is deze remming niet meer aanwezig en kan zeer snel metastasering optreden. De afgelopen jaren zijn de inzichten in het metastaseringsgedrag van solide tumoren verbeterd. De komende jaren zal veel innoverend kankeronderzoek in het teken staan van deze groei- en angiogenesefactoren, teneinde de prognose van de lokale curatie te verbeteren en het risico op het optreden van metastasen op afstand te verkleinen.

6.2.3 MINIMAAL INVASIEVE CHIRURGIE

In de jaren negentig van de vorige eeuw heeft de minimale chirurgie zich een plaats verworven in de diagnostiek en behandeling van kanker. Er worden drie vormen van minimale chirurgie onderscheiden: endoscopische chirurgie, laparoscopische chirurgie en schildwachtklierbiopsie ('sentinel lymph node'-biopsie). De endoscopische diagnostiek van de tractus respiratorius, gastro-intestinalis of urogenitalis wordt voornamelijk uitgevoerd door de longarts, de gastro-enteroloog en de uroloog. Via de endoscoop kunnen uitstekend biopten worden genomen en beperkte palliatieve ingrepen worden uitgevoerd, zoals het plaatsen van stents of het uitvoeren van een elektrocoagulatie of laserbehandeling, of curatieve chirurgie van rectumtumoren via transanale endoscopische microchirurgie (TEM). De laparoscopische chirurgie wordt voornamelijk uitgevoerd voor het stadiëren en behandelen van niet-kwaadaardige aandoeningen. In de chirurgische oncologie wordt de laparoscopie, al dan niet gecombineerd met echografie, voornamelijk toegepast voor de stadiëring van gastro-intestinale tumoren. Over de waarde van laparoscopische colonresecties, oesofagusresecties of thoracoscopische verwijdering van longmetastasen bestaat nog geen consensus. De schildwachtklierbiopsie ('sentinel lymph node'-biopsie) is een minimaal invasieve stadiëringstechniek die zich zeer snel een plaats heeft verworven in de stadiëring van huidtumoren, zoals het melanoom, plaveiselcelcarcinoom, merkel-celtumor en het mammacarcinoom. Deze door de Amerikaanse chirurg Morton ontwikkelde techniek combineert het zichtbaar maken van lymfebanen met een blauwe kleurstof (patent Blue dye) en het identificeren van het eerste lymfeklierstation met een radioactieve stof (technetium-nanocolloïd). Door nu selectief het eerste klierstation te verwijderen en histopathologisch te onderzoeken met de standaard HE-kleuring, en bij negatieve HE-kleuring aanvullend immunohistochemisch of moleculair-biologisch onderzoek uit te voeren, zoals reverse transcriptase polymerase chain reaction (RT-PCR), kan een maximale stadiëring van de lymfklierstatus plaatsvinden door middel van een kleine chirurgische ingreep. De techniek heeft zich inmiddels een standaardplaats verworven in de behandeling van het mamma- en vulvacarcinoom. Alleen bij patiënten met bewezen lymfekliermetastasen worden de regionale lymfeklieren nog verwijderd. De plaats van de schildwachtklierbiopsie bij het melanoom is nog niet gedefinieerd. De schildwachtklierbiopsie bij het melanoom is een stadiërende ingreep die belangrijke prognostische informatie verschaft en of dit uiteindelijk effect heeft op de ziektevrije en totale overleving zal afhangen van de uiteindelijke resultaten van de Multicenter Selective Lymphadenectomy Trial (MSLT). De waarde van de schildwachtklierbiopsie bij de andere huidtumoren is ook nog niet aangetoond.

De technische vooruitgang met betrekking tot de detectie van de schildwachtklier en de verbeterde histopathologische en moleculair-biologische technieken stelt de chirurg-oncoloog ook weer voor nieuwe therapeutische problemen. De impact van de zogenoemde upgrading, dat wil zeggen het nauwkeuriger stadiëren van de schildwachtklier met betrekking tot chirurgie van de overige regionale klieren, c.q. adjuvante systeembehandeling, is immers onbekend en wordt nog onderzocht.

6.2.4 'ADJUVANTE' CHIRURGIE

Bij de behandeling van lokaal of locoregionaal ver voortgeschreden solide tumoren van de tractus digestivus en van het steun- en bewegingsapparaat, van tumoren gelokaliseerd in het hoofd-halsgebied en van gemetastaseerde tumoren van de testis wordt de chirurgische behandeling vaak voorafgegaan door chemotherapie en/of radiotherapie. Soms wordt de chemotherapie gebruikt als een radiosensitizer om de effectiviteit van de radiotherapie te vergroten. Het doel van de systemische (chemotherapie) of lokale behandeling (radiotherapie) is het verkleinen van het tumorvolume en het verminderen van de vitaliteit van de tumor. Uiteindelijk moet daardoor de chirurgische verwijdering van de tumor worden vergemakkelijkt en de lokale tumorcontrole worden vergroot.

Het uitvoeren van een dergelijke gecombineerde behandeling vereist grote deskundigheid van het oncologische team. De chirurg-oncologen, medisch-oncologen en/of radiotherapeut-oncologen moeten op de hoogte zijn van de verschillende behandelingsmogelijkheden waarover zij beschikken. Adjuvante chirurgie kan zeer ingewikkeld zijn en wordt meestal uitgevoerd met een curatieve intentie, zelden met een palliatief doel.

Gastro-intestinale stromaceltumoren hebben een grote neiging tot intraperitoneale metastasering en metastasering naar de lever. Voor deze tumor is een zeer effectieve 'palliatieve behandeling' beschikbaar gekomen, de 'signaal transductie'-behandeling met imatinibmesilaat (Glivec®). De waarde van adjuvante chirurgie in de palliatieve chemotherapeutische behandeling van deze tumoren wordt momenteel onderzocht (zie hoofdstuk 21).

6.2.5 PROFYLACTISCHE CHIRURGIE

De kennis over erfelijke tumoren en de familiaire predispositie voor de ziekte kanker neemt snel toe. Deze kennis stelt ons in staat kanker te voorkomen door het profylactisch verwijderen van organen. Bekende ziektebeelden waarbij al vele jaren profylactische chirurgie wordt uitgevoerd zijn orchidopexie bij niet-ingedaalde testis, subtotale colectomie bij familiaire adenomateuze polyposis (FAP) en erfelijke dikkedarmkanker (lynch syndroom of HNPCC), en thyroïdectomie bij het multipele endocriene neoplasiesyndroom type 2 (MEN-2-syndroom). Door de ontdekking van de BRCA-1- en BRCA-2-genmutatie, verantwoordelijk voor het erfelijk mamma- en ovariumcarcinoom, zijn daar nu profylactische ablatio mammae en ovariëctomie bijgekomen. Voor deze vorm van chirurgie is intensief multidisciplinair overleg met de patiënt nodig, waarbij de voor- en nadelen tegen elkaar moeten worden afgewogen. De mogelijkheden van profylactische chirurgie ter preventie van kanker nemen nog steeds toe. De reconstructieve mogelijkheden zoals mammareconstructies na ablatio mammae en dunnedarmreservoirs (pouch) na colon-rectumresecties dragen bij aan een betere kwaliteit van leven.

6.2.6 RECONSTRUCTIEVE CHIRURGIE

De plastisch-chirurgische reconstructieve mogelijkheden stellen de chirurg in staat uitgebreide resecties uit te voeren. Met behulp van verschuivingsplastieken, zwaailappen, vrij gevasculariseerde huid-spierlappen, vrij gevasculariseerde bottransplantaten en omentumplastieken met vrije huidtransplantaten kan vrijwel ieder defect worden gereconstrueerd. Met behulp van endoprothesen kunnen extremiteiten en gewrichten na resecties van bottumoren behouden blijven en met behulp van mammaprothesen of (spier)transposities (m. rectus abdominis, m. latissimus dorsi of de *distale inferior epigastrica perforator lap (DIEP)*) kan de mamma gereconstrueerd worden. Na colorectale resecties is het vaak mogelijk de sfincterfunctie van de anus te behouden door het aanleggen van een ileoanale anastomose met een dunnedarmreservoir (pouch).

Door reconstructieve chirurgie kan de chirurg in opzet curatieve resecties verrichten – eventueel gevolgd door adjuvante radiotherapie – die in het verleden onmogelijk waren. Daarnaast kan reconstructieve chirurgie bijdragen aan een betere kwaliteit van leven van de patiënt met kanker.

6.2.7 METASTASECHIRURGIE

Een van de kenmerkende eigenschappen van een solide tumor is dat hij kan metastaseren, lymfogeen en/of hematogeen. Lymfogene metastasering vindt plaats naar de specifieke lymfedrainagegebieden. Afhankelijk van de soort tumor zal hematogene metastasering plaatsvinden naar de longen of de lever, maar soms ook naar de hersenen, botten, weke delen of huid. Wanneer de metastasen op afstand gelijktijdig met de primaire tumor worden gediagnosticeerd, wordt gesproken van synchrone metastasering. Worden de metastasen vastgesteld tijdens follow-upcontroles, dan is er sprake van metachrone metastasering. De behandeling van lymfogene metastasen van huidtumoren, synchroon of metachroon, is een lymfeklierdissectie. Wanneer er sprake is van extranodale groei, is er vaak een indicatie voor aanvullende radiotherapie. De behandeling van hematogene metastasen, synchroon of metachroon, is afhankelijk van de primaire tumor, het aantal hematogene metastasen en van de mogelijkheden voor in opzet curatieve chirurgische resectie van de metastasen. Anders dan patiënten met lymfogene metastasen van huidtumoren, komt slechts een beperkt aantal patiënten met hematogene metastasen in aanmerking voor chirurgie. Onderzoek bij patiënten met levermetastasen heeft uitgewezen dat het tijdsinterval tussen de primaire behandeling en de manifestatie van metastasen op afstand, synchroon of metachroon, en de groeisnelheid van de metastasen, dat wil zeggen de tumorverdubbelingstijd, niet langer prognostische factoren zijn. Het aantal metastasen (> 3) en de resectiemarge (1 à 2 cm) zijn de belangrijkste factoren met betrekking tot de uiteindelijke prognose na chirurgische resectie van levermetastasen en waarschijnlijk ook van longmetastasen. Metastasectomie van longmetastasen van wekedelen- of bottumoren geeft een vijfjaarsoverleving van 30-40%; eenzelfde percentage wordt bereikt na resectie van levermetastasen van colorectale tumoren. De radiofrequente ablatie (RFA) wordt in toenemende mate toegepast bij de behandeling van lever- en longmetastasen. Met behulp van CT-geleide RFA kan een in opzet curatieve verdamping van dergelijke metastasen zeer nauwkeurig plaatsvinden. De chirurgische resectie van levermetastasen kan succesvol worden gecombineerd met de techniek van RFA voor de niet-chirurgisch te verwijderen levermetastasen.

6.2.8 DEBULKINGCHIRURGIE

Debulkingchirurgie is een vorm van chirurgie die werd ontwikkeld voor de behandeling van intra-abdominaal gemetastaseerd ovariumcarcinoom, en die nu navolging heeft gevonden bij het pseudomyxoma peritonei, en peritoneaal gemetastaseerde coloncarcinoom in combinatie met systemische en intraperitoneale chemotherapie. De behandeling bestaat uit het verwijderen van de primaire tumor en zo veel mogelijk metastasen, met als doel het totale volume van de tumor terug te brengen tot 'microscopisch' niveau of tot zeer kleine macroscopische tumorresten. Vervolgens vindt een intraperitoneale chemotherapeutische behandeling plaats, zo nodig gevolgd door een 'second look'-laparotomie om het effect van de behandeling te beoordelen en eventueel residuale tumor chirurgisch te verwijderen. De combinatiebehandeling van debulkingchirurgie, hyperthermale intraperitoneale chemotherapie (HYPEC) en adjuvante systemische chemotherapie lijkt voor een beperkte groep patiënten met een intraperitoneaal gemetastaseerd colon- en ovariumcarcinoom evenals het pseudomyxoma peritonei zeer succesvol.

6.2.9 TOEGANGSCHIRURGIE

Toegangschirurgie werd oorspronkelijk toegepast ten behoeve van nierdialyse waarbij een arterioveneuze shunt (AV-fistel) werd aangelegd. Bij de introductie van de chemotherapie werden de medisch-oncologen geconfronteerd met veneuze toegangsproblemen om patiënten adequaat (poly)chemotherapie te geven en te hydreren. Aanvankelijk werd de AV-fistel ook toegepast bij (poly)-chemotherapie van patiënten met kanker, teneinde een adequate veneuze toegangsweg te creëren. Deze vorm van toegangschirurgie bleek echter minder geschikt voor het geven van chemotherapie. De gecuffte-katheter leek een oplossing voor dit toegangsprobleem tot de bloedbaan. Het hoge percentage infecties en de patiëntonvriendelijkheid droegen bij tot de ontwikkeling van de venous access port (VAP).

De introductie van de VAP in het begin van de jaren tachtig van de vorige eeuw was een belangrijke technische ontwikkeling voor de medisch-oncoloog en de chemotherapiepatiënt. De VAP bestaat uit een poort met een siliconenmembraan en een katheter. Vanuit het reservoir, dat subcutaan op de thoraxwand wordt aangebracht, loopt een katheter naar de v. subclavia. Door de siliconenmembraan van het reservoir met een speciale naald aan te prikken, kan een chemotherapeuticum direct in de veneuze circulatie worden toegediend. Het VAP-systeem kan onder lokale anesthesie worden ingebracht en voldoet uitstekend.

6.2.10 REGIONALE CHEMOTHERAPIE

Regionale chemotherapie is een vorm van selectieve toediening van een chemotherapeuticum aan een extremiteit of orgaan, waarbij een onderscheid kan worden gemaakt in geïsoleerde regionale perfusie en infusie, intra-arteriële infusie, intravesicale, intrathecale of intraperitoneale chemotherapie. Het doel van regionale chemotherapie is een zo hoog mogelijke lokale dosis van een chemotherapeuticum toe te dienen, met een zo laag mogelijke systemische spiegel; ergo: een hoge lokale dosis met een lage systemische toxiciteit.

De bekendste vorm van regionale chemotherapie is de geïsoleerde regionale perfusie en regionale infusie van een extremiteit voor de behandeling van uitgebreide satellitosis of 'in transit'-metastasen van een melanoom en de regionale perfusie van een ver voortgeschreden wekedelentumor die primair niet ledemaatsparend behandeld kan worden. Regionale perfusies en infusies worden slechts in een beperkt aantal centra in Nederland uitgevoerd.

Intra-arteriële chemotherapie is in het verleden vaak toegepast bij de behandeling van wekedelentumoren, tumoren in het hoofd-halsgebied, en bij de behandeling van levermetastasen. De complexiteit van de behandeling en de slechts geringe verbetering van de ziektevrije overleving maken dat deze vorm van behandeling slechts incidenteel wordt toegepast. Hetzelfde geldt min of meer voor de geïsoleerde leverperfusie.

Intravesicale chemotherapie vindt plaats bij oppervlakkige blaastumoren, terwijl voor intrathecale chemotherapie, met uitzondering van acute lymfatische leukemie, geen plaats is. Intraperitoneale chemotherapie is een standaardbehandeling na debulkingchirurgie bij een ovariumcarcinoom. Een geheel nieuwe experimentele behandelingsmodaliteit voor peritonitis carcinomatosa en pseudomyxoma peritonei is de zogenoemde hyperthermie intraperitoneale chemotherapie (HYPEC) na peritonectomie. Het doel van deze gecombineerde behandeling is de intraperitoneale tumor chirurgisch terug te brengen tot 'microscopisch' niveau, vervolgens lokaal (intraperitoneaal) een chemotherapeuticum te appliceren en de effectiviteit van het chemotherapeuticum te verhogen door lokale toepassing van hyperthermie.

6.2.11 ROBOT- EN BEELDGESTUURDE CHIRURGIE

De chirurgie heeft de afgelopen twee decennia belangrijke technologische vooruitgang geboekt in de vorm van de 'sleutelgatchirurgie' (laparoscopie). Momenteel wordt de 'robotchirurgie' ontwikkeld. Een robot is een kolom waarop drie mechanische armen zijn gemonteerd. Op één daarvan is een camera bevestigd die onafgebroken beelden doorseint naar de console. Op de andere twee armen worden de instrumenten aangebracht. Tijdens de operatie bevinden de mechanische armen zich boven de operatietafel en worden tot in de buik- of borstholte van de patiënt gebracht, identiek aan de laparoscopie. De instrumenten zelf zijn geen rigide instrumenten meer, maar hebben aan hun uiteinde een gewricht – 'endo-wrist' genaamd –, zodat binnen de patiënt de natuurlijke handbewegingen als het ware kunnen worden nagebootst. De robot staat aan de zijde van de patiënt en hanteert op uiterst delicate wijze de laparoscopische instrumenten, die bij het begin van de ingreep in de patiënt zijn ingebracht. De chirurg zelf neemt plaats achter een chirurgische console waar hij op een 3D-scherm een driedimensionaal beeld van het operatiegebied bekijkt. De chirurg bedient deze twee armen vanachter een console met behulp van twee hendels, de 'endo-wrist'-instrumenten. Doordat de bewegingen van de chirurg door de robotarmen op een verkleinde schaal worden uitgevoerd, kunnen zeer complexe chirurgische handelingen worden verricht in een zeer kleine operatieruimte en op een zo weinig mogelijk invasieve manier. Hierdoor wordt een chirurgische precisie bereikt die uitgaat boven de limieten van de menselijke hand. Er zijn zo meer gecompliceerde bewegingen en handelingen mogelijk dan bij de conventionele of laparoscopieoperaties. De grootste ervaring met de robotchirurgie is momenteel aanwezig bij de prostatectomie. Het grote voordeel van de robotchirurgie bij de prostatectomie is dat bij een in opzet curatieve chirurgische ingreep de neurovascularisatie van de prostaat zo veel mogelijk kan worden gespaard met als resultaat een betere continentie en behoud van seksuele functies.

Beeldgestuurde chirurgie, image guided surgery (IGS) of computer assisted surgery (CAS) maakt het mogelijk dat chirurgen tijdens een operatie anatomische reconstructies maken van de voortgang van de operatie met behulp van preoperatieve CT- en/of MRI-scans van het operatiegebied (doelgebied) en directe intraoperatieve verificatie (real-time information technology) met behulp van intraoperatieve infraroodcamera's of intraoperatieve digitale röntgendiagnostiek met behulp van een C-boog. Met behulp van computertechnologie kunnen interne structuren driedimensionaal zichtbaar worden tijdens de operatie en kan de chirurg met een geavanceerd computersysteem virtueel 'vooruitkijken'.

Een geheel andere vorm van beeldgestuurde chirurgie is de intraoperatieve beeldvorming (intraoperative imaging) van tumoren met behulp van nabij-infrarood-fluorescentie-beeldvorming voor de detectie van tumoren en locoregionale metastasen, zowel ten behoeve van diagnostiek als van therapeutische evaluatie van de chirurgische behandeling. Deze techniek maakt gebruik van multispectraal optische camera's die in staat zijn om real-time de aanwezigheid van optische contrastmiddelen gebonden aan tumorcellen te detecteren. De chirurg krijgt hiermee een instrument in handen om visueel en real-time tijdens de operatie een indruk te krijgen van de uitbreiding van tumoren, resectiemarges en de aanwezigheid van eventueel residuale ziekte na chirurgie. Deze techniek wordt in Japan reeds toegepast voor de detectie van de schildwachtklier met name bij de gastro-intestinale chirurgie waarbij gebruikgemaakt wordt van lymfotrope fluorescente contrastmiddelen zoals indocyanine groen. Nabij-infrarood-fluorescentie-beeldvorming wordt nu ook in Nederland gevalideerd op technische haalbaarheid en klinische toepasbaarheid.

6.2.12 CHIRURGIE BIJ ONCOLOGISCHE COMPLICATIES

De eerste symptomen van de ziekte kanker kunnen zich uiten in spoedeisende chirurgische klachten zoals een gastro-intestinale obstructie, perforatie, bloeding, of infectie. Maar ook bij een patiënt die reeds bekend is met de ziekte kanker kan zich een acuut probleem voordoen waarvoor chirurgische interventie geïndiceerd is, zoals drainage van ascites, pleuravocht, decompressie bij myelumcompressie, of obstructie van gal-, urine-, of luchtwegen. Acute chirurgische operatieve ingrepen gaan gepaard met een zeer hoge morbiditeit en mortaliteit. Een chirurgische ingreep kan ook noodzakelijk zijn in verband met oncologische complicaties van een medisch-oncologische of radiotherapeutische behandeling. Hoewel extravasatie van een chemotherapeuticum slechts zelden voorkomt, is (plastisch) chirurgische behandeling van een extravasaat vaak noodzakelijk. Het behandelen van een dergelijke complicatie is afhankelijk van het soort chemotherapeuticum, de grootte van de verwonding en de anatomische lokalisatie, en van de expositietijd. De bekendste radiotherapeutische complicatie is de bestralingsenteritis van de dunne darm en minder frequent van het colon. Bestralingsenteritis kan aanleiding geven tot stenose, perforatie, fistels en bloedverlies. Bestraalde darm geneest zeer slecht en kennis van het ziektebeeld is noodzakelijk om de complicatie te kunnen behandelen. Bij voorkeur vindt geen resectie van de zieke bestraalde darm plaats, maar worden zogeheten bypasses aangelegd tussen de gezonde darmdelen. De effecten van radiotherapie werken door in de tijd. Vandaar dat vele jaren na hogedosis-bestraling nog zogenoemde bestralingsulcera van de huid kunnen ontstaan. Deze bestralingseffecten treden vooral op wanneer tijdens de radiotherapiebehandeling ook chemotherapie is gegeven. De chemotherapie werkt dan vaak als een radiosensitizer. De behandeling van bestralingsulcera bestaat uit chirurgische resectie. Omdat er meestal geen gezonde huid aanwezig is om het ontstane defect te bedekken, is plastisch-chirurgische reconstructie noodzakelijk. Daarbij kan gebruikgemaakt worden van gesteelde huid-spiertransplantaten, maar even goed van een gesteeld omentum-majus-transplantaat dat bedekt wordt met een huidtransplantaat. Door chemotherapie en/of radiotherapie veroorzaakte complicaties moeten als zeer serieus worden beschouwd; de chirurgisch-oncologische behandeling kan zeer moeilijk zijn en de complicatie kan voor de patiënt levensbedreigend zijn.

Dreigende pathologische fracturen kunnen, afhankelijk van de soort tumor en de anatomische lokalisatie, chirurgisch, radiotherapeutisch en/of hormonaal worden behandeld. Er bestaat een toenemende tendens voor profylactische chirurgische interventie, zoals intramedullaire fixatie of endoprothese, om complicaties op de lange termijn te voorkomen en zo een bijdrage aan de verbetering van de kwaliteit van leven te leveren.

De behandeling van bloedende of ulcererende huidtumoren of -metastasen, oncologische wonden die niet meer voor chirurgische, radiotherapeutische, chemotherapeutische of hormonale behandeling in aanmerking komen, vormt een groot probleem, zowel voor de patiënt, arts en verpleging, als voor de omgeving van de patiënt. Goede chirurgische wondverzorging, beperking van lokale en systemische infecties, bestrijding van de onwelriekende geur en beperking van de bloeding vormen de basis van de chirurgische behandeling van oncologische wonden.

Tegenwoordig worden in de oncologie ook steeds vaker antiangiogenetische geneesmiddelen toegepast. Het nadeel van deze middelen is dat zij enerzijds gepaard gaan met een verhoogd risico op trombo-embolische complicaties en anderzijds hebben patiënten die de voorafgaande vier tot zes weken een medicamenteuze behandeling hebben ondergaan en een acute chirurgische ingreep moeten ondergaan het risico op wondgenezingsstoornissen.

6.3 Follow-up

Patiënten die in een trial worden behandeld, hebben een vast follow-upschema voor poliklinische controles en aanvullende onderzoeken. Voor patiënten die niet in een trial vallen, is de follow-up onder meer afhankelijk van het feit of er sprake is van een in opzet curatieve behandeling, dan wel van een palliatieve behandeling. Als er sprake is van een palliatieve behandeling, zal in nauwe samenspraak met de overige behandelaars van het team, onder wie de huisarts, en vanzelfsprekend de patiënt en familie, de wijze van follow-up c.q. nabehandeling moeten worden vastgesteld. Na de palliatieve chirurgische behandeling komt de palliatieve zorg. Na een curatieve chirurgische behandeling wordt de follow-up in de regel bepaald door het type kanker, de eventueel aanvullende behandeling en de mogelijkheden van vroegtijdige herkenning en behandeling van recidief en/of metastasen. Hoewel de behandeling van kanker steeds meer een multidisciplinaire aangelegenheid is geworden, is het niet noodzakelijk dat de patiënt door alle bij de behandeling betrokken specialisten wordt gecontroleerd. Bij voorkeur wordt de controle uitgevoerd door één specialist, de hoofdbehandelaar, of door maximaal twee specialisten. Het merendeel van de recidieven, lokaal of op afstand, wordt door de patiënt zelf gemeld, vaak tussen de controles in. Follow-up is eigenlijk alleen geïndiceerd bij een in opzet curatieve behandeling, waar bij vroegtijdige detectie van een recidief of van metastasen nog een curatieve behandelingsoptie aanwezig is, bijvoorbeeld bij longmetastasen van bot-, wekedelen- en colorectale tumoren, en bij levermetastasen van colorectale tumoren. Voor patiënten met een mammacarcinoom of coloncarcinoom is follow-up eveneens belangrijk voor het vroegtijdig opsporen van een tweede primaire tumor.

Hoewel de zin van nauwkeurige follow-up voor de meeste curatief behandelde tumoren nooit is aangetoond, zou het wel kunnen bijdragen aan het welzijn van de patient. Een goede, gesloten follow-up geeft een goed inzicht in eigen chirurgisch handelen, en is daarmee een uitstekende chirurgische en oncologische kwaliteitscontrole (prestatie-indicator). De komende jaren zal steeds meer inzicht verkregen worden in de tumorbiologische aspecten van tumoren en wordt mogelijk het genomisch profiel vastgesteld. Dit zal steeds meer invloed hebben op de uiteindelijke (chirurgische) behandeling. In de toekomst zal de multidisciplinaire kankerbehandeling waarschijnlijk steeds verder geïndividualiseerd worden (taylor made) en daaraan gekoppeld de follow-up. De eerste stappen hiertoe zijn inmiddels gezet.

Samenvatting

In de curatieve en palliatieve behandeling van kanker neemt chirurgie een zeer belangrijke plaats in. Het merendeel van de genezen kankerpatiënten heeft deze genezing te danken aan goed uitgevoerde kankerchirurgie. In toenemende mate is er sprake van zogenoemde gecombineerde behandelingen, waarbij de chirurgische behandeling gecombineerd wordt met (neo)adjuvante chemotherapie en/of radiotherapie. Het doel van deze gecombineerde behandelingen is enerzijds het verbeteren van de lokale tumorcontrole en anderzijds de kans op metastasering op afstand te verminderen, zonder dat daarbij de morbiditeit van de behandeling ernstig toeneemt, of de kwaliteit van leven negatief wordt beïnvloed. De komende jaren zal door de toenemende kennis op het gebied van erfelijke tumoren, een toename van profylactische chirurgische ingrepen plaatsvinden, om op deze wijze het ontstaan van kanker in deze organen te voorkómen. Door de verbeterde overleving na een behandeling van kanker, zal het aantal 'cancer survivors' toenemen. Deze groep patiënten heeft een verhoogd risico op een tweede kanker en daarnaast een verhoogd risico op een door de behandeling geïndiceerde langetermijnmorbiditeit.

> **Kernpunten**
>
> - De chirurgische behandeling van een patiënt met kanker is gebaseerd op de tumorlokalisatie, het tumortype en het klinische stadium van de ziekte.
> - De (chirurgische) behandeling wordt bij voorkeur vastgesteld na multidisciplinair overleg met de andere oncologische specialismen.
> - In de multidisciplinaire kankerbehandeling zal het aandeel van de adjuvante chirurgie en van de palliatieve chirurgie toenemen.
> - Toenemende kennis op het gebied van genetische predispositie zal leiden tot meer profylactische chirurgische ingrepen.
> - Meer patiënten overleven de ziekte kanker. Deze patiënten hebben een verhoogd risico op enerzijds langetermijnmorbiditeit en anderzijds op het ontwikkelen van een tweede tumor. Voor beide is vaak chirurgische interventie geïndiceerd.

Literatuur

Cancer surgery. In: Norton JA, Barie PS, Bollinger RR, Chang AE, Lowry SF, Mulvihill SJ, Pass HI, Thompson RW (eds). Surgery, basic science and clinical evidence. New York: Springer Verlag, 2008, 1889-2175.

Feig BW, Berger DH, Fuhrman GM. The MD Anderson surgical oncology handbook. 4th ed. Philadelphia: Lippincott Williams and Wilkins, 2006.

Rosenberg SA. Principles of cancer management: surgical oncology. In: DeVita V, Hellman S, Rosenberg SA (eds). Cancer, principles and practice of oncology. 8th ed. Philadelphia: Lippincott Williams and Wilkins, 2008.

7 De rol van radiotherapie bij de behandeling van kanker

J.W.H. Leer, A.J. van der Kogel, H. Huizenga

7.1 Inleiding

Radiotherapie of behandeling met ioniserende straling is met chirurgie en chemotherapie een van de voornaamste vormen van behandeling van kanker. Ongeveer de helft van alle patiënten met kanker zal als onderdeel van de behandeling worden bestraald.

Bij circa de helft van de patiënten met kanker die bestraald worden, draagt radiotherapie bij aan de genezing. Door de combinatie van bestraling en beperkte chirurgie en/of systeemtherapie kan bij veel tumoren een orgaansparende behandeling worden toegepast, waardoor de kwaliteit van leven van de patiënten aannemelijk wordt verbeterd. Voorbeelden hiervan zijn: de borstsparende behandeling, de behandeling van tumoren in het hoofdhalsgebied en wekedelensarcomen.

Ook voor patiënten die uiteindelijk niet kunnen genezen, kan de kwaliteit van leven met radiotherapie echter aanzienlijk worden verbeterd. Een voorbeeld hiervan is de bestraling van pijnlijke botmetastasen of van uitzaaiingen in de hersenen. Bestraling neemt daarom ook een voorname plaats in bij palliatieve behandelingen. Door de snelle technologische ontwikkelingen van de afgelopen jaren kunnen de nadelige effecten van bestraling op de noodzakelijk meebestraalde gezonde weefsels steeds beter worden beperkt, waardoor de rol van bestraling bij de behandeling van kanker belangrijker wordt. Ook zijn er in toenemende mate aanwijzingen dat de effecten van bestraling kunnen worden versterkt door de gelijktijdige toepassing van op moleculaire principes gebaseerde geneesmiddelen.

Omdat radiotherapie een plaats heeft in de behandeling van tumoren van vrijwel elk orgaan of alle orgaansystemen, is de radiotherapeut een centrale figuur in de multidisciplinaire oncologiebespreking in ziekenhuizen.

7.2 Biologische aspecten van radiotherapie

7.2.1 EFFECTEN VAN IONISERENDE STRALING IN DE CEL

Bij radiotherapie wordt gebruikgemaakt van ioniserende straling. Deze straling kan worden opgewekt in bestralingsapparaten (lineaire versnellers) en komt spontaan vrij uit radioactieve stoffen (bijv. cesium en iridium). De straling wordt gedeeltelijk in weefsels geabsorbeerd. De eenheid van geabsorbeerde stralendosis is de gray (1 Gy = 1 J/kg). Bij die absorptie worden elektronen uit de atomen en moleculen in het lichaam vrijgemaakt (ionisatie). De vrijgemaakte elektronen en de bij dit proces gevormde radicalen (moleculen of atomen met een ongepaard elektron) kunnen het erfelijk materiaal in een cel (DNA) beschadigen. Het biologische effect van de ionisaties hangt af van een aantal factoren: de aanwezigheid van antioxidanten die radicalen wegvangen, het aantal ionisaties in de buurt van DNA, en DNA-herstelprocessen. Bij ernstige beschadiging van het DNA kan de cel te gronde gaan, meestal tijdens of kort na een celdeling. De cel kan op verschillende manieren doodgaan, en meestal worden hierbij een actieve vorm (apoptose) en een passieve vorm (necrose) onderscheiden. Zeer gevoelige celtypen (lymfocyten, spermatogonia) sterven binnen enkele uren na bestraling. De meeste andere celtypen gaan niet direct dood maar maken nog één of meer delingen door. We spreken in dat geval van mitosedood, omdat de toegebrachte schade pas tot uiting komt bij celdeling of een poging tot celdeling. Van belang is dat cellen na bestraling meestal nog wel kunnen functioneren, maar geen of nog slechts enkele delingen doormaken. Dit betekent in de praktijk dat het zichtbaar worden van het effect van ioniserende straling afhangt van de delingssnelheid van een weefsel. Dit geldt zowel voor tumoren als voor gezonde weefsels.

Snel delende cellen (bijv. in de huid) tonen de bestralingsschade binnen enkele weken na de bestraling (acute reactie), traag delende cellen (endotheel, fibroblasten) daarentegen soms pas na vele maanden (late reactie). Beschadigingen van het DNA zoals baseschade of enkelstrengsbreuken leiden niet tot celdood. Dat is alleen het geval wanneer de schade onherstelbaar is (complexe dubbelstrengs-DNA-breuken). Een vrij groot deel van de schade (de zgn. subletale of potentieel letale schade) kan door de cel worden hersteld, mits er voldoende tijd voor is (4-8 uur) en de omstandigheden gunstig zijn. Afhankelijk van de stralingsdosis en bijvoorbeeld het tempo waarmee deze toegediend wordt, kan cumulatie van subletale schade tot onherstelbare schade leiden.

Cellen verschillen in hun vermogen om schade te herstellen, en veelal beschikken normale cellen over een betere herstelcapaciteit dan tumorcellen. Deze verschillen in het vermogen tot herstel van subletale schade worden in de radiotherapie uitgebuit door middel van fractionering (zie par. 7.2.3).

Als de schade wel wordt hersteld maar foutief, ontstaat een mutatie en kan ioniserende straling zelf oorzaak zijn van maligne ontaarding. Zo kan de behandeling van kanker met ioniserende straling ook aanleiding geven tot het ontstaan van nieuwe tumoren (secundaire tumoren). De kans op secundaire tumoren na bestraling is klein (enkele procenten), maar mag niet worden veronachtzaamd, vooral niet bij patiënten die op jonge leeftijd curatief behandeld zijn (bijv. voor de ziekte van Hodgkin).

7.2.2 CELOVERLEVINGSCURVE

Het effect van ioniserende straling op de celproliferatie kan in het laboratorium worden onderzocht met behulp van celkweken. Dankzij het werk van Puck en Marcus in de jaren vijftig van de vorige eeuw werd het mogelijk zoogdiercellen te kweken. Individuele cellen kunnen in weefselkweek door proliferatie tot kolonies uitgroeien. Na bestraling verliest een aantal cellen het proliferatieve vermogen, zodat minder kolonies worden gevormd. Het aantal uitgroeiende kolonies blijkt een functie van de stralendosis te zijn. Deze dosis-effectrelatie kan grafisch worden weergegeven in een zogenoemde celoverlevingscurve (fig. 7.1). Hierbij wordt de fractie cellen die nog ongelimiteerd delen en tot een kolonie uitgroeien uitgezet tegen de dosis.

Een typische overlevende fractie cellen bij bestraling met een dosis van 2 Gy is 50%. Bij bestraling met een dubbele dosis van 4 Gy neemt de kans dat de cel het 'overleeft' af naar 25% (statistiek). Dus, voor afname van het aantal klonogene cellen van 100% naar 10% is ongeveer eenzelfde dosis nodig als voor de afname van 10% naar 1% en van 1% naar 0,1%, enzovoort. Op een logaritmische schaal uitgezet geeft een dergelijke exponentiële relatie een rechte lijn.

Als gevolg hiervan biedt een belangrijke afname van het aantal klonogene tumorcellen, bijvoorbeeld van 10^9 (ongeveer 1 cm^3 tumor) naar 10^5 cellen, waarbij een klinisch waarneembare tumor volledig verdwijnt (complete remissie), nog geen enkele kans op genezing. Om een kans op genezing te bereiken is aanzienlijk meer nodig dan de dosis die nodig was om van 10^7 naar 10^5 te komen.

Het blijkt dat celoverlevingscurven verschillen per celtype. Dit geldt zowel voor tumorcellen als voor normale cellen (fig. 7.2). De helling van de overlevingscurve geeft aan of een celtype gevoelig of minder gevoelig is voor ioniserende straling.

Is de overlevingscurve steil, dan is het celtype gevoelig voor ioniserende straling, zoals beenmergstamcellen. Loopt de curve vlakker, dan is het celtype minder gevoelig, zoals bij uretercarcinoom.

Omdat een tumor bijna altijd is omgeven door normaal gezond weefsel, is het onvermijdelijk dat ook deze weefsels worden bestraald, hoewel dit door nieuwe technieken kan worden beperkt, zie paragraaf 7.3. De dosis die men maximaal kan geven wordt in de kliniek dus

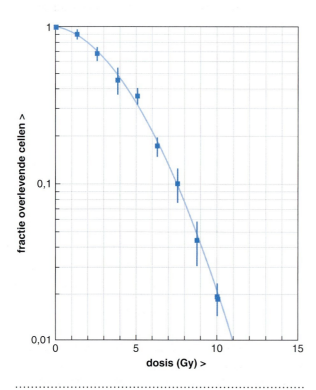

Figuur 7.1 Celoverlevingscurve.

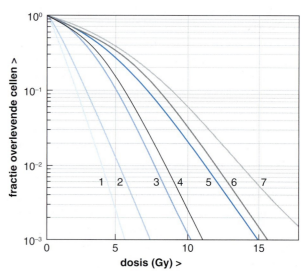

Figuur 7.2 Overlevingscurve van verschillende typen klonogene cellen bestraald met röntgenstraling: 1 beenmergstamcellen van de muis; 2 cellen van een lymfosarcoom van de muis (L5178Y); 3 gekweekte cellen afkomstig van een menselijke nier (T-1g); 4 cellen van een rabdomyosarcoom van de rat (R-1); 5 stamcellen van darmepitheel van de muis; 6 cellen van een uretercarcinoom van de rat (RUC-1); 7 cellen van een uretercarcinoom van de rat (RUC-2).

bepaald door de tolerantie voor bestraling van de noodzakelijk meebestraalde normale weefsels. De helling van de overlevingscurve en het aantal te vernietigen cellen (tumorvolume) bepalen of met deze maximaal te geven dosis voldoende kans op genezing kan worden bereikt. Omgekeerd kan ook worden vastgesteld hoeveel tumorcellen met de maximaal te geven dosis kunnen worden gesteriliseerd. Bij gevoelige tumoren kunnen betrekkelijk grote hoeveelheden cellen worden gesteriliseerd. Zo kunnen grote lymfeklierpakketten bij de ziekte van Hodgkin met bestraling volledig worden vernietigd.

Voor minder gevoelige tumorcellen geldt dat niet alle cellen kunnen worden gesteriliseerd. Een voorbeeld hiervan is een wekedelensarcoom. Indien een macroscopische tumor van enkele centimeters doorsnede wordt bestraald, is er een grote kans dat de tumor opnieuw zal uitgroeien. Is de macroscopische tumor verwijderd, dan kan met bestraling een recidief worden voorkomen door sterilisatie van achtergebleven microscopische tumorresten.

Niet alleen de intrinsieke gevoeligheid van de cel maar ook uitwendige omstandigheden kunnen de gevoeligheid van cellen voor straling beïnvloeden. Zo blijkt dat cellen in een zuurstofarm milieu minder gevoelig zijn voor bestraling dan in een zuurstofrijk milieu. Vooral in de wat grotere tumoren kan de zuurstofspanning nogal verschillen en zijn er gebieden met relatief slecht geoxygeneerde cellen aanwezig, die dus resistenter zijn en de oorzaak van recidiverende tumorgroei kunnen zijn. Om aan dit probleem het hoofd te bieden wordt geëxperimenteerd met de combinatie van bestraling en oxidantia (radiosensitizers), en warmte (hyperthermie), of door bestraling te combineren met het inademen van zuurstofrijk gas (carbogeen), gecombineerd met het vaatverwijdende geneesmiddel nicotinamide (ARCON-therapie). Vooral bij tumoren in het hoofd-halsgebied is de combinatie met oxidantia en ARCON-therapie zeer effectief gebleken. Hyperthermie verbetert de resultaten van bestraling bij het cervixcarcinoom en bij recidiverende tumorgroei op de thoraxwand. Het effect van radiotherapie wordt bij een groot aantal tumoren ook versterkt door het gelijktijdig toedienen van cytostatica. Een in dit opzicht veelgebruikt cytostaticum is cisplatinum. Goede voorbeelden hiervan zijn de behandeling van wat verder gevorderde stadia van het longcarcinoom, cervixcarcinoom en hoofd-halstumoren. Nog veelal experimenteel, maar zeker in opkomst is de gecombineerde behandeling van straling en de 'targeted molecules', bijvoorbeeld EGFR-blokkers (EGFR = epidermal growth factor receptor).

7.2.3 GEFRACTIONEERDE BESTRALING

Het eerste deel van de overlevingscurve vertoont een kromming (zie fig. 7.1). Hier is de relatie tussen dosis en 'overlevende' fractie dus niet lineair. Deze kromming of 'schouder' weerspiegelt het vermogen van de cellen om subletale schade te herstellen.

Indien men bestraalt met twee doses (fracties), die na elkaar met een zeker tijdsinterval worden gegeven, dan blijkt dat de 'schouder' wordt herhaald. Het effect van twee fracties is kleiner dan het effect van één fractie bij dezelfde totaaldosis (fig. 7.3). Dat komt doordat een deel van de schade tussen de twee fracties is hersteld. Dit cellulaire herstel is in enkele uren voltooid, waardoor het mogelijk is meerdere keren per 24 uur te bestralen. Bij behandelingen waarbij diverse keren per dag wordt bestraald, wordt tussen de fracties veelal een interval van acht uur aangehouden.

Het verschil in vermogen van cellen tot herstel van subletale schade zien we terug in verschillen in de grootte van de 'schouder' van hun overlevingscurven. Door een totale dosis niet in twee delen te splitsen, maar in een groot aantal kleine, dagelijkse doses die verspreid over verschillende weken worden gegeven (fractionering), kunnen deze verschillen worden uitgebuit. De overlevende fractie van cellen met een groot herstelvermogen zal uiteindelijk hoger zijn dan van cellen met een geringer vermogen tot herstel. Over het algemeen blijken celtypen die verantwoordelijk zijn voor late littekenvorming (bindweefselcellen, endotheel), een groot herstelvermogen te hebben. Tumorcellen en snel delende cellen hebben een geringer vermogen tot cellulair herstel. Door fractionering kunnen tumoren effectief worden vernietigd en kan de late littekenvorming relatief worden beperkt.

7.2.4 EFFECTEN VAN BESTRALING OP WEEFSEL EN ORGANEN

Weefsels bestaan uit verschillende celtypen en organen uit verschillende weefsels die onderling samenhangen.

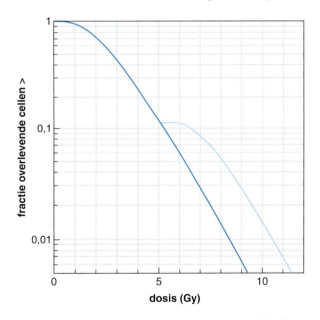

Figuur 7.3 Het effect van fractionering. De celoverlevingscurve van een eenmalige dosis is donkerder van kleur. Voor de rechtercurve werd eerst een dosis van 5 Gy gegeven en de volgende bestraling één dag later.

De effecten van straling op weefsels en organen zijn daardoor veel complexer dan de effecten binnen één klonogene celpopulatie. We kunnen de effecten van straling op weefselniveau het beste illustreren aan de hand van de veranderingen in de opperhuid na eenmalige bestraling. Na bestraling stopt de celproliferatie in de basale laag van de epidermis. De differentiërende cellen en de hoornlaag blijven normaal opschuiven in de richting van het huidoppervlak. Na enige tijd ontstaat een tekort aan bedekkende cellen, resulterend in een droge of natte epidermolyse (ten onrechte wordt dit wel 'verbranding' genoemd). Intussen is door de depletie van de delende laag een prikkel uitgegaan tot (versnelde) proliferatie. Weefsels trachten namelijk een tekort aan cellen zo snel mogelijk (tussen de bestralingen door) aan te vullen door proliferatie van de resterende klonogene cellen (repopulatie). Het gehele samenspel van celverlies, celmigratie, celaanmaak en de snelheid waarmee deze processen verlopen, bepaalt datgene wat wij uiteindelijk als reactie op bestraling te zien krijgen.

Deze weefselkinetiek verschilt sterk per weefselsoort. In sommige weefsels is sprake van een snelle proliferatie, zoals in huid en slijmvliezen, in andere bestaat vrijwel geen 'turnover', zoals in het centrale zenuwstelsel. In organen met snel delende stamcellen komt de bestralingsreactie daardoor al tijdens of kort na de bestraling tot expressie (acute schade), in andere organen laat, soms pas na maanden of jaren (late schade).

Ook tumoren kunnen met een versnelde proliferatie op de bestralingsschade reageren. Wanneer een bestralingsbehandeling over een te groot aantal weken wordt uitgesmeerd of enige tijd wordt onderbroken, gaat een deel van het effect verloren door nieuwe groei van de tumor (repopulatie). In de kliniek is dit onder andere vastgesteld bij de behandeling van tumoren in het hoofd-halsgebied. Onderbreking van de bestraling om de mucositis te laten genezen, die het gevolg is van de bestraling, leidde uiteindelijk tot een minder goed effect op de tumor.

7.2.5 KLINISCHE CONSEQUENTIES VAN MODERNE RADIOBIOLOGISCHE INZICHTEN

Het toegenomen inzicht dat de afgelopen jaren is verkregen in het vermogen tot cellulair herstel en repopulatie heeft geleid tot moderne bestralingsschema's.

Klassiek werd eenmaal per dag bestraald met een fractiedosis van 2-2,5 Gy, tot een totaal van 30-70 Gy, afhankelijk van het behandelingsdoel. Om hogere doses te kunnen geven met een grotere kans op genezing en met minder late schade, is men in sommige gevallen overgestapt op zogeheten hyperfractioneringsschema's. Bij een dergelijke behandeling worden kleine fracties van 1,2-1,6 Gy twee- of driemaal daags toegediend. Hierdoor kunnen de totale doses worden verhoogd, zonder dat de totale behandelingsduur verlengd wordt en het beoogde verbeterde effect weer verloren zou gaan door de repopulatie van de tumor.

Voor tumoren met een zeer groot vermogen tot repopulatie kan zelfs de klassieke behandelingsduur te lang zijn. Voor deze tumoren zijn zogenoemde geaccelereerde behandelingsschema's ontworpen, waarbij de totale behandelingsduur kan worden bekort door meerdere keren per dag te bestralen, maar de fractiedosis gelijk te houden op 1,8-2,0 Gy.

7.3 Fysische en technische aspecten van radiotherapie

Bij iedere bestralingsbehandeling wordt ernaar gestreefd de noodzakelijk geachte geabsorbeerde stralendosis in het tumorgebied te geven. Bij bestraling van microscopische ziekte na chirurgie wordt meestal een dosis van ~50 Gy nagestreefd. Bij primaire bestraling van macroscopische tumormassa's worden doses tot soms ~80 Gy nagestreefd. Dat is een stralings*dosis* die ongeveer 100.000 keer hoger is dan bij het maken van een röntgenfoto. Een belangrijk aspect van de radiotherapie is dan ook (zie par. 7.2.2) het zo nauwkeurig mogelijk bepalen van het te bestralen gebied en het zo veel mogelijk beperken van de dosis in de gezonde omliggende weefsels. Hiertoe beschikt de radiotherapie over een groot aantal mogelijkheden.

7.3.1 SOORTEN RADIOTHERAPIE

Bij *brachytherapie* worden gesloten radioactieve bronnen met γ-straling dicht bij of in de tumor gebracht. Veelal worden in kerncentrales gemaakte isotopen (bijv. iridium-192) met een korte halveringstijd (enkele maanden) toegepast. Dicht bij deze bronnen wordt een hoge dosis afgegeven. Op vrij korte afstand (minstens omgekeerd evenredig met de afstand tot de bron) neemt de dosis sterk af, wat brachytherapie bij uitstek geschikt maakt voor zeer lokale bestraling met goede sparing van het omliggende gezonde weefsel. Door middel van applicatoren met een of meerdere kanalen kunnen radioactieve bronnen in pre-existente lichaamsholten worden gebracht, zoals vagina, cavum uteri of oesofagus. In dit geval spreken we van intracavitaire of intraluminale brachytherapie. Indien radioactieve naalden of draden direct in de tumor of het chirurgische tumorbed worden aangebracht, spreken we van interstitiële brachytherapie. Deze laatste vorm van brachytherapie kan onder andere worden toegepast bij de behandeling van hoofd-halstumoren, mammacarcinomen en bij het prostaatcarcinoom. In de meeste gevallen worden de bronnen met afstandsbediening vanuit een kluis in de vooraf geplaatste katheters geladen. De bestraling duurt enkele minuten, of enkele dagen, afhankelijk van de sterkte van de bron en het gewenste dosistempo. Na afloop gaan de bronnen terug in de kluis en de patiënt heeft dus na de behandeling geen radioactief materiaal meer in het lichaam. Prostaattumoren worden soms behandeld met radioactieve jodiumzaadjes, die in de prostaat worden ingebracht, niet worden verwijderd en gedurende een periode van weken een steeds lagere dosis afgeven.

Bij *uitwendige bestraling* wordt in een afgeschermde bestralingsruimte de bundel van buiten de patiënt op het te bestralen gebied gericht, achtereenvolgens vanuit verschillende richtingen. Hiervoor wordt gebruikgemaakt van een *lineaire versneller* die kunstmatig straling opwekt. In lineaire versnellers worden hoogvacuüm-, hoogfrequent-, meet- en regeltechniek en bundeloptica van relativistische elektronen toegepast voor het genereren van een hoogenergetische, intense stralingsbundel. Uit veiligheidsoverwegingen zijn alle meet- en regelsystemen en controlesystemen minimaal dubbel uitgevoerd. De versneller staat na afloop van de bestraling uit en produceert dan ook geen enkele straling meer.

Lineaire versnellers produceren elektronen- en fotonenbundels. *Elektronenbundels* met de veel toegepaste energie van 5-15 MeV dringen niet diep het lichaam binnen en worden dan ook gebruikt voor oppervlakkig gelegen tumoren (bijv. basaliomen). *Fotonenbundels* worden ook wel röntgenbundels genoemd. Een fotonenbundel dringt veel dieper door in weefsel dan een elektronenbundel van dezelfde energie. De *energie* van de straling die wordt toegepast bij radiotherapie is ongeveer honderdmaal hoger (typisch ~6 MeV) dan de röntgenstraling die bij het maken van röntgenfoto's wordt toegepast (~80 KeV).

Conformatietherapie is een vorm van uitwendige bestraling waarbij de vorm van de stralingsbundels in elke stralingsrichting wordt aangepast aan de vorm van het tumorgebied. Conformatietherapie was allang mogelijk door op maat gemaakte loodblokken handmatig in de stralingsbundel te plaatsen; dit was zeer arbeidsintensief. In de jaren negentig van de vorige eeuw zijn multi-leafcollimatoren (MLC) in gebruik gekomen. Een multi-leafcollimator is een gemotoriseerd diafragma bestaande uit ~50 plaatjes van wolfraam, ~1 cm smal en ~10 cm dik, waarmee met afstandsbediening eenvoudig de gewenste vorm van de stralingsbundel kan worden ingesteld.

Intensiteitsgemoduleerde conformatietherapie verschilt van conformatietherapie, omdat tijdens de bestraling de MLC van vorm kan wijzigen. Daardoor is het mogelijk in de standaardbehandelingstijd (circa 10 min. per fractie) een bestraling uit te voeren vanuit vijf tot negen richtingen met vanuit elke richting circa vijftien bundelsegmenten. Dit geeft een meer gefocuseerde bestraling met significant minder dosis op de rond het doelgebied gelegen gezonde weefels (zie fig. 7.4), waardoor ongewenste bijwerkingen worden verminderd.

Intensiteitsgemoduleerde radiotherapie (IMRT) heeft sinds 2000 een hoge vlucht genomen, onder andere voor bestralingen van prostaatkanker, borstkanker, tumoren in het hoofd-halsgebied, longtumoren en hersenmetastasen. Voor kleine tumoren, bijvoorbeeld longtumoren geldt dat door het gebruik van IMRT veilig een hogere dosis op de tumor kan worden toegediend dan vroeger. Een gevolg van de snelle technische vooruitgang is ook dat oudere literatuur geen adequaat beeld meer geeft van bijwerkingen en resultaten van de behandeling.

Sinds het begin van deze eeuw zijn er speciale behandeltoestellen voor IMRT ontwikkeld, zoals het Gammaknife, de Cyberknife en tomotherapie. Het voert te ver om de werking van deze toestellen hier uit te leggen. Van belang is dat men streeft naar een steeds grotere precisie. Ook onderzoek naar geheel andere bestralingsvormen, zoals bestraling met protonen of zware deeltjes is volop in ontwikkeling. Door andere natuurkundige eigenschappen van deze bestralingsvormen streeft men opnieuw naar grotere precisie. Ook de mogelijkheden voor grotere precisie van IMRT met de 'gewone' versnellers nemen alsmaar toe.

Nog niet duidelijk is welke benadering uiteindelijk de beste resultaten zal opleveren en ook nog kosteneffectief is. Het streven naar grotere precisie brengt ook risico's met zich mee, namelijk dat de marges (zie verder) rondom de tumor zo klein worden dat men het risico loopt dat delen van de tumor onvoldoende bestraald worden. Omdat er altijd een onzekerheid blijft over de voor de bestralingsplanning gebruikte beeldvorming, blijft er een onnauwkeurigheid bij de praktische uitvoering van de bestralingsbehandeling.

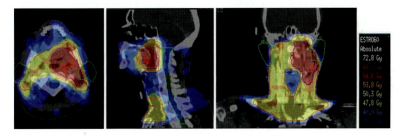

Figuur 7.4 Primaire bestraling van een T2N1M0 orofarynxtumor. Het electieve doelgebied is met een rode lijn aangegeven. Het gebied dat tumor en pathologische klier omvat, is met een blauwe lijn aangegeven. De kleuren representeren de hoogte van de dosis in Gy. De dosisverdeling wordt getoond in een transversaal, sagittaal en coronaal vlak. Opvallend is de lage dosis in de parotiden, mondholte, larynx en het ruggenmerg.

7.3.2 BESTRALINGSVOORBEREIDING

Voordat met de bestralingsbehandeling kan worden begonnen, dienen het te bestralen volume en de bestralingsopzet te worden gekozen aan de hand van de beschikbare gegevens over de tumor (radiodiagnostiek, operatieverslagen e.d.) en de kennis van anatomie en pathologie. Het biologische gedrag van de tumor en beschikbare technische bestralingsmogelijkheden bepalen mede de grootte van het volume (doelvolume) dat moet worden bestraald. Zo is het doelvolume voor bestraling van het oesofaguscarcinoom veel groter dan de zichtbare tumor, omdat bekend is dat dit carcinoom een niet-zichtbare submuceuze uitbreiding heeft.

De bestralingsopzet wordt tegenwoordig veelal in 'virtual reality' geoptimaliseerd en vastgesteld. Met een scanner (CT) wordt een driedimensionaal beeld van de patiënt in bestralingshouding in een computer opgeslagen. Hierbij wordt gebruikgemaakt van de eigenschap van CT-beelden dat iedere grijswaarde in het beeld informatie geeft over de verzwakking en absorptie van straling in het afgebeelde weefsel, informatie die nodig is bij dosisberekeningen. MR-scans en PET-scans geven vaak aanvullende informatie over de uitgebreidheid van de ziekte. Om ook deze informatie goed te kunnen gebruiken worden de beelden geregistreerd: overeenkomende anatomische structuren worden 'op elkaar' gelegd. Voor een 3D-beeld is het slechts beperkt mogelijk dit handmatig te doen. Inmiddels zijn mathematische technieken geïmplementeerd waarmee deze taak volautomatisch kan worden uitgevoerd, waarbij uiteraard controle door de behandelaar noodzakelijk blijft.

In elke coupe wordt het te bestralen volume ingetekend. Hierbij worden marges rondom de zichtbare tumor aangehouden voor microscopische uitbreiding en onvermijdbare onnauwkeurigheden in de uitvoering van de behandeling, bijvoorbeeld door beweging van organen of dag-tot-dagvariaties in de positie van de patiënt. Vervolgens wordt aangegeven welke dosis op welke plaats in de tumor moet komen alsmede de maximale dosis die acceptabel is voor de omliggende weefsels en organen. Deze dosis dient onder de tolerantiedosis te liggen; dat wil zeggen, dat die zo laag moet zijn dat de kans op voor de patiënt merkbare onaanvaardbare schade van gezond weefsel uiterst gering is. Vervolgens wordt met behulp van een planningcomputer een optimaal bestralingsplan opgesteld. Bij het voorbereiden van een IMRT-behandeling is het niet meer mogelijk om handmatig bundelrichtingen, -vorm, -energie en intensiteitsvariaties per richting optimaal te kiezen. De optimalisatiecriteria en randvoorwaarden voor de dosis in de gezonde weefsels worden handmatig gevarieerd teneinde tot een optimaal behandelplan te komen. Dit wordt 'inverse planning' genoemd, omdat in de planningcomputer niet de dosisverdeling in de patiënt wordt berekend op basis van gekozen bundelparameters, maar omgekeerd de optimale bundelparameters worden bepaald op grond van ingegeven optimalisatiecriteria.

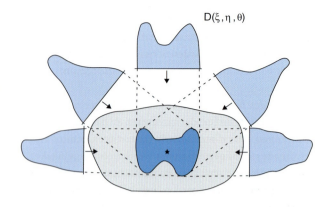

Figuur 7.5 Schematische weergave van intensiteitsgemoduleerde dosisafgifte. De bundel die van voren wordt gegeven heeft een hogere dosisafgifte aan de rand dan in het midden. Bij de andere bundels is dit omgekeerd. Hierdoor kan een vlindervormige dosisverdeling in het lichaam worden verkregen.

7.3.3 BESTRALINGSUITVOERING

Bij de uitvoering van een bestralingsplan, de daadwerkelijke behandeling, moet erop worden gelet dat de houding van de patiënt en het coördinatensysteem tijdens de werkelijke bestraling dezelfde zijn als tijdens de bestralingsvoorbereiding. Daartoe zijn op de huid van de patiënt al tijdens de (virtuele) simulatie markeringspunten aangebracht, waarmee de patiënt in een door laserlijnen gedefinieerd coördinatensysteem wordt gebracht. Soms wordt gebruikgemaakt van fixatiemaskers of van de coördinaten van tafelpositie en steunen.

Uitwendige bestraling wordt vrijwel altijd gefractioneerd gegeven. Bestralingsbehandelingen met curatieve opzet kunnen uit 35 fracties bestaan, verspreid over zeven weken. Tijdens elke fractie moet op dezelfde wijze worden bestraald.

De feitelijke positie van een patiënt kan tijdens de bestraling worden geverifieerd met een elektronisch (megavolt) afbeeldingsysteem of *electronic portal imaging*systeem (EPID). Met een dergelijk systeem wordt tijdens de bestraling een doorlichtbeeld van de patiënt gemaakt, gebruikmakend van de voor de bestralingsbehandeling toegepaste straling. Op zo'n beeld is de vorm van het diafragma (MLC) te zien alsmede een röntgenbeeld van de patiënt. Dit beeld wordt vergeleken met een röntgenfoto die tijdens de bestralingsvoorbereiding is vervaardigd, of met een röntgenbeeld dat tijdens de voorbereiding in 'virtual reality' is geconstrueerd. Op basis hiervan worden de geometrische afwijkingen bepaald tussen de bedoelde bestralingstechniek en de feitelijke uitvoering. Als deze afwijkingen groter zijn dan 2 mm, vindt een correctie plaats. Een EPID kan ook worden gebruikt als additionele mogelijkheid om de hoeveelheid straling die de patiënt tijdens de behandeling ontvangt te meten, onafhankelijk van de meting door het bestralingstoestel.

Sinds het begin van deze eeuw worden ook wel conebeam-CT's (CBCT) op lineaire versnellers gemonteerd.

Daarmee is het mogelijk de anatomie vlak voor of tijdens de bestraling driedimensionaal af te beelden in relatie tot de stralingsbundels, waarna de positionering van de patiënt of de bestralingsconfiguratie kan worden aangepast aan de gedetailleerde 'anatomie van de dag'.

7.3.4 KLINISCHE CONSEQUENTIES VAN MODERNE TECHNISCHE MOGELIJKHEDEN

Technologische ontwikkelingen faciliteren de mogelijkheid om straling met hoge geometrische en dosimetrische met steeds grotere precisie toe te passen. Intensiteitsgemoduleerde conformatieradiotherapie en nauwkeurige 3D-dosisberekeningen zijn nu mogelijk, alsmede de berekening van de optimale bestralingsconfiguratie uit de gewenste dosisverdeling. Daardoor kan de dosis in de tumor worden verhoogd tot soms meer dan 80 Gy, zonder toename van schade aan gezonde omliggende organen. Bij verschillende tumoren, zoals prostaatcarcinoom, is inmiddels aangetoond dat de hogere bestralingsdosis ook tot een betere kans op genezing leidt. Dankzij de nieuwe technieken kan bij eenzelfde dosis in het tumorgebied de dosis in de omliggende organen tot een lager niveau worden beperkt, waardoor bijwerkingen van bestraling kunnen verminderen. Zo kan bij bestraling van tumoren van de mondholte de dosis in de speekselklieren worden beperkt, waardoor de patiënten minder last hebben van een droge mond.

Bij IMRT krijgt een groter deel van het lichaam een relatief lagere dosis dan bij een conventionele bestralingsopzet. Hiervan heeft de patiënt geen last. Of hierdoor de kans op door straling geïnduceerde tumoren toeneemt, is een vraag die zeker aandacht verdient.

7.4 Klinische aspecten van radiotherapie

7.4.1 DE ROL VAN RADIOTHERAPIE BIJ IN OPZET CURATIEVE BEHANDELINGEN

Radiotherapie is essentieel voor de genezing van een groot deel van de patiënten met kanker. Evenals chirurgie is radiotherapie primair gericht op de lokale en eventueel regionale (lymfekliermetastasen) behandeling van kanker. Welke van de twee behandelingsvormen wordt gekozen, hangt af van de genezingskans die elk van beide biedt of, bij gelijke efficiëntie, van de bijwerkingen.

Aard, stralengevoeligheid, grootte en ligging van de tumor zijn factoren die van invloed zijn op de keuze van behandeling. De grootte en stralengevoeligheid van de tumor bepalen of er met radiotherapie een kans op genezing is. De grootte bepaalt ook hoe groot de mutilatie van een eventuele chirurgische behandeling zal zijn en wat de restfunctie van het te behandelen orgaan zal zijn. Een neuspuntcarcinoom kan wat genezingskans betreft evengoed met radiotherapie als met chirurgie worden behandeld. Bestraling zal echter tot een minder ernstige esthetische en functionele beschadiging leiden, zodat vooral bij de wat grotere neuspuntcarcinomen, maar ook huidtumoren hieraan de voorkeur zal worden gegeven.

Behalve tumorfactoren, zoals grootte, kunnen ook patiëntenfactoren en voorkeuren de keuze bepalen. Zo zal men gezien het operatierisico bij het cervixcarcinoom bij oudere patiënten kiezen voor bestraling en bij jongere vrouwen voor operatie, omdat de seksuele functie dan beter behouden blijft.

De oudere vrouw met een mammacarcinoom kan de voorkeur geven aan borstamputatie als hiermee de vijf tot zes weken radiotherapie wordt vermeden. De jongere vrouw kiest wellicht eerder voor de langdurige en belastende borstsparende behandeling (tumorectomie plus bestraling), omdat hiermee een beter cosmetisch resultaat wordt bereikt dan met amputatie.

Er zijn steeds meer onderzoeken waaruit blijkt dat patiënten zelf uit behandelopties willen kiezen.

7.4.2 ENKELE VOORBEELDEN VAN IN OPZET CURATIEVE RADIOTHERAPIE

Een aantal vroege stadia van solide tumoren zijn met bestraling alleen curatief te behandelen, mede gezien het beperkte tumorvolume. Voorbeelden zijn het beperkte larynxcarcinoom en het cervixcarcinoom. Bovendien kan dan vaak ernstige mutilatie worden voorkomen. Op de rol van radiotherapie bij de behandeling van huidtumoren (behalve het melanoom) is reeds gewezen.

Een aparte plaats wordt ingenomen door de adjuvante of electieve bestraling als onderdeel van een curatieve behandeling. Radiotherapie wordt in dergelijke gevallen gebruikt om micrometastasen in regionale lymfeklierstations te vernietigen of om eventueel achtergebleven cellen in het operatieterrein op te ruimen. Voorbeelden hiervan zijn de postoperatieve bestraling bij het endometrium- of mammacarcinoom en de postoperatieve bestraling bij tumoren in het hoofd-halsgebied. Omdat er geen meetbare tumor is, weet men niet voor welke patiënt de electieve behandeling zinvol is en voor wie niet. Er is dus een groep patiënten die wel de nadelen in de zin van bijwerkingen heeft, maar geen voordeel. Deze afweging moet telkens gemaakt worden als men tot een adjuvante behandeling besluit voor een bepaalde groep patiënten. De electieve behandeling kan ook preoperatief worden gegeven, dit wordt neoadjuvante therapie genoemd. In een grote Nederlandse studie is bewezen dat een kortdurende preoperatieve bestraling met verbeterde chirurgische technieken (total mesorectal excision, TME) de recidiefkans na behandeling van het rectumcarcinoom van circa 30% tot circa 11% verminderd door de betere chirurgie en verder tot circa 5% verminderd door de toevoeging van radiotherapie.

Voor de neoadjuvante behandeling gelden dezelfde overwegingen als voor de adjuvante behandeling.

7.4.3 CURATIEVE RADIOTHERAPIE IN COMBINATIE MET ANDERE BEHANDELINGSVORMEN

Radiotherapie wordt vaak gecombineerd met andere therapieën bij de behandeling van de primaire tumor als onderdeel van een orgaansparende behandeling. De grootste tumormassa (bulk) wordt dan chirurgisch verwijderd en microscopische resten worden bestraald. Voorbeelden hiervan zijn de borstsparende behandeling bij het mammacarcinoom en de ledemaatsparende behandeling bij sarcomen.

Ook chemotherapie en soms hormonale therapie kunnen gecombineerd worden met bestraling ter behandeling van primaire tumoren. Wordt deze systeemtherapie voorafgaand aan de bestraling gegeven, dan noemt men dit net als wanneer systeemtherapie voorafgaat aan chirurgie ook neoadjuvante behandeling. Bij het prostaatcarcinoom wordt de tumor verkleind door behandeling met hormonen (androgene blokkade). Momenteel is er een toenemende interesse om neoadjuvante systeemtherapie toe te passen bij borstkanker en hoofd-halstumoren.

Veel effectiever is veelal het gelijktijdig toedienen van chemotherapie en bestraling. Deze benadering wordt onder andere gekozen bij de hogere stadia van hoofd-halstumoren, het 'locally advanced' rectumcarcinoom en het cervixcarcinoom. In deze gevallen wordt de chemotherapie gebruikt als sensitizer. Over het algemeen echter neemt ook de toxiciteit van de behandeling toe.

Bij de behandeling van het niet-kleincellig longcarcinoom, het slokdarmcarcinoom en het maagcarcinoom wordt deze combinatie steeds vaker gebruikt. Bestraling kan ook gegeven worden in combinatie met weefselverwarming (hyperthermie). Deze combinatie is effectief bij recidief borstkanker na amputatie en bestraling en bij hogere stadia van het cervixcarcinoom.

7.4.4 DE ROL VAN RADIOTHERAPIE BIJ PALLIATIEVE BEHANDELINGEN

Hoewel bijna de helft van alle patiënten met kanker die voor bestraling in aanmerking komen, kan worden genezen, zal de andere helft na kortere (maanden) of langere tijd (soms een paar jaar) aan de ziekte overlijden. Voor deze laatste categorie patiënten is het doel van de behandeling behoud van zo veel mogelijk kwaliteit van leven, waarbij eventueel ook levensverlenging wordt verkregen. De nadelen van deze palliatieve therapie moeten goed worden afgewogen tegen de te verwachten voordelen. Soms is niet-behandelen, hoe moeilijk ook te aanvaarden, zelfs de beste keuze. Daarbij spelen conditie, levensverwachting, de wens van de patiënt en de nadelen van de behandeling een rol. Uiteindelijk speelt de wens van de patiënt in dit afwegingsproces een doorslaggevende rol. Radiotherapie speelt een belangrijke rol bij de palliatieve behandeling van kanker en de verbetering van de kwaliteit van leven.

7.4.5 ENKELE VOORBEELDEN VAN PALLIATIEVE BESTRALINGEN

Door bestraling kan de pijn van botmetastasen in 70-80% van de gevallen adequaat worden bestreden. Aangetoond is dat een eenmalige bestraling van 8 Gy even effectief is als een bestraling met meerdere fracties. Deze behandeling kan indien nodig worden herhaald. Bovendien wordt verdere osteolyse voorkómen en daarmee de kans op een pathologische fractuur. Ook pijn die het gevolg is van tumoringroei in een zenuwplexus, bijvoorbeeld ten gevolge van supraclaviculaire kliermetastasen, kan in de helft van de gevallen voldoende worden verlicht.

Neurologische verschijnselen ten gevolge van myelumcompressie of hersenmetastasen kunnen, mits tijdig onderkend en snel behandeld, aanzienlijk worden teruggedrongen. Hetzelfde geldt voor het opheffen van obstructies, vooral in de tractus respiratorius en tractus digestivus.

Druk op de v. cava superior, vooral bij bronchuscarcinomen, kan leiden tot het v. cava-superior-syndroom. Een korte, snel gestarte bestralingsbehandeling geeft een duidelijke verbetering van de symptomen. Met kortdurende bestraling kunnen hemoptoë bij het bronchuscarcinoom en bloedingen van anderszins niet-behandelbare grote tumoren van bijvoorbeeld blaas en baarmoeder tot staan worden gebracht.

7.4.6 BIJWERKINGEN VAN BESTRALING EN DE VERSCHILLENDE BEHANDELINGSVORMEN

De bijwerkingen van bestraling kunnen worden onderverdeeld in algemene en lokale (op de plaats waar bestraald wordt), en in acute en late effecten. De algemene bijwerkingen zijn vermoeidheid, misselijkheid, braken of algemene malaise. Het mechanisme van deze verschijnselen is niet erg duidelijk. Wel is bekend dat de stralingsdosis, het bestraalde volume en de daarin opgenomen organen van invloed zijn. Toch bleek uit onderzoek dat vermoeidheid ook werd gezien bij relatief kleine bestralingsvolumes, bijvoorbeeld bij bestraling van de larynx. De klachten zijn meestal mild, maar 80-90% van de patiënten heeft er last van. De klachten kunnen al in de eerste bestralingsweek optreden, vaak vrij kort na de bestralingszitting. De meeste klachten verdwijnen spontaan twee tot drie weken na behandeling.

De belangrijkste acute lokale bijwerkingen zijn die van huid en slijmvliezen. De acute radiodermatitis begint als ontstekingsreactie met erytheem, gevolgd door droge schilfering. Wassen met zeep en lotions moet worden vermeden, evenals schurende kleding. Een eventueel natte epidermolyse wordt het beste met een vette indifferente crème (bijvoorbeeld cremor cetomacrogolis) behandeld. Na de behandeling herstelt de huid spontaan in één tot twee weken. Bij bestraling treedt haaruitval van de behaarde huid op. Bij een dosis van minder dan 40 Gy is deze alopecia meestal tijdelijk, bij een hogere dosis blijvend.

Twee tot drie weken na aanvang van een bestralingsbehandeling ontstaat mucositis in bestraald slijmvlies. Kleine erosies gaan conflueren en de mucosa wordt met een fibrineus beslag bedekt. De klachten zijn pijn en dysfagie, die vooral in het begin hevig zijn. Niet zelden treedt een superinfectie met *Candida* op. De behandeling bestaat uit het spoelen met kamillethee en toediening van fungistatische suspensies. Pijn kan met eenvoudige analgetica worden bestreden. Het is van belang het gewicht van patiënten met mucositis te controleren en goede voedingsadviezen te geven. Eventueel moet men de hulp van een diëtist(e) inroepen en een sonde of PEG-katheter plaatsen.

Reactie van de darmmucosa leidt tot denudatie (dat wil zeggen verlies van de mucosale darmbekleding) en gaat gepaard met misselijkheid, braken en diarree. Ook bij deze patiënten is controle van gewicht en vochthuishouding van belang en zijn voedingsadviezen noodzakelijk. In ernstige gevallen moeten anti-emetica en antidiarrhoica worden voorgeschreven. De mucositis geneest spontaan.

De late lokale schade van de huid begint meestal zo'n zes maanden na behandeling met een oedemateuze verdikking als uiting van endotheelbeschadiging van de microvasculatuur. Dit oedeem verdwijnt veelal spontaan. Later ontstaat een langzaam progressieve fibrose. Volgens sommige onderzoekers is de basis van vrijwel alle uitingen een late beschadiging van de bloedvaten. In de huid kan deze vaatschade zich uiten in teleangiëctasieën na zeer hoge doses. Daarnaast kan ook pigmentverschuiving optreden (depigmentatie met hyperpigmentatie).

Als late schade na bestraling van het hoofd-halsgebied is vooral de reactie van de speekselklieren van belang. Na hogere doses ontstaat xerostomie (een droge mond door verminderde en veranderde speekselproductie), die niet alleen zeer hinderlijk is, maar ook het ontstaan van cariës en parodontitis bevordert. Regelmatig spoelen met water en fluorapplicaties zijn noodzakelijk. Indien mogelijk kan een mondhygiënist(e) worden ingeschakeld. Tandheelkundige ingrepen mogen alleen plaatsvinden als speciale voorzorgsmaatregelen zijn genomen (antibiotica) in verband met de kans op osteonecrose.

Als gevolg van late schade van de darm ervaren veel patiënten een verandering van hun defecatiepatroon. In een gering percentage van de gevallen treedt een chronische proctitis of enteritis op, die bij voorkeur conservatief moet worden behandeld. Men moet terughoudend zijn met het nemen van proefexcisies uit een bestraalde darmwand. Soms (minder dan 2 à 3%) is een resectie of het aanleggen van een colostoma noodzakelijk. Bij bestraling van de long kan vanaf zes weken een interstitiële alveolitis optreden, die meestal subklinisch is, maar soms aanleiding geeft tot prikkelhoest, dyspneu en eventueel koorts. Later (na zes maanden) ontstaat fibrose met een verminderde functionele capaciteit. De ernst van de beschadiging is afhankelijk van dosis en hoeveelheid bestraald longvolume. Een reactie van het ruggenmerg en van de hersenen op bestraling met een dosis van 30-40 Gy kan optreden vanaf drie tot vier maanden na behandeling, in de vorm van diffuse demyelinisatie. Vooral na bestraling van grote volumina van het ruggenmerg geeft dit aanleiding tot het syndroom van Lhermitte. De patiënt ervaart flitsende dysesthesieën over het verloop van het ruggenmerg, die bij flexie worden geprovoceerd. Deze vorm van schade aan het zenuwstelsel herstelt praktisch in alle gevallen. Na hogere bestralingsdoses (> 50 Gy) en vooral na bestraling met grote fractiedoses, kan vanaf zes maanden na de bestraling een blijvende myelopathie ontstaan die irreversibel is en tot een dwarslaesie kan leiden.

Ten slotte geldt dat bij bestraling van de lens cataract kan ontstaan, dat bestraling van de gonaden kan leiden tot infertiliteit en steriliteit, en dat radiotherapie bij kinderen groeistoornissen kan veroorzaken.

Voor al deze afwijkingen geldt dat ze alleen aan bestraling kunnen worden toegeschreven als ze ook daadwerkelijk in bestraald gebied worden aangetroffen en als bestraald is boven een bepaalde drempeldosis. Voordat de diagnose schade door bestraling kan worden gesteld, moet dus overleg met de radiotherapeut plaatsvinden.

7.5 Samenvatting

Radiotherapie is met chirurgie en de systeembehandeling van de medische oncologie een van de pijlers waarop de behandeling van kanker rust. Door middel van ioniserende stralen wordt het DNA in de kankercel beschadigd. Een deel van deze schade kan worden hersteld, een deel niet.

Door de bestraling in kleine gedeelten over een langere tijd te geven, kan gezond weefsel, dat noodgedwongen wordt meebestraald, zich redelijk herstellen, terwijl tumorcellen bij een poging tot delen te gronde gaan. Ook door gebruik te maken van nieuwe technieken, zoals IMRT en beeldfusering, is het in toenemende mate mogelijk gezonde organen te beschermen en hogere doses aan de tumoren toe te dienen.

Radiotherapie speelt een belangrijke rol bij orgaansparende behandelingen. Naast uitwendige bestraling wordt hierbij veelal ook gebruikgemaakt van brachytherapie, waarbij radioactieve bronnen tijdelijk in het lichaam worden gebracht.

Ten slotte is radiotherapie essentieel bij palliatieve therapie, om klachten te bestrijden of te voorkomen bij patiënten die niet meer kunnen genezen.

Kernpunten

- De plaats van radiotherapie in de oncologie.
- De helft van alle patiënten met kanker krijgt radiotherapie, circa de helft van hen met een curatieve en circa de helft met een palliatieve intentie.
- Radiotherapie draagt bij aan de genezing van kanker bij circa 18% van alle patiënten met kanker.
- Fractionering.
  Door de bestralingsbehandeling in kleine porties te verdelen (fracties) kan het verschil in cellulair herstel tussen tumor- en gezonde cellen, met name de cellen die verantwoordelijk zijn voor late schade, maximaal worden uitgebuit.
  Behalve de gebruikelijke behandeling met één fractie per dag en veelal met een grootte van 1,8-2 Gy zijn er de volgende bijzondere fractioneringsschema's:
- *hyperfractionering:* dezelfde totaaldosis in kleinere fracties die meerdere keren per dag worden gegeven om het verschil in cellulair herstel tussen tumor- en gezonde cellen meer uit te buiten;
- *geaccelereerde fractionering:* de bestralingsdosis wordt in een kortere totale behandelingsduur gegeven met twee fracties per dag om het effect van tumorrepopulatie te verkleinen.
- Grotere precisie heeft gevolgen.
  Doordat men in staat is de tumor steeds preciezer (grotere conformatie) te bestralen, moeten alle stappen in de behandeling nauwkeuriger worden. Dit geldt voor het vaststellen van het te bestralen tumorvolume, waardoor beeldvorming steeds belangrijker wordt. Het geldt ook voor de controle van de patiënt tijdens bestraling door middel van electronic portal imaging of cone-beam-CT.
- Vroege (acute) en late effecten.
  Radiotherapie heeft effecten op de gezonde weefsels die onvermijdelijk worden meebestraald. Treden deze effecten op tijdens of kort na bestraling dan spreekt men van acute of vroege schade. Deze vorm van schade treedt vooral op bij epithelen en endothelen. Veelal is de genezing restloos door repopulatie.

Late schade treedt op als een effect op het parenchym en de vascularisatie van organen. Hierbij zijn meerdere celtypen en onder andere endotheel betrokken. De late schade kan vele jaren na de bestraling manifest worden en is veelal irreversibel. Voorkomen is beter dan genezen en daarom wordt de bestralingsbehandeling gefractioneerd gegeven. Heel ernstige acute schade kan ook tot een bijzondere vorm van late schade leiden (consequential late damage).

- Combinatiebehandeling.
  Radiotherapie wordt veelal tegelijkertijd gegeven met andere modaliteiten om het effect te versterken (sensitizing). Voorbeelden zijn radiotherapie met chemotherapie, 'biological modifiers', hyperthermie en zuurstof.
- Bij intensiteitsgemoduleerde radiotherapie (IMRT) wordt een te bestralen doelvolume elke dag van de behandeling bestraald vanuit een oneven aantal richtingen. Tevens wordt de dosisintensiteit gemoduleerd. Hierdoor kan de dosis in de gezonde omringende organen worden verminderd of gelijk worden gehouden, terwijl men de dosis in de tumor verhoogt. Dit leidt tot minder bijwerkingen en een betere tumorcontrole.
- Tegenwoordig wordt op een driedimensionaal CT-beeld het doelvolume ingetekend. Informatie van PET en MRI worden hieraan toegevoegd door het 'op elkaar' leggen volgens de anatomische structuren. Inmiddels zijn mathematische technieken geïmplementeerd waarmee dit volautomatisch kan worden uitgevoerd.

Literatuur

Abeloff MD, Armitage JO, Niederhuber JE, et al. Clinical oncology (3rd ed). New York: Churchill Livingstone, 2004.
Perez CA, Brady LW. Principle and practice of radiation oncology (4th ed). Philadelphia: Lippincott, 2004.

8 Principes van de medicamenteuze antikankerbehandeling

J. De Grève, S. Van Belle, S. Sleijfer

8.1 Inleiding

In de behandeling van de meeste kankerpatiënten komen twee belangrijke modaliteiten aan bod: lokale behandelingen, waaronder de chirurgie en de radiotherapie, en de systemische behandeling met geneesmiddelen. Voor veel patiënten komen deze verschillende modaliteiten gelijktijdig of opeenvolgend aan bod en de kankerbehandeling is dan ook bij uitstek een multidisciplinaire aangelegenheid. Na een adequate diagnose en een correcte stadiëring dient voor elke patiënt een behandelingsstrategie opgesteld te worden. De systemische behandeling maakt integraal deel uit van deze strategie.

Binnen de interne geneeskunde is in de afgelopen decennia de medische oncologie of interne oncologie ontstaan, een specifieke competentie (in België een zelfstandig specialisme) die zich voornamelijk bezighoudt met de medicamenteuze behandeling van kanker. De noodzaak voor een dergelijke specialisatie komt voort uit de groeiende complexiteit van de medicamenteuze kankerbehandeling. De complexiteit neemt toe door de snelle ontwikkeling van nieuwe antikankergeneesmiddelen en nieuwe indicaties, maar ook door de noodzaak om steeds nieuwe ontwikkelingen in de palliatieve zorg en ondersteunende geneesmiddelen op een efficiënte en tegelijk kostenefficiënte wijze in de behandeling te incorporeren. Bovendien zijn de specifieke behandelingen en het strategisch denken van algemene aard en van toepassing op verschillende kankers, wat de gespecialiseerde internist-oncoloog of medisch oncoloog een centrale plaats geeft in de kankerbehandeling. Medisch oncologen zijn behalve van hun nationale organisaties lid van de European Society of Medical Oncology (ESMO; www.esmo.org), die ook een toegangsexamen op Europees niveau organiseert.

Voor een goed begrip van dit hoofdstuk is het belangrijk dat eerst hoofdstuk 1, Fundamentele aspecten van kanker, wordt doorgenomen. Deze aspecten, evenals de therapiegerichte onderwerpen in dit hoofdstuk kunnen diepgaander worden bestudeerd in het boek *Cancer: principles and practice of oncology*.

Het is gewenst dat de medisch oncoloog een goed inzicht heeft in de basisprincipes van de moleculaire mechanismen die leiden tot het ontstaan en de progres-

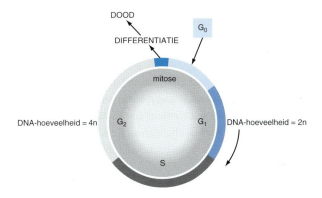

Figuur 8.1 Celcyclus.

sie van kanker en in de kankerbiologie, oftewel de studie van het gedrag van kankercellen, in vitro, in vivo en in de mens. Begrippen als celcyclus (fig. 8.1), apoptose (actieve celdood) en signaaltransductiepaden (of 'signal transduction pathways') zijn essentieel voor het begrijpen van de werking van chemotherapie en andere antikankergeneesmiddelen.

De geneesmiddelen die ter beschikking staan voor de behandeling van kanker kunnen we in vier categorieën indelen: klassieke empirische chemotherapie met celdodende eigenschappen, hormonale behandelingen, doelgerichte (nieuwere) moleculen die ieder een specifiek proces in een tumorcel kunnen verstoren en behandelingen die de activiteit van de gastheer tegen de kanker versterken (immuuntherapie).

In dit hoofdstuk komen vooral de principes van de empirische chemotherapie en de nieuwere moleculaire behandelingen aan de orde. De hormonale behandelingen komen elders in dit boek uitgebreid aan bod. Immuuntherapie door middel van vaccinaties en anti-CTLA4-antilichamen bevindt zich nog in een experimentele fase van ontwikkeling, terwijl immuuntherapie door middel van cytokines als interleukine-2 en interferon-α slechts een kleine rol speelt in de behandeling van patiënten met heldercellig niercelcarcinoom.

Bij het bepalen van de multidisciplinaire behandelingsstrategie van kankerpatiënten moet eerst en vooral een onderscheid worden gemaakt tussen enerzijds ziektetoestanden met een redelijke kans op genezing en anderzijds de situaties die als palliatief beschouwd moeten worden. In het eerste geval zal men opteren voor een soms agressieve benadering die de kans op genezing zo groot mogelijk moet maken. In het tweede geval streeft men in de eerste plaats naar een verbetering van de kwaliteit van leven en in de tweede plaats naar levensverlenging. Een belangrijk middel om de kwaliteit van leven te verbeteren is een efficiënte antikankerbehandeling met een redelijk tolerantieprofiel. In de medisch oncologische praktijk is het bereiken van een juist evenwicht van deze verschillende elementen het moeilijkst en vergt een combinatie van 'evidence-based' geneeskunde en empirische geneeskunde.

8.2 Empirische chemotherapie

In enge zin bestaat de chemotherapie uit chemische of organische moleculen die voornamelijk delende cellen doden zonder a priori-selectiviteit voor kwaadaardige cellen ten opzichte van normale lichaamscellen.

De meest klassieke empirische chemotherapeutica waren chemische substanties (bijv. mosterdgas) en moleculen geëxtraheerd uit planten en schimmels. Aanvankelijk gebeurde de ontdekking van deze stoffen vaak toevallig. Mosterdgas bijvoorbeeld, werd in de Eerste Wereldoorlog als wapen gebruikt en bij de getroffen soldaten werden atrofie van het lymfatisch systeem, leukopenie en beenmergaplasie vastgesteld. Tijdens en na de Tweede Wereldoorlog werd het ontwikkeld als behandeling voor lymfomen (mechlorethamine) en het multipele myeloom (melfalan). Een ander voorbeeld is cisplatine. In 1965 werd ontdekt dat elektrische stroom door platina-elektroden de proliferatie van bacteriën kon remmen. Vervolgens werd cisplatine onderzocht op zijn werking op tumorcellen, wat uiteindelijk leidde tot een van de meest toegepaste chemotherapeutica.

Later werd aan het National Cancer Institute, een afdeling van het National Institute of Health (NIH) in Bethesda, Verenigde Staten, een screeningsmethode opgezet om op grote schaal substanties te identificeren die kankercellen kunnen doden, puttend uit het ruime jaarlijkse aanbod van synthetische en uit natuurlijke bronnen geëxtraheerde moleculen. In het begin werd hiervoor een snel delende muizenleukemie als model gebruikt, wat leidde tot de identificatie van verschillende actieve stoffen. De selectiviteit van het model heeft aanleiding gegeven tot de ontdekking van middelen die hun grootste activiteit tegen hematologische kwaadaardige aandoeningen (leukemie en lymfomen) hadden. De meeste van deze geneesmiddelen hadden het genomische DNA als rechtstreeks doelwit.

Later is men erin geslaagd een aantal permanente cellijnen afgeleid van verschillende menselijke 'solide' tumoren te genereren en te gebruiken voor de systematische screening van aangeboden substanties om nieuwe actieve geneesmiddelen te ontdekken. Sindsdien zijn er dan ook verschillende chemotherapeutica met andere aangrijpingspunten in de cel dan het DNA tevoorschijn gekomen.

Behalve toevallige vondsten worden nu steeds meer ontworpen moleculen, verbeteringen van bestaande moleculen of nieuwe biologische en synthetische substanties getest, bijvoorbeeld gericht op specifieke moleculaire doelwitten. Doordat deze speciaal ontworpen moleculen vaak heel specifieke functies blokkeren of juist stimuleren, worden deze medicijnen niet alleen meer gescreend op cellijnen, maar ook op basis van de inhibitie van specifieke signaaltransductiepaden.

Toevallig zijn het de oudste geneesmiddelen, waaronder de alkylerende agentia, die het meest acuut actief zijn tegen kanker, maar ook de meeste bijwerkingen veroorzaken, terwijl de meer recente geneesmiddelen vaak trager tot een respons leiden en ook over het algemeen minder ernstige bijwerkingen vertonen. Een voorbeeld hiervan zijn de antimetabolieten.

8.2.1 CHEMOTHERAPIE EN DE CELCYCLUS

De meeste cytostatica werken in op processen die betrokken zijn bij de actieve celdeling. Delende cellen zijn immers gevoeliger dan cellen in rust, onder andere omdat ze vanwege een actieve stofwisseling minder tijd hebben om schade aangebracht aan het DNA te herstellen.

Sommige middelen zijn specifiek voor een bepaalde fase van de celcyclus (fig. 8.2): antimetabolieten van de DNA-synthese, zoals cytarabine, en topo-isomeraseremmers doden cellen uitsluitend tijdens de DNA-verdubbeling (S-fase), terwijl vinca-alkaloïden en taxanen voornamelijk werkzaam zijn tijdens het feitelijke celdelingsproces. Deze celcyclusfasespecifieke middelen richten zich als het ware op bewegende doelen en moeten bij voorkeur gedu-

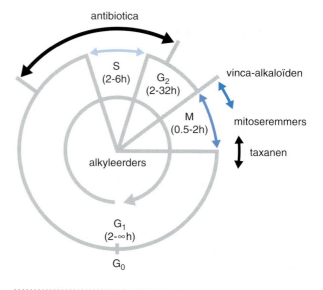

Figuur 8.2 Aangrijpingspunten van chemotherapie op de celcyclus.

rende langere tijd (bijv. continu infuus) of frequent worden toegediend. Alkylerende middelen en antibiotica, die permanente schade aan het DNA toebrengen, zijn minder fasespecifiek en hebben dan ook een bredere werking op delend weefsel in het algemeen.

8.2.2 Wisselwerking tussen de chemotherapie en de tumorbiologie

Om te begrijpen wat er in een patiënt gebeurt, is het belangrijk de voornaamste elementen te kennen die de inwerking van de chemotherapie op een kankergezwel kenmerken.

Om hierover een idee te krijgen, beschikken we over diermodellen, cellijnen afgeleid van menselijke kankers, alsook xenografts, transplanten van deze cellijnen of van tumoren in immuundeficiënte muizen.

In veel preklinische modellen wordt met een bepaalde hoeveelheid chemotherapie steeds eenzelfde percentage (fractie) tumorcellen geëlimineerd. In een semilogaritmische curve (logaritme van het aantal cellen ten opzichte van de tijd) uitgezet, is het resultaat een rechte lijn, zogenoemde eerste-orde-kinetiek. Daaruit kan men het begrip logaritmische celdoding of 'log kill' afleiden: de fractie cellen die door een gegeven dosis cytostaticum wordt vernietigd. Eén 'log kill' is een activiteit waarbij het aantal tumorcellen met één logaritme afneemt: bijvoorbeeld van 10E7 tot 10E6, of 90%. In snelgroeiende kankers met een klein volume waarvan een belangrijke fractie van de cellen gevoelig en bereikbaar is voor de chemotherapie, kan een dergelijke behandeling soms uiteindelijk een curatief effect hebben, als men die maar een voldoende aantal malen kan herhalen.

Dit model is relevant voor bepaalde menselijke kankers, zoals acute leukemie, hooggradige lymfomen, het kleincellig bronchuscarcinoom en het testiscarcinoom, waarbij men dikwijls een belangrijke 'log kill' kan bereiken met de huidige behandelingsschema's. Met uitzondering van het gemetastaseerd kleincellig brochuscarcinoom kan dit vaak leiden tot blijvende genezing ondanks metastasering van de ziekte.

Voor de meest voorkomende menselijke kankers geldt dit model echter slechts gedeeltelijk. Het is namelijk alleen geldig als alle cellen delen, terwijl men weet dat slechts een fractie van de tumor groeit, door Mendelsohn in 1960 als 'groeifractie' omschreven. Deze groeiende cellen bevinden zich voornamelijk in de periferie van het gezwel en/of in de buurt van neovascularisatie, terwijl zich in het centrum cellen in rust (G0-fase van de celcyclus) bevinden of er dood materiaal aanwezig is. Als gevolg hiervan vertonen de meeste menselijke tumoren een zogeheten gompertziaanse groeiwijze; een S-vormige curve die resulteert uit de som van het aantal groeiende cellen, het aantal afstervende cellen (door anoxie, apoptose en door therapie) en het aantal cellen in rust. Het begin van de curve loopt traag op (weinig cellen maar wel in groeifase), er is een steile tweede fase (veel cellen en hoge groeifractie) en een vlak derde deel (veel cellen maar weinig in groeifase). Deze curve geeft het gedrag van de tumor in werkelijkheid weer en kan zeer verschillend zijn per type tumor of zelfs per metastatische lokalisatie.

Hoe groter de groeifractie, hoe groter het effect van de chemotherapie (als alle andere gevoeligheidsparameters dezelfde blijven). De groeifractie is maximaal bij een tumorvolume van 37% van de uiteindelijke maximale grootte (fig. 8.3).

Deze grotere groeifractie bij kleinere laesies verklaart waarom we in de kliniek bij één en dezelfde patiënt de kleinere letsels soms sneller zien reageren op een behandeling dan de grotere (een 'gemengde' respons). Dit is deels ook de reden waarom het nuttig kan zijn om voorafgaand aan de chemotherapie grote letsels heelkundig te verwijderen (debulking), zoals gebeurt bij bijvoorbeeld het ovariumcarcinoom. Dit is gebaseerd op het goldie-coldman-principe: hoe kleiner de tumor hoe gevoeliger voor chemotherapie, niet alleen door de hogere groeifractie, maar ook door de kleinere kans op reeds aanwezige resistentie (zie par. 8.3). Bepaalde vormen van resistentie ontstaan door een mutatie. Per 100.000 cellen ontstaat er bijvoorbeeld één ongevoelige mutant; dus hoe groter de tumor, des te meer kans op resistente cellen.

Dit principe gaat ook op bij adjuvante therapie, wanneer de eventueel aanwezige letsels microscopisch zijn, een hoge groeifractie bevatten, en dus gevoeliger zijn voor therapie.

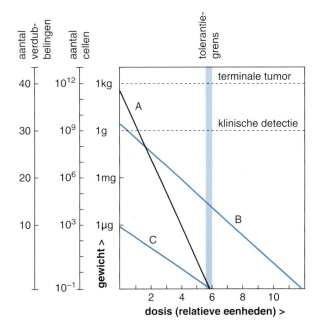

Figuur 8.3 De relatie tussen behandelingsdosis en het aantal overlevende tumorcellen in een grote, therapiegevoelige tumor (A), een relatief ongevoelige tumor (B) en een kleine tumorrest (C). Het aantal cellen in een tumor, het corresponderende tumorgewicht en het aantal tumorverdubbelingen zijn aangegeven op de verticale assen.

Omdat chemotherapie over het geheel genomen maar beperkt effectief is en toxisch is, is het definiëren van de beste individuele klinische reactie van groot belang.

Klinische definities voor respons op chemotherapie zijn: complete remissie (CR), partiële remissie (PR), stabiele ziekte ('stable disease') (SD), of progressieve ziekte ('progressive disease') (PD). Soms wordt ook nog het begrip mineure en objectieve (som van complete en partiële) respons gehanteerd. Sinds de introductie van nieuwere geneesmiddelen, de moleculaire doelgerichte behandelingen is het belang van mineure respons en stabiele ziekte toegenomen. De antitumoractiviteit van deze middelen komt vaak niet tot uiting in een verkleining van de tumorletsels maar in langdurige stabilisatie van de ziekte. Men spreekt nu ook over 'disease control rate': het groeperen van objectieve responspercentages met het percentage ziektestabilisaties op een bepaald tijdstip na het starten van behandeling, bijvoorbeeld na drie of zes maanden.

Een complete remissie is het verdwijnen van alle zichtbare ziektetekens. De andere remissiebeoordelingen vinden plaats op basis van de RECIST-criteria (unidimensionale metingen), vroeger de WHO-criteria (bidimensionale metingen).

Een complete remissie bij solide tumoren, wat niets meer betekent dan dat de ziekte met radiologische methoden niet meer detecteerbaar is, betekent in praktijk een reductie tot < 10E9 cellen (= < ca. 1 cm^3 volume) op elke ziektelokalisatie. Een complete remissie betekent dus niet dat alle kwaadaardige cellen verdwenen zijn, wat verklaart waarom niet-onderhouden remissies meestal tijdelijk zijn (weken tot maanden). Alleen bij zeer gevoelige kankers (waar de logaritmische celdood veel verder is gegaan: meer dan of minstens een 2 log kill) zal soms sprake zijn van een heel lange of definitieve remissie. Maar ook hier, bijvoorbeeld in de behandeling van de ziekte van Hodgkin, wordt frequent na het vaststellen met beeldvorming van een complete remissie, de behandeling gecontinueerd in de vorm van extra cycli chemotherapie of een aanvullende radiotherapie op de oorspronkelijke ziektelokalisaties om eventueel resterende kwaadaardige cellen te doden.

Het concept van dit fractionele model doet veronderstellen dat er haast altijd, zelfs bij een klinisch zeer succesvolle chemotherapie, toch nog cellen zullen overblijven. Waarom hooggevoelige uitgezaaide kankers (bijv. tumoren van de testis, ziekte van Hodgkin) en soms ook minder gevoelige kankers zoals metastatische borstkanker, na het bereiken van een complete remissie, toch regelmatig definitief genezen is niet goed te verklaren. Mogelijk speelt vanaf een zeer lage 'tumorload' het eigen immuunsysteem van de patiënt toch nog een bepalende rol in het opruimen van een klein volume overblijvende kankercellen. De kankervaccinatiestudies en studies naar moleculaire doelgerichte behandelingen zullen zich in de toekomst onder andere hierop richten.

Behalve deze tumorbiologische aspecten die de inwerking van chemotherapie op kanker verklaren, is er een andere belangrijke variabele die het resultaat van de behandeling zal bepalen: de gevoeligheid van de kanker voor de chemotherapie of omgekeerd de weerstand van de kanker voor de chemotherapie.

8.3 Weerstand tegen behandeling (resistentie)

Weerstand tegen chemotherapie, ook wel resistentie genoemd, is bij veel patiënten het belangrijkste obstakel bij het bereiken van genezing. Men spreekt van intrinsieke of primaire resistentie als de weerstand van de cellen tegen de chemotherapie al vóór het geven van enige behandeling aanwezig is en van verworven of secundaire resistentie als die ontstaat onder druk van een behandeling. Daarnaast maakt men een onderscheid tussen de weerstand op cellulair niveau, die men in vitro kan vaststellen, en de weerstand die klinisch vastgesteld wordt en die veel meer oorzaken kan hebben.

8.3.1 CELLULAIRE WEERSTAND

Kankers verschillen in hun intrinsieke gevoeligheid voor chemotherapie. De basis voor deze verschillende gevoeligheid is grotendeels onbekend.

De gevoeligheid van een kanker voor een bepaald chemotherapeuticum is veel belangrijker dan de tumorgrootte. Dit verklaart waarom celrijke maar gevoelige maligniteiten, zoals het testiscarcinoom of acute leukemie, eventueel met chemotherapie te genezen zijn, terwijl kleine maar ongevoelige tumoren, zoals het melanoom, moeilijk behandelbaar kunnen zijn.

Ondanks grote verschillen in structuur en werkingsmechanisme veroorzaken de meeste cytostatica uiteindelijk schade in het DNA in de vorm van adducten, crosslinks en enkel- of dubbelstrengsbreuken. Bepalend voor het uiteindelijke effect is daarom niet alleen de hoeveelheid schade, maar ook het vermogen van de cel om DNA-schade te herkennen en te repareren en de tijd die hiervoor beschikbaar is, die weer afhankelijk is van de groeisnelheid van de tumor. Ten slotte zal ook de capaciteit van de beschadigde tumorcel om bij een bepaalde hoeveelheid schade het proces van geprogrammeerde celdood (apoptose) te activeren of te inhiberen een rol spelen. Hoewel er afgelopen jaren meer inzicht is ontstaan in verschillende onderliggende mechanismen van intrinsieke resistentie, blijven de meeste oorzaken onopgehelderd.

Verworven resistentie

Naast verschillende oorzaken van intrinsieke resistentie, kennen we enkele specifieke oorzaken van verworven weerstand. Sommige van deze mechanismen spelen trouwens mogelijk ook een rol in de intrinsieke weerstand.

Er zijn vele mechanismen van verworven resistentie. Het kan gaan om verminderde import van het cytostaticum in de cel (bijv. methotrexaat), verminderde activatie (bijv. 5-fluorouracil tot 5-FUMP), toegenomen inactivatie (bijv. glutathion en metallothionein-eiwit voor alkylerende agentia), toegenomen DNA-herstel (alkylerende agentia), expressie van alternatieve pathways in de cel (methotrexaat en 5-FU), verhoogde export uit de cel (veel chemotherapeutica, o.a. door overexpressie P-glycoproteïne), overexpressie van het doelwitenzym van antimetabolieten (thymidilaatsynthase voor 5-FU en DHFR voor methotrexaat) of mutatie van het doelwit (bijv. aangrijpingspunt van taxanen op het tubuline of het topo-isomerase-enzym voor zijn inhibitoren).

Verworven weerstand op het niveau van de individuele tumorcel is dus het gevolg van stabiele veranderingen door mutaties in genen waarvan de eiwitten de gevoeligheid voor een cytostaticum bepalen. De verandering kan betrekking hebben op vrijwel elke stap die nodig is voor het uiteindelijke effect van het cytostaticum op de tumorcel, zoals de opname en het metabolisme van het middel, het induceren van DNA-schade en het proces van apoptose.

Wanneer een cel resistent wordt tegen een bepaald chemotherapeuticum, wordt hij vaak tegelijkertijd resistent tegen de chemotherapeutica van dezelfde klasse. Dit noemt men *kruisresistentie*. Een belangrijk voorbeeld hiervan is carboplatine, een analoog van cisplatine, de moederverbinding.

Belangrijk is dat de verschillende vormen van resistentie experimenteel kunnen worden geïnduceerd door cellen bloot te stellen aan progressief toenemende maar subletale concentraties chemotherapie. Wanneer ze onmiddellijk aan de letale dosis waren blootgesteld, zouden ze gedood zijn.

Deze vaststelling heeft belangrijke gevolgen voor de klinische praktijk. Laten we de twee voornaamste bekijken.

De kans dat in een enkele tumorcel gelijktijdig resistentie optreedt tegen twee middelen met een verschillende werking is klein. Dit uitgangspunt, naar analogie van de kruisresistentie van bacteriën tegen antibiotica, is de basis voor de behandeling met verschillende middelen (combinatiechemotherapie). Combinatiebehandeling heeft dus, naast een additieve of synergistische werking, als effect dat een cel die resistent is tegen middel A, alsnog gedood kan worden door middel B.

Een tweede gevolg is dat men, in de mate van het mogelijke, chemotherapie in een maximale klinisch haalbare dosis moet toedienen, om de blootstelling van kankercellen aan subletale doses zo klein mogelijk te houden. De eerstelijnsbehandeling is in veel gevallen de enige mogelijkheid voor genezing. Dit geldt voor adjuvante situaties, maar ook voor te genezen gevorderde ziekten, zoals testiscarcinoom en ziekte van Hodgkin.

Behalve de dosis is de frequentie waarmee chemotherapie gegeven wordt, de zogeheten dosisdensiteit, van belang voor de uiteindelijke uitkomst. Hoe korter de tumorcel immers heeft om schade te repareren, des te beter het celdodende effect van de chemotherapie zal zijn. De dosisintensiteit, de hoeveelheid cytostaticum die in een bepaalde tijd gegeven kan worden, omvat zowel de dosis als de dosisdensiteit en wordt vaak gebruikt om verschillende regimes te vergelijken.

Klinische evidentie voor het belang van dosisdensiteit is geleverd in de adjuvante behandeling van agressieve 'basaal type' borstkanker.

Multidrugresistentie

Bij het multidrug resistance- of MDR-fenotype (ontstaan door een mutatie in de kankercel) geldt dat weerstand tegen chemotherapeutica van verschillende klassen (meestal van een natuurlijke bron) wordt geïnduceerd door blootstelling aan slechts één bepaald chemotherapeuticum, tenminste als ze door hetzelfde eiwit uit de cel geëxporteerd worden.

De klassieke vorm van MDR berust op een verhoogde expressie van een membraaneiwit, het P-glycoproteïne. Dit eiwit fungeert als een pomp die vreemde stoffen uit de cel verwijdert en is vooral actief in het epitheel van de organen van het spijsverteringsstelsel. De relatieve ongevoeligheid voor chemotherapie van tumoren in deze organen wordt dan ook onder andere toegeschreven aan de fysiologisch hoge niveaus P-glycoproteïnen, een kenmerk dat wordt behouden door de hieruit ontstane maligniteiten. Naast het P-glycoproteïne zijn verhoogde expressie van MRP (multidrug-related protein) en LRP (lung cancer-related protein) bekend als oorzaak van verlaagde effectieve intracellulaire concentraties van natuurlijke verbindingen binnen een tumorcel. Ook het pancreascarcinoom en nierkanker ontstaan in een epitheel dat chronisch is blootgesteld aan carcinogenen in de voeding en excreties.

Men heeft in het verleden getracht het MDR-fenotype te inhiberen door farmacologische remming, bijvoorbeeld met verapamil of cyclosporine in geval van verhoogde expressie van het P-glycoproteïne. Het effect van deze interventies is echter alleen in modelsystemen overtuigend aangetoond en gaat dan gepaard met uitgesproken toxische bijwerkingen. Normale weefsels verdedigen zich namelijk met hetzelfde mechanisme tegen de chemotherapie. Farmacologische omkering van MDR in solide tumoren is dus in de kliniek weinig succesvol gebleken, mogelijk als gevolg van onvoldoende specificiteit en penetratie van de beschikbare antagonisten. Bovendien zijn het verantwoordelijke MDR-mechanisme en de bijdrage van andere vormen van resistentie veelal niet bekend en voor een bepaalde tumor zeer moeilijk vooraf te bepalen.

8.3.2 KLINISCHE RESISTENTIE

Bij klinische resistentie spelen twee elementen een rol. Enerzijds is er de cellulaire resistentie van de kankercellen. Anderzijds is er een aantal andere factoren die verband houden met de in-vivo-situatie en maken dat een kanker die is samengesteld uit gevoelige cellen (zoals in vitro vastgesteld) toch resistent blijkt voor dezelfde behandeling wanneer toegediend aan de patiënt. Resistentie op klinisch niveau wordt veroorzaakt door hoofdzakelijk vier verschillende elementen: de kinetiek van de tumorgroei zoals hiervoor beschreven, de bereikbaarheid van de tumor voor het geneesmiddel, de mogelijke heterogeniteit van de kankercellen in vivo wat betreft hun intrinsieke gevoeligheid (nog vrij onbekend terrein) en de toxiciteit van de behandeling die maakt dat de dosis in vivo beperkt wordt, terwijl dit in vitro niet beperkend is.

Zoals eerder vermeld werken cytostatica vooral in op prolifererende cellen. Bij een gezwel dat bestaat uit een kleine fractie delende cellen en een belangrijke fractie cellen in rust zal de efficiëntie van chemotherapie die celcyclusafhankelijk is beperkt zijn. Empirisch kan men trouwens ook vaststellen dat in kankers met een grote groeifractie, wat klinisch meestal overeenstemt met agressieve kankerontwikkeling, een snellere respons kan optreden. Grotere tumoren kunnen in hun centrum zeer slecht doorbloed zijn en dus constant in een toestand van anoxie verkeren. Dit heeft twee belangrijke gevolgen. Enerzijds kan dit leiden tot een beperkte aanvoer van het middel tot aan de kankercel. Anderzijds zijn veel cellen in de hypoxische zones geremd in hun actieve proliferatie en dus (tijdelijk) ongevoelig voor behandeling. Deze ongevoeligheid heeft vooral betrekking op celfasespecifieke middelen. Intermitterende behandeling is in beginsel het antwoord op celkinetische resistentie. Eliminatie van een deel van de tumorcellen door de eerste dosis stelt de geblokkeerde cellen in staat tot hergroei, waardoor zij alsnog gevoelig worden voor een volgende dosis. Dit verschijnsel staat bekend als *rekrutering*.

Behalve grote tumoren met slechte vasculaire bereikbaarheid, zijn sommige tumorlokalisaties wat men noemt 'sanctuaria'. Deze zijn slecht bereikbaar voor de chemotherapie: de hersenen door de bloed-hersenbarrière; de testes door de bloed-testisbarrière. Voor de hersenen geldt dit met name als de ziekte nog microscopisch is. Als de laesies zo groot zijn dat de bloed-hersenbarrière verstoord is, vertonen hersenmetastasen van bijvoorbeeld het mammacarcinoom of niet-kleincellig bronchuscarcinoom een gelijke respons op chemotherapie als ziektelokalisaties in andere organen.

Bijzonder frustrerend is een lokaal recidief van om het even welke primaire kanker na heelkunde en/of radiotherapie die bijna steeds slecht reageert op chemotherapie door fibrose en slechte vasculaire bereikbaarheid. Dit is een situatie die zich vaak voordoet na heelkundige en/of radiotherapeutische behandeling van bijvoorbeeld hoofd- en halstumoren of het rectumcarcinoom.

De oorzaak van in de kliniek vastgestelde weerstand kan ook farmacokinetisch van aard zijn (wat een vorm van onbereikbaarheid van de tumor voor het middel is); dat wil zeggen dat de verdeling van het middel in het lichaam of de halveringstijd van de actieve metabolieten in het lichaam ongunstig is. De halveringstijd van veel geneesmiddelen verschilt aanzienlijk tussen mensen, onder andere door verschil in activiteit van enzymen betrokken bij het metabolisme van het betreffende cytostaticum door polymorfismen in de coderende genen. Ook comedicatie, voeding en roken hebben grote invloed op de halveringstijd van chemotherapie. Gelet op al deze factoren is het niet verwonderlijk dat de halveringstijd niet steeds hetzelfde is. Ook het chemotherapeuticum zelf kan van invloed zijn op het metabolisme. Bekend is dat herhaalde toediening van cyclofosfamide de lever stimuleert tot afbraak van dit middel.

Klinische resistentie kan slechts in uitzonderlijke gevallen worden omzeild: bijvoorbeeld door een aangepaste toedieningswijze ter vervanging van de conventionele intraveneuze toediening. Intra-arteriële infusie, bijvoorbeeld in de arteria hepatica voor de behandeling van levermetastasen van colorectale kanker of intrathecale toediening bij meningeale lokalisatie van tumoren, resulteert in hogere concentraties in het doelwitweefsel. Ook intraperitoneale toediening wordt toegepast, bijvoorbeeld in de behandeling van het typisch in het peritoneum metastaserende ovariumcarcinoom. Het succes van deze alternatieve routes is, behalve voor de intrathecale behandelingen, meestal beperkt. Een uitzondering hierop is de toepassing van geïsoleerde ledemaatperfusie. Door het aansluiten van de circulatie van het aangedane ledemaat op een hart-longmachine kunnen zeer hoge doseringen chemotherapie gegeven worden. De combinatie van melfalan en tumornecrosefactor-α induceert hoge responspercentages bij patiënten met een wekedelensarcoom of een melanoom, waardoor soms een amputatie kan worden voorkomen.

Nog steeds is het bepalen van de gevoeligheid van een kanker voor chemotherapie in een individuele patiënt een empirische aangelegenheid. Men zal bij een patiënt in het kader van een palliatieve behandeling zo snel mogelijk (liefst al na een paar cycli) de respons trachten te bepalen, teneinde de patiënt niet nodeloos aan toxiciteit bloot te stellen.

Vroeger heeft men getracht in het lab op basis van tumormateriaal afgenomen van de patiënten de gevoeligheid van de verschillende chemotherapeutica te bepalen, om zo te komen tot een geïndividualiseerde behandeling (in vitro drug testing met MTT-assay en clonogene assay). Dit is geen succes geworden, onder meer om de eerder vermelde klinische redenen van resistentie die in vitro niet kunnen worden voorspeld en het beperkte aantal therapeutische alternatieven. Op dit ogenblik wordt getracht in vivo de responspredictie te versnellen door gebruik te maken van isotopisch gemerkte moleculen, zoals bij een PET-scan (metabole respons).

Er wordt ook onderzocht of het met behulp van een genexpressieprofiel van een tumor, vastgesteld met een micro-array, mogelijk is te voorspellen wie wel en wie niet gebaat is bij een bepaalde chemotherapiebehandeling. Tot op heden zijn verschillende prognostische profielen gepubliceerd voor verschillende tumortypen en -behandelingen. Hoewel deze profielen er veelbelovend uitzien, ontbreken vooralsnog de resultaten van prospectief opgezette studies die aantonen dat behandeling op basis van een dergelijk genexpressieprofiel betere resultaten geeft (predictieve waarde). Een belangrijke variabele in deze studies is de procedure gevolgd voor de tissue banking, de homogeniteit van de monsters (verhouding tumorcellen/normale cellen in elk monster) en de ervan afhankelijke kwaliteit van het RNA. Het is mogelijk dat met proteomics in de toekomst robuustere data verkregen worden.

8.3.3 NIEUW EXPERIMENTEEL INZICHT IN RESISTENTIE: HET KANKERSTAMCEL MODEL

Het eerder aangehaalde model waarin resistentie wordt verklaard door het optreden van nieuwe mutaties in subklonen van de kanker, wordt het *stochastische* model genoemd. Een nieuw model dat de laatste jaren in verschillende tumorsystemen door sterke experimentele bewijsvoering is onderbouwd is het *kankerstamcel* model. In dat model is slechts een zeer klein percentage van de kankercellen in een patiënt in staat om onbeperkt te delen. De overgrote meerderheid van de zichtbare ziekte in een patiënt bestaat uit cellen die nakomelingen zijn van die stamcellen, maar een bepaalde differentiatie hebben ondergaan en aan kwaadaardig potentieel hebben ingeboet. Die cellen zullen bijvoorbeeld na transplantatie in naakte muizen niet tumorigeen zijn, terwijl de parentale stamcel dat wel is. Bewijzen voor dit model zijn het eerst ontdekt in hersentumoren, doordat men op zoek ging naar een verklaring voor de sterke fenotypische heterogeniteit van glioma's in individuele patiënten. In verschillende experimentele modellen, waaronder voor borstkanker, is aangetoond dat de kankerstamcel notoir resistent is tegen chemotherapie en radiotherapie, terwijl de grote hoeveelheid dochtercellen wel gevoelig is.

In dit model kan een behandeling dus perfect tot een klinisch complete remissie leiden door eliminatie van de gevoelige cellen, maar de zeer kleine (klinisch onzichtbare) fractie kankerstamcellen ongemoeid laten. Deze kunnen na het beëindigen van een behandeling aanleiding geven tot het ontstaan van recidieven (door opnieuw een massa dochtercellen voort te brengen) of zelf zodanig in aantal toenemen dat ze een deel van de klinisch zichtbare ziekte vormen.

Men kent in een aantal gevallen wel het fenotypisch (immunohistochemische merkers) cellulaire compartiment waarin die stamcellen zich bevinden en kan het soms nauw definiëren tot een klein aantal cellen, maar de kankerstamcellen zelf en hoe die individueel kunnen worden onderscheiden is nog niet geïdentificeerd.

Wanneer dit model een belangrijk aandeel heeft in de kankerbiologie en resistentie is de specifieke identificatie van het grootste belang. Op die manier kunnen specifieke pathways worden ontdekt die een rol spelen in die kankerstamcellen, om uiteindelijk specifieke behandelingen te kunnen ontwikkelen.

8.4 Toxiciteit van chemotherapie

We beperken ons hier tot een aantal inleidende en algemene begrippen en verwijzen voor specifieke bijwerkingen per molecuul naar paragraaf 8.5.

De meeste chemotherapeutica die momenteel in gebruik zijn, werden ontwikkeld op empirische basis. Chemotherapie heeft dan ook geen kwalitatieve tumorspecificiteit. De enig mogelijke specificiteit ligt in het feit dat in hoofdzaak delende cellen getroffen worden. Van veel chemotherapeutica kunnen we dan ook vaststellen dat ze ook de normale weefsels, waar celvernieuwing door celdeling belangrijk is, treffen en daardoor bijwerkingen veroorzaken.

De door chemotherapie geïnduceerde bijwerkingen kunnen ingedeeld worden op basis van hun optreden in de tijd (acuut, uitgesteld, laat en op lange termijn), of op basis van het aangetaste orgaan of stelsel. Sommige bijwerkingen komen in meer of mindere mate voor bij alle chemotherapeutica, zoals misselijkheid, braken en beenmergsuppressie, terwijl andere bijwerkingen soortspecifiek zijn. Voorbeelden hiervan zijn de pneumonie die vooral voorkomt bij bleomycine en de niertoxiciteit van cisplatine.

De belangrijkste en bekendste voorbeelden van acute toxiciteit zijn de inhibitie van uitgroei van de bloedvormende stamcellen in het beenmerg, de aantasting van de gastro-intestinale mucosa en van de haarfollikels. Veel chemotherapeutica veroorzaken dan ook een daling van het aantal bloedcellen (neutropenie, trombopenie en anemie), haarverlies (alopecia) en gastro-intestinale mucositis. Belangrijk is dat deze bijwerkingen meestal grotendeels omkeerbaar zijn.

Naast de acute toxiciteit kunnen veel chemotherapeutica een chronische en/of langetermijn toxiciteit veroorzaken. In curatieve situaties is vooral deze toxiciteit op lange termijn een belangrijk element waarmee rekening moet worden gehouden, en dat zoveel mogelijk moet worden vermeden. Zo is bijvoorbeeld de afgelopen jaren vastgesteld dat patiënten met een testiscarcinoom die door chemotherapie genezen zijn een verhoogd risico hebben op het ontwikkelen van hart- en vaatziekten. Ook persisterende vermoeidheid is een veelvoorkomend verschijnsel dat soms jaren na behandeling nog aanwezig is.

Zowel de acute als de chronische toxiciteit kan gerelateerd zijn aan het antitumorale werkingsmechanisme (bijv. mutageniciteit van alkylerende agentia). Veel bijwerkingen zijn echter niet hieraan gerelateerd (bijv. acute emetogene effecten van vele chemotherapeutica of de chronische cardiotoxiciteit van de antracyclines of de niertoxiciteit van cisplatine).

De omkeerbare acute toxiciteit, vooral de hematologische, dicteert de dosisdensiteit. Acute toxiciteit is voornamelijk dosisgebonden, terwijl de chronische toxiciteit vooral afhankelijk is van de cumulatieve doses die een patiënt heeft gekregen. Daarnaast speelt individuele gevoeligheid voor toxiciteit een rol. De toxiciteit die het meest beperkend is in het escaleren van de dosis, noemt men de dosislimiterende toxiciteit zoals die bepaald wordt in fase-I-studies.

Voor chemotherapeutica is de therapeutische ratio (ratio tussen wat men kan geven en wat men nodig heeft om de kanker effectief te behandelen) erg nauw.

Een bijzondere toxiciteit van chemotherapie is de extravasatie. Dit is een gevreesde bijwerking door het paraveneus toedienen van chemotherapie of zelfs het druppelen uit een lek bloedvat. Behalve 5-fluorouracil hebben alle cytostatica een caustisch effect met mogelijk diepe necrose van de weefsels tot gevolg. Dit geldt in het bijzonder voor antracyclines en andere chemotherapeutica, zoals vinblastine. Om extravasatie te vermijden wordt bij veel patiënten die herhaalde chemotherapie moeten krijgen een subcutaan poortje voor intraveneuze toegang geplaatst met de ingang ter hoogte van een groot bloedvat (VAP of Portacath).

Verscheidene bijwerkingen kunnen tegenwoordig goed opgevangen worden, wat de toediening van chemotherapie aanzienlijk heeft vergemakkelijkt en de impact op de afloop van de ziekte bij vele patiënten gunstig heeft beïnvloed. Een goed voorbeeld hiervan is de relatief efficiënte preventie van misselijkheid en braken waardoor vroegtijdig stoppen van een curatieve therapie kan worden voorkomen. Anderzijds heeft het onder controle krijgen van sommige vervelende bijwerkingen andere op de voorgrond geplaatst.

8.5 Indeling en werkingsmechanismen van cytostatica

De klassieke chemotherapeutica worden ingedeeld volgens hun aangrijpingspunt in de cel.

De voornaamste aangrijpingspunten zijn het genomische DNA, rechtstreeks of indirect, en de microtubulaire structuren.

Bij iedere groep geven we een paar voorbeelden van veelgebruikte middelen. Opvallende kenmerken van deze middelen worden hier vermeld. Wie deze geneesmiddelen echter wenst toe te passen, dient de toedieningswijze en de mogelijke bijwerkingen in detail te kennen. Voor deze details dient men zich verder te informeren via de bijsluiters, 'investigator brochures' en naslagwerken, zoals het boek *Cancer: principles and practice of oncology* (DeVita en Rosenberg, 2008).

8.5.1 GENEESMIDDELEN DIE DE CEL DODEN DOOR HET GENOMISCHE DNA TE BESCHADIGEN

Alkylerende middelen

De familie van de alkylerende middelen omvat een groot aantal derivaten van stikstofmosterd (onder meer melfalan, chloorambucil, cyclofosfamide) en de nitrosourea. De vaak zeer complexe verbindingen hebben gemeen dat zij één of twee reactieve, alkylerende groepen bevatten. Deze kunnen een verbinding aangaan met DNA-basen, vooral met guanine, waarbij adducten gevormd worden. De vorming van crosslinks, dat wil zeggen het verbinden van twee DNA-ketens door een dubbele reactie, is voor de cytotoxiciteit het meest van belang.

Het herstelsysteem van de cel zal proberen deze adducten verwijderen. Indien er echter voldoende adducten zijn (denk aan het dosiseffect van chemotherapie!), zal het herstelmechanisme het DNA zodanig beschadigen dat de cel afsterft via het mechanisme van de apoptose. Zo niet, dan kan de cel overleven. Het herstel gebeurt echter mogelijk incorrect. Indien dit nu in een normale cel plaatsvindt die tot zelfvernieuwing in staat is, zal deze mutatie doorgegeven worden aan een veelvoud van dochtercellen en kan zo op de langere termijn een secundaire maligniteit ontstaan. De alkylerende agentia zijn dus niet alleen mutageen maar hebben ook een carcinogeen effect. Vooral de duur van blootstelling aan deze agentia bepaalt het risico. Wanneer tevens radiotherapie is toegepast, kan dit carcinogene effect in verhoogde mate worden vastgesteld in het bestraalde gebied. Een voorbeeldsituatie is de behandeling van patiënten met de ziekte van Hodgkin met het MOPP-schema (de pionierende standaardbehandeling van deze ziekte), die ook uitgebreide radiotherapie hebben ondergaan. Dit leidde tot een aanzienlijk percentage secundaire kankers in het bestraalde gebied (mantelveldbestraling: borstkanker, longkanker enz.). Sinds het invoeren van lagere doses radiotherapie, toegepast op kleinere velden en de invoering van minder mutagene chemotherapie (ABVD-schema) is deze kans op secundaire kankers aanzienlijk kleiner.

De alkylerende agentia hebben een bij uitstek hematologische toxiciteit. De toxiciteit in andere organen wordt bepaald door het covalent aan de alkylgroep gebonden residu dat de verschillende moleculen onderscheidt. Voor deze moleculen is er een belangrijk verschil tussen de dosis die hematologische toxiciteit veroorzaakt (dosislimiterende toxiciteit) en de dosis die toxiciteit in andere organen veroorzaakt. Daarom zijn deze agentia de centrale spil in schema's voor hogedosis-chemotherapie, op voorwaarde dat de hematologische toxiciteit kan worden opgevangen door perifere stamceltransplantatie en groeifactoren. In modelonderzoek blijkt namelijk voor de meeste alkylerende cytostatica een steile dosis-responsrelatie te bestaan; dat wil zeggen dat een geringe toename in de dosering resulteert in een forse toename van het aantal tumorcellen dat gedood wordt.

Met betrekking tot hogedosis-chemotherapie is nogal wat klinisch onderzoek verricht en de techniek wordt nog toegepast in lymfomen, leukemie, multipel myeloom, recidief van de ziekte van Hodgkin en resistente kiemceltumoren. In de andere solide tumoren, zoals borstkanker, is men er ondanks intensief klinisch onderzoek niet in geslaagd het nut van deze aanpak aan te tonen. Wellicht dat hogedosis-chemotherapie voor een subgroep van patiënten met een erg hoog risico op een recidief nog een plaats heeft. Aanvullend fase-III-onderzoek moet dit echter nog uitwijzen.

Aanvankelijk was er de hoop met hogedosis-chemotherapie de relatieve intrinsieke resistentie te kunnen overwinnen en daardoor de prognose van vele kankerpatiënten te verbeteren. Achteraf bekeken zijn er echter verschillende redenen om aan te nemen dat die verwachting niet realistisch was. Om te beginnen zijn er de mechanismen van klinische resistentie (zie eerder), waaraan dosisverhoging weinig kan verhelpen. Anderzijds is er de vaststelling dat om in vitro-resistente cellen te doden een logaritmische dosisverhoging nodig is. In de kliniek kan men echter zelfs voor de alkylerende agentia op zijn best de dosis tien- à twintigmaal verhogen (vanwege dosislimiterende andere orgaantoxiciteiten), wat onvoldoende is om echte resistentie te overwinnen.

Cellulaire resistentie voor alkylerende middelen kan te wijten zijn aan verschillende mechanismen: overexpressie van DNA-herstelsystemen, verhoogde detoxificatie (glutathion) en verhoogde export.

Platinaverbindingen

De platinabevattende verbindingen cisplatine, carboplatine en oxaliplatine reageren ook met DNA, met als belangrijkste effect de vorming van DNA-adducten en -crosslinks. Het chemisch mechanisme berust echter niet op alkylering in strikte zin. In een waterig milieu met lage chlorideconcentratie verlaten de chlooratomen het molecuul en ontstaat een elektrofiel zeer reactief product dat aan het DNA gaat binden.

Cisplatines hebben een ommekeer veroorzaakt in de curatieve behandeling van het testiscarcinoom evenals een significante verbetering van de overleving van het ovariumcarcinoom. Cisplatine is ook actief in veel andere tumoren (longkanker, hoofd- en halstumoren, oesofaguscarcinoom enz.). Carboplatine is vaak actief bij deze ziekten, maar wat minder actief dan cisplatine, met uitzondering bij het ovariumcarcinoom. Omdat carboplatine echter wordt gekenmerkt door een toxiciteitsprofiel dat over het algemeen als milder wordt beoordeeld dan dat van cisplatine, wordt carboplatine ook vaak gebruikt in deze omstandigheden. Oxaliplatine is het meest recent in de kliniek gekomen en wordt in combinatie met 5-fluorouracil gebruikt bij de behandeling van het colorectaal carcinoom.

De platinaverbindingen hebben typische toxiciteiten die hen onderscheiden. Cisplatine heeft een potentieel sterke niertoxiciteit en dient dan ook met de nodige voorzorg (uitvoerige pre- en posthydratatie) toegediend te worden. Carboplatine is het meest hematotoxisch en wordt uitgescheiden via de nier. De dosis wordt dan ook berekend aan de hand van de nierfunctie, terwijl dit voor de meeste chemotherapeutica gebeurt op basis van de lichaamsoppervlakte. Oxaliplatine heeft een sterk cumulatieve neurosensorische, door koude geïnduceerde, toxiciteit die verschilt van de neurotoxiciteit van cisplatine. Deze neurotoxiciteit beperkt het aantal cycli dat cumulatief kan worden toegediend aan individuele patiënten.

8.5.2 TOPO-ISOMERASE-INHIBITOREN

Een groot aantal cytostatica is oorspronkelijk geïsoleerd uit planten en micro-organismen, zo ook de topo-isomeraseremmers. Deze middelen en hun synthetische derivaten vormen de gevarieerde familie van natuurlijke producten. Topo-isomerasen zijn enzymen die gecontroleerd breuken aanbrengen die nodig zijn voor het ontwinden van het DNA, wat nodig is voor DNA-replicatie of genexpressie.

Ze worden onderscheiden in topo-isomerase type I en II. Remming van topo-isomerase II door epipodofyllotoxinen (bijvoorbeeld etoposide of VP16) of door de antibiotica-achtige antracyclines, en van topo-isomerase I door topotecan en irinotecan resulteert in respectievelijk dubbelstrengs- en enkelstrengsbreuken.

Topo-isomerase-II-remmers

Topo-isomerase II (topo-II) klieft een DNA-streng. Inhibitoren van topo-II (antracyclines en epipodofyllotoxinen) binden op het 5'fosfodiëster van de gekliefde DNA-keten, wat stabilisatie van deze breuk veroorzaakt (op een omkeerbare wijze). Als vervolgens topo-II de andere streng klieft, zonder dat er eerst een herstel heeft plaatsgevonden van de eerste strengbreuk, ontstaat er een dubbelstrengsbreuk en is sprake van een irreversibele DNA-beschadiging.

De antracyclines (doxorubicine, epirubicine) hebben een zeer breed spectrum van activiteit in veel kankers. Een belangrijk mechanisme van cellulaire resistentie tegen antracyclines is multidrugresistentie door verhoogde expressie van drugefflux pompen zoals PgP, MRP en LRP. Het is echter mogelijk dat kankers die een overexpressie hebben van topo-isomerase II gevoeliger zijn voor deze middelen. Deze situatie doet zich bijvoorbeeld voor bij borstkanker met een amplificatie van het HER2/neu-oncogen. Het topo-isomerasegen dat op hetzelfde chromosoom is gelegen, is soms gecoamplifieerd met het HER2/neu-gen waardoor deze kankers mogelijk gevoeliger zijn voor antracyclines. Resultaten van klinische studies die dit onderzochten zijn voorlopig tegenstrijdig.

De voornaamste cumulatieve toxiciteit van deze geneesmiddelen is congestief hartfalen dat deels dosisgerelateerd is. Vandaar dat er een strikt maximaal cumulatieve dosis is vastgesteld. Om deze cardiotoxiciteit te omzeilen heeft men een liposomale formule van deze geneesmiddelen ontwikkeld, die mogelijk ook meer opgenomen wordt door maligne cellen dan door niet-maligne cellen. Het gaat meer in het bijzonder om gepegyleerde liposomen die niet herkend worden door fagocyterende cellen en daardoor lang in de circulatie blijven, tot ze gevangen worden in terminale haarvaatjes, en daar hun inhoud vrijgeven. Dit mechanisme is ook verantwoordelijk voor een specifieke toxiciteit: palmoplantaire erytrodysesthesie van de huid. Eigenlijk is dit een lokale extravasatie van doxorubicine en lokale weefselnecrose.

Topo-isomerase-I-remmers

Voorbeelden van topo-isomerase-I-remmers zijn topotecan en irinotecan. Net als Topo-II is Topo-I een enzym dat een rol speelt in het remodelleren van het DNA als voorbereiding op de replicatieve DNA-synthese. Irinotecan vertoont als monotherapie of in combinatie met 5-fluorouracil waarmee het een synergistische interactie heeft, antitumoractiviteit bij het gevorderde coloncarcinoom en is tegenwoordig een belangrijke component in de behandeling van deze tumoren. Een bijzondere en gevaarlijke toxiciteit van irinotecan is het laat optreden van diarree (zie hoofdstuk 20 Tumoren van dunne en dikke darm). Topotecan heeft zich een plaats verworven in de (tweedelijns) behandeling van het ovariumcarcinoom en is ook actief bij het kleincellig longcarcinoom en in het cervixcarcinoom, samen met cisplatine.

8.5.3 MICROTUBULAIRE INHIBITOREN

Het microtubulaire systeem speelt een belangrijke rol in de celdeling, maar ook in het voor de cel essentiële transport van moleculen, de structuur van de cel (cytoskelet) en de locomotie van de cel.

Ook deze cytostatica zijn oorspronkelijk geïsoleerd uit planten en micro-organismen.

In deze groep vinden we twee soorten geneesmiddelen met een ruwweg tegengesteld effect op de microtubuli: vinca-alkaloïden, geïsoleerd uit maagdenpalm, en taxanen (paclitaxel, docetaxel).

Vinca-alkaloïden

De vinca-alkaloïden zijn al relatief lang bekend en binden zich aan tubuline (samenstellende molecuul van de microtubuli), waardoor ze de assemblage (polymerisatie) van het tubuline en de vorming van microtubuli verhinderen. Microtubuli spelen ook een belangrijke rol in het zenuwstelsel, onder meer in het transport van moleculen over lange afstand in axonen. Het is dan ook niet verwonderlijk dat deze geneesmiddelen specifiek neurotoxisch zijn.

Voorbeelden zijn vinblastine, vincristine, vindesine en vinorelbine. De neurotoxiciteit is het grootst voor vincristine en is cumulatief. Belangrijk is de behandeling met deze geneesmiddelen te staken voordat er spierzwakte optreedt. Bij de meeste patiënten gaat het aanvankelijk om een sensorische perifere neuropathie. Er kan echter ook een autonome neuropathie optreden met onder meer constipatie en hypotensie.

Bij patiënten die al een premorbide aanleg voor neuropathie hebben, zoals alcoholici en diabetici, is grote voorzichtigheid vereist met deze geneesmiddelen. Vincristine kan bijvoorbeeld bij een alcoholist al na één toediening een 'drop-foot' veroorzaken. Vincristine wordt vooral in de hematologie en bij de behandeling van bepaalde primaire hersentumoren gebruikt.

Vinblastine is minder neurotoxisch, maar meer myelotoxisch. Vinorelbine is het laatste broertje, maar wel het actiefste en bovendien met een zeer gunstig tolerantieprofiel en wordt bij veel kankers (borst, long) in combinatie of enkelvoudig gebruikt. Er worden nog steeds nieuwe vinca-alkaloïdenanalogen ontwikkeld.

Taxanen

Vergeleken met de vinca-alkaloïden hebben taxanen (paclitaxel en docetaxel) het tegenovergestelde effect: ze binden ook aan het tubuline, maar verhinderen depolymerisatie (dynamisch evenwicht) van tubuline, zodat de cel blijft zitten met een gepolymeriseerde microtubulaire structuur, wat net zo letaal is voor de cel.

De taxanen hebben als voornaamste bijwerking alopecia (dat vrij plotseling en totaal kan optreden) aan het einde van cyclus 1 of in cyclus 2, neutropenie (dieptepunt ongeveer op dag 8, wat vroeg is vergeleken met veel andere chemotherapeutica) en eveneens neuropathie. Deze neuropathie kan uitgesproken zijn, vooral wanneer een taxaan wordt gecombineerd met een ander neurotoxisch cytostaticum, maar is in tegenstelling tot die bij de vinca-alkaloïden in belangrijke mate omkeerbaar en bouwt ook niet bijzonder op van de ene cyclus naar de volgende. Het beeld van oedeem als gevolg van capillaire lekkage is specifiek voor docetaxel.

Taxanen hebben een prominente plaats verworven in de behandeling van veelvoorkomende kankers, zoals long-, ovarium-, prostaat- en borstkanker. De activiteit en het bijwerkingenprofiel van de taxanen blijkt erg afhankelijk te zijn van het schema. Zo is wekelijks paclitaxel meer actief dan het driewekelijkse schema bij patiënten met borstkanker. Wekelijkse behandelingen gaan vaker gepaard met minder beenmergsuppressie, maar binden de patiënt meer aan het ziekenhuis en veroorzaken mogelijk meer vermoeidheid.

8.5.4 ANTIMETABOLIETEN

Antimetabolieten vormen een groep van natuurlijke of synthetische verbindingen die nauw verwant zijn aan de bouwstenen van nucleïnezuren. Bekende vertegenwoordigers van deze familie zijn cytarabine en het verwante gemcitabine, 5-fluorouracil en methotrexaat. Deze verbindingen kunnen deelnemen aan de transportsystemen en de metabole processen van de natuurlijke precursors, totdat hun afwijkende structuur de verdere voortgang blokkeert. Ze zijn vooral actief in de S-fase van de celcyclus. De antimetabolieten worden gekenmerkt door een bijzonder goed tolerantieprofiel, zeker in vergelijking met de alkylerende agentia.

Methotrexaat blokkeert het enzym dihydrofolaatreductase (DHFR) en inhibeert zo de aanmaak van thymidinebouwstenen. Dit enzym zorgt normaal voor de omzetting van het dihydrofolaat (DHF) naar tetrahydrofolaat (THF), dat nodig is voor de activiteit van thymidilaatsynthetase (TS) (ternair complex tussen fluorouracilmonofosfaat (FUMP), DHF en TS). In deze reactie wordt deoxyuridinemonofosfaat (dUMP) omgezet naar deoxythymidinemonofosfaat (dTMP) en wordt het THF opnieuw geoxideerd tot DHF. Als de voorraad van THF in de cel vermindert, zal de aanmaak van dTMP en ten slotte deoxythymidinetrifosfaat (dTTP) niet meer plaatsvinden en zal de DNA-synthese niet doorgaan, met celdood als gevolg.

MTX en zijn aangrijpingspunt hebben in het verleden model gestaan voor het aantonen van verworven drugresistentie. Initieel is er onder invloed van MTX een overexpressie van het DHFR en bij langere blootstelling zelfs een genamplificatie op double minute-chromosomen, wat resistentie veroorzaakt. Als de cellen langdurig zijn onttrokken aan blootstelling, kunnen ze die extra chromosomen (zeker in vitro) opnieuw verliezen en gevoelig worden voor MTX. In vivo is daarvoor echter allemaal geen tijd. MTX wordt gebruikt in de hematologie en is een van de eerste middelen waarvan aangetoond werd dat het actief is bij de behandeling van borstkanker.

5-Fluorouracil (5-FU) is structureel verwant aan zowel de RNA-bouwsteen uracil als aan de DNA-bouwsteen thymine. 5-Fluorouracil is groeiremmend en celdodend, omdat het als foute base wordt ingebouwd in RNA en de aanmaak van bouwstenen voor DNA remt. 5-FU heeft als doelwit het thymidilaatsynthetase (TS). Dit laatste effect is voor de cytostatische werking het belangrijkst.

5-FU is een van de meest gebruikte chemotherapeutica, niet zozeer omdat de activiteit zo groot zou zijn in de verschillende kankers, als wel omdat het een relatief mild toxiciteitprofiel heeft, zeker wanneer het wordt toegediend in de vorm van intermittente continue infusen. Dit kan door het gebruik van ambulante infuuspompen en een Portacath of VAP; bijvoorbeeld telkens gedurende 48 uur om de twee weken in de behandeling van het coloncarcinoom. Wanneer 5-FU in bolus wordt toegediend, is het én minder efficiënt én toxischer. Een recentere aanwinst is capecitabine. Dit is een prodrug van 5-fluorouracil die dagelijks oraal ingenomen wordt, gedurende twee van de drie weken. Capecitabine wordt na absorptie in twee stappen, één in de lever en een tweede in de tumor door fosforylering geactiveerd tot 5-FU. Omdat het verantwoordelijke enzym meer aanwezig is in tumorweefsel dan in de normale weefsels, zou er theoretisch een zekere tumorspecificiteit kunnen zijn.

Een nadeel van capecitabine is het hand-foot-syndroom dat vrij uitgesproken kan zijn en de vraag opwerpt of deze behandeling beter is dan intraveneuze behandeling met 5-FU, die uitstekend getolereerd wordt.

Pemetrexed is een meer recent ontwikkeld en beschikbaar gekomen folaatanaloog. Het is 'multitargeted', omdat het drie enzymen inhibeert die betrokken zijn bij de purine- en pyrimidine-synthese – thymidylaat synthase (TS), dihydrofolate reductase (DHFR), en glycinamide ribonucleotide formyltransferase (GARFT) – en zo de DNA- en RNA-synthese remt. De toediening vereist specifieke ondersteunende medicatie: de patiënten moeten foliumzuur en vitamine B12-supplementen krijgen, evenals corticoïden.

Gemcitabine is ongeveer het enige chemotherapeuticum dat een gunstige therapeutische ratio heeft (alweer niet in het minst door zijn vrij goede tolerantieprofiel) in de behandeling van het overigens zeer chemotherapieresistente pancreascarcinoom. Verder wordt gemcitabine in combinatie toegepast in het niet-kleincellig brochuscarcinoom en vertoont het antitumoractiviteit in borst- en ovariumkanker.

8.6 Hormonen

Een aantal tumoren is voor hun groei afhankelijk van (geslachts)hormonen, zoals borstkanker bij vrouwen en prostaatkanker bij mannen. Verwijdering van hormonale stimulering of het blokkeren van de werking van deze hormonen kan de groei van de tumoren remmen en zelfs remissies bewerkstelligen. Een voorwaarde hiervoor is dat het tumorweefsel zelf nog receptoren voor de betrokken hormonen bevat. Omgekeerd garandeert de aanwezigheid van receptoren niet dat de hormonale behandeling zal aanslaan.

De hormonale (of beter: antihormonale) behandeling is gericht op het opheffen van de groeistimulerende werking van natuurlijke hormonen. Hiervoor staan de volgende mogelijkheden ter beschikking:
- operatieve verwijdering van hormoonproducerende organen, bijvoorbeeld eierstokken of testikels;
- blokkering van de hormoonwerking door synthetische antihormonen; deze binden zich aan de receptoren van de tumorcel en blokkeren de effectieve binding van natuurlijke hormonen;
- remming van de hormoonproductie door stoffen die aangrijpen in de aanmaak van hormonen (aromataseinhibitoren bij postmenopauzale vrouwen, chemische castratie door middel van LHRH-analogen bij mannen of bij premenopauzale vrouwen). We verwijzen hiervoor naar de hoofdstukken over de behandeling van prostaat- (hoofdstuk 26) en mammacarcinoom (hoofdstuk 24).

Hormonale behandeling kan beter niet worden gecombineerd met chemotherapie, vanwege een mogelijk antagonisme. De hormonen kunnen de cellen namelijk uit hun cyclus halen en dus ongevoelig maken voor chemotherapie. Bij de behandeling van het hormoon-refractaire prostaatcarcinoom met docetaxel is het echter vaak gebruik de hormonale behandeling met LHRH-analogen te continueren.

Wanneer een kanker gevoelig is voor hormonen en er geen sprake is van een acuut levensbedreigende situatie, zal men patiënten in een palliatieve situatie zo lang mogelijk behandelen met hormonen, omdat deze geneesmiddelen een therapeutische ratio hebben die zeer groot is.

8.7 Moleculaire doelgerichte behandelingen

De afgelopen jaren zijn er belangrijke vorderingen gemaakt in de rationele ontwikkeling van moleculen gericht op specifiek groeistimulerende factoren van kanker en op de signaaltransductiepaden waarmee deze factoren hun signalen binnen een cel doorgeven ('signal transduction pathways'). Dit gebeurt via 'paden' of 'ketens' van voornamelijk eiwitten, die elkaar activeren en zo de schakels zijn in het doorgeven van het signaal van de buitenzijde van de cel naar de kern. Er zijn verschillende manieren waarop een eiwit van zo'n signaaltransductiepad geactiveerd kan worden. Een eiwit wordt bijvoorbeeld geactiveerd doordat een fosfaatgroep op een bepaalde positie aangehecht wordt, zogeheten fosforylering, door een kinase, een enzymatisch actief onderdeel van sommige eiwitten. Op die manier kan een signaal door de cel naar de celkern geleid worden, waarna er door inductie van transcriptiefactoren iets met de cel kan gebeuren, bijvoorbeeld beweging, doodgaan (apoptose) of overleven, of starten met deling.

Alle componenten van een signaaltransductiepad die belangrijk zijn voor de biologie van een bepaalde kankersoort zijn potentiële doelwitten voor de ontwikkeling van een moleculaire doelgerichte behandeling. Dat gaat van groeifactoren via groeifactorreceptoren naar cytoplasmatische signaaltransductiemoleculen om ten slotte te relayeren naar kerneiwitten, transcriptiefactoren en ten slotte naar moleculen die de celcyclus sturen. Breed genomen kunnen deze zich zowel in de kankercel bevinden als in de gastheercellen (van de patiënt dus) die bijdragen aan de kankergroei, bijvoorbeeld endotheliale en stromale cellen. Er bestaat echter een hiërarchie in de relevantie van de verschillende signaaltransductiepaden als doelwit voor behandeling. Dit wordt hierna meer concreet toegelicht.

Algemeen kan men stellen dat hoe essentiëler het pad is voor het maligne fenotype, des te efficiënter de hierop gerichte behandeling zal zijn. Probleem is echter dat er bij de meeste maligniteiten vele groeistimulerende paden tegelijk actief zijn en dat remming van één of enkele paden niet voldoende is voor een volledig en definitief therapeutisch resultaat.

Ten tweede geldt algemeen dat een behandeling gericht tegen het mutante eiwit zelf zal leiden tot een grotere specificiteit van de behandeling (voor de kankercellen i.t.t. normale cellen), dan wanneer stroomafwaartse schakels het doelwit zijn. Op deze stroomafwaartse schakels zullen namelijk ook andere signaaltransductiepaden convergeren die van algemeen belang zijn in de celbiologie.

8.7.1 HIËRARCHIE IN DE DOELWITTEN

Mutante eiwitten
Veel geactiveerde oncogenproducten zijn essentieel voor het maligne fenotype. De mutatie was een fundamentele stap in het ontstaan van de kanker, de kankercel is 'verslaafd' aan de mutatie en inhibitie van het doelwit zal tot belangrijke respons leiden. Sprekende voorbeelden zijn het c-kit-eiwit, de receptor voor de Stem Cell Factor, dat door een genmutatie in het coderende gen constant geactiveerd is in gastro-intestinale stromale tumoren (GIST) en de in 2004 beschreven mutaties in het kinasedomein van de 'epidermal growth factor receptor' (EGFR) in niet-kleincellige longkanker.

Niet-mutante eiwitten
Sommige eiwitten spelen een belangrijke rol in de kankerbiologie, hoewel ze niet essentieel zijn voor de overleving van de kankercel. Het is mogelijk dat inhibitie van deze paden een rol speelt in de behandeling van kanker, maar wellicht moet men hiervan geen belangrijke respons verwachten, misschien wel ziektestabilisatie. Een voorbeeld is de niet-mutante ('wildtype') EGFR in de meeste niet-kleincellige bronchuscarcinomen, colorectale carcinomen en hoofd- en halstumoren. De inhibitie van EGFR veroorzaakt een onderbreking van een groeifactorcircuit. Dit circuit stimuleert de kankercellen in hun groei, doordat ze de receptor bezitten en de ligand zelf aanmaken (autocrien) of betrekken uit de stromale cellen in de tumor (paracrien) of betrekken uit de circulatie (endocrien). Het is in de genoemde gevallen echter nog verre van zeker of het opportuun is kankers zonder een constitutionele activering van het doelwit te behandelen met die geneesmiddelen. Er zijn bijvoorbeeld vergelijkende studies die aantonen dat anti-EGFR-behandeling van niet-geselecteerde patiënten met longkanker inferieur is aan placebo.

Doelwitten in ondersteunende cellen
Een derde categorie vormen doelwitten in de stromale cellen en de endotheliale cellen die noodzakelijk zijn voor kankergroei. Inhibitie van deze doelwitten kan een respons veroorzaken, maar ook toxiciteit, omdat het doelwit al veel minder specifiek is (aanwezig in vele cellen). Een voorbeeld is de 'vascular endothelial growth factor' (VEGF) en zijn receptor (VEGFR), alsook de PDGFR, aanwezig op de pericyten die het endotheel 'voeden'.

Niet-specifieke doelwitten

Nog recenter zijn de moleculen die interfereren met het metabolisme van eiwitten en transcriptieprocessen. Een inhibitor van het ubiquitine/proteasoom-systeem is reeds in gebruik in de behandeling van het multipel myeloom (bortezomib); voorbeelden van de tweede categorie zijn nog niet in de klinische praktijk, maar wel in vroege ontwikkeling (histone deacetylase (Hdac)-inhibitoren). De mechanismen die hier het doelwit zijn van de behandeling zijn niet specifiek voor de kankercel, hoewel hun inhibitie om allerlei redenen toch vrij selectief kan zijn voor de kankercel. Met de inhibitoren van Hdac zal bijvoorbeeld de somatisch epigenetische onderdrukking van de expressie van tumorsuppressorgenen (wat selectief in kankercellen gebeurt) ongedaan gemaakt worden en zo antitumoractiviteit kunnen uitoefenen.

8.8 Moleculaire geneesmiddelen

In vergelijking met chemotherapie vertonen de geneesmiddelen die een specifiek doelwit hebben een compleet ander tolerantieprofiel. Hun belangrijkste toxiciteit heeft te maken met de aanwezigheid van hun doelwit of doelwitten in normale weefsels. Men noemt dit een mechanismegebonden toxiciteit. Bijvoorbeeld, EGFR-inhibitoren zullen vooral huidtoxiciteit (acne-achtige huidletsels) en diarree veroorzaken, omdat EGFR een belangrijke rol speelt in de huid en de darmmucosa. Remmers van VEGF of van VEGFR veroorzaken bijvoorbeeld vaak hypertensie. VEGFR-kinaseremmers, die helaas minder specifiek zijn dan aanvankelijk werd gehoopt, kunnen ook bijwerkingen als cardiotoxiciteit en hypothyreoïdie veroorzaken door remming van nog niet geheel opgehelderde doelwitten. Daarnaast kunnen ze ook, zoals ieder geneesmiddel, bijwerkingen hebben die te maken hebben met hun chemische structuur. Die zijn echter meestal mild, hoewel er bij deze relatief jonge klasse van geneesmiddelen nog niet goed zicht is op de langetermijnmorbiditeit. De lage toxiciteit laat een chronische behandeling (vaak levenslang) toe, in sommige gevallen zelfs na het vaststellen van progressieve ziekte.

De laatste jaren zijn verschillende van deze moleculen in de klinische praktijk geïntegreerd (tabel 8.1). Sommige hebben de resultaten van de behandeling van een aantal kankers op dramatische wijze veranderd.

Ondanks de soms spectaculaire effecten van deze behandelingen, vertonen veel kankers *de novo* en verworven resistentie, zoals voor chemotherapie. De mechanismen

Tabel 8.1 In de praktijk geïntegreerde moleculaire behandelingen (2009).

geneesmiddel	doelwit	activering	ziekte	gedefinieerde toepassing (2009)
monoklonale antilichamen				
trastuzumab	HER2/neu	genamplificatie (25%)	borstkanker	met/zonder chemotherapie
rituximab	CD20	geen (normale B-cel merker)	non-hodgkin-lymfoom met chemotherapie	antilichaambinding veroorzaakt lyse van *alle* B-cellen
cetuximab	EGFR	genpolysomie/getrunceerde receptor	colonkanker/hoofd- en halskanker/long	met chemotherapie of mono
bevacizumab	VEGF	secundair (nier, ovarium); endotheliaal groeifactorcircuit	colonkanker	potentialiseert chemotherapie
kleine moleculen				
imatinib	c-kit	mutatie	GIST	mono
imatinib	PDGFR	mutatie	GIST	mono
imatinib	bcr-abl	chromosomale herschikking fusie-eiwit	CML	mono (philadelphia-chromosoom)
imatinib	PDGFR	mutatie/herschikking	HES, dermatofibroma protuberans	mono
erlotinib	EGFR	mutatie (< 10%)	longkanker (NKLK, adenocarcinoom; niet-rokers)	mono, eerste lijn
lapatinib	HER2/EGFR	genamplificatie HER2	borstkanker	tweede lijn na trastuzumab falen
sunitinib	VEGFR	indirecte constitutionele activatie VEGF pathway	nierkanker	monotherapie
sorafenib	VEGFR	indirecte constitutionele activatie VEGF pathway	nierkanker, hepatocellulair ca	monotherapie
temsirolimus	mTOR	indirect	nierkanker	zwakkere patiënten

van resistentie worden nu intensief onderzocht. Slechts een deel van de kankers die een geactiveerde target bezitten, zullen effectief reageren op de hierop gerichte behandeling. Vaak blijkt een kanker niet geheel afhankelijk te zijn van een geactiveerde pathway en kan via alternatieve pathways toch overleven.

Het gaat hier om een complex onderzoek, gezien de veelvuldige interacties die er op weefselspecifieke basis tussen verschillende pathways kunnen bestaan.

Men tracht door farmacodynamisch onderzoek (activatiestatus van de componenten van het doelwit-pathway door tumorbiopten voor en na behandeling te vergelijken) hierin inzicht te verwerven (zie par. 8.8.3 onder 'Antilichamen', lapatinib).

Een groot verschil met klassieke chemotherapeutica is de voor een antitumoreffect noodzakelijke dosis. Terwijl voor chemotherapie de MTD (maximaal tolereerbare dosis) nagestreefd wordt, teneinde een zo groot mogelijke werking te hebben, is dit vaak niet het geval met deze moleculair gerichte behandelingen. Het gevolg is dat de werkwijze voor het bepalen van de dosering in verdere studies tijdens fase-I-onderzoek fundamenteel verschilt van die bij de ontwikkeling van chemotherapie: in een farmacodynamisch onderdeel van de studie zal men zoeken naar een dosis die in staat is om de relevante pathway te inhiberen, een dosis die vaak lager is dan de MTD. Deze dosis wordt dan in fase II en verdere klinische ontwikkeling gebruikt.

Ondanks het feit dat met moleculair gerichte behandelingen soms spectaculaire tumorresponsen kunnen worden waargenomen, bijvoorbeeld met imatinib bij patiënten met GIST, komt de antitumoractiviteit van deze geneesmiddelen niet altijd tot uiting in verkleining van tumorlaesies. Daardoor is het eindpunt van de verdere fase-II- en fase-III-studies met deze middelen vaak niet meer zozeer de (RECIST-)respons, maar zijn het eerder parameters die het ontbreken van progressie aangeven, zoals 'disease control rate' (het percentage patiënten dat een partiële remissie of ziektestabilisatie heeft van minstens zes maanden), het percentage patiënten dat een progressievrij overleven vertoont na drie of zes maanden, of een progressievrije overleving.

Door deze geneesmiddelen is het mogelijk geworden een toenemend aantal patiënten met voorheen beperkte levensverwachting een perspectief op overleving voor de lange termijn te bieden met een goede kwaliteit van leven.

Twee soorten geneesmiddelen maken voorlopig de dienst uit: de monoklonale antilichamen en de kleine moleculen (zie tabel 8.1). Zij hebben vaak dezelfde doelwitten, maar hun aangrijpingspunt in het doelwit is verschillend en hun intrinsieke eigenschappen zijn eveneens verschillend. Men kan dan ook niet van beide typen geneesmiddelen dezelfde effecten verwachten (tabel 8.2). Zo zal van een antilichaam in het extracellulaire domein van een receptor die door een mutatie ter hoogte van het intracellulaire kinasedomein is geactiveerd, geen effect te verwachten zijn, tenzij rekrutering van het immuunsys-

Tabel 8.2 Moleculaire doelgerichte behandelingen: vergelijking.

gehumaniseerde MoAl	receptor tyrosinekinase-inhibitoren
specifiek	multispecificiteit mogelijk
internaliseren receptor	meestal reversibel
rekrutering CTC	niet
intraveneus en intermittent	oraal en dagelijks
hypersensitiviteit	geen
gevoelig voor status extracellulaire domein	niet
niet	gevoelig voor activatiestatus intracellulaire domein

CTC = cytotoxische T-cellen

teem mogelijk is. Dit zou dan theoretisch wel weer voor antitumoractiviteit kunnen zorgen.

8.8.1 MONOKLONALE ANTILICHAMEN

De monoklonale antilichamen (aangemaakt in muizen) werden 35 jaar geleden ontdekt en al snel als 'magic bullets' bestempeld. Ze zijn echter in de jaren tachtig van het toneel verdwenen vanwege hun immunogeniciteit. Dit probleem is nu opgelost doordat men ze gehumaniseerd heeft. Dit betekent dat ze een menselijke aminozuursequentie bevatten, uitgezonderd het kleine domein dat contact maakt met het epitoop; sommige zijn nu zelfs volledig humaan, doordat ze aangemaakt worden in transgene muizen die alleen menselijke immunoglobulinegenen bevatten. Doordat ze weinig immunogeen zijn, kunnen de monoklonale antilichamen herhaaldelijk toegediend worden, hetgeen de sleutel tot hun succes is geweest.

Monoklonale antilichamen kunnen gericht zijn tegen het extracellulaire domein van geactiveerde groeifactorreceptoren (bijvoorbeeld tegen de EGFR-familie) of tegen liganden die een belangrijke rol spelen in de biologie van bepaalde kankersoorten zoals VEGF (fig. 8.4 en tabel 8.1).

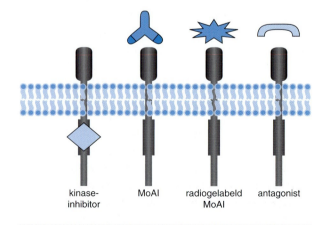

Figuur 8.4 Moleculaire doelgerichte behandelingen: aangrijpingspunten.

8.8.2 KLEINE MOLECULEN ('SMALL MOLECULES')

Kleine moleculen zijn ontworpen chemische substanties die zich nestelen in het ATPase-domein van de geactiveerde kinasen en die via orale weg kunnen worden ingenomen (zie fig. 8.4 en tabel 8.1). Deze middelen kunnen gericht zijn tegen het kinasedomein van een geactiveerde groeifactorreceptor, maar ook tegen eiwitten die verder stroomafwaarts van geactiveerde signaaltransductiepaden liggen.

8.8.3 ENKELE SPECIFIEKE VOORBEELDEN

Antilichamen

Trastuzumab, een monoklonaal antilichaam tegen de HER2/neu-receptor met een overexpressie in 20-25% van alle borstkanker, is sinds een aantal jaren geïncorporeerd in de behandeling van deze subset van patiënten. De HER2/neu-receptor maakt deel uit van de EGFR-familie.

Het antilichaam wordt wekelijks of eenmaal per drie weken toegediend en wordt uitstekend verdragen. Cardiotoxiciteit kan een probleem zijn bij een relatief beperkt aantal patiënten, met name als trastuzumab wordt gecombineerd met chemotherapie; daarom worden niet gelijktijdig antracyclines gegeven.

Als monotherapie produceert trastuzumab een responspercentage van 20 à 25%. Aangezien HER2/neu een rol kan spelen bij cellulaire resistentie tegen vele cytostatica, toont het antilichaam in vitro synergie met een hele reeks chemotherapeutica. Ook bij patiënten met gemetastaseerde HER2/neu-positieve borstkanker is aangetoond dat het in combinatie met een taxaan de uitkomsten in vergelijking met alleen een taxaan aanzienlijk verbetert. De relatieve vooruitgang die hiermee geboekt is voor deze subset van borstkankerpatiënten (20% van alle borstkankerpatiënten) is belangrijker dan wat ooit met chemotherapeutica verwezenlijkt kon worden. Ook in de adjuvante setting verbetert de overleving als trastuzumab aan chemotherapie wordt toegevoegd.

Er moet nog wel een aantal belangrijke vraagstukken opgelost worden. Eén daarvan betreft de optimale behandelingsduur. In de routineaanpak van een metastatische borstkanker met amplificatie van het HER2/neu-oncogen wordt de combinatie taxaan-trastuzumab nu als eerste keuze aangehouden. Men gaat dan tot een maximale respons. Dit is over het algemeen een periode van ongeveer zes maanden (op geleide van de tolerantie en het al dan niet verder in remissie gaan van de patiënte). Bij het verkrijgen van een maximale respons wordt alleen de goed verdragen behandeling met trastuzumab voortgezet tot aan progressie. Ook in de adjuvante behandeling wordt trastuzumab vaak gelijktijdig met een taxaan gegeven en vervolgens als monotherapie nog een jaar voortgezet. Er zijn gerandomiseerde studies gaande die kortere periodes van behandeling met trastuzumab onderzoeken, bijvoorbeeld alleen concomitant met de chemotherapie. Dit is niet alleen belangrijk voor de kwaliteit van leven van een patiënt, maar ook voor het kostenaspect.

Verder weet men op dit ogenblik niet goed of bij progressie van de ziekte en de noodzaak om een tweedelijnschemotherapie op te starten, de behandeling met trastuzumab dient te worden voortgezet. In de huidige klinische praktijk gebeurt dat wel. Er is een perceptie dat met deze behandeling ziekteprogressie trager is dan men zou verwachten van een initieel agressieve neu-geamplificeerde borstkanker, maar robuuste gegevens hierover ontbreken helaas. In GIST die zijn behandeld met imatinib (zie verderop) is vastgesteld dat stopzetting van de behandeling wegens beperkte progressie tot fulminante ziekte-evolutie leidt en daarom wordt de behandeling levenslang volgehouden. Natuurlijk moet zoiets voor trastuzumab in een prospectieve gerandomiseerde studie gevalideerd worden. Er is één weliswaar vroegtijdig beëindigde gerandomiseerde studie die deze strategie ondersteunt.

Ondanks het succes van trastuzumab zullen patiënten met gemetastaseerde ziekte vroeg of laat resistentie vertonen tegen dit middel. De mechanismen voor deze resistentie zijn nog niet opgehelderd. Mogelijk spelen bijkomende mutaties in eiwitten die betrokken zijn bij de signaaltransductieroute van HER2-neu een rol. Recent is aangetoond dat een verlies van PTEN-functie, een eiwit dat een remmende invloed heeft op de HER2-neu-signaleringsroute, en een activerende mutatie in het PI3-kinase aanleiding geven tot intrinsieke resistentie tegen trastuzumab. Ook bestaat er een sterk vermoeden dat overactiviteit van de EGFR-1-signaaltransductiepaden (die onder andere resulteert in de activatie van het pAKT-overlevingspad) en fosforylering (lees: activatie) van de HER2/neu-receptor, een rol spelen, maar dan met name bij verworven resistentie. Onderzoek op HER2+-cellijnen en xenografts met EGFR-1-remmers in combinatie met trastuzumab toont aan dat de fosforylering van de HER2-receptor wordt geïnhibeerd en de cellen wederom gevoelig worden voor trastuzumab. Recent is een studie gepubliceerd waarin bij patiënten met een HER2-neu-positief mammacarcinoom die progressie vertoonden tijdens trastuzumab-bevattende therapie een hoger responspercentage en een langere progressievrije overleving werden bereikt met de combinatie van capecitabine en lapatinib, een reversibele, orale en specifieke inhibitor (klein molecuul) van zowel de EGFR- als de HER2/neu-receptor, dan met alleen capecitabine.

Andere antilichamen die al een vaste plaats in de kliniek hebben gekregen zijn bevacizumab en cetuximab. Net als bij trastuzumab wordt de beste antitumoractiviteit gezien als deze middelen gecombineerd worden met chemotherapie. Bevacizumab, een antilichaam gericht tegen VEGF, verbetert ten opzichte van chemotherapie alleen de totale overleving bij patiënten met colorectale carcinomen en met longcarcinomen (in beperkte mate) en de progressievrije overleving bij dezelfde kankers alsook bij borstkanker en nierkanker. Ook bij heldercellige niercelcarcinomen is de combinatie bevacizumab en interferon-α actiever dan behandeling met alleen interferon-α. Niet geheel onverwacht blijkt de toegevoegde waarde van bevacizumab afhankelijk te zijn van het chemotherapieschema waarmee het gecombineerd wordt. Zo verdubbelt bevacizumab de progressievrije overleving bij patiënten met borstkanker als het gecombineerd wordt met wekelijks paclitaxel, maar lijkt de toegevoegde waarde van bevacizumab veel minder als het gecombineerd wordt met driewekelijks docetaxel.

Alleen bij nierkanker heeft bevacizumab een significante activiteit in monotherapie. De verklaring is dat VEGF vaak geactiveerd is in nierkanker door constitutionele activatie van HIF-1α.

Cetuximab is een antilichaam gericht tegen EGFR. Gecombineerd met 5-FU en cisplatine verbetert het de totale overleving bij patiënten met plaveiselcelcarcinomen van het hoofd-halsgebied en, eveneens geassocieerd met cisplatine, bij niet-kleincellige longkanker. Ook bij het colorectale carcinoom vertoont cetuximab activiteit, zowel als monotherapie als in combinatie met irinotecan. Het is momenteel onduidelijk hoe de werkzaamheid al dan niet correleert met de genomische activatie (verhoogd aantal kopieën van het gen ('increased copy number') van EGFR, maar er zijn sterke suggesties.

Samengevat kan gesteld worden dat monoklonale antilichamen in korte tijd een zeer belangrijke rol hebben gekregen bij de behandeling van kanker. Het ligt in de lijn der verwachting dat deze rol in de nabije toekomst nog verder zal uitbreiden.

Kinase-inhibitoren, kleine moleculen

De laatste jaren zijn er verschillende kinaseremmers geregistreerd. Kinaseremmers binden aan het kinasedomein van eiwitten die betrokken zijn bij de signaaltransductie van groeistimulerende factoren zoals groeifactorreceptoren. Kinaseremmers kunnen onderverdeeld worden in tyrosinekinase- en threonine-serinekinaseremmers, afhankelijk van de plaats waar autofosforylatie van het kinasedomein plaatsvindt.

De eerste tyrosinekinaseremmers die uitgebreid onderzocht zijn, waren erlotinib en gefitinib, die beide EGFR-1 inhiberen. In niet-kleincellige longkanker is EGFR-1-expressie vaak beschreven, maar met erlotinib en gefitinib kan slechts bij minder dan 10% van de patiënten een belangrijke objectieve respons worden verkregen. Aanvullend onderzoek toonde aan dat deze patiënten vaak een activerende mutatie in het EGFR1-gen hebben. Andere prognostisch gunstige factoren voor de uitkomst van monotherapie met deze middelen is het voorkomen van amplificatie van het EGFR1-gen en de aanwezigheid van wild-type k-RAS. Door het toepassen van de eerder beschreven prognostische factoren kan een groep patiënten prospectief geselecteerd worden die duidelijk voordeel heeft van behandeling met deze tyrsosinekinaseremmers. De vraag is of patiënten met een kanker zonder één van deze twee vormen van EGFR-activatie wel baat hebben bij deze (dure) behandeling. In gerandomiseerd onderzoek is gebleken dat bij niet-geselecteerde patiënten soms slechtere resultaten worden verkregen dan met placebo en in een andere studie bleek gefitinib weliswaar even werkzaam als docetaxel in tweedelijnsbehandeling, maar subgroepanalyse suggereert heel sterk dat dit globale resultaat alleen wordt veroorzaakt door het effect bij patiënten met een EGFR-mutatie of verhoogd aantal genkopieën.

In tegenstelling tot de resultaten met antilichamen, bleek in verschillende grote gerandomiseerde studies dat het toevoegen van deze receptortyrosinekinase-inhibitoren aan chemotherapie geen enkele invloed had op de overleving van niet-geselecteerde patiënten met gevorderde longkanker.

Resistentie tegen erlotinib wordt veroorzaakt door een tweede mutatie in het kinasedomein (zie ook verder analoog model voor imatinib) of constitutionele activatie van een andere groeifactor-pathway (bijv. MET-receptor) die de EGFR-pathway stroomafwaarts overneemt (subversie).

Imatinib is een klein molecuul, dat verschillende doelwitten heeft. Twee belangrijke zijn de c-kit-receptor en de PDGF- ('platelet derived growth factor') receptor.

Gastro-intestinale tumoren (GIST) waren vroeger zeldzaam, mede doordat zij ondergediagnosticeerd werden. Het klinisch gedrag van GIST loopt sterk uiteen, soms goedaardig, vaak kwaadaardig met een snelle of trage evolutie. Sinds de ontdekking van een gerichte en werkzame behandeling is de aandacht voor de diagnose en bijgevolg de incidentie sterk toegenomen. Ongeveer 80-85% van de GIST heeft een activerende mutatie van het kit-tyrosinekinase, meestal in exon 11, soms in andere exons. Een kleine subset (ongeveer 5%) heeft mutaties in de gerelateerde PDGFR-α. Slechts een minderheid (10-15%) heeft geen mutatie in die receptoren. GIST met een mutatie in één van deze twee RTK's zijn in hoge mate afhankelijk van deze mutatie, en inhibitie van de kinaseactiviteit leidt tot snelle apoptose van de tumorcellen. Hierbij wordt de tumormassa vervangen door een amorfe hyaliene massa. Fase-III-onderzoek toont ziektecontrole in 85% van de gevallen (50% PR en 30% SD). De activiteit van imatinib correleert sterk met de locatie van de mutatie in de receptor. Interessant is dat het voor patiënten met een exon-11-mutatie in het c-kit wat de werkzaamheid betreft niet uitmaakt of ze een dosering krijgen van 400 mg dagelijks of een hogere dosering van 800 mg. Bij patiënten met een c-kit-mutatie in exon-9 en die behandeld worden met 800 mg is de mediane progressievrije overleving echter bijna het viervoudige van die van patiënten die 400 mg imatinib per dag krijgen. Hoewel men met de klassieke beeldvorming soms een respons kan zien, verandert de grootte van de letsels meestal niet. De klassieke RECIST-criteria voor responsbepaling kunnen hier derhalve niet gebruikt worden. De behandeling dient levenslang te worden voortgezet, zelfs als ergens een nieuwe focus van PD zichtbaar wordt.

Ondanks het grote succes van imatinib bij GIST, is op dit moment de opvatting dat alle patiënten met gemetastaseerde ziekte uiteindelijk resistentie tegen imatinib ontwikkelen. Hoewel vele mechanismen hierin waarschijnlijk een rol spelen is het meest belangrijke het ontstaan van secundaire mutaties in het c-kit-gen die uiteindelijk resulteren in een c-kit-molecuul dat niet meer door imatinib geremd kan worden. Andere tyrosinekinaseremmers die aangrijpen op c-kit, zoals sunitinib, zijn in dit soort omstandigheden soms nog actief.

De introductie van imatinib is een zeer grote vooruitgang geweest in de behandeling van patiënten met een gemetastaseerd GIST en heeft de mediane overleving verlengd van negen maanden naar ongeveer vijf jaar. De toepassing van imatinib als adjuvante behandeling na resectie van een GIST met een hoog of intermediair risico op een recidief is recent onderzocht in een grote gerandomiseerde Europese studie. Resultaten van deze studie worden pas over enkele jaren verwacht.

In de chronische fase van chronische myeloïde leukemie (CML) leidt imatinib tot 95% hematologische respons en 30-60% majeure cytogenetische respons. In de geaccelereerde en blastfase is de respons beduidend lager. Het geneesmiddel is nu dan ook de essentie van de eerstelijnsbehandeling van CML, gebaseerd op de haast spectaculaire fase-III-onderzoeksresultaten. Hoewel de respons en het effect op de levenskwaliteit imatinib tot de standaardbehandeling voor deze ziekte hebben gemaakt, is er, in tegenstelling tot GIST, geen significante verbetering van de overleving vastgesteld. Dit duidt op belangrijke mechanismen van resistentie die evenwel nog niet bekend zijn. Net als bij GIST dient de behandeling levenslang voortgezet te worden. Bij het onderbreken van de behandeling wordt snel een recidief vastgesteld, zelfs bij patiënten met een complete genetische respons.

Imatinib is ook werkzaam bij zeldzame aandoeningen, zoals een subset van patiënten met het hypereosinofiel syndroom (HES) met activering van de PDGFR-β en bij dermatofibrosarcoma protuberans (COL1A1-PDGFR-β fusie-eiwit).

Andere tyrosinekinaseremmers die recent geregistreerd zijn, zijn sunitinib en sorafenib. Beide inhiberen verschillende eiwitten, waaronder VEGFR, c-kit, PDGFR en RET. Sunitinib is geregistreerd als eerstelijnsbehandeling bij patiënten met gemetastaseerd heldercellig niercelcarcinoom op basis van een gerandomiseerde studie, waarin sunitinib werd vergeleken met interferon-α. Sorafenib is behalve als tweedelijnstherapie na falen van de op cytokine-gebaseerde therapie bij het heldercellig niercelcarcinoom, geregistreerd als behandeling voor patiënten met een hepatocellulair carcinoom. Het verbeterde de overleving in een placebogecontroleerde studie. Opvallend aan het gebruik van deze middelen is het toxiciteitsprofiel dat met bijwerkingen als hypothyreoïdie en hypertensie compleet anders is dan dat van conventionele cytostatica.

Temsirolimus en everolimus zijn serine-threoninekinaseremmers en hebben onder andere de mammalian Target of Rapamycin (mTOR) als doelwit. Beide middelen vertonen activiteit in het niercelcarcinoom; respectievelijk als eerstelijnsbehandeling van het niercelcarcinoom met slechte prognostische kenmerken en als tweedelijnsbehandeling na falen van behandeling met VEGFR-tyrosinekinaseremmers. Ook deze middelen hebben weer karakteristieke bijwerkingen, zoals metabole stoornissen (hypercholesterolemie, hypertriglyceridemie en hyperglycemie) en stomatitis.

Er zijn op dit ogenblik honderden andere RTKI's en antilichamen in verschillende fasen van ontwikkeling die nog niet opgenomen zijn in de overzichtstabel (zie tabel 8.1). We verwachten daar veel van in de nabije toekomst, wellicht zijn er al nieuwe bekend bij het verschijnen van dit boek. Een schaduwzijde is de kostprijs van deze geneesmiddelen. Ze zijn duur (minstens 25.000 euro per jaar voor de kleine moleculen en de antilichamen) en de behandeling ermee wordt vanwege hun blijvende werking en goede tolerantie gedurende een lange periode voortgezet (soms jaren). Om deze reden en vooral ook gezien de bijwerkingen van deze middelen, die ernstiger zijn dan aanvankelijk werd gedacht, is het noodzaak meer inzicht te krijgen in de predictieve factoren (biomarkers) die de uitkomst van therapie beïnvloeden. Door het toepassen van zulke factoren kunnen hopelijk groepen patiënten geïdentificeerd worden die duidelijk baat hebben bij dergelijke behandelingen.

8.9 Toepassing in de kliniek

8.9.1 CYCLISCHE CHEMOTHERAPIE

Aangezien op ieder ogenblik slechts een fractie van alle cellen gevoelig is voor de chemotherapie, is het zinvol om chemotherapie herhaaldelijk toe te passen, om zo de cellen die vandaag niet getroffen worden de volgende maal te treffen. Men spreekt over cyclische chemotherapie. Een cyclus kan bestaan uit één toediening, bijvoorbeeld om de drie of vier weken. De intervallen zijn nodig voor het herstel van de acute toxiciteit, vooral de hematologische. Andere behandelingen worden tweewekelijks, wekelijks of zelfs dagelijks uitgevoerd of op vijf achtereenvolgende dagen met een cyclus van drie weken, enzovoort.

De duur van een chemotherapiesessie varieert meestal van vijftien minuten tot enkele uren. Dergelijke behandelingen worden toegediend in een polikliniek. Soms wordt de chemotherapie meer dagen toegediend, dan spreekt men van een continu infuus. Tegenwoordig kan dat met kleine ambulante pompsystemen.

8.9.2 COMBINATIECHEMOTHERAPIE

Chemotherapie wordt, evenals de nieuwe moleculaire behandelingen, vaak in combinatie gegeven, zeker wanneer er een curatieve intentie is. Bij combinatiebehandeling met middelen die verschillen in hun toxische bijwerking neemt de antitumorwerking maar niet de toxiciteit in evenredigheid toe. De combinatie van cytarabine en vincristine is daarom additief in zijn antileukemische werking, omdat zowel cellen in de DNA-synthese als in de mitose worden gedood. Cytarabine voegt echter niets toe aan de neurotoxiciteit van vincristine. Een ander voorbeeld: de combinatie cisplatine-paclitaxel in de behandeling van het ovariumcarcinoom. Cisplatine heeft nauwelijks acute hematologische toxiciteit, paclitaxel wel (uitgesproken neutropenie; cisplatine is potentieel nefrotoxisch, paclitaxel niet; cisplatine is zeer emetogeen, paclitaxel weinig enz.). Vaak is er toch enige overlap van toxiciteit, in dit geval de neurotoxiciteit (die van cisplatine weinig frequent, maar indien toch aanwezig, geleidelijk cumulatief, die van paclitaxel grotendeels reversibel en niet cumulatief).

Een zeer belangrijke rationale voor het combineren van middelen is het bestrijden of voorkomen van resistente varianten. De kans dat in een chemonaïeve tumor de novo een resistentie zou bestaan voor twee verschillende middelen, is uiteraard kleiner dan de waarschijnlijkheid dat er resistentie is voor één middel.

Voor het samenstellen van combinaties gelden een paar principes: de componenten moeten een activiteit hebben als 'single agent' bij de behandelde kanker; de componenten hebben liefst een verschillend werkingsmechanisme en liefst een verschillende dosislimiterende toxiciteit. Synergie van bepaalde combinaties wordt vaak gesuggereerd, maar is zelden duidelijk aangetoond. Pas recentelijk kon met de nieuwe moleculaire middelen een duidelijke synergie worden aangetoond. Een van de meest frappante voorbeelden is de reeds vermelde associatie met trastuzumab (gehumaniseerd monoklonaal antilichaam dat gebruikt wordt bij borstkanker met een overexpressie van het HER2/neu-gen met verschillende chemotherapeutica).

In de palliatieve setting worden ook wel combinaties gebruikt, zeker indien er synergie bestaat tussen de geneesmiddelen of als de zachtere moleculaire behandelingen in de combinatie zijn opgenomen. Vaker zal men hier ook liever werken met opeenvolgende enkelvoudige behandelingen, zeker bij de minder gevoelige kankers of bij zwakkere patiënten.

8.9.3 SYNERGIE MET RADIOTHERAPIE

Veel chemotherapeutica hebben een radiosensibiliserend effect. De laatste jaren is dan ook vaker de gecombineerde chemotherapie en radiotherapie (chemoradiatie) als behandeling voor kankers met locoregionale uitbreiding naar voren gekomen, als alternatief voor de heelkunde. Ook de combinatie van radiotherapie en monoklonale antilichamen kan synergistische interactie vertonen. Meestal worden dergelijke gecombineerde behandelingen toegepast bij patiënten die om een of andere reden inoperabel zijn of een niet-reseceerbare tumor hebben (bijv. longkanker, hoofd-halstumor, pancreascarcinoom, cervixcarcinoom, blaaskanker, oesofaguscarcinoom). In sommige gevallen kan men zich zelfs afvragen of de chemoradiatie niet minstens even goed is als de heelkunde (bijv. bij oesofaguscarcinoom). Chemoradiatie wordt ook wel toegepast met orgaansparing als opzet (bijv. anuscarcinoom, larynxcarcinoom, hypofarynxcarcinoom). Helaas is het moeilijk gebleken voldoende consensus te krijgen om deze belangrijke vragen in gerandomiseerde studies op te lossen.

Gezien de mogelijke interactie, dient men voorzichtig te zijn met het gebruik van sommige cytotoxische middelen tijdens radiotherapie. Zo is belangrijke toxiciteit opgemerkt bij het gelijktijdig gebruik van gemcitabine en radiotherapie op de long. Ook bij het gebruik van gemcitabine in combinatie met radiotherapie bij het pancreascarcinoom dient de dosis gemcitabine aangepast te worden. Dit geldt zelfs nog sterker bij gebruik van deze combinatie in het hoofd-halsgebied.

In palliatieve situaties is het dan ook altijd beter de chemotherapie op te schorten als een palliatieve bestraling nodig is. Als de patiënt een bestraling van het centraal zenuwstelsel nodig heeft, is het zelfs noodzakelijk om de chemotherapie uit te stellen tot een paar weken na de bestraling.

8.9.4 DOSISINTENSITEIT

Zowel de totale dosis als de snelheid waarmee de opeenvolgende cycli chemotherapie kan worden toegediend, is van belang. De dosisintensiteit wordt uitgedrukt in toegediende mg/m^2/week.

Voor de meeste solide tumoren en binnen de klinisch maximaal tolereerbare doses, is er een steile dosis-responscurve (zie fig. 8.5). In curatieve situaties is het streven naar een maximale dosisintensiteit van essentieel belang. Dit kan nu beter door de beschikbaarheid van supportieve middelen. Onnodige dosisvermindering of therapie-uitstel moet dan ook bij bijvoorbeeld de behandeling van de ziekte van Hodgkin of in de adjuvante behandeling van borstkanker zo veel mogelijk worden vermeden. Vaak is het aangewezen om bij het begin van de behandeling ook de patiënt in die richting te coachen: de langetermijnoverleving is belangrijker dan de grotendeels reversibele acute toxiciteit.

In palliatieve situaties ligt dat anders. Daar zal meer naar een evenwicht gestreefd worden tussen efficiëntie van de behandeling en levenskwaliteit en is al vaker sprake van

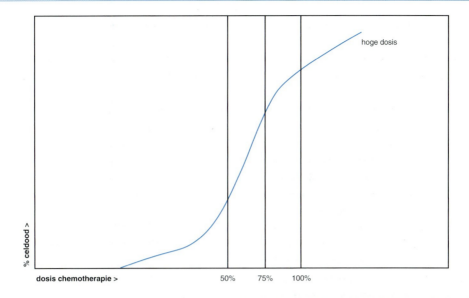

Figuur 8.5 Chemotherapie geeft een steile dosis-responscurve. De aanbevolen dosis is 100% (op basis van fase-I-studies) voor de chemotherapie. Dosisreducties, bijvoorbeeld vanwege hematologische toxiciteit leiden vaak tot een significante daling van het antitumorale effect. De grootte van het bijkomende celdodende effect van doses hoger dan de aanbevolen dosis, toegediend met hematopoëtische stamcelondersteuning is onbekend.

compromissen tussen die twee aspecten. Dit wil echter niet zeggen dat men de behandelingen onbeperkt kan terugschroeven. Door de steile dosis-responscurve vervalt men namelijk al snel in een inactieve en dus nutteloze behandeling, wat ook vermeden moet worden met het oog op de kwaliteit van leven. Voor de meeste chemotherapeutica is er een drempeldosis waaronder de klinische activiteit verwaarloosbaar wordt.

8.9.5 CHEMOTHERAPIE IN BREDERE CONTEXT

Het is belangrijk om van meet af aan de strategie van de behandeling en het doel van de behandeling te definiëren. Hiervoor worden verschillende terminologieën gebruikt. Deze zijn zowel van toepassing op de chemotherapie, de moleculaire behandelingen als op de hormonen.

Adjuvante behandeling

Adjuvant is een behandeling die de lokale behandeling (heelkunde of radiotherapie) aanvult bij een patiënt met ogenschijnlijk lokale of locoregionale ziekte. Het doel van deze behandeling is klinisch niet-detecteerbare metastatische ziekte (ook 'microscopische ziekte' genoemd) te elimineren.

De geneesmiddelen die als adjuvantia worden gebruikt, zijn geselecteerd op hun potentie om remissies te induceren bij macroscopische metastasen.

Het nut van de adjuvante behandeling kan alleen aangetoond worden in grote gerandomiseerde studies met honderden of duizenden patiënten, bij wie een verbetering van de totale overleving wordt aangetoond.

Een variante hierop is de neoadjuvante behandeling, waarbij de systemische behandeling volledig of gedeeltelijk aan de lokale behandeling voorafgaat. Een mogelijk voordeel is dat deze behandeling een meer sparende en zelfs curatieve chirurgie mogelijk maakt van aanvankelijk lokaal onbehandelbare tumoren. In tegenstelling tot de postoperatieve behandeling kan het effect van de geneesmiddelen immers onmiddellijk geëvalueerd worden aan de hand van veranderingen in de tumorgrootte. Bij geen respons kan dan zelfs overgeschakeld worden op een tweedelijnsbehandeling, meestal na de lokale behandeling, om te vermijden dat verder uitstel bij onzekere respons de lokale behandeling nog meer bemoeilijkt. Of dit ook werkelijk het geval is, is onderwerp van studies waarvan de resultaten nog niet bekend zijn.

Behandeling van gevorderde ziekte met een curatief doel

Van een aantal kankers is de systemische behandeling de centrale factor om een genezing op lange termijn te bereiken, zelfs als deze patiënten een uitgezaaide ziekte hebben. Notoire voorbeelden zijn het testiscarcinoom, de ziekte van Hodgkin, maar ook het kleincellig bronchuscarcinoom (chemotherapie). In deze gevallen is optimale dosering van de chemotherapie een absolute noodzaak. Gelukkig is dat tegenwoordig door de verbeterde ondersteunende behandelingen veel gemakkelijker dan tien tot vijftien jaar geleden.

Er moet wel een onderscheid gemaakt worden tussen acute toxiciteit, die meestal goed controleerbaar is, en de late of chronische toxiciteit. Langetermijnmorbiditeit moet absoluut tot een minimum beperkt worden. Deze kan pas laat (meestal na jaren) worden vastgesteld. Doordat men bepaalde strategieën pas na jaren kan beoordelen, verloopt de ontwikkeling van betere behandelingen soms traag. Een goed voorbeeld hiervan is de ontwikkeling van de behandeling van de ziekte van Hodgkin. Hier tracht men de prognose van de high-risk-groepen te verbeteren door agressievere behandelingen, die echter soms een dodelijke toxiciteit tot gevolg hebben die pas jaren later tot uiting komt en ook de overleving kan compromitteren.

Palliatieve behandeling

In de palliatieve context wordt de behandeling nog steeds maximaal gegeven, omdat men zo veel mogelijk levensverlenging nastreeft. Er zullen echter gemakkelijker compromissen worden gesloten over de dosis of het schema, als dit de kwaliteit van leven van de patiënt ten goede komt. Toch moet men rekening houden met een steile dosis-responscurve voor de klassieke chemotherapeutica, wat al snel kan leiden tot onnodige behandelingen die men dan ook beter niet zou kunnen geven.

In de palliatieve setting is het vaak de vraag hoe lang een behandeling die een remissie veroorzaakt moet worden voortgezet. Het antwoord is zeer wisselend, naargelang de tolerantie voor de behandeling. Bij toxische behandelingen beperkt men zich al gauw tot vier à zes cycli. Belangrijk is te onthouden dat door progressief opbouwende resistentie, de voortgezette chemotherapie progressief minder werkzaam wordt en dus steeds minder zal bijdragen aan een verdere verbetering van de levensverwachting.

Met de zachtere behandelingen (bijv. nieuwe moleculaire behandelingen) kan men echter soms jaren doorgaan, zolang de remissietoestand voortduurt.

Beoordeling van het nut van een behandeling

Het nut van een medicamenteuze behandeling bij kanker wordt bepaald door verschillende elementen.

Bij patiënten met gemetastaseerde ziekte zal men bij iedere individuele patiënt naar een positief evenwicht moeten zoeken tussen toxiciteit van de behandeling (bijwerkingen, belasting) en de voordelen (verdwijnen ziektesymptomen en ziektetekens, psychologisch).

Voor een objectieve beoordeling van het effect van een behandeling maakt men onderscheid tussen meetbare letsels en niet-meetbare letsels. Een voorbeeld van een niet-meetbaar letsel is maligne pleuravocht. Een voorbeeld van een meetbaar letsel is een klinisch of radiologisch zichtbaar gezwel waarvan men de diameter kan meten volgens de RECIST-criteria. Na twee of drie behandelingscycli wordt opnieuw gemeten. Wanneer de diameter met 30% of meer is verminderd, spreekt men van een partiële remissie. Wanneer de diameter met 20% of meer is toegenomen, spreekt men over een progressieve ziekte. Tussen progressieve ziekte en partiële remissie spreekt men over stabiele ziekte. Wanneer alle letsels volledig verdwenen zijn, is er sprake van een complete remissie.

8.10 Samenvatting

We hebben een belangrijk punt bereikt in de behandeling van kanker, vooral door het beschikbaar komen van moleculaire doelgerichte geneesmiddelen. Deze nieuwe middelen brengen nieuwe uitdagingen om de goede methodologie te vinden voor een efficiënte ontwikkeling die meer biomarker-gestuurd zal moeten worden dan tot nu toe het geval is geweest, ook in de postmarketingfase (bijv. de duur van de behandeling). Veel van deze geneesmiddelen zullen chronisch toegediend moeten worden, wat geen geringe impact op de prijs van deze behandelingen zal hebben.

Het tijdperk van de moleculaire behandelingen is geenszins het einde van de chemotherapie en hormonale behandelingen. Ook hier zijn nog innovaties te verwachten.

Vaak zal een geïntegreerde strategie nodig zijn, waar synergie tussen doelgerichte moleculaire behandeling en chemotherapie wordt onderzocht en waarbij de combinatie als een inductiebehandeling wordt gezien en de moleculaire behandeling als de chronische onderhoudsbehandeling. Bij sommige ziekten waar de chemotherapie tot nu toe grotendeels faalde, wordt de moleculaire behandeling enkelvoudig gegeven, wat tot een revolutie in de behandelingsstrategie van deze kankers heeft geleid.

Voor de medisch oncoloog blijft het een belangrijke taak om de geneesmidden en de biologische achtergrond van hun werking goed te kennen, evenals de bijwerkingen, en zijn kennis up-to-date te houden in een domein waar innovaties elkaar opvolgen met een regelmaat van enkele maanden.

Essentieel voor de oncologische praktijk wordt de systematische weefselbanking met strikte procedures die de kwaliteit van het ingevroren materiaal moeten garanderen en een sterk geïntegreerde samenwerking met een laboratorium voor moleculaire oncologie en pathologie dat in staat is de toenemende vloed aan markers voor selectie van behandelingen aan te bieden.

In de behandelingsstrategie is het nodig een onderscheid te maken tussen behandelingen met een curatieve intentie en de palliatieve levensverlengende toestanden. Daarbij moet steeds in gedachten worden gehouden dat het beste middel om ook bij een gevorderde kankerpatiënt de levenskwaliteit te verbeteren een goede respons is en daardoor vermindering van de ziektesymptomen.

Vaccinatie en gentherapie zijn nu nog experimentele medische behandelingen. Voor deze laatste twee modaliteiten is er echter reeds een 'proof of principle' in de kliniek. Technologische verbeteringen moeten het mogelijk maken dat ze in de toekomst ons antikanker-armentarium verder uitbreiden.

Kernpunten

- Vier klassen geneesmiddelen staan ter beschikking voor de behandeling van kanker: cytotoxische chemotherapie, hormonen, doelgerichte moleculen en immuuntherapie.
- De medische behandeling wordt gestuurd door de internist-oncoloog en deze maakt integraal deel uit van de globale behandelingsstrategie. De intensiteit van deze strategie dient rekening te houden met de verwachte uitkomst: potentieel curatief of palliatief en levensverlengend.
- Chemotherapeutica hebben verschillende doelwitten, hoewel niet specifiek voor de kankercel.
- Toepassing van de chemotherapie houdt rekening met de tumorbiologie.
- Chemotherapeutica met een verbeterde therapeutische ratio en betere opvang van de bijwerkingen leiden tot bredere toepasbaarheid en betere resultaten.
- Verschillende vormen van resistentie en progressief escalerende toxiciteit beperken gewoonlijk de duur van chemotherapie.
- Moleculaire doelgerichte behandelingen met gehumaniseerde monoklonale antilichamen en kleine moleculen zijn gericht tegen schakels in signaaltransductiepaden. De meest spectaculaire effecten worden behaald wanneer het doelwit constitutioneel is geactiveerd.
- De medische behandeling wordt geplaatst in een bredere context waarvan ook de heelkunde en radiotherapie deel uitmaken. De interactie van de medische behandeling met de heelkunde en radiotherapie heeft vele facetten, waarbij de relatieve timing van de modaliteiten en synergie in werkzaamheid en toxiciteit belangrijke implicaties heeft.

Literatuur

Corless CL, Fletcher JA, Heinrich MC. Biology of gastrointestinal stromal tumors. J Clin Oncol 2004;22:3813-25.

Das S, Srikanth M, Kessler JA. Cancer stem cells and glioma. Review. Nat Clin Pract Neurol 2008;4(8):427-35.

DeVita VHS, Rosenberg S. Cancer: principles and practice of oncology (8th ed). Philadelphia (PA): Lippincott, Williams & Wilkins, 2008.

Drew Y, Calvert H. The potential of PARP inhibitors in genetic breast and ovarian cancers. Ann N Y Acad Sci 2008;1138:136-45.

Eisenhauer EA, Therasse P, Bogaerts J, et al. New response evaluation criteria in solid tumours: revised RECIST guideline (version 1.1). Eur J Cancer 2009;45(2):228-47.

Engelman JA. Targeting PI3K signalling in cancer: opportunities, challenges and limitations. Review. Nat Rev Cancer 2009;9(8):550-62.

Leonard GD, Fojo T, Bates SE. The role of ABC transporters in clinical practice. Oncologist 2003;8:411-24.

Minckwitz G von, Bois A du, Schmidt M, et al. Trastuzumab beyond progression in human epidermal growth factor receptor 2-positive advanced breast cancer: a german breast group 26/breast international group 03-05 study. J Clin Oncol 2009; 27(12):1999-2006.

O'Brien SG, Guilhot F, Larson RA, et al. Imatinib compared with interferon and low-dose cytarabine for newly diagnosed chronic-phase chronic myeloid leukemia. N Engl J Med 2003;348:994-1004.

Pao W, Miller V, Zakowski M, et al. EGF receptor gene mutations are common in lung cancers from 'never smokers' and are associated with sensitivity of tumours to gefitinib and erlotinib. Proc Natl Acad Sci USA 2004;101:13306-11.

Pegram MD, Konecny GE, O'Callaghan C, et al. Rational combinations of trastuzumab with chemotherapeutic drugs used in the treatment of breast cancer. J Natl Cancer Inst 2004;96:739-49.

Stephens P, Hunter C, Bignell G, et al. Lung cancer: intragenic ERBB2 kinase mutations in tumours. Nature 2004;431:525-6.

9 Hormonale aspecten van kanker, in het bijzonder mammacarcinoom

L.V.A.M. Beex, V.C.G. Tjan-Heijnen

> Ruim honderd jaar geleden beschreef de Schotse chirurg George Thomas Beatson dat twee van de drie vrouwen met een uitgebreid mammacarcinoom gunstig reageerden op verwijdering van de eierstokken. Pas later werd bekend dat dit gunstige effect een gevolg was van de door deze ingreep veroorzaakte onttrekking van vrouwelijke geslachtshormonen. In feite is dit de eerste beschreven systemische behandeling van borstkanker.

9.1 Inleiding

In dit hoofdstuk komt de rol aan de orde van de vrouwelijke geslachtshormonen oestrogenen en progesteron en het mannelijke geslachtshormoon testosteron bij het ontstaan, de groei en behandeling van tumoren uitgaande van doelwitorganen van deze hormonen. Tevens zal de rol van corticosteroïden en peptidehormonen, zoals het groeihormoon bij de behandeling van sommige vormen van kanker worden toegelicht. Daarnaast worden behandelingen op het niveau van groeifactoren en de receptoren daarvoor besproken.

9.2 Geslachtshormonen en ontstaan van kanker

Geslachtshormonen zijn belangrijk bij de groei en functie van vooral de borstklier, het endometrium en de prostaat. Oestrogenen werken proliferatief voor de normale borstklier en het endometrium en voor een belangrijk deel van daaruit voortkomende tumoren. Voor de prostaat is dit 5α-dihydrotestosteron (het door 5α-reductase-gereduceerde testosteron). Progesteron moduleert het effect van oestrogenen en androgenen. Daarbij kunnen progesteron of derivaten daarvan zelf ook proliferatief werken. Van nature voorkomende steroïdhormonen of metabolieten daarvan spelen slechts een beperkte rol als carcinogeen. Een sterke en voortdurende proliferatie van doelwitcellen door steroïdhormonen maakt die echter kwetsbaar voor carcinogenen en accumulatie van eventueel aanwezige en verworven genmutaties. Verondersteld wordt dat onrijpe borstklierstructuren, zoals die voor een voldragen zwangerschap aanwezig (kunnen) zijn, in proliferatief opzicht zeer gevoelig zijn voor het stimulerende effect van oestrogenen en mogelijk progesteron, en daardoor ontvankelijk voor de ontwikkeling tot kanker. Voor het endometrium geldt dat langdurige stimulatie met oestrogenen, zeker bij afwezigheid van voldoende progesteron, de kans op carcinomen verhoogt. Progesteron is voor de borstklier dus proliferatief, voor het endometrium is dit hormoon vooral van belang voor een goede uitrijping van het baarmoederslijmvlies. Klinische vertalingen hiervan zijn de grotere kans op het krijgen van een mammacarcinoom na een late eerste zwangerschap, een vroege menarche en/of late menopauze en de verhoogde kans op een mamma- en endometriumcarcinoom door postmenopauzaal overgewicht (oestrogeenproductie in vetweefsel) of gebruik van hormonale substitutie (oestrogenen en progestativa voor borstkanker, oestrogenen alleen voor endometriumcarcinoom). Bij mannen gaat een tekort aan mannelijk geslachtshormoon gepaard met een kleinere kans op het krijgen van prostaatkanker.

Door een gezonde voeding en westerse levenswijze is de leeftijd waarop de eerste menstruatie (menarche) plaatsvindt vervroegd en is die van de menopauze later geworden. De ruime beschikbaarheid van geslachtshormonen bij westerse vrouwen bij de gestegen gemiddeld late leeftijd waarop het eerste kind wordt geboren spelen, naast veroudering en andere risicofactoren, zeker een rol bij de gestegen incidentie van het mammacarcinoom.

Erfelijke vormen van geslachtshormoongerelateerde tumoren

Ongeveer 10% van alle mamma-, endometrium- en prostaatcarcinomen zijn sterk familiegebonden en/of erfelijk (zie hoofdstuk 2). Kiembaanmutaties die hierbij een rol spelen zijn bijvoorbeeld mutaties in de borstkankergenen-1 of -2 (BRCA-1 of BRCA-2) (erfelijk mamma-ovariumcarcinoom); mutaties in CHEK-2 of TP-53; mutaties in MSH-2 of MLH-1 (lynch-II-syndroom met coloncarcinoom en endometriumcarcinoom), mutaties in PTEN (cowden-syndroom) en mutaties in chromosoom 1q24-13; Xq27-38 of BRCA-2 bij erfelijk prostaatcarcinoom. De normale functie van de meeste van deze genen is vooral het opsporen en repareren van DNA-replicatiefouten of het in gang zetten van apoptose. BRCA-1 lijkt daarnaast een regulerende functie te hebben bij de differentiatie van borststamcellen. De relatieve weefselspecificiteit van het effect van deze mutaties wijst op verschillen in orgaanspecifieke functies van de betreffende genen. De rol van hormonale factoren bij het ontstaan van deze erfelijke tumoren is nog onvoldoende duidelijk, maar lijkt hierbij additief te zijn. Zo toonden Rebbeck en anderen aan dat vroegtijdige verwijdering van de eierstokken beschermt tegen het ontstaan van mammacarcinoom bij vrouwen met een mutatie in BRCA-1 of BRCA-2.

> Langdurige beschikbaarheid van endogene of exogene geslachtshormonen leidt tot voortdurende proliferatie van doelwitcellen, waardoor de kans op het ontstaan en de expressie van mutaties die tot kanker kunnen leiden verhoogd is.

9.3 Receptoren voor steroïdhormonen

Steroïdhormonen, zoals geslachtshormonen, worden in de doelwitcel gebonden aan specifieke eiwitten, receptoren. Deze bevinden zich vooral in de kern. Na activering van het steroïdhormoon-receptorcomplex vindt dimerisatie hiervan plaats. Daarna voltrekt zich de binding van dit complex aan de specifieke plaats, het hormone respons element (HRE) van doelwitgenen in de betreffende doelwitcel. Dit leidt tot activering van deze doelwitgenen met als gevolg stimulatie of remming van groeifactoren en de receptoren daarvoor en productie van vele andere eiwitten die van belang zijn voor de functie van het betreffende orgaan waar het hormoon op aangrijpt. Op deze wijze kan de doelwitcel gaan prolifereren, maar ook differentiëren of tot groeistilstand komen. Bij dit proces betrokken bekende groeifactoren zijn onder andere die uit de EGF- (epidermal growth factor) familie, TGF (transforming growth factor) α en β, IGF- (insulin like growth factor) 1 en -2. De daarbij behorende transmembraanreceptoren zijn met name die van de EGF-receptorfamilie en IGF-1. Van belang is dat hormonale stimulering ook kan leiden tot signalen waardoor nieuwe steroïdhormoonreceptoren of andere receptoren gesynthetiseerd worden. Zo zal stimulatie met fysiologische hoeveelheden oestrogenen van borstklier- en endometriumcellen gevolgd worden door een toename van het aantal receptoren voor oestradiol (ER) en synthese van receptoren voor progesteron (PgR). Op deze wijze blijft een mogelijkheid voor voortdurende regulatie gewaarborgd (fig. 9.1). Hormoongevoeligheid kan een nog in stand gebleven kenmerk zijn van tumoren die uit doelwitorganen voor hormonen zijn ontstaan. Dat kan onder andere betekenen dat deze tumoren voor hun groei nog afhankelijk zijn van de betreffende hormonen.

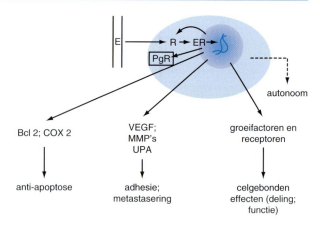

Figuur 9.1 Hormoongereguleerde en autonome tumorgroei; aangrijpingspunten voor therapie.
Binding van oestradiol aan diens receptor leidt na activering en dimerisering tot binding aan DNA en signaaltransductie. Effecten kunnen zijn: productie van PgR; productie van R (voor oestradiol); productie/activering van groeifactoren en receptoren daarvoor; productie van tal van andere eiwitten die een belangrijke rol bij groei en metastasering kunnen spelen.
E = oestrogenen
R = receptor (voor oestradiol)
ER = oestradiolreceptorcomplex
PgR = receptor voor progesteron
Bcl-2 (B-cel leukemie/lymfoom-2 gen eiwit) en COX-2 (cyclo-oxygenase-2) zijn o.a. apoptoseremmers
VEGF = vasculaire endotheliale groeifactor
MMP's = metalloproteïnasen
UPA = urokinase type plasminogeenactivator
Autonoom: ligandonafhankelijke eiwitproductie en proliferatie.

In doelwitorganen leidt een tekort aan groeistimulerende steroïdhormonen tot uitblijven van proliferatie. Daarbij vindt activering plaats van bij de natuurlijke celdood (apoptose) betrokken genen. Het gevolg is involutie van het betreffende orgaan. Duidelijke voorbeelden hiervan zijn de veranderingen in de borstklier tijdens de menstruele cyclus en na de menopauze. Waarschijnlijk gaat het om apoptose van vooral gedifferentieerde cellen, terwijl stamcellen aanwezig blijven: behandeling met oestrogenen bij postmenopauzale vrouwen zal dan ook weer tot borstklierproliferatie aanleiding geven.

> De cyclische productie van geslachtshormonen bij premenopauzale vrouwen komt in de borstklier tot uiting in een densere structuur bij mammografisch onderzoek in de luteale fase van de cyclus. Beeldvormend onderzoek van de mammae door middel van mammografie of MRI kan daarom het beste in de vroeg-folliculaire fase van de cyclus plaatsvinden.

In epitheliale tumoren van doelwitorganen van oestrogenen of androgenen zijn vaak receptoren voor deze hormonen aanwezig. Dedifferentiatie van de tumor gaat gepaard

Tabel 9.1	ER en PgR in verschillende stadia van het mammacarcinoom (bron: Tinnemans et al., 1990; DCIS: Zafrani et al., Semin Diagn Pathol, 1994;11:208-14).		
	aantal	ER+ (in %)	PgR+ (in %)
ductaal carcinoom in situ (DCIS)	127	81	73
niet-palpabel invasief carcinoom	52	84	79
palpabel, operabel carcinoom	253	65	63
lokaal uitgebreid carcinoom	63	63	52
eerste metastase	58	67	45
late metastase	131	60	35

met verlies van receptoractiviteit. Dit verlies van receptoractiviteit tijdens dedifferentiatie wordt geïllustreerd in tabel 9.1, waaruit blijkt dat met het voortschrijdende stadium van het mammacarcinoom het aandeel van vooral PgR-positieve tumoren afneemt.

Ook bij prostaat- en endometriumcarcinoom gaat voortdurende dedifferentiatie gepaard met verlies van receptoren voor respectievelijk androgenen en progesteron.

Stamcellen, borstkanker en hormoonreceptorstatus

De borstklier bestaat uit melkgangen en klierlobjes (alveoli), waarin oppervlakkige alveolaire en ductale en tegen de basaalmembraam gelegen myo-epitheliale cellen kunnen worden herkend. Deze cellen ontstaan door differentiatie van stamcellen en directe nakomelingen (progenitorcellen) daarvan. Verondersteld wordt dat de alveolaire en ductale cellen zich ontwikkelen uit luminale progenitorcellen, en dat de myo-epitheliale cellen afkomstig zijn van meer uitgesproken pluripotente progenitorcellen. Stamcellen en progenitorcellen hebben nog delingscapaciteit, terwijl deze bij verder gedifferentieerde cellen ontbreekt.

Onderzoek door middel van micro-arraytechnieken en immunohistochemie heeft aangetoond dat uit borststamcellen of progenitorcellen verschillende typen borstkankerstamcellen en tumoren kunnen ontstaan. Uit kankerstamcellen met luminale differentiatie ontwikkelen zich lobulaire en ductale carcinomen terwijl het basale type carcinoom, gekenmerkt door onder andere expressie van basale cellen cytokeratinen, uit meer primitieve (voorlopers van) myo-epitheliale kankerstamcellen kan ontstaan.

Lobulaire en ductale carcinomen bezitten, zeker initieel, vaak receptoren voor oestrogenen en progesteron, terwijl het basale type carcinoom doorgaans receptor-negatief is. Als er in mammacarcinomen noch ER- en PgR-overexpressie is, noch overexpressie van HER-2 dan spreekt men van triple-negatief mammacarcinoom, veelal – maar niet per definitie – een agressieve vorm van borstkanker.

ER en PgR kunnen initieel ontbreken, als uitdrukking van een basaal type mammacarcinoom, maar de expressie kan ook afwezig zijn door dedifferentiatie van oorspronkelijk hormoonreceptor-positieve tumoren.

Van belang is dat de uitslag van de patholoog nog steeds berust op onderscheid tussen ductaal en lobulair carcinoom (en andere zeldzame subtypen als medullair mammacarcinoom). De indeling luminaal en basaal wordt nog niet gehanteerd in de uitslag van de patholoog voor routine patiëntenzorg.

Meting van receptoren voor steroïdhormonen

De aan- of afwezigheid van ER en PgR wordt bepaald door een immunohistochemische test op antigene delen van het receptoreiwit in coupes van tumorweefsel, waarbij intensiteit en hoeveelheid aankleurende tumorcellen bepalend zijn.

Figuur 9.2a en 9.2b zijn voorbeelden van een homogene en heterogene verdeling van ER in een mammatumor.

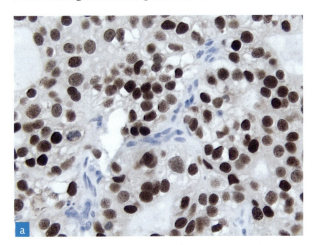
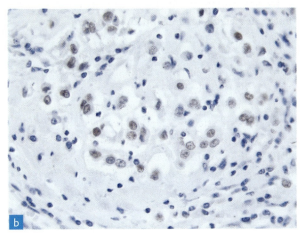

Figuur 9.2 Receptoren voor oestradiol (ER) in een primair mammacarcinoom. Immunocytochemie. (a) Sterk positief, 400× vergroting. (b) Matig positief, 400× vergroting. De afbeeldingen zijn beschikbaar gesteld door dr. P. Bult, patholoog, UMC St Radboud, Nijmegen.

> Receptoren voor steroïdhormonen zijn aanwezig in doelwitcellen voor deze hormonen. Door binding met het betreffende hormoon wordt de receptor geactiveerd en kan na dimerisatie binden aan het Hormoon Respons Element (HRE) op doelwitgenen met activering daarvan als gevolg. In de meeste tumoren zijn de betreffende receptoren nog aanwezig, maar deze kunnen door dedifferentiatie verloren gaan. De hormoonreceptorstatus wordt met immunohistochemische methoden vastgesteld.

9.4 Principes van endocriene therapie

Anders dan het geval is met cytostatica komt het tumorremmend effect van succesvolle endocriene therapie vooral tot stand door een blokkade van de hormonaal gestimuleerde proliferatie en, als consequentie, apoptose. Dit komt dus overeen met de beschreven effecten voor normaal hormoonafhankelijk weefsel.

Hormoondepletie; antihormoonbehandeling

Vrijwel alle endocriene therapieën voor patiënten met een endometrium-, mamma- of prostaatcarcinoom interfereren met de beschikbaarheid van geslachtshormonen op het niveau van de tumorcelreceptor. Meestal is een verminderd aanbod van deze hormonen het gevolg van de therapie. Figuur 9.3 toont schematisch de productie van geslachtshormonen. In deze figuur en in tabel 9.2 zijn mogelijkheden voor remming van de aanmaak dan wel blokkering van het effect weergegeven.

9.4.1 UITSCHAKELING VAN DE GONADALE FUNCTIE

Uitschakeling van de ovariële functie

Van oudsher werden voor de uitschakeling van de ovariële functie de eierstokken chirurgisch verwijderd. Dit gebeurt tegenwoordig laparoscopisch. Bij vrouwen met een mutatie in BRCA-1 of -2 worden bij een therapeutische en/of profylactische ovariëctomie ook de tubae fallopii verwijderd, vanwege de verhoogde kans op tubacarcinoom. Ook door bestraling van de eierstokken kan de functie daarvan worden stilgelegd (effect na 6 tot 12 weken). Deze behandeling wordt alleen nog toegepast bij een gelijktijdige indicatie voor bestraling van metastasen in het bekkengebied.

Chemotherapie en ovariële functie

De productie van oestrogenen en progesteron in de ovaria vindt plaats in het functionerende corpus luteum en is daarmee afhankelijk van de aanwezigheid van follikelcellen. Dit aantal neemt in de loop van de jaren af van ongeveer 400.000 tot zeer weinig. De menopauze is de periode waarin het aantal follikels te laag wordt om de fertiliteit en productie van geslachtshormonen in stand te houden. Follikelcellen zijn gevoelig voor beschadiging door chemotherapie. Afhankelijk van het aantal nog aanwezige follikelcellen kan chemotherapie leiden tot een tijdelijke of blijvende uitval van de ovariële hormoonproductie. Dit zal bij oudere premenopauzale vrouwen (> 40 jaar) dus vaker gebeuren dan bij jongere vrouwen. Ook een op deze wijze bereikte uitval van de ovariële functie zal bij hormoongevoelige tumoren een therapeutisch effect kunnen hebben. Chemotherapie heeft overigens nooit als primair doel de ovariële functie uit te schakelen.

Orchidectomie

Op de dag dat de Tweede Wereldoorlog begon met Hitlers inval in Polen, 1 september 1939, werd door Huggins en collega bij twee patiënten met een uitgebreid prostaatcarcinoom de eerste therapeutische verwijdering van de testikels verricht. De uitschakeling van de belangrijkste bron van androgenen bleek een groot succes te zijn en werd standaardtherapie voor mannen met prostaatcarcinoom. De ingreep is minimaal invasief. Eventueel kunnen anatomische prothesen worden geplaatst. Tegenwoordig wordt echter duidelijk de voorkeur gegeven aan medicamenteuze uitschakeling van de androgeenproductie.

LHRH-analogen

Zowel bij vrouwen als bij mannen wordt de gonadale functie gestimuleerd door het follikel stimulerende hormoon (FSH) en het luteïniserende hormoon (LH) uit de hypofysevoorkwab. Productie van deze hormonen vindt plaats onder invloed van het hypothalame luteïniserend hormoon-releasing hormoon (LHRH). LHRH-analogen werden ontwikkeld om deze stimulatie in geval van infertiliteit tijdelijk te versterken. Bij voortdurende toediening van zeer potente LHRH-analogen bleek echter dat na een kortdurende stimulatie de productie van FSH en LH juist sterk afnam. Dit was een gevolg van desensibi-

Tabel 9.2 Endocriene maatregelen bij geslachtshormoonafhankelijke tumoren.

Depletie van stimulerende hormonen
- ovariëctomie of LHRH-analogen; eventueel bestraling van ovaria (premenopauzale vrouwen)
- orchidectomie of LHRH-analogen (mannen)
- LHRH-antagonisten (in ontwikkeling)
- aromataseremmers (postmenopauzale vrouwen)
- adrenale androgenen-syntheseremmers (bijv. ketoconazol)
- 5α-reductaseremmers

Antihormonen
- antioestrogenen (tamoxifen; SERM's)
- antiandrogenen
- antiprogestativa

Additieve endocriene therapie
- (androgenen)
- hoge doses oestrogenen
- hoge doses progestativa
- hoge doses corticosteroïden

SERM = Selective Estradiol Receptor Modulator.

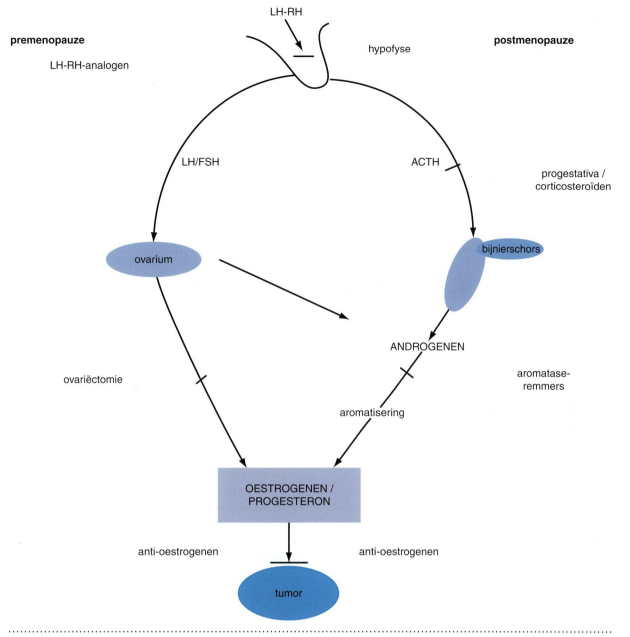

Figuur 9.3 Productie van geslachtshormonen bij vrouwen en interventies om de beschikbaarheid ervan op tumorcelniveau te verminderen. Aromatisering van androgenen tot oestrogenen vindt ook plaats in tumorcellen. Bij mannen met prostaatcarcinoom gaat het vooral om vermindering van de beschikbaarheid van androgenen uit de testikels en bijnierschors, die door 5α-reductase worden omgezet in het meer actieve dihydrotestosteron.

lisering van de hypofysaire receptor voor deze overmaat aan LHRH. Het gevolg is een daling van de gonadale geslachtshormoonproductie tot nagenoeg het niveau als na verwijdering van de ovaria of testes. In tegenstelling tot chirurgische uitschakeling van de ovariële of testiculaire functie is de gonadale uitval die door LHRH-analogen wordt bereikt in principe reversibel. Het belang van deze reversibiliteit is beperkt: bij patiënten met uitgezaaide hormoongevoelige tumoren is herstel van de gonadale functie beslist af te wijzen. Indien gonadale uitval deel uitmaakt van een adjuvante, dat wil zeggen in opzet genezende, behandeling na operatie, is de optimale duur ervan nog niet bekend.

LHRH-antagonisten

Door competitieve binding aan LHRH-receptoren wordt de hypofysaire synthese van LH en in mindere mate FSH geremd. Voordeel is dat er geen sprake is van een initiële stimulatie van de LH- en FSH-afgifte. Deze LHRH-antagonisten zijn nog niet in gebruik voor oncologische indicaties.

9.4.2 GEVOLGEN VAN GONADALE UITVAL

Tabel 9.3 geeft een overzicht van directe en langetermijneffecten van vroegtijdige uitschakeling van de gonadale functie bij vrouwen en mannen.

Het zal duidelijk zijn dat gonadale uitval bij jonge mensen

Tabel 9.3	Gevolgen van gonadale uitval.
Vrouwen	*mannen*
onvruchtbaarheid	idem
opvliegers	idem
atrofie vaginale slijmvliezen/bekkenbodem	–
libidoverlies: zie tekst	libidoverlies
osteoporose (trabeculair bot)	osteoporose (corticaal bot)
ongunstig lipidepatroon	–
cognitieve achteruitgang?	?

met een lange levensverwachting de meeste consequenties heeft. Verlies van libido kan samenhangen met de emotionele belasting van de diagnose kanker, de ziekte zelf of de behandeling ervan. Bij vrouwen is verlies van libido het meest uitgesproken indien er behalve een tekort aan oestrogenen ook een androgenentekort is. De productie van dit hormoon vindt plaats in de ovaria en de bijnierschors. Bij vrouwen kan een tekort aan androgenen gepaard gaan met ernstige moeheid en malaiseklachten.

9.4.3 AROMATASEREMMERS

> Door verwijdering van de methylgroep tussen de A- en B-ring van androgenen wordt de A-ring aromatisch. Vandaar de naam aromatisering. Het hierbij betrokken enzym is aromatase. Op deze wijze wordt testosteron omgezet in oestradiol en 4Δ-androsteendion in oestron. Aromatase wordt aangetroffen in de steroïdhormoonproducerende organen, perifeer onder andere in vetweefsel, spierweefsel en lever, maar ook in de normale borstklier en tumoren die daaruit ontstaan.

Aromataseremmers verminderen de productie van oestrogenen bij postmenopauzale vrouwen door remming van de aromatisering van androgenen tot oestrogenen. De moderne steroïdale aromataseremmers formestane en exemestane zijn in feite substraat voor het enzym aromatase en worden na convertering door dit enzym irreversibel eraan gebonden, zodat het niet meer beschikbaar is voor de natuurlijke ligand. Men noemt dit wel 'zelfmoordremmers'. De in gebruik zijnde niet-steroïdale aromataseremmers anastrozol en letrozol gaan een reversibele binding aan met aromatase en maken dit molecuul ongeschikt voor zijn functie. Moderne aromataseremmers zijn zeer specifiek gericht tegen aromatase en laten andere enzymsystemen van de steroïdsynthese vrijwel ongemoeid. Het klinisch effect komt vooral tot stand door de remming van oestrogeenproductie in de hormoonafhankelijke tumorcellen zelf. Bij gebruik van aromataseremmers bij intacte eierstokken vindt een reactieve stijging van FSH plaats en daarmee stimulering van de aromataseproductie in granulosacellen met toename van de gonadale oestrogenenproductie. Derhalve is er een contra-indicatie voor deze medicamenten bij premenopauzale vrouwen. Door de hoogspecifieke remming van alleen aromatase zijn de bijwerkingen van moderne aromataseremmers beperkt. De meest beschreven bijwerkingen hangen samen met een toename van de oestrogenendepletie: meer opvliegers en slijmvliesatrofie, toename van calciumverlies uit het skelet en gewrichtsklachten, die kunnen samenhangen met de in chondrocyten aanwezige ER.

9.4.4 ANTIHORMONEN

Antioestrogenen zoals tamoxifen zouden beschouwd kunnen worden als competitieve antagonisten van oestrogenen wat betreft de binding aan ER. Antioestrogenen wijzigen de samenstelling (conformatie) van het receptorcomplex op een wijze die verdere groeistimulerende interacties hiervan op het niveau van de 'hormone response elements' op DNA blokkeert.

SERM

Het is van belang dat de meeste antioestrogenen geen pure antagonisten zijn maar ook agonistische (dus oestrogeen gelijkende) eigenschappen kunnen bezitten. De mate van oestrogeenremmende en -stimulerende activiteit is weefselspecifiek en afhankelijk van het gebruikte preparaat. Zo heeft tamoxifen agonistische eigenschappen voor onder andere het endometrium. Een van de gevolgen hiervan is dat behandeling met tamoxifen de kans op endometriumcarcinoom verhoogt. Men spreekt in dit verband van 'selective estrogen receptor modulator' (SERM). Een ideaal antioestrogeen (of ideale SERM) voor vrouwen met mammacarcinoom is antagonistisch tegen de tumorcellen, het normale mammaweefsel (preventie), het endometrium en de bloedstolling, maar agonistisch wat betreft de gunstige oestrogene effecten op het skelet en de lipidenstofwisseling en op processen die bij oestrogeendepletie leiden tot opvliegers en slijmvliesschade. Fulvestrant is een antioestrogeen zonder agonistische eigenschappen. Dit steroïdale antioestrogeen degradeert de ER. In tabel 9.4 zijn enkele SERM's en de eigenschappen daarvan, deels als bijwerking, weergegeven.

Weliswaar minder dan bij aromataseremmers kan ook gebruik van tamoxifen tot gewrichtsklachten leiden.

Van tamoxifen is bekend dat dit middel bij (homozygote) inactiverende mutaties in het coderende gen voor P450 CYP2D6 onvoldoende wordt omgezet in de actieve metaboliet endoxifen en daardoor de receptor voor oestradiol onvoldoende blokkeert voor oestrogenen met als gevolg minder effectiviteit en bijwerkingen. Ongeveer 7% van de Europese bevolking is homozygoot voor deze genvariant, maar dit wordt nog niet gemeten voor de stan-

Tabel 9.4 Oestrogene (agonistische) en antioestrogene (antagonistische) effecten van SERM's.

	oestrogenen	tamoxifen	raloxifen	fulvestrant
borstklier/kanker	agonist	antagonist	waarschijnlijk antagonist	antagonist
endometrium	agonist	agonist	geen effect	antagonist
botweefsel	agonist	weinig agonist	agonist	antagonist
genitale slijmvliezen	agonist	antagonist	geen effect	antagonist
opvliegers	agonist	antagonist	antagonist	antagonist
lipidepatroon	agonist	agonist	agonist	antagonist?
veneuze trombose	agonist	agonist	agonist	wsch. geen effect

daard praktijk, onder andere omdat ook andere enzymen een rol blijken te spelen. Ook medicatie die interfereert met de beschikbaarheid van CYP2D6, zoals paroxetine en fluoxetine, soms gebruikt tegen opvliegers, kan de effectiviteit van behandeling met tamoxifen compromitteren.

Het antioestrogeen toremifen kan tot hartritmestoornissen leiden en wordt ontraden voor patiënten met hartproblemen.

Antiandrogenen

Voor patiënten met een prostaatcarcinoom zijn competitieve remmers van de binding van dihydrotestosteron aan diens receptor (antiandrogenen) van belang. Niet-steroïdale antiandrogenen zijn bicalutamide, flutamide en nilutamide. Het steroïdale cyproteronacetaat heeft behalve receptorblokkade ook progestatieve eigenschappen, waardoor de productie van gonadotrofinen en dus ook testosteron wordt geremd. Bovendien remt deze stof de omzetting van testosteron in dihydrotestosteron in de prostaat. Dit laatste is ook het werkingsmechanisme van finasteride en het recent ontwikkelde dutasteride.

Adrenale androgenen syntheseremmers

Tot de groep adrenale androgenen syntheseremmers behoort de 11β-hydroxylaseremmer ketoconazol, die na of tijdens gonadale suppressie voor prostaatcarcinoom kan worden toegepast. Substitutie met corticosteroïden is nodig. Abiraterone wordt als nieuwe syntheseremmer klinisch onderzocht.

Antiprogestativa

Zoals eerder beschreven is progesteron meer proliferatief voor de borstklier dan voor het endometrium. In het endometrium bevordert dit hormoon vooral een goede differentiatie. Het effect van progesteron komt vooral tot stand door binding aan de receptor hiervoor (PgR). Het proliferatieve effect in de borstklier kan voor een deel verklaard worden door verhoogde productie van de epidermale groeifactorreceptor. De synthese van PgR wordt geactiveerd door stimulatie van de ER door oestrogenen (zie fig. 9.1). Antiprogestativa hebben een steroïdstructuur en gaan competitie aan met progesteron op diens receptor. Daarnaast vindt binding plaats aan de glucocorticoïdreceptor. De progesteronantagonist mifepriston wordt vanwege de antiprogestatieve eigenschappen op het endometrium en myometrium gebruikt voor zwangerschapsonderbreking. Nieuwe antiprogestativa zoals onapriston zijn meer receptorspecifiek. Het klinische belang van deze stoffen zou kunnen zijn dat aangetoonde remming van mammatumorproliferatie in vitro en in vivo tot stand komt door een blokkade van de toegang van progesteron op zijn receptor en in gang zetten van celdifferentiatie met uiteindelijk apoptose. Antiprogestativa zijn in klinisch onderzoek maar nog niet geregistreerd voor antitumorbehandeling.

9.4.5 TOTALE LIGANDDEPLETIE

Pogingen om het effect van hormonale therapie te versterken door de beschikbaarheid van stimulerende hormonen maximaal te onderdrukken hebben bij patiënten met mamma- of prostaatcarcinoom niet of in slechts beperkte mate geleid tot betere resultaten. Het betrof doorgaans een combinatie van endocriene maatregelen, zoals tamoxifen plus een aromataseremmer bij mammacarcinoom of orchidectomie of LHRH-agonist plus een antiandrogeen bij prostaatcarcinoom. Wel werd bij premenopauzale vrouwen met een receptor-positief gemetastaseerd mammacarcinoom aangetoond dat behandeling met een combinatie van LHRH-analogen plus tamoxifen beter was dan behandeling met LHRH-analogen of tamoxifen alleen. Bij patiënten met een gemetastaseerd mammacarcinoom waren de resultaten van behandeling met fulvestrant, in theorie leidend tot totale oestrogenendepletie op receptorniveau, niet of nauwelijks beter dan die met tamoxifen of aromataseremmers.

9.4.6 ADDITIEVE HORMONALE BEHANDELING

In de periode na 1940 konden voldoende geslachtshormonen voor therapeutische doeleinden worden geproduceerd. Behandeling van patiënten met een gemetastaseerd mammacarcinoom met testosteron bleek effectief, maar had natuurlijk veel bijwerkingen. Behandeling met oestrogenen werd ingevoerd omdat de indruk was ontstaan dat na hormoondepletie door ovariëctomie of tijdens de late menopauze of na behandeling met androgenen een tegenovergestelde behandeling, in dit geval dus toediening van oestrogenen, effectief kon zijn. Inderdaad bleek dat bij 30% van de postmenopauzale patiënten met uitgezaaide borstkanker behandeling met oestrogenen tot tumorregressie leidde. Ook na behandeling met progestativa en glucocorticoïden werden remissies waargenomen.

Een belangrijk kenmerk van de behandeling met oestrogenen en later met progestativa was dat de therapie bestond uit hoge doseringen van deze hormonen en dat lage, fysiologische doseringen juist tot tumorprogressie leidden. De dosis-effectrelatie van de meeste hormonen is bifasisch, met voorbij het optimum tekenen van receptordesensibilisering (zie ook onder LHRH-analogen). Net als bij SERM's is er ook weefselspecificiteit. Een bij mammacarcinoom succesvolle therapie met hoge doses oestrogenen kan gepaard gaan met proliferatie van zowel de normale borstklier als het endometrium. Dit kan samenhangen met de receptoractiviteit maar ook met de (mate van) aanwezige oestrogeen-metaboliserende enzymen, zoals sulfatasen, sulfotransferase en dehydrogenasen, in de betreffende doelwitcellen.

De meest gebruikte additieve hormoonbehandelingen bij vrouwen met een hormoongevoelige uitgezaaide borstkanker zijn hoge doses progestativa, medroxyprogesteronacetaat of megestrolacetaat. Behalve effecten die het gevolg zijn van binding van deze hormonen aan de receptor voor progesteron, spelen andere werkingsmechanismen een rol: binding aan de glucocorticoïd- en androgeenreceptor; vermindering van de synthese van ER; onderdrukking van ACTH en gonadotrofinen; versnelling van het metabolisme van oestrogenen door stimulatie van de oestradiol-dehydrogenaseactiviteit en een mogelijk direct cytotoxisch effect. Hoge doses progestativa verhogen de kans op veneuze trombose. Zeker bij patiënten met andere risicofactoren voor deze complicatie moet stollingwerende behandeling overwogen worden.

9.5 Regressie van tumoren door endocriene therapie; flare-up

Anders dan het geval is met cytostatica komt het tumorremmend effect van succesvolle endocriene therapie vooral tot stand door blokkade van de hormoongestimuleerde proliferatie en een ongehinderde apoptose. Additieve behandeling (bijv. met hoge doses oestrogenen, maar ook met LHRH-analogen) kan leiden tot een initiële stimulatie van de proliferatie van de te behandelen tumor. Dit fenomeen is ook bekend van tamoxifen, waarschijnlijk als gevolg van de beschreven oestrogeen-agonistische activiteit van dit medicament. Bij behandeling van patiënten met endocriene maatregelen dient altijd rekening te worden gehouden met de mogelijke ontwikkeling van een dergelijk 'flare-up'-fenomeen, dat bij patiënten met skeletmetastasen gepaard kan gaan met hypercalciëmie.

> Flare-up: initiële (week 1-3) tumoractivering door additieve of antihormoontherapie. Kan gepaard gaan met pijn, toenemende myelumcompressie indien al aanwezig en soms ernstige hypercalciëmie. Bij behandeling met additieve hormonen, LHRH-analogen of tamoxifen moet de patiënt hierover geïnformeerd worden en moet controle hierop plaatsvinden. Bij skeletmetastasen zal intraveneuze toediening van een bisfosfonaat vooraf, de kans op hypercalciëmie verkleinen.

> **Voorbeeld van objectieve remissie door endocriene therapie**
>
> Een 60-jarige patiënte heeft huidmetastasen van een mammacarcinoom. Onderzoek naar ER en PgR in het tumorweefsel was positief. Er was een objectieve remissie op behandeling met tamoxifen, die elf maanden aanhield (zie fig. 9.4). Bij opnieuw progressie werd de behandeling met tamoxifen gestaakt. In een tweede biopt van de metastasen was de ER-status positief, die voor PgR zwak positief. Behandeling met een aromataseremmer leidde opnieuw tot een remissie, die zeven maanden aanhield. Inmiddels ontwikkelden zich ook longmetastasen. Een derde biopt uit tumorweefsel bleek nog steeds ER-positief, maar PgR-negatief te zijn. Behandeling met hoge doses van een progestativum (medroxyprogesteronacetaat) leidde op zijn best tot een korte periode van groeivertraging. Hierna kreeg patiënte chemotherapie met goed resultaat.

Deze casus illustreert dat opeenvolgende endocriene maatregelen, weliswaar in afnemende mate, effectief kunnen zijn en dat in dit geval dedifferentiatie van de tumor gepaard gaat met ontwikkeling van orgaanmetastasen en verlies van hormoongevoeligheid.

9.6 Receptoren en effect van endocriene therapie

De aanwezigheid van receptoren voor steroïdhormonen in tumorweefsel kan een uitdrukking zijn van hormoonafhankelijkheid. Voor mamma-, endometrium- en prostaatcarcinomen geldt dat de afwezigheid van deze receptoren (vrijwel) steeds gepaard gaat met hormoononafhankelijke groei. Toepassing van endocriene maatregelen heeft in deze situaties nauwelijks zin. Omdat er sprake kan zijn van fout-negatieve uitslagen (bijv. door verkeerde weefselbehandeling), is het gewenst om receptornegativi-

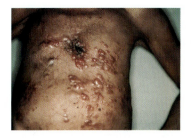 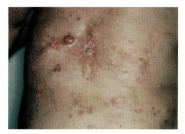

Figuur 9.4 Voorbeeld van een objectieve remissie door tamoxifen van huidmetastasen van een mammacarcinoom.

Tabel 9.5	Effect van endocriene maatregelen bij patiënten met een ER- en/of PgR-positief gemetastaseerd mammacarcinoom en voorspellend effect van ER en PgR.			
	receptorstatus	*kans op remissie*	*mediane duur*	*overleving*
eerste behandeling	alle ER+ en/of PgR +	50%	12 maanden	langer
	ER +/PgR +	> 70%		
	ER +/PgR –	35%		
	ER –/PgR +	40%		
latere behandeling	alle ER+ en/of PgR +	30%	6 maanden	langer
	receptor-negatief	ER –/PgR –	< 10%	

teit zo mogelijk in een tweede biopt te bevestigen.

Tabel 9.5 geeft een indruk van de kans op een objectieve remissie en de duur ervan door endocriene therapie bij patiënten met een ER- en/of PgR-positief gemetastaseerd mammacarcinoom.

Voor patiënten met een endometriumcarcinoom is vooral de PgR van belangrijke predictieve betekenis voor het effect van endocriene therapie.

Endocriene therapie bij kanker interfereert met de beschikbaarheid van groeistimulerende (geslachts)hormonen op het niveau van de receptor daarvoor. Dit kan door middel van hormoondepletie (bijv. ovariëctomie, orchidectomie, aromataseremmers), receptorantagonisten (bijv. SERM's) of door receptordesensibilisering (bijv. door hoge doses ligand) dan wel degradatie (bijv. ER-degradatie door fulvestrant).

Palliatieve endocriene therapie kan, afhankelijk van de tumorreceptorstatus tot objectieve remissies leiden. De bijwerkingen ervan hangen samen met de depletie van de betreffende hormonen en het selectieve hormoonreceptor modulerend effect van receptorantagonisten of additieve endocriene therapie.

Additieve endocriene therapie (inclusief behandeling met LHRH-analogen) en behandeling met SERM's kan initieel tot kortdurende tumorstimulatie leiden ('flare-up').

Tabel 9.6	Adaptatie aan en resistentie tegen endocriene therapie.
Adaptatie:	*Resistentie:*
ongevoeligheid voor bepaalde therapie maar nog steeds hormoongevoelig	volledig verlies van hormoongevoeligheid
verminderde beschikbaarheid van gebruikte medicatie: bijv. gestoorde resorptie; versneld metabolisme; geen actieve metabolieten	verlies functionele receptoren; mutaties in receptor
verhoging van endogene hormoonspiegels: bijv. na ovariële uitval door gewichtstoename; soms tijdens LHRH-analogen	klonale selectie van hormoonongevoelige cellen
verhoogde gevoeligheid voor stimulerende ligand; verhoogde activiteit van intracellulaire aromatase	

9.7 Ontwikkeling van ongevoeligheid voor een toegepaste endocriene therapie: resistentie of adaptatie?

Zoals in de casus werd vermeld kunnen opeenvolgende endocriene therapieën bij patiënten met een gemetastaseerd mammacarcinoom tot objectieve remissies leiden. Er is dan sprake van ongevoeligheid voor een bepaalde endocriene maatregel maar niet voor alle endocriene behandelwijzen. In plaats van de ontwikkeling van volledige resistentie tegen endocriene behandeling is hier eerder sprake van aanpassing aan de ingestelde therapie. In tabel 9.6 zijn verschillen tussen deze vorm van adaptatie en volledige resistentie weergegeven. Bij falen van een behandeling kan ook therapieontrouw een rol spelen.

Ongevoeligheid voor een endocriene maatregel kan het gevolg zijn van te lage concentraties van het medicament of actieve metabolieten daarvan, zoals beschreven voor tamoxifen in paragraaf 9.4.4. Een verhoogde uitscheiding uit de cel, zoals wel gezien wordt bij resistentie tegen chemotherapie, speelt waarschijnlijk geen grote rol. Er kan echter ook sprake zijn van de ontwikkeling van een verhoogde gevoeligheid voor het stimulerende hormoon, bijvoorbeeld tijdens oestrogenendepletie, door een verhoogde productie of activiteit van intracellulaire aromatase, waardoor meer oestrogenen voor de tumorcel beschikbaar komen. Ook kan resistentie ontstaan door (autonome) activatie van hormoonreceptoren, waardoor deze gevoeliger worden voor de eigen ligand of zelfs voor antihormonen. Bij volledige endocriene resistentie is sprake van een autonome productie van groeifactoren en receptoren daarvoor.

> Bij ongevoeligheid voor endocriene therapie kan sprake zijn van adaptatie aan een specifieke behandeling met nog behoud van hormoongevoeligheid, dan wel volledige resistentie en hormoonongevoeligheid.

9.8 Van palliatieve tot (neo)adjuvante endocriene therapie

> Palliatieve behandeling: het belangrijkste doel is bij patiënten met een ongeneeslijke uitbreiding van kanker de kwaliteit van leven te verbeteren dan wel een goede kwaliteit van leven te handhaven. Een succesvolle palliatieve therapie kan daarbij ook tot overlevingsvoordeel leiden.
> Adjuvante behandeling: in aansluiting op in opzet curatieve lokale/regionale chirurgie/radiotherapie met als doel de kans op ontwikkeling van metastasen te verkleinen en daarmede de kans op genezing te vergroten.
> Met neoadjuvante behandeling kunnen uitgebreide tumoren alsnog voor in opzet curatieve (borstsparende) resectie in aanmerking komen. Het effect van therapie is meetbaar.

Zoals in het voorbeeld werd geïllustreerd, zijn remissies door endocriene therapie bij patiënten met een gemetastaseerde hormoonafhankelijke tumor zelden compleet en altijd eindig, terwijl een volgende endocriene maatregel steeds minder effect heeft. Dit is een gevolg van tumorheterogeniteit (uit te drukken als de verhouding tussen hormoongevoelige en -ongevoelige cellen) en tumordedifferentiatie in de loop van de ziekte.

Adjuvante endocriene therapie, door blijvende uitval van de ovariële functie, tamoxifen, of progestativa, blijkt bij patiënten met hormoongevoelige mammacarcinomen in staat om de recidiefkans te verkleinen. Inmiddels vindt adjuvante behandeling ook plaats met aromataseremmers (postmenopauzaal) en LHRH-analogen (premenopauzaal). Aromataseremmers bij postmenopauzale vrouwen met een receptor-positief mammacarcinoom bieden ten opzichte van tamoxifen een extra winst aan ziektevrije overleving van 2,5-5% na twee tot acht jaar na de chirurgische behandeling van borstkanker. Extra winst aan ziektevrije overleving wordt ook gezien als behandeling met tamoxifen wordt gevolgd door een aromataseremmer. De relatieve reductie in de kans op recidief of sterfte die door adjuvante endocriene therapie kan worden bereikt, bedraagt gemiddeld 30% en maximaal 47% respectievelijk 15-25%. Dit betekent dat bij een kans op recidief van bijvoorbeeld 60% na tien jaar maximaal 28% van deze patiënten daarvoor gespaard blijft en dat 12% niet zal overlijden gedurende deze observatieperiode. De recidief- en sterftekans worden dan dus 32% respectievelijk 13%. Bij vrouwen met een lagere kans op recidief zijn deze absolute percentages navenant kleiner. Voor adjuvante therapie geldt dat aan patiënten met een kans op recidief van meer dan 20% en ER- en/of PgR-positieve tumoren in ieder geval endocriene therapie, veelal voorafgegaan door chemotherapie, gegeven moet worden. Patiënten met receptor-negatieve tumoren komen niet in aanmerking voor endocriene behandeling.

Adjuvante endocriene therapie bij vrouwen met endometriumcarcinoom is op grond van het ontbreken van significant positieve effecten daarvan, geen standaard. Aan mannen met prostaatkanker wordt adjuvante endocriene therapie doorgaans pas gegeven bij lokaal/regionaal uitgebreide tumoren.

Bij borstkanker wordt als neoadjuvante behandeling in eerste instantie chemotherapie toegepast. Endocriene neoadjuvante therapie kan in aanmerking komen bij niet-curatief te verwijderen hormoongevoelige tumoren en contra-indicaties voor neoadjuvante chemotherapie. De behandeling kan bij sterk hormoongevoelige tumoren tot indrukwekkende afname daarvan leiden.

9.8.1 RECEPTOREN EN EFFECT VAN ADJUVANTE ENDOCRIENE EN CHEMOTHERAPIE BIJ BORSTKANKER

Evenals bij palliatieve endocriene therapie is de mate van aanwezigheid van steroïdhormoonreceptoren in het tumorweefsel predictief voor het resultaat van adjuvante endocriene behandeling. Zelfs bij lage receptorwaarden (bijv. 10% van de tumorcellen ER-positief) verkleint behandeling de kans op recidief. De beste resultaten komen echter voor bij patiënten met hoge receptorwaarden en indien zowel ER als PgR sterk aanwezig is. In de thans geldende Nederlandse richtlijn voor behandeling van borstkanker wordt een receptoraankleuring van minimaal 10% van de tumorcellen als receptor-positief beschouwd.

Er is een omgekeerde relatie tussen de proliferatiegraad van tumoren en de hormoonreceptorstatus. Op grond daarvan kan verwacht worden dat chemotherapie bij hormoonreceptor-positieve tumoren minder effectief is dan bij hormoonreceptor-negatieve tumoren. Deze bevinding werd bij neoadjuvante en minder duidelijk bij adjuvante chemotherapie bevestigd. Een bruikbaar (semikwantitatief) afkappunt voor de receptorstatus waarboven chemotherapie onvoldoende effectief zou zijn ontbreekt nog.

> Prognostische factoren: voorspellen van de kans op recidief en sterfte (zuiver prognostisch: zonder verdere interventie).
> Predictieve factoren: voorspellen van de kans op effect van een bepaalde behandeling.

Klinische vragen

1 Welke patiënten komen op grond van de kans op recidief in aanmerking voor aanvullende behandeling?

Met behulp van prognostische factoren wordt geprobeerd patiënten met een hoog risico op recidief te onderscheiden van de groep met een kleine kans op metastasen. Belangrijke klassieke prognostische factoren zijn: tumorgrootte, aantasting regionale lymfeklieren en maligniteitsgraad. Voor borstkanker geldt ook dat een zeer jonge leeftijd van de patiënte (< 35 jaar) prognostisch ongunstig is. De genoemde factoren zijn beperkt onderscheidend. De kans op recidief van borstkanker bij vrouwen zonder metastasen in de okselklieren is ongeveer 20%. Indien men alle patiënten in deze groep een nabehandeling zou geven, gebeurt dat dus bij minimaal 80% onnodig. Het is derhalve belangrijk om, met name voor deze groep, aanvullende prognostische factoren te vinden waarmee, liefst op individuele basis, de kans op recidief nauwkeuriger kan worden geschat. Tabel 9.7 geeft een overzicht van (gevalideerde) prognostische factoren voor de kans op recidief van mammacarcinoom.

Tabel 9.7 Prognostische factoren bij mammacarcinoom.

klassieke factoren	biochemische / moleculair genetische factoren
pTNM-status	HER2-neu-status*
maligniteitsgraad; aantal mitosen	componenten van het plasminogeenactivatorsysteem (UPA/PAI-1)*
leeftijd (< 35 jaar versus > 35 jaar)	genetisch tumorprofiel d.m.v. micro-arraytechnieken

p = postoperatief; * = gevalideerd.

Een sterke overexpressie van de humane epidermale groeifactorreceptor-2 (HER2) gaat gepaard met een slechte prognose. Hetzelfde geldt voor een hoge urokinase type plasminogeenactivator (UPA) en plasminogeenactivator inhibitor-1- (PAI-1-)activiteit. UPA en PAI-1 zijn, net als metalloproteïnasen, betrokken bij de degradatie van de vasculaire omgeving, waardoor tumorcellen gemakkelijker kunnen metastaseren. Door middel van micro-arraytechnieken is men in staat de mate van expressie van een groot aantal geactiveerde genen in de tumor te bepalen. Uit nog retrospectieve onderzoeken zijn ongunstige en gunstige profielen opgesteld. Het onderscheidend vermogen was daarbij hoog: een slecht profiel betekende een vijfmaal hogere kans op metastasen ten opzichte van een gunstig profiel.

2 Welke behandeling is effectief?

Effecten van adjuvante therapie worden gemeten door middel van gerandomiseerde fase-III-studies waarin gekeken wordt naar (ziektevrije) overleving als eindpunt. Factoren die het effect van behandeling voorspellen noemt men predictieve factoren. Voor endocriene therapie is dit de receptorstatus van de tumor. Deze kan ook voorspellend zijn voor het effect van chemotherapie (zie par. 9.8.1). Een sterk positieve HER2-status is voorspellend voor een gunstig effect van trastuzumab of lapatinib, een monoklonaal antilichaam respectievelijk een tyrosinekinaseremmer tegen de HER2-receptor. In mindere mate is een positieve HER2-status voorspellend voor minder effect van endocriene therapie. Ook voor effecten van therapie lijken genetische tumorprofielen predictieve waarde te hebben.

3 Dient depletie van stimulerende hormonen zo volledig mogelijk te zijn? Anders gezegd, is combinatie van liganddepletie en antihormoontherapie zinvol?

Zoals beschreven in paragraaf 9.4.5 is het effect van combinatie van endocriene maatregelen bij gemetastaseerde ziekte beperkt. Dit geldt ook voor adjuvante behandeling. Wel is voor premenopauzale vrouwen de combinatie van een LHRH-analoog en tamoxifen een geaccepteerde vorm van adjuvante endocriene therapie bij vrouwen met borstkanker.

4 Hoe lang dient antihormoontherapie voortgezet te worden?

Voor adjuvante behandeling met tamoxifen bij patiënten met borstkanker geldt dat vijf jaar therapie beter is dan een behandeling van één of twee jaar. Een langere voortzetting met dezelfde behandeling of liever nog met een aromataseremmer geeft extra winst. De duur van ovariële uitval bij premenopauzale vrouwen varieert thans van twee jaar tot levenslang, de optimale duur is echter niet bekend. Langdurige ovariële uitval heeft, vooral voor jonge vrouwen, zeker als er nog kinderwens is, enorme consequenties. Ook van belang is dat alle behandelingen die interfereren met de gewenste langdurige afname van de beschikbaarheid van geslachtshormonen, zoals alle vormen van hormonale substitutie, zowel tijdens als na adjuvante endocriene behandeling in principe gecontraïndiceerd zijn. Dit geldt ook indien er op grond van gunstige eigenschappen van een hormoongevoelig mammacarcinoom geen indicatie is voor adjuvante therapie.

Resultaten van thans lopende en toekomstige onderzoeken zullen zeker bijdragen aan de beantwoording van deze belangrijke vragen.

> Door adjuvante therapie kunnen eventueel aanwezige micrometastasen na chirurgie wellicht volledig worden vernietigd, waardoor de kans op genezing wordt vergroot. Prognostische factoren geven een indruk van de kans op de aanwezigheid van micrometastasen en zijn dus behulpzaam bij de indicatiestelling voor adjuvante therapie. De aanwezigheid van receptoren voor steroïdhormonen in het tumorweefsel is predictief voor het effect van (neo)adjuvante endocriene behandeling en in mindere mate voor het effect van (neo)adjuvante chemotherapie. Door langdurige adjuvante endocriene behandeling wordt, afhankelijk van de receptorstatus van de tumor, een bescheiden tot aanzienlijke afname van de kans op recidief en sterfte vastgesteld. Door toepassing van neoadjuvante (soms endocriene) therapie kan, na tumorverkleining hierdoor, in opzet curatieve (orgaansparende) lokale behandeling mogelijk worden. Adjuvante endocriene therapie speelt bij patiënten met een endometrium- of prostaatcarcinoom een beperkte rol.
>
> De optimale wijze en duur van adjuvante endocriene behandeling zijn nog steeds onderwerp van onderzoek. Daarbij is extra aandacht nodig voor de therapietrouw. Bij patiënten met hormoongevoelige tumoren is grote terughoudendheid met hormonale substitutietherapie geboden.

9.9 Therapie voorbij de steroïdhormoonreceptor (doelgerichte behandeling)

Celproliferatie komt tot stand door al dan niet hormonaal gestimuleerde productie van groeifactoren en receptoren daarvoor. Bij hormoononafhankelijke tumoren is deze synthese door onder andere activering van proto-oncogenen autonoom. Additioneel kunnen afnemende expressie van tumorsuppressorgenen en een falend apoptosemechanisme aan de ongeremde groei bijdragen. Faciliterend voor tumorgroei en metastasering zijn factoren die zorgen voor bloedvatnieuwvorming maar ook eiwitten die bloed- en lymfevaten toegankelijk maken voor tumorcellen. Inzicht in deze mechanismen opent de weg voor hierop gerichte behandeling, zoals die met antilichamen, gericht tegen groeifactoren of de receptoren daarvoor. Als voorbeeld kan worden genoemd behandeling met een monoklonaal antilichaam tegen de epidermale groeifactorreceptor (anti-EGFR) of met een tegen HER2 gericht antilichaam (trastuzumab). Dit laatste middel is geregistreerd voor behandeling van borsttumoren met een hoge expressie van HER2. Daarnaast remming van zowel EGFR als HER2-tyrosinekinasetransductie met bijvoorbeeld lapatinib. Ook antilichamen tegen de vasculaire endotheliale groeifactor (VEGF, een groeifactor die betrokken is bij bloedvatnieuwvorming van tumoren) zijn in combinatie met chemotherapie effectief (o.a. bevacizumab) bij het gemetastaseerde mammacarcinoom. In figuur 9.1 is schematisch weergegeven op welke niveau tijdens signaaltransductie en effectuering van celgebonden reactie therapeutisch ingrijpen mogelijk is.

> Doelgerichte behandeling van (ook hormoonafhankelijke) tumoren, blijkt naast endocriene en chemotherapie in toenemende mate bij te dragen aan de behandeling van kanker.

9.10 Preventie

De relatie tussen geslachtshormonen en het ontstaan en de groei van hormoonafhankelijke tumoren komt ook tot uitdrukking in de beschermende werking van vermindering van de beschikbaarheid van deze hormonen. Een late menarche en/of vroege menopauze verkleint de kans op mammacarcinoom. Lage postmenopauzale oestrogeenspiegels verkleinen ook de kans op mamma- of endometriumcarcinoom. Mannen die op jonge leeftijd een orchidectomie ondergingen hebben minder kans op het krijgen van prostaatcarcinoom. Adjuvante endocriene therapie door middel van ovariële uitval of tamoxifen verkleint de kans op contralateraal mammacarcinoom. Bij vrouwen met een verhoogd risico op het krijgen van mammacarcinoom vermindert adnexextirpatie of gebruik van tamoxifen gedurende vijf jaar de kans op het krijgen van deze ziekte met ongeveer 50%. De balans tussen voor- en nadelen van een dergelijke strategie bij grote groepen gezonde vrouwen is nog onvoldoende uitgekristalliseerd om nu al over te gaan tot een algemeen advies voor preventie op deze wijze. Overigens kunnen door ruime lichamelijke activiteit van jonge vrouwen en het voorkómen van overgewicht bij postmenopauzale vrouwen de gemiddelde geslachtshormoonspiegels verlaagd worden, met als gevolg een lagere kans op mammacarcinoom. Inmiddels heeft terughoudendheid met het voorschrijven van hormonale substitutie bij postmenopauzale vrouwen de kans op mammacarcinoom in deze groep significant verkleind.

> Er zijn voldoende argumenten om aan te nemen dat vermindering of blokkade van endocriene risicofactoren daadwerkelijk leidt tot afname van de incidentie van hormoonafhankelijke tumoren.

9.11 Andere hormoongevoelige tumoren

Receptoren voor geslachtshormonen zijn ook aangetoond, meestal in een laag percentage en lage concentratie, in carcinomen uitgaande van de nier en het ovarium, melanomen en hepatocellulaire carcinomen. Klinisch zijn voor deze tumoren remissies beschreven door endocriene therapie. De kans hierop is voor het ovariumcarcinoom waarschijnlijk het grootst, maar zal ook daar zelden hoger dan 10% zijn. In tumorcellen van maligne lymfomen, plasmacytomen en sommige vormen van leukemie kunnen receptoren voor glucocorticoïden aanwezig zijn. Behandeling met farmacologische doseringen van corticosteroïden kan tot remissies leiden.

9.12 Corticosteroïden

Corticosteroïden worden in de oncologie vaak toegepast, bijvoorbeeld:
- als (additieve) therapie bij vooral maligne lymfomen of hematologische maligniteiten, waarbij het effect tot stand komt door binding van het hormoon aan glucocorticoïdreceptoren in de tumorcel;
- als ondersteunende behandeling, gebruikmakend van het antiflogistische effect van glucocorticoïden bij bijvoorbeeld hersenmetastasen, myelumcompressie of lymphangitis carcinomatosa van de longen;
- als (additieve) anti-emetische behandeling bij chemotherapie;
- als euforiserende, eventueel eetlustbevorderende therapie. Wat dit laatste betreft kan ook gebruikgemaakt worden van het anabole effect van hoge doses van een progestativum of van androgene steroïden;
- soms bij behandeling van een door tumor geïnduceerd humoraal hypercalciëmiesyndroom.

Langdurige therapie met farmacologische doseringen van corticosteroïden kan tot ernstige bijwerkingen leiden.

9.13 Peptidehormonen

Van veel peptidehormonen is bekend dat zij een rol kunnen spelen bij tumorgroei. Hiervan wordt gebruikgemaakt bij patiënten met een gedifferentieerd schildkliercarcinoom. Bij hen wordt door middel van voldoende hoge doses thyroxine de productie van endogeen thyroïdstimulerend hormoon (TSH), dat mogelijk groeibevorderend is voor deze tumor, onderdrukt. Somatostatine (SMS) remt de afgifte van groeihormoon uit de hypofyse. Daarnaast worden de afgifte van thyroxinestimulerend hormoon (TSH) en adrenocorticotroop hormoon- (ACTH-)releasing hormoon geremd. Lokaal geproduceerde somatostatine remt de afgifte van onder andere insuline, gastrine en glucagon en leidt tot vasoconstrictie van mesenteriale bloedvaten. Tevens antagoneert dit hormoon de activiteit van een aantal groeifactoren, zoals IGF1 en EGF. SMS heeft zelf een te korte halfwaardetijd voor klinische toepassing. Daarom zijn somatostatineanaloga, zoals octreotide, ontwikkeld. Deze worden toegepast bij de behandeling van acromegalie, neuro-endocriene tumoren en het medullaire schildkliercarcinoom. Radioactief gelabeld octreotide kan gebruikt worden voor scintigrafische detectie en behandeling van gemetastaseerde neuro-endocriene tumoren (bijv. carcinoïd).

9.14 Ectopische hormoonproductie

Veel tumoren zijn incidenteel in staat een scala van hormonen of voorstadia daarvan te produceren. Deze eigenschap heeft meestal niets te maken met hormoonafhankelijke groei. Voorbeelden zijn het kleincellig bronchuscarcinoom (ectopisch ACTH-syndroom; inappropriate ADH-syndroom), insuline gelijkend effect van big IGF2-productie bij gastro-intestinale stromatumoren en andere tumoren, TSH-productie door trofoblasttumoren (zie ook hoofdstuk 11).

9.15 Samenvatting

Het prolifererend effect van geslachtshormonen speelt een belangrijke rol bij het ontstaan, de groei en de differentiatie van maligne tumoren in doelwitorganen van deze hormonen. Er komen steeds meer aanwijzingen dat dit ook geldt voor de ontwikkeling van erfelijke vormen van deze tumoren. De eerste stap voor het prolifererend effect van hormonen is de binding aan specifieke receptoren daarvoor. Klassieke endocriene maatregelen interfereren op enigerlei wijze met de beschikbaarheid van de hormonen voor de receptor en kunnen bestaan uit hormoondepletie, antihormonen of toediening van farmacologische doseringen van de ligand. De aan- of afwezigheid van deze receptoren bepaalt of endocriene therapie zinvol kan zijn of niet. Bij gemetastaseerde ziekte kan endocriene therapie tot klinisch zeer waardevolle remissies leiden maar niet tot genezing. Ongevoeligheid voor therapie kan het gevolg zijn van adaptatie van de tumorcellen aan de betreffende behandeling en uiteindelijk van volledige resistentie, meestal door klonale selectie. Adjuvante endocriene therapie kan in beperkte mate bijdragen aan genezing van hormoonreceptor-positieve borstkanker. Endocriene maatregelen kunnen ook een rol spelen bij preventie van hormoonafhankelijke tumoren. Inzicht in de processen die betrokken zijn bij verwerking van het stimulerende hormonale signaal tot celgebonden effecten, onder andere activering van groeifactoren en receptoren daarvoor en de autonome varianten daarvan, vormen de basis voor nieuwe hierop gerichte moleculair-biologische behandelingsmogelijkheden.

Kernpunten

- Geslachtshormonen zijn van belang bij de ontwikkeling, groei en functie van doelwitorganen.
- Het prolifererende effect van deze hormonen is faciliterend voor ontstaan en groei van tumoren uit doelwitorganen. De langdurige en ruime aanwezigheid van deze hormonen in samenhang met een westers leefpatroon heeft mede geleid tot een stijging van de incidentie van deze tumoren. Omgekeerd wordt bij een beperkte beschikbaarheid van geslachtshormonen de kans op mamma-, endometrium of prostaatcarcinoom verkleind.
- Een verminderde beschikbaarheid van geslachtshormonen op het niveau van de receptoren daarvoor dan wel receptordesensibilisatie of -degradatie kan bij patiënten met metastasen van mamma-, endometrium- of prostaatcarcinoom tot objectieve remissies leiden maar niet tot genezing. Adjuvante endocriene therapie verhoogt de kans op genezing van met name mammacarcinoom.
- Met het voortschrijdend inzicht in de moleculaire genetica en moleculaire biologie van hormoonafhankelijke tumoren is het in toenemende mate mogelijk om het klinisch beloop en effect van therapie nauwkeuriger te voorspellen. Bovendien biedt dit inzicht aangrijpingspunten voor zogenoemde doelgerichte behandelingen.
- Corticosteroïden worden toegepast als antitumorbehandeling bij met name hematologische tumoren en maligne lymfomen en spelen een grote rol bij de palliatie van door tumor of door therapie daarvoor geïnduceerde klachten.
- Analoga van somatostatine zijn vooral van belang bij neuro-endocriene tumoren en worden gebruikt als carrier voor radioactieve isotopen bij scintigrafie en eventueel behandeling.

Literatuur

Beral V. Million women study collaborators. Breast cancer and hormone-replacement therapy in the million women study. Lancet 2003;362:419-27.

Chodosh LA. The reciprocal dance between cancer and development. N Engl J Med 2002;347:134-6.

Early Breast Cancer Trialist's Collaborative Group. Effects of chemotherapy and hormonal therapy for early breast cancer on recurrence and 15-year survival: an overview of the randomized trials. Lancet 2005;365:1687-717.

Flemming J, Madarnas Y, Franek JA. Fulvestrant for systemic therapy for locally advanced or metastatic breast cancer in postmenopausal women: a systematic review. Breast Cancer Res Treat 2009;115:255-68.

Herold CI, Blackwell KL. Aromatase inhibitors for breast cancer: proven efficacy across the spectrum of disease. Clin Breast Cancer 2008;8:50-64.

Hsieh AC, Ryan CJ. Novel concepts in androgen receptor blockade. Cancer J 2008;14:11-4.

Kakarala M, Wicha MS. Implications of the cancer stem-cell hypothesis for breast cancer prevention and therapy. J Clin Oncol 2008;26:2813-20.

Liu R, Wang X, Chen GY et al. The prognostic role of a gene signature from tumorigenic breast-cancer cells. N Engl J Med 2007;356:217-26.

Look MP, Putten WL van, Duffy MJ et al. Pooled analysis of prognostic impact of urokinase-type plasminogen activator and its inhibitor PAI-1 in 8377 breast cancer patients. J Natl Cancer Inst 2002;16:116-28.

Pruthi S, Brandt KR, Degnim AC et al. A multidisciplinary approach to the management of breast cancer. Part 1: Prevention and diagnosis. Mayo Clin Proc 2007;82:999-1012.

Rebbeck TR, Kauff ND, Domchek SM. Meta analysis of risk reduction estimates associated with risk reducing salpingo-oophorectomy in BRCA1 or BRCA2 mutation carriers. J Natl Cancer Inst 2009;101:80-7.

Tinnemans JGM, Beex LVAM, Wobbes Th, et al. Steroid-hormone receptors in nonpalpable and more advanced stages of breast cancer. Cancer 1990;66:1165-7.

Immuuntherapie van kanker

10

S. Osanto, W.H.J. Kruit

10.1 Inleiding

Het idee dat de natuurlijke afweerkrachten van het lichaam bescherming bieden tegen kanker, is al zeer oud. Aan het begin van de vorige eeuw veronderstelde Paul Ehrlich dat vooral de cellulaire immuniteit, vertegenwoordigd door leukocyten, beschermt tegen tumorgroei. Later werd zelfs gepostuleerd dat een van de belangrijkste functies van de cellulaire immuniteit bewaking tegen tumorgroei is. Thans weten we dat deze theorie in ieder geval geldt voor virus-geïnduceerde tumoren, zoals met epstein-barr-virus (EBV-)infectie samenhangende tumoren, en baarmoederhalskanker, veroorzaakt door humaan papillomavirus. Vooral bij virus-geïnduceerde tumoren zijn de veranderingen in de tumorcellen groot genoeg om ze herkenbaar te maken als lichaamsvreemde elementen voor het specifieke immuunsysteem.

De laatste tijd is echter duidelijk geworden dat ook sommige tumoren van niet-virale oorsprong zoals melanomen, immuunreacties kunnen opwekken bij de patiënt. Dergelijke immuunreacties zijn tot nu toe niet bij alle patiënten met melanoom gevonden en het is duidelijk dat zowel virus-geïnduceerde tumoren als andere maligniteiten inclusief het melanoom hetzij onvoldoende immuniteit hebben opgewekt, dan wel aan een effectieve immuniteit hebben weten te ontsnappen. Het feit echter dat patiënten met immunodeficiënties of onder immunosuppressieve therapie veel vaker virus-geïnduceerde tumoren krijgen, geeft aan dat het immuunsysteem het ontstaan van veel van zulke tumoren in de kiem smoort.

10.2 Specifieke immuniteit tegen tumorcellen

Essentieel voor immunogeniciteit van tumorcellen is dat lichaamsvreemde immunogene peptiden worden gevormd met een lengte van ongeveer 8-16 aminozuren, die gepresenteerd worden in de antigeen presenterende groeve van klasse-I- of klasse-II-HLA-moleculen op het oppervlak van de tumorcel. Alleen dan zijn T-cellen in staat de tumorcel te herkennen. CD4-positieve helper-T-lymfocyten herkennen immunogene peptiden die gepresenteerd worden door klasse-II-HLA-moleculen, terwijl CD8-positieve cytotoxische T-lymfocyten immunogene peptiden herkennen die gepresenteerd worden door klasse-I-HLA-moleculen.

Voor de weerstand tegen immunogene tumoren zijn de cytotoxische T-lymfocyten (CTL) van groot belang, enerzijds omdat zij zeer krachtig werkzaam zijn (één CTL kan in proefdieren in vivo wel 1000 tumorcellen opruimen), anderzijds omdat klasse-I-HLA-moleculen op vrijwel alle kernhoudende cellen voorkomen, inclusief tumoren. Dit betekent tevens dat tumorcellen, ook al zijn ze oorspronkelijk immunogeen, op ten minste twee manieren kunnen ontkomen aan destructie door CTL, namelijk door uitschakeling van HLA klasse-I-expressie of door uitschakeling van expressie van immunogene peptiden (van bijv. virale oorsprong in virus-geïnduceerde tumoren). Andere oorzaken van ontsnapping aan het immuunsysteem kunnen zijn: productie van immunosuppressieve factoren zoals IL-10 en TGF-β, expressie van Fas-ligand en secretie van een decoy-receptor voor Fas-ligand. Dergelijke 'ontsnappingen' van immunogene tumoren aan de greep van het immuunsysteem zijn in vitro en in diermodellen overtuigend aangetoond.

CD4-positieve T-helpercellen (T_H-cellen) kunnen direct reageren op HLA klasse-II-positieve tumorcellen. HLA klasse-II-expressie komt voornamelijk voor op cellen van het immuunsysteem zelf en dus ook op tumoren afkomstig van immuuncellen zoals B-cellymfomen. Immunogene peptiden van klasse-II-negatieve tumoren kunnen alleen na tumorcelfragmentatie door HLA klasse-II-positieve antigeen presenterende cellen van het immuunsysteem (macrofagen, dendritische cellen, B-lymfocyten) aan T_H-cellen worden gepresenteerd. Activatie van $CD4^+$-T_H-cellen leidt tot cytokinenproductie, die onder meer kan leiden tot specifieke antilichaamvorming door B-lymfocyten.

Het arsenaal van het immuunsysteem tegen immunogene tumoren bestaat dus uit CTL, T_H-cellen, door T_H-cellen geproduceerde cytokinen, en antistoffen. Terwijl CTL en antistoffen voor hun biologische activiteit cruciaal afhankelijk zijn van antigeenherkenning, geldt dit niet voor cytokinen. Weliswaar hangt de inductie van cytokinenproductie door T_H-cellen af van specifieke antigeenherkenning, maar eenmaal gevormde cytokinen werken antigeenonafhankelijk. Er wordt in toenemende mate belang gehecht aan het versterken van de initiële rol van antigeen presenterende cellen (APC's) en de helper-arm van $CD4^+$-T-cellen naast die van de $CD8^+$-cytotoxische T-cellen. Optimalisatie van de APC-functie, bijvoorbeeld door triggering van de CD40-receptor, kan cruciale betekenis hebben voor het effectief op gang brengen van antitumorimmuniteit.

Jarenlang heeft men gezocht naar immunogene tumoren. In het verleden bleek het vaak erg moeilijk om tumor-'rejectieantigenen' aan te tonen. Recentelijk werd aangetoond dat alle endogene cellulaire eiwitten als immunogeen peptide in de antigeen presenterende groeve van HLA klasse-I-moleculen kunnen worden gepresenteerd aan het immuunsysteem. Dit betekent dat in principe iedere tumorspecifieke structuur in de cel kan functioneren als tumorspecifiek antigeen.

Maligne transformatie van een cel kan gepaard gaan met overexpressie van normale genen, bijvoorbeeld genen coderend voor groeifactorreceptoren, expressie van genen die normaliter alleen in foetaal weefsel, testis of ovarium tot expressie komen, of expressie van nieuwe antigenen die in normale lichaamscellen niet voorkomen (tabel 10.1). Tumorantigenen kunnen ook ontstaan door puntmutaties in normale genen, resulterend in aberrante eiwitten en nieuwe antigene peptiden, die een T-cel-gemedieerde immuunrespons tegen de tumorcellen kunnen induceren. In tumoren van verschillende oorsprong, zoals het melanoom, medullair mammacarcinoom, maag-, colon-, blaas- en chorioncarcinoom, neuroblastoom en glioblastoom, wordt vaak een T-lymfocytair infiltraat gevonden, wat een prognostische factor blijkt te zijn. Uit bloed, lymfeklieren en uit metastasen van melanoompatiënten zijn cytotoxische T-cellen (CTL's) geïsoleerd die specifiek de autologe melanoomcellen kunnen herkennen en lyseren. Dergelijke CTL's blijken in staat melanoomcellen van andere individuen, die een HLA klasse-I-allel gemeenschappelijk hebben met de (autologe) patiënt, te lyseren, wat erop duidt dat in een groot deel van de melanomen gemeenschappelijke tumorantigenen voorkomen.

Inmiddels heeft men een aantal tumorgeassocieerde antigenen geïdentificeerd in melanomen, maar ook in andere humane tumoren (zie tabel 10.1). De meeste tumorantigenen zijn geïdentificeerd dankzij herkenning door antigeenspecifieke $CD8^+$ cytotoxische T-cellen, enkele echter door middel van antigeenspecifieke $CD4^+$-T-cellen.

Bij de mens bezitten de tumoren die zijn veroorzaakt door oncogene virussen zoals het epstein-barr-virus (burkitt-lymfoom), het humaan T-lymfotrope virus type I (T-celleukemie) en het hepatitis-B-virus (levercarcinoom), de sterkste tumorantigenen. Deze antigenen zijn afkomstig van virale deeltjes. Wat betreft de virus-geïnduceerde tumoren blijkt dat door preventieve vaccinatie tegen hepatitis-B-virus de incidentie van chronische infectie van 10% naar minder dan 1% afnam, wat gepaard ging met een dramatische reductie in de incidentie van hepatocellulair carcinoma. HPV-preventie-trials hebben aangetoond dat infectie kan worden voorkomen en daarmee de incidentie van cervixcarcinoom kan worden gereduceerd.

Tabel 10.1 Humane tumorantigenen die potentiële targets zijn voor vaccinatie van kankerpatiënten.

type antigeen	type tumor
tumorspecifiek antigeen	
MAGE-1, -2, -3	melanoom, mammacarcinoom, longcarcinoom (NSCLC)
BAGE	melanoom, mammacarcinoom
GAGE-1, -2	melanoom, mammacarcinoom, longcarcinoom (NSCLC), blaascarcinoom
NY-ESO-1	melanoom, carcinomen
idiotype antibody	B-celmaligniteit
Mucin-1	mamma-, ovarium-, pancreascarcinoom
differentiatieantigeen	
tyrosinase	melanoom
TRP-1	melanoom
MART-1/Melan-A	melanoom
gp-100	melanoom
prostaatspecifiek antigeen (PSA)	prostaatcarcinoom
carcino-embryonaal antigeen (CEA)	colorectale tumoren
gemuteerd oncogen of fusie-eiwit	
ras	gastro-intestinaal carcinoom, longcarcinoom (NSCLC)
p53	colorectale tumoren, mammacarcinoom, longcacinoom (SCLC)
bcr-abl	chronische myeloïde leukemie
kit	gastro-intestinale stromatumor (GIST)
eiwit (overexpressie)	
HER2/neu	mammacarcinoom
viraal eiwit	
humaan papillomavirus E6, E7	cervixcarcinoom
epstein-barr-virus EBNA-1, LMP-1,2	burkitt-lymfoom, nasofarynxcarcinoom
hepatitis-B-, -C-virus	hepatocellulair carcinoom

10.3 Immuuntherapie van kanker

Sinds 1985 hebben de hiervoor beschreven principes geleid tot belangrijke ontwikkelingen op het gebied van de immuuntherapie van kanker bij de mens. Deze ontwikkelingen betreffen vooral behandeling met monoklonale antistoffen en recombinant-lymfokinen, waarvan interleukine-2 (IL-2) en de interferonen nu de belangrijkste zijn. Terwijl het gebruik van de lymfokinen nog grotendeels experimenteel is, is er voor de toepassing van de monoklonale antistoffen inmiddels een aantal standaardindicaties. Door de ruime beschikbaarheid van recombinant-cytokinen en de verbetering van kweektechnieken behoort nu ook adoptieve cellulaire immuuntherapie tot de praktische mogelijkheden Op dit moment is de aandacht vooral gericht op het kweken van grote aantallen antigeen-presenterende cellen (dendritische cellen, DC) en van cytotoxische T-cellen tegen gedefinieerde tumorantigenen.

Ten behoeve van nieuwe behandelingsstrategieën zijn in een beperkt aantal geavanceerde behandelcentra GMP-faciliteiten gerealiseerd voor klinisch-experimentele behandeling van kanker met onder andere gekloneerde T-cellen.

Een nieuwe behandeling met anti-cytotoxic T lymphocyte associated antigen- (CTLA-)4 blokkerende monoklonale antistoffen heeft antitumoractiviteit laten zien.

10.4 Immuuntherapie met cytokinen

10.4.1 INTERFERONEN (IFN)

Interferonen vormen een familie van eiwitten die worden geproduceerd door lichaamscellen als reactie op virale infecties of stimulatie door antigenen en mitogenen. Interferonen werden voor het eerst beschreven door Isaacs en Lindenmann in 1957. Er zijn drie groepen interferonen, alfa, bèta en gamma. In totaal zijn er meer dan twintig verwante genen met ongeveer 80-86% aminozuurhomologie. Interferonen hebben een scala aan biologische effecten, zoals antivirale, immunomodulatoire en antiproliferatieve effecten, remming van de angiogenese, regulatie van celdifferentiatie en verhoging van expressie van antigenen op het celoppervlak. Alle interferonen verhogen de expressie van HLA klasse I, alleen IFN-γ verhoogt ook de HLA klasse-II-expressie op het celoppervlak. Het antitumoreffect in vivo van interferonen kan een gevolg zijn van het antiproliferatieve effect op de tumorcellen, verhoging van HLA-moleculen op het oppervlak van de tumorcellen en remming van de (tumor)angiogenese.

Aanvankelijk werd verwacht dat interferonen een panacee voor alle vormen van kanker zouden zijn. Interferonen hebben echter slechts een beperkt toepassingsgebied bij de behandeling van kanker verworven. Zij zijn werkzaam bij hematologische maligniteiten zoals hairy-cell-leukemie (90%), CML, lymfomen, en de ziekte van Kahler. Toevoeging van behandeling met IFN-α aan de standaard combinatiechemotherapie bij hematologische maligniteiten (laaggradige non-hodgkin-lymfomen) verlengt de remissieduur en verbetert de overleving. In verscheidene onderzoeken is aangetoond dat additionele therapie met IFN-α na chemotherapie de mediane progressievrije overleving en mediane overleving met meer dan een jaar verlengt.

Interferonen hebben een zekere effectiviteit bij solide tumoren; de regressie van de metastasen van melanoom en niercelcarcinoom kan – in tegenstelling tot de snelle regressie onder chemotherapie – pas na maanden therapie inzetten. Hoewel de remissiepercentages bij patiënten met melanoom (10-15% partiële plus complete remissies) en niercelcarcinoom (10-20% partiële plus complete remissies) laag zijn, kunnen de complete remissies lang (vaak jaren) voortduren. Ook stabilisatie van de ziekte (tot 30%) kan maanden aanhouden en dus zinvol zijn, ofschoon bij het melanoom niet duidelijk is aangetoond dat behandeling met interferon een voordeel in overleving oplevert. In een fase-III-studie bij niercelcarcinoom was de overleving van patiënten behandeld met interferon-α significant beter dan van patiënten die behandeld werden met het als inactief te beschouwen medroxyprogesteronacetaat (MPA). Dit pleit voor een gunstig effect van behandeling met interferon op de overleving. Zeer recent uitgevoerde studies hebben laten zien dat de combinatie van interferon en de monoklonale antistof bevacizumab gericht tegen VEGF (vascular enodothelial growth factor) effectiever is dan interferon monotherapie. Met het beschikbaar komen van de tyrosinekinaseremmers als effectieve behandeling voor niercarcinoom is overigens de betekenis van interferon minder belangrijk geworden. De rol van chirurgie (resectie van de primaire niertumor) op het effect van immuuntherapie bij gemetastaseerd niercelcarcinoom werd in twee studies onderzocht. In deze studies werden gemetastaseerde patiënten gerandomiseerd voor IFN-α-therapie dan wel nefrectomie gevolgd door IFN-α-therapie. De mediane overleving was in beide studies beter in de groep patiënten die werd behandeld met nefrectomie plus interferon-α. Interferonen kunnen intraveneus, intramusculair en subcutaan worden toegediend; de werkzaamheid van IFN wordt door de verschillende toedieningsroutes niet beïnvloed. Tegenwoordig wordt daarom vooral gekozen voor de subcutane route, aangezien de patiënten zichzelf de injecties kunnen toedienen (poliklinische behandeling). De gekozen dosis ligt bij de solide tumoren melanoom en niercelcarcinoom rond de 30 tot 55 miljoen IU per week. De IFN-α-dosis bij hematologische maligniteiten (met uitzondering van het kaposi-sarcoom) ligt gemiddeld iets lager dan bij solide tumoren. De laatste jaren is ook een langwerkend IFN-α-preparaat ter beschikking gekomen voor klinisch onderzoek (PEG-interferon).

Bijwerkingen van behandeling met interferon zijn een griepsyndroom, koorts, gastro-intestinale klachten, hepatotoxiciteit met stijging van leverenzymen, chronische vermoeidheid, schildklierdisfuncties, neurologische klachten, depressie en in zeldzame gevallen cardiotoxiciteit. Op den duur kan gewenning optreden voor een deel van de klachten, terwijl IFN in het algemeen beter wordt verdragen indien het 's avonds wordt toegediend. De bijwerkingen kunnen ten dele worden bestreden met paracetamol (en NSAID's).

10.4.2 INTERLEUKINE-2 (IL-2)

Interleukine-2 is een cytokine met een centrale rol in de immuunrespons. IL-2 wordt geproduceerd door de T-helpercel als reactie op de stimulus door antigeen-presenterende cellen na contact met een nieuw antigeen. IL-2 activeert T- en NK-cellen en leidt tot groei van lymfocyten. Het werd in 1975 door Morgan beschreven als T-cell growth factor (TCGF) en in het laboratorium is het een onmisbaar cytokine bij het kweken van lymfocyten. Toevoeging van IL-2 aan bloedlymfocyten leidt tot een geactiveerde populatie cellen met brede cytolytische activiteit ten opzichte van allerlei tumorcellen (onafhankelijk van het HLA klasse-I-patroon). Tijdens toediening van IL-2 treedt activatie van lymfocyten op, wat resulteert in secundaire release van andere cytokinen zoals IFN-γ en TNF-α, toegenomen hechting van lymfocyten aan vaatendotheel en vaatendotheelschade.

IL-2 kan worden toegediend als bolus intraveneus, continu intraveneus, of subcutaan. In deze volgorde zijn de schema's ontwikkeld, met als doel vermindering van de toxiciteit en behoud van de effectiviteit. Het optimale behandelingsschema is niet bekend.

In 1985 beschreef Rosenberg voor het eerst de behandeling van kankerpatiënten met hoge doses bolus IL-2 en 'LAK-cellen'. Later rapporteerden West en anderen (1987) de resultaten van behandeling met continue infusie met IL-2. Met intraveneuze IL-2-therapie is bij 10-35% van de patiënten met een gemetastaseerd niercelcarcinoom en bij 10-15% van de patiënten met een gemetastaseerd melanoom remissie bereikt. Met name complete remissies (5-8%) kunnen zeer lang aanhouden (10 jaar). Bij andere tumoren werden veel minder frequent remissies vastgesteld. Vanwege de hoge kosten en om minder toxische regimes te ontwikkelen, werd begin jaren negentig van de vorige eeuw onderzoek verricht naar subcutane IL-2-therapie, toegediend op poliklinische basis. Ook met subcutane IL-2 werden remissies beschreven bij ongeveer 5-20% van de patiënten met niercelcarcinoom. Wereldwijd wordt IL-2 nauwelijks meer toegepast en indien gebruikt wordt het voornamelijk subcutaan toegediend. In Nederland is IL-2 geregistreerd voor de indicatie gemetastaseerd niercelcarcinoom, maar niet voor gemetastaseerd melanoom. Het voorschrijven van IL-2 is beperkt tot specialisten van universitaire centra en categorale kankerziekenhuizen.

Combinaties van IFN-α en IL-2

Combinatie van IFN-α en IL-2 is door verschillende groepen onderzocht, vooral bij het niercelcarcinoom. Uit alle onderzoeken blijkt dat de combinatie veel toxischer is. Er lijkt geen verschil in overleving te zijn bij patiënten met een gemetastaseerd niercelcarcinoom na behandeling met interferon, IL-2 of de combinatie. Er bestaat dus geen indicatie voor combinatiebehandeling buiten trialverband.

Ook voor de combinaties van chemotherapie met IFN-α, met IL-2, of met beide, geldt dat – alle initiële claims ten spijt – chemo-immuuntherapie initieel vaak wel hogere remissiepercentages geeft gedurende de eerste maanden van de behandeling, maar dat de overleving niet verbetert. Ook hiervoor geldt dus dat er geen argumenten zijn patiënten buiten studieverband met combinatietherapie te behandelen.

10.4.3 IMMUUNTHERAPIE MET CYTOKINEN IN ADJUVANTE SETTING

Al jaren wordt klinisch onderzoek gedaan naar de mogelijkheid de prognose van high-risk-melanoompatiënten te verbeteren door adjuvante immuuntherapie met interferonen. Meerdere onderzoeken met duizenden patiënten hebben laten zien dat adjuvante behandeling met interferon leidt tot verbetering van de progressievrije overleving maar niet van de totale overleving Met name geldt dit voor de patiënten met microscopische lymfekliermetastasen die zijn ontdekt bij de schildwachtklierprocedure, terwijl voor de patiënten met macroscopische metastasen geen enkel effect werd gevonden. Verdere analyse van subgroepen zal moeten uitwijzen of adjuvante behandeling met interferon bij bepaalde subgroepen de overleving wel verbetert.

10.5 Immuuntherapie met monoklonale antistoffen

Toediening van antistoffen die een antigeen op de celmembraan herkennen, kan leiden tot destructie van die cel door een ADCC-reactie of complementgemedieerde cellysis. Daarnaast kan een antitumoreffect worden bereikt door toediening van antistoffen die groeireceptoren blokkeren die op tumorcellen aanwezig zijn.

Verscheidene stoffen, zoals cytostatica, toxinen of radionucliden, kunnen worden geconjugeerd aan de monoklonale antistoffen om hun antitumoreffectiviteit te vergroten. De effectiviteit van therapie met antistoffen is afhankelijk van de selectiviteit van de antistof, de grootte van de tumoren in relatie tot de hoeveelheid antistof die de tumor bereikt, het penetrerende vermogen van de antistof en de aanwezigheid van oplosbaar tumorantigeen. Door de variabele delen van de muizenimmunoglobulinen via genetische manipulatie te koppelen aan constante delen van humane immunoglobulinen ('humanisering'), is de kans op therapieresistentie sterk verminderd en de interactie van het constante humane immunoglobulinefragment, het zogenoemde Fc-deel, met Fc-receptoren op humane effectorcellen en humaan complement sterk verbeterd.

10.5.1 THERAPEUTISCHE SETTING

CTLA-4 (Cytotoxic T-Lymphocyte-associated Antigen 4) is een membraaneiwit(receptor) op T-lymfocyten, met als belangrijkste functie het remmen van de activatie van T-lymfocyten. Blokkeren van CTLA-4 remt de proliferatie van T-lymfocyten, maar bevordert adaptieve immuniteit, wat kan resulteren in tumorceldestructie. Twee monoklonale antistoffen gericht tegen CTLA-4 zijn onderzocht in fase-II- en –III-studies bij patiënten met een gemetasbaseerd melanoom. Het betreft ipilimumab (MDX-010, Medarex) en tremelimumab (CP-675, 206). Objectieve tumorresponsen werden gezien in ongeveer 15% van de patiënten, maar tevens werden ernstige auto-immuunbeelden met dermatitis, colitis, hypofysitis, uveïtis, hepatitis en nefritis waargenomen. Er lijkt een associatie te zijn tussen het optreden van auto-immuunbeelden en een gunstige antitumorrespons. Op dit moment is er nog geen overlevingsvoordeel vastgesteld van anti-CTLA-4-therapie in vergelijking met behandeling met het cytostaticum DTIC bij patiënten met een gemetastaseerd melanoom. Toepassing van monoklonale antistoffen bij de behandeling van B- en T-cellymfomen en leukemieën is veelbelovend. De indrukwekkendste resultaten met antilichaamtherapie zijn bereikt bij leukemieën (anti-CD33) en lymfomen (anti-idiotype, anti-CD19 en anti-CD20). De gehumaniseerde variant van het monoklonale antilichaam gericht tegen CD20 (rituximab) induceert bij 15-60% van de patiënten met verschillende typen B-cel-NHL een duurzame objectieve respons. Door rituximab te combineren met chemotherapie is een nog hoger responspercentage te bereiken.

Antistoftherapie met anti-HER2/neu-monoklonale antistof trastuzumab, dat de HER2/neu-groeifactorreceptor herkent, al dan niet in combinatie met chemotherapie, is effectief bij de behandeling van patiënten met een mammacarcinoom, dat HER2/neu tot overexpressie brengt. Anti-EGFR-antistoffen worden toegepast bij behandeling van niet-kleincellig bronchuscarcinoom en coloncarcinoom. De monoklonale antistof bevacizumab gericht tegen VEGF is effectief in combinatie met interferon bij nierkanker en in combinatie met chemotherapie bij borstkanker, longkanker en coloncarcinoom.

10.6 Adoptieve cellulaire immuuntherapie

10.6.1 ADOPTIEVE T-CELTHERAPIE BIJ HET MELANOOM

Remissies zijn bereikt met adoptieve cellulaire immuuntherapie met melanoomspecifieke cytotoxische T-cellen bij patiënten met een gemetastaseerd melanoom. Deze tumorspecifieke CTL's werden geïsoleerd uit tumorinfiltrerende lymfocyten (TIL), die onder specifieke condities in het laboratorium werden gekweekt en vervolgens werden teruggegeven aan de patiënt. Dergelijke cellen 'homen' specifiek naar tumorweefsel. De procedure is kostbaar en arbeidsintensief.

Nadelen van TIL zijn dat de patiënt lang op zijn therapie moet wachten (zes weken TIL-kweek) en dat de techniek zeer complex en kostbaar is. Recent werden interessante resultaten gepubliceerd van de behandeling van een beperkte groep melanoompatiënten met eigen gekweekte melanoma-specifieke cytotoxische T-lymfocyten na een voorbehandeling met non-myeloablatieve chemotherapie. Doel van deze voorbehandeling was een diepe lymfopenie te bereiken die een prikkel vormt tot vermeerdering en weefselpenetratie van de ingespoten cytotoxische T-cellen. Meer dan de helft van de patiënten kreeg een fraaie remissie, terwijl kon worden aangetoond dat de ingespoten T-cellen ter plaatse van de kleiner wordende tumormetastasen infiltreerden. Onder meer door de groep van Rosenberg wordt nu ook een nieuwe benadering gekozen waarbij door middel van retrovirale gentransfer een nieuwe T-celreceptor werd gekloneerd in bloedlymfocyten van de patiënt. Deze genetisch gemodificeerde T-lymfocyten werden vervolgens toegediend aan de patiënt. In 2006 werden de eerste interessante resultaten van deze benadering gerapporteerd, waarbij twee van de vijftien patiënten, die tevoren allen refractair waren voor therapie met IL-2, gunstig reageerden op deze nieuwe behandeling.

10.6.2 DONORLYMFOCYTEN EN DE BEHANDELING VAN EBV-GEÏNDUCEERDE LYMFOMEN EN RECIDIEF VAN CHRONISCHE MYELOÏDE LEUKEMIE (CML) BIJ TRANSPLANTATIEPATIËNTEN

Patiënten met immunodeficiënties of die behandeld worden met immunosuppressiva hebben een sterk verhoogd risico op kanker, in het bijzonder de virusgeïnduceerde vormen van kanker. Zo kunnen zeer agressieve EBV-geïnduceerde B-cellymfomen manifest worden in de periode van immunodeficiëntie na beenmergtransplantaties. Deze tumoren brengen, in tegenstelling tot de EBV-geassocieerde lymfomen in immunocompetente mensen, een groot aantal EBV-geassocieerde antigenen tot expressie. Daardoor kunnen deze tumoren efficiënt worden behandeld met EBV-specifieke T-cellen afkomstig van de donor. Adoptieve cellulaire therapie met donorleukocyten (gericht tegen het epstein-barr-virus) en later ook met gezuiverde donor-anti-EBV-T-celklonen, heeft geleid tot complete remissies van EBV-geïnduceerde lymfomen bij leukemiepatiënten in remissie ná chemotherapie en allogene beenmergtransplantaties.

Ook bij CML-patiënten die na transplantatie een recidief krijgen, zijn infusies met donorlymfocyten effectief gebleken. Bij circa 75% van deze patiënten kan een remissie worden geïnduceerd. Complicaties van infusies met donorlymfocyten zijn graft-versus-host-ziekte en myelosuppressie.

10.7 Nieuwe vaccinatiestrategieën bij de behandeling van kanker

Dankzij de toegenomen inzichten in de tumorimmunologie en de ontwikkelingen op het gebied van de moleculaire biologie en biotechnologie is een groot aantal nieuwe strategieën mogelijk.

De identificatie van HLA-bindende peptiden op kankercellen van virale en niet-virale oorsprong en de opheldering van de eiwitsequentie waarvan deze peptiden afkomstig zijn, maken het thans mogelijk antikankervaccins te ontwikkelen (tabel 10.2). Zo wordt gestreefd naar verhoging van de immunogeniciteit van kankercellen door deze ex vivo dan wel in vivo genetisch te modificeren met genen coderend voor cytokinen of co-stimulatoire moleculen.

Andere nieuwe strategieën zijn vaccinaties met tumorantigenen, al dan niet met adjuvans of gepresenteerd in een virale vector, of peptiden / eiwitten, 'gepulst' op antigeenpresenterende cellen. Klinische remissies werden bereikt door melanoompatiënten te behandelen met dendritische cellen beladen met peptide of tumorlysaten. Vaccinaties met DNA coderend voor tumorantigenen kunnen op verschillende manieren worden uitgevoerd onder andere door middel van intradermale 'gene gun'-injectie, intramusculaire injectie en door toediening van antigeenpresenterende cellen, die na genetische modificatie met DNA coderend voor tumorantigenen relevante peptiden afkomstig van die tumorantigenen tot expressie brengen.

Interessante resultaten werden bereikt door Nabel en anderen (1993), die plasmiden met vreemd (allogeen) HLA-B7 injecteerden in melanoomlaesies, en vervolgens niet alleen regressie van geïnjecteerde laesies maar ook van metastasen op afstand vaststellen. Bovendien kon na vaccinatie bij een aantal patiënten inductie van tumorspecifieke, cytotoxische T-cellen worden vastgesteld. Interessant is het gegeven van een reeds tevoren met het HLA-B7-plasmide behandelde patiënt, bij wie na infusie van (uit partieel regrediërende tumorlaesies geïsoleerde) gekweekte CTL's alsnog een complete regressie van de tumoren werd bereikt.

Een ander belangrijk onderzoek werd verricht bij patiënten met B-cellymfomen. B-cellymfomen brengen een uniek antilichaam (idiotype antilichaam) tot expressie op de celmembraan, en dit immunoglobuline functioneert als tumorspecifiek antigeen dat uniek is voor de eigen tumor van de patiënt. Enige jaren geleden initieerden Levy en Engleman (Stanford University, Palo Alto, Californië) een nieuwe behandeling voor patiënten met een recidief folliculair B-cellymfoom, waarbij de patiënten infusies kregen met autologe, uit perifeer bloed verkregen dendritische cellen (DC), die ex vivo waren 'gepulst' met hun eigen tumorspecifieke idiotype antilichaam. Van tumorbiopten van patiënten met een dergelijke B-celmaligniteit was tevoren het tumorspecifieke antilichaam (idiotype eiwit) geproduceerd door middel van celfusietechnieken. Bij de eerste vier patiënten werden cellulaire immuunreacties tegen de eigen tumor en antitumoreffecten gevonden. Bij twee van de vier patiënten werd een complete remissie verkregen, bij één patiënt een partiële remissie.

Daarnaast werden patiënten met een B-cellymfoom na chemotherapie gevaccineerd met infusies van autoloog anti-idiotype antilichaam plus adjuvans. De patiënten die een immuunrespons vertoonden tegen hun idiotype antilichaam hadden een veel langere progressievrije overleving dan de overige patiënten (7,9 jaar versus 1,3 jaar). Op dit moment wordt door verschillende onderzoeksgroepen gezocht naar een snellere (en minder kostbare) manier van productie van autoloog idiotype antilichaam voor vaccinaties. Hiertoe worden moleculair-biologische kloneringsstrategieën toegepast die – eenmaal werkzaam – meer mogelijkheden zullen bieden om deze therapeutische aanpak verder te exploreren in een gerandomiseerde studie met grotere aantallen patiënten.

10.8 Conclusies en toekomstperspectief

Immuuntherapie heeft zich een bescheiden plaats verworven als behandelingsmodaliteit bij kanker. Tot op heden is behandeling met interferon en interleukine-2 vooral effectief gebleken bij weinig frequente tumoren. Complete remissies kunnen echter jaren aanhouden en zeer waardevol zijn.

De komende jaren zal veel klinisch onderzoek op gang komen waarbij geavanceerde methoden van behandeling systematisch zullen worden getest. Deze methoden zijn zeer kostbaar en arbeidsintensief. De verwachting is echter dat hiermee een duidelijke bijdrage zal worden

Tabel 10.2 Soorten kankervaccins.

– vaccins op basis van tumorcellen	• tumorcellysaat • genetisch gemodificeerde tumorcellen
– antigeenspecifieke vaccins	• peptiden • proteïnen
– vaccins op basis van recombinant virale vectoren	
– vaccins met dendritische cellen	
– vaccins met kaal DNA	
– vaccins op basis van antistoffen	

geleverd aan de immunotherapeutische behandeling van kanker.

De moleculaire identificatie van door cytotoxische T-lymfocyten herkend antigeen op tumoren van virale en niet-virale oorsprong betekent een doorbraak in het onderzoek en biedt de mogelijkheid tot de ontwikkeling van specifieke vaccins voor verschillende tumorsoorten. Dergelijke vaccins zijn of worden thans ontwikkeld voor preventie c.q. behandeling van virus-geïnduceerde tumoren (EBV en HPV) en van andere vormen van kanker, zoals het melanoom.

Over het algemeen zal vaccinatie of behandeling met monoklonale antistoffen kunnen volstaan als adjuvante therapie bij micrometastasen na verwijdering van grote tumormassa's met conventionele therapie (chirurgie, radiotherapie, chemotherapie). Bij grote tumormassa's zullen dergelijke behandelingen zelden afdoende zijn en moet wellicht gestreefd worden naar therapie met tot grote aantallen, onder GMP-condities opgekweekte, dendritische cellen, beladen met tumorpeptiden, tumoreiwitten of tumorlysaten, dan wel genetisch gemodificeerd met DNA coderend voor tumorantigenen, of met grote aantallen tumorspecifieke T-cellen.

In toenemende mate zal het accent komen te liggen op het gebruik van professionele antigeen-presenterende cellen die een effectieve antitumorrespons kunnen induceren en T-celanergie of -tolerantie kunnen voorkomen. Behalve antitumoreffectiviteit zal het controleren van de immunologische respons zeer belangrijk zijn. Daarnaast dient zorgvuldig gecontroleerd te worden op inductie van auto-immuniteit als gevolg van de behandeling.

10.9 Samenvatting

De afgelopen jaren is het potentieel aan therapeutisch arsenaal van de immuuntherapie van kanker sterk uitgebreid. We beschikken thans niet alleen over recombinant-cytokinen, zoals interferon en interleukine-2, maar zijn ook in staat adoptieve transfer met ex vivo gekweekte en ex vivo vermeerderde immuuncellen (tumorspecifieke T-cellen) toe te passen. Voorts kunnen wij kankerpatiënten vaccineren met tumoreiwitten, -peptiden of tumorlysaten, al dan niet beladen op dendritische cellen.

In de afgelopen jaren zijn in de verscheidene studies bij gemetastaseerde patiënten met de hiervoor genoemde nieuwe middelen klinische remissies vastgesteld, die soms jarenlang aanhielden. Het percentage klinische remissies was in de meeste gevallen nog bescheiden. De verschillende nieuwe studies richten zich nu vooral op de waarde van combinatietherapie. Voorts krijgen preventieve strategieën meer aandacht.

Kernpunten

- Met een behandeling met een hoge dosis interleukine-2 en interferon kunnen jarenlang aanhoudende remissies worden bereikt bij bepaalde tumoren, zoals het niercelcarcinoom.
- Exploratie van nieuwe strategieën met biotechnologische producten, zoals tumorpeptiden, -eiwitten en nieuwe adjuvantia, vindt thans plaats.

Literatuur

Bruggen P van der, Traversari C, Chomez P, et al. A gene encoding an antigen recognized by cytolytic T-lymphocytes on a human melanoma. Science 1991;254:1643-7.

Dudley ME. Wunderlich JR, Robbins PF, et al. Cancer regression and autoimmunity in patients after clonal repopulation with antitumor lymphocytes. Science 2002;298:850-4.

Heslop HE, Brenner MK, Rooney CM. Donor T cells to treat EBV-associated lymphoma. N Engl J Med 1994;331:679-80.

Hodi FS, Mohm MC, Soiffer RJ et al. Biologic activity of cytotoxic T lymphocyte-associated antigen 4 antibody blockade in previously vaccinated metastatic melanoma and ovarian carcinoma patients. Proc Natl Acad Scie USA 2003;100:4712-7.

Hsu FJ, Clemens BC, Czerwinski D, et al. Tumor-specific idiotype in the treatment of patients with B-cell lymphoma long-term results of a clinical trial. Blood 1997;89:3129-35.

Morgan RA, Dudley ME, Wunderlich JR, et al. Cancer regression in patients after transfer of genetically engineered lymphocytes. Science 2006;314:126-9.

Nestlé FO, Alijagic S, Gilliet M, et al. Vaccination of melanoma patients with peptide- or tumor lysate-pulsed dendritic cells. Nat Med 1998;4:328-32.

Osanto S. Vaccine trials for the clinician: Prospects for tumor antigens. Oncologist 1997;2:284-99.

Rosenberg SA, Lotze MT, Muul LM, et al. Observations on the systematic administration of autologous lymphokine-activated killer cells and recombinant interleukin-2 to patients with metastatic cancer. N Engl J Med 1985;313:1485-92.

Rosenberg SA, Yang JC, Restifo NP. Cancer immunotherapy: moving beyond current vaccines. Nat Med 2004;10:909-15.

Rosenberg SA, Yanelli JR, Yang JC, et al. Treatment of patients with metastatic melanoma with autologous tumor-infiltrating lymphocytes and interleukin-2. J Natl Cancer Inst 1994;86:1159-66.

Vries IJ de, Bernsen MR, Lesterhuis WJ, et al. Immunomonitoring tumor-specific T cells in delayed-type hypersensitivity skin biopsies after dendritic cell vaccination correlates with clinical outcome. J Clin Oncol 2005;23:5779-87.

Paraneoplastische syndromen

M.T. de Graaf, C. De Tollenaere, D. Schrijvers, P. Sillevis Smitt

11.1 Inleiding

Paraneoplastische syndromen zijn bij-effecten van kanker die per definitie niet veroorzaakt worden door ingroei van de tumor of metastasen, infectie, ischemie, metabole of voedingsdeficiënties of tumortherapie. Deze syndromen komen vaak voor, maar de incidentie wisselt sterk per syndroom en per tumortype. Verschillende orgaansystemen kunnen aangedaan zijn met een grote variatie aan symptomen (tabel 11.1). Voorbeelden van paraneoplastische syndromen zijn anemie, anorexie en cachexie die in een laat stadium bij veel tumoren voorkomen en hypercalciëmie op basis van endocrinologische stoornissen. Er is echter ook een groot aantal zeldzame paraneoplastische syndromen, zoals de antistof-geassocieerde paraneoplastische neurologische syndromen, met een incidentie bij minder dan 1% van de patiënten met kanker.

Het is van klinisch belang onderscheid te maken tussen de paraneoplastische syndromen op basis van pathogenese. Ten eerste, de syndromen die ontstaan ten gevolge van hormoon- of cytokineproductie (humorale factoren) door de tumor, zoals de meeste dermatologische, systemische, metabole en endocriene paraneoplastische syndromen. Bij deze syndromen geeft effectieve behandeling van de tumor vaak een afname of genezing van het paraneoplastische syndroom, aangezien de spiegel van de oorzakelijke humorale factoren afneemt of verdwijnt. Dit is in veel mindere mate het geval bij de tweede groep syndromen die het gevolg zijn van auto-immuniteit, zoals de antistof-geassocieerde neurologische syndromen en sommige dermatologische syndromen. Deze syndromen ontstaan doordat tumorcellen antigenen tot expressie brengen die aanleiding geven tot een immuunrespons. Deze zogenaamde tumorantigenen zijn identiek aan of lijken op eiwitten die normaal in het lichaam voorkomen, waardoor de immuunrespons die gevormd wordt kruisreactiviteit vertoont tegen deze eigen eiwitten. De paraneoplastische syndromen die als gevolg hiervan ontstaan, zijn moeilijker te behandelen, aangezien de immuunrespons gericht tegen de tumorantigenen over het algemeen niet verdwijnt als de tumor in regressie raakt. Ook immuunsuppressie of immuunmodulerende therapieën hebben vaak weinig effect. Bovendien kan de immuunrespons een irreversibele beschadiging veroorzaken, wat niet zelden het geval is bij de neurologische syndromen.

Bij patiënten die bekend zijn met kanker en symptomen ontwikkelen die passen bij een van de paraneoplastische syndromen moeten direct aan de tumor gerelateerde oorzaken, zoals metastasen, zijn uitgesloten voordat een paraneoplastische etiologie wordt overwogen. In veel gevallen treden de paraneoplastische symptomen op voordat de tumor ontdekt is en deze nog zeer klein is, wat het stellen van de juiste diagnose bemoeilijkt. Wanneer bij deze patiënten het paraneoplastische syndroom tijdig herkend wordt, kan dit leiden tot vroege diagnose en behandeling van de tumor, in een stadium waarin curatie soms nog mogelijk is. Hiervoor is kennis van de verschillende paraneoplastische syndromen van essentieel belang.

11.2 Paraneoplastische neurologische syndromen

11.2.1 Inleiding

De paraneoplastische neurologische syndromen zijn in de meeste gevallen immuungemedieerd. De hypothese is dat tumorcellen antigenen tot expressie brengen die identiek zijn of sterk overeenkomen met eiwitten die normaal alleen voorkomen in neuronen. Het immuunsysteem vormt een reactie tegen de tumor en kruisreactiviteit leidt tot beschadiging van deze neuronen. Daarnaast lijkt er ook een gunstig effect te zijn, aangezien tumoren bij patiënten met een paraneoplastisch neurologisch syndroom een beter prognose lijken te hebben dan tumoren bij patiënten zonder paraneoplastisch syndroom. Bij de immuunrespons worden specifieke, zogeheten antineuronale, antistoffen gevormd, die aangetoond kunnen worden in bloed en liquor. Bij een aantal paraneoplastische neurologische syndromen bevindt het tumorantigeen zich op het celoppervlak en zijn de gevormde antineuronale antistoffen direct verantwoordelijk voor de schade aan het zenuwstelsel.

Voorbeelden zijn de anti-VGCC-antistoffen bij het Lambert-Eaton myastheen syndroom (LEMS), anti-NMDA-receptor en anti-VGKC-antistoffen bij sommige

Tabel 11.1 Paraneoplastische syndromen.			
neurologisch	*dermatologisch*	*endocrien en metabool*	*hematologisch*
centraal zenuwstelsel	*erytrosquameuze huidreacties*	*endocriene verschijnselen*	*cellulaire verschijnselen*
encefalomyelitis[a]	teken van Leser-Trélat	syndroom van Cushing	anemie
limbische encefalitis[a]	paraneoplastische acrokeratose van Bazex	hypoglykemie	erytrocytose of polycytemie
hersenstamencefalitis	acanthosis nigricans	hyperglykemie	leukocytose
subacute cerebellaire degeneratie[a]	worstenvingers (tripe palms)	gynaecomastie	neutropenie
opsoclonus-myoclonus	erythroderma	acromegalie	trombocytose
stiff-person syndroom	erythema gyratum repens	oncogene osteomalacie	trombopenie
paraneoplastische visuele syndromen	dermatomyositis	vipoma	
retinopathie geassocieerd met kanker		Zollinger-Ellisonsyndroom	*stollingsstoornissen*
retinopathie geassocieerd met melanoom	*ulcero-bulleuze huidreacties*		trombose
paraneoplastische opticus neuropathie	Sweet-syndroom	*metabole verschijnselen*	bloedingen
subacute motore neuronopathie	paraneoplastische pemphigus	hypercalciëmie	
motorneuronsyndromen	necrolytisch migratoire erytheem	SIADH	
perifeer zenuwstelsel	*andere*		
subacute sensore neuronopathie[a]	hypertrichosis lanuginosa		
acute sensorimotore neuropathie	hypertrofische osteoartropathie		
chronische sensorimotore neuropathie			
associatie met M-proteïne			
subacute autonome neuropathie			
paraneoplastische perifere zenuw vasculitis			
neuromusculaire overgang en spieren			
Lambert-Eaton myastheen syndroom[a]			
myasthenia gravis			
neuromyotonie			
dermatomyositis[a]			
acute necrotiserende myopathie			
cachectische myopathie			

[a] Klassieke paraneoplastische neurologische syndromen

vormen van limbische encefalitis. Bij de meeste syndromen bevinden de tumorantigenen zich echter intracellulair en kan een directe rol voor de antineuronale antistoffen niet worden aangetoond. De gedachte is dat in deze gevallen cellulaire immuunreacties verantwoordelijk zijn voor de neuronale schade. Voorbeelden van syndromen met dit mechanisme zijn anti-Hu geassocieerde encefalomyelitis en anti-Yo geassocieerde cerebellaire degeneratie.

Incidentie

De incidentie van paraneoplastische neurologische syndromen (PNS) varieert met het neurologische syndroom en de tumor. Meer dan de helft van de patiënten met de zeldzame osteosclerotische vorm van multipel myeloom ontwikkelt een ernstige, vooral motorische perifere neuropathie. Ongeveer 10% van de patiënten met een plasmacelaandoening en een maligne monoklonale gammopathie heeft een paraneoplastische perifere neuropathie. Bij andere hematologische maligniteiten is de incidentie van PNS zeer laag (< 1%) met uitzondering van de ziekte van Hodgkin. Bij solide tumoren zijn de meest frequente neurologische syndromen myasthenia gravis (bij 15% van de patiënten met een thymoom) en LEMS (bij 3% van de patiënten met een KCLC). De overall-incidentie van PNS bij andere solide tumoren is < 1%.

Diagnose

Een oncoloog kan op twee manieren met paraneoplastische neurologische syndromen geconfronteerd worden. Ten eerste, een patiënt die bekend is met kanker en zich presenteert met neurologische symptomen. Het is van belang eerst alle andere oorzaken, zoals metastasen, uit te sluiten met behulp van MRI en liquoronderzoek. Vervolgens kan gedacht worden aan een paraneoplastisch syndroom en moet getest worden op de aanwezigheid van antineuronale antistoffen in bloed en liquor. Een tweede mogelijkheid is dat de oncoloog in consult wordt gevraagd om te zoeken naar een onderliggende tumor bij een patiënt die van een paraneoplastisch syndroom wordt verdacht. Probleem hierbij is dat klinische syndromen nooit pathognomonisch zijn voor een paraneoplastische etiologie. Paraneoplasie hoort vaak in de differentiaaldiagnose bij onverklaarde en ernstige neurologische ziektebeelden. Sommige neurologische syndromen, zoals limbische encefalitis en subacute cerebellaire degeneratie, zijn relatief vaak paraneoplastisch en worden 'klassieke' paraneoplastische syndromen genoemd (tabel 11.1). Andere syndromen zoals sensorimotore polyneuropathie zijn meer prevalent en de associatie met een tumor zal vaak op toeval berusten. Het aantonen van paraneoplastische antistoffen in serum of plasma van een patiënt met een vooralsnog onbegrepen neurologisch ziektebeeld is klinisch belangrijk omdat daarmee de paraneoplastische etiologie bewezen is. Een paraneoplastische etiologie moet overwogen worden bij een patiënt die zich presenteert met een klassiek paraneoplastisch syndroom, een ernstig en snel beloop of liquoronderzoek passend bij ontsteking (milde pleiocytose, verhoogd eiwit, oligoklonale banden of verhoogd IgG). Aan de hand van het neurologische syndroom of de gevonden antistof kan gericht gezocht worden naar de onderliggende tumor (tabel 11.2). Dit blijkt vaak lastig, omdat de meeste paraneoplastische syndromen in een vroeg stadium van kanker ontstaan. Als anamnese en lichamelijk en radiologisch onderzoek geen tumor hebben aangetoond, wordt total body fluorodeoxyglucose positronemissietomografie (FDG-PET) of PET/CT aanbevolen om een occulte tumor of metastasen aan te tonen. Wanneer alle testen negatief blijken wordt een herhaling van de evaluatie elke drie tot zes maanden voor een duur van twee tot drie jaar aanbevolen.

Paraneoplastische antistoffen

De paraneoplastische antistoffen kunnen verdeeld worden in drie categorieën (tabel 11.2). Van de zeven 'goed gekarakteriseerde' paraneoplastische antistoffen is het corresponderende 'onconeurale' antigen moleculair gedefinieerd. Deze antistoffen zijn sterk geassocieerd met een onderliggende tumor en in meerdere laboratoria consistent aangetoond bij een redelijk aantal patiënten met goed omschreven neurologische syndromen. Daarnaast zijn er gedeeltelijk gekarakteriseerde antistoffen waarvan het antigen nog niet geïdentificeerd is of die slechts door een enkele onderzoeksgroep beschreven zijn. Een derde groep wordt gevormd door antistoffen die geassocieerd zijn met specifieke syndromen maar niet differentiëren tussen paraneoplastische patiënten en patiënten zonder onderliggende tumor. Omdat verschillende antistoffen geassocieerd kunnen zijn met hetzelfde klinische syndroom en omdat dezelfde antistof geassocieerd kan zijn met verschillende syndromen is het raadzaam bij verdenking op een paraneoplastisch neurologisch syndroom te screenen voor een panel van paraneoplastische antistoffen en niet te focusseren op een enkele specifieke antistof.

Behandeling en prognose

Ondanks de immunologische etiologie van de meeste paraneoplastische neurologische syndromen zijn de resultaten van immuuntherapie doorgaans teleurstellend. Uitzonderingen zijn paraneoplastische syndromen die geassocieerd zijn met antistoffen gericht tegen antigenen op het celoppervlak van neuronen (i.e. antigenen toegankelijk voor circulerende antistoffen). Deze paraneoplastische syndromen zijn vaak gelokaliseerd in het perifere zenuwstelsel (LEMS, myasthenia gravis en neuromyotonie), maar kunnen ook in het centrale zenuwstelsel zijn gelegen (tabel 11.2). Centrale voorbeelden zijn anti-mGluR1-geassocieerde cerebellaire degeneratie, anti-amfifysine geassocieerd 'stiff-person-syndroom' en anti-VGKC- en anti-NMDAR-geassocieerde limbische encefalitis. Voor de behandeling van deze aandoeningen worden aanbevolen plasmaferese, immunoabsorptie (extractie van patiënten-IgG over een proteïne-A-kolom), steroïden en IVIg. Voor de meeste paraneoplastische neurologische syndromen waarbij het antigen cytoplasmatisch of nucleair gelokaliseerd is, is de zenuwschade waarschijnlijk niet het gevolg van functionele interactie van de paraneoplastische antistoffen met het onconeurale antigen. Bij aandoeningen met intracellulaire 'target'antigenen en een krachtige cellulaire immuunreactie valt weinig te verwachten van plasmaferese en immunoabsorptie. In deze gevallen valt een proefbehandeling te overwegen die activatie van effector T-cellen moduleert. Bewijs voor effectiviteit van

Tabel 11.2 Paraneoplastische neurologische syndromen.

antistof	syndroom	tumorlokalisatie
gekarakteriseerde paraneoplastische antistoffen		
anti-Hu (ANNA-1)	encefalomyelitis, limbische encefalitis, sensore neuronopathie, subacute cerebellaire degeneratie, autonome neuropathie	KCLC, neuroblastoom, prostaat
anti-Yo (PCA-1)	subacute cerebellaire degeneratie	ovarium, borst, long
anti-CV2 (CRMP5)	encefalomyelitis, chorea, limbische encefalitis, sensore neuronopathie, sensorimotore neuropathie, neuritis optica, subacute cerebellaire degeneratie, autonome neuropathie	KCLC, thymoom
anti-Ri (ANNA-2)	opsoclonus-myoclonus, herstenstamencefalitis	borst, gynaecologisch, KCLC, blaas
anti-Ma2 (Ta)	limbische/diëncefale/hersenstamencefalitis, subacute cerebellaire degeneratie	testis, long
anti-amfifysine	stiff-person-syndroom, encefalomyelitis, subacute sensore neuronopathie, sensorimotore neuropathie	borst, KCLC
anti-recoverine	retinopathie geassocieerd met kanker	KCLC
partieel gekarakteriseerde antistoffen		
anti-Tr (PCA-Tr)	subacute cerebellaire degeneratie	M. Hodgkin
ANNA-3	encefalomyelitis, subacute sensore neuronopathie	KCLC
PCA-2	encefalomyelitis, subacute cerebellaire degeneratie	KCLC
anti-Ma1	hersenstamencefalitis, subacute cerebellaire degeneratie	long
anti-Zic4	subacute cerebellaire degeneratie	KCLC
anti-mGluR1	subacute cerebellaire degeneratie	M. Hodgkin
antistoffen die voorkomen met en zonder kanker		
anti-VGCC	Lambert-Eaton myastheen syndroom, subacute cerebellaire degeneratie	KCLC
anti-AchR	myasthenia gravis	thymoom
anti-nAChR	subacute autonome neuropathie	KCLC
anti-VGKC	limbische encefalitis, neuromyotonie	thymoom, KCLC
anti-NMDAR	limbische encefalitis	ovarium, teratoom

ANNA = antineuronale nucleaire antistof; KCLC = kleincellig longcarcinoom; PCA = Purkinje cytoplasma antistof; CRMP5 = collapsin response-mediator protein 5; mGluR1 = metabotrope glutamaatreceptor type 1; VGCC = voltage gated calcium kanalen; nAChR = nicotinerge acetylcholinereceptor; VGKC = voltage gated kaliumkanalen; NMDAR = N-methyl-D-aspartaatreceptor.

steroïden, cyclofosfamide, IVIg en andere immuunsuppressieve behandelingen is echter zeer beperkt. Het eerste doel in de behandeling van patiënten met een paraneoplastisch neurologisch syndroom is controle van de tumor. Antitumorbehandeling stopt de paraneoplastische neurologische achteruitgang van de patiënt. Bij ernstig geïnvalideerde patiënten, ze zijn bijvoorbeeld bedlegerig, wordt vaak van behandeling van de tumor afgezien omdat de kans op klinische relevante verbetering klein is. De meeste paraneoplastische neurologische syndromen zijn snel progressief en de functionele uitkomst is slecht. In de chronische fase van de ziekte is meer dan 50% van de patiënten bed- of rolstoelgebonden.

KLASSIEKE PARANEOPLASTISCHE NEUROLOGISCHE SYNDROMEN

Bij paraneoplastische neurologische syndromen kan elk onderdeel van het zenuwstelsel aangedaan zijn, zowel centraal als perifeer inclusief de neuromusculaire overgang en spieren. Hierna volgen korte beschrijvingen van de klassieke syndromen.

11.2.2 ENCEFALOMYELITIS

Paraneoplastische encefalomyelitis (PEM) kan zich presenteren met insulten, subacute geheugenstoornissen, persoonlijkheidsveranderingen, cerebellaire verschijnselen en autonome disfunctie. De symptomen zijn afhankelijk van welke gebieden van het zenuwstelsel aangedaan zijn, zoals de temporaal kwabben en het limbische systeem (limbische encefalitis), de hersenstam (hersenstamencefalitis), het cerebellum (subacute cerebellaire degeneratie), het myelum (myelitis), de dorsale ganglia (subacute sensore neuronopathie) en het autonome zenuwstelsel (autonome neuropathie). Patiënten met overwegend unifocale symptomen naast milde multifocale symptomen worden geclassificeerd volgens het belangrijkste syndroom.

Bij meer dan 70% van de PEM-patiënten is het neurologische syndroom de eerste presentatie van de onderliggende tumor. Patiënten met een encefalomyelitis bij wie anti-Hu-antistoffen gedetecteerd worden hebben in ongeveer 80% van de gevallen een onderliggend kleincellig longcarcinoom (KCLC), dat aangetoond kan worden met CT- of FDG-PET-scan. Ook in gevallen dat er geen longtumor gevonden wordt, maar het risico hierop wel hoog is (anti-Hu, roken, leeftijd > 50 jaar), is het gerechtvaardigd de patiënt te behandelen voor een KCLC.

Anti-Hu-antistoffen komen ook voor bij andere solide tumoren, met name kleincellig prostaatcarcinoom en neuroblastoom. Andere minder frequent voorkomende antistoffen bij PEM zijn anti-amfifysine, anti-CV2-, ANNA-3- en PCA-2-antistoffen.

11.2.3 CEREBELLAIRE DEGENERATIE

Paraneoplastische cerebellaire degeneratie (PCD) begint vaak acuut met misselijkheid, braken, duizeligheid en coördinatiestoornissen bij lopen. De klachten zijn snel progressief (weken tot maanden) met uiteindelijk ataxie, dysartrie en nystagmus. De symptomen zijn meestal beperkt tot het cerebellum, maar bij lichamelijk onderzoek kunnen ook andere milde neurologische afwijkingen gevonden worden, zoals gehoorverlies, dysfagie, milde piramidale en extrapiramidale verschijnselen, persoonlijkheidsveranderingen en perifere neuropathie.

In de meeste gevallen presenteren patiënten zich met neurologische symptomen voor de tumor ontdekt is. Verschillende antistof-tumorcombinaties zijn geassocieerd met cerebellaire degeneratie.
– Patiënten met anti-Yo-antistoffen bij een ovarium- of borstcarcinoom hebben vaak een kleine tumor die alleen met FDG-PET-scan te detecteren is. Deze patiënten reageren in sommige gevallen goed op behandeling met immuuntherapie zoals IVIg of andere immunosuppressiva. Behandeling in een vroeg stadium van de ziekte is daarbij essentieel. Hoewel ernstig geïnvalideerd, leven deze patiënten vaak nog enkele jaren.
– Anti-Hu-antistoffen bij een KCLC veroorzaken cerebellaire degeneratie als onderdeel van PEM. Een deel van de patiënten met KCLC heeft daarnaast LEMS met anti-VGCC-antistoffen (zie verder).
– Anti-Tr-antistoffen komen voor bij jongemannen met de ziekte van Hodgkin. De neurologische symptomen beginnen meestal nadat de ziekte van Hodgkin is vastgesteld en soms wanneer de ziekte in remissie is. Deze patiënten zijn over het algemeen minder ernstig aangedaan dan patiënten met anti-Yo- of anti-Hu-antistoffen.
– PCD komt voor bij verschillende typen tumoren zonder dat antineuronale antistoffen aangetoond kunnen worden.

11.2.4 LIMBISCHE ENCEFALITIS

Paraneoplastische limbische encefalitis (PLE) kan zich presenteren met subacuut (dagen tot maanden) verlies van het kortetermijngeheugen, insulten, verwardheid en psychiatrische symptomen passend bij aantasting van het limbische systeem. Bij ongeveer 70% van de patiënten met limbische encefalitis zijn ook andere gebieden van het zenuwstelsel aangedaan (encefalomyelitis).

In ongeveer 50% van de gevallen heeft limbische encefalitis een paraneoplastische etiologie. Verschillende antistoftumorcombinaties zijn geassocieerd met limbische encefalomyelitis.
– Anti-Hu, anti-amfifysine- of anti-CV2-antistoffen bij KCLC of anti-CV2- (anti-CRMP5-)antistoffen bij een thymoom. Neurologische symptomen ontstaan vaak voordat de tumor gedetecteerd is.
– Anti-Ma2-antistoffen bij jongemannen met testiscarcinoom. Ook somnolentie, hyperthermie en endocriene stoornissen kunnen voorkomen door hypothalamus disfunctie.
– N-methyl-D-aspartaatreceptor (NMDAR-)antistoffen bij jonge vrouwen met teratoom van het ovarium. Klinisch beeld: Bij deze patiënten is de limbische encefalitis vaak reversibel na behandeling van de tumor; 40% heeft geen tumor (zie Dalmau en Rosenfeld, 2008).
– Antistoffen tegen voltage gated kaliumkanalen (VGKC) bij thymoom of patiënten zonder tumor.
– Geen aantoonbare antineuronale antistoffen bij longtumoren.

11.2.5 SUBACUTE SENSORE NEURONOPATHIE

Paraneoplastische sensore neuronopathie (PSN) presenteert zich met pijn en paresthesieën. Vervolgens ontwikkelen patiënten onhandigheid en een onstabiel looppatroon. De symptomen zijn meestal asymmetrisch of multifocaal waarbij de bovenste extremiteiten als eerste zijn aangedaan. Gevoelsstoornissen in het gelaat, op de borst en buik komen ook voor. Bij neurologisch onderzoek zijn alle sensorische modaliteiten aangedaan, maar het meest uitgesproken is verlies van het diepe gevoel, wat zich uit in sensore ataxie met pseudoathetose van de handen. Bij de meeste patiënten is de ziekte snel progressief (weken tot maanden), met uiteindelijk ernstige invaliditeit tot gevolg. Autonome neuropathie zoals gastro-intestinale pseudo-obstructie komt vaak voor.

Subacute sensore neuronopathie is waarschijnlijk paraneoplastisch bij 20% van de patiënten, waarvan 70-80% geassocieerd is met KCLC en anti-Hu-antistoffen. PSN kan ook voorkomen bij de ziekte van Hodgkin. Paraneoplastische perifere neuropathieën zijn geassocieerd met anti-CV2-antistoffen bij KCLC, neuro-endocriene tumoren of thymoom.

11.2.6 OPSOCLONUS-MYOCLONUS

Opsoclonus is een oogbewegingsstoornis met onwillekeurige, aritmische, geconjugeerde saccades in alle richtingen die dikwijls acuut begint. Opsoclonus gaat vaak gepaard met diffuse of focale myoclonus, de 'dancing eyes and dancing feet syndrome', en ataxie.

Bij kinderen is opsoclonus-myoclonus self-limiting als gevolg van een virale infectie van de hersenstam of in 40% van de gevallen paraneoplastisch bij een neuroblastoom. De neurologische symptomen ontstaan in meer dan de helft van de gevallen vóór detectie van de tumor en zijn goed te behandelen met ACTH, hoge doses dexamethason, rituximab, plasmaferese of IVIg. Verschillende autoantistoffen zijn beschreven bij kinderen met paraneoplastische opsoclonus-myoclonus (POM), waaronder anti-Hu-antistoffen. Kinderen met een neuroblastoom die POM hebben, hebben een betere prognose dan zonder POM.

Bij volwassenen is opsoclonus-myoclonus in 20% van de gevallen paraneoplastisch en meestal geassocieerd met anti-Ri-antistoffen bij borst-, long- of gynaecologische tumoren. De POM reageert soms goed op immuuntherapie in combinatie met behandeling van de tumor.

11.2.7 LAMBERT-EATON MYASTHEEN SYNDROOM

Lambert-Eaton myastheen syndrom (LEMS) is het meest voorkomende klassieke syndroom en komt voor bij 3% van de KCLC-patiënten. De ziekte presenteert zich met proximale zwakte van de onderste extremiteiten en vermoeidheid. Respiratoire insufficiëntie kan voorkomen en 95% van de patiënten heeft uiteindelijk ook autonome verschijnselen, zoals een droge mond, impotentie en ptosis. Bij sommige patiënten is LEMS geassocieerd met andere paraneoplastische syndromen, zoals PCD en PEM.

Alle LEMS-patiënten hebben anti-VGCC-antistoffen, terwijl 40-60% een onderliggende maligniteit, meestal KCLC, heeft. Bij de rest van de patiënten zonder tumor (meestal vrouwen) is LEMS geassocieerd met familiaire auto-immuunaandoeningen en wordt het HLA-B8-fenotype vaker gevonden dan in de gezonde populatie. Aanwezigheid van het HLA-B8-fenotype in LEMS-patiënten voorspelt afwezigheid van een onderliggende tumor, terwijl aanwezigheid van anti-SOX1-antistoffen de aanwezigheid van KCLC voorspelt. LEMS kan tot vijf jaar aan de eerste verschijnselen van het KCLC voorafgaan, het is daarom belangrijk herhaaldelijk aanvullend onderzoek te verrichten naar de tumor bij patiënten met een hoog risico (roken, > 50 jaar, afwezigheid van HLA-B8, aanwezigheid van anti-SOX1-antistoffen).

LEMS is geen dodelijke aandoening, integendeel, KCLC-patiënten met LEMS leven langer dan patiënten zonder LEMS, mede omdat bij patiënten met LEMS de tumor vaak in een eerder en goed behandelbaar stadium ontdekt wordt. Behandeling van de onderliggende tumor is essentieel en geeft vaak een afname van de neurologische symptomen. Verder kan LEMS behandeld worden met 3-4-diaminopyridine, plasmaferese of IVIg.

11.2.8 RETINOPATHIE

Paraneoplastische retinopathie is zeer zeldzaam en gaat gepaard met wisselende visusstoornissen en scotomen. Het komt voor bij verschillende tumoren, meestal KCLC of gynaecologische tumoren, en verschillende autoantistoffen, waarvan antirecoverinantistoffen het meest gevonden worden.

11.2.9 DERMATOMYOSITIS

Dermatomyositis wordt beschreven onder de dermatologische paraneoplastische verschijnselen (par. 11.3.8).

Kernpunten

Paraneoplastische neurologische syndromen worden veroorzaakt door een auto-immuunreactie die wordt uitgelokt door expressie van neuronale eiwitten in de tumor. Meer dan de helft van deze syndromen is geassocieerd met antineuronale antistoffen. Antineuronale antistoffen gericht tegen antigenen in de neuronale celmembraan zijn waarschijnlijk pathogeen en deze syndromen reageren doorgaans goed op immunomodulerende of immuunsuppressieve behandeling. Syndromen die geassocieerd zijn met antineuronale antistoffen gericht tegen antigenen in de neuronale kern of cytoplasma zijn doorgaans therapieresistent. Snelle opsporing en behandeling van de onderliggende tumor biedt de meeste kans om progressie van de neurologische uitval te voorkomen voordat de patiënt ernstig geïnvalideerd is.

11.3 Dermatologische paraneoplastische verschijnselen

11.3.1 INLEIDING

Dermatologische paraneoplastische syndromen zijn een heterogene groep van huidaandoeningen die verschillen van metastatische huidletsels, metabole of nutritionele huidaandoeningen, infecties, stollingsstoornissen of nevenwerkingen van de behandeling. Ze kunnen het eerste teken zijn van kanker; er zijn meer dan 30 dermatologische paraneoplastische syndromen beschreven.

Verschillende pathogenetische mechanismen lijken een rol te spelen: a) productie van biologisch actieve hormonen of groeifactoren door de tumor; b) tumorgeïnduceerde kruisreacties tussen tumor- en huidantigenen (bijv. paraneoplastische pemphigus); of c) genetische syndromen (bijv. Gardner-syndroom, Peutz-Jeghers-Muir-Torres-yndroom, ziekte van Cowden, neurofibromatose) met een associatie tussen de dermatologische afwijkingen en kanker. Deze laatste categorie wordt hier niet verder besproken.

Tabel 11.1 geeft de meest frequente dermatologische paraneoplastische syndromen.

Bij patiënten met een vermoeden van een paraneoplastische huidaandoening bestaat de diagnostische work-up uit een zorgvuldige anamnese en lichamelijk onderzoek. Daarna volgt laboratoriumonderzoek met onder andere eiwitelektroforese van serum en urine.

Een leeftijdspecifiek screening naar kanker kan onder andere een sigmoïdoscopie bevatten, occult-bloedtest van feces, prostaatspecifiek antigentest, mammografie, pap-uitstrijkje, gynaecologisch onderzoek, computed tomografie (CT) van de thorax, abdomen en pelvis en een dermatologisch consult met huid- of weefselbiopsie.

ERYTROSQUAMEUZE HUIDAFWIJKINGEN

11.3.2 TEKEN VAN LESER-TRÉLAT

Het teken van Leser-Trélat is een plotseling opkomende huiduitslag met multipele jeukende seborroïsche keratosen bij patiënten met kanker (fig. 11.1). Het is bij 20-35% geassocieerd met acanthosis nigricans. De diagnose wordt gesteld aan de hand van het klinisch beeld met een snelle toename van seborroïsche keratosen en jeuk op een voorheen normale huid. Deze huidreactie komt voor bij adenocarcinomen van de gastro-intestinale tractus (maag, colon, pancreas), long- en borstkanker en hematologische tumoren. Het wordt symptomatisch behandeld met antihistaminica en de etiologische behandeling bestaat uit de behandeling van de kanker.

11.3.3 ACROKERATOSIS PARANEOPLASTICA (SYNDROOM VAN BAZEX)

De paraneoplastische acrokeratose van Bazex is een huidaandoening gekenmerkt door erythemateuze psoriasiforme erupties met een meer blauwige schijn dan bij psoriasis (fig. 11.2). Het is een symmetrische dermatose, die initieel de handen, voeten, oren en neus aantast en in een later stadium de wangen, ellebogen en knieën en de thorax. De nagels kunnen vroegtijdig en ernstig aangetast worden door subunguale hyperkeratose, witte vlekken op de nagels, of afvallen van de nagels. De vingers en tenen vertonen een erythemateuze schilfering met fissuren. Deze zeldzame aandoening – in de Verenigde Staten werden 125 patiënten gerapporteerd – komt meer voor bij mannen dan bij vrouwen met een gemiddelde leeftijd van 61 jaar en met tumoren van de bovenste luchtwegen (tong, farynx, slokdarm en long) en de ziekte van Hodgkin. Behandeling van de onderliggende tumor leidt meestal tot regressie van de huidafwijkingen. De symptomatische behandeling bestaat uit topische corticosteroïden voor schilferende letsels, etretinaat of vitamine D.

11.3.4 ACANTHOSIS NIGRICANS

Acanthosis nigricans is een verdikking van de huid met hyperpigmentatie ter hoogte van de oksels, nek, liezen, knie- en armplooien, en de navel (fig. 11.3). Het heeft een fluwelen aspect met een kleur variërend van geel tot zwart. Geassocieerde papillomatose en palmaire en plantaire hyperkeratose met prominente vingerafdrukgroeven zijn beschreven. Biopsie toont een epidermale hyperplasie, papillomatose en hyperkeratose. Deze huidafwijking wordt gezien bij systeemaandoeningen met insulineresistentie (niet-insuline-afhankelijke diabetes mellitus, overgewicht), als een congenitaal syndroom en bij patiënten met kanker. Bij deze laatste groep is het bij 90% geassocieerd met adenocarcinomen (bij 60% met maagkanker) en een leeftijd ouder dan 40 jaar. De huidlaesies verdwijnen bij een effectieve kankerbehandeling.

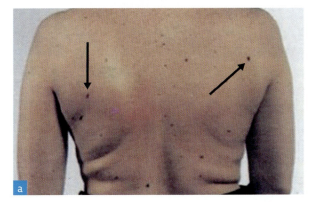
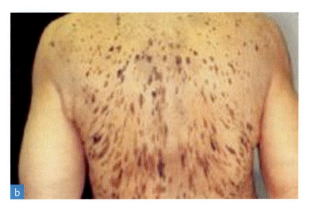

Figuur 11.1 a en b Teken van Leser-Trélat.

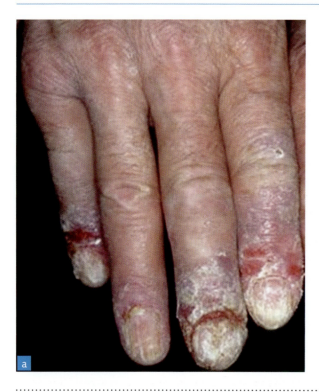
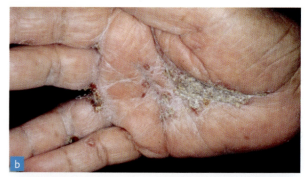
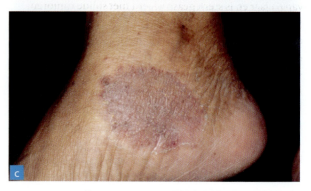

Figuur 11.2 a, b en c Acrokeratosis paraneoplastica (syndroom van Bazex).

11.3.5 TRIPE PALMS (WORSTENVINGERS)

Tripe palms worden gekenmerkt door een fluwelen verdikking van de huid van de handpalmen met een versterking van de normale huidgroeven. Het is bij 94% van de patiënten geassocieerd met kanker (maag, long) en is bij 40% de eerste uiting van kanker. Bij 75% van de patiënten komt het samen voor met acanthosis nigricans.

11.3.6 ERYTHRODERMA

Erythroderma wordt gekenmerkt door gegeneraliseerde roodheid van de huid met jeuk, oedeem, schilfering, haarverlies en nageldystrofie. Het kan aanleiding geven tot dehydratie en elektrolytstoornissen. De incidentie van erythroderma is 1-2/100.000/jaar met een man/vrouw verhouding van 2-4:1. Het komt voor bij oudere patiënten met een mediane leeftijd van 60 jaar. Het treedt op bij hematologische (bijv. Hodgkin en andere lymfomen, leukemie, myelodysplasie) en solide tumoren (bijv. schildklier, lever, borst, ovarium en tuba, prostaat, maag, slokdarm en rectum en melanoom). De initiële behandeling bestaat uit correctie van de vochtbalans en elektrolytstoornissen, orale antihistaminica tegen de jeuk, en topische behandelingen met emollientia en corticosteroïden. Vervolgens wordt de kankerbehandeling gestart en kunnen systemische corticosteroïden of immunosuppressiva toegediend worden.

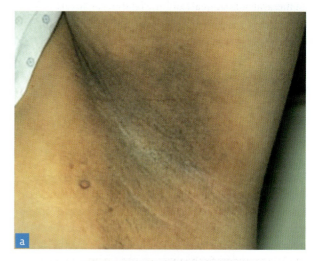
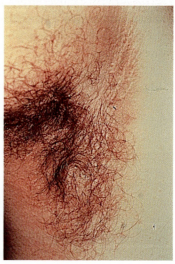

Figuur 11.3 a en b Acanthosis nigricans.

11.3.7 ERYTHEMA GYRATUM REPENS

Erythema gyratum repens heeft een karakteristiek houtnerfaspect dat wordt veroorzaakt door concentrische schilfering op een vlak tot verheven erytheem. Deze afwijking kan snel migreren (1 cm/dag), veroorzaakt een intense jeuk en beslaat een groot deel van het lichaamsoppervlak. Deze zeldzame aandoening komt het meest voor bij mensen van caucasische achtergrond in een man-vrouwverhouding van 2:1 en bij een gemiddelde leeftijd van 63 jaar en is sterk geassocieerd met solide tumoren (vooral long, minder vaak borst en oesofagus). Topische corticosteroïden hebben geen nut maar systemische corticosteroïden kunnen de jeuk verminderen. Bij een succesvolle kankerbehandeling verdwijnen de huidafwijkingen en jeuk binnen zes weken.

11.3.8 DERMATOMYOSITIS

Dermatomyositis is een inflammatoire myopathie met karakteristieke huidafwijkingen. De patiënten vertonen naast symmetrische proximale spierzwakte papels van Gottron (blauwachtige papels op de dorsale zijde van de metacarpofalangeale of interfalangeale gewichten, knieën en ellebogen), symmetrisch maculair erytheem, heliotroop erytheem (purperen oedemateuze rash rond de oogleden), periunguale teleangiëctasieën, lichtgevoeligheid en poikiloderma over schouders, armen en bovenlichaam. Na vijf jaar follow-up is het relatieve risico op een maligniteit 4,4 voor mannen en 4,8 voor vrouwen. Het wordt gezien bij ovarium-, long-, maag- en borstkanker. De diagnose kan worden bevestigd met een huidbiopsie. Hierbij worden perivasculaire lymfocyteninfiltraten, dermaal oedeem met mucineafzetting, hyperkeratose, vacuolisatie van basale keratinocyten en epidermale atrofie gezien. Spierbiopten tonen perivasculaire en perifasciculaire ontsteking met ischemie en atrofie. Gestegen spierenzymen in serum en elektromyografische tekenen van myopathie zijn tevens aanwezig. De behandeling van de myositis bestaat uit fysiotherapie om contracturen te voorkomen, systemische corticosteroïden (prednison 1-2 mg/kg/d) en immuunsuppressiva of chemotherapie (methotrexaat; hoge dosis immuunglobuline). De behandeling van de huidafwijkingen is moeilijk en men raadt aan om blootstelling aan zonlicht te vermijden en eventueel hydroxychloroquine, chloroquine, immuunglobulines of methotrexaat toe te dienen.

ULCEROBULLEUZE HUIDAFWIJKINGEN

11.3.9 SWEET-SYNDROOM

Sweet-syndroom of acute febriele neutrofiele dermatose is een huidaandoening gekenmerkt door koorts en pijnlijke rode of paarsachtige plaques of papels in het gelaat, in de hals, op de rug of armen in combinatie met artralgie en conjunctivitis. Bij 20-50% van de patiënten met dit syndroom wordt kanker gediagnosticeerd. Meestal gaat het om hematologische aandoeningen (87%) zoals acute myeloïde leukemie, lymfomen, myeloproliferatieve ziekten of myelodysplastische syndromen. Bij solide tumoren komt het voor bij urogenitale kanker.

In vergelijking met de idiopathische vorm komen bij de paraneoplastische vorm meer ernstige huidafwijkingen en mucosaletsels voor. Ook zijn er vaker plaatjesaggregatiestoornissen en anemie. Bij biopsie zijn er diffuse neutrofieleninfiltraten in de dermis zonder leukoclastische vasculitis en een variabele mate van dermaal oedeem. De symptomatische behandeling bestaat uit orale corticosteroïden (prednison gedurende 4-6 weken), dapson en anti-inflammatoire medicatie. Recidieven komen voor bij 20-30% van de kankerpatiënten.

11.3.10 PARANEOPLASTISCHE PEMPHIGUS

Paraneoplastische pemphigus wordt gekenmerkt door blaren met of zonder erosie op huid en mucosa (figuur 11.4). Stomatitis en ulceraties van de mond en blaren van de conjunctivae kunnen gepaard gaan met respiratoire en gastro-intestinale symptomen. Deze aandoening is geassocieerd met lymforeticulaire maligniteiten zoals non-Hodgkin-lymfoom, chronische lymfatische leukemie, ziekte van Castleman, thymoom en Waldenström-macroglobulinemie. Bij huidbiopsie is er een loslating waar te nemen tussen de suprabasale cellen en de basale epidermale cellen. Een confluente parakeratose met onderliggende suprabasale spleten en acantholysis wordt ook beschreven. Direct immunofluorescentie-onderzoek van de huidbiopsie toont afzettingen van immuunglobuline G (IgG), met of zonder complement, op de oppervlakte van de keratinocyten en op de basale membraanzone. Patiënten met pemphigus hebben pathogene autoantistoffen tegen desmoglein 1 en 3, die acantholytische blaarvorming veroorzaken in neonatale muizen. Patiënten met paraneoplastische pemphigus hebben additionele autoantistoffen tegen plakinen. De diagnose wordt gesteld aan de hand van de aanwezigheid van drie majeure criteria (polymorfe mucocutaneuze erupties, kanker en specifieke serum autoantistoffen) en ten minste twee mineure criteria (histologisch bewijs van acantholyse; direct immunofluorescentieonderzoek met intracellulaire en basale-membraankleuring; indirecte immunofluorescentiekleuring van de blaas van de rat). Er is geen standaard symptomatische behandeling. Patiënten kunnen behandeld worden met systemische corticosteroïden of met een combinatie van corticosteroïden en ciclosporine of cyclofosfamide.

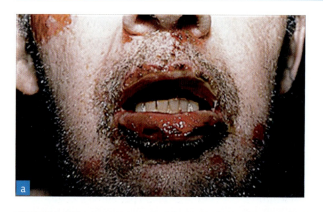
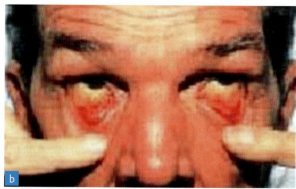

Figuur 11.4 a en b Paraneoplastische pemphigus.

11.3.11 NECROLYTISCH MIGREREND ERYTHEEM

Necrolytisch migrerend erytheem is een voorbijgaande eczemateuze of psoriatiforme eruptie voornamelijk ter plaatse van lichaamsopeningen (mond, neus), plooien en acrale delen. Het is pathognomonisch voor glucagonoom.

OVERIGE PARANEOPLASTISCHE DERMATOLOGISCHE AANDOENINGEN

11.3.12 VERWORVEN HYPERTRICHOSIS LANUGINOSA

Verworven hypertrichosis lanuginosa bestaat uit de snelle groei van lanugo-type zacht haar, voornamelijk in het gelaat. Het wordt gezien bij metabole en endocriene aandoeningen zoals hyperthyreoïdie, anorexia nervosa en porfyrie, bij geneesmiddelengebruik (ciclosporine, minoxidil, diazoxide, interferon) en zeldzaam bij patiënten met kanker (long, borst, colorectale kanker, parotiscarcinoom, extraskeletaal Ewing-sarcoom en acute myeloïde leukemie). Het treedt meestal op bij vrouwen op een leeftijd van 40-70 jaar en is geassocieerd met acanthosis nigricans, papillaire hypertrofie van de tong en glossitis. De oorzaak is niet bekend en er worden geen specifieke hormonale of biochemische afwijkingen beschreven.

11.3.13 HYPERTROFISCHE OSTEOARTROPATHIE (PIERRE-MARIE-BAMBERGER-SYNDROOM)

Hypertrofische osteoartropathie (HOA) wordt gekenmerkt door proliferatie van huid en botweefsel van de distale extremiteiten. HOA is meestal geassocieerd met longkanker, longinfecties en cardiale rechts-naar-links shunts. HOA komt meer voor bij vrouwen dan bij mannen en vaker bij niet-kleincellig (35%) dan bij kleincellig (4%) longcarcinoom. De pathogenese van HOA is niet bekend maar heeft mogelijk te maken met uitscheiding van groeifactoren door megakaryocyten of tumorcellen. Behandeling van de tumor of ander onderliggend lijden leidt tot resolutie van de symptomen.

> **Kernpunten**
>
> Paraneoplastische huidverschijnselen komen zelden voor, maar worden meer opgemerkt als men er aandacht aan besteed. De pathogenese is meestal onbekend en er zijn geen specifieke behandelingsrichtlijnen. Meestal verdwijnen ze bij effectieve kankerbehandelingen.

11.4 Endocriene en metabole paraneoplastische verschijnselen

11.4.1 INLEIDING

De meeste paraneoplastische endocriene en metabole syndromen zijn geassocieerd met de productie van groeifactoren en hormonen, die tumorspecifiek kunnen zijn (bijv. parathyroïd hormoongerelateerd proteïne (PTrH)).

ENDOCRIENE PARANEOPLASTISCHE VERSCHIJNSELEN

11.4.2 CUSHING SYNDROOM

Het paraneoplastische Cushing-syndroom is een aandoening gekenmerkt door ectopische productie van het adrenocorticotroop hormoon (ACTH) met hypercortisolisme en komt bij ongeveer 1% van alle tumoren voor. Anderzijds vindt men bij 10-20% van de patiënten met het Cushing-syndroom ectopische productie van ACTH. Ongeveer 50% van de patiënten met een ectopische ACTH-productie heeft een kleincellig longcarcinoom. Andere tumoren met ectopische ACTH-productie zijn endocriene tumoren (pancreas-eilandceltumoren, feochromocytomen, medullaire schildkliercarcinomen), thymuscarcinomen, paragangliomen, neuroblastomen, prostaat-, borst-, nier-, maag-, dikkedarm- en eierstokkanker, en leukemie.

Klinische kenmerken van het cushing-syndroom zijn centripetale obesitas (79-97%), opzetting van het gelaat (moon face (50-94%)), glucose-intolerantie (39-90%), proximale spierzwakte (29-90%), arteriële hypertensie (74-87%), psychische veranderingen (31-86%), toegenomen huidfragiliteit (23-84%) met abdominale striae (51-71%), hirsutisme (64-81%), oligomenorroe of amenorroe (55-80%), impotentie (55-80%), acneforme huiduitslag (26-80%), enkeloedeem (28-60%), osteoporotische fracturen (40-50%), polydipsie en polyurie (25-44%), nierstenen (15-19%), hyperpigmentatie (4-16%), hoofdpijn (0-47%) en exoftalmie (0-33%). De diagnose van een ectopische ACTH-productie wordt, na het vaststellen van een hypercortisolisme, gesteld aan de hand van het ACTH-niveau in bloed 's morgens (8 uur). Indien het ACTH hoog is (> 20 pg/ml), is er een ACTH-afhankelijke ziekte van Cushing. De differentiatie tussen een ectopische en hypofysaire ACTH-productie gebeurt aan de hand van een dexamethason suppressietest en corticotropin-releasing hormoon (CRH-)stimulatietest. In uitzonderlijke omstandigheden wordt de plaats van de ACTH-productie bepaald aan de hand van een magnetisch resonantieonderzoek (MRI) van de hypofyse en een bilaterale inferior petrosal sinus sampling.

Bij ectopische ACTH-productie is onderzoek naar de primaire tumor noodzakelijk en dit kan bestaan uit CT, MRI, positronemissietomografie (PET-)scan, octreotidescan en endoscopische onderzoeken. De behandeling van een ectopische ACTH-secretie bestaat uit resectie van de tumor bij gelokaliseerde ziekte. Bij niet-reseceerbare tumoren is er plaats voor chemotherapie en/of radiotherapie. De symptomatische behandeling van hypercortisolisme bestaat uit beïnvloeding van de bijnieractiviteit door bilaterale adrenalectomie of door enzymremmers zoals ketoconazol, metyrapon en etomidaat. Octreotide kan soms de ectopische ACTH-productie verminderen. De prognose is afhankelijk van de primaire tumor en de ernst van het hypercortisolisme.

11.4.3 HYPOGLYKEMIE

Paraneoplastische hypoglykemie kan veroorzaakt worden door tumoren die een overmaat aan insuline produceren (pancreasinsulinomen, ectopische insulineproductie), door tumorgerelateerde factoren zoals destructie van lever of bijnieren of overmatige glucoseconsumptie (leukemie), of door productie van stoffen die interfereren met het glucosemetabolisme zoals antistoffen tegen de insulinereceptor, cytokines (tumornecrosefactor (TNF), interleukine(IL-)1 of IL-6), catecholamines, insulin-like growth factor (IGF-I) of van IGF-voorlopers (IGF-II). De patiënten vertonen symptomen van hypoglykemie, zoals zweten, hongergevoel, geleidelijk toenemende lethargie, verminderde motorische activiteit en uiteindelijk een hypoglykemisch coma. Afhankelijk van de oorzaak kunnen acromegale huidveranderingen optreden. De diagnose wordt gesteld aan de hand van een glucosebepaling. Een differentiatie tussen insulinoom en pancreaseilandcel-onafhankelijke hypoglykemie (POH) kan worden gemaakt aan de hand van een 72uursvastentest.

Effectieve behandeling van de tumor leidt tot vermindering van de hypoglykemie. De symptomatische behandeling bestaat uit het corrigeren van de hypoglykemie met orale en parenterale glucosetoediening of door toediening van glucagon. Behandeling met diazoxidechloorthiazide wordt voornamelijk toegepast bij insulinomen maar ook bij POH. Corticosteroïden of groeihormoon kunnen bij POH worden toegediend.

11.4.4 HYPERGLYKEMIE

Hyperglykemie treedt zelden op als paraneoplastisch verschijnsel. Het wordt gezien bij patiënten met glucagonproducerende eilandceltumoren of enteroglucagonproducerende niercelcarcinomen. Beide kunnen een glucosetolerantie veroorzaken. De etiologische behandeling bestaat uit verwijderen van de tumor. De symptomatische behandeling is met insuline ter controle van de hyperglykemie.

11.4.5 GYNAECOMASTIE

Gynaecomastie ten gevolge van een overmatige secretie van het humaan chorion gonadotropine (hCG) komt voor bij 2,5-6% van de patiënten met een kiemceltumor van de testis en bij 20-30% van de patiënten met een Leydigceltumor. Het treedt ook op bij patiënten met een Sertoliceltumor. Extragonadale kiemceltumoren kunnen ook gynaecomastie veroorzaken. HCG bestaat uit twee niet-covalent gebonden subunits, de α- en β-subunits. De α-subunit is identiek aan die van de hypofysehormonen-thyroïdstimulerend hormoon (TSH), luteïniserend hormoon (LH) en follikelstimulerend hormoon (FSH). De gynaecomastie is enerzijds het gevolg van een disfunctie van de cellen van Leydig, doordat hCG het cytochroom P450c17 remt dat het 17,20-lyase en 17-hydroxylase medieert. Anderzijds is er een stimulatie van de aromataseactiviteit dat androgeen omzet in oestron en oestradiol met een overmaat aan oestrogeen ten opzichte van testosteron. De toegenomen oestrogeenconcentratie kan de gonadotropinesecretie verminderen. Naast een massa in de teelbal klagen de patiënten over gynaecomastie en potentie- en libidostoornissen. Secundair hypogonadisme kan optreden. Hyperthyreoïdie kan ook voorkomen door binding van hCG aan de TSH-receptor met activatie van het adenylaatcyclase. De diagnose wordt gesteld aan de hand van lichamelijk onderzoek en bepaling van hCG, testosteron en oestradiol in serum. Een succesvolle kankerbehandeling geeft meestal aanleiding tot verdwijnen van de gynaecomastie. Bij klachten van pijn of gevoelige borsten kunnen analgetica gebruikt worden.

11.4.6 ACROMEGALIE

Paraneoplastische acromegalie kan het gevolg zijn van ectopische productie van groeihormoon-releasing hormoon (GHRH). Deze vorm van acromegalie komt zelden voor (minder dan 1% van de patiënten met acromegalie).

Het wordt gezien bij patiënten met endocriene (carcinoïdtumor van de long, eilandceltumor van de pancreas, feochromocytoom of paraganglioom) en niet-endocriene tumoren. De belangrijkste symptomen zijn vergrote handen, voeten en tong, frontale hypertrofie, toename van bindweefsel, transpireren, moeheid, gewichtstoename met pijn, tintelingen in de handen en gewrichtsklachten. De diagnose van acromegalie wordt gesteld aan de hand van een verhoogd insuline-like growth factor-I (IGF-I) in het serum en, bij verhoging, de bepaling van groeihormoon na een orale glucosebelasting. MRI van de hypofyse wordt uitgevoerd om hypofysepathologie uit te sluiten. Bij een normale MRI, zijn een CT-scan van de thorax en het abdomen en een octreotidescan aangewezen en kan een serum GHRH-bepaling, verhoogd bij extrahypofysaire productie, worden aangevraagd. De differentiaaldiagnose met hypofysaire acromegalie kan verder worden gesteld aan de hand van een GHRH-stimulatietest, waarbij er geen toename is van het groeihormoon. Naast de behandeling van de primaire tumor, kunnen somatostatineanaloga (octreotide of lanreotide), dopamineantagonisten (cabergoline) en groeihormoonreceptorantagonisten (pegvisoman) worden gebruikt om de groeihormoonsecretie te blokkeren.

11.4.7 ONCOGENE OSTEOMALACIE

Bij osteomalacie is er een defecte botaanmaak met een verminderde osteoïd groeisnelheid en verminderde botmineralisatie. Benigne mesenchymale tumoren (hemangiopericytoom, fibroom, reuscel tumoren) kunnen fibroblast groeifactor 23 (FGF-23) produceren, dat de internalisatie en afbraak van de natriumfosfaat (NaPiIIa-) co-transporter in de proximale tubuluscel van de nier bevordert. De reabsorptie van fosfaat daalt en er ontstaat extreem fosfaatverlies door excretie in de urine. Verder remt FGF-23 de vorming van het actieve 1,25-(OH)2-vitamine-D. Dit geeft aanleiding tot een daling van de botmineralisatie. De patiënten presenteren zich met botpijn, proximale spierzwakte, algehele verzwakking, een waggelende gang en fracturen. De aandoening wordt vermoed bij een verhoogd alkalische fosfatase zonder hypercalciëmie en normale spiegels van parathyroïd hormoon. Op röntgenfoto's is er een verminderde botdensiteit met dunner worden van de cortex en looser-zones met pseudofracturen, fissuren of radiolucente lijnen van 2-5 mm met sclerotische randen.

De diagnose wordt gesteld aan de hand van een tetracycline labelingtest met botbiopsie

Naast de behandeling van de tumor kan symptomatische behandeling met vitamine D en calcium opgestart worden.

11.4.8 VIPOMA

Overmatige productie van vasoactief intestinaal peptide (VIP) komt voor bij eilandceltumoren van pancreas, carcinoïden, longcarcinomen, en bijniermergtumoren (ganglioneuroblastoom of feochromocytoom), retroperitoneale histiocytomen en medullaire schildkliercarcinomen. VIP stimuleert de water- en elektrolytensecretie in de darm door activatie van het adenylcyclase en cyclische adenosinemonofosfaat in intestinale cellen. Daarnaast inhibeert VIP de maagzuursecretie, bevordert het de hepatische glycogenolyse met hyperglykemie en verwijdt het de perifere bloedvaten. Symptomen zijn een waterige diarree en gewichtsverlies. Serumanalyse toont hypokaliëmie, achloorhydrie, hypercalciëmie, hyperglykemie en metabole alkalose. De diagnose wordt gesteld door middel van een bloedanalyse met aantonen van een verhoogd VIP en een CT-scan van het abdomen. De behandeling van de primaire tumor bestaat uit resectie, embolisatie, radiofrequente of cryoablatie bij levermetastasen of chemotherapie met doxorubicine of streptozotocine. De symptomatische behandeling bestaat uit correctie van vocht- en elektrolytenverlies. Daarnaast kunnen octreotide en lanreotide de VIP-secretie verminderen en de diarree verbeteren. Bij refractaire patiënten met eilandceltumoren van de pancreas kan interferon-α de symptomen in 40-50% van de gevallen verbeteren.

11.4.9 ZOLLINGER-ELLISON SYNDROOM

Het Zollinger-Ellison-syndroom wordt veroorzaak door ectopische gastrineproductie en komt voor bij eilandceltumoren van de pancreas, bij het MEN1-syndroom en bij cystadenomen van het ovarium. De meeste patiënten (90%) ontwikkelen maagulceraties door overmatige secretie van zuur door stimulatie van pariëtale en histaminesecreterende enterochromaffiene-achtige cellen. Verder klagen ze over diarree en abdominale pijn. De diagnose wordt gesteld aan de hand van de bepaling van het nuchtere serumgastrine, en een secretinestimulatietest. Een endoscopische echografie en octreotidescan kunnen de primaire tumor en metastasen aantonen. De etiologische behandeling bestaat uit resectie van de primaire tumor of metastasen en (chemo-)embolisatie. Bij levermetastasen kan radiofrequente of cryoablatie worden toegepast of chemotherapie met doxorubicine, temozolomide en streptozotocine of interferon. De symptomatische behandeling bestaat uit toediening van hoge doses protonpompremmers.

METABOLE PARANEOPLASTISCHE VERSCHIJNSELEN

11.4.10 HYPERCALCIËMIE

Hypercalciëmie wordt gedefinieerd als een serumcalcium boven 13 mg/dL (3,25 mmol/L). Het komt als paraneoplastisch verschijnsel voor bij 10-20% van de kankerpatiënten en wordt gezien bij patiënten met hematologische (multipel myeloom) en solide tumoren (borstkanker, plaveiselcelcarcinoom van het hoofd- en halsgebied of long- en niercelcarcinoom). Paraneoplastische hypercalciëmie kan het gevolg zijn van een verhoogde botafbraak onder invloed van de tumor zelf door lokale secretie van cytokines (bijv. lymfotoxine, TNF, IL-1, IL-6, receptor activator of nuclear factor kappa B (RANK-)ligand). Ook kan deze hypercalciëmie ontstaan als gevolg van secretie van hormonen die de activiteit van osteoclasten verhogen (bijv. parathyroïd hormoongerelateerd proteïne) of door productie door de tumor van 1,25-dihydroxyvitamine D (calcitriol). De symptomatologie is afhankelijk van de stijgingssnelheid en de concentratie van het serumcalcium. Bij trage stijging of lage concentratie heeft de patiënt geen of aspecifieke symptomen, zoals constipatie, vermoeidheid, of depressie. Bij een plotse stijging van het serumcalcium tot 12-14 mg/dL (3-3,5 mmol/L) kunnen polyurie, polydipsie, dehydratie, nierinsufficiëntie, anorexia, nausea, spierzwakte en bewustzijnsdaling optreden. Bij een ernstige hypercalciëmie (calcium > 14 mg/dL (3,5 mmol/L)) staan neurologische symptomen als stupor, lethargie, verwardheid en coma op de voorgrond. De diagnose wordt vermoed bij patiënten met symptomen, met of zonder botmetastasen, en gediagnosticeerd aan de hand van een serumcalciumbepaling gecorrigeerd voor de albumineconcentratie. De behandeling van een hypercalciëmie bestaat uit de correctie van het serumcalcium met adequate hydratie en toediening van bisfosfonaten. De prognose hangt af van de prognose van de primaire tumor.

11.4.11 SYNDROOM VAN ONAANGEPASTE SECRETIE VAN ANTIDIURETISCH HORMOON

Het syndroom van onaangepaste secretie van antidiuretisch hormoon (SIADH) moet worden vermoed bij iedere patiënt met een hyponatriëmie, hypo-osmolariteit, een urineosmolariteit boven 100 mosm/kg, een urinenatriumconcentratie van meer dan 40 meq/L, een normale zuurbase en kaliumbalans en een lage plasmaurinezuurconcentratie. De stijging van antidiuretisch hormoon (ADH) geeft aanleiding tot hyponatriëmie door interferentie met de urinaire dilutie, waardoor de excretie van water wordt verhinderd. De ectopische productie van ADH wordt gezien bij patiënten met een longcarcinoom, gastro-intestinale tumoren (duodenum, pancreas), hoofd- en halstumoren en het olfactorisch esthesioneuroblastoom.

De relatieve overmaat aan water in relatie tot zout kan aanleiding geven tot aspecifieke klachten zoals zwakte, asthenie, en oedemen. Bij ernstige en snel optredende hyponatriëmie kan een osmotische demyelinisatie van het zenuwstelsel optreden met hersenoedeem, irreversibele neurologische beschadiging en overlijden. Bij patiënten met een natrium boven 120 meq/L kan vochtrestrictie (50-60% van normale inname) of toediening van isotone zoutoplossing of oraal zout de hyponatriëmie corrigeren; bij patiënten met een symptomatische of ernstige hyponatriëmie (< 110-115 meq/L) kan hypertoon zout gebruikt worden voor een correctie. Dit moet langzaam gebeuren om centrale demyeliniserende laesies te voorkomen: 10-12 meq/L tijdens de eerste dag en minder dan 18 meq/L gedurende de eerste 48 uur. Andere behandelingen zijn demeclocycline (blokkeert de renale effecten van vasopressine in de nier) of vasopressine-receptorantagonisten (tolvaptan, satavaptan, lixivaptan, conivaptan).

> **Kernpunten**
>
> De meeste paraneoplastische endocriene en metabole syndromen worden veroorzaakt door de productie van groeifactoren en hormonen door de tumor. Deze factoren kunnen tumorspecifiek zijn, zoals parathyroïd hormoongerelateerd proteïne (PTrH). Succesvolle behandeling van de tumor leidt meestal tot volledig herstel van de paraneoplastische aandoening.

11.5 Hematologische paraneoplastische verschijnselen

11.5.1 INLEIDING

Tumoren hebben vaak een effect op de verschillende bloedcellijnen en op de bloedstolling. Hematologische of stollingsproblemen kunnen deel uitmaken van een paraneoplastisch verschijnsel. Deze aandoeningen kunnen als eerste presentatie van een maligniteit optreden.

HEMATOLOGISCHE CELLULAIRE PARANEOPLASTISCHE VERSCHIJNSELEN

11.5.2 ANEMIE

Anemie is waarschijnlijk het meest voorkomende hematologische paraneoplastische verschijnsel. Het dient te worden onderscheiden van anemie door ijzertekort (bijv. door chronische mucosale bloedingen), vitaminetekort, malnutritie, beenmerginvasie of chemo- en/of radiotherapie. De paraneoplastische anemie is enerzijds een gevolg van de biochemische respons van het lichaam op de tumor (productie van inflammatoire cytokines zoals IL-1 en TNF) en anderzijds de productie van dergelijke factoren door de tumor zelf. Ook kan de tumor aanleiding geven tot productie van autoantilichamen die membraanantigenen van de rode bloedcel herkennen en deze vernietigen. Deze auto-immuun hemolytische anemie is geassocieerd met chronische lymfatische leukemie, non-hodgkin- en hodgkin-lymfoom, multipel myeloom, acute lymfoblastische en myeloïde leukemie en solide tumoren.

De patiënten klagen over asthenie of dyspnoe en vertonen hypoxiegerelateerde symptomen zoals bleekheid of tachycardie. De diagnose is afhankelijk van het type paraneoplastische anemie. De patiënten met een deficiënte aanmaak vertonen een normocytaire, normochrome anemie met een laag reticulocytenaantal en een normaal beenmerg bij botbiopsie. Vaak is er een laag serumijzer met lage ijzerbindingscapaciteit en een verhoogd ferritine. Bij erytropoëtine (EPO-)bepaling in het bloed is er een onaangepaste lage EPO-spiegel. Een hemolytische anemie geeft een positieve directe Coombs-test, reticulocytose, verhoogd serumlactaatdehydrogenase (LDH) en een laag haptoglobine. De behandeling van de paraneoplastische anemie bestaat uit de behandeling van de tumor met chemo- en/of radiotherapie. Hierdoor kan de anemie echter tijdelijk verergeren door beenmergonderdrukking. Bij een onderdrukte aanmaak van erytrocyten kunnen bloedtransfusies of een behandeling met EPO de anemie verbeteren. Bij een hemolytische anemie kunnen corticosteroïden of immuunglobulines de hemolyse verminderen. Wanneer de kankerbehandeling effectief is, herstelt de hemolytische anemie meestal spontaan.

11.5.3 ERYTROCYTOSE OF POLYCYTEMIE

De diagnose van erytrocytose wordt gesteld bij een hematocriet van meer dan 48% bij vrouwen en 52% bij mannen. Erytrocytose kan als paraneoplastisch verschijnsel optreden bij tumoren die EPO secreneren, zoals hepatocellulair carcinoom (23%), niercelcarcinoom (1-5%), hemangioblastoom, feochromocytoom en uterusmyomen. De diagnose wordt gesteld aan de hand van meting van het hematocriet, de saturatie (normaal), het EPO-gehalte (verhoogd) of analyse van de urine op bloed (niercelcarcinoom). Daarnaast is beeldvorming van belang om de primaire tumor op te sporen. Naast de behandeling van de tumor kunnen aderlatingen worden uitgevoerd.

11.5.4 LEUKOCYTOSE

Een paraneoplastische leukocytose ($\geq 11,0 \times 10^9$/L witte bloedcellen) dient te worden gedifferentieerd van een leukocytose ten gevolge van infectie, roken, chronische ontsteking, stress, geneesmiddelen of, in geval van hematologische maligniteiten, door de tumor zelf. Paraneoplastische leukocytose kan een gevolg zijn van de productie van IL-1 of granulocyte-colony stimulating factor (G-CSF) door de tumor. Het komt voor bij het niet-kleincellig longcarcinoom en andere solide tumoren. Er is geen andere specifieke behandeling dan de behandeling van de primaire tumor.

11.5.5 NEUTROPENIE

Neutropenie is veel zeldzamer dan hematologisch paraneoplastisch syndroom. Soms vindt men antilichamen tegen granulocyten geproduceerd door de tumor. De neutropenie bij kankerpatiënten kan veel vaker worden verklaard door myelosuppressieve behandeling, hypersplenie, of beenmerginfiltratie.

11.5.6 TROMBOCYTOSE

Trombocytose (> 500×10^9/L) wordt vaak gezien bij kankerpatiënten en kan worden veroorzaakt door ijzergebrek, gastro-intestinale bloeding en inflammatoire comorbiditeit. Het kan ook optreden als paraneoplastisch verschijnsel door productie van IL-6 of trombopoëtine door de tumor; deze vorm komt bij 9% van de kankerpatiënten voor. De patiënten kunnen vasomotorische verschijnselen (hoofdpijn, visuele klachten, atypische thoracale klachten), trombotische of bloedingscomplicaties vertonen. De diagnostische work-up bestaat uit een perifeer bloedonderzoek, stollingstesten en een beenmergonderzoek. Bij een paraneoplastische trombocytose is er meestal geen specifieke behandeling nodig, maar bij zeer hoge trombocytenaantallen kan acetylsalicylzuur worden gegeven.

11.5.7 TROMBOPENIE

Trombopenie bij kankerpatiënten is vaak gerelateerd aan splenomegalie, antitumorale behandeling of beenmerginvasie. Als paraneoplastisch fenomeen is trombopenie zeldzaam maar kan door een auto-immuun mechanisme veroorzaakt worden.

PARANEOPLASTISCHE STOLLINGSSTOORNISSEN

11.5.8 TROMBOSE

Een klinische trombose wordt bij 11% van de kankerpatiënten gezien en is een belangrijke reden van morbiditeit en mortaliteit. Het wordt gezien bij tumoren van de gastro-intestinale tractus (bijv. pancreas), gynaecologische tumoren, prostaat- en longkanker en hersentumoren. De volgende klinische entiteiten worden beschreven. Het Trousseau-syndroom is een verspringende oppervlakkige tromboflebitis met trombose van de oppervlakkige venen van armen en de thoraxwand. Het wordt gezien bij patiënten met een adenocarcinoom. Het kan een gevolg zijn van de mucinesecretie met een reactie van de leukocyten- en bloedplaatjesselectinen, waardoor microtrombi optreden.

Diepe veneuze trombo-embolie (DVTE) kan een eerste teken van kanker zijn. Bij patiënten met een DVTE is de kans op de ontwikkeling van een kanker 1,3-3 keer hoger dan zonder DVTE. Het is geassocieerd met acute myeloïde leukemie, non-hodgkin-lymfoom, nier-, ovarium-, pancreas-, maag-, lever- en longkanker. Bij patiënten met kanker is het risico op een DVTE significant verhoogd met 6,7-20 maal.

Arteriële trombosen zijn zeldzamer dan DVTE. Bij kankerpatiënten komen ze voor bij 1,5-5,4%. Digitale ischemie kan optreden als paraneoplastisch fenomeen bij vaste tumoren.

Niet-bacteriële trombotische endocarditis bestaat uit vegetaties van bloedplaatjes op de hartkleppen. Het wordt meestal waargenomen bij patiënten met een adenocarcinoom en bij 7% van de patiënten met longkanker. Het kan een gevolg zijn van circulerende cytokines, zoals TNF of IL-1 die afzetting van bloedplaatjes bevorderen.

Diffuse intravasale stolling (DIC) is een gevolg van de activatie van het stollingssysteem en is de meest voorkomende stollingsstoornis bij kankerpatiënten (7-15%). Het komt het meest voor bij adenocarcinomen en acute promyelocytenleukemie.

Trombotische microangiopathie wordt gekenmerkt door een microangiopathische hemolytische anemie met trombopenie, microvasculaire trombotische letsels en aantasting van verschillende organen. De meest beschreven entiteiten zijn de trombotische trombocytopenische purpura en het hemolytisch-uremisch syndroom.

De pathogenese van de paraneoplastische stollingsstoornissen is zeer complex. Tumoren kunnen verschillende factoren produceren die de stollingscascade activeren zoals fosfolipiden, weefselfactoren en bepaalde cytokines. De diagnose wordt gesteld door bepaling van stollingsfactoren en beeldvormende technieken. Een preventieve antitrombotische therapie is aangewezen in specifieke situaties en als trombotische complicaties optreden, zijn er specifieke richtlijnen voor behandeling, afhankelijk van de pathologie.

11.5.9 BLOEDINGEN

De abnormale activatie van het stollingssysteem bij kanker (DIC) kan ook leiden tot een verhoogde bloedingsneiging door fibrine- en trombocytenverbruik. Naast behandeling van de tumor kan behandeling met fresh frozen plasma ter vervanging van de gedepleteerde stollingsfactoren en het toedienen van trombocyten overwogen worden om de bloeding te stoppen.

> **Kernpunten**
>
> De paraneoplastische hematologische verschijnselen kunnen het gevolg zijn van productie van inflammatoire cytokines door de tumor, ontstaan door de biochemische respons van het lichaam op de tumor. De verschijnselen kunnen ook veroorzaakt worden door productie van autoantilichamen die membraanantigenen van de rode bloedcel herkennen en deze vernietigen. Voordat een hematologische aandoening als paraneoplastisch gediagnosticeerd wordt, moet een direct aan de tumor gerelateerde oorzaak zijn uitgesloten.

Literatuur

Beukelaar J, Sillivis Smitt PA. Managing paraneoplastic neurological disorders. Oncologist 2006;11:292-305.

Dalmau J, Rosenfeld MR. Paraneoplastic syndromes of the CNS. Lancet Neurol 2008;7:327-40.

DeAngelis LM, Posner JB. Metastatic complications of cancer. 2nd ed. New York: Oxford University Press, 2009, hoofdstuk 15.

Graus F, Dalmau J. Paraneoplastic neurological syndromes: diagnosis and treatment. Curr Opin Neurol 2007;20:732-7.

Wick MR. Metastatic carcinomas of unknown origin. New York: Demos Medical Publishing, 2008.

Spoedeisende oncologie

H.J. Hoekstra, W.T.A. van der Graaf, Y.M. van der Linden

12.1 Inleiding

Spoedeisende oncologie kan worden gedefinieerd als acuut medisch handelen bij een patiënt bij wie een kwaadaardige tumor, de complicaties van een oncologische behandeling en/of symptomen van metastasering directe diagnostiek en invasieve of non-invasieve interventie vereisen ter voorkoming van mortaliteit of ernstige morbiditeit. In dit hoofdstuk wordt de spoedeisende oncologie vanuit de chirurgische oncologie, de interne oncologie en de radiotherapie belicht.

12.2 Chirurgische aspecten

Ongeveer een derde van alle 'solide spoedeisende oncologie' op een afdeling Spoedeisende Eerste Hulp (SEH) vereist een (semi)spoedeisende operatieve behandeling of behandeling gericht op de opvang van een complicatie van de behandeling. Een 'acute buik' kan een eerste symptoom zijn van de ziekte kanker, gerelateerd zijn aan een eerder uitgevoerde kankeroperatie, het gevolg zijn van een (adjuvante) systemische behandeling, van bestraling en/of progressie van ziekte. De meest frequent voorkomende symptomatologie die een acute *chirurgische* interventie noodzakelijk maakt, zijn obstructie, perforatie, bloeding, passagestoornissen van (vast)voedsel, galwegobstructie en pathologische fracturen. Patiënten met een solide kwaadaardige aandoening krijgen steeds vaker een gecombineerde behandeling bestaande uit chirurgie, (neo)adjuvante chemotherapie, soms ook angiogeneseremmers en/of pre- of postoperatieve radiotherapie. Hoe intensiever de kankerbehandeling, hoe groter het risico op behandelingsgerelateerde complicaties. Daarbij komt dat de kankerpatiënt vaak een oudere patiënt is met een scala aan andere ziekten (comorbiditeit). Het is vooral deze comorbiditeit die van invloed is op de uitkomst van het (chirurgisch) handelen. Bedroeg de 30 dagenmortaliteit voor acute chirurgisch-oncologische operaties bij patiënten met kanker in de jaren zeventig nog 30%, de huidige mogelijkheden van anesthesie, intensieve behandeling (intensive care) en verpleging hebben dit percentage in 2008 verlaagd naar ongeveer 15%. Een acute laparotomie bij een patiënt met kanker gaat helaas nog steeds gepaard met een hoge morbiditeit en mortaliteit. Leeftijd, algemene lichamelijke en psychische toestand van de patiënt zich uitend in een 'performance status' en onderliggend lijden bepalen voornamelijk de prognose.

Voor het diagnosticeren en stadiëren van de acute (chirurgische) kankerpatiënt is de spiraal-CT onmisbaar geworden. Optimaal conditioneren, diagnosticeren en stadiëren is in de spoedeisende oncologie een conditio sine qua non. Multidisciplinair overleg met bijvoorbeeld gastro-enteroloog, interventieradioloog, anesthesist en intensivist is vaak geïndiceerd. Een 'stent' kan bij een obstruerende primaire of recidiverende colorectale tumor het 'acute probleem' tijdelijk oplossen. Een bloeding kan steeds vaker adequaat door de gastro-enteroloog of interventieradioloog worden behandeld door middel van sclerosering of embolisatie. Het preoperatief optimaal conditioneren van een zieke patiënt door de intensivist vermindert de perioperatieve morbiditeit en mortaliteit.

Darmobstructie

Darmobstructie is de meest frequente indicatie voor acute chirurgie en gaat gepaard met aanzienlijke morbiditeit en mortaliteit. Een mechanische obstructie kan veroorzaakt worden door een primaire tumor, een recidief of tweede primaire tumor, maar kan ook een goedaardige oorsprong hebben zoals verklevingen, inwendige herniatie, een littekenbreuk, of het gevolg zijn van bestraling van de darm (bestralingsenteritis). Pseudo-obstructie kan zich voordoen bij groei van metastasen in de darmwand. Oudere, ernstig zieke kankerpatiënten kunnen het beeld van een zogenoemde pseudo-obstructie van het (rechter)colon ontwikkelen, dat bekendstaat als het ogilvie-syndroom. Dit is een acute pseudo-obstructie door uitzetting van het colon zonder aanwezige mechanische obstructie. Een paralytische ileus kan veroorzaakt worden door morfinomimetica en sommige soorten chemotherapie (met name vinca-alkaloïden), maar ook door bijvoorbeeld een uitgebreide peritonitis carcinomatosa, zoals vooral bij een vergevorderd stadium van ovariumcarcinoom wordt gezien.

Maag- en coloncarcinoom geven in de loop van de ziekte vaak aanleiding tot obstructie van de tractus digestivus. Borstkanker en melanoom metastaseren frequent naar de buikholte en kunnen dan eveneens aanleiding geven tot darmobstructie.

Conservatieve behandeling van een darmobstructie bij kankerpatiënten is bij 25-33% van deze patiëntencategorie voor kortere of langere tijd succesvol. Het doel van acuut chirurgisch ingrijpen is het opheffen van de obstructie. Dit gaat gepaard met een hoge morbiditeit en een 30 dagenmortaliteit van 15%.

Met de tegenwoordig beschikbare technologie als de spiraal-CT en minimaal invasieve chirurgie (laparoscopie) is de chirurg goed geëquipeerd om een goede diagnose te stellen en de mogelijkheden van 'minimale chirurgische interventie' in te schatten, zoals het aanleggen van laparoscopische colostoma of het 'stenten' van een obstructie in de tractus digestivus door de gastro-enteroloog. Vervolgens kan dan op basis van de beschikbare gegevens een definitief behandelingsplan worden opgesteld.

Darmperforatie

Darmperforatie, tumor- of niet-tumorgerelateerd, is de tweede van de meest voorkomende indicaties voor een acute chirurgische interventie. In tegenstelling tot een darmobstructie is voor een darmperforatie, behoudens bij perforatie ten gevolge van angiogeneseremmers, bijna altijd chirurgische interventie geïndiceerd. Een perforatie kan leiden tot een abces, fistel (enterocutaan, enterovesicaal) of peritonitis. De oorzaken van een perforatie kunnen zijn een spontane ruptuur van de darm proximaal van de gastro-intestinale tumor of metastase, of necrose als gevolg van een succesvolle chemotherapiebehandeling (lymfoom). Ook kan een perforatie het gevolg zijn van een ontsteking, bijwerking van geneesmiddelen (steroïden en non-steroïden) of een complicatie van een endoscopie.

De morbiditeit en mortaliteit bij de acute chirurgische interventie voor een perforatie is zelfs nog groter dan die voor een acute obstructie; met mortaliteitspercentages tot 50. Resectie van het aangedane darmsegment(en), met of zonder anastomose, is de behandeling van keuze. De prognose wordt voornamelijk bepaald door de oorzaak en plaats van de perforatie, de 'contaminatie (verontreiniging) van de buik' en de algemene toestand van de patiënt. Bij perforatie van het colon ontkomt de patiënt bijna nooit aan een colostoma, daar het leggen van een primaire naad in de 'acute setting' de operatieduur verlengt en het complicatierisico te sterk verhoogt.

Een bijkomend gevolg van acute darmchirurgie in het geval van een primair coloncarcinoom is dat niet zelden sprake is van in oncologisch opzicht onvoldoende lymfekliersampling. Dit betekent al snel dat een patiënt met een perforatie bij wie minder dan tien lymfeklieren zijn verwijderd beschouwd wordt als een hoog-risicopatiënt en daarmee een indicatie heeft voor adjuvante chemotherapie.

Bloeding

Een bloeding is een veelvoorkomende complicatie bij patiënten die behandeld worden voor kanker. De bloeding kan veroorzaakt worden door een hoofd-halstumor, een gastro-intestinale tumor, een nier- of blaastumor of een gynaecologische tumor. Ook kan de bloeding het gevolg zijn van een stollingsstoornis of een diepe trombopenie na een chemotherapiebehandeling, of van langdurig gebruik van NSAID's en/of steroïden (dexamethason). Ook dient bij een gastro-intestinale bloeding rekening gehouden te worden met de aanwezigheid van een uitgebreide schimmelinfectie door langer bestaande verminderde afweer. Het merendeel van de gastro-intestinale bloedingen is echter te wijten aan een gastritis of ulcus, soms het gevolg van een bloedende necrotische tumor. Een acute intra-abdominale bloeding kan ook het gevolg zijn van een effectieve systemische antitumorbehandeling die leidt tot snel verval van de tumor met necrose, darmperforatie en bloeding (lymfoom, metastasen testiscarcinoom, met name het choriocarcinoom). Postoperatieve gastro-intestinale bloedingen na buikchirurgie zijn vaak het gevolg van een ernstige infectie en sepsis en hierbij optredende stollingsstoornissen.

De behandeling van een bloeding is in eerste instantie conservatief. Identificeren van de bloeding, corrigeren van het Hb met behulp van transfusie en corrigeren van de stollingsfactoren. Afhankelijk van de aard en lokalisatie van de bloeding kan endoscopische of radiologische interventie met selectieve embolisatie geprobeerd worden, zo nodig met ondersteunende medicamenteuze therapie of radiotherapie. Acuut chirurgisch ingrijpen met uitvoering van een (partiële) maagresectie of subtotale colectomie is tegenwoordig nog zelden geïndiceerd.

Een apart probleem vormt een tumor in het hoofd-halsgebied waarbij een zogenaamd blow-out dreigt door een nauwe relatie van de tumor met een groot arterieel bloedvat. Indien geen therapeutische mogelijkheden voorhanden zijn, is het belangrijk met de patiënt en zijn behandelend team en familie / mantelzorgers de mogelijkheid van acute sedatie te bespreken.

Infectie

Wanneer infecties optreden bij patiënten met een maligniteit, is het van belang te onderscheiden of er sprake is van een 'chirurgische patiënt' of van een patiënt die door chemotherapie in een neutropenische fase van de behandeling kan verkeren Alle soorten bacteriële schimmels en virale infecties kunnen bij de patiënt met kanker voorkomen. Op de chirurgische intensive care zijn vooral abdominale en pulmonale infecties verantwoordelijk voor sepsis, terwijl op de interne intensive care bij de neutropenische patiënten sprake kan zijn van bijvoorbeeld neutropenische enterocolitis (NE). Neutropenische enterocolitis kan in de meerderheid van de gevallen conservatief worden behandeld. Is echter chirurgische interventie geïndiceerd, dan gaat dit, ondanks uitstekende intensive-carefaciliteiten, gepaard met een zeer hoge mortaliteit (45%). Pancreatitis, een complicatie die kan optreden na zeer uitgebreide viscerale buikchirurgie en/of hypertherme peritoneale chemotherapie (HYPEC) kan meestal goed conservatief worden behandeld.

Bestralingsenteritis

Radiotherapie (40-50 Gy in fracties van 2 Gy) vormt frequent een integraal onderdeel van de behandeling van rectum-, prostaat- en sommige gynaecologische tumoren. De hierbij optredende bestralingsenteritis is een complicatie die dankzij de verbeterde bestralingstechnieken afneemt in frequentie.

Bestralingsenteritis kan diarree, misselijkheid, krampende buikpijn, en zelfs een darmperforatie veroorzaken. Malabsorbtie veroorzaakt gewichtsverlies. Acute bestralingsenteritis duurt in de regel slechts twee tot zes weken. De echte bestralingsenteritis wordt pas manifest na zes tot achttien maanden, maar kan ook na twintig jaar nog optreden. De bestraling veroorzaakt fibrosering van de darm en obstructie is hiervan vaak het eerste symptoom. Conservatieve behandeling met dieetmaatregelen kunnen voor kortere of langere tijd het probleem oplossen. Ongeveer één derde van de patiënten ontkomt ten slotte niet aan een chirurgische ingreep. In de spoedeisende oncologie is de operatie-indicatie een volledige obstructie of een perforatie van de dunne darm. Hierbij wordt een resectie van 'zieke darm' met anastomosering van gezonde darm uitgevoerd. Het probleem is vaak gelegen in het terminale ileum en ileocaecale gebied, waarvoor een hemicolectomie met ileocolische anastomose is geïndiceerd. Is een chirurgische resectie niet mogelijk dan kan worden volstaan met een 'bypass'chirurgie en een side-to-side-anastomose. De mortaliteit bij een acute chirurgische behandeling voor complicaties van bestralingsenteritis varieert van 10-20%. Niet-chirurg-oncologen onderschatten vaak de complicaties waarmee de operatieve behandeling van bestralingsenteritis gepaard kan gaan, die voornamelijk bestaat uit naadlekkages. Soms moet zoveel darm verwijderd worden dat er vervolgens een 'short-bowel'-syndroom ontstaat.

Galwegobstructie

Galwegobstructie kan veroorzaakt worden door galstenen, een galweg- of pancreastumor, of door externe compressie van de galwegen door metastasen. Icterus gaat gepaard met stollingsstoornissen, malabsorbtie, stoornissen in de immunologische afweer en veroorzaakt jeuk. Echografie van de galwegen, CT en/of MRI, ERCP geeft informatie over het niveau van de afsluiting en geeft vaak een indicatie van het onderliggend lijden en de behandelopties.

Een cholecystitis met obstructie van de galwegen wordt soms gediagnosticeerd tijdens een chemotherapiebehandeling. De behandeling bestaat uit antibiotica en op indicatie (laparoscopische) verwijdering van de galblaas en als dat niet wil drainage van de galblaas en in tweede instantie een cholecystectomie. Icterus kan daarnaast veroorzaakt worden door levermetastasen, levercirrose, hepatitis, geneesmiddelen en sepsis.

Endoscopische plaatsing van een stent in de galwegen en als dat niet lukt percutane drainage (PTCD) geeft snelle verlichting van de klachten. Het 'ontgelen' van de patiënt heeft nauwelijks enige invloed op de mortaliteit of morbiditeit van galweg- of pancreaschirurgie bij galwegobstructie.

Er is nog zelden plaats voor chirurgische bypassprocedures. Op basis van de diagnose en eventuele stadiëring wordt de mogelijkheid van een in opzet curatieve, dan wel palliatieve behandeling afgewogen. Soms is er een indicatie voor bestraling en/of chemotherapie in combinatie met een stentplaatsing.

Angiogeneseremmers

De angiogeneseremmer bevacizumab (Avastin®) is een gehumaniseerd monoklonaal antilichaam tegen vasculaire endotheliale groeifactoren (VEGF). VEGF speelt een rol bij de angiogenese, nieuwvorming van bloedvaten die groei van tumoren en metastasen mogelijk maakt. De werking van het middel berust op blokkering van deze groei. Bevacizumab zou stoornissen in de wondgenezing en trombo-embolische complicaties kunnen veroorzaken. De halfwaardetijd van bevacizumab bedraagt ongeveer twintig dagen. Geadviseerd wordt daarom geen electieve chirurgie binnen vier weken na de laatste behandeling te verrichten. Naast bevacizumab zijn inmiddels verschillende angiogeneseremmers geregistreerd. De halfwaardetijd van de tyrosinekinaseremmers is veel korter dan van het antilichaam bevacizumab. Een week staken van deze middelen voor een electieve operatie is hiermee over het algemeen voldoende. Het risico op gastro-intestinale perforaties bedraagt bij de behandeling met bevacizumab van intra-abdominale tumoren zoals ovariumcarcinomen, gastro-intestinale tumoren en pancreastumoren ongeveer 5%, en bij longcarcinoom en niercarcinoom slechts 1,5%. Het percentage darmperforaties is aanzienlijk lager dan voorheen werd verondersteld. Driekwart van dergelijke perforaties kan conservatief worden behandeld. Is chirurgische interventie noodzakelijk, dan is de mortaliteit van darmperforaties ten gevolge van bevacizumab niet verwaarloosbaar en varieert van 12,5-30%.

12.3 Internistische aspecten

12.3.1 HYPERCALCIËMIE

Hypercalciëmie is de meest voorkomende levensbedreigende metabole stoornis die bij patiënten met kanker kan optreden. Het treedt op bij circa 20-30% van de patiënten met kanker, vooral bij multipel myeloom, long-, borst- en niercelkanker, terwijl het bij een tumor uitgaande van het maag-darmkanaal zelden wordt gezien. Differentiaaldiagnostisch moet aan primaire hyperparathyreoïdie worden gedacht, wat na kanker de meest frequente oorzaak is.

Klinische verschijnselen

De klinische symptomen van hypercalciëmie zijn zeer divers. De ernst van de klachten is niet alleen gecorreleerd met de hoogte van het serumcalcium, ook de snelheid waarmee het ontstaat is belangrijk.

Algemene symptomen zijn: dehydratie, moeheid, lethargie, spierzwakte, gewichtsverlies, verwardheid, psychose, anorexie, jeuk, dorst en polyurie, hyporeflexie, verwardheid, toevallen en coma. Misselijkheid, braken, obstipatie en soms ileusklachten zijn de belangrijke gastro-intestinale verschijnselen. De effecten van hypercalciëmie op het hart kunnen aanleiding geven tot bradycardie en supra- en ventriculaire aritmieën. Bij calciumconcentraties van 3,5 mmol/l of hoger is het risico op het ontstaan van hartritmestoornissen belangrijk toegenomen. Door de dehydratie ontstaat een verdere stijging van het serumcalcium als gevolg van een sterke afname van de nierfunctie.

Laboratoriumonderzoek

Minimaal moeten in het serum de spiegels van calcium, albumine, fosfaat, creatinine en mineralen worden bepaald. Daarnaast is de 24 uursuitscheiding van calcium in de urine een belangrijke parameter. Zo wijst een relatief normale uitscheiding van calcium in combinatie met een verlaagde tot laagnormale fosfaatspiegel op een PTH-gerelateerd mechanisme. Een hoge uitscheiding van calcium en een verhoogd fosfaatgehalte in het serum passen bij een proces van actieve botresorptie. Soms kan men steun vinden bij de bepaling van het parathormoon: een lage spiegel past bij tumorhypercalciëmie.

Pathofysiologie

Hypercalciëmie als gevolg van kanker kan globaal op twee manieren ontstaan. In de eerste plaats kan hypercalciëmie ontstaan bij osteolytische botmetastasen, zoals vaak wordt gezien bij mammacarcinoom. Een tweede wijze van ontstaan is de productie van stoffen door de tumor, die een op het parathormoon (PTHrP-)lijkende werking hebben, zonder aanwijzingen voor diffuse metastasering in het bot. De meeste onderzoeken tonen aan dat hypercalciëmie bij patiënten met kanker vooral wordt veroorzaakt door de toegenomen botresorptie. Dit is geen direct effect van de tumor op de botmatrix, maar een effect dat wordt gemedieerd door de osteoclast die op zijn beurt wordt geactiveerd door specifieke circulerende factoren. Dit zijn door de tumor afgescheiden stoffen met een PTH-achtige werking en factoren die door in de nabijheid van de osteoclast gelegen tumorcellen worden geproduceerd.

Behandeling

Bij symptomatische hypercalciëmie is directe rehydratie met fysiologisch zout (3-5 liter/24 uur) het eerst aangewezen. Dit geeft in 10-40% verlaging van het serumcalciumgehalte in een periode van zes tot twaalf uur. Na rehydratie is de behandeling van keuze de intraveneuze toediening van bisfosfonaten. Aminohydroxypropylideendifosfonaat (APD) is een van de oudste en meest effectieve middelen voor de intraveneuze behandeling van hypercalciëmie. Alternatief is pamidroninezuur, waardoor bij meer dan 90% van de patiënten een normocalciëmie wordt bereikt, of zoledroninezuur. Oraal wordt APD zeer slecht (1-2%) geresorbeerd. De waarde van oraal APD als onderhoudsbehandeling ter voorkoming van hypercalciëmie staat niet vast. Indien onvoldoende resultaat wordt verkregen, kan naast de bisfosfonaten geforceerde diurese worden toegepast met 3-8 liter fysiologische zoutoplossing, ondersteund met furosemide. Andere mogelijke behandelwijzen zijn bijvoorbeeld corticosteroïden en calcitonine. Het spreekt voor zich dat – zo mogelijk – een op de tumor zelf gerichte behandeling de eerdergenoemde maatregelen het beste ondersteunt. Overleg met de cardioloog dient plaats te vinden bij een gecorrigeerde calciumspiegel > 4,0 mmol/l of bij een lagere caliumspiegel indien de hypercalciëmie gepaard gaat met een reeds vastgestelde hartritmestoornis en/of een verkorte QT-tijd. Ditzelfde geldt als er tevens sprake is van een kalium boven 5,0 of onder 3,0 mmol/l en/of bij digitalisgebruik.

12.3.2 HYPONATRIËMIE

Patiënten met een hyponatriëmie kunnen zich met klachten op een Spoedeisende Hulp melden. Niet zelden wordt een laag natriumgehalte gevonden bij een oncologische patiënt die zich om welke reden ook presenteert op een Spoedeisende Hulp.

De meest frequente oorzaken van hyponatriëmie in de oncologie zijn een absoluut zout- en volumetekort door overmatig verlies van zout in de urine, zoals na gebruik van diuretica, en ook het cytostaticum cisplatine wordt als oorzaak gezien. Extrarenale oorzaken van hyponatriëmie zijn gelegen in overmatig braken, diarree, drainage van ascites en pleuravocht, en externe galwegdrainage. Een andere belangrijke oorzaak van hyponatriëmie is het gevolg van een overmatige productie van ADH, leidend tot het syndroom van inappropriate ADH (SIADH). Dit wordt gezien bij 15% van de patiënten met een kleincellig bronchuscarcinoom, maar ook bij andere maligniteiten. SIADH wordt ook waargenomen na gebruik van bepaalde cytostatica zoals cisplatine en cyclofosfamide.

Patiënten met hyponatriëmie kunnen zich met verschillende symptomen presenteren die deels samenhangen met de oorzaak van de hyponatriëmie.

Patiënten met een tekort aan extracellulair circulerend volume als gevolg van renaal zoutverlies zijn non-oligurisch en verliezen veel zout in de urine, terwijl patiënten met extrarenaal zoutverlies over het algemeen oligurisch zijn en weinig zout verliezen in de urine. Patiënten met een verlies van extracellulair volume zijn klinisch ondervuld en kunnen zich presenteren met klachten van orthostatische hypotensie, tachycardie en snel opgetreden gewichtsverlies. Indien er sprake is van een toegenomen extracellulair volume, dan zijn de patiënten over het algemeen oligurisch en nemen toe in gewicht. Dit is vooral het geval als er sprake is van ascites. In deze situatie bevat de urine een lage zoutexcretie (< 20 mmol/l). Patiënten met een normaal extracellulair volume, zoals het geval is bij SIADH, hebben hyponatriëmie met hypo-osmolariteit van het serum. Ze hebben een relatief hoge zoutexcretie en een osmolariteit van de urine die hoger is dan zou passen bij de plasmaosmolariteit, de nierfunctie is meestal normaal en het circulerend volume is ook normaal.

Deze patiënten kunnen zich presenteren met klachten van polyurie en verwardheid, tot coma toe.

De behandeling van hyponatriëmie is afhankelijk van de oorzaak ervan. Gestreefd wordt naar een herstel van zowel het natriumgehalte als het extracellulair volume. In geval van SIADH is behandeling van de onderliggende maligniteit de beste behandeling. Daarnaast is waterrestrictie tot in totaal één liter per dag de eerste optie. Als dat nog steeds onvoldoende is, kan worden overgegaan op het geven van demeclocycline. Bij ernstige symptomatische hyponatriëmie kan hypertoon zout worden toegediend. Het doel van de behandeling is dan het serumnatriumgehalte boven de 125 mmol/l te krijgen, waardoor de patiënt uit de directe gevarenzone is. Opgepast moet worden dat de correctie van het serumnatrium te snel wordt uitgevoerd, omdat dit kans geeft op ernstige neurologische problemen.

12.3.3 HYPOKALIËMIE EN HYPOMAGNESIËMIE

Hypokaliëmie wordt frequent gezien bij oncologische patiënten. De meest voorkomende oorzaken zijn: te weinig inname als gevolg van anorexie, te veel verlies als gevolg van braken en diarree en maagzuigdrainage. Renaal verlies van kalium is veelal het gevolg van gegeven medicatie, waarbij naast diuretica sommige cytostatica, vooral cisplatine, aanleiding geven tot soms ernstige hypokaliëmie als gevolg van effecten op de tubulus. De behandeling bestaat uit het geven van oraal of intraveneus kalium en zo mogelijk het behandelen van de onderliggende oorzaak. Niet zelden is er na hoge doseringen cisplatine ook sprake van een hypomagnesiëmie die, indien ernstig, epileptische insulten veroorzaakt. Tijdige suppletie met preparaten die zo min mogelijk aanleiding geven tot diarree is hierbij aangewezen.

12.3.4 TUMORLYSISSYNDROOM

Het tumorlysissyndroom is een syndroom waarbij meerdere metabole problemen tegelijk aan de orde zijn. Het treedt vooral op bij hematologische maligniteiten, zoals acute en chronische leukemieën en non-hodgkin-lymfomen met een hoge maligniteitsgraad.

De klinische presentatie is gerelateerd aan de acuut ontstane hyperurikemie, hyperkaliëmie, hyperfosfatemie, hypocalciëmie en het oligurisch nierfalen. Urinezuur is het eindproduct van het afbraakproces van nucleotiden, de bouwstenen van het DNA. Bij een zeer hoge uraatproductie ontstaan er uraatkristallen in de niertubuli, waardoor nierinsufficiëntie kan ontstaan. Bevorderende factoren zijn dehydratie en het gebruik van medicamenten zoals diuretica.

Bij patiënten met een verhoogd uraatgehalte die tot de hiervoor genoemde risicogroepen behoren, moeten – voordat wordt begonnen met de cytostatische behandeling – de volgende maatregelen worden genomen: vermijden van geneesmiddelen die het uraatgehalte verhogen, adequate hydratie, ruime diurese, alkaliniseren van de urine en het toedienen van allopurinol.

12.3.5 KOORTS EN INFECTIEUZE PROBLEMEN

Koorts is een probleem waarmee oncologische patiënten zich vaak op een internistische spoedeisende hulp presenteren. Koorts kan bestaan als symptoom op zichzelf of als onderdeel van een infectieus probleem. Als er geen verklaring voor de koorts wordt gevonden bij een patiënt met een maligniteit, spreken we van tumorkoorts. Tumorkoorts kan optreden bij diverse lymfomen, maar ook bij bijvoorbeeld ver voortgeschreden, necrotisch vervallen solide tumoren of metastasen. Koorts wordt ook gezien als reactie op geneesmiddelen, zoals na gebruik van bleomycine. Het meest berucht is koorts die optreedt in een leukopene fase na behandeling met chemotherapie. Hierbij is de kans op het ontstaan van infecties het grootst.

Er zijn verscheidene factoren die bijdragen tot een verhoogde kans op infecties bij een patiënt met kanker. De maligniteit zelf kan door zijn lokalisatie aanleiding geven tot een verhoogd infectierisico (bijv. door compressie op de galwegen). Vaker bestaat er een kans op infecties door de tevoren toegediende therapie. Na radio- of chemotherapie kan er een verhoogde kans op mucositis ontstaan, die een porte d'entrée voor infecties kan zijn. Neutropenie is de belangrijkste risicofactor voor de kans op het verkrijgen van bacteriële of schimmelinfecties. Niet alleen de diepte maar ook de duur van de neutropenie is hierbij van belang.

De aanwezigheid van eventueel intraveneuze katheters kan de kans op infecties doen verhogen. Steroïden verlagen de cellulaire immuniteit. Ten slotte kan alleen comorbiditeit (COPD, diabetes) de kans op infecties ook al vergroten. Daarnaast geven verwardheid en verminderd cognitief functioneren bij dementie of alcoholabusus nogal eens aanleiding tot aspiratie.

Bij patiënten die zich met koorts boven de 38,5 °C (of bij driemaal achter elkaar temperatuur boven de 38 °C) na chemotherapie presenteren en bij wie de kans op neutropenie groot is, is het van groot belang de diagnostische fase snel af te ronden. Indien een patiënt zich met – vermoedelijk neutropene – koorts presenteert, is het belangrijk zo spoedig mogelijk een anamnese af te nemen, lichamelijk onderzoek te verrichten en bloed af te nemen voor het bepalen van de leukocyten (< 1,0 totaal aantal leuko's of < 0,5 neutro's wordt gezien als absoluut leuko- of neutropenisch). Neutropenie doet de ontstekingsrespons afnemen, wat betekent dat typische verschijnselen van ontsteking als roodheid en zwelling ontbreken. De opbrengst van een routinematige X-thorax bij patiënten met solide maligniteiten zonder pulmonale klachten lijkt in deze context beperkt.

Indien de patiënt hemodynamisch instabiel of klinisch ziek binnenkomt, is het van belang snel te handelen en na afloop van de kweken zo spoedig mogelijk te starten met intraveneuze breedspectrumantibiotica. Tegenwoordig worden grampositieve verwekkers (bijv. coagulasenegatieve stafylokokken) vaker gevonden dan gramnegatieve, maar *E. Coli*, Klebsiella en Enterobacter blijven beruchte verwekkers. Bij patiënten met diarree is het van belang de aanwezigheid van *Clostridium difficile* toxine te bepalen.

De antibiotica waarmee gestart wordt verschillen per instelling. Ofwel er kan gestart worden met bijvoorbeeld monotherapie ceftazidime of imipenem, ofwel met een combinatie bètalactamantibiotica en een aminoglycoside.

Eenmaal opgenomen moet de patiënt intensief worden vervolgd, aangezien niet zelden een switch in het antibiotisch beleid noodzakelijk is bij uitblijven van klinische verbetering of het bekend worden van de uitslag van een kweek, zodat de antibiotische behandeling meer gericht op een bepaalde verwekker kan worden gegeven. Als lijkt dat een vreemd lichaam de oorzaak van de infectie is en antibiotische behandeling niet snel tot verbetering leidt, dan moet worden overwogen dit te verwijderen. Dit geldt uiteraard vooral bij de aanwezigheid van centraal veneuze katheters, bijvoorbeeld een hickman-katheter of een Port a Cath. Gelukkig is sinds de introductie van breedspectrumantibiotica, die ook *Pseudomas aeroginosa* en andere gramnegatieve bacteriën adequaat bestrijden, de kans op mortaliteit duidelijk afgenomen, maar deze bedraagt toch nog altijd enkele procenten. De exacte oorzaak van de febriele neutropenie wordt lang niet altijd duidelijk, slechts in circa een derde van de gevallen van neutropenische koorts is de verwekker (na bloed- en andere kweken) bekend.

12.3.6 TROMBO-EMBOLISCHE PROCESSEN

Acute dyspnoe of een opgezet en pijnlijk rood onderbeen wordt frequent gediagnosticeerd bij oncologische patiënten op een SEH, maar ook aspecifiekere presentaties zijn mogelijk. Diepe veneuze trombose (DVT) en longembolieën, maar ook arteriële embolieën en myocardinfarcten komen veel voor bij patiënten met kanker. Patiënten die eenmaal een trombo-embolisch proces hebben doorgemaakt, hebben een verhoogd risico het nog eens te krijgen, maar ook bestaat er een kans op bloedingscomplicaties ten gevolge van de anticoagulantia. Ten slotte geven angiogeneseremmers een verhoogd risico op arteriële trombo-embolische processen.

Het risico op trombo-embolische processen neemt toe boven de leeftijd van 65 jaar. De behandeling van trombo-emboliëen bestaat uit het toedienen van laagmoleculaire heparines. De duur van de ontstolling is afhankelijk van het onderliggend lijden. Bij patiënten die gemetastaseerde ziekte hebben of chemotherapie krijgen is de internationale consensus om de ontstolling bij DVT en longembolie ook na zes maanden te continueren. Trombolyse dient in de acute situatie met voorzichtigheid te worden toegepast, gezien het risico op grote en zelfs fatale bloedingen. De indicatie voor trombolyse is een levensbedreigende situatie of een acute afsluiting van een ledemaat. Gedurende een operatie krijgt iedere patiënt profylactisch laagmoleculaire heparine, maar dit is geen standaard bij patiënten die ambulant zijn en is evenmin geïndiceerd bij centraal veneuze katheters.

12.4 Maligne effusies: ascites, pleuravocht en pericardvocht

12.4.1 ASCITES

Patiënten met ascites presenteren zich met regelmaat op een SEH vanwege mechanische klachten die optreden door de 'dikke buik'. Veelal staan klachten van kortademigheid op de voorgrond, maar ook anorexie of een snel vol gevoel en pyrosis. Ascites is een frequent symptoom bij patiënten met een ovariumcarcinoom, maar kan voorkomen bij alle tumoren die in de buik zijn gelokaliseerd, zowel primair als metastatisch.

Ook bij patiënten die bekend zijn wegens een maligniteit moeten niet-maligne oorzaken van ascites worden overwogen en uitgesloten. Daarbij moet worden gedacht aan cardiale oorzaken (rechtsdecompensatie, pericarditis constrictiva) en verscheidene leveraandoeningen (cirrose, syndroom van Budd-Chiari). Een ascitespunctie waarbij zo veel mogelijk vocht wordt verwijderd, is veelal de beste initiële benadering zowel voor de diagnostiek als voor symptoomverlichting.

Belangrijk is te letten op het aspect van het ascitesvocht, omdat bijvoorbeeld een melkachtige kleur kan wijzen op chylusvorming, een hemorragisch aspect op het bestaan van een bloeding en een troebel aspect op het bestaan van een infectieuze peritonitis. Verdere onderzoeken van belang voor het stellen van de diagnose en voor de keuze van behandeling zijn: cytologisch onderzoek, het aantal en de differentiatie van de witte bloedcellen, microbiologisch onderzoek, bepaling van het eiwitgehalte, het LDH-gehalte, het amylasegehalte, en op indicatie kunnen tumormerkstoffen worden bepaald. Een hoog eiwitgehalte (> 40% van het serumeiwit) en een verhoogd LDH-gehalte (LDH-ascites/LDH-serum > 1,0) zijn zeer suggestief voor maligne ascites. Indien er sprake is van een hoog eiwitgehalte, spreekt men van een exsudaat, wanneer dit laag is van een transsudaat.

Slechts bij een minderheid van de patiënten zal men de mogelijkheid hebben een direct op de tumor gerichte behandeling te starten. Meestal komt ascites namelijk voor bij patiënten in de laatste maanden van hun leven. Men zal het uiterste moeten proberen om voor de patiënt op een zo min mogelijk belastende manier verlichting te verkrijgen.

Een ascitespunctie is de meest gebruikte en eenvoudigste therapeutische maatregel. Indien sprake is van een snel recidief is frequent puncteren niet de eerste keuze, omdat dit leidt tot verlies van eiwitten en verstoring van mineralen. Bovendien neemt het risico van complicaties zoals peritonitis toe. Indien andere niet-invasieve behandelopties niet toereikend zijn, is een herhaalde ascitespunctie de beste vorm van palliatie.

De niet-invasieve behandeling bestaat uit zoutbeperking en het geven van spironolacton en lisdiuretica, maar dit is over het algemeen weinig succesvol bij ascites op basis van een peritonitis carcinomatosa. De belangrijkste bijwerking is het optreden van misselijkheid. De effecten op ascites bestaande uit transsudaat zijn over het algemeen gunstiger dan op die uit exsudaat.

Shunts worden zelden toegepast. Het succes ervan is over het algemeen zeer beperkt en slechts kortdurend effectief. Een voorbeeld van een peritoneoveneuze shunt is de denver-shunt. De denver-shunt heeft een kamertje waarin zich één of twee kleppen bevinden. Door uitwendige compressie van deze kamer kan vloeistof worden doorgepompt. De essentie van de peritoneoveneuze benadering is dat men een verbinding maakt tussen de peritoneale holte en de vena cava superior. Gezien de veelal beperkte levensverwachting van patiënten met een maligne ascites wordt de shunt in de praktijk slechts weinig gebruikt

Aangezien de toevloed van ascites naar de circulatie een belangrijke volumebelasting kan betekenen, is decompensatio cordis een relatieve contra-indicatie.

12.4.2 PLEURAVOCHT

Maligne pleura-effusie wordt vooral gezien bij het bronchus- en mammacarcinoom, maar kan in het beloop van iedere maligniteit optreden indien de pleura of het mediastinum erbij betrokken is. Obstructie van de lymfeklierdrainage door tumoringroei is de voornaamste oorzaak van pleuravochtophoping. Bij 50-90% van de patiënten met een primaire of metastatische tumor in de pleura kan zich in de loop van de ziekte pleuravocht ontwikkelen. De belangrijkste klacht van de patiënt is kortademigheid, die ontstaat door afname van het longvolume en door stoornissen in de ventilatie-perfusieverhouding. Dit kan vooral invaliderend zijn indien er door pre-existent longlijden al een aanzienlijk verlies van longfunctie is opgetreden. Andere klachten zijn prikkelhoest en pijn. Door middel van een thoraxfoto kan de aanwezigheid van pleuravocht op eenvoudige wijze worden vastgesteld. Onderzoek van het pleuravocht is essentieel voor het stellen van de diagnose en het instellen van de juiste behandeling.

De kenmerken van maligne pleuravocht zijn: hemorragisch aspect, hoog soortelijk gewicht, eiwitgehalte > 30 g/liter (ratio eiwit in pleuravocht t.o.v. eiwit in serum > 0,5), pleuravocht LDH > twee derde van de hoogste serumwaarde voor LDH, ratio van LDH in pleuravocht t.o.v. serum > 0,5 en glucose in pleuravocht lager dan in het serum. Omdat het aantal maligne cellen vaak gering is, moet een voldoende groot volume (ten minste 250 ml) voor cytologisch onderzoek worden aangeboden. De kans op een positieve cytologische uitslag is afhankelijk van de onderliggende maligniteit. Bij het bronchus- en mammacarcinoom is deze 60-70%, terwijl deze bij de ziekte van Hodgkin slechts 20% is. Op indicatie kunnen tumormarkers in het vocht worden bepaald.

Hoewel maligniteiten de meest frequente oorzaken zijn van het ontstaan van pleuravocht (45%), moet differentiaaldiagnostisch ook worden gedacht aan een decompensatio cordis, infecties en een auto-immuunproces.

Behandeling

Indien mogelijk moet de onderliggende oorzaak worden behandeld. Als dat niet mogelijk is, komt een lokale symptomatische behandeling in aanmerking. Dit laatste houdt in dat bij patiënten zonder klachten geen behandeling moet worden ingesteld. De eerste stap in de behandeling is een ontlastende pleurapunctie om vast te stellen of dit een gunstig effect heeft op de symptomen. Bij het snel optreden van een recidief is pleuradese de behandeling van keuze. Dit kan worden bereikt door het veroorzaken van een chemische pleuritis, met als gevolg verkleving van de pleurabladen en het verdwijnen van de holte. In de loop der jaren zijn voor dit doel veel stoffen gebruikt. De meest toegepaste middelen zijn bleomycine of talkpoeder. Een drietal procedures is mogelijk: een ontlastende punctie met onmiddellijk aansluitend het inspuiten van de scleroserende stof, het aanleggen van een pleuradrain met continue drainage en sclerosering nadat is vastgesteld dat de pleuraholte vrij van vocht is en er een goede ontplooiing van de long is opgetreden of leegpunctering met behulp van thoracoscopie. Het voordeel van de laatste methode is de mogelijkheid van inspectie en het direct nemen van een pleurabiopsie en leegpuncteren in één sessie met aansluitende pleuradese. Na adequate pijnstilling, systemisch (morfinomimetica) en/of lokaal met lidocaïne in de pleuraholte, wordt de scleroserende stof ingespoten en wordt door wisselligging voor een goede spreiding gezorgd. Na 24 uur afzuigen wordt, als de vloeistofproductie minder is dan 150 ml, de drain verwijderd.

12.4.3 PERICARDVOCHT

De aanwezigheid van metastasen in hart en pericard is niet zeldzaam. Ze worden vooral gevonden bij carcinomen van long en mamma, minder vaak bij sarcomen, melanomen, tumoren van het maag-darmkanaal, leukemieën en lymfomen. Het klachtenpatroon wordt sterk bepaald door de hoeveelheid vocht en de snelheid waarmee het ontstaat. De symptomen die kunnen optreden zijn kortademigheid, hoesten, pijn op de borst, hartkloppingen en duizeligheid. Bij het lichamelijk onderzoek worden tekenen van veneuze stuwing gezien, zoals een verhoogde centraalveneuze druk, hepatosplenomegalie en verder een pulsus paradoxus, vergroting van de hartfiguur en zachte tonen. Afhankelijk van de hoeveelheid vocht kunnen ook wrijfgeluiden worden waargenomen. Echografie is het onderzoek van keuze voor het verkrijgen van verdere informatie over de hoeveelheid vocht en is van belang bij het plaatsen van de pericarddrain.

Door een echogeleide percutane pericardiocentese kunnen de meeste pericardeffusies worden aangeprikt met zeer weinig risico voor de patiënt. Afhankelijk van de overige therapeutische mogelijkheden, zoals hormonale maatregelen of chemotherapie bij patiënten met mammacarcinoom, kan hiermee worden volstaan, anders moet sclerotherapie worden overwogen. De ervaring met een dergelijke benadering is echter beperkt. Een mogelijkheid is het toedienen van bleomycine, opgelost in fysiologisch zout. Indien met de eerdergenoemde maatregelen onvoldoende resultaat wordt bereikt, kan een pericardectomie worden overwogen.

12.5 Radiotherapeutische aspecten

Radiotherapie is een belangrijke behandelmodaliteit voor een aantal spoedeisende oncologische aandoeningen. Anders dan bij de meeste chirurgische indicaties is de definitie van spoed bij radiotherapie eerder een kwestie van behandelen binnen uren tot dagen dan binnen minuten. Dit wordt vooral verklaard door de 'verlengde' werking van radiotherapie. Na een behandelfractie is er immers niet een direct klinisch waarneembaar effect, maar duurt het enkele uren tot dagen of zelfs weken voordat het beoogde klinisch effect wordt bereikt. Radiotherapie veroorzaakt binnen de eerste uren na het geven van een bestralingsfractie afname van omgevend oedeem en ontstekingscellen, zoals pijnmediatoren en prostaglandines. Dit kan dan leiden tot een snelle pijnrespons. Binnen dagen tot weken treedt vervolgens verval van tumorweefsel op met daarop een verdere reactie van het omliggend gezonde weefsel. Hierna kunnen klachten veroorzaakt door druk of ingroei van tumorweefsel in organen of zenuwen afnemen en zelfs geheel verdwijnen. Dit effect kan vervolgens langdurig aanhouden. Het is van belang dat de behandelend arts bij beginnende symptomen van elk van de eerdergenoemde aandoeningen in een vroeg stadium overlegt met de radiotherapeut-oncoloog. Het vroegtijdig starten van een interventie kan ook eventuele progressie die kan leiden tot invaliderende klachten voorkomen. Vanwege het langzaam intredende effect van radiotherapie is het vaak noodzakelijk gelijktijdig te starten met systemische pijnmedicatie en/of corticosteroïden. Dexamethason geeft een snelle vermindering van eventueel bijkomend oedeem veroorzaakt door reactie van omliggend weefsel. Hierdoor kunnen symptomen van druk tijdelijk afnemen, zoals hoofdpijn bij hersenmetastasen, neurologische uitval bij compressie door botmetastasen.

Het merendeel van de spoedindicaties voor radiotherapie komt voor bij patiënten met een gemetastaseerde ziekte en is dus van palliatieve aard. Het wel of niet met spoed bestralen van een patiënt hangt dan ook in grote mate af van de levensverwachting op korte termijn en het te verwachten effect en de bijwerkingen van de radiotherapie. Uit palliatief oogpunt wordt bij voorkeur een zo kort mogelijke behandeling gegeven met zo min mogelijk bijwerkingen. Deze korte behandeling kan zo nodig worden herhaald ('re-irradiatie') bij terugkeer van klachten of bij onvoldoende effectiviteit. Algemene overwegingen die meegenomen dienen te worden indien men palliatieve radiotherapie overweegt te starten zijn geformuleerd in tabel 12.1.

Respons Hoe moeilijk het ook is om de prognose van een patiënt betrouwbaar in te schatten, het blijft belangrijk om ook het 'niet-behandelen' mee te nemen in de overwegingen, omdat radiotherapie over het algemeen niet een direct palliatief effect sorteert.

Wensen en verwachtingen Sommige bijwerkingen, bijvoorbeeld kaalheid bij bestraling van multipele hersenmetastasen, kunnen een patiënt doen besluiten af te zien van de radiotherapie. Patiënten en/of familie hebben soms irreële verwachtingen van het effect van een palliatieve bestraling, bijvoorbeeld kan gedacht worden dat deze levensverlengend is.

Aantal bestralingen Bij voorkeur wordt een zo gering mogelijk aantal bestralingen (fracties) toegepast. De meest gebruikte schema's zijn 1×8 Gy, 5×4 Gy, maximaal $10\text{-}13 \times 3$ Gy. Het intakegesprek en de radiotherapieplanning van de bestralingsvelden (simuleren) duren ongeveer één dagdeel. De duur van de bestraling per fractie is enkele minuten tot een kwartier. Patiënten worden op opeenvolgende dagen bestraald.

Tabel 12.1	Algemene overwegingen.
– kans op zinvolle respons
– wensen en verwachtingen van de patiënt
– keuze voor het aantal fracties
– bijwerkingen
– mogelijkheid tot re-irradiatie

Belasting De belasting voor de patiënt kan zowel worden uitgedrukt in tijd als in invloed op de 'conditie van de patiënt'. De patiënt moet voor de bestraling vaak naar een ander ziekenhuis of radiotherapeutisch instituut verwezen worden, of is soms al opgenomen in een verwijzend ziekenhuis en moet daar vandaan vervoerd worden voor radiotherapie. Bij een korte levensverwachting is daarom een langdurig bestralingsschema uit het oogpunt van kwaliteit van leven niet wenselijk.

Bijwerkingen Over het algemeen zijn de bijwerkingen voorspelbaar, mild en van voorbijgaande aard. De patiënt dient ingelicht te worden over de eventuele bijwerkingen en wat daaraan gedaan kan worden mochten deze optreden. Zo nodig kunnen medicijnen worden voorgeschreven om deze bijwerkingen te voorkomen of te verminderen.

Re-irradiatie Indien de klachten niet voldoende reageren of terugkeren na een eerdere respons op de bestraling, is bij de meeste indicaties een tweede bestraling mogelijk en ook zinvol.

Een overzicht van een tijdsindruk van de 'relatieve' mate van spoed voor diverse indicaties is weergegeven in figuur 12.1. Binnen de radiotherapie wordt onder spoed verstaan het starten van een bestraling binnen enkele uren tot dagen (bijv. bij neurologische uitvalsverschijnselen of bij dreigende inklemming). Relatieve spoed betekent dat er binnen enkele dagen tot één week gestart dient te worden met de bestraling (bijv. bij pijnklachten).

De belangrijkste spoedeisende en relatief spoedeisende aandoeningen die in aanmerking komen voor een 'spoedbestraling' zijn samengevat in tabel 12.2.

Tabel 12.2 Spoedeisende en relatief spoedeisende indicaties voor radiotherapie.

spoedeisende indicaties voor radiotherapie:
- neurologische uitvalsverschijnselen
- vena cava superior syndroom
- bloedingen door tumoringroei
- verhoogde intracraniële druk
- visusverlies

relatief spoedeisende indicaties voor radiotherapie:
- pijn
- multiple hersenmetastasen
- perifeer lymfeoedeem
- slikklachten

12.5.1 NEUROLOGISCHE UITVALSVERSCHIJNSELEN

Compressie van het myelum wordt veroorzaakt door expansie van botmetastasen in de wervelkolom, meestal ventraal vanaf het wervellichaam. Soms treedt een pathologische wervelfractuur op met botfragmenten die de epidurale ruimte verdringen. De meeste patiënten hebben als initieel symptoom al weken of maanden pijn in de rug. Pas als door de compressie de vascularisatie van het myelum wordt belemmerd, met als gevolg oedeemvorming, witte-stofveranderingen en eventueel infarcering en necrose, treden ook neurologische symptomen op. Motorische uitval komt hierbij vaker voor dan sensibele uitval. De mate van uitval bepaalt tevens het klinische beeld. Er kan sprake zijn van een partiële of volledige dwarslaesie of, bij compressie laag lumbaal, van een cauda-equinasyndroom. Indien de patiënt op de SEH geen oncologische voorgeschiedenis heeft, of bekend is met een in principe niet-agressieve vorm van kanker, dient altijd een biopsie verricht te worden ter verkrijging van een weefseldiagnose. Indien er elders in het lichaam metastasen zijn die toegankelijk zijn voor biopsie heeft dit de voorkeur.

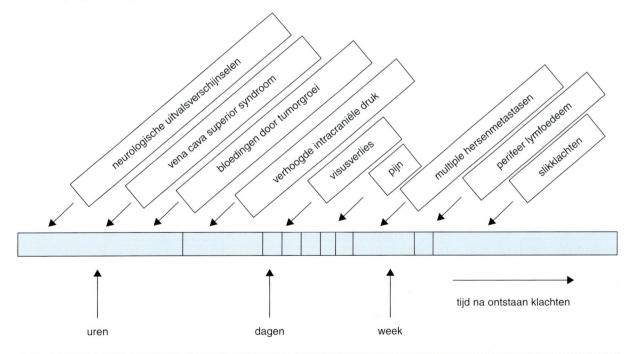

Figuur 12.1 'Relatieve' mate van spoed in de radiotherapie voor diverse indicaties.

Op zichzelf leidt het symptoom rugpijn veroorzaakt door metastasen in de wervelkolom niet altijd ook automatisch tot het ontstaan van neurologische verschijnselen. In een Nederlandse gerandomiseerde fase-III-studie ontwikkelde slecht 3% van de 320 patiënten met rugpijn die palliatieve radiotherapie ontvingen een (dreigend) dwarslaesiebeeld tijdens follow-up.

Het doel van de behandeling is het herstel van of tenminste stabilisatie van het vermogen tot staan, lopen, spontane mictie en defecatie. De snelheid van ontstaan van neurologische symptomen is in hoge mate voorspellend voor het succes van een radiotherapeutische behandeling. Bij langzaam ontstane klachten (> 14 dagen) is de schade veelal reversibel met verbetering van neurologische functies na radiotherapie in 86% tegenover slechts 19% na snelle achteruitgang (< 14 dagen). Andere voorspellende factoren voor kans op herstel zijn 1) het type tumor; in dit opzicht zijn gunstige vormen van kanker onder andere mammacarcinoom, prostaatcarcinoom en M. Kahler, 2) de levensverwachting (uitgedrukt met gebruik van de performancescore), 3) het aantal aangedane wervels (gunstig: solitaire metastase) en 4) de afwezigheid van viscerale metastasen. Bij een patiënt met neurologische uitval dient eerst een MRI van de gehele wervelkolom gemaakt te worden om de uitgebreidheid van metastasering vast te leggen. Omdat het merendeel van de patiënten met wervelmetastasen een beperkte levensverwachting heeft (< 3 maanden) of in een matige conditie verkeert, is radiotherapie voor de meeste patiënten de behandeling van keuze (fig. 12.2). Bij patiënten met een matige conditie met een geringe kans op volledig herstel wordt veelal een kort bestralingsschema toegepast (eenmalig 8 Gy of 5 à 6 fracties van 4 Gy). Bij een kleine groep patiënten met een langere levensverwachting (minimaal één jaar) valt de keuze op een bestralingsschema met een hogere totaaldosis (bijvoorbeeld 10 fracties van 3 Gy). Hierdoor is de kans op eventueel recidief van neurologische klachten op langere termijn (> 1 jaar) significant kleiner. Bij een patiënt met neurologische uitvalsverschijnselen dient de palliatieve radiotherapie liefst binnen enkele uren gestart te worden. De patiënt begint bij voorkeur met dexamethason ter directe behandeling van de neurologische klachten en van eventueel bijkomend oedeem door de radiotherapie.

Over de waarde van een uitgebreide chirurgische ingreep als primaire behandeling bestaat nog geen consensus bij gebrek aan goede studies. In principe komen alleen patiënten met slechts één of twee aangedane wervels hiervoor in aanmerking. Deze patiënten dienen tevens een langere levensverwachting (> 6 maanden), een goede performancescore (Karnofsky-performancescore > 80) en bij voorkeur geen progressieve ziekte elders in het lichaam te hebben. Ook bij snelle progressie van neurologische klachten onder radiotherapie en dexamethason is een neurochirurgische ingreep te overwegen ter decompressie

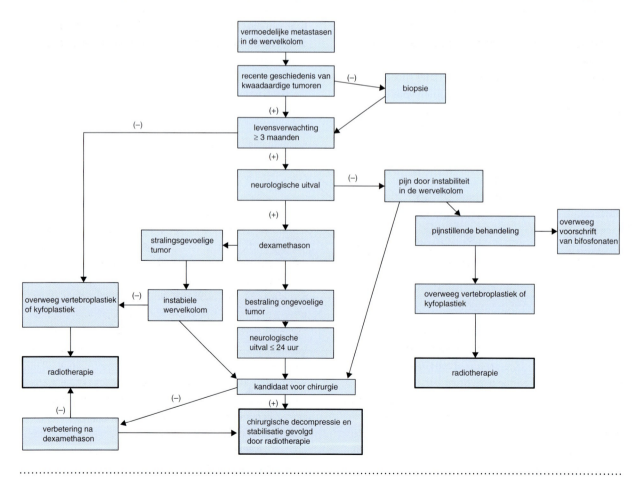

Figuur 12.2 Stroomdiagram voor de behandeling van wervelmetastasen.

van het myelum. Bij stralengevoelige tumoren (bijvoorbeeld M. Kahler) heeft chirurgie geen bewezen meerwaarde. Bij ingezakte wervels is een kyfo- of vertebroplastiek te overwegen als minimaal invasieve ingreep ter stabilisatie van de wervel. Na de operatie ondergaan geopereerde patiënten aanvullend radiotherapie ter eradicatie van tumorcellen. Een kleine groep patiënten met neurologische uitval die al eerder hoge-dosis-radiotherapie heeft ondergaan met een bereikte maximale tolerantie van het myelum komt eventueel ook voor chirurgie in aanmerking. Ook hier geldt dat de patiënt nog wel een goede prognose en performancescore dient te hebben. Door de snelle ontwikkelingen met gerichte radiotherapie (stereotaxie, Intensity-Modulated Radiation Therapy (IMRT)) zijn deze patiënten in de nabije toekomst ook kandidaat voor niet-invasieve myelumsparende radiotherapie.

12.5.2 VENA CAVA SUPERIOR SYNDROOM (VCSS)

Bij compressie van de vena cava superior door vergrote metastatische lymfeklieren in het mediastinum ontstaan progressieve klachten van benauwdheid, zwelling van hals, gelaat en bovenlichaam, hoofdpijn en slikklachten. Ook kunnen patiënten meestal niet plat liggen. Indien de patiënt bekend is met bijvoorbeeld het niet-kleincellig longcarcinoom als oorzaak van het VCSS, of bijvoorbeeld een chemotherapeutisch uitbehandeld maligne lymfoom heeft, wordt bij voorkeur binnen één tot twee dagen gestart met kortdurende palliatieve bestraling, eventueel voorafgegaan door een stentplaatsing in de VCS. Radiotherapie geeft verlichting van de klachten binnen enkele dagen bij > 70% van de patiënten.

Indien een patiënt zich presenteert met een VCSS en er geen primaire tumor bekend is, is het aangewezen eerst histologie te verkrijgen voor het stellen van de diagnose. Als er sprake is van een maligne lymfoom, is de behandeling in principe curatief van opzet en zal met chemotherapie worden gestart voor een snel therapeutisch effect. Ook bij een kleincellig bronchuscarcinoom met als eerste uiting een VCSS wordt bij voorkeur gestart met chemotherapie. Bij bijkomende trombosering van de VCS dient de internist geraadpleegd te worden in verband met het eventueel starten van anticoagulantia.

12.5.3 BLOEDINGEN DOOR TUMORINGROEI

Bij tumoringroei in 'holle organen' zoals long, mondkeelholte, oesofagus, maag, blaas, uterus of cervix die in direct contact staan met de buitenwereld kunnen bloedingen optreden die voor de patiënt en zijn omgeving zeer bedreigend en beangstigend zijn. Als bloedingen leiden tot de noodzaak van bloedtransfusies, verzorgingsproblemen, en/of psychisch niet te verdragen zijn voor de patiënt, is kortdurende palliatieve bestraling te overwegen. Soms is embolisatie van aanvoerende vaten of lasercoagulatie een goede behandelingsoptie. Voordeel van radiotherapie in vergelijking met andere behandelopties is het dubbele effect op eventueel bijkomende klachten als pijn of benauwdheid door tumorafname. Veelgebruikte palliatieve schema's bij patiënten in een matige conditie zijn eenmalig 6 Gy of 8 Gy met een effect bij 80% van de patiënten binnen één tot drie weken. Bij patiënten met een langere levensverwachting kan een kortdurend schema van vijf, zes, of tien fracties overwogen worden om zodoende een langduriger antitumoreffect te bereiken.

12.5.4 VERHOOGDE INTRACRANIËLE DRUK MET DREIGENDE INKLEMMING

Indien bij patiënten met hersenmetastasen of een primair hersenlymfoom reactief oedeem optreedt, kan een acute situatie ontstaan met een verhoogde intracraniële druk met dreiging van inklemming. Deze patiënten klagen over progressieve hoofdpijn of worden toenemend suf. In eerste instantie wordt gestart met dexamethason in de hoop een snel klinisch effect te bewerkstelligen. Vervolgens wordt, bij voorkeur op korte termijn (binnen dagen), overgegaan op palliatieve radiotherapie. Indien er geen of weinig respons op dexamethason is, stelt dit klinisch beloop de behandelaars voor een lastig dilemma, omdat dit veelal ook voorspellend is voor een geringe kans op respons op radiotherapie. Een abstinerend beleid kan dan de voorkeur hebben. Bij jonge patiënten met weinig ziekteactiviteit elders melden 'case reports' echter een waardevolle bijdrage van radiotherapie. Toegepaste schema's zijn 20 Gy in vijf fracties, of 30 Gy in tien tot twaalf fracties.

12.5.5 VISUSVERLIES DOOR INTRAOCULAIRE METASTASEN OF BOTMETASTASEN IN DE ORBITA

Bij metastasen in het oog of in de orbita kan progressief visusverlies met eventueel pijn en roodheid van het oog optreden dat onbehandeld tot irreversibele blindheid kan leiden. Meestal betreft het patiënten met mamma- of bronchuscarcinoom. Bij 20% van de patiënten komen de metastasen bilateraal voor. Het snel starten van palliatieve radiotherapie geeft een objectieve respons bij ongeveer 80% van de patiënten, met volledig herstel van de visus bij ongeveer 60%. Afhankelijk van de levensverwachting van de patiënt wordt gekozen voor een kort schema, bijvoorbeeld 20 Gy in vijf fracties of 30 Gy in tien tot twaalf fracties. Bij patiënten in een goede conditie met een solitaire metastase in het oog en afwezigheid van ziekte elders kan ook gekozen worden voor een langduriger schema, bijvoorbeeld 40 Gy in fracties van 2 Gy. Omdat het bij metastasen in het oog om een relatief zeldzame aandoening gaat, zijn er geen gerandomiseerde studies naar de optimale behandeling. Bij het kiezen van de bestralingstechniek wordt zo mogelijk lenssparend gewerkt om vorming van cataract op langere termijn te voorkomen.

12.5.6 PIJN DOOR METASTASEN IN BOT OF WEKE DELEN

Pijn veroorzaakt door metastasen in bot of weke delen komt veelvuldig voor. Pijn kan dermate belastend zijn voor patiënten zijn met betrekking tot hun kwaliteit van leven dat bij het stellen van de indicatie voor radiotherapie de behandeling dan ook bij voorkeur binnen een week zou moeten plaatsvinden. Bij ongecompliceerde botmetastasen geeft een eenmalige bestraling van 8 Gy bij ongeveer 70% van de behandelde patiënten binnen drie tot vier weken vermindering van pijn, ergo respons. Indien er een uitgebreide wekedelencomponent is of uitgebreide osteolyse met dreigende fracturering worden ook wel vijf tot zes fracties gegeven met een totale dosis van 20-24 Gy om afname van tumorload te bewerkstelligen en remineralisatie van het aangedane bot te induceren. Bij dreigende fracturering kan er een indicatie zijn voor preventieve osteosynthese. Het is belangrijk om voor optimale pijnmedicatie te zorgen om de periode tot een respons op de radiotherapie optreedt te overbruggen. Bijkomend kan nog kortdurende flare-up van pijn ontstaan in het begin of vlak na de radiotherapie. Veelal kan pijnmedicatie worden afgebouwd indien de patiënt minder pijn ervaart, en daarmee verminderen dus ook de eventuele bijwerkingen hiervan. Indien pijn onvoldoende reageert of terugkeert na een eerdere respons, is een tweede behandeling te overwegen, met 60-80% kans op respons.

12.5.7 MULTIPELE HERSENMETASTASEN

Hersenmetastasen komen steeds vaker voor, mogelijk vanwege de toegenomen levensverwachting door verbeterde systemische behandelingen. Veelvoorkomende symptomen bij multipele metastasen in de hersenen zijn hoofdpijn, epileptische aanvallen, neurologische uitval met paresen, en persoonlijkheidsveranderingen. De psychische belasting van deze diagnose voor de patiënt moet niet worden onderschat. Afhankelijk van de symptomen wordt gestart met dexamethason ter bestrijding van oedeem, of anti-epileptica bij insulten. Een goede reactie op dexamethason is voorspellend voor het effect van de eropvolgende radiotherapie. Bij voorkeur start de radiotherapie binnen een week, om de dexamethason medicatie daarop zo snel mogelijk te kunnen afbouwen. Meestal wordt een kort schema gegeven, 20 Gy in vijf fracties. Bestraling leidt tot een verlenging van de levensverwachting. Deze is één tot twee maanden met alleen dexamethason, maar kan toenemen tot zes à zeven maanden na radiotherapie. De meest ingrijpende bijwerking van de radiotherapie is irreversibele haaruitval met kaalheid.

12.5.8 PERIFEER LYMFOEDEEM

Lymfkliermetastasen para-aortaal, in het kleine bekken of femoro-inguïnaal kunnen rugpijn en/of lymfoedeem van de onderste ledematen veroorzaken. Afhankelijk van de lokalisatie van de lymfkliermetastasen ontstaat lymfoedeem unilateraal of bilateraal. Het in een vroeg stadium bestralen van deze lymfklierpakketten kan de lymfestroom weer zoveel mogelijk op gang helpen, de kans op respons is dan het grootst. Aanvullend hierbij is manuele lymfoedeemtherapie en het aanmeten van elastische kousen. Een veelgebruikt palliatief schema, afhankelijk van een eventueel eerdere bestraling in het kleine bekken, bestaat uit vijf tot zes fracties van 4 Gy, of 30 Gy in tien tot twaalf fracties. Indien de darmen in het bestralingsveld liggen, kunnen voorbijgaande darmklachten met kramp en frequente defecatie of zelfs diarree optreden.

12.5.9 SLIKKLACHTEN

Bij het oesofaguscarcinoom zijn slikklachten vaak een eerste uiting van de ziekte. Indien het lumen van de slokdarm zodanig vernauwd is dat voedsel en vocht niet goed kunnen passeren, ontstaat soms een acuut probleem met verminderde intake, met als gevolg uitdroging en gewichtsverlies. Belangrijk is om de stadiëring zo snel mogelijk rond te hebben, om te beslissen of er sprake kan zijn van een in opzet curatief behandeltraject of dat slechts palliatie mogelijk is.

Bij patiënten die niet in aanmerking komen voor chirurgische resectie of in opzet curatieve (chemo)radiatie is het belangrijk de patiënt zo lang mogelijk in een goede voedingstoestand te houden omdat dit de uiteindelijke levensduur mede bepaalt. Het plaatsen van een voedingssonde via de neus kan direct uitkomst bieden om de passage te vrij te houden, maar is vaak lastig voor de patiënt. Eenmalige inwendige bestraling met een brachytherapiesonde geeft een verbetering van de passage binnen enkele weken. Een alternatief is het plaatsen van een stent, dit werkt sneller, maar het effect duurt korter. Bij een uitgebreide tumor kan ook gekozen worden voor uitwendige palliatieve radiotherapie.

12.6 Ethische aspecten

Ethische dilemma's bij kankerpatiënten in het geval van de zogenoemd spoedeisende oncologie doen zich vooral voor bij de terminale patiënt die palliatief wordt behandeld of bij de patiënt met complicaties van recidief of progressie van ziekte. Over het algemeen zal de voorkeur uitgaan naar een conservatieve behandeling. Chirurgische interventie heeft bij deze categorie patiënten nauwelijks invloed op de overleving of de kwaliteit van leven. De mogelijkheden van behandeling en wel of niet reanimeren zullen in nauwe samenspraak met patiënt en familie moeten worden afgewogen. Zoals al eerder verwoord is ook de behandeling van de spoedeisende oncologische patiënt gebaat bij een 'team approach'. De patiënt heeft recht op de juiste, eerlijke en oprechte informatie niet alleen van zijn of haar arts maar van het behandelend oncologisch team, inclusief de huisarts en/of verpleeghuisarts. De palliatieve zorg is de afgelopen jaren geprofessionaliseerd en is niet meer weg te denken uit de kankerzorg in 2010.

12.7 Conclusie

Spoedeisende oncologie komt frequent voor. Hoewel over het algemeen patiënten die al (uitgebreid) bekend zijn met een maligniteit een bezoek aan de SEH brengen, kan bij een acute verwijzing de diagnose kanker ook voor het eerst gesteld worden. Zowel voor patiënten met een nieuwe als al bekende diagnose kanker zijn het stadiëren van de ziekte en het inventariseren van de activiteit van bekende metastasen van groot belang. Pas als dit overzicht er is, kan worden overgegaan tot een adequaat behandelplan. In de curatieve sfeer is dit traject meestal helder, maar op het moment dat er sprake is van een acuut palliatief traject is dit voor de patiënt en diens naasten emotioneel vaak erg belastend. Gelukkig is de kennis over palliatie in de (acute) oncologie de afgelopen jaren verbeterd en is ook de ondersteuning vanuit de thuiszorg verbeterd. Het is niet de kwantiteit in dagen, maar de kwaliteit van leven die centraal staat in de spoedeisende oncologie bij de niet meer curatief te behandelen patiënt met kanker.

Kernpunten

- Onder spoedeisende oncologie wordt verstaan het acuut medisch handelen bij een patiënt bij wie een kwaadaardige tumor, de complicaties van een oncologische behandeling en/of symptomen van metastasering directe diagnostiek en een invasieve of non-invasie-interventie vereisen ter voorkoming van mortaliteit of ernstige morbiditeit.
- Ongeveer één derde van alle 'spoedeisende oncologie' op een SEH vereist een (semi)spoedeisende operatieve of radiotherapeutische behandeling of behandeling gericht op de opvang van complicaties van een kankerbehandeling of gevolgen van een gemetastaseerde tumor.
- Het overgrote deel van de 'acute oncologie' vereist geen chirurgische of radiotherapeutische interventie, maar wel een directe behandeling.
- Metabole stoornissen komen frequent voor en kunnen aanleiding geven tot aspecifieke klachten, maar ook een levensbedreigend karakter hebben en vereisen directe behandeling.
- Acute dyspneu kan multifactorieel bepaald zijn; de onderliggende tumor, de behandeling en eventuele comorbiditeit zullen bepalend zijn voor de differentiaaldiagnose, diagnostiek en behandeling. Vrijwel altijd is een medicamenteuze en/of invasieve interventie vereist.
- Koorts in een neutropenische fase van een oncologische behandeling mag nooit thuis worden aangezien en vereist directe verwijzing naar de SEH.
- Trombo-embolische processen frequent voor bij patiënten met een maligniteit.

Literatuur

Doyle D, Hanks G, Cherny N, Calman K (eds). Oxford textbook of palliative medicine. 3rd ed. New York: Oxford University, 2005.
Scott-Brown M, Spence RAJ, Johnston P. (eds). Emergencies in oncology. New York: Oxford University Press, 2007.
Halperin EC, Perez CA, Brady LW (eds). Principles and practice of radiation oncology. 5th edition. Philadelphia: Wolters Kluwer, Lippincott Williams & Wilkins, 2008.
DeVita VT, Hellman S, Rosenberg SA (eds). Cancer principles and practice of oncology. 8th ed. Philadelphia: Wolters Kluwer, Lippincott Williams & Wilkins, 2008.
Chang P, Ganz A, Hayes DF, T Kinsella, HI Pass, JH Schiller, R Stone, V Stretcher (eds). Oncology an evidence-based approach. New York: Springer, 2006.

Algemene websites voor informatie en literatuur spoedeisende oncologie
http://www.cancer.gov
http://www.uptodate.com

Late effecten van kanker

Y. C. Benoit, L.C.M. Kremer, J.A. Gietema, M.M. Geenen, A. Postma

13.1 Inleiding

Als gevolg van verbeterde behandelingen, stijging van de incidentie van kanker en de verbeterde levensverwachting van de algemene bevolking is het aantal personen dat overleeft na de diagnose kanker geleidelijk gestegen in de westerse wereld. In 2003 waren er in de Verenigde Staten ongeveer tien miljoen individuen in leven met de diagnose kanker. Het Institute of Medicine gebruikt de term kankeroverlever 'cancer survivor' voor alle individuen met een maligne diagnose ongeacht de tijd verstreken na diagnose. Met een dergelijke definitie hebben vooral patiëntengroepen met pathologie uit de volwassen oncologie, zoals een mammacarcinoom, prostaatcarcinoom of een colorectaal carcinoom de hoogste prevalentie. Deze trend naar betere genezingskansen doet zich uiteraard voor in alle patiëntengroepen en in alle leeftijdsgroepen. Deze vaststelling heeft echter een keerzijde, want een betere behandeling van kanker heeft tot gevolg dat een significant aantal ex-patiënten geconfronteerd wordt met de late gevolgen ervan. De meeste literatuur over langetermijnoverleving na kankerbehandelingen is afkomstig van een kleine maar substantiële groep overlevers van kanker, namelijk de overlevers met een kanker op de kinderleeftijd. Veel van deze cohorten van overlevers van kinderkanker hebben een follow-up van 20-25 jaar. Een van de belangrijke huidige uitdagingen voor de oncoloog van volwassenen en voor de pediatrisch oncologen in het bijzonder is om de overlevingscijfers staande te houden en tegelijkertijd te streven naar een optimale levenskwaliteit. Veel aandacht zal moeten uitgaan naar het ontwikkelen van strategieën voor de nazorg op lange termijn die gericht is op de noden van de overlevenden en die eveneens de gelegenheid zal bieden om de langetermijneffecten van de behandeling te bestuderen en te evalueren. Terzelfder tijd moet het mogelijk zijn om toegang te hebben tot deze doelgroep zodat preventieve en beloftevolle interventies beoordeeld kunnen worden op basis van gezamenlijke multicentrastudies. In dit hoofdstuk worden zowel de late effecten na de behandeling van kinderkanker als van kanker bij volwassenen besproken.

13.2 Late effecten na de behandeling van kinderkanker

De therapeutische vooruitgang die geboekt werd in de behandeling van kwaadaardige aandoeningen bij kinderen heeft gezorgd dat de meerderheid van de kinderen met kanker een reëel vooruitzicht heeft op langetermijnoverlevingskansen. Verbeteringen in diagnostiek, chirurgie, chemotherapie, radiotherapie en ondersteunende therapieën hebben ertoe geleid dat het genezingspercentage van kinderen met kanker momenteel rond de 75 % ligt. Dit betekent dat in de westerse wereld ongeveer één op de 600 jongvolwassenen iemand is die is genezen van kanker op de kinderleeftijd en dit aantal zal in de komende jaren verder toenemen. De aard en de intensiteit van de behandelingen hebben echter geleid tot een verhoogd risico op latere gezondheidsproblemen. Hoewel sommige effecten vrij snel na de behandeling bekend zijn, treden andere effecten pas vele jaren later op. De schade aan de organen kan zich uiten in klinische symptomen maar ook als subklinische of asymptomatische afwijkingen. Het vroeg opsporen en tijdig behandelen van deze subklinische afwijkingen kan belangrijk zijn om verdere verergering te voorkomen of te vertragen. De late gevolgen variëren van mild tot zeer ernstig, zijn vaak niet reversibel en kunnen leiden tot een verhoogde mortaliteit.

Wereldwijd onderzoeken verschillende onderzoeksgroepen de late gevolgen van behandeling bij overlevenden die meer dan vijf jaar na de diagnose in leven zijn. De Childhood Cancer Survivor Study (CCSS) in de Verenigde staten, United Kingdom Childhood Cancer Study (UKCCS) in Groot-Brittannië en een Nederlands samenwerkingsverband van SKION LATER (Stichting Kinderoncologie Nederland/ LAnge TERmijn effecten na kinderkanker) zijn enkele bekende voorbeelden. Inmiddels zijn er wereldwijd vele onderzoeken gepubliceerd, die de omvang van gezondheidsproblemen en desbetreffende therapiegerelateerde risicofactoren beschrijven bij overlevenden van kinderkanker.

13.2.1 MORBIDITEIT EN MORTALITEIT BIJ OVERLEVENDEN VAN KINDERKANKER

Recente Amerikaanse en Nederlandse studies hebben aangetoond dat een groot percentage van de overlevenden gezondheidsproblemen heeft na de behandeling van kinderkanker. In een groot Amerikaans onderzoek van de Childhood Cancer Survivor Study (CCSS) geleid door Oeffinger onder 10.397 overlevenden van kinderkanker had ruim 62% minstens één gezondheidsprobleem en 28% had minstens één ernstige aandoening. In een Nederlandse studie in het Emma Kinderziekenhuis zijn 1362 vijfjaarsoverlevenden gescreend op gezondheidsproblemen. In deze studie van Geenen had 75% minstens één aandoening en 25% minstens één ernstige. In een kleinere studie van Blaauwbroek uit het UMC Groningen had 54% van 123 volwassen overlevenden van kinderkanker 9-38 jaar na diagnose lichte tot matig ernstige late effecten, 39% had ernstige late effecten en 70% twee of meer late effecten. Niet alleen de morbiditeit ook de mortaliteit ten gevolge van late effecten is hoger bij overlevenden van kinderkanker in vergelijking met leeftijdgenoten. In het Amerikaanse CCSS-cohort is de kans op overlijden voor overlevenden van kinderkanker 8 maal groter dan in een controlepopulatie. De belangrijkste doodsoorzaken waren een recidief van kanker, gevolgd door een tweede maligniteit, cardiale problemen, en pulmonale problemen . Andere studies laten vergelijkbare resultaten zien en telkens komt naar voren dat patiënten die behandeld zijn met een combinatie van radiotherapie en chemotherapie het grootste risico lopen vroegtijdig te overlijden Ook blijkt het relatieve risico op overlijden zelfs na 25 jaar nog verhoogd te zijn.

- Momenteel is 1 op de 600 jongvolwassenen een ex-kinderkankerpatiënt.
- De succesvolle behandeling van kinderkanker zal leiden tot een significante morbiditeit op latere leeftijd.
- Niet alleen de morbiditeit ook de mortaliteit is hoger bij overlevenden van kinderkanker in vergelijking met leeftijdgenoten.
- Patiënten die behandeld zijn met een combinatie van radiotherapie en chemotherapie hebben het grootste risico op vroegtijdiger overlijden.

13.2.2 SECUNDAIRE MALIGNITEITEN

Het ontwikkelen van een tweede tumor is een ernstig gezondheidsprobleem voor overlevenden van kinderkanker. Uit onderzoek is gebleken dat zij een drie- tot zesvoudig verhoogd risico hebben op het krijgen van een tweede maligniteit. Dit kunnen zowel solide tumoren als hematologische maligniteiten zijn. Hematologische maligniteiten ontstaan meestal drie tot zes jaar na de behandeling voor de primaire tumor, terwijl solide tumoren later ontstaan, 10 tot zelfs 30 jaar later. Gezien de lage incidentie van kanker bij jonge mensen blijft ondanks het toegenomen relatieve risico op een tweede maligniteit, het absolute risico erg klein. Risicofactoren voor het ontstaan van een solide tumor zijn radiotherapie, jongere leeftijd bij de eerste diagnose en vrouwelijk geslacht. Tweede tumoren komen vaak voor aan de rand van het oorspronkelijke bestralingsveld. De meest voorkomende diagnosen zijn borstkanker, hersentumoren inclusief meningeomen, bottumoren, schildkliertumoren, wekedelensarcomen en basaalcelcarcinomen. Secundaire hematologische maligniteiten, acute leukemieën (met name acute myeloïde leukemie, AML) en myelodysplastische syndromen worden vooral gezien na behandeling met chemotherapie en in het bijzonder na behandeling met alkylerende middelen (bijv. melfalan), topo-isomerase II-remmers (bijv. etoposide) en soms ook na antracyclines. Secundaire AML is vaak weinig gevoelig voor behandeling en heeft een slechte prognose. In tegenstelling tot secundaire solide tumoren is bij secundaire hematologische maligniteiten juist behandeling van de primaire kanker op oudere leeftijd een risicofactor. Het grootste risico op een tweede primaire maligniteit wordt gezien bij patiënten met M. Hodgkin, ewing-sarcoom, PNET (primitieve neuro-ectodermale tumor) of retinoblastoom. In het onderzoek van Van Leeuwen bij ongeveer 1200 Hodgkin-patiënten die vóór hun 40e waren behandeld werden, bleek het relatieve risico (RR) op het krijgen van een secundaire maligniteit na een follow-up van twintig jaar 7,6 keer verhoogd. Indien de behandeling vóór het twintigste levensjaar had plaatsgevonden, was het RR zelfs 13,9. Opvallend bij deze laatste groep was dat het RR op het krijgen van een secundaire maligniteit vóór het 40e levensjaar significant hoger was dan tussen 40 en 49 jaar (RR 27,9 versus 4,2). Dit betekent dat de sterk verhoogde kans op het krijgen van een tweede maligniteit na een follow-up van meer dan twintig jaar lijkt af te nemen. Er werden bij dit onderzoek behalve mammacarcinomen ook relatief veel gastro-intestinale tumoren gevonden. De kans op secundaire maligniteiten neemt toe bij een gecombineerde behandeling van radio- en chemotherapie. Patiënten met chromosomale instabiliteit, zoals voorkomt bij het bilaterale retinoblastoma en het Li-Fraumeni-syndroom, zijn extra gevoelig voor de mutagene invloeden van chemo- en radiotherapie.

- Langetermijnoverlevers van kinderkanker hebben een verhoogd risico op het krijgen van een tweede maligniteit.
- Risicofactoren voor het ontstaan van een solide tumor zijn radiotherapie, jongere leeftijd bij de eerste diagnose en vrouwelijk geslacht.
- Secundaire hematologische maligniteiten worden vooral gezien na behandeling met chemotherapie.

13.2.3 CARDIOVASCULAIRE SCHADE

Schade aan hart en bloedvaten kan ontstaan door chemotherapie of radiotherapie. Antracyclines (doxorubicine, daunorubicine en epirubicine) veroorzaken vooral schade aan de hartspier. Hoewel de kans hierop toeneemt bij hogere cumulatieve doses, worden systolische disfunctie en asymptomatische echocardiografische afwijkingen ook bij lage doseringen gezien. Andere risicofactoren die zijn beschreven zijn leeftijd jonger dan vier jaar bij diagnose en vrouwelijk geslacht. De pathofysiologische mechanismen zijn niet precies opgehelderd, maar een van de hypothesen is dat antracyclines zuurstofradicalen vormen en dat deze radicalen directe schade veroorzaken aan de hartspiercel. Verval van hartspiercellen kan leiden tot cardiomyopathie met een systolische disfunctie van het hart. Ook diastolische disfunctie is beschreven, waarschijnlijk als gevolg van een restrictieve cardiomyopathie. Aangezien ongeveer de helft van de kinderen met kanker wordt behandeld met antracyclines bestaat er bij een grote groep van de overlevenden een potentieel risico op cardiale problemen. Van Dalen beschrijft een cumulatieve incidentie van klinisch hartfalen van 2,5%, in een cohortstudie van 830 kinderen behandeld met antracyclines (met een mediane antracyclinedosis van 280 mg/m^2 en mediane follow-up van 7,1 jaar). Het geschatte risico op klinisch hartfalen twintig jaar na de start van antracyclines wordt in deze groep geschat op 5,5%. Dit is een zeer hoog risico, zeker gezien de jonge leeftijd van deze patiëntenpopulatie. Naast symptomatisch hartfalen heeft een hoog percentage van de overlevenden die behandeld zijn met antracyclines, een asymptomatische verminderde hartfunctie die alleen gemeten kan worden met aanvullende diagnostiek, zoals echocardiografie. Hogere doses antracyclines in combinatie met radiotherapie verhogen het risico op hartschade. Mogelijk dat vroegtijdige behandeling met bijvoorbeeld ACE-remmers verslechtering van asymptomatische afwijkingen of progressie tot klinisch hartfalen kan voorkomen. Radiotherapie op de thorax kan hartschade en arteriosclerose veroorzaken. Dit kan zich uiten in een (restrictieve) pericarditis, hartinfarcten met daaraan gerelateerd hartfalen en klepafwijkingen. Fibrose van de vaten en de kleppen lijkt hieraan ten grondslag te liggen. Overlevenden van kinderkanker hebben ook een verhoogd risico op het ontwikkelen van andere cardiovasculaire risicofactoren, zoals hypertensie, obesitas, een metabool syndroom al of niet geïnduceerd door endocriene stoornissen (bijv. panhypopituïtarisme, groeihormoondeficiëntie of hypothyreoïdie).

- Schade aan het hart en bloedvaten kan ontstaan door chemotherapie of radiotherapie.
- Onder de chemotherapie veroorzaken vooral antracyclines (doxorubicine, daunorubicine en epirubicine) schade aan de hartspier.
- Patiënten behandeld met hogere doses antracyclines lopen het risico op het ontwikkelen van een cardiomyopathie geassocieerd met congestief hartfalen.

13.2.4 PULMONALE EN RENALE SCHADE

Pulmonale schade wordt gevonden na behandeling met chemotherapie zoals bleomycine en busulfan. Bij longfunctieonderzoek wordt er een afgenomen diffusiecapaciteit van de alveolaire membraan gezien en worden er restrictieve stoornissen waargenomen. Radiotherapie van de thorax kan leiden tot een interstitiële pneumonitis die uiteindelijk kan leiden tot longfibrose. Zelfs bij een geringe bestralingsdosis van 10-15 Gy wordt bij patiënten al een verandering gezien van de longvolumina. Vooral de vitale capaciteit is hierbij verminderd. De meeste patiënten ondervinden hiervan geen klachten. Hypoplasie van de thoraxwand bleek voor een belangrijk deel bij te dragen aan een restrictieve longfunctiestoornis. Bijkomende andere risicofactoren voor pulmonale schade, zoals roken, kunnen een aanzienlijke verslechtering geven van de longfunctie.

Nierschade kan ontstaan door behandeling met bepaalde soorten chemotherapie zoals ifosfamide, cisplatine en carboplatine of na behandeling met abdominale radiotherapie. Hierbij kunnen zowel tubulaire als glomerulaire stoornissen ontstaan. Bij tubulaire verliezen is vaak suppletie van kalium en magnesium nodig. Bij proteïnurie is het te overwegen te starten met bijvoorbeeld ACE-remmers.

13.2.5 ENDOCRIENE EN GONADALE SCHADE

Endocriene afwijkingen worden vooral gezien na bestraling op het hoofd, de schildklier en gonaden. Bij patiënten behandeld voor een hersentumor worden vaak (meer dan 40%) endocriene afwijkingen zoals een groeihormoondeficiëntie vastgesteld. Ten gevolge van schedelbestraling kan ook een te vroege of te late puberteit optreden. De schildklier is erg gevoelig voor radiotherapie. Er kunnen diverse schildklieraandoeningen ontstaan, waarbij een hypothyreoïdie het meeste voorkomt. Screening op schildklierafwijkingen is belangrijk, omdat vroegtijdige behandeling verdere morbiditeit kan voorkomen.

Verandering in het botmetabolisme worden gezien na behandeling met corticosteroïden, methotrexaat en na schedelbestraling. Corticosteroïden geven een verhoogde kans op osteonecrose met als gevolg een verhoogde kans op fracturen. Bij meer dan de helft van de overlevenden van kinderkanker werd 20-25 jaar na de therapie een verlaagde botdichtheid waargenomen. Het is mogelijk dat een groot percentage van deze groep vroegtijdig klachten ontwikkelt die passen bij osteoporose. Vroegtijdige interventie met calcium, vitamine D zou het proces van osteoporose kunnen vertragen. Hoewel bisfosfonaten in enkele studies gunstige effecten leken te hebben bij kinderen met secundaire osteoporose, is er tot nu toe onvoldoende evidentie om deze behandeling standaard toe te passen. Vooral meisjes die op jonge leeftijd (< 4 jaar) behandeld zijn met schedelbestraling hebben een grotere kans op het ontwikkelen van obesitas dan personen uit controlegroepen. Deze groep heeft ook een groter risico op het ontwikkelen van gezondheidsproblemen geassocieerd met obesitas zoals hypertensie, diabetes mellitus en cardiovasculaire ziekten. Adequate voorlichting en mogelijk specifieke begeleiding voor deze patiëntengroep is van groot belang.

Een verminderde fertiliteit bij vrouwen en mannen die behandeld zijn voor kinderkanker kan zowel door radiotherapie als door chemotherapie worden veroorzaakt. Radiotherapie veroorzaakt gonadale disfunctie die varieert met de leeftijd ten tijde van bestraling, geslacht en cumulatieve dosis. Meisjes die behandeld zijn met alkylerende chemotherapie hebben een verhoogd risico op vervroegde menopauze. Bij jongens veroorzaken vooral de alkylerende middelen schade aan de zaadcellen en dus infertiliteit. Hoe jonger ten tijde van de blootstelling aan gonadotoxische medicatie hoe geringer het effect op het germinaal epitheel. Daarenboven zijn prepubertaire jongens gevoeliger voor gonadale schade dan prepubertaire meisjes.

Uitval van leydig-cellen met als gevolg testosterondeficiëntie wordt vooral gezien na radiotherapie op de testes en is ongewoon na alleen chemotherapie. Vroegtijdige onderkenning van het probleem is van belang in verband met een mogelijke kinderwens. Bij vrouwen met een vroegtijdige menopauze is behandeling met hormoonvervangende therapie een goede optie.

- Endocriene afwijkingen worden vooral gezien na bestraling op het hoofd, de schildklier en gonaden.
- De meest voorkomende langetermijnbijwerking na radiotherapie van de halsregio is hypothyreoïdie, die zowel klinisch manifest als subklinisch kan zijn.
- Het effect van de behandeling op de latere gonadale functie hangt af van het soort therapie (radiotherapie of chemotherapie), de totale dosis therapie, de leeftijd van de patiënt en het geslacht.
- Hoe jonger ten tijde van de blootstelling aan gonadotoxische medicatie hoe geringer het effect op het germinaal epitheel.

13.2.6 COGNITIEVE EN PSYCHOSOCIALE LATE EFFECTEN

Cognitieve functiestoornissen en een verminderde intellectuele capaciteit worden gezien na schedelbestraling. De ernst van de cognitieve schade staat in relatie met de toegepaste dosis radiotherapie en de leeftijd van de patiënt ten tijde van de behandeling. De ernst van de gevolgen neemt toe met de hoogte van de dosis radiotherapie en heeft relatie met de leeftijd van de patiënt ten tijde van bestraling: hoe jonger, hoe ernstiger de langetermijn cognitieve schade. Een derde tot de helft van de kinderen behandeld met chirurgie en bestraling voor hersentumoren ontwikkelt een intelligentiequotiënt onder het normale niveau en een derde van de kinderen behandeld met profylactische craniale radiotherapie voor leukemie onder de leeftijd van vijf jaar heeft leermoeilijkheden. Daardoor heeft een hoog percentage van de kinderen die behandeld zijn voor een hersentumor, speciaal onderwijs nodig. Er bestaat eveneens een verhoogd risico van neuropsychologische stoornissen voor de kinderen die een radiotherapeutische profylaxe van het centraal zenuwstelsel (CZS) hebben gekregen als onderdeel van hun leukemische behandeling. Zowel in Nederland als in België werd al meer dan twintig jaar geleden de electieve schedelbestraling als CZS-profylaxe bij leukemie vervangen door frequente intrathecale injecties en door hoge doses methotrexaat, wat (vrijwel) even effectief bleek om CZS-leukemie te voorkomen. Neuropsychologische gevolgen van chemotherapie zijn minder uitgesproken dan van radiotherapie, maar werden duidelijker door het routinegebruik van steeds toenemende doseringen van chemotherapie en de combinatie van verschillende modaliteiten. Oorspronkelijk werden zelden neuropsychologische tekorten gemeld bij behandeling met systemisch en intrathecaal methotrexaat zonder craniale bestraling. Recent toonden echter verschillende studies aan dat de neuropsychologische prestaties lager zijn bij kinderen die behandeld zijn geweest met hogere doseringen systemisch en intrathecaal methotrexaat. Alhoewel de IQ-scores gelijk blijven, waren de prestaties op het vlak van wiskunde en taal en de motorische vaardigheden lager.

Bij overlevenden van kinderkanker lijkt de kwaliteit van leven gekoppeld te zijn aan de ernst van de somatische problematiek. Voor volwassen langetermijnoverlevenden van kinderkanker was de kwaliteit van leven van overlevenden met weinig ernstige late effecten significant beter dan die van overlevenden met ernstige late effecten. Er zijn gegevens waaruit blijkt dat er bij een deel van de patiënten een verhoogd risico bestaat op depressieve en posttraumatische symptomen. Tevens is uit de literatuur bekend dat sommige risicogroepen na de overleving van kinderkanker moeite hebben met het vinden van passend werk en het opbouwen van relaties.

- Cognitieve functiestoornissen en een verminderde intellectuele capaciteit worden gezien na schedelbestraling.
- Een hoog percentage van de kinderen die behandeld zijn voor een hersentumor heeft speciaal onderwijs nodig.
- Bij overlevenden van kinderkanker lijkt de kwaliteit van leven gekoppeld te zijn aan de ernst van de somatische problematiek.

13.2.7 FOLLOW-UP EN NAZORG VOOR OVERLEVENDEN VAN KINDERKANKER

Met de verbeterde behandelingsresultaten neemt het aantal (langdurig) overlevenden van kinderkanker steeds meer toe en komt er meer aandacht voor de late gezondheidsproblemen die ten gevolge van de vroegere behandeling kunnen optreden. Wereldwijd onderzoeken verschillende onderzoeksgroepen de late gevolgen van behandeling bij overlevenden die meer dan vijf jaar na diagnose in leven zijn.

De Childhood Cancer Survivor Study (CCSS) is een grote retrospectieve cohortstudie in de Verenigde Staten die met behulp van vragenlijsten (zelfrapportage) de gezondheidstoestand onderzoekt van kinderkankeroverlevenden en deze vergelijkt met broers en/of zussen die geen kanker hebben gehad. Ook in Groot-Brittannië wordt er een groot landelijk onderzoek uitgevoerd onder overlevenden van kinderkanker, eveneens voornamelijk met vragenlijsten (United Kingdom Childhood Cancer Study, UKCCS)). In Nederland wordt in een landelijk samenwerkingsverband van SKION LATER (Stichting Kinderoncologie Nederland/ LAnge TERmijn effecten na kinderkanker) een studie opgezet waarbij alle overlevenden van kinderkanker klinisch worden onderzocht.

De American Cancer Society heeft al in 1993 aanbevolen de overlevenden van kinderkanker zeer langdurig, bij voorkeur levenslang, te volgen. Inmiddels wordt deze aanbeveling algemeen door kinderoncologen onderschreven. Deze nazorg dient een tweeledig doel: enerzijds de detectie van mogelijk late effecten en de medische zorg hiervoor, anderzijds begeleiding van patiënten met complexe problemen. Om de morbiditeit van de late gevolgen van behandeling zoveel mogelijk te beperken is het van belang deze aandoeningen in een zo vroeg mogelijk stadium op te sporen en te behandelen, liefst nog voordat er klachten zijn. Hierdoor zal naar verwachting gezondheidswinst worden verkregen en behoud van kwaliteit van leven. Ten behoeve hiervan zijn in Nederland evidence-based richtlijnen opgesteld voor de periodieke screening van overlevenden. Hierbij is uitgegaan van de al bestaande richtlijnen in de Verenigde Staten en Groot-Brittannië, van de beschikbare literatuur en van het inzicht van ervaren experts. De Nederlandse richtlijnen zijn specifiek ontwikkeld voor adequate patiëntenzorg en zijn daarom uitsluitend gericht op aandoeningen waarvoor een behandeling beschikbaar is of die door middel van leefstijlaanpassing te beïnvloeden zijn. Zo wordt periodieke echocardiografie geadviseerd voor vroegtijdige diagnostiek van antracycline-geïnduceerde systolische disfunctie, regelmatige bepaling van de schildklierfunctie na bestraling van de hals en van hypofysehormonen na bestraling van het hoofd.

Veel kinderoncologische centra in binnen- en buitenland beschikken inmiddels over een speciale polikliniek voor langetermijn follow-up, waar de overlevenden van kinderkanker worden onderzocht op late effecten. Toch blijkt dat nog lang niet alle overlevenden van kinderkanker participeren in langetermijn follow-up, met name niet nadat ze de volwassen leeftijd hebben bereikt. Zo bleek uit onderzoek in Noord-Amerikaanse centra (Oeffinger) dat slechts 31% respectievelijk 17% van de overlevenden op de leeftijd van 18 respectievelijk 35 jaar nog onder controle bleef, en in een vergelijkbare studie uit Groot-Brittannië (Taylor) was minder dan de helft van overlevenden onder controle . De participatiegraad nam af met het toenemen van de leeftijd van de overlevende. De vraag waar de controles moeten plaatsvinden als deze mensen eenmaal volwassen zijn geworden is dan ook nog niet goed beantwoord. Wereldwijd wordt hiervoor met verschillende modellen geëxperimenteerd, die alle voor- en nadelen hebben. Blijven ze gezien worden in kinderoncologische centra en blijft de kinderoncoloog ook voor deze volwassenen de centrale figuur, wordt de zorg al of niet via een transitiemodel geleidelijk overgeheveld naar de specialisten voor volwassenen, of heeft ook de huisarts een rol? Een kinderoncoloog heeft weliswaar van oudsher een goede band met de patiënt en is goed op de hoogte van de vroegere ziektegeschiedenis, maar is toch niet goed geëquipeerd voor onderzoek van volwassenen. Aan de andere kant biedt de setting in een tertiair centrum optimale mogelijkheden voor terugkoppeling van de resultaten van aanvullend wetenschappelijk onderzoek naar de primaire behandelteams die verantwoordelijk zijn voor de ontwikkeling van toekomstige protocollen voor de behandeling van kinderen met kanker. Dit is een argument om internisten of medisch oncologen in deze zorg te betrekken. Maar vrijwel zeker zal er te zijner tijd een capaciteitsprobleem ontstaan: bij langdurige c.q. levenslange controles en verdere verbetering van de overleving van kinderkanker zal het aantal patiënten exponentieel toenemen. De mogelijk late effecten die voortvloeien uit de vroegere behandeling betreffen bovendien een grote diversiteit aan aandoeningen zowel op het terrein van verschillende (deel)specialismen als op psychosociaal gebied. De 'langetermijn specialist' zal dan ook niet alleen goed op de hoogte moeten zijn van de (gevolgen van) oncologische behandelingen maar ook generalist moeten zijn met een oog voor psychosociale aspecten. Daarom ligt hier ook een rol voor de huisarts, die immers een generalist bij uitstek is zowel op medisch als op (psycho)sociaal gebied. Huisartsen hebben zowel in Nederland als in België een belangrijk aandeel in preventieve zorg en in het screenen van diverse aandoeningen volgens vastgestelde richtlijnen. Screening van late effecten na behandeling van kinderkanker zou daar goed in kunnen passen. Inderdaad bleek in enkele pilotstudies follow-up van overlevenden van kinderkanker goed uit te voeren in een samenwerkingsverband tussen kinderoncologische centra en lokale huisartsen. Niet alle gezondheidsproblemen ten gevolge van een vroegere behandeling zijn echter met behulp van screening te detecteren en te identificeren en overlevenden van kinderkanker kunnen worden geconfronteerd met complexe problematiek. Daarom blijft er behoefte aan een referentiecentrum met expertise in de late-effectenproblematiek voor patiënten met onbegrepen klachten en/of complexe pathologie. Een praktische benadering voor de organisatie van de langetermijn follow-up werd ontwikkeld. Hierin werd voorgesteld op basis van risicostratificatie te bepalen of overlevenden werden gevolgd in een tertiair centrum, door de huisarts of door middel van een vragenlijst c.q. telefonisch interview.

Uiteraard is goede voorlichting een belangrijk aandachtspunt in de zorg voor overlevenden van kinderkanker. Velen van hen blijken slecht op de hoogte te zijn van hun medische voorgeschiedenis en van de risico's op daarmee samenhangende aandoeningen. Dit interfereert met hun motivatie voor participatie in follow-up; bovendien vormt het een obstakel voor het adequaat inroepen van medische hulp zodra er gezondheidsproblemen optreden. Daarnaast is voorlichting over leefstijlaanpassing (roken, beweging, voedingspatroon, alcoholgebruik) van essentieel belang voor overlevenden met verhoogd risico op cardiovasculaire en pulmonale aandoeningen of op tweede tumoren. In Nederland heeft SKION LATER een speciale website gemaakt voor de voorlichting aan overlevenden van kinderkanker.

- Er is toenemende behoefte aan betere aandacht voor de late gezondheidsproblemen die het gevolg zijn van de vroegere behandeling.
- De nazorg moet een tweeledig doel hebben: enerzijds de detectie van mogelijk late effecten en de medische zorg hiervoor, anderzijds begeleiding van complexe patiënten.
- Het ontwikkelen van strategieën voor een nazorg die gericht is op de behoeften van de overlevenden blijft een grote uitdaging.

13.3 Late effecten van in opzet curatieve behandelingen bij volwassen patiënten

Onder alle kankeroverlevers op volwassen leeftijd is het deel dat vijf jaar of langer overleeft afhankelijk van de genezingskans en leeftijd bij diagnose van individuen met een specifiek oncologische diagnose. Een goede kans op genezing (vijfjaarsoverleving > 60%) wordt gezien bij onder meer het testiscarcinoom, het mammacarcinoom en het maligne lymfoom. Hoewel er veel is geleerd van de 'childhood cancer survivor'-studies, zijn het patroon en de impact van late effecten bij overlevers van kinderkanker verschillend van die zoals gezien bij overlevers van kanker op de volwassen leeftijd. Dit is vooral het gevolg van verschil in type maligniteit, maar ook van het verschil in gevoeligheid voor de toxische effecten van behandelingen zoals chemotherapie en radiotherapie. Daarnaast is leeftijdgerelateerde chronische comorbiditeit in de leeftijdscategorie van bijvoorbeeld 20 tot 30 jaar nog geen probleem bij kinderkankeroverlevers, terwijl voor volwassenen geldt dat de gezondheidstoestand bij één derde van de overlevers van volwassen kanker negatief wordt beïnvloed door comorbiditeit. Bij overlevers van kanker op de volwassen leeftijd zijn de meeste gegevens voortgekomen uit onderzoeken die zijn gedaan bij langetermijnoverlevers van de ziekte van Hodgkin, het testiscarcinoom en het mammacarcinoom. Meestal is dergelijk onderzoek gedaan met behulp van ziektespecifieke mortaliteitsstudies (bijv. cardiale sterfte). Hoewel dergelijke studies enig inzicht geven in langetermijn-morbiditeit, is er nog maar weinig bekend over niet-letale langetermijneffecten bij overlevers 10-30 jaar na behandeling (bijv. coronaire hartziekte). In de volgende paragrafen wordt een aantal geregeld voorkomende klinisch relevante late gezondheidsproblemen beschreven. Dit betreft met name gegevens uit studies met succesvol behandelde patiënten met een solide tumor die bij diagnose zestien jaar of ouder zijn en minimaal vijf jaar overleefd hebben.

13.3.1 SECUNDAIRE TUMOREN

Langetermijnoverlevers van kanker hebben een iets verhoogd risico om een nieuwe vorm van kanker te ontwikkelen als gevolg van genetische en omgevingsrisicofactoren samenhangend met de eerste vorm van kanker, met aan de behandeling gerelateerde factoren en een bepaalde mate van genetische vatbaarheid. Radiotherapie-geïnduceerde solide tumoren worden typisch gediagnosticeerd na een latentieperiode van minstens tien jaar, terwijl secundaire leukemie na chemotherapie in het algemeen eerder, na vijf tot tien jaar ontstaat. Recente gegevens van een grote studie naar langetermijntestiskankeroverlevers laat zien dat het relatieve risico op een tweede solide maligniteit vergelijkbaar verhoogd is voor zowel de patiënten die initieel met radiotherapie als die initieel met chemotherapie zijn behandeld. In het algemeen kan gesteld worden dat de combinatie van zowel radiotherapie als chemotherapie de incidentie van secundaire maligniteiten verder verhoogt. De incidentie van het mammacarcinoom na mantelveld-radiotherapie bij jonge vrouwelijke overlevers van de ziekte van Hodgkin vormt hierop een uitzondering wanneer alkylerende cytostatica een onderdeel van de behandeling zijn geweest. Het door de radiotherapie verhoogde risico op een mammacarcinoom wordt verkleind als gevolg van de door de chemotherapie geïnduceerde menopauze.

- Het patroon en de impact van late effecten bij overlevers op de volwassen leeftijd verschillen van die bij overlevers van kinderkanker.
- Leeftijdgerelateerde chronische comorbiditeit in de leeftijdscategorie is medebepalend voor de late effecten.
- Ook bij volwassenen is de incidentie van secundaire maligniteiten het hoogst bij de combinatie van radiotherapie en chemotherapie.

13.3.2 CARDIOVASCULAIRE MORBIDITEIT

Zowel mediastinale radiotherapie als systemische therapie (chemotherapie of doelgerichte therapie) kan late cardiovasculaire schade induceren die kan leiden tot een myocardinfarct of hartfalen. De ontwikkeling hiervan duurt een aantal jaren waardoor het vaak tien tot twintig jaar na behandeling manifest wordt. Bloedvaten die in het bestralingsveld liggen kunnen een beeld laten zien dat compatibel is met dat van versnelde atherosclerose. Daarnaast kan radiotherapie fibrotische veranderingen geven in myocardiale en pericardiale structuren. Langetermijnpostradiotherapie-cardiotoxiciteit is beschreven bij vijfjaarsoverlevers van de ziekte van Hodgkin, overlevers van het testiscarcinoom en van het mammacarcinoom. Dit heeft geleid tot aanpassing van bestralingsstrategieën (namelijk doelgerichter met sparen van cardiovasculaire structuren) in deze patiëntencategorieën. Het cumulatieve dosisgerelateerde cardiotoxische effect van antracyclines wordt veroorzaakt door vorming van vrije zuurstofradicalen en door veranderingen in de mitochondriale ademhalingsketen. De kans op het ontwikkelen van hartfalen stijgt naarmate de cumulatieve dosis antracyclines toeneemt. Als, in het geval doxorubicine, de cumulatieve dosis van doxorubicine boven de $450\ mg/m^2$ komt dan neemt de kans op ontwikkeling van hartfalen aanzienlijk toe. Van nature heeft het hart een grote functionele reserve: schade aan het hart leidt niet meteen tot verlies van functie. Recent zijn er verscheidene langetermijnfollow-upstudies verschenen waaruit blijkt dat testiskankerpatiënten jaren na cisplatine combinatiechemotherapie een hoger risico hebben op het ontwikkelen van een cardiovasculaire morbiditeit zoals een symptomatisch coronairlijden. Een van de factoren die hieraan waarschijnlijk een belangrijke bijdrage levert, is endotheel disfunctie met het beeld van vroege versnelde atherosclerose waarvan tekenen zijn gevonden bij testiskankeroverlevers. Deels is deze endotheel disfunctie een direct toxisch effect van cytostatica zoals cisplatine en bleomycine, deels is deze endotheel disfunctie een indirect gevolg van secundair ontwikkelde cardiovasculaire risicofactoren. Vergeleken met testiskankerpatiënten die met alleen een orchidectomie zijn behandeld hebben testiskankerpatiënten die met chemotherapie zijn behandeld vaker hypertensie, vaker hypercholesterolemie, vaker microalbuminurie, een hogere BMI en vaker het metabole syndroom. Het metabole syndroom als entiteit kan helpen om testiskankeroverlevers te identificeren die een verhoogd cardiovasculair risico hebben. Ontwikkeling van dit metabole syndroom wordt waarschijnlijk deels veroorzaakt door het (sub)klinisch hypogonadisme met een verlaagd testosteron. Andere cardiovasculaire risicofactoren zoals een belaste familieanamnese en roken kunnen het overall-risico verder verhogen.

- Zowel mediastinale radiotherapie als systemische therapie (vooral antracyclines) kan late cardiovasculaire schade induceren, die kan leiden tot een myocardinfarct of hartfalen.
- Ook patiënten die niet met antracyclines maar met bijvoorbeeld cisplatine behandeld zijn geweest hebben een hoger risico op het ontwikkelen van een cardiovasculaire morbiditeit zoals symptomatisch coronairlijden.

13.3.3 GONADALE TOXICITEIT

Gonadale toxiciteit en infertiliteit zijn zeer beladen bijwerkingen van kankerbehandelingen. Bij patiënten met de ziekte van Hodgkin of testiskanker is dit nog meer uitgesproken vanwege de jonge leeftijd bij diagnose en hoge curatiekans met bijbehorende levensverwachting na behandeling. Patiënten met testiskanker kunnen azoöspermie hebben gerelateerd aan de ziekte zelf of als gevolg van de steriliserende effecten van chemotherapie. Ten tijde van de diagnose testiskanker heeft 50% van de patiënten een abnormale semenanalyse. Het merendeel van de patiënten wordt tijdens of kort na de chemotherapie azoöspermisch. Ondanks dit effect heeft 50% binnen twee jaar na behandeling weer een normaal spermatocytengetal en dit stijgt tot 80% na vijf jaar. Bij de ziekte van Hodgkin is de kans op infertiliteit groter. Omdat kans op infertiliteit door de behandeling niet goed individueel in te schatten is en de eventuele wens om een gezin te stichten nog vaak niet te overzien is, luidt het advies aan mannen om voor de start van een in opzet curatieve behandeling semen te cryopreserveren voor eventueel later gebruik. Bij vrouwelijke patiënten kan chemotherapie met een toxisch effect op de gonaden (zoals alkylerende stoffen als cyclofosfamide) het leeftijdsafhankelijke fysiologisch verlies van oöcyten versnellen zonder dat de mogelijkheid van regeneratie aanwezig is. Naast infertiliteit kan dit kan leiden tot premature menopauze met alle daaraan gekoppelde consequenties. Cryopreservatie van ovariumweefsel voor de start van een behandeling wordt in enkele centra aangeboden, maar is nog experimenteel.

Uit kankeroverlevingsstudies naar kans op ouderschap tien jaar na een behandeling met chemotherapie en/of radiotherapie voor testiskanker, ziekte van Hodgkin of een maligne lymfoom blijkt deze ongeveer 50% te bedragen. Over het algemeen is de kans op ouderschap groter bij mannen dan bij vrouwen en ook groter voor degenen jonger dan 30 jaar bij diagnose.

- Gonadale toxiciteit en infertiliteit zijn zeer beladen bijwerkingen van kankerbehandelingen.
- Omdat de kans op infertiliteit vaak niet goed in te schatten is, zijn degelijke adviezen over therapeutische opties en vruchtbaarheidsbewarende technieken steeds noodzakelijk.

13.3.4 ORGANISATIE VAN FOLLOW-UP

Aan het einde van de follow-up door de oncologische behandelaar (5 tot 10 jaar na voltooien van de antikankerbehandeling) dienen patiënten een 'end-of-treatment summary' te krijgen, waarin ze zelf geïnformeerd worden over hun ziektegeschiedenis, doorgemaakte behandeling en actuele gezondheidssituatie. Tevens zijn hierin adviezen naar de toekomst toe opgenomen gericht op het herkennen van late effecten van de behandeling. Daarnaast dienen in deze 'end-of-treatment summary' adviezen naar de huisarts toe geformuleerd te zijn met betrekking tot een eventuele recidiefziekte, een secundaire tumor en eventuele ontwikkeling van cardiovasculaire risicofactoren zoals het metabole syndroom. Gaandeweg de follow-up zou deze via een 'shared-care'-systeem door een oncoloog samen met de huisarts kunnen worden uitgevoerd. Dergelijke protocollen voor langetermijnfollow-up bestaan nog niet of nauwelijks, maar de verwachting is dat deze binnenkort ontwikkeld zullen worden. Bij voorkeur vindt deze ontwikkeling plaats op basis van evidence-based strategie resulterend in optimale follow-up en begeleiding van kankeroverlevers.

Literatuur

Aleman BMP, Belt-Dusebout van den, Bruin ML de, Veer MB van 't, Baaijens MH, Boer JP de, Hart AA, Klokman WJ, Kuenen MA, Ouwens GM, Bartelink H, Leeuwen FE van. Late cardiotoxicity after treatment for Hodgkin lymphoma. Blood 2007;109:1878-86.

Anderson FS, Kunin-Batson AS. Neurocognitive late effects of chemotherapy in children: the past 10 years of research on brain structure and function. Ped Blood Cancer 2009;52:159-164.

Bhatia S, Sklar C. Second cancers in survivors of childhood cancer. Nature Reviews Cancer 2002;2:124-32.

Blaauwbroek R, Tuinier W, Meyboom-de Jong B, Kamps WA, Postma A. Shared care by paediatric oncologists and family doctors for long-term follow-up of adult childhood cancer survivors: a pilot study. Lancet Oncology 2008;3:232-8.

Byrne J, Fears TR, Gail MH, Pee D, Connelly RR, Austin DF, Holmes GF, Holmes FF, Latourette HB, Meigs JW. Early menopause in long-term survivors of cancer during adolescence. Am J Obstet Gynecol 1992;166:788-93.

Dalen EC van, Pal HJ van der, Kok WE, Caron HN, Kremer LC. Clinical heart failure in a cohort of children treated with anthracyclines: a long-term follow-up study. Eur J Cancer 2006;42(18):3191-8.

Geenen MM, Cardous-Ubbink MC, Kremer LC, et al. Medical assessment of adverse health outcomes in long-term survivors of childhood cancer. JAMA 2007;297(24):2705-15.

Oeffinger KC, Mertens AC, Sklar CA et al. Chronic health conditions in adult survivors of childhood cancer. N Engl J Med 2006;355:1572-82.

Rowland JH, Yancik R. Cancer survivorship: the interface of aging, comorbidity, and quality care. J Natl Cancer Inst 2006;98:504-5.

Sklar C. Reproductive physiology and treatment-related loss of sex hormone production. Med Pediatr Oncol 1999;33:2-8.

Taylor A, Hawkins M, Griffiths A, Davies H, Douglas C, Jenney M et al. Long-term follow-up of survivors of childhood cancer in the UK. Pediatr Blood Cancer 2004;42:161-8.

Wallace WHB, Blacklay A, Eiser C, Davies H, Hawkins M, Levitt GA, Jenney MEM. Developing strategies for long term follow up of survivors of childhood cancer. BMJ 2001;323:271-4.

Geriatrische oncologie

A.N.M. Wymenga, H.J. Rutten

14.1 Inleiding

Kanker is een ziekte die vooral voorkomt op hogere leeftijd. Door een verschuiving in de leeftijdsopbouw van de bevolking zal het aantal ouderen met kanker de komende jaren alleen maar stijgen. De complexiteit van oncologische zorg zal hiermee ook toenemen vanwege de grote heterogeniteit in deze leeftijdscategorie. Dit hangt onder meer samen met verschillen in levensverwachting, reservecapaciteit, comorbiditeit, functionele status en kwetsbaarheid. Voorts zijn er leeftijdsafhankelijke verschillen ten aanzien van acceptatie van een behandeling. Er bestaat momenteel nog onvoldoende inzicht in effectiviteit, toxiciteit en kwaliteit van leven van oncologische behandelingen op oudere leeftijd. In dit hoofdstuk worden enige aspecten toegelicht met betrekking tot verbetering van oncologische zorg bij ouderen.

14.2 Epidemiologie

Veroudering van de bevolking/demografische gegevens

Nederland ontgroent en vergrijst. Op 1 januari 2007 had Nederland 16,4 miljoen inwoners, van wie 14% ouder was dan 65 jaar. In Europa was het percentage 65-plussers gemiddeld 17, en in Italië was dit percentage het hoogst met 19. Tot dusverre is het aandeel 65-plussers in Nederland geleidelijk gestegen, maar na 2011, als de voorhoede van de babyboomgeneratie 65 jaar oud wordt, neemt deze stijging sterk toe. De vergrijzingspiek wordt rond 2040 verwacht; dan is een kwart van de bevolking ouder dan 65 jaar (ruim vier miljoen Nederlanders). Ook het aantal zeer oude mensen zal stijgen. In 2007 was 4% van de bevolking tachtig jaar of ouder, in 2050 zal dat 9% zijn, ongeveer 1,5 miljoen mensen.

Op hoge leeftijd zijn er minder mannen dan vrouwen. Van alle 70-jarigen is 44% man. Bij de 80-jarigen is dit percentage gedaald tot 34 en bij 90-jarigen tot 22.

Soms wordt gesproken over 'dubbele vergrijzing'. Hiermee wordt bedoeld dat niet alleen het aantal oudere mensen toeneemt maar ook hun levensverwachting.

Maligne aandoeningen in de bevolking

In 2005 werden in Nederland ruim 81.000 nieuwe gevallen van kanker vastgesteld. Bijna 60% van deze nieuwe maligne tumoren werd vastgesteld bij patiënten ouder dan 65 jaar, ongeveer 45% bij patiënten ouder dan 70 jaar, en circa 30% bij patiënten ouder dan 75 jaar. De incidentie van kanker zal verder toenemen. Zo werd in 2000 de diagnose kanker 69.000 maal gesteld en dit zal naar schatting in 2015 95.000 maal gebeuren, een toename van ongeveer 38%. In 2000 werd bij ruim 40.000 65-plussers kanker vastgesteld en dit zal in 2015 ruim 58.000 zijn, een toename van 45%, wat vooral toe te schrijven lijkt aan de vergrijzing van de bevolking en het daarbij behorende risico op kanker.

14.3 Prognose bij ouderen

Over het algemeen is de prognose van ouderen met kanker slechter dan die van hun jongere lotgenoten. Hoewel de overlevingskansen voor kanker de afgelopen jaren duidelijk verbeterd zijn, is deze verbetering bij ouderen minder uitgesproken. Daardoor is het verschil in overleving tussen patiënten van middelbare leeftijd en oudere patiënten alleen maar toegenomen. Aan deze slechtere prognose liggen meerdere oorzaken ten grondslag die deels niet te beïnvloeden zijn, zoals verschillen in biologisch gedrag van de tumor, of gastheerfactoren als hormonale status en DNA-repair-mechanismen. Minstens zo belangrijk en wél te beïnvloeden zijn de leeftijdsafhankelijke factoren in diagnostiek en therapie, die ook in Nederland geobjectiveerd zijn. Zo bleek bijvoorbeeld uit een Nederlandse epidemiologische studie bij vrouwen bij wie tussen 1995 en 2001 een ovariumcarcinoom werd vastgesteld, dat de vrouwen van 70 jaar of ouder minder vaak behandeld werden met zowel chirurgie als chemotherapie (32%) in vergelijking met vrouwen jonger dan 70 jaar, bij wie 61% behandeld werd met chirurgie en chemotherapie. Dit verschil leek niet bepaald te worden door comorbiditeit. Oudere vrouwen kregen vaker alleen chemotherapie in vergelijking met de jongere (12% vs 6%). Het percentage vrouwen dat helemaal geen behandeling kreeg was bij ouderen hoger dan bij jongeren (24% vs 3%). Een ander sprekend voorbeeld van verschil in 'leeftijdsafhankelijke diagnostiek' zijn de bevolkingsonderzoeken voor vroege opsporing van mamma- en cervixcarcinoom die boven een bepaalde leeftijd niet meer worden verricht.

Een deel van de leeftijdsafhankelijke verschillen in de behandeling berust op patiëntgebonden factoren, bijvoorbeeld comorbiditeit, comedicatie, sociale steun en gevolgen van fysiologische veroudering. Daarnaast spelen waarschijnlijk ook artsgebonden factoren als kennis, premissen, en generalisaties een rol. Zodoende kan voor de oudere patiënt de situatie ontstaan dat er in de diagnostiek en behandeling geen zuivere afweging gemaakt wordt tussen de indicaties en contra-indicaties. Ongeveer 10-15% van de mensen ouder dan 80 jaar maakt een optimale veroudering door, dat wil zeggen zonder optreden van comorbiditeit ('oud maar fit'). Voor deze patiënten is de leeftijd op zichzelf geen contra-indicatie voor behandeling en is de oncologische therapie van keus de voor deze maligniteit vastgestelde standaardbehandeling. Bij patiënten bij wie de veroudering gepaard gaat met verhoogde kwetsbaarheid ('oud en frail') kunnen er echter contra-indicaties optreden die de keuzemogelijkheden omtrent oncologische zorg sterk inperken.

14.4 Levensverwachting

De totale levensverwachting is sinds de vorige eeuw geleidelijk toegenomen, bij mannen meer dan bij vrouwen. De huidige levensverwachting bij de geboorte is voor mannen 78,0 jaar en voor vrouwen 82,3 jaar.

In 2008 bedroeg de gemiddelde levensverwachting van een man in de Nederlandse bevolking voor een 70-, 80- en 90-jarige respectievelijk ruim 13, 7 en 3,5 jaar. Voor een vrouw lagen deze getallen nog iets hoger, namelijk 16, 9 en 4 jaar.

Het begrip levensverwachting wordt nogal eens verder opgesplitst, waarbij naast de lengte van het leven (het aantal te verwachten levensjaren = levensverwachting) het begrip kwaliteit van leven een rol speelt. De gezonde levensverwachting is het gemiddeld aantal levensjaren dat mensen mogen verwachten in goede gezondheid door te brengen. Deze gezondheidsmaat combineert lengte en kwaliteit van leven in één getal. Voor de 'kwaliteit van het leven' is gebruikgemaakt van drie gezondheidsindicatoren, die elk de basis vormen van een specifiek soort gezonde levensverwachting: levensverwachting in goed ervaren gezondheid (LGEG), levensverwachting zonder lichamelijke beperkingen (LZB), levensverwachting in goede geestelijke gezondheid (LGGG).

Tussen 1983 en 2003 is de levensverwachting van Nederlandse mannen toegenomen met 3,4 jaar, wat vrijwel geheel is toe te schrijven aan een toename in gezonde jaren. De levensverwachting bij vrouwen nam 1,3 jaar toe, maar zonder een toename in gezonde jaren. De extra jaren bij vrouwen zijn over het algemeen jaren in minder goed ervaren gezondheid maar zonder lichamelijke beperkingen (zie tabel 14.1)

De oorzaak van de toename van de ongezonde levensverwachting is niet geheel duidelijk. Uiteraard spelen subjectieve factoren hierin een rol. Een andere oorzaak zou kunnen zijn de toename van leeftijdsafhankelijke ziekten, waarvan de pathogenese samenhangt met het verouderingsproces. Deze leeftijdsafhankelijke ziekten worden onderscheiden van leeftijdsgerelateerde ziekten die niet op veroudering berusten maar die op bepaalde leeftijden meer optreden, zoals multipele sclerose, schizofrenie en de meeste maligniteiten. De incidentie en prevalentie van de veelal chronische leeftijdsafhankelijke ziekten stijgen geleidelijk met het ouder worden en in veel gevallen is de overgang van fysiologische veroudering naar leeftijdsafhankelijke ziekte niet gemakkelijk aan te geven. Voorbeelden hiervan zijn hart- en vaatziekten, osteoporose en de ziekte van Alzheimer. Deze leeftijdsafhankelijke ziekten hebben grote invloed op de levensverwachting, kwaliteit van leven en kwetsbaarheid. De levensverwachting speelt een cruciale rol bij het bepalen van de therapie. Zo zal men bij een verder gezonde 90-jarige met een obstruerend coloncarcinoom wel een chirurgische resectie verrichten, omdat de 'winst-en-verliesrekening' hiervan op korte termijn ten gunste van winst uitvalt. Indien het echter na pathologisch onderzoek om een dukes-C-coloncarcinoom blijkt te gaan, zal

Tabel 14.1 Gezonde en ongezonde levensverwachting op 65-jarige leeftijd in 2003 (RIVM, Nationaal Kompas).		
	mannen	vrouwen
levensverwachting op 65-jarige leeftijd (jaren)	15,8	19,4
levensverwachting in goed ervaren gezondheid	9,6	10,3
ongezonde levensverwachting, waarvan:	6,2	9,2
– licht ongezond	4,9	7,0
– matig ongezond	1,0	1,9
– ernstig ongezond	0,2	0,4
levensverwachting zonder lichamelijke beperkingen	12,4	12,4
ongezonde levensverwachting, waarvan:	3,5	7,1
– lichte beperkingen	2,8	5,3
– matige beperkingen	0,6	1,5
– ernstige beperkingen	0,1	0,3
levensverwachting in goede geestelijke gezondheid	14,0	15,7
ongezonde levensverwachting, waarvan:	1,8	3,7
– licht ongezond	1,1	2,5
– matig/ernstig ongezond	0,7	1,4

men veelal geen adjuvante chemotherapie voorstellen omdat hiervan pas na enkele jaren winst valt te verwachten. De leeftijdsgrens waarbij een dergelijke adjuvante therapie niet meer aangeboden wordt is zeer arbitrair. Tot in de jaren negentig van de vorige eeuw stond in richtlijnen een bovengrens van 70 of 75 jaar, de laatste jaren is de bovengrens voor een dergelijke behandeling weggelaten en wordt deze geïndividualiseerd.

14.5 Diagnostiek

De eerste fase van oncologische zorg betreft de diagnostiek. Bij ouderen is deze fase veelal minder uitgebreid dan bij jongeren, waardoor het juiste tumorstadium vaker onbekend is. Vooral bij heel oude mensen is de stadiëring vaak incompleet. Zo was er in 2005 bij meer dan 40% van de patiënten met een mammacarcinoom ouder dan 80 jaar geen stadiëringsonderzoek van de oksel verricht, terwijl hiervan bij patiënten tussen 70 en 80 jaar in 13% was afgezien.

De stadiëringsfase waarin de histologische diagnose al duidelijk is, wordt voorafgegaan door een fase waarin de oorzaak van de klachten en de aard van de ziekte nog niet vaststaan. Algemeen wordt aangenomen dat in deze fase evenzeer te weinig diagnostiek plaatsvindt. In de literatuur worden meerdere oorzaken aangevoerd voor te weinig diagnostiek, waarbij een verdeling wordt gemaakt in patiëntgebonden en doktergebonden factoren. Door te veronderstellen dat symptomen passen bij het normale verouderingsproces of bij comorbiditeit, worden signalen van tumorgroei veronachtzaamd door de patiënt en zijn omgeving. Gebrek aan kennis bij artsen over het normale verouderingsproces en over de levensverwachting op een bepaalde leeftijd kunnen gemakkelijk leiden tot therapeutisch nihilisme.

Het uitgangspunt is dat de klachten van de oudere patiënt goed geëvalueerd worden. Er moet een oorzaak voor de klachten of symptomen gevonden worden, waarbij de mogelijkheid van een maligniteit serieus moet worden overwogen. Nadat de diagnose kanker histologisch is bevestigd of op klinische gronden zeer aannemelijk is gemaakt, dient er alleen maar aanvullende diagnostiek plaats te vinden indien hieraan therapeutische consequenties kunnen worden verbonden. De therapeutische consequenties van de maligniteit – chirurgie, radiotherapie, chemotherapie of een combinatie hiervan – worden bepaald door levensverwachting, contra-indicaties en acceptatie van de voorgestelde therapie door de patiënt.

14.6 Gebrek aan gegevens

Een groot probleem bij het stellen van de indicatie voor een oncologische therapie bij ouderen is het gebrek aan kennis over effectiviteit en toxiciteit van de behandeling. Dit vloeit voort uit de schaarse hoeveelheid onderzoek speciaal verricht bij ouderen en de ondervertegenwoordiging van deze leeftijdscategorie in 'gewoon' onderzoek. In registratiestudies voor nieuwe oncolytica of voor nieuwe indicaties van reeds geregistreerde middelen van de Amerikaanse 'Food and Drugs Administration' bleek dat het deelnamepercentage van patiënten ouder dan 65 jaar slechts 36 bedroeg, terwijl volgens epidemiologische gegevens 60% van de kankerpatiënten tot deze leeftijdscategorie behoorde. De participatie van ouderen in deze studies nam af naarmate de leeftijd toenam: voor 70-plussers was dit 20%, terwijl 46% van alle maligniteiten in deze groep werd vastgesteld, en voor 75-plussers waren deze getallen respectievelijk 9% en 31%.

Gegevens die in dergelijke studies over oudere patiënten verkregen worden, zijn niet goed bruikbaar in de algemene praktijk; een selectiebias van 'fittere ouderen' is immers zeer aannemelijk.

Er is een aantal redenen voor deze ondervertegenwoordiging in onderzoek. De voorheen aanwezige leeftijdslimiet van 65 of 70 jaar is gelukkig vrijwel verlaten. Daar staat tegenover dat de inclusiecriteria, bijvoorbeeld met betrekking tot de nierfunctie en comorbiditeit, nog steeds streng zijn. Als een oudere patiënt al voldoet aan de strenge inclusiecriteria, wordt er nogal eens afgezien van aanbieden van een onderzoek uit angst voor bijwerkingen. Soms zijn er logistieke problemen, zoals afhankelijkheid met betrekking tot vervoer en begeleiding, waardoor participatie niet praktisch is. Opmerkelijk in dit verband is het gegeven dat ouderen even vaak toestemming geven om te participeren als jongeren als zij een studie krijgen aangeboden. Om de kennis de komende jaren uit te breiden bestaat er een aantal opties: ouderen een studie aanbieden, studies ontwerpen voor de dagelijkse praktijk met liberalere inclusiecriteria, of het ontwerpen van specifieke ouderenstudies.

Ten slotte zijn er ook te weinig gegevens voorhanden over de kwaliteit van leven tijdens oncologische behandelingen.

14.7 Acceptatie van een behandeling

Cruciaal bij beslissingen in de oncologische zorg is de acceptatie van een voorgestelde behandeling. Ook hierbij spelen leeftijdsgebonden factoren een rol. Voor ouderen is de afweging tussen kwaliteit en kwantiteit van leven nog delicater dan voor jongere patiënten. Handhaving van mobiliteit en zelfredzaamheid is van wezenlijk belang voor ouderen. Diverse onderzoeken hebben geleerd dat zowel ouderen als jongeren een behandeling met chemotherapie accepteren. Ouderen blijken minder bereid de toxiciteit van deze behandeling, met nadelige invloeden op de kwaliteit van leven, te accepteren dan jongeren, ook al zou deze gepaard gaan met een langere overleving. Aan nog onbehandelde kankerpatiënten die voor hun eerste chemotherapie werden opgenomen, werd een hypothetische casus voorgelegd: 'Stel dat u werd verwezen voor de behandeling van een kwaadaardige aandoening. De voorgestelde behandeling is zwaar, geeft veel bijwerkingen, u moet vaak opgenomen worden en wordt vaak geprikt etc.' Het bleek dat jongeren (< 40 jaar) deze behandeling al accepteren bij slechts 8% kans op symptoomvermindering, drie maanden levensverlenging en 7% kans op curatie. Patiënten ouder dan 60 jaar willen een dergelijke behandeling echter pas bij 50% kans op symptoomvermindering, twaalf maanden levensverlenging en 50% kans op curatie. Indien aan longkankerpatiënten die al een behandeling met cytostatica achter de rug hadden, een dergelijke casus werd voorgelegd, bleek eveneens een verschil in minimale overlevingswinst die patiënten noodzakelijk achtten voor het accepteren van deze toxische behandeling, namelijk 4,5 maand voor patiënten jonger dan 60 jaar en negen maanden voor patiënten ouder dan 70 jaar. In dit onderzoek werd nog een situatie voorgesteld waarbij patiënten konden kiezen tussen 'supportive care' (met een gemiddelde overleving van 4 maanden) en chemotherapie (met een gemiddelde overleving van 7 maanden). Opvallend was dat in totaal slechts 22% van de patiënten koos voor de behandeling met chemotherapie; van de patiënten jonger dan 60 jaar koos 65% voor supportive care en in de groep ouder dan 70 jaar was dit percentage opgelopen tot 85. Dergelijke studies zijn niet alleen voor chemotherapie verricht. Van 148 ondervraagde mannen prefereerde 26% een afwachtend beleid boven chirurgie voor hun prostaatcarcinoom, ondanks een grotere overlevingskans bij chirurgie. De hiervoor genoemde onderzoeken zijn allemaal in het buitenland verricht; dergelijke gegevens zijn niet beschikbaar in Nederland.

14.8 Comorbiditeit

Met het klimmen der jaren neemt de comorbiditeit toe. Uit Amerikaanse registratiecijfers van meer dan 7600 kankerpatiënten bleek dat in de drie leeftijdscategorieën 55-64 jaar, 65-74 jaar en ouder dan 75 jaar het aantal nevendiagnosen steeg van respectievelijk 2,9 naar 3,6 en 4,2, terwijl het percentage patiënten zonder comorbiditeit daalde van 10% naar 6% naar 4%. In een groep van 3864 Nederlandse longkankerpatiënten bleek de prevalentie van comorbiditeit hoger bij patiënten ouder dan 70 jaar (69%) dan bij patiënten jonger dan 70 jaar (52%). Dit betrof hart- en vaatziekten (23%), chronisch obstructief longlijden (22%), andere maligniteiten (15%), hypertensie (12%) en diabetes mellitus (7%). Het inventariseren van comorbiditeit is niet alleen van belang voor het bepalen van de juiste therapie en de te verwachten complicaties maar ook voor de prognose. Het aantal nevendiagnosen is voorspellend voor de sterfte aan coloncarcinoom en mammacarcinoom. Bij vrouwen met een mammacarcinoom én drie of meer bijkomende ziekten bleek de sterfte na drie jaar aan 'alle oorzaken inclusief het mammacarcinoom' viermaal hoger te zijn dan bij vrouwen zonder comorbiditeit.

Een uitvloeisel van comorbiditeit is polyfarmacie. Deze kan aanleiding geven tot interacties bij chemotherapie en keuzes in de oncologische zorg in belangrijke mate beïnvloeden.

14.9 Functionele status

Ouder worden gaat doorgaans gepaard met functionele achteruitgang. De functionele status wordt gedefinieerd als de mogelijkheid om diverse taken uit te voeren. Hiermee worden bijvoorbeeld activiteiten uit het dagelijks leven (ADL) bedoeld als wassen, aankleden en toiletbezoek, maar ook ingewikkelder taken als telefoneren, koken en het regelen van financiën (instrumentele activiteiten uit het dagelijks leven, IADL). Het aantal lichamelijke beperkingen, gemeten aan de hand van ADL-activiteiten, blijkt met het stijgen van de leeftijd toe te nemen zonder dat er een plateau optreedt. Beperkingen in ADL geven aanleiding tot een inferieure kankerbehandeling. Natuurlijk veroorzaakt kanker ook beperkingen in ADL en IADL, maar deze zijn minder ernstig van aard dan die veroorzaakt door chronische aandoeningen als ischemische hartziekten, chronisch obstructief longlijden, osteoporose of reumatoïde artritis. In oncologisch onderzoek wordt de functionele status vaak beoordeeld aan de hand van de niet erg nauwkeurige 'performance scale' of 'Karnofskyscore'. Aan deze scores wordt een prognostische betekenis toegekend met als gevolg dat er onder een bepaalde waarde geen antitumorbehandeling wordt ingesteld. Voor ouderen is de functionele status wellicht van groter belang dan voor jongeren en zou daarom nauwkeuriger gemeten moeten worden.

Veroudering gaat gepaard met cognitief functieverlies. Het cognitief functioneren kan grote invloed hebben op de keuzemogelijkheden rondom oncologische zorg. Dementie veroorzaakt een beperking van de levensverwachting, beïnvloedt de zelfredzaamheid en heeft grote effecten op de kwaliteit van leven. Geheugenstoornissen nopen tot aanpassen van de gebruikelijke communicatietechnieken en behandelstrategieën. In de dagelijkse praktijk wordt cognitief verval vaak onderschat. Het is daarom aan te raden dit te testen met bijvoorbeeld de Mini Mental State Examination (MMSE).

14.10 Kwetsbaarheid

Bij de behandeling van ouderen is de evaluatie van de 'algemene toestand' van wezenlijk belang. Deze is vaak onvoldoende gebaseerd op objectieve diagnostische gegevens; te veel wordt een schatting gemaakt met het timmermansoog. Kwetsbaarheid of 'frailty' is een begrip dat steeds vaker gehanteerd wordt, en waarmee impliciet de 'algemene toestand' wordt bedoeld. Het begrip kwetsbaarheid is echter een brede paraplu die vele domeinen omvat, zoals comorbiditeit, functionele beperkingen, functie van zintuigen, mobiliteit, voedingstoestand, cognitief functioneren, psychische factoren en sociale ondersteuning. Tot nu toe is er nog geen algemeen geaccepteerde definitie van het begrip kwetsbaarheid.

Bovendien ontbreekt er een algemeen geaccepteerd en gevalideerd meetinstrument. Kwetsbaarheid weergegeven in maat en getal zou richting kunnen geven aan de therapie van de oudere kankerpatiënt. Een krachtig meetinstrument zou de prognose van de ziekte of de respons op therapie kunnen voorspellen. Ook zou kwetsbaarheid herhaaldelijk gemeten kunnen worden, omdat verschillende deelaspecten zoals voeding, functionele status, beweging en psychosociale begeleiding beïnvloedbaar zijn door interventie.

Er is een aantal kwetsbaarheidsinstrumenten ontwikkeld. Rockwood beschreef een zeer compacte meetmethode voor kwetsbaarheid. De hierin voorgestelde kwetsbaarheidsclassificatie zag er als volgt uit:
0 = lopen zonder hulp, ADL zelfstandig, continent en zonder cognitieve beperkingen;
1 = alleen incontinent voor urine;
2 = op één of meer punten hulpbehoevend ten aanzien van mobiliteit of ADL;
3 = op twee of meer punten volledig afhankelijk ten aanzien van mobiliteit of ADL, incontinent voor urine en feces, of dementie.

Met deze simpele indeling, waarin de psychosociale dimensie onderbelicht is, werd een 'dosis-respons'curve verkregen tussen mate van kwetsbaarheid en mortaliteit of opname in een verzorgingsinstelling. Vervolgens werd in dezelfde onderzoeksgroep ook de uitgebreidere 'frailty index' ontwikkeld. Deze is gebaseerd op tien domeinen uit de Comprehensive Geriatric Assessment (CGA). Ook andere onderzoeksgroepen maakten een soortgelijke, verkorte versie van de CGA.

In oncologisch onderzoek wordt nogal eens de 'VES-13'-schaal gebruikt. Deze schaal werd primair ontworpen om ouderen te identificeren die een verhoogd risico op functionele achteruitgang of overlijden hebben. Het is een test die de patiënt zelf invult en die vooral gericht is op de functionele status (ADL- en IADL-items), terwijl psychosociale factoren niet meegewogen worden.

In Nederland is vrij recent de zogeheten Groningen Frailty Indicator ontwikkeld. Dit eenvoudige screeningsinstrument heeft vijftien items waarin alle belangrijke determinanten van kwetsbaarheid zijn opgenomen. De GFI geeft een indicatie van kwetsbaarheid, zonder echter inzicht te geven vanuit welk domein de bepaalde kwetsbaarheid komt. Om dit te evalueren is een CGA noodzakelijk. De patiënt kan deze lijst zelf invullen. Inmiddels zijn GFI-data bekend uit de algemene bevolking, van bewoners uit verzorgingshuizen en van patiënten met uiteenlopende aandoeningen.

Tot op heden zijn alle kwetsbaarheidslijsten onvoldoende gevalideerd binnen de oncologie om beslissingen omtrent wel of niet behandelen hierop te baseren. Deze lijsten kunnen hooguit aanleiding geven tot het verrichten van een CGA. Pas hierna kan een individueel zorgplan worden opgesteld. Men dient zich te realiseren dat kwetsbaarheidslijsten die in het buitenland zijn ontwikkeld aspecten meten die in de Nederlandse samenleving minder van belang zijn. Zo is het in de Verenigde Staten van belang om bepaalde medicamenten (zelf) te kunnen bekostigen, terwijl dat dankzij ons zorgstelsel bij ons geen determinant van kwetsbaarheid is.

14.11 Comprehensive geriatric assessment

Steeds vaker wordt in de literatuur gepleit voor het verrichten van een comprehensive geriatric assessment (CGA) bij iedere oudere kankerpatiënt. In 1988 werd tijdens een NIH-congres het begrip CGA gedefinieerd als 'a multidisciplinary evaluation in which the multiple problems of older persons are uncovered, described, and explained, if possible, and in which the resources and strengths of the person are catalogued, need for services assessed, and a coordinated care plan developed to focus interventions on the persons' problems'.

Vanuit geriatrisch perspectief wordt een model beschreven waarin een belangrijke rol wordt toegekend aan een multidisciplinair team, er een multidimensionale gegevensverzameling plaatsvindt gevolgd door een analyse van deze gegevens en waarbij er ten slotte een interventieplan wordt opgesteld. Een meta-analyse gericht op het effect van een dergelijke CGA liet niet alleen een overlevingsvoordeel zien maar ook behoud van functionele mogelijkheden bij oudere mensen.

In de oncologische literatuur wordt met een CGA echter veelal een batterij van vragenlijsten bedoeld (tabel 14.2). Het bezwaar van een dergelijke CGA is de tijdrovendheid, en daarom is deze CGA nauwelijks bruikbaar in de dagelijkse praktijk. Bovendien is het toepassen van een CGA lang niet altijd noodzakelijk.

Er is nog een aantal knelpunten voor het toepassen van een CGA aan te voeren.

De tests in een CGA zijn nogal heterogeen. Deze heterogeniteit betreft niet alleen welke domeinen geëvalueerd worden maar ook de wijze waarop de evaluatie van een bepaald domein verricht wordt. Dit geeft problemen bij interpretatie en vergelijking van resultaten. Zo werden in een onderzoek bij kankerpatiënten ouder dan 75 jaar twee verschillende comorbiditeitslijsten gebruikt. Met behulp van de 'Charlson co-morbidity score' werd bij 36% van deze patiënten comorbiditeit gevonden, terwijl met behulp van de 'Cumulative Illness Rating Score-Geriatrics' (CIRS-G) bij 94% comorbiditeit werd vastgesteld. Niet alleen de prevalentie van comorbiditeit verschilde aan-

Tabel 14.2 Comprehensive geriatric assessment.

domein	test	aantal items	invuller	benodigde tijd (min)
comorbiditeit	Charlson comorbidity index	19	lid MDT/datamanager	15
	Cumulative Illness Rating Scale in Geriatrics	14	lid MDT	20-30
	Adult co-morbidity Evaluation – 27	27	lid MDT/datamanager	15
	Kaplan and Feinstein	12	lid MDT	15
	Satariano	7	lid MDT/datamanager	15
functionelestatuslijst	Activities of Daily Living	6	lid MDT evt. patiënt	5
	Instrumental Activities of Daily living	8 of 9	lid MDT evt. patiënt	5
	Barthel index	10	lid MDT	5
	Performance / karnofsky-score	1	lid MDT	2
objectief	Timed Up and Go test	nvt	lid MDT	5
	Short physical performance battery	nvt	lid MDT	5-10
	Handgrip strength	nvt	lid MDT	5
	6 min lopen	nvt	lid MDT	6
voedingstoestand	Mini nutritional assessment	6	lid MDT	<5
sociale steun	RAND medical social support scale	5	patiënt	<5
cognitie	Folstein Mini Mental State Examination	7	lid MDT	5-10
	Short Portable Mental Status Questionnaire	10	lid MDT	<5
depressie	Geriatric Depression Scale	15 of 30	patiënt	5-10
	Beck Depression Scale	21	patiënt	10

MDT= multidisciplinair team

zienlijk, ook was er een groot verschil in de aard van de nevendiagnosen die vastgesteld werden. Bij de 'Charlson co-morbidity score' werden veel vaker tweede tumoren en diabetes geregistreerd, terwijl bij de 'CIRS-G' vooral aandoeningen van het houdings- en bewegingsapparaat, vasculaire aandoeningen, urogenitale ziekten, hartkwalen en endocriene pathologie werden vastgesteld.

Een tweede knelpunt betreft het doel van een CGA in de oncologie. Soms wordt een CGA alleen maar gebruikt voor het inventariseren van (onbekende) problemen. Een prospectief Italiaans onderzoek onder 363 patiënten met een solide of hematologische maligniteit met een gemiddelde leeftijd van 72 jaar liet zien dat er nogal wat problemen ontdekt werden (Repetto et al., 2002; tabel 14.3). Ook bij patiënten met een 'goede performancescore' (< 2), die veelal geschikt geacht worden voor een behandeling, werden er nogal wat afwijkingen ontdekt: twee of meer nevendiagnosen (comorbiditeit) bij 13%, ADL-afhankelijkheid bij 9%, IADL-afhankelijkheid bij 37%, een afwijkende MMSE bij 28% en een afwijkende depressiescore bij 32%. Vooral cognitieve functiestoornissen en depressieve aandoeningen worden beter onderkend met behulp van een CGA. Een dergelijke inventarisatie kan van belang zijn bij de keuze van een behandeling, omdat verschillende domeinen, zoals comorbiditeit en functionele status, correleren met sterfte en zelfredzaamheid. Deze correlatie is niet algemeen toepasbaar op alle tumortypen. Comorbiditeit bepaalt de overleving van borstkankerpatiënten veel meer dan die van longkankerpatiënten. Dit laatste is waarschijnlijk te wijten aan de slechte prognose van longkanker. Een CGA bedoeld voor inventarisatie heeft als tweede voordeel dat dit mogelijkheden biedt om een individueel zorgplan op te stellen, waarbij door ondersteuning of interventies de kwetsbaarheid binnen een bepaald domein afneemt.

Soms wordt getracht met een CGA bepaalde uitkomsten te voorspellen, zoals overleving, de kans op complicaties of de kans op toxiciteit van een behandeling. Op dit gebied is nog lang niet voldoende onderzoek verricht om conclusies te kunnen trekken over de waarde van een CGA. Nog minder duidelijk is hoe de onderlinge weging van de verschillende domeinen zou moeten zijn.

Tabel 14.3 Ontdekken van problemen met behulp van CGA (Repetto et al., 2002).				
	65-74 jaar	74-85 jaar	> 85 jaar	totaal
CGA-item				
PS < 2 (in %)	79	65	58	74
ADL-onafhankelijk (in %)	88	80	89	86
IADL-onafhankelijk (in %)	58	41	31	52
GDS normaal (in %)	61	57	58	60
MMSE normaal (in %)	81	60	32	73

PS = performancescore;
ADL = activiteiten van het dagelijks leven;
IADL = instrumentele activiteiten van het dagelijks leven;
GDS – Geriatrische depressie score;
MMSE= Mini Mental State Examination.

14.12 Verwijzingsfilters

Een interessant aspect van oncologische zorg voor ouderen is het zonder meer bestaan van zogenoemde verwijzingsfilters. Of de patiënt verwezen wordt, naar welke specialist of naar welk ziekenhuis hangt niet alleen af van de mening van de patiënt en de familie of van de geografische afstand, maar ook van de attitude en kennis van de verwijzend arts. Ouderen worden minder naar gespecialiseerde centra verwezen dan jongere patiënten.

In een Italiaans onderzoek werden performancestatus en comorbiditeit vergeleken van oudere en jongere kankerpatiënten in een kankercentrum, en oudere patiënten zonder maligniteit uit geriatrische of algemene ziekenhuizen. Men vond dat oudere kankerpatiënten beter functioneerden en minder comorbiditeit hadden dan oudere patiënten zonder maligniteit. Dit opmerkelijke resultaat is vast en zeker te toe te schrijven aan een selectiebias. Ook in Nederland zijn dergelijke verwijzingsfilters waarschijnlijk aanwezig, maar nog nauwelijks onderzocht. Het sociale netwerk dat bij een oudere patiënt vaak minder uitgebreid is, is van wezenlijk belang, niet alleen voor psychische steun maar ook voor praktische hulp, bijvoorbeeld voor het herinneren aan medicatie en het vervoer naar het ziekenhuis. Beperkingen in de mogelijkheden van vervoer bleken in het verleden al adequate oncologische behandeling in de weg te staan.

14.13 Chemotherapie bij ouderen

Er bestaat vaak aarzeling om ouderen te behandelen met cytostatica. Hiervoor is een aantal oorzaken aan te wijzen. Het ontbreekt aan voldoende klinische studies over de effectiviteit en veiligheid van chemotherapie bij oudere patiënten. Er is weinig ervaring met chemotherapie bij (echt) oude mensen. Enerzijds bestaat er angst voor het veroorzaken van ernstige toxiciteit, anderzijds voor het verminderen van effectiviteit door (onnodige) dosisreducties van cytostatica. Met het ouder worden nemen fysiologische reserves en orgaanfuncties af, wat consequenties heeft voor de farmacokinetiek van een medicament.

Farmacokinetiek

Het farmacokinetische profiel van een geneesmiddel bestaat uit vier processen: absorptie, distributie, metabolisme en excretie. Al deze processen veranderen met het ouder worden.

Absorptie. Een aantal veranderingen in het maag-darmkanaal kan de opname van geneesmiddelen beïnvloeden. Verminderde motiliteit, afgenomen doorbloeding, verminderde afgifte van enzymen en atrofie van de mucosa kunnen aanleiding geven tot een lagere opnamesnelheid van een medicijn. Het is de vraag of deze lagere opnamesnelheid klinisch relevant is. De meeste cytostatica worden intraveneus toegediend en hierbij speelt absorptie geen rol. Bij orale chemotherapie zou er wel een afname van absorptie kunnen zijn. Van groter belang bij orale chemotherapie is de therapietrouw, die zeker in geval van cognitieve achteruitgang problematisch kan zijn.

First-pass-effect. Er zijn geneesmiddelen die na de absorptie voor een groot deel bij de eerste passage in de lever worden gemetaboliseerd. Dit first-pass-effect is afhankelijk van de leverdoorbloeding. Bij ouderen is de leverdoorbloeding afgenomen en ook de activiteit van cytochroom P450-enzymen is afgenomen. Hierdoor kan de biologische beschikbaarheid van medicijnen met een groot first-pass-effect toenemen. Het kan verstandig zijn van dergelijke middelen op hogere leeftijd aanvankelijk een lagere dosering voor te schrijven.

Distributie

Het verdelingsvolume van geneesmiddelen wordt bepaald door de lichaamssamenstelling en de circulerende eiwitten. Met het ouder worden neemt de spiermassa af, verdubbelt de vetmassa globaal van 15% tot 30% van het lichaamsgewicht, en neemt de hoeveelheid lichaamswater af. Hierdoor wordt het verdelingsvolume van hydrofiele stoffen kleiner en dat van lipofiele stoffen groter. Hydrofiele geneesmiddelen bereiken hierdoor een hogere piekconcentratie in het plasma, waarbij de halfwaardetijd afgenomen kan zijn. Lipofiele stoffen hebben daarentegen vaak een lagere plasmaconcentratie met een langere halfwaardetijd. Een afname in plasma-eiwitten, bij een hypoalbuminemie of anemie, kan gevolgen hebben voor cytostatica die primair eiwitgebonden zijn zoals vinca-alkaloïden, taxanen, antracyclines en epipodophyllotoxinen.

Metabolisme

Het metabolisme van geneesmiddelen vindt vooral plaats in de lever. De levergrootte en de leverdoorbloeding nemen, zoals gezegd, af bij het ouder worden. In zogenoemde fase-1-reacties worden stoffen afgebroken door oxidatie, reductie, alkylering en/of hydrolyse. Het belangrijkste enzymsysteem voor deze biotransformatie is het cytochroom P450-systeem, waarbij de iso-enzymen CYP1A2, CYP2D6, CYP2C9, CYP2C19, CYP2E1 en CYP 3A4 de belangrijkste zijn bij de omzetting van geneesmiddelen. Over het algemeen neemt de activiteit van deze enzymsystemen op hogere leeftijd af. De variabiliteit in activiteit van deze enzymen is groot, vooral door het gebruik van andere medicatie die enzyminductie of juist enzymremming kan geven.

In de zogeheten fase-2-reactie treedt er conjugatie op tussen de stof en een lichaamseigen stof, waarna eliminatie kan plaatsvinden. In tegenstelling tot fase-1-reacties wordt deze fase niet beïnvloed door verouderingsprocessen.

Eliminatie

De excretie van veel geneesmiddelen vindt plaats via de nieren. De glomerulaire filtratiesnelheid neemt af bij het stijgen van de leeftijd, en daarmee neemt de uitscheiding van veel geneesmiddelen af. Het serumcreatininegehalte is op hogere leeftijd een minder betrouwbare maat voor de nierfunctie. Vaak worden er formules gebruikt om de nierfunctie te berekenen, bijvoorbeeld die van Cockroft en Gault. Een aantal cytostatica wordt renaal geklaard, bijvoorbeeld de platinumanaloga, methotrexaat en capecitabine. De dosering van een aantal cytostatica wordt berekend aan de hand van de nierfunctie, bijvoorbeeld carboplatine aan de hand van de calvert-formule. De methotrexaatdosering wordt in geval van verminderde nierfunctie aangepast met behulp van de formule van Gelman en Taylor.

14.14 Chirurgie bij ouderen

Introductie

Chirurgie is een belangrijk onderdeel van de behandeling van solide tumoren. Door de eerder geschetste epidemiologische ontwikkelingen zal de chirurg steeds vaker geconfronteerd worden met oude patiënten. Onderzoek heeft uitgewezen dat oudere patiënten minder vaak een chirurgische behandeling krijgen voor een potentieel curatief te behandelen maligniteit. Uit een analyse van de SEER-databank in 2007 in de Verenigde Staten bleek dat nagenoeg alle solide tumoren relatief minder vaak operatief behandeld worden bij de oudere patiënt. Het is onduidelijk of dit toe te schrijven is aan een betere patiëntenselectie of juist aan onderbehandeling van ouderen. Er bestaat geen leeftijdsgrens voor chirurgische behandeling. De indicatie voor een chirurgische behandeling is bij ouderen niet anders dan bij jongere patiënten, wel kan de tolerantie voor een ingreep afgenomen zijn. Deze tolerantie wordt niet zo zeer bepaald door de leeftijd als wel door de functionele reserves van de patiënt. De afweging die gemaakt wordt tussen indicatie en behandelrisico verloopt bij oudere patiënten anders dan bij jongere patiënten. In geval van een verminderde tolerantie dient men te kiezen voor alternatieve, minder belastende procedures.

De voor de chirurg belangrijkste fysiologische verouderingsprocessen worden in tabel 14.4 besproken.

Comorbiditeit

Het moge duidelijk zijn dat de omvang van een chirurgische procedure een belangrijke rol speelt in de tolerantie voor een operatie. Een kortdurende ingreep kan een heel ander effect hebben dan een langdurige ingreep waarvoor volledige spierverslapping vereist is.

In een onderzoek onder patiënten met een rectumcarcinoom werd aangetoond dat zij die ouder waren dan 70 jaar een bijna twee keer zo groot risico liepen op complicaties na rectumchirurgie dan zij die jonger dan 70 jaar waren. Ook in geval van comorbiditeit was het complicatierisico verhoogd, en dit verhoogde risico was bij de ouderen nog meer uitgesproken dan bij jongere patiënten.

Om het risico van een behandeling beter te kunnen inschatten zijn scoringssystemen ontwikkeld, waarbij zowel fysiologische parameters, comorbiditeit als de omvang van de ingreep gewogen worden. Een dergelijke inschatting moet helpen om vast te stellen of een patiënt geschikt is om de oncologische standaardbehandeling te ondergaan. Die inschatting heeft betrekking op neoadjuvante therapie, resectie en eventueel adjuvante behandeling. Als bepaalde elementen moeten worden weggelaten, betekent dit nog niet dat de curatieve opzet wordt gereduceerd tot een palliatieve ingreep.

Risicoprofielen

Er zijn diverse scoringssystemen ontwikkeld waarmee het postoperatieve risico op overlijden voorspeld kan worden. Het meest toegepaste systeem is de American Society of Anaesthesiologists Physical Status Classification (ASA-score). Elke trede hoger in deze classificatie betekent een significant hogere postoperatieve mortaliteit. Vanaf ASA-klasse III worden in het algemeen bijzondere eisen gesteld aan de indicatie tot operatief ingrijpen.

Er zijn ook meer specifieke scoringssystemen gebruikt,

Tabel 14.4 Fysiologische veroudering, de klinische gevolgen en interventiemogelijkheden bij chirurgische patiënten (Kim en Zenilman, 2008).

	fysiologische verandering	klinisch gevolg	interventie
cardiovasculair	↓ maximale HF, CO, EF ↓ ventriculaire compliantie, meer afhankelijk van atriale bijdrage ↓ intrope en chronotrope respons op sympathische stimulus ↓ baroreceptorgevoeligheid, verdikking vaatwanden, neiging tot vasoconstrictie ↑ prevalentie coronairlijden vatbaarder voor ritmestoornissen	↑ afhankelijkheid van preload- en ventriculaire vulling om CO te verhogen intolerantie voor hypovolemie intolerantie voor tachycardie en ritmestoornissen	adequaat infuusbeleid gericht op goede vullingstoestand vermijd tachycardie behandel ritmestoornissen vermijd medicatie die ritmestoornis kan geven bij farmacologische interventie: overweeg niet-vasoconstrictieve inotropie en afterload-reductie
respiratoir systeem	↓ compliantie long ↓ kracht ademhalingsspieren ↑ stijfheid thorax ↓ VC en FEV_1 ↑ RV ↓ pO_2 ↓ mucociliaire klaring	↓ longcapaciteit en reserve ↑ ademarbeid predispositie voor aspiratie ↑ kans op luchtweginfecties ↑ kans op hypoxemie ↑ sluiting kleine luchtwegen met name bij liggen, hierdoor ↑ atelectase en shunting	stimuleer mobiliseren, zitten i.p.v. liggen! goede pijnbestrijding ten behoeve van mobiliseren en diep zuchten zuurstoftherapie vermijd maagsonde goede voorbereiding zoals stoppen met roken voor operatie
nierfunctie, elektrolyten, vochthuishouding	↓ GFR ↓ niervolume, doorbloeding, filtratieoppervlak, permeabiliteit ↓ tubulaire functie met ↓ concentrerend vermogen ↓ efficiëntie water- en zoutexcretie disregulatie renine-angiotensinesysteem ↓ dorstmechanisme	predispositie voor hypovolemie predispositie voor ECV ↑ (met hyponatriëmie) ↑ kans op nierschade	controle van vochtbalans en elektrolyten meet / bereken creatinineklaring vermijd nefrotoxische medicatie pas medicatie aan klaring aan
maag-darmkanaal	↓ speekselproductie, ↓ slikfunctie ↓ mucosale beschermingsmechanismen ↓ motiliteit en absorptie ↓ levermetabolisme	↓ mucosale absorptie medicatie ↓ motiliteit ↓ pancreasfunctie ↓ eliminatie medicamenten	aandacht voor het CYP450-systeem bij voorschrijven medicatie laxantia maagbeschermende medicatie
houdings- en bewegingsapparaat	↓ spiermassa ↑ vetmassa ↓ botmassa	↓ spiermassa tijdens ziekte geeft ↓ hoesten, ↓ mobiliteit, ↑valneiging ander verdelingsvolume medicatie ↑ valneiging en ↑ fractuurrisico	bevorder mobility door adequate pijnstilling, beperken van infuusslangen en katheters adequaat voeden
thermoregulatie	↓ temperatuurregulatie ↓ efficiëntie om warmte te genereren en vast te houden, ↓ koortsreactie	predispositie voor hypothermie	verwarm indien noodzakelijk
endocriensysteem	↑ nuchtere glucose en ↓ insulinegevoeligheid	↑ kans op diabetes	glucosecontrole let op infecties
afweersysteem	verandering in T-cel- en B-celfunctie ↓ granulocytenfunctie en ↓ fagocytose	↑ kans op infectie ↓ respons op vaccinatie	let op infecties antibiotische therapie en evt. profylaxe
neurologisch systeem	neuronenverlies ↓ perifere zenuwmyeline ↓cognitie ↓ zintuigfunctie ↑ reactietijd	↑ kans op delier ↑ kans op perifere neuropathie veranderde pijnbeleving problemen bij informed consent en beslissingen	maatregelen om delier te voorkomen pijnmetingen herhaaldelijke uitleg en schakel familie in

HF = hartfrequentie; EF=ejectiefractie; VC = vitale capaciteit; FEV_1= éénsecondewaarde; RV = residuaal volume; pO_2 = zuurstofspanning; GFR = glomerulaire filtratiesnelheid; ECV= extracellulair volume; CO=cardiale output.

zoals de POSSUM-score (Physiologic and Operative Severity Score for the enUmeration of Mortality and Morbidity). In deze score worden fysiologische parameters gecombineerd met de zwaarte van de ingreep. Uit de uitkomst van vele duizenden patiënten is een wiskundige formule gedestilleerd: (y = (0,13* physiologic score) + (0,16*operative score) – 7,04, Predicted Mortality Rate = 1 / (1+ $e^{(-y)}$)

Aan de hand van deze formule zouden de postoperatieve mortaliteit en morbiditeit berekend kunnen worden. De fysiologische score wordt opgebouwd uit leeftijd, Glasgow-comascore, cardiopulmonale en biochemische gegevens. De belangrijkste operatieve parameters zijn de zwaarte van de ingreep, een oncologische operatie, de hoeveelheid bloedverlies, contaminatie, eenmalig of herhaaldelijk ingrijpen, en acute versus electieve chirurgie. Vanuit deze algemene score zijn er verfijningen voor bepaalde soorten chirurgie ontwikkeld, bijvoorbeeld voor colorectale of vasculaire chirurgie. Een vergelijkbaar systeem is de APACHE-II- (Acute Physiology And Chronic Health Evaluation) score die op de intensive care veelvuldig gebruikt wordt om het mortaliteitsrisico te voorspellen.

Een nadeel van deze scoringssystemen is dat zij pas gebruikt kunnen worden wanneer alle noodzakelijke fysiologische parameters bekend zijn. Een goede toelichting op de verschillende scoringssystemen staat op de website van de Franse Société Française d'Anesthésie et Réanimation.

Een meer toegankelijk systeem is ontwikkeld door de Association of Coloproctology of Great Britain and Ireland. In een prospectieve studie in 73 ziekenhuizen werden bij 8077 patiënten met colorectale aandoeningen de risicofactoren geanalyseerd die bijdroegen tot postoperatief overlijden. De significante parameters waren de leeftijd, de ASA-classificatie, wel of geen resectie, het tumorstadium en het feit of de ingreep electief dan wel met spoed werd uitgevoerd. De weging van de verschillende parameters werd aan de hand van een wiskundig model berekend en vervolgens herleid tot een eenvoudige conversiekaart (tabel 14.5).

Tabel 14.5 Het Association of Coloproctology of Great Britain and Ireland ACPGBI-model om 30 dagenmortaliteit te voorspellen na chirurgie voor colorectale maligniteiten (Tekkis et al., 2003).

ACPGI colorectale-maligniteitenmodel			conversietabel	
risicofactor	categorie	score	ACPGBI-CRC-score	voorspelde mortaliteit (%)
leeftijd (jaar)	< 65	0	0	0,8
	65-74	0,7	0,1-0,4	0,9-1,1
	75-84	1,1	0,5-0,8	1,3-1,7
	85-94	1,3	0,9-1,2	1,9-2,5
	95+	2,6	1,3-1,6	2,8-3,7
maligniteit verwijderd	ASA I	0	1,7-2,0	4,1-5,4
	ASA II	0,8	2,1-2,4	6,0-7,9
	ASA III	1,6	2,5-2,8	8,6-11,3
	ASA IV-V	2,5	2,9-3,2	12,3-16,0
maligniteit niet verwijderd	ASA I	1,7	3,3-3,6	17,4-22,1
	ASA II	1,8	3,7-4,0	23,9-29,8
	ASA III	2,1	4,1-4,4	31,9-38,7
	ASA IV-V	2,4	4,5-4,8	41,1-48,5
stadiëring	Dukes A	0	4,9-5,2	51,0-58,4
	Dukes B	0	5,3-5,6	60,8-67,7
	Dukes C	0,2	5,7-6,0	69,9-75,8
	Dukes D	0,6	6,1-6,4	77,6-82,4
operatie	electief	0	6,5-6,8	83,8-87,4
	urgent	0,8		
	spoed	1,1		

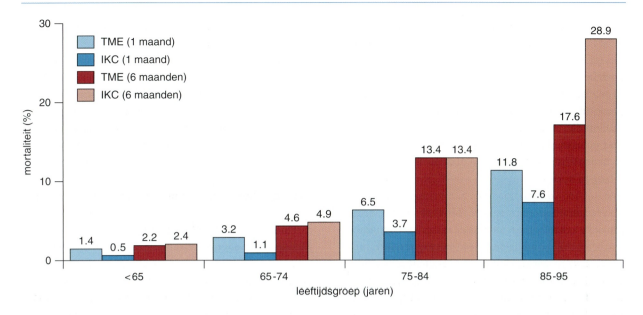

Figuur 14.1 1 maand en 6 maanden mortaliteit per leeftijdsgroep in de Nederlandse TME-studie en de populatie gebaseerde Integrale Kanker Centra (IKC) database (Rutten et al., 2008).

De ziekenhuissterfte binnen 30 of zelfs binnen 60 dagen na de operatie is geen goede maat voor de postoperatieve mortaliteit bij oudere kankerpatiënten. De mortaliteit is namelijk tot zes maanden na de ingreep sterk verhoogd. Grofweg gesteld is de mortaliteit gemeten tussen één en zes maanden na de ingreep twee keer zo hoog als de directe postoperatieve mortaliteit (binnen 30 dagen). De Nederlandse Total Mesorectal Excision (TME-)studie laat dit zien, maar ook in de kankerregistratie van de IKC kan deze oversterfte worden teruggevonden.

Bijvoorbeeld: een 76-jarige ASA-II-patiënt die een electieve hemicolectomie ondergaat in verband met een verdenking op een dukes-C-coloncarcinoom, heeft een ACPGBI-score van 1,1 (leeftijd) + 0,8 (ASA II) + 0,2 (Dukes C) + 0 (electieve chirurgie) = 2,1. De operatieve mortaliteit is daarmee 6%.

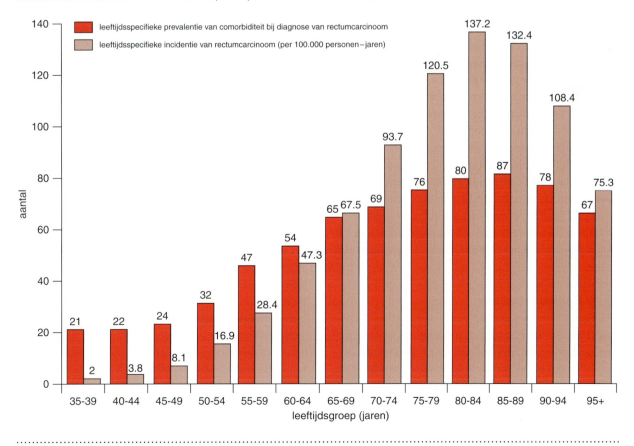

Figuur 14.2 Prevalentie van comorbiditeit en incidentie van leeftijdsspecifiek rectumcarcinoom (Rutten et al., 2008).

Het nadeel van de hiervoor genoemde scoringssystemen is dat ze vooral het risico op overlijden voorspellen. Voor veel oudere patiënten is de postoperatieve functionele status zeker zo belangrijk. Het behoud van zelfstandigheid en onafhankelijkheid is vaak belangrijker dan een langere overleving. Een onbehandelde of inadequaat behandelde maligniteit kan evenzeer leiden tot grotere afhankelijkheid van zorgsystemen.

In de toekomst zou een CGA in dergelijke kwesties van belang kunnen zijn.

Als voorbeeld voor oncologische chirurgie op hoge leeftijd kan de behandeling van colorectale tumoren en longtumoren dienen. De gemiddelde leeftijd van colorectale tumoren ligt rond de 70 jaar, de piekincidentie ligt echter rond de 80 jaar. Met de toename van de groep oudere burgers zal de vraag naar behandeling voor colorectale maligniteiten in de komende jaren sterk groeien. In de grafiek in figuur 14.2 is de Nederlandse situatie met betrekking tot incidentie en comorbiditeit van het rectumcarcinoom weergegeven.

Uit de registratiegegevens van de Integrale Kankercentra Zuid en West is gebleken dat de overleving van patiënten met een rectumcarcinoom na invoering van gestandaardiseerde TME-chirurgie en preoperatieve radiotherapie verbeterd is. Dit behandelschema is in 1995 ingevoerd en in 2002 in de CBO-richtlijn *Rectumcarcinoom* opgenomen. Opvallend is dat oudere patiënten niet geprofiteerd hebben van de verbetering van de behandeling. Uit de TME-studie bleek dat bij ouderen die voorafgaand aan de operatie kortdurend bestraald waren geweest wel een afname plaatsvond van de kankerspecifieke sterfte, zonder dat dit leidde tot een verbetering van de overleving. Dit is waarschijnlijk toe te schrijven aan het optreden van complicaties zoals naadlekkage, wat bij oudere patiënten tot een veel hogere sterfte leidde dan bij jongeren.

Ook bij andere chirurgische ingrepen is de kans op postoperatieve complicaties groter bij oudere patiënten. Bij 70-plussers met een niet-kleincellig bronchuscarcinoom is de kans op postoperatieve morbiditeit groter dan bij jongere patiënten, maar met name de postoperatieve mortaliteit is sterk verhoogd (11%) in vergelijking met jongere patiënten (2%), zeker in geval van een pneumectomie.

14.15 Radiotherapie

Radiotherapie is niet meer weg te denken uit de behandeling van kanker. Toch blijkt uit diverse registratiestudies dat slechts een minderheid van de ouderen radiotherapie krijgt als onderdeel van hun behandeling. Hoewel de toxiciteit van radiotherapie over het algemeen toeneemt bij het stijgen van de leeftijd en de tolerantie van gezond weefsel juist afneemt, zijn dit geen argumenten om af te zien van radiotherapie bij oudere patiënten. Bij patiënten die niet meer in aanmerking kunnen komen voor operatie kan radiotherapie een zinvol alternatief zijn.

De weefseltolerantie neemt af bij de aanwezigheid van vasculaire pathologie zoals atherosclerose en diabetes mellitus. Weefselschade is natuurlijk voornamelijk afhankelijk van de plaats van bestraling. Hersenbestraling bij ouderen geeft vaker aanleiding tot hersenatrofie en dementie. Bij bestraling van hoofd-halstumoren werd mucositis niet vaker vastgesteld dan bij jongere patiënten; de functionele gevolgen waren bij ouderen echter wel ernstiger. Late gevolgen zoals dysfagie, de noodzaak tot langdurige sondevoeding en aspiratie traden vaker op bij patiënten ouder dan 65 jaar. Ook bij bestraling op andere plaatsen geldt dat toxiciteit niet per se vaker optreedt, maar ernstiger gevolgen kan hebben. Radiatiepneumonitis en -oesofagitis zijn belangrijke gevolgen van thoraxbestraling. De complicaties zijn des te ernstiger naarmate de longfunctie ten tijde van de behandeling slechter is, zoals bij chronisch obstructieve longziekten. Bij bestralingen in de bekkenregio kan diarree bij oude patiënten gemakkelijk tot uitdroging leiden.

Uit onderzoek blijkt dat de gevoeligheid van tumoren voor radiotherapie niet afneemt bij oudere patiënten. De laatste tijd wordt bestraling steeds vaker gecombineerd met chemotherapie. De effectiviteit van de combinatie radio- en chemotherapie is duidelijk hoger dan van radiotherapie alleen, maar hiervoor wordt een prijs betaald in de vorm van toegenomen toxiciteit. Met name bij oude patiënten of bij patiënten met veel comorbiditeit is deze extra toxiciteit vaak onwenselijk. De combinatie radio- en chemotherapie voor niet-kleincellige longtumoren geeft zoveel bijwerkingen bij patiënten ouder dan 70 jaar dat de kwaliteit van leven dermate nadelig wordt beïnvloed, zodat radiotherapie alleen te prefereren is. Patiënten jonger dan 60 jaar hebben voordeel van de combinatiebehandeling.

De meeste beschikbare gegevens zijn afkomstig van oude studies waarin nog gebruik werd gemaakt van oude bestralingstechnieken. Inmiddels zijn de bestralingstechnieken sterk verbeterd door invoering van meerveldentechniek, 3D-planning, intensiteit-gemoduleerde radiotherapie (IMRT), stereotactische bestraling en brachytherapie. Met deze nieuwe technieken kan het tumorgebied preciezer bestraald worden, waardoor gezond omringend weefsel meer gespaard blijft. Deze technieken zijn bij uitstek geschikt om bij ouderen toe te passen.

Het aantal en de ernst van complicaties kan gereduceerd worden als men rekening houdt met de specifieke omstandigheden van de oudere mens. Door toepassing van alternatieve bestralingsschema's waarbij dosis en intensiteit aangepast worden, kunnen ook heel oude patiënten een adequate oncologische behandeling krijgen. Een beslissing om geen radiotherapie aan ouderen aan te bieden kan eigenlijk pas genomen worden nadat alle mogelijkheden multidisciplinair beoordeeld zijn.

Kernpunten

- De komende jaren zal het aantal ouderen met kanker zeer sterk toenemen.
- In het algemeen is de prognose van ouderen met kanker slechter dan die van hun jongere lotgenoten. Er zijn leeftijdsafhankelijke factoren met betrekking tot diagnostiek en therapie.
- De levensverwachting speelt een belangrijke rol bij beslissingen rondom oncologische zorg.
- Bij oudere patiënten is er nogal eens sprake van incomplete stadiëring door onvoldoende standaarddiagnostiek.
- Door de ondervertegenwoordiging in klinisch wetenschappelijk onderzoek ontbreekt er vaak een 'evidence-based' richtlijn voor de behandeling van oudere patiënten.
- Er zijn leeftijdsafhankelijke aspecten rond acceptatie van behandeling. Ouderen maken een andere 'kosten-baten'analyse dan jongere patiënten.
- Ouder worden gaat gepaard met comorbiditeit en polyfarmacie.
- Ouder worden gaat gepaard met functionele en cognitieve achteruitgang. Juiste inschatting hiervan is moeilijk; het is beter om objectieve meetinstrumenten te gebruiken.
- Een algemeen geaccepteerd en gevalideerd meetinstrument voor kwetsbaarheid ontbreekt tot op heden.
- Een CGA kan van waarde zijn bij het ontdekken van problemen en het opstellen van een individueel zorgplan; over de prognostische waarde van een CGA is nog onvoldoende bekend.
- De omvang en invloed van verwijzingsfilters zijn nog niet in kaart gebracht.
- Er zijn onvoldoende gegevens over de toxiciteit van chemotherapie bij ouderen. De farmacokinetiek bij ouderen is anders dan bij jongere patiënten.
- Normale fysiologische veranderingen bij het ouder worden leiden bij de postoperatieve oudere kankerpatiënten tot een verminderde tolerantie voor de ingreep. Vooral water- en zouthuishouding, het verhoogde (pulmonale) infectierisico, ondervoeding en delier verdienen aandacht.
- Radiotherapie op hoge leeftijd is goed mogelijk. Hoewel de toxiciteit niet per se hoger is dan op jonge leeftijd, kunnen de functionele gevolgen ervan wel harder aankomen.

Literatuur

Copeland GP, Jones D, Walters M. POSSUM: a scoring system for surgical audit. Br J Surg 1991;78:355-60.
Horiot JC. Radiation therapy and the geriatric oncology patient. J Clin Oncol 2007;25:1930-5.
Kim SS, Zenilman ME. The elderly surgical patient. ACS Surgery: Principles and Practice, 2008.
Gomez-Millan J. Radiation therapy in the elderly: more side effect and complications? Crit Rev Oncol Hematol 2009;71:70-8.
Repetto L, Fratino L, Audisio RA et al. Comprehensive geriatric assessment adds information to Eastern Cooperative Oncology Group performance status in elderly cancer patients: An Italian group for geriatric oncology study. J Clin Oncol 2002;20: 494-502.
Rockwood K, Stadnyck K, MacKnight C, McDowell I, Hébert R, Hogan DB. A brief clinical instrument to classify frailty in elderly people. Lancet 1999;353:205-6.
Rutten HJ, Dulk M den, Lemmens VE et al. Controversies of total mesorectal excision for rectal cancer in elderly patients. Lancet Oncol 2008;9:494-501.
Tekkis PP, Poloniecki JD, Thompson MR et al. Operative mortality in colorectal cancer: national prospective study. BMJ 2003;327:1196-1201.

Websites

www.rivm.nl
www.ikcnet.nl

B. Speciële oncologie: vroege opsporing, diagnostiek en behandeling van kanker

Hoofd-halstumoren

J.L.N. Roodenburg, R.J. Baatenburg de Jong, H. Reintsema, C.G. van Laer, J.A. Langendijk, H. Vermeersch, J.B. Vermorken

15.1 Algemene aspecten

15.1.1 WERKTERREIN

Tot de hoofd-halsoncologie worden alle benigne, premaligne en maligne tumoren gerekend die boven het niveau van de sleutelbeenderen liggen, met uitzondering van de gezwellen van hersenen en ruggenmerg. Bepaalde overeenkomsten in etiologie en wijze van uitzaaiing, alsook in de methoden van diagnostisch onderzoek, behandeling en revalidatie, rechtvaardigen het tot één groep samenvoegen van de gezwellen die zich in het anatomisch en fysiologisch zo ingewikkelde hoofd-halsgebied kunnen voordoen.

In vergelijking met kwaadaardige gezwelgroei op andere plaatsen in het lichaam komt kanker in het hoofd-halsgebied in de westerse landen weinig frequent voor. Er zijn echter veel aanverwante en premaligne aandoeningen. In de gegeven omstandigheden is de differentiële diagnostiek uitgebreid en het aantal patiënten dat in dit verband moet worden onderzocht, toch vrij groot.

15.1.2 VOORKOMEN

Incidentiecijfers geven een indruk van de relatieve frequentie van bepaalde ziekten. Onder incidentie verstaat men het aantal nieuw optredende ziektegevallen per jaar per 100.000 individuen van een populatie (n/100.000). Sinds 1992 zijn de gegevens van de Nederlandse Kankerregistratie (Netherlands Cancer Registry, NCR) voorhanden. De in dit hoofdstuk genoemde incidentiecijfers zijn, waar mogelijk, ontleend aan de NCR-verslagen en het aparte katern over hoofd-halstumoren over de jaren 1989 tot en met 1998. De Belgische cijfers zijn gebaseerd op het Belgisch Kankerregister (incidentiejaar 2004). Exclusief de huidcarcinomen en de maligne lymfomen, maar inclusief de carcinomen van de schildklier, vormt de groep maligne hoofd-halstumoren bijna 5% van het totale aantal kwaadaardige gezwellen, met een incidentie van 17/100.000. Daarmee behoort deze groep tot de tien meest geregistreerde soorten kanker in Nederland. Bij de Belgische mannen tussen 30 en 44 jaar zijn hoofd-halstumoren zelfs de tweede meest voorkomende maligne tumor na het maligne lymfoom. In de groep mannen tussen 45 en 59 jaar zijn zij de derde meest voorkomende tumor na het prostaatcarcinoom en het bronchuscarcinoom en in de groep tussen 60 en 74 jaar de vierde meest voorkomende tumor.

Tabel 15.1	Lip- en mondholtecarcinoom: UICC-classificatie 2009.
T_{is}	carcinoma in situ
T_1	tumor ≤ 2 cm
T_2	tumor > 2 en ≤ 4 cm
T_3	tumor > 4 cm
T_{4a}	(lip)tumor groeit door corticaal bot, in n. alveolaris inferior, mondbodem of huid
T_{4a}	(mondholte)tumor groeit door corticaal bot, in diepe / extrinsieke tongspieren, sinus maxillaris, of huid
T_{4b}	(lip- en mondholte)tumor groeit in de kauwspier loges, de pterygoïdplaten, of de schedelbasis, of omgeeft de a. carotis interna

Tabel 15.2	Orofarynxcarcinoom: UICC-classificatie 2009.
Orofarynxcarcinoom: UICC-classificatie 2009	
T_{is}	carcinoma in situ
T_1	tumor ≤ 2 cm
T_2	tumor > 2 en ≤ 4 cm
T_3	tumor > 4 cm of uitbreiding naar het linguale oppervlak van de epiglottis
T_{4a}	tumor groeit door in één van de volgende structuren: larynx, diepe / extrinsieke tongspieren, mediale pterygoid, harde palatum of mandibula.
T_{4b}	tumor groeit in één van de volgende structuren: m pterygoideus lateralis, laterale pterygoïd, laterale nasofarynx, schedelbasis of omgeeft de a. carotis interna

Tabel 15.3a	Supraglottisch larynxcarcinoom: UICC-classificatie 2009 (vereenvoudigde weergave).
T_{is}	carcinoma in situ
T_1	tumor beperkt tot één subsite van het supraglottische gebied met normale mobiliteit stembanden
T_2	tumor breidt zich uit over meer dan één subsite van het supraglottische gebied of buiten het supraglottische gebied
T_3	tumor beperkt tot de larynx met fixatie van een stemband en/of uitbreiding in de postcricoid, pre-epiglotissche en/of paraglottische ruimte en/of de cortex van het thyroid.
T_{4a}	tumor groeit door in het kraakbeen van het thyroid en/of de weefsels buiten de larynx
T_{4b}	tumor groeit in de prevertebrale fascie, omgeeft de a. carotis interna of groeit in mediastinale structuren

Tabel 15.3b	Glottisch larynxcarcinoom: UICC-classificatie 2009 (vereenvoudigde weergave).
T_{is}	carcinoma in situ
T_1	tumor beperkt tot de stemband(en), waarbij de voorste en achterste commissuur betrokken mogen zijn, met normale mobiliteit stembanden T1a Tumor beperkt tot één stemband T1b Beide stembanden bij de tumor betrokken
T_2	tumor breidt zich uit in het supraglottische en/of subglottische gebied, en/of met verminderde bewegelijkheid van een stemband
T_3	tumor beperkt tot de larynx met fixatie van een stemband en/of uitbreiding in de postcricoid, pre-epiglotissche en/of paraglottische ruimte en/of de cortex van het thyroid.
T_{4a}	tumor groeit door in het kraakbeen van het thyroid en/of de weefsels buiten de larynx
T_{4b}	tumor groeit in de prevertebrale fascie, omgeeft de a. carotis interna of groeit in mediastinale structuren

Tabel 15.4	Halskliermetastasen bij tumoren van lip, mondholte, orofarynx, larynx en hypofarynx: UICC-classificatie 2009.
N_0	geen suspecte lymfeklieren
N_1	één ipsilaterale metastase ≤ 3 cm
N_{2a}	één ipsilaterale metastase > 3 cm en ≤ 6 cm
N_{2b}	multipele ipsilaterale metastasen ≤ 6 cm
N_{2c}	bilaterale of contralaterale metastasen ≤ 6 cm
N_3	metastase(n) > 6 cm

Tabel 15.5	Hypofarynxcarcinoom: UICC-classificatie 2009.
T_{is}	carcinoma in situ
T_1	tumor beperkt tot één lokalisatie* van de hypofarynx en ≤ 2 cm
T_2	tumor invadeert meer dan één lokalisatie* van de hypofarynx, zonder fixatie van de hemilarynx of is > 2 cm en ≤ 4 cm
T_3	tumor > 4 cm of tumor met fixatie van de hemilarynx
T_{4a}	tumor groeit door in één van de volgende structuren: thyroid/cricoid kraakbeen, hyoid, schildklier, oesofagus of centrale wekedelencompartiment inclusief prelaryngeale spieren en subcutane vet
T_{4b}	tumor groeit in de prevertebrale fascie, omgeeft de a. carotis interna of groeit in mediastinale structuren

* Het begrip lokalisatie wordt nader uitgelegd in paragraaf 15.10.

15.1.3 ETIOLOGISCHE FACTOREN

Langdurige expositie van de blanke huid aan zonlicht en aan andere weersinvloeden is medeverantwoordelijk voor het ontstaan van huid- en lipcarcinomen.

Overmatig gebruik van tabak en alcohol speelt een belangrijke rol in de genese van maligne tumoren uitgaande van het slijmvlies dat het bovenste deel van de adem- en voedingsweg bekleedt. Dat maakt het begrijpelijk dat zich in 15 tot 30% van de gevallen bij een patiënt een tweede primaire maligne tumor in het hoofd-halsgebied, de longen of de slokdarm kan ontwikkelen. Behalve overmatig gebruik van tabak en alcohol zijn bij het ontstaan van maligne tumoren in het slijmvlies van het bovenste gedeelte van de adem- en voedingsweg waarschijnlijk nog andere factoren van belang, zoals voedingsdeficiënties (in het bijzonder een tekort aan vitamine A en vitamine C als gevolg van onvoldoende inname van verse groenten en fruit), virale factoren (epstein-barrvirus, humaan papillomavirus), genetische predispositie en beroepsfactoren (zie par. 15.4, onder 'Epidemiologie').

Vroegere blootstelling aan ioniserende straling is een factor in het optreden van gezwellen van de huid, de slijmvliezen, de schildklier, de bijschildklieren en de speekselklieren.

15.1.4 ONDERZOEK

Centraal staan het afnemen van een goede anamnese en het zorgvuldig uitvoeren van inspectie en palpatie, met als onmisbaar hulpmiddel het spiegelonderzoek, de indirecte endoscopie. Voor het spiegelonderzoek is de fiberendoscopie van farynx en larynx een goed alternatief. Voor de nadere vaststelling van de aanwezigheid en de lokale uitbreiding van het tumorproces zijn de volgende methoden van onderzoek essentieel: directe endoscopie onder narcose, CT, MRI en positronemissietomografie (PET). Daarnaast zijn, bij daartoe in aanmerking komende gevallen, onderzoek met radioactieve isotopen (schildklier, bot, speekselklieren) en echografie (zwellingen in de hals, schildklier) mogelijk. Voor nadere vaststelling van eventuele lymfekliermetastasen in de hals kan gebruik worden gemaakt van CT, MRI en/of echografie, met cytologische punctie van verdachte lymfeklieren.

15.1.5 CLASSIFICATIE

Naast de histologische classificatie en de indeling naar lokalisatie is sinds vele jaren een klinische stadiumindeling in gebruik, waarvoor Denoix in de jaren 1943 tot 1952 de basis heeft gelegd. Deze zogenoemde TNM-indeling maakt het niet alleen mogelijk de behandelingsresultaten onderling te vergelijken, maar ook om het behandelplan op te stellen. In het TNM-systeem wordt de grootte van de primaire tumor verwerkt (T), het al of niet aanwezig zijn van lymfekliermetastasen in de hals (N) en van metastasen op afstand (M). Met deze gegevens wordt een stadiumindeling opgesteld.

In het verleden bestonden er twee TNM-systemen naast elkaar, dat van de UICC (Union Internationale Contre le Cancer) en dat van de AJCC (American Joint Committee on Cancer). Sinds 1987 is er één uniforme indeling in gebruik (voor de meest voorkomende lokalisaties zie tabel 15.1 t/m 15.5).

15.1.6 WEEFSELONDERZOEK

De definitieve diagnose waarop de behandeling wordt gebaseerd, kan uitsluitend via histologisch onderzoek worden gesteld. Over het algemeen is het niet moeilijk onder oppervlakte- of geleidingsanesthesie een biopt te nemen uit direct zichtbare en goed bereikbare tumoren. Een incisiebiopsie uit de rand van de tumor, inclusief een stukje normaal lijkend epitheel, kan dan met de haptang worden uitgevoerd. Een biopsie uit het centrum van een ulcererende tumor levert veelal slechts necrotisch materiaal op. Voor het verkrijgen van materiaal uit een dieper gelegen, niet-ulcererende tumor, zoals een zwelling in de hals, bestaan verschillende andere mogelijkheden.

Voor een *fijnenaaldaspiratiecytologie* (FNAC) maakt men gebruik van een dunne naald op een spuit, waarmee enige inhoud van de zwelling wordt opgezogen. Voor onderzoek van niet-palpabele laesies of voor gerichte punctie van een verdacht gebied kan een dergelijk onderzoek onder geleide van echografie worden verricht. Dit materiaal wordt op een objectglas uitgestreken en na fixatie en kleuring cytologisch onderzocht. Om met deze eenvoudige, snelle en weinig kostbare werkwijze een hoge graad van betrouwbaarheid te bereiken, moet men verzekerd zijn van de medewerking van een ter zake kundige patholoog / cytoloog. Deze methode van biopteren heeft al jaren een vaste plaats in het onderzoek van een voor maligniteit verdachte zwelling in de hals. De aspiratiebiopsie heeft een grote sensitiviteit en specificiteit en de oorspronkelijk bestaande vrees voor versleping van tumorcellen is ongegrond gebleken.

De *dikkenaaldbiopsie* wordt met de Vim-Silverman- of Tru-Cut-naald (Travenol-naald) uitgevoerd. Met deze veel dikkere naald verwijdert men uit de betrokken zwelling een pijpje weefsel, waarvan histologisch onderzoek mogelijk is. Aan deze methode kleeft het bezwaar dat tumorcellen buiten hun oorspronkelijke lokalisatie in het traject van de naald kunnen worden verspreid. Bovendien kunnen, in handen van mensen die niet ervaren zijn hierin, beschadigingen van belangrijke naburige structuren (a. carotis, trachea) ontstaan. Daarom is deze methode over het algemeen niet aan te bevelen bij tumoren in het hoofd-halsgebied.

Zoals elke biopsie van een verdachte zwelling in de hals moet ook een *open biopsie* van een dergelijke zwelling steeds worden voorafgegaan door een volledig onderzoek van het gehele hoofd-halsgebied (zie ook par. 15.2 onder 'Onderzoek'). Het is het meest aanbevelenswaardig onder narcose een excisiebiopsie, of bij grotere tumoren een incisiebiopsie, van de zwelling uit te voeren, met vriescoupeonderzoek tijdens de operatie, zodat de mogelijkheid bestaat tot een definitieve chirurgische behandeling in dezelfde zitting.

15.1.7 PRINCIPES VAN DE BEHANDELING

Radiotherapie en chirurgie zijn de behandelingsvormen waarmee, alleen of in combinatie, in het onderhavige gebied genezing kan worden bereikt. Chemotherapie speelde tot enkele jaren geleden alleen een rol bij palliatieve behandeling van hoofd-halstumoren. Momenteel wordt chemotherapie in combinatie met radiotherapie toegepast voor behandeling van tumoren van de farynx en larynx. Ook inoperabele tumoren zijn een belangrijke indicatie.

Een in opzet curatieve chirurgische behandeling vergt zodanig ruime resecties dat in de snijvlakken bij histologisch onderzoek geen tumorweefsel wordt aangetroffen. Een dergelijk verlies van weefsels leidt in het hoofd-halsgebied al spoedig tot uitwendig zichtbare mutilaties en verstoring of verlies van functies. Om functionele en esthetische redenen maakt dat veelal herstel – chirurgische reconstructie dan wel prothetische voorzieningen – noodzakelijk.

Radiotherapie is meer weefselsparend, maar zeker niet minder agressief. Zeer oude patiënten en alcoholici verdragen een langdurig voort te zetten bestralingsbehandeling over het algemeen zeer matig. Door nieuwe bestralingstechnieken, waaronder modulatie van de intensiteit, kunnen de bijwerkingen worden gereduceerd.

Chemotherapie kan bij hoofd-halstumoren in verschillende stadia worden toegepast:
- als inductiechemotherapie bij grote tumoren, met als doel een verbeterde lokale controle te bereiken, en natuurlijk de overlevingskansen te verbeteren;
- gelijktijdig met radiotherapie ('chemoradiotherapie'), om het radiotherapeutisch effect te potentiëren;
- als adjuvante therapie, na chirurgie en/of radiotherapie;
- en ten slotte als palliatieve therapie.

Inductiechemotherapie. De rol van inductiechemotherapie bij hoofd-halstumoren staat volop ter discussie. Theoretisch kan inductiechemotherapie worden gebruikt om de effectiviteit van locoregionale therapie te vergroten door, voorafgaand aan de locoregionale behandeling, het tumorvolume te verkleinen. Daarmee wordt hopelijk ook meer lokale controle verkregen, waardoor minder mutilerend kan worden behandeld. Inductiechemotherapie heeft een hoog remissiepercentage (60-90%), met complete remissies in 20 tot 40% van de gevallen. In ongeveer twee derde van de klinisch complete remissies wordt ook een pathologisch complete remissie vastgesteld. Voor deze groep is de levensverwachting beter dan gemiddeld. Uit gerandomiseerde studies en meta-analyse blijkt dat de klassieke inductiechemotherapie (cisplatine met continue infusie van 5-FU) een beperkt overlevingsvoordeel oplevert (5% op vijf jaar). De toevoeging van nieuwe middelen, zoals de taxanen, lijkt significant meer overlevingsvoordeel op te leveren. Op dit moment is inductiechemotherapie in Nederland echter geen standaardbehandeling.

Concomitante chemoradiotherapie. Het doel van het gelijktijdig toedienen van chemotherapie en radiotherapie is gebruik te maken van het radiosensitiserende effect van veel cytostatica, om op die manier een zodanige verbetering van de lokale en regionale controle te bewerkstelligen, dat daarmee ook de overleving significant verbetert. In diverse vergelijkende studies en in enkele meta-analyses is aangetoond, dat radiotherapie simultaan met cisplatine toegediend leidde tot een betere lokale tumorcontrole en tot een betere algehele overleving dan radiotherapie alleen. Momenteel is platina-bevattende concomitante chemoradiotherapie de behandeling van keuze bij de meeste lokaal uitgebreide hoofd-halstumoren. Dit geldt ook voor nasofarynxcarcinomen en voor de orgaansparende behandeling van larynx- en hypofarynxcarcinomen. De toxiciteit van chemoradiotherapie is echter aanzienlijk, met graad 3 of ernstiger mucocutane toxiciteit bij ongeveer 75% van de patiënten. Een zeer actief ondersteunend beleid met analgetica, gebitsverzorging, en voeding via een gastrostomiesonde is dan ook een voorwaarde om een dergelijke behandeling uit te voeren. Patiënten in slechte algemene toestand of met veel comorbiditeit kunnen beter met alleen radiotherapie worden behandeld. Recent is voor patiënten die cisplatine-bevattende concomitante chemoradiotherapie niet verdragen (bijv. vanwege een gestoorde nierfunctie, gehoorverlies, compromitterende comorbiditeit) een minder toxisch alternatief ter beschikking gekomen. Daarbij wordt gebruikgemaakt van een in preklinisch onderzoek vastgestelde synergie tussen radiotherapie en een chimerisch IgG1 monoklonaal antilichaam (cetuximab) gericht tegen de epidermale groeifactorreceptor (EGFR). Deze receptor wordt in meer dan 90% tot expressie gebracht bij plaveiselcelcarcinomen in het hoofd-halsgbied. In klinisch vergelijkend onderzoek blijkt cetuximab het effect van radiotherapie te versterken, met duidelijk minder bijwerkingen dan gewoonlijk bij concomitante chemoradiotherapie wordt gezien.

Adjuvante chemotherapie. Het gebruik van adjuvante chemotherapie wordt bemoeilijkt door de slechte tolerantie na de locoregionale behandeling. Veel patiënten haken na één of twee kuren af. Adjuvante chemotherapie levert geen overlevingsvoordeel op en dient alleen te worden toegepast binnen de kaders van klinisch wetenschappelijk onderzoek.

Palliatieve chemotherapie. Wanneer er een recidief tumor in voorheen bestraald gebied is, of metastasen op afstand, dan is de prognose slecht, met een mediane levensverwachting van circa zes tot negen maanden. Palliatieve chemotherapie in deze situatie bestaat uit, afhankelijk van de algemene conditie van de patiënt, monotherapie met methotrexaat of platina-bevattende combinatiechemotherapie. De combinaties leiden tot hogere responspercentages, maar ook tot meer toxiciteit, terwijl de mediane overlevingscijfers hierdoor niet worden gewijzigd. Dit is recent wel geconstateerd wanneer het eerdergenoemde monoklonale antilichaam cetuximab aan de platinabevattende chemotherapie wordt toegevoegd. Bij patiënten in goede algemene conditie, met name wanneer er klachten van de ziekte bestaan, lijkt deze combinatie geïndiceerd. Men kan dan ook stellen, dat de aard en uitgebreidheid van het tumorproces (tumorfactoren), de algemene conditie en de wensen van de patiënt alsook zijn slechte gewoonten (patiëntenfactoren), de in het behandelcentrum aanwezige mogelijkheden en de opgedane ervaring (doktersfactoren) de keuze bepalen voor de verschillende mogelijke vormen van behandeling.

15.1.8 TEAMBEHANDELING

Het veelvoud aan problemen waarmee de patiënt met een maligne tumor in het hoofd-halsgebied zijn behandelaars confronteert, vormt een uitdaging voor de multidisciplinaire benadering. De behandeling van deze patiënten vindt bij voorkeur plaats in een centrum dat kan beschikken over moderne faciliteiten. In een dergelijk centrum moet een goed functionerend team van oncologisch geschoolde specialisten uit de disciplines chirurgie, keel-neus-oorheelkunde, kaakchirurgie, radiotherapie, plastische chirurgie, maxillofaciale prothetiek, radiologie, pathologie en medische oncologie werkzaam zijn, dat zich in voorkomende gevallen geruggensteund weet door de samenwerking met de neurochirurgie, dermatologie en oogheelkunde. Daarnaast dient het centrum te beschikken over de ondersteunende disciplines diëtetiek, mondhygiëne, logopedie, fysiotherapie, verpleegkunde en psychosociale zorg. Het beste resultaat kan worden bereikt, wanneer alle betrokken disciplines voorafgaand aan de behandeling participeren in het vaststellen van het beleid en de keuze van therapie. Daarnaast is het een voorwaarde dat het centrum beschikt over richtlijnen voor diagnostiek en behandeling van hoofd-halstumoren. Onder auspiciën van de Nederlandse Werkgroep Hoofd-Hals Tumoren (NWHHT) zijn landelijke richtlijnen ontwikkeld voor de behandeling van het larynxcarcinoom, het hypofarynxcarcinoom en het mondholte- en orofarynxcarcinoom.

15.2 Zwellingen in de hals

Voorkomen en etiologie

Zwellingen in de hals komen veelvuldig voor en het is vaak niet eenvoudig direct tot een weloverwogen oordeel over de aard van de knobbel te komen.

Het belangrijkste deel van het lymfedrainagesysteem van de huid van gelaat en hals en van het bovenste deel van de adem- en voedingsweg is in de hals gelokaliseerd. Veel zwellingen gaan daardoor uit van lymfeklieren en worden veroorzaakt door ontstekingsprocessen of maligne tumoren, gelegen op plaatsen waarvoor de betreffende klier als regionaal station fungeert. Een tweede grote groep in deze categorie wordt gevormd door zwellingen en knobbels van de schildklier. Deze zijn niet al te moeilijk als zodanig te herkennen: ze liggen laag en centraal in de hals en gaan met slikken op en neer, omdat de schildklier met de trachea is verbonden.

Pathologie

De in de hals voorkomende zwellingen kunnen in drie groepen worden onderverdeeld.
1. *Congenitale afwijkingen*: laterale en mediane halscysten en fistels, arterioveneuze malformaties, lymfangiomen, teratomen, (epi)dermoïdcysten.
2. *Ontstekingen*: secundaire lymfadenitis door banale ontstekingen (acne faciei, gebitsafwijkingen, tonsillitis), diep halsabces of meer specifieke ontstekingsprocessen (tuberculose, atypische tuberculose, kattenkrabziekte, actinomycose, toxoplasmose). Daarnaast worden in de hals vergrote lymfeklieren waargenomen bij algemene infectieziekten zoals rubella en mononucleosis infectiosa (ziekte van Pfeiffer).
3. *Nieuwvormingen*: lipomen, hemangiomen en schwannomen zijn voorbeelden van histologisch goedaardige gezwellen. Hetzelfde geldt voor de zeldzame paraganglioma paraganglioma caroticum, (glomus caroticumtumor) dat uitgaat van het in de carotisbifurcatie gelegen paraganglion caroticum. Verder presenteren goedaardige tumoren van de onderpool van de glandula parotidea, de glandula submandibularis en de schildklier zich als knobbels in de hals.

Maligne tumoren kunnen primair ontstaan in lymfeklieren (malignant lymphoma), de glandula parotidea, glandula submandibularis en schildklier of – zeldzaam – voortkomen uit bloedvaten, zenuwen, spieren, bindweefsel, vet en bot (sarcomen).

Secundaire maligne tumoren in de hals zijn meestal lymfekliermetastasen van een primaire epitheliale tumor elders in het hoofd-halsgebied. Alleen wanneer de halskliermetastasen uitsluitend in het supraclaviculaire gebied zijn gelokaliseerd, is de kans groter dat de primaire tumor elders in het lichaam aanwezig is.

Onderzoek

Met een zorgvuldig afgenomen anamnese en een nauwgezet uitgevoerde inspectie en palpatie wordt de basis gelegd voor een goede beoordeling van zwellingen in de hals. Daarvoor is een grondige kennis vereist van de normale anatomie, de pathologie (zie onder 'Pathologie') en het lymfogene metastaseringspatroon van maligne tumoren in het hoofd-halsgebied. Het gebruik van een schema, zoals weergegeven in figuur 15.4, is een belangrijk hulpmiddel.

Voor het onderzoek zit de patiënt rechtop op een stoel. Bij de *inspectie* let men op eventueel aanwezige asymmetrie, dwangstand van het hoofd (torticollis) en bewegingsbeperkingen. Men stelt vast in welke anatomische regio de knobbel zich precies bevindt, of er littekens in de huid zijn ten gevolge van vroegere bestraling of operaties en of er pulsaties aanwezig zijn. Door de patiënt te laten slikken kan worden nagegaan of er een verbinding bestaat tussen de zwelling en de larynx / trachea (schildklier).

Voor de *palpatie* stelt de onderzoeker zich achter de zittende patiënt op. Met beide handen wordt, links en rechts vergelijkend, de hals afgetast (fig. 15.1a en b). Het is daarbij van groot belang dat het hoofd van de patiënt enigszins voorover wordt gebogen, zodat de voorste halsspieren zich ontspannen. De onderzoeker kan ook vóór de zittende patiënt gaan zitten en de niet-onderzoekende hand in de nek van de patiënt leggen om te voorkomen dat hij het hoofd achterover buigt. Het behoeft geen betoog dat dit onderzoek met 'zachte' hand moet worden uitgevoerd.

Nadat ze tussen de vingertoppen en de mandibula zijn opgemerkt (fig. 15.2), kunnen submentaal of submandibulair gelegen zwellingen het beste door middel van bimanueel onderzoek worden beoordeeld: één vinger op de mondbodem in de mond, de vingers van de andere hand uitwendig (fig. 15.2). De klierketen langs de v. jugularis interna is goed af te tasten door, na geringe flexie en buigen van het hoofd naar de te onderzoeken zijde, de vaat-zenuwstreng te palperen tussen de vingers en de dwarsuitsteeksels van de halswervels (fig. 15.3). Een zwelling die wel in horizontale maar niet in verticale richting kan worden bewogen, zit vast aan een lengtestructuur, bijvoorbeeld de a. carotis (paraganglioom) of de trachea / larynx (schildklier).

Van elke zwelling moeten de volgende eigenschappen worden nagegaan en genoteerd: lokalisatie, vorm, grootte in centimeters, kleur, temperatuur, consistentie, mobiliteit en verhouding ten opzichte van de omgeving, vergroeiingen, pijnlijkheid en eventuele al of niet voortgeleide pulsaties.

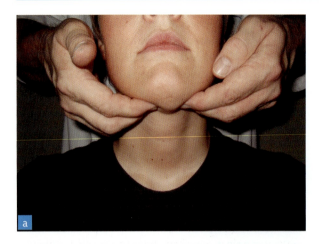 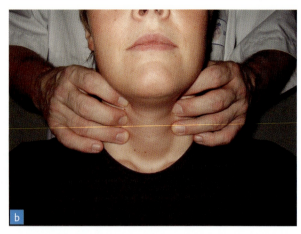

Figuur 15.1 a en b Palpatie links en rechts vergelijkend; (a) niveau Ib; (b) niveau II t/m IV.

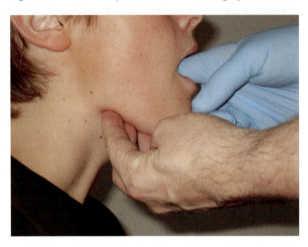

Figuur 15.2 Bimanuele palpatie submandibulair gebied (niveau Ib).

De mate van betrouwbaarheid van palpatie van halsklieren hangt overigens in hoge mate af van de ervaring van de onderzoeker. Het is gebleken dat een ervaren onderzoeker klieren over het algemeen (reeds) voelt wanneer deze een doorsnede van 1 cm hebben bereikt, terwijl een onervaren onderzoeker de klieren vaak pas voelt wanneer ze een doorsnede hebben van 2 cm of meer. Desondanks kunnen een op de juiste wijze uitgevoerde palpatie van de hals en voldoende kennis van het lymfogene metastaseringspatroon van een tumor in het hoofd-halsgebied een onervaren onderzoeker helpen om tot een optimale fysische diagnostiek te komen.

Na het vaststellen van een lymfeklierzwelling moet naar de *oorzaak* worden gezocht. Dit geldt des te meer voor die zwellingen in de hals die bij palpatie de indruk wekken kwaadaardig te zijn. De bevinding dat een klierzwelling die in enige weken is ontstaan, bij palpatie pijnlijk is, wijst in de richting van een ontstekingsproces. Vast aanvoelende, veelal aan één zijde van de hals gelokaliseerde, bij palpatie niet pijnlijke en doorgaans al wat langer aanwezige zwellingen in de hals moeten de verdenking doen rijzen op een kwaadaardig proces. Dergelijke zwellingen worden, met uitzondering van het maligne lymfoom (zie hoofdstuk 32), meer gezien bij patiënten van 40 jaar en ouder. Behalve een volledig lichamelijk onderzoek dient dan een nauwgezet onderzoek van het gehele hoofd-halsgebied te worden uitgevoerd, waarbij vooral de huid, het behaarde hoofd, de mondholte, de orofarynx, de nasofarynx en de larynx-farynx niet aan de aandacht mogen ontsnappen. Bij de ver-

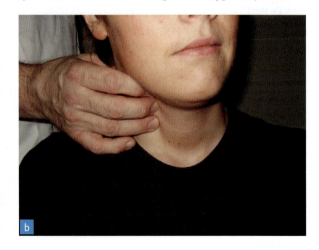

Figuur 15.3 (a) Enkelzijdige palpatie niveau Ib. (b) Enkelzijdige palpatie niveau II t/m IV, met hoofd gekanteld naar homolaterale zijde.

dere evaluatie van voor maligniteit verdachte zwellingen in de hals neemt het cytologisch onderzoek een belangrijke plaats in. Het besluit een open biopsie te verrichten mag pas worden genomen als na adequaat onderzoek van de genoemde gebieden geen primaire tumor is gevonden. Wanneer de primaire tumor daar wél wordt gevonden, is een biopsie van de verdachte zwelling doorgaans niet nodig en wordt de in het geval van plaveiselcelcarcinoom schadelijke open biopsie vermeden.

Het fysisch-diagnostisch onderzoek kan op indicatie worden aangevuld met bloed-morfologisch en -chemisch onderzoek en met beeldvormend onderzoek in de vorm van een thoraxfoto dan wel CT-thorax, röntgenfoto's van gebit en neusbijholten, sialografie, echografie, CT, MRI (zie ook par. 15.9 onder 'Diagnostiek en stadiëring') en radiochemisch schildklieronderzoek. Uit prospectief vergelijkend onderzoek naar de betrouwbaarheid van de verschillende onderzoeksmethoden om halskliermetastasen aan te tonen dan wel uit te sluiten, is overigens de echogeleide dunnenaaldpunctiecytologie als meest betrouwbare methode naar voren gekomen. Met deze methode kan 75% van de zogenoemde occulte metastasen, dat wil zeggen de met palpatie niet te detecteren halslymfekliermetastasen, worden aangetoond. Een dergelijk gunstig resultaat wordt echter alleen behaald in zeer ervaren handen. De sterke afhankelijkheid van de deskundigheid van de onderzoeker maakt deze methode kwetsbaar.

De verschillende regionen van het hoofd-halsgebied draineren in eerste instantie op de daarbij behorende lymfeklieren. Anders gezegd, bij de verschillende kliergroepen behoren gebieden die hierop afvloeien (fig. 15.4 en 15.5). Met behulp van een schema, zoals weergegeven in figuur 15.4, kan men een indruk krijgen van de plaats waar een primaire tumor dan wel een primair ontstekingsproces moet worden gezocht. Weten waar te zoeken doet méér vinden. Naast de gebruikelijke beeldvorming van het hoofd-halsgebied als CT en MRI, blijkt de whole body FDG-PET een waardevolle modaliteit om alsnog een primaire tumor te detecteren.

Behandeling

Zwellingen in de hals die het gevolg zijn van congenitale afwijkingen, goedaardige gezwellen of maligne tumoren van de weke delen, de speekselklieren of de schildklier worden over het algemeen chirurgisch behandeld. Na zorgvuldige anamnese en fysisch-diagnostisch onderzoek kan de diagnose in veel gevallen met behulp van beeldvormende technieken en/of cytologisch onderzoek zekerder worden gesteld. Indien er ondanks zorgvuldig onderzoek en eventueel herhaalde cytologische punctie geen diagnose kan worden gesteld, kan een open biopsie worden overwogen. Manifeste, dat wil zeggen klinisch aantoonbare halskliermetastasen worden in de meeste gevallen behandeld door middel van een halsklierdissectie. Indien de primaire tumor nog niet is behandeld en men ervoor kiest dit chirurgisch te doen, dan kan dat in dezelfde zitting gebeuren met een 'en bloc'-procedure. In de klassieke uitvoering, de zogeheten radicale halsklierdissectie, omvat de operatie een uitruiming van alle klierstations 'en bloc', met verwijdering van onder meer het

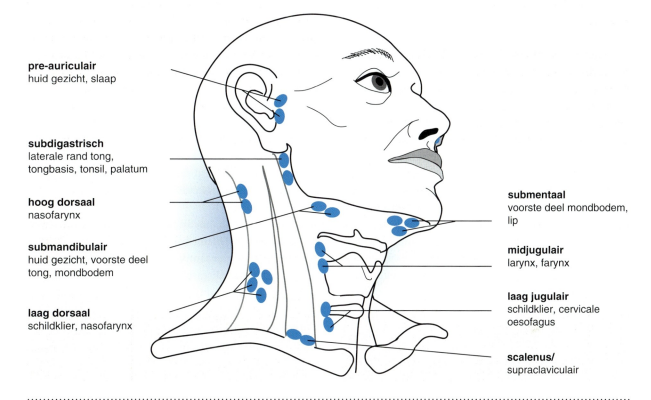

Figuur 15.4 Topografie van de halslymfeklieren: de regionale klierstations en bijbehorende gebieden.

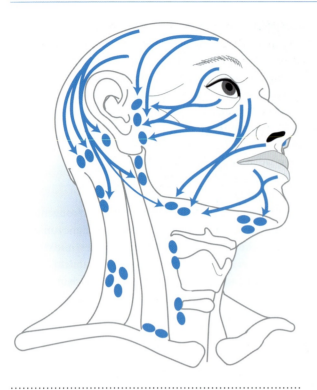

Figuur 15.5 Plaveiselcelcarcinoom en melanoom van de huid: de richting van de lymfeafvloed naar de klierstations.

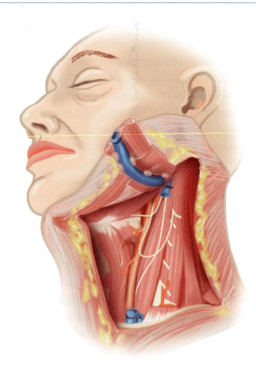

Figuur 15.6 Beeld van de hals na gemodificeerde radicale halsklierdissectie. De n. accessorius is intact gebleven.

lymfeklierdragende weefsel, de v. jugularis interna, de m. sternocleidomastoideus en de n. accessorius. Zeker wanneer meer lymfeklieren door metastasen zijn aangetast en er uitbreiding buiten het kapsel van de klier is, start men zo snel mogelijk na de klierdissectie met radiotherapie van de hals. Gebleken is dat door een dergelijke planmatig opgezette combinatiebehandeling het aantal recidieven in de hals sterk kan worden gereduceerd. Tevens is duidelijk geworden dat de chirurg in het kader van een dergelijke aanpak soms meer sparend te werk kan gaan. Daarom wordt op indicatie veelvuldig gebruikgemaakt van minder uitgebreide, en dus minder mutilerende operaties, zoals de gemodificeerde radicale en de selectieve halsklierdissectie. Bij één bepaalde vorm van gemodificeerde radicale dissectie wordt de n. accessorius gespaard (fig. 15.6), terwijl bij een andere vorm (vroeger 'functionele halsklierdissectie' genoemd) de v. jugularis interna, de m. sternocleidomastoideus en de n. accessorius intact blijven. Bij de selectieve dissecties worden niet alleen de reeds genoemde niet-lymfatische structuren ongemoeid gelaten, maar ook worden, in samenhang met de lokalisatie van de primaire tumor (fig. 15.4), minder groepen lymfeklieren verwijderd dan bij een radicale halsklierdissectie. Al deze ingrepen hebben, mits op goede indicatie en technisch op de juiste wijze uitgevoerd, slechts een geringe kans op morbiditeit en mortaliteit. Het functionele aspect is goed, het esthetische aspect is in de regel acceptabel (fig. 15.7).

Indien de lymfekliermetastasen niet te groot zijn (< 3 cm) en de behandeling van keus voor de primaire tumor radiotherapie is, kunnen deze metastasen ook door middel van radiotherapie worden behandeld. In geval van locoregionaal uitgebreide tumoren (stadium III-IV) wordt meestal gekozen voor een combinatie van radiotherapie en chemotherapie.

In 1991 is een inmiddels internationaal geaccepteerd systeem geïntroduceerd waarmee de verschillende groepen lymfeklieren in de hals in niveaus worden ingedeeld. In 2002 is een update van dit systeem geïntroduceerd. In grote lijnen verloopt de weg van de metastasering van niveau I naar niveau V (fig. 15.8), maar afhankelijk van de plaats van de primaire tumor kunnen bepaalde niveaus vrij zijn van lymfekliermetastasen (fig. 15.4). Dat gegeven kan de basis vormen voor het uitvoeren van selectieve dissecties. Met dit systeem kunnen de verschillende vormen halsklierdissecties nauwkeurig worden omschreven en benoemd en is standaardisatie in uitgebreidheid en nomenclatuur van de dissecties bewerkstelligd.

Ten tijde van de behandeling van de primaire tumor kunnen microscopisch kleine halskliermetastasen aanwezig zijn, die klinisch niet aantoonbaar zijn (occulte metastasering; 'subclinical disease'). Bij tumoren die frequent lymfogeen uitzaaien (bijv. tongcarcinoom, orofarynx- en hypofarynxcarcinoom) komt dat vaker voor dan bij tumoren die dat relatief zelden doen (bijv. lipcarcinoom, larynxcarcinoom). Als de hals 'klinisch negatief' is, zal moeten worden besloten de halsklieren wel of niet bij de behandeling van de primaire tumor te betrekken. Tot een dergelijke electieve behandeling van de hals zal men in de regel overgaan wanneer de kans op metastasering groter is dan 15 tot 20%. Dat hangt weer samen met de aard, de

Hoofd-halstumoren

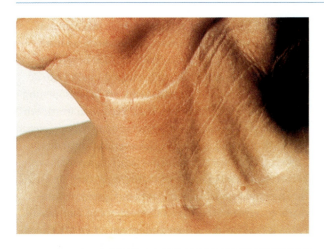

Figuur 15.7 Aspect van de hals na radicale halsklierdissectie.

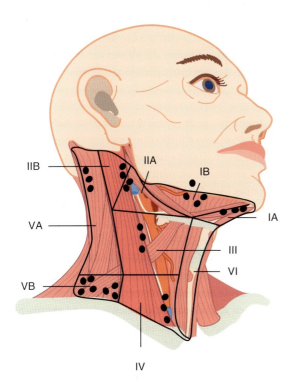

Figuur 15.8 De indeling in niveaus van verschillende groepen lymfeklieren in de hals.
Niveau IA: submentale groep; niveau IB: submandibulaire groep; niveau IIA: hoog-jugulaire groep gelegen voor de n. accessorius; niveau IIB: hoog-jugulaire groep gelegen achter de n. accessorius; niveau III: middelste jugulaire groep; niveau IV: laag-jugulaire groep; niveau V: groep in de achterste halsdriehoek (VA boven niveau cricoïd en VB onder niveau cricoïd); niveau VI: groep in het voorste (viscerale) compartiment. Zie ook figuur 15.4.

lokalisatie en de grootte van de primaire tumor. De electieve behandeling kan chirurgisch of radiotherapeutisch worden uitgevoerd in relatie met de wijze van behandeling van de primaire tumor.

15.3 Huidtumoren

De huidtumoren komen in hoofdstuk 23 aan de orde, maar enkele opmerkingen zijn hier op hun plaats omdat maligne huidtumoren zo vaak in het hoofd-halsgebied voorkomen.

Met een geschatte incidentie van 80/100.000 (de registratie van huidcarcinomen is onvolledig) vormen maligne huidtumoren in onze regio ongeveer 20% van alle kwaadaardige gezwelziekten; 75% van alle huidcarcinomen ontstaat in de huid van het hoofd-halsgebied.

Bij de carcinomen worden twee typen onderscheiden: het basocellulaire carcinoom (70%) en het planocellulaire of plaveiselcelcarcinoom (20%). Binnen de resterende 10% neemt het melanoom een steeds belangrijkere plaats in, omdat de frequentie in absolute zin toeneemt. Deze maligne tumor groeit aanvankelijk oppervlakkig, maar later ook naar de diepte en vertoont dan een sterke neiging tot lymfogene en hematogene uitzaaiing. Plaveiselcelcarcinomen verspreiden zich in 5% van de gevallen lymfogeen. Melanomen worden chirurgisch behandeld; hun lymfkliermetastasen en die van plaveiselcelcarcinomen eveneens (zie fig. 15.5; zie ook par. 15.2 onder 'Behandeling'). In verband met het zichtbare karakter van deze aandoeningen en hun behandeling vergt de rehabilitatie (chirurgisch of prothetisch) een belangrijke rol in het behandeltraject.

15.4 Tumoren van de neus en de neusbijholten

Bij neus- en sinusklachten op middelbare leeftijd, vooral wanneer deze eenzijdig zijn gelokaliseerd, moet worden gedacht aan de mogelijkheid van een maligne proces.

Epidemiologie

In Nederland en België komen per jaar ruim 100 nieuwe gevallen voor van tumoren van de neus en de neusbijholten; de incidentie bedroeg in 1998 0,8/100.000. Onder bepaalde omstandigheden ligt de incidentie echter aanzienlijk hoger, zoals bij de Bantoes in Zuid-Afrika, die regelmatig snuif gebruiken die carcinogenen zoals 3,4-benzpyreen bevat. Van belang is dat ruim twintig jaar geleden in Engeland bij een onderzoek onder patiënten met kanker van de neusholten een verband is aangetoond tussen het voorkomen van adenocarcinomen en het beroep van de patiënten. Het bleek dat deze, overigens zeer zeldzame, aandoening vooral voorkomt bij (hard)- houtbewerkers, in het bijzonder in de meubelindustrie, en in mindere mate in de schoenindustrie (leestenmakerij). Deze bevindingen zijn ook voor een Nederlandse en Belgische patiëntenserie bevestigd. Hoewel de directe oorzaak niet is vastgesteld, ligt het voor de hand aan te nemen dat inhalatie van fijn verdeeld houtstof – het stof van hard hout is fijner verdeeld dan dat van zacht hout – een belangrijke rol speelt. Uit de arbeidsanamnese van deze patiënten blijkt dat de periode waarin zij aan de carcinogene invloed blootgesteld zijn geweest veelal ongeveer twintig tot dertig jaar geleden is. Het is te hopen en te verwachten dat met de huidige, ten opzichte van vroeger sterk verbeterde hygiënische omstandigheden in de hiervoor genoemde industrieën (ventilatie) deze ziekte minder zal voorkomen.

De maligne tumoren ontstaan bij voorkeur in de sinus maxillaris en het etmoïd. Hoewel tumoren van zeer uiteenlopende histologie kunnen voorkomen, is het aantal tumoren van mesodermale afkomst opvallend laag; carcinomen vormen de grote meerderheid. In België komen iets meer adenocarcinomen dan plaveiselcelcarcinomen voor. De aandoening komt meer voor bij mannen dan bij vrouwen; de frequentietop ligt omstreeks het zestigste levensjaar.

Premaligne afwijking
Als premaligne afwijking moet worden genoemd het 'inverted papilloma', dat vrijwel altijd eenzijdig voorkomt. Deze zeldzame afwijking, die er macroscopisch kan uitzien als een papilloom of als een gewone neuspoliep en die microscopisch wordt gekenmerkt door talloze invaginaties van het epitheel in het stroma, vertoont een sterke neiging tot recidivering na verwijdering en ontaardt maligne in 1-3% van de gevallen. Het is van belang bij dergelijke patiënten het papilloom zo radicaal mogelijk te verwijderen en de patiënten levenslang te controleren.

Symptomatologie
Helaas zijn de eerste symptomen bij tumoren van de neus en neusbijholten dezelfde als bij sinusitis: eenzijdige aangezichtspijn, neusobstructie en pusafvloed, een enkele keer met bijmenging van bloed. De patiënt komt vaak pas ter behandeling wanneer het proces door de benige begrenzing van de maxilla is gebroken (dikke wang, hoogstand van het oog of een zwelling in de mond) of zich binnen het holtesysteem sterk heeft uitgebreid. Zowel de lymfogene – die in circa 15% van de gevallen voorkomt – als de hematogene metastasering is hier van ondergeschikt belang.

Diagnostiek en stadiëring
Bij het onderzoek staan de rhinoscopia anterior en posterior voorop. Tevens dient de mondholte te worden onderzocht. Het is opvallend hoe weinig afwijkingen op de routineröntgenfoto's van de neusbijholten worden waargenomen, terwijl op de CT-scan of MRI-opname vaak zeer uitgebreide pathologie aanwezig blijkt. Endoscopisch onderzoek kan waardevolle aanvullende inlichtingen verstrekken. De diagnose moet vanzelfsprekend histopathologisch door een proefexcisie worden bevestigd. Na oppervlakteanesthesie van het neusslijmvlies kan de proefexcisie gewoonlijk gemakkelijk via de neusopening worden genomen. Van belang is dat vermeden wordt een biopsie via de buccogingivaal plooi te nemen, aangezien hierbij tumor spill in het biopsiekanaal kan optreden. Zowel bij biopsiename als bij de stadiëring op basis van beeldvorming moet men zich realiseren dat een sinustumor meestal begeleid wordt door omringende inflammatie en (retro-obstructieve) slijmophoping. Ook om die reden is beeldvorming door middel van CT én MRI noodzakelijk. Er bestaat een afzonderlijke TNM-classificatie voor etmoïd- en maxillaire sinustumoren. De toepassing daarvan is lang niet altijd eenvoudig. Zo kan het bij tumoren met doorgroei door het palatum durum zelfs al moeilijk zijn vast te stellen of het om een neusbijholtetumor gaat dan wel om een tumor die uitgaat van het palatumslijmvlies, en dus om een mondholtetumor.

Behandeling en prognose
De behandeling van de primaire tumor schiet helaas vaak tekort ten gevolge van uitbreiding van het tumorproces naar posterior en naar craniaal in de richting van de schedelbasis. Combinatie van chirurgie (craniofaciale resectie) en bestraling lijkt de beste resultaten te geven. Zowel chirurgie als bestraling heeft in dit gebied voor de patiënt nogal eens functioneel en cosmetisch ingrijpende gevolgen, vooral met betrekking tot het oog.

Het adenocarcinoma van het etmoïd (bij houtbewerkers) heeft een betere prognose en kan vaak toch door lokale chirurgie in combinatie met radiotherapie worden genezen. Een veelbelovende techniek is de endoscopische resectie, al of niet ondersteund door operatienavigatieapparatuur. Met deze benadering lijkt voor geselecteerde gevallen een belangrijke reductie van de operatieve morbiditeit te kunnen worden bereikt. Bij grotere tumoren of recidieven wordt in sommige centra de combinatie van uitgebreide heelkunde (Denker-procedure) en het herhaald lokaal appliceren van chemotherapie (5-fluorouracil) toegepast.

Follow-up
Het beloop is sterk afhankelijk van het histologische type van het carcinoom. Recidieven van plaveiselcelcarcinoom doen zich meestal binnen twee jaar voor en zijn zelden alsnog curatief behandelbaar. Bij adenocarcinoom kan zich echter ook meer dan vijf jaar na de oorspronkelijke behandeling nog een lokaal recidief voordoen. Behandeling daarvan kan zinvol zijn: soms wordt weer een jarenlange klachtenvrije periode bereikt.

15.5 Lipcarcinoom

Voorkomen en etiologie

Het lipcarcinoom heeft een incidentie van 1,3/100.000 en is in 95% van de gevallen gelokaliseerd in de onderlip. De kans op ontwikkeling van een lipcarcinoom stijgt met het klimmen der jaren. De tumor treedt echter zelden op voor het veertigste levensjaar.

Zoals dat ook voor huidcarcinomen geldt, vergroot langdurige blootstelling aan zonlicht en andere weersinvloeden de kans op het ontstaan van lipcarcinoom (landbouwers, zeevarenden). Het carcinoom komt daardoor vooral bij oudere blanke mannen voor. Uit het feit dat de onderlip meer aan deze invloeden is blootgesteld dan de bovenlip, kan de voorkeurslokalisatie worden verklaard. Het roken van pijp, sigaren of sigaretten lijkt in de etiologie een minder belangrijke rol te spelen.

Pathologie

Een maligne tumor uitgaande van het lippenrood is vrijwel altijd een plaveiselcelcarcinoom. Lymfogene metastasering treedt gemiddeld in 6 tot 10% van de gevallen op. Bij tumoren groter dan 4 cm en bij lokalisatie in mondhoek of bovenlip komen lymfekliermetastasen vaker voor. Lateraal in de onderlip gelegen tumoren metastaseren voornamelijk naar submandibulaire lymfeklieren; carcinomen van het middelste derde deel zaaien ook uit naar de submentale klieren (fig. 15.9 en 15.10). Voor de prognose is van belang of de metastasen unilateraal of bilateraal optreden en of de klieren aan de onderlaag of aan de mandibula zijn gefixeerd. Hematogene metastasering wordt minder gezien.

Carcinomen van de bovenlip zijn zeldzaam. Carcinomen van de bovenlip kunnen zich verspreiden naar buccale lymfeklieren, naar de klieren in de parotisloge en tevens naar de submandibulaire en hoog-jugulaire klieren (fig. 15.4, 15.5 en 15.10).

Het carcinoom van de onderlip kan zich per continuitatem over de gehele lip uitbreiden, ingroeien in de m. orbicularis oris en zo via de n. mentalis de mandibula bereiken en doorgroeien naar de schedelbasis (perineurale groei). Er ontstaan dan paresthesieën in de weke delen van de kin, en op een röntgenfoto van de mandibula kan een verwijding van foramen mentale of canalis mandibulae worden waargenomen.

Klinisch beeld, symptomatologie en onderzoek

Het beginstadium van een lipcarcinoom wordt gekenmerkt door een recidiverend blaartje, een oppervlakkig zweertje, kloven of korstjes die niet willen genezen (fig. 15.11). Ook is het mogelijk dat reeds langer bestaand abnormaal epitheel of een leukoplakie van de lip van aspect verandert (fig. 15.12). In latere stadia (fig. 15.13) is een exofytisch dan wel ulcererend groeiend, vrij vast aanvoelend tumorproces aanwezig, dat in de onderliggende spier infiltreert. Alleen inspectie is dan al voldoende om de diagnose te stellen.

Palpatie van de gehele lip kan het beste bimanueel of tussen duim en wijsvinger worden uitgevoerd, waarbij men let op de lokale uitbreiding van de tumor en de afmetingen in centimeters noteert (tabel 15.1). Vanzelfsprekend moet in de hals worden gezocht naar tekenen van lymfogene metastasering, vooral in het submentale en submandibulaire gebied. Verder onderzoek van de mondholte is vereist om na te gaan of elders een leukoplakie aanwezig is, een tweede primaire tumor voorkomt of fixatie aan de mandibula bestaat. Zeker wanneer de tumor groter is dan 3 cm of aan de mandibula is gefixeerd, moeten röntgenfoto's of een CT van de onderkaak worden gemaakt (tandfilms, onderkaakfoto, orthopantomogram).

Differentieeldiagnostisch komen in aanmerking leukoplakie (een witte vlek die niet is af te strijken), hyperkeratose, granuloma teleangiectaticum, keratoacanthoom,

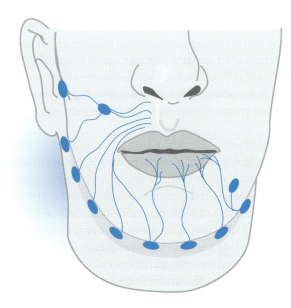

Figuur 15.9 Lymfeafvloed en regionale klierstations van de boven- en onderlip.

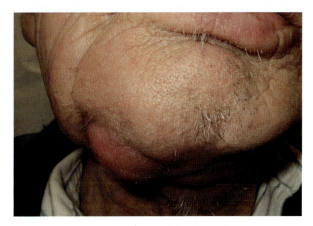

Figuur 15.10 Submentale metastase.

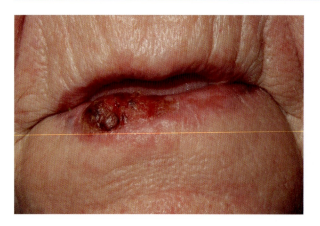

Figuur 15.11 Beginnende lipcarcinoom.

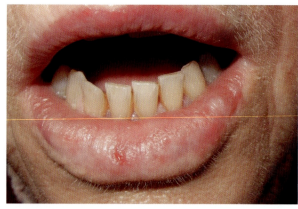

Figuur 15.12 Beginnende lipcarcinoom en leukoplakie.

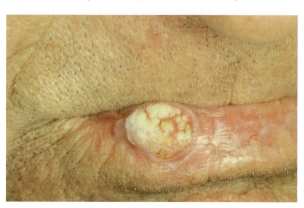

Figuur 15.13 Exofytisch groei lipcarcinoom.

cheilitis glandularis en soms lues. De definitieve diagnose wordt door middel van histologisch onderzoek verkregen (haptang; zie par. 15.1.6).

Behandeling

Zowel radiotherapie als chirurgie (bijv. wigexcisie) komt als curatieve behandelingsmethode in aanmerking. Bij de keuze tussen deze behandelingsvormen zal men het uiteindelijke cosmetische resultaat in de overwegingen moeten betrekken. Ook leeftijd, beroep en wensen van de patiënt zijn van belang. Zo zal men bij jongere patiënten bij voorkeur chirurgische behandeling toepassen, omdat mag worden verwacht dat zij nog langdurig aan de invloeden van weer en wind blootgesteld zullen blijven. Een bestraalde lip is daar extra gevoelig voor.

Zeer oppervlakkige, in de breedte groeiende afwijkingen, zoals carcinoma in situ, dysplasie en leukoplakie kunnen met resectie van het lippenrood volledig worden weggenomen. Het defect wordt gesloten met een gesteeld slijmvliestransplantaat uit de labiogingivale omslagplooi ('lip-shave', vermillionectomie; fig. 15.14). Deze afwijkingen kunnen met fraaie functionele en cosmetische resultaten ook door middel van CO_2-laserverdamping onder lokale anesthesie worden behandeld (zie ook par. 15.6 onder 'Behandeling'). Excisie van de volle dikte van de lip wordt noodzakelijk als de tumor doorgroeit in het onderliggende spierweefsel. Een wigexcisie tot aan een vierde van de liplengte kan direct worden gesloten (fig. 15.15). Het resultaat is cosmetisch goed en er treedt geen functiestoornis op. Na grotere excisies van de lip zal het defect door aanvoer van weefsel van volledige dikte (mucosa, spier en huid) moeten worden gesloten (fig. 15.16). De functie van de lippen bij het afsluiten van de mondholte bij voedselopneming en spraak is zo belangrijk dat een hoge prioriteit aan een chirurgische reconstructie moet worden gegeven. Daarbij is herstel van de continuïteit van de m. orbicularis oris van essentieel belang (fig. 15.16). In sommige gevallen is radiotherapie een goed alternatief. Deze kan zowel door middel van uitwendige bestraling als door middel van brachytherapie worden toegediend. Brachytherapie is een techniek waarbij in de lip een katheter wordt ingebracht. Hier doorheen kunnen radioactieve bronnen worden ingebracht, zodat de tumor van binnenuit wordt bestraald. Deze techniek geeft uitstekende resultaten met betrekking tot lokale tumorcontrole en cosmetiek.

Bij aanwezigheid van halskliermetastasen is een halsklierdissectie aangewezen (zie par. 15.2 onder 'Behandeling'), eventueel gecombineerd met een resectie van een deel van de mandibula als de metastasen aan de onderkaak zijn gefixeerd. Zeker wanneer de metastasen groter zijn dan 3 cm, kapseldoorbraak vertonen of multipel voorkomen, is ook postoperatieve radiotherapie geïndiceerd.

Prognose

De prognose hangt af van de grootte (zie tabel 15.1) en de lokalisatie van de primaire tumor en van de eventuele infiltratie in de omgeving, maar vooral van het al of niet aanwezig zijn van lymfkliermetastasen (zie tabel 15.4). Zijn die kliermetastasen aanwezig, dan vertoont het carcinoom van de onderlip een ontwikkeling die vergelijkbaar is met die van het tongcarcinoom en daalt de kans op een vijfjaarsoverleving aanmerkelijk. In de bovenlip ontstaan carcinomen vaker in tevoren normaal slijmvlies, ze metastaseren eerder en hebben een slechtere prognose.

Over het algemeen is de prognose na adequate behandeling goed: 90-95%-vijfjaarsoverleving.

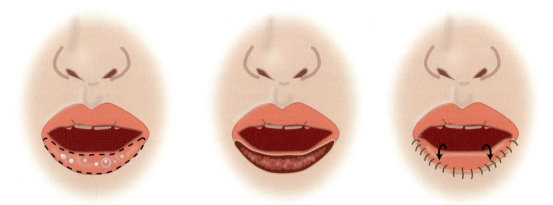

Figuur 15.14 Vermillionectomie ('lip-shave').

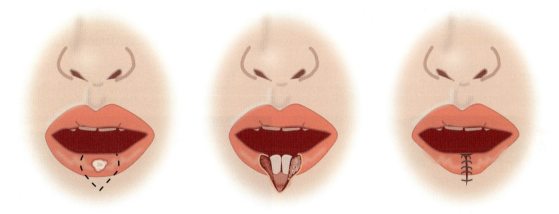

Figuur 15.15 Wigexcisie met primaire sluiting.

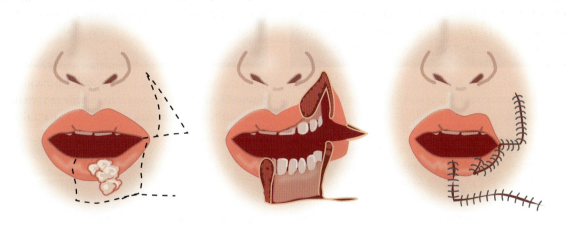

Figuur 15.16 Meer uitgebreid herstel van de continuïteit van de onderlip.

Follow-up

Patiënten die voor een lipcarcinoom zijn behandeld, moeten in principe levenslang onder controle blijven, zeker wanneer zij tot een high-risk-groep behoren. Hoewel lymfogene metastasen zich in de meerderheid van de gevallen binnen twee jaar na behandeling van de primaire tumor manifesteren, bestaat er niet alleen een verhoogde kans op een tweede primaire tumor van de lip maar ook van de mondholte, het slijmvlies van de bovenste adem- en voedingsweg of de long.

15.6 Mondholtecarcinomen - algemeen

De mondholte wordt aan de ventrale zijde afgesloten door de lippen en gaat via de isthmus faucium over in de orofarynx. Deze laatste ruimte communiceert naar craniaal met de nasofarynx en naar caudaal met de hypofarynx (zie fig. 15.30). Een denkbeeldig vlak door het palatum molle, de voorste farynxbogen en de tongrug ter hoogte van de sulcus terminalis (die de papillae circumvallatae volgt) is de dorsale begrenzing van de mondholte naar de orofarynx, zodat de tongbasis en de tonsillen in de orofarynx liggen (fig. 15.17 en 15.18).

Binnen de mondholte onderscheidt men de volgende tumorlokalisaties: voorste tweederdedeel van de tong,

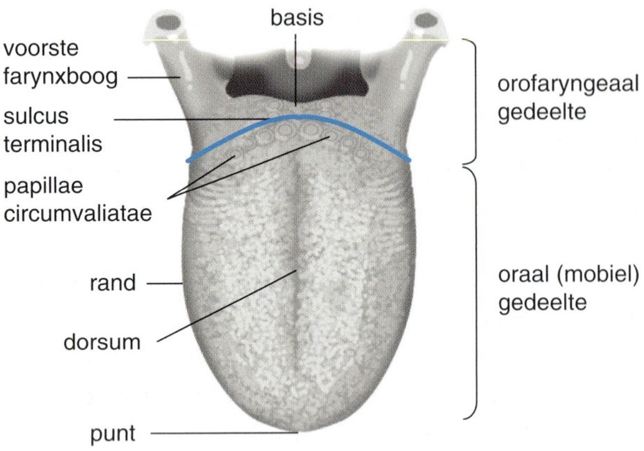

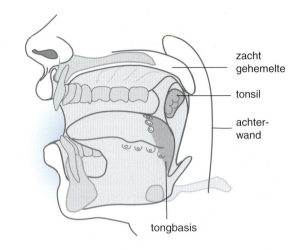

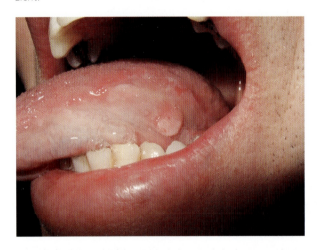

Figuur 15.17 Chirurgische anatomie van de tong; bovenaanzicht.

Figuur 15.18 Anatomie van de orofarynx.

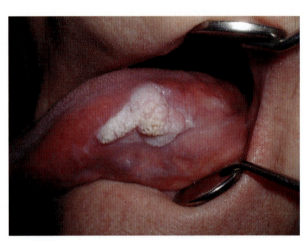

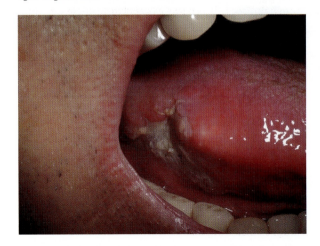

Figuur 15.19 Leukoplakie van de rand van de tong met maligne degeneratie.

Figuur 15.20 Meer gevorderd stadium van een tongcarcinoom; exofytische groeiwijze.

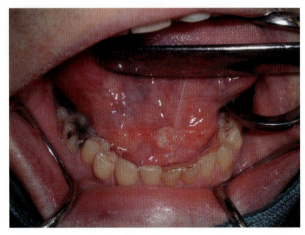

Figuur 15.21 Tongcarcinoom; ulcererend-endofytische groeiwijze.

Figuur 15.22 Exofytisch groeiend carcinoom van de mondbodem.

mondbodem, wangslijmvlies (buccale mucosa), gingiva van onder- en bovenkaak, palatum durum en het retromolaire gebied. Het is gebruikelijk naast deze indeling naar lokalisatie de tumoren en hun eventuele halskliermetastasen te classificeren volgens de richtlijnen van het TNM-systeem (zie par. 15.1.5 en tabel 15.1 en 15.4).

Van de *tongcarcinomen* is 75% gelokaliseerd in het mobiele deel van de tong en 25% in de tongbasis (zie par. 15.8). De voorkeurslokalisatie is de zijrand van de mobiele tong; carcinomen van de tongrug zijn uitermate zeldzaam (fig. 15.19, 15.20 en 15.21).

Mondbodemcarcinomen groeien exofytisch of ulcererend (fig. 15.22). Deze gezwellen zijn, althans in het voorste of frontale deel van de mondbodem, in of bij de mediaanlijn gelegen, in de buurt van het frenulum linguae en de carunculae, en de uitmondingen van de uitvoergangen van de glandulae submandibulares. Daardoor is er niet alleen een grote kans op bilaterale halskliermetastasen maar ook op obstructie van de uitvoergangen van deze speekselklieren. Het is soms niet eenvoudig deze zwellingen op klinische gronden van elkaar te onderscheiden. Doorgroei in de gingiva, mandibula (symphysis-gedeelte) en tongwortel vindt in meer gevorderde stadia plaats.

Lateraal in de mondbodem gelegen tumoren worden meestal pas in een later stadium ontdekt. Deze tumoren hebben een meer ulcererend-infiltratieve groeiwijze en destrueren al spoedig de gingiva en het corpus mandibulae.

Carcinomen van het wangslijmvlies (buccale mucosa) kunnen zich als wratachtige, opgeworpen, onregelmatige tumoren presenteren, en zich soms ontwikkelen uit een leukoplakie (fig. 15.23). Deze tumoren komen vaker voor bij tabakspruimers en sigarenrokers en groeien in latere stadia door de wang naar buiten en/of in de gingiva en het bot van boven- of onderkaak. De neiging tot lymfogene metastasering is bij deze tumoren in de beginstadia wat geringer dan bij die op andere lokalisaties.

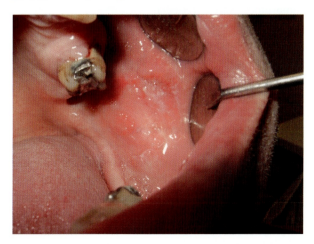

Figuur 15.23 Maligne gedegenereerde leukoplakie van het wangslijmvlies.

Gingiva- en palatumcarcinomen. Bij kleine carcinomen van de gingiva dreigt vooral dan miskenning wanneer er nog gebitselementen aanwezig zijn (fig. 15.25). Indien er ook maar enige verdenking op een maligne tumor bestaat, moet geen extractie worden verricht. Niet alleen wordt dan onnodig tijd verloren, maar er ontstaat ook een grotere kans op ingroei in de tandkas en in het bot.

Voorkomen en etiologie

In Nederland komen per jaar per 100.000 inwoners iets meer dan drie carcinomen van de mondholte voor. Daarvan vormen tongcarcinomen ongeveer een derde deel.

Er zijn duidelijke geografische en rasverschillen bekend, die waarschijnlijk samenhangen met lokale gewoonten met betrekking tot het gebruik van voedings- en genotmiddelen die het mondslijmvlies irriteren. Zo komt het mondholtecarcinoom in Frankrijk en Italië vaker voor dan in Noord-Europa, terwijl in Aziatische landen de frequentie nog hoger ligt. Behalve het langdurige overmatige gebruik van tabak en alcohol spelen mogelijk inwendige factoren zoals voedingsdeficiënties, avitaminosen en genetische factoren een rol.

Kanker van de mondholte is een ziekte die in Nederland voornamelijk wordt gezien bij mensen van middelbare leeftijd en ouderen, vaker bij mannen dan bij vrouwen. De laatste jaren worden echter, meer dan vroeger, mondholtecarcinomen bij jongere mensen en vrouwen waargenomen, wat verklaard zou kunnen worden door toename van het gebruik van alcohol en tabak in deze groepen. Het is echter opmerkelijk dat bij veel patiënten met een mondholtecarcinoom, vooral bij oudere vrouwen, de genoemde etiologische factoren niet aanwezig blijken te zijn.

De term 'leukoplakie' heeft in het verleden aanleiding gegeven tot veel verwarring, omdat hij door sommigen alleen als beschrijving van een klinisch waarneembare afwijking van het mondslijmvlies werd gebruikt en door anderen als een histologische diagnose met vrijwel altijd een premaligne betekenis. Thans hanteert men deze term uitsluitend in de klinische betekenis en wordt leukoplakie gedefinieerd als 'een overwegend witte laesie van het slijmvlies die niet gekarakteriseerd kan worden als een andere definieerbare afwijking; sommige leukoplakieën ontaarden in kanker'. Leukoplakie van het mondslijmvlies ondergaat in 5-7% van de gevallen een maligne degeneratie tot een plaveiselcelcarcinoom. De grootste kans daarop hebben leukoplakieën van het slijmvlies van de tong, de mondbodem en de onderlip. Veranderingen van het slijmvlies die het aspect hebben van een niet-homogene leukoplakie (zoals verruceuze leukoplakie of erosieve leukoplakie) of van erytroplakie zijn in het bijzonder verdacht voor maligniteit. Wanneer bij histologisch onderzoek dysplasie wordt aangetroffen, neemt het risico op maligne ontaarding toe.

Patiënten die met succes voor een mondholtecarcinoom zijn behandeld, krijgen in 5-10% van de gevallen een tweede primaire tumor op een andere locatie in de

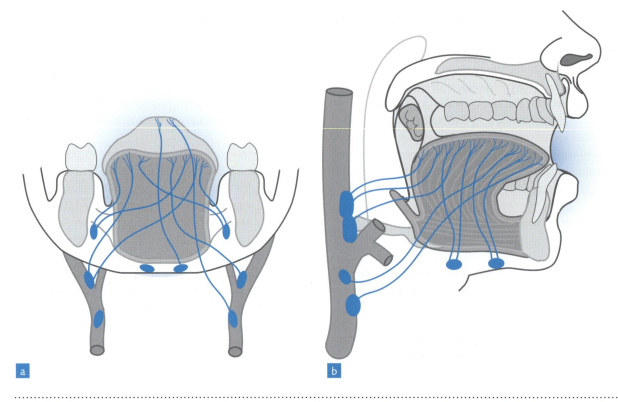

Figuur 15.24 Lymfebanen van de tong: a dwarsdoorsnede, b sagittale doorsnede.

mondholte, soms pas na vele jaren. De kans op het tot ontwikkeling komen van een tweede primaire tumor neemt mogelijk toe als de patiënt blootgesteld blijft aan de inwerking van één of meer etiologische factoren.

Pathologie en metastasering

Het merendeel van de mondholtecarcinomen ontwikkelt zich in de 'drainage area' van de mond, de goot die ligt tussen de rand van de tong en de top van de gingiva van de onderkaak. De plaveiselcelcarcinomen vormen de grote meerderheid. Zij worden in het beginstadium gekenmerkt door een erosief slijmvliesdefect waaruit zich een exofytisch groeiend papillomateus gezwel (zie fig. 15.22) of een ulcererende endofytische tumor kan ontwikkelen. Vooral bij ulcererende tumoren ontstaat, na een aanvankelijke uitbreiding in de oppervlakte, vrij snel ingroei in omgevende structuren zoals mandibula, maxilla, spieren van de mondbodem of de tong en bijbehorende zenuwen.

Daarnaast komen, vooral op het palatum, adenoïdcystische carcinomen en adenocarcinomen voor, die uitgaan van de juist onder het epitheel gelegen kleine speekselklieren. Zij laten het bedekkende epitheel langdurig intact en veroorzaken pas in latere stadia ulceratie (zie fig. 15.41).

Plaveiselcelcarcinomen metastaseren in eerste instantie lymfogeen; in dit geval naar de submandibulaire en de jugulaire klierketen in de hals (zie fig. 15.4 en 15.24b). De kans op lymfogene metastasen neemt toe naarmate de primaire tumor groter is. Daarnaast neemt bij toename van de infiltratiediepte het risico op metastasering toe. Door het kruisen van de lymfebanen kan deze metastasering zowel homo- als heterolateraal optreden (fig. 15.24a). Hoe meer een tumor de mediaanlijn nadert, des te groter is de kans op bilaterale metastasen in de hals.

Het optreden van hematogene metastasering (longen, lever en skelet) hangt meer samen met het aantal en de grootte van de halskliermetastasen dan met de omvang van de primaire tumor. Metastasen op afstand worden tegenwoordig vaker waargenomen dan vroeger. Mogelijk hangt dit samen met de verbeterde resultaten van de locoregionale tumorbehandeling. De patiënten komen nu toe aan het stadium van manifeste algemene metastasering, terwijl dat in het verleden minder vaak voorkwam doordat zij voordien al aan de gevolgen van het locoregionale tumorproces waren overleden.

In het algemeen geldt echter dat mondholtecarcinomen langdurig beperkt blijven tot de plaats van oorsprong en de regionale lymfeklieren, en pas relatief laat algemeen uitzaaien.

Symptomatologie

Het oppervlakkige, erosieve slijmvliesdefect of de leuko- en/of erytroplakie veroorzaakt zelden pijn of andere klachten. Lokale pijn ontstaat pas bij verdere ulceratie en doorgroei in de omgeving. Dit maakt het enigszins begrijpelijk dat sommige patiënten lang met een relatief grote tumor in de mondholte kunnen blijven rondlopen, ogenschijnlijk zonder klachten, en dat de afwijking in het beginstadium niet als potentieel gevaarlijk wordt herkend. Ingroei in de onderliggende spieren kan leiden tot een verlies van mobiliteit, zodat stoornissen bij het kauwen,

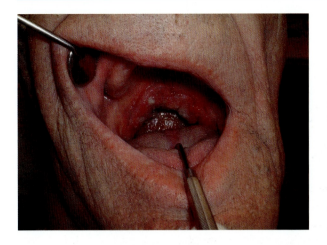

Figuur 15.25 Carcinoom van het palatum molle.

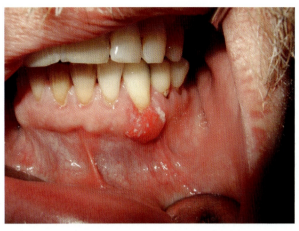

Figuur 15.26 Carcinoom van de gingiva mandibulae links.

slikken en spreken ontstaan. Het gevolg hiervan kan zijn gewichtsverlies en, in nog latere stadia, kwijlen. Ingroei in de kauwspieren kan een trismus (kaakklem) tot gevolg hebben. Gingiva- en palatumcarcinomen zijn bij uitstek tumoren waarbij problemen met het gebit zoals bloedend tandvlees, het los gaan staan van gebitselementen of het niet meer passen van de gebitsprothese zich als eerste verschijnselen voordoen. Niet een tandvleesbehandeling of het bijwerken of vernieuwen van de prothese, maar een goede inspectie van de mondholte, eventueel gevolgd door een biopsie van een suspecte afwijking, is dan aangewezen. Reeds in een relatief vroeg stadium groeien deze tumoren (fig. 15.25 en 15.26) door in het bot van onder- of bovenkaak. Infiltratie in de mandibula met uitgroei in de canalis mandibulae langs en in de n. alveolaris inferior kan zich klinisch uiten in een hypesthesie in het verzorgingsgebied van de n. mentalis (lip).

Een tumor in de mondholte kan uitstralende pijn naar het oor veroorzaken (fig. 15.27); gewoonlijk is er dan al infiltrerende groei. Het is dan ook altijd nuttig bij een oudere patiënt met een dergelijke klacht ook de mondholte goed te inspecteren.

Soms is de eerste klacht waarmee de patiënt zich meldt de klierzwelling in de hals, veroorzaakt door de metastasen van de tumor in de mondholte.

Onderzoek

Bij het klinische onderzoek staat zorgvuldige inspectie voorop, onder goede belichting en met behulp van een spiegeltje (gebitsprothese uitnemen!). Alle gebieden van de mondholte zijn goed te overzien, vooral wanneer men de tong, met een gaasje vastgehouden, buiten de mondholte brengt en naar alle zijden beweegt. Palpatie is minstens zo belangrijk: als de randen van een ulcus geïndureerd aanvoelen, is er een sterke verdenking op een maligne proces. De juiste lokalisatie, groeiwijze en grootte in centimeters van de primaire tumor kunnen zo worden beoordeeld en genoteerd (zie tabel 15.1). Wat het lokale onderzoek betreft volgen ten slotte inspectie en palpatie van de hals, waarbij het aanbeveling verdient

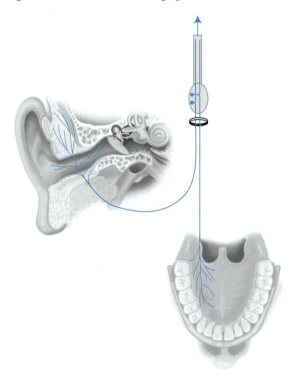

Figuur 15.27 Pijn in het oor is mogelijk ten gevolge van de reflex n. lingualis → ganglion Gasseri → n. auriculotemporalis.

de submentale en de submandibulaire loge bimanueel te onderzoeken (zie fig. 15.2). Bij een grotere tumor die pijn of trismus veroorzaakt, waardoor het klinische onderzoek wordt bemoeilijkt, is voor een nauwkeurige beoordeling en stadiumindeling onderzoek onder narcose met spierverslapping onmisbaar.

Voor de differentieeldiagnostiek komen vooral hyperplastisch-reactieve afwijkingen door trauma (prothese) en goedaardige ulcera ten gevolge van gebitsafwijkingen in aanmerking. De eerste groep, met als belangrijke vertegenwoordigers de 'irritatiefibromen', geeft opvallend weinig aanleiding tot klachten. De ulcera uit de tweede groep hebben meestal geen geïndureerde randen en kunnen, ondanks hun geringe afmetingen, pijn veroorzaken.

De witte veranderingen van het slijmvlies door schimmelinfecties, stomatitis aphthosa en herpetische stomatitis zijn veelal multipel en gaan gepaard met pijnlijke en branderige sensaties in de mond. De anamnese kan uitkomst bieden; bij twijfel is een biopsie aangewezen. De definitieve diagnose kan slechts door histologisch onderzoek worden verkregen (haptang; zie par. 15.1.6).

Behandeling

Radiotherapie en chirurgie zijn de behandelingsvormen waarmee curatie van mondholtecarcinomen kan worden bereikt. De grootte van de primaire tumor, de lokalisatie en de in het behandelcentrum opgedane ervaringen bepalen de keuze tussen chirurgie, radiotherapie of combinaties van beide. Bij die keuze zijn ook de zogenoemde patiëntenfactoren (leeftijd, algemene conditie) van belang. Zijn er tevens verdachte klierzwellingen in de hals of is er een risico op occulte metastasen, dan is respectievelijk een therapeutische of electieve halsklierdissectie (zie par. 15.2 onder 'Behandeling') aangewezen. Deze ingreep wordt meestal gevolgd door radiotherapie.

Kleine primaire tumoren (T_1, T_2; zie tabel 15.1) kunnen met vergelijkbare oncologische resultaten chirurgisch of radiotherapeutisch worden behandeld. Chirurgische behandeling als onderdeel van een combinatiebehandeling met radiotherapie is aangewezen bij grotere tumoren (T_3, T_4; zie tabel 15.1), bij bestaande botaantasting en/of bij halskliermetastasen. 'En bloc' met de halsklierdissectie wordt het gebied van de primaire tumor ruim verwijderd. Wanneer hierbij een continuïteitsresectie van de mandibula wordt uitgevoerd, wordt er gesproken van een commando-resectie: *com*bined *mand*ibular *o*peration. Het behandelplan moet zodanig zijn opgesteld dat men in dezelfde zitting, indien nodig, uitgebreide reconstructies kan uitvoeren. Bij de chirurgische behandeling van tumoren van het palatum en de gingiva maxillae is goede samenwerking met de maxillofaciale prothetist onontbeerlijk (zie par. 15.14.7).

Wanneer bij radiotherapie het gebit en/of de speekselklieren in het bestraalde veld liggen, kan een agressieve vorm van cariës (bestralingscariës) optreden, onder meer door veranderingen in de samenstelling en door vermindering van de hoeveelheid speeksel. Indien na radiotherapie bijvoorbeeld extracties moeten worden uitgevoerd, kan osteoradionecrose van het bot ontstaan, wat kan leiden tot uitgebreid weefselverlies. Zorgvuldige tandheelkundige evaluatie en behandeling van de gevonden dentale afwijkingen moet vóór het begin van de bestraling plaatsvinden. Gedurende en na de bestralingsperiode wordt om de dag lokaal op het gebit een fluorideoplossing geappliceerd en een goede mondhygiëne onderhouden (mondhygiëniste). Deze maatregelen kunnen de genoemde complicaties in belangrijke mate voorkomen en dienen levenslang te worden gecontinueerd.

Overigens is de kans op een verminderde speekselklierfunctie door de toepassing van nieuwe bestralingstechnieken, zoals intensiteitgemoduleerde radiotherapie (IMRT) minder dan het geval was bij de meer conventionele technieken.

Afhankelijk van de klinische beoordeling en de lokalisatie van de leukoplakie en van één of meer proefexcisies uit verdachte plaatsen in die afwijking, zal men beslissen of kan worden volstaan met regelmatige controle, of dat tot behandeling moet worden overgegaan. Deze afwijkingen kunnen met goed gevolg met de CO_2-laser worden behandeld. Het voordeel van deze methode boven de normale chirurgische excisie is dat de afwijking wordt verdampt, waarbij men oppervlakkig te werk kan gaan. Er treedt dan vrijwel geen littekenvorming op, en het slijmvliesepitheel dat regenereert ziet er normaal uit (fig. 15.27 en 15.28).

Prognose

Na adequate behandeling van een klein carcinoom zonder halskliermetastasen is de vijfjaarsoverleving 70-80%. Dit percentage daalt snel tot omstreeks 20 bij grotere, ulcererende tumoren met multipele halskliermetastasen.

De mate waarin etiologische factoren kunnen worden uitgeschakeld, is van belang voor de prognose, die overigens afhankelijk is van de lokalisatie, het stadium van de tumor (grootte en groeiwijze) en het aantal, de lokalisatie

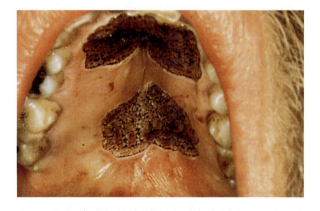

Figuur 15.28 Toestand onmiddellijk na CO_2-laserverdamping van twee leukoplakieën in het slijmvlies van het palatum durum.

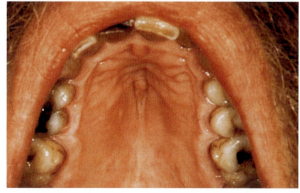

Figuur 15.29 Situatie van figuur 15.28 vier weken later. Normaal slijmvlies, geen littekenvorming.

en grootte van de halskliermetastasen. Wanneer zich algemene metastasering voordoet is de prognose op korte termijn (maanden) veelal infaust.

Follow-up

In principe is levenslange follow-up gewenst vanwege de mogelijkheid van een lokaal recidief en de verhoogde kans op een tweede primaire tumor in de mondholte (10-20%) dan wel in de bovenste voedings- en ademweg, de longen of de slokdarm (15-30%). Door een goed georganiseerde follow-up heeft men de mogelijkheid dergelijke tumorprocessen in een vroeg stadium, wanneer zij nog goed behandelbaar zijn, op het spoor te komen. Dat geldt zeker voor patiënten die tot de high-risk groepen (tabak, alcohol) behoren. Doen zich vooral bij de laatstgenoemde categorie patiënten leukoplakieën voor, dan zal men er sterker toe neigen die te behandelen dan te controleren.

De follow-up is het intensiefst in de eerste twee jaar na de behandeling. Een lokaal recidief wordt meestal binnen die periode klinisch manifest. Als om een of andere reden van een electieve behandeling van de hals (zie par. 15.2 onder 'Behandeling') is afgezien, dan is gedurende de eerste twee jaar maandelijkse revisie vereist, wil men eventuele zich later manifesterende halskliermetastasen nog adequaat kunnen behandelen (watchful waiting).

Daarnaast is het van belang vanwege het risico op late morbiditeit, zoals bestralingscariës en osteoradionecrose, de follow-up op indicatie ook vijf jaar na de behandeling te continueren.

15.7 Tumoren in de nasofarynx

Bij aanhoudende tubaire catarre (otitis serosa) is inspectie van de nasofarynx geïndiceerd.

Epidemiologie

Het nasofarynxcarcinoom is epidemiologisch en etiologisch gezien een zeer interessante tumor. In West-Europa en de Verenigde Staten is het een zeldzame afwijking; de morbiditeitsfrequentie ten opzichte van het totale aantal maligne tumoren bedraagt hier minder dan 0,5%. Dit gezwel komt vaker voor in de landen rond de Middellandse Zee. In Zuidoost-Azië, vooral bij de Chinese bevolking, is de frequentie binnen het totale aantal maligniteiten veelal meer dan 10%, en in het district Kwantung in Zuid-China zelfs meer dan 50%. Ook in Chinese bevolkingsgroepen in Noord-Amerika en Australië is de frequentie hoog.

Er bestaat dus een rasgebonden gevoeligheid voor deze ziekte. Opvallend is tevens dat er in Zuidoost-Azië plaatselijk grote verschillen in frequentie voorkomen. Analyse van de levensomstandigheden naar exogene factoren die bij het ontstaan een rol zouden kunnen spelen, heeft tot nu toe echter geen definitieve resultaten opgeleverd. Wel zijn er duidelijke aanwijzingen voor een virale etiologie: de aanwezigheid van het epstein-barr-virus (EBV) in de

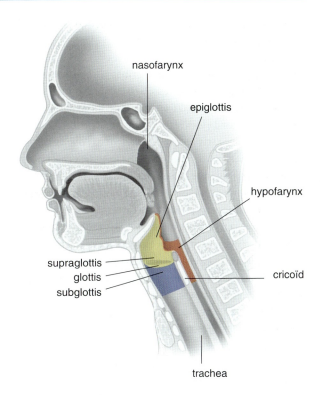

Figuur 15.30 Anatomie van de bovenste lucht- en voedselwegen.

epitheliale tumorcel van het nasofarynxcarcinoom, de correlatie tussen de EBV-serologie en het klinische verloop van deze tumor, en de prognostische betekenis van de serologie, pleiten sterk voor de oncogeniciteit van EBV bij deze tumor. Het nasofarynxcarcinoom komt twee- tot driemaal meer bij mannen dan bij vrouwen voor. Hoewel de frequentietop tussen het veertigste en zestigste jaar ligt, is het voorkomen bij jongere mensen niet ongewoon. Histopathologisch gaat het hier over het algemeen om ongedifferentieerde carcinomen en plaveiselcelcarcinomen.

Symptomatologie

De symptomatologie wordt bepaald door de anatomische verhoudingen van de nasofarynx ten opzichte van de neus, de buizen van Eustachius en de schedelbasis (zie fig. 15.30) en de aanwezigheid van een uitgebreid submuceus netwerk van lymfevaten. De ziekte kan zich manifesteren door bloedverlies uit de neus, neusverstopping, bloederig slijm achter in de keel, hardnekkige tubaire catarre *(otitis serosa)*, hersenzenuwuitval (vooral van de nervi V, VI en X) of een zwelling in de hals. Circa 25% van de patiënten heeft bij binnenkomst intracraniale doorgroei of röntgenologische destructie van de schedelbasis en bijna 70% heeft halskliermetastasen. Vaak is halsklierzwelling dan ook het enige symptoom waarmee een patiënt consulteert. Metastasen op afstand worden op dat moment in niet meer dan 5% van de gevallen aangetoond. Men moet vooral op zijn hoede zijn wanneer de hiervoor genoemde symptomen zich voordoen bij personen van Chinese, Indonesische of Noord-Afrikaanse afkomst of westerse personen die lange tijd in deze landen hebben verbleven.

Diagnostiek en stadiëring

Bij het onderzoek zijn van belang: inspectie van de nasofarynx, palpatie van de hals, hersenzenuwonderzoek en röntgenonderzoek (CT en MRI) van de schedelbasis. Met behulp van de indirecte rhinoscopia posterior kan de keel-neus-oorarts meestal een adequaat overzicht van de nasofarynx verkrijgen. Soms lukt dit echter niet, door te weinig ruimte tussen het zachte gehemelte en de farynxachterwand, of door hoge wurgreflexen. Dan wordt de nasofarynx via de neus direct geïnspecteerd met een speciaal daartoe ontwikkelde nasofaryngoscoop. Daarmee wordt een beeld verkregen dat zowel door de vergroting als door de lichtsterkte superieur is aan dat bij indirecte rhinoscopia posterior. In het kader van de (vroege) opsporing van nasofarynxcarcinoom en het bepalen van de mucosale uitbreiding ervan, is deze directe nasofaryngoscopie dan ook een belangrijke aanwinst gebleken.

Het zou te ver voeren hier in te gaan op de stadiëring van de primaire tumor en de halslymfeklieren; daartoe wordt verwezen naar de TNM-classificatie 2009. Hierbij dient te worden opgemerkt dat de N-classificatie voor nasofarynxcarcinomen anders is dan voor de andere plaveiselcelcarcinomen in het hoofd-halsgebied.

Regelmatig wendt een patiënt met een nasofarynxcarcinoom – ook is dit nogal eens het geval bij oro- en hypofarynxcarcinomen, supraglottische larynxcarcinomen en in mindere mate bij mondholtecarcinoom – zich tot zijn huisarts, omdat hij een zwelling (lymfekliermetastase) in de hals heeft opgemerkt, in het bijzonder in het bovenste tweederdegedeelte daarvan. Juist bij farynxcarcinomen komt het voor dat een zeer kleine, geen enkele klacht veroorzakende primaire tumor aanleiding geeft tot een grote halskliermetastase. Ook tegenwoordig wordt een dergelijke zwelling nogal eens verwijderd zonder dat eerst keel-neus-oorheelkundig onderzoek is uitgevoerd naar een eventueel primaire tumor uitgaande van de slijmvliezen van het hoofd-halsgebied (zie ook par. 15.2 onder 'Onderzoek').

Behandeling en prognose

De behandeling van zowel de primaire tumor als de halskliermetastasen bestaat uit bestraling of radiochemotherapie. Ook wanneer geen suspecte halsklieren worden gevoeld, is het gebruikelijk beide zijden van de hals in het bestralingsveld op te nemen in verband met de grote kans op occulte halskliermetastasen. Het betreft hier meestal stralinggevoelige tumoren.

De behandeling van kleine tumoren (T_1 en T_2) zonder uitgebreide lymfekliermetastasen bestaat uit radiotherapie. De prognose voor deze vroege stadia is goed en de vijfjaarsoverleving varieert van 70-90%. Bij grotere tumoren en/of bij de aanwezigheid van uitgebreide lymfekliermetastasen bestaat de behandeling uit chemoradiotherapie.

Bij deze uitgebreide stadia bedraagt de vijfjaarsoverleving 40-60%. Een niet-onaanzienlijk deel van deze patiënten overlijdt aan hematogene metastasen zonder dat zich een lokaal of regionaal recidief voordoet.

Follow-up

De follow-up is gericht op de detectie van tumormanifestaties op locoregionaal niveau of op afstand. Vroege opsporing van een eventueel recidief kan gefaciliteerd worden door (herhaalde) EBV-titerbepalingen. Alleen recidieven in de hals zijn een enkele keer alsnog curatief behandelbaar met chirurgie. De problematiek van tweede primaire tumoren speelt bij nasofarynxcarcinoom niet. Dit hangt samen met de geheel verschillende etiologie ten opzichte van die van carcinomen van mondholte, larynx, oro- en hypofarynx.

15.8 Tumoren van de orofarynx

Overmatig alcoholgebruik en roken zijn dé risicofactoren voor het ontstaan van oro- en hypofarynxcarcinoom.

Wat hieronder wordt besproken heeft, tenzij anders vermeld, uitsluitend betrekking op de carcinomen van de slijmvliezen in het orofarynxgebied. Over de zeldzamer voorkomende lymforeticulaire nieuwvormingen, uitgaande van het lymfatische weefsel van de ring van Waldeyer, en de tumoren uitgaande van de kleine submuceus gelegen speekselklieren in het zachte gehemelte, de tongbasis en de tonsilstreek, worden slechts terloops enkele opmerkingen gemaakt.

Epidemiologie

Het is gebruikelijk de orofarynx in te delen in vier gebieden, en wel de vier wanden ervan (zie fig. 15.18). De zijwand wordt gevormd door de tonsil en de beide gehemeltebogen. De voorwand bestaat uit de tongbasis – dit is het achterste eenderdegedeelte van de tong, gelegen achter de papillae circumvallatae – en de valleculae. Het palatum molle en de uvula vormen de bovenwand. Het gedeelte van de achterwand van de farynx, dat reikt van het niveau van het palatum molle tot dat van het hyoïd, wordt tot de orofarynx gerekend. Het kan in de praktijk zeer lastig zijn uit te maken of men met een tonsilcarcinoom te maken heeft dat zich naar voren heeft uitgebreid, dan wel met een mondholtecarcinoom dat uitgaat van het slijmvlies in het trigonum retromolare.

Het orofarynxcarcinoom is een betrekkelijk zeldzame tumor. In Nederland komen per jaar ruim 270 (België 169 in 1998) nieuwe gevallen voor. Bij 70% hiervan gaat het om een tonsilcarcinoom. De tongbasis en het zachte gehemelte volgen met respectievelijk 20 en 10%. Carcinomen van de farynxachterwand zijn uitermate zeldzaam. Het merendeel van de patiënten is ouder dan 60 jaar. De man-vrouwverhouding is circa 2,3 : 1. Overmatig alcohol- en tabaksgebruik zijn duidelijke risicofactoren. Het humaan papillomavirus (HPV) wordt als een belangrijke en in frequentie toenemende etiologische factor beschouwd. De prognose zou duidelijk beter zijn wanneer HPV de oorzakelijke factor is en niet het overmatige tabaks- en alcoholgebruik. Ook lijken deze tumoren een ander gevoeligheidsspectrum te hebben voor chemotherapie en radiotherapie, iets wat mogelijk op langere termijn consequenties kan hebben voor toekomstige behandelprotocollen.

Symptomatologie

De meest voorkomende klacht waarmee patiënten met een orofarynxcarcinoom zich tot de arts wenden is pijn in de keel, die erger wordt bij slikken en veelal uitstraalt naar één of beide oren (dit berust op het bij larynxcarcinoom te bespreken fenomeen van 'referred pain', zie par. 15.9 onder 'Symptomatologie'). Vaak bestaat een verhoogde slijmproductie in de keel; bloedbijmenging komt vanzelfsprekend voor, maar lang niet in alle gevallen en is in ieder geval geen op de voorgrond tredend symptoom. Bij infiltratie van de mm. pterygoidei ontstaat trismus. Wanneer de tumor diep in de tongbasis groeit, kan de beweeglijkheid van de tong ernstig verstoord raken. Het is opvallend dat de meeste patiënten met uitgebreide tumorprocessen ter behandeling komen; meer dan 60% heeft reeds halskliermetastasen. Hematogene metastasen treden over het algemeen gelukkig pas laat in het verloop van de ziekte op.

Diagnostiek en stadiëring

Adequate inspectie, waarbij goede verlichting een conditio sine qua non is, staat voorop; de tongbasis kan slechts indirect met behulp van een spiegeltje zichtbaar worden gemaakt. Deze tumoren presenteren zich vrijwel altijd als een ulcererende laesie met opgeworpen randen. Tonsilcarcinomen kunnen zich ook sterk exofytisch manifesteren; een dergelijke groeiwijze is in dit gebied echter meer typisch voor maligne lymforeticulaire processen. Tongbasiscarcinomen vertonen nogal eens een diepe submuceuze uitbreiding; dit is echter meer typisch voor speekskeliertumoren op deze plaats.

Voor bepaling van de uitbreiding van de tumor is vooral palpatie onder algehele anesthesie van belang. Ook CT en MRI zijn waardevol en geven bovendien informatie over de para- en retrofaryngeale gebieden, waarin zich bij orofarynxcarcinoom nogal eens halskliermetastasen voordoen. Vanzelfsprekend is zorgvuldige palpatie van de hals een essentieel onderdeel van het onderzoek.

Een proefexcisie kan meestal gemakkelijk met een eenvoudige proefexcisietang onder oppervlakteanesthesie worden uitgevoerd. Histopathologisch gaat het voornamelijk om goed of matig gedifferentieerde plaveiselcelcarcinomen, hoewel slecht gedifferentieerde plaveiselcelcarcinomen en ongedifferentieerde carcinomen vaker voorkomen dan in de mondholte. Het onderscheid tussen een ongedifferentieerd carcinoom en een maligne lymforeticulair proces kan lastig zijn.

De TNM-classificatie 2009 is voor de T weergegeven in tabel 15.2. De in tabel 15.4 weergegeven classificatie van halskliermetastasen geldt voor alle primaire tumoren van het type plaveiselcelcarcinoom in het hoofd-halsgebied en is dus ook hier van toepassing.

Behandeling en prognose

Samenhangend met de moeilijke toegankelijkheid van de orofarynx voor chirurgie en de ingewikkelde reconstructieve problematiek die zich daarbij voordoet, is het jarenlang gebruikelijk geweest deze tumoren te bestralen. Inmiddels zijn in de afgelopen vijftien jaar de chirurgische mogelijkheden, in het bijzonder die voor reconstructie van grote defecten in het hoofd-halsgebied, sterk toegenomen door de introductie van zogenoemde vrij gevasculariseerde lappen van elders uit het lichaam, bijvoorbeeld van de onderarm (zie ook par. 15.14.2). Daarmee kan veelal een zowel cosmetisch als functioneel verantwoord resultaat worden bereikt. In de nieuwe Nederlandse landelijke richtlijn wordt voor kleine tumoren de voorkeur gegeven aan primaire radiotherapie. Brachytherapie wordt hier in veel centra alleen of in combinatie met externe radiotherapie gebruikt. Bij de uitgebreidere tumorprocessen in de orofarynx wordt chirurgische behandeling gecombineerd met postoperatieve radiotherapie of in geval van een niet-radicale resectie en/of lymfogene metastasen met kapseldoorbraak, met postoperatieve chemoradiatie. Hieraan moet worden toegevoegd dat het algemeen gebruikelijk is farynxtumoren, onafhankelijk van de uitslag van het pathologisch onderzoek, postoperatief te bestralen, omdat deze tumoren berucht zijn om hun submuceuze sprieterige groeiwijze, die veel verder kan reiken dan met diagnostisch onderzoek kan worden vastgesteld. Er dient gezien de grote kans op (micro)metastasering bij deze tumoren steeds een behandeling van de hals te worden overwogen, door (profylactische) halsklieruitruiming en/of postoperatieve radiotherapie van de halsklierstreken. Ten slotte is het van belang op te merken dat het soort chirurgie waarom het hier voor de meest voorkomende tumorlokalisaties – de tonsil en de tongbasis – gaat, thuishoort bij gespecialiseerde teams.

Bij de zeer uitgebreide tumoren die als inoperabel worden beschouwd, bestaat de behandeling uit gecombineerde chemoradiotherapie. Voorbeelden van inoperabiliteit zijn doorgroei in de arteria carotis en of de noodzaak tot het verrichten van een totale verwijdering van de tong (totale glossectomie).

Follow-up

Voor de follow-up geldt in grote trekken hetzelfde als in paragraaf 15.9 onder 'Follow-up' wordt gesteld. Waar de meerderheid van de patiënten initieel reeds 'maximaal' – chirurgie en bestraling – behandeld is, zal echter in tegenstelling tot de situatie bij het larynxcarcinoom een eventueel lokaal of regionaal recidief slechts bij uitzondering alsnog curatief behandelbaar zijn. In individuele gevallen kan dan chemotherapie worden overwogen. Soms wordt daarmee redelijke palliatie bereikt.

15.9 Tumoren van de larynx

Wanneer heesheid langer dan drie weken bestaat, moet spiegelonderzoek van de larynx door een keel-neus-oorarts worden uitgevoerd.

Epidemiologie

Het larynxcarcinoom is de meest voorkomende tumor in het hoofd-halsgebied. De incidentie bedroeg in Nederland en België in de periode 1989-2005 5,0/100.000; dat wil zeggen, er kwamen circa 700 nieuwe gevallen per jaar voor (België 515 in 1998). Dit betekent dat een huisarts eenmaal in de acht jaar een patiënt met een larynxcarcinoom in zijn praktijk kan verwachten. Een KNO-arts zal per jaar twee patiënten met deze aandoening op zijn spreekuur zien. De ziekte treedt vooral op tussen het vijftigste en zeventigste levensjaar. De ziekte komt nog altijd veel meer voor bij mannen dan bij vrouwen (M : V = 7 : 1). De frequentie van voorkomen bij de vrouw is de laatste jaren echter duidelijk toegenomen. Dit zou zeer wel kunnen samenhangen met het feit dat ook vrouwen in de afgelopen decennia steeds vaker sigaretten zijn gaan roken. Het overmatig roken van sigaretten speelt namelijk een belangrijke etiologische rol. Het larynxcarcinoom ontstaat uiterst zelden bij niet-rokers. Het is echter waarschijnlijk dat meer factoren een rol spelen, zoals overmatig alcoholgebruik, beroepsfactoren en virale factoren (humaan papillomavirus, HPV). Wellicht is ook de individuele gevoeligheid van de gastheer voor de betreffende carcinogenen van belang.

Histopathologisch betreft het vrijwel altijd een plaveiselcelcarcinoom, meestal van het goed of matig gedifferentieerde type. Andere maligne tumoren, zoals adenocarcinoom, fibrosarcoom en chondrosarcoom zijn uiterst zeldzaam.

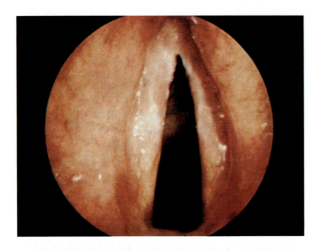

Figuur 15.31 Stembandleukoplakie.

Premaligne slijmvliesafwijkingen

De belangrijkste premaligne afwijking is de leukoplakie. Het betreft hier een meestal eenzijdige, maar niet zelden dubbelzijdige (fig. 15.31), wit gekleurde, grillig begrensde verandering van de stembandbekleding, die soms duidelijk boven het stembandoppervlak is verheven. Niet altijd is het beeld zo duidelijk als hiervoor beschreven. Men komt in de literatuur ook verscheidene andere benamingen tegen, zoals hyperkeratose en onrustig hyperplastisch epitheel. In al deze gevallen is een proefexcisie geïndiceerd: de ware aard van de laesie kan uitsluitend door de patholoog worden vastgesteld. Het verdient aanbeveling histopathologisch een onderscheid in drie klassen te maken: 1 eenvoudige plaveiselcellige hyperplasie; 2 plaveiselcellige hyperplasie met atypie; 3 carcinoma in situ. Deze indeling heeft prognostische betekenis. De kans op maligne ontaarding is gering in klasse 1, circa 20% in klasse 2 en groot (meer dan 50%) in klasse 3.

Het carcinoma in situ wordt als carcinoom behandeld. Meestal houdt dit endoscopische excisie met behulp van de CO_2-laser in. Bij patiënten met een als klasse 1 of 2 geduide afwijking zal over het algemeen dezelfde behandeling worden toegepast, maar niet altijd. Is namelijk in die gevallen sprake van een goede stemkwaliteit, terwijl kans bestaat dat de kwaliteit van de stem door de behandeling minder zal worden, dan is een afwachtend beleid alleszins gerechtvaardigd. In alle gevallen is regelmatige, levenslange controle gewenst. Kwaadaardige ontaarding kan zich namelijk ook na vele jaren nog voordoen. Het is van belang de patiënten met klem te adviseren te stoppen met roken.

Een tweede aandoening die in dit verband van belang is, is de chronische hyperplastische laryngitis. Deze afwijking is altijd dubbelzijdig: beide stembanden zijn verdikt en bekleed met bleek, enigszins hobbelig slijmvlies, dat als het ware het aspect van huid heeft aangenomen. Deze afwijking komt betrekkelijk veelvuldig voor. Uit het feit dat bij patiënten met een larynxcarcinoom de heesheid zelden langer dan een jaar duurt en de 'andere' stemband over het algemeen een normaal beeld vertoont, mag worden afgeleid dat kwaadaardige nieuwvorming op basis van chronische hyperplastische laryngitis een uitzondering is. Er bestaat echter geen twijfel over het feit dat een dergelijke maligne ontaarding voorkomt. Dit is vooral duidelijk geworden sinds de microlaryngoscopie algemeen is ingevoerd. Dit heeft er onder meer toe geleid dat chronische hyperplastische laryngitis veel vaker dan daarvoor het geval was ter behandeling voor endolaryngeale chirurgie komt. De vergroting van het larynxbeeld onder de microscoop laat een veel nauwkeuriger beoordeling van het slijmvlies toe dan met het blote oog. Het komt dan ook nogal eens voor dat een minimale ulceratie, die bij het indirecte spiegelonderzoek niet was opgevallen, thans wel wordt opgemerkt en dat de daaruit gericht genomen proefexcisie bij histopathologisch onderzoek carcinoom blijkt te bevatten.

Een derde aandoening die hier genoemd moet worden is het solitaire verhoornende papilloom van het larynxslijmvlies bij volwassenen, dat vrijwel uitsluitend op de stemband voorkomt. Evenals bij leukoplakie kan alleen de patholoog de ware aard van de laesie vaststellen, waarbij weer de eerdergenoemde histologische indeling in drie klassen wordt aangehouden. Het is opvallend dat van de patiënten bij wie de afwijking als een carcinoma in situ wordt geduid, een relatief groot gedeelte tot het vrouwelijk geslacht behoort. Overigens moet deze afwijking worden onderscheiden van het juist multipel en zeker niet alleen op de stembanden voorkomende juveniele larynxpapilloom, dat zich een enkele keer ook bij volwassenen manifesteert.

Symptomatologie

De symptomatologie van larynxcarcinoom is direct afhankelijk van de plaats van de tumor in de larynx, waarbij een onderscheid wordt gemaakt in drie 'etages': de glottis, de supraglottis en de subglottis (zie fig. 15.30). De frequentieverdeling naar etage is in Nederland als volgt: glottisch 66%, supraglottisch 30% en subglottisch 4%. Opvallend is dat in sommige landen, zoals Italië, het percentage supraglottische tumoren beduidend hoger is en gelijk is aan dat van de glottische tumoren. Het is een voordeel voor patiënten in Nederland en België dat circa twee derde van deze tumoren op stembandniveau ontstaat: een zeer kleine stembandafwijking veroorzaakt al heesheid. Een gunstige ontwikkeling is dat dankzij de publiciteit die de afgelopen jaren aan kanker in het algemeen en aan larynxcarcinoom in het bijzonder is geschonken, zowel in medische kring als daarbuiten, patiënten met stembandcarcinomen inderdaad eerder voor behandeling komen.

Veel ongunstiger is de situatie bij de supraglottische en subglottische tumoren. Zij ontstaan als het ware in een 'stille zone'. Supraglottische tumoren veroorzaken vage slikklachten. De klachten nemen bij slikken toe en niet af, zoals meestal bij globusgevoelens van functionele aard het geval is. Het belangrijkste is pijn in de keel bij slikken, die vaak uitstraalt naar het oor aan de aangedane zijde(n), wat berust op het fenomeen van 'referred pain' (sensibele zenuwvezels van de keel en van de gehoorgang relayeren beide in hetzelfde ganglion van de n. vagus, een situatie die vergelijkbaar is met die in fig. 15.27). Ook heeft de patiënt nogal eens het gevoel ergens tegenaan te slikken. Er bestaat ook een verhoogde slijmproductie in de keel. Wanneer de tumor groter wordt, kunnen heesheid en stridor ontstaan. De patiënt gaat zich dan ook verslikken; vooral na drinken ontstaan hinderlijke hoestbuien. Niet zelden bezoekt de patiënt de arts omdat hij een knobbel (lymfekliermetastase) in de hals heeft opgemerkt, zonder dat duidelijke keelklachten bestaan. Subglottische tumoren geven in een vroeg stadium vage hoestklachten. Over

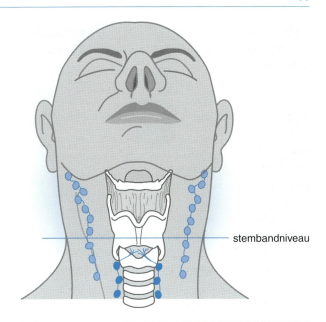

Figuur 15.32 Lymfogene metastasering van larynxcarcinoom.

het algemeen komen de patiënten echter pas voor behandeling wanneer door ingroei in een stemband heesheid of door obstructie van de luchtweg stridor en dyspnoe zijn ontstaan.

Hematogene uitzaaiing vindt bij larynxcarcinomen doorgaans pas zeer laat in het verloop van de ziekte plaats, dat wil zeggen wanneer lokaal en regionaal uitgebreide afwijkingen aanwezig zijn, en dan nog slechts in een minderheid van de gevallen. Voorkeurslokalisaties zijn de longen en het skelet. De neiging tot lymfogene uitzaaiing is sterk afhankelijk van de lokalisatie van de primaire tumor binnen de larynx. Glottische tumoren metastaseren zelden, subglottische vaker en supraglottische vaak en wel in circa 40% van de gevallen. Ook het patroon van de lymfekliermetastasering wordt bepaald door de plaats van de primaire tumor. Men onderscheidt twee 'uitvalspoorten': vanuit de supraglottis naar de klieren langs de v. jugularis interna en vanuit de subglottis naar de prelaryngeale klier en de pre- en paratracheale klieren (fig. 15.32). Andere factoren die de lymfogene uitzaaiing beïnvloeden zijn de grootte van de primaire tumor en wellicht ook de histologische differentiatiegraad ervan.

Diagnostiek en stadiëring

Bij het onderzoek van de larynx staat het spiegelonderzoek, de indirecte laryngoscopie, centraal. Slechts bij uitzondering, zoals bij een kleine, samengevallen, zogenoemde infantiele epiglottis of bij hoge keelreflexen, lukt het met deze onderzoeksmethode niet het inwendige van de larynx in beeld te brengen. Dan biedt het gebruik van de dunne flexibele laryngoscoop uitkomst. Wie over ervaring beschikt, zal in bijna alle gevallen met behulp van deze eenvoudige onderzoeksmethoden reeds met een hoge mate van waarschijnlijkheid kunnen vaststellen of maligniteit al dan niet aanwezig is. De maligne larynxafwijking (fig. 15. 33a en b) kan namelijk over het algemeen gemakkelijk worden

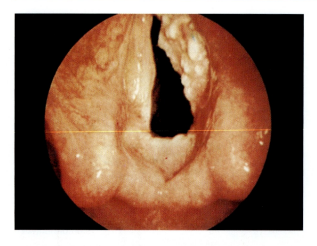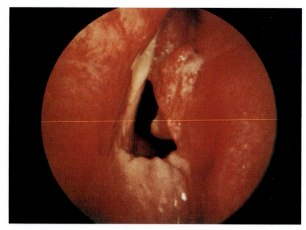

Figuur 15.33 (a) Stembandcarcinoom; (b) met doorgroei in de valse stemband.

onderscheiden van de benigne laesies in dit gebied (zoals poliepen, zangknobbeltjes, enz.) door ulceratie, onregelmatige begrenzing, verminderde of opgeheven mobiliteit van de stemband en dergelijke. Slechts bij oppervlakkige, tot de stemband(en) beperkte laesies kan klinische interpretatie moeilijk zijn. In die gevallen is videolaryngostroboscopie een grote aanwinst gebleken. Daarmee kan worden beoordeeld of het mucosale trillingspatroon, normaal, verminderd of opgeheven is, terwijl bovendien het beeld van de stembanden met een videorecorder sterk vergroot wordt weergegeven. De diagnose zal steeds histologisch bevestigd moeten worden door middel van een proefexcisie. Deze kan het best worden genomen via directe laryngoscopie onder algehele narcose. Zoals al eerder besproken kan het gebruik van de microscoop hierbij zeer waardevol zijn. Ook de CO_2-laser blijkt een waardevol hulpmiddel te zijn. Vaak kan bij kleine tumoren een excisiebiopsie gebeuren waarbij de excisie voldoende ruim is om als definitieve behandeling beschouwd te worden.

Indirecte en directe laryngoscopie geven goede informatie over de mucosale uitbreiding van de tumor. Gestoorde beweeglijkheid van de stemband(en) wijst op diepte-infiltratie. CT en MRI kunnen de larynx in het axiale vlak afbeelden en geven mede daarom de beste informatie over de infiltratie van het tumorproces in de diepte. Of al dan niet kraakbeeninvasie van het larynxskelet aanwezig is – van groot belang voor de therapiekeuze – kan het beste worden beoordeeld met behulp van MRI.

De diagnose halskliermetastase wordt meestal klinisch gesteld, door palpatie. Wanneer deze diagnose in het verloop van de ziekte wordt gesteld, na adequate behandeling van de primaire tumor, wordt hij na halsklierdissectie histopathologisch vrijwel altijd bevestigd. Anders is dit wanneer al bij het eerste onderzoek van de patiënt een suspecte klier wordt gevoeld. Bij het larynxcarcinoom bijvoorbeeld blijkt de klier bij pathologisch-anatomisch onderzoek slechts in 60-70% van de gevallen tumorpositief te zijn; de rest vertoont een reactieve hyperplasie. Daarnaast worden bij het eerste onderzoek in 20-25% van de gevallen positieve klieren niet gevoeld; dit is gebleken uit pathologisch onderzoek van resectiepreparaten na halsklierdissectie op electieve indicatie.

Alleen wanneer uitgebreide halskliermetastasering aanwezig is (N_2, N_3, zie tabel 15.4), is nader onderzoek – CT van de longen – aangewezen, omdat de kans op hematogene metastasen in die gevallen duidelijk verhoogd is.

In de tabellen 15.3 en 15.4 zijn respectievelijk de TNM-classificatie 2009 voor de primaire tumor en die voor halskliermetastasen verkort weergegeven. De laatste geldt ook voor alle andere primaire tumorlokalisaties van plaveiselcelcarcinoom in de slijmvliezen van het hoofd-halsgebied.

Ten slotte is het van belang – en dit geldt voor iedere patiënt met een plaveiselcelcarcinoom in larynx, mondholte, oro- of hypofarynx – rekening te houden met de verhoogde kans op een tweede primaire tumor in het hoofd-halsgebied, de long of de slokdarm (zie ook par. 15.1.3 en verderop in deze paragraaf onder 'Follow-up'). Zorgvuldige inspectie van de overige slijmvliezen in het hoofd-halsgebied en röntgenonderzoek van long en slokdarm zijn dan ook bij iedere patiënt aangewezen. Mede afhankelijk van leeftijd en leefgewoonten (roken, drinken) wordt bovendien in veel gevallen een panendoscopie uitgevoerd.

Behandeling en prognose

In vergelijking met het merendeel van de menselijke tumoren heeft het larynxcarcinoom een relatief gunstige prognose: voor alle lokalisaties en stadia tezamen is de vijfjaarsoverleving circa 65%. De behandelingsresultaten variëren overigens sterk, afhankelijk van de plaats van oorsprong en de uitbreiding van het tumorproces.

De kleine stembandcarcinomen met ongestoorde beweeglijkheid van de stemband, die veruit de grootste groep onder de larynxcarcinomen vormen, worden van oudsher met goed resultaat bestraald: bij 85% van de patiënten wordt lokale genezing bereikt, terwijl de stemfunctie zich over het algemeen geheel of nagenoeg volledig herstelt. In beperkte tumoren (T_{is} en T_1 en geselecteerde T_2) is endoscopische excisie met behulp van de CO_2-laser (fig. 15.35) tegenwoordig een uitstekend alternatief. Bo-

Hoofd-halstumoren

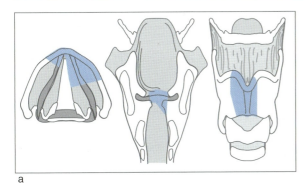
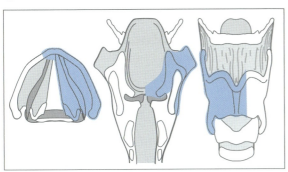
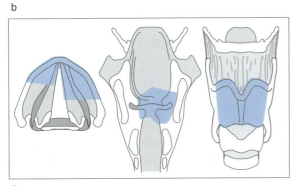
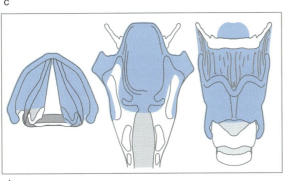

Figuur 15.34 Partiële laryngectomie: (a) frontolaterale laryngectomie; (b) hemilaryngectomie; (c) anterieure laryngectomie; (d) subtotale laryngectomie.

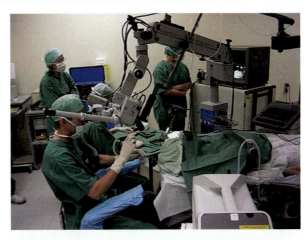
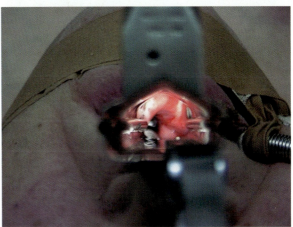
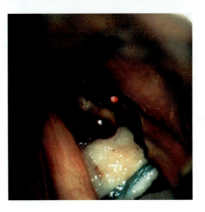

Figuur 15.35 Endoscopische resectie larynxcarcinoom door CO_2-laser.

vendien is een belangrijk voordeel van deze behandeling dat zij kort duurt en door de patiënten goed wordt verdragen, terwijl bestraling zes weken in beslag neemt. Een ander voordeel is dat radiotherapie achter de hand gehouden kan worden voor eventueel later optredende tweede metachrone tumoren in het hoofd- en halsgebied.

Er bestaat ook een uitgebreid gamma van partiële en subtotale laryngectomieën voor middelgrote tumoren. Een voorbeeld hiervan is de subtotale supracricoïdale laryngectomie met crico-hyoïdo-epliglottopexie (CHEP), waarbij driekwart van de larynx wordt verwijderd en slechts één arytenoïd wordt bewaard. De fonatie gebeurt achteraf door het overblijvende functionele arytenoïd te laten trillen tegen de gereconstrueerde epiglottis. Andere voorbeelden van partiële laryngectomieën zijn de verticale hemilaryngectomie, de frontolaterale partiële laryngectomie en de frontale partiële laryngectomie (Tucker). Uiteraard dienen de indicaties voor patiële resecties zeer strikt te worden gesteld om geen oncologische risico's te nemen (fig. 15.34).

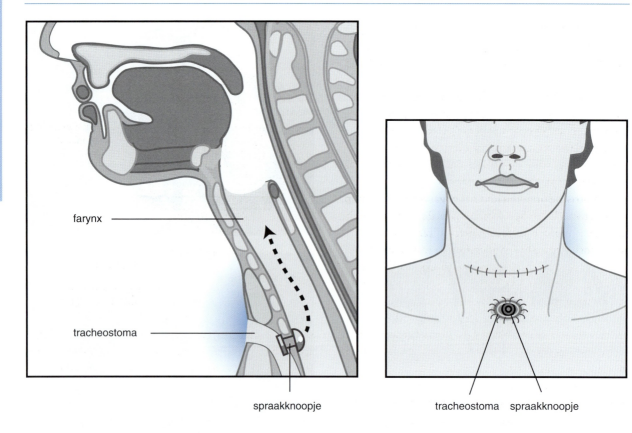

Figuur 15.36 Status na totale laryngectomie met spraakprothese in situ. Bij afsluiting van de tracheostoma kan de uitademingslucht via het knoopje in de farynx komen.

Opgemerkt moet worden dat bij de bestraling van kleine larynxcarcinomen (T_1-T_2) zonder aantoonbare halskliermetastasen van een klein veld gebruik wordt gemaakt en daarmee de morbiditeit beperkt is.

Tot voor kort werden de grotere glottische tumoren, en vooral de tumoren die zodanig diep zijn geïnfiltreerd dat de beweeglijkheid van de aangedane stemband volkomen is opgeheven of een zodanige vernauwing van het lumen van de larynx hebben veroorzaakt dat ernstige stridor en dyspnoe bestaan, meestal door middel van een totale laryngectomie behandeld. Het verlies van de eigen stem betekent een ernstige mutilatie. Daar staat tegenover dat de vijfjaarsoverleving van patiënten die een totale laryngectomie hebben ondergaan ruim 60% is, terwijl de mogelijkheden tot revalidatie van de stem de laatste jaren aanzienlijk zijn toegenomen door de ontwikkeling van zogenoemde spraakprothesen. Deze prothesen – men spreekt ook wel van spraakknoopjes – worden direct na het uitnemen van de larynx tussen trachea en slokdarm geplaatst (fig. 15.36). Zij laten bij de uitademing lucht van trachea naar slokdarm door, terwijl een klepmechanisme verhindert dat secreties uit de slokdarm in de trachea lopen. Een nadeel is dat de stoma met de vinger moet worden afgesloten om te kunnen spreken en dat deze prothesen na een tijd gaan lekken en dus moeten worden vervangen. De reden hiervoor is meestal dat er schimmelgroei in de prothese optreedt. Antimycotische mondspoelingen worden daarom aangeraden. Daar staat als belangrijk voordeel tegenover dat de kwaliteit van de prothesespraak natuurlijker is dan die van de slokdarmspraak.

De slokdarmstem wordt namelijk ontwikkeld uit het geluid dat bij boeren ontstaat. De patiënt wordt dan aangeleerd lucht in te nemen en deze onmiddellijk weer te laten gaan. In ons land is van oudsher veel aandacht besteed aan de methodiek van de slokdarmspraak, de logopedische instructie staat in Nederland en België dan ook op hoog niveau. Aangezien zich bij het dragen van de spraakprothesen op de lange duur nogal eens problemen voordoen, is het essentieel dat alle patiënten ook de slokdarmspraak wordt aangeleerd, opdat zij indien nodig daarop kunnen terugvallen. Voor gevallen waarin prothesespraak noch slokdarmspraak lukt, bestaat de mogelijkheid tot het gebruik van een kunstmatige hulplarynx. Voor hen die een totale laryngectomie hebben ondergaan kunnen de Nederlandse Stichting voor Gelaryngectomeerden en de Vlaamse laryngectomieverenigingen, die tot doel hebben de belangen van de gelaryngectomeerden in de ruimste zin van het woord te behartigen, van groot nut zijn. Te vermelden valt dat grote Europese (EORTC) en Amerikaanse studies hebben aangetoond dat door de combinatie van (concomitante) chemotherapie en radiotherapie in 50% van de gevallen een totale laryngectomie vermeden kan worden. Deze larynxsparende protocollen hebben echter belangrijke nevenwerkingen op langere termijn.

Stenose van de larynx en de slokdarmingang komt geregeld voor, met vaak permanente tracheotomie en de noodzaak tot blijvende sondevoeding via PEG-sonde tot gevolg.

Supraglottische tumoren komen doorgaans in een later stadium in behandeling dan glottische tumoren (zie hiervoor onder 'Symptomatologie'). Het percentage patiënten bij wie primair een totale laryngectomie noodzakelijk wordt geacht, ligt dan ook duidelijk hoger dan dat van patiënten met glottische tumoren. Bij patiënten met supraglottische tumoren lukt het nogal eens met behulp van een partiële laryngectomie, en wel de supraglottische laryngectomie, ook grote tumoren radicaal te verwijderen en toch stem-, slik- en ademfunctie te behouden. De behandeling van halskliermetastasen is onder meer afhankelijk van de therapiekeuze voor de primaire tumor; in de meeste gevallen wordt de voorkeur gegeven aan chirurgische behandeling, de zogenoemde halsklierdissectie. Wanneer de patholoog halskliermetastasen in het halsklierdissectiepreparaat vaststelt, volgt postoperatieve bestraling. Bij aanwezigheid van kliermetastasen wordt de kans op overleving duidelijk minder. De vijfjaarsoverleving voor de gehele groep supraglottische tumoren bedraagt circa 50%. De subglottische tumoren komen helaas over het algemeen pas zo laat ter behandeling dat aan een totale laryngectomie met 'en bloc'-hemithyreoïdectomie en het uitruimen van de klieren langs de n. recurrens tot in het mediastinum superius, niet is te ontkomen.

Follow-up

Zorgvuldige levenslange follow-up is om verschillende redenen van belang. In de eerste plaats is de follow-up gericht op de detectie van recidieven in de larynx en van halskliermetastasen. Mits tijdig ontdekt, kunnen beide veelal nog curatief worden behandeld. Aangezien genoemde tumormanifestaties zich in grote meerderheid binnen twee jaar na de oorspronkelijke behandeling voordoen, is frequente follow-up gedurende deze periode aangewezen. In de tweede plaats is de follow-up gericht op de detectie van tweede primaire tumoren. Patiënten bij wie zich eenmaal een plaveiselcelcarcinoom in de slijmvliezen van het hoofd-halsgebied heeft voorgedaan – men spreekt van de indextumor – hebben namelijk een kans van 15-30% op tweede primaire maligne tumoren. De grote meerderheid daarvan doet zich voor in de long, het hoofd-halsgebied of de slokdarm. Slechts een kleine minderheid (10%) van de tweede primaire tumoren manifesteert zich gelijktijdig met of kort (minder dan een half jaar) na de indextumor. Men spreekt dan van synchrone tumoren. De grote meerderheid doet zich later voor en dit worden metachrone tumoren genoemd. De follow-up in latere jaren is in het bijzonder gericht op de detectie van tweede primaire tumoren. Omdat bij larynxcarcinoom vooral de kans op een tweede carcinoom in de long groot is, richt de aandacht zich tijdens de follow-up vooral op de long. In de derde plaats moeten patiënten periodiek worden gescreend op

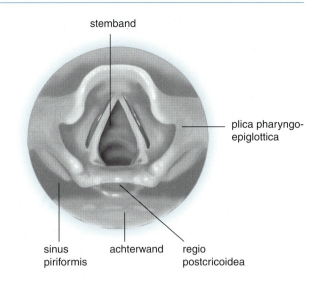

Figuur 15.37 Larynx-hypofarynx bij indirecte laryngoscopie.

schildklierfunctie: na chirurgische en/of radiotherapeutische behandeling van larynxtumoren is de patiënt namelijk at risk voor het ontwikkelen van hypothyreoïdie.

15.10 Tumoren van de hypofarynx

Bij pijn of gevoeligheid in de keel bij slikken is endoscopisch onderzoek door de KNO-arts geïndiceerd.

Epidemiologie

Tot de hypofarynx wordt gerekend het gedeelte van de tractus digestivus dat ligt tussen de plica pharyngo-epiglottica craniaal en de onderzijde van het cricoïd caudaal (zie fig. 15.30), waarbij drie gebieden – men spreekt ook van lokalisaties – worden onderscheiden: de sinus piriformis, de achterwand en de regio postcricoidea (fig. 15.37). Vooral het begrenzen van tumoren van de sinus piriformis en postcricoïdale tumoren ten opzichte van respectievelijk het supraglottische larynxcarcinoom en het carcinoom van de cervicale oesofagus, blijft echter in de praktijk vaak moeilijk.

In Nederland komen per jaar ruim 130 (België 120) nieuwe gevallen van hypofarynxcarcinoom voor. Bijna 75% hiervan ontstaat in de sinus piriformis en dan vooral bij mannen ouder dan 60 jaar. In Zweden en Engeland treedt het postcricoïdale carcinoom meer op de voorgrond en dan vooral bij vrouwen van middelbare leeftijd. Dit hangt samen met het in deze landen frequent voorkomende syndroom van Plummer-Vinson bij vrouwen in de menopauze, dat in Engeland bekend is als het kelly-paterson-syndroom. Algemeen wordt het als een premaligne afwijking beschouwd. De essentie van dit syndroom bestaat uit dysfagie en hypochrome anemie, gepaard gaande met atrofische veranderingen van de slijmvliezen. Vaak komen tevens cheilosis, glossitis, koilonychie en splenomegalie voor. De oorzaak is ijzer- en/of vitaminedeficientie. Bij het sinus-piriformiscarcinoom zijn overmatig alcoholgebruik en roken van etiologisch belang. Dit is ongetwijfeld de reden dat deze aandoening in Frankrijk zoveel frequenter voorkomt dan in ons land. Voorts is bekend dat vijftien tot veertig jaar na bestraling van benigne afwijkingen in de hals, zoals struma, tuberculeuze klieren en thymushyperplasie – tegenwoordig algemeen beschouwd als een obsolete therapie – carcinomen van schildklier, hypofarynx en cervicale oesofagus kunnen ontstaan.

Symptomatologie

Het hypofarynxcarcinoom heeft ongeveer dezelfde symptomatologie als het supraglottische larynxcarcinoom (zie par. 15.9 onder 'Symptomatologie'): pijn in de keel bij slikken, uitstralend naar het oor aan de aangedane zijde, verhoogde slijmproductie in de keel en heesheid. Het hypofarynxcarcinoom komt echter in een nog later stadium ter behandeling dan het supraglottische larynxcarcinoom. Bij patiënten met een sinus-piriformiscarcinoom bijvoorbeeld wordt al bij het eerste onderzoek in 60-70% van de gevallen een halskliermetastase gevoeld. Voor de beide andere lokalisaties ligt dit getal iets lager. Hematogene metastasen komen nogal eens voor, maar zijn slechts bij hoge uitzondering al tijdens het eerste onderzoek aantoonbaar. Deze patiënten verkeren over het algemeen in een slechte algemene toestand ten gevolge van een deficiënte voedselopname.

Diagnostiek en stadiëring

Ook bij deze patiënten komt bij de diagnostiek het spiegelonderzoek op de eerste plaats. Een zich diep in de sinus piriformis bevindend infiltrerend carcinoom kan zich echter aan inspectie onttrekken, terwijl het postcricoïdcarcinoom (fig. 15.38) zich pas goed laat zien wanneer het achter de arytenoïden naar boven groeit. Röntgenonderzoek met en zonder contrastvloeistof behoort dan ook tot het routineonderzoek bij patiënten met dysfagie. Ook voor de bepaling van de ondergrens van de afwijking is dit onderzoek noodzakelijk. CT of MRI geeft informatie over de diepte-infiltratie in het axiale vlak. Palpatie van de hals op de aanwezigheid van halskliermetastasen maakt vanzelfsprekend deel uit van het routineonderzoek.

De diagnose wordt bevestigd door het nemen van een proefexcisie door middel van directe laryngoscopie-hypofaryngoscopie onder algehele narcose. Op die manier kan tevens nauwkeuriger informatie over de mucosale uitbreiding van het proces worden verkregen. Histopathologisch betreft het vrijwel altijd plaveiselcelcarcinomen. In tabel 15.5 wordt, althans voor de primaire tumor, de TNM-classificatie 2009 van de UICC verkort weergegeven. Deze classificatie is gebaseerd op de eerdergenoemde indeling in drie lokalisaties (sinus piriformis, postcricoïdstreek en achterwand). Voor de indeling van de halskliermetastasen geldt weer dezelfde classificatie als bij het larynxcarcinoom (zie tabel 15.4).

Behandeling en prognose

De prognose van het hypofarynxcarcinoom is slecht, ook na uitgebreide chirurgie gevolgd door bestraling. Ook hier is in een internationaal gerandomiseerd onderzoek gebleken dat een behandeling met gecombineerde chemoradiotherapie, met de bedoeling de larynx te sparen, geen slechtere overlevingsresultaten geeft, mits bij onvoldoende effect daarvan alsnog geopereerd wordt. In veel centra wordt dan ook thans aan de combinatie van chemotherapie en bestraling de voorkeur gegeven, boven die van chirurgie en bestraling, met als belangrijkste voordeel dat de larynx kan worden gespaard. In geval van eerdere bestraling, grote tumoren of de verwachting dat met chemoradiotherapie onvoldoende functioneel resultaat (spreken, ademhalen, slikken) kan worden bereikt heeft primaire chirurgie een plaats. Daarnaast heeft chirurgie nog een belangrijke rol als salvagebehandeling bij residu of recidief na (chemo)radiotherapie.

Operatie houdt ten minste een laryngo-faryngectomie met 'en bloc' uitruimen van de regionale kliergebieden in. Bij circa de helft van de patiënten is na verwijdering van het tumorproces primaire sluiting van de farynx en slokdarm niet meer mogelijk, zodat de continuïteit van de voedselweg moet worden gereconstrueerd. Dit kan gebeuren met behulp van een gesteelde huid-spierlap van de borstwand, omhoog gebrachte maag (of colon), een tot een buis gevormde vrije radiale onderarmlap of een vrij jejunumtransplantaat (zie ook par. 15.14.9). Aan elk van deze reconstructiemethoden zijn voor- en nadelen verbonden. Het lukt na dergelijke operaties slechts zelden een bevredigende spraakrevalidatie tot stand te brengen.

Follow-up

Hiervoor geldt hetzelfde als in paragraaf 15.8 onder 'Follow-up' is gesteld voor het orofarynxcarcinoom.

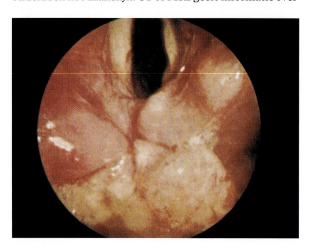

Figuur 15.38 Postcricoïdcarcinoom.

15.11 Speekselkliertumoren

Er worden twee categorieën speekselklieren onderscheiden:
1. de bilateraal gelegen grote speekselklieren: glandula parotidea, glandula submandibularis en glandula sublingualis;
2. de vele kleine speekselklieren, verspreid in het slijmvlies van de lippen, tong, wang, palatum, neus- en neusbijholten, larynx, farynx, trachea en bronchi.

Voorkomen en etiologie

In Nederland bedraagt de incidentie van maligne speekselkliertumoren 0,7/100.000. De incidentie van benigne en maligne speekselkliertumoren tezamen is naar schatting 3/100.000. Van de vijf speekselkliertumoren zijn er vier in de glandula parotidea gelokaliseerd, één gaat uit van de kleine speekselklieren of de glandula submandibularis en 30% is kwaadaardig.

Speekselkliertumoren worden even vaak bij mannen als bij vrouwen gezien, en wel op alle leeftijden, met enige voorkeur voor het dertigste tot zestigste levensjaar.

Er worden geografische en rasverschillen opgegeven: bij Eskimo's komen deze tumoren vaker voor, maar de reden hiervoor is onbekend. Ioniserende straling is als mogelijke etiologische factor onderkend, mede naar aanleiding van het feit dat speekselkliertumoren vaker werden waargenomen bij de overlevenden van de kernexplosies in Japan in 1945. Overigens is de etiologie onbekend en zijn high-riskgroepen niet aan te geven.

Pathologie

Niet alleen klinisch maar ook histopathologisch kan het onderscheid tussen benigne en maligne tumoren en de histologische typering van deze gezwellen soms uiterst moeilijk zijn. Tot enkele jaren geleden werden de speekselkliertumoren ingedeeld volgens de in 1972 verschenen eerste editie van de histologische classificatie van de World Health Organization. Deze praktisch bruikbare indeling is in 1991 vervangen door de tweede editie. Op grond van verfijning van het histopathologisch onderzoek wordt in de nieuwe editie, zowel voor de adenomen als voor de carcinomen, een veel uitgebreidere subtypering gepresenteerd. Belangrijk is dat de vroeger 'muco-epidermoïdtumor' en 'acinusceltumor' genoemde gezwellen nu definitief tot de carcinomen worden gerekend. De verdere onderverdeling van de carcinomen lijkt voor de praktijk relevant, omdat de diverse subtypen een verschillend klinisch gedrag vertonen, wat van belang is voor de prognose. De waarde van de uitvoerige subtypering van de adenomen is echter twijfelachtig, omdat het biologisch gedrag in het algemeen gelijk is. In tabel 15.6 woordt een verkort overzicht gegeven; daarin zijn alleen de typeringen van de meest voorkomende epitheliale tumoren vermeld; de nummering van de classificatie is gehandhaafd.

Tabel 15.6 Verkorte weergave van de histologische indeling van speekselkliertumoren volgens de WHO (Seifert en Sobin, 1991). De nummering van de classificatie is gehandhaafd. Tussen haakjes staan de namen die voorheen werden gebruikt.

	epitheliale tumoren	
1	*adenomen*	
1.1	pleomorf adenoom	(benigne mengtumor)
1.4	tumor van Warthin	(adenolymfoom)
1.5	oncocytoom	(oxyfiel adenoom)
2	*carcinomen*	
2.1	acinuscelcarcinoom	(acinusceltumor)
2.2	muco-epidermoïdcarcinoom	(muco-epidermoïdtumor)
2.3	adenoïd-cystisch carcinoom	(cilindroom)
2.12	adenocarcinoom	
2.15	carcinoom in pleomorf adenoom	(maligne mengtumor)
2.15	plaveiselcelcarcinoom	(epidermoïdcarcinoom)
2.17	ongedifferentieerd carcinoom	

Van alle speekselkliergezwellen is 80% in de glandula parotidea gelokaliseerd (25% maligne), ongeveer 10% in de glandula submandibularis (50% maligne), 1% in de glandula sublingualis (95% maligne) en ongeveer 10% in de submuceus gelegen kleine speekselklieren (60% maligne). De meerderheid van de speekselkliertumoren is goedaardig (pleomorf adenoom). De vuistregel luidt dat de kans dat een speekselkliertumor kwaadaardig is, toeneemt naarmate de klier waarin het gezwel ontstaat kleiner is (met uitzondering van de glandula sublingualis).

De verschillende speekselklieren zijn zelf relatief beperkt van omvang en hebben nauwe anatomische betrekkingen met hun omgeving (zie ook onder 'Klinisch beeld en symptomatologie'). Daardoor groeien maligne tumoren vrij spoedig in omliggende structuren uit en veroorzaken zo destructie van weke delen, bot en huid. Vooral het adenoïd-cystische carcinoom is berucht om de eigenschap zich via weefselspleten en langs zenuwbanen ver in de omgeving te kunnen uitbreiden.

Lymfogene metastasen worden bij ongeveer 30% van de maligne speekselkliertumoren waargenomen, vooral in de submandibulaire, subdigastrische en jugulaire klieren en in de klieren hoog in de achterste halsdriehoek (zie fig. 15.4). Hematogene uitzaaiing, die mogelijk is bij alle maligne tumoren van de speekselklieren, vindt plaats naar longen en lever en, vooral bij het adenoïd-cystische carcinoom, ook naar het skelet.

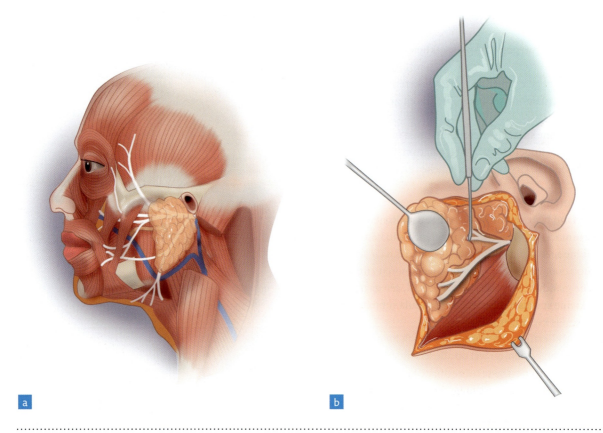

Figuur 15.39 (a) Anatomie van de glandula parotidea en de n. facialis; (b) idem, oppervlakkige parotidectomie.

Klinisch beeld en symptomatologie

Een zwelling van een speekselklier kan diffuus of circumscript zijn. Een diffuse zwelling betreft de gehele klier of een gedeelte ervan, soms met de tijd wisselend in grootte. Spontane pijn of pijn bij palpatie van een zwelling die in enige weken is ontstaan, wijst in de richting van een ontstekingsproces, van welke aard dan ook.

Een gelokaliseerde, circumscripte, wat vaster aanvoelende zwelling wordt meestal door een nieuwvorming veroorzaakt.

Glandula parotidea. Het feit dat de perifere takken van de n. facialis, de zo belangrijke motorische zenuw voor de mimische musculatuur van het gelaat, in een sagittaal vlak door deze speekselklier verlopen, is van groot belang voor de symptomatologie en de chirurgische behandeling (fig. 15.39a en b).

In 75% van de gevallen is er sprake van een benigne tumor, meestal een pleomorf adenoom. Een dergelijk gezwel presenteert zich als een goed te bewegen knobbeltje dat in het verloop van jaren groeit en geen klachten veroorzaakt, te weten geen pijn of paralyse van de n. facialis, noch een trismus. Benigne tumoren van dat gedeelte van de glandula parotidea dat mediaal van de n. facialis ligt, kunnen in de orofarynx uitpuilen en de tonsilloge naar mediaal verplaatsen. Goedaardige gezwellen zijn klinisch duidelijk begrensd en ogenschijnlijk goed afgekapseld. Ze hebben soms een wat hobbelig oppervlak en voelen vast-elastisch aan.

Kwaadaardige gezwellen, die de resterende 25% van de parotistumoren uitmaken, groeien in de regel sneller (maanden), veroorzaken vaker pijn en zijn meestal vaster van consistentie. Indien er paralyse van takken van de n. facialis of van de gehele zenuw dan wel een duidelijke trismus is ontstaan, gaat het vrijwel zeker om een maligne proces.

Glandula submandibularis. Goedaardige tumoren hebben dezelfde eigenschappen als die van de glandula parotidea. De glandula submandibularis ligt dicht bij de n. lingualis (sensibiliteit tong), de n. hypoglossus (motoriek tong), het onderliptakje van de n. facialis, de mandibula en de spieren van de mondbodem. Een maligne tumor kan algauw in één van deze structuren ingroeien, met alle gevolgen van dien.

Glandula sublingualis. De klier ligt in de mondbodem, juist onder het slijmvlies en op de m. mylohyoideus. Er zijn veel uitvoergangen naar het slijmvliesoppervlak, alsook naar de uitvoergang van de glandula submandibularis. Tumoren van de glandula sublingualis zijn vrijwel altijd kwaadaardig (muco-epidermoïdcarcinoom en adenoïd-cystisch carcinoom). Naast aantasting van de mandibula is er in het geval van het adenoïd-cystisch carcinoom een grote kans op verre infiltratie langs de n. lingualis.

Intraorale speekselkliertjes. Gezwellen van deze kliertjes zijn meestal kleine, vast-elastische, submuceuze tumoren die

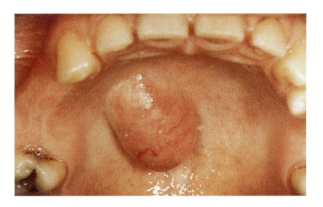

Figuur 15.40 Pleomorf adenoom van het palatum durum. De overliggende mucosa is intact.

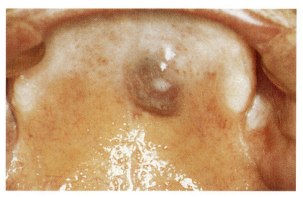

Figuur 15.41 Adenoïd-cystisch carcinoom van het palatum durum. Er is geen ulceratie; ook hier is de overliggende mucosa intact. De blauwe verkleuring wordt vaker gezien bij dit type tumor op deze lokalisatie.

geen of slechts geringe klachten veroorzaken. Zij komen vooral voor op het palatum (fig. 15.40). De meerderheid van deze tumoren is maligne (fig. 15.41) en kan het bot van het palatum durum aantasten.

Onderzoek

Bij het opnemen van de anamnese moet worden gevraagd naar vroegere bestralingen van het hoofd-halsgebied, vroeger verrichte operaties aan de speekselklieren en bepaalde ziekten die zwellingen van deze klieren kunnen veroorzaken (diabetes, levercirrose, alcoholisme). Ook bepaalde geneesmiddelen, zoals opiaten, antihypertensiva, fenothiazinederivaten, diazepam (Valium) en chloordiazepoxide (Librium) kunnen aanleiding geven tot zwellingen doordat zij de functie van de speekselklieren verminderen.

Door inspectie in rust en bij beweging kan men vaststellen of en waar een abnormale zwelling aanwezig is, hoe de overliggende huid en slijmvliezen eruitzien en hoe het is gesteld met de functie van de n. facialis. Soms is bij inspectie fixatie aan de omgeving al duidelijk (fig. 15.42), en valt een trismus direct op. De patiënt moet ook van achteren worden bezien; vanuit dat standpunt kunnen asymmetrieën worden opgemerkt die anders aan de aandacht zouden kunnen ontsnappen (fig. 15.43 en 15.44).

Een zorgvuldig uitgevoerde palpatie kan leiden tot een beoordeling van de juiste lokalisatie van de tumor, de grootte (in cm), de vorm, de consistentie en de verhouding met de omgeving. Waar mogelijk moet de palpatie bimanueel worden uitgevoerd (zie fig. 15.2). Ook de regionale klierstations moeten bij het onderzoek worden betrokken (zie fig. 15.4).

Steeds is een volledig fysisch-diagnostisch onderzoek van het gehele hoofd-halsgebied vereist.

Aanvullend onderzoek

Cytologisch onderzoek (dunnenaaldbiopsie; zie par. 15.1.6) is van grote betekenis in de diagnostiek van een voor een speekselkliertumor verdachte zwelling. Met deze methode kan meestal de voorlopige werkdiagnose worden verkregen. Bij de meeste klinisch en cytologisch

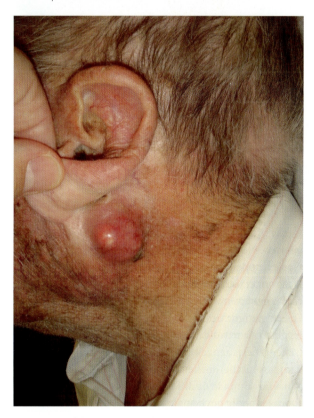

Figuur 15.42 Maligne parotistumor met infiltratie in omgevende structuren.

benigne tumoren wordt aanvullend beeldvormend onderzoek dan overbodig.

Als het van belang is voor het bepalen van het verdere beleid, kan met behulp van beeldvormend onderzoek de uitbreiding van de tumor worden nagegaan. Röntgenfoto's van schedel en hals kunnen eventuele botaantasting zichtbaar maken of van belang zijn voor de differentiële diagnostiek (speekselsteen; verkalkte lymfeklier). Een thoraxfoto is nodig om hematogene metastasen op het spoor te komen. Met echografie of CT, maar nog beter met MRI, kan inzicht worden verkregen in de aard van de begrenzing en de ruimtelijke verhoudingen van de tumor:

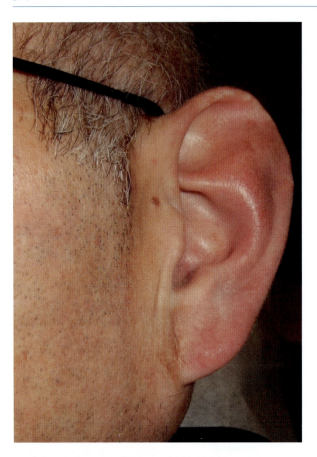

Figuur 15.43 Pleiomorf adenoom van de glandula parotidea links. De tumor is van voren bijna niet te zien.

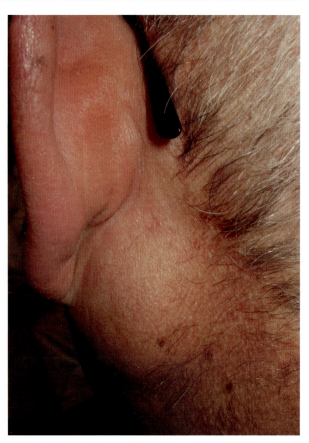

Figuur 15.44 Dezelfde patiënt als in figuur 15.43. De tumor is van achteren goed zichtbaar.

grootte, lokalisatie, binnen of buiten de speekselklier gelegen. Pleiomorfe adenomen lijken met MRI te kunnen worden onderscheiden van andere speekselkliertumoren. Deze onderzoeksmethoden zijn echter onvoldoende geschikt gebleken voor de differentiatie tussen een benigne en een maligne tumor. Röntgencontrastonderzoek van de glandula parotidea en de glandula submandibularis (sialografie) is aangewezen voor het verdere onderzoek van (chronische) ontstekingen of steenvorming en kan van waarde zijn in de differentiële diagnostiek. Een CT-thorax is nodig om hematogene metastasen op het spoor te komen.

Differentiaaldiagnose

Zowel in de submandibulaire loge als in en rondom de glandula parotidea liggen lymfeklieren. Een zwelling van die lymfeklieren kan klinisch sterk op een speekselkliertumor lijken. Men moet daarom een volledig onderzoek van het hoofd-halsgebied uitvoeren, gericht op het vinden van de oorzaak van de zwelling.

Glandula parotidea. Gezwellen moeten worden onderscheiden van chronische parotitis (recidiverend, vlokkig secreet of pus uit de uitvoergang te drukken, ander sialografisch beeld), maligne lymfoom en lymfekliermetastasen. De laatste kunnen afkomstig zijn van een al dan niet reeds behandelde tumor gelokaliseerd op het behaarde hoofd, in de huid van het gelaat, de nasofarynx of de orofarynx (zie fig. 15.4 en 15.5). Benigne tumoren moet men onder meer differentiëren van een 'atheroomcyste' (officieel: epidermiscyste; samenhang met de huid), specifieke en niet-specifieke lymfadenitiden, kattenkrabziekte, ziekte van Besnier-Boeck, congenitale afwijkingen, lipoom en hemangioom.

Glandula submandibularis. Vooral de differentiatie ten opzichte van submandibulaire lymfekliermetastasen, chronische ontsteking en stuwing van de glandula submandibularis ten gevolge van obstructie van de uitvoergang door een steen of een tumor in de mondholte is van belang. Ontstekingachtige processen in de glandula submandibularis kunnen uitingen zijn van een maligne tumor; dit beeld kan zeer bedrieglijk zijn.

Speekselkliertumoren van de glandula parotidea en de glandula submandibularis worden regelmatig klinisch niet als zodanig herkend. Dit kan gemakkelijk tot uitstel van nader onderzoek en behandeling leiden, maar ook tot een inadequate vorm van behandeling. Cytologisch onderzoek (aspiratiebiopsie, dunnenaaldbiopsie; zie par. 15.1.6) van ruimte-innemende processen in of nabij de grote speekselklieren is in de differentiële diagnostiek van groot belang.

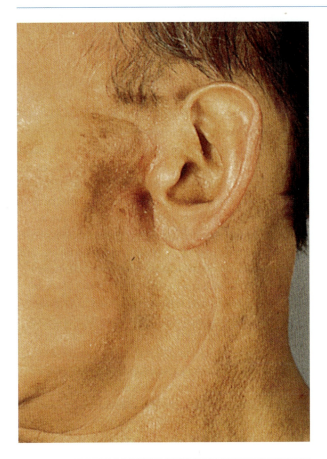

Figuur 15.45 Toestand na totale parotidectomie met opofferen van de n. facialis, 'en bloc' met hemimandibulectomie en radicale halsklierdissectie; postoperatieve radiotherapie.

Definitieve diagnose en behandeling

De definitieve diagnose wordt door histologisch onderzoek gesteld. Wanneer men te maken heeft met een tumor die door de huid of het slijmvlies is gegroeid, kan met de biopsietang op eenvoudige wijze weefsel voor dit onderzoek worden verkregen.

Met nadruk moet echter worden gesteld dat minstens de helft van het aantal maligne tumoren klinisch sprekend op een goedaardig gezwel kan lijken. Gelet hierop en gezien de samengestelde histologische opbouw van speekselkliertumoren, bestaat in al deze gevallen een voorkeur voor een ruime excisiebiopsie onder narcose, met macroscopisch onderzoek van de gehele tumor en vriescoupeonderzoek. Een simpele enucleatie van de tumor moet te allen tijde worden vermeden, omdat daarbij vaak tumorweefsel achterblijft of entmetastasen ontstaan. Door de vorming van littekenweefsel wordt de verdere chirurgische behandeling moeilijker en rijker aan complicaties.

Wat de glandula parotidea betreft, bestaat de biopsie uit een oppervlakkige of subtotale parotidectomie op geleide en met sparen van de n. facialis (zie fig. 15.39b). Bij de glandula submandibularis en de glandula sublingualis wordt de gehele klier verwijderd. Bij een tumor die uitgaat van een kleine intraorale speekselklier wordt een ruime lokale excisie uitgevoerd. Als het vriescoupeonderzoek aantoont dat het om een goedaardig gezwel gaat, is met een dergelijke excisiebiopsie de definitieve chirurgische behandeling in dezelfde zitting voltooid.

Niet alleen bij benigne tumoren maar ook bij maligne gezwellen op alle lokalisaties heeft, indien nog mogelijk, chirurgische behandeling de voorkeur. De uitgebreidheid van de operatie hangt af van de histologie en de uitbreiding van het locoregionale tumorproces (fig. 15.45). Dit zijn tevens de factoren die de indicatie voor postoperatieve radiotherapie bepalen. Een halsklierdissectie wordt, zo mogelijk 'en bloc', met een resectie van de primaire tumor uitgevoerd als er klinisch manifeste of histologisch aangetoonde kliermetastasen zijn, en wordt dan meestal gevolgd door radiotherapie.

Alleen bij tumoren met een hoge graad van maligniteit moet electieve behandeling van de hals (zie ook par. 15.2 onder 'Behandeling') worden overwogen.

Bij op het palatum gelegen tumoren ontstaan na chirurgische verwijdering vaak oronasale defecten die prothetisch of chirurgisch moeten worden gesloten.

Prognose

Na adequate behandeling van benigne tumoren ontstaat in minder dan 1% van de gevallen een lokaal recidief. Als een goedaardige tumor (pleomorf adenoom) echter niet radicaal wordt verwijderd, treedt een lokaal recidief frequent op. Dat zal vooral het geval zijn als is volstaan met een simpele enucleatie. Bij heroperatie bestaat er een veel grotere kans op beschadiging van belangrijke zenuwen zoals de n. facialis, en in een aantal gevallen is een dergelijk recidief maligne. De eis om een pleomorf adenoom adequaat chirurgisch te behandelen wordt voldoende onderstreept door de vele klinische waarnemingen van maligne degeneratie van een dergelijke tumor.

De prognose is bij maligne tumoren sterk afhankelijk van de histologie, de lokale uitbreiding en de grootte van de tumor, pijn, zenuwuitval, ingroei in de huid en van het aantal halskliermetastasen. Wanneer vóór de behandeling van maligne tumoren reeds zenuwuitval aanwezig is, dan is de prognose slechter. De vijfjaarsoverleving bedraagt ongeveer 50%, maar hangt zoals gezegd sterk af van de histologie. Zo hebben patiënten met een muco-epidermoïdcarcinoom met een lage maligniteitsgraad een vijfjaarsoverleving van 90%, maar bij patiënten met een adenocarcinoom met een hoge graad van maligniteit is de vijfjaarsoverleving slechts 15%.

Follow-up

Bij patiënten met een speekselkliertumor komen dubbeltumoren vrijwel niet voor. Uit dien hoofde is follow-up niet noodzakelijk. Dat laatste geldt ook voor patiënten die adequaat zijn behandeld voor een goedaardig gezwel: de kans op een lokaal recidief is zeer gering.

Na chirurgische of gecombineerde chirurgische / radiotherapeutische behandeling van maligne tumoren kunnen, in een langdurig voort te zetten follow-up, vroegtijdig locoregionale recidieven worden vastgesteld, die dan nog behandelbaar zijn. Bij algemene metastasen is curatieve behandeling niet meer mogelijk. Patiënten met metastasen op afstand die klachten veroorzaken, kunnen in een aantal gevallen met goed gevolg palliatief worden behandeld, bijvoorbeeld met radiotherapie bij skeletmetastasen.

15.12 Tumoren van de schildklier en de bijschildklieren

Schildkliercarcinomen hebben een incidentie van 2,0/100 000. Een carcinoom van de bijschildklieren komt slechts zeer zelden voor. Deze tumoren worden in hoofdstuk 29 aan de orde gesteld.

15.13 Bottumoren

Kwaadaardige tumoren die uitgaan van het bot van het aangezichtsskelet zijn zeldzaam: de incidentie is 0,07/100,000. Het histologische type is gelijk aan dat van de vaker in andere delen van het skelet voorkomende gezwellen: osteosarcoom, chondrosarcoom en ewingsarcoom.

Daarnaast kent men de odontogene tumoren. Dit zijn gezwellen die ontstaan in relatie met het gebit of de aanleg ervan. De bekendste zijn het ameloblastoom en het myxoom. Evenals de eerstgenoemde groep komen zij vooral in de mandibula voor. Ze groeien lokaal destructief, maar metastaseren niet.

Metastasen van carcinomen elders in het lichaam laten het aangezichtsskelet relatief ongemoeid, terwijl ze buiten het hoofd-halsgebied de meest voorkomende maligne processen in het bot zijn. Als ze voorkomen, hebben zij een voorkeur voor de mandibula. In de meeste gevallen zijn ze afkomstig van mamma-, long- en niercarcinoom.

Een zwelling van de mandibula die gepaard gaat met hypesthesie van de onderlip door aantasting van de n. alveolaris inferior, moet aan een primaire of secundaire bottumor doen denken. Veel van deze tumoren en daarop gelijkende afwijkingen kan men vroegtijdig op het spoor komen door vóór tandheelkundige behandeling röntgenologisch onderzoek te verrichten: tandfilms, orthopantomogram.

15.14 Reconstructie en rehabilitatie in het hoofd-halsgebied

15.14.1 ALGEMEEN

Zoals reeds in het begin van dit hoofdstuk (zie par. 15.1.7) werd opgemerkt, gaat chirurgische behandeling van kwaadaardige gezwellen in het hoofd-halsgebied gepaard met verlies van weefsel. Dat kan in veel gevallen leiden tot uitwendig zichtbare mutilaties en verstoring of verlies van functies. De rehabilitatie van esthetiek en functie is daarom een essentieel onderdeel van het totale oncologische behandelplan, waarbij de reconstructieve en/of prothetische mogelijkheden gezamenlijk moeten worden afgewogen. In het behandelplan staat de radicale behandeling van het tumorproces op de eerste plaats. Daarom moet men er steeds voor waken de grootte van de ablatieve ingreep ondergeschikt te maken aan de beschikbare reconstructieve mogelijkheden, zodat de eis tot radicale behandeling in het gedrang komt. Het op uitgebreide schaal gebruikmaken van vriescoupeonderzoek door de patholoog gedurende de operatie is een belangrijk hulpmiddel om de radicaliteit van het ablatieve gedeelte van de ingreep na te gaan.

Wanneer de aard van het tumorproces, de grootte en de lokalisatie van het defect het toelaten, verdient een directe chirurgische reconstructie in dezelfde zitting met weefsel van de patiënt de voorkeur. Dit geldt vooral voor defecten waarbij de mobiliteit van de tong in het geding is of de continuïteit van de onderkaak verloren gaat. Bij tumoren waarbij de kans op een lokaal recidief groot is, of de radicaliteit van de ingreep niet zeker is, kan het verstandig zijn te kiezen voor een tijdelijke oplossing, soms door middel van een vrij huidtransplantaat, soms met behulp van een prothese, of beide. Dat maakt het mogelijk het tumorgebied langer te observeren, waardoor een eventueel lokaal recidief vroegtijdig kan worden opgemerkt en behandeld. In een later stadium kan dan de definitieve reconstructie volgen. Voor veel esthetische reconstructies in het extraorale gebied, bijvoorbeeld van het oog, heeft vaak een prothetische vervanging de voorkeur, soms gecombineerd met chirurgie. Psychosociale ondersteuning bij het weer terugkeren met de resterende beperkingen in het dagelijks bestaan dient een integraal onderdeel te vormen van het zorgaanbod.

De wenselijkheid en de mogelijkheden van reconstructie worden bepaald door de aard, de lokalisatie en de uitbreiding van het tumorproces (stadiumindeling; zie par. 15.1.5), de grootte en de lokalisatie van het defect, voorafgegane of nog te volgen bestralingsbehandeling, leeftijd en algemene conditie van de patiënt, en niet in het minst door de gezamenlijke capaciteiten van de leden van het behandelend team. Uiteraard spelen de belangstelling en de wensen van de patiënt met betrekking tot de reconstructie ook een belangrijke rol.

15.14.2 MOGELIJKHEDEN

Chirurgische reconstructie

Directe wondsluiting. Bij kleine defecten in de huid of in de weke delen is directe sluiting van de wond vaak nog goed mogelijk. Wanneer onder spanning moet worden gehecht, is directe sluiting meestal niet meer gerechtvaardigd. Er ontstaan lelijke littekens, die door de bijkomende retractie al snel invloed op de directe omgeving doen gelden, waardoor verplaatsing van een ooglid of van een neusvleugel, of tractie aan een mondhoek kan optreden. Door het toepassen van lokale weefselverschuivingen kan hieraan weliswaar tegemoet worden gekomen, maar soms is dat vanuit oncologisch gezichtspunt niet gewenst en heeft een vrij huidtransplantaat de voorkeur.

Vrije transplantaten. Voor vrije transplantaten wordt materiaal van de patiënt gebruikt; er is dus sprake van autologe transplantatie. Het woord 'vrij' geeft aan dat het weefsel bij het overbrengen van donorplaats naar receptorgebied geheel los wordt gemaakt van het lichaam. Vrije transplantaten, die zonder hun eigen aan- en afvoerende bloedvaten worden overgebracht, zijn voor ingroei en overleving volledig afhankelijk van de mogelijkheden van het receptorgebied tot het vormen van granulatieweefsel en vaatingroei. Huid-, bot-, pees-, fascie-, kraakbeen- en perifeer zenuwweefsel, en in mindere mate ook spier- en vetweefsel, lenen zich onder bepaalde voorwaarden voor vrije transplantatie. Er wordt zeer veel gebruikgemaakt van de vrije transplantatie van huid, zowel van gedeeltelijke dikte (epidermis en een klein gedeelte corium: split-thickness skin-graft) als van volledige dikte (epidermis en corium: full-thickness skin-graft). Vrije huidtransplantaten van gedeeltelijke dikte zijn in overvloed beschikbaar en de donorplaats geneest spontaan. Vrije huidtransplantaten van volledige dikte geven vaak een beter te voorspellen aspect en schrompelen minder; de donorplaats moet echter worden gesloten en het transplantaat stelt hogere eisen aan het receptorgebied.

In de jaren zeventig van de vorige eeuw hebben microchirurgische technieken vrije transplantatie van huid met subcutis en zelfs van huid met subcutis, spierweefsel en bot mogelijk gemaakt. Deze samengestelde vrije transplantaten worden met hun eigen aan- en afvoerende bloedvaten overgebracht naar het receptorgebied. Daar worden de arterie en de vene aangesloten op ter plaatse aanwezige bloedvaten. Vanwege de geringe afmetingen worden de vaatnaden voor deze anastomosen onder de microscoop met speciaal daarvoor gemaakt instrumentarium aangebracht. Een voorbeeld van een dergelijk vrij gevasculariseerd samengesteld transplantaat is de radialis onderarmlap (fig. 15.46a en b). Daarnaast bestaat er nog een scala aan andere vrije lappen, met elk zijn specifieke voor- en nadelen. De keuze uit dit armamentarium vereist specifieke plastisch chirurgische kennis en ervaring.

Gesteelde transplantaten. In al die gevallen dat het wondbed niet voor een goede vaatingroei kan zorgen, kan geen gebruik worden gemaakt van vrije transplantaten zonder eigen vaatvoorziening, maar moet een gesteeld transplantaat of een vrij transplantaat dat wel een eigen vaatvoorziening heeft, worden toegepast. Via de steel waarmee het transplantaat (meestal tijdelijk) met het donorgebied verbonden blijft, brengt het zijn eigen circulatie mee, en is daardoor minder afhankelijk van het receptorgebied.

Naast gesteelde spiertransplantaten om defecten op te vullen (uit de m. sternocleidomastoideus of de nekmusculatuur) wordt gebruikgemaakt van gesteelde huidtransplantaten. Inmiddels zijn daar in veel gevallen de gesteelde huid-spiertransplantaten, de zogenoemde myocutane lappen, voor in de plaats gekomen, die nog wat volumineuzer zijn en een nog rijkere vaatvoorziening hebben.

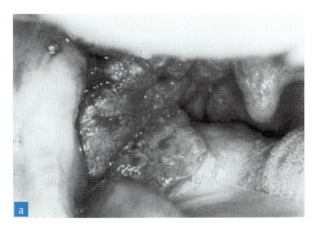
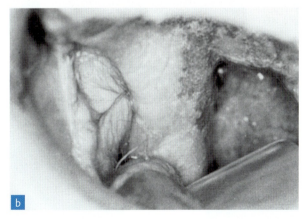

Figuur 15.46 (a) Plaveiselcelcarcinoom van het palatum molle, de voorste farynxboog, de sulcus glossopharyngeus en de laterale orofaryngeale wand rechts.
(b) Het grote defect is bedekt met een vrije gevasculariseerde radiale onderarmlap. Deze lap, bestaande uit huid, subcutis en fascie van de radiale zijde van de onderarm gesteeld op de a. radialis en afvoerende venen, werd in het defect ingehecht en de vaten werden aangesloten op bloedvaten in de hals. Het tumorgebied werd benaderd door de onderlip en mandibula te splijten ('mandibular swing').

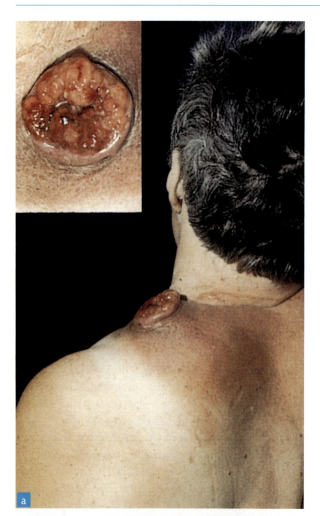
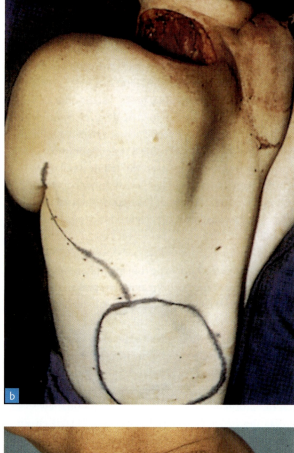
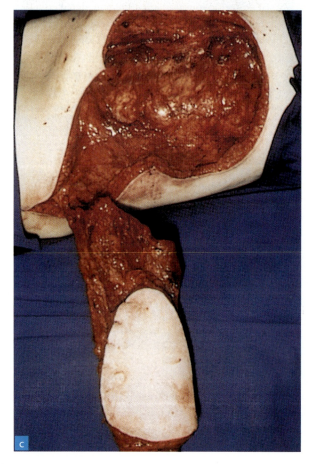
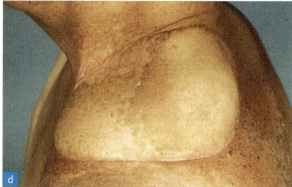

Figuur 15.47 (a) Patiënte met een sarcoom van de weke delen van linkerhals en linkerschouder. (b) Defect na excisie van de tumor; ontwerp voor een gesteelde myocutane lap uit de m. latissimus dorsi. (c) De myocutane lap is vrijgeprepareerd. Via een tunnel onder de intacte huid wordt het transplantaat naar het defect gevoerd. (d) Toestand tien weken later, na beëindiging van de bestralingsbehandeling (60 Gy/6 weken).

Weliswaar zijn gesteelde transplantaten door hun vaatpatroon beperkter in grootte en verplaatsbaarheid dan vrije transplantaten, maar zij zijn dikker en vormen daardoor, waar nodig, een betere bedekking. Hoewel zij minder afhankelijk zijn van het receptorgebied, is het voor de ingroei wel noodzakelijk dat de wondranden van het defect vaatingroei in de randen van de lap mogelijk maken. Voorbeelden van gesteelde huidtransplantaten zijn: schedellap (scalp-flap), voorhoofdslap, schouderlap en deltopectorale lap. Voorbeelden van gesteelde huidspiertransplantaten (myocutane lappen) zijn: pectoralis major myocutane lap, latissimus dorsi myocutane lap (fig. 15.47) en trapezius myocutane lap.

Het is bekend dat vooral gesteelde transplantaten tamelijk resistent zijn tegen ingroei van tumorweefsel en door deze eigenschap een lokaal recidief langdurig kunnen verbergen.

Implantatie van lichaamsvreemd materiaal. Bedoeld wordt het gebruik van metalen plaatjes voor osteosynthese of ter overbrugging van defecten van volledige dikte van bot, bijvoorbeeld van de mandibula. Voor dit laatste kunnen ook kunstharsimplantaten worden gebruikt (schedel, orbitabodem). Deze materialen vereisen een goede bedekking met vitale weke delen. Wanneer die niet meer aanwezig zijn, moet daarin worden voorzien door gesteelde of vrije gevasculariseerde transplantaten (fig. 15.48).

Prothetische voorzieningen

De afmetingen, de vorm en de locatie van het defect kunnen zodanig zijn dat een reconstructie met eigen weefsel van de patiënt niet mogelijk is. Soms kan de aard van het tumorproces of de algemene conditie van de patiënt een uitgebreide chirurgische reconstructie minder gewenst maken. Prothetische voorzieningen, eventueel ondersteund door per ablationem aangebrachte schroefvormige tandwortelimplantaten, kunnen dan een goede tijdelijke of definitieve oplossing bieden (fig. 15.48).

De uitvoering van de prothese en de keuze van het toe te passen materiaal worden bepaald door de lokalisatie, de uitbreiding en de zichtbaarheid van het defect. Intraorale defecten van het palatum en van de bovenkaak die ernstige verstoring veroorzaken van de orale functies, kunnen worden afgesloten door middel van een resectieprothese met een functionele opbouw in het defect (zie par. 15.14.7). Deze bovenkaakopbouw wordt door uitholling zo licht mogelijk in gewicht gemaakt. Uitwendige defecten, die door hun directe zichtbaarheid altijd een ernstige verminking betekenen, kunnen met een gelaatsprothese worden gecamoufleerd (zie par. 15.14.4). Een dergelijke prothese kan de vorm en esthetiek van het verloren deel van het gelaat grotendeels herstellen, maar niet de normale beweeglijkheid of het veranderlijke kleurpatroon van de huid. Deze prothesen worden bij voorkeur gemaakt van elastisch materiaal, zoals silicone, dat het meeste overeenkomt met de structuur van de huid.

In tegenstelling tot een reconstructie met lichaamseigen weefsel, blijft een gelaatsprothese een vreemd lichaam gemaakt ter camouflage van die zichtbare misvorming. Voor bijvoorbeeld een ontbrekend oog is dit echter de enige esthetische oplossing.

De juiste vorm van de prothese wordt gemaakt aan de hand van een afdruk en een wasmodel van het defect. De gewenste huidskleur wordt verkregen door het toevoegen

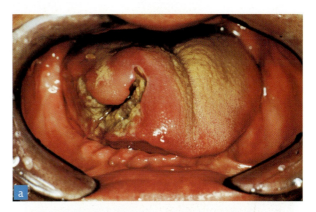
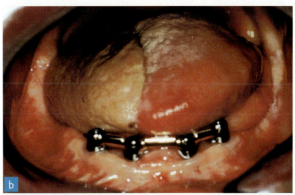
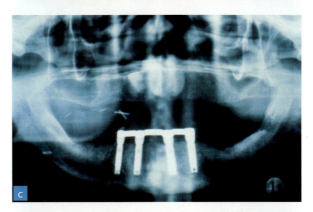
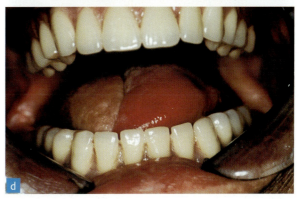

Figuur 15.48 (a) T2 tongcarcinoom. (b) Ablatieve chirurgie enreconstructie met vrijgevasculariseerde radialislap; (c) osseogeïntegreerd implantaat per ablationem; (d) functionerende gebitsprothese.

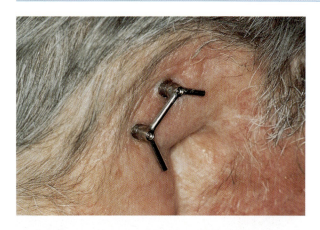

Figuur 15.49 Toestand na verwijdering van de oorschelp met parotidectomie en het aanbrengen van enossale implantaten met opgeschroefd staafje voor het bevestigen van de prothese.

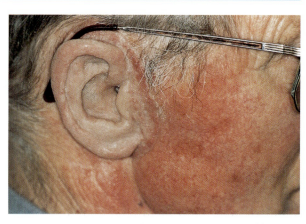

Figuur 15.50 Dezelfde patiënt als in figuur 15.58 met een op het implantaat bevestigde oorschelpprothese.

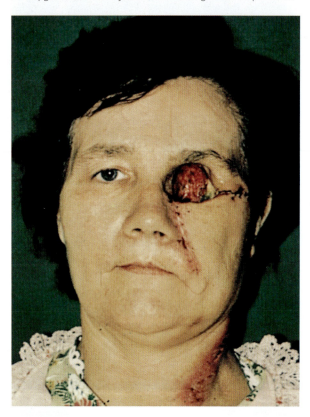

Figuur 15.51 Reconstructie van de wang om het uitwendig zichtbare defect, na exenteratio orbitae en partiële maxillectomie links, te verkleinen.

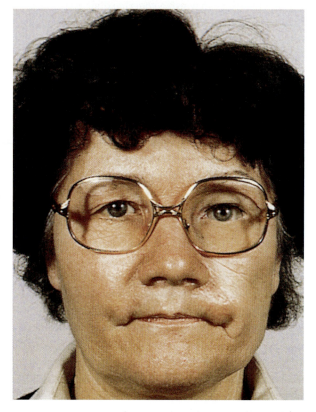

Figuur 15.52 De bril camoufleert de overgang huid-prothese, na het aanbrengen van een prothetische voorziening in de orbita.

van pigmenten aan het ongekleurde, doorzichtige basismateriaal. De prothese kan met speciale lijm op de huid worden bevestigd. Het is bij daarvoor in aanmerking komende patiënten ook mogelijk de prothese te bevestigen aan implantaten, die bij voorkeur al gedurende de ablatieve ingreep in het bot worden aangebracht (fig. 15.49 en 15.50).

In een aantal gevallen, samenhangend met de lokalisatie van de tumor, zal gebruikgemaakt kunnen worden van een combinatie van chirurgische reconstructie en prothetische voorziening. Soms moeten defecten worden aangepast aan de eisen van de prothetiek. Een goede samenwerking tussen de reconstructieve chirurg en de maxillofaciale prothetist, en een open overleg met de patiënt zijn noodzakelijk om een voor de patiënt zo bevredigend mogelijk resultaat te bereiken (fig. 15.51 en 15.52).

In de volgende paragrafen wordt een aantal reconstructieve mogelijkheden besproken voor verschillende plaatsen in het hoofd-halsgebied.

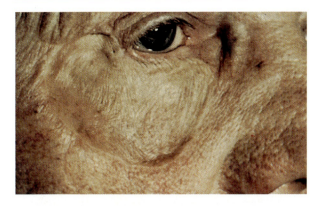

Figuur 15.53 Goed functionerend onderooglid na herstel van een huiddefect met een vrij huidtransplantaat van gedeeltelijke dikte.

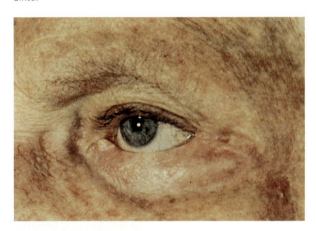

Figuur 15.55 Dezelfde patiënt als in figuur 15.54; resultaat na een jaar.

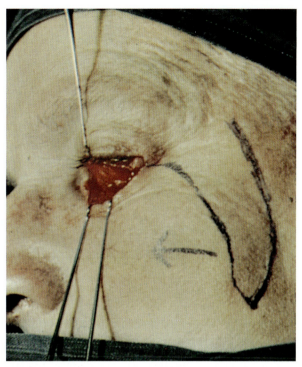

Figuur 15.54 Defect in onderooglid; aanvoer van conjunctiva vanuit de omslagplooi en van huid vanuit de wang.

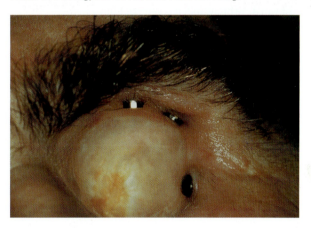

Figuur 15.56 Defect na exenteratio orbitae links. In de benige randen van de orbita zijn drie titanium implantaten bevestigd, voorzien van magnetische draagvlakken. Deze sluiten aan op magneetjes aan de binnenzijde van de prothese, zodat die aan de implantaten vastgeklikt kan worden.

15.14.3 OOGLEDEN EN ORBITA

Kwaadaardige tumoren van de huid van de oogleden of het periorbitale gebied zijn meestal basocellulaire carcinomen. De tumor kan in een vroeg stadium worden herkend en radicaal geëxcideerd. Het wondbed dat na excisie ontstaat, wordt voor een groot deel gevormd door spierweefsel en is zeer geschikt om een vrij huidtransplantaat van volledige of gedeeltelijke dikte te laten ingroeien (fig. 15.53).

Wanneer volledige dikte van een ooglid moet worden verwijderd dan kan, als niet meer dan een vierde van de lengte wordt weggenomen, het defect primair worden gesloten. Een stoornis in de functie treedt in dat geval niet op. Moet de excisie groter zijn, dan moet het gedeelte dat een vierde te boven gaat, worden aangevuld. De aanvulling omvat reconstructie van binnenbekleding (conjunctiva) en buitenbekleding (fig. 15.54 en 15.55).

Aan het zeer beweeglijke bovenooglid worden in dit opzicht veel hogere eisen gesteld dan aan het meer statische onderooglid. Bij een verlies van het volledige bovenooglid kan dit worden vervangen door het gehele onderooglid, dat dan op zijn beurt door een gesteelde huidlap uit de wang en een vrij slijmvlies-kraakbeentransplantaat uit het neusseptum wordt gereconstrueerd.

Na verwijdering van een oogbol (enucleatio bulbi), waarbij de oogleden en de verdere orbita-inhoud intact blijven, kan een oogbolprothese een optimaal resultaat geven. Niet zelden is het voor een buitenstaander moeilijk te zeggen welke oogkas de prothese bevat. Een primair of secundair orbita-implantaat, bedekt met donorsclera, kan de kans op het postenucleatie socket-syndroom verminderen of zelfs voorkomen.

Uitruiming van de gehele inhoud van de orbita (exen-

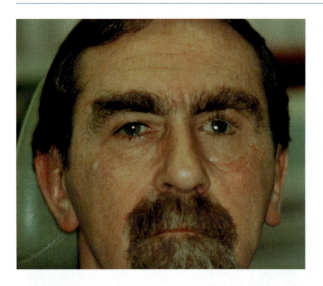

Figuur 15.57 Prothese die aansluit op de omgeving.

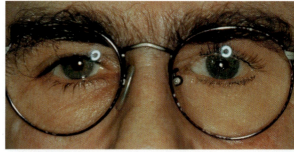

Figuur 15.58 De keuze van het brilmontuur is van belang voor het eindresultaat.

teratio orbitae) laat een veel groter driedimensionaal defect achter. Het sparen van de oogleden heeft bij die operatie weinig zin, omdat zij door hun immobiliteit en neiging tot schrompelen vaak alleen maar storend zijn. Een deel van de huid van de oogleden kan worden gebruikt om de randen van de orbita te bedekken. Voor de rest van de orbitawanden is een vrij huidtransplantaat van gedeeltelijke dikte een volwaardige bekleding. Het inbrengen van reconstructielappen is uit prothetische overwegingen ongewenst. Een orbitaprothese met oogleden en wimpers vormt een goede camouflage, waarbij een bril met licht getinte glazen de overgang van de prothese naar de huid kan camoufleren (fig. 15.56, 15.57 en 15.58).

15.14.4 NEUS

De huid van het retro-auriculaire en supraclaviculaire gebied en die van de mediale zijde van de bovenarm komt in kleur en dikte goed overeen met de huid van de neusrug en van de neusvleugels. Huiddefecten van de neus kunnen dan ook goed worden aangevuld met huid afkomstig uit de genoemde gebieden.

Reconstructie van een neusvleugel vereist het maken van zowel een buitenbedekking als een binnenbekleding. Huid die grenst aan het defect kan worden losgemaakt en omgeklapt als binnenbekleding, terwijl de buitenlaag wordt aangebracht met behulp van een gesteelde lap uit het nasolabiale gebied.

Als de neuspunt is verwijderd, waarbij vaak ook een deel van het neusseptum is meegenomen, zal meer weefsel moeten worden aangevoerd. Het voorhoofd vormt een goede bron voor een gesteeld transplantaat dat hiervoor nodig is. Veelal zal de later optredende fibrose voldoende steun en stabiliteit opleveren. Is het defect groter, zodat men niet op hulp van de fibrose hoeft te rekenen, dan kan stabiliteit worden verkregen door bot- of kraakbeentransplantaten aan te brengen. Vrije transplantaten van delen van de oorschelp die zowel huid als kraakbeen bevatten (samengestelde transplantaten), zijn mogelijk voor aanvulling van de randen van de neusvleugel.

Na uitgebreide excisie van weke delen en steunweefsel van de neus (neusamputatie) wordt chirurgische reconstructie veel moeilijker. In de tweede helft van de jaren zeventig van de vorige eeuw is echter een methode om weefsel uit te rekken, weefselexpansie, in gebruik gekomen. Daarmee wordt een teveel aan weefsel gecreëerd. Met dit surplus kan enerzijds een weefseldefect worden overbrugd of opgevuld, terwijl anderzijds het donorgebied er geheel of gedeeltelijk mee kan worden gesloten. In de buurt van het defect, zoals dat na neusamputatie ontstaat, wordt onder de intacte huid en subcutis van het voorhoofd een opblaasbare ballon aangebracht, die is verbonden met een ventielmechanisme. Het volume van de ballon wordt daarna gedurende enige weken regelmatig groter gemaakt, door via het ventiel een fysiologisch-zoutoplossing in de ballon in te brengen. Na het verwijderen van deze 'tissue-expander' kan het ontstane teveel aan huid voor reconstructie van de neus worden gebruikt.

Leeftijd en algemene conditie van de patiënt of de aard van het tumorproces (dubieuze radicaliteit) zijn evenwel belangrijke factoren om een neusprothese te verkiezen boven een reconstructie. Ingewikkelde operaties worden dan vermeden en het cosmetische effect van een prothese kan soms beter zijn dan dat van een chirurgische reconstructie (fig. 15.59 en 15.60). Ondersteuning van de neusprothese door middel van implantaten geeft de patiënt meer comfort en gemak in de dagelijkse zorg.

15.14.5 WANG

Een resectie van volle dikte van de wang, soms noodzakelijk voor carcinomen van de buccale mucosa die de wang penetreren, maakt de mondholte direct insufficiënt. Meestal is een directe reconstructie gewenst met behulp van een voorhoofdslap, een deltopectorale lap, een pectoralis major myocutane lap, een latissimus dorsi myocutane lap of een vrije gevasculariseerde radiale onderarmlap.

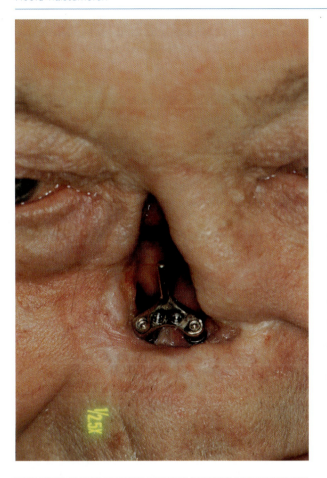

Figuur 15.59 Situatie na totale amputatie van de neus en het aanbrengen van titanium implantaten in de neusbodem en bovenkaak. De opbouw op de implantaten dient voor bevestiging van de neusprothese.

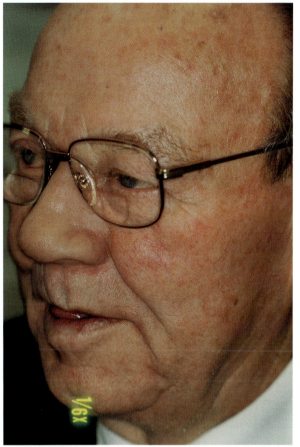

Figuur 15.60 Dezelfde patiënt als in figuur 15.59, nu met neusprothese en bril.

15.14.6 OORSCHELP

Beperkte wigexcisies uit de oorschelp kunnen meestal zonder bezwaar direct worden gesloten; de feitelijke verkleining van het oor valt nauwelijks op.

Na volledige amputatie van de oorschelp biedt een prothese, ondersteund met per ablationem geplaatste implantaten, altijd een beter cosmetisch aspect dan een chirurgische reconstructie, die meestal een aantal operaties vergt (zie fig. 15.49 en 15.50).

15.14.7 BOVENKAAK

Het defect dat resteert na resectie van de halve bovenkaak (hemimaxillectomie) staat in open verbinding met de mondholte, de neusholte en soms ook met de orbita. Het onmiddellijke gevolg is een ernstige verstoring van de voedselopneming, de spraak en de kauwfunctie. Door het ontbreken van steunweefsel zakt de wang in en ontstaat er een uitwendig zichtbare misvorming die door secundaire littekencontractie nog toeneemt, als geen speciale maatregelen worden genomen. Deze mutilatie kan tot een minimum worden beperkt als vóór de operatie een plan voor reconstructie wordt opgesteld door de chirurg en maxillofaciale prothetist.

Een reeds vóór de operatie gemaakte afsluitplaat (operatieprothese) wordt direct na de resectie in de holte geplaatst en met behulp van thermoplastisch materiaal wordt een opbouw op de prothese gemaakt, zodat die congruent wordt aan de operatieholte. Plaatsen voor steun en retentiezones worden vastgesteld of zo nodig geprepareerd. Tussen de prothese en het wondvlak in de weke delen van de wang wordt een vrij huidtransplantaat aangebracht om een primaire epitheelbedekking van het wondoppervlak te bereiken en daardoor retractie door littekenvorming zo veel mogelijk te verminderen. De prothese wordt met stalen ligaturen bevestigd aan het resterende deel van het gebit, de arcus zygomaticus of de randen van de orbita. Na twee weken wordt de operatieprothese uitgenomen en wordt de holte geïnspecteerd en gereinigd. Dan wordt ook een duplicaatafdruk gemaakt, zodat in een later stadium, in ieder geval voorafgaande aan de radiotherapie, de operatieprothese kan worden vervangen door een nieuwe resectieprothese, die uitneembaar is en daardoor beter schoongehouden kan worden.

Deze methode heeft een aantal grote voordelen. De patiënt kan direct na de operatie vrijwel normaal spreken en eten, en het ontstaan van een uitwendige misvorming door inzakken van de wang wordt voorkomen. Na enkele

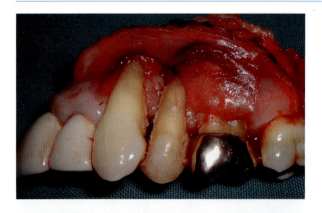

Figuur 15.61 Resectiepreparaat hemimaxillectomie links.

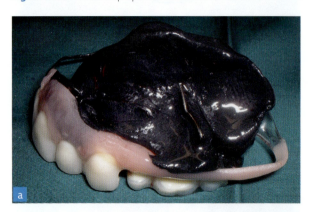

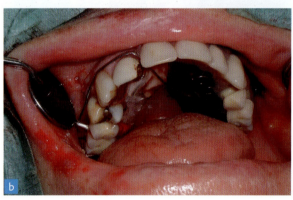

Figuur 15.62 (a) Resectieprothese vervaardigd tijdens operatie. (b) Resectieprothese in situ.

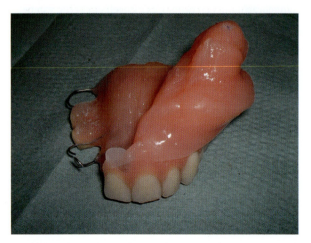

Figuur 15.63 Definitieve prothese.

maanden is een stabiele situatie bereikt en kan een definitieve (holle) prothese worden gemaakt, die lichter is (fig. 15.60, 15.61 en 15.62).

Er worden diverse methoden beschreven om uitgebreide horizontale en verticale defecten van het maxillacomplex chirurgisch te reconstrueren door de vrije transplantatie van de crista, fibula of scapula met omgevende weke delen. Een goede prothetische planning is hierbij een absolute voorwaarde, omdat anders vaak te weinig ruimte resteert voor herstel van de tandboog om de kauwfunctie te kunnen herstellen.

Voor het prothetisch reconstrueren van de tandboog of restdefecten zijn implantaten als ondersteuning vereist.

15.14.8 MANDIBULA

Er zijn veel methoden beschreven om de onderkaak te reconstrueren na volledige of gedeeltelijke verwijdering van dit botstuk. De veelheid geeft enerzijds de bestaande noodzaak tot reconstructie aan, en duidt er anderzijds op dat de ideale methode nog niet is gevonden.

De situatie in de oncologie wordt, anders dan die bij posttraumatische defecten van de mandibula, vaak extra bemoeilijkt door voorafgegane radiotherapie en door het feit dat het tumorproces resectie van omliggende weke delen noodzakelijk maakt. Er ontstaat dan een open verbinding met de mondholte. Een fraaie, maar bewerkelijke methode van reconstructie van de mandibula en omliggende weke delen is de vrije transplantatie van een gedeelte van de fibula of crista iliaca met daaraan grenzende spieren en eventueel huid. Dat weefsel wordt met de aan- en afvoerende bloedvaten uitgenomen en vervolgens in het receptorgebied aangebracht, waarbij de vaten worden aangesloten op bloedvaten in de hals (fig. 15.64a en b). Voor herstel van de kauwfunctie kan later een uitneembare gebitsprothese worden aangebracht, al dan niet ondersteund door titanium implantaten (fig. 15.64c).

Vooral na resectie van de symphysis mandibulae, het kingedeelte, is reconstructie vereist. Door het inzakken van de kin en omgeving ontstaat een ernstige deformiteit. De spieren van de tong, de mondbodem en het hyomandibulaire ophangsysteem hebben een belangrijk deel van hun aanhechting verloren. De tong zakt naar achteren en de bewegingsmogelijkheid van de larynx verandert. Daardoor komt de doorgankelijkheid van de bovenste luchtweg in gevaar en raakt het slikmechanisme geheel verstoord.

Reconstructie van de laterale delen van de mandibula is, zeker bij oudere patiënten, minder urgent. De mutilatie is veel minder ernstig en spreken en slikken blijven normaal; aan de verminderde kauwfunctie is enigszins tegemoet te komen door een aanpassing van het voedsel.

Hoofd-halstumoren

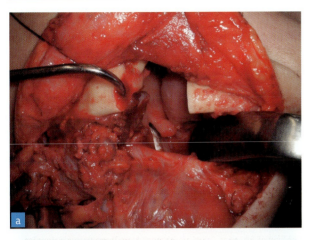
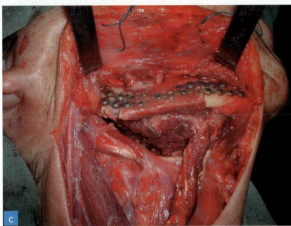
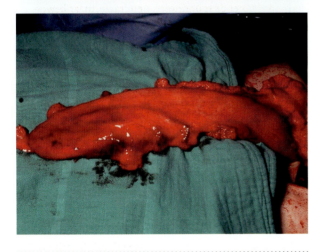
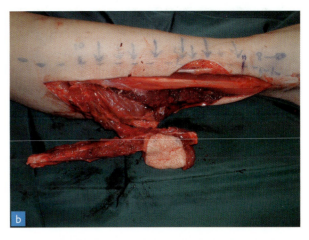

Figuur 15.64 (a) Defect mandibula na resectie van een gingiva carcinoom. (b) Preparatie vrij gevasculariseerd fibulatransplantaat met huideiland. (c) Fibulatransplantaat na transplantatie naar mandibuladefect, gefixeerd met mini-osteosyntheseplaten.

Figuur 15.64 Gastric pull-up.

15.14.9 LARYNX, FARYNX EN CERVICALE OESOFAGUS

Hoewel op het gebied van larynx, farynx en cervicale oesofagus veel experimenteel werk wordt verricht, is het in de praktijk nog niet mogelijk de larynx te reconstrueren na een totale laryngectomie. Daarom dient de mogelijkheid tot partiële of subtotale laryngectomie met reconstructie op voorhand overwogen te worden. Het defect in de voorwand van de hypofarynx dat na laryngectomie ontstaat, kan meestal direct worden gesloten, waarmee de continuïteit van de bovenste voedingsweg gewaarborgd blijft.

Maakt de uitbreiding van de tumor resectie van grotere delen van de wand van de hypofarynx noodzakelijk, dan kan het aangewezen zijn met behulp van een vrije microvasculaire lap) (radiale onderarmlap) of gesteelde transplantaten (pectoralis major myocutane lap, latissimus dorsi myocutane lap, een voldoende breedte van het lumen te garanderen. Een circulaire resectie van de farynx of cervicale oesofagus wordt bij voorkeur gevolgd door interpositie van een vrij gevasculariseerd ileum- of jejunumtransplantaat, een gesteeld colontransplantaat (aangebracht tussen maag en farynx), of het uitvoeren van een buismaag of 'gastric pull-up' (fig. 15.65), waarbij de maag, die via het mediastinum naar de hals wordt geleid, wordt vastgehecht aan de resterende farynxmucosa of tongbasis. Bij een ileum- of jejunumtransplantaat wordt een lis van het ileum (of jejunum) met het bijbehorende mesenterium en aan- en afvoerende bloedvaten uitgenomen en naar de hals overgebracht. Het darmgedeelte wordt in het defect ingehecht en de vaten worden aangesloten op bloedvaten in de hals (zie par. 15.14.2). Het is daarbij niet in alle gevallen noodzakelijk ook de larynx op te offeren. Wanneer samen met de cervicale oesofagus ook het thoracale deel van de slokdarm moet worden verwijderd, kan de continuïteit eveneens worden hersteld met een gesteeld colontransplantaat of met behulp van een gastric pull-up.

15.15 Samenvatting

Kennis van de diagnostiek en de behandeling van patiënten met een maligne tumor in het hoofd-halsgebied is van veel groter belang dan uit de frequentie van het voorkomen van deze tumoren zou kunnen worden afgeleid. Het biologische gedrag van deze gezwellen is meestal zodanig dat de tumor relatief lang locoregionaal beperkt blijft en pas later algemeen uitzaait. Deze tumoren zijn daarom in principe beter te genezen dan veel andere maligne tumoren buiten het hoofd-halsgebied.

Door hun lokalisatie zijn deze gezwellen, evenals de behandeling, mutilerend. Dat maakt radicale, in opzet curatieve behandeling net zo belangrijk als herstel van de schade ervan.

Na een succesvolle behandeling komt de kwaliteit van leven niet tot uitdrukking in de vijfjaarsoverlevingscijfers. Om de patiënt op de voor hem optimale plaats in zijn samenlevingsverband te helpen, zijn goede revalidatie en psychosociale zorg onontbeerlijk. Zoals gezegd vormt dit alles een uitdaging voor de multidisciplinaire benadering (zie par. 15.1.8). Daarom is het noodzakelijk de zorg voor patiënten met een maligne tumor in het hoofd-halsgebied te concentreren in centra die daarin zijn gespecialiseerd.

> **Kernpunten**
>
> - Zolang ze nog beperkt van omvang zijn, kunnen maligne epitheliale tumoren in het hoofd-halsgebied goed in opzet curatief worden behandeld. Bij het groter worden veroorzaken deze gezwellen door hun lokalisatie een ernstige mutilatie. Omdat hematogene metastasering in het algemeen pas laat optreedt, staat de patiënt dan een langdurig lichamelijk en psychosociaal lijden te wachten. Vroege herkenning en inzicht in de behandelingsmogelijkheden van deze tumoren zijn derhalve belangrijk. Hoe eerder de diagnose wordt gesteld, des te groter is de kans op genezing en des te kleiner die op mutilatie.
> - Overmatig gebruik van tabak en alcohol is de belangrijkste risicofactor voor het ontstaan van een plaveiselcelcarcinoom in het slijmvlies van de bovenste voedings- en ademweg.
> - Voor het onderzoek van een verdachte zwelling in de hals is kennis van de relatie tussen de verschillende groepen lymfeklieren en de gebieden die daarop draineren van grote waarde voor het vinden van de primaire tumor.
> - Een vast aanvoelende, niet-pijnlijke, aan één zijde van de hals gelokaliseerde zwelling bij mensen van middelbare en oudere leeftijd is allereerst verdacht voor een metastase van een primaire tumor in het hoofd-halsgebied.
> - In het onderzoek van circumscripte zwellingen in de hals en die in het gebied van de grote speekselklieren neemt dunnenaaldbiopsie(cytologie) (FNAC) een belangrijke plaats in.

Literatuur

Huizing EH, Snow GB, Vries N de, Graamans K, Heyning P van den (eds). Keel-neus-oorheelkunde en hoofd-halschirurgie. Houten: Bohn Stafleu van Loghum, 2007.
Landelijke Kankerregistratie: www.ikcnet.nl
Nederlandse Werkgroep Hoofd-Hals Tumoren. Richtlijn hypofarynxcarcinoom 2008. (www.nwhht.nl)
Nederlandse Werkgroep Hoofd-Hals Tumoren. Richtlijn larynxcarcinoom. 2008. (www.nwhht.nl)
Nederlandse Werkgroep Hoofd-Hals Tumoren. Richtlijn mondholte/orofarynxcarcinoom 2004. (www.nwhht.nl)
Pignon JP, le Maître A, Maillard E, Bourhis J; MACH-NC Collaborative Group. Meta-analysis of chemotherapy in head and neck cancer (MACH-NC): an update on 93 randomised trials and 17,346 patients. Radiother Oncol. 2009 Jul;92(1):4-14.
Robbins KT, Clayman G, Levine PA, et al. Neck dissection classification update. Arch Otolaryngol Head and Neck Surg 2002;128:751-8.
Shah JP, Snehal G, Patel SG. Head and Neck Surgery and Oncology. Third Edition. Mosby Ltd. 2003.
Snow GB. Consensus diagnostiek van een verdachte halslymfeklier. Ned Tijdschr Geneeskd 1988;132:114-9.
Sobin LH, Gospodarowicz MK, Wittekind Ch (eds). UICC International Union Against Cancer. TNM classification of malignant tumours (7th ed). New York: Wiley-Liss, 2009.
Stegenga B, Vissink A, Bont LGM de (red). Mondziekten en kaakchirurgie. Handboek voor de praktijk. Assen: Van Gorcum, 2000.
Bonner JA, Harari PM, Giralt J, et al. Radiotherapy plus cetuximab for squamous-cell carcinoma of ther head and neck. N Engl J med 2006;354:567-78
Vermorken JB, Mesia R, Rivera F, et al. Platinum-based chemotherapy plus cetuximab in head and neck cancer. N engl J Med 2008;359:1116-27.

16 Tumoren van long, pleura en mediastinum

F.M.N.H. Schramel, G.J.M. Herder, P. van Schil, C.A. Seldenrijk, F.B.J.M. Thunnissen, P.E. Postmus, D.K.M. de Ruysscher

16.1 Inleiding

Longkanker is een van de meest fatale vormen van kanker in de wereld. Dit wordt veroorzaakt door de hoge incidentie en mortaliteit. Wereldwijd is longkanker het meest voorkomende type van de solide tumoren met meer dan één miljoen nieuwe gevallen per jaar. De incidentie stijgt per jaar met 0,5%. Eind jaren tachtig van de vorige eeuw ontstond er een daling van de incidentie van longkanker bij mannen, maar bij de vrouwen steeg de incidentie sterk van 6 per 100.000 in 1960 tot meer dan 40 per 100.000 in 1990. Zowel bij mannen als bij vrouwen wordt de hoogste incidentie gevonden in Noord-Amerika en Noord-Europa. Ondanks de forse daling van de longkankerincidentie bij Nederlandse mannen in het afgelopen decennium, behoort Nederland nog steeds tot de landen met de hoogste incidentie in West-Europa. Alleen bij mannen in België en Luxemburg is de incidentie hoger. Ook in de meeste Oost-Europese landen komt bij mannen meer longkanker voor dan in Nederland.

De incidentie van longkanker bij Nederlandse vrouwen is relatief hoog en wordt in Europa alleen overtroffen door IJsland, Denemarken, het Verenigd Koninkrijk en Noorwegen. Vrouwen in Noord-Amerika hebben wereldwijd de hoogste longkankerincidentie.
De voorspellingen over het aantal nieuwe patiënten met longkanker wereldwijd in de eerste decennia van het nieuwe millennium zijn zeer verontrustend, met een stijging van circa één miljoen doden per jaar naar circa drie miljoen in 2025. Longkanker stond in 2005 met 6400 nieuwe gevallen bij mannen (16% van totaal) op de tweede plaats van de meest voorkomende vormen van kanker in Nederland en bij vrouwen nam deze aandoening met 3400 nieuwe gevallen (9% van totaal) de derde positie.

16.2 Pathologie

Longtumoren worden ingedeeld volgens de WHO-classificatie (tabel 16.1). Deze classificatie is gebaseerd op de histologische kenmerken van de tumor. Longcarcinomen worden geclassificeerd volgens de best gedifferentieerde component en gegradeerd naar de slechtst gedifferentieerde component.

Longcarcinomen zijn histologisch vaak heterogeen (variatie in type en differentiatie binnen eenzelfde tumor). Met elektronenmicroscopisch onderzoek lijkt 50% van de longcarcinomen opgebouwd te zijn uit meer dan één histologisch type. Dit heeft invloed op de classificatie. Een definitieve classificatie van de tumor dient plaats te vinden op het chirurgische resectiepreparaat. Als algemene regel geldt dat een tumor voor ten minste 10% uit een tweede component moet bestaan om in de classificatie te worden meegenomen: bijvoorbeeld 10% adenocarcinoom en plaveiselcelcarcinoom om als een adenosquameus carcinoom te worden geclassificeerd of voor ten minste 10%

Tabel 16.1 WHO-classificatie (1999) van epitheliale longtumoren.

benigne tumoren
- papilloom (plaveiselcelpapilloom: exofytisch / inverted; glandulair papilloom of gemengd plaveiselcel- en glandulair papilloom)
- adenoom (alveolair, papillair, speekselkliertype: muceus glandulair type / pleomorf; mucineus cystadenoom)

pre-invasieve laesies
- plaveiselcellige dysplasie / carcinoma in situ
- atypische adenomateuze hyperplasie
- diffuse idiopathische pulmonale neuro-endocriene celhyperplasie

maligne tumoren
- plaveiselcelcarcinoom
  - varianten: papillair, heldercellig, kleincellig, basaloïdcarcinoom
- kleincellig carcinoom
  - variant: gecombineerd kleincellig carcinoom
- adenocarcinoom
  - varianten: acinair, papillair, bronchiolo-alveolair carcinoom (non-mucineus of mucineus), solide adenocarcinoom met mucusvorming, varianten (goed gedifferentieerd foetaal adenocarcinoom, colloïd, mucineus cystadenocarcinoom, zegelringcel- en heldercellig carcinoom)
- grootcellig carcinoom
  - varianten: grootcellig neuro-endocrien (gecombineerd grootcellig neuro-endocrien), basaloïd-, lymphoepithelioma-like, heldercellig en grootcellig carcinoom met rabdoïd fenotype
- adenosquameus carcinoom
- carcinomen met pleomorfe, sarcomatoïde of sarcomateuze elementen
  - carcinoom met spoel- en/of reuscellen (pleomorf carcinoom / spoelcelcarcinoom / reuscelcarcinoom) carcinosarcoom
  - pulmonaal blastoom
- carcinoïdtumor
  - typisch carcinoïd
  - atypisch carcinoïd
- carcinoom van het speekselkliertype
  - adenocysteus carcinoom
  - andere carcinomen
- ongeclassificeerd carcinoom

uit een spoelcel- en/of een reuscelcarcinoom-component om als een pleiomorf carcinoom geclassificeerd te worden.

16.2.1 PRE-INVASIEVE LAESIES

Er worden drie typen van pre-invasieve laesies herkend, namelijk squameuze dysplasie / carcinoma in situ, atypische adenomateuze hyperplasie en als derde diffuse idiopathische pulmonale neuro-endocriene celhyperplasie (DIPNECH).

Bij het hanteren van het begrip pre-invasief mag men er niet van uitgaan dat dit betekent dat de waargenomen afwijkingen ook altijd zullen leiden tot een carcinoom.

Het plaveiselcelcarcinoom ontwikkelt zich via epitheelveranderingen in de zin van metaplasie (geen pre-invasieve laesie), dysplasie (licht / matig / sterk) / carcinoma in situ (pre-invasieve laesies) tot een infiltrerend carcinoom. Door middel van cytologisch onderzoek van sputum heeft men bij risicogroepen kunnen aantonen dat deze ontwikkeling vier tot meer dan vijftien jaar kan duren. In sommige centra wordt fluorescentie bronchoscopisch onderzoek uitgevoerd. De meta- en dysplastische laesies zijn dan iets beter zichtbaar en te bioteren. Uit dit type onderzoek blijkt dat carcinoma in situ soms in zes maanden invasief kan worden.

Atypische adenomateuze hyperplasie wordt gedefinieerd als een focale laesie (omschreven laesie, vaak kleiner dan 5 mm) waarbij de alveolaire en respiratoire bronchioli bekleed zijn met monotone, atypische kubische of cilindrische epitheliale cellen met een dicht chromatine, kleine nucleoli en weinig cytoplasma. Deze afwijking is met name beschreven als nevenbevinding in een resectiepreparaat bij een longcarcinoom. Het voorkomen ervan is niet geassocieerd met een grotere kans op een recidief c.q. tweede primaire longtumor.

DIPNECH is een zeer zeldzaam klinisch-pathologisch syndroom dat zich op twee manieren kan presenteren: ofwel in het kader van obstructief longlijden, zonder een interstitiële longaandoening, ofwel doordat er bij toeval meerdere haarden op de CT-scan gevonden worden. Het histologische beeld wordt gekenmerkt door een tot het bronchusepitheel beperkte proliferatie van neuroendocriene cellen en vaak gecombineerd met meerdere veelal typische carcinoïden. De hyperplastische neuroendocriene cellen in het respiratoire slijmvlies liggen los, in kleine nodules of lineair. De meeste DIPNECH-laesies worden niet invasief. Van DIPNECH wordt gedacht dat het een voorloper is van multipele tumorlets (arbitrair kleiner dan 0,5 cm en ondanks het invasieve karakter geclassificeerd als 'tumor-like lesions') en carcinoïden. Als er meerdere carcinoïden voorkomen, heeft het klinisch vaak een gunstig beloop, hoewel het klinisch de indruk kan wekken van een patiënt met metastasen.

Het kleincellig carcinoom heeft geen morfologisch voorstadium, wel wordt er in het morfologisch nietmaligne bronchusepitheel meer verlies aan allelen geconstateerd bij het kleincellig carcinoom dan bij adeno- of plaveiselcelcarcinomen.

> Morfologische voorstadia van longkanker zijn:
> - plaveiselcellige metaplasie met dysplasie bij plaveiselcelcarcinoom;
> - atypische adenomateuze hyperplasie bij adenocarcinoom;
> - neuro-endocriene celhyperplasie bij carcinoïden.

16.2.2 MALIGNE LONGTUMOREN

Van klinisch therapeutisch belang is het onderscheid tussen kleincellig en niet-kleincellig carcinoom (te weten plaveiselcelcarcinoom, adenocarcinoom, adenosqueus carcinoom en grootcellig carcinoom). De meest voorkomende tumoren worden hierna besproken.

Plaveiselcelcarcinoom

Ongeveer 50-60% van de bronchuscarcinomen in Nederland is van het type plaveiselcelcarcinoom. Het plaveiselcelcarcinoom wordt morfologisch gekenmerkt door hoornvorming en/of door de aanwezigheid van celbruggen. Hoewel het merendeel centraal van de segmentale en subsegmentale bronchi gelokaliseerd is, neemt de incidentie van het perifere plaveiselcelcarcinoom toe.

Er zijn verscheidene varianten, waarvan er één geduid wordt als 'plaveiselcelcarcinoom met klein celtype'. Dit wordt onderscheiden van het kleincellige carcinoom en moet als plaveiselcelcarcinoom worden behandeld. Met immunohistochemisch onderzoek is kernkleuring met p63 aanwezig.

Kleincellig carcinoom

Het kleincellig carcinoom (20-25% van de bronchuscarcinomen) wordt gekenmerkt door kleine cellen met een geringe hoeveelheid cytoplasma, granulair chromatinepatroon en afwezigheid van of weinig prominente nucleoli. De cellen zijn rond, ovaal of spoelcellig en er is 'nuclear moulding' (naast elkaar gelegen tumorcellen beïnvloeden elkaars kernvorm). Mitosen zijn talrijk. Met immunohistochemisch en elektronenmicroscopisch onderzoek kan de aanwezigheid van neuro-endocriene granulae in het cytoplasma worden aangetoond. De neuro-endocriene differentiatie is geassocieerd met het voorkomen van paraneoplastische verschijnselen. Neuro-endocriene kenmerken kunnen met chromogranine, synaptophysine of CD56 aangetoond worden. Voor de diagnose kleincellig carcinoom is het echter geen vereiste. De merker CD56 is vrijwel altijd (98%) positief, zodat het ontbreken ervan sterk pleit voor een ander type carcinoom dan een kleincellig carcinoom.

Het kleincellig carcinoom is meestal centraal gelegen en heeft een bijzonder agressief beloop. Op het moment van diagnose is het tumorproces bij meer dan 50% van de patiënten reeds gemetastaseerd. In het nieuwe TNM-systeem wordt het kleincellig carcinoom ook volgens het pTNM-systeem gestadieerd. Het klinische belang van deze diagnose kleincellig carcinoom is dat patiënten met deze tumor vanwege de uitbreiding op het moment van diagnose vrijwel altijd met chemotherapie worden behandeld.

Een variant van het kleincellig carcinoom is het gecombineerde kleincellig carcinoom. Naast een component van kleincellig carcinoom is een tweede niet-kleincellige component (adenocarcinoom, plaveiselcelcarcinoom of grootcellig carcinoom, waaronder grootcellig neuro-endocrien carcinoom) aanwezig. Het gecombineerde type wordt op dezelfde manier behandeld als het kleincellig carcinoom.

Adenocarcinoom

Ongeveer 30% van alle bronchustumoren behoort tot de adenocarcinomen; ze zijn meestal perifeer gelegen. Ze kunnen hun oorsprong hebben in verschillende celtypen, namelijk cellen van het respiratoire epitheel, van seromuccuze klieren, clara-cellen en type-II-pneumocyten. Het adenocarcinoom van de long is daarom een zeer heterogene tumor. In de WHO-classificatie worden diverse typen onderscheiden: acinair, papillair, bronchiolo-alveolair, en een solide type met mucus- c.q. slijmvorming.

Voor het bronchiolo-alveolair carcinoom (BAC) worden in de WHO-classificatie strikte criteria gegeven. Een BAC wordt gedefinieerd als een adenocarcinoom met een zuiver bronchiolo-alveolaire groeiwijze zonder stromale, vasculaire of pleurale invasie. Bij stroma-, vasculaire of pleura-infiltratie wordt de tumor gediagnosticeerd als adenocarcinoom van het gemengde type met bronchioloalveolaire groeiwijze. Een BAC is eigenlijk volgens de definitie een adenocarcinoma in situ. Deze term wordt waarschijnlijk op niet al te lange termijn officieel. De ziektevrije overleving van een carcinoma in situ is, zoals te verwachten, 100%.

Centrale alveolaire collaps met fibrosering, die vaak bij adenocarcinomen optreedt, moet niet worden geïnterpreteerd als uiting van tumorgroei rondom een litteken. Het gebied van sclerosering is een onderdeel van het tumorproces, zoals dat ook kan worden gezien bij primaire adenocarcinomen in andere organen, in het bijzonder in de mamma.

Adenosquameus carcinoom

Het adenosquameuze carcinoom wordt gekenmerkt door de aanwezigheid van zowel adenocarcinoom- als plaveiselcelcarcinoomweefsel in minstens 10% van de tumor. De behandeling en het beloop komen overeen met die van de adenocarcinomen of plaveiselcelcarcinomen.

Grootcellig carcinoom

Ongeveer 5% van alle bronchuscarcinomen is grootcellig ongedifferentieerd. Dit wordt morfologisch geduid als een 'carcinoom' waarbij geen differentiatie in de zin van plaveiselcel- of 'adeno'carcinoom wordt herkend. Een van de varianten is het grootcellig neuro-endocriene carcinoom, gekenmerkt door een groeiwijze met organoide nestvoming, trabekels, rozetten en/of palissadering. Er zijn ≥ 10 mitosen (vaak meer dan 50) per 2 mm^2 en er is uitgebreide necrose. Met immunohistochemisch of elektronenmicroscopisch onderzoek dient neuro-endocriene differentiatie te worden aangetoond. Aangezien in de longresectiepreparaten vaak naast een grootcellig neuro-endocrien carcinoom een tweede component wordt gevonden, kan op basis van een biopt meestal geen definitieve diagnose gesteld worden. De prognose van deze tumoren is slecht en vergelijkbaar met die van het kleincellig carcinoom. Dit type carcinoom is een onderdeel van de groep neuro-endocriene tumoren, waarin het carcinoïd, atypisch carcinoïd, kleincellig carcinoom en het grootcellig neuro-endocrien carcinoom worden onderscheiden (volgens Travis).

Carcinomen met pleomorfe, sarcomatoïde of sarcomateuze elementen

Deze groep van tumoren (carcinomen met spoel- en/of reuscellen; carcinosarcomen; pulmonaal blastoom) worden om praktische redenen gegroepeerd. Het betreffen soms op sarcomen lijkende tumoren die heterogeen zijn en spoelvormige en/of reuzentumorcellen bevatten. Immunohistochemie heeft veel bijgedragen aan het identificeren van deze tumoren. Ze worden echter als carcinomen beschouwd, los van het feit of er met immunohistochemische technieken wel of niet epitheliale kenmerken kunnen worden aangetoond. De pleomorfe component moet meer dan 10% bedragen. Tumoren met maligne heterologe mesenchymale elementen (bijv. gebieden met chondrosarcoom) worden carcinosarcomen genoemd.

De belangrijkste kwaadaardige longtumoren zijn:
- kleincellig carcinoom;
- plaveiselcelcarcinoom;
- adenocarcinoom;
- grootcellig carcinoom;
- carcinoïd.

Moleculaire aspecten van het longcarcinoom

In een deel van de adenocarcinomen (10-20%) en niet frequent in plaveiselcelcarcinomen komen epidermale groeifactorreceptor (EGFR-)mutaties voor in het intracytoplasmatische deel van het gen. Sommige ervan (deleties in exon 19 en puntmutatie in exon 21) zijn geassocieerd met een goede kans op tumorgroeiremming bij behandeling met een EGFR-tyrosinekinaseremmer (inhibitor; EGFR-TKI). Dit is een klein molecuul dat door de celmembraan diffundeert en aangrijpt op de ATP-bindingsplaats. De mate en duur van respons op EGFR-TKIs zijn niet te voorspellen. Bij een recidief of verdere uitgroei van de tumor is er in ongeveer de helft van de gevallen een tweede mutatie aanwezig: exon 20 T790M. Deze mutatie correspondeert met de bindingsplaats van de huidige EGFR-TKIs. Behalve deze mutaties kan er bij verworven resistentie sprake zijn van cMET-amplificatie of -mutatie. De biologische achtergrond ervan is niet duidelijk. EGFR-mutaties komen grosso modo meer voor bij vrouwen dan bij mannen, meer bij niet-rokers dan bij rokers, meer bij mensen van het Aziatische ras dan bij die van het Kaukasische ras.

K-ras-mutaties worden in een ander deel van de adenocarcinomen gevonden. Deze komen vaker voor bij mensen die gerookt hebben dan bij niet-rokers. K-ras-mutaties komen voor in codon 12, 13 en 61. In 80% van de mutaties gaat het om transversiemutaties: van guanine naar thymidine. Deze zijn gerelateerd aan oxidatieve schade.

Recent is duidelijk geworden dat STK11- en neurofibromatosis (NF-)genmutaties ook in adenocarcinomen voorkomen. Bij patiënten met EGFR-mutaties komen vrijwel nooit K-ras-mutaties voor. Deze complementariteit wordt ook gezien met STK11-, NF-, K-ras- en EGFR-mutaties, zei het dat er enkele uitzonderingen kunnen zijn. De betekenis ervan in biologische zin is onduidelijk. Wel is het zo dat behandeling met EGFR-TKIs bij mensen met een K-ras-mutatie eerder een nadelig dan een positief effect heeft op de overlevingskans.

Bij plaveiselcelcarcinomen komt vaker thymidylaat synthase (TS) tot expressie dan bij adenocarcinomen. Een lage expressie van TS is geassocieerd met een hogere overleving bij behandeling met pemetrexed dan bij een hoge expressie. Om die reden wordt die behandeling met name gegeven bij patiënten met een adenocarcinoom of een grootcellig carcinoom. Het volstaat dus niet meer om de diagnose niet-kleincellig carcinoom af te geven.

Carcinoïdtumor

Histologisch kenmerkt het carcinoïd zich door een organoïde, trabeculaire groeiwijze met nesten, strengen en diffuus gelegen cellen, al dan niet met palissadering. De tumorcellen hebben uniforme kernen met een weinig opvallende nucleolus, een fijne verdeling van het chromatine en vrij ruim cytoplasma. Er wordt onderscheid gemaakt tussen typisch en atypisch carcinoïd. Typisch carcinoïd wordt gekenmerkt door < 2 mitosen per 2 mm^2 en de afwezigheid van necrose, terwijl bij het atypisch carcinoïd ≥ 2 maar < 10 mitosen per 2 mm^2 en/of necrose wordt gevonden. Het onderscheid heeft prognostische waarde. De vijfjaarsoverleving van patiënten met een typisch carcinoïd is met 87-100% beter dan van die met een atypisch carcinoïd (vijfjaarsoverleving 37-71%). Wellicht ten overvloede: typische carcinoïden zijn langzaam groeiende maligne tumoren, die soms nog na lange tijd (16 jaar) waarneembare metastasen kunnen geven.

Differentiaaldiagnostisch kan op een verknepen biopt het onderscheid met kleincellig carcinoom soms lastig zijn. Ki67 helpt hierbij. Deze laat bij carcinoïd veel minder kernkleuring zien dan bij kleincellig carcinoom.

In het nieuwe TNM-systeem, wordt het typisch en atypisch carcinoïd ook volgens pTNM-systeem gestadieerd.

16.3 Klinisch onderzoek en stadiëring

Het stellen van een zekere histologische of cytologische diagnose is belangrijk, omdat die van invloed is op beslissingen aangaande het te volgen beleid. De behandeling van een niet-kleincellig bronchuscarcinoom is wezenlijk anders dan die van een kleincellig bronchuscarcinoom. Dit betekent dat bij alle patiënten die worden verdacht van een bronchuscarcinoom diagnostiek moet worden verricht die in de eerste plaats gericht is op een cytologische of histologische diagnose.

Na het stellen van de exacte diagnose is het van belang dat het juiste stadium wordt bepaald, waarna advies gegeven kan worden over de behandeling. Patiënten met een niet-kleincellig longcarcinoom moeten worden gestadieerd volgens het gereviseerde classificatiesysteem van de International Association for the Study of Lung Cancer 2009, waarbij gebruikgemaakt wordt van het TNM-systeem (tabel 16.2 en 16.3). Het stadium wordt bepaald door de intrathoracale en extrathoracale uitbreiding van de longtumor. De extrathoracale lokalisaties van de tumor worden aangeduid als M in de TNM-classificatie. De intrathoracale uitbreiding van de longtumor met eventueel lymfekliermetastasering wordt aangeduid met T en N. Het klinische stadium wordt gedefinieerd als de beste inschatting van de intra- en extrathoracale uitbreiding van de longtumor door gebruik te maken van alle informatie verkregen in de onderzoeken voorafgaand aan een behandeling.

Voor het kleincellig carcinoom geldt een andere indeling, die gebaseerd is op het feit of men alle bekende tumorlokalisaties in een bestralingsveld kan opnemen (tabel 16.4). Slechts in 1-2% van de gevallen lijkt deze tumor zo beperkt dat de TNM-classificatie (zie tabel 16.2) kan worden gebruikt.

Bij het bronchuscarcinoom is klinisch onderzoek van belang om een verdenking van een maligniteit te versterken en om eventuele metastasen op afstand op het spoor te komen. Vaak is het bronchuscarcinoom in het beginstadium echter symptoomloos. Slechts bij een klein percentage patiënten is alleen een afwijkende thoraxfoto, die werd gemaakt om een andere reden, aanleiding tot verder onderzoek. Meestal zijn er symptomen, vaak door een al uitgebreide ziekte. De symptomen kunnen het gevolg zijn van de tumor zelf, van metastasen of van systemische manifestaties zoals paraneoplastische syndromen (tabel 16.5). Een analyse van meer dan 60.000 patiënten met een niet-kleincellig longcarcinoom afkomstig uit de National Cancer Data Base liet zien dat slechts 31% van de patiënten zich presenteerde met een stadium waarbij operatie eventueel nog mogelijk was. De overige patiënten kwamen daar niet voor in aanmerking in verband met lokaal uitge-

Tumoren van long, pleura en mediastinum

Tabel 16.2	TNM-classificatie van het longcarcinoom (2009).
T_x	– geen oordeel over primaire tumor mogelijk, of – de tumor is wel cytologisch in het sputum of de bronchusspoelvloeistof aangetoond, maar is niet zichtbaar (endoscopie / beeldvorming)
T_0	geen aanwijzingen voor primaire tumor
T_{is}	carcinoma in situ
T_1	tumor ≤ 3 cm in diameter, omgeven door longweefsel of viscerale pleura, zonder uitbreiding proximaal van een kwabbronchus bij bronchoscopie (niet in de hoofdbronchus)
T_{1a}	tumor ≤ 2 cm in diameter
T_{1b}	tumor > 2 cm in diameter maar ≤ 3 cm
T_2	– tumor > 3 cm in diameter maar ≤ 7 cm of – tumor van willekeurige grootte met een van de volgende kenmerken: • atelectase / obstructiepneumonie tot aan de hilus, maar niet van de gehele long • ingroei in viscerale pleura • tumor in hoofdbronchus ≥ 2 cm distaal van hoofdcarina
T_{2a}	tumor > 3 cm in diameter maar ≤ 5 cm
T_{2b}	tumor > 5 cm in diameter maar ≤ 7 cm
T_3	tumor > 7 cm, of met ingroei in een van de volgende structuren: – thoraxwand • processus transversus van de wervel, waarbij het wervellichaam wordt gespaard • diafragma • n. phrenicus • mediastinale pleura • pariëtale pericard – of tumor met atelectase / obstructiepneumonie van gehele long – of tumor in hoofdbronchus op < 2 cm van hoofdcarina zonder dat deze zelf is aangedaan – of separate tumornodule in dezelfde kwab
T_4	– tumor van willekeurige grootte met ingroei in een van de volgende structuren: • mediastinum, hart, grote vaten, trachea, n. laryngeus recurrens, slokdarm, wervellichaam, carina – of separate tumornodule in een andere ipsilaterale kwab
N-categorie (regionale lymfeklieren)	
N_x	geen oordeel over aantasting van regionale lymfeklieren mogelijk
N_0	geen metastasen van regionale lymfeklieren
N_1	metastasen van peribronchiale of ipsilaterale hiluslymfeklieren, inclusief directe doorgroei
N_2	metastasen van ipsilaterale mediastinale en/of subcarinale lymfeklieren
N_3	– metastasen van elke ipsilaterale en/of contralaterale scalenus- of supraclaviculaire lymfeklier, of – metastasen van contralaterale mediastinale of hilaire lymfeklier
M-categorie (metastasen op afstand)	
M_x	geen oordeel over metastasen of afstand mogelijk
M_0	geen aantoonbare metastasen op afstand
M_1	metastasen op afstand
M_{1a}	separate tumornodule(s) in contralaterale kwab of tumor met pleurale nodules of maligne pleura- of pericardvocht
M_{1b}	metastasen op afstand 1. Superficial spreading tumor van elke grootte, maar waarbij de invasie beperkt is tot de bronchuswand, die tot proximaal van de hoofdbronchus mag reiken, behoort ook tot T_{1a}-categorie. 2. T_2-tumoren met deze eigenschappen behoren tot T_{2a} bij een diameter ≤ 5 cm of wanneer de diameter niet bepaald kan worden, en T_{2b} wanneer de diameter > 5 cm en ≤ 7 cm. 3. Pleura(pericard)vocht bij longkanker is meestal een gevolg van de tumor. Bij enkele patiënten laat cytologisch onderzoek geen maligne cellen zien. Indien voorgaande en de klinische beoordeling geen relatie laat zien met de tumor, dan moet de patiënt geclassificeerd worden als M_0.

Tabel 16.3	Stadiumindeling van het niet-kleincellige longcarcinoom.		
stadium	*TNM-subsets*		
occult carcinoom	T_x	N_0	M_0
stadium 0	T_{is}	N_0	M_0
stadium IA	$T_{1a,b}$	N_0	M_0
stadium IB	T_{2a}	N_0	M_0
stadium IIA	$T_{1a,b}$	N_1	M_0
	T_{2a}	N_1	M_0
	T_{2b}	N_0	M_0
stadium IIB	T_{2b}	N_1	M_0
	T_3	N_0	M_0
stadium IIIA	$T_{1a,b} T_{2a,b}$	N_2	M_0
	T_3	$N_{1,2}$	M_0
	T_4	$N_{0,1}$	M_0
stadium IIIB	T_4	N_2	M_0
	any T	N_3	M_0
stadium IV	any T	any N	M_1

Tabel 16.4	Stadiumindeling van het kleincellig longcarcinoom.
beperkt ('limited stage')	primaire tumor beperkt tot één hemithorax (inclusief ipsilaterale of contralaterale lymfeklieren, recurrensparalyse of v. cava-superiorsyndroom), exclusief pleura- en/of pericardvocht
uitgebreid ('extensive stage')	elke verdere uitbreiding

Tabel 16.5	Klinische verschijnselen bij het longcarcinoom en hun relatieve frequentie (%) bij diagnose.
hoest	8-61
kortademigheid	7-40
thoracale pijn / wekedelenmassa	20-33
hemoptoë	6-31
slechte eetlust*	1-5
botpijn*	6-13
supraclaviculaire of halsklieren > 1 cm*	16-30
v. cava-superiorsyndroom*	11
pleuravocht	12-33
hepatomegalie*	3-20
centrale neurologische verschijnselen:* - hoofdpijn - syncope, duizeligheid - epileptisch insult - gedragsveranderingen - papiloedeem	4-21
lokale neurologische verschijnselen:* - horner-syndroom (ingroei in sympathische grensstreng) - heesheid (uitval n. recurrens) - pancoast-syndroom (ingroei in de plexus brachialis)	3-13
paraneoplastische verschijnselen:	
- cachexie, vermagering	20
- anemie	20
- anorexie, malaise	55-88
- clubbing, hypertrofische osteoartropathie	0-20
- hypercalciëmie	5-38
- hyponatriëmie, SIADH	1
- cushing-syndroom	<1
- perifere neuropathie	1
- LEMS	<1
- trombo-embolische ziekte	2-17

* Bevindingen suggestief voor gevorderd longcarcinoom.
SIADH: syndrome of inappropriate ADH secretion;
LEMS: lambert-eaton-myastheniesyndroom

breide ziekte (36%) dan wel metastasen op afstand (39%). Uit dezelfde database konden meer dan 11.000 patiënten met een kleincellig longcarcinoom worden geïdentificeerd, van wie 75% met metastasen op afstand.

Bij patiënten met klachten zijn hoesten (46%), gewichtsverlies (32%), dyspnoe (30%) en pijn (30%) frequent voorkomende symptomen. Hemoptoë komt bij circa 27% van de patiënten met een longcarcinoom voor. Bij 2,5-9% van de patiënten die zich presenteren met hemoptoë zonder evidente afwijkingen op de thoraxfoto blijkt een bronchuscarcinoom de onderliggende oorzaak te zijn. Circa een derde van de patiënten presenteert zich met symptomen veroorzaakt door metastasen op afstand.

Het lichamelijk onderzoek kan aanwijzingen geven voor het bestaan van een bronchuscarcinoom, voor de locoregionale uitbreiding van de tumor en voor eventuele metastasen op afstand. Zo kan ingroei in de sympathische grensstreng aanleiding zijn tot het syndroom van Horner. Compressie door mediastinale lymfekliermetastasen van de v. cava superior veroorzaakt het vena-cava-superiorsyndroom dat gepaard gaat met stuwing van hals en gelaat en het ontstaan van een omvangrijke collaterale veneuze circulatie op de thorax. Een hese stem kan een aanwijzing zijn voor mediastinale lymfekliermetastasering waardoor uitval van de n. recurrens kan ontstaan. Trommelstokvingers moeten de verdenking op een bronchuscarcinoom doen toenemen, maar kunnen ook worden gezien bij andere longziekten.

Bij onderzoek van de thorax moet men letten op asymmetrie, wat kan wijzen op het bestaan van een atelectase. Dempingen kunnen worden veroorzaakt door pleuravocht of hoogstand van het diafragma ten gevolge van paralyse van de n. phrenicus. Opgeheven ademgeruis of wheezing kan wijzen op het bestaan van een bronchusobstructie. Ritmestoornissen of een pulsus paradoxus kunnen worden veroorzaakt door uitbreiding van de tumor naar peri- of myocard.

Bij patiënten bij wie men het bestaan van een bronchuscarcinoom vermoedt, is naast anamnese en lichamelijk onderzoek aanvullende diagnostiek noodzakelijk voor het stellen van een histopathologische diagnose en voor de stadiëring van het carcinoom.

16.4 Methoden van diagnostiek en stadiëring

16.4.1 STADIËRING VAN DE PRIMAIRE TUMOR

Sputumonderzoek

Cytologisch onderzoek van sputum kan van waarde zijn bij patiënten met een centraal gelokaliseerd bronchuscarcinoom. Het sputum moet wel van goede kwaliteit zijn, wat zich uit door de aanwezigheid van alveolaire macrofagen. De diagnostische sensitiviteit van eenmalig sputumonderzoek is laag in vergelijking met andere onderzoeken zoals bronchoscopie. Herhaald sputumonderzoek gedurende drie opeenvolgende dagen verhoogt de sensitiviteit tot meer dan 60%. Grote centrale tumoren resulteren vaker in een positieve sputumcytologie dan perifere tumoren. Sputumcytologie wordt vooral gebruikt bij patiënten die geen invasieve diagnostiek kunnen ondergaan, maar bij wie het wenselijk is toch een diagnose te stellen, bijvoorbeeld om de prognose in te schatten.

Röntgendiagnostiek

Conventioneel röntgenonderzoek van de thorax door middel van een thoraxfoto kan het vermoeden van een bronchuscarcinoom bevestigen. De thoraxfoto moet zowel in voor-achterwaartse als in dwarse richting worden vervaardigd. Vergelijking met oude thoraxopnamen kan belangrijk zijn. Bij twee derde van de longkankerpatiënten bevindt de primaire tumor zich in een van beide bovenkwabben, met name rechtszijdig. Circa 40% van de patiënten presenteert zich met een perifere afwijking. Sporadisch (2%) wordt een normale thoraxfoto aangetroffen hoewel er sprake is van longkanker.

Een thoraxfoto geeft te weinig informatie over pathologie in het mediastinum. Bij perifeer gelegen tumoren worden bij 5 tot 27% van de patiënten mediastinale lymfekliermetastasen aangetroffen die vaak niet op de thoraxfoto worden gezien. Op een thoraxfoto is het onderscheid tussen een primair bronchuscarcinoom en een metastase moeilijk te maken.

Een thoraxfoto kan pleuravocht, directe thoraxwandinvasie, destructie van ribben, hoogstand van hemidiafragma of een verbreed mediastinum laten zien. Wanneer deze tekenen afwezig zijn dan is een thoraxfoto niet betrouwbaar genoeg om dit uit te sluiten. Aanvullende beeldvorming is dan nodig.

Computertomografie (CT)

CT met contrast van de thorax en bovenbuik (inclusief de lever en bijnieren) is het standaard radiologische onderzoek voor de stadiëring bij longkanker. CT geeft onder andere informatie over de diameter van de primaire tumor, mediastinale invasie, ingroei in thoraxwand of wervellichaam.

Magnetic resonance imaging (MRI)

Magnetic resonance imaging (MRI) van de thorax is niet vaak geïndiceerd bij de stadiëring van het bronchuscarcinoom. Ingroei in de weke delen kan beter beoordeeld worden met MRI dan met CT. Voor het gebruik van MRI bestaan de volgende indicaties:
- sulcus superior tumoren; de uitbreiding van de tumor in de plexus brachialis en de grote bloedvaten kan goed worden beoordeeld;
- invasie in het mediastinum, met name wanneer de grote vaten bij het proces betrokken zijn;
- röntgencontrastallergie, bij deze patiënten kan MRI de CT-scan vervangen.

Positronemissietomografie (PET)

Met PET is het mogelijk tumormetabolisme te visualiseren ten gevolge van een verhoogde opname van 18-F-fluorodeoxyglucose (FDG) door tumorcellen. FDG-PET geeft het metabolisme weer en is minder geschikt om de anatomie te beoordelen. FDG-opname, ook wel uitgedrukt in standardized uptake value (SUV), hangt af van het metabolisme en de grootte en locatie van de afwijking. De resolutie (het onderscheidend vermogen tussen twee punten) van FDG-PET is ongeveer 7 mm. Er kan een uitspraak gedaan worden indien de longafwijking ≥ 1 cm. Voor een solitaire pulmonale nodule (SPN) heeft FDG-PET een sensitiviteit van 94% en specificiteit van 85%. Indien er sprake is van een solitaire longhaard zonder FDG-opname, dan is een expectatief beleid verantwoord. Fout-negatieve PET-scans zijn echter wel mogelijk. Met name bij tumoren met een lage metabole activiteit zoals carcinoïden en bronchoalveolaire carcinomen. Fout-positieve PET-scans zijn ook mogelijk bij bijvoorbeeld infectieuze processen. Dit betekent dat beleidsbepalende bevindingen met onder andere FDG-PET altijd geverifieerd moeten worden met behulp van een pathologische diagnose. Indien de primaire tumor weinig / geen FDG-opname laat zien, dan is beoordeling van het mediastinum en de aan- / afwezigheid van FDG-opname op afstand niet betrouwbaar.

Bronchoscopie

Door middel van bronchoscopie kan men centrale tumoren zichtbaar maken, waardoor een adequate biopsie mogelijk is ten behoeve van een histologische diagnose. De flexibele bronchoscoop heeft echter een beperkte reikwijdte, zodat meer perifeer gelegen tumoren niet direct zichtbaar kunnen worden gemaakt. Verschillende technieken kunnen worden gebruikt om adequaat materiaal voor cytologisch of histologisch onderzoek te verkrijgen. De diagnostische waarde van deze technieken is complex en is afhankelijk van factoren zoals anatomie, zichtbaarheid en grootte van de laesie, het aantal verkregen weefselmonsters enzovoort. Bij perifeer gelegen afwijkingen kan men onder doorlichting de tumor proberen te benaderen, waarna met opschuiven van de biopteur weefsel kan worden verkregen voor histologisch onderzoek. Is dit niet mogelijk, dan kan op dezelfde wijze een kleine borstel (brush) worden gebruikt om materiaal te verzamelen voor cytologisch onderzoek. Ook bronchoalveolaire lavage kan worden gebruikt voor het verkrijgen van cytologisch materiaal. Door middel van transbronchiale puncties kan materiaal uit hilaire en/of mediastinale lymfeklieren worden verkregen voor cytologische bewerking. Dit kan zowel met de flexibele als met de starre bronchoscoop worden uitgevoerd. Een bij cytologisch onderzoek positieve transcarinale punctie kan op mediastinale lymfekliermetastasering wijzen. De sensitiviteit van bronchoscopie voor centrale tumoren is circa 85% en voor grotere perifere afwijkingen ongeveer 70%. De sensitiviteit voor kleinere perifere afwijkingen (< 2 cm) is echter met 33% veel lager.

Bronchoscopie wordt ook gebruikt bij het vaststellen van de endobronchiale uitbreiding van de tumor. Dit is noodzakelijk om de radicaliteit van een eventuele resectie te kunnen inschatten. Op deze manier kan de mogelijkheid van zogenoemde longsparende operaties, zoals de sleeve-lobectomie, worden bepaald. Met de huidige videoapparatuur of andere digitale technieken kunnen de endoscopische beelden worden vastgelegd om overleg in een multidisciplinair team beter mogelijk te maken.

Het gebruik van endoscopische echoapparatuur wordt beschreven in paragraaf 16.4.2 Stadiëring van mediastinum.

Naast witlichtbronchoscopie is er fluorescentiebronchoscopie. Bij deze techniek maakt men gebruik van de fluorescerende eigenschap van slijmvlies als het wordt belicht met laserlicht. Op deze wijze kunnen vroege stadia van het bronchuscarcinoom, zoals carcinoma in situ, worden gedetecteerd. Uit verschillende onderzoeken is aangetoond dat fluorescentiebronchoscopie sensitiever is dan conventionele bronchoscopie als het gaat om detectie van premaligne slijmvlieslaesies.

Transthoracale punctie

De transthoracale punctie wordt gebruikt indien geen histologische of cytologische diagnose van een perifeer gelegen longhaard kan worden verkregen en indien de uitslag consequenties heeft voor het klinische beleid. Hoewel de sensitiviteit van de transthoracale punctie voor de diagnostiek van longkanker hoog is (90%), is het foutnegatieve percentage 25. Dit betekent in veel gevallen dat een negatieve punctie longkanker niet uitsluit. Bij 20-40% van de patiënten treedt als complicatie een pneumothorax op, waarbij in 10-20% van de gevallen behandeling door middel van pleuradrainage noodzakelijk is. Bij minder dan 10% van de patiënten treedt hemoptoë op na transthoracale longpunctie. Gezien het feit dat bij de punctie meestal weinig materiaal wordt verkregen, is het stellen van een diagnose niet altijd eenvoudig.

16.4.2 STADIËRING VAN MEDIASTINUM (TABEL 16.6)

CT-thorax

Helaas is de waarde van een CT-scan beperkt bij het aantonen van mogelijke mediastinale lymfekliermetastasen. De detectie van mediastinale lymfeklieren berust op de analyse van de grootte van de mediastinale lymfeklieren. Een lymfeklier met de kleinste dwarse diameter > 1cm wordt beschouwd als verdacht voor een metastase. De meta-analyse van Gould laat een mediane sensitiviteit van 61% (IQR 50-71%) en specificiteit van ongeveer 79% (IQR 66 tot 89%) zien. Ook niet-maligne processen (zoals fibrose bij antracosilicose) kunnen tot vergrote lymfklieren leiden. Patiënten met mediastinale lymfeklieren die groter zijn dan 1 cm, dienen aanvullende diagnostiek te ondergaan om metastasen aan te tonen of uit te sluiten.

Bij 8 tot 16% van de patiënten met een zogenaamd negatieve CT-scan zullen tijdens een operatie echter toch nog mediastinale lymfekliermetastasen worden gevonden.

Tabel 16.6	Intrathoracale stadiëring bij het niet-kleincellig carcinoom zonder aanwijzingen voor hematogene metastasen.
beeldvorming	
CT van de thorax met contrast	− evaluatie mediastinale en hilaire lymfeklieren − verhouding tussen tumor en mediastinum/thoraxwand − aanwezigheid van satellietlaesies
MRI mediastinum	ingroei bloedvaten
FDG-PET	
endoscopie	− bronchoscopie (lokale uitbreiding, aanwezigheid tweede tumor) − transcarinale naaldpunctie − endobronchiale echografie (EBUS) − oesofagusechografie (EUS)
mediastinoscopie	mediastinoscopie
video assisted thoracoscopic surgery (VATS)	− evaluatie paraaortale lymfeklieren

FDG-PET

Er is een duidelijke meerwaarde van FDG-PET bij de mediastinale stadiëring van het bronchuscarcinoom. De eerdergenoemde meta-analyse van Gould laat een mediane sensitiviteit zien van 85% (IQR 67-91%) en een specificiteit van 90% (IQR 82-96%). Wanneer de lymfeklieren groter zijn dan 1 cm dan is PET sensitiever ten opzichte van lymfeklieren kleiner dan 1 cm (100% versus 83%) maar minder specifiek (78% versus 93%). Indien er sprake is van een centrale tumor dan is de beoordeling van de aan- of afwezigheid van mediastinale klieren niet goed te beoordelen en dient er ander stadiëringsonderzoek verricht te worden. Wanneer er geen FDG-opname in de primaire tumor is, kan er geen uitspraak gedaan worden over de mediastinale lymfeklieren.

Invasieve mediastinale stadiëring kan overgeslagen worden indien de PET-scan adequate FDG-opname laat zien in de primaire tumor, er geen FDG-opname in mediastinale en hilaire lymfeklieren is, indien de primaire tumor niet tegen het mediastinum aan ligt en de mediastinale lymfeklieren gemeten op CT kleiner dan 1 cm zijn langs de korte as gemeten.

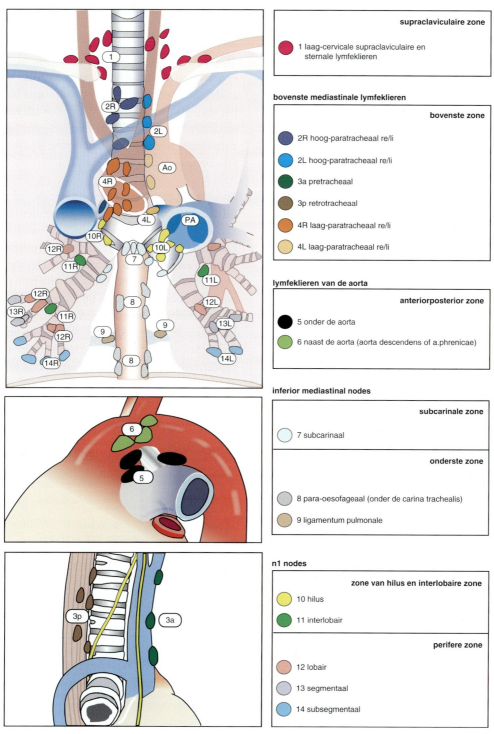

Figuur 16.1 Mediastinale lymfeklieren ter hoogte van klierstations.

Oesofagusechografie (EUS FNA)

Een nieuwe en veilige techniek die geleidelijk meer wordt toegepast voor stadiëring van het mediastinum is de oesofagoscopie met echografie. Speciale oesofagoscopen met echoprobes worden gebruikt om de paraoesofageale structuren zichtbaar te maken. Met deze techniek is het mogelijk om mediastinale lymfeklieren ter hoogte van de klierstations paratracheaal (2) links en rechts, tracheobronchiaal (4) links en rechts, aortapulmonale venster (5), subcarinaal (7), paraoesofageaal (8) en ligamentum pulmonale (9) te visualiseren en te puncteren ter verkrijging van cytologisch materiaal (figuur 16.1)

Daarnaast is het mogelijk een beoordeling te geven over ingroei in mediastinale structuren zoals pericard, hart, oesofagus of arteria pulmonalis. Tevens is het mogelijk voor metastase verdachte afwijkingen in de linker leverkwab en linker bijnier zichtbaar te maken en eventueel te puncteren.

De sensitiviteit van EUS FNA is ongeveer 90%, de specificiteit 100% en de negatief voorspellende waarde is 80%.

Endobronchiale echografie (EBUS FNA)

Met behulp van endobronchiale echografie kunnen de volgende mediastinale lymfeklierstations worden bereikt: hoog-mediastinaal (1), (2) links en rechts, (4) links en rechts en klierstation (7). De sensitiviteit is ongeveer 93% en de specificiteit 100%. Bij PET-positieve mediastinale lymfeklieren is de sensitiviteit significant hoger (94% versus 76%). De techniek is net als EUS FNA veilig.

Mediastinoscopie

Mediastinoscopie werd voor het eerst beschreven door Carlens in 1959. Hierbij wordt een incisie gemaakt ter hoogte van de basis van de hals, waarna het gebied boven de tracheastomp kan worden vrijgeprepareerd, dusdanig dat een mediastinoscoop kan worden geïntroduceerd. Vervolgens kunnen biopten worden genomen van diverse mediastinale lymfeklieren. De lymfeklierstations worden ingedeeld volgens de American Thoracic Society. Met mediastinoscopie kunnen de volgende lymfeklierstations worden gebiopteerd: paratracheaal (2) links en rechts, tracheobronchiale hoek (4) links en rechts en subcarinaal anterieur (7). Lymfeklierstations die niet kunnen worden bereikt zijn posterieur subcarinaal (7), paraoesofageaal (8) ligamentum pulmonale (9) en het aortopulmonale venster (5, 6). De procedure is veilig maar technisch niet altijd even gemakkelijk met een morbiditeit van 2% en mortaliteit van 0,08%. Het aantal fout-negatieve mediastinoscopieën is met 9% laag. Herhaling van mediastinoscopie bij eenzelfde patiënt is technisch zeer lastig en in 18% van de gevallen zelfs onmogelijk.

De *anterieure of parasternale mediastinoscopie* werd voor het eerst beschreven door Chamberlain in 1965 en wordt gebruikt voor de stadiëring van de mediastinale lymfeklieren in het aortopulmonale venster (5, 6). De indicaties voor deze linkszijdige ingreep zijn beperkt en het resultaat kan slechts zelden worden gebruikt voor het bepalen van de finale stadiëring. Bij tumoren in de linker bovenkwab is stadiëring van het aortopulmonale venster belangrijk. Hoewel mediastinoscopie negatief bleek bij patiënten met tumoren in de linker bovenkwab bleken bij 24% van de patiënten de klieren in het aortopulmonale venster positief. De procedure kan ook rechtszijdig worden uitgevoerd bij mediastinale tumoren of voor de stadiëring van mediastinale klieren (4R) of hilaire klieren (10R).

16.4.3 STADIËRING OP AFSTAND

Bij voorgenomen curatieve therapie is beeldvormende diagnostiek naar afstandsmetastasen (skelet, lever, bijnier of hersenen) noodzakelijk (tabel 16.7). Zeker bij klachten zoals pijn, hoofdpijn, misselijkheid, visusstoornissen, en het vena-cava-superiorsyndroom. Voor alle beleidsbepalende bevindingen geldt dat verificatie met behulp van pathologie essentieel is (uitzondering is pathognomonische botscan en CT / MRI hersenen).

Anamnese en lichamelijk onderzoek

Bij alle patiënten met verdenking op of bewezen longkanker dient een anamnese verricht te worden gericht op klachten wijzend op uitbreiding van de primaire tumor en op de aanwezigheid van metastasen op afstand en een degelijk lichamelijk onderzoek. Klachten bij presentatie zijn vaak hoesten, thoracale pijn, kortademigheid, hemoptoë, heesheid, gewichtsverlies, botpijnen en neurologische symptomen. Speciale aandacht bij lichamelijk onderzoek moet er zijn voor de lymfeklieren in de hals, supraclaviculair en in de oksels, vergroting van de lever en aan- of afwezigheid van stuwing in de hals.

Tabel 16.7	Disseminatieonderzoek bij het longcarcinoom.
anamnese	
lichamelijk onderzoek	
laboratoriumonderzoek	bloedbeeld nier- en leverfuncties elektrolyten (o.a. calcium)
beeldvorming	echografie of CT-scan bovenbuik (lever, pancreas, bijnieren) CT / MRI van de hersenen met contrast bij verdenking,* bij alle patiënten met stadium III-ziekte botscintigrafie bij verdenking** PET-scan bij alle preoperatieve patiënten
cytologisch of histologisch onderzoek	oppervlakkige laesies en lymfeklieren bij aspecifieke beeldvorming (bijniernodus, botafwijking, pleuravocht)

* Centraal neurologische bezwaren.
** Pijnklachten / botpijn, verhoogde alkalische fosfatase, hypercalciëmie, anemie.

Laboratoriumonderzoek

Voor de stadiëring van patiënten met NSCLC (niet-kleincellige longkanker) hebben bepalingen van hemoglobine, calcium, albumine, natrium, lactaatdehydrogenase en alkalische fosfatase enige waarde. De gevoeligheid lijkt niet hoog. Pas bij bijvoorbeeld uitgebreide skeletmetastasering zal er een verhoogde waarde zijn van alkalische fosfatase en calcium.

CT thorax / abdomen

Met behulp van CT van de thorax tot en met de bovenbuik is een beoordeling van de contralaterale long, bijnier en lever mogelijk. Ongeveer 12% van de patiënten met NSCLC heeft klinisch onverwachte levermetastasen.

Bij verdachte bevindingen dient aanvullend onderzoek verricht te worden. Beleidsbepalende bevindingen dienen zoveel mogelijk met pathologisch onderzoek bevestigd te worden.

CT / MRI hersenen

Een CT / MRI van de hersenen wordt geadviseerd bij patiënten met een stadium III-NSCLC waarbij in opzet curatieve therapie overwogen wordt. Verder geldt dat een CT / MRI verricht wordt bij klachten verdacht voor hersenmetastasering. Bij patiënten met adeno- of grootcellige carcinomen met mediastinale lymfadenopathie is de incidentie van asymptomatische hersenmetastasen echter 11%.

FDG-PET

FDG-PET speelt een belangrijke rol bij het opsporen van metastasering op afstand. PET heeft een waarde bij beoordeling van bijnier, lever en bot. Voor typering van hersenafwijkingen heeft PET door de hoge fysiologische FDG-opname in de hersenen geen waarde. De selectie van operabele patiënten verbetert duidelijk door toevoeging van PET aan de conventionele stadiëring. Er wordt één overbodige operatie voorkomen per vijf met PET gescande patiënten.

Botscan

Bij pijnklachten of verhoogd alkalisch fosfatase en/of calcium verdacht voor botmetastasering kan een botscan verricht worden. De botscan is ten opzichte van de PET-scan sensitiever maar minder specifiek.

Pleurapunctie, diagnostische thoracoscopie

Indien pleuravocht aanwezig is, zal de oorzaak moeten worden achterhaald, vooral bij patiënten die voor een chirurgische behandeling in aanmerking komen. Er dient onderscheid te worden gemaakt tussen maligne en niet-maligne pleura-effusie. Met behulp van een eenvoudige diagnostische pleurapunctie kan vocht worden verkregen voor analyse. Cytologisch onderzoek dat geen tumorcellen aantoont, sluit een maligne pleuritis echter niet uit. Door de pleurapunctie te herhalen kan men de diagnostische opbrengst verhogen.

Met thoracoscopie is het mogelijk de pleuraholte à vue te krijgen. Hierdoor kunnen de pleura visceralis en parietalis nauwkeurig worden geïnspecteerd. Multipele biopten kunnen worden genomen van de pleura parietalis.

Video-assisted thoracoscopic surgery (VATS)

Door gebruik te maken van moderne videoapparatuur, optieken en endoscopisch instrumentarium is de conventionele thoracoscopie omgevormd tot een geavanceerde methode om diagnostiek en therapie in pleuraholte, mediastinum en long te verrichten. Onder algehele narcose met dubbellumenintubatie wordt de patiënt in thoracotomieligging gepositioneerd. Na het aanleggen van een pneumothorax kan een optiek gekoppeld aan videoapparatuur in de pleuraholte worden geïntroduceerd. Door gebruik te maken van verschillende insteekopeningen in de thorax kan ander instrumentarium worden ingebracht. Daardoor is het mogelijk verschillende diagnostische en chirurgische handelingen à vue te verrichten. Zo kan men de pleura parietalis of mediastinale klieren in het aortopulmonale venster (5, 6) biopteren. Subpleuraal gelegen longnodi kunnen met wigexcisies worden verwijderd. Eventueel dieper gelegen longhaarden kunnen preoperatief onder CT-geleide worden aangeprikt met haakdraadmarkering, waardoor de lokalisatie tijdens de VATS vergemakkelijkt wordt.

Ondanks alle vorderingen in medische beeldvorming en endoscopische technieken kan de locoregionale tumoruitbreiding niet 100% accuraat worden voorspeld. Desondanks is men erin geslaagd het aantal proefthoracotomieën flink terug te dringen, door betere preoperatieve stadiëring. Onvoorziene uitbreiding in het mediastinum (T_4 of N_{2-3}) blijkt de meest frequente reden te zijn voor irresectabiliteit.

> Cytologische of histologische verificatie van beleidbepalende bevindingen naar aanleiding van beeldvormend onderzoek is essentieel.

16.5 Therapie

16.5.1 NIET-KLEINCELLIG LONGCARCINOOM

Chirurgie

Het voornaamste doel van een chirurgische interventie bij een resectabel niet-kleincellig bronchuscarcinoom is het verkrijgen van een volledige resectie. Vaststaande indicaties voor een heelkundige behandeling vormen stadium I-, II- en resectabele IIIA-tumoren. De rol van heelkunde blijft controversieel bij lokaal invasieve tumoren (N_2, N_3, T_4) waarbij meestal een combinatiebehandeling de voorkeur geniet. Uitzonderlijke indicaties zijn patiënten met een geïsoleerde metastase zoals een enkelvoudige hersen-, bijnier- of ipsilaterale longmetastase. In elk geval dient ook een systematische hilaire en mediastinale lymfeklierdissectie peroperatief uitgevoerd te worden. Bij sommige patiënten zal ook een deel van het pericard of van de thoraxwand moeten worden verwijderd om de ingreep radicaal te laten zijn. Wanneer er vergroeiingen aangetroffen worden tussen viscerale en pariëtale pleura kan een extrapleurale dissectie volstaan wanneer de tumor gemakkelijk in dit vlak vrijgelegd kan worden. In bepaalde gevallen zal peroperatief vriescoupeonderzoek aangewezen zijn (lymfeklier, verdacht snijvlak) om de uitgebreidheid van de resectie te bepalen. Zo mogelijk wordt een pneumonectomie vermeden.

Helaas kan slechts 20% van de patiënten met een niet-kleincellig longcarcinoom worden geopereerd. Het merendeel van de patiënten is inoperabel als gevolg van de locoregionale uitbreiding van de tumor (T_4), fors uitgebreide mediastinale lymfekliermetastasering (N_2, N_3), het bestaan van metastasen op afstand (M_1) of een te beperkte cardiopulmonale reserve. De vijfjaarsoverleving van alle patiënten die geopereerd kunnen worden is minder dan 50%. De beste prognose hebben patiënten met een niet-kleincellig longcarcinoom stadium I; zij hebben een vijfjaarsoverleving van 60-85%.

Ondanks nauwgezette preoperatieve stadiëring worden toch nog bij 20% van de patiënten met een operabel geacht NSCLC die een proefthoracotomie ondergaan, onverwacht mediastinale lymfekliermetastasen aangetroffen. In een serie van 702 patiënten die resectie ondergingen waarbij postoperatief ipsilaterale mediastinale lymfekliermetastasen werden geconstateerd, bleken patiënten van wie dit preoperatief niet bekend was een significant langere overleving te hebben dan de patiënten van wie dit wel bekend was. Tevens bleken de patiënten met preoperatief bekende ipsilaterale mediastinale lymfekliermetastasen na operatie een vergelijkbare overleving te hebben als patiënten die primair waren behandeld met uitwendige thoracale radiotherapie. Thans wordt daarom aangeraden deze operatie uit te voeren indien slechts één aangedaan ipsilateraal mediastinaal lymfeklierstation is geconstateerd tijdens proefthoracotomie, en zowel de primaire tumor als de lymfekliermetastase radicaal kan worden verwijderd. In alle andere gevallen dient de operatie te worden beëindigd zonder resectie. Er bestaat nu nog wel onduidelijkheid over het feit of systematische lymfeklierdissectie van invloed is op de overleving, hoewel een gerandomiseerde studie uit China bij meer dan 500 patiënten een duidelijk overlevingsvoordeel heeft aangetoond. Een aantal patiënten met T_4 NSCLC heeft na primaire resectie een redelijke prognose. Patiënten met één of meer satelliethaarden in dezelfde longkwab als de primaire tumor hebben een vijfjaarsoverleving van circa 20%. In de meest recente TNM-classificatie wordt een satelliethaard in dezelfde longkwab als T_3 beschouwd, in een andere kwab aan dezelfde zijde als T_4 en aan de contralaterale kant als M_{1a}. Vergelijkbare vijfjaarsoverleving wordt ook gezien na chirurgie bij centrale longtumoren ter hoogte van de hoofdcarina zonder mediastinale lymfekliermetastasen. Carinaresecties kunnen dan bij goed geselecteerde patiënten worden uitgevoerd, maar hebben een duidelijk hogere mortaliteit en morbiditeit.

Een incomplete resectie heeft geen enkel overlevingsvoordeel in vergelijking met een proefthoracotomie zonder resectie, of het a priori afzien van chirurgische therapie. Een incomplete resectie kan zelfs de kwaliteit van het resterende leven negatief beïnvloeden. Een parenchymsparende segment- of wigresectie zal om oncologische redenen zelden worden uitgevoerd, tenzij in een zeer vroegtijdig stadium (adenocarcinoma in situ < 1 cm); soms kan met een bronchoplastische procedure ('sleeve'-lobectomie) een pneumonectomie worden voorkomen. Bij een sleeve-lobectomie wordt behalve de aangedane longkwab een deel van de hoofdbronchus verwijderd, gevolgd door een 'end-to-end'-reanastomose.

Wordt chirurgische therapie overwogen, dan is functieonderzoek noodzakelijk. Een beperkte cardiopulmonale functie kan een operatie in de weg staan. De volgende onderzoeken zijn geïndiceerd:
– spirometrie, diffusiecapaciteitsmeting;
– inspanningsonderzoek met onder andere ECG, VO_2-meting en bloedgassen in rust en tijdens inspanning;
– rechts-linksverdeling, die wordt bepaald met behulp van xenon-ventilatie-perfusiescintigrafie.

De postoperatieve zorg is vooral gericht op kortdurende drainage van wondvocht en bloed uit de thorax en op het bevorderen van de ontplooiing van de resterende longdelen. De gemiddelde postoperatieve morbiditeit bedraagt 34%. De morbiditeit wordt onder andere beïnvloed door de leeftijd of het bestaan van comorbiditeit. Hart- en vaatziekten zijn vaak geassocieerd met patiënten met longkanker, gezien het rookgedrag in beide patiëntengroepen. Vaak voorkomende postoperatieve complicaties zijn: atelectase / pneumonie / respiratoire insufficiëntie (41%), myocardinfarct (14%), empyema thoracis / bronchopleurale fistels (11%), bloedingen (7%), longembolieën (6%) en CVA's (3%). Voor sommige van deze complicaties kan een re-interventie aangewezen zijn. In recente reeksen bedraagt de postoperatieve mortaliteit (postoperatieve sterfte binnen 30 dagen na de operatie) 2-3% na lobectomie en 5-10% na pneumonectomie. De hoogste sterfte wordt aangetroffen in kleine ziekenhuizen met weinig ervaring in longchirurgie.

De klinisch patholoog onderzoekt het resectiepreparaat en bepaalt op grond van microscopisch onderzoek van resectievlakken en lymfeklieren of de resectie radicaal is geweest. Dit wordt vastgelegd in het p(pathologisch)-TNM-stadium (zie tabel 16.2). Bij tumoren kleiner dan 3 cm kan er sprake zijn van pleurale invasie. Bij de beoordeling wordt een elastinekleuring gebruikt. Als er tumorcellen aan de perifere zijde van de elastinelaag liggen, wordt zo'n tumor in plaats van een pT_1 een pT_2. De prognose wordt in hoge mate bepaald door deze pathologische stadiëring. Helaas ontwikkelt een derde van de patiënten met stadium I-niet-kleincellig longcarcinoom na resectie opnieuw tumoractiviteit. Hernieuwde tumorgroei is meestal extrathoracaal gelokaliseerd. Vaak voorkomende lokalisaties zijn de hersenen, botten en lever. De meeste recidieven (60%) worden binnen één jaar na de operatie ontdekt. Hieruit kan geconcludeerd worden dat preoperatief reeds (micro)metastasen aanwezig waren, die na verloop van tijd uitgroeien tot een locoregionaal recidief dan wel metastasen op afstand.

Daarnaast is de kans groot dat de patiënt een tweede tumor ontwikkelt – van longen, hoofd-halsgebied of slokdarm – of dat hij overlijdt aan een andere tabakgerelateerde comorbiditeit.

Het onderscheid tussen een tweede primaire tumor en een metastase van hetzelfde histologische type is met histologisch onderzoek niet goed mogelijk. In die gevallen kan soms met behulp van DNA-technologie (p53-mutatie, LOH-analyse en/of array comparative genomic hybridization) DNA van beide tumoren vergeleken worden en aangegeven worden of het om twee primaire tumoren of een primaire tumor en metastase gaat.

Adjuvante chemotherapie

In 2007 zijn drie richtlijnen verschenen betreffende de behandeling van NSCLC. De richtlijnen zijn afkomstig van the American College of Chest Physicians (ACCP), the National Comprehensive Cancer Network (NCCN) en the American Society of Clinical Oncology (ASCO). Deze richtlijnen zijn unaniem wat betreft de aanbeveling van adjuvante chemotherapie na radicale resectie bij patiënten met stadium II-III-NSCLC. Ten aanzien van patiënten met stadium IA/B zijn de adviezen niet eenduidig. Bij hoogrisico-patiënten kan adjuvante chemotherapie overwogen worden. Hoog risico wordt gedefinieerd als aanwezigheid van een slecht gedifferentieerde tumor, aanwijzingen voor vasculaire invasie door de tumor, wigexcisie, positieve resectieranden of minimaal vrije resectieranden. Vooralsnog gaat de voorkeur uit naar cisplatine, waarbij de overleving gunstiger is dan bij carboplatine. In de meeste studies was de intentie om drie tot vier kuren chemotherapie te geven.

> Adjuvante chemotherapie wordt geadviseerd bij patiënten met stadium II-III-NSCLC na radicale resectie.
> Het belangrijkste doel van een chirurgische behandeling van een bronchuscarcinoom is het verkrijgen van een complete resectie met negatieve snijvlakken; dit geldt ook na inductietherapie.

Radiotherapie

Stadium I-II om medische redenen niet operabel
Voor primaire, in opzet curatieve radiotherapie komen patiënten in aanmerking met een niet-kleincellig longcarcinoom stadium I of II, die om medische redenen niet operabel zijn. Ernstige cardiovasculaire comorbiditeit, een slechte longfunctie en een algehele slechte conditie kunnen een chirurgische behandeling in de weg staan. Soms is het moeilijk bij deze patiënten een histopathologische of cytologische diagnose te stellen. Op grond van klinische verdenking kan dan worden besloten tot radiotherapie. Het gevolg hiervan is dat mogelijk ook patiënten met een benigne aandoening worden bestraald, wat de overlevingscijfers in onderzoeken positief kan beïnvloeden.

Vanouds werden deze patiënten behandeld met 'conventioneel' gefractioneerde bestraling waarbij 2-3 Gy per fractie per dag werd gegeven tot een totale dosis van 60-70 Gy in vijf tot zeven weken. Hiermee werden vijfjaarsoverlevingscijfers rond de 20% verkregen.

In het begin van de jaren negentig van de vorige eeuw werd in het Karolinska Instituut te Stockholm, Zweden, de zogeheten extracraniële stereotactische bestraling (SBRT: Stereotactic Body RadioTherapy) ontwikkeld. Hierbij wordt met ingewikkelde, vaak 4D-technieken in enkele grote bestralingsfracties een zeer hoge dosis gegeven op een klein volume dat op geselecteerde plaatsen in de long ligt. Typische voorbeelden van dergelijke fractioneringschema's zijn 3×20 Gy of $8 \times 7,5$ Gy. Deze bestraling wordt in twee tot drie weken tijd gegeven. Sommige plaatsen in de long lenen zich niet voor SBRT, met name wanneer kritische structuren zoals de hoofdbronchi in het volume liggen. In die gevallen wordt overgestapt op meer conventionele fractioneringschema's. Wanneer de diameter van de tumor 5 cm of meer bedraagt, is het technisch vaak niet mogelijk om SBRT-technieken toe te passen.

De resultaten van SBRT voor deze indicatie zijn zeer goed: lokale tumorcontrole wordt bij meer dan 85% van de patiënten verkregen met zeer weinig bijwerkingen.

Ook patiënten met een slechte longfunctie kunnen met SBRT worden behandeld, omdat de bestralingsdosis op de longen zeer gering is. SBRT heeft dan ook de conventionele bestraling verdrongen voor de meeste patiënten met stadium I-II-niet-kleincellige longkanker.

Na SBRT is het nog moeilijker dan bij meer conventionele bestraling van longkanker om een recidief te diagnosticeren. Hoge-dosis-bestraling veroorzaakt immers fibrose in het bestralingsgebied die op de CT-scan niet te onderscheiden is van persisterende kanker. Alleen door duidelijke groei van het letsel die bevestigd wordt bij herhaalde CT-scans is het mogelijk de waarschijnlijkheidsdiagnose van een recidief te stellen. In tegenstelling tot conventionele bestraling waar een PET-scan uitgevoerd met ^{18}F-deoxyglucose (FDG) vaak het verschil kan maken tussen fibrose en tumor, is dit onderzoek zelfs jaren na SBRT fout-positief, wellicht door asymptomatische inflammatoire veranderingen die door bestraling werden geïnduceerd.

Zowel bij stadium I als II wordt alleen de primaire tumor in het doelgebied genomen. 'Electieve' bestraling van klierstations die zowel op CT als op FDG-PET-scan negatief zijn, wordt niet meer gedaan, omdat minder dan 5% van de patiënten in deze zones een recidief krijgt. Meebestralen ervan zou echter leiden tot grotere bestralingsvolumes en meer longschade.

> De voorkeursbehandeling voor patiënten met stadium I-II-niet-kleincellige longkanker die om medische redenen inoperabel zijn, is radiotherapie. Hierbij gaat de voorkeur uit naar stereotactische bestraling.

Stadium III Het stadium III-niet-kleincellig longcarcinoom is zeer heterogeen, met vijfjaarsoverlevingscijfers die variëren tussen 5 en 40%. Meestal wordt met stadium III of 'locally advanced non-small cell lung cancer' deze groep van patiënten bedoeld met een tumor die in de centrale mediastinale structuren ingroeit en/of mediastinale lymfeklieren vertoont.

Het merendeel van de patiënten met een stadium III-niet-kleincellig longcarcinoom is a priori inoperabel, zelfs wanneer de tumor resectabel zou zijn.

Hoewel destijds zowel alleen radiotherapie als alleen chirurgie werd toegepast bij de patiënten, leidde dit bij de overgrote meerderheid tot zowel een lokaal recidief als de snelle ontwikkeling van afstandsmetastasen. In principe worden de meeste patiënten met stadium III met verschillende modaliteiten behandeld, waarbij steeds chemotherapie wordt gegeven wegens de bijzonder grote kans op subklinische metastasen.

De rol van *postoperatieve radiotherapie* is nog steeds niet duidelijk. Studies van de Lung Cancer Study Group (LCSG) en van de Medical Research Council (MRC) lieten zien dat postoperatieve radiotherapie tot minder locoregionale recidieven leidde bij patiënten met postoperatieve mediastinale lymfekliermetastasen (N_2) dan bij patiënten die niet werden bestraald. Dit overlevingsvoordeel werd niet aangetroffen bij patiënten die postoperatieve intrapulmonale lymfekliermetastasen (N_1) hadden. Het optreden van een locoregionaal recidief daalde van 20% in de observatiegroep tot 1% in de postoperatieve radiotherapiegroep. De meta-analyse uitgevoerd door de Postoperative Radiation Therapy Meta-analysis Trialist Group (PORT) toonde aan dat postoperatieve radiotherapie een verhoogd risico op overlijden veroorzaakte. Dit werd vooral gezien bij patiënten met stadium I-NSCLC, maar kon niet worden aangetoond bij patiënten met ipsilaterale mediastinale lymfekliermetastasen. Adjuvante uitwendige thoracale radiotherapie is daarom geïndiceerd na primaire chirurgie bij stadium IIIA-NSCLC. Postoperatieve radiotherapie bij deze patiënten verbetert de overleving niet, maar lijkt een gunstig effect te hebben op het verminderen van het locoregionale recidiefpercentage. Tevens is postoperatieve radiotherapie geïndiceerd indien een niet-radicale resectie is uitgevoerd.

Preoperatieve radiotherapie speelt bij tumoren in de sulcus superior een belangrijke rol. In verband met de lokalisatie nabij ribben, vaatzenuwstreng en wervels is de tumor vaak niet primair resectabel. Vanaf 1960 werd preoperatieve radiotherapie toegepast volgens een door Shaw geïntroduceerd schema, dat later door Paulson werd overgenomen. Hiermee werden goede resultaten geboekt, vooral wanneer de patiënten voldeden aan de volgende criteria:
– geen al te uitgebreide invasie van de plexus brachialis (alleen onderste tak);
– geen aantasting van de v. subclavia;
– geen aantasting van wervels;
– geen mediastinale lymfekliermetastasen;
– geen invasie in het mediastinum;
– geen metastasen op afstand.

Alleen preoperatieve radiotherapie wordt momenteel niet meer gebruikt, omdat de gelijktijdige toediening van chemotherapie en radiotherapie tot betere resultaten leidt.

Combinatietherapie (combined modality treatment)

De laatste jaren is veel onderzoek gedaan naar de rol van chemotherapie voorafgaand aan een locoregionale behandeling. Neoadjuvante chemotherapie werd als single modality gegeven of in combinatie met radiotherapie. Er zijn verschillende redenen die gebruik van neoadjuvante chemotherapie zouden kunnen rechtvaardigen. De tolerantie om chemotherapie te ondergaan is groot bij patiënten in nog goede conditie die recentelijk niet zijn bestraald of geopereerd. Omdat de perfusie van de tumor nog onaangetast is, kan de chemotherapie in adequate concentratie de tumor bereiken. Bij respons op chemotherapie neemt het tumorvolume af, waardoor de kans op radicale resectie toeneemt. Tevens zullen micrometastasen op afstand worden verminderd. Nadeel van de combined modality treatment is dat er uitstel plaatsvindt van locoregionale tumorcontrole en dat er sprake kan zijn van toegenomen morbiditeit en mortaliteit na chirurgie en/of radiotherapie.

Vanaf begin jaren negentig zijn er meerdere fase-III-studies gepubliceerd over de combinatiebehandeling van chemotherapie en radiotherapie bij patiënten met stadium III-niet-kleincellig longcarcinoom. Uit verschillende individuele gerandomiseerde fase-III-studies en uit meta-analyses bleek dat de toediening van chemotherapie voor thoracale bestraling ('sequentiële' chemoradiatie) de twee- en de vijfjaarsoverleving significant verhoogde. Grosso modo verhoogde de vijfjaarsoverleving hierdoor van 5% naar 10%.

De vraag bleef echter hoe de combinatie chemotherapie en radiotherapie moest worden gegeven: na elkaar (sequentieel) of gelijktijdig (concomitant). Een van de belangrijkste nadelen van behandeling na elkaar is de wachttijd tussen het einde van de chemotherapie en de start van de radiotherapie. Deze wordt veroorzaakt door een aantal logistieke aspecten, zoals beoordeling van het effect van de chemotherapie door middel van CT-scan of CT- / PET-scan, de verwijzingsprocedure en wachttijden voor radiotherapie. Een studie toonde een significante toename van het tumorvolume aan door versnelde repopulatie van overlevende tumorcellen in de wachttijd, waardoor de winst van de vermindering van het tumorvolume verloren ging en 41% van de patiënten incurabel werd. Bovendien gaat het radiosensibiliserende effect van chemotherapie verloren bij opeenvolgende chemoradiotherapie.

Een meta-analyse van studies betreffende gelijktijdige chemoradiotherapie versus chemotherapie gevolgd door radiotherapie bij stadium III-niet-kleincellig longcarcinoom liet zien dat de overleving na de gelijktijdige chemoradiotherapie significant beter is dan na opeenvolgende behandeling. De vijfjaarsoverleving verbeterde met bijna 5% (10,6 vs. 16,1%), wat een relatieve winst is van 42%. De toxiciteit van de gelijktijdige behandeling nam echter met name voor de slokdarm sterk toe, waarbij de incidentie van een radiatieoesofagitis graad 3 opliep tot 18-33% en sondevoeding noodzakelijk werd. Deze oesofagitis is echter volledig reversibel drie tot zes weken na het einde van de chemoradiatietherapie. Opmerkelijk is ook dat er geen verschil in de longtoxiciteit is tussen sequentiële vs. gelijktijdige chemotherapie en bestraling. Opgemerkt dient te worden dat de bestraling in deze studies veelal met nu verouderde technieken plaatsvond met uitgebreide 'electieve' klierbestraling.

Verder klinisch onderzoek heeft zich gericht op de vraag of chemotherapie voor (neoadjuvant) of na (adjuvant) gelijktijdige chemoradiotherapie de overleving verbetert bij stadium III-niet-kleincellig longcarcinoom. De CALGB 39801 studie (fase III) liet zien dat carboplatine / paclitaxel voorafgaand aan carboplatine / paclitaxel gecombineerd met radiotherapie (66 Gy) geen overlevingswinst opleverde. Een gerandomiseerd fase-II-onderzoek, waarbij patiënten behandeld werden met chemotherapie gevolgd door radiotherapie of met inductie chemotherapie gevolgd door gelijktijdige chemoradiotherapie of met gelijktijdige chemoradiotherapie gevolgd door consolidatie chemotherapie, toonde dat met name deze laatste groep de beste overleving toonde. Op het ogenblik van schrijven is gelijktijdige chemotherapie en radiotherapie tot een dosis van circa 60 Gy de standaardbehandeling bij de meeste patiënten met stadium III-niet-kleincellige longkanker.

Selectie van patiënten is echter van groot belang, gezien de belangrijke morbiditeit die een dergelijke behandeling met zich meebrengt. Alleen patiënten met een goede algemene conditie, zonder actieve belangrijke comorbiditeit en met een adequate orgaanfunctie komen hiervoor in aanmerking.

Omdat vele longkankerpatiënten oud zijn en aan belangrijke andere ziekten lijden, vaak gerelateerd aan roken, kan een belangrijk deel van hen gelijktijdige chemoradiatie niet aan. Sequentiële chemoradiatie kan dan een realistisch alternatief zijn.

Een belangrijke vraag is of chirurgie deel moet uitmaken van de combinatietherapie bij het niet-kleincellig longcarcinoom stadium III. De EORTC-studie 08941 die patiënten met stadium IIIA-niet-kleincellig longcarcinoom randomiseerde na inductie chemotherapie voor radiotherapie of chirurgie toonde geen significante overlevingsverschillen tussen beide groepen. Ook de North America Intergroup Trial 0139 toonde geen verschil in overleving wanneer patiënten eerst inductie chemoradiotherapie kregen en vervolgens na randomisatie werden behandeld met chirurgie (na een initiële 45 Gy bestralingsdosis) of de radiotherapie continueerden tot een volledige dosis (61 Gy). Wel was er sprake van een significant langere vijfjaar overleving zonder progressie in de chirurgiegroep. Uit de Intergroup Trial bleek dat pneumonectomie na inductie chemoradiotherapie moet worden vermeden, gezien de hoge postoperatieve mortaliteit met name na een rechtszijdige thoracotomie. Patiënten die na operatie langdurig overleefden, hadden geen mediastinale lymfekliermetastasen na de inductiebehandeling en konden een complete resectie ondergaan met een beperkte ingreep zoals een lobectomie. Overigens toonde een recente studie aan dat hoewel inductie chemoradiatie tot een hoger responspercentage leidt in vergelijking met inductie chemotherapie, er geen overlevingsverschil optreedt als patiënten na de inductiebehandeling worden geopereerd. In deze studie kregen patiënten na inductie chemotherapie en resectie echter ook postoperatieve bestraling met een hoge dosis toegediend, zodat geen definitieve conclusies getrokken kunnen worden.

Samenvattend kan gesteld worden dat de combinatie van chemotherapie en radiotherapie de standaardbehandeling is voor patiënten met stadium III-niet-kleincellig longcarcinoom. Bij voorkeur worden deze behandelingen gelijktijdig gegeven. De plaats van chirurgie is op dit moment nog experimenteel, maar kan in bepaalde subgroepen mogelijk langdurige overleving bewerkstelligen.

Het stadium III-niet-kleincellige longcarcinoom (NSCLC) kan met curatieve intentie behandeld worden.

- Gelijktijdige chemotherapie en radiotherapie leidt tot een betere overleving dan de sequentiële toediening van chemotherapie en radiotherapie bij stadium III-NSCLC.
- De rol van chirurgie bij het stadium III-NSCLC moet verder onderzocht worden.
- Pancoast-tumoren vergen vaak een andere aanpak dan andere stadium III-NSCLC. Inductietherapie met gelijktijdige chemoradiatie, gevolgd door resectie is indien mogelijk de eerstekeus behandeling.

'Nat' stadium IIIB en stadium IV Radiotherapie speelt een belangrijke rol bij *palliatie* van patiënten met een niet-kleincellig longcarcinoom stadium IIIB met omineuze kenmerken zoals maligne pleuritis / stadium IV. Bij klachten die het gevolg zijn van het primaire tumorproces of van klierpathologie (hemoptoë, v. cavasuperiorsyndroom), kan palliatieve radiotherapie worden gegeven. Hiertoe kan ook worden besloten als op korte termijn klachten zijn te verwachten. Daarnaast moet radiotherapie frequent worden aangewend bij metastasen op afstand die klachten geven of dreigen te gaan geven. Metastasen zijn het meest frequent in de botten gelokaliseerd en worden enerzijds bestraald om het gebruik van zware analgetica te vermijden en anderzijds om het gevaar van pathologische fracturen te verminderen. Ook metastasen in het centrale zenuwstelsel, zoals de hersenen en het ruggenmerg, vormen vaak een indicatie voor (spoed)bestraling.

Ter palliatie van symptomen van een tumor in de centrale luchtwegen, zoals dyspnoe, hemoptoë en hoesten, wordt momenteel in toenemende mate endobronchiale brachytherapie toegepast. Daardoor kan dreigende atelectase door tumorafsluiting worden voorkomen. Bij 75% van de patiënten die worden behandeld met brachytherapie lukt het om de symptomen te verbeteren. In combinatie met endobronchiale lasertherapie of uitwendige radiotherapie kan de behandeling echter aanleiding geven tot massale hemoptoë.

Chemotherapie

Het gebruik van chemotherapie is in de afgelopen jaren sterk toegenomen. Weinigen twijfelen nog aan de biologische activiteit van de nu beschikbare cytostatica bij het niet-kleincellige longcarcinoom. In een aantal studies is overtuigend aangetoond dat chemotherapie resulteert in een weliswaar beperkte, maar significant langere, overleving met een betere kwaliteit van leven ten tijde van de chemotherapie. Vermindering van symptomen en verbetering van de kwaliteit van leven zijn eveneens aangetoond in gerandomiseerde onderzoeken met geselecteerde patiënten in een redelijk goede conditie. Desondanks blijft het voor de individuele patiënt vaak moeilijk een keuze te maken tussen wel of geen chemotherapie, omdat een aantal van de patiënten deze gunstige effecten niet zal ervaren. Na de introductie van een aantal nieuwe middelen (derde generatie) in het afgelopen decennium (taxanen, gemcitabine, vinorelbine, topo-isomeraseremmers) geldt een combinatie van een van deze middelen met cisplatine of carboplatine als standaardchemotherapie voor patiënten in een goede conditie (ECOG PS 0-1). Voor patiënten in een matige of slechte conditie is veel minder duidelijk of chemotherapie wel voordelen oplevert; de overlevingswinst lijkt in de uitgevoerde analyses slechts gering en derhalve kan chemotherapie in deze situatie niet als standaard worden beschouwd. In tabel 16.8 zijn enkele vaak gebruikte cytostatica en werkzame combinaties vermeld. Deze combinaties worden ook toegepast in combinatie met locoregionale behandeling.

Tabel 16.8 Cytostatica voor toepassing bij het niet-kleincellig longcarcinoom.

oud	veelgebruikte combinaties
mitomycine	
ifosfamide	
etoposide	
vindesine	
high-dose epirubicine	
veelgebruikt	
cisplatine	
carboplatine	
gemcitabine	cisplatine-gemcitabine
paclitaxel	cisplatine-paclitaxel
docetaxel	cisplatine-docetaxel
vinorelbine	cisplatine-vinorelbine
irinotecan	carboplatine-paclitaxel
	carboplatine-gemcitabine
pemetrexed	cisplatine-pemetrexed

Targeted therapie

Recent zijn er veel nieuwe inzichten verworven in de moleculaire biologie van kanker en is er een aantal verschillen tussen normale en kankercellen geïdentificeerd. Deze kennis heeft bijgedragen aan het ontwikkelen van nieuwe antitumorgeneesmiddelen die gericht zijn op de specifieke kenmerken van de kankercel of zijn micromilieu. Deze 'targeted' therapieën, epidermale groeifactorreceptor (EGFR-)remmers en de angiogeneseremmers, hebben theoretisch minder bijwerkingen.

EGFR-remmers (erlotinib en gefitinib) kunnen leiden tot remissie. Bij niet-kleincellig longcarcinoom (NSCLC) is dit vooral het geval bij specifieke EGFR-mutaties die vaker voorkomen bij Aziaten, vrouwen, niet-rokers en longtumoren van het type adenocarcinoom. Andere mutaties (in EGFR en K-ras) leiden tot resistentie. Bij onbehandelde patiënten met gemetastaseerd NSCLC geven EGFR-remmers geen voordeel, maar bij eerder behandelde patiënten geeft erlotinib een overlevingswinst van twee maanden. Recente subgroepanalyse (Rosell et al., 2009) van patiënten met een longtumor van het type adenocarcinoom met een EGFR-mutatie waarbij erlotinib als eerstelijnsmedicatie gegeven werd, laat een overleving zien van 27 maanden (95%-CI 22,7-31,3).

Het angiogeneseremmende VEGF-antilichaam bevacizumab als eerstekeusbehandeling met chemotherapie geeft een overlevingswinst van twee maanden bij gemetastaseerd NSCLC.

> - Chemotherapie geeft verbetering van symptomen en een beperkte levensverlenging bij geselecteerde patiënten met een gemetastaseerd niet-kleincellig longcarcinoom.
> - Erlotinib en bevacizumab zijn tot op heden de enige geregistreerde 'targeted' therapieën voor patiënten met niet-kleincellig longcarcinoom.

Endobronchiale therapie

Bij een klein aantal patiënten wordt bij toeval of in verband met klachten een zogeheten röntgenologisch occult longcarcinoom gevonden. Bij een deel van deze patiënten is de afwijking alleen endobronchiaal zichtbaar. Met hoge-resolutie-CT (HRCT), fluorescentiebronchoscopie, PET en door nauwkeurig te biopteren kan de mate van uitbreiding in de bronchuswand en in eventuele lymfeklieren redelijk betrouwbaar worden vastgesteld. Als het een zeer beperkt proces betreft, zonder aanwijzingen voor doorgroei door de bronchuswand en/of uitzaaiing naar lymfeklieren, kan een lokale endobronchiale behandeling worden overwogen. Hiervoor zijn enkele endobronchiale technieken beschikbaar, zoals cauterisatie en NdYAG-laser, die kunnen resulteren in lokale genezing van het zeer kleine tumorproces.

Palliatieve therapie

Meer dan driekwart van de patiënten met een longcarcinoom zal na korte of langere tijd in een situatie komen dat er geen therapie meer mogelijk is gericht op afname van tumormassa en daardoor veelal ook op levensverlenging, zoals radiotherapie en/of chemotherapie. In die situatie moet bij iedere behandeling het verbeteren van de kwaliteit van leven van de patiënt het primaire doel zijn. De meest frequente klachten die bij het voortschrijdende longcarcinoom behandeld moeten worden, zijn cachexie, hoest, dyspnoe en pijn. Voor veel van deze klachten is behandeling mogelijk, variërend van medicamenteuze behandeling, ondersteunende therapie (bijv. zuurstof per neussonde), of een meer invasieve aanpak. Een lijst van klachten en symptomen en van de mogelijke oorzaken is opgenomen in tabel 16.9. Daarbij is tevens de mogelijke (invasieve) therapie vermeld. Palliatieve radiotherapie beoogt ook verbetering van de kwaliteit van leven door vermindering of voorkoming van klachten en symptomen. Voor deze therapie komen in aanmerking patiënten met een metastatische ziekte in slechte algemene conditie of met meer dan 10% gewichtsverlies, ongeacht het stadium of het histologische type van het proces. Klachten die met radiotherapie goed behandeld kunnen worden, zijn hemoptoë, hoest, dyspnoe, pijn door lokale tumordoorgroei of botmetastasen, slikklachten, v. cava-superiorsyndroom, recidiverende luchtweginfecties door bronchusafsluiting en symptomatische hersenmetastasen. Meestal volstaan lage bestralingsdoses om het beoogde effect te bereiken. Ook endoscopische behandeling (desobstructie door verwijderen endobronchiale tumor of inbrengen van een stent) van door luchtwegvernauwing ontstane dyspnoe kan een goede palliatie bewerkstelligen.

16.5.2 KLEINCELLIG LONGCARCINOOM

Van alle longtumoren is 16-20% van het kleincellige type. In een aantal opzichten onderscheidt dit type zich van het niet-kleincellige longcarcinoom. Slechts incidenteel lijkt er bij het stellen van de diagnose sprake te zijn van

Tabel 16.9	Klachten en mogelijkheden van palliatie door meer of minder invasieve therapie.	
klacht	mogelijke oorzaak	mogelijke therapie
kortademigheid pneumonie pleuravocht	luchtwegvernauwing	endobronchiale therapie (laser, cauterisatie, brachytherapie, stent) gericht op verruiming van de luchtweg pleuradrainage en eventueel pleurodese; soms pleuroperitoneale shunting
hemoptoë	tumor in luchtweg	endobronchiale therapie (laser, cauterisatie, brachytherapie)
cachexie	obstructie van de slokdarm	voedingsgastrostomie (PEG-katheter)
pijn	botmetastasen	radiotherapie
	tumordoorgroei	pijnstilling met behulp van epidurale, intrathecale katheters chordotomie en andere neurolytische technieken voor pijnstilling
	dreigende fractuur	orthopedische ingrepen voor (dreigende) osteolytische fracturen
hoest	luchtwegvernauwing pneumonie	endobronchiale therapie (laser, cauterisatie, brachytherapie, stent) gericht op verruiming van de luchtweg
stuwing hoofd	v. cava-superiorsyndroom	radiotherapie stent in de v. cava superior

een resectabele tumor, veelal is er reeds sprake van metastasering, zowel lymfogeen als hematogeen. Onbehandeld is de prognose buitengewoon slecht. De mediane overleving is, afhankelijk van de uitgebreidheid op het moment van diagnose, zes weken tot drie maanden. Al decennia is chemotherapie de hoeksteen van de behandeling van deze tumor. Er zijn zeer veel middelen met activiteit tegen deze tumor (tabel 16.10 en 16.11), vele hiervan worden nauwelijks of niet meer gebruikt. De momenteel meest gebruikte combinatie is cisplatine-etoposide. De forse myelotoxiciteit van de tot voor kort veelgebruikte combinatie van cyclofosfamide, doxorubicine en etoposide, en de uit een meta-analyse blijkende betere resultaten van cisplatinebevattende chemotherapie, maakt dat de combinatie van cisplatine met etoposide moet worden beschouwd als de standaardtherapie. De myelotoxiciteit hiervan is beperkt en dat maakt ook dat het tamelijk gemakkelijk gelijktijdig gegeven kan worden met radiotherapie.

Hoe lang de optimale duur van chemotherapie is, is onbekend. Uit verscheidene onderzoeken is duidelijk geworden dat onderhoudsbehandeling na vier tot zes kuren niet zinvol is, voor cisplatine-etoposide worden vier kuren optimaal beschouwd.

Behandeling van patiënten met beperkte ziekte

Chemotherapie resulteert in zeer fraaie tumorregressie ($\geq$ 80%), bij een gering aantal patiënten in een langdurig ziektevrije overleving en sporadisch zelfs in genezing. Bij veel patiënten ontstaat echter na korte of langere tijd een tumorrecidief in het gebied van de primaire tumor. Het is daarom zinvol lokale behandeling toe te voegen aan chemotherapie. Het beste resultaat wordt bereikt als radiotherapie kort na het starten van de chemotherapie wordt gegeven, bijvoorbeeld tijdens de tweede of derde kuur. Hoe hoog de radiotherapie gedoseerd moet worden is niet definitief vastgesteld, maar algemeen wordt aangenomen dat een dosering van 45-50 Gy minimaal noodzakelijk is. Fractionering van deze dosering in twee- tot driemaal daags kleine fracties lijkt een nog iets beter resultaat te geven. Voor patiënten met een zeer beperkte ziekte ($T_{1,2}N_{0,1}$) is chirurgie de behandeling van eerste keuze, hoewel nooit in gecontroleerd onderzoek is aangetoond dat deze aanpak beter is dan chemotherapie met radiotherapie. Na deze lokale behandeling is postoperatieve chemotherapie geïndiceerd.

De duur van de behandeling beperkt zich tot vier à zes cycli. Hiermee kan een tweejaarsoverleving van 25-40% worden bereikt en een mediane overleving van achttien tot twintig maanden.

> Gelijktijdige chemotherapie en bestraling, deze laatste zo vroeg mogelijk toegediend, is de voorkeurstherapie voor patiënten met kleincellige longkanker zonder metastasen.

Ook voor patiënten met aantoonbare hematogene metastasen is combinatiechemotherapie de standaardbehandeling. Toevoegen van radiotherapie lijkt de prognose niet te verbeteren, hoewel er mogelijk subgroepen zijn met

Tabel 16.10	Middelen in gebruik tegen kleincellig longcarcinoom.
klasse	
alkylerende middelen	cyclofosfamide
topo-isomerase II-remmers	etoposide
antracyclines	doxorubicine epirubicine
mitoseremmers	
– vinca-alkaloïden	vincristine
– taxanen	paclitaxel
topo-isomerase I-remmers	topotecan irinotecan
platinumderivaten	cisplatine carboplatine
antimetabolieten	gemcitabine

Tabel 16.11	Standaardcombinaties van chemotherapeutica.		
middelen	dosering	schema	frequentie
eerste keuze			
EP			
cisplatine	80 mg/m²	dag 1	om de 3 weken
etoposide	120 mg/m²	dag 1, 2, 3	
tweede keus			
CDE			
cyclofosfamide	1000 mg/m²	dag 1	om de 3 weken
doxorubicine	45 mg/m²	dag 1	
etoposide	100 mg/m²	dag 1, 2, 3 of 1, 3, 5	
CAV			
cyclofosfamide	1000 mg/m²	dag 1	om de 3 weken
doxorubicine	50 mg/m²	dag 1	
vincristine	1,4 mg/m²	dag 1	

goede prognostische factoren die hiervan wel voordeel lijken te hebben. Vier cycli met cisplatine-eoposide gelden ook hier als standaard. Voor deze patiënten geldt ook dat door het zo nodig geven van ondersteunende therapie, zoals het geven van hematopoëtische groeifactoren, als G-CSF en erytropoëtine, de toxiciteit van de chemotherapie vermindert en de kwaliteit van leven tijdens de therapie verbetert.

Hersenmetastasen

Van het kleincellig longcarcinoom is bekend dat er zeer frequent hersenmetastasen voorkomen; bij langdurige overleving zal meer dan 60% van de patiënten hiervan verschijnselen krijgen. Aangenomen wordt dat deze zeer kleine metastasen al aanwezig zijn op het moment dat de diagnose kleincellig longcarcinoom wordt gesteld. Om deze reden is al decennialang gepleit voor profylactische bestraling van de hersenen bij patiënten met goede prognostische tekenen, zoals een complete respons na chemotherapie. Inmiddels is duidelijk geworden dat niet alleen de frequentie van het symptomatisch worden van deze metastasen afneemt, maar dat ook de overleving in de behandelde groep beter is. Profylactische bestraling is daarmee standaardbehandeling geworden voor patiënten met kleincellig longcarcinoom; dit geldt voor patiënten met beperkte en uitgebreide ziekte.

De behandeling van symptomatische hersenmetastasen bestond van oudsher uit radiotherapie. Bij het merendeel van de patiënten verbetert de situatie door de combinatie van dexamethason en radiotherapie gedurende een aantal weken, maar de prognose van deze patiënten is slecht. Omdat hersenmetastasen vaak een teken zijn van progressie van het ziekteproces, is in diverse onderzoeken inmiddels het effect van chemotherapie geëvalueerd. Dit effect is min of meer vergelijkbaar met dat van radiotherapie en is zeker vergelijkbaar met het effect op metastasen elders in het lichaam. Bij de keuze van de behandeling van hersenmetastasen moet dan ook vooral worden gekeken in hoeverre chemotherapie noodzakelijk is en naar de mogelijkheden ervan, eventueel in combinatie met radiotherapie.

Ook voor het niet-kleincellig carcinoom geldt dat behandeling primair radiotherapeutisch is. Bij één of enkele metastasen, gedocumenteerd met de meest gevoelige techniek (MRI) kan stereotactische radiotherapie worden overwogen. Het toepassen hangt sterk af van de prognose van de patiënt, voor zover bepaald door andere factoren dan de hersenmetastasen.

Bij uitgebreidere metastasen geldt ook dat radiotherapie de behandeling van eerste keuze is. Toepassen van chemotherapie resulteert eveneens in een vergelijkbare respons als bereikt kan worden bij extracraniële metastasen. Een belangrijk onderdeel van palliatieve therapie is in deze situatie ook het gebruik van hoge doses corticosteroïden om het veelal aanwezige oedeem rond de metastasen terug te dringen, langer gebruik zal echter doorgaans al na korte tijd leiden tot veel bijwerkingen en daarom is therapie gericht tegen de metastasen vrijwel altijd te prefereren.

- De behandeling van kleincellig longcarcinoom (uitgebreide ziekte) is chemotherapie.
- Profylactische hersenbestraling is de standaardbehandeling voor patiënten met kleincellig longcarcinoom; dit geldt voor patiënten met beperkte en uitgebreide ziekte.

Tweedelijnstherapie

Na het stoppen van de chemotherapie treedt helaas bij veel patiënten na korte of langere tijd opnieuw tumorgroei op. In dergelijke situaties is het mogelijk wederom chemotherapie te geven; voor de keuze van de middelen is bepalend hoe de tumor in eerste instantie heeft gereageerd op de eerdere behandeling en hoe lang de patiënt heeft gereageerd op de eerstelijnsbehandeling. De definities van gevoelige en resistente tumoren zijn internationaal geaccepteerd en op grond daarvan kan de tweedelijnstherapie goed worden bepaald (tabel 16.12).

16.6 Metastatische tumoren in de long

Longmetastasering kan als volgt plaatsvinden:
- diffuus door het longparenchym van beide longen, waarbij in zeldzame gevallen ook tumor wordt gevonden in een bronchus;
- als solitaire longmetastase (presenteert zich als 'coin lesion');
- als solitaire bronchusmetastase, wat het onderscheid met een primair longcarcinoom moeilijk kan maken.

16.6.1 MECHANISMEN VAN METASTASERING

Bij de meeste tumoren is de prognose van de patiënt afhankelijk van het wel of niet optreden van metastasen. Metastasering is een nog niet geheel begrepen proces. Aan het eind van de negentiende eeuw stelde Halsted dat verspreiding van kanker volgens een vast patroon verloopt: eerst van de primaire tumor naar de lymfeklieren

Tabel 16.12	Definities van gevoelige en resistente tumoren.
resistente tumor	tumor reageert progressief gedurende eerstelijnstherapie tumor reageert progressief binnen drie maanden na laatste chemotherapie (mogelijk voorafgegaan door kortstondige respons)
gevoelige tumor	tumorrespons gedurende minstens drie maanden na (laatste) chemotherapie (kan gevolgd worden door progressiviteit)

en pas daarna naar verder gelegen plaatsen. Een recentere hypothese veronderstelt dat kanker een systeemziekte is: kleine tumoren zijn niet meer dan een vroege manifestatie van deze systeemziekte. Beide theorieën hebben hun beperkingen en gaan voorbij aan wat er bekend is over tumorprogressie en tumormetastasering. Een derde model probeert beide eerdergenoemde theorieën te combineren. Volgens deze hypothese, ook wel de oligometastasehypothese genoemd, heeft kanker een biologisch spectrum, met als uitersten een tumor die gelokaliseerd blijft en een tumor die in zijn vroegste ontwikkelingsfase reeds metastaseert. Neovascularisatie of (neo)angiogenese is noodzakelijk voor de groei van een tumor, maar daarnaast is ook aangetoond dat ingroei van nieuwe capillairen in de tumor het metastaseringsproces bevordert. Verschillende tumoren blijken angiogenetische factoren te produceren die de nieuwe vaatgroei bevorderen.

Het lijkt er dus op dat het metastaseringsproces zich in twee fasen voltrekt: de eerste fase wordt gekenmerkt door een lokaal invasief proces, terwijl in de tweede fase tumorcellen in bloed- of lymfevaten groeien. Vooral deze tweede, angiogenetische fase lijkt van belang voor het manifest worden van metastasen.

16.6.2 INCIDENTIE

De incidentie van metastasen van extrathoracale tumoren naar het longparenchym varieert van 20 tot 54%. Hiermee is de long het orgaan waar van alle extrapulmonale maligniteiten de meeste metastasen voorkomen, met uitzondering van de tumoren in het afvloedgebied van de v. portae, waar de lever de eerste plaats van metastasering is (portale route). Hematogene metastasering van de meeste tumoren naar de long kan worden verklaard door het feit dat de veneuze bloedstroom van de meeste organen primair via de vena cava naar de rechter harthelft stroomt en vandaar naar de longcapillairen (cavale route). Daarom zijn longmetastasen vooral afkomstig van tumoren van de mammae en de nieren, maar ook van de uterus en het hoofd-halsgebied. Ook metastasering vanuit het colon naar de longen komt relatief vaak voor, hoewel de lever als eerste filterstation fungeert voor de tractus digestivus en de long dus meestal als tweede station. Een uitzondering hierop vormt het rectum, dat een directe veneuze afvloed naar het hart heeft. Daarnaast metastaseren chorioncarcinoom, osteosarcoom, testistumoren, melanoom, ewingsarcoom en schildkliercarcinoom veelal naar de long, maar deze tumoren komen niet vaak voor. Bij kinderen is de primaire tumor nogal eens een wilms-tumor, een maligne teratoom of een osteosarcoom.

16.6.3 KLINISCHE VERSCHIJNSELEN EN BEELDVORMING

Vanwege de perifere ligging veroorzaken hematogene metastasen vaak pas laat klachten: hoesten, pijn, opgeven van bloederig sputum bij endobronchiale metastasen en kortademigheid. Een enkele keer presenteert een subpleurale metastase zich met een spontane pneumothorax. Hematogene metastasen laten op de thoraxfoto een kenmerkend beeld zien van multipele, scherp begrensde en in grootte wisselende, ronde haarden ('cannon-balls'). Zelden treedt holtevorming op; ook verkalkingen zijn zeldzaam.

Hoge-resolutie-computertomografie (HRCT) en positronemissietomografie (PET) zijn essentiële onderdelen van de diagnostiek van longmetastasen. In driekwart van de gevallen komen longmetastasen multipel voor, en doorgaans worden ze in de periferie van de longen gevonden als noduli van verschillende grootte. Ruim een derde van de metastasen heeft een gladde, scherp omschreven rand. Metastasen van een adenocarcinoom hebben voornamelijk een irregulaire of wazige rand; een irregulaire rand wordt echter ook gezien bij metastasen van andere tumortypen. Indien een solitaire haard wordt gevonden, kan de differentiatie tussen een primair longcarcinoom en een longmetastase moeilijk zijn, zeker wanneer de rand onregelmatig is. Bij metastasen met een holte is de meest voorkomende tumorsoort een plaveiselcelcarcinoom, dat vaak afkomstig is van een hoofd-halstumor. Holtevorming kan ook worden gezien bij sarcoommetastasen, maar is zeer zeldzaam bij adenocarcinomen. Verkalking in een metastase komt wel eens voor bij metastasen van een osteosarcoom of van een chondrosarcoom.

Het stellen van de diagnose kan moeilijk zijn. Indien men weet dat eerder een kwaadaardige tumor werd gevonden en ook het soort tumor bekend is, wordt al snel aan de mogelijkheid van metastasering gedacht, zeker indien de röntgenfoto in het routinepakket van het vervolgonderzoek is opgenomen. Een HRCT-scan van de thorax of PET-scan levert niet zelden nog een aantal niet-vermoede haarden op en behoort daarom bij iedere verdenking op hematogene metastasering te worden uitgevoerd. De waarschijnlijkheid dat een nieuwe solitaire laesie een metastase is, hangt mede af van de aard van de primaire tumor. Bij patiënten met een sarcoom of melanoom is een nieuwe laesie naar alle waarschijnlijkheid een metastase, maar ook moet altijd rekening worden gehouden met een goedaardige tumor of een primair bronchuscarcinoom. Bronchoscopie onder doorlichting of een transthoracale punctie van deze haard kan het benodigde materiaal voor een cytologische of histologische diagnose leveren; ook bij een onbekende primaire tumor kan een transthoracale punctie aangewezen zijn. Bij multipele metastasen bij een bekende primaire tumor levert een punctie geen additionele klinische informatie op; een bronchoscopie is zelden diagnostisch. Het is echter wel aan te bevelen bij klachten een bronchoscopie te verrichten, omdat een enkele keer endobronchiale metastasering wordt gevonden, zoals soms voorkomt bij colorectale, nier- en mammatumoren.

Naast anamnese en lichamelijk onderzoek, thoraxfoto en een HRCT-scan van de thorax moet indien beschikbaar een PET-scan worden vervaardigd. Zo niet, dan dient ook een abdominale CT-scan te worden uitgevoerd. Bij tumoren waarbij frequent ook extrapulmonale metastasen voorkomen, kunnen botscintigrafie en CT of MRI van de hersenen geïndiceerd zijn.

16.6.4 THERAPIE

De behandeling is direct afhankelijk van de primaire tumor. Doorgaans betekent dit dat er geen in opzet curatieve behandeling mogelijk is. Het aantrekkelijke van de eerder beschreven oligometastasetheorie is dat patiënten die een beperkte metastasering lijken te hebben, kandidaat kunnen zijn voor in opzet curatieve therapie. Bij een beperkt aantal patiënten kan dan ook chirurgische therapie worden overwogen. De indicaties voor resectie van longmetastasen zijn nog steeds zoals in 1958 beschreven door Ehrenhaft en anderen: complete resectie van de primaire tumor, volledige resectie van de longmetastasen, met een laag operatierisico en behoud van een adequate longfunctie. Uit verschillende, niet-gecontroleerde onderzoeken lijkt resectie van één enkele metastase van een tumor van de mamma, nier, botten of colon een verlenging van de overleving of zelfs een toename van de vijfjaarsoverleving en genezing te geven.

Voor colorectale tumoren is een redelijke consensus bereikt, namelijk dat bij patiënten met maximaal drie longmetastasen (waarbij het niet van belang is of de metastasen uni- of bilateraal worden gevonden), geen aantoonbare metastasen elders, en een volledig verwijderde primaire tumor zonder recidief metastatectomie geïndiceerd kan zijn. Door resectie van één of meer longmetastasen van een sarcoom kan, ook wanneer er recidieven zijn opgetreden, bij ongeveer 30% van de patiënten een langdurige overleving worden bereikt.

De ingreep wordt uitgevoerd via thoracotomie, sternotomie voor bilaterale letsels, of uitzonderlijk via bilaterale anterieure thoracotomie (zogeheten clam shell of motorkapincisie) bij zeer uitgebreide laesies. Thoracoscopische benadering (VATS) wordt voorbehouden voor diagnostiek en patiënten met een perifeer gelegen solitaire longmetastase.

De prognose van patiënten met hematogene longmetastasen wordt bepaald door het histologische type van de primaire tumor (longmetastasen van kiemceltumoren hebben een betere prognose dan metastasen van andere tumoren), de uitgebreidheid (één longmetastase heeft een betere prognose dan meer metastasen), de tijdsduur na het verwijderen van de primaire tumor (betere overleving bij een ziektevrij interval van meer dan 36 maanden dan bij een interval van slechts 0-11 maanden) en de mogelijkheid een gunstige invloed op dit beloop uit te oefenen (complete resectie gunstiger dan incomplete). In de kliniek komt nogal eens de situatie voor van een patiënt met een solitaire laesie in de long bij een tevoren al bekende maligniteit elders. Vaak is het onmogelijk op grond van kliniek, en zelfs in het gunstigste geval cytologisch of histologisch onderzoek van een klein biopt, uit te maken of de laesie een metastase is of een primair longcarcinoom. In die situatie hoort de patiënt het voordeel van de twijfel te krijgen en dient de laesie te worden verwijderd. Aanvullende kleuringen en bepalingen van de verwijderde tumor kunnen vaak uitsluitsel geven over de aard van de laesie en de eventuele relatie met de eerder behandelde maligniteit. Ook de rol van inductie of adjuvante chemoherapie bij patiënten met meer uitgebreide longmetastasen is nog niet met zekerheid bepaald.

> Indicaties voor pulmonale metastasectomie zijn:
> 1. complete resectie van de primaire tumor;
> 2. volledige resectie van de longmetastasen;
> 3. voldoende cardiopulmonale reserve.

16.7 Goedaardige tumoren van luchtwegen en longen

16.7.1 EPITHELIALE TUMOREN

Tot de epitheliale tumoren behoren onder andere de papillomen, die multipel (papillomatose) en solitair voorkomen. Bij de papillomatose speelt het humaan papillomavirus een rol, terwijl het solitaire papilloom vooral bij rokers wordt gevonden. Goedaardige epitheliale longtumoren zijn het glandulair adenoom, waarbij onder andere het alveolair / papillair adenoom, het adenoom van het speekselkliertype en mucineus adenoom worden onderscheiden.

16.7.2 MESENCHYMALE TUMOREN

Mesenchymale tumoren worden onderverdeeld op basis van het weefsel waarvan zij uitgaan zoals fibroom, lipoom, leiomyoom, hemangioom, en neurogene tumoren zoals het neurofibroom en het schwannoom. De meest voorkomende mesenchymale tumor is het hamartoom. Van oudsher wordt voor deze afwijking de term hamartoom gebruikt; het betreft echter wel degelijk een neoplasie. De tumor bestaat vooral uit kraakbeen, maar ook andere structuren zoals vet of bot kunnen worden aangetroffen. De lokalisatie is zowel centraal als perifeer, zowel enkelvoudig als multipel. Verkalkingen komen in 10-20% van de gevallen voor. Meestal wordt de diagnose bij thoracotomie of thoracoscopie gesteld na enucleatie of wigexcisie. Soms is endobronchiale therapie mogelijk.

16.8 Tracheatumoren

In principe kunnen tumoren die in de bronchi voorkomen ook primair in de trachea gelokaliseerd zijn. Dit geldt zowel voor de goedaardige als voor de kwaadaardige tumoren. Primaire tumorlokalisaties op het niveau van de trachea zijn echter zeldzaam en 80% daarvan is maligne.

Klinisch worden deze tumoren pas ontdekt naar aanleiding van symptomen die worden veroorzaakt door obstructie van de trachea (> 50% van het lumen geobstrueerd). Soms is hemoptoë of heesheid een eerste signaal. Een verkeerde interpretatie van de symptomen bij het achterwege blijven van een succesvolle behandeling kan tot uitstel van de diagnose leiden. Via bronchoscopie kan een biopt worden genomen voor het stellen van de histologische diagnose en kan de uitgebreidheid van het proces worden vastgesteld. Aanvullende beeldvormende diagnostiek (HRCT-scan, echo, PET-scan) kan informatie geven over de extratracheale uitbreiding van het proces.

De meest voorkomende tumor is het plaveiselcelcarcinoom, dat gerelateerd is aan rookgewoonten, zoals dat ook geldt voor het larynx- en het bronchuscarcinoom.

Niet gerelateerd aan de inhalatie van agentia die verband houden met roken, zijn de tumoren die uitgaan van de seromuceuze klieren. De tweede tracheatumor in frequentie van voorkomen is het adenocysteuze carcinoom. De patiënten met een dergelijk carcinoom zijn dikwijls jonger dan degenen bij wie een plaveiselcelcarcinoom wordt gediagnosticeerd. Het adenocysteuze carcinoom is een lokaal agressieve tumor die relatief laat metastaseert en waarschijnlijk een lage groeisnelheid heeft.

De behandeling bestaat uit chirurgie, waarbij men beoogt de tumor volledig te verwijderen en een 'end-to-end'-anastomose wordt aangelegd. Tot maximaal zes trachearingen kunnen worden verwijderd. Na niet-radicale ingrepen kan radiotherapie volgen. In geval van niet-resectabele processen kan lasertherapie of het plaatsen van een stent tijdelijk uitkomst bieden.

16.9 Tumoren van de pleura

16.9.1 PLEURITIS CARCINOMATOSA

Maligne pleuravocht is een veelvoorkomend klinisch probleem bij patiënten met een maligniteit. In post mortem studies werd bij 16% van de patiënten die overleden aan een maligniteit een pleuritis carcinomatosa aangetroffen. Van patiënten die overleden aan pleurale metastasen had ongeveer de helft van hen pleuravocht. Een maligniteit is een van de belangrijkste oorzaken van exsudatief pleuravocht. Bij patiënten met kanker in de voorgeschiedenis is de aanwezigheid van pleuravocht in 90% van de gevallen maligne van aard.

Het longcarcinoom is de meest voorkomende oorzaak van maligne pleuravocht. Bij 7-16% van alle bronchuscarcinomen ziet men in het beloop van de ziekte pleuravocht optreden. Indien de pleuritis carcinomatosa voorkomt als gevolg van een niet-kleincellig longcarcinoom, spreekt men in de nieuwe TNM-classificatie van M_{1a}, stadium IV. Voorheen werd de pleuritis carcinomatosa als T_4 beschouwd en geclassificeerd als stadium IIIB. Indien de pleuritis carcinomatosa het gevolg is van een kleincellig longcarcinoom, is er sprake van 'extensive disease'.

Bij presentatie heeft ongeveer 75% van de patiënten met maligne pleuravocht symptomen. Dyspnoe is het meest voorkomende symptoom (bij ongeveer 50% van de patiënten). Hoeveelheden van meer dan 500 ml pleuravocht kunnen met een thoraxfoto worden aangetoond. De thoraxfoto is voldoende sensitief om symptomatisch pleuravocht aan te tonen of uit te sluiten. De echografie en computertomografie (CT) van de thorax zijn geschikt om een kleine hoeveelheid pleuravocht aan te tonen. Thoracocentese is de eerste procedure bij de analyse van pleuravocht. Een tweede thoracocentese verhoogt de kans op het vaststellen van een maligniteit. In het kader van de diagnostiek van pleuravocht dient cytologisch en microbiologisch onderzoek te worden verricht. Daarnaast is biochemische analyse van het pleuravocht gewenst met in ieder geval de bepaling van het LDH, totaaleiwit en pH. Bij patiënten met onverklaard exsudatief pleuravocht kan medische thoracoscopie worden overwogen indien het verkrijgen van de diagnose therapeutische consequenties heeft. De behandeling van een patiënt met maligne pleuravocht en daaraan gerelateerde symptomen met een goede performance status bestaat uit een ontlastende pleurapunctie, gevolgd door maatregelen om een recidief van het pleuravocht te voorkomen. Afhankelijk van de aard van de onderliggende maligniteit kan de behandeling bestaan uit pleurodese en/of systemische therapie. Voor veel tumoren geldt dat er, voordat men met de therapie begint, gepuncteerd wordt vanwege het dode-ruimte-effect met de daaraan gekoppelde risico's van verhoogde toxiciteit. Pleurodese kan worden verricht door het verstuiven van talkpoeder tijdens een thoracoscopie of het inbrengen van talksuspensie via een thoraxdrain. Het succespercentage van beide vormen van pleurodese is nagenoeg gelijk en bedraagt circa 90%. Een patiënt met pleuravocht bij een gemetastaseerde maligniteit heeft over het algemeen een slechte prognose.

16.9.2 MESOTHELIALE TUMOREN

Van de mesotheliale cellen die de pleura bekleden kunnen goedaardige en kwaadaardige tumoren uitgaan. Tot de goedaardige groep behoort de adenomatoïde tumor, tot de kwaadaardige groep het maligne mesothelioom. Tot de laatste groep behoren ook veel zeldzame varianten met heterologe elementen. Gelet op de incidentie wordt alleen het maligne mesothelioom besproken.

Maligne mesothelioom

Bijna alle maligne mesotheliomen hebben een diffuus groeipatroon, waarbij zowel de pleura visceralis als de pleura parietalis betrokken is. In een vroeg stadium is vaak sprake van multipele, kleine noduli of plaques. Gelokaliseerde maligne mesotheliomen zijn zeldzaam.

Er worden drie verschillende histologische typen van het maligne mesothelioom onderscheiden, namelijk het epitheliale type, het sarcomatoïde type en het mixed type. Het merendeel van de mesotheliomen is van het epitheliale type (50%). Het sarcomatoïde type komt in 10% van de gevallen voor en het resterende deel is van het mixed type. Immunohistochemische markers zijn nodig om onderscheid te kunnen maken tussen het mesothelioom en metastasen van een carcinoom. De aanwezigheid van slijm in het cytoplasma van de tumorcellen, CEA, keratine 7, thyroid transcription factor (TTF)1 en/of MOC31 past meer bij adenocarcinoom, terwijl positiviteit voor vimentine, calretinine, cytokcratine 6, nucleair bèta-catenine bij sommige mesotheliomen gezien wordt. In 1994 is een nieuw stadiëringsschema volgens het TNM-systeem geïntroduceerd. Het merendeel van de patiënten presenteert zich met stadium III (48%) en IV (40%). Slechts een beperkt aantal patiënten bevindt zich in stadium I (3%) of II (9%).

Bij ongeveer 80% van de patiënten bij wie de diagnose maligne mesothelioom is gesteld, kan op basis van de anamnese een relatie met blootstelling aan asbest worden vastgesteld. Asbest is een vezelige delfstof die vooral vanwege de verstevigende, duurzame en hittebestendige eigenschappen wordt gebruikt. Voordat de overheid wetgeving tot stand bracht (1993), werd asbest gebruikt in de bouw, voor isolatie, remvoeringen, als asbestpapier en voor diverse andere toepassingen. De algemene bevolking wordt slechts in zeer geringe mate blootgesteld aan asbest. In 2001 overleden 350 mannen en 55 vrouwen aan een maligne mesothelioom. Door nadere analyse van de tot nu toe bekende gevallen is de prognose van 960 nieuwe gevallen in 2025 naar beneden bijgesteld. Verwacht wordt nu dat de piek van circa 480 gevallen per jaar rond 2017 zal zijn bereikt. Over het algemeen bestaat er een latentietijd van twintig tot vijftig jaar tussen het tijdstip van blootstelling aan asbest en het moment waarop het maligne mesothelioom zich openbaart. Een zeer korte latentietijd is echter ook beschreven.

Mineralogisch worden verschillende hoofdvormen onderscheiden, zoals het chrystotiel (witte asbest), behorend tot de serpentinegroep. Daarnaast is er de blauwe asbest en de bruine asbest, behorende tot de amfibolen. Ruim 90% van het commercieel toegepaste asbest bestaat uit chrystotiel. Meestal is er in de beroepssfeer sprake van blootstelling aan gemengde vezels. Wereldwijd blijft het asbestprobleem vooralsnog in volle omvang bestaan. Blauwe en bruine asbest hebben een hogere carcinogene werking dan witte asbest.

Overigens kunnen onder invloed van asbest ook nog andere manifestaties op het niveau van de pleura voorkomen. Hiertoe behoren hyaliene verdikkingen van de pleura en asbestpleuritis. Voor de long geldt dat bij asbestexpositie asbestose (longfibrose) kan ontstaan en dat er bij rokers een additief effect op het krijgen van longkanker bestaat.

Het pathogenetisch mechanisme is niet geheel duidelijk. Men neemt aan dat asbestvezels via de lymfebanen naar de pleura migreren en daar ter plaatse een prikkeling van mesotheelcellen induceren. In het bijzonder de coating van de vezels door ijzer zou daarbij een grote rol spelen. Via het vrijkomen van zuurstofradicalen zouden mutaties in het DNA van de mesotheelcellen kunnen ontstaan en dit zou een autonome groei kunnen inluiden.

Klinische presentatie

Het klachtenpatroon van patiënten met een diffuus mesothelioom is weinig specifiek. Soms vindt men bij toeval een geringe pleura-effusie. De meeste patiënten klagen over thoracale pijn, dyspnoe en algehele malaise. De kortademigheid moet dikwijls worden toegeschreven aan de ontwikkeling van pleuravocht en atelectase van de long. Het tumorproces speelt zich veelal gedurende een lange tijd locoregionaal af.

Op een conventionele thoraxfoto kan de aanwezigheid van pleuravocht, pleuraplaques of een verkleining van de hemithorax zichtbaar zijn. Een CT-scan kan additionele informatie verschaffen over de ingroei in fissuren.

Het stellen van de diagnose is vaak moeilijk, maar is meestal mogelijk op grond van thoracoscopische of chirurgische pleurabiopten. Er dient echter een representatief aantal biopten te worden genomen. In 90% van de gevallen kan na het verkrijgen van adequaat pleuravocht of van multipele (thoracoscopische) pleurabiopten de juiste diagnose worden gesteld.

Behandeling

De behandelingsresultaten van het diffuse maligne mesothelioom zijn teleurstellend. De meeste patiënten overlijden binnen elf maanden na het stellen van de diagnose. In zeldzame gevallen is chirurgische behandeling (extrapleurale pneumonectomie) aangewezen, vaak in combinatie met radiotherapie en/of chemotherapie. Bij deze ingreep vindt er een en-bloc-resectie plaats van het hemidiafragma, het pericard en de long met de pleura parietalis. Gezien de aanzienlijke morbiditeit, dient deze ingreep alleen te worden uitgevoerd door ervaren chirurgen. Patiënten die hiervoor in aanmerking komen worden geselecteerd op basis van onder andere een goede performance status, een vroeg stadium van de ziekte zonder mediastinale lymfekliermetastasen of metastasen op afstand, het epitheliale subtype en een adequate cardiopulmonale functie. Lokale palliatieve maatregelen ter controle van pleuravocht kunnen bestaan uit een partiële pleurectomie of pleurodese met talk.

Het toepassen van radiotherapie op de aangedane hemithorax is zeer beperkt gezien de ernstige bijwerkingen. Radiotherapie kan wel worden toegepast als palliatieve behandeling bij lokale pijnklachten. Het gebruik van profylactische radiotherapie op de insteekopeningen van drains of thoracoscopietoegangen ter preventie van entmetastasen is omstreden en wordt op dit moment niet routinematig toegepast.

Circa 85% van de patiënten met een mesothelioom komt niet in aanmerking voor een chirurgische resectie. Bij deze patiënten is slechts palliatieve behandeling mogelijk. Chemotherapie kan een onderdeel vormen van de palliatieve behandeling. De meeste cytostatica tonen echter een zeer beperkte effectiviteit, meestal met radiologische responspercentages van minder dan 10. Cisplatina, gebruikt als single agent, toont een hoger responspercentage van 20. Een meta-analyse uit 2002 toonde aan dat combinatietherapie hogere responspercentages oplevert dan monotherapie, met name als cisplatina hiervan deel uitmaakt. Destijds leek de combinatie van cisplatina en doxorubicine de hoogste effectiviteit te hebben.

In 2003 en 2005 werden twee gerandomiseerde fase-III-studies gepubliceerd betreffende de behandeling van patiënten met een mesothelioom met de combinatie van cisplatina en derdegeneratie-foliumzuurantagonisten pemetrexed of raltirexed. Deze combinaties bleken superieur in vergelijking met monotherapie met cisplatina, niet alleen wat betreft overleving maar ook wat betreft kwaliteit van leven. In 2008 werd echter een gerandomiseerde multicentrische studie (MS01) gepubliceerd waarin 'best supportive care' werd vergeleken met cytostatische behandeling (vinorelbine of de combinatie mitomycine, vinblastine en cisplatina). In deze studie kon geen overlevingsvoordeel of verbetering van kwaliteit van leven worden aangetoond in de chemotherapiegroepen. Op dit moment wordt echter de combinatie cisplatina en pemetrexed beschouwd als standaardbehandeling voor het maligne mesothelioom, hoewel met deze combinatie geen gerandomiseerde studies zijn uitgevoerd met 'best supportive care' als controlegroep. Er lijken steeds meer aanwijzingen te komen vanuit 'enkelgroeps'-studies dat tweedelijnschemotherapie een rol zou kunnen spelen bij de behandeling van het mesothelioom. Een standaardbehandeling in deze setting is echter nog niet gedefinieerd.

In toenemende mate spelen nieuwe behandelstrategieën een rol bij de behandeling van het mesothelioom. Angiogenesis lijkt een voorname plaats te gaan innemen in de antikankertherapie. Er worden behandelingen ontwikkeld die zich bijvoorbeeld richten op de vascular endothelial growth factor (VEGF), hoewel een recente studie met bevacicumab (IgG monoklonaal antilichaam tegen VEGF) in een gerandomiseerde fase-II-studie geen overlevingsvoordeel liet zien bij patiënten die behandeld werden met carboplatine en gemcitabine. Ook wordt er veel onderzoek gedaan naar de effectiviteit van tyrosinekinaseremmers zoals sorafinib en sunitinib.

Als chemotherapie geen effect heeft, resteert alleen nog palliatieve behandeling, zoals het aanbrengen van talk op de pleura teneinde hinderlijke overmatige pleura-effusies tegen te gaan, en medicamenteuze pijnbestrijding. In de Nederlandse situatie is het ook belangrijk de patiënt en zijn nabestaanden over de thans bestaande compensatieregeling te informeren.

> Chemotherapie bestaande uit de combinatie cisplatina en pemetrexed wordt als standaard eerstelijnstherapie beschouwd bij patiënten met een maligne mesothelioom.

16.10 Tumoren van het mediastinum

In het mediastinum wordt een grote verscheidenheid aan congenitale misvormingen en gezwellen gevonden. De voornaamste daarvan worden hierna kort besproken. Door hun vaak langzame groei veroorzaken mediastinale tumoren gewoonlijk pas laat mechanische klachten. Deze zijn dan verdacht voor maligniteit. Voorbeelden zijn:
- hoesten of stridor door druk op trachea of hoofdbronchi;
- slikklachten door compressie van de oesofagus;
- uitgezette halsvenen bij een v. cava-superiorsyndroom;
- heesheid door druk op de n. laryngeus recurrens;
- hoestbuien en bronchospasmen door druk op de n. vagus.

De meest voorkomende tumor in het mediastinum is het thymoom, gevolgd door de lymfomen, kiemceltumoren en neurogene tumoren.

Bij de differentiaaldiagnose van tumoren in het mediastinum moeten naast primaire tumoren of cysten ook secundair pathologische processen worden betrokken. Daarbij is het belangrijk of er sprake is van een patiënt op de kinderleeftijd of van een volwassene. Het percentage maligne afwijkingen bij kinderen ligt hoger. Bij volwassenen zijn de neurogene tumoren, cysten (bronchogene, pericardiale of enterogene cysten), thymomen en lymfomen de meest frequent voorkomende tumoren in het mediastinum. In deze leeftijdsgroep moeten als tumor imponerende afwijkingen, zoals struma, aneurysma, ontstekingsproces of hernia worden uitgesloten.

Van de symptomatische mediastinale tumoren is ongeveer de helft maligne. Het overgrote deel van de asymptomatische tumoren is goedaardig.

16.10.1 THYMUSVERGROTINGEN

De thymus bestaat uit een rechter en linker kwab met mediastinale en cervicale uitlopers (H-vorm) en ligt aan de voorkant in het bovenste mediastinum. Bij de geboorte is de thymus relatief het grootst en weegt dan gemiddeld 13 gram, bij het bereiken van de puberteit weegt hij gemiddeld 35 gram, waarna geleidelijk involutie optreedt. Als deze lang uitblijft, spreekt men van thymus persistens. Vergrotingen van de thymus komen relatief weinig voor. Thymusweefsel in het voorste mediastinum kan gelokaliseerd zijn tot op het diafragma.

Thymushyperplasie wordt gedefinieerd als een toename in grootte en gewicht zonder duidelijke histologische veranderingen. Het is echter bekend dat het gewicht per leeftijdsgroep sterk kan variëren. Bij compressieverschijnselen kan chirurgisch ingrijpen vereist zijn. Bij de thymushyperplasie die bij myasthenia gravis voorkomt, wordt het beeld bepaald door de histologische verandering in de zin van lymfefollikels met kiemcentra. De precieze rol van thymectomie bij myasthenia gravis is nog niet bepaald, maar kan leiden tot langdurige remissie.

Thymuscysten kunnen eveneens grote afmetingen aannemen en in aanmerking komen voor chirurgische therapie.

Thymomen zijn tumoren die uitgaan van het thymusepitheel. Het spectrum van tumoren in de thymus is vrij groot (zie tabel 16.13).

Het thymoom is de meest frequent voorkomende tumor van het voorste en bovenste mediastinum. De tumor wordt in de leeftijdsgroep tot 50 jaar in een verhoogde frequentie gezien. Er bestaat geen voorkeur voor geslacht, ras of geografie. In 50% van de gevallen zijn er lokale klachten. Ook kunnen thymomen voorkomen in relatie met myasthenia gravis, pure erytrocytaire aplasie en hypogammaglobulinemie. Op de CT-scan zijn thymomen vaak niet rond.

Het thymoom is te beschouwen als een maligne tumor van epitheliale cellen. De macroscopische bevindingen zijn dan ook uitermate belangrijk. De WHO heeft voor thymomen de indeling van Muller-Hermelink gevolgd (A, AB, B1-3, C), maar over deze classificatie bestaat nog veel discussie. Het histologische beeld kan sterk variëren en al of niet gecombineerd zijn met een lymfocytaire component. Als er atypie is van de tumorcellen, wordt het een B2, B3 of C. De lymfocyten zijn polyklonaal en hebben in de B1-B3-tumoren (corticale type) vaak een immatuur T-cel-fenotype.

De vraag is of een histologische diagnose voorafgaande aan operatie noodzakelijk is, omdat chirurgie voor de meeste tumoren in het voorste mediastinum de aangewezen behandelingswijze is. Bij een niet-resectabele laesie op CT-scan is een preoperatieve incisiebiopsie raadzaam om de precieze histologische aard te bepalen. Operabele laesies kunnen het best onmiddellijk in hun geheel worden verwijderd om het kapsel niet te doorbreken. Bij kleine tumoren kan dit nu ook via een minimaal invasieve toegangsweg (VATS, robotchirurgie). Bij initieel niet-resectabele tumoren kan inductietherapie toegepast worden. Bij een goede respons kan dan daarna chirurgische resectie volgen.

Het thymoom kan ook in de hals, schildklier, long en pleura voorkomen (*ectopisch thymoom*). Differentiaaldiagnostische verwarring kan voorkomen met carcinoom en lymfoom. Het herkennen van de lobulaire bouw is belangrijk.

Tabel 16.13 Classificatie van tumoren van de thymus (WHO-classificatie, aangepast).

epitheliale tumoren

1	thymomen – type A (medullair) – type AB (gemengd) – type B1 (overwegend corticaal; organoïd) – type B2 (corticaal) – type B3 (goed gedifferentieerd thymuscarcinoom)
2	thymuscarcinoom (type C-thymoom) – plaveiselcelcarcinoom – lymfo-epithelioom gelijkend carcinoom – sarcomateus carcinoom, spoelcelcarcinoom en carcinosarcoom – heldercellig carcinoom – basaloïdcarcinoom – muco-epidermoïdcarcinoom – papillair carcinoom – ongedifferentieerd carcinoom adenocarcinoom
3	epitheliale thymustumor met kenmerken die het midden houden tussen een thymoom en thymuscarcinoom

neuro-endocriene tumoren

1	carcinoïdtumoren – klassiek – spoelcellig – gepigmenteerd – met amyloïd – atypisch – mucineus
2	kleincellig carcinoom
3	grootcellig neuro-endocrien carcinoom

kiemceltumoren

1	seminoom
2	embryonaal carcinoom
3	dooierzaktumor
4	chorioncarcinoom

5	teratoom
	– matuur teratoom
	– immatuur teratoom
	– teratoom met additionele maligne component:
	  a. type I: met een andere kiemceltumor, bijv. seminoom of dooierzaktumor
	  b. type II: met een niet-kiemcel epitheliale component, bijv. adenocarcinoom of plaveiselcelcarcinoom
	  c. type III: met een maligne mesenchymale component, bijv. rabdomyosarcoom of angiosarcoom
	  d. type IV: met iedere combinatie van het hiervoor genoemde (meest voorkomend is de combinatie van type I en III)

6	niet-teratomateuze gemengde kiemceltumor

Tabel 16.13	Classificatie van tumoren van de thymus (WHO-classificatie, aangepast) (vervolg).
lymfoïde, histiocytaire en dendritische celtumoren	
1	hodgkin-lymfoom (vooral nodulair scleroserend)
2	mediastinaal grootcellig B-cellymfoom
3	T-lymfoblastair lymfoom
4	extranodale marginale zone B-cellymfoom van het MALT-type
5	langerhans-cel histiocytose
6	zuiver histiocytair lymfoom (kan een complicatie vormen voor een kiemceltumor)
7	folliculair dendritische celtumor
8	overige lymfoïde, histiocytaire en dendritische celtumoren
mesenchymale tumoren	
1	lipoom
2	thymolipoom
3	thymoliposarcoom
4	solitaire fibreuze tumor
5	maligne rabdoïde tumor
6	synoviaal sarcoom
7	andere mesenchymale tumoren
tumorachtige laesies	
1	thymushyperplasie
2	lymfoïde hyperplasie (lymfofolliculaire thymitis)
3	multiloculaire thymuscyste
thymustumoren of kieuwbooggerelateerde tumoren in de hals	
1	ectopisch hamartomateus thymoom
2	ectopisch cervicaal thymoom
3	spoelcellig epitheel; tumor met thymusachtige differentiatie (SETTLE)
4	carcinoom met thymusachtige differentiatie (CASTLE)
metastasen	
niet te classificeren tumoren	

Thymuscarcinomen zijn histologisch duidelijk maligne (WHO-type C). Bij de verschillende histologische typen is een tweedeling te onderscheiden. Enerzijds de laaggradige typen: goed gedifferentieerd plaveiselcelcarcinoom, het basaloïdcarcinoom en het muco-epidermoïdcarcinoom waarbij nog kans is op een beperkte tumorload, terwijl anderzijds bij de overige histologische (hooggradige) typen de tumor vaak al ver uitgebreid is en dan ook

Tabel 16.14	Klinische stadiëring voor thymoom.
Stadium (volgens Masaoka 1981, 1994)	
I	macroscopisch en microscopisch compleet omkapseld; tumor-ingroei in, maar niet door kapsel behoort ook bij dit stadium
II	microscopische doorgroei door kapsel heen, of macroscopische invasie in het thymus omgevende vetweefsel of vastzittende aan omgeving, maar niet door mediastinale pleura of pericard heen groeiend
III	macroscopische doorgroei in omgevende organen, bijvoorbeeld pericard, grote vaten of long
IV	(IVa) pleurale of pericardiale uitbreiding (IVb) lymfatische of hematogene metastasen

niet radicaal operabel is. Immunohistochemisch onderzoek kan van belang zijn voor het onderscheid met andere carcinomen: thymuscarcinomen zijn vaak (70-80%), maar niet altijd, CD5-positief in tegenstelling tot andere carcinomen.

De stadiëring (tabel 16.14) en behandeling zijn voor thymomen en thymuscarcinomen in beginsel hetzelfde. Kapseldoorgroei is gedefinieerd als groei door het kapsel heen. De kans op recidief hangt samen met de resectabiliteit. Deze wordt bepaald door de afwezigheid van infiltratieve groei in de omgevende organen (voor het thymoom geldt dat ingroei de tumor niet irresectabel maakt, agressieve chirurgie in ervaren handen is essentieel).
Na chirurgie kan in stadium II bij sommige histologische typen (B2 en B3), gezien de grotere kans op recidieven, postoperatieve radiotherapie gegeven worden (het thymoom is zeer radiosensibel). In stadium III is onder sommige omstandigheden radiotherapie geïndiceerd.

Het merendeel van de thymomen heeft een gunstige prognose. Dit wordt in essentie bepaald door de aan- of afwezigheid van kapseldoorgroei, en minder door het tumortype. De vijfjaarsoverleving is voor stadium I en II circa 90% en daalt voor stadium III en IV naar 65% en 50%.

De prognose van de laag- en hooggradige thymuscarcinomen is minder gunstig dan bij thymomen: de vijfjaarsoverleving is respectievelijk 70 en 16%.

De stadiumindeling van thymomen heeft bij thymuscarcinomen geen prognostische betekenis. Metastasen op afstand zijn bij thymomen zeldzaam. De meeste recidieven ontstaan binnen drie jaar. Bij deze patiënten is het verdere beloop vaak ongunstig.

> Thymoom is de meest voorkomende thymustumor. Operabiliteit met vrije snijranden is de belangrijkste prognostische factor.

16.10.2 KIEMCELTUMOREN

Kiemceltumoren ontstaan uit gonadaal weefsel, dat buiten de gonaden vooral voorkomt in de zogeheten kiemlijst. Deze ligt in de mediaanlijn die loopt van de glandula pinealis tot het presacrale gebied. Het mediastinum is de meest voorkomende lokalisatie: 50-70% van alle extragonadale tumoren komt voor in het mediastinum. De tumoren ontstaan door transformatie van kiemcelelementen en manifesteren zich in de groep van 20- tot 40-jarigen.

De tumoren kunnen worden onderverdeeld in benigne en maligne gezwellen. De benigne tumoren bestaan uit zogenoemde uitgerijpte teratomen en kunnen een grote variatie aan normale celelementen bevatten, zoals slijmvlies, huid, haren en zelfs tanden. Maligne tumoren kennen dezelfde onderverdeling als beschreven bij de gonadale kiemceltumoren.

De maligne cellen kunnen met name bèta-HCG en alfa-1-foetoproteïne produceren, die kunnen functioneren als serologische en histologische tumormarkers. In uitzonderlijke gevallen kunnen ook andere hormonen worden geproduceerd.

Patiënten met een maligne extragonadale kiemceltumor in het mediastinum hebben in verhouding tot patiënten met dezelfde tumoren uitgaande van de testikels of het retroperitoneum een slechte prognose. Tot in 50% van de gevallen is een falende behandeling beschreven. De initiële behandeling van deze tumoren bestaat uit polychemotherapie. In tweede instantie is veelal chirurgie nodig, zodat gedifferentieerd kan worden tussen resttumor, uitgerijpt teratoom en necrose. Bij zuivere seminomen wordt na chemotherapie in eerste instantie afgewacht; bij een grote restmassa die PET-positief is kan radiotherapie gegeven worden indien resectie niet mogelijk is.

16.10.3 NEUROGENE TUMOREN

De neurogene tumoren gelden als de meest voorkomende mediastinale gezwellen. Ze doen zich bijna altijd voor als ronde of ovale, glad begrensde tumoren, geheel achter in het mediastinum gelegen. Ze kunnen uitgaan van de intercostale zenuwen, sympathische ganglia en van cellen die een chemoreceptorkenmerk hebben. Deze tumoren kunnen op alle leeftijden voorkomen, maar worden relatief frequent gezien op de kinderleeftijd. De volgende typen kunnen worden onderscheiden.
- *Neurilemmoom* (eventueel maligne variant) en *neurofibroom* (eventueel maligne variant), alsmede gezwellen van de schede van Schwann en/of het perineurium, gewoonlijk uitgaande van een intercostale zenuw of een spinale wortel, soms van de n. vagus. Ze zijn goedaardig, maar een klein percentage kan op den duur maligne degenereren. Bij groei door een foramen intervertebrale ontstaat een zandlopertumor met gevaar van compressie van het ruggenmerg. Neurofibromen kunnen deel uitmaken van een neurofibromatosis generalisata van von Recklinghausen.
- *Ganglioneuroom*, uitgaande van een sympathisch ganglion. Deze goedaardige tumor bevat ganglioncellen en zenuwvezels en komt vooral bij kinderen voor. Ook hierbij kan een zandlopertumor optreden.
- Het *ganglioneuroblastoom*, samengesteld uit onrijpe ganglioncellen, kan uitgebreid metastaseren.
- Het *neuroblastoom* is een slecht gedifferentieerde tumor van het sympathische zenuwstelsel en komt in een klein percentage eveneens in het mediastinum voor. Op het moment van diagnosestelling is vaak al metastasering opgetreden.
- Zeldzaam zijn het *feochromocytoom* en de *paragangliomen* uitgaande van de chemoreceptoren rond de aortaboog.

Neurogene tumoren moeten, ook als zij geen klachten veroorzaken, wegens de kans op maligniteit altijd geëxtirpeerd worden. Eventueel is thoracoscopische resectie via VATS of robotchirurgie mogelijk. De uitgebreidheid van de tumor dient echter altijd met behulp van MRI te worden vastgesteld.

Afhankelijk van de operatieve bevindingen en de uitslag van het histologische onderzoek is soms additionele therapie aangewezen. Bij een benigne tumor wordt de patiënt slechts gevolgd. Bij incomplete verwijdering van benigne afwijkingen is radiotherapie noch chemotherapie zinvol. Betreft het echter een maligne tumor en is het gezwel incompleet verwijderd, dan is radiotherapie en/of chemotherapie te overwegen. Neuroblastomen moeten worden behandeld afhankelijk van de mogelijkheid van radicale chirurgische behandeling; zo niet, dan zal eerst cytostatische behandeling in aanmerking komen.

> In het mediastinum komt een veelvoud van tumoren voor die histologisch sterk verschillend zijn. Wanneer een volledige resectie kan uitgevoerd worden, geniet onmiddellijke chirurgische excisie de voorkeur.

16.11 Samenvatting

Veel meer dan voorheen is de behandeling van maligne aandoeningen in de thorax een multidisciplinaire aanpak geworden. Chirurgie, radiotherapie en chemotherapie worden tegenwoordig vaak gecombineerd. Veel onderzoek zal echter nog moeten worden verricht voor de juiste timing en dosering van de verschillende therapievormen. De multidisciplinaire aanpak heeft er al toe geleid dat de prognose van met name het longcarcinoom iets verbeterd is. Feit blijft echter wel dat ten opzichte van andere tumorsoorten de prognose van het longcarcinoom nog steeds slecht is. Daarom zal verder moeten worden geïnvesteerd in onderzoek naar alternatieve therapieën, zoals receptorgemedieerde therapieën op basis van nieuwe inzichten in de onderliggende moleculaire mechanismen. De eerste medicamenten die op een dergelijke manier werken, komen thans ter beschikking, zoals de EGFR-inhibitoren. Tevens zal verder onderzoek noodzakelijk zijn om patiënten beter te kunnen selecteren wat betreft therapiekeuze. Daarbij kan onder andere gedacht worden aan genetic mapping, waarbij het genetisch profiel van het carcinoom in kaart wordt gebracht, waarna een voorspelling kan worden gegeven wat de prognose van de patiënt is na een bepaalde therapie.

Kernpunten

- Stoppen met roken is – op elke leeftijd – de beste preventieve maatregel om de hoge incidentie van longkanker terug te dringen.
- Adequate stadiëring is de basisvoorwaarde voor het opstellen van een evidence-based behandelplan.
- Voor adequate stadiëring is histologisch en/of cytologisch bewijs van mogelijk locoregionale of afstandsmetastasen nodig.
- Operatieve therapie van longkanker is de eerste keuze, tenzij dit op grond van stadiëringsonderzoek en/of fysiologische parameters niet zinvol is. Bij patiënten met radicaal geopereerd stadium II- of IIIA-niet-kleincellig longcarcinoom is adjuvante chemotherapie geïndiceerd.
- Voor stadium III-niet-kleincellig en beperkt kleincellig carcinoom is combinatiebehandeling – systeem + locoregionaal – standaard.
- Chemotherapie is voor stadium IV-niet-kleincellig en uitgebreid kleincellig longcarcinoom een belangrijk onderdeel van de palliatieve behandeling.

Literatuur

American Society of Clinical Oncology. Treatment of unresectable non-small-cell lung cancer. Guideline: update 2003. J Clin Oncol 2004;22:330-53.

Chen G, Marx A, Wen-Hu C, et al. New WHO histologic classification predicts prognosis of thymic epithelial tumors. A clinicopathologic study of 200 thymoma cases from China. Cancer 2002;95:420-9.

Gibbs AR, Thunnissen FBJM. Histological typing of lung and pleural tumours (3rd ed). Editorial. J Clin Path 2001;54:498-9.

Goldstraw P. (ed). International Association for the Study of Lung Cancer. Staging manual in thoracic oncology. 7th ed. Orange Park: Editorial Rx Press, 2009.

Mountain CF. Revisions in the International System for Staging Lung Cancer. Chest 1997;111(6):1710-7.

Cancer Treat Rev 2007;33(5):461-73.

Rosell R, Moran T, Queralt C et al. Screening for epidermal growth factor receptor mutations in lung cancer. N Engl J Med 2009;361(10):958-67.

Rowell NP, O'Rourke NP. Concurrent chemoradiotherapy in non-small cell lung cancer. Cochrane Database Syst Rev 2004(4):CD002140.

Rusch VW. Management of Pancoast tumours. Lancet Oncol 2006;7(12):997-1005.

Shields TW. General thoracic surgery. 6th ed. Volume 1, section VII. Pulmonary resections. Philadelphia: Lippincott, Williams & Wilkins, 2005:411-600.

Silvestri GA, Tanoue LT, Margolis ML et al. The noninvasive staging of non-small cell lung cancer. The guidelines. Chest 2003;123:147s-56s.

Timmerman RD, Kavanagh BD, Cho LC, Papiez L, Xing L. Stereotactic body radiation therapy in multiple organ sites. J Clin Oncol 2007;25(8):947-52.

VIKC, CBO. Richtlijn Niet-kleincellig longcarcinoom: Stadiëring en behandeling. Vereniging van Intergrale Kanker Centra en Kwaliteitsinstituut voor de Gezondheidszorg, CBO, 2004.

Oesofaguscarcinoom

B.P.L. Wijnhoven, P.D. Siersema, K. Haustermans, H.W. Tilanus, T. Lerut

17.1 Inleiding

Wereldwijd stijgt de incidentie van het adenocarcinoom van de oesofagus bij een gelijkblijvende incidentie van het plaveiselcelcarcinoom. De diagnose wordt gesteld door oesofagoscopie met biopsie, waarna met endoscopische ultrasonografie, zo nodig met een aspiratiebiopsie van suspecte lymfeklieren, computertomografie van thorax en abdomen en uitwendige echografie van de hals het ziektestadium goed kan worden bepaald en een behandelplan kan worden opgesteld. Een op curatie gerichte behandeling bestaat uit een slokdarmresectie, eventueel gecombineerd met neoadjuvante therapie. Een zelf-ontplooibare stent of radiotherapie is op dit moment in het Nederlands taalgebied de meest gebruikte palliatieve behandeling. Gezien de diversiteit aan diagnostische mogelijkheden en het grote aantal, deels curatieve en deels palliatieve behandelingsopties, dient iedere patiënt met een oesofaguscarcinoom te worden behandeld door een multidisciplinair team van specialisten, zodat een optimaal behandelplan kan worden opgesteld en uitgevoerd

17.2 Epidemiologie en etiologie

17.2.1 EPIDEMIOLOGIE

Het oesofaguscarcinoom neemt wereldwijd wat betreft incidentie de achtste plaats in onder de kwaadaardige nieuwvormingen. In Nederland is de incidentie van het oesofaguscarcinoom nog steeds relatief laag volgens de gegevens van de Nederlandse kankerregistratie (www.ikcnet.nl): 13,0 per 100.000 voor mannen en 3,8 per 100.000 voor vrouwen in 2007. Voor België gelden ongeveer dezelfde incidentiecijfers: 11,6 per 100.000 voor mannen en voor vrouwen 2,9 per 100.000 (www.kankerregister.be).

Dit betekent dat in Nederland jaarlijks bij ruim 1600 patiënten een oesofaguscarcinoom wordt vastgesteld, met name bij mannen in de leeftijdscategorie 60-80 jaar. Met andere woorden: bijna 3% van alle mannen die kanker krijgen, heeft slokdarmkanker. Bij vrouwen ligt dat percentage lager en is dit bijna 1. In de jaren veertig van de vorige eeuw was het aandeel van het adenocarcinoom van de oesofagus slechts ongeveer 10% van de incidentie van het oesofaguscarcinoom, terwijl bij 90% van de patiënten een plaveiselcelcarcinoom werd vastgesteld. In de periode 1989-1992 werd in Nederland bij 40% van de patiënten met een oesofaguscarcinoom een adenocarcinoom vastgesteld. In 2005 was het aandeel van het adenocarcinoom van de oesofagus verder gestegen naar ongeveer 60%. Deze stijging is groter dan van enig andere maligniteit en wordt vooral gezien bij mannen tussen de 50 en 75 jaar. Een samenhang tussen het adenocarcinoom en de zogeheten Barrett-oesofagus (zie paragraaf 17.2.2) is waarschijnlijk, aangezien ook de incidentie hiervan is toegenomen in Nederland.

17.2.2 ETIOLOGIE

Epidemiologisch onderzoek heeft aangetoond dat (overmatig) alcohol- en tabaksgebruik als de belangrijkste twee risicofactoren voor de ontwikkeling van het plaveiselcelcarcinoom beschouwd moeten worden. Voedingsfactoren kunnen eveneens een belangrijke invloed hebben, bijvoorbeeld deficiënties van vitamine A, B, C en D. Carotenoïden, vitamine C en E en calciumsupplementen hebben mogelijk een preventief effect op het ontstaan. Nitrosaminen, afgeleid van nitrieten en nitraten uit de voeding, worden eveneens beschouwd als belangrijke carcinogenen. Het regelmatig gebruik van acetylsalicylzuur of andere NSAID's zou echter een beschermend effect hebben, met een reductie van het relatieve risico op het ontstaan van oesofaguscarcinomen (odds ratio van 0,67 voor adenocarcinomen en van 0,58 voor plaveiselcelcarcinomen). Ook een infectie met *Helicobacter pylori* zou een beschermend effect hebben op het ontstaan van het adenocarcinoom. Andere bekende risicofactoren zijn caustische slokdarmverbranding, radiotherapie op de slokdarm, achalasie, oesofageale 'webben' en het plummer-vinson-syndroom.

Chronische gastro-oesofageale reflux en het hiermee samenhangende ontstaan van Barrett-slokdarm zijn de belangrijkste risicofactoren voor het ontstaan van het adenocarcinoom van de slokdarm. In een grootschalig nationaal onderzoek in Zweden (1995-1997) kon een sterke en vermoedelijk causale relatie worden aangetoond tussen gastro-oesofageale reflux en adenocarcinoom van de slokdarm en gastro-oesofageale overgang. Hoe frequenter, hoe ernstiger en hoe langduriger de symptomen van gastro-oesofageale reflux, des te groter was de kans op het ontstaan van een adenocarcinoom (odds ratio 43,5). Verschillende onderzoeken hebben deze bevindingen inmiddels bevestigd. Daarnaast is er een lineair evenredige relatie tussen obesitas (m.n. abdominaal gelokaliseerde obesitas uitgedrukt in 'body mass index') en het risico op een adenocarcinoom van de slokdarm: hoe hoger de 'body mass index' hoe groter de kans op slokdarmkanker. Een voor de hand liggende verklaring is het vaker optreden van reflux bij obese mensen. Obesitas is echter ook een onafhankelijke risicofactor voor het ontstaan van slokdarmkanker.

Chronische reflux van maagzuur en/of duodenumsap in de slokdarm kan lijden tot een ontsteking van de slokdarm en bij sommigen tot de vorming van Barrett-epitheel. Een Barrett-oesofagus is een verworven aandoening van de distale oesofagus, waarbij het plaveiselepitheel vervangen is door metaplastisch cilinderepitheel. De ware prevalentie van de Barrett-oesofagus is moeilijk te bepalen, omdat de afwijking bij veel personen nooit ontdekt wordt.
Maligne ontaarding in een Barrett-slokdarm verloopt stapsgewijs via laaggradige en hooggradige dysplasie. De kans op het ontwikkelen van slokdarmkanker bij een persoon met een Barrett-slokdarm wordt geschat op 0,5-0,7% per jaar. Indien reeds hooggradige dysplasie aanwezig is, is het risico op een carcinoom hoger en bedraagt 7-10% per jaar. Daarom worden alle personen met een Barrett-slokdarm regelmatig endoscopisch gecontroleerd om maligne ontaarding in een vroeg stadium te detecteren en daarmee de kans op een curatieve behandeling te vergroten. De kosteneffectiviteit van surveillanceprogramma's staat echter ter discussie. Endoscopische controle van de groep patiënten met Barrett-slokdarm die het grootste risico heeft op maligne ontaarding, met name personen met lang segment Barrett (> 3 cm), is waarschijnlijk wel zinvol. Tot op heden zijn er geen goede weefsel- of bloedmarkers beschikbaar om deze groep te identificeren.

- Jaarlijks wordt bij circa 1600 patiënten in Nederland de diagnose slokdarmkanker gesteld, met name bij mannen tussen de 50 en 75 jaar.
- Roken en overmatig alcoholgebruik zijn de belangrijkste risicofactoren voor het plaveiselcelcarcinoom en gastro-oesofageale reflux en obesitas voor het adenocarcinoom van de slokdarm.

17.3 Klinische verschijnselen

Verreweg het grootste deel van de patiënten met een oesofaguscarcinoom presenteert zich met klachten van belemmerde voedselpassage (dysfagie). Andere symptomen zijn retrosternale pijn, pijn bij het eten (odynofagie) en hikken. Niet zelden wordt een 'asymptomatisch' slokdarmcarcinoom gediagnosticeerd bij analyse van anemie of een klinisch manifeste bloeding van de bovenste tractus digestivus na het starten van bloedverdunnende medicatie (fig. 17.1). De huidige trend om relatief jonge patiënten (jonger dan 45 jaar) met dyspeptische klachten op proef medicamenteus te behandelen voordat nadere diagnostiek wordt verricht, is alleen verantwoord wanneer bij elke patiënt specifiek naar alarmsymptomen wordt gevraagd.

> Gestoorde voedselpassage is een alarmsymptoom en endoscopisch onderzoek dient plaats te vinden, ongeacht de leeftijd van patiënt.

17.4 Diagnostisch proces

Flexibele endoscopie is het onderzoek van keuze bij patiënten die worden verdacht van een oesofaguscarcinoom. Bij endoscopie kan direct weefsel worden verkregen voor histologisch onderzoek. In veel gevallen is dit onderzoek voldoende om de diagnose te stellen bij patiënten met passageklachten, aangezien bij de meeste patiënten ten tijde van het stellen van de diagnose een zichtbare tumormassa aanwezig is (fig. 17.2). Het is hierbij van belang om de afstand van de bovengrens en ondergrens van de tumor tot aan de tandrij te noteren en ook de ligging van de gastro-oesofageale overgang (GOJ). Deze 'landmarks' zijn belangrijk voor de te plannen chirurgische en/of radiotherapeutische behandeling. Een grotere uitdaging is het om vroege neoplastische laesies te diagnosticeren, met name

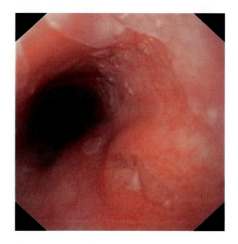

Figuur 17.1 Vroegslokdarmcarcinoom, toevalsbevinding.

bij patiënten met Barrett-slokdarm. Hiervoor wordt steeds vaker gebruikgemaakt van hoge-resolutie-endoscopie. Daarnaast kan de slokdarmmucosa met diverse kleurstoffen worden gekleurd (chromo-endoscopie). Lugol, indigo, karmijn, en methyleenblauw worden gebruikt om kleine laesies te accentueren bij periodiek onderzoek ('surveillance') van risicopatiënten. Ook kan door aanpassing van de kleur van het licht dat uit de endoscoop komt door het gebruik van filters ('narrow band imaging' en 'autofluorescence imaging') de detectie van vroege neoplastische afwijkingen in de slokdarm worden vergemakkelijkt. Sinds kort is de combinatie van de hiervoor genoemde technieken in één endoscoop mogelijk. Vooralsnog wordt dit toegepast in het kader van onderzoeksprojecten.

> Endoscopisch onderzoek met afname van biopten van de tumor is het onderzoek van keuze voor het stellen van de diagnose slokdarmkanker.

17.5 Classificatie en stadiëring

De slokdarm en daarmee de tumoren die ontstaan in de slokdarm kunnen worden ingedeeld in drie anatomische segmenten:
1. cervicale slokdarm; strekt zich uit vanaf de distale rand van het cricoïd tot de proximale rand van het manubrium sterni, ook wel de incisura jugularis sterni genoemd. De bovenste slokdarmsfincter bevindt zich op circa 15 cm van de tandrij;
2. bovenste thoracale slokdarm; van de incisura jugularis sterni tot aan de tracheabifurcatie (op ca. 25-27 cm van de tandrij);
3. onderste thoracale slokdarm; van de tracheabifurcatie tot de gastro-oesofageale overgang (GOJ) op ca. 38-40 cm van de bovenste tandrij).

De tumoren die gelegen zijn rond de GOJ behoren volgens de 7e UICC-TNM-classificatie (2009) tot de slokdarmtumoren. Zo worden bijvoorbeeld tumoren die hoofdzakelijk in de cardia gelegen zijn maar zich uitbreiden in de slokdarm nu gestadieerd volgens de richtlijnen van het slokdarmcarcinoom. Een andere veelgebruikte maar minder accurate classificatie voor tumoren in de distale slokdarm en GOJ is de indeling volgens Siewert (type I: distale slokdarmtumoren, type II: tumoren op de gastro-oesofageale overgang en type III: tumoren van de cardia). Vaak is de exacte lokalisatie en dientengevolge stadiëring preoperatief niet goed vast te stellen.

Nadat bij een patiënt de diagnose oesofaguscarcinoom is gesteld, is het noodzakelijk het TNM-stadium van een tumor zo nauwkeurig mogelijk te bepalen om de juiste behandeling voor te stellen.

De beste techniek om preoperatief het klinische T- en N-stadium vast te stellen is endoscopische ultrasonografie (EUS). Bij 25% van de patiënten met een oesofaguscarcinoom is het EUS-onderzoek incompleet, omdat de stenose niet gepasseerd kan worden. Over het algemeen hebben patiënten met een stenotisch, niet te passeren tumor een slechtere vijfjaarsoverleving. Stapsgewijs dilateren van de tumor gevolgd door een nieuwe poging met EUS is mogelijk, maar er bestaat een risico op perforatie van de slokdarm. Beter is het om met mini-echoprobes een stenotische tumor te stadiëren. De betrouwbaarheid waarmee met EUS het T- en N-stadium bepaald kunnen worden is respectievelijk ongeveer 78-94% en 64-82%, en is daarmee hoger dan met de CT-scan. Het met EUS aangetoonde stadium correleert sterk met de prognose en wordt dus meegewogen bij de beslissing om een patiënt wel of niet te opereren. Een patiënt met een T_4-tumor (ingroei in aangrenzende organen, bijv. trachea, long, pericard en/of aorta; dit is bij ongeveer 10% van de patiënten het geval en wordt via EUS vastgesteld) komt in principe niet meer in aanmerking voor primaire chirurgische behandeling (fig. 17.3). Bij een kleine T_1-tumor die zich beperkt tot de mucosa is een lokale endoscopische behandeling (endoscopische mucosectomie of ablatie) wellicht wel mogelijk en hoeft geen radicale chirurgie te worden uitgevoerd. Er moet worden opgemerkt dat de accuratesse van de EUS sterk afhankelijk is van de ervaring van de endoscopist en er dient dus eerst een 'learning curve' doorlopen te worden.

In tegenstelling tot de CT-scan, waar vooral de grootte van de lymfeklier het criterium is voor de kans op maligniteit, kunnen met de EUS meer in detail ook het echogene aspect (homogeen vs. heterogeen), de begrenzing (scherp vs. onregelmatig) en vorm (ovaal vs. rond) worden beoordeeld. Tijdens de uitvoering van de EUS bestaat tevens de mogelijkheid om een cytologische punctie te verrichten van verdachte lymfeklieren. Dit kan belangrijk zijn voor de verdere besluitvorming. De gerapporteerde sensitiviteit en specificiteit van de cytologische punctie van paraoesofageale klieren is 80-90%. Het verkrijgen van

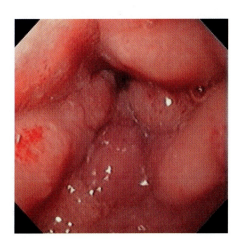

Figuur 17.2 Circulair slokdarmcarcinoom in de distale oesofagus.

cytologie van klieren is echter alleen zinvol als het een rol speelt bij de besluitvorming rond de beste (chirurgische/palliatieve) behandeling.

Computertomografie (CT) van thorax en abdomen en uitwendige echografie van de hals worden gebruikt om het preoperatieve M-stadium van een patiënt met een oesofaguscarcinoom te bepalen. De meest voorkomende metastasen op afstand zijn levermetastasen en metastasen in de supraclaviculaire en truncus coeliacus lymfeklieren; deze kunnen vaak cytologisch worden bevestigd door middel van een radiologisch of endoscopisch geleide biopsie of dunnenaaldaspiratie voor cytologisch onderzoek.

De laatste jaren wordt in toenemende mate gebruikgemaakt van de fluordeoxyglucose-positronemissietomografie (FDG-PET). FDG-PET is een non-invasieve beeldvormingstechniek die gebruikmaakt van het glucosemetabolisme om de metabolische activiteit te visualiseren van een tumor. FDG-PET zou naast de huidige technieken (EUS, CT, echo) de selectie van patiënten die in aanmerking komen voor curatieve behandeling kunnen verbeteren door het detecteren van metastasen op afstand. Nederlands onderzoek heeft echter laten zien dat de toegevoegde waarde slechts 4% bedraagt voor alle patiënten en 7% voor patiënten met stadium III-IV-slokdarmkanker. De extra kosten van de FDG-PET worden bovendien niet gecompenseerd door een reductie in de kosten van een operatie. Andere onderzoeken wijzen erop dat de FDG-PET-scan, en met name fusie PET-CT, na routine-stadiëringsonderzoek het tumorstadium en het behandelingsplan verandert bij ongeveer 20% van de patiënten en op deze wijze de kosten gerelateerd aan de behandeling drukt.

Metastasering

Groei en eventuele metastasering van een slokdarmcarcinoom kunnen op drie manieren plaatsvinden, te weten:
1. lokale uitbreiding; de tumor kan zich uitbreiden buiten de wand van de slokdarm en mediastinale structuren infiltreren, zoals de linker stambronchus of de trachea, de n. laryngeus recurrens, de aorta, het pericard, pleura/long of hiatus oesophagei.
2. lymfatische uitbreiding; de slokdarm heeft een bijzonder dicht netwerk van submucosale lymfevaten. Daardoor kunnen gemakkelijk en vroegtijdig uitzaaiingen ontstaan naar de lymfeklieren gelegen langs de slokdarm. Bij 40-80% van de patiënten worden ten tijde van de diagnose aangetaste lymfeklieren vastgesteld. Bij 20-30% van de patiënten met een tumor die beperkt is tot de (diepe) submucosa zijn metastasen in lymfeklieren rond de tumor aanwezig en bij circa 25% van deze zogenoemde vroege tumoren komen metastasen in de cervicale of abdominale lymfeklieren voor, terwijl de lokale lymfeklieren rond de tumor niet zijn aangetast; de zogenoemde skip-metastasen.

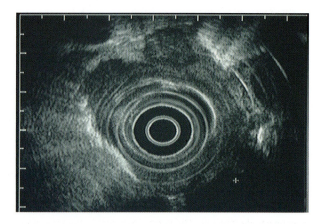

Figuur 17.3 Klinische T_4-tumor met ingroei in aorta (+).

3. hematogene verspreiding; orgaanmetastasen kunnen voorkomen in lever, longen, botten en bijnieren.

- Endosonografie van de slokdarm is het meest betrouwbare onderzoek om het T- en N-stadium van slokdarmkanker vast te stellen.
- CT-scan (evt. CT-PET-scan) en echo van de hals dienen te worden verricht om afstandsmetastasen uit te sluiten.

17.6 Prognostische factoren

Prognostische factoren van het slokdarmcarcinoom kunnen worden verdeeld in klinische, chirurgische, pathologische en genetische factoren. De belangrijkste klinische factor die correleert met de prognose is de mate van gewichtsverlies preoperatief. Een gewichtsreductie van meer dan 10% is prognostisch ongunstig vergeleken met patiënten zonder gewichtsverlies. Leeftijd en geslacht van de patiënt lijken minder van belang. De toegepaste chirurgische techniek (mate van klierdissectie) is mogelijk van belang en hierop zal later verder worden ingegaan. De huidige stadiëring van het oesofaguscarcinoom van de UICC is gebaseerd op de TNM-classificatie. Het tumorstadium (stadium I-IV) heeft een sterk prognostische waarde. Een radicale resectie (R0; microscopisch tumorvrije snijranden) biedt tot nu toe vrijwel de enige kans op langetermijnoverleving. Ook het aantal positieve klieren gedeeld door het aantal verwijderde klieren (de lymfeklierratio) of de aan- of afwezigheid van extracapsulaire groei van tumor in een klier heeft sterk prognostische waarde. De aanwezigheid van micrometastasen in lymfeklieren, zoals die kunnen worden aangetoond door middel van immunohistochemische technieken, is tevens prognostisch ongunstig. De belangrijkste prognostische variabele bij patiënten die neoadjuvante chemo(radio)therapie hebben ondergaan is de respons van de tumor: patiënten met een complete pathologische respons (geen tumor aantoonbaar

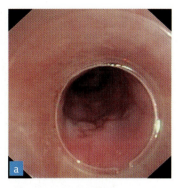 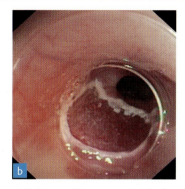 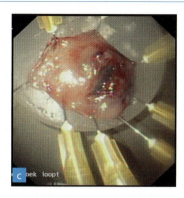

Figuur 17.4 (A) Endoscopisch mucosale resectie van een vroeg(plaveisel)carcinoom van de oesofagus. (B) Het mucosale defect na resectie van de laesie. (C) Na de resectie wordt het preparaat opgespeld om de uitbreiding betrouwbaar histologisch te kunnen vaststellen.

na histologisch onderzoek van het preparaat) hebben een veel betere overleving dan de groep non-responders. De groep van responders is evenwel beperkt en er zijn geen markers die al dan niet een respons op (radio)chemotherapie kunnen voorspellen. De ontwikkelingen binnen de moleculaire biologie hebben het ten slotte mogelijk gemaakt om genetische afwijkingen die een rol spelen bij het slokdarmcarcinoom verder in kaart te brengen. Verscheidene genetische afwijkingen en markers hebben eveneens prognostische waarde en kunnen behulpzaam zijn bij het voorspellen van het biologisch gedrag van de tumor, maar deze zijn nog niet gevalideerd.

> De belangrijkste prognostische factor bij het slokdarmcarcinoom is het TNM-stadium.

17.7 Therapie

17.7.1 ENDOSCOPISCHE BEHANDELING

Het voorloperstadium van slokdarmkanker, het Barrett-epitheel, kan met behulp van radiofrequente ablatie of fotodynamische therapie endoscopisch worden verwijderd. Een patiënt met een invasieve tumor die zich tot de mucosa beperkt, heeft een kleine kans op locoregionale lymfekliermetastasen. Deze kans bedraagt circa 1-3%. Dit rechtvaardigt een lokale resectie van de tumor. Een slokdarmresectie met uitgebreide lymfeklierdissectie gaat immers gepaard met een kans op mortaliteit die in de meeste centra hoger is dan de kans op kliermetastasen bij dergelijke vroege tumoren. Via een endoscoop kan de mucosa van de slokdarm worden gelift en vervolgens wordt de afwijking geëxcideerd. Deze zogeheten endomucosale resectie is in eerste instantie diagnostisch. De patholoog onderzoekt het preparaat en indien de afwijking inderdaad niet de submucosa penetreert en de snijvlakken vrij zijn, kan de behandeling als curatief worden beschouwd (fig. 17.4). Aanvullende behandeling van de resterende Barrett-slokdarm door middel van ablatie is daarna geïndiceerd, omdat deze patiënten een hoog risico hebben op een tweede maligniteit in de Barrett-slokdarm. Anderen kiezen voor een gemodificeerde slokdarmresectie met een beperkte lokale klierdissectie al dan niet via minimaal invasieve toegangstechnieken, die minder morbiditeit/mortaliteit kent.

17.7.2 CHIRURGIE

De behandeling van een niet tot de mucosa beperkt carcinoom (T_1 submucosaal-T_3) van de slokdarm is in het algemeen chirurgie. Ruime chirurgische resectie wordt bemoeilijkt door de ligging van de oesofagus nabij de trachea, de beide hoofdbronchi en, meer distaal, het pericard, de aorta en het diafragma. Over het algemeen wordt na een slokdarmresectie de maag gebruikt voor herstel van de continuïteit. De volgende mogelijkheden van oesofagusresectie zijn beschreven.

Transhiatale oesofagusresectie. Deze operatie werd reeds in 1933 beschreven door Grey Turner. Bij deze resectie wordt de oesofagus zonder thoracotomie verwijderd en wordt een anastomose in de hals gemaakt tussen de oesofagus en het orgaan ter reconstructie. Aanvankelijk werd bij deze methode geen lymfeklierdissectie in het achterste mediastinum toegepast, maar later werd duidelijk dat dit goed mogelijk is tot het niveau van de tracheabifurcatie.

Transthoracale oesofagusresectie met tweeveldslymfeklierdissectie. De vroege lymfogene metastasering in longitudinale richting, via de submucosale plexus langs de oesofagus naar het bovenste mediastinum en het abdomen, was voor Japanse onderzoekers reden om de tweeveldslymfeklierdissectie (in thorax en abdomen) in te voeren. Bij deze techniek wordt, naast een ruime lokale excisie van de primaire tumor, een lymfeklierdissectie uitgevoerd van het gehele mediastinum posterius via een separate thoracotomie en van de lymfeklieren langs de truncus coeliacus, de a. hepatica communis, de a. lienalis, alsmede van de lymfeklieren langs de curvatura minor en in het omentum minus.

Drieveldslymfeklierdissectie. Bij meer dan 20% van de patiënten met een distale tumor worden lymfekliermetastasen in de cervicale regio gezien. Dit metastaseringspatroon initieerde de toepassing van de drieveldslymfeklierdissectie (in thorax, abdomen en hals). De omvang van de lymfeklierdissectie (regionaal, tweevelds- of drieveldsdissectie) is controversieel.

Minimaal invasieve technieken. Sinds de jaren negentig van de vorige eeuw is de minimaal invasieve slokdarmchirurgie, slokdarmresectie via een laparoscopie/thoracoscopie, ontwikkeld. De eerste analyses laten een grotendeels vergelijkbare mortaliteit en morbiditeit zijn ten opzichte van de open, klassieke benadering, maar het lijkt er op dat de minimaal invasieve slokdarmresectie gepaard met minder bloedverlies en minder pulmonale complicaties. Het ontbreekt momenteel aan gerandomiseerde studies die minimaal invasieve technieken vergelijken met de open techniek. Wat betreft de oncologische uitkomsten is de follow-up nog niet lang genoeg. Ook zal verder onderzoek naar de kwaliteit van leven moeten plaatsvinden om een vermeend voordeel van de laparoscopische en thoracoscopische benadering (sneller herstel, minder pijn, cosmetiek) te bewijzen.

De te kiezen chirurgische benadering hangt af van de ervaring van de chirurg en het team. Daarnaast speelt de lokalisatie van de tumor en eventueel aangedane lymfeklieren zoals aangetoond met beeldvormend onderzoek een belangrijke rol. Tumoren gelegen boven het niveau van het middenrif en zeker tumoren boven de tracheabifurcatie (carina) op circa 30 cm van de tandrij vereisen over het algemeen een transthoracale chirurgische benadering en kunnen niet transhiataal radicaal geopereerd worden. Bij een tumor uitgaande van de gastro-oesofageale overgang met ingroei in de oesofagus kan gekozen worden voor een transhiatale benadering. Bij aanwezigheid van verdachte of cytologisch bewezen maligne klieren in de thorax is een thoracotomie echter noodzakelijk om een radicale klierdissectie mogelijk te maken. Een uitstekende toegang tot de oesofagus en klierstations in zowel de thorax als de buik wordt verkregen via een linkszijdige thoracophrenicotomie. Deze benadering wordt met name toegepast bij tumoren uitgaande van de distale slokdarm en gastro-oesofageale overgang.

Uitbreiding van de tumor onder de GOJ kan ook de keuze van de chirurgische techniek beïnvloeden. Tumoren die de fundus van de maag infiltreren of over een grote afstand langs de kleine curvatuur groeien, maken het soms onmogelijk om de maag te gebruiken voor continuïteitsherstel. In sommige gevallen is het noodzakelijk een subtotale slokdarmresectie met een totale maagresectie uit te voeren. Continuïteitsherstel kan worden verricht met een dunne darmlis (Roux-Y) of door middel van een coloninterponaat.

Onlangs werden de langetermijnresultaten gepubliceerd van een Nederlandse studie. Deze studie vergeleek de oncologische uitkomsten van een transhiatale slokdarmresectie (laparotomie met een beperkte klierdissectie) met die van een transthoracale resectie (tweeveldsklierdissectie via thoracotomie en laparotomie) bij 220 gerandomiseerde patiënten met een carcinoom van de oesofagus of GOJ. De vijfjaarsoverleving voor beide groepen bedroeg respectievelijk 34% en 36%. De resultaten van deze trial komen overeen met die in de internationale literatuur en geven aan dat een vijfjaarsoverleving van ruim 30% en een operatiesterfte van 5% en zelfs minder de norm is.

Complicaties na chirurgische behandeling

Bij meer dan de helft van de patiënten die een slokdarmresectie ondergaan, treden complicaties op. Pulmonale complicaties, zoals respiratoire insufficiëntie, atelectase of een pneumonie, treden bij 25-60% van de patiënten op en worden vaker waargenomen na een transthoracale ingreep. Cardiale ritmestoornissen (o.a. atriumfibrilleren) en myocardischemie worden waargenomen bij 15-20% van de patiënten. Tevens geldt er perioperatief een verhoog risico op trombo-embolische complicaties, zoals diepe veneuze trombose en een longembolie. Het is dus van groot belang om het anesthesie- en operatierisico juist in te schatten, samen met de patiënt een weloverwogen keuze te maken ten aanzien van de behandelingsopties en de patiënt goed te informeren over het postoperatief beloop. Preoperatieve optimalisatie van de cardiale en pulmonale toestand leidt mogelijk tot een significante verlaging van postoperatieve complicaties. Goed onderzoek naar de waarde hiervan is echter nog maar weinig verricht. Het inbrengen van een epidurale katheter voor continue postoperatieve pijnstilling biedt een voordeel met name voor het onderdrukken van pulmonale infecties.

De anastomose tussen de neo-oesofagus en de natieve oesofagus kan op twee niveaus worden aangelegd: hoogthoracaal of cervicaal. Bij een hoog-thoracale anastomose is de kans op lekkage kleiner, maar een dehiscentie van de intrathoracale naad kan levensbedreigende gevolgen hebben. Na een transhiatale resectie van de oesofagus ligt de anastomose altijd op cervicaal niveau. De anastomose is technisch eenvoudiger en de chirurg is vrij in de keuze van de route naar de hals: prevertebraal (bij voorkeur), retrosternaal of subcutaan (zelden toegepast). Een keerzijde van de cervicale anastomose is de grotere kans op een stembandparese als gevolg van een, meestal passagère, parese van de nervus laryngeus recurrens. De frequentie van naadlekkage is in de hals iets hoger dan in de thorax, maar leidt in de hals zelden tot mortaliteit. Klinisch manifeste lekkage waarbij de halswond geopend dient te worden voor drainage treedt op bij 10-15% van de patiënten. Verder is de kans op het ontstaan van een stenose van de cervicale anastomose aanzienlijk, namelijk tot 45%. Een naadstrictuur kan vrijwel altijd succesvol worden behandeld met endoscopische dilataties.

Een letsel van de ductus thoracicus tijdens resectie van de oesofagus is een potentieel levensbedreigende complicatie, maar de incidentie van een chylothorax na oesofagusresectie ligt tussen de 1 en 4%.

Relatie tussen aantal slokdarmresecties en mortaliteit

Over het algemeen geldt dat ervaring met de diagnostiek en behandeling van patiënten met slokdarmkanker essentieel is. De laatste jaren verschijnen er publicaties die een verband aantonen tussen het aantal slokdarmresecties en de mortaliteit van de ingreep: hoe meer ingrepen worden verricht in een ziekenhuis des te lager de mortaliteit die hiermee gepaard gaat. In de jaren negentig en in het begin van de eenentwintigste eeuw varieerde de mortaliteit van een slokdarmresectie voor kanker in Nederland tussen de 4% (hoog-volume-ziekenhuizen) en 13% (laag-volume-ziekenhuizen). Enkele onderzoeken laten ook een evenredige relatie zien tussen volume en langetermijn overleving na slokdarmresectie voor kanker. In Nederland heeft dit in 2006 geleid tot het invoeren van een maatregel ingesteld door de Inspectie voor de Gezondheidszorg. Alleen de ziekenhuizen die tien of meer slokdarmresecties voor kanker per jaar uitvoeren, mogen dit blijven doen. Recent onderzoek laat zien dat concentratie van slokdarmresecties in slechts een aantal ziekenhuizen de mortaliteit ook werkelijk kan laten dalen.

Het aantal van tien resecties per jaar is waarschijnlijk geen goede afkapwaarde: in Nederlandse ziekenhuizen waar tussen de tien en twintig resecties per jaar worden verricht is de mortaliteit van 10% nog steeds significant hoger dan de 5% mortaliteit in hoog-volume-ziekenhuizen (meer dan 20 resecties/jaar). Daarnaast zijn er laag-volume-ziekenhuizen die een lage mortaliteit kennen. Niet alleen het aantal resecties per jaar maar ook andere factoren zijn van invloed op de perioperatieve sterfte. Verschillen in infrastructuur, patiëntenselectie, expertise en toewijding van het multidisciplinaire behandelteam zijn waarschijnlijk net zo belangrijk. Uit een aantal onderzoeken lijkt het volume hoog-risico-operaties per *individuele* chirurg in tegenstelling tot het ziekenhuis (met meerdere chirurgen) samen te hangen met de mortaliteit van de ingreep. Verder onderzoek is gewenst naar de onderliggende factoren die de relatie tussen volume van slokdarmresecties verklaren.

17.7.3 NEOADJUVANTE THERAPIE

Ongeveer twee derde van de patiënten krijgt na een in opzet curatieve chirurgische behandeling een locoregionaal recidief en/of metastasen op afstand. De tot nu toe verrichte studies laten geen duidelijk voordeel zien van adjuvante radiotherapie en/of chemotherapie. Het doel van het geven van preoperatieve chemo- of chemoradiotherapie is het verkleinen van het tumorvolume om de kans op een microscopisch radicale resectie te vergroten.

Daarnaast is chemotherapie wellicht in staat micrometastasen in een vroeg stadium te elimineren. In een aantal meta-analyses van gerandomiseerde studies is de waarde van preoperatieve chemotherapie al dan niet in combinatie met radiotherapie aangetoond en wordt dit in veel landen als standaardbehandeling beschouwd. De waarde van neoadjuvante chemo(radio)therapie lijkt echter beperkt (5-17% absolute reductie van de tweejaarsoverleving) en voorbehouden aan een beperkte groep van patiënten (circa 20-25%) bij wie een compleet pathologische tumorrespons werd gezien. Ook in Nederland zal neoadjuvante chemoradiotherapie in de nabije toekomst waarschijnlijk steeds vaker worden toegepast.

17.7.4 DEFINITIEVE CHEMORADIOTHERAPIE

Een aantal patiënten met een in principe resectabel oesofaguscarcinoom komt niet voor een resectie in aanmerking vanwege aanwezige comorbiditeit. Een groot deel van deze patiënten wordt behandeld met radiotherapie al of niet gecombineerd met chemotherapie. Het doel is een langdurige tumorcontrole en palliatie van symptomen te bewerkstelligen en, in individuele gevallen, zelfs curatie. Radiotherapie en chemotherapie worden momenteel voornamelijk gelijktijdig gegeven (concomitante chemoradiotherapie) en slechts sporadisch sequentieel (radiotherapie na afloop van de chemotherapie).

Chemoradiatie is in de meeste centra momenteel de standaardbehandeling van het cervicaal gelokaliseerde oesofaguscarcinoom. Radicale chirurgie vereist in veel gevallen een resectie van de cervicale oesofagus, de hypofarynx en de larynx, wat het aanleggen van een permanent tracheostoma inhoudt. Een belangrijk voordeel van chemoradiotherapie ten opzichte van chirurgie is dat naast een lagere kans op acute morbiditeit en mortaliteit, de larynx gespaard blijft. Een nadeel van de combinatiebehandeling is de verhoogde kans op strictuurvorming in de bestraalde oesofagus.

Een T_4-oesofaguscarcinoom is een tumor die zich uitbreidt in de aangrenzende structuren, zoals de grote luchtwegen, de aorta of de pleura. De presentatie van een patiënt met een T_4-tumor is divers en kan variëren van een patiënt in een relatief goede conditie met minimale uitbreiding van de tumor in de pleura tot een patiënt in een slechte conditie met aanzienlijk gewichtsverlies en uitgebreide oesofagotracheale/bronchiale fisteling. Indien geen fisteling aanwezig is, kan ook voor deze groep chemoradiotherapie worden overwogen. Wanneer er sprake is van persisterende locoregionale ziekte na deze behandeling maar de tumor nu wel resectabel is, kan een slokdarmresectie alsnog worden overwogen.

De vijfjaarsoverleving na definitieve chemoradiotherapie is rond de 20-30% en lijkt vergelijkbaar met alleen chirurgie. Men dient zich echter te realiseren dat het vaak een geselecteerde groep patiënten betreft en deze gunstige overlevingsgetallen zijn alleen haalbaar bij ongeveer de helft van de patiënten die een radiologisch gunstige respons vertonen op de ingestelde chemoradiotherapie.

17.7.5 PALLIATIEVE BEHANDELING

De meerderheid van de patiënten met een oesofaguscarcinoom komt reeds bij eerste analyse niet (meer) voor operatie in aanmerking. Metastasen op afstand zijn opgetreden, de tumor is lokaal doorgegroeid in vitale structuren (long, aorta, pericard) of de cardiopulmonale conditie van de patiënt staat een grote operatie niet toe. Voor deze grote groep bestaat er, afhankelijk van de conditie van de patiënt en het stadium van de ziekte, een aantal palliatieve behandelingsmogelijkheden. Patiënten met (lymfeklier)metastasen op afstand en een redelijk tot goede conditie en niet te uitgebreide tumorload komen in aanmerking voor palliatieve chemotherapie al dan niet in combinatie met radiotherapie. Bij een goede reactie verminderen de passageproblemen en verbetert mogelijk de kwaliteit van leven. Of palliatieve chemotherapie ook leidt tot een overlevingswinst vergeleken met geen behandeling is echter niet onomstotelijk bewezen. Het ontbreekt helaas aan methodologisch goede studies met voldoende patiëntenaantallen en een homogene onderzoekspopulatie. De overleving van patiënten die niet in aanmerking komen voor palliatieve chemotherapie is gemiddeld niet langer dan zes maanden; gedurende deze periode moet voedselpassage gewaarborgd blijven. Er zijn verschillende palliatieve behandelingsmethoden voor stenoserende tumorprocessen in de oesofagus. Deze kunnen worden onderverdeeld in endoscopische en niet-endoscopische methoden. Een meerderheid van de patiënten blijkt op het moment dat de diagnose oesofaguscarcinoom wordt gesteld reeds metastasen te hebben en/of in een te slechte algemene conditie te zijn om een uitgebreide behandeling met radiotherapie te ondergaan. In Nederland zijn voor deze patiënten de meest gebruikte palliatieve behandelingsmogelijkheden het plaatsen van een stent en brachytherapie (inwendige radiotherapie).

Sinds 1990 worden bij patiënten met een inoperabel oesofaguscarcinoom zelf-ontplooibare stents gebruikt. Door het zelf-ontplooibare karakter van de stents worden complicaties na plaatsing, zoals perforatie en bloeding, bij minder dan 5% van de patiënten gezien. Momenteel worden in de oesofagus voornamelijk zelf-ontplooibare stents gebruikt met een kunststof omhulsel om tumoringroei te voorkomen (fig. 17.5). Bij 90-95% van de patiënten verbeteren de passageklachten na plaatsing van een zelf-ontplooibare stent.

Het voordeel van brachytherapie in vergelijking met uitwendige radiotherapie is dat de tumor gedurende korte tijd (ca. 15 minuten) met een hoge stralingsdosis behandeld kan worden, zonder dat extra stralingsschade aan omringende organen ontstaat. Een nadeel van brachytherapie is dat het vaak minstens een week duurt voordat de passageklachten verbeteren. Na brachytherapie verbeteren de passageklachten bij 70-80% van de patiënten. Naar aanleiding van een gerandomiseerd onderzoek waarbij de stentplaatsing is vergeleken met brachytherapie voor palliatie van dysfagie bij gemetastaseerde ziekte, heeft brachytherapie de voorkeur ter palliatie van maligne dysfagie. Brachytherapie geeft een langere waarborging van de passage en gaat gepaard met minder complicaties. Indien de verwachte overleving echter korter is dan drie maanden, lijkt een stent te prefereren in verband met snellere verlichting van klachten.

- Bij een intramucosaal carcinoom is een radicaal uitgevoerde endoscopische mucosale resectie een uitstekende behandeling.
- Chirurgie vormt momenteel de hoeksteen van de behandeling van het T_1-$3N_0$-$1M_0$ slokdarmcarcinoom.
- Patiënten die een complete pathologische respons vertonen na preoperatieve chemotherapie of chemoradiotherapie hebben een gunstige overleving.
- Definitieve chemoradiotherapie kan een geselecteerde groep patiënten cureren en is de behandeling van keuze bij een cervicaal slokdarmcarcinoom of een T_4-tumor

17.8 Bijzonderheden: kwaliteit van leven

Voor onderzoek naar de kwaliteit van leven zijn in de afgelopen jaren vragenlijsten ontwikkeld om deze op een gestandaardiseerde wijze te kunnen meten bij de patiënt met kanker. De kwaliteit van leven zoals gemeten bij patiënten met slokdarmkanker na het stellen van de diagnose en voor het instellen van een behandeling (chirurgie, radiotherapie) blijkt te correleren met de lengte van de over-

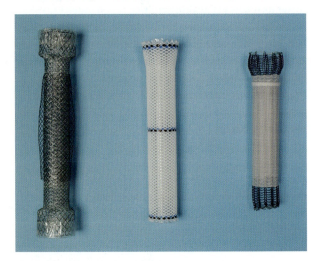

Figuur 17.5 Drie gangbare zelf-ontplooibare slokdarmstents. Alle drie de stents zijn 'gecovered' om weefselingroei door de mazen van de stent te voorkomen.

leving. De impact van chirurgie op de kwaliteit van leven is onderzocht in verschillende prospectieve studies. In de vroeg postoperatieve fase (< 3 maanden) nemen de meeste aspecten van de kwaliteit van leven drastisch af. Het enige wat niet lijkt te dalen is emotioneel functioneren. Dit weerspiegelt wellicht de opluchting die bij de patiënt heerst als de operatie achter de rug is en dat de kanker mogelijk definitief weg is, ondanks een verminderd fysiek functioneren. Symptoomscores voor dysfagie verbeteren over het algemeen. Na de operatie worden andere, nieuwe symptomen gemeld zoals misselijkheid en braken, anorexie en verandering van smaak. In de daaropvolgende maanden verbeteren de kwaliteit-van-leven-scores en na een jaar zijn deze op het niveau van de preoperatieve score. De omvang van de operatie (transthoracaal vs. transhiataal) en chirurgiegerelateerde complicaties (naadlekkage, sepsis, cardiopulmonale complicatie) zijn factoren die sterk gerelateerd zijn met de kwaliteit van leven in de postoperatieve fase. Langetermijnkwaliteit van leven is gemeten bij een slechts een kleine groep patiënten die vijf jaar na de operatie nog in leven waren. Vermoeidheid, refluxklachten, pijn en verlies van eetlust worden frequent gerapporteerd. Patiënten hadden daarnaast blijvende angst / maakten zich zorgen over de toekomstige gezondheid. Neoadjuvante chemotherapie al dan niet in combinatie met radiotherapie zorgt ook voor een daling van de kwaliteit van leven, die zich herstelt voor de operatie. Definitieve chemoradiotherapie zonder chirurgie leidt in het begin van de behandeling ook tot een daling van de kwaliteit van leven, maar niet zoveel als na chirurgie. Na twee jaar was de kwaliteit van leven in de groep die definitieve chemoradiotherapie ontving vergeleken met de chirurgiegroep gelijk. Ten slotte is in de palliatieve setting ook onderzoek gedaan naar de kwaliteit van leven bij patiënten die een behandeling ondergaan voor dysfagie of gemetastaseerde ziekte. Het plaatsen van een metalen stent geeft snelle verlichting van passageklachten, maar gaat gepaard met meer pijn dan andere palliatieve behandelingsmogelijkheden zoals brachytherapie en radiotherapie. Bij patiënten met gemetastaseerde ziekte die chemotherapie krijgen, lijkt de groep die een respons vertoont na chemotherapie een betere kwaliteit van leven te hebben dan de niet-responders. Een lagere kwaliteit-van-leven-score voor de start van de behandeling had een voorspellende waarde ten aanzien van een slechte overleving.

17.9 Samenvatting

Het oesofaguscarcinoom is een relatief zeldzame aandoening. Het plaveiselcelcarcinoom is gerelateerd aan overmatig alcohol- en tabaksgebruik. Het in incidentie toenemende adenocarcinoom is gerelateerd aan Barrett-oesofagus, waarbij metaplastisch maagslijmvlies in de slokdarm wordt aangetroffen. Dit is het resultaat van langdurige gastro-oesofageale reflux. De diagnose wordt veelal laat in het ziektebeloop gesteld, want passagestoornissen treden pas op indien de tumor een aanzienlijk deel van de circumferentie van de oesofagus beslaat. Door de uitgebreide submucosale lymfatische plexus rondom de oesofagus treedt relatief vroeg lymfogene en/of hematogene metastasering op.

Na endoscopische vaststelling en histologische bevestiging van het oesofaguscarcinoom bestaat de analyse uit endoscopische ultrasonografie, een computertomografie van thorax en abdomen en echografisch onderzoek van de hals, aangevuld met nader onderzoek in de vorm van MRI, botscan of PET-scan voor specifieke klachten of afwijkingen. Een deel van de patiënten komt in aanmerking voor in opzet curatieve chirurgische behandeling op voorwaarde dat de algemene toestand deze uitgebreide ingreep toelaat. Hoewel nog steeds een meerderheid van patiënten op langere termijn zal overlijden aan de gevolgen van de ziekte werd gedurende de afgelopen drie decennia een wezenlijke vooruitgang geboekt met een globale vijfjaarsoverleving die verdubbelde van circa 20% naar circa 40%. Bij een deel van de patiënten is bij eerste analyse al sprake van een gemetastaseerde ziekte, waarbij palliatie van de klachten op de voorgrond staat. Het grote aantal – eventueel gecombineerde – behandelingsopties, namelijk chirurgie, radiotherapie, chemotherapie en stentplaatsing, maakt het opstellen van een behandelplan in een multidisciplinaire werkgroep tot een eerste vereiste.

Kernpunten

- Een gestoorde voedselpassage ('het eten blijft hangen') is een alarmsymptoom en verdient altijd endoscopisch onderzoek van slokdarm en maag.
- Het behandelplan van een patiënt met een oesofaguscarcinoom dient multidisciplinair te worden opgesteld voordat de behandeling is gestart.
- Voor voorloperstadia van slokdarmkanker en voor een mucosaal carcinoom, verdient endoscopische behandeling de voorkeur.
- Operatie biedt de beste kans op curatie, maar genezing wordt slechts bij een minderheid van de patiënten bereikt.
- Bij een geselecteerde groep patiënten kan definitieve chemoradiotherapie een compleet pathologische respons bewerkstelligen met een acceptabele langetermijnoverleving
- De keuze van de palliatieve behandeling – chemotherapie, brachytherapie of stentplaatsing – is afhankelijk van de conditie van de patiënt, van het stadium van de ziekte en daarmee van de prognose.

Literatuur

Bergman JG. The endoscopic diagnosis and staging of oesophageal adenocarcinoma. Best Pract res Clin Gastroenterol 2006;20(5):843-66.

Conroy T, Marchal F, Blazeby JM. Quality of life in patients with oesophageal and gastric cancer: an overview. Oncology 2006;70:391-402.

Gebski V, Burmeister B, Smithers BM, et al., Australasian Gastro-Intestinal Trials Group. Survival benefits from neoadjuvant chemoradiotherapy or chemotherapy in esophageal carcinoma: a meta-analysis. Lancet Oncol 2007;8(3):226-34.

Grünberger B, Raderer M, Schmidinger M, Hejna M. Palliative chemotherapy for recurrent and metastatic esophageal cancer. Review. Anticancer Res 2007 Jul-Aug;27(4C):2705-14.

Lagergren J. Controversies surrounding body mass, reflux, and risk of oesophageal adenocarcinoma. Lancet Oncol 2006;7(4); 347-9.

Lerut T, Coosemans W, Decker G, De Leyn P, Moons J, Nafteux P, Van Raemdonck D. Diagnosis and therapy in advanced cancer of the esophagus and the gastroesophageal junction. Review. Curr Opin Gastroenterol 2006 Jul;22(4):437-41.

Omloo JM, Lagarde SM, Hulscher JB et al. Extended transthoracic resection compared with limited transhiatal resection for adenocarcinoma of the mid/distal esophagus: five-year survival of a randomized clinical trial. Ann Surg 2007;246(6):992-1000.

Richtlijn Diagnostiek en behandeling oesofaguscarcinoom. Alphen aan den Rijn: Van Zuiden Communications bv.

Siersema PD. Esophageal cancer. Gastroenterol Clin North Am 2008;37:943-64.

Siersema PD. New developments in palliative therapy. Best Pract Res Clin Gastroenterol 2006;20:959-78.

Wouters MW, Krijnen P, Le Cessie S, Gooiker GA, Guicherit OR, Marinelli AW, Kievit J, Tollenaar RA. Volume- or outcome-based referral to improve quality of care for esophageal cancer surgery in The Netherlands. J Surg Oncol 2009 Jun 15;99(8):481-7.

Maagcarcinoom

A. Cats, M. Verheij, N.C.T. van Grieken, C.J.H. van de Velde

18.1 Inleiding en epidemiologie

Adenocarcinoom van de maag neemt bij de oorzaken van kankersterfte in de wereld de tweede plaats in na longkanker met ongeveer 934.000 nieuwe gevallen per jaar en is daarmee verantwoordelijk voor bijna 10% van alle nieuwe sterfgevallen aan kanker. Het is de belangrijkste doodsoorzaak in Japan, met een mortaliteit van 90 per 100.000 inwoners. De incidentie is ook hoog in een aantal Zuid-Amerikaanse landen, in Hongarije, Portugal, Roemenië en Rusland. In de Verenigde Staten overlijden jaarlijks 15 per 100.000 inwoners aan deze ziekte; dat betekent nog altijd bijna 14.000 doden per jaar. In Europa is de incidentie ongeveer 174.000 per jaar, wat neerkomt op 6% van alle maligniteiten. In Nederland is de mortaliteit ongeveer 9 per 100.000 inwoners. Deze tumor neemt de zevende plaats in op de lijst van de meest voorkomende vormen van kanker, met bijna 2000 nieuwe patiënten per jaar. De mortaliteit van kanker is de laatste decennia afgenomen, meer als gevolg van een afname van incidentie dan door een verbetering van de behandelingsmogelijkheden. De enige vorm van maagkanker waarvan de incidentie toeneemt, is het cardiacarcinoom, vergelijkbaar met het distale oesofaguscarcinoom. In het natuurlijke beloop van maagkanker is de afgelopen decennia betrekkelijk weinig veranderd. Veelal is de tumor al in een vergevorderd stadium wanneer de klachten ontstaan. De belangrijkste behandeling is nog steeds resectie met een gemiddelde vijfjaarsoverleving van 30%. De tumor is echter slechts bij ongeveer de helft van de patiënten resectabel.

Over het algemeen wordt met maagkanker een adenocarcinoom van de maag bedoeld, omdat dit 90-95% van de gevallen betreft.

Gastro-intestinale stromatumoren (GIST), vroeger leiomyoom, leiomyosarcoom of GANT genoemd, vormen 1-2% van de maagtumoren. Deze tumoren worden gekenmerkt door een activerende mutatie in het KIT-gen of platelet derived growth factor receptor alpha pathway (PDGFRA). In 10-15% wordt geen mutatie gevonden en is de moleculaire pathogenese onduidelijk. Zestig procent van alle GIST-tumoren bevindt zich in de maag. Ze groeien vaak langzaam, diep in het stroma en de submucosa van de maag (vaak asymptomatisch) en kunnen uiteindelijk leiden tot ulceratie en bloeding. Afhankelijk van de maligniteitsgraad kunnen lokale invasie en metastasering (lever, peritoneum) optreden. De primaire behandeling bestaat uit radicale chirurgie. Bij tumoren groter dan 3 cm verbetert de ziektevrije overleving door adjuvante behandeling met imatinib gedurende een jaar. Het is echter nog onduidelijk of de algehele overleving hierdoor ook toeneemt. Voor de behandeling van gemetastaseerde GIST-tumoren zijn momenteel imatinib en sunitinib beschikbaar. Deze orale tyrosinekinaseremmers remmen de c-Kit-receptor en PDGFRA via binding aan het ATP-complex. Tumorcontrole treedt in ruim 80% van de gevallen op, maar bij de meerderheid zorgen additionele mutaties in het Kit-gen uiteindelijk voor resistentie.

Het 'mucosageassocieerd lymfoïd weefsel'-lymfoom (MALT-lymfoom) omvat 3-5% van de maligne maagtumoren en is met 10% de meest frequente lokalisatie van alle extranodale non-hodgkin-lymfomen. Het is vrijwel altijd van B-celorigine. Bij de laag-maligne MALT-lymfomen speelt meestal *Helicobacter pylori* een rol. Behandeling van de infectie kan regressie van de tumor geven. Voor de overige patiënten met een maaglymfoom zijn chemotherapie en bestraling de aangewezen behandeling. Chirurgie heeft bij deze groep patiënten nauwelijks meer een plaats.

Het overige deel van dit hoofdstuk is gewijd aan het adenocarcinoom van de maag.

18.2 Etiologie en pathogenese

De rol van dieetfactoren bij het ontstaan van maagcarcinoom is complex. Er zijn bevorderende factoren zoals voeding met veel koolhydraten, zouten en nitraten en met een relatief tekort aan fruit en vitaminen. Overgewicht en roken predisponeren voor gastro-oesofageale refluxziekte en zouden mogelijk een verhoogde incidentie van het cardiacarcinoom teweegbrengen. Risicopatiënten zijn patiënten met maagpoliepen, chronische atrofische gastritis en intestinale metaplasie. Dit laatste komt vaker voor bij *Helicobacter pylori*-positieve patiënten, die daarmee een zesmaal verhoogde kans op de ontwikkeling van met name een distaal maagcarcinoom lijken te hebben. Het is nog onduidelijk of uitroeiing van *H. pylori* leidt tot een daling van de incidentie van het maagcarcinoom. Na endoscopische resectie van een vroegcarcinoom in een Japanse studiepopulatie ontwikkelden alleen patiënten bij wie *H. pylori* niet was geëradiceerd binnen twee jaar opnieuw een maagcarcinoom. In China was dit alleen het geval als pre-existent atrofie en intestinale metaplasie aanwezig waren. Een aantal andere bevindingen maakt de causale relatie tussen *H. pylori* en maagcarcinoom plausibel. Een *H.pylori*-infectie leidt tot een influx van ontstekingscellen en ook tot een toename van celproliferatie, die na geslaagde eradicatie normaliseert. Bovendien leidt de infectie tot een daling van de vitamine C-concentratie in het maagsap, waardoor er meer kans is op de vorming van carcinogene N1-nitrosoverbindingen en een verhoogde activiteit van reeds gevormde toxische zuurstofradicalen. Onverklaarbaar blijft echter waarom er in sommige gebieden met een hoge prevalentie van *H. pylori* een lage incidentie van het maagcarcinoom bestaat.

Bij ongeveer 5-10% van de patiënten met maagkanker is sprake van een erfelijke factor. In ruim een kwart van de families waarin bij meerdere familieleden een diffuus type maagcarcinoom voorkomt, is sprake van een autosomaal dominante overerving van een CDH1-mutatie. Deze mutatie veroorzaakt een storing in de functie van het eiwit e-cadherine, dat van belang is voor de cel-celadhesie. Zeventig procent van de mutatiedragers ontwikkelt een maagcarcinoom (gemiddelde leeftijd 43 jaar) en 40% van de vrouwen ontwikkelt een lobulair mammacarcinoom. Op dit moment is de behandeling van keuze een profylactische totale maagresectie in een gespecialiseerd centrum. Bij vrijwel alle patiënten met een CDH1-mutatie worden na een totale maagresectie zegelringcellen in de mucosa gevonden.

18.3 Symptomatologie en diagnostiek

Ondanks verbeterde diagnostische mogelijkheden is het ziekteproces bij het merendeel van de patiënten ten tijde van het stellen van de diagnose al in een vergevorderd stadium: bij ongeveer 85% is sprake van lymfekliermetastasen en 30% vertoont levermetastasen bij presentatie. Anders dan in Japan, waar de incidentie hoog is, vindt er in Nederland geen regulier screeningsprogramma plaats omdat dit niet kosteneffectief is. Bovendien zijn de klachten van een maagcarcinoom niet specifiek en kunnen zij variëren van anorexie, maagpijn, zuurbranden, en gewichtsverlies, tot passagestoornissen en bloeding. Enkele van deze klachten kunnen met de huidige krachtige zuurremmers tijdelijk aanzienlijk verbeteren. Bij iedere patiënt met aanhoudende vage klachten in de bovenbuik moet men denken aan een maagcarcinoom, vooral wanneer de patiënt tevens vermagerd is.

Over het algemeen kunnen bij lichamelijk onderzoek geen afwijkingen worden vastgesteld, tenzij de tumor reeds is gemetastaseerd: een vergrote lever, een pathologische supraclaviculaire klier (linkszijdig: Virchow), links een axillaire klier, of als er ten gevolge van lokale doorgroei een tumor boven in de buik palpabel is.

Wordt een maagtumor vermoed, dan is gastroscopie het eerst aangewezen (beeld én biopt). Bij een ulcus moet men tien of meer biopten nemen, omdat de diagnostische accuratesse dan tot bijna 100% stijgt. Elk ulcus, ook indien een biopt in eerste instantie geen maligniteit aantoont, moet na zes weken opnieuw endoscopisch en aan de hand van een biopt worden gecontroleerd.

Hoewel de diagnose carcinoom veelal geen problemen zal opleveren, geldt dit zeker niet altijd voor linitis plastica. Dit diffuse type maagcarcinoom heeft als bijzonderheid dat de uitbreiding in eerste instantie veelal onder het mucosaoppervlak plaatsvindt en met endoscopisch onderzoek niet wordt opgespoord of herkend. Hypertrofische maagplooien en een verminderde distensie bij luchtinsufflatie zijn endoscopische kenmerken van een linitis plastica. Het radiologisch beeld van een starre maag is eveneens typerend, maar speelt in de dagelijkse praktijk vrijwel geen rol meer. Na het stellen van de diagnose is aanvullend onderzoek gericht op de beoordeling van de lokale resectabiliteit en van de curabiliteit van metastasen (CT-scan, echografie, uitwendige dan wel endosonografie). De resectabiliteit kan echter meestal uitsluitend tijdens laparotomie worden beoordeeld. In meer dan 25% van de gevallen wordt ondanks een overigens normale CT-scan toch een peritonitis carcinomatosa aangetoond. Met name bij patiënten met een linitis plastica en bij T_3- en T_4-tumoren is het daarom raadzaam om voor neoadjuvante behandeling een diagnostische laparoscopie te verrichten. Laparotomie (laparoscopie) speelt een rol bij het aantonen van peritoneale metastasen; curatie is dan onmogelijk.

18.4 Curatieve therapie

18.4.1 ENDOSCOPIE

In Japan wordt vanwege de grootschalige screening, het frequent voorkomen van de ziekte en de uitgebreide expertise meer dan de helft van de maagcarcinomen in een vroeg stadium gediagnosticeerd. Het vroegcarcinoom van de maag (Early Gastric Cancer – EGC) wordt gedefinieerd als een tumor beperkt tot de mucosa of submucosa (T_1), ongeacht de aanwezigheid van lymfekliermetastasen. De aan- of afwezigheid van lymfekliermetastasen bepaalt echter wel de kans op een curatieve endoscopische mucosale resectie (EMR). Grote chirurgische series uit Japan tonen dat bij goed tot matig gedifferentieerde adenocarcinomen van het intestinale type kleiner dan 3 cm die zich beperken tot de mucosa, de kans op lymfekliermetastasering kleiner dan 0,5% is indien er geen sprake is van (lymf)angio-invasieve groei of ulceratie. Dergelijke vroegcarcinomen worden in Nederland vrijwel niet gezien of herkend. Endoscopische karakterisering van de afwijkingen, de 'Paris-classificatie', zou daarnaast een indruk kunnen geven over de mate van submucosale infiltratie. Voor dergelijke tumoren wordt in Japan geëxperimenteerd met een nieuwe techniek, de 'endoscopic submucosal dissection' (ESD), waarbij het vroegcarcinoom en-bloc kan worden verwijderd. Bij beperkte submucosale infiltratie van een goed gedifferentieerd intestinaal type adenocarcinoom zou de kans op lymfkliermetastasering kleiner dan 2,5% zijn. In Nederland is met deze techniek nog weinig ervaring.

18.4.2 CHIRURGIE

De voorkeursbehandeling van een maagcarcinoom is operatieve verwijdering door een partiële of totale maagresectie, met medeneming van ten minste de perigastrische lymfeklieren en het omentum majus. De uitgebreidheid van de resectie is gebaseerd op de lokalisatie van de tumor en het stadium van de ziekte. Resectie is de enige mogelijkheid voor curatie. Ook wanneer van genezing geen sprake kan zijn, kan resectie goede palliatie bieden. Bij een in opzet curatieve resectie wordt, afhankelijk van de lokalisatie van de tumor, de gehele maag of een gedeelte ervan verwijderd. Wanneer de tumor in het onderliggende pancreas of in het mesocolon transversum is gegroeid, kan door een 'en-bloc'-resectie van deze structuren met de maag toch nog een in opzet curatieve operatie mogelijk zijn. Na partiële resectie wordt de continuïteit hersteld volgens het Billroth-I- of -II-principe, na totale maagresectie via een opgehaalde jejunumlis volgens het Roux-Y-principe (fig. 18.1).

Bij een distaal gelokaliseerd carcinoom wordt een tweederderesectie van de maag uitgevoerd, alsmede van de nabijgelegen lymfeklieren, de lymfeklieren langs de grote en kleine curvatuur, rondom de a. hepatica, de truncus coeliacus en langs de a. lienalis. In onder andere Nederland en Engeland zijn enkele gerandomiseerde onderzoeken naar de waarde van uitgebreide (Japanse) radicale lymfeklierdissectie uitgevoerd. Deze onderzoeken tonen aan dat vooral in relatie tot de aanvankelijk aanbevolen pancreasstaart- en miltresectie bij uitgebreide lymfeklierdissectie (D2-resectie) een verhoogde morbiditeit en mortaliteit worden waargenomen. Hoewel beide onderzoeken geen duidelijk overlevingsvoordeel konden aantonen, lijkt bij verdere follow-up een uitgebreide D2-lymfeklierdissectie de enige mogelijkheid te zijn om patiënten die in het tweede lymfeklierstation (N_2) metastasen hebben, te genezen. Gezien de grotere kans op mortaliteit mag de D2-operatie echter uitsluitend in centra met ervaring worden uitgevoerd. Hoewel de D2/D3-dissectie in Japan de standaardoperatie is en de TNM-stadiëring een minimumaantal verwijderde en onderzochte klieren van vijftien voorschrijft, vindt met name in de Verenigde Staten veelal slechts een D0-dissectie plaats. Deze operatie wordt gezien het hoge percentage locoregionale recidieven op

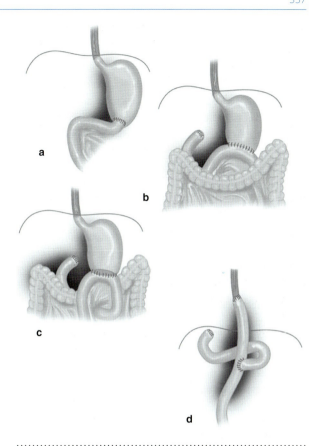

Figuur 18.1 (a) Subtotale maagresectie met anastomose, type Billroth I (gastroduodenostomie);
(b en c) subtotale (distale) maagresectie met anastomose, type Billroth II (gastrojejunostomie), respectievelijk retrocolisch (b) of antecolisch (c) aangelegd;
(d) oesofagojejunale Y-vormige anastomose volgens Roux, na totale maagresectie.

korte termijn als inadequaat beschouwd.

Carcinomen in het middelste en/of proximale eenderdedeel van de maag worden behandeld met totale gastrectomie met meenemen van het omentum en perigastrische klieren. Bij groei tot of in de milt of het pancreas is resectie van die organen te overwegen.

Aangezien bij deze categorie patiënten adequate calorie-inname in de postoperatieve fase moeizaam is maar van essentieel belang voor het herstel, wordt aanbevolen een toegang voor bijvoeding te garanderen bijvoorbeeld via een jejunumsonde. Dit is vooral van belang wanneer een adjuvante behandeling volgt.

18.4.3 ADJUVANTE BEHANDELING

De tienjaarsoverleving na in opzet curatieve chirurgische behandeling van het maagcarcinoom is afhankelijk van het stadium. Voor stadium IA bedraagt deze 65%, bij hogere stadia varieert dit tussen de 3% en 42%. Op grond hiervan zou adjuvante therapie kunnen worden overwogen. Aangezien deze slechte prognose na chirurgie vooral wordt bepaald door het grote aantal locoregionale recidieven, wordt gezocht naar effectieve (neo)adjuvante behandelingen. Studies met adjuvante chemotherapie of radiotherapie hebben tot op heden echter beperkt voordeel ten aanzien van de overleving opgeleverd. De combinatie van beide is echter wel effectief, zoals aangetoond in de Amerikaanse SWOG/INT0116 studie: adjuvante chemoradiotherapie na radicale resectie resulteerde in een significante toename van de mediane overleving van 26 naar 35 maanden ten opzichte van alleen resectie. De driejaarsoverleving was 41% na alleen chirurgie en 50% na chirurgie gevolgd door chemoradiotherapie. Ondanks deze gunstige uitkomst heeft deze studie enkele zwakke elementen. De belangrijkste kritiek richt zich op de kwaliteit van de chirurgie: slechts 10% van de patiënten onderging de voorgeschreven D2-resectie. Voorts was de kwaliteit van de chemoradiotherapie suboptimaal naar huidige maatstaven. Desondanks wordt postoperatieve chemoradiotherapie in de Verenigde Staten als standaard beschouwd. In de meeste delen van Europa is dit vooralsnog niet het geval. Meer recent heeft de Britse MAGIC-studie de waarde aangetoond van perioperative chemotherapie: drie cycli ECF (epirubicine, cisplatin en 5FU) preoperatief en drie cycli ECF postoperatief leidden tot een significante tumor *down-sizing/staging* en verbeterden de vijfjaarsoverleving met 13% ten opzichte van alleen chirurgie (36% versus 23%). Beperking van deze studie was het geringe aantal patiënten dat in staat bleek de behandeling helemaal af te maken: 42%.

Ten slotte vormt neoadjuvante chemoradiotherapie een aantrekkelijke behandeloptie en biedt in meerdere opzichten voordelen boven de postoperatieve combinatiebehandeling. Hiervan is de belangrijkste een effectieve tumor *down-staging* die de kans op het bereiken van een radicale operatie vergroot. Hierbij moet worden opgemerkt dat de follow-up van deze (experimentele) studies nog te kort is voor definitieve uitspraken. Welke (neo)adjuvante strategie het meest geschikt is om de behandelresultaten te verbeteren wordt momenteel in diverse klinische studies onderzocht. Hierbij ligt de nadruk op adequate chirurgie, state-of-the-art radiotherapie en moderne chemotherapeutische/doelgerichte middelen. Momenteel wordt een internationale gerandomiseerde fase-III-studie uitgevoerd die, na preoperatieve chemotherapie (drie cycli ECC; epirubicine, cisplatine en capecitabine) en adequate chirurgie (D1-plus resectie), de waarde van postoperatieve chemotherapie (drie cycli ECC) versus postoperatieve chemoradiotherapie (45 Gy met tegelijkertijd capecitabine/cisplatine) onderzoekt (de CRITICS-studie).

18.5 Palliatieve therapie

18.5.1 CHIRURGIE

Als de tumor irresectabel is of indien de algemene toestand van de patiënt geen grote operatie toelaat, is bij obstructieklachten en een levensverwachting van meerdere maanden een bypass tussen het gedeelte van de maag proximaal van de tumor en het jejunum te overwegen. Bij een beperktere levensverwachting kan endoscopisch een *expandable* stent geplaatst worden om de obstructieklachten te verminderen.

18.5.2 RADIOTHERAPIE

Bestraling komt zelden in aanmerking, maar kan van waarde zijn bij een bloedende tumor. Ter palliatie van lokale pijnklachten kan een gehypofractioneerde bestraling effectief zijn.

18.5.3 SYSTEMISCHE THERAPIE

Meta-analyse van enkele kleine studies waarin patiënten met een lokaal vergevorderd of op afstand gemetastaseerd maagcarcinoom werden gerandomiseerd tussen observatie en chemotherapie, heeft aannemelijk gemaakt dat chemotherapie de mediane overleving met ongeveer zes maanden verlengt en de éénjaarsoverleving met ongeveer 30% doet toenemen. Bij ongeveer 50% treedt een reductie van klachten op.

Op grond van deze gegevens wordt chemotherapie als de standaard beschouwd. De belangrijkste prognostische factoren zijn de performance status van de patiënt en de uitbreiding van de ziekte.

De keuze voor chemotherapie is vooralsnog niet eensluidend. De meeste schema's bevatten 5-fluorouracil (5FU), meestal in combinatie met leucovorine (LV). Een meta-analyse toont dat combinatiechemotherapie met cisplatine, een antracycline of irinotecan alleen een overlevingsvoordeel van één maand geeft ten opzichte van monotherapie met 5FU/LV; wel neemt hierbij de kans op bijwerkingen toe. Een relatief kleine Britse studie toonde een significante mediane overlevingswinst van 2,6 maanden voor behandeling met epirubicine, cisplatine en continue infusie van 5FU (ECF) ten opzichte van een combinatie met 5FU, adriamycine en methotrexaat (FAMtX). De continue infusie stuit vaak op praktische bezwaren, omdat dit via een chirurgisch ingebrachte katheter en pomp moet worden toegediend en daardoor gepaard gaat met complicaties zoals trombose. Vergelijkende studies met de nieuwe orale fluoropyrimidines tonen een effectiviteit die overeenkomt met 5FU. Wel zal orale intake van chemotherapeutica niet altijd mogelijk zijn als gevolg van een hoge passagestoornis. Een grote Britse studie toonde dat ook de effectiviteit van oxaliplatine en cisplatine in combinatie met epirubicine en een fluoropyrimidine gelijkwaardig is. Het voordeel van oxaliplatine is dat dit poliklinisch gegeven kan worden, omdat geen prehydratie van de nieren nodig is. Tevens geeft dit chemotherapeuticum minder myelosuppressie. Nadeel is echter de vaak persisterende neurotoxiciteit. De resultaten van een studie waarin cisplatine en 5FU worden vergeleken met cisplatine, 5FU, en docetaxel (DCF) toont een betere overleving en kwaliteit van leven voor DCF. Dit gaat gepaard met behoorlijke myelosuppressie bij de meerderheid van de patiënten. Reden waarom momenteel naar een hanteerbaarder schema met docetaxel wordt gezocht.

Ontwikkelingen op het gebied van de signaaltransductie-inhibitoren, zoals de antilichamen tegen de epidermal growth factor receptor (EGF-R-)familie en de vascular endothelial growth factor (VEGF) maken het waarschijnlijk dat deze middelen ook een toepassing zullen krijgen bij het maagcarcinoom. En recent is de HER2/neu-receptor remmer trastuzumab geregistreerd voor de behandeling van het lokaal uitgebreide of gemetastaseerde maagcarcinoom, nadat toevoeging van dit middel aan een fluoropyrimidine en cisplatin bij tumoren die de HER2/neu-receptor tot expressie brengen (FISH en immuunhistochemie) een overlevingswinst van enkele maanden liet zien. Hierbij zal de standaardisatie van de HER2/neu-receptorbepaling in de nabije toekomst een belangrijke plaats innemen.

18.6 Follow-up

Wanneer de follow-up gericht is op vroegtijdige ontdekking van een recidief, is een hernieuwde operatie helaas zelden curatief van aard. In uitzonderingsgevallen wordt beperkte levermetastasering aangetroffen, waarna resectie mogelijk is. Follow-up met CEA of CT-scanning die hierop is gericht, is echter niet kosteneffectief. De follow-up is derhalve gericht op de voedingsstatus en op de symptomatologie van de patiënt. Dit laatste kan eventueel ook door de huisarts worden verricht.

18.7 Samenvatting

In de afgelopen tien jaar is gebleken dat het maagcarcinoom gevoelig is voor nieuwe combinaties van cytostatica. Deze cytostatica spelen zeker al een rol bij de palliatieve behandeling van een selecte groep (goede conditie en nierfunctie) van incurabele patiënten (recidieven, irresectabele tumoren en/of metastasen).

De waarde van (neo)adjuvante (radio)chemotherapie vóór en/of na resectie wordt momenteel onderzocht in vergelijkende gerandomiseerde studies (bijv. de CRITICS-studie – www.critics.nl).

De introductie van nieuwe actieve cytostatica en doelgerichte therapie biedt mogelijkheden voor de ontwikkeling van nader onderzoek.

Radicale chirurgie waarbij ten minste vijftien lymfeklieren worden verwijderd en onderzocht blijft de hoeksteen van de curatieve behandeling. Door dit uit te voeren in een centrum waar meer dan vijftien ingrepen per jaar worden verricht, en door milt en pancreas te sparen, is de mortaliteit van uitgebreide chirurgie gedaald tot onder de 5%.

Kernpunten

- Bij iedere patiënt met aanhoudende bovenbuikklachten moet men aan maagkanker denken en is endoscopie geïndiceerd.
- Chirurgie bij maagkanker biedt de enige kans op genezing en geeft goede palliatie wanneer genezing is uitgesloten.
- Een totale maagresectie wordt alleen uit noodzaak uitgevoerd en nooit als standaardbehandeling.
- Postoperatieve chemoradiotherapie en perioperatieve chemotherapie hebben een toegevoegde waarde bij de in opzet curatieve behandeling van het operabele maagcarcinoom. Welke (neo)adjuvante strategie de voorkeur verdient, is onderwerp van lopend onderzoek. Patiënten moeten derhalve zo veel mogelijk aan klinische onderzoeken participeren.
- Het is zinvol combinatiechemotherapie te overwegen bij de palliatieve behandeling van irresectabel (lokaal en/of gemetastaseerd) maagcarcinoom (patiënt met goede conditie en nierfunctie). Hierbij is ook een belangrijke rol weggelegd voor doelgerichte therapie.

Literatuur

Cunningham D, Allum WH, Stenning SP, et al. Perioperative chemotherapy vs surgery alone for resectable gastroesophageal cancer. N Eng J Med 2006;355:11-20.

Cunningham D, Starling N, Rao S, Iveson T, Nicolson M, Coxon F, Middleton G, Daniel F, Oates J, Norman AR; Upper Gastrointestinal Clinical Studies Group of the National Cancer Research Institute of the United Kingdom. Capecitabine and oxaliplatin for advanced esophagogastric cancer. N Engl J Med 2008 Jan 3;358(1):36-46.

Cutsem E van, Moiseyenko VM, Tjulandin S, Majlis A, Constenla M, Boni C, Rodrigues A, Fodor M, Chao Y, Voznyi E, Risse ML, Ajani JA; V325 Study Group. Phase III study of docetaxel and cisplatin plus fluorouracil compared with cisplatin and fluorouracil as first-line therapy for advanced gastric cancer: a report of the V325 Study Group. J Clin Oncol 2006 Nov 1;24(31):4991-7.

Hartgrink HH, Jansen EPM, van Grieken NCT, van de Velde CJH. Gastric Cancer. Lancet 2009;374:477-490.

Hohenberger P, Gretschel S. Gastric cancer. Lancet 2003;362:305-15.

Macdonald JS. Chemotherapy in the management of gastric cancer. J Clin Oncol 2003;21(23 suppl):276s-279s.

Macdonald JS, Smalley SR, Benedetti J, et al. Chemoradiotherapy after surgery compared with surgery alone for adenocarcinoma of the stomach or gastroesophageal junction. N Engl J Med 2001;345:725-30.

Songun I, Putter H, Kranenbarg EM, Sasako M, van de Velde CJH. Surgical treatment of gastric cancer: 15-year follow-up results of the randomised nationwide Dutch D1D2 trial. Lancet Oncol 2010;11(5):439-49.

Wagner AD, Grothe W, Haerting J, Kleber G, Grothey A, Fleig WE. Chemotherapy in advanced gastric cancer: a systematic review and meta-analysis based on aggregate data. J Clin Oncol 2006 Jun 20;24(18):2903-9.

Webb A, Cunningham D, Scarffe JH, et al. Randomized trial comparing epirubicin, cisplatin and fluorouracil, doxorubicin and methotrexate in advanced esophagogastric cancer. J Clin Oncol 1997;15:261-7.

19 Tumoren van lever, galwegen en pancreas

T.M. van Gulik, D.J. Richel, D.J. Gouma

19.1 Inleiding

De lever en intrahepatische galwegen vormen een anatomische eenheid. De extrahepatische galwegen, met name de d. choledochus, verloopt door de kop van het pancreas en komt in de papil van Vater uit in het duodenum (fig. 19.1). Deze anatomische verhoudingen maken dat aandoeningen in lever, galwegen en pancreas veel met elkaar gemeen hebben. Maligne tumoren in deze organen, ook wel het hepato-pancreato-biliaire (HPB-)gebied genoemd, vormen een belangrijk deel van de maligne tumoren van de tractus digestivus. Ook op het gebied van symptomatologie (obstructie-icterus!), diagnostiek, en behandeling tonen deze maligniteiten veel overeenkomsten. De diagnostiek en behandeling van deze tumoren is bij voorkeur in handen van een multidisciplinair, specialistisch team waarin ervaren radiologen, maag-darm-leverartsen, medisch-oncologen en chirurgen nauw met elkaar samenwerken. Deze multidisciplinaire aanpak, die meestal alleen in gespecialiseerde centra kan worden aangeboden, heeft er in het afgelopen decennium toe bijgedragen dat de mogelijkheden voor behandeling van deze patiënten, hetzij in curatieve of palliatieve zin, aanzienlijk zijn verbeterd.

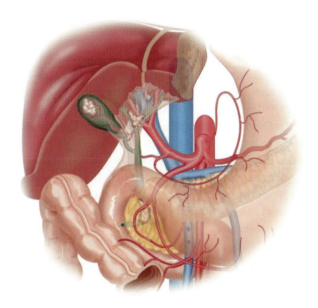

Figuur 19.1 Tumoren van de extrahepatische galwegen: proximaal galwegcarcinoom (gelegen in de leverhilus), galblaascarcinoom, distaal cholangiocarcinoom (gelegen in de pancreaskop).

19.2 Levertumoren

19.2.1 INLEIDING

Maligne tumoren van de lever kunnen worden onderscheiden in primaire en secundaire tumoren (tabel 19.1). De meest voorkomende primaire levertumor is het hepatocellulair carcinoom (HCC). In Zuidoost-Azië en Afrika is het HCC endemisch met een zeer hoge prevalentie (10-20%). In de westerse wereld zijn de secundaire tumoren, met name de metastasen van gastro-intestinale carcinomen, de meest frequente, maligne levertumoren. De laatste jaren wordt HCC echter in het Westen meer gezien, als gevolg van het vaker voorkomen van virale infecties met hepatitis B en C.

Tabel 19.1 Maligne levertumoren.

oorsprong neoplasma		
epitheliaal	secundair	metastase (tr. digestivus)
	primair	hepatocellulair carcinoom (HCC) fibrolamellair carcinoom hepatoblastoom galgangadenoom cholangiocarcinoom plaveiselcelcarcinoom cystadenocarcinoom neuro-endocriene tumor
mesenchymaal	secundair	metastase (melanoom)
	primair	rabdomyosarcoom angiosarcoom epitheloïd hem.endoth. embryonaal sarcoom lymfomen
gemengd	secundair	metastase (vnl. teratoom)
	primair	carcinosarcoom maligne mixed tumor maligne teratoom

19.2.2 HEPATOCELLULAIR CARCINOOM (HCC)

Het hepatocellulair carcinoom (HCC) is zeldzaam in onze streken, maar komt zeer frequent voor in Azië en Afrika. De prognose is afhankelijk van de uitgebreidheid van de tumor bij het stellen van de diagnose, en wordt mede bepaald door de ernst van de onderliggende levercirrose. Radicale chirurgische therapie in de zin van partiële leverresectie of levertransplantatie biedt de enige kans op genezing.

Histopathologisch bestaat HCC uit een kwaadaardige proliferatie van cellen die zowel architectureel als cytologisch op hepatocyten lijken. De tumorcellen, die in een trabeculair patroon (2 tot 5 cellen dik) liggen, worden door endotheelcellen gescheiden van sinusoïdale, met bloed gevulde ruimten. Macroscopisch is het een zachte, bloederige tumor, vaak met gebieden van necrose. Het HCC wordt volledig gevoed door takken van de a. hepatica.

Het fibrolamellaire hepatocellulaire carcinoom is een zeldzame variant van het HCC en wordt voornamelijk gezien op jonge leeftijd. Er is geen associatie met cirrose en waarschijnlijk ook niet met chronische hepatitis. Het alfa-foetoproteïnegehalte in het bloed is meestal niet verhoogd en bij 50% zijn er aspecifieke leverenzymstoornissen aanwezig.

Incidentie

De incidentie van het HCC, uitgedrukt als het aantal nieuwe gevallen per jaar per 100.000 inwoners, kent grote geografische verschillen. De incidentie is het hoogst in Mozambique (98), hoog in Nigeria (6) en Japan (4,6) en laag in Engeland en Amerika (1-3). De incidentie is het hoogst in het zesde decennium van het leven; de tumor komt meer voor bij mannen dan bij vrouwen (4-6 : 1). Het grote geografische verschil in incidentie hangt samen met het endemisch voorkomen van hepatitis B en C in bepaalde delen van de wereld. Overige risicofactoren zijn een aantal vrij zeldzame stofwisselingsziekten zoals α_1-antitrypsinedeficiëntie, hemochromatose, tyrosinemie, ziekte van Wilson en porfyrie, die alle cirrose kunnen veroorzaken.

Associatie met chronische leverziekten

Er bestaat een sterke relatie tussen het vóórkomen van het HCC met chronische hepatitis en cirrose. Infectie met hepatitis-B-virus (HBV), infectie met hepatitis-C-virus (HCV) en alcoholische levercirrose predisponeren tot het ontstaan van een HCC. De incidentie van het HCC is het hoogst in landen met een hoog dragerschap van HbsAg. Er is een duidelijke correlatie met levercirrose en in dit opzicht kan de cirrose als een premaligne aandoening worden beschouwd, ongeacht de oorzaak voor de cirrose. In een Japanse serie bleek 80% van de patiënten met HCC cirrose van de lever te hebben. Behalve de hiervoor genoemde correlatie bestaat er ook een verband met sommige toxinen, waarvan aflatoxine de bekendste is.

Symptomatologie

Patiënten met een levercarcinoom hebben aanvankelijk slechts weinig klachten. Bij toename van de omvang van de tumor kunnen pijnklachten en een vol gevoel ontstaan. Soms staan de symptomen van het chronisch leverlijden op de voorgrond. In een later stadium van de ziekte staan symptomen als ascites en dyspnoe op de voorgrond. Andere complicaties van HCC zijn oesofagusvaricesbloedingen, intra-abdominale bloeding door spontane ruptuur van de tumor, trombose van de vena portae, icterus en koorts.

Diagnose

Bij het screenen van patiënten met chronische hepatitis op HCC speelt behalve het lichamelijk onderzoek, de echografie en het bepalen van het alfa-foetoproteïne een belangrijke rol. Alfa-foetoproteïne (AFP) is een tumormerkstof met een hoge specificiteit die bij 60% van de patiënten met HCC verhoogd is. Om een nauwkeurig beeld te krijgen van de tumor en eventueel bijkomende haarden in of buiten de lever, wordt een CT-scan (computertomografie) vervaardigd of een MRI (magnetic resonance imaging). De invoering van de meerfasen-spiraal-CT tijdens intraveneuze contrastmiddeltoediening en de MRI heeft geleid tot een verbeterde detectie van HCC.

Bij twijfel aan de diagnose kan via een dunnenaaldbiopsie materiaal van de tumor worden verkregen voor histologisch onderzoek. Bij patiënten die in aanmerking komen voor een – in opzet curatieve – chirurgische behandeling dient men echter terughoudend te zijn met puncties in de tumor, gezien de kans op entmetastasering (1-3%).

Bij patiënten bij wie leverresectie voor HCC wordt overwogen, kan aanvullend nog laparoscopie, al dan niet in combinatie met laparoscopische echografie worden verricht om intra-abdominale metastasen of multifocale tumor in de lever uit te sluiten. Bij ongeveer 40% van de patiënten worden afwijkingen gevonden die het therapeutische plan veranderen.

Therapie

De enige curatieve behandeling van het HCC bestaat uit partiële leverresectie of totale excisie van de lever en levertransplantatie. De keuze voor resectie of transplantatie wordt bepaald door een aantal factoren (tabel 19.2):
– grootte en aantal van de laesies;
– lokalisatie van de laesies (centraal of perifeer);
– de mate van cirrose (child-pugh-classificatie, tabel 19.3);
– etiologie van de cirrose.

Partiële leverresecties bij HCC gaan gepaard met een verhoogde mortaliteit en morbiditeit, vooral als er sprake is van cirrose of van een grote resectie waarbij de functie van de restlever dreigt tekort te schieten. Het uitvoeren van een veilige resectie bij HCC vereist

Tabel 19.2	Therapie van voorkeur bij HCC (milaan-criteria).	
	resectie	transplantatie
lokalisatie tumor(en)	perifeer	centraal
child-pugh-classificatie	A/B	A/B/C
afmetingen solitaire tumor	–	< 5 cm
multifocale tumor	–	aantal 3 < 3 cm
extrahepatische uitbreiding	geen	geen

Tabel 19.3	Child-pugh-classificatie (A, B of C op basis van totaal aantal punten).		
	1 punt	2 punten	3 punten
bilirubine (µmol/l)	< 35	35-51	> 51
bij PBC of PSC	< 70	70-170	> 170
albumine (g/l)	> 35	28-35	< 28
PTT (verlenging)	1-4 sec.	4-6 sec	> 6 sec
ascites*	afwezig	mild	ernstig
encefalopathie	gr. 0	gr. I/II	gr. III/IV

* Mild: aanwezig bij klinisch of echografisch onderzoek; ernstig: gespannen buik of hernia umbilicalis.
Child A = 5-6 punten
Child B = 7-9 punten
Child C = >9 punten

dan ook een nauwkeurige selectie van de patiënt (child-pugh-classificatie, preoperatieve leverfunctie), het zo spaarzaam mogelijk reseceren van de lever en een optimale perioperatieve zorg. De mortaliteit na leverresecties bij HCC varieert van 0,5-21,5%, met een mediane waarde van 5-10%. Met waarden van 24-57% is de morbiditeit echter aanzienlijk. Progressieve verslechtering van de leverfunctie is een ernstige complicatie na leverresecties bij patiënten met cirrose. Op basis van de preoperatieve leverfunctie en volumetrische berekening van de (toekomstige) restlever met behulp van de CT-scanbeelden, kan de kans op postoperatief falen van de restlever worden ingeschat. Wanneer het volume van de restlever te klein wordt geacht voor voldoende leverfunctie, kan door preoperatieve embolisatie van de vena portaestam aan dezelfde zijde van de laesie(s) hypertrofie aan de contralaterale zijde worden opgewekt met daarmee een toegenomen functie van de toekomstige restlever. Ook de combinatie van partiële leverresectie en een lokaal ablatieve methode, zoals radiofrequente thermoablatie, biedt mogelijkheden meer leverparenchym te sparen en daarmee de kans op postoperatief leverfalen te verminderen. Doordat vooral in cirrotische levers de kans op het ontstaan van een nieuw HCC groot is, dient de patiënt na resectie regelmatig op recidiefvorming te worden gecontroleerd.

Mede als gevolg van een betere selectie van patiënten (milaan-criteria, tabel 19.2) zijn de resultaten na levertransplantatie aanzienlijk verbeterd, met een korterermijnprognose die vergelijkbaar is met de prognose na resectie. Het voordeel van transplantatie is dat met de tumor ook de lever met het onderliggend lijden (cirrose!) wordt verwijderd, zodat de kans op het ontstaan van een nieuw HCC beperkt is. Dit vertaalt zich na drie jaar in een overlevingsvoordeel voor patiënten met HCC die een levertransplantatie hebben ondergaan. In plaats van de child-pugh-classificatie wordt nu de 'model for end-stage liver disease' (MELD-)score toegepast bij de selectie van patiënten voor levertransplantatie. Deze score wordt berekend op basis van INR- (stollingsparameter), bilirubine- en creatininewaarden in het bloed.

Het niet-resectabele HCC kan met lokaal ablatieve methoden worden behandeld zoals (percutane) echogeleide ethanolinjectie (PEI), die met weinig morbiditeit gepaard gaat. Ook cryoablatie, waarbij de tumor door bevriezing wordt gedestrueerd of radiofrequente thermoablatie, waarbij necrose van de tumor door lokale hittebehandeling wordt bereikt, kunnen worden toegepast. Er zijn geen gerandomiseerde studies die het voordeel van een van de lokale behandelingsmethoden hebben kunnen aantonen. Recent zijn ook goede resultaten beschreven van transkatheter-arteriële chemo-embolisatie (TACE), waarbij het HCC wordt devasculariseerd door het selectief via de a. hepatica inspuiten van lipiodol gecombineerd met een chemotherapeuticum.

Tot voor kort was er bij het HCC geen plaats voor systemische therapie. Recent is echter aangetoond dat sorafenib (Nexavar®), een 'small molecule' tyrosinekinaseremmer, de overleving van patiënten met Child-Pugh-A en HCC significant verbeterde van 7,9 (placebo) naar 10,7 maanden (sorafenib). Sorafenib kan daarom voor een subgroep van patiënten met HCC als standaardbehandeling worden beschouwd.

Prognose

De prognose op lange termijn na resectie van een HCC is het beste wanneer de diameter van de tumor kleiner is dan 5 cm, wanneer sprake is van een solitaire tumor in plaats van multipele tumoren, wanneer er aanwijzingen zijn voor kapselformatie om de tumor en wanneer er geen tumortrombus in de vena portae of vv. hepaticae aanwezig is. De vijfjaarsoverleving na leverresecties wordt in de literatuur wisselend opgegeven: van 11-76%, met een mediane overleving van circa 30%. De overleving na transplantatie is vergelijkbaar, met mogelijk een overlevingsvoordeel afhankelijk van de aard en de ernst van de onderliggende, chronische leverziekte.

HCC	
definitie	kwaadaardige proliferatie van cellen die zowel architectureel als cytologisch op hepatocyten lijken; deze cellen produceren vaak (60%) alfa-foetoproteïne
incidentie	van alle primaire levertumoren is 90-95% een HCC incidentie: 3-4 : 100.000 personen/jaar in het Westen tot 100 : 100.000 personen/jaar in Mozambique
etiologie en pathogenese	onstaat meestal in een cirrotische lever of bij chronische hepatitis (hepatitis B/C, alcohol, hemochromatose)
diagnostiek	AFP? echografie, CT en MRI
behandeling	partiële leverresectie of levertransplantatie (tabel 19.2) voor het niet-resectabele HCC: lokale behandeling (RFA), TACE of systemische behandeling met sorafenib
prognose	hangt af van de mate van cirrose en het stadium waarin de ziekte zich bevindt op het moment van de diagnose

19.2.3 SECUNDAIRE LEVERTUMOREN: METASTASEN

Incidentie

Levermetastasen zijn de meest voorkomende maligne levertumoren. Na de regionale lymfeklierstations is de lever de meest frequente locatie voor metastasering. De primaire tumorlocaties zijn in 42-56% van de gevallen het colon, en in afnemende frequentie de maag, het pancreas, de mammae en longen. De therapeutische mogelijkheden voor patiënten met levermetastasen zijn over het algemeen beperkt. De metastasen van colon- en rectumtumoren vormen hierop een uitzondering, naast metastasen van neuro-endocriene tumoren. Radicale resectie van deze metastasen biedt in combinatie met resectie van de primaire tumor een kans op curatie.

In Nederland worden ieder jaar ongeveer 10.000 nieuwe patiënten gezien met een carcinoom in colon of rectum. Bijna 50% van deze patiënten ontwikkelt op een of ander moment in het ziektebeloop één of meer levermetastasen. Bij 20% van deze patiënten is sprake van in principe curatief te behandelen levermetastasen. In Nederland zouden per jaar dus minimaal 1000 patiënten moeten worden gezien voor curatieve behandeling van levermetastasen.

Symptomen en diagnostiek

Patiënten met levermetastasen van een coloncarcinoom hebben aanvankelijk geen klachten. De metastasen worden met behulp van echografie gevonden, of tijdens de operatieve behandeling van het colorectale carcinoom. Bij de postoperatieve follow-up worden eventuele metastasen opgespoord door periodieke echografie (om de 6 maanden, gedurende 2 jaar). Bepaling van de tumormerkstof CEA is ook een gevoelige methode om recidief van de tumor op te sporen (zie colorectaal carcinoom, hoofdstuk 20). Deze CEA-bepaling wordt tijdens de follow-up ook gebruikt om metastasen vroeg op te sporen. PET (positronemissietomografie) heeft een hoge sensitiviteit voor het aantonen van levermetastasen en eventueel extrahepatische metastasen. Voor het bepalen van de resectabiliteit van levermetastasen is aanvullend onderzoek in de zin van CT-scan of MRI gewenst.

Therapie

De behandeling van colorectalele levermetastasen is in principe chirurgisch (partiële leverresectie), al dan niet gecombineerd met lokaal ablatieve methoden zoals radiofrequente thermoablatie (RFA) of cryoablatie. Terwijl voorheen een aantal van drie metastasen als maximum gold waarvoor resectie nog was geïndiceerd, wordt nu meer de mogelijkheid van radicale excisie van alle laesies als criterium gehanteerd, uiteraard met behoud van voldoende restlever (minimaal twee leversegmenten). Als selectiecriteria voor resectie van colorectalele levermetastasen gelden:
- goede algemene conditie;
- afwezigheid van extrahepatische metastasen (met uitzondering van longmetastasen < 4);
- alle laesies zijn te elimineren met een resectiemarge > 0,5 cm;
- resectie uitvoerbaar met behoud van twee tot drie leversegmenten (25-30% van het totale levervolume).

Wanneer een te kleine restlever (CT-volumetrie) wordt voorzien, zijn nieuwe strategieën ontwikkeld om deze patiënten toch te kunnen behandelen door middel van resectie. Enerzijds kan het te verwijderen deel van de lever worden beperkt door de metastasen te verkleinen door toepassen van (neoadjuvante) chemotherapie, anderzijds kan de toekomstige restlever vergroot worden door preoperatieve embolisatie van de vena portae. Bij embolisatie van de vena portae worden via een percutane techniek takken van de vena portae naar de leversegmenten die bij de leverresectie zullen worden verwijderd, een aantal weken voor de operatie selectief geëmboliseerd. Hierdoor treedt atrofie op van de geëmboliseerde, tumorbevattende leversegmenten, maar door de dubbele vascularisatie (via de vena portae en a. hepatica) zal dat deel van de lever niet necrotisch worden. Vervolgens treedt er een compensatoire regeneratie van de niet-geëmboliseerde leversegmenten op. Hierdoor wordt het volume en daarmee de functie van de toekomstige restlever vergroot, waardoor de kans op postoperatief leverfalen zal verminderen.

Patiënten met niet-resectabele levermetastasen kunnen worden behandeld met chemotherapie. De huidige standaardbehandeling is infusie van 5-fluorouracil (5-FU) met leucovorin (LV) of oraal capecitabine, in combinatie met oxaliplatin of irinotecan. Bij respons op de chemotherapie en voldoende regressie van de metastasen wordt een deel van de patiënten met aanvankelijk niet-resectabele metastasen, alsnog resectabel. In deze groep wordt een vijfjaarsoverleving bereikt vergelijkbaar met die van patiënten met initieel resectabele metastasen. In enkele centra wordt ook geïsoleerde regionale perfusie van de lever met hoge-dosis-chemotherapeutica toegepast voor niet-resectabele metastasen.

Prognose

Resectie van levermetastasen van het colorectaal carcinoom kan leiden tot een vijfjaarsoverleving van 25-40% (fig. 19.2). Zelfs bij patiënten met recidiefmetastasen beperkt tot de lever worden herhaalde resecties uitgevoerd, waarbij de prognose van patiënten gelijk is aan die van patiënten die een eerste leverresectie ondergingen. Recent zijn onderzoeken verschenen waarin adjuvante chemotherapie (5-FU en leucovorine) na resectie, al dan niet in combinatie met infusie via de a. hepatica, een gunstig effect op de overleving heeft (vijfjaarsoverleving 50-60%). De prognose van patiënten met niet-resectabele levermetastasen is slecht met een mediane overleving van minder dan een jaar, terwijl er geen noemenswaardige vijfjaarsoverleving is.

(Partiële) leverresectie voor levertumoren

Bij een leverresectie kan tot 70% van het functionerend leverweefsel worden verwijderd, dankzij de overcapaciteit van het orgaan en het unieke vermogen van de lever na resectie te regeneren. Bij uitgebreidere resecties worden de operatiemorbiditeit en -mortaliteit duidelijk hoger als gevolg van postoperatieve leverinsufficiëntie. In gespecialiseerde centra is de mortaliteit na leverresectie < 5%. Wanneer er sprake is van pre-existente parenchymafwijkingen zoals bij cirrose, steatose (mede geïnduceerd door preoperatieve chemotherapie) of als gevolg van cholestase, zijn de mortaliteit en morbiditeit aanzienlijk verhoogd (resp. 10-25% en 30-60%).

De verdeling van de lever in acht segmenten berust op een functionele indeling beschreven door de Franse chirurg Couinaud. Ieder segment vormt een functionele eenheid met separate arteriële en portale aanvoerende vaten en een eigen galweg (fig. 19.3). De drie levervenen (resp. de vena hepatica dextra en sinistra, en de vena centralis) verdelen de lever in vier sagittale sectoren en draineren in de suprahepatisch gelegen vena cava inferior. Het vlak tussen de twee middelste sectoren vormt de scheiding tussen de rechter en linker leversegmenten (het anatomische midden van de lever) en wordt bepaald door de vena centralis. Partiële leverresecties kunnen bestaan uit een (sub)segmentexcisie, bisegmentectomie (resectie van segment 2/3 of 6/7), hemihepatectomie rechts (resectie van segment 5, 6, 7, 8), hemihepatectomie links (resectie van segment 2, 3, 4), extended hemihepatectomie rechts (resectie van segment 5, 6, 7, 8 en 4) en extended hemihepatectomie links (resectie van segment 2, 3, 4 en 5, 8).

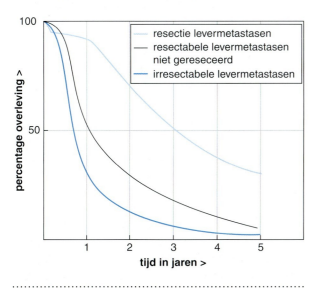

Figuur 19.2 Geschat overlevingspercentage na resectie van colorectale levermetastasen (lichtblauwe lijn), na diagnose van potentieel resectabele levermetastasen zonder resectie (zwarte lijn) en na diagnose van niet-resectabele levermetastasen (donkerblauwe lijn).

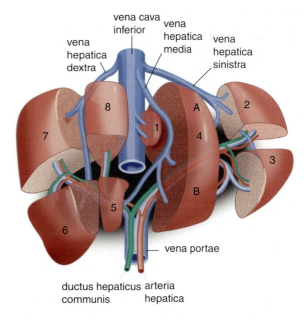

Figuur 19.3 Segmentele indeling van de lever volgens Couinaud. Elk van de acht leversegmenten vormt een functionele eenheid met separate arteriële en portale aanvoerende vaten en eigen afvoerende galwegen.

Levermetastasen	
definitie	secundaire levertumoren
etiologie	primaire tumorlocaties in colon/rectum (ca. 50%), en in maag, pancreas, mammae en longen
diagnostiek	echografie, CT, MRI, PET, eventueel in combinatie met CEA-bepaling
therapie	bij metastasen van colorectale tumoren of neuro-endocriene tumoren: partiële leverresectie al dan niet in combinatie met lokaal ablatieve technieken (radiofrequente thermoablatie of cryoablatie) chemotherapie bij niet-resectabele metastasen: 5-fluorouracil (5-FU) met leucovorin (LV) of capecitabine, in combinatie met oxaliplatin of irinotecan
prognose	na radicale resectie, vijfjaarsoverleving 30-40%

19.3 Galblaascarcinoom

Het galblaascarcinoom is de meest voorkomende tumor van de galwegen. De incidentie van het adenocarcinoom van de galblaas toont een grote geografische variatie. De aandoening komt het meest frequent voor onder de bevolking van Zuid-Amerika en die van Noord-India. In Nederland is de incidentie van het galblaascarcinoom 1,5 per 100.000 personen tussen de 35-74 jaar. In de Verenigde Staten wordt een incidentie van 2,5 per 100.000 inwoners per jaar gerapporteerd. Bij 1-2% van de preparaten bij cholecystectomie wordt bij toeval een carcinoom aangetroffen.

Etiologie
De oorzaak van het galblaascarcinoom is onbekend, hoewel een toegenomen frequentie is aangetoond bij patiënten met een abnormale verbinding tussen de galwegen en de ductus pancreaticus en een verhoogde incidentie twintig jaar na maagresectie voor een peptisch ulcus. Er is een associatie met galblaasstenen (in 65-90% van de gevallen worden galstenen gevonden bij patiënten met galblaascarcinoom). Het ligt voor de hand chronische irritatie door stenen als een etiologisch moment te veronderstellen; dit kon echter niet door wetenschappelijk onderzoek worden bevestigd. Ook de aanwezigheid van galblaaspoliepen is een predisponerende factor voor het ontstaan van galblaascarcinoom. Bij een galblaaspoliep met diameter > 10 mm, wordt (open) cholecystectomie geadviseerd.

Symptomatologie
De verschijnselen van het galblaascarcinoom zijn in een vroeg stadium zeer atypisch of afwezig en vroege tumoren worden slechts bij toeval gevonden bij cholecystectomie wegens steenlijden. Ongeveer 75% van de patiënten met een galblaascarcinoom wordt opgenomen met pijn in de rechter bovenbuik en 50% van de patiënten wordt geopereerd onder de verdenking van cholecystitis acuta. Ongeveer een derde van de patiënten wordt opgenomen wegens algemene malaise en geelzucht, en heeft bij opname een galwegobstructie die meestal het gevolg is van uitgebreide, lokale doorgroei van de tumor in het ligamentum hepatoduodenale of door lymfekliermetastasen in deze regio.

Diagnostiek
Echografie speelt een belangrijke rol bij de diagnostiek van tumoren in het gebied van de galblaas, zeer zeker wanneer sprake is van obstructie-icterus. De tumor kan meestal echografisch worden aangetoond, maar voor het beoordelen van de uitbreiding van de tumor is CT-scanonderzoek gewenst. Bij infiltrerende tumoren in het gebied van de galblaas kan het moeilijk zijn te differentiëren tussen tumoren die uitgaan van de galblaas of de (proximale) galwegen. Voor de stadiumindeling van het galblaascarcinoom wordt de TNM-classificatie gebruikt (tabel 19.4 en fig. 19.4).

Therapie
Indien de tumor beperkt is tot de lamina propria van de galblaaswand (T_{1a}, T_{1b}), is cholecystectomie de behandeling van keuze. Voor tumoren in een verder gevorderd stadium ($T_{1b}T_2$-T_3) wordt geadviseerd een uitgebreidere resectie te verrichten, in de vorm van cholecystectomie in combinatie met resectie van het galblaasbed (par-

Tabel 19.4	TNM-classificatie van galblaascarcinomen.
T primaire tumor	
T_X	tumoruitbreiding niet vast te stellen
T_0	tumor niet aantoonbaar
T_{is}	carcinoma in situ
T_1	tumor beperkt tot de lamina propria of de muscularis
T_{1a}	tumor beperkt tot de lamina propria
T_{1b}	tumor beperkt tot de muscularis
T_2	tumor invadeert tot in perimusculair bindweefsel, geen uitbreiding buiten de serosa of in de lever
T_3	tumor invadeert door de serosa of direct in de lever (< 2 cm) of in één ander aanliggend orgaan of structuur
T_4	tumor invadeert in de lever > 2 cm en/of in meerdere aangrenzende structuren

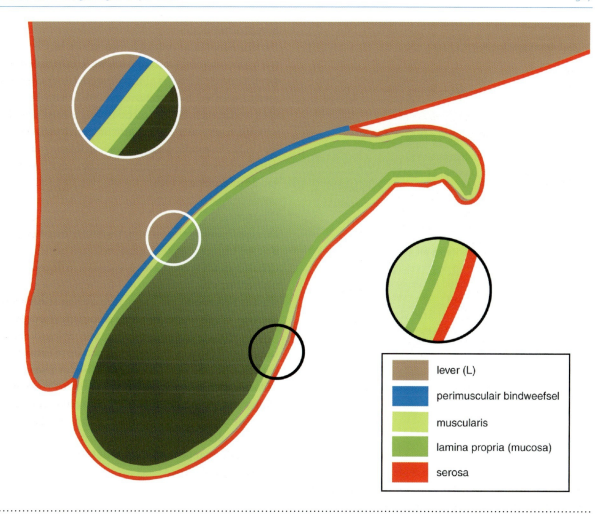

Figuur 19.4 Anatomische weergave van sagittale doorsnede van de galblaas en lever (L) waarin aangegeven de verschillende lagen van de galblaas.

tiële resectie van de segmenten 4 en 5 van de lever) en de lymfeklieren in het hepatoduodenale ligament. In Japan wordt zelfs geadviseerd zeer uitgebreide resecties met een hemihepatectomie en pancreatoduodenectomie uit te voeren in verband met lokale uitbreiding (T_3-T_4) en lymfekliermetastasen. Deze operaties gaan echter gepaard met een hoge mortaliteit (15-20%). Er zijn geen overtuigende aanwijzingen dat een dergelijke ingreep de overleving significant verbetert.

Anderen beschouwen een galblaascarcinoom waarbij de tumor in de omgeving is uitgebreid (T_3-T_4), als een niet te cureren maligniteit en verrichten alleen palliatie indien nodig, bijvoorbeeld bij obstructie-icterus of jeukklachten. De niet-operatieve palliatie door middel van een endoscopisch of percutaan ingebrachte endoprothese is een relatief eenvoudige en goede behandeling. Een klein percentage (5-20%) van de patiënten ontwikkelt tijdens de ziekte een duodenumobstructie door ingroei van de tumor, waarvoor alsnog een gastro-enterostomie kan worden verricht.

Bij patiënten met een porseleingalblaas is het risico op een galblaascarcinoom verhoogd (5%) en profylactische cholecystectomie lijkt gerechtvaardigd. Hoewel het galblaascarcinoom in ongeveer 1-2% van alle operatiepreparaten na chirurgie wegens galstenen wordt gevonden, maar cholecystectomie ook gepaard gaat met morbiditeit en mortaliteit, wordt profylactische cholecystectomie ter preventie van het galblaascarcinoom bij patiënten met galstenen zonder symptomen en zonder porseleingalblaas niet geadviseerd.

Prognose

De belangrijkste prognostische factor voor de overlevingsduur van patiënten met een galblaascarcinoom is het stadium van de ziekte. In het vroege stadium (T_1-T_2), waarbij de tumor radicaal verwijderd is, bedraagt de vijfjaarsoverleving 55-90% (T_{1b}-T_2) tot 100% (T_{is}-T_{1a}). In de andere stadia is de prognose somber en daalt de vijfjaarsoverleving tot ongeveer 1-5%. De mediane overleving van patiënten die met een endoprothese worden behandeld, bedraagt drie tot zes maanden. In Japan wordt bij deze uitgebreide tumoren na zeer radicale, uitgebreide resecties een vijfjaarsoverleving van 10% gemeld.

Galblaascarcinoom	
incidentie	1,5 per 100.000 inwoners in Nederland
etiologie	onbekend ontstaat in relatie met galstenen, galblaaspoliep en porseleingalblaas
diagnostiek	echografie, CT of MRI
therapie	cholecystectomie voor stadium T_1 cholecystectomie in combinatie met resectie van het galblaasbed (partiële resectie van de segmenten 4 en 5 van de lever) en de lymfeklieren in het hepatoduodenale ligament voor stadium T_{2-3} meestal palliatief voor T_4
prognose	hangt af van tumorstadium 90-100% vijfjaarsoverleving voor stadium T_1

19.4 Galwegcarcinoom

Carcinomen van de galwegen zijn zeldzaam en kunnen voorkomen in de lever (cholangiocellulair carcinoom), in de leverhilus (proximaal cholangiocarcinoom) of in de d. hepatocholedochus (mid- en distaal cholangiocarcinoom). Het distaal cholangiocarcinoom wordt wegens zijn locatie in de pancreaskop gerekend tot de periampullaire tumoren (zie par. 19.5). De zeer kleine groep patiënten met een mid-choledochustumor wordt meestal gediagnosticeerd en behandeld conform de distaal gelegen tumoren (zie par. 19.5, pancreas). Galwegcarcinomen kunnen papillair, nodulair scleroserend of diffuus stricturerend zijn. De diffuus stricturerende carcinomen worden vooral gevonden in het meest proximale gedeelte van de galwegen, op de plaats waar de linker en rechter ductus hepaticus samenkomen (het confluensgebied). Juist op deze plaats stelt het galwegcarcinoom ons therapeutisch voor grote problemen. De prognose van galwegcarcinomen is slecht, vooral van de distaal gelegen tumoren. De meeste patiënten overlijden zes maanden tot een jaar na het stellen van de diagnose, mede als gevolg van galwegobstructie en daardoor veroorzaakte icterus, cholangitis en leverfalen.

Etiologie

Primaire scleroserende cholangitis en het bestaan van een choledochuscyste zijn bekende risicofactoren voor het onstaan van een galwegcarcinoom. In Azië is er een relatie tussen bepaalde parasitaire infecties (clonorchis) en het onstaan van galwegcarcinoom.

Symptomatologie

Deze tumoren kunnen lang aanwezig zijn zonder klachten te veroorzaken. Vaak is obstructie-icterus het eerste symptoom. De icterus is pijnloos, hoewel de associatie met galsteenlijden niet zeldzaam is. Bij lichamelijk onderzoek worden behalve obstructie-icterus meestal geen afwijkingen gevonden. Bij het proximale galwegcarcinoom is er in het bijzonder geen palpabele galblaas (*geen* teken van Courvoisier, zie par. 19.5), omdat de d. cysticus distaal van de tumor ontspringt.

Diagnose

De diagnose wordt bij proximale galwegcarcinomen, ook wel klatskin-tumoren genoemd, vaak het eerst met behulp van echografie gesteld. Hierbij kan de proximale uitbreiding van de tumor in de intrahepatische galwegen worden beoordeeld en kunnen tevens eventuele levermetastasen worden opgespoord. De echografie wordt meestal uitgebreid met een doppler-onderzoek om ingroei van de tumor in de vaten (a. hepatica en v. portae) te kunnen beoordelen. Tevens wordt een spiraal-CT-scan gemaakt om de lokale uitbreiding van de tumor en mogelijke ingroei in de vaten te beoordelen. MRCP is een goed onderzoek om de uitbreiding van de tumor in de proximale galwegen te bepalen. Na de diagnostiek worden de tumoren gestadieerd en ingedeeld volgens de bismuth-corlette-classificatie (fig. 19.5):

type I	tumor juist distaal van de confluens van rechter en linker d. hepaticus;
type II	tumor reikt voorbij de confluens tot in de linker en rechter d. hepaticus;
type III	doorgroei van de tumor tot in de tweede segmentele splitsing van de linker (IIIb) of rechter (IIIa) d. hepaticus in de lever;
type IV	doorgroei van de tumor tot in de tweede segmentele splitsing van de linker *en* rechter d. hepaticus in de lever.

Alvorens de diagnostiek uit te breiden met endoscopische retrograde cholangiopancreaticografie (ERCP) of percutane transhepatische cholangiografie (PTC) moet een behandelplan worden opgesteld, in samenspraak met een MDL-arts, radioloog en chirurg. Behandeling van deze tumoren, waaronder ook palliatieve behandeling, dient bij voorkeur in een gespecialiseerd centrum plaats te vinden. ERCP en PTC kunnen door manipulatie in de galwegen tot gevolg hebben dat in het niet-gedraineerde galwegsysteem bacteriën worden geïntroduceerd, waarna een ernstige cholangitis kan volgen. De drainage van de galwegen is daarom een essentieel onderdeel van de behandeling. Criteria voor irresectabiliteit van deze tumoren zijn: bilaterale ingroei in de segmentele galwegen (bismuth-type-IV-tumoren) of ingroei in het v. portaesysteem en/of de a. hepatica, hoewel lokale anatomische variaties uitzonderingen kunnen vormen.

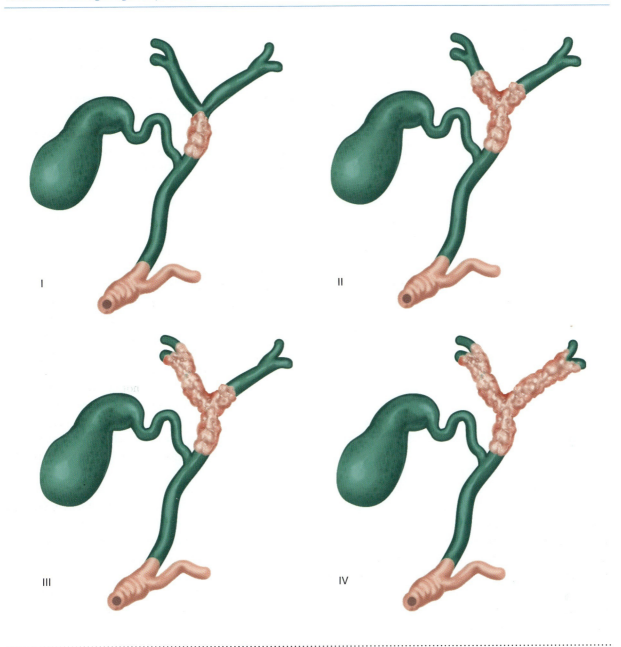

Figuur 19.5 Classificatie van proximale galwegcarcinomen (klatskin-tumoren) volgens Bismuth-Corlette.

Tijdens ERCP is het mogelijk cellen van de galwegtumor af te schrapen voor cytologisch onderzoek (brushcytologie) om het maligne karakter van de strictuur aan te tonen.

Therapie

Bij tumoren van type I en II wordt meestal een lokale resectie van de galwegconfluens verricht, waarbij tevens een gedeelte van segment 4 (uitbreiding naar anterieur) en segment 1 (uitbreiding naar posterieur) van de lever worden verwijderd. Voor de proximaal infiltrerende tumoren (type III) wordt resectie van de galwegconfluens in combinatie met hemihepatectomie geadviseerd, met medenemen van segment 1. De operatiemortaliteit van een lokale resectie bedraagt ongeveer 8% en die van een resectie in combinatie met een leverresectie 10%. Indien resectie onmogelijk is, werd in het verleden meestal een palliatieve biliodigestieve anastomose aangelegd op (een tak van) de linker ductus hepaticus. Tegenwoordig is een niet-operatieve palliatieve behandeling via het inbrengen van een (metalen) endoprothese aangewezen. Deze endoprothesen kunnen zowel via de percutane transhepatische weg (PTD) als via de endoscopische weg (ERCP) worden ingebracht. Bij verstoppen van de endoprothesen door tumoringroei of galindikking kunnen nieuwe endoprothesen worden geplaatst. Een mogelijk voordeel van palliatieve radiotherapie of chemotherapie wordt in onderzoeksverband onderzocht. In geselecteerde patiëntenseries heeft de combinatie van neoadjuvante chemotherapie en levertransplantatie gunstige behandelingsresultaten van het proximale galwegcarcinoom laten zien.

Opvallend is dat bij retrospectieve analyse van alle resectiepreparaten in een aantal onderzoeken bij ongeveer 10-15% van de patiënten geen maligne proximale galwegtumor aanwezig blijkt te zijn, maar een benigne stricturerende stenose van de galwegen, meestal op basis van een ontstekingsproces. De differentiatie van een benigne of maligne afwijking in dit gebied blijft lastig, ondanks het gebruik van geavanceerde beeldvormende technieken.

Prognose

De mediane overleving na palliatieve ingrepen voor galwegcarcinomen bedraagt zes tot twaalf maanden. Na een in opzet curatieve resectie is een langere mediane overleving beschreven, die door postoperatieve radiotherapie gunstig lijkt te worden beïnvloed (27 maanden). Voor het proximale galwegcarcinoom wordt een vijfjaarsoverleving van 20-40% vermeld.

Galwegcarcinoom

definitie	maligne tumor uitgaande van het intra- of extrahepatische galgangepitheel (20-30% resp. 70-80% van de gevallen) de extrahepatische vorm gaat in de meeste gevallen uit van de confluentie van linker en rechter ductus hepaticus (klatskin-tumor) of van de d. hepatocholedochus
incidentie	slechts 6-7% van alle primaire tumoren in Azië, in Europa zeer zeldzaam
etiologie en pathogenese	de meest bekende risicofactor in Europa is primaire scleroserende cholangitis
diagnostiek	echografie (+ doppler vena portaesysteem), CT, cholangiografie (ERCP of PTC, MRI)
behandeling	lokale resectie galwegconfluentie, eventueel en bloc met partiële leverresectie palliatieve galwegdrainage door middel van (metalen) endoprothesen
prognose	afhankelijk van resectabiliteit na resectie, vijfjaaroverleving 20-40%

19.5 Periampullair en pancreascarcinoom

Maligniteiten van de papil van Vater en de omliggende structuren worden door hun overeenkomsten meestal als één groep beschouwd samen met het carcinoom van de pancreaskop. Een periampullair adenocarcinoom kan uitgaan van de papil van Vater, de distale ductus choledochus of het duodenum.

Pancreas(kop)carcinomen en carcinomen van het periampullaire gebied zijn veruit de meest voorkomende hepato-pancreato-biliaire carcinomen. Het zijn na carcinomen van colon, rectum en maag de meest voorkomende gastro-intestinale tumoren in ons land. De incidentie van het pancreascarcinoom is ongeveer 10 per 100.000 inwoners per jaar en 70-80% is gelokaliseerd in de pancreaskopregio. De meeste tumoren zijn van het type ductaal adenocarcinoom, hoewel er sinds een aantal jaren een toename is van de cysteuze tumoren zoals het mucineus cystadenoom, cystadenocarcinoom en de multifocaal voorkomende, intraductale mucineuze pancreastumoren (IMPN). In ongeveer 2% zijn het neuro-endocriene tumoren zoals insulinoom, gastrinoom en vipoom (zie hoofdstuk 29).

De etiologie van het pancreascarcinoom is grotendeels onbekend. Er is een aantal chromosomale afwijkingen aangetoond die deels familiair zijn. Inmiddels is er ook een aantal families met pancreascarcinoom geïdentificeerd waarvan sommige gerelateerd zijn aan andere genetische syndromen zoals het syndroom van Peutz-Jeghers (PJ) en het familial atypical multiple mole melanoma syndroom (FAMMM). Exogene factoren zoals roken en voedingsmiddelen (koffie) spelen mogelijk ook een rol. De kans op een pancreascarcinoom is verhoogd bij het bestaan van een chronische pancreatitis.

Inmiddels is een progressiemodel ontwikkeld van hyperplastische laesies (pan IN-IA) via laaggradige dysplasie (pan IN-2) en hooggradige dysplasie (pan IN-3) naar carcinoma in situ en ten slotte een invasief carcinoom.

Het duodenumcarcinoom wordt vaker gezien bij patiënten met een familiaire adenomateuze polyposis die in het verleden reeds een totale colectomie hebben ondergaan (zie hoofdstuk 20).

Symptomatologie

De klinische symptomen berusten op afsluiting van de ductus choledochus, obstructie van de ductus pancreaticus en obstructie van het duodenum. Carcinomen van het corpus en van de staart hebben meestal andere symptomen of geven obstructieverschijnselen in een veel later stadium. Bij deze tumoren staan algemene malaise en pijn (door ingroei in de plexus coeliacus) op de voorgrond. Bij de periampullaire en pancreaskopcarcinomen is pijnloze icterus, meestal samen met gewichtsverlies, dan ook het eerste symptoom waarmee de patiënten hun arts bezoeken. Klassiek is het teken van Courvoisier (palpabele galblaas bij obstructie-icterus). In enkele gevallen is insufficiëntie van exo- en endocriene pancreasfunctie een begeleidend verschijnsel. Pas laat zijn er in het ziektebeloop verschijnselen die berusten op obstructie van de tractus digestivus, zoals hoge passageklachten (gastric outlet obstruction), of van de v. portae (ascites).

Diagnostiek

De echografie speelt een belangrijke rol in de eerste fase van de diagnostiek. Hiermee kunnen de uitgezette extrahepatische galwegen worden aangetoond, kan steenlijden worden uitgesloten en kan in ongeveer 70% van de gevallen een tumor zichtbaar worden gemaakt. Voor de verdere diagnostiek staat een reeks diagnostische technieken ter beschikking, zoals spiraal-CT-scan, endo-echografie, MRI, ERCP, PTC, en diagnostische laparoscopie. Het gebruik ervan hangt vooral af van de beschikbaarheid en van de ervaring. Ook hier geldt dat in een vroeg stadium overleg in een multidisciplinair, specialistisch team nodig is voor het opstellen van een beleid ten aanzien van diagnostiek en behandeling. Na het aantonen van een tumor is de stadiëring van het pancreascarcinoom vooral gericht op het aantonen of uitsluiten van metastasen en op de beoordeling van vaatingroei (v. mesenterica superior, v. portae, a. mesenterica superior, a. hepatica). Bij voorkeur worden eerst niet-invasieve procedures toegepast, indien nodig aangevuld met invasieve diagnostiek. Bij inoperabele tumoren (lokaal niet-resectabel of levermetastasen) verdient het de voorkeur de diagnose te bevestigen door middel van een echogeleide, percutane punctie. Indien voor niet-operatieve palliatie is gekozen, kan ook een biopt worden genomen of kan een brush worden verricht tijdens ERCP en het inbrengen van een stent. Cytologisch of histologisch onderzoek is zinvol om neuro-endocriene tumoren uit te sluiten. Bij operabele tumoren moeten percutane punctie en biopsie van de tumor achterwege blijven in verband met de kans op entmetastasen. Indien noodzakelijk kan door middel van endoscopische echografie een gerichte punctie worden verricht van de tumor of van een (lymfeklier)metastase.

De preferentiële volgorde van het gebruik van diagnostische tests en/of stadiëring is weergegeven in figuur 19.6. Spiraal-CT-scanning is na echografie algemeen aanvaard als het onderzoek van keuze voor verdere diagnostiek, en heeft een diagnostische nauwkeurigheid van 85-95%.

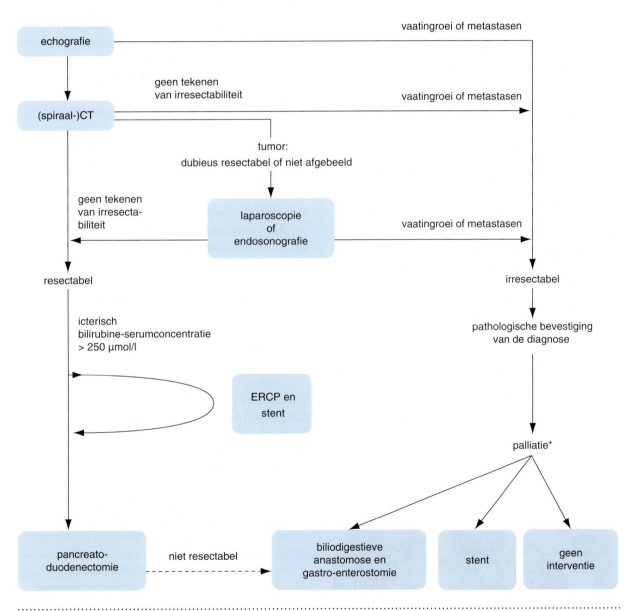

Figuur 19.6 Stroomdiagram voor de diagnostiek bij een klinisch vermoeden van pancreascarcinoom; ERCP= endoscopische retrograde cholangiopancreatografie; (*) palliatie is chirurgisch bij een duodenumobstructie of een levensverwachting van meer dan zes maanden.

Afbeelding van de galwegen en de ductus pancreaticus door middel van ERCP (endoscopische retrograde cholangiopancreatografie) wordt niet meer als diagnostische procedure uitgevoerd zonder de intentie om galwegdrainage te verrichten. MRCP heeft dan de voorkeur. Een 'double duct sign', wijzend op een stenose van zowel de d. pancreaticus als de distale d. choledochus, is zeer verdacht voor een pancreaskopcarcinoom (fig. 9.17).

Indien op de spiraal-CT-scan geen metastasen of vasculaire ingroei worden aangetoond, is de waarde van aanvullende laparoscopie bij patiënten met een pancreaskopcarcinoom beperkt. Laparoscopie is wel zinvol bij pancreascorpus- en -staarttumoren (40% metastasen en/of doorgroei). Laparoscopie lijkt ook zinvol bij inoperabele patiënten indien radiotherapie wordt overwogen en metastasen met zekerheid moeten worden uitgesloten, of als het niet mogelijk is door middel van een echo- of CT-geleide punctie materiaal voor pathologisch-anatomisch onderzoek te verkrijgen. Slechts 10-15% van de patiënten met pancreascarcinoom kan een resectie ondergaan met kans op curatie en bij hen blijkt slechts in 50% van de gevallen dat de tumor beperkt is tot het pancreas. Dus niet meer dan 10% van de patiënten met een pancreascarcinoom kan hopen op genezing. Maar ook van deze patiënten is na vijf jaar minder dan 20% nog in leven. Alleen voor de zeer kleine, vroeg gediagnosticeerde adenocarcinomen van de pancreaskop is een vijfjaarsoverleving van 37% beschreven. Het is dan ook begrijpelijk dat sommigen zich afvragen of curatieve behandeling van het pancreascarcinoom wel mogelijk is. Bij carcinomen van het periampullaire gebied is in 70-80% van de gevallen in opzet curatieve resectie mogelijk, waarbij voor de carcinomen van de papil van Vater een vijfjaarsoverleving tussen 30 en 50% wordt gerapporteerd.

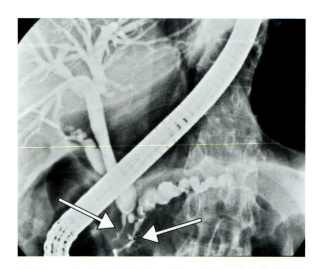

Figuur 19.7 ERCP-afbeelding van stenosen (pijlen) van zowel de d. pancreaticus als de distale d. choledochus ('double duct sign'), verdacht voor pancreaskopcarcinoom.

Operatierisico

Afgezien van de algemeen geldende operatierisico's, zoals hoge leeftijd en slechte algemene conditie, speelt obstructie-icterus een eigen rol. Operatie bij patiënten met een obstructie-icterus kan leiden tot een hoge postoperatieve mortaliteit en morbiditeit.

Als gevolg van stuwing in de lever functioneren de kupffer-cellen slechter, waardoor de klaring van endotoxinen gestoord is. Verder worden in geval van obstructie-icterus endotoxinen in versterkte mate vanuit de darm opgenomen, aangezien galzouten, die een rol spelen bij het afvoeren van de endotoxinen, afwezig zijn. Als gevolg hiervan ontstaat een endotoxinemie die kan leiden tot verminderde afweer, slechtere wondgenezing, toename van infectie en nierfunctiestoornis.

Op grond van experimenteel onderzoek wordt aangenomen dat preoperatieve galwegdrainage in geval van obstructie-icterus van wezenlijk belang is. Deze drainage moet bij voorkeur inwendig gebeuren, met behulp van een via ERCP of PTC (percutaan) ingebrachte endoprothese. Uit prospectief gerandomiseerd onderzoek is echter gebleken dat de bijwerkingen van de drainageprocedure het theoretische voordeel van de drainage tenietdoen. Het is niet aangetoond dat preoperatieve drainage de morbiditeit verlaagt. Deze techniek wordt daarom alleen toegepast bij ernstig icterische patiënten of om extra tijd te krijgen voor nog te verrichten stadiëringsonderzoek.

Operatie

In ongeveer 20% van de gevallen is de diagnose niet zeker en zal een resectie worden verricht voor een aandoening van onbekende diagnose. Gemiddeld 5% van de resecties wordt verricht voor, zoals na PA-onderzoek blijkt, een niet-maligne aandoening (vaak focale chronische pancreatitis).

Bij pancreaskop- en periampullaire carcinomen wordt de resectie uitgevoerd door middel van een subtotale pancreatoduodenectomie (whipple-operatie). Tegenwoordig wordt vaak een pylorussparende pancreatoduodenectomie uitgevoerd (fig. 19.8). Deze procedure heeft dezelfde vijfjaarsoverleving als de klassieke whipple-operatie en gaat gepaard met minder langetermijncomplicaties, omdat maag en pylorus in situ blijven. De patiënten blijven daardoor in een betere voedingstoestand. In het recente verleden werd nogal eens de totale pancreatoduodenectomie gepropageerd, maar het is inmiddels duidelijk dat hierdoor geen hoger radicaliteitspercentage wordt verkregen, dat de operatiemortaliteit en -morbiditeit hoger zijn en dat de postoperatieve morbiditeit als gevolg van diabetes mellitus aanzienlijk is.

De achilleshiel van deze operatie is de anastomose tussen de rest van het pancreas en de tractus digestivus. Lekkage van deze anastomose kan een catastrofe tot gevolg hebben en de kwaliteit van de anastomose bepaalt grotendeels de mortaliteit en morbiditeit van de ingreep. Het is duidelijk dat goede ervaringen met een bepaalde

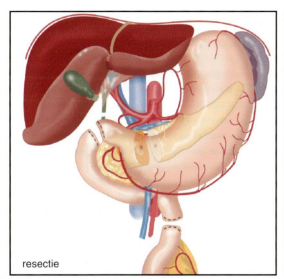 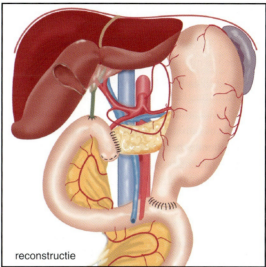

Figuur 19.8 Schematische tekening van de resectie en reconstructie bij pylorussparende pancreatoduodenectomie (whipple-operatie).

techniek en nauwkeurige postoperatieve bewaking, met zo nodig agressieve interventie, kunnen leiden tot lage postoperatieve sterfte. In bepaalde centra is de mortaliteit thans minder dan 5%, terwijl enkele jaren geleden nog percentages tussen de 25 en 30 werden gerapporteerd. Er bestaat een zeer duidelijke correlatie tussen ziekenhuisvolume (aantal resecties per jaar) en de mortaliteit, en derhalve is centralisatie gewenst. Gezien de hoge morbiditeit en mortaliteit wordt resectie alleen verricht indien voor een in opzet curatieve, microscopisch radicale (R_o), resectie. Er bestaat geen consensus over de waarde van een palliatieve resectie. Wanneer tijdens laparotomie een curatieve resectie niet mogelijk lijkt te zijn, wordt een biliodigestieve anastomose (overloop) aangelegd. In verband met een te verwachten obstructie van het duodenum door lokale uitbreiding van de tumor, wordt ook een gastro-enterostomie aangelegd.

In de oudere literatuur is de mortaliteit van de palliatieve biliodigestieve anastomose hoog (10-15%), maar tegenwoordig is de mortaliteit mede door betere patiëntenselectie gedaald tot ongeveer 2%. De overleving na een biliodigestieve bypass is ongeveer negen maanden. De keuze van palliatie (endoprothese of biliodigestieve bypass) is vooral afhankelijk van de algemene conditie van de patiënt en van de overlevingsverwachting. Over het algemeen wordt gekozen voor een endoprothese indien verwacht wordt dat de patiënt minder dan zes maanden leeft; bij de andere patiënten wordt gekozen voor een biliodigestieve bypass. De prognostische criteria voor het maken van een optimale keuze uit de palliatieve behandelingsvormen zijn, behalve de aanwezigheid van metastasen en een slechte functionele status, beperkt.

Systemische therapie

Gemcitabine heeft enige activiteit bij het gemetastaseerde en lokaal gevorderde pancreascarcinoom, wat zich met name uit in een betere kwaliteit van leven en vermindering van klachten. Gemcitabine in combinatie met andere cytostica en targetgerichte geneesmiddelen hebben geen overlevingsverbetering laten zien ten opzichte van alleen gemcitabine.

Recent is in een groot gerandomiseerd onderzoek aangetoond dat gemcitabine na resectie van het pancreascarcinoom (adjuvante therapie) een significant overlevingsvoordeel oplevert ten opzichte van de groep behandeld met een placebo (22,8 vs. 20,2 maanden; vijfjaarsoverleving 21% vs. 9%). Adjuvante chemotherapie kan daarom als standaardbehandeling worden beschouwd.

Andere palliatieve maatregelen

Bij ernstige pijn als gevolg van voortschrijdende groei van het pancreascarcinoom kan een blokkade van de plexus coeliacus uitkomst bieden. Uit een recent verricht onderzoek blijkt dat intraoperatieve blokkade van de plexus coeliacus met 50% alcohol bij patiënten met een inoperabel pancreascarcinoom de postoperatieve pijn significant kan verminderen c.q. voorkomen. De rol van radiotherapie en chemotherapie bij de palliatieve behandeling van het pancreascarcinoom is beperkt. Chemotherapie met gemcitabine biedt een marginaal overlevingsvoordeel en kan bij deze patiënten worden overwogen.

Prognose

De vijfjaarsoverleving na resectie van pancreascarcinoom varieert in de literatuur van 0-30%; van een carcinoom van de papil van Vater van 6-50%, van een carcinoom van de distale choledochus van 0-33%, en van een duodenumcarcinoom van 7-41%.

Gezien de slechte resultaten na chirurgische behandeling wordt onderzoek verricht naar de waarde van aanvullende therapie. Enige ervaring is verkregen met intraoperatieve radiotherapie na resectie, maar het resultaat lijkt vooralsnog niet bemoedigend en de complicaties zijn aanzienlijk. Wellicht is er nog plaats voor deze behandeling bij irresectabele tumoren. Een gunstig effect van de combinatie 5-FU en radiotherapie is beschreven bij de behandeling van irresectabele of gemetastaseerde pancreascarcinomen, alsook als aanvullende therapie na een in opzet curatieve behandeling van pancreaskopcarcinomen. Helaas kon dit niet in een prospectief gerandomiseerd onderzoek worden bevestigd.

Priampullair en pancreascarcinoom

definitie	tot de tumoren in de pancreaskop worden gerekend: het pancreascarcinoom en de periampullaire carcinomen (distaal d. choledochuscarcinoom, papil van vater-carcinoom, duodenumcarcinoom) daarnaast worden de tumoren in pancreascorpus en -staart onderscheiden
incidentie	10 per 100.000 inwoners per jaar in westerse wereld
etiologie	mogelijk verband met carcinogenen, chronische pancreatitis, familiaal
symptomatologie	obstructie-icterus, hoge-passagestoornissen, pijn (in vergevorderd stadium)
diagnostiek	echografie, CT of MRI, cholangiografie (ERCP of PTC) in combinatie met galwegdrainage
behandeling	pylorussparende pancreatoduodenectomie (whipple-resectie) met adjuvante chemotherapie voor tumoren in de pancreaskop palliatieve biliodigestieve anastomie en (preventieve) gastro-enterostomie blokkade van plexus coeliacus voor pijnbestrijding palliatieve chemotherapie: gemcitabine
prognose	afhankelijk van lokatie vijfjaarsoverleving 15-50%

Kernpunten

- In ons land is de meest voorkomende maligne levertumor een metastase.
- Curatieve behandeling van het HCC bestaat uit partiële leverresectie of totale excisie van de lever en levertransplantatie. De keuze wordt bepaald door grootte en aantal van de laesies en de mate van cirrose.
- De overlevingswinst na radicale resectie van colorectale levermetastasen is een vijfjaarsoverleving van 30-40% tegenover nagenoeg 0% bij palliatieve behandeling.
- De prognose van het galblaascarcinoom is slecht. Alleen in een vroeg stadium (T_{1-2}) is de vijfjaarsoverleving van patiënten na resectie > 60%.
- De behandeling van het proximaal galwegcarcinoom (klatskin-tumor) is lokale excisie van de galwegconfluentie, in de meeste gevallen gecombineerd met partiële leverresectie.
- De spiraal-CT-scan is het onderzoek van keuze voor de diagnostiek en stadiëring van het pancreascarcinoom.
- Bij de in opzet curatieve behandeling van pancreas- en periampullaire carcinomen is de pylorussparende pancreatoduodenectomie de operatie van keuze.
- Zowel voor lever- als pancreasresecties bestaat er een correlatie tussen ziekenhuisvolume (aantal resecties per jaar) en de mortaliteit, en derhalve is centralisatie van deze operatie gewenst.
- Bij een te verwachten korte overleving van een patiënt met een incurabel pancreascarcinoom is niet-operatieve palliatie door middel van een endoprothese aangewezen.

Literatuur

Adam R, Avisar E, Ariche A, Giachetti S, Azoulay D, Castaing D, Kunstlinger F, Levi F, Bismuth F. Five-year survival following hepatic resection after neoadjuvant therapy for non-resectable colorectal (liver) metastases. Ann Surg Oncology 2001;8:347-53.

Clavien PA, Petrowsky H, DeOliveira ML, Graf R. Strategies for safer liver surgery and partial liver transplantation. Review. N Engl J Med 2007;356:1545-59.

European HPB Association Consensus Conference on Cholangiocarcinoma. Part 1: HPB 2008;10:72-133; Part 2: HPB 2008;10:150-95.

Garden OJ, Rees M, Poston GJ, Mirza D, Saunders M, Ledermann J, Primrose JN, Parks RW. Guidelines for resection of colorectal cancer liver metastases. Gut 2006 Aug;55:iii1-8.

Gouma DJ, Busch ORC, Gulik TM van. Treatment of pancreatic adenocarcinoma: A European perspective. Surgical oncology clinics of North America 2008;17(3):569-86.

Hoeven J, Busch O, Bijnen C, Gouma D, Gullik TM van.Diagnostiek en behandeling van het galblaascarcinoom. Ned Tijdschr Geneeskd. 2010;154:A355.

Oettle H, Post S, Neuhaus P. Adjuvant chemotherapy with gemcitabine vs. observation in patients undergoing curative-intent resection of pancreatic cancer. A randomized controlled trial. JAMA 2007;297:267-77.

Palmer D. Contemporary management of hepatocellular carcinoma. Clin Med 2008;8(4):442-7.

Pancreatic Section of the British Society of Gastroenterology, Pancreatic Society of Great Britain and Ireland, Association of Upper Gastrointestinal Surgeons of Great Britain and Ireland, Royal College of Pathologists, Special Interest Group for Gastro-I. Guidelines for the management of patients with pancreatic cancer, periampullary and ampullary carcinomas. Gut 2005;54:v1-16.

Ryder SD. Guidelines for the diagnosis and treatment of hepatocellular carcinoma (HCC) in adults. Gut 2003;52 (Suppl III):iii1-8.

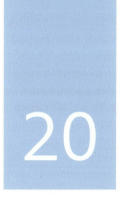

Tumoren van dunne en dikke darm

Th. Wiggers, R.G.H. Beets-Tan, C.A.M. Marijnen, I.D. Nagtegaal, C.J.A. Punt

20.1 Tumoren van de dunne darm

Inleiding

De dunne darm beslaat 75% van de totale lengte en 90% van het totale slijmvliesoppervlak van de tractus digestivus. Hij ligt tussen maag en colon: twee van de meest gebruikelijke plaatsen waar kanker van het maag-darmkanaal voorkomt. In de dunne darm komen weinig kwaadaardige tumoren voor. Vooral de incidentie van het adenocarcinoom is relatief laag, en de meeste carcinomen die men aantreft in de dunne darm zijn metastasen. Andere tumoren zoals lymfomen, sarcomen en endocriene tumoren komen regelmatig voor. Deze tumoren kan men aantreffen in alle drie de gedeelten van de dunne darm: duodenum, jejunum en ileum. De verschillende histologische typen hebben een voorkeur voor specifieke plaatsen (tabel 20.1).

Epidemiologie en etiologie

Voor alle histologische groepen is er een voorkeur voor het mannelijk geslacht. De gemiddelde leeftijd op het moment van diagnose is 60 jaar. Dit komt overeen met die van andere tumoren van het maag-darmkanaal. De enige uitzondering vormen de lymfomen, die op gemiddeld jongere leeftijd voorkomen. Het is niet reëel de verschillende histologische typen te combineren in één groep. In principe heeft iedere histologie en niet de lokalisatie in het maag-darmkanaal een eigen etiologie. Adenocarcinomen in de dunne darm hebben vrijwel altijd een direct aanwijsbare risicofactor, zoals chronische ontsteking (bij coeliakie, ziekte van Crohn), genetische predispositie (familiaire adenomateuze polyposis (FAP), lynch-syndroom, peutz-jeghers-syndroom, juveniele polyposis) of status na operatie (pouch na bijvoorbeeld colitis ulcerosa). Het dunnedarmlymfoom is geassocieerd met immunosuppressie en chronische ontsteking. Het risico op neuro-endocriene tumoren van de dunne darm is verhoogd in geval van de genetische syndromen MEN1 (Multiple Endocrine Neoplasia type 1, alleen gastrineproducerende tumoren) en neurofibromatosis type 1 (verschillende typen).

Tabel 20.1 Verdeling van dunnedarmtumoren per soort en lokalisatie.

histologie	%	duodenum	jejunum	ileum
adenocarcinoom	45	++	+	
carcinoïd	30			++
sarcoom	10	+	+	+
lymfoom	15		+	++

Klinische verschijnselen

Symptomen zijn in afnemende frequentie: buikpijn, tekenen van darmobstructie, gewichtsverlies, bloedingen en diarree. Geen van deze symptomen is echter specifiek en veel patiënten presenteren zich met een acute buik ten gevolge van een obstructie, grote bloeding of perforatie. Bij lichamelijk onderzoek is de meest gebruikelijke bevinding een tumor bij palpatie van het abdomen. Dit wordt gevolgd door een opgezette buik ten gevolge van een darmobstructie. De gemiddelde duur van de symptomen tot diagnose is zes maanden. Er zijn geen specifieke laboratoriumafwijkingen.

Diagnostiek

Als de tumor zich in het duodenum of in het begin van het jejunum bevindt, kan de diagnose in de meerderheid van de gevallen endoscopisch worden gesteld. Herhaalde diepe biopten kunnen nodig zijn omdat het darmslijmvlies intact kan zijn en er alleen een transmurale infiltratie van de tumor is, zoals bij een lymfoom en bij een naar de dunne darm gemetastaseerde tumor. Met behulp van een dunnedarmpassage kunnen ulceraties, stricturen en dilatatie zichtbaar worden. Tegenwoordig wordt als alternatief voor het aantonen van stricturen ook wel een MRI van de dunne darm uitgevoerd in plaats van een dunnedarmpassage. Een CT-scan van de dunne darm, nadat het lumen met vloeistof gevuld is via een maagsonde (een CT-enterografie), is vooral nuttig voor tumoren die zich in het duodenum bevinden. Zo kunnen adenocarcinomen zich presenteren als een anulaire (ringvormige) laesie, een non-hodgkin-lymfoom als een segmentele massa – vaak met vergrote lymfeklieren in het mesenterium –, een carcinoïd als een slecht afgegrensde homogene massa met calcificaties in het mesenterium en een sarcoom als goed afgegrensde massa. Het is belangrijk te weten of een patiënt in het verleden al behandeld is voor een maligniteit. In dat geval zijn intraperitoneale massa's op de CT-scan vrijwel altijd een gevolg van metastasen. Berucht hiervoor zijn tumoren van long, ovarium, appendix en colon.

Veel tumoren worden echter pas ontdekt tijdens een laparotomie en in deze gevallen kan chirurgie niet alleen worden benut voor het verkrijgen van een diagnose, maar tevens een onderdeel zijn van een curatieve of palliatieve behandeling.

Classificatie en stadiëring

In 1992 nam het TNM-comité de classificatie van dunnedarmtumoren over zoals die was ontwikkeld door de American Joint Committee on Cancer (AJCC). Deze classificatie geldt alleen voor het primaire adenocarcinoom van de dunne darm. De prognostische waarde van deze classificatie is beperkt, aangezien de groepsindeling slechts gebaseerd is op enkele retrospectieve onderzoeken met wisselende uitkomsten. De belangrijkste prognostische factor is de radicaliteit van een resectie. Voor sarcomen is de mitose-index de belangrijkste prognostische factor.

20.1.1 ADENOCARCINOOM

Het adenocarcinoom van de dunne darm is de meest frequent voorkomende tumor. Van deze tumoren is 50% gelegen in het duodenum, waar ze vooral voorkomen in de periampullaire regio. De reden van deze verdeling over de dunne darm is onbekend, maar de hoge concentratie van uitscheidingsproducten van de gal en het pancreas zouden bij deze verdeling een rol kunnen spelen.

Patiënten die bekend zijn met een FAP hebben een 300 maal verhoogd risico op het ontwikkelen van dunnedarmcarcinomen, en dienen dan ook geregeld met een duodenoscopie gecontroleerd te worden. Vaak komen bij de eerste controle al adenomen voor. Zoals bij alle dunnedarmtumoren treden de symptomen laat op en zijn ze gerelateerd aan de lokalisatie van de tumor. Men ziet geelzucht bij peri- en ampullaire tumoren en obstructie ten gevolge van circumferentiële groei bij de meer distaal gelegen tumoren.

Op het moment dat de diagnose gesteld wordt, heeft de helft van de patiënten al metastasen in lever, long of botten.

De therapie van keuze is de chirurgische behandeling. Deze bestaat uit een radicale resectie, zo nodig in combinatie met aanliggende organen waarin de tumor is doorgegroeid. Een uitgebreide lymfeklierverwijdering is niet nodig en het verrichten van een pancreaticoduodenectomie moet alleen gebaseerd zijn op technische redenen. Bij aanwezigheid van metastasen kan een gastro-enterostomie de klachten van de obstructie verhelpen.

De prognose is vooral afhankelijk van de mogelijkheid om een radicale resectie te verrichten en van de aanwezigheid van metastasen op afstand. Het biologische gedrag komt meer overeen met dat van de adenocarcinomen van maag en dikke darm en niet met dat van alvleeskliertumoren. De gemiddelde vijfjaarsoverleving is 30%. De waarde van adjuvante chemotherapie is niet aangetoond. Er zijn weinig gegevens over de waarde van chemotherapie bij gemetastaseerde ziekte. Vaak wordt een schema gebruikt zoals bij het maag- of coloncarcinoom, maar het effect hiervan op de overleving is onbekend. Bestraling kan geïndiceerd zijn voor het bestrijden van klachten zoals bloeding of pijn.

20.1.2 CARCINOÏD

Het carcinoïd is een over het algemeen goed gedifferentieerde neuro-endocriene tumor. Daarnaast komen er minder goed gedifferentieerde neuro-endocriene carcinomen in de dunne darm voor. Al deze tumoren zijn van neuro-ectodermale oorsprong en komen voort uit de enterochromaffiene cellen die een grote verscheidenheid aan biologisch actieve stoffen kunnen produceren. In een kwart van de gevallen is bij uitzaaiingen naar de lever het carcinoïdsyndroom aanwezig. De meest voorkomende verschijnselen van dit syndroom zijn flushes en diarree. Een CT-scan, MRI, somatostatinereceptor-scintigrafie of PET-DOPA-scan kan van waarde zijn bij het lokaliseren en het bepalen van de uitgebreidheid van de ziekte.

Na de appendix komt deze tumor het meest voor in de dunne darm. De tumoren zijn vaak lang asymptomatisch. Er bestaat geen stadiëringssysteem van carcinoïdtumoren. De prognose is vooral gecorreleerd aan de grootte van de laesie. Tumoren kleiner dan 1 cm metastaseren bijna nooit en een lokale resectie van de afwijking is afdoende. Aangezien het carcinoïd vaak multipel voorkomt, moet tijdens een operatie de gehele dunne darm worden onderzocht.

Er is geen adjuvante behandeling bekend. De vijfjaarsoverleving van patiënten zonder uitzaaiingen is 90%, maar zelfs als er metastasen zijn, is de overleving relatief gunstig en ligt rond de 70%. Follow-uponderzoek bij patiënten met een behandeld carcinoïd is niet geïndiceerd omdat recidieven nog zeer laat kunnen optreden en patiënten met een recidief zonder symptomen vrijwel nooit behandeling behoeven.

Wanneer er een carcinoïdsyndroom is, kan leverresectie de symptomen wegnemen. Bij patiënten bij wie geen leverresectie mogelijk is, kunnen andere lokale behandelingen zoals cryochirurgie, radiofrequente ablatie en chemo-embolisatie worden overwogen. Andere mogelijkheden om symptomen te bestrijden zijn in het bijzonder toediening van somatostatine-analogen en interferon-alfa. Palliatieve chemotherapie, waarvoor meestal een combinatie van streptozotocine en 5-fluorouracil wordt gebruikt, leidt bij een minderheid van de patiënten tot een objectieve remissie.

20.1.3 SARCOMEN

Mesenchymale tumoren komen, net als op andere plaatsen in het mesoderm, ook in de dunne darm voor. De volgende soorten worden onderscheiden: leiomyosarcomen, schwannomen en gastro-intestinale stromaceltumoren (GIST). De meeste GIST-tumoren komen voor in de maag (60%), maar de dunne darm komt op de tweede plaats met 35%. Niet alle GIST-tumoren zijn maligne. Kwaadaardigheid is aangetoond in geval van levermetastasering of peritonitis sarcomatosa, maar ook tumoren groter dan 5 cm en met meer dan vijf mitosen per 50 high-power fields worden als maligne beschouwd.

De etiologie is onbekend, met uitzondering van kaposi-sarcomen bij aidspatiënten en angiosarcomen na buikbestraling. De meeste tumoren zijn gelegen in het jejunum. De symptomen doen zich laat voor en zijn vooral gecorreleerd met de uitgebreide extramurale groei in combinatie met centrale necrose. De meest frequent voorkomende symptomen zijn pijn en bloeding uit de tractus digestivus, maar ook abces- en fistelvorming zijn mogelijk. Bij lichamelijk onderzoek kan vaak een massa in de buik worden gepalpeerd. Met een CT-scan kan de uitbreiding van de tumor het beste worden vastgesteld.

De behandeling bestaat uit een resectie met een marge van 2-5 cm. Zo nodig moeten omliggende organen waarin de tumor is doorgegroeid 'en bloc' worden meegereseceerd. Aangezien metastasen naar lymfeklieren nauwelijks voorkomen, is lymfeklierresectie niet noodzakelijk.

Het nut van een aanvullende chemo- of radiotherapeutische behandeling is niet aangetoond. De prognose is sterk afhankelijk van het histologische type. Er is aangetoond dat mutaties van de C-Kit-receptor-tyrosinekinase CD117 en van de PDGF-receptor een rol spelen bij de pathogenese van GIST. Deze mutaties komen bij de grote meerderheid van GIST voor. Behandeling met imatinib, een selectieve tyrosinekinaseremmer, resulteert bij ongeveer 80% van de tumoren met een mutatie in exon 11 van C-Kit in langdurige remissies, bij andere mutaties of bij ontbreken van mutaties zijn deze resultaten minder gunstig. Een metabole respons op imatinib is vroegtijdig vast te stellen met behulp van een PET-scan. Soms kan een tumor na voorbehandeling met imatinib alsnog operatief verwijderd worden en tegenwoordig wordt imatinib ook als adjuvante behandeling gegeven na een radicale resectie. Recent is er ook effectiviteit van een andere tyrosinekinaseremmer, sunitinib, aangetoond na falen van therapie met imatinib. Ook hier was het resultaat afhankelijk van het type mutatie.

20.1.4 LYMFOMEN

Van alle gevallen van non-Hodgkin-lymfomen presenteert 20-40% zich met ziekte buiten de lymfeklieren. Veel van deze lymfoomlokalisaties komen voor in de maag, gevolgd door de dunne darm, met een voorkeur voor het ileum. In de helft van de gevallen zijn er, behalve de afwijkingen in het maag-darmkanaal, aangedane lymfeklieren op andere plaatsen. In de westerse wereld neemt de incidentie van het lymfoom in het maag-darmkanaal toe. Er is een relatie met de toegenomen levensverwachting, immunosuppressie na transplantatie of bij aids en met auto-immuunziekten zoals spruw (T-cellymfoom), ziekte van Crohn en chronische bacteriële infecties. De prognose is sterk afhankelijk van de gradering en stadiëring. De meeste tumoren met een lage gradering zijn onderdeel van een klinisch-pathologische entiteit, benoemd als mucosageassocieerd lymfoïd weefsel (MALT, een B-cellymfoom). Posttransplantatie- en aidsgerelateerde lymfomen zijn meestal agressievere lymfomen, die zijn geassocieerd met een virale infectie (EBV). De prognose van een tumor die alleen geïnvadeerd is in de darm, zonder verdere klieraantasting, is meer dan 90%.

Een vroege diagnose is moeilijk omdat de symptomen niet onderscheiden kunnen worden van die van andere benigne en maligne tumoren. Bij endoscopie wordt vaak een atypisch mucosareliëf gezien, aangezien het hier primair een transmurale tumorinfiltratie betreft. Tot 30% van de patiënten heeft een spoedoperatie nodig in verband met een bloeding, perforatie of obstructie. Deze ingreep kan niet alleen diagnostisch zijn, waarbij het belangrijk is voldoende weefsel voor histologie en typering te verkrijgen, maar ook therapeutisch bij patiënten met een beperkte aantasting van een darmsegment. De resectie moet met een ruime marge worden uitgevoerd omdat een aanzienlijke, niet-zichtbare intramurale verspreiding mogelijk is. Bij laaggradige MALT-lymfomen kan een behandeling met antibiotica worden overwogen, vergelijkbaar met de behandeling van het MALT-lymfoom in de maag. In andere gevallen is chemotherapie de behandeling van keuze.

20.1.5 TUMORMETASTASEN

In de dunne darm kunnen, evenals in elk ander orgaan, metastasen voorkomen die afkomstig zijn van tumoren elders in het lichaam. Vooral het melanoom, het lobulair carcinoom van de borst, het longcarcinoom en het coloncarcinoom zijn berucht om hun uitzaaiingen in de dunne darm.

Een melanoommetastase kan de eerste manifestatie zijn van deze ziekte, wanneer de primaire tumor zonder histologie geëxcideerd of geëlektrocoaguleerd is of wanneer spontane regressie is opgetreden van de primaire tumor. Tevens kan lokaal maligne ontaarding opgetreden zijn van melanocyten, daar deze cellen overal in het lichaam kunnen voorkomen. De belangrijkste klachten zijn bloeding en obstructie. Een palliatieve resectie kan zinvol zijn, aangezien het biologische gedrag, zelfs bij uitgezaaide ziekte, onvoorspelbaar is en sommige patiënten lang leven (vijfjaarsoverleving 19%) na de klinische manifestatie van een dergelijke metastase.

Metastasen van het lobulaire borstcarcinoom manifesteren zich met een verdikking van de hele darmwand door diffuse infiltratie van deze tumor. Het is zeer moeilijk de diagnose preoperatief te stellen; vaak worden de metastasen opgemerkt tijdens laparotomie. Bij een beperkte aantasting van een darmsegment kan een resectie nuttig zijn om de klachten te verhelpen en het nut van hormonale of chemotherapie aan te tonen. Indien de diagnose met zeer grote waarschijnlijkheid vaststaat of gesteld is op een biopt, kan direct begonnen worden met systemische behandeling.

Hematogene metastasen van het longcarcinoom presenteren zich soms met een dunnedarmperforatie in de ileocaecale hoek. De behandeling bestaat uit een beperkte resectie.

20.2 Tumoren van de dikke darm

Inleiding

Kanker van de dikke darm komt zeer veel voor, voornamelijk bij oudere mensen. De gemiddelde vijfjaarsoverleving is 50-55%. In de afgelopen jaren is er sprake van een langzame daling van de mortaliteit doordat meer kankergevallen vroeg ontdekt worden, de diagnostiek van in het bijzonder het rectumcarcinoom gestandaardiseerd is, de chirurgische behandeling verbeterd is en er nu voor het coloncarcinoom een effectieve adjuvante behandeling beschikbaar is.

Epidemiologie en etiologie

De gemiddelde leeftijd van de patiënt met dikkedarmkanker is 67 jaar. Bij mannen komt 14% van alle tumoren in de dikke darm voor. Deze vorm van kanker staat op de derde plaats, na long- en prostaatkanker. Bij vrouwen staat dikkedarmkanker op de tweede plaats, na het mammacarcinoom, met een frequentie van 13%. Deze incidentie is dezelfde als in andere Noordwest-Europese landen, maar lager dan in Australië en Noord-Amerika. Er is een grote geografische spreiding over de wereld. Het coloncarcinoom komt vaker voor bij vrouwen, het rectumcarcinoom vaker bij mannen. Het totale aantal nieuwe gevallen per jaar in Nederland is 11.000 (2006); hiervan zijn er ongeveer 2800 in het rectum gelokaliseerd. De oorzaak van dikkedarmkanker is een combinatie van omgevingsfactoren en aanleg. Uit diverse epidemiologische onderzoeken komt naar voren dat er meer tumoren voorkomen bij mensen met overgewicht, weinig lichamelijke activiteit, een hoog vetgehalte in het dieet, lage inname van granen, fruit en groenten en een hoger dan gemiddelde alcoholconsumptie. Hoewel het inzicht in de precieze werkingsmechanismen ontbreekt en er soms tegenstrijdige berichten komen, heeft dit geleid tot dieetadviezen, in de hoop dat de incidentie van deze tumoren zal dalen. Om de werking van carcinogenen te blokkeren wordt ook veel onderzoek gedaan naar het effect van chemopreventie.

Het geschatte aantal gevallen van dikkedarmkanker dat grotendeels toegeschreven kan worden aan erfelijke factoren ligt rond de 10%. Deze erfelijke belasting voor dikkedarmkanker kan verdeeld worden in polyposis- en non-polyposis-groepen. De familiaire adenomateuze polyposis (FAP) uit zich al op jonge leeftijd door de aanwezigheid van honderden poliepen in het colon. Al op jeugdige leeftijd worden in deze poliepen kankercellen aangetroffen en daarom worden deze families in kaart gebracht en krijgen zij de aanbeveling op jonge leeftijd een totale colectomie te ondergaan. De andere groep van erfelijke colontumoren vertoont veel minder colonpoliepen en wordt daarom erfelijke non-polyposis-colon-rectumcarcinoomsyndroom genoemd (hereditary non-polyposis colon cancer: HNPCC). Tegenwoordig wordt dit het lynch-syndroom genoemd, omdat bij dit erfelijke kankersyndroom ook veel tumoren buiten het colon voorkomen zoals in het endometrium, het ovarium, de bovenste urinewegen, etc. Een internationaal samenwerkingsverband over dit onderwerp formuleerde recent de vernieuwde zogenoemde Amsterdam-criteria (tabel 20.2). Bij families met het lynch-syndroom wordt mutatiescreening door middel van microsatelliet instabiliteitsanalyse uitgevoerd. Bij families met polyposis coli is er een mutatie in het APC-gen. Patiënten met een erfelijke aanleg voor tumoren worden verwezen naar een klinisch-genetisch centrum voor familieonderzoek, DNA-diagnostiek en risicovoorlichting.

De combinatie van carcinogenen en erfelijke afwijkingen heeft invloed op het slijmvlies van het maag-darmkanaal. Er vindt een geleidelijke, stapsgewijze transformatie plaats van de normale mucosa via kleine adenomen naar grotere poliepen met focussen van kanker. Uiteindelijk mondt dit uit in een carcinoom dat steeds verder in de darmwand groeit; tot slot gevolgd door lymfekliermetastasen en uiteindelijk ook metastasen op afstand. Dit hele proces kan zich over jaren uitstrekken. Voor veel van de afzonderlijke stappen in dit proces zijn de genetische afwijkingen exact vastgesteld.

Screening

Om te voldoen aan criteria voor screening moet een tumor langzaam groeien, in een vroeg stadium (liefst premaligne) op te sporen te zijn en effectief behandeld kunnen worden. Het coloncarcinoom voldoet aan deze voorwaar-

Tabel 20.2	Vernieuwde Amsterdam-criteria voor het vaststellen van het Lynch-syndroom.

- ten minste drie verwanten met een HNPCC-geassocieerd carcinoom (dikke- of dunnedarmkanker, endometriumcarcinoom, overgangsepitheelcelcarcinoom van ureter of bekken);
- één van deze drie verwanten moet een eerstegraads-familielid zijn van de andere twee;
- ten minste twee opeenvolgende generaties zijn aangedaan;
- ten minste één van de patiënten is jonger dan 50 jaar bij het stellen van de diagnose;
- familiaire adenomateuze polyposis is uitgesloten;
- tumoren moeten aangetoond zijn door pathologisch onderzoek.

den en screening is ook kosteneffectief. Momenteel is alleen de screening van groepen met een hoog risico geaccepteerd.

Voor leden van families met een FAP wordt sigmoïdoscopie aanbevolen elke twee jaar vanaf de leeftijd van 10-12 jaar, en voor personen met het lynch-syndroom colonoscopie elke twee jaar vanaf de leeftijd van 25 jaar. Voor personen met een belaste familieanamnese (één eerstegraads-familielid met dikkedarmkanker, gediagnosticeerd voor de leeftijd van 45 jaar of twee eerstegraads-familieleden met dikkedarmkanker) wordt colonoscopie eenmaal per vijf jaar vanaf de leeftijd van 45-50 jaar geadviseerd.

Uit een aantal gerandomiseerde onderzoeken is gebleken dat ook bij een aselecte groep mensen met vroege detectie van occult bloedverlies in de feces een vermindering van de sterfte ten gevolge van coloncarcinoom met gemiddeld 25% bereikt kan worden. Een probleem van deze screeningsmethode is de geringe trouw van de bevolking om de fecestest regelmatig bij zichzelf uit te voeren. Daarnaast is er een groot aantal poliepen of tumoren in vroege stadia die niet vergezeld gaan van bloedverlies. Recent is het advies gegeven om tweejaarlijks de ontlasting te onderzoeken op occult bloed bij mensen tussen de 55 en 75 jaar. Inmiddels zijn de eerste pilotstudies begonnen om te beoordelen op welke wijze landelijke screening geïntroduceerd moet worden. Een andere manier om de dikke darm te screenen is het uitvoeren van een endoscopie. Hierbij kan gekozen worden voor een totale colonoscopie of alleen een rectosigmoïdoscopie, beide met een flexibele scoop. Aangezien driekwart van de tumoren in het laatste stuk van de dikke darm voorkomt en sigmoïdoscopie een aanzienlijk eenvoudiger procedure is dan totale colonoscopie, is sigmoïdoscopie op dit moment meer geaccepteerd. Regelmatige sigmoïdoscopie vanaf de leeftijd van 50-55 jaar heeft een afname van de kankersterfte tot gevolg. Ook deze vorm van screening is in Nederland nog niet standaard.

Daarnaast wordt intensief gezocht naar andere betrouwbare en voor de patiënt minder belastende technieken. Er wordt gewerkt aan de zogenoemde virtuele colonoscopie. Met deze techniek wordt, na darmvoorbereiding, lucht in de darm ingebracht en vervolgens wordt met behulp van CT een opname gemaakt van de binnenzijde van de darm, met een kwaliteit die vrijwel gelijk is aan die van colonoscopie. Verder kan men zoeken naar chromosoomafwijkingen in de dode tumorslijmvliescellen die met de feces worden uitgescheiden.

Klinische verschijnselen

De plaats van de tumor in de dikke darm is bepalend voor de klachten. In de rechterhelft van het colon is er veel ruimte en veel tumoren presenteren zich dan ook laat in het ziektebeloop. Dit kan zijn in de vorm van buikpijn of bloedarmoede ten gevolge van chronisch bloedverlies uit de tumor. Ook wordt de tumor soms gevoeld als een grote massa in de rechter onderbuik. Naarmate de tumor verder in de darm ligt, en vooral in het linker colon, doet zich als gevolg van de circulaire groeiwijze vooral een verandering van defecatiepatroon voor. Veelal zijn er periodes van krampende pijnen, maar er kan ook diarree of obstipatie ontstaan. De ontlasting is vaak potloodvormig dun ten gevolge van de vernauwing. Ook paroxismale diarree komt voor, afgewisseld met constipatie. Tumoren die in de endeldarm liggen, presenteren zich meestal met bloedverlies bij de ontlasting. In latere, uitgebreidere stadia kan een patiënt klagen over zogeheten tenesmi (het gevoel te moeten defeceren zonder dat er ontlasting komt) of pijn tijdens defecatie. Wanneer er sprake is van ingroei in het sfinctercomplex, kan de patiënt incontinent worden.

Bij alle lokalisaties kan de eerste presentatie van de tumor ook bestaan uit klachten die behoren bij metastasen.

Diagnostiek

Bij verdenking op een kwaadaardige tumor in de dikke darm zal allereerst lichamelijk onderzoek plaatsvinden, bestaande uit palpatie van de buik, met speciale aandacht voor het vaststellen van een tumormassa of de aanwezigheid van levermetastasen. Bij verdenking op een laaggelegen tumor worden de liezen gepalpeerd om eventuele lymfekliermetastasen te ontdekken. Tot slot is rectaal toucher (bij vrouwen gecombineerd met een vaginaal toucher) nodig om de grootte en de uitbreiding van de rectumtumor vast te stellen en om bij een coloncarcinoom een synchrone tumor in het rectum uit te sluiten.

Indien er een sterke verdenking op maligniteit is, kan het beste een totale scopie van het colon plaatsvinden met biopsie van de verdachte laesies. Het alternatief is een CT-colografie. De CT-colografie heeft de conventionele dubbelcontrast-coloninloopfoto inmiddels vervangen. Met behulp van lucht wordt de dikke darm uitgezet en worden dunne sneden CT vervaardigd van de patiënt in rug- en buikligging. Het voordeel van een CT boven de coloninloop is dat het minder subjectief is, minder grote poliepen mist dan de coloninloop, dat niet alleen de uitbreiding van de tumor intraluminaal maar ook extraluminaal in hetzelfde onderzoek kan worden beoordeeld en dat het onderzoek minder belastend is voor de patiënt. Het grote voordeel van endoscopie is dat materiaal voor histologisch onderzoek kan worden verkregen van de primaire tumor, terwijl poliepen, al dan niet met een beginnende infiltratie, verwijderd kunnen worden door middel van een lis met diathermie. Bij een aangetoonde primaire tumor zal een CT-scan (na intraveneuze toediening van contrast) van de buik en zo nodig een MRI-scan van het bekken gemaakt worden om de lokale tumoruitbreiding en eventuele metastasering te visualiseren.

Bij het rectumcarcinoom ligt de noodzaak tot het verrichten van beeldvormende diagnostiek anders. Bij tumoren die voor een lokale excisie in aanmerking komen, is het vaststellen van de mate van transmurale ingroei van belang. Hiervoor is endorectale echografie het beste onderzoek. Daarop kan wel de mate van darmwandinfiltratie worden gezien, maar niet betrouwbaar de aanwezigheid van lymfekliermetastasen. Bij uitgebreide tumoren moet men een indruk hebben van mogelijke ingroei in andere organen of uitbreiding tot vlak bij de endopelviene fascie. Dit vormt het circumferentiële resectievlak bij de operatie. De afstand van de tumor tot de endopelviene fascie kan zichtbaar gemaakt worden door een MRI- of bij hoge rectumtumoren door een spiraal-CT-scan.

Het nut van laboratoriumonderzoek is gering. Bepaling van het hemoglobinegehalte bij een bloedende tumor en nierfunctieonderzoek bij verdenking op ureterobstructie zijn de enige nuttige bepalingen. Van de talloze tumormerkstoffen die in de afgelopen jaren werden getest bij dikkedarmkanker, wordt al 35 jaar de aloude, eerst ontdekte tumormerkstof gebruikt, namelijk het carcino-embryonaal antigeen (CEA). Bepaling van de tumormerkstof is vooral van belang tijdens de follow-up. Een normaal serum-CEA sluit de diagnose dikkedarmtumor niet uit en een hoog gehalte preoperatief is uitsluitend van prognostische waarde. Een sterk verhoogde waarde (> 20 ng/ml) kan duiden op de aanwezigheid van metastasen op afstand en is een indicatie voor nader onderzoek in die richting.

Pathologie

Vrijwel alle tumoren in de dikke darm zijn adenocarcinomen. Een enkele maal is er sprake van een plaveiselcelcarcinoom of van een carcinoïd. Driekwart van de tumoren is gelokaliseerd in de laatste 40 cm van de dikke darm. Voor de classificatie wordt gebruikgemaakt van het TNM-systeem van de International Union against Cancer (UICC). De classificatie van de T is gebaseerd op de mate van infiltratie in de darmwand, de N-classificatie op de aanwezigheid van en het aantal aangetaste lymfeklieren en de M op de aan- of afwezigheid van metastasen op afstand (fig. 20.1). Dit systeem is gebaseerd op de originele indeling zoals de Britse patholoog Dukes die in 1935 ontwierp. Veel verschillende varianten hiervan worden nog steeds gebruikt en zorgen voor veel verwarring. In Nederland wordt geadviseerd om het TNM-systeem (zevende editie) te gebruiken (tabel 20.3). Vaak wordt ook de differentiatiegraad van een tumor weergegeven, maar dit heeft een matig voorspellende waarde voor de afloop van de ziekte. De afgelopen jaren zijn talloze factoren in de tumor bepaald, maar geen enkele heeft in de multivariaatanalyse het aloude stadiëringssysteem voor het coloncarcinoom verdrongen. Voor rectumcarcinomen geldt echter dat een positief circumferentieel snijvlak samen met de lymfklierstatus de belangrijkste prognostische factor is geworden. De circumferentiële margestatus is sterk gecorreleerd met een toegenomen lokaal recidiefpercentage, een hoog risico op afstandsmetastasen en een slechtere overleving.

Het voorkeursorgaan voor afstandsmetastasen is de lever, maar bij het rectumcarcinoom wordt ook regelmatig een longmetastase als eerste uiting van uitzaaiing van de ziekte waargenomen. Het buikvlies kan ook aangetast zijn door metastasen. Er is dan sprake van een peritonitis carcinomatosa. Ook lokaal kan de tumor terugkeren. Vooral het kleine bekken, waar het rectum gelegen is, is berucht vanwege dit lokale recidief.

Tabel 20.3 TNM-classificatie en AJCC- en dukes-stadiëring van het coloncarcinoom.

pTNM (UICC vijfde editie, 1997)*	stadium (AJCC, 2002)	dukes
T_{is}, N_0, M_0	0	
T_{1-2}, N_0, M_0	I	A
T_{3-4}, N_0, M_0	IIA en B**	B
T_{1-4}, N_{1-2}, M_0	IIIA, B, en C	C
T_{1-4}, N_{1-2}, M_1	IV	D

* T_1: tumorinvasie tot in submucosa, T_2: tumorinvasie tot in muscularis propria, T_3: tumorinvasie tot in subserosa of in niet-geperitonealiseerde pericolische of perirectale weefsels, T_4: tumorinvasie in andere organen of structuren en/of perforatie van het viscerale peritoneum. N_0: géén lymfekliermetastasen, N_1: metastasen in één tot drie regionale lymfeklieren, N_2: metastasen in vier of meer regionale lymfeklieren. M_0: geen metastasen op afstand, M_1: metastasen op afstand.
** Stadium IIA = T_3, stadium IIB = T_4, stadium IIIA = T_1 en T_2, stadium IIIB = T_3 en T_4, stadium IIIC = elke T met N_2.

20.2.1 CHIRURGISCHE BEHANDELING

Operatieve behandeling van dikkedarmtumoren is de therapie van eerste keuze. Om te beoordelen of een tumor operatief verwijderd moet worden, zal de chirurg een aantal aspecten beoordelen.

In de eerste plaats moet de operabiliteit van de patiënt worden vastgesteld: is de conditie van de patiënt voldoende voor het ondergaan van een grote chirurgische ingreep? Bij oudere patiënten komt vaak comorbiditeit voor. Dat is op zichzelf geen reden om af te zien van een operatie. De ingreep is niet alleen op genezing gericht maar ook op het wegnemen van de klachten. Pas op zeer hoge leeftijd loopt de kans op postoperatieve sterfte sterk op. Gebrek aan alternatieve, effectieve behandelmogelijkheden kan een doorslaggevend argument zijn om na een goede voorbereiding ook oudere patiënten met comorbiditeit te opereren.

In de tweede plaats wordt bekeken of de operatie in opzet curatief zal zijn. De kans op volledige genezing na behandeling wordt bepaald door het afwezig zijn van metastasen op afstand en een radicale lokale resectie (R_0: macroscopisch en microscopisch is er geen resttumor achtergebleven). In die gevallen dat de resectie van metastasen en/of primaire tumor macroscopisch niet radicaal is, kan meestal niet meer gesproken worden van een curatieve ingreep. Bij macroscopisch achterblijven van tumor (vooral in lever, peritoneum of lymfeklieren) is er sprake van een palliatieve behandeling. De operatie is er in dat geval uitsluitend op gericht om de klachten van de pati-

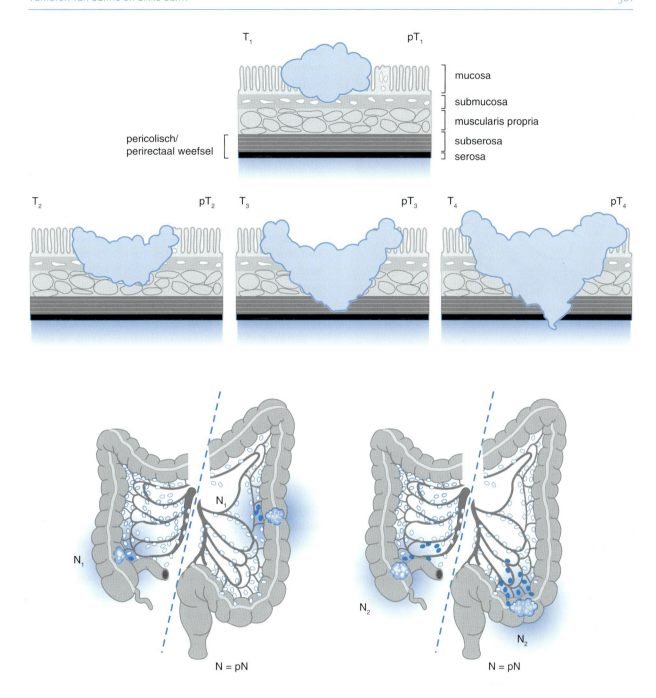

Figuur 20.1 Diepte-infiltratie van de tumor in de darmwand aantal lymfekliermetastasen.

ent weg te nemen (bijv. een dreigende darmobstructie). Alternatieve lokale behandelingen, zoals radiotherapie bij een bloedende niet-obstruerende tumor of endoluminale stenting door de maag-darm-leverarts bij een obstruerende tumor of uitsluitend palliatieve chemotherapie, kunnen dan ook een goede keuze zijn.

Tot slot zal de resectabiliteit van de tumor beoordeeld moeten worden. Dat houdt in dat bekeken wordt of de tumor lokaal radicaal verwijderd kan worden. Als hierover na preoperatief onderzoek twijfel bestaat, moet zeker bij het rectumcarcinoom en in een aantal gevallen ook bij het coloncarcinoom gekozen worden voor een voorbehandeling met chemoradiatie. Als de belangrijkste klacht obstructie is, wordt bij het coloncarcinoom een bypass-procedure verricht en wordt bij het rectumcarcinoom, om de voorbehandeling mogelijk te maken, een (tijdelijk) colostoma aangelegd.

Coloncarcinomen

Indien een sessiele poliep of een grote gesteelde poliep op endoscopische wijze niet radicaal verwijderd kan worden, is een kleine segmentresectie voldoende. In alle andere gevallen wordt de tumor behandeld met een ruime resectie van het aangedane darmdeel. De uitgebreidheid van de resectie wordt niet zozeer bepaald door de intramurale uitbreiding van de tumor als wel door de regionale lym-

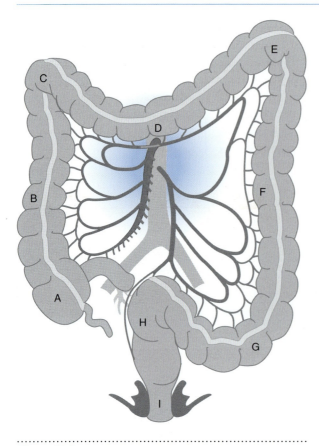

Figuur 20.2 Anatomie van de delen en van de vaatvoorziening van de dikke darm. A caecum, B colon ascendens, C flexwa hepatica, D colon transversum, E flexwa lienalis, F colon descendens, G sigmoïd, H rectosigmoïdale overgang, I rectum.

fedrainage. Het is namelijk de bedoeling met de primaire tumor ook de regionale lymfeklieren te verwijderen die, gezien de lokalisatie van de tumor, metastasen zouden kunnen bevatten (figuur 20.2).

Voor tumoren in het caecum of in het colon ascendens wordt een hemicolectomie rechts aanbevolen, waarbij de a. ileocolica, de a. colica dextra en de rechtertak van de a. colica media centraal worden geligeerd. Bij resectie van tumoren gelokaliseerd in het colon transversum wordt de a. colica media centraal doorgenomen. Tumoren in het colon descendens worden behandeld door middel van een hemicolectomie links, met het onderbinden van de linkertak van de a. colica media en de a. colica sinistra. Bij sigmoïdtumoren wordt de a. haemorrhoidalis superior met de afvoerende aa. sigmoideae geligeerd. Naar analogie van het rectum moet bij het coloncarcinoom het gehele mesocolon worden verwijderd. Op deze manier blijft de fascie rondom het mesocolon intact.

Aangezien bij manipulatie van de tumor vitale tumorcellen verspreid kunnen worden in het lumen van de darm, moet dit worden afgebonden of gespoeld met celdodende vloeistof als de tumor zich dicht bij een van de resectie-uiteinden bevindt. Op basis van onderzoek naar circulerende tumorcellen wordt er nog steeds waarde aan gehecht om als eerste stap van de operatie de voedende arterie te onderbinden, gevolgd door ligeren van de marginale vaten en de centrale venen. Op deze wijze hoopt men de embolisatie van de tumorcellen naar de lever te verminderen.

Elke tumor die gefixeerd lijkt aan omliggende organen moet radicaal en bloc met het aanliggende deel worden verwijderd. In 50% van de gevallen blijkt na resectie sprake te zijn van werkelijke doorgroei van de tumor, in de andere helft van de gevallen is er sprake van een pseudofixatie door een peritumorale ontsteking. Bekende plaatsen van doorgroei zijn het colon ascendens met ingroei in de ureter of retroperitoneum, de flexura hepatica met ingroei in het duodenum, het colon transversum met doorgroei in de maag (zelden met een gastrocolische fistel), de flexura lienalis met doorgroei in milt en pancreasstaart, en sigmoïdtumoren met doorgroei in de blaaskoepel (pneumaturie!) of, bij een zeer mobiel sigmoïd, op andere plaatsen in de buik.

Een zogeheten debulking van tumoren is zinloos. Elke resectie moet erop gericht zijn om macroscopisch al het tumorweefsel te verwijderen. Indien er twijfel bestaat over de microscopische radicaliteit, moeten maatregelen worden getroffen om postoperatieve radiotherapie mogelijk te maken.

De lymfeklierdissectie kan beperkt worden tot de klieren langs de eerder beschreven voedende vaten. De waarde van een meer centrale, in het bijzonder para-aortale dissectie is nooit bewezen. Bovendien gaat deze ingreep gepaard met een hogere morbiditeit. De standaardbehandeling is een open laparotomie. Laparoscopische resecties zijn technisch goed uitvoerbaar en hebben een verwacht sneller postoperatief herstel. Uit diverse prospectief gerandomiseerde onderzoeken is gebleken dat met deze techniek gelijke oncologische resultaten te behalen zijn.

Rectumcarcinomen

De overgang tussen rectum en colon is niet exact aan te geven en om chirurgisch-technische redenen wordt de overgang naar het sigmoïd, het rectosigmoïd, meegenomen in deze definitie. Bij kleine tumoren (T_1 goed gedifferentieerd) of zeer ernstige comorbiditeit kan ook een lokale transanale excisie worden overwogen. Deze techniek heet transanale endoscopische microchirurgie (TEM) en wordt uitgevoerd met speciaal daarvoor ontwikkeld instrumentarium. De tumor wordt na markering met een marge gezond ogend rectumslijmvlies met een volledige wanddikte verwijderd. Het defect wordt primair gesloten.

De standaardbehandeling is niet meer de zogenoemde blinde manuele dissectie. Tegenwoordig wordt uitsluitend à vue, net buiten de endopelviene fascie geprepareerd (fig. 20.3). Deze techniek wordt totale mesorectale excisie (TME) genoemd. Met behulp van deze techniek is niet alleen een gering lokaal recidiefpercentage (minder dan 10%) haalbaar, maar tevens is het mogelijk het autonome zenuwstelsel te sparen. Daardoor komen er minder seksuele en blaasstoornissen voor en ook kan vaker de

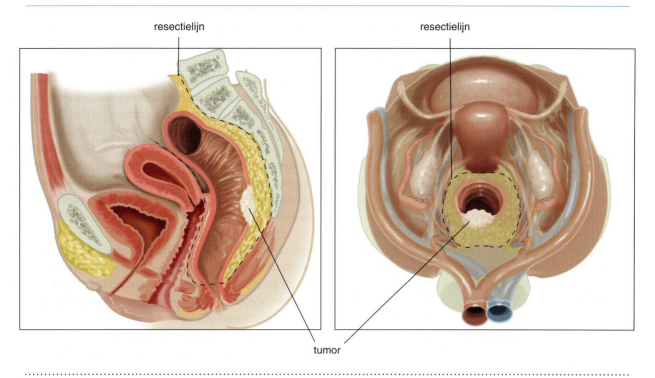

Figuur 20.3 Begrenzing van het rectum met het daaromheen gelegen vet (mesorectum) door de endopelviene fascie.

sfincter gespaard worden zodat een definitief colostoma niet noodzakelijk is.

Na volledige mobilisatie van het rectum wordt de darm doorgenomen op de bekkenbodem indien er een macroscopische palpatoire tumorvrije marge van zeker 2 cm is tussen tumor en resectievlak. Continuïteit tussen het colon en de anus wordt in deze gevallen verzorgd met de zogenoemde dubbel-stapler-techniek. Hierbij wordt eerst de rectumstomp vlak boven de kringspier dichtgeniet, waarna met de circulaire stapler een nieuwe verbinding wordt gemaakt. Bij een sfinctersparende resectie kan ook een kleine J-pouch worden aangelegd om de reservoirfunctie, zoals die in het oude rectum aanwezig was, na te bootsen. Vrijwel altijd wordt in deze gevallen een tijdelijk stoma aangelegd op het colon of ileum. Hierdoor krijgt de naad gelegenheid te genezen voordat de fecesstroom er weer langs gaat. Meestal wordt het tijdelijke stoma na drie maanden weer opgeheven. Indien tussen tumor en kringspier geen macroscopische tumorvrije marge kan worden verkregen, zal de sfincter chirurgisch worden meegenomen. Men spreekt dan van een abdominoperineale resectie. De kringspier wordt aan het eind van de operatie omsneden en met de levatoren ruim meegenomen. In deze gevallen krijgt de patiënt een definitief eindstandig colostoma in de onderbuik aan de linkerzijde.

Na operatieve behandeling van colontumoren is het aantal complicaties gering. Bij het rectumcarcinoom is de kans op complicaties veel groter. Het grootste gevaar is de naadlekkage na een sfinctersparende operatie. Indien lekkage optreedt, kan men proberen alleen een stoma boven de naad aan te leggen, met drainage van het abces in het bekken. Vaak is het echter nodig de nieuwe naad te ontkoppelen en alsnog een eindstandig stoma aan te leggen. De voornaamste complicatie op lange termijn is een verminderde sfincter- en reservoirfunctie, waarbij er bij ongeveer 40% van de patiënten sprake is van incontinentie voor of evacuatieproblemen van de ontlasting.

20.2.2 RADIOTHERAPIE

Bij de behandeling van het coloncarcinoom is er vrijwel nooit een indicatie voor preoperatieve radiotherapie. Soms bestaat er echter een indicatie voor bestraling na de operatie bij microscopische irradicaliteit. Hiervoor moet het doelgebied van de bestraling worden gemarkeerd door middel van clips en moet de dunne darm uit het bestralingsveld worden gehouden, omdat deze de noodzakelijke dosis voor sterilisatie van microscopische tumorresten (> 50 Gy) niet kan verdragen. Technieken hiervoor zijn het plaatsen van een spacer (mammaprothese) of een omentumplastiek.

Bij de behandeling van het rectumcarcinoom en het omliggende vetweefsel met eventueel aangedane lymfeklieren heeft radiotherapie toegevoegde waarde. De timing en duur van de bestraling zijn afhankelijk van de uitgebreidheid van de tumor. Al langer is aangetoond dat preoperatieve bestraling beter is dan postoperatieve bestraling bij een resectabele rectumtumor. Recent onderzoek heeft aangetoond dat een kortdurende bestraling (5 ×5 Gy) in de week voorafgaand aan een TME, het lokaal recidiefpercentage met de helft doet afnemen. Voorwaarde voor deze korte bestraling is wel dat patiënten binnen enkele dagen na de bestraling geopereerd worden, om de kans op complicaties laag te houden. De tumor wordt door de bestraling niet kleiner, maar microscopische cellen worden door deze behandeling gesteriliseerd. In Nederland is de kortdurende voorbestraling standaard voor het niet ver voortgeschreden rectumcarcinoom. Hoewel de toxiciteit van preoperatieve bestraling geringer is dan van postoperatieve bestraling, moeten de effecten niet worden onderschat. Op korte termijn is er sprake van een toegenomen gestoorde wondgenezing, vooral van het perineale wondbed bij patiënten die een abdominoperineale resectie hebben ondergaan. Op de lange termijn komen defecatieproblemen vaker voor bij bestraalde patiënten dan bij nietbestraalde patiënten. Omdat de voorbestraling alleen een vermindering van het lokale recidief tot gevolg heeft maar de overleving niet beïnvloedt, wordt er gezocht naar een betere identificatie van de patiëntengroep die het meest baat zal hebben van de bestraling.

Indien op basis van lichamelijk onderzoek, een CT-scan of MRI van het bekken, of tijdens de operatie wordt vastgesteld dat de primaire tumor uitgebreid is en wellicht niet radicaal kan worden verwijderd, begint de behandeling met een langdurige voorbestraling van vijf weken in combinatie met chemotherapie. Met dagelijkse fracties van 1,8 of 2 Gy wordt een totale dosis van 50 Gy op het kleine bekken gegeven. Hierna volgt een wachtperiode van zes tot acht weken, waarin de primaire tumor in grootte afneemt, zodat alsnog een radicale resectie kan plaatsvinden.

Palliatieve radiotherapie vindt voornamelijk plaats bij rectumtumoren. Vooral voor patiënten met bloedende tumoren, die al bekend zijn met metastasen, kan dit een effectieve behandeling zijn. In dit geval wordt zeer lokaal een relatief hoge dosis in enkele sessies gegeven.

20.2.3 OVERIGE LOKALE THERAPIEËN

Indien door grote comorbiditeit of uitgebreide metastasering bij een colon- of rectumcarcinoom géén resectie wordt verricht, kan een endoscopische behandeling plaatsvinden om de bloeding te stoppen of om de obstructie weg te nemen. Dit kan met behulp van laser- of elektrocoagulatie. Bij obstructie kan men ook inwendig een zelf-expanderende stent plaatsen.

20.2.4 ADJUVANTE CHEMOTHERAPIE

Er zijn talloze gerandomiseerde onderzoeken uitgevoerd naar het effect van systemische adjuvante behandeling bij dikkedarmtumoren. Tot 1990 waren de resultaten teleurstellend en was er consensus over het feit dat het gevonden overlevingsvoordeel (2-3%) niet opwoog tegen de morbiditeit van de behandeling. Later werd echter in een aantal onderzoeken aangetoond dat er bij patiënten met lymfekliermetastasen in het resectiepreparaat (stadium III) van het coloncarcinoom een overlevingsvoordeel van 10% te verwachten is bij gebruik van 5-fluorouracil (5-FU) in combinatie met leucovorine (LV).

Wel moet kritisch worden gekeken naar de leeftijd van de patiënt. Ook hier is niet de absolute leeftijd bepalend, maar wel de levensverwachting gebaseerd op de comorbiditeit. De standaardbehandeling bestond tot voor kort uit een half jaar (6 cycli) intraveneuze toediening van 5-FU in combinatie met LV (het zgn. mayo clinic-schema). Recent is aangetoond dat adjuvante behandeling bij stadium III-coloncarcinoom met capecitabine, een oraal fluoropyrimidine, even effectief en minder belastend is in vergelijking met het mayo clinic-schema. Ander recent onderzoek toonde een winst in driejaars ziektevrije overleving voor behandeling met 5-FU, LV en oxaliplatine (FOLFOX-schema) ten opzichte van het mayo clinic-schema bij stadium II- en III-coloncarcinoom. De winst is bij stadium III het grootst, en FOLFOX is in dit stadium de adjuvante therapie van voorkeur geworden. In dit schema kan 5-FU eventueel vervangen worden door capecitabine. De indicatie voor adjuvante therapie bij stadium II blijft onzeker, daar de overlevingswinst voor de gehele groep minder dan 5% bedraagt. Er lijkt wel een groep met een zogeheten hoogrisico stadium II te onderscheiden die een vergelijkbaar voordeel van adjuvante therapie lijkt te hebben als patiënten met een stadium III-coloncarcinoom. Hoewel er geen consensus is over de criteria voor deze subgroep, wordt dit veelal gedefinieerd wanneer de volgende kenmerken aanwezig zijn: T_4-tumor, slechte differentiatiegraad, veneuze invasie, presentatie met obstructie of perforatie, en minder dan tien regionale lymfeklieren onderzocht. Bij het rectumcarcinoom is de indicatie voor adjuvante chemotherapie nog onderwerp van onderzoek en kan daarom nog niet tot de standaardbehandeling worden gerekend. Er zijn nog geen gegevens van de effectiviteit van 'targeted' geneesmiddelen in de adjuvante situatie (zie ook verderop onder palliatieve systemische therapie).

20.2.5 IMMUUNTHERAPIE

Tot slot zijn er enkele onderzoeken verricht met immuuntherapie. Immuuntherapie kan worden verdeeld in specifieke en niet-specifieke therapie. Recent werd een onderzoek afgerond naar de waarde van vaccinatie van dode autologe tumorcellen in combinatie met BCG. De resultaten van deze behandeling waren veelbelovend, de studie was echter van een zodanig beperkte omvang dat die tot op heden niet als standaard kan worden aangemerkt.

20.2.6 PROGNOSTISCHE FACTOREN

Bij een in opzet curatieve behandeling wordt de prognose van de individuele patiënt vooral bepaald door de transmurale groei en aanwezigheid van lymfeklieren en eventuele metastasen op afstand. Stadiumgroepering van de TNM-classificatie (tabel 20.3) geeft voor stadium I een vijfjaarsoverleving van 70%, voor stadium II van 50% en voor stadium III 30%. Bij gemetastaseerde ziekte is de vijfjaarsoverleving slechts 5%. Het ziektevrije interval en de overleving worden vooral bepaald door de aanwezigheid van metastasering op afstand. Het lokale recidiefpercentage na rectumchirurgie mag tegenwoordig niet meer dan 5 bedragen. Dit kan door een combinatie van kortdurende voorbestraling en TME bereikt worden. De belangrijkste factor voor de voorspelling van het optreden van een lokaal recidief bij het rectumcarcinoom is de afstand tussen de tumor en het circumferentiële resectievlak (dat is het door de chirurg gecreëerde resectievlak dat zich om de mesorectale vetkolom bevindt).

De belangrijkste aanwijzingen voor de verbeterde overleving in de afgelopen jaren zijn: het toegenomen aantal resecties bij oudere patiënten, het toegenomen aantal resecties bij uitgebreidere tumoren na een goede voorbehandeling met radiochemotherapie, de vermindering van de perioperatieve sterfte, de daling van het lokale recidiefpercentage en de introductie van de adjuvante chemotherapie. Moderne diagnostiek met behulp van CT-scan en MRI maakt het mogelijk om patiënten voorafgaand aan de therapie een op maat gesneden behandeling te geven.

20.2.7 FOLLOW-UP

Na de behandeling van een dikkedarmtumor zal de nacontrole zich in eerste instantie richten op de fysieke en psychische gevolgen van de ingreep. De gevolgen van een resectie van een coloncarcinoom zijn gering. Na een rectumextirpatie kunnen er echter ten gevolge van de denervatie van autonome zenuwen een ontledigingsstoornis van de blaas en erectie- en ejaculatiestoornissen optreden. Na het leggen van een lage naad kunnen er na de ingreep functionele problemen met de defecatie zijn.

Een aantal maanden na een in opzet curatieve ingreep komt de vraag naar follow-up aan de orde, die gericht is op vroege detectie van metachrone tumoren of asymptomatische recidieven. De belangrijkste vraag die een arts bij iedere patiënt eerst moet stellen is, of bij vaststelling van een asymptomatisch recidief chirurgische interventie zal plaatsvinden. Dit laatste hangt vooral af van de leeftijd en de algemene conditie van de patiënt.

Wil follow-up zinvol zijn, dan zal voldaan moeten worden aan de volgende voorwaarden: een deel van de metastasen moet nog zodanig beperkt zijn dat een in opzet curatieve behandeling mogelijk is, vroeg vaststellen van de afwijkingen moet de kans op genezing vergroten, in geval van een reoperatie moeten de voordelen opwegen tegen de nadelen (mobiliteit en mortaliteit), en de kosteneffectiviteit moet zich in de range van die van andere geaccepteerde behandelingen bevinden. Op basis van deze uitgangspunten zullen lang niet alle patiënten na operatie van een dikkedarmtumor baat hebben bij een agressieve nacontrole. Naast de positieve factor van een mogelijk nog curatieve ingreep, moet de negatieve factor van het vroegtijdig bekend zijn van een onbehandelbaar recidief betrokken worden in het afwegingsproces. Er zijn maar weinig prospectieve gerandomiseerde onderzoeken op dit gebied, maar uit meta-analyses van de diverse studies blijkt er een gering voordeel van een intensieve nacontrole. Indien men nacontrole wil uitvoeren, dan lijkt het op dit moment het meest zinvol gedurende een korte periode (< 3 jaar) regelmatig een CEA-bepaling (elke 3 maanden) te laten uitvoeren. De vraag naar de plaats van routinematige beeldvorming (echo lever of CT-scan) is momenteel niet goed te beantwoorden. Bij een CEA-stijging moet een CT-scan van thorax/abdomen worden vervaardigd om vast te stellen hoeveel metastasen er zijn en of er lokaal recidief detecteerbaar is. Slechts bij resectabele long- of levermetastasering of bij een beperkt recidief in het bekken is een hernieuwde, in opzet curatieve ingreep gerechtvaardigd. Het gebruik van een PET-scan is nog geen standaard, maar kan bij individuele patiënten behulpzaam zijn bij het vaststellen van de uitbreiding wanneer een metastasectomie wordt overwogen.

Na een volledige pre- of postoperatieve visualisatie van het colon wordt in het huidige follow-upschema een driejaarlijkse totale colonoscopie aanbevolen ter detectie van metachrone tumoren.

Recidief tumorgroei

Nadat recidief tumorgroei is vastgesteld, moet eerst bekeken worden of de patiënt opnieuw voor een in opzet curatieve behandeling in aanmerking komt. Zowel beperkte levermetastasering als een geïsoleerd lokaal recidief kan radicaal verwijderd worden, met een gemiddelde vijfjaarsoverleving van 20-30%. De behandeling is intensief en de patiënt moet bereid zijn opnieuw een grote chirurgische behandeling te ondergaan.

Lokaal recidief

De behandeling van een lokaal recidief is moeilijk, vooral omdat vrijwel alle patiënten al bij de behandeling van de primaire tumor bestraald zijn. Een nieuwe interventie vereist in de regel een combinatie van chemoradiatie (zowel uitwendig, voorafgaand aan de operatie, als tijdens de operatie door middel van een zeer lokaal gegeven hoge dosis met behulp van brachytherapie of elektronen) en uitgebreide chirurgische therapie. Daarbij is het vaak noodzakelijk om met de recidieftumor ook de resterende endeldarm, de vagina of de prostaat en de blaas weg te nemen. We spreken dan van een achterste of totale exenteratie. Ook kan het nodig zijn een gedeelte van het sacrum te verwijderen. Doordat de resectie omvangrijk is en tevens in bestraald gebied geopereerd wordt, zal veel aandacht moeten worden besteed aan de opvulling van het defect in het bekken door middel van een omentumplastiek en myocutane lappen.

Palliatieve systemische therapie

Bij de meeste patiënten met gemetastaseerde ziekte is alleen palliatieve systemische therapie mogelijk. Doel van deze behandeling is een levensverlenging met een goede kwaliteit van leven te verkrijgen. Met elke patiënt moet voorafgaand aan de behandeling besproken worden dat het een palliatieve behandeling betreft en dat er bijwerkingen van de behandeling te verwachten zijn. De mediane overleving zonder therapie is rond de zes maanden, en kan met therapie oplopen tot bijna twee jaar. Er zijn twee vormen van systemische therapie: chemotherapie en zogeheten targeted therapie. Thans beschikbare effectieve chemotherapeutica zijn de fluoropyrimidines (5-FU, en de orale middelen capecitabine en UFT), irinotecan, en oxaliplatine. Dit laatste middel wordt gezien het synergisme altijd met een fluoropyrimidine toegepast. Op grond van de huidige gegevens is er geen voorkeur voor een bepaalde volgorde of combinatie van deze drie geneesmiddelen. Recent Nederlands onderzoek toonde dat combinatietherapie niet tot een significante overlevingswinst leidt ten opzichte van de sequentiële toediening van deze middelen. Gezien het wat hogere remissiepercentage van combinatietherapie ten opzichte van monotherapie met een fluoropyrimidine is gesuggereerd, dat bij patiënten met niet-resectabele levermetastasen zonder extrahepatische ziekte combinatietherapie de voorkeur heeft omdat hiermee de resectabiliteit van een deel van deze patiënten zou toenemen. Deze gegevens dienen te worden bevestigd in grotere multicenter studies. Ook bij patiënten bij wie een vermindering van klachten van metastasen wordt nagestreefd of wier conditie zodanig beperkt is dat het minder waarschijnlijk is dat zij aan een tweede- of derdelijns therapie toekomen, profiteren waarschijnlijk meer van eerstelijnscombinatietherapie. Er zijn twee effectieve 'targeted' geneesmiddelen voor het gemetastaseerd colorectaalcarcinoom. Bevacizumab, een antilichaam tegen de vascular endothelial growth factor (VEGF) geeft een overlevingswinst in combinatie met fluoropyrimidine-bevattende chemotherapie en behoort thans tot de standaard eerstelijnstherapie. Cetuximab en panitumumab, een respectievelijk chimeer en humaan antilichaam tegen de epidermal growth factor receptor (EGFR) hebben een gunstig effect aangetoond op progressie na eerdere behandelingen. Hun waarde in de eerste lijn in combinatie met chemotherapie is onzeker. Wel is duidelijk dat alleen patiënten met een wild type K-ras-gen in hun tumor profiteren van anti-EGFR-therapie. Bij een K-ras-mutatie staat het signaal downstream van de receptor aangeschakeld, waardoor eerdere blokkade van het signaal op het niveau van de receptor niet effectief is. Hoewel er aanwijzingen waren dat een combinatie van anti-VEGF- en anti-EGFR-therapie tot een beter resultaat zou leiden dan bij het afzonderlijk gebruik van deze antilichamen, toonde recent onderzoek dat de toevoeging van cetuximab aan chemotherapie plus bevacizumab juist een slechtere progressievrije overleving geeft. Hoewel de oorzaak hiervan nog niet is opgehelderd, lijkt een negatieve interactie van deze antilichamen mogelijk. Wanneer metastasen binnen zes maanden na het beëindigen van adjuvante therapie optreden, wordt voor de eerstelijnsbehandeling doorgaans gekozen voor een ander chemotherapeuticum. Na twee tot drie cycli wordt het effect van de behandeling op de metastasen beoordeeld, en bij uitblijven van progressie en acceptabele toxiciteit wordt de behandeling voortgezet. Er zijn geen gegevens over een optimale duur van behandeling. Ten slotte is het de verwachting dat de farmacogenetica in belangrijke mate gaat bijdragen aan de selectie van patiënten voor chemotherapie.

20.3 Samenvatting

Dunnedarmtumoren zijn zeldzaam. De symptomatologie is weinig specifiek. Naast adenocarcinomen komen carcinoïden, sarcomen en lymfomen in de dunne darm voor. Bij mensen met een bekende maligniteit zijn metastasen in de dunne darm de meest frequent voorkomende tumoren. De primaire behandeling is chirurgisch; adjuvante chemotherapie wordt niet gegeven en radiotherapie speelt over het algemeen een bescheiden rol. Specifieke tumoren, zoals het uitgezaaide carcinoïd of de GIST-tumor, kunnen wel medicamenteus behandeld worden.

Kanker van de dikke darm komt veel voor. Naast omgevingsfactoren speelt genetische aanleg een belangrijke rol in de ontstaanswijze. Screening op occult bloedverlies is naast colonoscopie kosteneffectief en zal binnenkort geïntroduceerd worden. Belangrijkste symptomen zijn obstructie van het darmlumen en het chronische bloedverlies. Na het stellen van de diagnose door middel van een colonoscopie met biopten is stadiëring van de lokale tumoruitbreiding en het aantonen van afstandsmetastasen noodzakelijk. De primaire behandeling is chirurgisch. Voor het coloncarcinoom betekent dit een verwijdering van het aangedane darmdeel met de bijbehorende lymfeklieren. Het rectumcarcinoom wordt behandeld door middel van een totale mesorectale excisie (TME). Bij deze operatie wordt een anatomische radicale resectie verricht met sparen van de autonome zenuwplexus. Bij een beperkt rectumcarcinoom wordt voorafgaand aan de chirurgie een korte voorbestraling gegeven. Bij meer uitgebreide tumoren wordt een lange voorbestraling (vijf weken) in combinatie met chemotherapie gegeven, gevolgd door een wachtperiode van zes tot acht weken om de tumor kleiner te laten worden. Daarna wordt de patiënt geopereerd. Aanvullende chemotherapie is alleen standaard na een colonresectie met tumoren met metastasen in de lymfeklieren of slechte prognostische factoren van de primaire tumor. Follow-up is in het bijzonder gericht op het opsporen van resectabele levermetastasen en metachrone tumoren, die beide opnieuw met curatieve intentie geopereerd kunnen worden. Bij uitgezaaide ziekte is palliatieve systemische therapie levensverlengend met een goede kwaliteit van leven.

Kernpunten

- Een tumor in de dunne darm bij een patiënt die bekend is (geweest) met een tumor, is vaak een metastase.
- Het afnemen van de familieanamnese bij een patiënt met darmkanker kan directe consequenties hebben voor het geven van een advies voor het screenen van familieleden.
- Afbeeldend onderzoek is een essentieel onderdeel voor het bepalen van een behandelstrategie bij een colorectale tumor.
- Bij uitgebreide colontumoren dient een resectie 'en bloc' met het orgaan waarin de tumor is doorgegroeid plaats te vinden.
- De kans op het krijgen van een lokaal recidief na de behandeling van een rectumtumor met de combinatie van preoperatieve radiotherapie en de TME-techniek is kleiner dan 5%.
- Bij het lokaal uitgebreide primaire rectumcarcinoom is een langdurige voorbestraling, in combinatie met chemotherapie gevolgd door een wachtperiode van enkele weken de juiste therapiekeuze.
- In stadium II met slechte prognostische factoren en stadium III van het coloncarcinoom is adjuvante chemotherapie onderdeel van de standaardbehandeling.
- Bij gemetastaseerde ziekte is systemische therapie levensverlengend met een goede kwaliteit van leven.

Literatuur

Bosset JF, Collette L, Calais G, et al. Chemotherapy with preoperative radiotherapy in rectal cancer. N Engl J Med 2006;355:1114-23.

Engelen SM, Beets GL, Beets-Tan RG. Role of preoperative local and distant staging in rectal cancer. Onkologie 2007;30:141-5.

Kievit J. Follow-up of patients with colorectal cancer: numbers needed to test and treat. Eur J Cancer 2002;38:986-99.

Koopman M, Antonini NF, Douma J, et al. Sequential versus combination chemotherapy with capecitabine, irinotecan, and oxaliplatin in advanced colorectal cancer (CAIRO): a phase III randomised controlled trial. Lancet 2007;14(370):135-42.

Levin B, Lieberman DA, McFarland B, et al. Screening and surveillance for the early detection of colorectal cancer and adenomatous polyps. Gastroenterology 2008;134:1570-95.

Lynch HT, Chapelle A de la. Hereditary colorectal cancer. N Engl J Med 2003;348:919-32.

Nagtegaal ID, Quirke P. What is the role for the circumferential margin in the modern treatment of rectal cancer? J Clin Oncol 2008;26:303-12.

Peeters KC, Marijnen CA, Nagtegaal ID, et al. The TME trial after a median follow-up of 6 years: increased local control but no survival benefit in irradiated patients with resectable rectal carcinoma. Ann Surg 2007;246:693-701.

Quasar Collaborative Group. Adjuvant chemotherapy versus observation in patients with colorectal cancer: a randomised study. Lancet 2007;370:2020-9.

Schottenfeld D, Beebe-Dimmer JL, Vigneau FD. The epidemiology and pathogenesis of neoplasia in the small intestine. Ann Epidemiol 2009;19:58-69.

Taylor FG, Swift RI, Blomqvist L, et al. A systematic approach to the interpretation of preoperative staging MRI for rectal cancer. Am J Roentgenol 2008;191:1827-35.

Tol J, Koopman M, Cats A, et al. Chemotherapy, bevacizumab, and cetuximab in metastatic colorectal cancer. N Engl J Med 2009;360:563-72.

Webadressen

1. http://www.oncoline.nl/ coloncarcinoom, rectumcarcinoom, carcinoïdtumoren van de tractus digestivus, erfelijke darmkanker.
2. http://cancernet.nci.nih.gov/clinpdq/soa/Rectal_cancer_Physician.html
3. http://cancernet.nci.nih.gov/clinpdq/soa/Colon_cancer_Physician.html
4. www.dccg.nl
5. http://www.gezondheidsraad.nl/sites/default/files/PB%20200913%20site.pdf

Maligne beentumoren

A.H.M. Taminiau, J.L. Bloem, A.J. Gelderblom, P.C.W. Hogendoorn

21.1 Inleiding

Maligne tumoren die uitgaan van het skelet zijn zeldzaam. In Nederland worden nog geen 150 gevallen per jaar vastgesteld. Zelfs voor deskundigen kan het erg moeilijk zijn uit te maken of men te maken heeft met een maligne bottumor (en dan met welke) of met een metastase van een primaire maligniteit elders, een goedaardig gezwel, dysplasie of reactief proces. Goede klinische gegevens, adequate röntgenologische afbeeldingen en representatief histologisch materiaal zijn daarbij als regel noodzakelijk, en samenwerking tussen de behandelend arts, radioloog en patholoog is essentieel. Om de ervaring in Nederland te bundelen, functioneert sinds 1953 de Commissie voor Beentumoren,[1] die inmiddels gegevens verzameld heeft over bijna 15.000 patiënten met goed- of kwaadaardige gezwellen, dan wel tumorachtige processen van het skelet. Het verdient daarom aanbeveling deze commissie te raadplegen alvorens tot diagnostische of therapeutische ingrepen over te gaan. Schijnbaar kleine afwijkingen van de hierbij geldende regels kunnen namelijk grote en onaangename gevolgen hebben voor uiteindelijke therapeutische mogelijkheden en uitkomst op de lange termijn.

21.2 Tumorsoorten

Skelettumoren, zowel goedaardige als kwaadaardige gezwellen, worden ingedeeld naar celdifferentiatie, in het bijzonder zoals die blijkt uit de door tumorcellen gevormde tussenstof: bot, kraakbeen, vezels of geen tussenstof. Goedaardige bottumoren komen vaker voor dan kwaadaardige.

De volgende typen maligne beentumoren komen het meest voor:
– Osteosarcoom (43% van de maligne bottumoren). Hierbij bestaat per definitie aanmaak van botsubstantie (c.q. osteoïd) door de gezwelcellen zelf (desmale verbening). Daarnaast worden vaak kraakbeen en collagene vezels geproduceerd.
– Chondrosarcoom (28% van de maligne bottumoren). Dit gezwel wordt gekenmerkt door aanmaak van kraakbeensubstantie, terwijl desmale verbening ontbreekt. Wel kunnen verkalking van de kraakbeentussenstof en secundaire enchondrale verbening optreden. Het onderscheid tussen goedaardige en kwaadaardige kraakbeentumoren kan zeer moeilijk zijn, vooral als het een chondrosarcoom betreft met een lage maligniteitsgraad.
– Ewing-sarcoom / primitieve neuro-ectodermale tumor (PNET) (14% van de maligne bottumoren). Deze zijn opgebouwd uit celrijk, weinig gedifferentieerd weefsel, zonder productie van tussenstof. De cellen bevatten frequent glycogeen in het cytoplasma (aantoonbaar met perjoodzuur-schiff-kleuring, maar niet na diastasebehandeling). Daarnaast zijn op het celoppervlak tumorspecifieke moleculen (CD99) aanwezig die met behulp van immunohistochemische technieken kunnen worden aangetoond. Bij vrijwel alle ewing-sarcomen/PNETs komen als cytogenetische afwijking de translocatie (11;22) (q24;q12) of nauw gerelateerde varianten voor.
– Maligne fibreus histiocytoom / ongedifferentieerd sarcoom en fibrosarcoom (samen minder dan 10% van de maligne bottumoren). Het fibrosarcoom wordt gekenmerkt door maligne fibroblastaire cellen, die bundels van collageenvezels maar geen bot- of kraakbeensubstantie aanmaken. Het maligne fibreus histiocytoom, door sommigen als een variant van fibrosarcoom beschouwd, toont behalve fibroblastaire cellen met vezelvorming ook histiocytair uitziende cellen, vaak met stapeling van vet of hemosiderine. De entiteit maligne fibreus histiocytoom van het bot als zodanig staat ter discussie in recente literatuur, waarbij erop gewezen wordt dat deze groep mogelijk slecht gedifferentieerde osteosarcomen zijn dan wel leiomyosarcomen.

Ook non-hodgkin-lymfomen kunnen zich primair presenteren in het skelet. Het primaire botlymfoom (in het verleden ook wel reticulumcelsarcoom genoemd) maakt ongeveer 2% uit van de primaire bottumoren. Maligne fibreus histiocytoom en fibrosarcoom gaan gepaard met vezelvorming, maar het betreft uitsluitend dunne ('reticuline')vezels, en geen dikkere bundels. Het

---
1 Commissie voor Beentumoren, afdeling Radiologie, LUMC, Leiden; www.beentumoren.nl

betreft vrijwel uitsluitend grootcellig B-cellymfoom met kenmerkende expressie van CD45 en CD20 of CD 79a.
- Chordoom (2% van de maligne bottumoren) wordt getypeerd door tumorcellen die lijken op die van de embryonale chorda dorsalis. Ze komen voor in samenhang met wervelkolom, sacrum of schedelbasis.
- Adamantinoom (1% van de maligne tumoren) is een zeldzame, maligne tumor die wordt gekenmerkt door de aanwezigheid van nesten en strengen epitheliaal uitziende cellen, gelegen in vezelrijk stroma. Het histologisch beeld doet sterk denken aan ameloblastoom van de kaak, maar een adamantinoom heeft de tibia als voorkeurslokalisatie. Het is raadselachtig waarom zich in deze primaire bottumor epitheliale differentiatie voordoet.
- Andere primaire maligne tumoren van het skelet zijn nog zeldzamer. Van betekenis zijn vooral angiosarcoom, liposarcoom en maligne perifere zenuwschedetumoren.
- Reusceltumoren (gekenmerkt door hun rijkdom aan soms grote, meerkernige reuscellen) zijn zeer zelden ook maligne. Er zijn dan veel delingsfiguren en opvallende polymorfie en hyperchromasie van de eenkernige cellen tussen de (reactieve) osteoclastaire reuscellen.

De meeste van de genoemde gezwelsoorten kunnen ook buiten het skelet ontstaan.

21.3 Frequentie en lokalisatie

De frequentie van maligne bottumoren wijkt in Nederland niet af van die in andere landen. In verschillende statistieken wordt voor de meeste primaire beentumoren een iets hogere frequentie bij mannen aangegeven, maar de verschillen voor de geslachten zijn niet groot. Een overzicht van de frequentie van de belangrijkste typen wat betreft skeletlokalisatie en van hun verdeling in de verschillende leeftijdsklassen wordt gegeven in figuur 21.1a-d. De diagrammen zijn gebaseerd op circa 12.000 gezwellen (uit het archief van de Commissie voor Beentumoren) en geven de verdeling van de meest voorkomende maligne primaire beentumoren aan over het skelet (fig. 21.2a-d).

Men kan hier onder andere het volgende uit aflezen:
- Osteosarcoom is tussen het 10e en 25e jaar de meest frequent voorkomende maligne beentumor; na het 25e jaar is dit het chondrosarcoom.
- Chondrosarcoom en fibrosarcoom hebben geen voorkeur voor een bepaalde levensperiode; bij kinderen met een open groeischijf is chondrosarcoom uitzonderlijk.
- Ewing-sarcoom komt vrijwel uitsluitend voor bij kinderen en adolescenten; vóór het 10e jaar is het de meest voorkomende maligne beentumor.

In bepaalde situaties bestaat er een verhoogde kans op het ontstaan van een maligne beentumor:
- bij enchondromatose (ziekte van Ollier), een ontwikkelingsstoornis van het skelet waarbij tijdens de groei multipele chondromen in het skelet manifest worden, kan zich later in zo'n chondroom een chondrosarcoom ontwikkelen (naar schatting gebeurt dit in ca. 20% van de gevallen);
- bij multipele (hereditaire) osteochondromen (diafysaire aclasie) kan op den duur niet-verbeend kraakbeen van een van de osteochondromen als gevolg van tumorgenetische veranderingen als weinig maligne

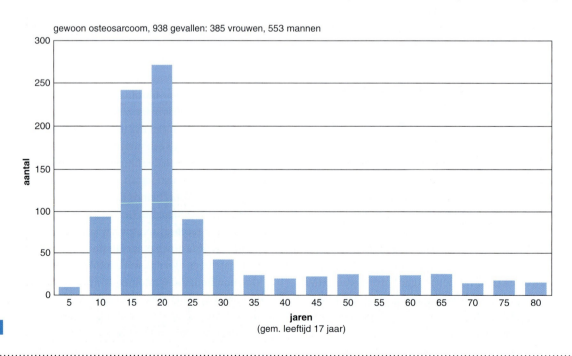

Figuur 21.1 a, b, c en d Leeftijdsklassen en frequentie van de meest voorkomende kwaadaardige bottumoren (ontleend met toestemming aan Radiological atlas of bone tumours. Nederlandse Commissie voor Beentumoren).

Maligne beentumoren

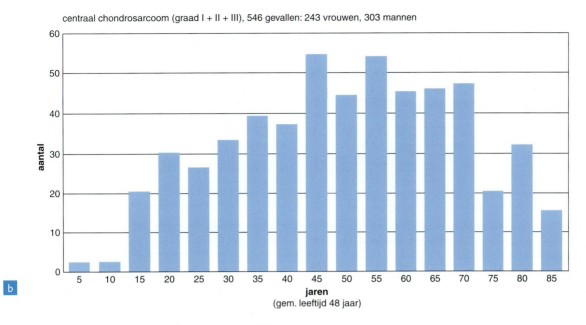

b centraal chondrosarcoom (graad I + II + III), 546 gevallen: 243 vrouwen, 303 mannen
(gem. leeftijd 48 jaar)

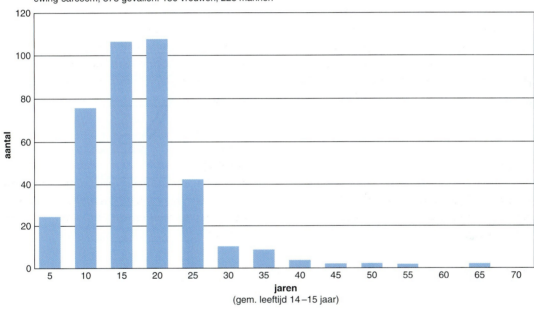

c ewing-sarcoom, 378 gevallen: 150 vrouwen, 228 mannen
(gem. leeftijd 14–15 jaar)

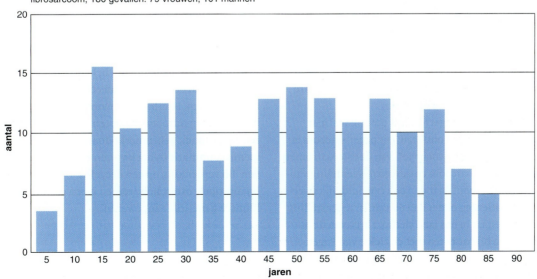

d fibrosarcoom, 180 gevallen: 79 vrouwen, 101 mannen

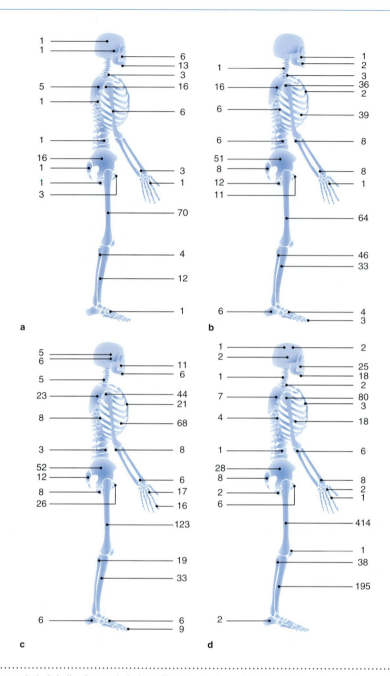

Figuur 21.2 Frequentie en skeletlokalisatie van de belangrijkste typen kwaadaardige bottumoren, gebaseerd op de gegevens van 10.0000 gezwellen. (a) fibrosarcoom; (b) ewing-sarcoom; (c) centraal chordosarcoom; (d) gewoon ostcosarcoom (ontleend aan Radiological atlas of bone tumours, Nederlandse Commissie voor Beentumoren).

chondrosarcoom gaan groeien (naar schatting gebeurt dit bij 25% van de syndromale patiënten); bij solitaire osteochondromen is dit ongewoon;
- bij de botziekte van Paget (osteitis deformans) kan osteo- of fibrosarcoom ontstaan. Dit paget-sarcoom is in Engeland niet ongewoon: 30% van de osteosarcomen is daar een paget-sarcoom en de leeftijdsverdeling van osteosarcomen toont daar dan ook een duidelijk tweede top bij patiënten ouder dan 60 jaar. In tegenstelling hiermee ontstaat in ons land slechts 2 à 3% van de osteosarcomen bij patiënten met de ziekte van Paget;
- in skeletdelen die blootgesteld zijn geweest aan radiotherapie of andere therapie met ioniserende straling (radioactieve isotopen).

Er zijn enkele waarnemingen bekend van families waarvan verscheidene personen aan eenzelfde soort beentumor overleden. Hierbij moet worden gedacht aan het li-fraumeni-syndroom of aan een relatie met hereditair retinoblastoom, gekenmerkt door respectievelijk een kiembaanmutatie in het p53-gen en het retinoblastoomgen. Bij verdenking op een dergelijk syndroom, alsmede bij multipele osteochondromen is een consult van een klinisch geneticus aangewezen.

21.4 Prognose

De prognose van goedaardige bottumoren wordt bepaald door het tumortype, de lokalisatie en de recidiefkans na meestal operatieve behandeling. Het functionele resultaat is ook van deze behandeling afhankelijk. Indien er geen behandeling plaatsvindt, is de prognose bij alle maligne beentumoren infaust, maar het ziektebeloop is bij sommige typen snel en bij andere niet. De behandeling van kwaadaardige beentumoren is in Nederland gecentraliseerd in vier hiertoe gespecialiseerde centra (zie richtlijn *Diagnostiek en behandeling bottumoren*).

Bij snelgroeiende typen, zoals osteosarcoom en ewingsarcoom, kan al vroeg hematogene tumorceluitzaaiing plaatsvinden. Goed gedifferentieerde vormen van chondrosarcoom groeien echter langzaam en metastaseren pas laat, zodat het gewoonlijk ten tijde van de eerste behandeling mogelijk is het gezwel totaal, met blijvend succes, te verwijderen. Wordt deze kans echter gemist door onvolledige verwijdering als gevolg van onderschatting van de gezwelgrootte of door verspreiding van gezwelweefsel in het operatiegebied, dan is ook hier de uiteindelijke prognose slecht. Bij deze minder maligne gezweltypen moet men bovendien rekening houden met de kans op progressie van maligniteit bij recidivering. Deze progressie blijkt uit snellere groei van de aanvankelijk traag groeiende tumor en de grotere neiging tot metastasering. Het microscopisch beeld is dan ook meer atypisch, met minder celdifferentiatie en meer mitosen.

De lokalisatie is van groot belang voor de prognose, vooral bij tumoren die na radicale verwijdering een goede tot zeer goede prognose hebben (zoals laaggradig chondrosarcoom). Bij lokalisatie in het sacrum, de schedel of de wervelkolom kunnen ook bij relatief goedaardige gezwellen onoplosbare problemen ontstaan.

Voor zover bekend heeft de leeftijd van de patiënt geen duidelijke invloed op het gedrag van de verschillende tumoren.

21.5 Metastasering

Bij alle maligne beentumoren is de metastasering overwegend hematogeen en worden de metastasen het eerst manifest in de longen. Metastasen in andere botten worden vaak aangetroffen bij ewing-sarcoom en ook wel bij osteosarcomen. Lymfogene metastasen, bijvoorbeeld in de lies bij tumoren in het been, komen slechts zelden voor en spelen bij het bepalen van de behandeling en voor de prognose dus maar een kleine rol.

21.6 Anamnese en symptomatologie

In de voorgeschiedenis vindt men vrijwel altijd pijn (nachtelijke pijn) als enige klacht, soms gepaard gaand met lokale zwelling en functieverlies. De pijn is zelden hevig. Vaak wordt aangegeven dat de pijn is ontstaan na een trauma, dat meestal niet ernstig is. In sommige gevallen is een spontane fractuur het eerste symptoom. Algemene malaise is slechts zelden een begeleidend verschijnsel. Met nadruk moet worden gesteld dat pijnklachten bij kinderen – al of niet aansluitend aan een trauma – die langer dan enkele dagen persisteren, moeten leiden tot nader onderzoek. Hetzelfde geldt voor volwassenen: zonder adequaat onderzoek mogen pijnklachten niet als ischias, spierpijn, spit, slijtage of artrose worden gerubriceerd. Wanneer bij een patiënt met de skeletziekte van Paget in korte tijd een toename van lokale verschijnselen en klachten ontstaat, moet dit doen denken aan maligne ontaarding.

21.7 Diagnostiek

Bij lichamelijk onderzoek kan in een aantal gevallen een palpabele zwelling met of zonder drukpijn of functieverlies worden vastgesteld, maar niet zelden worden er geen belangrijke afwijkingen gevonden. Sommige patiënten met een ewing-sarcoom presenteren zich met verschijnselen die sterk aan een acuut ontstekingsproces doen denken (roodheid, zwelling en pijn).

Bij laboratoriumonderzoek wordt bij het osteosarcoom soms een verhoogd gehalte van alkalische fosfatase gevonden en bij het ewing-sarcoom verhoogde LDH-waarden. Andere kwaadaardige bottumoren vertonen zelden specifieke afwijkingen bij laboratoriumonderzoek.

21.7.1 RADIOLOGISCHE DIAGNOSTIEK

Zodra de mogelijkheid van een beentumor wordt overwogen, moet radiologisch onderzoek worden uitgevoerd, omdat dit de basis voor verder handelen is. Doel van het radiologisch onderzoek is detectie van de afwijking, diagnose (maligne of benigne, tumortype) en bepaling van de uitbreiding ten behoeve van de planning van de therapie en bepaling van de biopsieplaats. De ervaring leert dat, in geval van een maligne beentumor, bij het eerste röntgenonderzoek praktisch altijd afwijkingen zichtbaar zijn, terwijl bij osteomyelitis de röntgenafwijkingen pas enige tijd (ongeveer twaalf dagen) na het begin van de klachten verschijnen.

Om informatie te verkrijgen over de vermoedelijke aard van het proces moet het röntgenonderzoek aan hoge eisen voldoen. Het is gewenst dat het betreffende skeletdeel geheel zichtbaar wordt gemaakt in zijn anatomische samenhang. Het aangetaste gebied moet in ten minste twee richtingen worden afgebeeld, aan alle zijden ruimschoots omgeven door röntgenologisch normaal weefsel, met inbegrip van het dichtstbijzijnde gewricht (fig. 21.3).

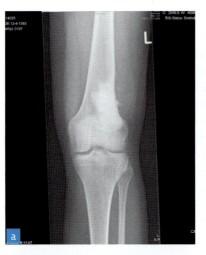
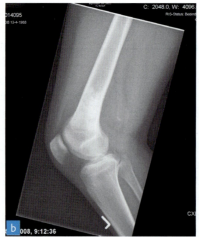
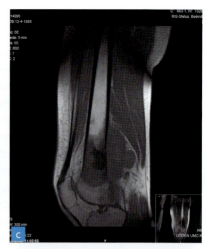
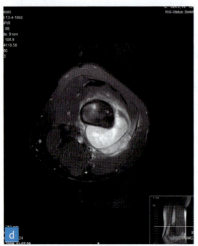
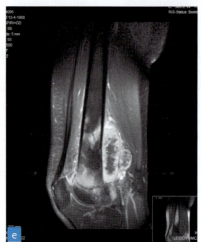
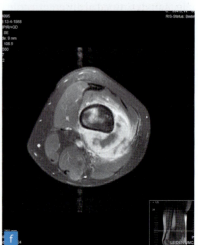
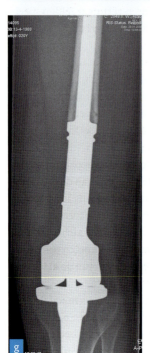
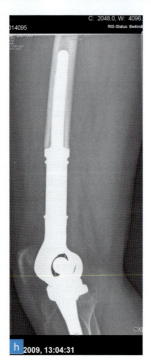

Figuur 21.3 Osteosarcoom in het distale femur bij een 19-jarige patiënt.

a en b: Anteroposterieure (a) en laterale (b) röntgenfoto's laten het typische beeld van osteosarcoom zien in meta- en diafyse met osteoïdvorming, onderbroken irregulaire periostreactie en wekedelenuitbreiding.

c: Sagittale T_1-gewogen MR-opname laat de intraossale tumoruitbreiding zien. De tumor heeft een lage signaalintensiteit, het normale beenmerg een hoge signaalintensiteit vanwege de aanwezigheid van vet of geel beenmerg.

d: Transversale T_2-gewogen opname met vetsuppressie. Tumor heeft nu een hoge signaalintensiteit ten opzichte van beenmerg en spieren zodat de wekedelenuitbreiding kan worden beoordeeld.

e en f: Sagittale (e) en transversale (f) T_1-gewogen opname met vetsuppressie en na intraveneuze injectie van paramagnetisch contrastmiddel (Gd-chelaat). Vitale tumor kleurt aan en heeft een hoge signaalintensiteit. Normale weefsels zijn grijs, en osteoïd heeft een zeer lage signaalintensiteit, net als de zwarte belijning van corticaal bot. Necrose centraal in de wekedelencomponent van de tumor heeft een lage signaalintensiteit.

g en h: Anteroposterieure (g) en laterale (h) opnamen na resectie van de tumor. De continuïteit is gereconstrueerd door middel van het plaatsen van een zogenoemde mutars-prothese.

Het gebied waar de tumor groeit, kan radiologisch worden onderscheiden omdat er destructie van bot plaatsvindt en vaak ook bot wordt geproduceerd. Overheerst het eerste, dan zal de haard zich op de foto als een opheldering voordoen. Productie van bot is zichtbaar als een plaatselijke verdichting. Het nieuwe beenweefsel kan worden gevormd door tumorcellen (osteoblastoom, osteosarcoom) of door osteoblasten of periostcellen als reactie van het lichaam op de tumor (periostale botvorming, perifocale sclerose van de cortex). Vlekkige verdichtingen kunnen ontstaan door kalkafzettingen in kraakbeen (chondroom, chondrosarcoom). Op grond van het radiologische beeld zal men in de eerste plaats het proces trachten te classificeren als goed- of kwaadaardig. Aanvreting van de beenschacht van binnenuit, met onregelmatige botdestructie en vage begrenzing van het veranderde gebied, wijst op een snel vergrotend actief proces (vaak maligne, soms ontsteking). Dat geldt eveneens voor uitgebreide vorming van nieuw bot door het periost dat de aangevreten cortex bedekt. De periostale beenvorming kan zich voordoen als over elkaar liggende beenlamellen ('uienschillen'), als botstekeltjes (spicula) op het botoppervlak en als in projectie driehoekige apposities op de cortex waar het periost door de tumor van de schacht wordt getild (driehoeken van Codman). Bij langzaam groeiende processen (vaak goedaardig) zijn de begrenzingen over het algemeen scherper en de periostale reacties minder uitgebreid en vooral regelmatig van bouw en ononderbroken, hoewel bijvoorbeeld bij langerhanscelhistiocytose ook zeer sterke lamellaire, maar ononderbroken periostreacties voorkomen. Om op grond van het röntgenbeeld het proces met redelijke waarschijnlijkheid als goed- of kwaadaardig te kunnen classificeren, is ervaring vereist. In ongeveer 90% van de gevallen blijkt het dan mogelijk het onderscheid tussen benigne en maligne te maken. Meer ervaring is vereist om tevens aan te geven welk tumortype een bepaald röntgenbeeld op een bepaalde lokalisatie zou kunnen veroorzaken, en ook dan nog wordt een juiste specifieke diagnose hooguit in 70% van de gevallen gesteld.

De radiologische differentiaaldiagnose is belangrijk omdat deze het verdere beleid mede bepaalt en omdat de radiologische diagnose de uiteindelijke histologische, definitieve diagnose moet ondersteunen.

21.7.2 AANVULLEND RADIOLOGISCH ONDERZOEK

Computertomografie (CT) wordt voornamelijk gebruikt voor diagnostiek van longmetastasen en voor het gedetailleerd afbeelden van tumoren in complexe structuren zoals wervelkolom en bekken. CT heeft de afgelopen jaren een spectaculaire technische ontwikkeling doorgemaakt en met de huidige multidector technologie kan in enkele seconden een 3D-dataset worden gemaakt van tumor en omliggende structuren, met een spatiële resolutie van minder dan 1 mm. De kracht van CT is de snelheid en de spatiële resolutie, de kracht van MR is het contrastoplossend vermogen. Met specifieke MR-technieken kunnen contrasten tussen tumorcomponenten onderling, en hun relatie met de omgeving worden geoptimaliseerd. Dit maakt MR het ideale instrument om de tumoren preoperatief te stadiëren. Indien de röntgenologische kenmerken wijzen op een maligne beentumor, moet nader onderzoek worden verricht naar de uitgebreidheid van de tumor, intra- en extraossaal, met het oog op de te bepalen lokale therapie. De geschiktste methode hiervoor is MRI. Met MRI kunnen verschillende componenten in de tumor worden onderscheiden (bijv. necrose of vitaal tumorweefsel) en kan de uitbreiding in de omliggende structuren (beenmerg, corticalis, vet, spiergroep, vaten en gewrichten) zeer nauwkeurig worden bepaald (fig. 21.4).

Het is belangrijk een MRI van de tumor te maken voordat een biopsie wordt genomen. De reden is dat de biopsie het MR-beeld kan verstoren, wat verlies van informatie tot gevolg heeft. Bovendien kunnen de MR-gegevens helpen de biopsie te plannen, omdat met MR vitaal tumorweefsel kan worden onderscheiden van reactie en necrose.

Ten slotte kan dynamische MRI gemaakt tijdens intraveneuze toediening van contrastmiddel worden gebruikt om de reactie op chemotherapie te evalueren. Dit laatste kan ook met echografie worden gedaan, door te kijken naar de resistieve index in aanvoerende arteriën. In specifieke situaties kan met behulp van MR een specifieke diagnose worden gesteld, maar dit betreft met name wekedelentumoren en benigne bottumoren. Een van de uitzonderingen is differentiatie tussen enchondroom en laaggradig chondrosarcoom met behulp van dynamische MR, waarbij tijdens het scannen contrastmiddel intraveneus wordt ingebracht, waardoor de vascularisatie kan worden geanalyseerd.

Skeletscintigrafie is vooral van belang voor het aantonen of uitsluiten van multifocaliteit. Hoewel PET(-CT) de afwijkingen laat zien, en er ook vaak verschillen zijn tussen benigne en maligne bottumoren, is de toegevoegde klinische waarde in relatie tot MR niet vastgesteld.

21.7.3 BIOPSIE

Voor de precieze classificatie van het tumortype en voor de gradering moet het radiologisch onderzoek met histopathologisch onderzoek worden aangevuld. Om hiervoor weefsel te verkrijgen moet een biopsie worden verricht. Daarbij is het van het grootste belang dat het weefsel representatief is. Dat kan bijvoorbeeld peroperatief met behulp van een vriescoupeprocedure worden vastgesteld.

Bij een maligne tumor moet het stadiëringsonderzoek vóór het nemen van een biopt worden uitgevoerd, omdat een biopsie van invloed kan zijn op de uitkomsten van de onderzoeken (bloeding, oedeem e.d.) en omdat het stadiëringsonderzoek gebruikt kan worden om de meest geschikte biopsieplaats te selecteren.

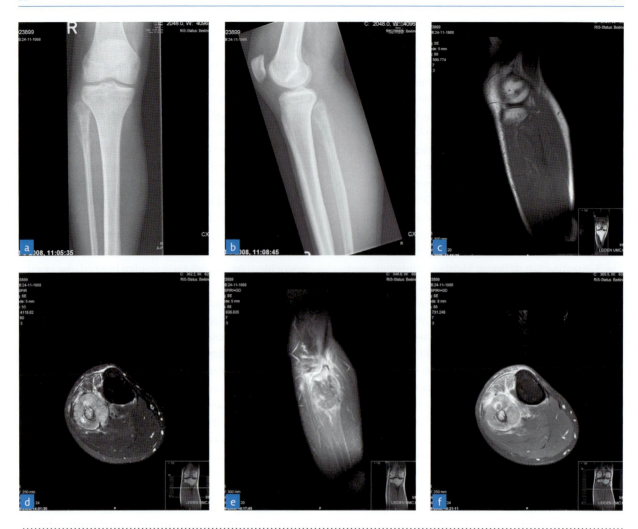

Figuur 21.4 Een 20-jarige patiënt met een ewing-sarcoom in de fibula.

a en b: Anteroposterieure (a) en laterale (b) röntgenopname laten een osteolytische laesie zien in de proximale fibula. De botdestructie is onregelmatig, er is wekedelenuitbreiding met irregulaire periostale reactie.

c: Op deze sagittale T_1-gewogen opname is groot contrast zichtbaar tussen het hoge signaal van het gele beenmerg, en de lage signaalintensiteit van de tumor.

d: T_2-gewogen opname met suppressie in transversale vlak. Door het grote contrast tussen de hoge signaalintensiteit van de tumor en de lage signaalintensiteit van normaal weefsel is de wekedelenuitbreiding in dit vlak goed te beoordelen.

e en f: Sagittale (e) en transversale (f) opnamen met T_1-techniek, vetsuppressie na intraveneuze injectie van contrastmiddel. Zowel intra- als extraossale uitbreiding is goed te zien door hoge signaalintensiteit (aankleuring) van vitaal tumorweefsel.

Ter bepaling van de biopsieplaats is bij de biopsie vaak röntgencontrole gewenst. Indien hiertoe tijdens de operatie de gelegenheid ontbreekt, moeten kort na de operatie röntgenfoto's worden vervaardigd. Het moet als een kunstfout worden beschouwd wanneer bij de proefbiopsie exploratie plaatsvindt van meer weefsellagen dan noodzakelijk, of als 'bij wijze van proefexcisie' een poging tot extirpatie van het hele gezwel wordt gedaan. Door verstoring van de anatomische verhoudingen en ten gevolge van tumorcelenting kan een amputatie in het geval van een maligne tumor dan onvermijdelijk worden, waar anders een betrekkelijk eenvoudige of sparende behandeling mogelijk zou zijn geweest. In bepaalde gevallen kan het dan zelfs onmogelijk worden nog een curatieve ingreep te verrichten.

De plaats van de biopsie moet altijd zo gekozen worden dat het biopsiegebied bij een eventueel latere operatie gemakkelijk omsneden en compleet met de tumor kan worden verwijderd. Of voor een botboring (kleine ingreep, minder besmetting, maar ook minder materiaal) dan wel een open biopsie (een samenhangend stuk, bij voorkeur 2 cm en met aangrenzend normaal weefsel) wordt verkozen, hangt af van de ervaring van degene die de biopsie verricht en van die van de patholoog. Het is van belang hierover vóór de biopsie overleg te plegen. De trefkans van een trocarbiopsie kan worden vergroot door met behulp van aanvullend radiologisch onderzoek (CT, MRI) gericht te biopteren. Niet-representatief materiaal zal natuurlijk voor diagnostische problemen zorgen. Bij een discrepantie tussen de radiologische en histologische diagnose moet een nieuwe, open biopsie worden aanbevolen. Het is raadzaam slechts een deel van het verkregen tumorweefsel te fixeren en een ander deel snel en ongefixeerd in te vriezen voor eventueel nader onderzoek (bijv. immunohistochemie of moleculair-genetisch onderzoek). De toenemende mogelijkheden om met behulp van additionele technieken een specifieke diagnose te stellen, stellen tegelijkertijd meer eisen aan het materiaal dat bij de biopsie wordt verkregen. Het is raadzaam hierover zo nodig van tevoren in contact te treden met de patholoog. Desgewenst kan vriescoupeonderzoek tijdens de operatie plaatsvinden om te bepalen of het biopt representatief is (vitaal tumorweefsel?), maar dit is als regel niet geschikt voor spoeddiagnostiek. Met nadruk moet worden gesteld dat histologische beoordeling van een biopsie zonder klinische en radiologische informatie tot onnodig foutieve conclusies kan leiden en gezien kan worden als een kunstfout. Om deze reden wordt reeds bij vermoeden van een maligne bottumor verwijzing naar een van de centra voor bottumoren (LUMC, UMC St Radboud, AMC en UMC Groningen) geadviseerd, waar multidisciplinaire sarcoomwerkgroepen werkzaam zijn.

21.8 Behandeling

Goedaardige (benigne) bottumoren worden, afhankelijk van tumortype, lokalisatie en uitbreiding, behandeld met een curettage of excisie van het gezwel en in sommige gevallen door het gezwel ruim weg te nemen. Het ontstane botdefect wordt zo nodig weer hersteld, meestal met een spongiosa-botplastiek.

Voor kwaadaardige (maligne) bottumoren met hun lage frequentie, specifiek gedrag en lokalisatie is meestal een multidisciplinaire behandeling nodig. Voor de behandeling van de primaire tumor is chirurgische aanpak van grote betekenis. Multidisciplinaire behandeling is vooral geïndiceerd bij tumoren die gevoelig zijn voor chemo- en radiotherapie, waarbij voor de primaire tumor niettemin meestal een operatieve behandeling nodig zal zijn. De behandelingsmogelijkheden zijn de volgende: geen, operatie, chemotherapie, radiotherapie, combinaties.

Kwaadaardige tumoren groeien invasief: tumorcellen infiltreren het pseudokapsel (reactief weefsel dat de tumor omgeeft). Voor adequate chirurgische behandeling van kwaadaardige tumoren moet dan ook een ruime zoom gezond weefsel met het te respecteren bot worden meegenomen om lokale controle te verkrijgen. Daartoe vindt vooraf met behulp van MRI stadiëring plaats. Het doel van dit stadiëringsonderzoek is de grenzen van de tumor vast te stellen, intra- en extraossaal, alsmede de relatie tot neurovasculaire structuren en gewrichten. Bovendien behoort men te weten of er andere tumorlokalisaties zijn (skip-laesies, metastasen). Hiervoor zijn CT van de longen en skeletscintigrafie of FDG-PET geïndiceerd.

Hierna wordt de behandeling besproken van de meest voorkomende primaire maligne bottumoren.

Osteosarcoom. De gevoeligheid van het osteosarcoom voor chemotherapie en de slechte prognose van deze tumor bij alleen chirurgische behandeling (25% vijfjaarsoverleving) hebben ertoe geleid dat deze tumor wordt behandeld met inductiechemotherapie, meestal in trialverband), gevolgd door adequate chirurgische tumorverwijdering, waarna de chemotherapie wordt afgerond. De chemotherapie heeft tot doel eventuele occulte longmetastasen (ca. 70%) in een vroege fase te vernietigen. De prognose van het osteosarcoom is hierdoor duidelijk verbeterd (60% vijfjaarsoverleving). Er bestaat een aantal morfologische varianten van het osteosarcoom, die zich van het klassieke osteosarcoom onderscheiden door een betere prognose bij louter operatieve behandeling en daarom alleen worden behandeld met chirurgie: juxtacorticaal of parossaal osteosarcoom (7% van de osteosarcomen), subperiostaal chondroblastisch osteosarcoom (3%) en hooggedifferentieerd intraossaal osteosarcoom (2%). Deze uitzondering geldt niet voor enkele vrij zeldzame varianten die zich overeenkomstig het klassieke osteosarcoom gedragen en waarbij chemotherapie niet kan worden weggelaten (subperiostaal hooggradig osteosarcoom < 1% en teleangiëctatisch osteosarcoom).

Chondrosarcoom. De behandeling van het chondrosarcoom moet, indien mogelijk, bestaan uit adequate chirurgische behandeling, waarmee de resectie van de tumor, meestal van matige maligniteitsgraad, in een hoog percentage curatief is (80%). Door de vaak grotere intraossale uitbreiding van centrale chondrosarcomen dan röntgenfoto's deden verwachten, moet voorafgaand aan de behandeling van deze tumor nauwkeurige stadiëring (MRI) plaatsvinden. Het moeilijke onderscheid tussen benigne kraakbeentumoren en laaggradige chondrosarcomen (centrale en perifere), niet alleen radiologisch maar ook histologisch, maakt het wenselijk dit chirurgische beleid ook bij ogenschijnlijk benigne tumoren te volgen. Er zijn thans aanwijzingen dat goed gedifferentieerde chondrosarcomen met behulp van dynamische MRI, gecombineerd met contrastmiddelinjectie, van chondromen zijn te onderscheiden.

Na inadequate chirurgie is de kans op recidief groot en er ontstaan vrijwel altijd entmetastasen in het operatiegebied wanneer tijdens de ingreep de tumor wordt aangesneden of geopend. Door het recidief dat onontkoombaar volgt, wordt (ook) de kans op hematogene metastasering vergroot; soms treedt zelfs progressie op naar een hogere graad van maligniteit. Bij een tumorrecidief in een extremiteit is het bijna nooit meer mogelijk een sparende ingreep uit te voeren en volgt meestal een amputatie. Een uitzondering vormen de borderline-chondrosarcomen, die als toevalsbevinding worden gevonden en waarbij met behulp van MRI en naaldbiopsie de mogelijk laaggradige maligniteit kan worden vastgesteld. Uit onderzoek is gebleken dat de kans op metastasering bij deze tumoren vrijwel ontbreekt. Een patiëntvriendelijker behandeling met curettage, lokale grensverbetering (fenol, cryo) en botplastiek geeft een functioneel goed resultaat met weinig risico's. Jaarlijkse controles gedurende langere tijd zijn wel noodzakelijk. Een recidief in het gebied van bekken, rib of schouderblad zal vrijwel altijd betekenen dat curatie onmogelijk is. Het chondrosarcoom is ongevoelig voor chemotherapie en slechts in zeer geringe mate gevoelig voor bestraling. Er bestaan enige zeldzame varianten van het chondrosarcoom, waarvan het clear cell-type en het juxtacorticale chondrosarcoom zich als laaggradige tumoren gedragen, terwijl het mesenchymale chondrosarcoom en het gedifferentieerde chondrosarcoom hooggradige tumoren met een slechte prognose zijn.

Maligne fibreus histiocytoom en fibrosarcoom. De chirurgische behandeling is gelijk aan die van het osteosarcoom. Bij minder gedifferentieerde, in het omgevende weefsel ingroeiende tumoren in de extremiteiten is het echter vaak niet mogelijk deze laatste hun functie te laten behouden en toch de totale gezwelmassa met voldoende ruime marge te verwijderen, zodat de chirurgische behandeling dan meestal uit exarticulatie of amputatie zal moeten bestaan. Gelet op de hoge frequentie van longmetastasen bij het maligne fibreus histiocytoom en de hoge delingsfrequentie wordt, net als bij osteosarcoom, adjuvante chemotherapie te geven.

Ewing-sarcoom. Voorheen had deze gezwelsoort van alle beentumoren de meest ongunstige prognose (minder dan 10% vijfjaarsoverleving) omdat, wanneer met de behandeling werd begonnen, er vrijwel altijd reeds occulte hematogene metastasen in longen en skelet bestonden die enige maanden later manifest werden. Daarom behandelt men de patiënten tegelijkertijd voor de primaire tumor en voor occulte metastasen met intensieve pre- en postoperatieve chemotherapie. Hiermee is de vijfjaarsoverleving gestegen naar ongeveer 60%.

De therapie voor de lokale tumor is zo mogelijk chirurgisch, mits de tumor op oncologisch adequate wijze kan worden uitgenomen. Omdat het ewing-sarcoom radiosensibel is, kan men de groei van de primaire tumor met bestraling tot stilstand brengen (60 en 40 Gy, respectievelijk in het tumorgebied en over het gehele skeletdeel in 4-6 weken). Deze procedure wordt toegepast als primaire behandeling bij niet-operabele tumoren en als adjuvante bestraling pre- of postoperatief bij ewing-sarcomen die in het bekken zijn gelegen, bij dubieuze resectiegrenzen en slechte reactie op de chemotherapie. Ook eventuele longmetastasen kunnen bestraald worden met een zogeheten longbad (10 × 2Gy). De uiteindelijke prognose bij deze behandeling met chemotherapie in multicenter studies laat zien dat op grond van de tot nu toe bereikte resultaten een aanzienlijke verdere verbetering van de prognose helaas nog geen realiteit is. Naar nieuwe doelgerichte medicamenteuze behandelvormen wordt onderzoek gedaan, waarbij deze nieuwe middelen als eerste toegepast worden bij patiënten voor wie geen standaard chemotherapeutische behandeling meer aanwezig is. De exacte plaatsbepaling van deze nieuwe therapie (bijvoorbeeld IGF-R1-antilichamen) in de totale behandeling zal nog zijn beslag moeten krijgen en onderwerp zijn van klinische studies.

Chordoom. Deze gezwellen hebben een voorkeur voor het sacrum of de clivus, groeien langzaam en kunnen lokaal forse expansie vertonen. Ze geven weinig metastasen, tenzij progressie optreedt en het weefsel een meer ongedifferentieerd karakter krijgt. Chirurgische oncologisch adequate verwijdering biedt de beste kans op succes, temeer omdat chordomen niet gevoelig zijn voor bestraling. Wanneer chirurgie mogelijk is, moet de ingreep, alleen al vanwege lokalisatie en zeldzaamheid van voorkomen, plaatsvinden in een centrum dat gespecialiseerd is in deze vorm van oncologische chirurgie.

Adamantinoom. Deze gezwellen zijn vaak gelokaliseerd in de tibia, groeien langzaam en een niet onaanzienlijk aantal gaat gepaard met metastasen op afstand. Na uitgebreide stadiëring bestaat de behandeling uit operatieve verwijdering met een oncologisch adequate tumorvrije marge. Bij een strikt corticale lokalisatie kan soms met een partiële resectie van de cortex worden volstaan. In de meeste gevallen is het mogelijk de extremiteit te behouden. Bij tumorrecidief gedraagt het gezwel zich vaak kwaadaardiger dan oorspronkelijk, met een reële kans op metastasering.

Voor de overige zeer zeldzame maligne bottumoren gelden de algemene oncologische behandelingsprincipes.

Reuseltumor. Deze tumor is meestal goedaardig, maar vertoont een lokaal agressieve, destructieve groeiwijze. Door deze groeiwijze en door het feit dat de tumor vrijwel altijd in de epimetafyse van lange pijpbeenderen is gelokaliseerd, dicht bij het gewricht, is een curettage alleen onvoldoende om recidieven te voorkomen. Een acceptabelere chirurgische grens wordt bij deze tumor bereikt door na uitgebreide curettage fenolisatie of cryobehandeling van de wand te verrichten. Een subchondrale botplastiek ter bescherming van het gewrichtskraakbeen en het opvullen van het botdefect met botcement geeft een kans op genezing van > 90%.

Metastasen. Wanneer bij een patiënt longmetastasen ontstaan, kan op grond van lokalisatie, tijdsinterval en aantal metastasen worden besloten tot metastasectomie. De prognose wordt voor een derde van deze patiënten mogelijk verbeterd. Frequente radiologische controle met zo nodig multipele resecties van metastasen is daarom aangewezen.

21.9 Sparende chirurgie

De operatieve behandeling van bottumoren kan worden ingedeeld volgens de classificatie van het Surgical Staging System naar de tumormarge die bij de behandeling is verkregen. Deze classificatie van de chirurgische grens is als volgt:
- intralaesionaal: hierbij gaat het snijvlak door de tumor;
- marginaal: hierbij gaat het snijvlak door het pseudokapsel, de tumor wordt wel 'en bloc' verwijderd, maar satelliethaarden blijven achter;
- ruim: hierbij wordt de tumor 'en bloc' verwijderd met rondom een mantel van gezond weefsel, waarvan het snijvlak binnen de door de tumor aangedane compartimenten ligt (geheel bot of spierloge);
- radicaal: hierbij worden alle aangedane compartimenten in toto 'en bloc' verwijderd.

Voor een oncologisch adequate behandeling van een maligne bottumor zal er een ruime of radicale tumorvrije marge moeten bestaan. Voorheen betekende een dergelijke chirurgische ingreep meestal een amputatie. Door de huidige nauwkeuriger stadiëringsmogelijkheden, chemotherapie en verbeterde operatietechnieken is het nu vaak mogelijk gebleken de tumor adequaat weg te nemen met een sparende ingreep, die behoud van functie van de extremiteit garandeert. Sinds de jaren tachtig van de vorige eeuw is dan ook een duidelijke verschuiving te constateren van ablatieve (amputatie, exarticulatie, hind- en forequarter-amputatie) naar sparende ingrepen. Onder het laatste wordt verstaan: een 'ruime' resectie van de tumor, gevolgd door reconstructie van het defect door middel van botplastiek, prothese, combinaties hiervan of rotatieplastiek.

Voor een dergelijke operatie gelden de volgende voorwaarden: geen aantoonbare metastasen, de operatie moet oncologisch verantwoord kunnen worden uitgevoerd, de patiënt moet voldoende ingelicht, voorbereid en gemotiveerd zijn, en de patiënt moet vóór de operatie toestemming hebben gegeven om, mocht tijdens de operatie blijken dat een oncologisch verantwoorde sparende ingreep niet mogelijk is, tot een ablatieve ingreep over te gaan. Curatie dient op de voorgrond te staan, behoud van de functie (van de aangedane extremiteit) is hieraan onderschikt. Of een patiënt voor een sparende ingreep in aanmerking komt, hangt af van leeftijd, lokalisatie, omvang en uitbreiding van de tumor, gevoeligheid van de tumor voor chemotherapie of radiotherapie en de prognose. Bij sparende ingrepen zal uitgebreid stadiëringsonderzoek, gericht op zenuw- en vaataantasting, wekedelenuitbreiding en pathologische fracturen, bepalend zijn voor de keuze van behandeling. Bij een patiënt met een primaire bottumor en metastasen kan soms op palliatieve grond toch tot een sparende ingreep worden besloten.

Soms is een reconstructie niet nodig, zoals bij een partiële resectie van de bekkenkam, proximale fibula en distale ulna, maar in veel gevallen zal een of andere vorm van reconstructie nodig zijn om een bruikbare extremiteit te behouden.

21.9.1 BOTTRANSPLANTATIE

Reconstructie kan bijvoorbeeld met een bottransplantaat plaatsvinden, waarvoor gebruik kan worden gemaakt van bot van de patiënt zelf, al dan niet gevasculariseerd (bekkenkam, tibia, fibula). Bij het verkrijgen van dit autologe bot moet altijd met 'schoon' instrumentarium worden gewerkt om entmetastasen te vermijden; het instrumentarium moet dan ook worden gewisseld. Ook is het mogelijk voor reconstructie gebruik te maken van donorbot (allograft), verkregen uit een botbank. Voordelen van het toepassen van botmateriaal zijn de grote kans op ingroeien van de graft en de betere mogelijkheden tot fixatie van banden, ligamenten en kapsels. Nadeel van het gebruik van donorbot zijn mogelijke complicaties zoals infectie, fractuur en vertraagde consolidatie. De belangrijkste toepassingsmogelijkheden van allografts zijn inlay, intercallaire en gecombineerde allograftprothesen. Bij een inlay-graft blijft de continuïteit van het bot bestaan en wordt het defect hersteld met een stuk donorbot dat op maat wordt gemaakt. Bij intercallaire grafts wordt een volledig botsegment overbrugd door de allograft. De gecombineerde allograft met een prothesereconstructie kan worden gebruikt bij herstel van een gewricht.

Bij een resectieartrodese worden tumor en gewricht in toto verwijderd, waarna het defect wordt overbrugd met opoffering van de gewrichtsfunctie. Bij de knie kan gebruik worden gemaakt van een intramedullaire pen die reikt van de heup tot aan de enkel, terwijl het defect met vrije spaanplastieken wordt overbrugd. Deze reconstructie zal vooral worden gebruikt als ten gevolge van de uitbreiding van de tumor ook het strekapparaat moet worden verwijderd. Het voordeel van resectieartrodese is het behoud van een normale beenlengte, waarbij door de stabiele reconstructie het gebruik van een orthese overbodig wordt. Deze laatste methode wordt echter steeds minder gebruikt.

21.9.2 PROTHESE

Voor reconstructie met een prothese kan men kiezen uit een preoperatief op maat gemaakte prothese, waarvan de afmeting wordt vastgesteld aan de hand van de stadiëringsonderzoeken, en een modulaire prothese. De laatste prothese heeft het voordeel dat men niet volledig afhankelijk is van de preoperatieve bevindingen. Omdat de prothese uit een aantal bouwelementen bestaat, kan de lengte ervan namelijk aan de afmetingen van het gereseceerde bot worden aangepast. Voordeel van het gebruik van tumorprothesen is de snellere belastbaarheid en herstel van functie. Nadelig zijn de complicaties als infectie, loslating en materiaalslijtage en breuk.

Wanneer gekozen wordt voor een combinatie van een prothese en donorbot, is het mogelijk gewrichten te reconstrueren en de spier- en peesaanhechtingen te herstellen, wat de functie ten goede komt. Het toepassingsgebied is vooral de regio van het heup-, knie- en schoudergewricht.

21.9.3 OMKEERPLASTIEK

Bij de rotatieplastiek, of van nes-borggreve-omkeerplastiek, wordt het distale dijbeen verwijderd, vaak met gesloten kniegewricht. De n. ischiadicus is dan de enige intacte verbinding tussen het proximale femur en het onderbeen. De vaten worden 'doorgenomen' en reconstructie volgt door de proximale tibia 180° geroteerd aan de rest van het femur te fixeren. De n. ischiadicus wordt opgerold en de a. en v. femoralis worden geanastomoseerd aan de a. en v. poplitea. Deze plastiek is geïndiceerd bij zeer jonge patiënten, voor wie andere reconstructies door de nog te verwachten groei niet in aanmerking komen, en verder als alternatief voor een hoge bovenbeenamputatie. De van nes-borggreve-plastiek resulteert in een duidelijk betere functie dan wordt bereikt met een hoge femuramputatie, doordat de enkel als knie gaat functioneren.

Gezien de zeldzaamheid van maligne bottumoren, de vaak multidisciplinaire benadering en de vereiste chirurgische ervaring om met succes maligne bottumoren met sparende ingrepen te behandelen, is concentratie van patiënten met maligne bottumoren in oncologische centra een vereiste.

21.10 Samenvatting

Maligne bottumoren zijn zeldzaam met een incidentie op jaarbasis van ongeveer 130 nieuwe gevallen. De 'meest' frequente maligne tumoren zijn het osteosarcoom, chondrosarcoom en ewing-sarcoom, waarvan het osteosarcoom en ewing-sarcoom voornamelijk voorkomen bij kinderen en adolescenten, terwijl het chondrosarcoom voornamelijk op volwassen leeftijd voorkomt. De prognose wordt bepaald door het type van de tumor, de lokalisatie, de uitbreiding en het stadium van de ziekte (metastase). De diagnose start met beeldvorming (röntgen en meestal MRI) voorafgaande aan een biopsie (jamshidi-naald), waarna een behandeling in gespecialiseerde centra volgt. Deze behandeling is vaak multidisciplinair. Tumoren die gevoelig zijn voor chemotherapie (osteosarcoom en ewing-sarcoom) starten met chemotherapie bij voorkeur in trialverband (neoadjuvant), gevolgd door chirurgie voor de lokale tumorcontrole, postoperatieve chemotherapie en soms ook nog radiotherapie. Bij tumoren ongevoelig voor chemotherapie (chondrosarcoom) is chirurgie de enige optie. In ruim 80% van de gevallen kan sparend worden geopereerd, waarbij het ontstane defect met behulp van bot (van een donor of van de patiënt zelf) of een tumorprothese kan worden hersteld. In uitzonderlijke gevallen moet om een hoge bovenbeenamputatie te voorkomen, gekozen worden voor een omkeerplastiek (van nes-borggreve-plastiek). De uiteindelijke prognose wordt bepaald door de lokale tumorcontrole, maar vooral door metastasen op afstand (> 80% long).

Kernpunten

- Maligne bottumoren zijn zeldzaam.
- De meest frequente maligne bottumoren zijn osteosarcoom, chondrosarcoom en ewing-sarcoom.
- Osteosarcoom en ewing-sarcoom bij kinderen en adolescenten worden behandeld met een combinatie van chemotherapie en chirurgie en in geval van ewing-sarcoom niet zelden ook radiotherapie.
- Moleculaire / cytogenetische translocatiedetectie is belangrijk voor de diagnose ewing-sarcoom en PNET.
- Chondrosarcoom, chordoom en adamantinoom zijn ongevoelig voor chemotherapie en worden voornamelijk chirurgisch behandeld.
- Beeldvorming van de lokale tumoruitbreiding is het best mogelijk met MRI.
- Sparende chirurgische ingrepen zijn in meer dan 80% van de gevallen mogelijk.
- Consultatie bij de Commissie voor Beentumoren verdient aanbeveling bij de geringste twijfel over de aard van een gezwel en om advies over de behandeling in te winnen (www.beentumoren.nl).
- De diagnostiek en behandeling van beentumoren vinden bij voorkeur plaats volgens de Nederlandse richtlijn diagnostiek en behandeling Beentumoren, die geaccordeerd is door alle betrokken medisch-specialistenverenigingen (zie www.beentumoren.nl).

Literatuur

Berg H van den, Kroon HM, Slaar A, Hogendoorn PCW. Incidence of biopsy-proven bone tumors in children. A report based on the Dutch pathology registration 'PALGA'. J Pediatr Orthop 2008;28:29-35.

Bijl AE van der, Taminiau AHM, Hermans J, et al. Accuracy of the Jamshidi trocar biopsy in diagnosis of bone tumours. Clin Orthopaedics 1997;334:233-4.

Bloem JL, Woude HJ van der, Geirnardt MJA, et al. Does magnetic resonance imaging make a difference for patients with musculoskeletal sarcoma? Br J Radiol 1997;70:327-37.

Bovee JVMG, Cleton Jansen AM, Taminiau AHM, Hogendoorn PCW. Emerging pathways in the development of chondrosarcoma of bone and implications for targeted treatment. Lancet Oncol 2005;6:599-607.

Bramwell VHC, Steward WP, Nooij M, et al. Neoadjuvant chemotherapy with doxorubicin and cisplatin in malignant fibrous histiocytoma of bone: a European Osteosarcoma Intergroup study. J Clin Oncol 1999;17:3260-9.

Eefting D, Schrage YM, Geirnaerdt MJA, LeCessie S, Taminiau AHM, Bovee JVMG, Hogendoorn PCW. Assessment of interobserver variability and histologic parameters to improve reliability in classification and grading of central cartilaginous tumors. Am J Surg Pathol 2009;33:50-7.

Geirnardt MJA, Hermans J, Bloem JL, et al. Usefulness of radiology in differentiating enchondroma from central grade I chondrosarcoma. AJR 1997;169:1097-104.

Gelderblom H, Hogendoorn PCW, Dijkstra SD, Rijswijk CS van, Krol AD, Taminiau AHM, Bovee JVMG. The clinical approach towards chondrosarcoma. The Oncologist 2008;13:320-9.

Graadt van Roggen JF, Bovee JVMG, Morreau J, Hogendoorn PWC. Diagnostic and prognostic implications of the unfolding molecular biology of bone and soft tissue tumours. J Clin Pathol 1999;52:481-9.

Hameetman L, Bovee JVMG, Taminiau AHM, Kroon HM, Hogendoorn PCW. Multiple osteochondromas: clinicopathological and genetic spectrum and suggestions for clinical management. Hereditary Cancer Clinical Practice 2004;2:161-73.

Hauben EI, Bielack S, Grimer R, Jundt G, Reichardt P, Sydes M, Taminiau AHM, Hogendoorn PCW. Clinico-histologic parameters of osteosarcoma patients with late relapse. Eur J Cancer 2006;42:460-6.

Hazelbag HM, Taminiau AHM, Fleuren GJ, et al. Adamantinoma of the long bones. J Bone Joint Surg 1994;76:1482-99.

Lewis IJ, Nooij M, Whelan J, Sydes MR, Grimer R, Hogendoorn PCW, Memon M, Weedon S, Uchinska BM, Glabbeke M van, Kirkpatrick A, Hauben EI, Craft AW, Taminiau AHM. Improvement in histologic response but not survival in osteosarcoma patients with intensified chemotherapy: a randomised phase III trial of the European Osteosarcoma Intergroup. J Natl Cancer Inst 2007;99:112-28.

Netherlands Committee on Bone Tumors, Mulder JD, et al. (eds). Radiological atlas of bone tumours. Amsterdam: Elsevier, 1993.

Nooij MA, Whelan J, Bramwell VHC, Taminiau AT, Cannon S, Hogendoorn PCW, Pringle J, Uscinska BM, Weeden S, Kirkpatrick A, Glabbeke M van, Craft AW. Doxorubicin and cisplatin chemotherapy in high-grade spindle cell sarcomas of the bone: a European Osteosarcoma Intergroup study. Eur J Cancer 2005;41:225-30.

Trommel MF van, Kroon HM, Bloem JL, et al. MR imaging based strategies in limb salvage surgery for osteosarcoma of the distal femur. Skeletal Radiol 1997;26: 636-41.

Woude HJ van der, Bloem JL, Hogendoorn PCW, et al. Preoperative evaluation and monitoring chemotherapy in patients with high grade osteogenic and Ewing's sarcoma: review of current imaging modalities. Skeletal Radiol 1998;27:57-71.

22 Maligne tumoren van de weke delen

W.T.A. van der Graaf, J.V.M.G. Bovée, R. Haas, H.J. Hoekstra

22.1 Inleiding

Wekedelensarcomen vormen een heterogene groep mesenchymale maligniteiten. Van het totale aantal maligniteiten op volwassen leeftijd maken ze circa 1% uit, van de kindertumoren 8%. Jaarlijks wordt in Nederland bij ongeveer 1000 volwassenen en 40 kinderen de diagnose wekedelensarcoom gesteld. De presentatie en de lokalisatie zijn zeer divers, maar ook de variatie in histologische (sub)typen is groot. Wekedelentumoren worden onderverdeeld volgens de WHO-classificatie in 33 histologische (sub)typen. Benigne wekedelentumoren komen veel vaker voor dan maligne mesenchymale tumoren. Hooggradige wekedelensarcomen metastaseren in circa 40-50% van de gevallen, veelal binnen twee tot vijf jaar na diagnose. Metastasering vindt voornamelijk hematogeen plaats, meestal pulmonaal, minder vaak naar botten of lever. In minder dan 5% van de gevallen treedt lymfogene metastasering op. Ongeveer 10% van de patiënten presenteert zich met al gemetastaseerde ziekte. Behandeling bestaat waar mogelijk uit radicale chirurgische resectie, zo nodig gevolgd door radiotherapie. Op een enkele uitzondering na is er voor chemotherapie geen indicatie bij de primaire behandeling van het wekedelensarcoom. Sinds 2001 hebben gastro-intestinale stromatumoren een bijzondere plaats binnen de groep van de wekedelensarcomen verworven door de introductie van behandeling met de selectieve tyrosinekinaseremmer imatinib.

Gezien de zeldzaamheid van wekedelensarcomen en het uiterst diverse karakter ervan verdient het de voorkeur om patiënten met een wekedelensarcoom in een multidisciplinair oncologisch sarcomenteam te bespreken.

22.2 Achtergrond

22.2.1 Onderscheid naar leeftijd

Bij kinderen onder de 15 jaar komen rabdomyosarcomen het meest voor. Deze groep van tumoren wordt vrijwel altijd multidisciplinair behandeld, waarbij het toevoegen van chemotherapie aan de lokale behandeling van de primaire tumor heeft geleid tot een aanzienlijke verbetering in prognose. Afhankelijk van de lokalisatie bestaat de lokale behandeling uit chirurgie of radiotherapie of een combinatie van beide. Hoewel een klein percentage kinderen met gemetastaseerde rabdomyosarcomen overleeft, is de prognose aanzienlijk slechter dan van niet-gemetastaseerde tumoren. De overige wekedelensarcomen worden op deze leeftijd in klinische studies vaak samengevoegd onder de naam non-rabdomyosarcomen. Op de leeftijd van 15-30 jaar komen rabdomyosarcomen ook voor, maar dit is vooral de leeftijd waarop synovisarcomen en (extraossale) ewing-sarcomen voorkomen.

Vanaf de leeftijd van ongeveer 30 jaar neemt de incidentie van wekedelentumoren geleidelijk toe. Bijna de helft van de patiënten met een sarcoom is ouder dan 65 jaar. Uiteraard heeft deze leeftijdsverdeling consequenties voor de mogelijkheden van therapie, gezien het hoge percentage oudere patiënten. Niet zelden zijn er al nevendiagnosen die meegewogen moeten worden in de totale behandeling van de patiënt, zowel bij de behandeling van het primair gelokaliseerde proces als in geval van gemetastaseerde ziekte. Indien radicale soms mutilerende chirurgie de behandeling van keuze is, zullen niet alleen de fysieke en geestelijke toestand van de patiënt moeten worden meegewogen maar ook de sociale achtergrond. Voor aanvullende radiotherapie waarbij dagelijks gedurende vele weken naar de bestralingsafdeling moet worden gereisd, gelden dezelfde afwegingen. Indien er een indicatie voor chemotherapie is, speelt zowel de medische voorgeschiedenis als comorbiditeit een belangrijke rol. Gezien de grote variatie in tolerantie van de chemotherapeutische behandeling, juist bij deze oudere leeftijdsgroep, is een zorgvuldige, op het individu afgestemde beslissing ten aanzien van het al dan niet starten van chemotherapie van groot belang.

22.2.2 Onderscheid naar lokalisatie

Wekedelensarcomen zijn niet gerelateerd aan een bepaald orgaan. Ze komen het frequentst voor in de extremiteiten (45%; onderste extremiteit 29%, bovenste extremiteit 16%), gevolgd door romp (25%), hoofd-halsgebied (13%), en retroperitoneum (8%). Daardoor is het aantal specialisten dat betrokken is bij de behandeling van patiënten met een wekedelensarcoom zeer groot. Dit geldt vooral voor de lokale behandeling. Terwijl meestal de chirurgisch oncoloog, radiotherapeut, patholoog, radioloog en medisch oncoloog/kinderoncoloog de kern van het multidisciplinaire team vormen, zijn bij de behandeling van patiënten met een wekedelensarcoom niet zelden ook de orthopedisch chirurg, de neurochirurg, KNO-arts, gynaecoloog, uroloog en revalidatiearts betrokken. Voor de prognose is niet alleen de tumorgrootte van belang maar ook de mate waarin het mogelijk is de tumor radicaal te verwijderen. Retroperitoneale sarcomen hebben bijvoorbeeld een veel slechtere prognose omdat zij moeilijker te opereren en te bestralen zijn dan wekedelensarcomen van de extremiteit.

22.2.3 Onderscheid naar histologisch (sub)type en graad

Vanwege zijn zeldzaamheid is het wekedelensarcoom lange tijd als één ziekte-entiteit is beschouwd ten aanzien van diagnostiek en behandeling. Inmiddels is duidelijk dat het een zeer heterogene groep betreft. De huidige WHO-classificatie onderscheidt 33 histologische (sub-)typen, elk met unieke klinische, prognostische en therapeutische kenmerken. De wekedelentumoren worden ingedeeld in vier categorieën op basis van hun klinisch gedrag: benigne, intermediair lokaal agressief (vaak lokaal recidief met infiltratief lokaal destructief groeipatroon, waardoor ruime excisie is vereist), intermediair zelden metastaserend (risicometastasering < 2%, niet te voorspellen op basis van histologie), en maligne. De vier meest voorkomende sarcomen op volwassen leeftijd zijn het leiomyosarcoom, het liposarcoom, het synoviosarcoom en het hooggradig pleiomorf sarcoom (sarcoma NOS: not otherwise specified, voorheen: maligne fibreus histiocytoom (MFH)).

De basis voor het onderscheid tussen de verschillende histologische subtypen is de microscopische tumormorfologie. Er is echter aanzienlijke overlap tussen de verschillende diagnostische entiteiten, waardoor vaak aanvullend een beroep wordt gedaan op immunohistochemie en moleculaire diagnostiek. Met immunohistochemie wordt gekeken naar expressie van eiwitten die de lijn van differentiatie bepalen (bijvoorbeeld myogene differentiatie bij leiomyosarcoom). Daarnaast heeft 15-20% van de wekedelentumoren een specifieke translocatie, die gebruikt kan worden in de diagnostiek. De detectie van specifieke translocaties is niet alleen van belang ter bevestiging van de diagnose zoals reeds gesuggereerd op basis van klassieke morfologie en immunohistochemie, maar is met name belangrijk in die gevallen dat de morfologie, het immunohistochemisch profiel of het klinisch beeld ongewoon zijn. Translocaties kunnen worden aangetoond door middel van RT-PCR of FISH. Daarnaast is er een beperkte groep wekedelentumoren die zich kenmerkt door specifieke somatische genmutaties, zoals KIT- en PDGFRA-mutaties in gastro-intestinale stromaceltumoren (GIST). Deze ontwikkelingen hebben ertoe geleid dat genetische data een belangrijk onderdeel vormen van de huidige WHO-classificatie van bot- en wekedelensarcomen.

Hoewel histologische classificatie de belangrijkste voorspeller is van klinisch gedrag, worden sommige sarcomen (bijvoorbeeld leiomyosarcoom) gekenmerkt door een zeer variabel klinisch gedrag dat niet alleen op basis van histologisch subtype voorspeld kan worden. Daarom zijn verschillende graderingssystemen ontwikkeld om ook op basis van histotype-onafhankelijke parameters

Tabel 22.1 Voorbeelden van tumorspecifieke genetische afwijkingen in wekedelensarcomen.

tumor	translocatie	fusiegen
alveolair rabdomyosarcoom	t(2;13)(q35;q14) t(1;13)(p36;q14)	PAX3-FKHR (FOXO1A) PAX7-FKHR
clearcellsarcoom	t(12;22)(q13;q12) t(2;22)(q32;q12)	ATF1-EWSR1 EWSR1-CREB1
dermatofibrosarcoma protuberans	der(22)t(17;22)(q22;q13)	COL1A1-PDGFB
desmoplastische kleine rondceltumor	t(11;22)(p13;q12)	WT1-EWSR1
ewing-sarcoom en perifere primitieve neuro-ectodermale tumor (PNET)	t(11;22)(q24;q12) t(21;22)(q22;q12)	EWSR1-FLI1 EWSR1-ERG
extraskeletaal myxoïd chondrosarcoom	t(9;22)(q22;q12)	EWSR1-NR4A3 (NOR1, CHN)
laaggradig fibromyxoïd sarcoom	t(7;16)(q33;p11)	FUS-CREB3L2 FUS-CREB3L1
myxoïd- / rondcelliposarcoom	t(12;16)(q13;p11)	TLS (FUS)-GADD153 (CHOP, DDIT3)
synoviosarcoom	t(X;18)(p11;q11)	SYT (SS18) -SSX1 SYT-SSX2 SYT-SSX4

het klinisch beloop in te schatten. De meest gebruikte gradering is die volgens het Franse FNCLCC-graderingssysteem (tabel 22.2). Het histologisch subtype geeft dus samen met de graad informatie over de waarschijnlijkheid van metastasering op afstand en overleving. De tumorgraad heeft geen waarde in het voorspellen van lokaal recidief, aangezien dit wordt bepaald door het wel of niet tumorvrij zijn van de chirurgische snijvlakken. Het is algemeen geaccepteerd dat gradering niet voor alle tumortypen zinvol is; dan bepaalt het histotype het klinisch gedrag (tabel 22.3)

22.3 Zeldzame sarcomen met bijzondere kenmerken

22.3.1 DESMOÏDTYPE FIBROMATOSE

Desmoïdtype fibromatose is een tumor uit de intermediaire lokaal agressieve categorie die vrijwel nooit metastaseert. Desmoïdtype fibromatose komt vooral voor bij patiënten tussen de 15 en 60 jaar, met een lichte voorkeur voor vrouwen. Het betreft een fibroblastaire proliferatie in de diepe weke delen die gekenmerkt wordt door een infiltratief groeipatroon. Immunohistochemische nucleaire expressie van bèta-catenine is karakteristiek. Chirurgische verwijdering van de tumor heeft de voorkeur indien het technisch mogelijk is, waarbij rekening gehouden moet worden met de sprieterig infiltratieve groeiwijze. Indien tevoren door lokalisatie en/of afmeting van de tumor kan worden ingeschat dat de resectie niet radicaal kan zijn of gepaard zal gaan met veel morbiditeit, is behandeling met alleen radiotherapie een goed alternatief. Indien er sprake is van multifocale of moeilijk operatief te verwijderen of te bestralen laesies, zoals bij intra-abdominale lokalisaties, is systemische behandeling met bijvoorbeeld hormonale en/of niet-steroïdale anti-inflammatoire drugs (NSAID's), of imatinib een optie. Desmoïdtumoren kunnen deel uitmaken van het gardner-syndroom.

22.3.2 KAPOSI-SARCOOM

Onderscheiden wordt het klassieke kaposi-sarcoom en het aidsgerelateerde kaposi-sarcoom.

De klassieke vorm van kaposi-sarcoom is een zeldzame complicatie van infectie met het kaposi-geassocieerde herpesvirus (KSHV), het herpes type 8 (HHV-8). Het is een huidtumor die zich klinisch manifesteert als een blauwpaars verheven plaquevormige laesie en vooral voorkomt aan de onderste extremiteiten. Het treft voornamelijk patiënten van boven de 70 jaar en wordt vaker gezien bij oudere mannen van mediterrane afkomst. Er is een onafhankelijke associatie tussen klassiek kaposi-sarcoom en langdurig gebruik van orale corticosteroïden en diabetes. Opvallend genoeg geeft roken een verminderd risico op het ontstaan van klassiek kaposi-sarcoom. De behandeling kan bestaan uit systemische therapie met bijvoorbeeld interferon-alfa, liposomaal doxorubicine of taxanen, wat gezien de gemiddelde leeftijd van de patiënten niet altijd een optie is. Een andere mogelijkheid is lokale radiotherapie. In tegenstelling tot het aidsgerelateerde kaposi-sarcoom heeft de klassieke variant over het algemeen een milder beloop. Uitgebreide viscerale en cutane metastasering, zoals bij de aidsgerelateerde variant voorkomt, wordt bij de klassieke vorm zelden gezien.

De incidentie van aidsgerelateerd kaposi-sarcoom is sinds de introductie van effectieve antiretrovirale therapie (HAART) fors gedaald. Laesies in de huid staan het meest zichtbaar op de voorgrond, maar berucht zijn ook manifestaties in de mucosa van de tractus digestivus, in de longen, lever, milt en lymfeklieren. Indien er een beperkt aantal symptomatische of cosmetisch problematische huidlaesies bestaat, is lokale behandeling met bijvoorbeeld aliretinoïnegel of lokale radiotherapie te overwegen. Patiënten met een snel progressief en uitgebreid kaposi-sarcoom dat door behandeling met HAART heen breekt, komen in aanmerking voor chemotherapie. Gezien de effectiviteit en het relatief milde bijwerkingenpatroon heeft behandeling met liposomaal doxorubicine de voorkeur.

Tabel 22.2	Gradering van wekedelensarcomen bij volwassenen volgens FNCLCC.	
		score
differentiatie	– gelijkend op normaal weefsel – zekere histologische classificatie – onzekere histologische classificatie	1 2 3
mitoseactiviteit	– 0-9 – 10-19 per 1,734 mm² – 20 of meer	1 2 3
necrose	– afwezig – minder dan 50% – meer dan 50%	0 1 2
graad	– I – II – III	totaalscore 2 of 3 4 of 5 6, 7, 8

Tabel 22.3	Wekedelensarcomen waarbij het histotype het klinisch gedrag bepaalt en FNCLCC-gradering geen aanvullende waarde heeft.

hooggradig gedrag
– angiosarcoom
– desmoplastische kleine rondceltumor
– extrarenale rabdoïde tumor
– extraskeletaal ewing-sarcoom / PNET
– extraskeletaal osteosarcoom
– myxoïd- / rondcelliposarcoom met > 5% rondcelcomponent
– mesenchymaal chondrosarcoom
– pleiomorf liposarcoom
– rabdomyosarcoom (uitgezonderd spoelcellige variant)

laaggradig gedrag
– atypische lipomateuze tumor / goed gedifferentieerd liposarcoom
– congenitaal fibrosarcoom
– dermatofibrosarcoma protuberans
– myxoïd- / rondcelliposarcoom met < 5% rondcelcomponent

22.3.3 CYSTOSARCOMA PHYLLOIDES

Het cystosarcoma phylloides wordt in minder dan 1% van alle mammatumoren gediagnosticeerd. Het overgrote deel van de phylloidestumoren is goedaardig, in 6% is er sprake van een maligniteit. De standaardbehandeling is resectie van de tumor. In geval van maligniteit heeft een ablatie van de mamma de voorkeur. Indien de tumor ruim verwijderd is, is er geen standaardindicatie voor radiotherapie. Evenmin is er plaats voor adjuvante chemotherapie. In geval van metastasering is de rol van chemotherapie beperkt, al zijn er weinig gegevens over beschikbaar.

22.3.4 DERMATOFIBROSARCOMA PROTUBERANS

Het dermatofibrosarcoma protuberans is een veelal oppervlakkig gelegen laaggradig sarcoom dat de neiging heeft zich zeer sprieterig in de omgeving uit te breiden. Bij chirurgische verwijdering dient derhalve altijd een ruime marge nagestreefd te worden. Metastasen op afstand worden zelden waargenomen. Kenmerkend is de aanwezigheid van het COL1A1-PDGF-β fusie-eiwit. Imatinib remt PDGF-receptor tyrosinekinase en kan toegepast worden in geval van metastasen of bij lokale laesies wanneer chirurgie of radiotherapie geen optie is.

22.3.5 RADIATIESARCOOM

Een radiatiesarcoom is een sarcoom dat zich ontwikkelt in een gebied waar ten minste drie jaar eerder bestraling gegeven is, veelal vanwege een maligniteit. Bekend zijn de (angio)sarcomen die optreden na eerdere bestraling in het kader van mammasparende therapie van een mammacarcinoom. Nu steeds meer patiënten na een gecombineerde behandeling bestaande uit een chirurgische resectie, radiotherapie en chemotherapie langdurig overleven, neemt de kans op door bestraling geïnduceerde tumoren mogelijk toe. Het zijn over het algemeen lokaal zeer agressief groeiende sarcomen, waarbij de mogelijkheden van (chirurgische) behandeling door voorafgaande therapie veelal beperkt zijn. Indien de tumor chirurgisch niet goed reseceerbaar is, is de prognose somber.

22.3.6 GASTRO-INTESTINALE STROMATUMOR (GIST)

GISTen zijn de meest voorkomende mesenchymale tumoren van de tractus digestivus. De incidentie van GIST in Nederland wordt geschat op 16 per miljoen inwoners. Voor 2000 werd de diagnose gastro-intestinale stromatumor zelden gesteld en naast chirurgie was er geen effectieve behandeling. GIST is ongevoelig voor chemotherapie. Gastro-intestinale stromatumoren ontstaan of differentiëren uit de interstitiële cellen van Cajal die KIT (CD117) en CD34 tot expressie brengen. GISTen komen veelal voor in het maag-darmkanaal; ze hebben een voorkeur voor de maagwand, het mesenterium en het omentum. Metastasering vindt voornamelijk plaats naar de lever of intra-abdominaal. Het biologisch gedrag van GISTen is moeilijk te voorspellen. In de praktijk wordt een risicoschatting gemaakt op basis van de grootte van de tumor en het aantal mitosen. De kans op maligne gedrag neemt toe met de grootte (> 5 cm) van de tumor en een toegenomen aantal mitosen. Chirurgische resectie is de behandeling van voorkeur.

De meeste GISTen (85-90%) hebben een activerende mutatie in het KIT-gen. Het gen codeert een type-III-receptor tyrosinekinase eiwit. Mutaties in het KIT-gen worden voornamelijk gevonden in het juxtamembraan domein (exon 11), en in mindere mate in de exonen 9, 13 en 17. De mutaties leiden tot ligandonafhankelijke signaaltransductie die onder andere de cel aanzet tot delen. De overexpressie van KIT kan worden aangetoond door middel van immunohistochemie met CD117. Circa 95% van de GISTen is positief voor CD117. Van de GISTen zonder KIT-mutatie heeft 35% een mutatie in de receptor voor platelet derived growth factor type A (PDGFRA), een tyrosinekinasereceptor uit dezelfde familie als KIT.

De therapeutische doorbraak kwam in 2000 toen imatinib, een selectieve tyrosinekinaseremmer gericht tegen onder andere KIT, indrukwekkende responsen liet zien bij patiënten met gemetastaseerde GIST. Hiermee is de mediane progressievrije overleving van patiënten met een gemetastaseerde of irresectabele GIST circa 24 maanden. De progressievrije overleving op imatinib is afhankelijk van de mutatie. Een mutatie in exon 11, die bij ongeveer 70% van de patiënten voorkomt, is het gunstigst. Er is een dosisafhankelijke progressievrije overleving bij patiënten met een mutatie in exon 9. Zij reageren beter op een tweemaal zo hoge dosering als de standaarddosis imatinib. Voor patiënten met een mutatie in exon 11 is dit verschil niet aangetoond. Mutaties in exon 9 komen bij circa 10% van de patiënten voor en komen vaak voor bij tumoren die hun oorsprong in de dunne darm hebben. Een deel van de GISTen met mutaties in PDGFRA is gevoelig voor imatinib.

De mediane overleving van patiënten met een gemetastaseerde GIST die met imatinib worden behandeld, is nu ruim vijf jaar. Inmiddels is er een standaard tweedelijns-behandeling voor GIST-patiënten bij wie imatinib geen effect meer heeft. Deze bestaat uit de orale angiogeneseremmer sunitinib, eveneens een tyrosinekinaseremmer die ook KIT en PDGFR remt.

Het nut van (interventie)chirurgie is nog onvoldoende uitgekristalliseerd en onderwerp van internationale studie.

In centra die positronemissietomografie tot hun beschikking hebben, is follow-up met FDG-PET van patiënten die met imatinib behandeld worden een aanwinst. In zeer veel gevallen is de respons op PET eerder – vaak al binnen een week na de start met imatinib – te zien dan met behulp van CT (fig. 22.1).

22.3.7 WEKEDELENSARCOMEN IN HET KADER VAN GENETISCHE SYNDROMEN

Het *li-fraumeni-syndroom* is een autosomaal recessieve aandoening die wordt veroorzaakt door een kiembaanmutatie in het p53-tumorsuppressorgen. Het wordt gekenmerkt door een combinatie van wekedelen- en botsarcomen, mammacarcinomen, hersentumoren, leukemie en bijnierschorscarcinomen, die zich over het algemeen op relatief jonge leeftijd manifesteren.

De *ziekte van Von Recklinghausen/neurofibromatosis* wordt gekenmerkt door een mutatie in het NF1-gen. Hierbij treden multipele neurofibromen op. Maligne transformatie naar maligne perifere zenuwschedetumor is niet zeldzaam. Ook wordt een verhoogde incidentie van patiënten met een (wild type) GIST waargenomen in deze groep.

Bij patiënten met *familiair retinoblastom,* als gevolg van mutaties in het retinoblastoma tumorsuppressorgen, komen op latere leeftijd wekedelen- en bottumoren voor, in het bijzonder osteosarcomen.

Gardner-syndroom is een variant van familiaire adenomateuze polyposis (FAP), waarbij naast colorectale poliepen ook tandafwijkingen, osteomen, epidermoïdcysten en desmoïdtype fibromatose worden gezien. Het betreft een autosomaal dominante aandoening, waarbij mutaties in het APC-gen op 5q21 worden gezien. Desmoïdtype fibromatose op jonge leeftijd kan een indicatie zijn voor colonoscopie.

22.3.8 RETROPERITONEALE SARCOMEN

Terwijl mesenchymale tumoren elders tienmaal vaker benigne zijn dan maligne, is deze verhouding in het retroperitoneum andersom: sarcomen komen viermaal zo vaak voor als benigne mesenchymale tumoren. Circa 15% van de sarcomen is in het retroperitoneum gelokaliseerd. Het betreft voornamelijk liposarcomen (~41%) en leiomyosarcomen (~28%). Het goed gedifferentieerde liposarcoom is berucht vanwege de problemen om bij resectie vrije marges te verkrijgen en heeft daardoor een hoge kans op lokaal recidief. Metastasering van goed gedifferentieerd liposarcoom treedt niet op tenzij er dedifferentiatie optreedt.

22.4 Symptomen

Zwellingen in de weke delen komen veel voor en hebben veel vaker een benigne dan een maligne herkomst. Op grond van anamnese en lichamelijk onderzoek is het dan ook niet altijd gemakkelijk een onderscheid tussen beide te maken. De verdenking op een maligniteit rijst als er sprake is van een, niet zelden pijnloze, zwelling in de weke delen die ofwel snel groeit of die er allang zit en de laatste tijd ineens snel is gaan groeien. Bij een retroperitoneale of viscerale lokalisatie is een opgezette buik of een vol gevoel soms het enige verschijnsel. Passagestoornissen in de tractus digestivus komen voor bij wekedelensarcomen, in het bijzonder gastro-intestinale stromatumoren die intra-abdominaal gelegen zijn. Pijn of zenuwuitval treedt vaak pas op als de tumor erg groot is en ingroeit in omliggende structuren als zenuwen en botten. Soms gaat er echter een lang diagnostisch traject van onbegrepen klachten vooraf aan het stellen van de diagnose. Hoewel het interval tussen start van symptomen en diagnose soms maanden kan zijn, zijn er wel enkele gegevens en signalen die aanleiding geven tot een sterkere verdenking op een maligne wekedelenzwelling. Deze zijn:
- snelle groei van de zwelling;
- voorgeschiedenis met bestraling, om wat voor reden ook, op de plaats waar de zwelling groeit;
- familiaire syndromen, zoals neurofibromatosis, li-fraumeni-syndroom en familiair retinoblastoom;

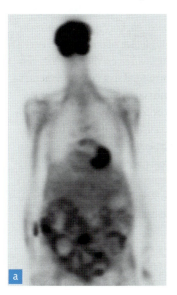
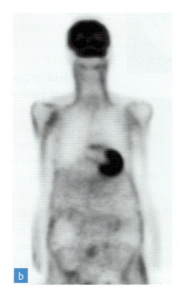
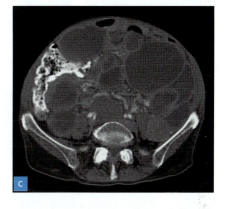

Figuur 22.1 FDG-PET-scans van patiënt met gastro-intestinale stromatumor vooraf en een week na de start met imatinib. Op de CT-scan persisterende cysteuze metastasen.

– verschijnselen die passen bij metastasering.
Bij lichamelijk onderzoek is speciale aandacht vereist voor de grootte en de diepte van de zwelling, de ligging boven of onder de spierfascie, de verdenking op locoregionale ingroei, en tekenen van metastasen (o.a. lymfekliermetastasen). Metastasering vindt voornamelijk pulmonaal plaats, in mindere mate naar botten en lever. Hersenmetastasering is zeldzaam, en indien het voorkomt, treedt het meestal op wanneer er al sprake is van uitgebreide metastasering. Gastro-intestinale stromatumoren metastaseren voornamelijk naar lever en intra-abdominaal.

22.5 Diagnostiek

22.5.1 RADIOLOGISCH

Het enige doel van een conventionele röntgenfoto is te zien of er sprake is van botingroei. Dit kan helpen bij het onderscheid tussen een primair wekedelensarcoom en een primaire bottumor. In geval het bot erbij betrokken is, is echter niet altijd duidelijk of er sprake is van een primair botproces met ingroei in de weke delen of andersom. Standaard dient bij vermoeden op een wekedelentumor in de romp of een extremiteit altijd een MRI gemaakt te worden, bij voorkeur met gadolineum. Hierop zijn de lokalisatie, de consistentie, de omvang en de uitbreiding in omliggende structuren het best te beoordelen (fig. 22.2).

Aangezien een voorafgaande biopsie de betrouwbaarheid van de MRI sterk negatief kan beïnvloeden, dient een MRI altijd voorafgaand aan invasief onderzoek gemaakt te worden.

Hoewel MRI dus het onderzoek van eerste keuze is, bestaan er wel bepaalde indicaties voor CT-scan. Allereerst wanneer er contra-indicaties zijn voor MRI, zoals claustrofobie of het onlosmakelijke bezit van metalen voorwerpen. Verder heeft een CT-scan de voorkeur als de betrokkenheid van bot in het proces beoordeeld moet worden of als het van belang is te weten of er ossificatie of calcificatie in een tumor aanwezig is. Ook bij sarcomen die intrathoracaal of intra-abdominaal gelegen zijn, heeft CT de voorkeur. Ditzelfde geldt voor multifocale tumoren in het bekken. Voor de opsporing van longmetastasen is een CT van de thorax het geëigende onderzoek. Skeletscintigrafie is alleen van nut indien op grond van klachten het vermoeden op ossale metastasering bestaat of indien er sprake is van een rabdomyosarcoom.

Voor routinematig verrichten van fluorodeoxyglucose-positronemissietomografie (FDG-PET) is geen plaats. Een recente meta-analyse toonde aan dat met behulp van FDG-PET een onderscheid gemaakt kan worden tussen benigne en maligne wekedelentumoren en tussen laaggradige en hooggradige wekedelensarcomen. Bij de behandeling van gastro-intestinale stromatumoren met imatinib heeft FDG-PET een plaats verworven in de vroege voorspelling van, pas later met CT aantoonbare, respons op therapie. Tevens kan een FDG-PET-scan door het aantonen van verhoogde activiteit focale progressie aantonen in geval van meerdere metastasen die wat betreft volume op de CT-scan niet veranderd zijn.

22.5.2 HISTOLOGISCH

Pas nadat de non-invasieve diagnostiek is verricht, kan worden overgegaan tot de invasieve diagnostiek. Materiaal voor histopathologische diagnostiek kan worden verkregen met behulp van dunnenaaldaspiraat voor cytologie, of met een dikkenaaldbiopsie ('true cut'-biopsie) of incisiebiopsie voor histologie. De plaats van een excisiebiopsie is beperkt tot diagnostiek en therapie van een oppervlakkige tumor van minder dan 3 cm. Hoewel met behulp van cytologie een onderscheid gemaakt kan worden tussen een epitheliale tumor, sarcoom, melanoom en lymfoom, levert het voor classificatie en gradering te weinig informatie op. Een negatieve cytologie sluit zelfs een sarcoom niet uit bij anderszins verdenking op een maligniteit in de weke delen, en andersom wordt er in 2-3% een fout-positieve verdenking op maligniteit gesteld. Voor het aantonen van een lokaal recidief of metastasen van een eerder gediagnosticeerd wekedelensarcoom is een dunnenaaldaspiraat wel een nuttig en praktisch onderzoek.

Dikkenaaldbiopsieën dienen bij voorkeur beeldgestuurd (ECHO of CT) plaats te vinden. Meerdere biopsieen zijn een absoluut vereiste en de wijze van uiteindelijke resectie dient een belangrijke overweging te zijn bij het bepalen van de plaats waar gebiopteerd wordt. Op deze

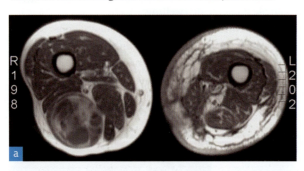
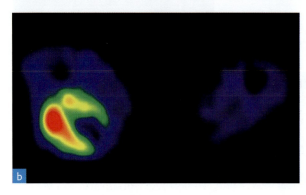

Figuur 22.2 Hooggradig pleiomorf sarcoom NOS rechter dorsale bovenbeen. Hoge opname van de tracer bij PET-scan in de zeer maligne gebieden in de tumor (aangegeven in rood).

wijze moet tumorcontaminatie van gezond weefsel worden voorkomen en daarmee later een nodeloos grote resectie of onnodig groot bestralingsveld. De plaats van biopsie wordt bij voorkeur zo gemarkeerd dat het naaldtraject bij een resectie meegenomen kan worden. In centra met multidisciplinaire expertise (radioloog, chirurg en patholoog) op het gebied van wekedelensarcomen levert een dikkenaaldbiopsie evenveel informatie op als een open biopt, met name wanneer vriescoupeonderzoek wordt verricht voor het bepalen van de representativiteit. De betrouwbaarheid van de uitslag ten opzichte van de uitslag die verkregen wordt van het uiteindelijke resectiepreparaat ligt tussen de 70 en 100%. Fout-positieve en fout-negatieve uitslagen zijn zeldzaam, gradering is vaak betrouwbaar, exacte typering blijft soms moeilijk, maar is aanzienlijk beter te stellen dan op basis van cytologisch materiaal.

Tot een incisiebiopsie wordt overgegaan als zowel een cytologische punctie als een dikkenaaldbiopsie onvoldoende weefsel heeft opgeleverd, wat vooral kan voorkomen in geval van bloeding of veel necrose in de tumor. Ook kan het nemen van een dikkenaaldbiopsie technisch onmogelijk zijn vanwege de lokalisatie van de tumor.

22.6 Behandeling

22.6.1 CHIRURGIE

De chirurgische behandeling van wekedelensarcomen wordt bepaald door verschillende factoren. Belangrijk zijn: tumorlokalisatie, grootte van de tumor, invasiediepte (oppervlakkig of diep), betrokkenheid van nabijgelegen structuren, zoals vaten, zenuwen en botten, en de mogelijkheid tot primaire wondsluiting en/of de noodzaak tot plastisch-chirurgische reconstructie. Bovendien dient rekening te worden gehouden met de lokalisatie van een eerdere genomen biopsie.

Daarnaast spelen de algehele conditie en eventuele comorbiditeit van de patiënt en het stadium van de ziekte een belangrijke rol in het uiteindelijke beslissingsproces ten aanzien van de chirurgie. Hoewel een groot deel van de patiënten tegenwoordig gecombineerd behandeld wordt met chirurgie, radiotherapie en soms ook chemotherapie, zijn er patiënten bij wie chirurgie alleen volstaat. Exacte klinisch-pathologische criteria die bepalen of een patiënt alleen in aanmerking komt voor chirurgie ontbreken op dit moment. De standaard chirurgische behandeling bestaat uit een ruime resectie. Dit houdt in dat de tumor 'en bloc' verwijderd moet worden, waarbij het biopsietraject meegenomen wordt en rondom de tumor een marge van ten minste 2 cm gezond weefsel wordt meegenomen. Vaak is dit niet goed mogelijk en zal met een kleinere marge moeten worden volstaan. Indien er sprake is van een oppervlakkig gelegen tumor, die kleiner dan 3 cm in doorsnede is, kan eerst een excisiebiopsie worden genomen met krappe marges. Wanneer dan een re-excisie noodzakelijk is, brengt die geen grotere mutilatie met zich mee. Op plaatsen waar de marges erg krap zijn, wordt in de regel een extra hoge bestralingsdosis gegeven om de kans op een lokaal recidief zo veel mogelijk te beperken. Wekedelensarcomen gelegen tegen de thoracale wervelkolom of het bekken kunnen met behulp van 3D-beeldgestuurde navigatie optimaal chirurgisch verwijderd worden.

Indien bij een operatie onverwacht sprake lijkt te zijn van een sarcoom, is het beter de operatie te beëindigen dan een niet-radicale resectie te doen ('whoops'-procedure). Ook kan er achteraf sprake zijn van een tevoren niet vermoed wekedelensarcoom waarbij er sprake is van een microscopisch positief snijvlak (R1-resectie) of macroscopisch positief snijvlak (R2-resectie). Indien door een re-resectie alsnog een microscopisch vrij snijvlak (R0-resectie) kan worden verkregen of van een R2 een R1 gemaakt kan worden, dient dit bij voorkeur in een gespecialiseerd centrum te gebeuren. Aangetoond is dat deze patiënten op zijn minst eenzelfde prognose hebben als diegenen die in eerste instantie radicaal geopereerd zijn in een gespecialiseerd centrum.

Voor sarcomen van de extremiteiten die in eerste instantie niet resectabel zijn, is in het begin van de jaren negentig van de vorige eeuw de hyperthermische geïsoleerde ledemaatperfusie ontwikkeld. Bij de geïsoleerde ledemaatperfusie van de extremiteit wordt de circulatie van de betreffende extremiteit geïsoleerd en aangesloten op een extracorporaal circuit. Hiervoor wordt gebruikgemaakt van TNF-α en het cytostaticum melfalan. De toxiciteit van deze perfusies is in hierin gespecialiseerde centra hanteerbaar. Het is cruciaal bij deze behandeling de systemische lekkage van het TNF-α tot een minimum te beperken, aangezien systemische toediening van TNF-α tot het klinisch beeld van een septische shock leidt. Ongeveer zes weken na de perfusie wordt alsnog een resectie van de tumor uitgevoerd. Op deze wijze is in circa 80-90% van de primair als irresectabel ingeschatte tumoren toch nog ledemaatsparende chirurgie mogelijk. Gezien het feit dat resecties vaak marginaal zijn en niet zelden in de periferie van deze tumoren nog vitale tumorcellen worden aangetoond, is aanvullende radiotherapie een vast onderdeel van deze totale behandeling. De overleving van deze patiënten is vergelijkbaar met die van conventioneel behandelde patiënten (die meestal een amputatie hebben ondergaan). De resultaten van TNF-perfusies zijn bij ouderen over het algemeen niet anders dan bij jongere patiënten. Wel zijn de mogelijkheden om bij een oudere patiënt een dergelijke perfusie te doen vaker beperkt door atherosclerotische veranderingen in de grote arteriën en/of comorbiditeit, zodat toch voor een primaire amputatie gekozen moet worden. Momenteel wordt geïsoleerde ledemaatperfusie met TNF-α in meer dan 35 centra in Europa toegepast. Indien een dergelijke perfusie technisch onmogelijk is of indien het resultaat van de perfusie tegenvalt en resectie onmogelijk blijft, is in 10-20% een amputatie onontkoombaar.

Voor tumorlokalisaties niet in de extremiteiten maar elders in het lichaam, die primair niet resectabel zijn, kan een gecombineerde behandeling met inductiechemotherapie, gevolgd door uitgebreide chirurgische resectie en eventueel een plastisch-chirurgische interventie gevolgd door aanvullende radiotherapie overwogen worden. Hoewel de ervaring met deze intensieve vorm van behandeling bij voortgeschreden sarcomen nog beperkt is, zijn er goede resultaten gerapporteerd.

Metastasectomie

Ongeveer 40% van de patiënten met een graad II-III-wekedelensarcoom ontwikkelt metastasen, voornamelijk in de longen. Minder dan 5% heeft lymfogene metastasen, waarvan het optreden is gerelateerd aan het type sarcoom: clearcellsarcoom, rabdomyosarcoom, epitheloïdsarcoom, synoviosarcoom (fig. 22.3) en angiosarcoom vertonen deze vorm van metastasering. De incidentie van lymfogene metastasering in deze tumoren kan 20% bedragen. Bij deze tumorsoorten kan vroegtijdige regionale lymfekliermetastasering worden opgespoord met een schildwachtklierbiopsie en in geval van kliermetastasering kan een therapeutische klierdissectie worden verricht. De mediane overleving na constatering van afstandsmetastasen, veelal longmetastasen, is ongeveer een jaar. Gezien het ontbreken van curatieve chemotherapie in de situatie van gemetastaseerde ziekte, is de enige curatieve optie resectie van metastasen. Indien het aantal metastasen gering is, liefst unilateraal gelokaliseerd, en er een relatief lang tumorvrij interval is, is chirurgische verwijdering van longmetastasen te overwegen. Ongeveer 60-80% van deze patiënten kan in deze goed geselecteerde groep na thoracotomie ziektevrij worden met een vijfjaarsoverleving van 20-40%. Soms zijn herhaalde thoracotomieën noodzakelijk om patiënten opnieuw in een ziektevrije situatie te krijgen. Langetermijnoverleving van patiënten in deze groep is mogelijk, maar zeldzaam.

Lymfekliermetastasen worden behandeld met een radicale klierdissectie, met een vijfjaarsoverleving van meer dan 30%. Metastasen in de weke delen zijn meestal

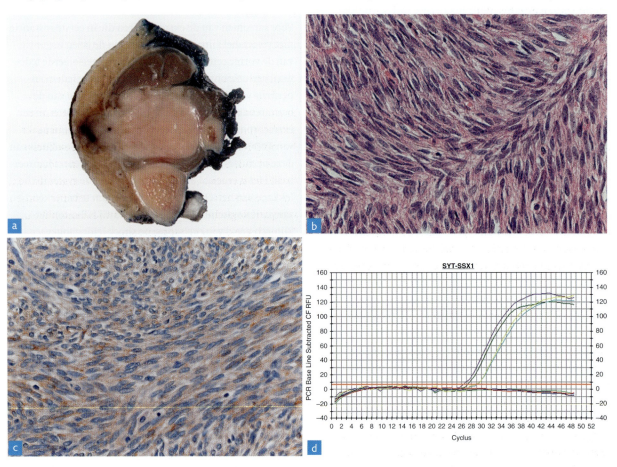

Figuur 22.3 Macroscopisch preparaat waarin een witte tumor in spiercompartiment van onderbeen (linksboven). Bij microscopie wordt een spoelcellige tumor gezien (rechtsboven) suggestief voor een monofasisch synoviosarcoom. Immunohistochemie is positief voor EMA (bruine aankleuring, afbeelding linksonder), hetgeen karakteristiek, maar niet specifiek is voor synoviosarcoom. Moleculaire diagnostiek met Real Time Reverse Transcription PCR, die gebruikmaakt van primers die het SYT-SSX1-fusiegen flankeren, is positief (bovenste vier gekleurde lijnen geven positieve controle en sample van patiënt weer, beide in duplo), terwijl de negatieve controle negatief is (onderste lijnen). Dit toont aan dat de tumorcellen de t(X;18) bevatten en daarmee is de diagnose synoviosarcoom bevestigd.

gemakkelijk reseceerbaar en zelfs indien er elders afstandsmetastasen zijn, kan resectie hiervan leiden tot verbetering van lokale controle en kwaliteit van leven.

22.6.2 RADIOTHERAPIE

Radiotherapie neemt een belangrijke plaats in bij de behandeling van het niet-gemetastaseerde wekedelensarcoom. Dit geldt in belangrijk mate voor het wekedelensarcoom van de extremiteit. Over het algemeen geldt dat ruime resectie gevolgd door radiotherapie een goed alternatief is voor amputatie ten aanzien van de lokaal recidiefvrije overleving. Dit geldt ook als een ledemaatsparende geïsoleerde ledemaatperfusie heeft plaatsgevonden van een veelal groot en vaak hooggradig wekedelensarcoom, waarbij een complete remissie is vastgesteld in het resectiepreparaat. In de behandeling van wekedelensarcomen in het retroperitoneum kan een conventioneel radiotherapieschema schade aan omliggende structuren toebrengen. Moderne intensiteitgemoduleerde radiotherapie (IMRT) is echter in staat deze normale weefselschade tot een over het algemeen acceptabel niveau te reduceren. Om vooral radiatieschade aan de (dunne) darm te voorkomen kan in dergelijke gevallen de bestraling bij voorkeur vóór de operatie worden gegeven, omdat, met het sarcoom nog in situ, deze massa zelf de kritische structuren voor zich uit duwt. Ook tijdens de operatie kan radiotherapie worden gegeven door middel van elektronenbundels of brachytherapie. Deze technieken zijn echter zeer complex en worden derhalve slechts sporadisch toegepast. Daarom wordt vaker voor een eenvoudiger techniek gekozen: het plaatsen van spacers na operatie om zo veel mogelijk dunne darm buiten het beoogde bestralingsveld te leggen.

Radiotherapie kan zowel post- als preoperatief worden toegediend. Recent onderzoek heeft aangetoond dat er geen verschil is wat betreft lokale tumorcontrole, het optreden van afstandsmetastasen en de totale overleving, maar dat er wel meer wondcomplicaties zijn wanneer radiotherapie preoperatief wordt gegeven. Bij langere controle van deze patiëntengroep blijkt echter, dat de functionaliteit op een later tijdstip (3 jaar en verder) bij patiënten die zijn voorbestraald beter is dan bij de patiënten die de radiotherapie postoperatief kregen. Wellicht speelt hierbij een rol dat preoperatieve bestraling wordt gegeven op kleinere volumina (namelijk alleen de tumor zelf) en tot een lager dosis (50 Gy i.p.v. 66-70 Gy) In Nederland wordt tot nu toe meestal alleen postoperatieve bestraling toegepast, tenzij er bij diagnose al twijfels bestaan over de haalbaarheid van tumorvrije marges bij een resectie. In dat geval kan, afhankelijk van de lokalisatie, ofwel eerst voor geïsoleerde ledemaatperfusie worden gekozen met TNF-α en melfalan, of voor preoperatieve radiotherapie. Een ander voordeel van postoperatieve radiotherapie is dat er bij de start van de bestraling maximale informatie is over de histologische eigenschappen, de uitbreiding en de marges van de tumor, zodat deze kennis meegenomen kan worden in het totale bestralingsplan, waarin doelgebied en bestralingsdosis een belangrijke plaats innemen. Anderzijds kan op grond van de bevindingen van de patholoog in voorkomende gevallen worden besloten geen radiotherapie te geven. Dit geldt bijvoorbeeld voor oppervlakkig gelegen tumoren met laaggradige histologische kenmerken, die met een ruime marge verwijderd zijn en waarbij de kans op functiebeperkende morbiditeit ten gevolge van de radiotherapie vermeden kan worden. Postoperatieve radiotherapie is geïndiceerd bij krappe resectiemarges, geplande niet-ruime resecties (door bijvoorbeeld de nabijheid van zenuwen, botten of vaten) of bij microscopisch irradicale (re-)resecties.

Bestraling kan om palliatieve redenen ook worden overwogen in geval van metastasen die met pijn of andere lokale klachten gepaard gaan. Het nut van de bestraling van een primair inoperabel tumorproces moet als uiterst beperkt worden beschouwd, aangezien het effect van radiotherapie in voorkomende gevallen klein is en vaak slechts van korte duur.

Late gevolgen van gecombineerde chirurgie en radiotherapie

Bij ongeveer de helft van de patiënten die een wekedelensarcoom in de extremiteit hebben gehad en daarvoor zijn behandeld met een combinatie van chirurgie en radiotherapie, soms ook chemotherapie, treedt functieverlies op. Dit kan bestaan uit alleen verkleuring en fibrose van de huid, maar ook uit bewegingsbeperking door fibrose van spieren en subcutis, contracturen in gewrichten, lymfoedeem en vaatschade. Op de langere termijn worden ook pathologische fracturen beschreven in botten die in het bestralingsveld hebben gelegen.

In het algemeen wordt aanbevolen reeds vroeg de fysiotherapeut in te schakelen om verlies van functie en potentieel herstel hiervan mee te beoordelen. Of fysiotherapie ook leidt tot een lagere prevalentie van een deel van de beschreven langetermijncomplicaties is aannemelijk, maar niet wetenschappelijk bewezen.

22.6.3 CHEMOTHERAPIE

De twee meest effectieve cytostatica bij wekedelensarcomen zijn ifosfamide en doxorubicine, met een responspercentage tussen 20 en 30. De combinatie van beide middelen leidt tot een hogere respons, maar niet tot een langere overleving. Bij gemetastaseerde ziekte is de mediane overlevingsduur één jaar.

(Neo)adjuvante chemotherapie vormt een standaardonderdeel van de behandeling van rabdomyosarcomen op kinder- en jongvolwassen leeftijd, het extraossale ewingsarcoom / PNET (primitieve neuro-ectodermale tumor) en het extraossale osteosarcoom. De hiervoor gebruikte chemotherapieschema's zijn over het algemeen uitgebreider dan alleen een doxorubicine/ifosfamide-combinatieschema.

Voor alle andere wekedelensarcomen geldt dat op dit moment adjuvante chemotherapie na complete chirurgische resectie geen standaardbehandeling is. De meta-analyse die in 1997 in *The Lancet* is verschenen, waarbij de waarde van adjuvante chemotherapieschema's gebaseerd op doxorubicine is beoordeeld bij meer dan 1500 patiënten, toont bij hooggradige wekedelensarcomen een reductie in de tijd tot lokale recidieven en afstandsmetastasen, maar alleen een trend tot verbetering in overleving. Een van de punten van kritiek op studies die in deze meta-analyse zijn opgenomen, betrof de dosering van de gebruikte cytostatica. Om hieraan tegemoet te komen is een grote EORTC-studie uitgevoerd bij ruime 350 patiënten bij wie bij graad II- en graad III-wekedelensarcomen postoperatief gerandomiseerd werd tussen wel of geen adjuvante combinatie chemotherapie, bestaande uit doxorubicine en ifosfamide. Opnieuw is hierbij geen voordeel in overleving aangetoond.

Hoewel tot nu toe vrijwel alle wekedelensarcomen op eenzelfde wijze chemotherapeutisch behandeld worden, hebben eerdergenoemde tumorbiologische inzichten tot de conclusie geleid dat dit wellicht verandering behoeft en er meer onderscheid gemaakt moet worden naar histologisch type. Naast doxorubicine en ifosfamide zijn andere cytostatica effectief, die bij bepaalde histologische subtypen relatief meer effect hebben. Paclitaxel vertoont activiteit bij angiosarcomen en in tweede lijn bij kaposisarcoom, dit in tegenstelling tot het effect bij andere relatief frequent voorkomende typen wekedelensarcomen. Docetaxel met gemcitabine liet opvallende responspercentages zien bij patiënten met een gemetastaseerd leiomyosarcoom. Liposomaal doxorubicine is inmiddels de standaardbehandeling bij gemetastaseerde hiv-gerelateerde kaposi-sarcomen.

Trabectidine is recent als tweedelijnsmiddel geregistreerd voor het gemetastaseerd wekedelensarcoom. In het bijzonder is er activiteit aangetoond in liposarcomen, en dan vooral de myxoïde variant, en ook in leiomyosarcomen

De recente ontwikkelingen bij de behandeling van maligne gastro-intestinale stromatumoren met de tyrosinekinaseremmer imatinib hebben ertoe geleid ook

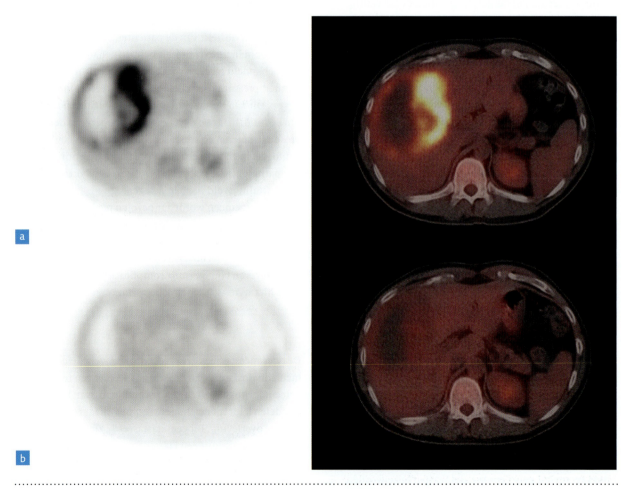

Figuur 22.4 FDG-PET (links) en met CT gefuseerde FDG-PET (rechts) van de lever van een 35-jarige patiënt met naar de lever gemetastaseerde GIST.
a: voor de start van de behandeling. Fors verhoogd metabolisme in de levermetastase.
b: na één week behandeling met imatinib. Complete metabole respons (i.e. volledig uitdoven van het PET-signaal).

de andere wekedelensarcomen te bestuderen op de aanwezigheid van receptor-tyrosinekinasen die zouden kunnen dienen als aangrijpingspunt van therapie (fig. 22.4). Tot nu toe lijkt imatinib weinig effectief bij andere typen wekedelensarcomen die geen KIT tot expressie brengen of bepaalde mutaties in het KIT-gen missen. Een uitzondering vormt het eerder beschreven dermatofibrosarcoma protuberans, waarbij respons op imatinib is beschreven. Andere remmers zijn in ontwikkeling of zijn al beschikbaar, gericht tegen KIT maar ook tegen andere receptor-tyrosinekinasen. Een voorbeeld ervan is de orale multikinase-angiogeneseremmer pazopanib, die gericht is tegen VEGF-receptoren, PDGF-receptoren en C-KIT.

In een recente fase-2-studie liet pazopanib activiteit zien bij patiënten met diverse histologische typen wekedelensarcomen, met uitzondering van liposarcomen. Een wereldwijde fase-3-studie, waarbij gerandomiseerd wordt tussen pazopanib en placebo, zal in 2011 antwoord geven op de vraag naar de waarde van dit middel bij gevorderd stadium van wekedelensarcoom na eerdere behandeling met chemotherapie.

22.7 Samenvatting

Wekedelensarcomen zijn zeldzame tumoren. In feite betreft het een scala van heel verschillende tumoren van mesenchymale herkomst. De ziektevrije vijfjaarsoverleving van de hele groep samen is ongeveer 50%. Laaggradige tumoren hebben een aanzienlijk betere prognose dan hooggradige, maar ze komen minder vaak voor.

Het is essentieel de diagnose op een juiste wijze te stellen, waarbij zo veel mogelijk informatie uit het biopt verkregen moet worden om, eventueel met behulp van immunohistochemie en moleculaire diagnostiek op het weefsel, tot een adequate classificerende diagnose en gradering te komen. Het histologisch subtype en de graad hebben namelijk consequenties voor verdere behandeling. De standaardbehandeling bestaat uit chirurgie, vaak gevolgd door radiotherapie. Indien ledemaatsparende chirurgie niet primair mogelijk is, is geïsoleerde ledemaatperfusie met melfalan en TNF-α de behandeling van keuze in centra die hiermee ervaring hebben. Uiteindelijk is bij 10-20% van de patiënten een amputatie onontkoombaar. Radiotherapie draagt bij tot vermindering van het lokale recidief en is vaak onderdeel van de primaire behandeling. Chemotherapie is geen standaardonderdeel van de primaire behandeling, tenzij er sprake is van een rabdomyosarcoom op kinder- en jongvolwassen leeftijd of van een (extraossaal) ewing-sarcoom of extraossaal osteosarcoom. Bij het gemetastaseerde wekedelensarcoom is er indien longmetastasen chirurgisch niet verwijderd kunnen worden, plaats voor palliatieve chemotherapie, met als meest effectieve cytostatica doxorubicine en ifosfamide. De afgelopen jaren zijn daar enkele cytostatica bijgekomen die vooral actief zijn tegen bepaalde histologische typen wekedelensarcomen. Naar de rol van angiogeneseremmers bij de behandeling van het wekedelensarcoom wordt momenteel onderzoek gedaan.

Wekedelensarcomen hebben het afgelopen decennium veel aandacht gekregen door de snelle toename in kennis van tumorbiologie en de belangrijke doorbraak van imatinib bij de behandeling van gastro-intestinale stromatumoren. De kennis die hiermee is opgedaan, draagt bij tot betere tumorgerichte interventies bij andere histologische typen. Het is duidelijk dat in deze speurtocht naar nieuwe aangrijpingspunten van therapie, wekedelensarcomen niet langer als één enkele entiteit beschouwd moeten worden. Juist door het zeldzame karakter en de vele verschijningsvormen van het wekedelensarcoom heeft het de voorkeur patiënten te bespreken in multidisciplinaire teams met expertise op dit gebied.

Kernpunten

- Wekedelensarcomen zijn zeldzaam.
- De presentatie, lokalisatie, leeftijd van voorkomen en histologie zijn zeer divers.
- Diagnostiek en behandeling vereisen multidisciplinaire expertise.
- Chirurgische resectie, vaak gevolgd door radiotherapie, is de standaardbehandeling.
- Overweeg bij primair irresectabele extremiteittumoren geïsoleerde ledemaatperfusie met TNF-α en melfalan, gevolgd door resectie.
- Adjuvante chemotherapie is alleen standaard bij rabdomyosarcomen op kinder- en jongvolwassen leeftijd, bij extraossale ewing-sarcomen en extraossale osteosarcomen.
- Bij gemetastaseerde ziekte waarvoor er geen chirurgische opties meer zijn, is palliatieve chemotherapie of radiotherapie (voor de lokale behandeling van metastasen) een optie.
- Imatinib is de medicamenteuze doorbraak bij gemetastaseerde en irresectabele gastro-intestinale stromatumoren. De angiogenesremmer sunitinib toont eveneens activiteit bij GIST.

Literatuur

Bastiaannet E, Groen H, Jager PL, et al. The value of FDG-PET in the detection, grading and response to therapy of soft tissue and bone sarcomas; a systematic review and meta-analysis. Cancer Treat Rev 2004;30:83-101.

Bossi A, Wever I de, Limbergen E van, Vanstraelen B. Intensity modulated radiation-therapy for preoperative posterior abdominal wall irradiation of retroperitoneal liposarcomas. Int J Radiat Oncol Biol Phys 2007;67:164-70.

Casali PG, Blay JY. ESMO/CONTICANET/EUROBONET Consensus Panel of Experts. Gastrointestinal stromal tumours: ESMO Clinical Practice Guidelines for diagnosis, treatment and follow-up. Ann Oncol 2010 May; 21 (Suppl 5);v98-102.

Davis AM, O'Sullivan B, Bell RS, Turcotte R, Catton CN, Wunder JS, Chabot P, Hammond A, Benk V, Isler M, Freeman C, Goddard K, Bezjak A, Kandel RA, Sadura A, Day A, James K, Tu D, Pater J, Zee B. Function and health status outcomes in a randomized trial comparing preoperative and postoperative radiotherapy in extremity soft tissue sarcoma. J Clin Oncol 2002;20:4472-7.

Demetri GD, Mehren M von, Blanke CD, et al. Efficacy and safety of imatinib mesylate in advanced gastrointestinal stromal tumors. N Engl J Med 2002;347:472-80.

Enzinger FM, Weiss SW. Soft tissue tumors. 5th ed. St Louis: Mosby, 2007.

Ginkel RJ van, Thijssens KM, Pras E, Graaf WT van der, Suurmeijer AJ, Hoekstra HJ. Isolated limb perfusion with tumor necrosis factor alpha and melphalan for locally advanced soft tissue sarcoma: three time periods at risk for amputation. Ann Surg Oncol 2007;14:1499-506.

Glabbeke M van, Oosterom AT van, Oosterhuis JW, et al. Prognostic factors for the outcome of chemotherapy in advanced soft tissue sarcomas: an analysis of 2,185 patients treated with anthracycline-containing first-line regimens – a European Organization for Research and Treatment of Cancer Soft Tissue and Bone Sarcoma Study. J Clin Oncol 1999;17:150-7.

Guillou L, Coindre JM, Bonichon F, Nguyen BB, Terrier P, Collin F et al. Comparative study of the National Cancer Institute and French Federation of Cancer Centers Sarcoma Group grading systems in a population of 410 adult patients with soft tissue sarcoma. J Clin Oncol 1997;15(1):350-62.

Hogendoorn PC. ESMO/EUROBONET Working Group, Athanasou N, Bielack S, De Alava E, et al. Bone sarcomas: ESMO Clinical Practice Guidelines for diagnosis, treatment and follow-up. Ann Oncol 2010 May; 21 (Suppl 5):v204-13.

Nielsen TO, West RB, Linn SC, et al. Molecular characterisation of soft tissue tumours: a gene expression study. Lancet 2002;359:1301-7.

NWWDT. Richtlijn Diagnostiek bij weke delen tumoren en behandeling van weke delen sarcomen.www.oncoline.nl

Sarcoma Meta-analysis Collaboration. Adjuvant chemotherapy for localized resectable soft-tissue sarcoma of adults: meta-analysis of individual data. Lancet 1997;350:1647-54.

Verweij J, Casali PG, Zalcberg J, LeCesne A, Reichardt P, Blay JY, Issels R, Oosterom A van, Hogendoorn PC, Glabbeke M van, Bertulli R, Judson I . Progression-free survival in gastrointestinal stromal tumours with high-dose imatinib: randomised trial. Lancet 2004;364:1127-34.

World Health Organization Classification of Tumours. Pathology and genetics of tumours of soft tissue and bone. Lyon: IARC Press, 2002.

Huidtumoren

W. Bergman, M. R. Canninga-van Dijk, R. van Doorn, O.E. Nieweg[1]

23

23.1 Algemene aspecten

Inleiding

De maligne processen van de huid worden onderverdeeld in 1) de epidermale tumoren (het basaalcelcarcinoom en het plaveiselcelcarcinoom), ook wel de non-melanocytaire tumoren (in de Engelstalige literatuur: *non-melanoma skin cancer* genoemd), en 2) het melanoom uitgaande van de melanocyten van de huid. Met name het melanoom wordt uitgebreid besproken, deze vorm van huidkanker veroorzaakt namelijk in absolute aantallen de grootste sterfte.

Uiteraard zijn er veel meer maligniteiten van de huid, bijvoorbeeld van de huidadnexen, maar deze zijn zeldzaam en specialistisch en vallen buiten de opzet van dit boek. Tevens komen in dit hoofdstuk aan bod de cutane lymfomen, maligniteiten van de witte bloedcellen die soms alleen in de huid zijn gelokaliseerd (primair cutaan) en waarvan bekend is dat deze een andere therapeutische benadering vereisen dan leukemie en lymfeklierkanker. Als laatste wordt het kaposi-sarcoom kort besproken.

Verreweg de meest voorkomende vorm van kanker in ons land is het basaalcelcarcinoom met een geschatte incidentie van minstens 30.000 per jaar.

In figuur 23.1 zijn de recente incidenties van basaalcelcarcinoom en melanoom weergegeven voor mannen en vrouwen. De incidentie van basaalcelcarcinoom neemt al enige jaren sterk toe vanwege de vergrijzing en de toegenomen zonexpositie van een welvarende generatie. Ook de incidentie van melanoom (2006: 3480 gevallen) stijgt echter gestaag; bij melanoom zijn vrouwen iets vaker aangedaan en bij basaalcelcarcinoom mannen. De incidentie van plaveiselcelcarcinoom is stabiel op ongeveer 2500 gevallen per jaar.

Etiologische factoren

De niet-melanocytaire huidkanker en het melanoom ontstaan grotendeels door overmatige blootstelling aan ultraviolette straling (UV), aanwezig in zonlicht, in combinatie met patiëntgebonden factoren. Vooral bij mensen die beroepsmatig veel aan zon blootgesteld zijn geweest (cumulatieve UV-blootstelling), ontstaan op oudere leeftijd op de onbedekte huiddelen (gezicht, schedel, handruggen) velden met actinische schade. Uit actinische keratosen kunnen in zeldzame gevallen plaveiselcelcarcinomen ontstaan. Voor melanoom en voor de meeste typen basaalcelcarcinomen geldt een intermitterend UV-blootstellingspatroon met zonverbrandingen voor het 20e jaar als etiologisch. Dit intermitterende patroon ontstaat bij zonblootstelling voornamelijk in het weekend en de vakanties. Patiënten die een weinig gepigmenteerde huid hebben en dus snel verbranden, lopen het grootste risico. De gevoeligheid voor huidkanker van een persoon met een lichte huid en rood of rossig haar heeft te maken met ongunstige genetische varianten in de receptor voor melanocytenstimulerend hormoon (MC1R-varianten), waardoor na UV-blootstelling de melanocyt het reactieve feomelaninepigment gaat produceren in plaats van het

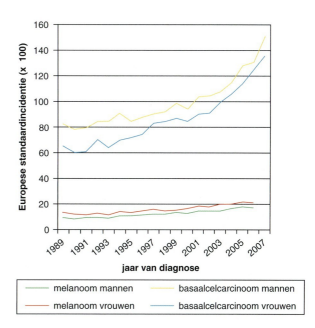

Figuur 23.1 Incidentie van basaalcelcarcinoom en melanoom voor mannen en vrouwen in Nederland 1989-2007.

Bron: melanoom: Nederlandse Kankerregistratie, basaalcelcarcinoom: Integraal Kankercentrum Zuid. Met dank aan mw. dr. E. de Vries

---

[1] Voor dit hoofdstuk is mede gebruikgemaakt van de tekst van de vorige auteurs, die inmiddels niet meer praktiseren: dr. H. Neering en prof. dr. B.B.R. Kroon. Hun grote klinische ervaring klinkt nog door in de tekst. Wij zijn hun veel dank verschuldigd.

stabiele eumelanine. Een andere factor is het herstelmechanisme na schadelijke UV-inwerking op de DNA-moleculen in de celkern. Is dit mechanisme (vaak familiair) in meer of mindere mate gestoord, dan is de kans op het ontstaan van huidtumoren groter. Een ernstig defect in DNA-herstel zien we bij de recessief erfelijke huidziekte xeroderma pigmentosum, waarbij al op jeugdige leeftijd veel maligne tumoren ontstaan en de levensverwachting sterk is verkort. Immuunsuppressie is eveneens een bekende risicofactor voor het ontstaan van huidkanker, dit wordt vooral duidelijk bij patiënten na een orgaantransplantatie. Zij ontwikkelen zeer multipele, humaan papillomavirus (HPV-)gerelateerde, niet-melanocytaire huidtumoren als er door de arts geen strikte instructies om zonblootstelling te vermijden worden gegeven.

Tot slot is van vroegere röntgenbestraling, uitgebreide littekenvorming en chronische ontstekingsprocessen (bijvoorbeeld verbrandingslittekens, ulcus cruris, fistels) bekend dat hierin basaalcelcarcinoom kan ontstaan. Onderkenning van etiologische factoren bij maligne en premaligne huidafwijkingen is van groot belang om personen met een verhoogd risico te kunnen herkennen en om beleid voor primaire en secundaire preventie te kunnen ontwikkelen.

23.2 Premaligne dermatosen en voorloperlaesies

Tot de premaligne dermatosen worden de pre-invasieve ziekte van Bowen, de ziekte van Queyrat (in situ carcinoom van de glans penis) en de leucoplakie (van het mondslijmvlies en de tong) gerekend. Deze kunnen leiden tot een invasief plaveiselcelcarcinoom. De meest voorkomende premaligne huidafwijking is keratosis actinica of keratosis senilis. Actinische keratosen komen vooral voor in het gezicht (in het bijzonder aan de oren, de neusrug en het kale hoofd) en verder op de handruggen (fig. 23.2). Palpabele verdikking van deze, meestal bleekroze tot grijsbruin schilferende en rasperig aanvoelende laesies, kan op beginnende infiltratieve groei wijzen en dus op ontaarding in plaveiselcelcarcinoom. Bij voelbare infiltratie moet worden gebiopteerd voor histologisch onderzoek.

Voorloperlaesies van melanoom zijn de atypische naevus en de congenitale naevus.

Atypische naevi zijn onregelmatig begrensde en wisselend gepigmenteerde laesies die meestal een diameter van 5 mm of meer hebben. Ze zijn bijna altijd maculeus of vlak. Er zijn meestal meerdere kleuren bruin in zichtbaar, maar het contrast tussen de tinten is niet zo groot als bij een melanoom en er zijn geen blauw- of grijstinten te zien. Als iemand zeer veel of zeer grote naevi heeft, zijn er vaak atypische naevi bij. Soms komen atypische naevi familiair voor in het kader van erfelijk melanoom. In dergelijke families is er een sterk verhoogde kans op melanoom: het 'lifetime'-ricico van gendragers is 75%. De definitie van erfelijk melanoom is het vóórkomen van twee eerstegraadsverwanten met melanoom of drie familieleden met melanoom, onafhankelijk van de mate van verwantschap. Indien de melanoomgeassocieerde mutatie een CDKN2A-mutatie (op chromosoom 9p21) betreft, komen in deze families ook vaker pancreascarcinomen voor. In Nederland komt een specifieke CDKN2A-mutatie voor, de p16-leiden-mutatie, die gepaard gaat met een verhoogd risico op pancreastumoren.

Congenitale melanocytaire naevi, zowel kleine als zeer grote (congenitale reuzennaevus), worden als risicodragend beschouwd, waarbij met name de congenitale reuzennaevus in ongeveer 5% van de gevallen aanleiding kan geven tot melanoom, deels al op de kinderleeftijd. Het melanoomrisico van kleinere congenitale naevi is onbekend, maar waarschijnlijk klein.

23.3 Maligne huidtumoren

Diagnose

De diagnostiek van huidtumoren is in principe eenvoudig. Systematische inspectie met goed licht en een lens zal in het overgrote deel van de gevallen tot een klinisch

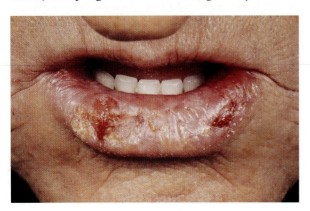

Figuur 23.2 Het plaveiselcelcarcinoom komt vaak op de onderlip voor, meestal in een gebied met keratosen of leukoplakie.

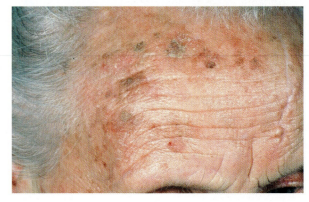

Figuur 23.3 Multipele keratosen in een zogenoemde premaligne (tropen)huid.

juiste diagnose leiden, die echter altijd dient te worden geverifieerd door middel van histologisch onderzoek. Recente verbeteringen in diagnostiek zijn mogelijk geworden door dermatoscopie. Door middel van een tienmaal vergrotende lens, de dermatoscoop, die contact maakt met de huid en waardoor licht valt, zijn sommige huidtumoren veel beter in vivo te observeren, in het bijzonder gepigmenteerde tumoren. Dit laatste heeft ertoe geleid dat in ervaren handen onnodige excisies vermeden konden worden. In de richtlijn *Melanoom van de huid* van 2005 staat de met bewijslast ondersteunde (*evidence-based*) stelling dat dermatoscopie de diagnostische accuratesse verhoogt. Soms echter is herkenning zeer moeilijk, vooral het plaveiselcelcarcinoom en het melanoom kunnen zich erg atypische presenteren. Uiteraard moet bij twijfel een biopt worden verricht, bij verdenking op melanoom bij voorkeur een excisiebiopt.

Differentiaaldiagnostiek

Vaak voorkomende goedaardige tumoren die bij oppervlakkige beschouwing gemakkelijk voor kwaadaardig aangezien kunnen worden, zijn de verruca seborrhoica, het dermatofibroom en het keratoacanthoom. Verder kunnen diep gelegen of getromboseerde angiomen soms op onrustige pigmentlaesies lijken.

De eerste twee genoemde tumoren worden vooral herkend door enkele typische kenmerken, zoals voor de verruca seborrhoica de gelijkmatige opbouw, het ruwe, rasperige oppervlak en het gemakkelijk verwijderen van de laesie met een curette of scherpe lepel. Deze laesie komt ook vooral voor in velden met meerdere exemplaren in verschillende stadia van ontwikkeling, minder vaak als solitaire laesie. Deze degeneratieve laesies blijven vaak groeien en dikker worden en frustreren de aanbeveling van de Nederlands Kankerbestrijding een dokter te bezoeken met veranderende plekjes op de huid.

Voor het dermatofibroom is kenmerkend het circa 0,5 cm grote vast aanvoelende schijfje, dat bij zijdelingse druk als het ware in de huid duikt, met retractie van de huid. Een dermatofibroom is na ontstaan stabiel.

Het keratoacanthoom is een snelgroeiende (4-6 weken) huidtumor die in typische gevallen een centrale krater gevuld met keratine en een wittige, epitheliale rand toont. Het keratoacanthoom metastaseert niet en gaat meestal in een periode van enkele maanden in complete regressie.

In de differentiaaldiagnose van melanoom staat ook de spitz-naevus, een meestal op jeugdige leeftijd voorkomende pigmentlaesie, waarmee het melanoom ook histologisch verward kan worden. Deze laesie heette vroeger dan ook juveniel melanoom, maar is benigne op enkele uitzonderingen na. Uiteraard staan ook de voorloperlaesies van melanoom, de atypische naevus en de congenitale naevus in de differentiaaldiagnose.

Waarschuwingssymptomen

Huidafwijkingen die groeien, ulcereren, bloeden of jeuken zijn verdacht voor maligne ontaarding. Ook elke nieuwe en onbegrepen huidlaesie die niet in circa drie weken geneest, moet als verdacht worden beschouwd. Tevens moeten alle moedervlekken die symptomen of veranderingen tonen op volwassen leeftijd worden beschouwd als potentieel melanoom. Ook moedervlekken die uit de toon vallen bij de omringende moedervlekken ('ugly duckling sign') moeten worden gewantrouwd. Indien bij de patiënt risicofactoren voor huidkanker kunnen worden herkend, hetzij anamnestisch hetzij fenotypisch, is extra alertheid geboden.

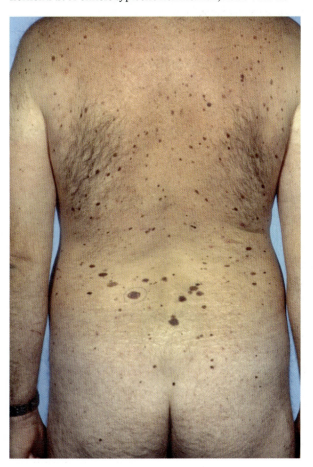

Figuur 23.4 Patiënte met multipele klinisch atypische naevi.

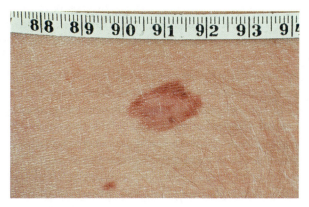

Figuur 23.5 Detailopname van een klinisch atypische naevus met asymmetrie, niet-egale pigmentatie, erytheem en een diameter groter dan 5 mm.

Behandelingsprincipes

De behandeling van huidtumoren dient gebaseerd te zijn op de volgende principes.

Ook bij zogeheten weinig maligne huidtumoren (basaalcelcarcinoom) dient radicaliteit als eerste principe te worden aangenomen. Hoewel cosmetische belangen bij huidtumoren – die vaak in het gelaat voorkomen – een belangrijke rol spelen, moeten deze op de tweede plaats komen.

Voor elke behandeling moet de klinische diagnose door middel van een biopsie zijn bevestigd, uitzonderingen daargelaten, zoals bij multipele romphuidcarcinomen.

Er is een aantal modaliteiten voor behandeling van huidtumoren beschikbaar. Overwegingen om tot een keuze te komen zijn onder andere: aard, groeiwijze, locatie van de tumor en de leeftijd van de patiënt.

Excisie geschiedt met een ruime marge gezonde huid rondom (marge afhankelijk van hiervoor genoemde factoren). Defecten worden primair gesloten, eventueel met een huidtransplantaat, of men laat ze *per secundam* genezen. Schuifplastieken moet men in eerste instantie zien te vermijden. Merk het preparaat voor histologische controle van basis en randen. Bij Mohs' micrografische chirurgie wordt van een uitgesneden preparaat het gehele snijvlak peroperatief door middel van horizontale vriescoupes onderzocht. Deze methode wordt voornamelijk toegepast bij gerecidiveerd basaalcelcarcinoom in het gelaat en is zeer bewerkelijk.

Niet-gepigmenteerde huidtumoren kunnen goed met röntgenbestraling worden behandeld. Daarbij wordt gebruikgemaakt van elektronenstraling (4-20 MeV), orthovoltage röntgenstraling (80-250 kV), interstitiële radiotherapie (brachytherapie) en zo nodig fotonenstraling (4-20 MV) bij grotere en diep infiltrerende tumoren. Met de moderne apparatuur kan in ieder aangegeven doelvolume een vrijwel homogene dosis afgegeven worden, terwijl het omgevende normale weefsel en het achterliggende weefsel gespaard blijven. Hierdoor is radiotherapie meestal bij elke locatie van de tumor toepasbaar. Ook hier wordt de keuze bepaald door de aard van de tumor, de plaats en de leeftijd. Cosmetisch goede resultaten worden verkregen door de bestralingsdosis te fractioneren.

Cryochirurgie bestaat uit het veroorzaken van weefselnecrose door bevriezing met vloeibare stikstof. De 'open spray'-methode is de methode van voorkeur. De wattenstokmethode is niet te standaardiseren. Het defect na cryochirurgie geneest per secundam. Door het ontbreken van histologische controle kan de radicaliteit na cryochirurgie niet worden bepaald. Cryochirurgie kan worden toegepast voor (kleine) solide en oppervlakkige basaalcelcarcinomen, en is gecontraïndiceerd bij basaalcelcarcinomen met agressieve histologische groeiwijze.

Een meer recente behandelingsmogelijkheid is de fotodynamische therapie (PDT). Hierbij wordt een crème met een lichtgevoelige stof (bijvoorbeeld de *fotosensitizer* aminolevulinezuur) op de tumor geappliceerd en daarna wordt via belichting met licht van een specifieke golflengte getracht de tumorcellen selectief te vernietigen. De effectiviteit van PDT is minder goed dan die van chirurgie bij de behandeling van basaalcelcarcinomen met een nodulair groeitype, ondanks dat goede tumordebulking heeft plaatsgevonden. PDT is cosmetisch superieur aan excisie, zowel volgens patiënten als de behandelaren. PDT wordt met name gebruikt voor de behandeling van superficiële basaalcelcarcinomen van het romphuidtype en voor behandeling van grotere huiddelen (bijvoorbeeld onderarm, schedel) met zeer veel actinische keratosen.

Oppervlakkige basaalcelcarcinomen kunnen ook medicamenteus behandeld worden met lokale applicatie van 5-fluorouracil of imiquimod. Het cytostaticum 5-fluorouracil wordt tweemaal daags lokaal opgebracht gedurende een periode van vier tot zes weken, afhankelijk van het moment waarop de huid erosief wordt en de tumor is verdwenen. Daarna geneest het erosieve gebied per secundam.

Imiquimod is een immunomodulator waarbij via het vrijkomen van cytokines een immunologische reactie met een antitumoraal effect wordt verkregen. Beide medicamenteuze behandelwijzen hebben hogere recidiefpercentages dan excisie of radiotherapie.

De follow-up na de behandeling dient te worden aangepast aan het type tumor en de patiënt. Naast het geringe risico op recidief moet vooral rekening worden gehouden met nieuwe tumoren, een niet zelden (ca. 25%) voorkomend verschijnsel. Zogenoemde risicohuiden moeten uiteraard levenslang worden gecontroleerd en voorloperlaesies zoals actinische keratosen dienen te worden behandeld.

23.4 Frequent voorkomende huidtumoren

23.4.1 BASAALCELCARCINOOM

Kliniek

Het basaalcelcarcinoom (BCC) is de meest frequent gediagnosticeerde vorm van huidkanker. Het BCC heeft

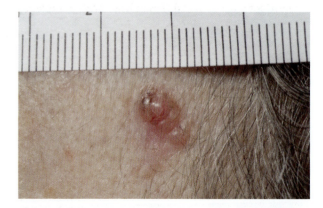

Figuur 23.6 Basaalcelcarcinoom met histologisch nodulaire groeiwijze gelokaliseerd in het gelaat.

een voor 2007 geschatte incidentie van ongeveer 150 per 100.000 per jaar (fig. 23.1) en komt het meest frequent voor bij mannen ouder dan 65 jaar. Het manifesteert zich doorgaans in het hoofd-halsgebied als een rond, grijsroze glazig huidtumortje met een opgeworpen rand met teleangiëctasieën en een verzonken, soms ulcererend centrum (fig. 23.6). Op de romp heeft het BCC vaak een ander aspect, gekenmerkt door een bleekrode, schilferende macula of plaque omgeven door een fijn, glanzend opgeworpen randje (fig. 23.7). Basaalcelcarcinomen zijn traag groeiende, lokaal invasieve huidtumoren die uiterst zelden metastaseren. De mortaliteit ten gevolge van het BCC is derhalve verwaarloosbaar klein. Deze huidtumoren kunnen echter significante weefseldestructie veroorzaken, met name in het gelaat.

De belangrijkste risicofactoren voor het ontwikkelen van BCC zijn een licht huidtype en blootstelling aan ultraviolette straling. Ruim driekwart van alle BCC's komen voor in het hoofd-halsgebied, veelal op door zonlicht beschadigde huid. Roken, radioactieve straling, en immunosuppressie verhogen ook de kans op basaalcelcarcinoom. De etiologie van het romphuidtype basaalcelcarcinoom is onbekend; dit type kan zelfs ontstaan in huidgebieden zonder enig zichtbare UV-schade. De kans op het ontwikkelen van een BCC is tien keer verhoogd bij patiënten die eerder een BCC gehad hebben. BCC's komen dan ook vaak (ca. 40%) multipel voor. In zeldzame gevallen komen al op jonge leeftijd multipele basaalcelcarcinomen voor in het kader van een erfelijke ziekte, zoals het basaalcelnaevus-syndroom (gorlin-syndroom). Dit syndroom wordt veroorzaakt door een inactiverende kiembaanmutatie in het patched 1 gen. In ongeveer 90% van de sporadisch optredende basaalcelcarcinomen kan een verworven mutatie in dit gen aangetoond worden.

Histologie

Bij verdenking op een basaalcelcarcinoom is het belangrijk de diagnose te bevestigen door middel van een huidbiopt. De patholoog kan dan aangeven om welke groeiwijze het gaat, wat van belang is bij de therapiekeuze. Een basaalcelcarcinoom ontstaat waarschijnlijk uit pluripotente cellen in de basale laag van de epidermis. De tumorvelden lijken dan ook vaak op de basale laag. Afhankelijk van de grootte van de gevormde tumorvelden worden vier verschillende groeiwijzen onderscheiden: oppervlakkig, nodulair (ook wel compact of solide genoemd), sprieterig en micronodulair. Het sprieterige en micronodulaire type groeien lokaal vaak zeer destructief.

Differentiaaldiagnostiek

Basaalcelcarcinomen hebben vaak een kenmerkend aspect: het tumorweefsel is glazig of enigszins doorzichtig, waardoor vertakte teleangiëctasieën kunnen worden waargenomen. Toch kan het basaalcelcarcinoom gelijkenis vertonen met verscheidene benigne en maligne huidtumoren, waaronder sommige huidadnextumoren en plaveiselcelcarcinoom. Soms bevatten basaalcelcarcinomen melaninepigment en hebben daardoor een bruine tot zwarte kleur. Deze gepigmenteerde basaalcelcarcinomen zijn soms moeilijk te onderscheiden van melanoom (fig. 23.8). Oppervlakkig groeiende basaalcelcarcinomen gelokaliseerd op de romp kunnen verward worden met de ziekte van Bowen, eczeem of psoriasis. Histologisch onderzoek van een huidbiopt geeft hierbij uitsluitsel.

Behandeling

Verschillende behandelmodaliteiten zijn effectief bij de behandeling van basaalcelcarcinoom. Er is sinds 2008 een landelijke richtlijn voor de behandeling van basaalcelcarcinoom (zie hiervoor www.huidarts.info). Bij de keuze tussen excisie, radiotherapie, cryotherapie, Mohs' micrografische chirurgie, curettage en coagulatie, fotodynamische therapie en medicamenteuze therapie met imiquimod of 5-fluorouracil wordt onder meer rekening gehouden met de locatie, grootte en groeiwijze van de tumor. De behandeling van eerste keuze is excisie van de tumor met een marge van niet zichtbaar aangedane huid. Na excisie wordt het preparaat histopathologisch beoordeeld op radicaliteit. Radiotherapie is een goed alternatief en wordt vaak toegepast bij basaalcelcarcinoom gelokaliseerd in het gelaat van oudere patiënten, bij wie het cosmetisch resultaat van excisie minder fraai zou zijn. Superficieel groeiende basaalcelcarcinomen gelokaliseerd

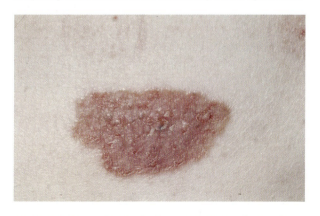

Figuur 23.7 Oppervlakkig basaalcelcarcinoom, romphuidtype.

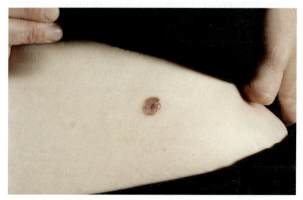

Figuur 23.8 Een gepigmenteerde basaalcelcarcinoom kan moeilijk te differentiëren zijn van melanoom.

op de romp worden, naast excisie, behandeld met cryotherapie, lokale applicatie van imiquimod of 5-fluorouracil crème of fotodynamische therapie. In veel gevallen is de therapiekeuze bij basaalcelcarcinoom eenvoudig; in een klein deel van de gevallen is multidisciplinair overleg noodzakelijk.

Patiënten met een basaalcelcarcinoom hebben een verhoogd risico op het ontstaan van additionele basaalcelcarcinomen en tevens op plaveiselcelcarcinoom en melanoom. Het is daarom van belang de patiënt te informeren over de kans op recidief en over zonbescherming. Vooral in geval van multipele basaalcelcarcinomen is periodieke controle door een dermatoloog geïndiceerd.

23.4.2 PLAVEISELCELCARCINOOM

Kliniek

Plaveiselcelcarcinomen van de huid presenteren zich als bleekroze tot rode huidtumoren met een glad, keratotisch of ulcererend oppervlak (fig. 23.9). Deze huidtumoren ontstaan vooral op de aan zonlicht blootgestelde huidgedeelten in het gelaat of op de handen. Vorming van een plaveiselcelcarcinoom wordt frequent voorafgegaan door de ontwikkeling van een premaligne precursorlaesie, de actinische keratose (fig. 23.3). Het plaveiselcelcarcinoom heeft een incidentie van 20-30 per 100.000 per jaar en komt relatief vaak voor bij mannen op hogere leeftijd. De kans op plaveiselcelcarcinoom is sterk gecorreleerd met de cumulatieve blootstelling aan ultraviolette straling. Deze huidtumor komt ook vaker voor bij patiënten met een licht huidtype. Andere risicofactoren zijn immunosuppressie, blootstelling aan radioactieve straling, arseen, teer, roken en ulcera. Er zijn aanwijzingen dat infectie met humaan papillomavirus een rol speelt bij het ontstaan van plaveiselcelcarcinomen. Een groot deel van de patiënten die immunosuppressiva gebruiken na orgaantransplantatie ontwikkelt multipele actinische keratosen en plaveiselcelcarcinomen.

De diagnose dient bevestigd te worden door histopathologisch onderzoek. Het plaveiselcelcarcinoom kan lokaal invasieve groei en metastatisch gedrag vertonen. Metastasering is zeldzaam (maximaal 4%) en treedt doorgaans eerst op naar de regionale lymfklieren. Hematogene metastasering is nog zeldzamer. Het risico op metastasering is hoger bij plaveiselcelcarcinomen die ontstaan op de lippen, oren, op niet aan zonlicht blootgestelde huid en bij ontstaan in ulcera. Tumoren die bij histologisch onderzoek laag gedifferentieerd blijken, hebben eveneens een slechtere prognose.

De huidtumor wordt indien mogelijk chirurgisch verwijderd. In geval van lymfadenopathie of verdenking op viscerale metastasering worden beeldvormende technieken zo nodig gevolgd door punctie of wordt biopsie toegepast. Niet-resectabele plaveiselcelcarcinomen kunnen curatief behandeld worden met radiotherapie. Bij orgaantransplantatiepatiënten met multipele plaveiselcelcarcinomen worden kleinere tumoren soms behandeld met curettage en elektrocoagulatie. In geval van metastasering naar regionale lymfklieren wordt lymfklierdissectie verricht. Na behandeling is periodieke controle gedurende ten minste vijf jaar geïndiceerd.

Histologie

Een plaveiselcelcarcinoom ontstaat uit epidermale keratinocyten en wordt histologisch gekenmerkt door epitheliale velden die zich in de dermis bevinden. Vaak is er nog wel contact met het bovenliggend epitheel. De tumorcellen tonen atypie, cytonucleaire atypie en vaak vorming van hoorn. Zolang het carcinoom goed gedifferentieerd is, wordt hoornvorming veel gezien. Een slecht gedifferentieerd carcinoom kan echter lastig te diagnosticeren zijn omdat er veel minder hoorn gevormd wordt.

Differentiaaldiagnostiek

Het plaveiselcelcarcinoom kan soms moeilijk onderscheiden worden van het keratoacanthoom. Ook bij histologisch onderzoek kan het keratoacanthoom cytonucleaire atypie en andere kenmerken van het plaveiselcelcarcinoom vertonen. De ziekte van Bowen wordt gekenmerkt door scherp begrensde, rode, schilferende plaques. Deze tumor kan op vele plaatsen voorkomen en staat vooral in de differentiële diagnose van plaveiselcelcarcinoom op aan zonlicht blootgestelde huiddelen. Overgang van

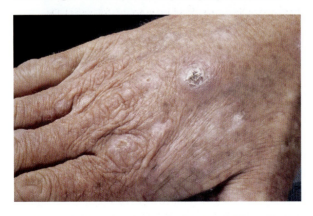

Figuur 23.9 Plaveiselcarcinoom op de handrug.

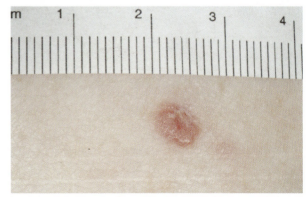

Figuur 23.10 Amelanotisch melanoom.

in-situcarcinomen naar invasief groeiende plaveiselcelcarcinomen kan na korte of langere tijd optreden. Veelal wordt de precieze diagnose pas duidelijk na histologisch onderzoek.

23.4.3 MELANOOM

In Nederland worden per jaar ruim 4000 nieuwe melanomen gediagnosticeerd. Dit type tumor neemt momenteel in ons land de zevende plaats in onder de meest voorkomende maligniteiten (ruim 3% van alle nieuwe gevallen van kanker). De gemiddelde leeftijd van voorkomen is 54 jaar. De ziekte komt zelden voor bij personen jonger dan vijftien jaar. Melanoom wordt iets vaker bij vrouwen waargenomen dan bij mannen (fig. 23.1). Het betreft gewoonlijk een onregelmatig gepigmenteerde, geheel maculeuze of iets verheven afwijking. Door de patiënt wordt deze als regel beschreven als een veranderende moedervlek die in omvang toeneemt, jeukt en in een later stadium gemakkelijk bloedt. In de loop van de tijd kan ulceratie optreden. De kleur varieert van lichtbruin tot zwart, afhankelijk van de aanwezige hoeveelheid pigment, maar ook roze en blauwe of grijze kleuren kunnen voorkomen. In 3-7% van de gevallen is het proces geheel of gedeeltelijk amelanotisch (fig. 23.10). Lichamelijk onderzoek wordt aangevuld met dermatoscopie. Hiermee kunnen aanmerkelijk meer details worden waargenomen. Figuur 23.11 toont de winst bij dermatoscopie aan zichtbare details voor een beginnend melanoom.

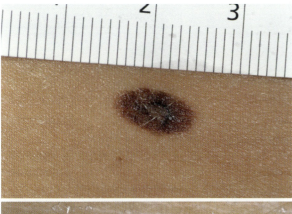

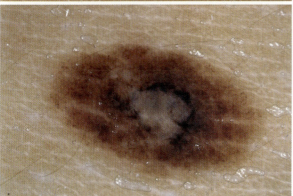

Figuur 23.11 Detailopname (boven) en dermatoscopiebeeld (onder) van een beginnend melanoom.

De landelijke richtlijn *Melanoom van de huid* is in 2005 opgesteld door de Nederlandse Melanoom Werkgroep en geaccordeerd door de betrokken specialistenverenigingen (zie www.oncoline.nl).

Risicofactoren

Ten aanzien van de risicofactoren spelen kenmerken van de gastheer (endogene risicofactoren) en blootstelling aan exogene factoren (tabel 23.1) een rol. Het enige bekende exogene risico is excessieve blootstelling aan ultraviolette straling (zonverbranding met daaropvolgende blaarvorming en vervelling) bij personen met endogene risicofactoren, vooral voor het twintigste jaar. Als endogene risicofactoren worden genoemd: blanke, sproeterige huid en blonde, rossige haarkleur (het betreft de zogenaamde MC1R-varianten, zie eerder), het hebben van meer dan vijftig naevi met een diameter van meer dan 2 mm, melanoom bij familieleden en het hebben van vijf of meer klinisch atypische (dysplastische) naevi. Atypische naevi zijn onregelmatig begrensde en wisselend gepigmenteerde laesies die meestal een diameter van 5 mm of meer hebben. Ze zijn bijna altijd maculeus of vlak. Er zijn vaak meer kleuren bruin in zichtbaar, maar het contrast tussen de tinten is niet zo groot als bij een melanoom en er zijn geen blauw- of grijstinten te zien. Als iemand zeer veel of zeer grote naevi heeft, zijn er vaak atypische naevi bij. Soms komen atypische naevi familiair voor in het kader van erfelijk melanoom. Melanomen komen in ongeveer 10% van de gevallen in familieverband voor. In dergelijke families is er een sterk verhoogde kans op melanoom: het lifetime-risico van gendragers is 75%. De definitie van erfelijk melanoom is het voorkomen van twee eerstegraads verwanten met melanoom of drie familieleden met melanoom onafhankelijk van de mate van verwantschap. Erfelijk melanoom wordt ook wel FAMMM- (*familial atypical multiple mole melanoma*) syndroom genoemd. Erfelijk melanoom wordt ontdekt door stelselmatig navragen van de familieanamnese bij alle melanoompatiënten.

Kliniek

Er zijn vier klinische vormen van melanoom. Het meest voorkomend is het melanoom dat oppervlakkig groeit, het superficieel spreidend melanoom (fig. 23.12). De tumor breidt zich bij deze vorm aanvankelijk radiair

Tabel 23.1	Risicofactoren voor melanoom.

endogene risicofactoren
- aanwezigheid van vijf of meer klinisch atypische (dysplastische) naevi
- erfelijk melanoom (FAMMM-syndroom, melanoom bij één familielid)
- blanke, sproeterige huid en blonde, rossige haarkleur
- meer dan vijftig gewone moedervlekken
- melanoom in de voorgeschiedenis
- congenitale moedervlekken

exogene risicofactoren
- excessieve blootstelling aan ultraviolette straling (zon, zonnebank)
- zonverbranding voor het twintigste jaar

uit in de epidermis en in het oppervlakkige deel van de dermis. In een later stadium treedt groei in de diepte op. De tumor is vaak grillig gevormd en iets verheven. Het nodulaire type melanoom (fig. 23.13) wordt gekenmerkt door vrijwel gelijktijdig optreden van zowel radiaire groei als dieptegroei. Dit type wordt nogal eens waargenomen op de romp. Het is een veelal forse, snelgroeiende, donkere en gemakkelijk bloedende bolronde tumor. Het niet veelvoorkomende lentigo maligna melanoom (fig. 23.14) ontstaat in een lentigo maligna, vroeger melanosis precancerosa van Dubreuilh genoemd (fig. 23.15). De lentigo maligna is een voorstadium van melanoom (in-situmelanoom). Het is een scherp begrensde bruine macula met een onregelmatige contour en een wisselende pigmentatie en komt vooral voor in het gelaat, meestal bij oudere mensen. Na een langdurige radiaire groeiwijze, die twintig jaar kan duren, ontstaat in ongeveer 5% van de gevallen invasieve groei, soms op meerdere plaatsen. Door de blootstelling aan zonlicht vormen mensen met een beroep in de buitenlucht de voornaamste risicogroep. Behandeling van een lentigo maligna is uit preventieve overwegingen vaak aangewezen, vooral bij mensen met een lange levensverwachting. De voorkeur gaat uit naar operatie, maar radiotherapie of cryotherapie is ook mogelijk.

De vierde vorm is het vrij zeldzame acrolentigineuze melanoom dat op de handpalmen, aan de voetzolen en ook onder de nagel voorkomt (fig. 23.16). Door de eeltlaag of de nagel ontstaat een ongewoon klinisch beeld en wordt dieptegroei meestal pas laat opgemerkt. Dit type melanoom komt als enige ook bij gepigmenteerde rassen voor.

Differentiaaldiagnose
Wat de differentiaaldiagnose van het melanoom betreft, komen de volgende huidafwijkingen in aanmerking: (atypische) naevus naevocellularis (zie eerder), spitznaevus (spoelcelnaevus), blauwe naevus, verruca seborrhoica, (gepigmenteerd) basaalcelcarcinoom, subunguaal hematoom, (getromboseerd) hemangioom en granuloma pyogenicum. De spitz-naevus is een meestal op jeugdige leeftijd voorkomende en onschuldige afwijking waarmee het melanoom ook histologisch verward kan worden. De toch al moeilijke diagnose amelanotisch melanoom moet bij alle granulomateuze tumortjes worden overwogen.

Diagnose
Histologisch onderzoek moet worden uitgevoerd bij elke gepigmenteerde afwijking waarbij op klinische gronden ten minste enig vermoeden bestaat dat het om een melanoom gaat. Voor een goede microscopische beoordeling is het noodzakelijk dat de afwijking in zijn geheel wordt onderzocht. Stans- en incisiebiopten geven slechts informatie over de aard en de dikte van een deel van het proces. Excisie van de gehele afwijking is dus gewenst en

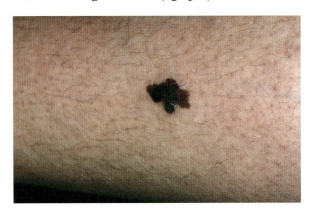

Figuur 23.12 Oppervlakkig groeiend melanoom.

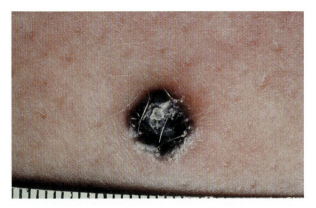

Figuur 23.13 Nodulair melanoom.

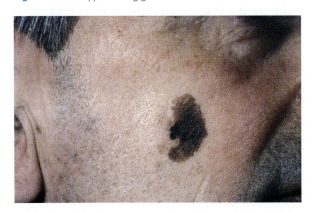

Figuur 23.14 Lentigo maligna melanoom, het laterale zwarte deel is nieuw ontstaan.

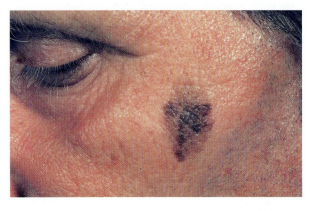

Figuur 23.15 Lentigo maligna (melanosis van Dubreuilh).

dit kan worden verricht met behulp van lokale anesthesie. Omwille van het cosmetische aspect of de functie kan de specialist bij grote afwijkingen (bijvoorbeeld congenitale naevus en lentigo maligna) besluiten wel een incisiebiopsie te verrichten.

De marge die geadviseerd wordt bij de diagnostische excisie van een voor melanoom verdachte huidafwijking bedraagt 2 mm normaal ogende huid rondom de afwijking. Deze marge wordt niet ruimer genomen om onnodige mutilatie te voorkomen indien histologisch onderzoek achteraf uitwijst dat het toch geen melanoom betreft.

Bij het bepalen van de richting van de diagnostische excisie moet rekening worden gehouden met het kunnen sluiten van een eventueel latere re-excisiewond. De excisie geschiedt tot in de subcutis, waarbij de onderliggende spierfascie en andere structuren niet onnodig à vue komen.

Om geen lymfebanen onnodig te klieven en primaire sluiting te vergemakkelijken is het wenselijk op de extremiteiten de ellipsvormige excisiebiopsie in de lengterichting uit te voeren, behalve ter plaatse van de gewrichten. Bij het inzenden van het materiaal voor histologisch onderzoek moeten de plaats van de afwijking, de verschijnselen en de aard van de ingreep op het aanvraagformulier vermeld worden, gevolgd door de vraagstelling.

Histologie

Zoals hiervoor reeds vermeld, is het voor de patholoog van belang de verdachte melanocytaire proliferatie in zijn geheel te kunnen onderzoeken. Een huidbiopt volstaat dus niet en een diagnostische excisie is geïndiceerd. De patholoog beoordeelt de afwijking op een aantal criteria. Belangrijk zijn bijvoorbeeld atypie van melanocyten en de aanwezigheid van mitosen. Normale melanocyten en naevuscellen liggen in de basale laag van de epidermis. Bij een melanoom kunnen melanocyten omhoogkomen in het epitheel. Dat fenomeen wordt ascentie genoemd. Zolang de melanocyten in de epidermis blijven, spreken we van een melanoma in situ. Bij ingroei in de onderliggende dermis is er sprake van een invasief melanoom. Belangrijk is het meten van de dikte van het melanoom. Deze zogenoemde breslowdikte wordt bepaald door de afstand te meten tussen het stratum granulosum en de diepst gelegen tumorcel. De breslowdikte is bepalend voor de prognose en voor de marge van de re-excisie. Ook de aanwezigheid van ulceratie aan het oppervlak van een melanoom heeft prognostische betekenis en wordt gemeld.

Metastaseringswijzen

Naast metastasering via de lymfebanen naar de lymfeklieren en via de bloedbaan naar organen op afstand heeft melanoom een andere karakteristieke vorm van metastasering. Satellieten nabij de plaats van het melanoom (fig. 23.17) en in-transitmetastasen tussen het gebied van de primaire tumor en de lymfeklierregio (fig. 23.18) worden bij andere typen kanker niet gezien. Deze uitzaaiingen ontstaan in de lymfevaten van de huid of de subcutis. Omdat het ontstaansmechanisme en de behandeling van satellietmetastasen en in-transitmetastasen hetzelfde zijn, vervaagt het onderscheid tussen beide. Voorkeurslokalisaties van hematogene metastasering zijn longen, lever, hersenen, en lymfeklieren en huid voorbij het regionale lymfekliergebied.

Stadiëring

De vorm van behandeling hangt af van het stadium van de ziekte. Stadiëring is ook belangrijk om de prognose goed

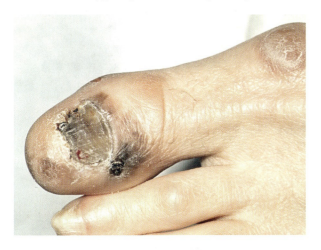

Figuur 23.16 Acrolentigineus melanoom.

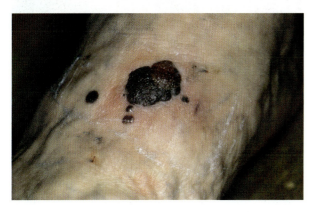

Figuur 23.17 Melanoom met satellietmetastasen.

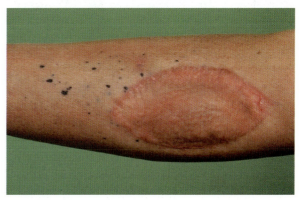

Figuur 23.18 In-transitmetastasen.

te kunnen schatten. In het stadiëringssysteem zijn de dunne melanomen ingedeeld in stadium I en de dikkere in stadium II. Satellietmetastasen, in-transitmetastasen en lymfekliermetastasen vormen stadium III en hematogene metastasen vormen stadium IV. Eén procent van de patiënten bij wie een melanoom is vastgesteld heeft gelijktijdig een tweede primair melanoom. De huid van het hele lichaam wordt daarom bekeken. Bij een patiënt met primair melanoom wordt bij het lichamelijk onderzoek gezocht naar satellietmetastasen, in-transitmetastasen en lymfekliermetastasen. Aanvullend bloedonderzoek en beeldvormend onderzoek leveren zelden iets op. Als er toch iets wordt gevonden dan is het meestal iets onschuldigs dat niets met melanoom te maken heeft. Voordat men daar achter is, ontstaat er veel onrust en moet vaak invasief onderzoek worden uitgevoerd. In het uitzonderlijke geval dat er hematogene metastasering wordt aangetoond, is er meestal geen curatieve behandeling mogelijk. Om die redenen wordt aanvullend onderzoek niet routinematig verricht.

Echografie met punctie voor cytologisch onderzoek is in de handen van de meeste radiologen niet succesvol voor het opsporen van metastasen in lymfeklieren met een normale omvang.

Bij sentinel-nodebiopsie (schildwachtklierprocedure, poortwachterklierprocedure, voorstopperklierprocedure) wordt de klier verwijderd waar de lymfe vanuit de primaire tumor rechtstreeks op heeft gedraineerd en die dus het eerste wordt aangetast bij disseminatie (fig. 23.19). Dit is een invasieve diagnostische test en kan 90% van de aangedane klierstations identificeren. Bij deze methode worden een radiofarmacon en een blauwe kleurstof geïnjecteerd rond de wond van de diagnostische excisie. Via de lymfebanen vloeien deze speurstoffen naar de betrokken klier. Lymfoscintigrafie geeft aan in welk lymfeklierstation de sentinel node moet worden gezocht, laat het aantal sentinel nodes zien en de locatie ervan (fig. 23.20a). Bij de chirurgische exploratie wordt de klier aan de hand van de blauwgekleurde lymfebanen en de radioactiviteit opgespoord en verwijderd (fig. 23.20b). In ongeveer 20% van de gevallen wordt in de verwijderde lymfeklier tumorweefsel gevonden zodat een aanvullende dissectie kan worden verricht om eventueel andere aangedane klieren te verwijderen. Voorlopige resultaten van recent onderzoek duiden erop

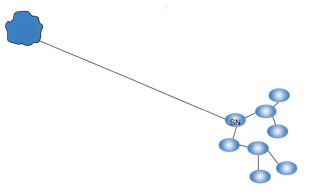

Figuur 23.19 Lymfogene metastasering treedt het eerst op in de sentinel node.

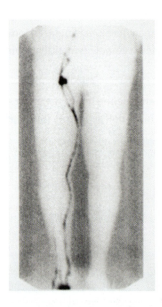
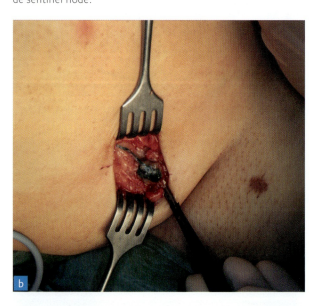

Figuur 23.20 a) Lymfoscintigram van een patiënt met een melanoom op de rechter voet. De radioactieve speurstof is ingespoten rondom de plaats van de primaire tumor. De lymfe stroomt naar de sentinel nodes in de rechter lies. b) Blauwgekleurde lymfebaan leidt naar de sentinel node.

dat de kans op genezing het gunstigst is wanneer de klierdissectie vroeg wordt verricht naar aanleiding van een tumorpositieve sentinel node. Op grond van deze bevindingen verrichten veel chirurgen de procedure routinematig. De sentinel-nodebiopsie is echter nog onderwerp van veel discussie. Wel is men het erover eens dat de tumorstatus van de klier belangrijke prognostische waarde heeft.

Behandeling

Na de diagnostische excisie van de primaire tumor wordt een therapeutische re-excisie uitgevoerd om de kans op lokale recidieven en satellietmetastasen zo klein mogelijk te maken. De re-excisie kan vaak ook nog worden verricht met lokale verdoving.

De marges die bij de definitieve excisie worden gehanteerd bedragen 1 cm normaal ogende huid bij een breslowdikte tot en met 2 mm en 2 cm voor dikkere melanomen (tabel 23.2). Voor melanoom in situ wordt excisie met een marge van 0,5 cm geadviseerd. De definitieve excisie geschiedt tot aan de onderliggende fascie. De fascie wordt verwijderd indien deze bij de biopsie reeds bereikt was of als de subcutis ter plaatse dun is. Vanuit cosmetisch en functioneel oogpunt verdient primair sluiten van het defect de voorkeur. Zo nodig wordt de huid over enige afstand ondermijnd om dit te bewerkstelligen. Indien primaire sluiting niet mogelijk is, kan gebruik worden gemaakt van een weefselverschuiving of een vrij huidtransplantaat om het defect te bedekken.

Lymfekliermetastasen

Ongeveer 20% van de patiënten heeft lymfekliermetastasen. Recent onderzoek laat zien dat de kans van een patiënt met kliermetastasering om tien jaar te overleven 19% groter wordt wanneer de klierdissectie vroeg wordt uitgevoerd op basis van een sentinel-nodebiopsie. Het is nog onduidelijk of er na het vinden van een sentinel node met tumorcellen aanvullende dissectie is aangewezen van dat lymfklierstation. Dit wordt momenteel nagegaan in een groot internationaal onderzoek. De morbiditeit is beperkt na halsklierdissectie, okselklierdissectie en dissectie van de fossa poplitea. Liesklierdissectie gaat echter met veel postoperatieve complicaties gepaard en ook de langetermijnmorbiditeit is aanzienlijk. Men vraagt zich af of bij patiënten met minimale aantasting van de klier kan worden afgezien van klierdissectie. Indien er sprake is van palpabele lymfekliermetastasering, moet zeker een volledige klierdissectie worden uitgevoerd, omdat meer klieren zijn aangedaan in 80% van de gevallen. Ook bij lymfekliermetastasen zonder bekende primaire tumor (occult primair melanoom) is klierdissectie aangewezen. Deze situatie doet zich bij 7% van de patiënten met lymfeklierdisseminatie voor. Vermoedelijk is het primaire melanoom in een eerdere fase door het immuunsysteem opgeruimd. De rol van radiotherapie bij het melanoom is beperkt, maar bestraling kan worden overwogen bij twijfel over de radicaliteit van de lymfeklierdissectie. Ook inoperabele kliermetastasen kunnen worden bestraald.

Satellietmetastasen en in-transitmetastasen

De eerdergenoemde satelliet- en in-transitmetastasen komen voor bij ongeveer 5% van de patiënten. De behandeling bestaat bij voorkeur uit excisie. Deze vorm van metastasering heeft de neiging te recidiveren, soms in grote aantallen. Andere vormen van therapie kunnen dan zinnig zijn zoals bevriezing, cauterisatie, injectie met bepaalde geneesmiddelen of laser. Bij heel uitgebreide metastasering of frequente recidivering op een extremiteit kan regionale geïsoleerde perfusie worden overwogen. Hierbij wordt de circulatie van de extremiteit geïsoleerd en aangesloten op een extracorporaal circuit met oxygenatie, temperatuurregulatie en een pomp. Hierbij kunnen hoge doseringen van antikankermiddelen worden toegediend, omdat de isolatieschade aan de hiervoor gevoelige vitale organen voorkomt. De medicijnen die hiervoor worden gebruikt zijn L-fenylalaninemosterd (melfalan) en tumornecrosefactor. Ook lokaal uitgebreide tumorgroei in een extremiteit, zoals een groot verwaarloosd primair melanoom of een inoperabel lokaal recidief, komt voor perfusie in aanmerking. In 50% van de gevallen wordt zo een complete tumorremissie bereikt die in de helft van de gevallen aanhoudt. Amputatie van de extremiteit kan zo meestal worden voorkomen.

Hematogeen gemetastaseerd melanoom

Adjuvante systemische behandeling bij melanoompatiënten met een hoog risico op hematogene metastasering bevindt zich nog in een experimenteel stadium. Het is wel duidelijk dat de ziektevrije periode verlengd kan worden door behandeling met interferon-alfa. Deze toxische behandeling geeft echter geen levensverlenging en wordt in ons land niet routinematig toegepast.

De resultaten van de behandeling van aangetoonde hematogene metastasen zijn weinig hoopgevend. Door middel van chemotherapie met dacarbazine (DTIC) kan bij slechts ongeveer 20% van de patiënten tumorverkleining worden verkregen. De respons is zelden compleet. Op vele manieren is getracht metastasen te behandelen door stimulering van het immuunsysteem van de patient, maar onderzoek in deze richting is minder succesvol gebleken dan werd verwacht. Deze verwachting was geba-

Tabel 23.2	Excisiemarges primair melanoom.
	excisiemarge (cm)
diagnostisch	0,2
therapeutisch:	
– in situ	0,5
– breslowdikte ≤ 2 mm	1,0
– breslowdikte > 2 mm	2,0

seerd op het voorkomen van spontane regressie bij melanomen en andere immunologisch curieuze fenomenen, zoals de soms waargenomen mogelijkheid melanoomhaarden te laten verdwijnen door lokale behandeling met immunostimulatoren als dinitrochlorobenzeen of Bacillus Calmette-Guérin (BCG). Ook de systemische behandeling met de biologische middelen zoals interleukine-2, door lymfokinen geactiveerde T-lymfocyten, tumorinfiltrerende lymfocyten, interferon en uiteenlopende vaccinaties heeft niet aan de hooggespannen verwachtingen voldaan. Momenteel staan dendritische celvaccins in de belangstelling.

Nu relevante oncogenen geïdentificeerd zijn, gaat specifieke behandeling die aangrijpt op de activiteit van de eiwitten waarvoor deze gemuteerde genen coderen tot de mogelijkheden behoren. Een veelbelovende behandeling is gericht op het BRAF-eiwit. In ongeveer 70% van de melanomen is een specifieke mutatie in het BRAF-oncogen aanwezig. Het veranderde eiwit dat hierdoor gevormd wordt geeft een continue groeiprikkel en draagt in belangrijke mate bij aan het maligne gedrag van melanoomcellen. Er zijn verschillende geneesmiddelen ontwikkeld die interfereren met de activiteit van BRAF en andere eiwitten betrokken bij de groei en metastasering van melanoomcellen. Van het experimentele medicijn PLX4032, dat specifiek de activiteit van het door mutatie veranderde BRAF-eiwit blokkeert, zijn in eerste studies veelbelovende resultaten bij de behandeling van patiënten met gemetastaseerd melanoom beschreven. Wanneer nader onderzoek de resultaten van deze en andere gerichte therapieën bevestigt, kan van een doorbraak worden gesproken.

Het effect van radiotherapie is wisselend. Bij pijnlijke metastasen in het skelet of in de weke delen en bij metastasen in de huid die dreigen te ulcereren kan radiotherapie verlichting geven. Hersenmetastasering is eveneens een goede indicatie voor radiotherapie. Een enkele keer bestaat er een indicatie voor het chirurgisch verwijderen van hematogene metastasen. Hierbij moet vooral worden gedacht aan palliatieve excisie van bedreigende of pijnlijke metastasen in de huid, de subcutis, in de tractus digestivus of in lymfeklieren op afstand. Er is een kleine groep patiënten met beperkte hematogene metastasering bij wie het nastreven van curatie een reële mogelijkheid is. Operatie biedt dan de grootste kans op succes. Met behulp van de gevoelige nieuwe beeldvormende technieken is men tegenwoordig beter in staat de weinige patiënten te selecteren bij wie daadwerkelijk alle resterende tumor kan worden verwijderd. Magnetische resonantietomografie en positronemissietomografie gecombineerd met computergestuurde röntgentomografie zijn in dezen waardevol gebleken. Bij zorgvuldige selectie kan een vijfjaarsoverleving van 37% worden bereikt.

Prognose

Ruim 80% van de patiënten met een melanoom in Nederland geneest. Dit percentage is hoger dan in het verleden het geval was omdat de diagnose tegenwoordig veelal in een eerder stadium wordt gesteld en niet omdat de behandeling succesvoller is geworden. Het al of niet aangedaan zijn van de sentinel node is de voornaamste prognostische factor. Indien de klier geen metastase bevat, bedraagt de vijfjaarsoverleving 90% en anders 60%. De breslowdikte van de primaire tumor is een andere belangrijke voorspellende factor. Tumoren die dunner zijn dan 1 mm hebben een uitstekende prognose. Naarmate het melanoom dikker is, wordt de kans op metastasering groter en de prognose slechter. Voor melanomen met een breslowdikte van meer dan 4 mm geldt dat de genezingskans minder dan 50% bedraagt.

Behalve de tumordikte en de diepte van invasie speelt het al of niet aanwezig zijn van ulceratie een rol bij de prognose. Ook leeftijd, geslacht en de plaats van het melanoom hebben prognostische betekenis. Zo hebben locatie op een extremiteit en jeugdige leeftijd bij een vrouw een gunstige invloed op de prognose en hebben een locatie op de rug en oudere leeftijd bij een man een ongunstige invloed. De kans op genezing bij palpabele kliermetastasen, satelliet- of in-transitmetastasen bedraagt ongeveer 30%, bij hematogene metastasen is dit 7%.

Controle

De prognose van patiënten met een melanoom van niet meer dan 1 mm breslowdikte is dermate gunstig dat controle voor hen in de richtlijn *Melanoom van de huid* van 2005 niet meer wordt geadviseerd. Wel worden de patiënten geïnstrueerd zelf te letten op veranderingen in het gebied tussen de plaats van het oorspronkelijke melanoom en de regionale klieren en zelf eenmaal per maand het regionale kliergebied te palperen. Bij gevonden afwijkingen of zelfs maar twijfel zoeken zij contact met de oorspronkelijke behandelaar.

De overige patiënten worden wel gecontroleerd en bij hen wordt speciaal gezocht naar locoregionale recidivering. In dat geval is namelijk behandeling met curatieve intentie nog mogelijk. Routinematig uitvoeren van bloedonderzoek of beeldvorming heeft geen zin. De consequenties van het vinden van symptoomloze metastasen buiten het locoregionale gebied zijn immers gering zolang er geen curatieve systemische therapie voorhanden is. Gericht onderzoek naar hematogene metastasering vindt alleen plaats bij klachten die daarop wijzen.

Adviezen

Er zijn aanwijzingen dat verbranding door de zon op de kinderleeftijd een causale factor is voor het ontstaan van melanoom op de volwassen leeftijd. Extrapolerend wordt overmatige blootstelling aan ultraviolette straling niet alleen aan kinderen, maar ook aan volwassenen ontraden. Geadviseerd wordt zonlicht tijdens de warmste uren van de dag te vermijden, zoveel mogelijk de huid te bedekken en zonnebanken te mijden. Gebruik van zonnebrandcrème kan het ontstaan van melanoom waarschijnlijk niet verhinderen.

De patiëntenvereniging Stichting Melanoom is te vinden op www.melanoom.nfk.nl.

23.4.4 CUTANE LYMFOMEN

Cutane lymfomen

Primair cutane lymfomen presenteren zich in de huid zonder betrokkenheid van lymfeklieren of andere organen ten tijde van diagnose. Binnen de groep van cutane lymfomen wordt een aantal T-cel- en B-cellymfomen onderscheiden, elk met eigen klinische en histopathologische kenmerken. Primair cutane lymfomen hebben vaak een ander ziektebeloop dan histologisch vergelijkbare systemische lymfomen die zich secundair in de huid manifesteren. De geschatte incidentie van deze extranodale non-hodgkin-lymfomen is 1 per 100.000 per jaar. Ongeveer 75% hiervan zijn cutane T-cellymfomen (CTCL) en 25% cutane B-cellymfomen (CBCL).

Cutane T-cellymfomen

Mycosis fungoides is het meest voorkomende CTCL. Klinisch wordt het gekenmerkt door gelokaliseerde of gegeneraliseerde erythemateuze maculae, plaques en tumoren (fig. 23.21). Mycosis fungoides heeft in de regel een indolent ziektebeloop en gedraagt zich als een laaggradig lymfoom. Ziekteprogressie met disseminatie van maligne T-lymfocyten naar lymfklieren en interne organen treedt slechts bij een deel van de patiënten op. Bij *folliculotrope mycosis fungoides* is er geen infiltratie van de epidermis door maligne T-lymfocyten, maar zijn deze cellen in en rond de haarfollikels gelegen. De huidafwijkingen gezien bij deze variant van mycosis fungoides bestaan uit jeukende folliculair gerangschikte papels en nodi met haarverlies die voornamelijk in het hoofd-halsgebied zijn gelokaliseerd.

De therapie van mycosis fungoides bestaat uit corticosteroïdcrèmes, lichttherapie (PUVA of UV-B) soms met toevoeging van interferon-alfa of retinoïden. Huidtumoren worden in de regel behandeld met radiotherapie. Bij uitgebreide geïnfiltreerde huidafwijkingen kan elektronenbestraling van de gehele huid worden toegepast. Chemotherapie wordt gereserveerd voor gevallen waarin disseminatie naar lymfklieren of interne organen is opgetreden.

Sézary-syndroom wordt gekenmerkt door de trias erytrodermie (roodheid van de gehele huid), gegeneraliseerde lymfadenopathie en aanwezigheid van maligne T-lymfocyten in het bloed. Dit zeldzame leukemische CTCL-type heeft een slechte prognose met een geschatte vijfjaarsoverleving van 25%.

Primair cutaan anaplastisch grootcellig T-cellymfoom en *lymfomatoïde papulose* zijn CTCL waarvan de maligne T-cellen expressie van de CD30-receptor vertonen. Deze lymfomen hebben een goede prognose. Patiënten met primair cutaan anaplastisch grootcellig T-cellymfoom presenteren zich met solitaire of gelokaliseerde huidtumoren, die soms spontaan in regressie kunnen gaan. De behandeling bestaat uit radiotherapie of excisie. Recidieven in de huid kunnen optreden en worden op soortgelijke wijze behandeld. Bij lymfomatoïde papulose ontstaan verspreid over de huid papels of nodi die spontaan in regressie gaan, soms gepaard gaande met necrose. Lymfomatoïde papulose heeft een chronisch recidiverend beloop en een uitstekende prognose; minder dan 5% van de patiënten ontwikkelt een systemisch lymfoom. Bij uitgebreide huidafwijkingen kan behandeld worden met methotrexaat in lage dosis.

Andere CTCLs die onderscheiden worden zijn onder meer het *subcutaan panniculitis-achtig T-cellymfoom* en het agressieve *primair cutane perifere T-cellymfoom*.

Cutane B-cellymfomen

Er zijn drie typen van cutane B-cellymfomen (CBCL): het primair cutaan marginale-zonelymfoom, het primair

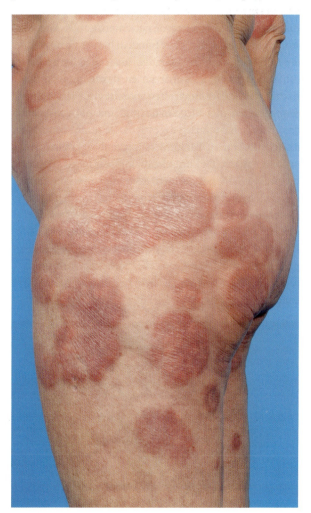

Figuur 23.21 Mycosis fungoides plaquestadium.

cutaan follikelcentrum-lymfoom en het primair cutaan diffuus grootcellig B-cellymfoom van het been. Het klinisch beeld van deze CBCL bestaat uit erythemateuze nodi of tumoren. Het marginale zone lymfoom wordt met name op de romp en extremiteiten gezien en kan geassocieerd zijn met een infectie met *Borrelia burgdorferi*. De prognose is uitstekend met een vijfjaarsoverleving van nagenoeg 100%. Bij het follikelcentrum-lymfoom zijn de huidtumoren voornamelijk op het hoofd en de romp gelokaliseerd. Dit lymfoom heeft een vijfjaarsoverleving van ongeveer 95% en wordt evenals het marginale-zone-lymfoom met radiotherapie behandeld. Diffuus grootcellige B-cellymfomen gelokaliseerd op het been hebben een aanmerkelijk slechtere prognose met een vijfjaarsoverleving van circa 50%. Deze lymfomen worden bij voorkeur behandeld met chemotherapie.

23.4.5 KAPOSI SARCOOM

Kaposi sarcoom (KS) komt in drie vormen voor. Ten eerste in de 'klassieke' vorm, die vooral aan de benen van oude mensen wordt gezien met name rond de Middellandse Zee. Ten tweede is er de 'endemische' vorm in midden- en zuidelijk Afrika. In de derde plaats is er sinds 1981 het hiv-gerelateerde KS bij aidspatiënten en andere immuungecompromitteerde patiënten. Kaposi sarcoom wordt veroorzaakt door het humaan herpes virus-8 (HHV-8), ook wel kaposi sarcoma associated herpesvirus (KSHV) genaamd. KS wordt gezien als een opportunistische infectie. De targetcellen voor dit virus zijn de endotheelcellen, niet alleen in de huid, maar bijvoorbeeld ook in longen en tractus digestivus. De tumor is sterk angioproliferatief, wat klinisch herkenbaar is aan een vasculair aspect. De klinische diagnose is meestal niet moeilijk. Bij hiv-geassocieerd KS treden op willekeurige huiddelen multifocale, erwtgrote, soms langzaam uitgroeiende rode, later ook wat blauwige plekjes op, die in de loop van hun ontwikkeling vaak uitpuilen en tumortjes vormen (fig. 23.22). De tumoren bij hiv-positieve patiënten komen nogal eens voor op het palatum en tonen vooral bij jonge mensen in het algemeen een vrij snelle progressie, waarbij snel metastasering optreedt.

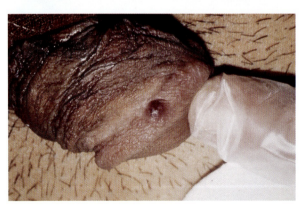

Figuur 23.22 Kaposi-sarcoom, hiv-gerelateerde type.

Het klassieke KS komt vooral aan de benen en voeten voor en groeit vaak zo langzaam en geeft vaak zo weinig klachten dat therapie niet altijd nodig is. Het endemische KS is agressiever dan de klassieke vorm en heeft ook de benen als voorkeurslokalisatie.

Wat betreft behandelopties is van belang dat alle patiënten met hiv-geassocieerde KS beginnen met antiretrovirale therapie (HAART). Hierdoor neemt de omvang van de tumoren aanzienlijk af. Aanvullend hebben röntgenbestraling en cytostatische therapie een gunstig effect. Ook kan bij kleine tumoren cryotherapie worden overwogen of intralaesionale toediening van een cytostaticum, bijvoorbeeld bleomycine. Momenteel worden gerichte immunologische medicijnen ontwikkeld die ingrijpen in de tumorigenese (biologicals, bijvoorbeeld anti-VEGF)

23.5 Samenvatting

Huidtumoren komen veel voor. De meeste basaalcelcarcinomen zijn bijna uitsluitend lokaal maligne, zodat de prognose zeer goed is. Plaveiselcelcarcinomen en melanomen hebben door mogelijke metastasering een nadelige invloed op de vijfjaarsoverleving van patiënten, zodat voor deze tumoren de regels van vroege diagnostiek, adequate behandeling en goede nazorg essentieel zijn, ook op hoge leeftijd!

Huidtumoren zijn meestal goed toegankelijk voor diagnostiek. Vroege stadia van tumoren en premaligne afwijkingen zijn vaak eenvoudig herkenbaar, maar ook door hun subtiele kenmerken gemakkelijk te onderschatten.

De meeste huidtumoren zijn met chirurgische benadering uitstekend te behandelen; radiotherapie, cryotherapie en recent ook fotodynamische therapie zijn in geselecteerde gevallen goede alternatieven. Lokale, regionale en algemene chemotherapie spelen een beperkte rol. Bij de behandeling van zeldzame huidtumortypen en in bijzondere gevallen, waaronder ook recidiverende en moeilijk toegankelijke tumoren gerekend moeten worden, is multidisciplinaire behandeling in een centrum aan te bevelen. Voor de behandeling van basaalcelcarcinoom en melanoom zijn landelijke richtlijnen beschikbaar.

Doordat zonbeschadiging een van de belangrijkste ontstaansfactoren is voor de drie meest voorkomende vormen van huidkanker, kan met goede voorlichting en de juiste preventieve maatregelen, veel gezondheidswinst bereikt worden.

Kernpunten

- Vroegdiagnostiek is voor melanoom de belangrijkste factor ter verbetering van de overleving. Kennis van endogene risicofactoren is daarbij onmisbaar.
- Dermatoscopie kan het aantal excisies wegens verdenking op melanoom aanzienlijk reduceren.
- Bij een huidafwijking die aan melanoom doet denken wordt een excisiebiopsie uitgevoerd zodat de hele laesie voor histologisch onderzoek beschikbaar is.
- De marges die bij de therapeutische excisie van melanoom worden gehanteerd bedragen 1 cm normaal ogende huid bij een breslowdikte tot en met 2 mm en 2 cm voor een dikkere tumor.
- De tumorstatus van de sentinel node heeft prognostische waarde.
- Sentinel-nodebiopsie lijkt de kans op genezing van patiënten met lymfekliermetastasering van melanoom van ten minste 1 mm breslowdikte te verbeteren.
- Bij beperkte hematogene metastasering kan in opzet curatieve operatie worden overwogen.
- Controle is niet nodig voor patiënten met een melanoom met een breslowdikte van minder dan 1 mm. De patiënt wordt geïnstrueerd voor zelfonderzoek.
- Vanwege het grillige biologische gedrag van melanoom en de soms benodigde geavanceerde diagnostiek en behandeling wordt verwijzing van patiënten met metastasering naar een gespecialiseerd centrum aanbevolen. Patiënten kunnen zo eveneens worden geïncludeerd in klinische trials.

Literatuur

Alam M, Ratner D. Cutaneous squamous-cell carcinoma. N Engl J Med 2001;344(13):975-83.

Balch CM, Houghton AN, Sober AJ, Soong S-J, Atkins MB, Thompson JF (red). Cutaneous melanoma. 5th ed. St. Louis: Quality Medical Publishing, 2009.

Gandini S, Sera F, Cattaruzza MS, Pasquini P, Abeni D, Boyle P, Melchi CF. Meta-analysis of risk factors for cutaneous melanoma I: Common and atypical nevi. Eur J Cancer 2005;41:28-44.

Gandini S, Sera F, Cattaruzza MS, Pasquini P, Zanetti R, Masini C, Boyle P, Melchi CF. Meta-analysis of risk factors for cutaneous melanoma III: family history, actinic damage and phenotypic factors. Eur J Cancer 2005;41:2040-59.

Nieweg OE, Ploeg IMC van der, Kroon BBR. Naar sentinel-nodebiopsie bij melanoom: antwoorden en nieuwe vragen – Interim-verslag van de Multicenter Selective Lymphadenectomy Trial. Oncollectie 2008;4:9-13.

Richtlijn Melanoom van de huid. Nederlandse Melanoom Werkgroep (red). Alphen aan den Rijn: Van Zuiden Communications B.V., 2005.

Kroon BBR, Noorda EM, Vrouenraets BC, Slooten GW van, Nieweg OE. Isolated limb perfusion for melanoma. Surg Oncol Clin N Am 2008;17:785-94.

Rubin AI, Chen EH, Ratner D. Basal-cell carcinoma. N Engl J Med 2005;353(21):2262-9.

Sullivan RJ, Pantanowitz L, Casper C, Stebbing J, Dezube BJ. Epidemiology, pathophysiology and treatment of Kaposi-sarcoma – associated Herpes virus disease: Kaposi Sarcoma, Primary Effusion Lymfoma and Castleman Disease. Clinical Infectious Diseases 2008;47:1209-15.

Willemze R, Jaffe ES, Burg G, Cerroni L, Berti E, Swerdlow SH, Ralfkiaer E, Chimenti S, Diaz-Perez JL, Duncan LM, Grange F, Harris NL, Kempf W, Kerl H, Kurrer M, Knobler R, Pimpinelli N, Sander C, Santucci M, Sterry W, Vermeer MH, Wechsler J, Whittaker S, Meijer CJ. WHO-EORTC classification for cutaneous lymphomas. Blood. 2005;105(10):3768-85.

Mammatumoren

C.J.H. van de Velde, J.W.R. Nortier, P.H.M. Elkhuizen, P.J. van Diest, H.M. Zonderland

24

24.1 Inleiding

Mammatumoren leveren de belangrijkste bijdrage aan de sterfte door kwaadaardige nieuwvormingen bij de Nederlandse vrouw. De incidentie van mammacarcinoom neemt in de meeste landen 1-2% per jaar toe; wereldwijd krijgen per jaar ongeveer één miljoen vrouwen deze ziekte. In Nederland betekende dit in 2006 12.416 nieuwe patiënten per jaar. Iedere Nederlandse vrouw heeft vanaf haar geboorte ten minste 11% kans dat gedurende haar leven de diagnose borstkanker wordt gesteld. Ondanks de toegenomen incidentie is door verbeterde diagnostiek en behandeling de sterfte aan mammacarcinoom aantoonbaar afgenomen. Bij vrouwen in de leeftijd van 35-50 jaar is borstkanker de belangrijkste doodsoorzaak. De meeste mammacarcinomen worden echter ontdekt in de leeftijdsgroep van 50-75 jaar. Daarom wordt deze groep vrouwen tweejaarlijks uitgenodigd voor mammografie via het Bevolkingsonderzoek op Borstkanker (BOB). Dit draagt bij aan herkenning van de ziekte in een vroeg stadium. Recente doorbraken in het moleculair-genetische onderzoek maken het thans mogelijk vrouwen met een verhoogd genetisch risico met zekerheid te identificeren. Sinds kort komen deze genmutatiedraagsters in aanmerking voor MRI-screening, wat bewezen sensitiever is voor deze groep. Ontwikkelingen in systemische behandeling (chemotherapie, hormonale therapie en therapie met monoklonale antilichamen) en radiotherapie, veelal in combinatie met chirurgie, bieden nieuwe behandelingsmogelijkheden met een grotere kans op genezing. In dit hoofdstuk wordt voor de medicus practicus een overzicht van deze ingewikkelde problematiek gegeven.

24.2 Preventie

Primaire preventie is slechts mogelijk door bilaterale ablatio mammae, hoewel ook dit geen 100% zekerheid geeft omdat het voor de chirurg lastig is al het mammaweefsel te verwijderen. Bij de vrouw met een belaste familieanamnese, bij wie erfelijk mammacarcinoom dan wel mammacarcinoom als onderdeel van een van de predisponerende aandoeningen voorkomt, zoals de syndromen van Li-Fraumeni, Cowden, , Klinefelter en enkele andere zeldzame syndromen, kan preoperatief een bilaterale procedure worden overwogen. Dit wordt steeds vaker gedaan via een huidsparende ablatio. Hierbij wordt het mammaweefsel verwijderd en blijven huid en tepel behouden, met een goed cosmetisch resultaat. Indicatiestelling, begeleiding en uitvoering van dergelijke ingrijpende preventieve maatregelen vinden bij voorkeur plaats in een van de multidisciplinaire poliklinieken Erfelijke tumoren.

Chemotherapie met behulp van systemische oestrogeenreceptormodulatoren wordt op dit moment nog uitsluitend in studieverband toegepast. De resultaten zijn niet eenduidig. De studies laten weliswaar een afname van de incidentie van mammacarcinoom zien, maar zonder een overlevingsvoordeel en met een zekere toxiciteit.

24.3 Risicofactoren

De oorzaak van borstkanker is onbekend. De belangrijkste risicofactor is het geslacht: de verhouding man en vrouw is ongeveer 1 : 100. Mammacarcinoom vóór de leeftijd van 20 jaar is uitzonderlijk, voor het 30e levensjaar zeldzaam, daarna stijgt de incidentie geleidelijk: 70% van de patiënten is ouder dan 50 jaar. De leeftijd van de vrouw is dus ook een belangrijke risicofactor. Er zijn duidelijke geografische verschillen: vrouwen in de westerse wereld hebben een twee- tot viermaal grotere kans dan vrouwen uit Afrika of Azië. Er zijn bepaalde groepen in de bevolking die een hoger risico op borstkanker hebben, deze worden in de volgende paragrafen besproken.

24.3.1 VOORKOMEN VAN BORSTKANKER IN DE FAMILIE

Geschat wordt dat 5% van alle mammacarcinomen het gevolg is van een erfelijke aanleg, waarbij verschillende sterk penetrante, autosomaal dominant overervende genen zijn betrokken. De twee belangrijkste genen die predisponerend zijn voor mammacarcinoom zijn BRCA1 op chromosoom 17 en BRCA2 op chromosoom 13. Dragers van mutaties in deze twee genen hebben tevens een verhoogd risico op ovarium- en tubacarcinoom.

Voor mannelijke dragers van het BRCA1/2-gen is het risico op mammacarcinoom wel verhoogd, maar nog steeds zeer klein. Zij geven het risico wel door. Recent is gebleken dat ook mutaties in het CHEK2-gen predisponeren voor erfelijk mammacarcinoom.

BRCA1 blijkt slechts voor 52% van de families met erfelijk mammacarcinoom de oorzakelijke factor te zijn, BRCA2 voor 32% en CHEK2 voor enkele procenten. Totdat alle genen en mutaties die predisponeren voor mammacarcinoom zijn gevonden, is sluitende DNA-diagnostiek naar de aanleg van mammacarcinoom niet mogelijk en blijft de familieanamnese de belangrijkste informatiebron. Een belaste familieanamnese kan een reden zijn voor het aanbieden van erfelijkheidsonderzoek, dat kan plaatsvinden in een van de gespecialiseerde multidisciplinaire poliklinieken Erfelijke tumoren.

Naar schatting komt de BRCA1-genmutatie bij 8000 van de vier miljoen Nederlandse vrouwen in de leeftijd van 25-55 jaar voor. Er zijn nog onvoldoende gegevens over de mortaliteitsdaling als gevolg van de intensieve screening, de preventieve bilaterale ablatio mammae en/of ovariëctomie. Daarom wordt ernaar gestreefd deze programma's in onderzoeksverband uit te voeren.

Tabel 24.1 Risicofactoren voor het ontstaan van mammacarcinoom.

factor	relatief risico
oudere leeftijd (boven de 45 jaar versus onder de 25 jaar)	> 10
mutaties in BRCA1/2	6-8
geografische regio (Noord-Amerika en Noord-Europa versus Verre Oosten, Afrika en Zuid-Amerika)	5-10
mammografisch hoge densiteit op oudere leeftijd	4-6
proliferatieve borstafwijkingen: ductale hyperplasie, fibroadenoom, scleroserende adenose, papillomen	1,5-2
atypische benigne borstafwijkingen: atypische (ductale of lobulaire) hyperplasie	4-5
bestraling in voorgeschiedenis: bestraling thorax, ziekte van Hodgkin	2-4
mammacarcinoom in voorgeschiedenis	2->4
ductaal of lobulair carcinoma in situ	10-11
late leeftijd eerste kind, na 35 jaar vs. voor 20 jaar	2
hoge botdichtheid postmenopauzaal	2-3,5
diëthylstilbestrol (DES) tijdens zwangerschap	2
late menopauze, na 54 jaar	≤ 2
nullipariteit	< 2
hormonale substitutietherapie, gebruik meer dan 10 jaar	1,4-3
alcoholgebruik, gebruik van 2-5 consumpties per dag	1,3->2
orale contraceptiva, recent gebruik	1,2-2,4
mutaties in andere hoog penetrante genen: p53, PTEN	1-6
eerstegraadsverwant met mammacarcinoom	1-4
vroege menarche, voor 11 jaar	1-3
in-vitrofertilisatie	niet duidelijk verhoogd
overgewicht premenopauzaal, body mass index > 35	0,7
overgewicht postmenopauzaal, body mass index > 35	2

24.3.2 NIET-MALIGNE MAMMA-AFWIJKINGEN

Fibrocysteuze afwijkingen komen vooral in de fertiele periode voor. De frequentie neemt na het 15e jaar snel toe en daalt na het 45e jaar. Er is dan vaak sprake van veel, dens klierweefsel. Hoewel er een groot verschil is tussen de leeftijdspecifieke incidentiecurve van benigne mamma-afwijkingen en die van mammacarcinoom, is aangetoond dat vrouwen die lijden of geleden hebben aan proliferatieve afwijkingen (bijvoorbeeld ductale hyperplasie, fibroadenoom, scleroserende adenose, papillomen) een iets verhoogd risico hebben.

Recent is door middel van epidemiologisch onderzoek van screeningspopulaties aangetoond, dat er ook een verhoogd risico bestaat bij aanwezigheid van dens klierweefsel.

Wanneer er bij pathologisch onderzoek sprake is van atypische (ductale of lobulaire) hyperplasie is het risico drie- tot vijfmaal verhoogd. Deze laatste laesies vormen een 'grijs gebied' tussen goedaardige hyperplasie en carcinoma in situ (fig. 24.1).

24.3.3 EERDER DOORGEMAAKT MAMMACARCINOOM EN RADIOTHERAPIE

Het synchroon of metachroon optreden van een maligniteit in dezelfde of andere borst is niet verrassend, omdat de mammae gepaarde organen zijn die als één systeem gezien moeten worden en die door dezelfde factoren worden beïnvloed. Heeft men reeds een mammacarcinoom gehad, dan is de kans op een nieuwe maligniteit vijfmaal groter: 0,5-1% per levensjaar. Dit is een reden voor langdurige mammografische controle. Vrouwen die behandeld zijn met een thoraxbestraling, meestal in het kader van ziekte van Hodgkin hebben een sterk verhoogd risico om mammacarcinoom te ontwikkelen (zie tabel 24.1). In de subgroep die behandeld is in de eerste of tweede decade bedraagt het relatieve risico zelfs 12,7. Deze vrouwen

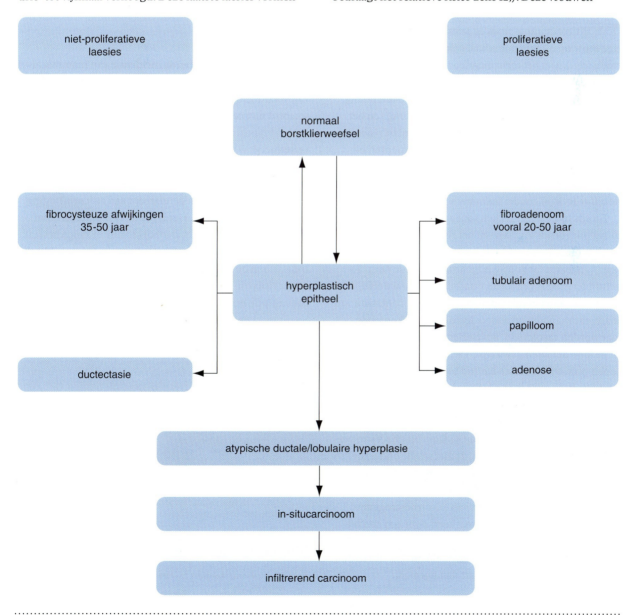

Figuur 24.1 Het ontstaan van afwijkingen in de mamma.

moeten daarom net zo intensief gescreend worden als de genmutatiedraagsters. Het risico neemt wel sterk af als de radiotherapie na het 20e jaar is toegepast. De screening dient tien jaar na de behandeling te worden begonnen.

24.3.4 HORMONALE FACTOREN

Een vroege voldragen graviditeit geeft levenslang een geringe risicovermindering op het ontstaan van mammacarcinoom. Een late voldragen graviditeit (> 30 jaar) geeft evenals nullipariteit een geringe risicovergroting. Een vroege menarche (< 12 jaar), vooral in combinatie met een laat climacterium (≥ 55 jaar), geeft eveneens een gering verhoogd risico. Er zijn beperkte aanwijzingen dat langdurige lactatie het ontstaan van mammacarcinoom vermindert. Onderzoeken geven vooral een relatie aan tussen oestrogenen en de ontwikkeling van mammacarcinoom. Ovariëctomie reduceert het risico op mammacarcinoom en het effect is sterker naarmate de vrouw jonger is.

Orale anticonceptie is sinds de jaren zestig van de vorige eeuw op uitgebreide schaal ook in Nederland geïntroduceerd. Met het toenemende aantal vrouwen met mammacarcinoom zijn er wereldwijd en in Nederland onderzoeken uitgevoerd naar een mogelijke samenhang tussen het gebruik van orale anticonceptie (OAC) en het ontstaan van mammacarcinoom. Het verschil in risico op mammacarcinoom werd geanalyseerd bij patiënten bij wie mammacarcinoom was geconstateerd in relatie tot het gebruik van OAC en bij een even grote controlegroep van dezelfde leeftijd zonder mammacarcinoom.

Steeds meer onderzoeken tonen een relatie tussen langdurig pilgebruik (≥ 12 jaar) en het risico op het ontstaan van mammacarcinoom in de leeftijdsgroep jonger dan 36 jaar. Aangezien langdurig pilgebruik pas in de jaren zeventig op gang is gekomen, waarbij ook de startleeftijd is vervroegd, kan het uiteindelijke effect op het ontstaan van mammacarcinoom op oudere leeftijd pas de komende tien jaar worden vastgesteld. Bovendien is de pilsamenstelling in de loop der jaren gewijzigd. De meeste onderzoeken tonen geen relatie tussen leeftijd bij de start van het pilgebruik en het ontstaan van mammacarcinoom.

In een Nederlands onderzoek werd een verband gevonden tussen recent pilgebruik en het risico op mammacarcinoom tussen 45 en 54 jaar. Dit effect van perimenopauzaal pilgebruik wordt niet in alle onderzoeken bevestigd en heeft dus nog geen consequenties voor de praktijk. Een verklaring voor het mogelijk toegenomen risico is dat OAC (en het geven van alleen oestrogenen) het begin van de menopauze maskeert door een artificiële hormonale status met een 'normale' menstruatie. De doses oestrogenen (en progestagenen) zijn daarom in de perimenopauzale periode hoger dan normaal.

Bij langdurig gebruik van hormoonsubstitutietherapie bestaat er een licht vergrote kans op mammacarcinoom, zie tabel 24.1. Dit extra risico daalt weer na het staken van deze substitutietherapie. De incidentie van mammacarcinoom in de Verenigde Staten is de afgelopen jaren afgenomen door een sterke afname van hormonale substitutietherapie bij perimenopauzale klachten. In Europa is dit minder duidelijk, maar er dient terughoudendheid in acht te worden genomen bij het voorschrijven van hormonale substitutietherapie in de menopauze. Ook oestrogeengebruik ter vermindering van osteoporose moet worden afgeraden. Leefstijladviezen, voldoende kalk en vitamine D in de voeding, zo nodig bisfosfonaten of een SERM, bijvoorbeeld raloxifen zijn betere maatregelen.

Als een mammacarcinoom reeds is vastgesteld, wordt het gebruik van OAC afgeraden in verband met onzekerheid over het effect ervan. Hetzelfde geldt voor hormonale substitutietherapie of andere hormonale middelen wegens menopauzale klachten. Hierbij zijn in recent uitgevoerde studies meer recidieven beschreven.

24.3.5 LEVENSSTIJL

De internationaal variërende incidentie van mammacarcinoom suggereert onder andere een verklaring op basis van voedingsfactoren, zie tabel 24.1. Overgewicht is geassocieerd met een toename van oestrogeengerelateerde tumoren bij postmenopauzale vrouwen. Het bewijs dat door vetreductie, waardoor gewicht en oestradiolconcentratie bij postmenopauzale vrouwen afnemen, de mammacarcinoomincidentie afneemt, is echter niet geleverd. Alcoholconsumptie lijkt ook gerelateerd aan risicoverhoging van mammacarcinoom. Het is echter onduidelijk vanaf welke mate van dagelijks alcoholgebruik er risico bestaat. Deze associatieve waarnemingen leveren geen bruikbare indicatoren op voor het isoleren van een groep met een hoger risico op mammacarcinoom. Roken noch cafeïneconsumptie heeft een relatie met mammacarcinoom. Een hogere sociale status zou op een verhoogd risico duiden,

Tabel 24.2	Verhoogd risico op basis van familieanamnese met een relatief risico van ten minste 20%.*

mammacarcinoom bij vrouwen in familie:
- één eerste- en één tweedegraadsverwant met gemiddelde leeftijd van diagnose voor het 50e jaar
- twee eerstegraadsverwanten
- drie of meer eerste- of tweedegraadsverwanten met mammacarcinoom, ongeacht de leeftijd

bilateraal of multifocaal mammacarcinoom:
- bij eerstegraadsverwant, bij wie eerste tumor voor het 50e jaar is vastgesteld

mamma- en ovariumcarcinoom:
- één eerste- of tweedegraadsverwant met ovariumcarcinoom ongeacht de leeftijd en één eerste- of tweedegraadsverwant met mammacarcinoom ongeacht de leeftijd (van wie ten minste één in de eerstegraad)

* Voor screeningsadvies zie tabel 24.4.

maar er zijn geen aanwijzingen dat deze factor in Nederland van belang is.

24.3.6 BEVOLKINGSONDERZOEK NAAR MAMMACARCINOOM

Nederlandse vrouwen tussen de 50 en 75 jaar worden sinds januari 1996 eenmaal in de twee jaar voor screeningsmammografie uitgenodigd. In zes grote gerandomiseerde Europese onderzoeken naar de effectiviteit van mammografische screening blijkt 22% reductie in sterfte aan mammacarcinoom bij vrouwen van 50-70 jaar. In Nederland werd in 2006 onder vrouwen van 55-74 jaar een sterfte gemeten die 24,3% lager lag dan de gemiddelde sterfte in 1986-1988, voordat het landelijk bevolkingsonderzoek van start ging. Sinds de start zijn in Nederland meer dan 50.00 vrouwen met borstkanker door middel van het screeningsprogramma opgespoord. Naast mortaliteitsreductie heeft het bevolkingsonderzoek een positief effect gehad op de mammazorg in het algemeen en op het stadium waarin de carcinomen worden ontdekt.

Bij vrouwen tussen 40 en 49 jaar is de waarde van mammografie als screeningsmiddel nog niet afdoende bewezen, maar mogelijk zal de invoering van de digitale mammografie daarin verandering brengen. In deze subgroep van vrouwen lijkt door de digitalisering de sensitiviteit van de mammografie toe te nemen.

Er zijn ook bezwaren. Een groot probleem vormen de intervalcarcinomen: bij ongeveer een derde van de gescreende vrouwen openbaart het carcinoom zich tussen twee screeningsrondes. De positief voorspellende waarde van een verwijzing bedroeg in 2006 31%. Dat wil zeggen, dat 69% van de verwijzingen na analyse niet op een maligne maar op een benigne afwijking bleek te berusten. Ten slotte is onvermijdelijk sprake van overdiagnostiek, er worden carcinomen gevonden en behandeld die indien niet gedetecteerd ook niet tot ziekte bij de patiënt zouden hebben geleid. Dit maakt een voortdurende controle op de uitvoering, de voorlichting en de kwaliteit van het natraject noodzakelijk.

Wanneer het screeningsmammogram aanleiding geeft tot verdenking, zal de huisarts de vrouw voor nadere diagnostiek doorverwijzen naar de chirurg. In 2006 was dit bij 1,6% van de gescreende vrouwen het geval. Van de doorverwezen vrouwen ondergaat driekwart een biopsie, bij ongeveer 60% van een niet-palpabele tumor. In de begeleiding van de vrouw in de diverse stadia van diagnostiek en eventuele therapie speelt de huisarts een grote rol. Het uitleggen van de procedure en het bespreken van de consequentie van de verdenking op een maligniteit vormen de eerste stappen.

24.3.7 SCREENING BUITEN HET KADER VAN HET LANDELIJK BEVOLKINGSONDERZOEK

Bij een matig of sterk belaste familieanamnese met een relatief risico tussen 2 en 4 wordt voorafgaand aan het bevolkingsonderzoek mammografische screening geadviseerd. Met behulp van de tabellen 24.2, 24.3 en 24.4 kunnen indicatie- en screeningsbeleid worden bepaald. Hiertoe dient een goede familieanamnese te worden afgenomen, zowel naar de maternale als naar de paternale belasting.

Daarnaast komen voor screening buiten het bevolkingsonderzoek in aanmerking de vrouwen met status na radiotherapie op de thorax en proliferatieve en atypische, benigne borstafwijkingen (zie tabel 24.1). Screening van vrouwen met hoge mammografische densiteit kan op grond van de huidige gegevens nog niet worden geadviseerd. Wel moeten deze vrouwen geïnformeerd worden over de densiteit van hun klierweefsel, zodat in geval van symptomatologie gericht beeldvormend onderzoek wordt uitgevoerd.

Tabel 24.3 Verhoogd risico op basis van familieanamnese, waarbij het relatief risico niet goed te bepalen is, maar waarbij de kans op het vinden van een genmutatie 10% bedraagt. In deze gevallen wordt verwijzing naar een afdeling Klinische genetica aanbevolen. Genonderzoek zal worden aangeboden, alvorens tot screeningsadvies over te gaan; zie ook tabel 24.4.

- mammacarcinoom bij één eerstegraadsverwant onder het 35e jaar
- twee of meer eerstegraadsverwanten met mammacarcinoom gediagnosticeerd voor het 50e jaar
- drie of meer eerste- en tweedegraadsverwanten met mammacarcinoom, waarvan ten minste één tumor voor het 50e jaar is vastgesteld
- ovariumcarcinoom onder het 50e jaar en histologisch sereus of endometrioïd carcinoom
- ovarium-/ tubacarcinoom en daarbij mammacarcinoom onder het 50e jaar in dezelfde tak van de familie of bij één patiënte
- prostaatkanker onder het 60e jaar en mammacarcinoom onder het 50e jaar in dezelfde tak van de familie
- broer of vader met mammacarcinoom en zus met mammacarcinoom

---

Tabel 24.4 Controleschema's voor vrouwen met een verhoogd risico op basis van de familieanamnese.

screening bij een matig verhoogd risico (RR 2-3):
- vanaf 40-50 jaar, jaarlijks mammografie aan te vragen door de huisarts
- vanaf 50-75 jaar deelname aan het bevolkingsonderzoek

screening bij sterk verhoogd risico (RR 3-4):
- vanaf 35-60 jaar, jaarlijks mammografie en klinisch borstonderzoek uit te voeren door specialist op dit terrein
- vanaf 60-75 jaar deelname aan het bevolkingsonderzoek

screening bij zeer sterk verhoogd risico: BRCA1- of 2-mutatiedraagsters of zij die hier een 50% kans op hebben (RR 6-8):
- controles uit te voeren door polikliniek Erfelijke / familiaire tumoren met multidisciplinair team
- vanaf 25-60 jaar jaarlijks MRI
- vanaf 30-60 jaar jaarlijks mammografie
- vanaf 25-60 jaar jaarlijks klinisch borstonderzoek
- vanaf 60-75 jaar deelname aan het bevolkingsonderzoek
- na preventieve chirurgie geen indicatie voor controle

screening na het 75e levensjaar wordt niet geadviseerd

24.4 Biologie van het mammacarcinoom

Vanuit hyperplastisch borstklierweefsel kunnen zich behalve veel benigne afwijkingen, ook maligne tumoren ontwikkelen (zie fig. 24.1). De tumor ontwikkelt zich uit het epitheel van de ductuli (afvoergangen) en de lobuli (klierbuisjes). Aanvankelijk is er vooral sprake van intraluminale groei, zonder infiltratie. In dit stadium spreekt men van carcinoma in situ. Over de duur van maligne transformatie is weinig bekend. Soms wordt het voorstadium van een carcinoma in situ overgeslagen en leiden één of meer mutaties direct tot een invasief carcinoom. Het mammacarcinoom heeft veelal een lage groeifractie (cellen in celcyclus) met een verdubbelingstijd van gemiddeld ruim 200 dagen. Indien kanker als één cel begint en met een constante verdubbelingstijd van 200 dagen groeit, zou een tumor er ongeveer 20 jaar over doen om palpabel (1 tot 2 cm in diameter) te worden. Hoewel groeisnelheid veelal niet constant noch logaritmisch is, impliceert deze calculatie zelfs bij uiterst snelle groei (20 dagen verdubbelingstijd) een preklinische latentietijd van ten minste twee jaar.

Tumoren van 1-2 cm noemen we klinisch vroeg ontdekte carcinomen, hoewel de tumor biologisch dan al ten minste twee derde van zijn totale groei heeft ondergaan en er derhalve eerder van een late ontdekking sprake is (fig. 24.2). Infiltrerende groei vindt plaats langs de klierbuisjes, de bindweefselstrengen en het weinig weerstandbiedende vetweefsel in de borst. Tumorcellen kunnen lymfevaten en bloedvaten op dezelfde wijze als witte bloedlichaampjes penetreren. Op deze wijze kan al voor de tumor ontdekt is metastasering plaatsvinden. De meeste tumoren worden gevonden in het laterale bovenkwadrant, waar zich het meeste mammaweefsel bevindt. Bij 40% betreft het een unifocale tumor, echter bij 60% worden bij microscopisch onderzoek meerdere, veelal niet-infiltrerende, onafhankelijke carcinomen gevonden. Het biologisch gedrag van een mammacarcinoom is afhankelijk van de wijze waarop het DNA in de kankercel is gemodificeerd. Er kan sprake zijn van translocaties, verlies van DNA en conversie. De omvang van de schade aan het DNA heeft invloed op het metabolisme van de tumor en is bepalend voor de agressiviteit. Meer inzicht hierin en in het mechanisme van metastasering is verkregen met micro-arrayonderzoek. Hierbij wordt een aantal genen onderzocht en kan een genexpressieprofiel worden bepaald in weefselbiopten van patiënten met borstkanker. Dit onderzoek suggereert dat al lang voor het klinisch manifest worden genetisch is vastgelegd of de mammatumor al dan niet het vermogen bezit te metastaseren.

24.4.1 FACTOREN GEASSOCIEERD MET EEN SLECHTE PROGNOSE

De risicofactoren die verantwoordelijk zijn voor een verhoogde incidentie, hebben een niet noemenswaardige invloed op het verloop *nadat* het mammacarcinoom is ontstaan. Er zijn veel factoren die van invloed zijn op de prognose van het mammacarcinoom.

Over het algemeen geldt hoe groter de tumor, hoe hoger het risico op metastasering.

Van belang is verder de differentiatiegraad (Bloom en Richardson graad I, II, III), de aan- of afwezigheid van oestrogeen- en/of progesteronreceptoren en van de aan- of afwezigheid van overexpressie van de humane epidermale groeifactorreceptor HER2.

Graad III-tumoren hebben een agressiever beloop dan graad II- of graad I-tumoren. HER2-positieve tumoren hebben ook een slechtere prognose dan HER2-negatieve tumoren. Hormoonreceptoren zijn bij jonge patiënten minder vaak aanwezig dan bij oudere patiënten. Overexpressie van HER2 wordt bij ongeveer 20% van de patiënten met mammacarcinoom aangetroffen. Tumoren die geen hormoonreceptoren en ook geen HER2-positiviteit tonen, de 'triple negatieve' tumoren, hebben ook een ongunstige prognose. Dit subtype komt veel voor bij jonge patiënten. Zie hiervoor ook paragraaf 24.6.

Het is zeer aannemelijk dat de meeste mammacarcinomen in een vroeg stadium hematogeen metastaseren. De prognose wordt derhalve vooral bepaald door de kans dat die uitgezaaide cellen vanuit een staat van 'dormancy' gaan uitgroeien tot klinisch manifeste metastasen. Dit hangt samen met de hoeveelheid uitgezaaide cellen en de lokale groeisnelheid.

Ten slotte speelt de aan- of afwezigheid van lymfkliermetastasen een grote rol.

Meer dan 75% van de totale lymfeafvloed van de mamma draineert naar de oksellymfklieren. Bij klinisch onverdacht onderzoek van de oksel worden door de patholoog bij ruim een derde van de patiënten in de oksellymfklieren metastasen aangetoond. Bij 40% van de patiënten is de tumor al naar de oksel gemetastaseerd.

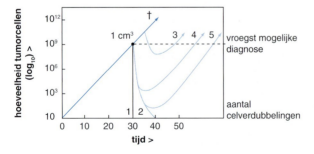

Figuur 24.2 Het natuurlijke beloop van mammacarcinoom en de invloed van diverse therapieën daarop: 1 curatieve therapie (chirurgie + radiotherapie), 2 genezing door adjuvante therapie, 3 aanvankelijke remissie, daarna recidief van gemetastaseerde ziekte, 4 in opzet curatieve therapie, zonder adjuvante therapie, 5 verlenging van het ziekte-interval door adjuvante therapie.

Mammatumoren

De parasternale lymfeklieren langs de a. en v. mammaria interna vormen het tweede belangrijke regionale lymfeklierstation. Bij patiënten die geen lymfkliermetastasen hebben, bedraagt de ziektevrije tienjaarsoverleving ten minste 70%; bij aanwezigheid van 4-10 okssellymfkliermetastasen is dat 40%.

Het aantal lymfkliermetastasen is dus direct gecorreleerd met de prognose. Ten gevolge van ingroei en blok-

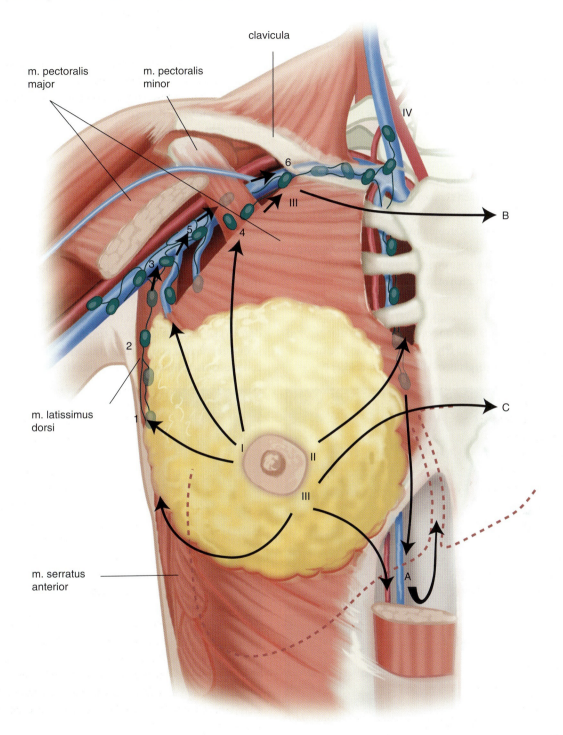

Figuur 24.3 De lymfedrainage van de mamma:
I via de axilla met de volgende stations:
1 pectoraal, 2 scapulair, 3 centraal,
4 interpectoraal (Rotter), 5 axillair,
6 apicale lymfklier.
Omdat de pectorale klier meestal de eerste klier is waarop de lymfe van de mamma draineert, wordt dit de schildwachtklier genoemd.

II parasternaal,
III A via rectusschede en ligamentum falciforme,
B naar contralaterale axilla,
C subcutaan,
D intercostaal naar de pleura,
IV niet-regionale supraclaviculaire lymfeklieren.

kering van lymfevaten door tumorcellen kan huidoedeem optreden (peau d'orange). Ook deze *mastitis carcinomatosa* heeft een ongunstige prognose. Zie hiervoor ook paragraaf 24.7.6.

24.5 Diagnostiek van mammacarcinoom

24.5.1 KLINISCH BORSTONDERZOEK

Een palpabele tumor wordt veelal door de patiënt zelf ontdekt. De arts moet informeren naar de duur en de aard van de klachten. Is er sprake van pijn of tepeluitvloed, en zo ja, welk aspect heeft dit vocht?

Het gebruik van medicamenten, waaronder orale anticonceptie, moet worden genoteerd, alsmede de gynaecologische voorgeschiedenis. De familiaire belasting, in het bijzonder van mammacarcinoom en ovariumcarcinoom, moet bekend zijn. Ten slotte moet men alert zijn op symptomen die kunnen wijzen op metastasen op afstand, zoals hoesten, pijn in de botten of zwellingen elders.

Er moet gelet worden op uitwendige afwijkingen, zoals intrekkingen van huid of tepel en verandering in de contour van de borst. Schilfering of eczeem, al dan niet gepaard gaand met roodheid van tepel en tepelhof, kan wijzen op een tepelcarcinoom, genoemd naar zijn ontdekker Paget.

Het is van belang het onderzoek van beide mammae met de grootste zorgvuldigheid te verrichten. Mammografie heeft zeker niet de plaats hiervan ingenomen: vooral huidafwijkingen of dicht tegen de thoraxwand in de axillaire uitlopers gelegen afwijkingen kunnen mammografisch worden gemist. Voorafgaande biopsieën of ontstekingen kunnen het onderzoek beïnvloeden.

Als de patiënt de afwijking zelf heeft ontdekt, kan zij deze het beste aanwijzen in zittende houding. Van elke palpabele tumor moet het volgende worden vastgesteld: de grootte (in cm), de vorm, de consistentie en de eventuele fixatie aan huid of onderlaag.

Vervolgens worden de oksel en het supraclaviculaire gebied onderzocht. Bij verdenking op maligniteit moet tevens palpatie van de lever en de overige buikorganen worden uitgevoerd, en moet klop- en drukpijn van de wervelkolom onderzocht worden om metastasen op afstand te detecteren.

De prevalentie van mammacarcinoom bij een patiënt met een palpabele afwijking neemt toe met de leeftijd, zie ook paragraaf 24.3. Zowel de huisarts als de radioloog moet zich daarom realiseren dat iedere patiënt ouder dan 40 jaar met een palpabele tumor dient te worden geëvalueerd door een chirurg die deel uitmaakt van een multidisciplinair team of mammateam. Dit bestaat

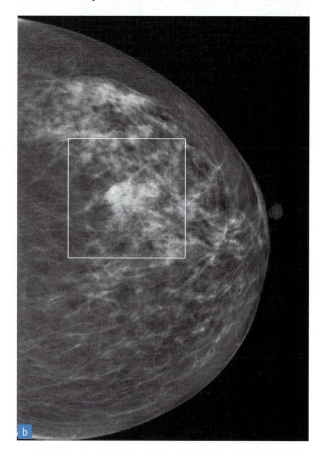

Figuur 24.4 a Mammografie van linkermamma met een onscherp begrensde massa (kader), verdacht voor maligniteit, maar niet klassiek. BI-RADS-classificatie 4.

Figuur 24.4 b Echografie laat veel duidelijker een grillige, echoarme massa zien, zeer suspect voor maligniteit. BI-RADS-classificatie 5 (afgedrukt met toestemming Gamma Professional).

minimaal uit een chirurg, radioloog, patholoog, radiotherapeut, internistoncoloog en een mammacareverpleegkundige.

24.5.2 BEELDVORMENDE DIAGNOSTIEK VAN DE MAMMA

Mammografisch onderzoek is geïndiceerd bij elke palpabele of suspecte afwijking in de mamma, niet alleen ter beoordeling van de verdachte mamma maar ook ter uitsluiting van een contralateraal mammacarcinoom. Het is van belang dat de radioloog beschikt over een gerichte aanvraag, met vermelding van de klinische bevindingen. Indicatie tot mammografie zijn voorts pathologische tepeluitvloed, vage klachten *zonder* objectiveerbare afwijkingen, inclusief carcinofobie bij vrouwen ouder dan 30 jaar. Mammografisch kan een carcinoom zich manifesteren als een onscherp begrensde, irregulaire massa, een architectuurverstoring of microcalcificaties.

Als met een mammogram het symptoom onvoldoende kan worden verklaard, is aanvullend echografisch onderzoek geïndiceerd. Een hoge leeftijd is geassocieerd met een hoge voorspellende waarde van het mammogram, terwijl in de jongere leeftijdsgroepen vaker aanvullend echografisch onderzoek geïndiceerd is. Bij patiënten jonger dan 30 jaar is echografie het onderzoek van eerste keuze, omdat het klierweefsel vaak zo dens is dat het mammogram moeilijk te beoordelen is, terwijl dan met echografie wel een massa gevisualiseerd kan worden. Zie figuur 24.4a en b. Daarnaast wordt mammografie gebruikt als screeningsmiddel bij vrouwen die eerder behandeld zijn wegens mammacarcinoom en die daardoor een verhoogd risico hebben, zie hiervoor de tabellen 24.2, 24.3 en 24.4. Bij twijfel over de indicatie tot mammografie is stralen-

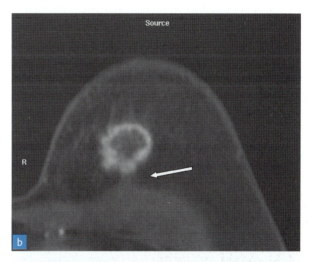

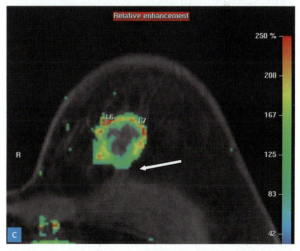

Figuur 24.5 a Mammogram van 41-jarige vrouw met palpabele tumor, dicht tegen de thoraxwand (pijl). Zij wil graag een borstsparende operatie, maar er is twijfel over doorgroei naar de m. pectoralis.

Figuur 24.5 b en c MRI na intraveneuze toediening van gadolineum van histologisch bewezen maligne tumor, BI-RADS 6. De tumor vertoont randaankleuring, passend bij maligniteit. Er is streperige tekening te zien tussen de tumor en de thoraxwand, maar dit kleurt niet aan (pijl). Het beeld past bij een desmoplastische reactie. Patiënte werd borstsparend geopereerd, er was geen doorgroei, de tumor kon radicaal worden verwijderd (afgedrukt met toestemming Medisch Contact).

belasting geen argument meer. Bij gebruik van moderne apparatuur voor mammografie is de stralenbelasting zo laag (2,5 mGy per opname) dat het risico op inductie van carcinoom hypothetisch is. Zelfs bij zwangere patiënten is mammografie verantwoord, mits op goede klinische indicatie.

De analyse van een bij het bevolkingsonderzoek gevonden afwijking verschilt in wezen niets van die van de symptomatische afwijkingen, alleen is een bij het bevolkingsonderzoek gevonden afwijking vaker niet-palpabel. Meestal zal de diagnose dan verkregen worden door middel van een histologische biopsie. De resultaten dienen steeds besproken te worden in het multidisciplinair overleg (het mammateam), om te voorkomen dat door niet-representatieve of discongruente bevindingen een carcinoomdiagnose wordt gemist.

In toenemende mate wordt ook MRI toegepast, waarop een carcinoom zich meestal manifesteert als een irregulaire massa met een afwijkend aankleuringspatroon na intraveneuze toediening van gadolineumhoudend contrastmiddel. De belangrijkste indicaties zijn de screening van genmutatiedraagsters, de preoperatieve stadiëring van een moeilijk afgrensbaar of mogelijk multifocaal mammacarcinoom en effectbepaling van neoadjuvante chemotherapeutische behandeling. MRI als aanvulling op mammografie en echografie ter differentiatie tussen benigne en maligne afwijkingen is minder betrouwbaar dan punctie en dient terughoudend te worden toegepast. Zie figuur 24.5a-c.

Bij een goede kwaliteit beeldvorming hoort verslaglegging volgens het Breast Imaging Reporting and Data System (BI-RADS), een in de Verenigde Staten ontwikkelde lexicon waarin de terminologie wordt behandeld ten behoeve van een gestandaardiseerd samengesteld verslag, dat de intercollegiale communicatie binnen het mammateam ten goede komt. Uit een gestandaardiseerde beschrijving van tumoren met een benigne aspect (rond of ovaal van vorm, scherp begrensd), een verdacht aspect (onregelmatige tumor, onscherp begrensd) of een zeer verdacht aspect (onregelmatige tumor met uitlopers, maligne microcalcificaties in combinatie met vergrote axillaire lymfklieren enz.) volgen eindcategorieën, gekoppeld aan adviezen voor aanvullende diagnostiek (zie tabel 24.5).

24.5.3 AANVULLENDE DIAGNOSTIEK

De belangrijkste aanvullende diagnostiek naast mammografie en echografie is de diagnostische punctie. Het toepassen van de BI-RADS-categorieën in de kliniek heeft invloed op de indicaties hiervoor. De negatief voorspellende waarde van BI-RADS 1 en 2 is zo hoog (97-100%) dat punctie op radiologische gronden dan niet meer geïndiceerd wordt geacht. Omdat het merendeel van de puncties onder beeldgeleiding plaatsvindt, is ook het onderscheid tussen palpabele en niet-palpabele tumoren vervaagd. De inhoud van het begrip 'triple diagnostiek', dat voorheen stond voor palpatie, beeldvorming en cytologisch onderzoek bij iedere palpabele afwijking, is daardoor veranderd: de chirurg, de radioloog en de patholoog formuleren onafhankelijk hun oordeel, waarbij verder beleid wordt vastgesteld tijdens het multidisciplinair overleg. De keuze voor het type punctie, dat wil zeggen een cytologische of een histologische, kan ook worden aangepast aan de lokale omstandigheden. Het cytologisch onderzoek blijft vooral gehandhaafd omdat hierbij ééndagsdiagnostiek mogelijk is.

Als sprake is van een slecht afgrensbare solide tumor, een architectuurverstoring of microcalcificaties kan beter primair voor histologie worden gekozen, waarbij in geval van microcalcificaties de vacuum-assisted punctieapparatuur een betrouwbaarheid heeft die te vergelijken is met de diagnostische excisiebiopsie. Door de sterk verbeterde histologische punctietechnieken is het mogelijk bij ten

Tabel 24.5	BI-RADS-eindcategorieën.
eindcategorie	korte omschrijving
0	Onvolledig onderzoek: additionele beeldvorming en/of vergelijking met eerdere onderzoeken noodzakelijk.
1	Normaal, geen commentaar.
2	Eenduidig benigne bevinding, bijvoorbeeld een cyste of een verkalkt fibroadenoom.
3	Waarschijnlijk benigne: de radioloog denkt dat de afwijking benigne is, bijvoorbeeld een nieuw ontdekte solide laesie, mogelijk fibroadenoom. Er kan in overleg en afhankelijk van de mogelijkheden worden gekozen de afwijking na 6 maanden te controleren, gevolgd door een controle na 12 en eventueel 24 maanden. Ook kan gekozen worden voor een punctie, die na het vaststellen van benigniteit de vervolgcontroles overbodig maakt.
4	Waarschijnlijk maligne: verdacht, maar niet klassiek. Een biopsie is geïndiceerd.
5	Zeer verdacht voor maligniteit. Een biopsie is geïndiceerd.
6	Pathologisch bewezen maligniteit. Deze categorie is bijvoorbeeld bestemd voor onderzoeken waarbij het effect van neoadjuvante therapie wordt beoordeeld.

minste 90% van de patiënten met een mammacarcinoom de diagnose preoperatief met zekerheid te stellen. Bij een klein aantal patiënten zijn de uitslagen niet conclusief en zal histologisch onderzoek moeten worden verricht in de vorm van een (radiologisch geleide) diagnostische excisiebiopsie.

Als er een $T_{1-2} N_{0-1}$-mammacarcinoom is vastgesteld en er zijn geen symptomen die kunnen duiden op metastasen is preoperatief disseminatieonderzoek niet zinvol.

Alleen klachten en afwijkende bevindingen bij lichamelijk onderzoek en afwijkende biochemische waarden zijn een indicatie voor verdere beeldvormende diagnostiek (thoraxfoto, leverechografie, skeletscintigrafie), zo nodig aangevuld met een diagnostische punctie. Verhoging van alkalische fosfatase en lactaatdehydrogenase kan wijzen op metastasen in de lever, de eerste bepaling ook op botmetastasen.

De bepaling van tumormerkstoffen (CEA, CA-15.3, enz.) is voor het opsporen van het primaire mammacarcinoom ongeschikt. Bij verdenking op metastasen op afstand kan deze bepaling wel bruikbaar zijn.

24.6 Benigne afwijkingen

De meeste symptomen berusten op benigne afwijkingen. Dit is tegelijkertijd een valkuil. Er bestaat een risico dat een niet erg verontrustende afwijking toch op een maligniteit berust. Daarom moet steeds zorgvuldig worden omgegaan met aanvullende punctie of follow-up. Dit is een gezamenlijke verantwoordelijkheid van de arts en de patiënt, de arts moet de patiënt op dit punt expliciet instrueren.

24.6.1 FIBROADENOOM

De meest voorkomende benigne fibro-epitheliale aandoening bij jonge vrouwen (20-35 jaar) is het fibroadenoom. Het adenoom is goed afgrensbaar en beweeglijk, veelal kleiner dan 3 cm en ontstaat onder invloed van oestrogene stimulatie. Spontane regressie komt voor en extirpatie is veelal niet nodig. Een nieuw gedetecteerd, typisch fibroadenoom wordt radiologisch geclassificeerd als een BI-RADS 3, omdat een kleine kans op verwarring met een carcinoom mogelijk blijft. Controle of een diagnostische punctie is daarom noodzakelijk. Atypische fibroadenomen dienen geclassificeerd te worden als een BI-RADS 4 en onmiddellijk gepuncteerd te worden. Een fibroadenoom gaat zelden over in een carcinoom, maar kan soms erg groot worden. Differentiaaldiagnostisch moet dan ook worden gedacht aan een phyllodes-tumor. Deze tumor komt in alle leeftijdsgroepen voor en toont overlappende kenmerken, maar kan in ongeveer 20% wel maligne ontaarden. Hij onderscheidt zich vooral door een snellere groeiwijze. De behandeling bestaat uit excisie van de tumor met een zone van gezond weefsel.

24.6.2 FIBROCYSTEUZE AFWIJKINGEN

Een fibrocysteuze afwijking is een, vooral tussen de 35 en 50 jaar voorkomende, niet-proliferatieve aandoening die gekenmerkt wordt door pijn (mastodynie) of een gespannen gevoel, veelal cyclisch en gepaard gaand met de aanwezigheid van zwellingen ('knobbels'), vaak berustend op cysten. De afwijkingen komen vooral voor in het laterale bovenkwadrant van de mamma, uitlopend tot in de oksel. Puncteren van de cyste(n), veelal echogeleid, geeft verlichting van de klachten. Een biopsie van de bij palpatie meestal slecht afgrensbare vastere partijen is slechts geïndiceerd bij (mammografische) verdenking op maligniteit. Angst voor mammacarcinoom speelt vaak een rol bij de presentatie van de klachten. Diagnostiek ter uitsluiting van mammacarcinoom is steeds noodzakelijk, mede gezien het extra risico op mammacarcinoom op grond van het dense klierweefsel. Drempelvrees voor een hernieuwd bezoek moet worden weggenomen. Voor vrouwen met deze ook als mastopathie bekendstaande klachten bestaan ook begeleidingsgroepen.

24.6.3 TEPELUITVLOED

Tepeluitvloed kan sereus, melkachtig, troebel of bloedig zijn, en zowel enkel- als dubbelzijdig voorkomen en heeft meestal een benigne oorzaak. Bij enkelzijdige bloedige tepeluitvloed moet aanvullend onderzoek plaatsvinden door middel van mammografie en diagnostische punctie wegens de verdenking op een intracanaliculair papilloom, waarbij een carcinoom niet kan worden uitgesloten. Cytologisch onderzoek van het tepelvocht is meestal van weinig waarde en niet geschikt om een maligniteit uit te sluiten. Indien op deze wijze geen zekere diagnose gesteld kan worden en bij blijvende klachten, zal een biopsie verricht moeten worden. De melkgang waarin zich een intracanaliculair papilloom bevindt, zal geëxcideerd moeten worden. Dit gebeurt veelal door conusexcisie, waarbij het melkgangensysteem onder de tepel wordt verwijderd.

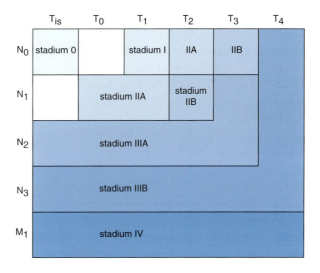

Figuur 24.6 Schematische weergave van de TNM-stadia.

24.7 Maligne afwijkingen, pathologie en stadiëring

Voor een juiste planning van de therapie is een klinische stadiëring van belang. Internationaal en voor onze landelijke kankerregistratie wordt gebruikgemaakt van het TNM-systeem (figuur 24.6). Door toevoeging van de letter p vóór T, N of M worden de bevindingen van het onderzoek door de patholoog weergegeven. De patiënten die met curatieve intentie worden behandeld hebben in het algemeen een tumor in de stadia T_{is}-T_3, N_0-N_1, M_0 (tabel 24.3).

24.7.1 MAMMACARCINOOM BIJ DE MAN

Borstontwikkeling bij de man kan een fysiologische oorzaak hebben of een uiting zijn van een onderliggende ziekte, die passagère of blijvend is. De meest voorkomende vorm is puberale gynaecomastie (12-17 jaar), die als een normale fysiologische variatie moet worden beschouwd. De carcinoomincidentie is zeer laag, 1% van de incidentie van het mammacarcinoom bij de vrouw. De gemiddelde leeftijd bedraagt 67 jaar, 5 jaar hoger dan bij vrouwen. Boven de leeftijd van 30 jaar moet aan de mogelijkheid van maligniteit worden gedacht. Van de gevallen van mammacarcinoom bij de man is 20% geassocieerd met gynaecomastie. De indicaties voor beeldvorming en puncties zijn geheel congruent met die van de vrouw. De behandeling van het carcinoom bij de man bestaat in principe uit een (gemodificeerde) radicale mastectomie. Adjuvante systemische therapie kan op dezelfde indicaties als bij vrouwen worden toegepast, evenals de richtlijnen bij gemetastaseerde ziekte.

24.7.2 DE ZIEKTE VAN PAGET VAN DE TEPEL

Bij roodheid en een eczeemachtige schilfering van de tepel moet altijd aan de ziekte van Paget van de tepel worden gedacht: carcinoma in situ met ingroei in de epidermis. De diagnose kan alleen met zekerheid worden gesteld op een zogeheten stansbiopt. Aanvullend beeldvormende diagnostiek, zo nodig aangevuld met punctie is geïndiceerd, al kunnen de beeldvormende onderzoeken, met name de mammografie fout-negatief zijn. Afhankelijk van de histologie (DCIS of infiltrerend carcinoom) zal een definitief behandelplan worden opgesteld. Als de beeldvorming niets oplevert, dient een ruime conusexcisie van de tepel te worden uitgevoerd,

24.7.3 LOBULAIR CARCINOMA IN SITU

Het *lobulaire carcinoma in situ* (LCIS) is geen echte maligne afwijking. Het is een onderdeel van het spectrum lobulaire neoplasieën, waartoe ook de atypische lobulaire hyperplasie behoort. Het is zeldzaam en wordt wegens het ontbreken van typisch mammografische veranderingen bij toeval gediagnosticeerd. LCIS is vaak multicentrisch en bilateraal, het kenmerkt zich door een verhoogd risico op mammacarcinoom. Complete excisie wordt geadviseerd, in 20-40% wordt daarbij alsnog atypische ductale hyperplasie, ductaal carcinoom in situ (DCIS) of een infiltrerend carcinoom aangetroffen. Als na excisie geen maligniteit wordt aangetroffen is follow-up door middel van jaarlijkse mammografie geïndiceerd.

24.7.4 DUCTAAL CARCINOMA IN SITU

Een in grootte toenemende groep patiënten heeft een niet-invasief carcinoom dat vaak mammografisch wordt ontdekt en dat in 80% een niet-palpabele tumor is. Het *ductale carcinoma in situ* (DCIS) wordt beschouwd als een unifocale afwijking, die zich per continuitatem in het vertakkende ductale systeem van één segment van de mamma uitbreidt. Morfologisch zijn er subtypen te onderscheiden die een wisselende graad van groei en progressie naar infiltrerend carcinoom hebben. Complete verwijdering van een DCIS moet worden nagestreefd. Bij een uitgebreid DCIS wordt een ablatio mammae (verwijdering van de klierschijf zonder okselklierdissectie) aanbevolen. Bij afwijkingen met een beperkte omvang kan borstsparende therapie worden overwogen. Bij de tumorectomie dient bij voorkeur een tumorvrije marge van 1 cm in acht te worden genomen. Bij histologisch onderzoek blijkt echter nogal eens dat de tumor groter is dan op grond van de mammografische bevindingen werd vermoed. Om dan alsnog een ablatio mammae te verrichten is een moeilijk te aanvaarden besluit voor patiënt en chirurg. De waarde van aanvullende radiotherapie is in twee grote trials in Europa en de Verenigde staten onderzocht. De resultaten maken duidelijk dat bestraling in combinatie met lokale complete excisie de kans op recidief tumorgroei (in situ of invasief) binnen vijf jaar met zo'n 40% vermindert. Bestraling is dan ook de standaardbehandeling na radicale excisie van DCIS. Op dit moment wordt onderzocht of het geven van een extra boost zinvol is om het aantal lokale recidieven te verlagen. Een schildwachtklierprocedure kan worden overwogen bij tumoren groter dan 5 cm die slecht gedifferentieerd zijn, omdat de kans op het missen van invasieve foci dan groter is. Adjuvante hormonale behandeling wordt niet geadviseerd.

24.7.5 INFILTRERENDE CARCINOMEN

Bij infiltrerende carcinomen zijn door de patholoog verschillende groeipatronen te herkennen. De tumor wordt geclassificeerd naar het dominante patroon, tenzij de componenten in gelijke mate aanwezig zijn. Het meest voorkomende carcinoom is het infiltrerende ductale carcinoom (70-80%). Vaak is er ook DCIS aanwezig. De mate van infiltratie en de relatie tot de snijranden zijn, naast de grootte en de lymfklierstatus, belangrijke bevindingen in het verslag van de patholoog. Histologisch manifesteert het mammacarcinoom zich in diverse beelden die volgens internationale richtlijnen (WHO) zijn geclassificeerd: de belangrijkste zijn het invasief ductaal carcinoom, het mucineus carcinoom (slijmvormend), het medullair carcinoom, het papillair carcinoom, het tubulair carcinoom en het invasief lobulair carcinoom.

Van alle mammacarcinomen is 5-15% een invasief lobulair carcinoom. Deze tumoren zijn vaak slecht begrensd en diffuus groeiend en beter zichtbaar op een MRI dan op een mammografie. Typerend is een genetische afwijking die leidt tot verlies van E-cadherine. Dit is een membraaneiwit dat zorgt voor intra-epitheliale celadhesie. De tumorcellen kunnen hierdoor snel dissociëren.

Histopathologische graderingen worden ook gebruikt ter nadere differentiatie van de prognose. Zoals reeds in paragraaf 24.4.1 werd aangegeven, zijn het schatten van de maligniteitsgraad op basis van de differentiatiegraad volgens Bloom en Richardson en het bepalen van de mitotische activiteit en angio-invasie belangrijke prognostische gegevens. Een slecht gedifferentieerde en prognostisch ongunstige tumor is een tumor met een mitose-index van > 10 mitosen per tien gezichtsvelden (high power fields). Daarnaast geven andere factoren, zoals de oestrogeen- en progesteronreceptor en de groeifactorreceptor HER2, een indicatie voor de gevoeligheid van eventueel hormonale interventie Deze receptoren worden routinematig bepaald.

Een aantal andere celbiologische kenmerken kunnen worden geïdentificeerd door het toepassen van immunohistochemische technieken, bijvoorbeeld micro-arraytechnieken. Hierdoor kunnen de individuele prognose en derhalve de indicatie tot adjuvante behandelingen nog nauwkeuriger worden vastgesteld.

Het is waarschijnlijk dat in de toekomst ook de bepaling van receptoren, gericht tegen vasculaire epitheliale groeifactoren (VEGF), een plaats zal krijgen in de behandeling van het mammacarcinoom met angiogeneseremmers.

24.7.6 LOKAAL VER VOORTGESCHREDEN MAMMACARCINOOM

Als er sprake is van blokkering van lymfevaten bij lymfogeen gemetastaseerd mammacarcinoom kan huidoedeem optreden (peau d'orange). Dit begint als gevolg van de zwaartekracht veelal aan de onderzijde van de mamma en gaat met roodheid gepaard. Dan is sprake van een mastitis carcinomatosa.

Bij mastitis carcinomatosa, maar ook bij uitgebreide doorgroei in de thoraxwand (T_4) of bij gefixeerde oksellymfeklieren spreekt men van locoregionaal ver voortgeschreden mammacarcinoom ('locally advanced'). Het beleid voor de individuele patiënt zal in multidisciplinair overleg worden bepaald. Er is steeds meer ervaring met primaire of neoadjuvante chemotherapie bij HER2-overexpressie gecombineerd met anti-HER2-therapie, waarna de lokale situatie beter toegankelijk wordt voor aanvullende radiotherapie en/of chirurgie. Alvorens deze behandeling te starten wordt bij deze groep patiënten disseminatieonderzoek uitgevoerd, waarvoor geleidelijk steeds vaker de PET-CT wordt gebruikt. Om het mammacarcinoom en de effecten van de therapie zo nauwkeurig mogelijk te monitoren, wordt MRI van de mamma aanbevolen.

24.8 Therapie

Steeds meer gegevens tonen aan dat behandeling in een vroeg stadium en het bereiken van goede lokale controle van invloed zijn op de uiteindelijke genezingskans. De keuze van locoregionale behandeling is door de vele nieuwe mogelijkheden gecompliceerd geworden. Zorgvuldige diagnostiek en therapieplanning in multidisciplinair overleg zijn hierbij van belang.

24.8.1 CHIRURGIE

Chirurgie van de mamma en de oksel

Voor de lokale behandeling van een T_1/T_2-mammacarcinoom zijn er twee mogelijkheden: de mammasparende operatie en de gemodificeerde radicale mastectomie. De keuze tussen deze behandelingen hangt af van klinische en röntgenologische factoren (tumorgrootte, microcalcificaties), het te verwachten cosmetische resultaat en de wens van de patiënt. Bij tumoren tot 5 cm is bij een aantal vergelijkende onderzoeken aangetoond dat borstsparende operatie een verantwoorde optie is, met een even grote curatiekans als na een gemodificeerd radicale mastectomie. Multicentriciteit en macroscopische irradicaliteit zijn contra-indicaties voor borstsparende therapie; een incomplete excisie is een relatieve contra-indicatie. Bij de jongere patiënt (< 40 jaar) dient echter re-excisie besproken te worden wegens de hogere kans op het krijgen van een lokaal recidief. Algemeen wordt gesteld dat de kans op een lokaal recidief van maximaal 1% per jaar cumulatief acceptabel is voor borstsparende therapie.

De gemodificeerde radicale mastectomie bestaat uit een ablatio mammae inclusief okselklierdissectie. De modificatie van de radicale mastectomie betreft het in situ laten van de pectoralisspieren, de klierschijf wordt verwijderd, veelal via een dwarse incisie. Bij de okselklierdissectie worden de n. thoracodorsalis (m. latissimus dorsi) en de n. thoracicus longus (m. serratus anterior) gespaard, tenzij dit oncologisch onverantwoord is. Veelal worden takjes van de n. intercostobrachialis doorgenomen, waardoor patiënten last hebben van een dood gevoel in het verzorgingsgebied, te weten de mediale bovenarm en het okselgebied.

Inmiddels is de *schildwachtklierprocedure* een geaccepteerd alternatief voor okseldissectie ter okselstadiëring, zie figuur 24.3. De beste resultaten bij de identificatie van de schildwachtklier worden verkregen indien gebruikgemaakt wordt van de combinatie van preoperatieve lymfescintigrafie met radiocolloïd en peroperatieve injectie met patentblauw. Contra-indicaties voor de schildwachtklierprocedure zijn multipele tumorhaarden, tumor groter dan T_2, en één of meer klinisch verdachte okselklieren. Het is nuttig om patiënten te selecteren met behulp van echografie van de oksel. De beste echografische voorspeller van een lymfekliermetastase is een toegenomen cortexdikte. Een cortexdikte van meer dan 2,3 mm wordt aanbevolen als ondergrens, waarboven van een echogeleide cytologische punctie een acceptabele opbrengst kan worden verwacht. Indien de cytologische punctie tumorcellen aantoont, is dit een indicatie voor okselklierdissectie. Het doen van vriescoupeonderzoek hangt af van de lokale situatie, waarbij in 10-20% rekening gehouden moet worden met een foutnegatieve uitslag. Bij een positieve schildwachtklier dient okseldissectie te volgen, waarbij wel blijkt dat in 40-60% de schildwachtklier de enig positieve klier is. Ook bij een zeer geringe hoeveelheid tumorcellen in de schildwachtklier dient wegens de kans op meer tumorpositieve axillaire klieren een okselklierdissectie verricht te worden. Een micrometastase (< 2 mm) heeft echter geen consequenties voor adjuvante therapie. De parasternale schildwachtklier wordt bij 20% van de patiënten aangetoond indien het radiocolloïd intra- of peritumoraal geïnjecteerd wordt. De klinische relevantie van het verwijderen is niet onomstotelijk vastgesteld voor stadiumgerelateerde behandeling. Radiotherapie kan overwogen worden. Gerandomiseerd onderzoek tussen okselklierdissectie en radiotherapie van de oksel vindt op dit moment plaats, vooral ook gericht op het verschil in bijwerkingen, met name schouderfunctiebeperking en lymfoedeem van de arm.

24.8.2 RADIOTHERAPIE

In verschillende trials is aangetoond dat radiotherapie aansluitend aan de chirurgie het lokale recidiefpercentage met een factor 3 à 4 reduceert. Deze relatieve reductie van het aantal locoregionale recidieven is onafhankelijk van patiënt- of klinische factoren. Het absolute voordeel is echter per patiënt verschillend, en groter indien er risicofactoren bestaan. Het multifocale groeipatroon van mammacarcinomen (zie par. 24.4) is de reden dat na borstsparende chirurgie de gehele mamma wordt bestraald. Dit betekent dat patiënten met een invasief mammacarcinoom na borstsparende chirurgie radiotherapie krijgen op de gehele borst, meestal in een dosis van minimaal 50 Gray in 25 fracties in vijf weken. Daarna wordt veelal een extra bestralingsdosis van 15-25 Gray op het tumorbed gegeven. Jonge leeftijd is een risicofactor voor het krijgen van een lokaal recidief. De extra winst van een boost bestraling neemt dan ook toe naarmate de patiënt jonger is. Deze extra 'boost' dosis kan worden toegediend in de vorm van uitwendige bestraling of van brachytherapie. Bij brachytherapie worden holle naalden rondom het tumorbed geïmplanteerd; later worden hierin radioactieve bronnen aangebracht. Eventueel kan de implantatie direct in aansluiting op de excisie (op de operatiekamer) worden uitgevoerd. De laatste jaren is er aandacht voor de 'partiële borstbestraling'. Hierbij wordt alleen bestraald ter plaatse van het tumorbed. De reden voor deze benadering is dat 70-80% van de lokale recidieven zich presenteert in het kwadrant van de oorspronkelijke tumor. Patiënten die voor partiële borstbestraling in aanmerking kunnen komen, dienen echter zeer goed geselecteerd te worden en uitsluitend in onderzoeksverband te worden behandeld.

Ook na een gemodificeerde radicale mastectomie wordt de kans op een lokaal recidief met een factor 3-4 gereduceerd. Lange tijd is verondersteld dat radiotherapie slechts van invloed was op de locoregionale controle, maar recente onderzoeken hebben uitgewezen dat dit zich terugvertaalt in winst in de overleving, namelijk een 10% verbetering van de tienjaarsoverleving. Na mastectomie worden alleen die patiënten bestraald die een verhoogd risico hebben op een locoregionaal recidief, zoals patiënten met vier of meer okselkliermetastasen, uitgebreide multifocaliteit, irradicale resectie of een T_3N+ tumor. Indien de oksel ook in het te bestralen gebied wordt opgenomen, zal dit een verdere toename van het risico op lymfoedeem van de arm geven. De waarde van de bestraling van de parasternale klierketen wordt momenteel in onderzoeksverband onderzocht. Tenzij er vitale contra-indicaties tegen operatie bestaan, moeten hoogbejaarde vrouwen met mammacarcinoom een in opzet curatieve behandeling ondergaan gelijk aan die bij jongere vrouwen, ter voorkoming van een slecht behandelbare lokale tumorgroei.

24.8.3 ADJUVANTE SYSTEMISCHE THERAPIE

Sterfte aan curatief behandeld mammacarcinoom is het gevolg van uitgroei van micrometastasen die zich op het moment van chirurgische behandeling al buiten het operatiegebied van borst en regionale klierstations bevinden. Adjuvante systemische therapie met chemotherapie en/of hormonale therapie en/of anti-HER2-therapie wordt aansluitend aan de chirurgische behandeling gegeven met het doel deze micrometastasen te elimineren.

Prognostische factoren die gepaard gaan met een verhoogde kans op het bestaan van occulte micrometastasen, en op grond waarvan de indicatie voor adjuvante systemische chemotherapie wordt gesteld, zijn behandeld in paragraaf 24.4.1.

Met micro-arraybepaling van het genprofiel kan onderscheid gemaakt worden tussen tumoren met een goede prognose ('good signature') en tumoren met een slechte prognose ('poor signature'). Er zijn sterke aanwijzingen dat dit in vergelijking met de thans geldende criteria een betere methode is om vrouwen te selecteren die wel of geen adjuvante chemotherapie nodig hebben. De internetsite www.adjuvantonline.com is een valide hulpmiddel daarbij.

Adjuvante chemotherapie
In de loop der jaren is een groot aantal (> 100) klinische onderzoeken op het gebied van adjuvante systemische therapie gepubliceerd. Uit systematische meta-analyses (de Oxford-meta-analyses) van al deze studies blijkt dat deze therapie in welke vorm en duur ook, in staat is het aantal

recidieven en de sterfte aan mammacarcinoom te verminderen. Uit de meta-analyses van de Early Breast Cancer Trialist's Cooperative Group (EBCTCG) blijkt dat, in vergelijking met onbehandelde patiënten, een behandeling met vier tot zes cycli adjuvante (combinatie)chemotherapie leidt tot een proportionele reductie van de kans op sterfte aan mammacarcinoom. Na tien jaar bedraagt deze circa 27% bij vrouwen jonger dan 50 jaar, circa 14% bij vrouwen tussen de 50 en 60 jaar en circa 8% bij vrouwen van 60 jaar en ouder. Het effect van chemotherapie was wat groter bij hormoonreceptornegatieve tumoren dan bij -receptorpositieve tumoren. Deze proportionele reductie van de sterftekans vertaalt zich in een absolute overlevingswinst na tien jaar van circa 12% bij vrouwen jonger dan 50 jaar en circa 3% bij vrouwen van 50-70 jaar.

In de EBCTCG-meta-analyses wordt steeds gesproken over een proportionele reductie van de sterftekans. De begrippen proportionele reductie van de sterftekans enerzijds en absolute overlevingswinst anderzijds geven gemakkelijk verwarring. Wanneer bij een bepaalde risicogroep zonder adjuvante therapie na tien jaar 40 van de 100 vrouwen aan mammacarcinoom zijn overleden, maar met adjuvante behandeling 30, dan is er 25% (10/40) reductie van sterftekans, maar 10% (60/70) absolute overlevingswinst. Wanneer in een groep met een lager risico na tien jaar zonder adjuvante behandeling 12 van de 100 vrouwen zijn overleden en met adjuvante behandeling 9, dan is er nog steeds een 25% (3/12) reductie van sterftekans, maar een absolute overlevingswinst van slechts 3%. Dus naarmate de sterftekans groter is, is de absolute overlevingswinst van adjuvante therapie groter, terwijl de proportionele reductie van sterftekans gelijk blijft.

In Nederland wordt sinds september 2008 adjuvante systemische therapie geadviseerd indien het tienjaarsrisico op een recidief 25% of meer bedraagt dan wel bij een tienjaarsmortaliteit van 15% of meer. Dus daarmee wordt de absolute kans op tienjaarsrecidief met 10% en de kans op overlijden na tien jaar voor de meeste categorieën patiënten met ten minste 4-5% gereduceerd.

Veelgebruikte chemotherapieschema's voor adjuvante therapie waren vroeger zes cycli van het CMF-schema (cyclofosfamide, methotrexaat, 5-fluorouracil), of vier cycli van het AC- of EC-schema (adriamycine of epiadriamycine, cyclofosfamide). Vier cycli AC zijn ongeveer even effectief als zes cycli CMF. Dit wordt de eerstegeneratie adjuvante chemotherapie genoemd. Tegenwoordig worden bij patiënten zonder lymfekliermetastasen zes cycli antracyclinebevattende chemotherapie geadviseerd (FAC- of FEC-schema (AC / EC met 5-fluorouracil). Dit wordt de tweede generatie genoemd. Bij patiënten met okselkliermetastasen blijken chemotherapieschema's met taxanen en antracyclines effectiever dan schema's met antracyclines zonder taxanen. De taxanen kunnen zowel gelijktijdig met AC worden toegediend (TAC) als aansluitend erna. Combinatieschema's met taxanen en antracyclines zijn het meest effectief met de grootste toxiciteit en behoren tot de derde generatie. Inmiddels blijken ook bij patiënten zonder okselkliermetastasen combinaties met taxanen beter dan zonder taxanen. In de toekomst moet blijken of schema's met taxanen zonder antracyclines bij patiënten zonder overexpressie van HER2 niet evengoed zijn als schema's met antracyclines en taxanen. In een recente studie bleken vier kuren docetaxel / cyclofosfamide effectiever dan vier AC-kuren.

Adjuvante hormonale therapie

Adjuvante hormonale behandeling met tamoxifen gedurende vijf jaar leidt vergeleken met geen adjuvante behandeling bij vrouwen met positieve okselklieren met een oestrogeenreceptorpositief mammacarcinoom tot een absolute overlevingswinst na tien jaar van circa 11%, ongeacht menopauzale status en leeftijd. Bij premenopauzale vrouwen wordt vaak een combinatie van een medicamenteuze ovariële ablatie met een LHRH-analoog gecombineerd met tamoxifen. Een vergelijkende studie tussen tamoxifen alleen en een combinatie van tamoxifen en een LHRH-analoog wordt thans wereldwijd uitgevoerd en zal op den duur antwoord geven welke behandeling de beste is. Recent gepubliceerde studies geven aan dat bij postmenopauzale vrouwen een behandeling met een aromataseremmer gedurende twee à drie jaar, aansluitend aan drie à twee jaar tamoxifen een verdere winst geeft van de ziektevrije overleving van meer dan 4%, in vergelijking met de vrouwen die gedurende vijf jaar alleen tamoxifen gebruikten. Vergelijkende studies bij postmenopauzale vrouwen met vijf jaar aromataseremmer versus vijf jaar tamoxifen laten een voordeel in ziektevrije overleving zien voor de behandeling vanaf het begin (upfront) met een aromataseremmer. Tot nu toe is in deze studies nog geen overlevingsvoordeel gerapporteerd. Wel lijkt het erop dat bij patiënten met een verhoogd risico op een recidief dit met de behandeling met een aromataseremmer upfront kleiner wordt. Vergelijkende studies tussen een sequentiële behandeling met tamoxifen gedurende twee tot drie jaar gevolgd door een aromataseremmer gedurende drie tot twee jaar enerzijds en een behandeling gedurende vijf jaar upfront met een aromataseremmer anderzijds zullen uiteindelijk laten zien welke strategie de beste is. Hierbij zullen bijwerkingen en kosten ook een rol spelen.

Uit de gegevens van de EBCTCG-meta-analyses blijkt dat chemotherapie en hormonale therapie een onafhankelijk effect hebben op de sterftereductie. Op grond van deze bevindingen wordt aanbevolen om alle patiënten ongeacht de menopauzale status en tot 70 jaar met een hormonaal gevoelig mammacarcinoom en met één of meer ongunstige prognostische factoren, adjuvante chemotherapie te adviseren gevolgd door aanvullende hormonale behandeling. Bij patiënten van 60 jaar of ouder met een mammacarcinoom met positieve hormoonreceptoren neemt de winst van chemotherapie af. Een gunstige nevenwerking van zowel tamoxifen als aromataseremmers op langere termijn is een vermindering van de incidentie van tweede primaire carcinomen in de contralaterale borst met 40%. Bij vrouwen van 60 jaar of ouder met een negatieve hormoonreceptor wordt adjuvante chemotherapie geadviseerd indien zij een verhoogde kans op metastasen op afstand hebben.

Uit vergelijkend onderzoek is gebleken dat het starten van adjuvante hormonale therapie na de chemotherapie significant betere resultaten geeft dan wanneer beide behandelingen tegelijk van start gingen.

Toxiciteit van adjuvante systemische therapie

De toxiciteit van adjuvante chemotherapie bestaat voornamelijk uit misselijkheid en braken, beenmergremming, haaruitval en gewichtstoename. Neutropenie met koorts komt over het algemeen weinig voor bij eerste- en tweedegeneratie chemotherapieschema's. Wel wordt dit vaker gezien bij derdegeneratie schema's met docetaxel. Profylaxe met GCS-F voorkomt dit. Letale toxiciteit is uitermate zeldzaam. Een punt van zorg bij iedere adjuvante therapie vormen de schadelijke effecten op langere termijn. Een hoge cumulatieve dosis antracycline gaat gepaard met een verhoogd risico op het ontstaan van cardiomyopathie. Bij vier cycli AC / EC is (klinische) cardiomyopathie uiterst zeldzaam, maar bij zes cycli wordt doorgaans 360 mg/m^2 adriamycine of 540-600 mg epirubicine gegeven, waarbij de kans op hartspierschade relevant begint te worden.

Naar schatting zal ongeveer 30% van de vrouwen na adjuvante chemotherapie een amenorroe ontwikkelen. Dat getal ligt lager bij vrouwen jonger dan 40 jaar. Kuren als CMF geven meer amenorroe dan AC / EC eventueel gevolgd door een taxaan, FAC / FEC / TAC. Chemische ovariële ablatie kan een gewenst neveneffect van de chemotherapie zijn bij vrouwen met hormoonreceptorpositieve tumoren, omdat het vrijwel zeker bijdraagt aan de sterftereductie. Bij vrouwen met een laag risico en bij vrouwen met een hormoonongevoelige tumor kan de vroege menopauze vooral hinderlijk zijn, enerzijds door de overgangsklachten, anderzijds door verhoogd verlies van botmassa.

Uit gegevens van het Surveillance Epidemiology and End Results (SEER-)programma is gebleken dat er een licht verhoogd risico op secundaire leukemie bestaat als gevolg van adjuvante chemotherapie. Vooral alkylerende middelen lijken hiervoor verantwoordelijk te zijn. Het risico op secundaire leukemie is veel groter na behandeling met melfalan (RR 31,4) dan met cyclofosfamide (RR 3,1). Bij toepassing van de hiervoor genoemde schema's lijkt de kans op een secundaire leukemie echter extreem gering.

Adjuvante hormonale therapie met tamoxifen of aromataseremmers geeft in vrijwel gelijke mate klachten van opvliegers en andere climacteriële klachten. Ongeveer 10-20% van de patiënten geeft ernstige klachten van opvliegers aan, die vaak verlicht kunnen worden met lage doses venlafaxine. Bij gebruik van tamoxifen worden regelmatig oogklachten gemeld, die vooral gebaseerd lijken op een versnelde cataractvorming.

Trombo-embolische complicaties worden gezien bij 1-3% van de mensen die tamoxifen gebruiken. Fatale complicaties zijn echter zeldzaam, circa 1‰.

Het grootste probleem van tamoxifen lijkt de toename van endometriumcarcinoom als gevolg van de geringe oestrogeenagonistische werking. Het risico lijkt echter niet zeer groot. Uit gegevens van het SEER-programma komt een relatief risico van 2,2 op endometriumcarcinoom na vijf jaar gebruik van tamoxifen naar voren in vergelijking met de gemiddelde populatie. Dit risico is gering in vergelijking met het antiborstkankereffect van tamoxifen. Van elke 1000 vrouwen die gedurende vijf jaar met tamoxifen worden behandeld, overlijden er gemiddeld één tot twee aan de bijwerkingen, maar er worden 90 levens gered door het nuttig effect van tamoxifen. Dit risico is thans aanzienlijk afgenomen, aangezien de meeste vrouwen na twee tot drie jaar gebruik van tamoxifen 'switchen' naar een aromataseremmer.

Aromataseremmers geven bij 30 tot 40% van de patiënten klachten van artralgie, meestal in de carpalia en polsgewrichten. Met simpele pijnstillers kunnen deze klachten meestal wel verholpen worden.

Door de zeer lage oestrogeenspiegels die bij aromataseremmers ontstaan (zie hoofdstuk 8), kunnen deze middelen osteopenie en osteoporose veroorzaken. Tijdens behandeling met aromataseremmers dient dan ook met enige regelmaat de botdichtheid gemeten te worden en zo nodig extra kalk en vitamine D te worden voorgeschreven. Bij het optreden van osteoporose moet dit gecombineerd worden met een bisfosfonaat.

24.8.4 THERAPIE VAN HET VER VOORTGESCHREDEN MAMMACARCINOOM

Het beleid voor de individuele patiënt met een ver voortgeschreden ('locally advanced') mammacarcinoom zal in multidisciplinair overleg moeten worden bepaald. Er is een toenemende ervaring met primaire, neoadjuvante chemotherapie bij HER2-overexpressie in combinatie met anti-HER2-therapie. Als de tumor duidelijk verkleind is, kan een ablatie of, indien mogelijk, een mammasparende behandeling worden uitgevoerd, gevolgd door radiotherapie. Uit resultaten van een Europees onderzoek blijkt dat deze aanpak leidt tot een groter aantal patiënten bij wie, met eenzelfde genezingskans, de borst behouden kan blijven.

24.9 Zorg na de primaire therapie en follow-up

24.9.1 DIRECTE POSTOPERATIEVE ZORG

Bij een ongecompliceerd postoperatief beloop volgt ontslag uit de klinische behandeling. Dit kan na enkele dagen (meestal met de drain) als de thuiszorg voldoende is, of na verwijdering van de okseldrain na ongeveer een week. Vanwege de wondvochtproductie (seroom) kan het nodig zijn de seroomophoping in de oksel poliklinisch te puncteren. Hoewel soms herhaalde puncties noodzakelijk zijn, treedt vrijwel altijd spontane genezing op.

Bij de poliklinische wondcontroles moet tevens de schouderfunctie gecontroleerd worden. Tenzij de functie niet snel verbetert, is fysiotherapie meestal niet noodzakelijk. In de brochure over mammacarcinoom van het voorlichtingscentrum van het Koningin Wilhelmina Fonds voor de Nederlandse Kankerbestrijding staan enige oefeningen beschreven die de patiënt kunnen helpen bij het herkrijgen van een goede functie.

Iedere vrouw zal haar ziekte en de behandeling ervan op haar eigen manier verwerken. Soms is het van belang dat de patiënt kan praten met lotgenoten. Hiervoor kan zij via de Integrale Kankercentra contact opnemen met begeleidingsgroepen van de Borstkanker Vereniging Nederland (BVN) – Landelijk Contactorgaan Begeleidingsgroepen Borstkankerpatiënten. Vrouwen die in een vergelijkbare situatie hebben verkeerd, kunnen uit persoonlijke ervaring dikwijls goed aanvoelen wat er in een patiënte omgaat.

Heeft de patiënte een mastectomie ondergaan, dan krijgt zij in het ziekenhuis reeds een textielprothese die in de beha kan worden gedragen. Pas na de eventuele radiotherapie, als de wond goed hersteld is, kan worden overgegaan op een definitieve prothese. Goede voorlichting door het Borstprothese Informatie Centrum van de Integrale Kankercentra en door (ex-)patiënten is van belang bij de aanschaf van een definitieve prothese. De zorgverzekeraars zullen doorgaans eenmaal per twee jaar een nieuwe prothese vergoeden.

24.9.2 FOLLOW-UP

De eerste controles zijn behalve op het somatische herstel gericht op de psychologische begeleiding van de patiënt.

De pijlers van de follow-up zijn de anamnese, het lichamelijk onderzoek en de mammografie. Vroege detectie van metastasen op afstand verbetert de kansen van de patiënt niet, daarom wordt het overige onderzoek (thoraxfoto, botscan, bloedchemisch en hematologisch onderzoek) pas bij klachten verricht, zoals bij hoesten, botpijn, anorexie of neurologische symptomen.

Het eerste jaar vindt veelal driemaandelijks controle plaats, daarna tot het derde jaar eenmaal per halfjaar, en vanaf het derde jaar eenmaal per jaar.

Veel aspecten rondom mammacarcinoom zullen gedurende bezoeken besproken moeten (kunnen) worden, zoals het afraden van orale anticonceptie en hormonale suppletie bij climacteriële klachten, eventuele zwangerschapswens mede in relatie tot de prognose, en de angst voor recidief.

Op grond van risicofactoren voor een locoregionaal recidief (o.a. borstsparende operatie, leeftijd) wordt steeds vaker een individueel follow-upschema toegepast. Mammografie dient aanvankelijk jaarlijks te geschieden. Bij toenemende leeftijd (60 jaar en ouder) en ongecompliceerd beloop kan de termijn worden verlengd naar twee jaar. Omdat van een intensieve follow-up geen overlevingsvoordeel te verwachten is, is het bij een grote groep patiënten verantwoord de controles in het ziekenhuis geleidelijk af te bouwen, over te hevelen naar de mammacareverpleegkundige, of naar de huisarts en het bevolkingsonderzoek. Na het 75e levensjaar kan worden overwogen het periodieke mammografische onderzoek te staken, bijvoorbeeld bij aanwezigheid van comorbiditeit.

24.9.3 LYMFOEDEEM

Ten gevolge van de combinatie van okselkliertoilet en radiotherapie in het okselgebied kan lymfoedeem van de arm optreden. De kans hierop wordt nog vergroot indien zowel chirurgie als radiotherapie van de oksel plaatsvindt. Het lymfoedeem treedt vaak pas na jaren op en kan vooral na het optreden van ontstekingen (erysipelas) snel ontstaan. Daarom wordt geadviseerd de betrokken arm te beschermen tegen zonnebrand en steekwonden en beginnende ontstekingen antibiotisch te behandelen. Bij afwezigheid van lymfoedeem wordt normaal gebruik van de arm en schouder aanbevolen, inclusief tillen en sporten (zwemmen, tennis, lichamelijke oefeningen). Lymfoedeem in lichte vorm wordt zelden als hinderlijk ervaren. Indien dit wel het geval is, kan manuele lymfedrainage worden toegepast door de fysiotherapeut. Intermitterende compressietherapie met een pompapparaat geeft een vergelijkbaar effect. Een enkele maal is er een indicatie voor een lymfaticoveneuze shunt. Lymfoedeem wordt tegenwoordig minder vaak gezien dan vroeger door de introductie van de schildwachtklierprocedure. Ook wordt er op dit moment onderzoek gedaan naar de rol van primaire radiotherapie in geval van een positieve schildwachtklier in plaats van chirurgie. Deze ontwikkelingen, die alle gericht zijn op het verminderen van de morbiditeit, zijn zeer hoopvol.

24.9.4 RECONSTRUCTIE NA BORSTAMPUTATIE

Iedere patiënt die een mastectomie heeft ondergaan, zou ten minste eenmaal een informatief gesprek moeten voeren over de mogelijkheden van borstreconstructie. Het merendeel van de patiënten verwerkt de ablatie en draagt na de operatie een uitwendige prothese. De aanpassing wordt vergemakkelijkt door de opvang van de Landelijke Borstprothese Informatie Centra en de begeleidingsgroepen, met name het Landelijk Contactorgaan Begeleidingsgroepen Borstkanker Patiënten. Borstreconstructie wordt in Nederland, anders dan in de Verenigde Staten, relatief weinig toegepast. Tien jaar geleden wees slechts 6% van de chirurgen patiënten op de mogelijkheden van borstreconstructie. Tegenwoordig krijgen vrijwel alle patiënten een folder van het Koningin Wilhelmina Fonds voor de Nederlandse Kankerbestrijding waarin op de mogelijkheid wordt gewezen.

In het verleden was een reconstructie voorbehouden aan patiënten met een gunstige prognose. Tegenwoordig is iedere patiënt die een mastectomie heeft ondergaan of nog moet ondergaan theoretisch kandidaat voor directe of uitgestelde reconstructieve chirurgie. Met de reconstructie kan worden begonnen nadat de behandeling is afgerond (radio- en chemotherapie). Dit betekent dat vaak pas na zes maanden met reconstructie kan worden begonnen. Een steeds populairder alternatief van de secundaire reconstructie is een combinatie van de ablatieve behandeling en reconstructie. Het plaatsen van een borstreconstructie tijdens dezelfde operatie als waarin de ablatie wordt uitgevoerd, blijkt zowel in psychologisch als in somatisch opzicht een duidelijke meerwaarde te bezitten.

De vorm en de grootte van de andere borst vormen belangrijke factoren bij de keuze van het soort reconstructie. Er moet uiteindelijk worden gestreefd naar een zo symmetrisch mogelijk resultaat. Bij een kleine contralaterale borst kan met een eenvoudige reconstructie een goede symmetrie te verkrijgen zijn. Een grote borst zal vaak een reductie moeten ondergaan voor het verkrijgen van een zekere symmetrie.

Als een prothese nodig is voor de reconstructie, wordt gebruikgemaakt van siliconenenveloppen, gevuld met siliconengel. Een nadeel hiervan is kapselvorming, een carcinogeen effect is niet aangetoond. Bij voorkeur wordt deze prothese onder de m. pectoralis major geplaatst. Dit heeft het voordeel dat een eventueel lokaal recidief boven het niveau van de spier gemakkelijk kan worden ontdekt. Om kapselcontracturen te voorkomen, wordt steeds vaker gebruikgemaakt van 'expanders': oprekken van de huid via een soort onderhuidse ballon. Als er lokaal een kwantitatief of kwalitatief tekort bestaat aan huid en spierweefsel, moet weefsel van elders worden gebruikt. Dit betekent veelal een verplaatsing van de m. lattisimus dorsi (LD-lap) of van de m. rectus abdominis ('transverse rectus abdominis myocutaneous flap': TRAM-flap). De laatste stap van de reconstructie vormt het aanbrengen van een areola en een tepel.

Meer dan driekwart van de patiënten is tevreden over het resultaat. Patiënten die in aanmerking komen voor postoperatieve radiotherapie of vroeger bestraald zijn geweest, hebben een verhoogde complicatiekans. Bij deze patiëntengroep is men terughoudend met reconstructie. De verhoogde kans op complicaties is echter geen reden om uit voorzorg de prothese te verwijderen wanneer toch radiotherapie moet worden gegeven. Het risico op complicaties dient te worden ingeschat mede op basis van andere risicoverhogende factoren zoals obesitas en roken.

24.9.5 LOCOREGIONALE RECIDIEF

Als men reeds een mammacarcinoom heeft gehad, is de kans op een nieuwe maligniteit 0,5-1% per levensjaar. Bij het optreden van een recidief of bij een nieuwe tumor kan bij vroege detectie alsnog curatie worden bereikt. Na voorafgaande borstsparende behandeling houdt dit veelal een ablatio mammae (salvage mastectomie) in, nadat metastasering op afstand is uitgesloten. In geval van een lokaal recidief dient dit te gebeuren door middel van een volledig disseminatieonderzoek. In toenemende mate neemt het PET-CT-onderzoek deze rol over. De risicofactoren voor het krijgen van een recidief verschillen bij een borstsparende behandeling en bij een mastectomie. Als belangrijkste risicofactoren voor lokaal recidief na een borstsparende behandeling kunnen worden genoemd een jonge leeftijd (< 40 jaar) en positieve snijvlakken. De belangrijkste factoren voor het voorspellen van een locoregionaal recidief na mastectomie zijn onder andere het aantal positieve lymfeklieren en de tumorgrootte. Leeftijd speelt hier een minder belangrijke rol. Lange tijd werd verondersteld dat de prognose na een recidief na borstsparende behandeling gunstiger was dan na een mastectomie, omdat na een borstsparende behandeling nog een salvage-mastectomie mogelijk is. Voor beide is de overleving na vijf jaar echter 50%.

24.10 Metastasering op afstand

Ondanks de ontwikkelingen in de oncologie is curatie van de patiënt met metastasen op afstand niet mogelijk. De huidige klinische research is er dan ook op gericht metastasen reeds in een zeer vroeg stadium, wanneer zij nog kunnen worden beschouwd als micrometastasen, direct na de primaire lokale behandeling uit te schakelen met adjuvante systemische therapie. Mammacarcinoom kan naar elk orgaan metastaseren.

De meest gebruikelijke metastaseringsplaatsen zijn skelet (60-70%), lever (30-40%), longen (30%), lymfeklieren, pleura, huid en onderhuids weefsel. Lobulaire carcinomen metastaseren vaker dan ductale carcinomen naar peritoneum, tractus digestivus en uterus en ovaria. Hoe later de metastasen na primaire therapie optreden (d.w.z. een langer ziektevrij interval), hoe langer de overleving daarna is, variërend van enkele maanden tot vele jaren. De slechtste overleving wordt gevonden bij patiënten bij wie de eerste metastasen optreden in lever, longen of hersenen en bij 'triple negatieve' tumoren (zie par. 24.4.1).

Palliatieve behandeling is het enig mogelijke en gericht op het verbeteren of handhaven van de kwaliteit van het leven. Dit zal vaak ook leiden tot levensverlenging wanneer metastasen in regressie gaan of stabiel blijven. Initieel is de wetenschap te lijden aan een ongeneeslijke ziekte een belangrijke bron van een gevoel van hopeloosheid en angst voor de dood. De palliatieve behandelingsmogelijkheden bestaan uit radiotherapie, chirurgie, hormonale therapie, chemotherapie en antilichaamtherapie gericht op HER2 en sinds kort ook op de vasculaire epitheliale groeifactor VEGF. Deze palliatieve behandelingen zijn nooit gerandomiseerd vergeleken met 'best supportive care'. Aangezien zowel hormonale behandelingen als chemotherapie, soms in combinatie met anti-HER2-therapie of anti-VEGF-therapie substantiële respons kunnen hebben gedurende meerdere jaren, wordt dergelijk onderzoek niet aanvaardbaar geacht. Het is dus niet goed bekend hoeveel winst in overleving ermee bereikt kan worden. Schattingen die zijn gebaseerd op vergelijkingen met historische gegevens, suggereren dat de gemiddelde overleving door chemotherapie met circa zeven tot tien maanden wordt verlengd. De mediane overleving is ongeveer twee jaar, gerekend vanaf het manifest worden van de metastasen. De spreiding is groot, 30% leeft nog meer dan vijf jaar en 10% leeft meer dan tien jaar, soms twintig jaar met gemetastaseerde ziekte. Vooral patiënten met hormoonreceptorpositieve tumoren hebben een reële kans om met metastasen en met adequate behandeling langer dan vijf jaar in leven te blijven.

Het is duidelijk dat de behandeling zodanig moet zijn dat deze gedurende langere tijd door de patiënten verdragen kan worden. De behandeling moet dus goede palliatie van de symptomen geven met behoud van goede kwaliteit van leven. Indien er sprake is van een oligometastatische ziekte, kan met agressieve behandeling soms zeer langdurige remissie bereikt worden, zoals is aangetoond in diverse (retrospectieve) studies. Een dergelijk behandeltraject dient natuurlijk uitvoerig met patiënte besproken te worden. Ten slotte moet worden gezorgd voor optimaal gebruik van analgetica en andere ondersteunende medicatie. Als het tumorproces zich op één plaats bevindt, kan men proberen het lokaal te behandelen, hetzij met radiotherapie (bijv. bij pijnlijke botmetastasen of hersenmetastasen), hetzij met chirurgie (bij fracturering door interne fixatie). De eerste hematogene metastase moet bij voorkeur cytologisch of histologisch bevestigd zijn alvorens een op gemetastaseerd mammacarcinoom gerichte behandeling wordt ingesteld. In de volgende paragrafen wordt verder voornamelijk ingegaan op palliatieve antitumortherapie.

24.10.1 KEUZE PALLIATIEVE ANTITUMORTHERAPIE

De selectie welke patiënten baat hebben bij welke therapieën is een belangrijk klinisch vraagstuk.

Met de micro-arraytechniek kunnen grofweg vier subgroepen worden onderscheiden: sterk hormonaal gevoelig (Luminal A), matig hormonaal gevoelig (Luminal B), overexpressie van HER2 (50% hormoongevoelig en 50% hormoonongevoelig), niet hormonaal gevoelig en geen overexpressie van HER2 (triple negatief). De aard van de behandeling is ook afhankelijk van de progressiesnelheid, de menopauzale status, de leeftijd, het ziektevrije interval en de conditie van de patiënt. Bij tumoren met expressie van oestrogeenreceptor en/of progesteronreceptor wordt in principe begonnen met hormonale therapie, tenzij er sprake is van levensbedreigende snel progressieve levermetastasen, ascites of lymphangitis carcinomatosa van de longen. In die gevallen heeft chemotherapie de voorkeur, omdat daarmee sneller een effect kan worden bereikt dan met hormonale therapie.

Hormonale therapie

Wanneer de metastasen weinig klachten geven, er een lang ziektevrij interval is (meer dan drie jaar) en één of beide hormoonreceptoren positief zijn, is hormonale therapie de aangewezen behandeling. Bij afwezigheid van ER- / PgR-activiteit is de kans op remissie met hormonale therapie minder dan 10%, maar als de tumor hoge receptorspiegels bevat is de kans ruim 70%.

Bij postmenopauzale vrouwen begint men tegenwoordig meestal met een van de moderne aromataseremmers (anastrozol, letrozol of exemestaan). Exemestaan onderscheidt zich door zijn steroïdale structuur van de niet-steroïdale aromataseremmers anastrozol en letrozol. Er bestaat geen volledige kruisresistentie tussen steroïdale en niet-steroïdale aromataseremmers. Na een goede reactie op endocriene therapie moet bij progressie een andere vorm van endocriene therapie worden overwogen. Na de aromataseremmers zijn nog meerdere behandelingsmogelijkheden met hormonale therapie voorhanden, zoals tamoxifen, progestativa, androgenen en hoog gedoseerde oestrogenen.

Bij premenopauzale vrouwen bestaat de endocriene behandeling van eerste keuze uit ovariële ablatie (door chirurgische ovariëctomie of door LHRH-agonisten), bij voorkeur in combinatie met tamoxifen. Wanneer na een duidelijke respons progressie optreedt, kan als tweedelijnsbehandeling een van de aromataseremmers worden voorgeschreven, mits de patiënte een ovariëctomie heeft ondergaan, dan wel de LHRH-agonisten samen met de aromataseremmer worden gecontinueerd, aangezien aromataseremmers bij functionerende ovaria geen effect van betekenis hebben. Na de aromataseremmers zijn progestativa en androgenen nog goede behandelingsopties.

Sommige vrouwen hebben baat bij drie tot vier achtereenvolgende hormonale therapieën en hebben op die manier gedurende enkele jaren een goede kwaliteit van leven met een minimum aan symptomen en bijwerkingen. Bij de start van hormonale therapie kan binnen uren of dagen een exacerbatie van aan kanker gerelateerde symptomen optreden ('flare'), met musculoskeletale pijn, hypercalciëmie, erytheem en koorts. Dit is geen reden tot staken van de therapie. Vaak voorspelt deze reactie juist een goede respons op de hormonale therapie.

De plaats in de palliatieve behandeling van het zuivere anti-oestrogeen fulvestrant moet nog verder bepaald worden. Het voordeel ten opzichte van tamoxifen is dat dit middel geen oestrogeenagonistisch effect heeft. Het lijkt er nu op dat dit middel niet superieur is aan tamoxifen, maar nog wel een plaats heeft na tamoxifen.

Chemotherapie

Verscheidene factoren zullen leiden tot het besluit over te gaan op (combinatie)chemotherapie. Deze factoren zijn van velerlei aard: jonge leeftijd, gebleken ongevoeligheid voor hormonale behandeling, een negatieve oestrogeenreceptor van de tumor, snelle progressie van metastasen en een kort ziektevrij interval. De meest gebruikte chemotherapieschema's zijn het AC- of EC-schema, taxanen, eventueel in combinatie met AC (TAC) of als monotherapie: paclitaxel wekelijks of docetaxel driewekelijks. De keuze zal er vaak ook van afhangen of al eerder adjuvante chemotherapie is gegeven. Recent is in een grote gerandomiseerde studie aangetoond dat de VEGF-blokker bevacizumab (Avastin) in combinatie met paclitaxel de tijd tot progressie met een halfjaar verlengde vergeleken met paclitaxel alleen. Capecitabine oraal gedurende twee weken gevolgd door één week rust is als monotherapie vrijwel vergelijkbaar met het vroeger vaak gegeven CMF-schema. Met deze schema's wordt bij 40-60% van de vrouwen een objectieve remissie bereikt.

Combinaties van taxanen en antracyclines en middelen als capecitabine geven hogere remissiepercentages dan de middelen elk afzonderlijk. Het is nog de vraag of chemotherapie met combinaties leidt tot overlevingswinst in vergelijking met sequentieel toegediende chemotherapie. Wel staat vast dat de combinaties meer toxisch zijn. Voor combinaties van chemotherapie en hormonale therapie geldt dat sequentiële toediening de voorkeur heeft.

Als de toestand van de patiënten het toelaat, kan ook nog derde- en/of vierdelijnschemotherapie worden toegepast met nieuwe middelen als capecitabine en vinorelbine. Capecitabine wordt in orale vorm toegediend, wat voor een palliatieve behandeling een belangrijk voordeel is.

Chemotherapie wordt veelal gestaakt na zes maanden of bij duidelijke progressie. Dit laatste is pas evalueerbaar na zes tot twaalf weken.

Anti-HER2-therapie

Patiënten met overexpressie van HER2 komen in aanmerking voor behandeling met het monoklonale antilichaam tegen HER2 trastuzumab (Herceptin). In combinatie met chemotherapie (taxanen, vinorelbine, capecitabine) is dit effectiever dan als monotherapie. Over het algemeen wordt trastuzumab gecontinueerd wanneer het maximaal aantal chemotherapiekuren is bereikt. Het lijkt erop dat ook bij progressie onder een bepaalde vorm van chemotherapie met trastuzumab, trastuzumab beter kan worden gecontinueerd met een ander chemotherapeuticum. De prognose van deze groep patiënten met HER2-overexpressie is sinds er effectieve anti-HER2-therapie bestaat aanzienlijk verbeterd. Wel hebben zij een verhoogde kans op het ontwikkelen van hersenmetastasen.

24.10.2 BISFOSFONATEN

Het skelet is een predilectieplaats voor metastasen van het mammacarcinoom. Botmetastasen veroorzaken veel pijnklachten en complicaties, zoals fracturen. Sinds een aantal jaren is bekend dat bisfosfonaten zoals pamidronaat (APD), clodronaat, zoledronaat en ibandronaat een beschermend effect hebben ten aanzien van het ontstaan en de morbiditeit van botmetastasen. Bisfosfonaten danken hun werking aan de remming van de osteoclasten, waardoor vooral de botresorptie wordt afgeremd. Bisfosfonaten worden nu als standaardtherapie toegediend aan patiënten met skeletmetastasen, in combinatie met hormonale of chemotherapie. Ze dragen door hun pijnverminderende werking bij aan het palliatieve effect van de behandeling.

24.10.3 LOKALE THERAPIE

Lokale therapie moet telkens bij iedere progressie worden overwogen, zoals bij het optreden van metastasen in het centrale zenuwstelsel (radiotherapie), pleuravocht of ascites (drainage), huid- of botmetastasen met klachten (radiotherapie en/of chirurgie). In alle fasen van de ziekte is ondersteunende therapie, in welke vorm ook, van het grootste belang om de patiënt een acceptabele kwaliteit van leven te kunnen bieden. Dit laatste is wellicht de belangrijkste leidraad in de medische begeleiding.

24.11 Samenvatting

Ondanks de toenemende incidentie van mammacarcinoom neemt de sterfte aan mammacarcinoom in de westerse wereld iets af. Dit is te danken aan vroege diagnostiek en verbeterde therapeutische mogelijkheden. De vroege diagnostiek kan worden verdeeld in de screening binnen de kaders van het bevolkingsonderzoek en buiten deze kaders, waarbij het dan vooral gaat om familiaire belasting. Door moleculair-genetisch onderzoek kunnen genmutatiedraagsters worden geïdentificeerd, die een screeningsprogramma op maat krijgen aangeboden. Dankzij moleculair-genetisch onderzoek van het carcinoom kan een optimale behandeling worden aangeboden, gebaseerd op haar risicoprofiel. De verbeterde neoadjuvante en adjuvante therapeutische mogelijkheden verhogen de kwaliteit van leven doordat in toenemende mate borstsparende therapie of reconstructieve chirurgie mogelijk blijkt. Dat deze optimalisatie niet mogelijk is zonder multidisciplinair overleg, voorlichting en begeleiding van de patiënt spreekt voor zich.

Kernpunten

- Iedere door de patiënt zelf gevoelde knobbel dient nader onderzocht te worden. Bij jonge vrouwen is het wegnemen van ongerustheid van groot belang, bij vrouwen van 40 jaar en ouder dient naast beeldvorming steeds verwijzing naar een mammapoli te worden overwogen.
- Dankzij moleculair-genetisch onderzoek kan het risicoprofiel van de individuele patiënt worden vastgesteld, op grond waarvan screening kan worden geadviseerd.
- Mammografie is nog steeds de basis van de beeldvormende techniek, ook ten behoeve van screening. Aanvullend zijn de echografie en in toenemende mate de MRI.
- De ontwikkelingen binnen de punctiediagnostiek

- hebben ertoe geleid, dat het mogelijk moet zijn bij meer dan 90% van de mammacarcinomen de diagnose preoperatief vast te stellen. Op grond daarvan kan het behandelplan in het multidisciplinair overleg en met de patiënt worden besproken.
- Bij de keuze van de operatieve behandeling spelen naast klinische en röntgenologische factoren, individuele patiëntgebonden factoren een rol, waaronder moleculair-genetisch onderzoek van het carcinoom.
- De oncologische behandelingsmogelijkheden zijn verfijnder en complexer geworden. Het internetprogramma www.adjuvantonline.com is een geschikt hulpmiddel om bij elke patiënt zowel de prognose als het effect te voorspellen.
- Hoogbejaarde vrouwen met mammacarcinoom moeten, als er geen vitale contra-indicaties zijn, op dezelfde wijze worden behandeld als jongere postmenopauzale patiënten.
- Er is een tendens de follow-up na behandeling van mammacarcinoom te individualiseren en waar mogelijk te verkorten.

Literatuur

Bartelink H. Radiotherapy to the conserved breast, chest wall, and regional nodes: is there a standard? The Breast 2003;12:475-82.
Clarke M, Collins R, Darby S, Early Breast Cancer Trialists' Collaborative Group (EBCTCG). Effects of radiotherapy and of differences in the extent of surgery for early breast cancer on local recurrence and 15-year survival: an overview of the randomised trials. Lancet 2005;366(9503):2087-106.
Early Breast Cancer Trialists' Collaborative Group. Systemic treatment of early breast cancer by hormonal, cytotoxic or immune therapy. Lancet 1992; 339: 1-15, 44-5, 71-85.
Early Breast Cancer Trialists' Collaborative Group. Tamoxifen for early breast cancer: an overview of the randomised trials. Lancet 1998;351:1451-67.
EORTC Breast Cancer Group. Manual for clinical research in breast cancer. 5th ed. Published at the occasion of the 4th European Breast Cancer Conference. Hamburg, 2004 March 16-20. European Organisation for Research and Treatment of Cancer, 2004.
Ford et al. Genetic heterogeneity and penetrance analysis of the BRCA1 and BRCA2 genes in breast cancer families. Am J Hum Genet 1998;62:676-89.
Harris JR, Lippman ME, Morrow M, et al. (eds). Diseases of the breast. 3rd ed. Philadelphia: Lippincott Williams & Wilkins, 2004.
LETB, Landelijk Evaluatie Team voor bevolkingsonderzoek naar Borstkanker. Tussenrapportage 2007.
Love S, Lindsey K. Het borstenboek. Amsterdam: Ambo/Anthos, 1998.
Page DL, et al. Historical and epidemiologic background of human premalignant breast disease. J of Mammary Gland Biology and Neoplasia 2000;5:341-9.
Vijver MJ van de, He YD, Veer LJ van 't, et al. A gene-expression signature as a predictor of survival in breast cancer. N Engl J Med 2002;347:1999-2009.

Websites
http://www.cbo.nl: richtlijn mammacarcinoom 2008 (CBO/NABON).
http://www.oncoline.nl: oncologische richtlijnen.
http://www.adjuvantonline.com: hulp voor de zorgsector en patiënten.
http://www.borstkanker.nl
Folders en adressen
De afdeling Voorlichting van het Koningin Wilhelmina Fonds voor de Nederlandse Kankerbestrijding verstrekt ook via de Integrale Kankercentra brochures over borstafwijkingen, mammacarcinoom, borstreconstructie, en lymfoedeem, en vele algemene brochures over erfelijkheid, chemotherapie, radiotherapie, leven met kanker, enz. In deze brochures zijn tevens de adressen en telefoonnummers te vinden van diverse begeleidingsgroepen (o.a. mastopathie, Landelijk Contactorgaan Begeleidingsgroepen Borstkankerpatiënten).

25 Tumoren van de vrouwelijke geslachtsorganen

J.B.M.Z. Trimbos, G.J. Fleuren, A.G.J. van der Zee, C.L. Creutzberg

25.1 Inleiding

De tumoren van de vrouwelijke geslachtsorganen nemen in de sterfte bij vrouwen aan kwaadaardige aandoeningen de vijfde plaats in, na het mammacarcinoom, coloncarcinoom, longcarcinoom en melanoom. De incidentie van cervixcarcinoom en ovariumcarcinoom is de afgelopen decennia afgenomen door screening en behandeling van premaligne afwijkingen (cervixcarcinoom) en gebruik van orale anticonceptiva (OAC) (ovariumcarcinoom).

De vijfjaarsoverlevingskansen voor patiënten met gynaecologische tumoren zijn vanaf 1960 verbeterd. Dit is gedeeltelijk te danken aan vroegere diagnostiek (cervixcarcinoom) en in mindere mate aan verbeterde behandeling (ovariumcarcinoom).

De afgelopen jaren is als gevolg van de veroudering van de bevolking een stijging van het aantal patiënten met kanker opgetreden. Het is te verwachten dat deze trend zich zal doorzetten (tabel 25.1).

Ten aanzien van de verschillende leeftijdsgroepen leiden de incidentiegegevens tot de volgende conclusies.
- De leeftijdspiek van het cervixcarcinoom ligt tussen de 30 en 44 jaar.
- Bij vrouwen jonger dan 40 jaar is het endometriumcarcinoom zeldzaam (leeftijdspiek 60-85 jaar) en relatief vaak het gevolg van een erfelijk syndroom.
- Bij vrouwen jonger dan 40 jaar zijn maligne epitheliale ovariumtumoren zeldzaam.

De genese van gynaecologische tumoren kan het best worden begrepen indien deze wordt gezien in relatie tot de ontwikkeling en de bouw van de tractus genitalis. Het bekledend epitheel van het ovarium is embryologisch gezien afkomstig van het coeloomepitheel. De tractus genitalis ontstaat voor het grootste deel uit instulpingen van dit coeloomepitheel, de buizen van Müller. Hieruit ontstaan het epitheel van een deel van de vagina, de endocervix, het endometrium, het epitheel van de tuba en het oppervlakte-epitheel van het ovarium. Deze embryologische ontwikkeling maakt het begrijpelijk dat tumoren op verschillende plaatsen in de tractus genitalis histologische beelden kunnen tonen die met elkaar overeenkomen. Zo worden mucineuze adenocarcinomen zowel in de endocervix als in het endometrium en in de ovaria gevonden.

Sereuze adenocarcinomen inclusief psammoomlichaampjes worden niet alleen in het ovarium maar ook in de tuba, het endometrium en de cervix gezien. Daarom is het vaak moeilijk het orgaan van origine van een tumor in de tractus genitalis vast te stellen indien er meer tumorlokalisaties aanwezig zijn.

De histologische diagnose heeft directe consequenties voor de behandeling van de individuele patiënte en de evaluatie van een eventueel ingestelde therapie. Het is daarom van groot belang uniformiteit te betrachten in classificatie, gradering en stadiëring van maligne tumoren. Dankzij nieuwe diagnostische technologieën op DNA-gebied is de erfelijkheid van gynaecologische tumoren sterk in de belangstelling komen te staan. Bij de bespreking van ovarium- en endometriumcarcinoom zal hierop ingegaan worden.

In dit hoofdstuk worden de verschillende maligne tumoren van de vrouwelijke geslachtsorganen behandeld, met name het cervixcarcinoom, het endometriumcarcinoom, de ovariumtumoren, het vulvacarcinoom en ten slotte de meer zeldzame tumoren, zoals het vaginacarcinoom en het choriocarcinoom.

25.2 Cervixcarcinoom

Mondiaal gezien is er een enorme spreiding in voorkomen van cervixcarcinoom. In West-Europa en Noord-Amerika is er een lage incidentie, maar in de hoogrisico

Tabel 25.1	Ontwikkeling van het totaal aantal nieuwe patiënten per jaar met gynaecologische tumoren in Nederland.				
	1998	2000	2002	2004	2006
mamma	10.315	11.256	11.591	12.049	12.416
cervix uteri	753	683	651	704	685
corpus uteri	1.528	1.480	1.591	1.811	1.695
ovarium	1.263	1.142	1.178	1.171	1.072
vulva	262	239	241	256	290

Bron: Nederlandse Kankerregistratie (www.ikcnet.nl)

gebieden Latijns- een Zuid-Amerika, Afrika ten zuiden van de Sahara en Zuidoost-Azië is de incidentie op plaatsen zo hoog dat het de belangrijkste maligniteit bij de vrouw is. Tachtig procent van alle cervixcarcinomen komt in derdewereldlanden voor.

In Nederland was het cervixcarcinoom in de vorige eeuw tot ongeveer de jaren zestig de meest voorkomende gynaecologische tumor in Nederland. Ten opzichte van het endometriumcarcinoom kwam het cervixcarcinoom driemaal zo frequent voor. De ratio tussen de beide carcinomen wijzigde zich en in het begin van de jaren zeventig was de frequentie gelijk. Sindsdien komt het endometriumcarcinoom vaker voor dan het cervixcarcinoom. Deze omslag in ratio is aan verschillende factoren toe te schrijven. De belangrijkste factor is de veranderde leeftijdsopbouw van de vrouwelijke bevolking. De gemiddelde leeftijd van vrouwen met een cervixcarcinoom ligt twintig jaar onder die van vrouwen met een endometriumcarcinoom. Omdat het aantal vrouwen ouder dan 65 jaar zowel procentueel als absoluut is toegenomen, is de kans op een endometriumcarcinoom sterker toegenomen dan de incidentie van een cervixcarcinoom. Daarnaast hebben de screening op en de behandeling van de voorstadia van het cervixcarcinoom, zoals die sinds de jaren tachtig actief plaatsvinden, geleid tot de daling van de incidentie van invasief cervixcarcinoom.

Niet alleen de frequentie van het cervixcarcinoom is gedaald, ook de verhouding tussen de verschillende stadia is veranderd. Terwijl stadium I in de jaren zestig nog maar goed was voor 19% van alle cervixcarcinomen, was dit percentage in de jaren tachtig gestegen tot 45. Omdat de lagere stadia een betere prognose hebben, leidt vermindering van de hoge stadia tot een stijging van de gemiddelde vijfjaarsoverleving. Zowel de cytologische screening van de vrouwelijke bevolking als de bewustmaking van vrouwen om de arts te bezoeken bij klachten zoals abnormaal vaginaal bloedverlies, hebben daaraan bijgedragen.

De incidentie van het cervixcarcinoom bedraagt nu ongeveer 8-9 nieuwe gevallen per 100.000 vrouwen per jaar in Nederland. De sterfte aan cervixcarcinoom bedraagt 2,8 per 100.000 vrouwen per jaar. Met andere woorden, in Nederland overlijden jaarlijks ongeveer 280 vrouwen aan de gevolgen van een cervixcarcinoom (gemiddelde vijfjaarsoverleving 67%).

De leeftijdpiek van het cervixcarcinoom ligt tussen de 30 en 44 jaar, met een gemiddelde leeftijd van 45 jaar; de spreiding over de leeftijdscategorieën is groot en loopt van 18 tot 95 jaar.

De invloed van een lager sociaaleconomisch milieu, promiscuïteit, de duidelijke relatie met de eerste coïtus (sexarche), huwelijk en kinderen op jonge leeftijd, wijzen duidelijk in de richting van de coïtus als centrale factor. In etiologische zin is er een zeer sterke associatie met het humaan papillomavirus (HPV) dat bij de coïtus kan worden overgebracht. Van het HPV zijn inmiddels meer dan honderd verschillende typen geïdentificeerd. Vooral de typen 16, 18, 31 en 45 worden in relatie gebracht met het ontstaan van cervixcarcinoom. Hiernaast is roken een risicofactor omdat het lokaal in de cervix de werking van het immuunsysteem remt.

Als hoogrisico groepen moeten daarom bevolkingsgroepen worden beschouwd van lager sociaaleconomisch niveau en groepen met promiscue seksueel gedrag. Penishygiëne, condoomgebruik en tijdige behandeling van ontstekingen en epitheelafwijkingen van de cervix spelen mogelijk een rol bij de preventie van cervixcarcinoom.

Etiologische rol van HPV

Talrijke epidemiologische gegevens wijzen erop dat cervicale intra-epitheliale neoplasie (CIN) en cervixcarcinoom kenmerken hebben van een seksueel overdraagbare aandoening. Al langere tijd wordt veel aandacht besteed aan de rol van het humaan papillomavirus (HPV) bij het ontstaan van cervixcarcinoom en de voorstadia hiervan (dysplasie). Papillomavirussen zijn DNA-virussen met een cirkelvormig genoom van ongeveer 8 kilobasen lang. De classificatie van de HPV-typen is gebaseerd op vergelijking van de nucleotidesequentie van specifieke gebieden van het genoom. Momenteel zijn meer dan honderd verschillende HPV-typen bekend. Met name de typen HPV-6, -11, -16, -18, -31, -33 en -45 komen frequent voor in epitheelafwijkingen van de vulva, vagina en cervix. HPV-6, -11 en -31 worden de laagrisico-HPV-typen genoemd, omdat deze vooral worden gevonden in condylomen en in lage graden van dysplasie. De hoogrisico-HPV-typen, waaronder HPV-16, -18, -33 en -45, worden aangetroffen in hogere graden van dysplasie en cervixcarcinoom.

Recent is aannemelijk gemaakt op welke wijze de expressie van virale eiwitten in cellen die zijn geïnfecteerd met een zogeheten hoogrisico-HPV-type (HR-HPV) leidt tot chromosomale instabiliteit en gestoorde groeiregulatie. De virale eiwitten interfereren met de functie van tumorsuppressorgenen, een van de drie verschillende genetische systemen waarvan bekend is dat deze een rol spelen bij het ontstaan van tumoren. Zo kunnen de eiwitproducten E6 en E7 van HPV-16 en HPV-18 binden aan twee eiwitten die gecodeerd worden door tumorsuppressorgenen, en wel respectievelijk aan het p53-eiwit en het Rb-eiwit. Omdat p53 en Rb betrokken zijn bij de regulatie van de celcyclus, is het aannemelijk dat het p53-eiwit en het Rb-eiwit door complexvorming met E6 en E7 functioneel geïnactiveerd worden. Hierdoor gaat de regulerende werking van deze eiwitten op celgroei en differentiatie verloren en ontstaat genetische instabiliteit.

De HPV-prevalentie bij vrouwen met normale cytologie varieert van 4% (westerse landen) tot 30% (Zuid-Amerika), met verschillen in leeftijd en geografische achtergrond. Op basis van grote, wereldwijd verrichte epidemiologische case control studies is een duidelijk verhoogd relatief risico voor cervixcarcinoom van de hoogrisico-HPV-typen vastgesteld (RR van 100-500, afhankelijk van het HPV-type). Tevens bleek een geografische spreiding van de verschillende HPV-typen te bestaan: in West-Europa komen de HPV-typen 16 en 18 het meest frequent voor, terwijl in Zuid-Afrika HPV-31 en in Suriname HPV-45 frequenter voorkomen.

Recent is aangetoond dat alleen CIN-laesies die persisterend HR-HPV bevatten, at risk zijn voor het ontwikkelen van cervixcarcinoom. Omgekeerd is ook aangetoond dat wanneer het HR-HPV geklaard wordt, de cytologische afwijkingen in het cervixuitstrijkje verdwijnen. Dat betekent dat HR-HPV gebruikt kan worden als risicofactor voor het ontstaan van cervixcarcinoom. Momenteel is grootschalig onderzoek gaande naar de klinische betekenis van de aanwezigheid van HR-HPV in het cervixuitstrijkje.

Evenzeer als bij andere vormen van kanker zijn meerdere genetische veranderingen noodzakelijk voordat een normale cel een kankercel wordt. Naast een oncogeen HPV-type zijn dus andere genetische veranderingen betrokken bij de ontwikkeling van cervixcarcinoom.

25.2.1 MORFOLOGIE VAN HET CERVIXCARCINOOM

Premaligne afwijkingen – cervicale intra-epitheliale neoplasie (CIN)

De cervix is bekleed met twee soorten epitheel: distaal en op de ectocervix bevindt zich niet-verhoornend plaveiselepitheel en meer craniaal en op de endocervix ligt cilinderepitheel. De grens tussen beide epithelia verschuift met de leeftijd en is niet scherp, maar omvat een breder gebied waarin het ene epitheel geleidelijk overgaat in het andere. Dit gebied heet de transformatiezone en de (pre-)maligne veranderingen van het plaveiselepitheel ontstaan in dit gebied.

De meeste (pre)maligne afwijkingen in de cervix ontstaan in gebieden met squameuze metaplasie, soms uit pre-existent plaatepitheel. Squameuze metaplasie van endocervicale cellen, op zichzelf te beschouwen als een fysiologisch proces, kan overgaan in een gestoorde uitrijping van de plaveiselcellen (dysplasie). Deze uitrijpingsstoornis van het epitheel is te herkennen aan verbreding en atypie van de cellen in de basale lagen, toename van de kerngrootte ten opzichte van het cytoplasma, vertraagde uitrijping en de aanwezigheid van celdelingen in de hogere lagen van het epitheel. Indien deze uitrijpingsstoornis (vrijwel) de gehele dikte van het epitheel betreft, wordt gesproken van een carcinoma in situ. De term carcinoma in situ is feitelijk een contradictio in terminis. Het is een premaligne laesie, maar het woord carcinoma, dat invasie suggereert, maakt er deel van uit. Dysplasie en carcinoma in situ zijn stadia van één proces, dat vaak gepaard gaat met DNA-veranderingen en -afwijkingen, die in de tijd meestal in ernst toenemen. Een ernstige dysplasie en een carcinoma in situ worden op dezelfde wijze behandeld.

Op grond van voorgaande overwegingen is overgegaan op de term cervicale intra-epitheliale neoplasie (CIN). Hierbij komt CIN-I overeen met een lichte dysplasie, CIN-II met een matige dysplasie en CIN-III betreft zowel ernstige dysplasie als carcinoma in situ. Vooral in de Amerikaanse literatuur worden CIN-I-laesies wel 'low grade' SIL (squamous intra-epithelial lesions) genoemd, en CIN-II- en CIN-III-laesies 'high grade' SIL.

Het graderen van CIN vindt plaats door histologisch de mate van differentiatie, de kernafwijkingen en de mitotische activiteit vast te stellen. Vooral de mate van differentiatie van het epitheel en de hoogte tot waar mitosen in het epitheel voorkomen, zijn parameters voor het bepalen van de graad van CIN (fig. 25.1). Daarnaast is kernatypie van belang. De mate van kernatypie zal meestal gecorreleerd zijn met de mate van differentiatie. Indien deze twee kenmerken niet gelijk opgaan, is bij een ernstige atypie dit laatste doorslaggevend voor het bepalen van de graad van CIN. Het is duidelijk dat de CIN-classificatie een zekere mate van subjectiviteit heeft.

Adenocarcinoma in situ

Adenocarcinoma in situ wordt gekenmerkt door vervanging van endocervicale cellen door atypische epitheelcellen met toegenomen kerngrootte, waarvan de polariteit verloren is gegaan, waarin mitotische activiteit aanwezig is en vaak meerlagigheid voorkomt. Het afwijkende epitheel gaat abrupt over in de normale endocervicale epitheelbekleding. Een belangrijk kenmerk is dat het normale architecturale patroon van de klierbuisjes behouden is gebleven.

Carcinomen

Van de cervixcarcinomen is ongeveer 75% een *plaveiselcelcarcinoom*. De vroegst herkenbare infiltratieve groei wordt 'early invasion' genoemd en betreft een dieptegroei van ≤ 1 mm. Bij deze patiënten worden vrijwel nooit metastasen gevonden.

In het algemeen geldt dat bij het toenemen van de invasiediepte de prognose slechter wordt en meer radicale chirurgische behandeling gewenst is. Tumoren met een invasiediepte van ≤ 3 mm, gemeten vanaf de basis van het epitheel, en een breedte van niet meer dan 7 mm, heb-

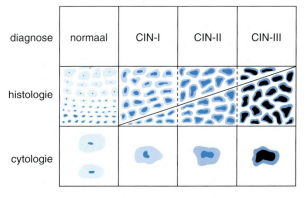

Figuur 25.1 Classificatie van cervicale intra-epitheliale neoplasie (CIN).

Tabel 25.2 a KOPAC-B-classificatie.

	K Kompositie	O Ontstekingsverschijnselen	P Plaveiselepitheel	A Andere afwijkingen / endocervix/ endometrium	C Cilinderepitheel
0	onvoldoende	n.v.t.	n.v.t.	n.v.t.	n.v.t.
1	endocervix	virusinfectie	geen afwijkingen	geen afwijkingen	geen afwijkingen
2	SM*	*Trichomonas vaginalis*	abnormale plaveiselcellen	epitheelatrofie	geen EC
3	endometrium	bacterieel	atypische SM	atypische regeneratie	enkele atypische EC
4	EC + SM-cellen	schimmelinfectie	geringe dysplasie	geringe atypie EM	geringe atypie EC
5	EC + EM-cellen	*Gardnerella vaginalis*	matige dysplasie	matige atypie EM	matige atypie EC
6	SM + EM-cellen	geen ontsteking	ernstige dysplasie	ernstige atypie EM	ernstige atypie EC
7	EC + SM + EM	actinomyces	carcinoma in situ	adenocarcinoom EM	adenocarcinoom in situ
8	uitsluitend plaveiselcellen	*Chlamydia trachomatis*	micro-invasief carcinoom	metastase maligne tumor	n.v.t.
9	n.v.t.	aspecifiek	invasief carcinoom	n.v.t.	adenocarcinoom EC

* SM = squameuze metaplasie, EC = endocervicale cellen, EM = endometrium.

B

beoordeelbaarheid

1	goed beoordeelbaar
2	voldoende beoordeelbaar, maar beperkt door: (probleemtypering)
3	niet beoordeelbaar door: (probleemtypering)

Tabel 25.2 b Vergelijking van de KOPAC-B-classificatie en de Pap-classificatie.

Pap	KOPAC-B
1	P1, A1, C1
2	P2, P3, A3, C3
3A	P4, P5, A4, A5, C4, C5
3B	P6, C6
4	P7, A6, C7
5	P8, P9, A7, A8, C9

Tabel 25.2 c De volgende herhalingsadviezen worden voorgesteld (www.pathology.nl).

klasse	(herhalings)advies	vervolgadvies
KOPAC P1, A1-A2, C1	5 jaar	
KOPAC P2-P3, C3	1/2 jaar	normaal => 12 maanden afwijkend => gynaecoloog
KOPAC P4, A3, C4-C5	1/2 jaar	normaal => 12 maanden afwijkend => gynaecoloog
KOPAC P5	gynaecoloog	na behandeling: na 6-12-24 maanden na géén behandeling: na 6-12 maanden
KOPAC P6-P7, C6-C7	gynaecoloog	na behandeling: na 6-12-24 maanden na géén behandeling: na 6-12 maanden
KOPAC P9, C9	gynaecoloog	na behandeling: na 6-12-24 maanden
KOPAC B2	conform KOPAC	
KOPAC B3	6 weken	

ben echter een zodanig gunstige prognose dat radicale chirurgie niet nodig wordt geacht; deze tumoren zijn te beschouwen als micro-invasief (stadium IA1).

Het groeipatroon, het celtype en de differentiatiegraad van plaveiselcelcarcinomen kunnen sterk wisselen. Precieze histologische gradering draagt niet duidelijk bij tot het vaststellen van de prognose van patiënten met cervixcarcinoom.

Indien endocervicale klierbuisjes met een atypische epitheelbekleding, zoals bij adenocarcinoma in situ, niet meer in een normale architecturale rangschikking liggen, is er sprake van een *adenocarcinoom*. De adenocarcinomen van de cervix zijn histologisch meestal van het endocervicale type. Het adenosquameuze carcinoom is opgebouwd uit glandulaire en squameuze elementen. Daarnaast kunnen, zoals ook in de overige organen van de tractus genitalis, verschillende differentiatievormen worden aangetroffen, zoals mucineus, sereus, endometrioïd en clear cell.

Cytologie

Cytologisch onderzoek werd reeds rond 1945 door Papanicolaou en Traut gepropageerd. Uitstrijkjes van de baarmoederhals worden gemaakt door de huisarts of specialist met een spatel of een brush als er klachten zijn die wijzen op de mogelijkheid van een (pre)maligne afwijking van de cervix. Tevens wordt iedere vijf jaar bij alle vrouwen tussen de 30 en 60 jaar een uitstrijkje afgenomen in het kader van het bevolkingsonderzoek vroege opsporing baarmoederhalsafwijkingen.

Het uitstrijken moet gebeuren uit de transformatiezone van de cervix. Essentieel is dat ook materiaal uit de endocervix meegenomen wordt en dat het uitstrijkje snel wordt gefixeerd. Een adequaat speculum en vooral goede belichting zijn onontbeerlijk.

Beoordeling op basis van KOPAC-B-classificatie

In Nederland worden uitstrijkjes beoordeeld volgens het KOPAC-B-systeem; dit staat voor:
– *K*ompositie;
– *O*ntsteking;
– *P*laveiselepitheel;
– *A*ndere afwijkingen;
– *C*ilinderepitheel;
– *B*eoordeelbaarheid.

Hoewel *Beoordeelbaarheid* (B) als laatste in het rijtje staat, is het toch logisch om met de bespreking hiervan te beginnen. Het ligt immers voor de hand bij de beoordeling van een uitstrijkje als eerste na te gaan of het wel beoordeelbaar is. Uitstrijkjes kunnen niet of beperkt beoordeelbaar zijn om een aantal redenen, zoals veel bloed, veel leukocyten of (te) weinig epitheelcellen.

Er zijn drie klassen van beoordeelbaarheid: B1: goed beoordeelbaar; B2: beperkt beoordeelbaar (met aanduiding probleemtypering); B3: niet beoordeelbaar (met aanduiding probleemtypering).

Kompositie betreft de cellulaire samenstelling als indicatie voor het uitstrijken van de transformatiezone. De kwaliteit van de uitstrijk is van groot belang voor de effectiviteit van de methode. De kans om voorlopers van kanker op te sporen is het grootst als de uitstrijk genomen is van de transformatiezone, omdat dit de plaats is waar de meeste maligniteiten ontstaan. Plaveiselcellen zijn vrijwel altijd aanwezig in de uitstrijk. De aanwezigheid van zowel plaveiselcellen als endocervicale cellen wordt algemeen gezien als aanwijzing dat de transformatiezone gesampled is. Ook squameuze metaplasie wordt gezien als goede sampling. De onderverdeling van de Kompositie is aangegeven in tabel 25.2a.

De onderdelen *Ontsteking, Plaveiselepitheel, Andere afwijkingen* en *Cilinderepitheel* van het KOPAC-B-systeem worden onderverdeeld in ontstekingen en epitheliale veranderingen / afwijkingen. Ontsteking heeft in het KOPAC-B-systeem negen onderverdelingen waarin de meest voorkomende ziekteverwekkers zijn ondergebracht (tabel 25.2a). De epitheliale veranderingen betreffen drie typen cellen met veranderingen c.q. afwijkingen: plaveiselcellen (P), cilindrische cellen (C), andere epitheliale componenten zoals endometrium (A).

Elk type cel kan een scala van afwijkingen en van reactieve, niet-neoplastische veranderingen tonen, zoals gezien bij ontsteking, tot preneoplastische of dysplasie en carcinoom. Deze zijn weergegeven bij P, C en A in tabel 25.2a.

Relatie Pap-classificatie en KOPAC-B-classificatie

De Pap-classificatie is gebaseerd op afwijkingen van de epitheliale cellen in de uitstrijk en daarom vooral afhankelijk van de P-, A- en C-onderdelen van de KOPAC-classificatie (zie tabel 25.2b). Hoewel de Pap-classificatie eigenlijk is afgeschaft, wordt hij gebruikt voor het coderen van herhalingsadviezen van lopende onderzoeken en protocollen (zie tabel 25.2b). De herhalingsadviezen zijn weergegeven in tabel 25.2c.

> Indicaties voor uitstrijkjes van de baarmoedermond bij patiënten die geen gevolg hebben gegeven aan de oproep voor het bevolkingsonderzoek:
> - afwijkend vaginaal bloedverlies;
> - afwijkende fluor vaginalis;
> - onderbuikspijn;
> - verdachte portio;
> - herhalingsuitstrijken naar aanleiding van een vorige uitslag.

25.2.2 VROEGE DIAGNOSTIEK VAN HET CERVIXCARCINOOM EN SCREENINGSONDERZOEK

Het nut van vroege opsporing van cervixcarcinoom voor de individuele patiënte kan, gezien het verschil in prognose tussen behandeling in stadium 0 of bijvoorbeeld I of II, nauwelijks worden betwijfeld. Daar deze vroege stadia (CIN-III, micro-invasief carcinoom) klinisch niet te onderscheiden zijn van andere afwijkingen van de portio en geen specifieke anamnese hebben, is de vroege diagnostiek vooralsnog alleen mogelijk door microscopisch onderzoek. Voor routineonderzoek is cervicale cytologie de juiste methode, al moet worden vastgesteld dat door cytologisch onderzoek gecombineerd met colposcopie een nog groter aantal carcinomen in een vroeg stadium kan worden gevonden. Deze methode van onderzoek, die gemakkelijk poliklinisch kan worden verricht, vraagt echter relatief veel tijd en ervaring in het interpreteren van de beelden. De gevonden afwijkingen moeten veelvuldig histologisch worden geverifieerd. Een klein aantal carcinomen is door ligging hoog in het cervicale kanaal onzichtbaar. Hoewel deze bezwaren colposcopisch onderzoek voor routineopsporing minder geschikt maken, neemt bij het evalueren van cytologisch positieve gevallen de colposcopie een belangrijke plaats in.

Indien histologisch onderzoek is aangewezen, kan het weefsel worden verkregen door:
1. multipele biopsieën op geleide van colposcopie en/of schiller-test;
2. lisbiopt (LLETZ: large loop excision of transformation zone);
3. conisatie.

Ad 1 – Colposcopie
Bij colposcopie wordt met de microscoop op statief (te vergelijken met een operatiemicroscoop) de cervix bekeken met een vergroting van zes- tot veertigmaal. Tijdens dit onderzoek, dat bij voorkeur wordt uitgevoerd tussen de achtste en dertiende dag van de cyclus (helder cervixslijm en meer open ostium) wordt de gehele transformatie(overgangs)zone bekeken, waarbij zo nodig het cervicale kanaal nog iets verder wordt opengesperd. Vooral na het deppen van de portio met een 2%-azijnzuuroplossing, waardoor het pathologische epitheel wit wordt, is een goed onderscheid tussen de verschillende epitheelsoorten mogelijk. Proefexcisies worden gemaakt met een lange gebogen proefexcisietang of een diathermische lis. Het volgende overzicht geeft de FIGO-classificatie weer van de verschillende bevindingen.

A	normale colposcopische bevindingen: a. oorspronkelijk plaveiselepitheel b. cilinderepitheel c. normale transformatiezone (metaplasie)

B	abnormale colposcopische bevindingen:
	1. atypische transformatiezone
	   a. mozaïek
	   b. punctatie
	   c. azijnzuurwit epitheel
	   d. keratosis of leukoplakie
	   e. atypische vaten
	2. colposcopisch verdacht voor invasief carcinoom (ulceratie, bizarre vaattekening)

C	niet-adequate colposcopische bevindingen door het niet-zichtbaar zijn van de bovengrens van de transformatiezone

Belangrijk is dat de bevindingen bij colposcopie in een schema worden vastgelegd en er een goede communicatie is met de patholoog.

Schiller-test. Deze test is erop gericht het normale plaatepitheel van vagina en cervix met een waterige jodiumoplossing bruin te kleuren. Hierdoor wordt het pathologische epitheel – dat ongekleurd blijft – gemarkeerd, evenals het cilinderepitheel. Hoewel ook met op geleide van de schiller-test verrichte proefexcisies redelijk goede resultaten zijn gemeld, wordt nu toch algemeen de voorkeur gegeven aan colposcopie.

Ad 2 – Lisbiopt
Onder lokale anesthesie wordt de transformatiezone met behulp van een diathermische lis reepvormig verwijderd. Deze methode is minder ingrijpend dan een conisatie, bovendien kan er aanzienlijk meer weefsel aan de patholoog worden aangeboden dan bij het nemen van biopten. De methode kan ook van diagnostische waarde zijn bij een niet-adequate colposcopie. Een bezwaar ten opzichte van conisatie is dat beoordeling van de snijranden van het lisbiopt door het coagulerend effect moeilijker kan zijn.

Ad 3 – Conisatie
Conisatie wordt in het algemeen onder algehele narcose uitgevoerd. Op geleide van colposcopie of de schiller-test wordt de volledige overgangszone plus al het abnormale epitheel daarbuiten conisch omsneden, waarbij afhankelijk van de laesie een meer of minder groot gedeelte van het epitheel van het cervicale kanaal wordt meegenomen. Bij vrouwen met kinderwens zal men geneigd zijn meer van het cervicale kanaal te sparen, met als risico uiteraard een grotere kans op achterblijvend pathologisch epitheel.

De conus moet door de patholoog op speciale wijze worden bewerkt, zodat aard en uitbreiding van de laesie en de snijranden goed kunnen worden geëvalueerd. De vraag of afwijkende cytologie primair met behulp van colposcopisch gerichte proefexcisies of met een conisatie moet worden geëvalueerd, is thans grotendeels beslist ten gunste van de eerste mogelijkheid. De door een ervaren colposcopist verrichte proefexcisies blijken bij een goed overzienbare transformatiezone voldoende informatie te geven voor een afdoende behandelingsadvies, terwijl deze diagnostiek de duidelijke nadelen mist van conisatie: klinische opname, nabloedingen, granulaties, cervixstenose, verhoogde kans op partus prematurus, ontsluitingsproblemen bij een nog gewenste zwangerschap en de complicaties bij de behandeling als een invasief cervixcarcinoom wordt gevonden. Door de verdergaande ontwikkeling van de lisbiopsie is het aantal conisaties de afgelopen tien jaar sterk gedaald.

Toch blijft voor de diagnostische conisatie nog een aantal indicaties over:
– blijvende discrepantie tussen cytologische, colposcopische en histologische uitslagen;
– verdenking op micro-invasie in de biopsieën;
– vaststellen van de juiste infiltratiediepte van een (beginnende) infiltratieve afwijking;
– positieve endocervixbiopsieën en/of curettage;
– niet-adequate colposcopie.

25.2.3 DIAGNOSTIEK

Anamnese
In de beginfase van het cervixcarcinoom bestaat de mogelijkheid dat de patiënte nog geen klachten heeft en de diagnose bij toeval (bevolkingsonderzoek) wordt gesteld. In een latere fase treden als gevolg van necrose en prolife-

ratieve veranderingen van het cervixweefsel de volgende klachten op:
- abnormaal (intermenstrueel) vaginaal bloedverlies, contactbloedingen;
- abnormale fluor vaginalis;
- mictiestoornissen (dysurie);
- defecatiestoornissen;
- pijn in de onderbuik of rug / uitstralende pijn;
- lymfoedeem.

Onderzoek

Bij het algemeen lichamelijk onderzoek moet speciaal worden gelet op zwelling van supraclaviculaire lymfeklieren links, de inguïnale lymfeklieren en leververgroting.

Speculumonderzoek

Bij het speculumonderzoek is het van groot belang dat het speculum de vereiste (lichaams)temperatuur heeft om onnodig spannen van de patiënte als afweerreactie te voorkomen. Om alle delen van de vagina te kunnen inspecteren, is het nodig dat het speculum, na inbrengen, 90° gedraaid wordt om de ventrale en dorsale vaginawand zichtbaar te maken. Een zorgvuldige macroscopische inspectie van de portio bij adequate verlichting is onmisbaar en de bevindingen worden genoteerd. Met het verwijderen van cervixslijm of fluor dient men terughoudend te zijn, teneinde het geëxfolieerde celmateriaal niet voortijdig mee te verwijderen.

Bij het afstrijken van de cervix dient het cytologische materiaal afkomstig te zijn van de transformatiezone. Bij bijna 70% van de vrouwen in de fertiele levensfase bevindt deze zich op de ectocervix. Op basis hiervan wordt een keuze gemaakt uit het beschikbare afname-instrumentarium. De klassieke houten spatel met stompe kant bewijst zijn nut bij het verzamelen van celmateriaal van de ectocervix, bijvoorbeeld in de zwangerschap. De aangepunte houten spatel verzamelt meer endocervicaal gelegen materiaal. De cytobrush-borstel heeft als voordeel dat het instrument eenvoudig in het endocervicale kanaal kan worden ingebracht en kan worden gebruikt voor aanvullend endocervicaal onderzoek, of bij geselecteerde patiëntengroepen (bijv. na conisatie, cryochirurgie of in de postmenopauze). De cervixkwast lijkt het voordeel te bezitten zowel ecto- als endocervicaal celmateriaal te kunnen verzamelen. De nieuwe versie van de cytobrush heeft dit voordeel eveneens. Door deze methoden is het gebruik van de houten spatel vrijwel verdwenen.

Vaginaal toucher

Van de verschillende onderzoeksmethoden vereist het gynaecologische bimanuele onderzoek de meeste ervaring

Tabel 25.2 d	FIGO-stadiëring (2008) cervixcarcinoom.
Stadium I	carcinoom alleen beperkt tot de cervix (uitbreiding naar het corpus uteri moet worden uitgesloten)
Stadium IA1	preklinisch carcinoom (slechts te diagnosticeren met behulp van een microscoop), infiltratiediepte ≤ 3 mm en een overlangse uitbreiding van niet meer dan 7 mm
Stadium IA2	microscopisch meetbare laesies met een invasiediepte van 3 tot 5 mm vanaf de basale membraan en een overlangse uitbreiding van niet meer dan 7 mm
Stadium IB	laesies met grotere afmetingen dan beschreven in stadium IA2
Stadium IB1	klinisch zichtbare diameter van de tumor ≤ 4 cm
Stadium IB2	klinische zichtbare diameter van de tumor > 4 cm
Stadium II	het carcinoom breidt zich uit buiten de cervix, maar nog niet tot aan de bekkenwand; het carcinoom groeit in de vagina, maar niet tot in het onderste derde gedeelte
Stadium IIA	geen parametrane uitbreiding
IIA$_1$	klinisch zichtbare diameter van de tumor ≤ 4 cm
IIA$_2$	klinische zichtbare diameter van de tumor > 4 cm
Stadium IIB	duidelijk parametrane uitbreiding
Stadium III	het carcinoom heeft zich uitgebreid tot aan de bekkenwand; bij rectaal onderzoek is er geen carcinoomvrije ruimte tussen de tumor en de bekkenwand; de tumor groeit tot in het onderste derde deel van de vagina. Een geval van een hydronefrose of een niet-functionerende nier past binnen dit stadium, tenzij veroorzaakt door een andere aandoening
Stadium IIIa	geen uitbreiding tot de bekkenwand, maar doorgroei tot het onderste derde deel van de vagina
Stadium IIIb	uitbreiding tot de bekkenwand, of hydronefrose of een niet-functionerende nier
Stadium IV	het carcinoom heeft zich uitgebreid tot buiten het kleine bekken of is klinisch doorgegroeid in de mucosa van de blaas of het rectum
Stadium IVA	doorgroei van de tumor in omringende organen
Stadium IVB	uitbreiding naar organen op afstand

en zelfs bij voldoende ervaring kan een sterke adipositas of een sterke spanning van de buikspieren aanleiding geven tot fouten. Wat betreft de ligging, wordt de steensnedeligging met de benen in beenhouders geprefereerd. Een lege blaas, warme handen van de onderzoeker en geruststellend toespreken van de patiënte zijn belangrijke voorwaarden bij het onderzoek.

Belangrijk is ook de vaginorectale techniek. Deze techniek biedt de beste mogelijkheid om de parametria en de douglas-holte af te tasten en tumoren in dit gebied te differentiëren van onschuldige fecesknobbels. Voor beoordeling van het linker parametrium wordt bij voorkeur met de linkerhand getoucheerd.

Differentiaaldiagnose

Indien abnormaal bloedverlies op de voorgrond staat, moet in de eerste plaats worden gedacht aan hormonale oorzaken (disfunctioneel bloedverlies), aan cervixpoliepen en aan een afwijking in het corpus uteri (endometriumcarcinoom, endometriumpoliep). Ook ovariumtumoren kunnen de oorzaak van abnormaal bloedverlies zijn. Daarnaast moet worden gedacht aan bloedingen uit de urethra (caruncula), blaas of het rectum. Bij patiënten van jongere leeftijd moet men uiteraard ook rekening houden met abortus, extra-uteriene zwangerschap en erosie van de cervix.

25.2.4 STADIUMINDELING

Een beoordeling van prognose- en therapiestatistieken maakt een uitgebreide stadiumindeling noodzakelijk. De internationale indeling is ontstaan onder auspiciën van de Fédération Internationale Gynaecologique et d'Obstétrique (FIGO) (zie tabel 25.2 d).

FIGO-indeling (2008)

De uitbreiding van het infiltrerende cervixcarcinoom vindt langs drie wegen plaats: per continuitatem, lymfogeen en hematogeen. De tumor groeit per continuitatem door in de parametria, de vagina, het septum rectovaginale en de blaasbodem. Lymfogene verspreiding vindt vooral paracervicaal plaats in het parametrium en in de klierstations in het kleine bekken. Pas later worden de para-aortale klieren aangetast en vindt hematogene verspreiding plaats (lever, long, botten).

Belangrijk is dat een *klinische* stadiëring wordt uitgevoerd vóór de behandeling begint. Over het algemeen zal een en ander door de gynaecoloog, bij voorkeur samen met de radiotherapeut, worden verricht. Bij een minder goed te onderzoeken patiënte kan een onderzoek onder narcose noodzakelijk zijn, om een zo goed mogelijke palpatie (bij voorkeur met de linker- en de rechterhand) van de parametrane uitbreiding mogelijk te maken. Een niereccho en thoraxfoto behoren tot het onderzoek. Op indicatie kan cystoscopie en/of rectoscopie worden verricht. Bij twijfel over metastasering of uitbreiding buiten de cervix zal daar uiteraard bewust naar worden gezocht (CT-scan, leverfuncties, leverecho, MRI). Het is van belang te bedenken dat er grote discrepanties blijven bestaan tussen de resultaten van klinische stadiëring en de bevindingen tijdens operatie. Deze discrepanties komen in sommige series bij 50% van de patiënten voor. De klinische FIGO-stadiëring mag evenwel niet meer worden veranderd nadat begonnen is met de therapie.

25.2.5 THERAPIE

Voordat tot behandeling wordt overgegaan, is het belangrijk de patiënte goed te instrueren over de aard en het doel van de behandeling en over eventuele bijwerkingen.

CIN-III en micro-invasief carcinoom

Meestal kan worden volstaan met verwijdering van het pathologische weefsel. CIN-III (ernstige dysplasie en carcinoma in situ) kan men lokaal behandelen met cryochirurgie, lasertherapie of diathermische lis indien de laesie en de transformatiezone geheel colposcopisch te overzien zijn, of men kan een conisatie verrichten. In deze gevallen wordt het uitvoeren van een uterusextirpatie als overbehandeling beschouwd.

Uterusextirpatie geldt wel als standaardbehandeling van een micro-invasief carcinoom (stadium IA1). Bij een jonge vrouw met kinderwens kan men volstaan met een conisatie, mits deze ruim radicaal is, er geen sprake is van vaso-invasie en de cytologische follow-up adequaat is. Bovendien moet de afwijking unifocaal zijn en met voldoende ruime, vrije snijranden (> 5 mm) worden verwijderd.

Wanneer resten van de premaligne laesie zijn achtergebleven, wordt geadviseerd follow-up af te wachten. Hierbij zal regelmatig (in ca. 60% van de gevallen) blijken dat geen cytologische afwijkingen meer kunnen worden aangetoond. Aangenomen moet worden dat kleine resten van de laesie met het wondgenezingsproces worden verwijderd. Als de cytologische follow-up adequaat is, kan in deze gevallen een afwachtende houding worden aangenomen.

Invasief cervixcarcinoom

Bij een invasief carcinoom hangt de therapie voornamelijk af van het stadium waarin de patiënte onder behandeling komt. In de FIGO-stadia I en IIA geven zowel radiotherapie als de radicale operatietechnieken (radicale uterusextirpatie, bijv. de techniek volgens Wertheim-Meigs; Swift; Okabayashi) goede resultaten. Afgezien van de behandeling van patiënten met een verhoogd operatierisico, gaat thans een duidelijke voorkeur uit naar de operatieve behandeling. Over de chirurgische behandeling van stadium IA2 (infiltratiediepte > 3 mm) bestaat geen volledige consensus. Vaak wordt de voorkeur gegeven aan een meer radicale ingreep in plaats van een eenvoudige hysterectomie. De reden hiervan is het risico op lymfekliermetastasering, dat kan oplopen tot 14%.

De radicale operatieve behandeling dient te worden

uitgevoerd door een in de oncologie geschoold gynaecoloog in een ziekenhuis met een derdelijnsfunctie voor oncologie. De ingreep houdt in:
- extirpatie van de uterus, het parametrium en het paracervicale weefsel;
- verwijderen van een voldoende ruime vaginamanchet;
- bilaterale pelviene lymfadenectomie langs de a. iliaca communis, a. en v. iliaca externa, a. hypogastrica en uit de fossa obturatoria;
- over het algemeen worden de ovaria bij premenopauzale vrouwen in situ gelaten, omdat de kans op uitbreiding van het cervixcarcinoom naar de ovaria zeer klein is.

Radicale chirurgie en primaire radiotherapie geven een vergelijkbare curatiekans. De voordelen van chirurgie boven radiotherapie bij stadium I en IIA zijn:
- betere informatie over de tumoruitbreiding en prognose;
- sparen van de ovaria;
- minder complicaties op seksuologisch gebied (coïtusproblemen) door het behoud van een meer functionele vagina;
- mogelijkheid om in het geval van lymfekliermetastasering eventueel macroscopisch vergrote klieren chirurgisch te verwijderen;
- in een recidiefsituatie is de volgorde van behandeling: 1) chirurgie en 2) radiotherapie gunstiger dan de volgorde: 1) radiotherapie en 2) chirurgie, aangezien chirurgie in een recidiefsituatie na primaire radiotherapie een meer mutilerende ingreep is (exenteratie met stomata).

Indicaties voor postoperatieve radiotherapie zijn ingroei van de tumor in het parametrium, niet-vrije snijranden en lymfekliermetastasen. In meerdere centra wordt ook een combinatie van ongunstige prognostische factoren gehanteerd (2 van de 3 factoren: tumorgrootte meer dan 4 cm, lymfangio-invasieve groei, en diepe invasie van de cervix) als indicatie voor postoperatieve radiotherapie.

Bij grotere tumoren (bulky tumoren groter dan 4 cm en tumoren met invasie in de parametria) kan het moeilijk zijn met chirurgie voldoende marge te verkrijgen. Bovendien is de kans groter dat er na chirurgie door bijvoorbeeld lymfekliermetastasen een indicatie tot postoperatieve radiotherapie zal zijn. Gezien de gelijkwaardige curatiekans wordt daarom bij de grotere stadia Ib2- en stadia IIb- en III-tumoren in het algemeen gekozen voor primaire radiotherapie. Een uitzondering op deze situatie kan zijn wanneer de tumor zijn diameter van > 4 cm vooral ontleent aan een exofytische groeiwijze richting de vagina. In dergelijke gevallen zijn de technische mogelijkheden voor een operatieve behandeling gelijk aan die bij de kleinere (< 4 cm) tumoren.

Bij primaire radiotherapie wordt een combinatie van uitwendige en inwendige bestraling gegeven. Bij de uitwendige bestraling wordt een dosis gegeven van 45-50 Gy in vijf weken op de primaire tumor, parametria en de regionale lymfekliergebieden. Aan het einde van de uitwendige bestralingsserie wordt inwendige bestraling (brachytherapie) gegeven, doorgaans in een aantal sessies. Hierbij wordt via holle applicatoren in de uterus en vaginatop een gerichte bestraling van de primaire tumor gegeven, tot een totale tumorequivalente dosis van 80 Gy. In geval van postoperatieve bestraling vervalt uiteraard de intra-uteriene brachytherapie wanneer de uterus chirurgisch verwijderd werd.

In 1999 zijn de uitkomsten van een aantal gerandomiseerde onderzoeken gepubliceerd die lieten zien dat toevoeging van chemotherapie aan bestraling (wekelijks chemotherapie (cisplatine) tijdens de radiotherapie) betere curatiekansen en lokale controle geeft. Hoewel deze behandeling een hogere acute morbiditeit met zich meebrengt, wordt de kans op late morbiditeit minder beïnvloed, zodat gecombineerde chemoradiatie inmiddels de standaardbehandeling is. Een alternatief – bijvoorbeeld bij patiënten die geen chemotherapie kunnen verdragen door comorbiditeit zoals een slechte nierfunctie – is de combinatie van radiotherapie en diepe hyperthermie. Met deze toevoeging wordt eveneens een versterking van het cytotoxische effect van de radiotherapie beoogd.

Voorafgaand aan de bestraling van het cervixcarcinoom kan één of beide ovaria operatief verplaatst worden uit het kleine bekken naar de bovenbuik. Hiermee kan in een groot aantal gevallen de hormonale functie van het ovarium behouden blijven. Een dergelijke ingreep brengt echter ook complicaties met zich mee in de zin van cystevorming en ovulatiesyndroom.

De totale exenteratie, het volledig uitruimen van het kleine bekken, waarbij blaas en rectum worden verwijderd, is een sterk mutilerende ingreep en is alleen geschikt voor lokaal doorgegroeide tumorrecidieven die niet gemetastaseerd zijn.

Het neoadjuvant toedienen van cytostatica voorafgaand aan operatie bij een vroeg stadium met groot volume, kan bijdragen tot een technisch beter uit te voeren chirurgische of radiotherapeutische behandeling. In verschillende series zijn hoge responspercentages (tot 80%) bereikt met neoadjuvante chemotherapie op deze indicatie. Het gebruik van neoadjuvante chemotherapie voor operatie wordt momenteel in studieverband onderzocht. De toepassing van chemotherapie bij de behandeling van patiënten met een cervixcarcinoom is de afgelopen tien jaar duidelijk toegenomen, zowel bij het primaire behandelingsplan van hoogrisicopatiënten in combinatie met chirurgie en/of radiotherapie als bij de behandeling van patiënten met een recidief of gemetastaseerde ziekte in een palliatieve setting. In al deze situaties is cisplatine de hoeksteen van het chemotherapeutisch schema. Een goede indicatiestelling voor het gebruik van chemotherapie is echter essentieel; sommige patiënten zullen in de palliatieve setting meer gebaat zijn bij alleen ondersteunende maatregelen. Een individueel beleid is hierbij dan ook te allen tijde aangewezen.

25.2.6 PROGNOSE

Voor het micro-invasieve carcinoom (stadium IA) mag een vijfjaarsoverleving van circa 98% worden verwacht. Voor de overige stadia is de vijfjaarsoverleving: stadium I 75-90%; stadium II 45-60%; stadium III 20-25%; stadium IV 5-10%. Vastgesteld is dat de vijfjaarsoverlevingscijfers in goed geoutilleerde centra met voldoende ervaring 10-20% beter kunnen zijn dan elders.

25.2.7 FOLLOW-UP, COMPLICATIES EN BEGELEIDING

Bij nacontrole van conisatiepatiënten zal men rekening moeten houden met de complicaties van cervixstenose (dysmenorroe en in het begin van de menses slechts weinig bloedverlies), granulaties en complicaties bij volgende zwangerschappen (cervixinsufficiëntie en moeilijke ontsluiting door littekenweefsel).

De nacontrole van patiënten met een invasief carcinoom van de cervix uteri wordt meestal vijf en vaak tien jaar voortgezet. Men dient gericht te vragen naar mictie, defecatie, bloedverlies, lage rugpijn en lymfoedeem. Het onderzoek omvat gynaecologisch onderzoek (rectovaginaal toucher en speculumonderzoek) met palpatie van de buik en de supraclaviculaire klieren. Bij kleine recidieven is niet zelden nog behandeling mogelijk. Ook bij niet curatief te behandelen recidieven kan zowel radiotherapie als chemotherapie palliatie bieden.

Van de chirurgische complicaties zijn vooral de urologische belangrijk. Na operatieve behandeling zijn dit voornamelijk de functiestoornissen van de blaas. Na radiotherapie moet men bedacht zijn op bijwerkingen met betrekking tot de dunne darm (diarree, sterke drang), de blaas (kans op vermindering van de blaascapaciteit en op hemorragische cystitis), het rectum (frequente drang, kans op (geringe) hemorragische proctitis), en fibrose in het bekken, wat soms ureterafsluiting en hydronefrose tot gevolg kan hebben. Door de sterke vooruitgang van de technieken voor radiotherapie (driedimensionale conformatieradiotherapie, intensiteitsgemoduleerde radiotherapie en individueel geplande brachytherapie) is de mogelijkheid om deze organen te beschermen de laatste jaren sterk toegenomen, wat vermindering van de kans op late bijwerkingen heeft gegeven.

Bij de medische begeleiding moet met name ook aandacht worden besteed aan coïtusproblemen. De verkorting (operatie) en/of fibrosering (radiotherapie) van de vaginatop kan coïtusproblemen geven. De radiotherapie (en soms ook het postmenopauzaal worden door de behandeling) heeft daarnaast vermindering van lubrificatie tot gevolg. Veel aandacht moet worden besteed aan voorlichting en begeleiding, preventieve maatregelen (zoals pelottesetjes) en rehabilitatie na afloop van de behandeling.

Zowel voor de urologische als seksuologische complicaties na chirurgie is de mate van beschadiging van autonome bekkenzenuwen van belang. De laatste tijd zijn zenuwsparende operatietechnieken sterk in de belangstelling komen te staan.

> De autonome zenuwen in het kleine bekken bestaan uit sympathische en parasympathische vezels met een eigen aangrijpingsmechanisme en symptomatologie bij uitval. Vanuit de plexus hypogastricus superior, die direct ventraal van het promontorium ligt, loopt links en rechts de nervus hypogastricus het kleine bekken in. De nervus hypogastricus bevat voornamelijk sympathische zenuwvezels en fuseert met parasympathische vezels die van dorsaal afkomstig zijn van de sacrale wortels 2-4. Samen vormt dit zenuwweefsel de plexus hypogastricus inferior die zowel links als rechts als een driehoek in het sagittale vlak lateraal van rectum en laterale vaginatop fornix ligt. Vanuit deze plexus lopen sympathische en parasympathische vezels naar rectum, vagina en blaas. Beschadiging ervan door bijvoorbeeld radicale chirurgie of radiotherapie geeft blaasklachten, defecatieklachten en klachten in de seksuele sfeer. Van deze laatste zijn vooral verminderde vaginale lubricatie en daarmee samenhangende dyspareunie bekend. Er zijn operatietechnieken ontwikkeld om deze autonome zenuwen op te zoeken en te sparen tijdens de radicale operatie van het cervixcarcinoom. Deze technieken verminderen de morbiditeit van de behandeling op urologisch (blaasfunctie), proctologisch (rectumfunctie) en seksualiteitsgebied (seksuele functie, lubricatie, orgasme). De eerste studies laten zien dat zenuwsparende operatietechnieken niet ten koste gaan van de prognose (overleving; ziektevrije overleving).

25.3 Endometriumcarcinoom

Het endometriumcarcinoom is de meest voorkomende gynaecologische maligniteit en omvat 5% van alle kanker bij vrouwen. De overgrote meerderheid van de endometriumcarcinomen betreft het endometrioïde carcinoom. In Nederland wordt jaarlijks bij circa 1600 vrouwen een endometriumcarcinoom gediagnosticeerd. Per jaar overlijden ongeveer 400 vrouwen aan de gevolgen van de ziekte. Daarmee heeft het endometriumcarcinoom de laagste mortaliteit van de regelmatig voorkomende gynaecologische maligniteiten.

De hoogste incidentie van het endometriumcarcinoom ligt in de leeftijdsgroep van 60-85 jaar en 75% van de patiënten is postmenopauzaal. Bij vrouwen jonger dan 45 jaar komt de aandoening zelden voor. In economisch bevoorrechte landen, waaronder Nederland en België, wordt de laatste jaren een toename van het aantal endometriumcarcinomen gezien. De veroudering van de bevolking alleen vormt hiervoor waarschijnlijk een onvoldoende verklaring. Zelfs in een klein land als Nederland spelen regionale verschillen een rol, zoals meer cervixcarcinomen in de grote steden en meer endometriumcarcinomen op het platteland.

In tegenstelling tot de exogene factoren bij het cervixcarcinoom, spelen bij het endometriumcarcinoom endogene factoren waarschijnlijk een centrale rol, waarbij vooral de hormonale constitutie bepalend is. Endometriumcarcinoom komt vaker voor bij vrouwen met een lage fertiliteit (minder dan twee kinderen), diabetes, hypertensie en adipositas. In hormonaal opzicht zijn er bepaalde overeenkomsten met het mammacarcinoom. Bij patiënten met menometrorragieën als gevolg van hyperplasie met atypie van het endometrium, ontstaat vaker een endometriumcarcinoom. Oestrogenen spelen een belangrijke rol bij het ontstaan van endometriumcarcinoom. Dit mag duidelijk zijn uit de verhoogde incidentie van het endometriumcarcinoom bij oestrogeengebruik (zonder bijkomende progestativa). Ook de zeer hoge frequentie van endometriumcarcinoom bij patiënten met een oestrogenenproducerende tumor van het ovarium wijst in deze richting. Vastgesteld is dat in het perifere vetweefsel oestron (in tegenstelling tot het normale oestradiol) kan worden gesynthetiseerd uit bijnierschorssteroïden, wat de relatie van endometriumcarcinoom met adipositas zou kunnen verklaren.

Uit het voorgaande wordt duidelijk dat vrouwen met adipositas, hypertensie, diabetes, lage fertiliteit en menstruatiestoornissen in de anamnese, een risicogroep vormen. In dit opzicht zouden bestrijding van adipositas en doelmatige behandeling van de ovariële functiestoornissen als preventie kunnen worden opgevat. Vrouwen die gedurende een langere periode tamoxifen gebruiken, zoals in de adjuvante setting na operatie van een mammacarcinoom, hebben een toegenomen kans op het ontwikkelen van een endometriumcarcinoom. De reden hiervoor is het tevens aanwezige agonistische (op oestrogeen lijkende) effect van dit anti-oestrogeen op het endometrium. Elk bloedverlies tijdens deze therapie dient dan ook serieus genomen te worden.

Familiair voorkomen van endometriumcarcinoom is zeldzaam, maar toch moet vooral bij jonge vrouwen rekening worden gehouden met de mogelijkheid van een mutatie in de mismatch-repair-genen. Indien in de familie sprake is van HNPCC (hereditair non-polyposis coli coloncarcinoom of lynch-syndroom), is bij Lynch type II (voorkomen van andere tumoren naast coloncarcinoom) de kans op endometriumcarcinoom sterk verhoogd. Screeningsprogramma's zijn slechts beperkt effectief. Daarom wordt bij vrouwen die mutatiedraagster zijn na de fertiele periode overwogen de uterus preventief te verwijderen.

25.3.1 MORFOLOGIE VAN HYPERPLASIE, ENDOMETRIUMCARCINOOM EN MESENCHYMALE TUMOREN VAN DE UTERUS

Hyperplasie

Hyperplasie wordt gekenmerkt door een abnormale toename van het volume van het endometrium en veranderingen in vorm en rangschikking van de klierbuisjes. Er is sprake van een hyperplasie als de klierbuis-stromaratio ongeveer 3 : 1 is in het voordeel van de klierbuizen.

Vier vormen van hyperplasie worden onderscheiden: simpele hyperplasie zonder atypie, simpele hyperplasie met atypie, complexe hyperplasie zonder atypie en complexe hyperplasie met atypie.

Bij simpele hyperplasie zonder atypie zijn de klierbuizen groot in aantal, veelal bekleed met eenlagig epitheel en is er hooguit beperkte budding. De klierbuizen zijn vaak cysteus verwijd, met soms uitstulpingen omgeven door veel celrijk stroma. Plaatselijk liggen de klierbuizen wat dichter bij elkaar. De cellen zijn pseudogestratificeerd en cilindrisch.

Bij complexe hyperplasie zonder atypie liggen de klierbuizen dicht tegen elkaar met weinig stroma ertussen. De klierbuizen gaan deels in elkaar over en er zijn soms papillaire instulpingen. Er is vertakking van klierbuizen met vaak onregelmatige begrenzing. Het epitheel is gestratificeerd en mitosen komen voor, meestal minder dan vijf per tien high power fields (HPF).

Zowel bij simpele hyperplasie als bij complexe hyperplasie kan er sprake zijn van een vorm met atypie. Dat wil zeggen dat er sprake is van cytonucleaire atypie, die zich kenmerkt door:
– pleomorfe nuclei met verlies van pseudostratificatie en polariteit;
– hyperchromasie of nuclei met vergroft chromatine;
– macronucleoli;
– mitotische activiteit.

Hyperplasie met atypie van het endometrium wordt als premaligne beschouwd, onder meer omdat ongeveer 40% van de vrouwen met een adenocarcinoom van het endometrium eveneens een hyperplasie met atypie van het endometrium heeft. Aangenomen wordt dat bij ongeveer 20% van de vrouwen met een hyperplasie met atypie zich zonder behandeling uiteindelijk een adenocarcinoom van het endometrium ontwikkelt.

Endometriumcarcinoom

Een adenocarcinoom van het endometrium wordt histologisch gekenmerkt door onregelmatig gevormde klierbuizen zonder tussenliggend stroma en invasie in het omgevende stroma. Dit endometrioïde adenocarcinoom is de meest frequente vorm. Hierbij wordt vaak squameuze metaplasie gezien. Andere varianten van het adenocarcinoom zijn alle te verklaren vanuit de differentiatiemogelijkheden van de buis van Müller (sereus, clear cell, mucineus); deze zijn relatief zeldzaam. Het sereuze carcinoom en het clearcellcarcinoom van het endometrium worden als prognostisch ongunstig en derhalve per definitie als graad III beschouwd.

In verband met de prognose en therapie wordt een indeling in differentiatiegraad I, II en III gehanteerd. Graad-I-carcinomen worden gekenmerkt door een glandulaire structuur, met minder dan 5% solide groei. Graad-

II-carcinomen tonen naast een glandulair patroon 5-50% solide groei. De kernpolymorfie is duidelijker dan bij graad-I-carcinomen. In graad-III-carcinomen is er meer dan 50% solide groei. Vooral graad-III-carcinomen zijn prognostisch ongunstiger.

Bij ongeveer 10% van de patiënten met endometriumcarcinoom wordt tevens tumorweefsel met eenzelfde histologie in de ovaria gevonden. Sinds lange tijd bestaat er discussie of deze tumoren als metastasen of als onafhankelijk ontstane primaire tumoren moeten worden beschouwd. Voor de behandeling en de prognose is het van belang vast te stellen of het een tweede carcinoom of een metastase betreft. Indien de ovariumtumor de enige tumorlokalisatie buiten het endometrium is en er in de uterus sprake is van een stadium-I-endometriumcarcinoom, hebben we meestal te maken met een dubbeltumor.

Bij endometriumcarcinoom bij een patiënte met in de familie endometriumcarcinoom en coloncarcinoom en/of een urotheelcarcinoom kan erfelijkheidsonderzoek (op HNPCC) overwogen worden. Hetzelfde geldt voor een hyperplasie met atypie en endometriumcarcinoom onder de 50 jaar. Er is overlap in histologische kenmerken tussen adenocarcinoom van de endocervix en adenocarcinoom van het endometrium. In de meeste gevallen kan op basis van klinische kenmerken (bevindingen bij echografie; colposcopische bevindingen) en histologische kenmerken (bijv. aan- of afwezigheid van een in-situ-component) het onderscheid goed gemaakt worden.

Mesenchymale tumoren

Mesenchymale tumoren van de uterus zijn, met uitzondering van het leiomyoom, zeldzaam. Sarcomen omvatten ongeveer 3% van de uteriene maligniteiten en 1% van alle gynaecologische maligniteiten.

De maligne mesenchymale tumoren van de uterus zijn voor een deel zuiver mesenchymale tumoren, zoals het leiomyosarcoom of het endometriumstromasarcoom.

Tabel 25.3 a	Histologische criteria voor de diagnose van leiomyotumoren bij standaarddifferentiatie.
1	als er geen of geringe atypie is en geen coagulatieve tumorcelnecrose: leiomyoom (onafhankelijk van het aantal mitosen; bij > 10 mitosen: mitotisch actief leiomyoom)
2	als er matige tot sterke atypie is, maar geen coagulatieve tumorcelnecrose: < 10 mitosen: atypisch leiomyoom > 10 mitosen: leiomyosarcoom
3	matige tot sterke atypie en coagulatieve tumorcelnecrose: leiomyosarcoom
4	'Stump' smooth muscle tumor of uncertain malignant potential: bij twijfel over de criteria (bijv. echte mitosen versus hyperchromatische kernen)

Indien er geen standaarddifferentiatie is, zoals bij epitheloïde en myxoïde varianten van een leiomyotumor, moet bij atypie en > 5 mitosen de diagnose leiomyosarcoom al overwogen worden.

Gladdespierceltumoren van de uterus worden onderverdeeld in leiomyomen, gladdespierceltumoren met onbekend biologisch gedrag en leiomyosarcomen. De diagnose wordt gesteld op basis van cel- en kernatypie, het aantal mitosen en het voorkomen van coagulatienecrose. Er worden enkele classificatiemethoden gebruikt die enigszins van elkaar verschillen. In tabel 25.3 a wordt een voorbeeld gegeven van een van deze methoden. Bij aanwezigheid van coagulatienecrose en duidelijke cel- en kernatypie is er, ongeacht het aantal mitosen, vrijwel altijd sprake van een leiomyosarcoom.

Endometriale stromatumoren komen in twee vormen voor: de endometriale stromanodule, een goedaardige endometriumstromatumor die goed is omschreven en niet infiltreert in het myometrium, en een endometriaal stromasarcoom dat wel in het myometrium infiltreert en kan metastaseren. Het endometriaal stromasarcoom is een laaggradige endometriale tumor met lichte tot matige atypie en minder dan tien mitosen per tien gezichtsvelden en is vrijwel altijd oestrogeen- en progesteronreceptorpositief. Het ongedifferentieerd sarcoom (vroeger hooggradig endometriumstromasarcoom genoemd) heeft veel sterkere atypie en hoge mitotische activiteit; dit sarcoom heeft doorgaans een agressief beloop.

Uitbreiding per continuitatem vindt plaats in het myometrium in de richting van serosa, tuba en cervix. Diepe invasie in het myometrium maakt tevens lymfogene uitbreiding waarschijnlijk naar de ovaria en naar de klieren langs de a. hypogastrica en de aorta. Hematogene metastasering geschiedt meestal naar de longen en daarna naar lever en botten.

Naast de zuiver mesenchymale tumoren worden gezwellen gezien die bestaan uit een epitheliale en een mesenchymale component. De meest maligne variant, het carcinosarcoom, is het meest voorkomende sarcoom van de uterus. Tegenwoordig wordt het carcinosarcoom op grond van biologische en klinische data als carcinoom beschouwd. De mesenchymale tumorcomponent van de menggezwellen kan van het homologe type zijn, alsook van het heterologe type. Homoloog betekent dat de mesenchymale component gelijkenis toont met weefsel dat normaal in de uterus wordt aangetroffen; heteroloog betekent dat dit weefsel normaal niet in de uterus voorkomt. Dergelijke heterologe tumoren kunnen in de uterus ontstaan omdat uit de zogeheten Mülleriaanse epitheelbekleding van de uterus mesenchymale elementen, zoals beenweefsel, kraakbeen en vetweefsel, kunnen ontstaan die normaal niet in de uterus voorkomen. Het voorgaande geeft een verklaring waarom zelfs zuiver heterologe tumoren, zoals rabdomyosarcoom, chondrosarcoom en osteosarcoom in de uterus kunnen voorkomen.

Bij de bespreking van de diagnostiek (par. 25.3.2) en therapie (par. 25.3.4) zal alleen het endometriumcarcinoom aan de orde komen en zal niet worden ingegaan op mesenchymale tumoren. Hiervoor wordt verwezen naar meer gespecialiseerde literatuur.

25.3.2 DIAGNOSTIEK

Anamnese

In de anamnese staat abnormaal vaginaal bloedverlies centraal: 85% van de endometriumcarcinomen manifesteert zich door bloeding na de menopauze. Vijftien procent wordt gevonden bij patiënten met menstruatiestoornissen, vaak rond de menopauze. Soms treedt vleesnatkleurige afscheiding op. Het bloedverlies in de postmenopauze is een vroeg symptoom, waardoor de meeste endometriumcarcinomen in een vroeg stadium worden ontdekt. Buikklachten komen bij het endometriumcarcinoom zelden voor en zijn, indien aanwezig, een laat symptoom.

Onderzoek

Meestal verspreidt het endometriumcarcinoom zich vanuit het endometrium via doorgroei in het myometrium naar de cervix en lymfogeen naar de pelviene lymfeklieren en naar de para-aortale lymfeklieren. Metastasering op afstand is in een vroeg stadium ongebruikelijk. Als metastasering optreedt, betreft dit vooral longmetastasen. Bij sereuze tumoren treedt relatief vaker metastasering naar de peritoneale holte op.

Het onderzoek omvat in eerste instantie een algemeen lichamelijk onderzoek, waarbij speciaal wordt gelet op vergrote supraclaviculaire klieren. Aansluitend vinden speculumonderzoek en gynaecologische bimanuele palpatie plaats. Tijdens het speculumonderzoek wordt materiaal weggenomen voor cytologisch onderzoek. De betekenis van de cervicale cytologie voor de diagnostiek van endometriumcarcinomen is beperkt; slechts in ongeveer de helft van de gevallen worden tumorcellen in het materiaal aangetroffen. Bij de gynaecologische palpatie is het vooral van belang de grootte van de uterus en de aanwezigheid van adnexzwellingen (oestrogeenproducerende ovariumtumoren) vast te stellen; daarnaast wordt de douglas-holte nauwkeurig gepalpeerd ter detectie van eventuele metastasen.

Vaginale echografie bij bloedverlies na de menopauze is de eerstvolgende diagnostische stap. Wanneer de dikte van het endometrium < 4 mm is, is de kans op afwijkingen zo gering dat afgewacht kan worden. Is de dikte > 4 mm, dan dient histologisch onderzoek van het endometrium te volgen.

De diagnose endometriumcarcinoom wordt vrijwel altijd gesteld door histologisch onderzoek van materiaal verkregen via endometriumsampling, curettage en/of hysteroscopie. Dit kan meestal zonder anesthesie op de polikliniek worden uitgevoerd. Moeilijker is de diagnose bij de onregelmatige bloedingen rond de menopauze (climacteriële metrorragieën), die vaak op een hormonale disfunctie berusten. Wanneer een goed vaginaal onderzoek mogelijk is en de cervicale cytologie negatief is bevonden, zal men in enkele gevallen kunnen volstaan met een zogenoemd chemische curettage door middel van (een combinatie van) oestrogenen en progesteron. Blijft het irregulaire bloedverlies ook dan bestaan, dan is curettage aangewezen.

Bij de patiënten ouder dan 40 jaar, met diabetes, adipositas, hypertensie of hormonale stoornissen in de anamnese, is een dergelijke gedragslijn minder te adviseren. Gezien de toename van de frequentie van het endometriumcarcinoom en de geringe belasting van een poliklinische endometriumsampling, zal dit onderzoek in de toekomst ook bij climacteriële metrorragie vaker verricht worden. Indien een endometriumcarcinoom wordt vastgesteld, zal men, alvorens tot behandeling over te gaan, metastasen zoveel mogelijk uitsluiten (thoraxfoto, leverfuncties, bij verdenking op gevorderd stadium CT-scan of MRI-scan).

Differentiaaldiagnose

Bij bloedingen van onregelmatige aard rond of na de menopauze zal men in de eerste plaats moeten differentiëren ten opzichte van cervixcarcinoom. Bij doorgroei van een endometriumcarcinoom in de cervix is dit onderscheid vaak alleen op histologische gronden mogelijk.

Bij bloedingen na de menopauze moet men voorts denken aan hormonaal geïnduceerde slijmvliesveranderingen, meestal door exogeen toegediende hormonen. Endometriumpoliepen en een necrotisch myoom zijn minder frequent voorkomende oorzaken van bloedverlies.

Bij kleinere bloedingen moet ook worden gedifferentieerd met slijmvliesbloedingen door atrofie en moet men denken aan een *caruncula urethrae* en een bloedend hemorroïd. Van belang is ook zich te realiseren dat abnormaal bloedverlies het enige symptoom kan zijn van een ovariumcarcinoom of van het zeldzame tubacarcinoom.

25.3.3 STADIUMINDELING

De FIGO-stadiëring (2008) van het endometriumcarcinoom wordt na operatie en pathologisch onderzoek bepaald (zie tabel 25.3 b).

De prognose en de therapie worden mede bepaald door de differentiatiegraad van de tumor. De differentiatiegraad (G1, G2, G3) moet derhalve samen met het stadium worden vermeld. Naast de differentiatiegraad zijn de mate van myometriuminfiltratie, vaso-invasieve groei, het stadium, het histologisch type en de leeftijd van de patiënte van belang voor de prognose.

25.3.4 THERAPIE

Bij stadium-I-endometriumcarcinoom is de standaardbehandeling chirurgisch, bestaande uit extirpatie van uterus en adnexa (totale hysterectomie en bilaterale salpingo-oöforectomie, TAH-BSO). In toenemende mate worden laparoscopische ingrepen verricht (totale laparoscopische hysterectomie TLH-BSO of laparoscopisch geassisteerde vaginale hysterectomie, LAVH). Aangezien de grote meerderheid van de tumoren in een vroeg stadium gediagnosticeerd wordt en een grote kans op vijfjaars recidiefvrije overleving heeft, is meestal geen aanvullende behandeling nodig. Deze laagrisico groep van differentiatiegraad 1- en 2-tumoren met oppervlakkige myometriuminvasie (stadium IA of IB graad 1 en 2) heeft na chirurgie een vijfjaars recidiefvrije overleving van 95%; dit betreft ongeveer 50% van alle patiënten met endometriumcarcinoom. Bij de zeldzame patiënte met lokaal recidief kan deze alsnog effectief met radiotherapie worden behandeld.

Bij aanwezigheid van prognostisch ongunstige factoren wordt postoperatieve radiotherapie geadviseerd om recidief in de vagina en/of het bekken te voorkomen. Deze radiotherapie heeft geen invloed op de overleving. In geval van een combinatie van twee van de volgende drie prognostisch ongunstige kenmerken – differentiatiegraad 3, diepe myometriuminfiltratie en hoge leeftijd (> 60 jaar) – wordt adjuvante radiotherapie gegeven. Radiotherapie kan bestaan uit uitwendige radiotherapie, vaginale brachytherapie of een combinatie van beide. Op basis van recente studies wordt doorgaans gekozen voor vaginale brachytherapie, aangezien dit bij gelijke effectiviteit minder kans op bijwerkingen geeft dan uitwendige radiotherapie. Dit betreft ongeveer 30% van alle patiënten.

Indien er sprake is van hoogrisicofactoren (combinatie van graad 3 met diepe invasie, of stadium IIB of hoger, of ongunstig histologisch type; 10-15% van alle patiënten) wordt vanwege een grotere kans op lymfekliermetastasen uitwendige radiotherapie geadviseerd. Het gebruik van adjuvante hormonale therapie heeft geen overlevingsvoordeel getoond in klinische studies en wordt om die reden niet geadviseerd. Toepassing van adjuvante chemotherapie in combinatie met radiotherapie wordt bij hoogrisicostadium I-II en gevorderd stadium (IIB en III) endometriumcarcinoom in onderzoeksverband onderzocht, daar in eerste studies overlevingsvoordeel werd gesuggereerd.

Over het toepassen van lymfeklierdissectie van de pelviene en para-aortale klieren bestaat internationaal geen eenstemmigheid. Twee grote recente gerandomiseerde studies hebben geen overlevingsvoordeel getoond, terwijl lymfeklierdissectie kans op lymfoedeem geeft. Op grond hiervan kan routinematige lymfeklierdissectie bij stadium-I-endometriumcarcinoom niet aanbevolen worden. Bij ongunstige histologische typen (sereus en clearcellcarcinoom) kan lymfeklierdissectie overwogen worden in het kader van complete stadiëring (zoals bij ovariumcarcinoom), bij voorkeur in onderzoeksverband.

Bij de behandeling van macroscopisch stadium-II-endometriumcarcinoom (zichtbare tumorgroei op de cervix) wordt meestal een radicale operatieve ingreep (radicale hysterectomie, zoals bij het cervixcarcinoom, maar wel met medenemen van de adnexen) geadviseerd, gezien het hogere risico op verspreiding naar lymfebanen in het parametrium en rond de vaginatop en naar de lymfeklieren. Alternatief is behandeling zoals bij stadium-I-endometriumcarcinoom met chirurgie en uitwendige radiotherapie. Postoperatieve radiotherapie wordt geadviseerd afhankelijk van het type operatie en de risicofactoren en eventueel combinatie met chemotherapie in trialverband.

Bij stadium III en IV wordt de behandeling geïndividualiseerd. In principe wordt gestreefd naar complete chirurgische debulking met verwijderen van alle tumorlokalisaties, doorgaans gevolgd door radiotherapie (en eventueel chemotherapie in onderzoeksverband). Indien volledige resectie niet mogelijk is (bijvoorbeeld uitgebreide doorgroei in de omgeving of bij stadium IIIB) kan de patiënte in aanmerking komen voor primaire radiotherapie met eventueel alsnog resectie als dit na regressie mogelijk lijkt.

Indien curatieve behandeling niet mogelijk blijkt, is palliatieve behandeling aangewezen, gericht op het verminderen van klachten en verlengen van het symptoom- en progressievrije interval. Een palliatieve hysterectomie of palliatieve radiotherapie kan worden overwogen om zeer hinderlijke en vaak overvloedige vaginale bloedingen in de loop van het ziekteproces te voorkomen. Indien het een hormoongevoelige tumor is (bepaling van de oestrogeen- en progesteronreceptoren), kan goede en vaak langdurige respons verkregen worden met progestativa (in de

Tabel 25.3 b		FIGO-stadiëring (2008) endometriumcarcinoom.
Stadium	I	tumor beperkt tot het corpus uteri
	IA	geen of oppervlakkige invasie tot minder dan 50% van het myometrium
	IB	invasie tot meer dan 50% van het myometrium
Stadium	II	invasie van het cervicale stroma, maar niet buiten de uterus*
Stadium	III	lokale of regionale uitbreiding van de tumor
	IIIA	invasie van serosa van de uterus en/of adnexa**
	IIIB	doorgroei of metastasen in de vagina of parametria
	IIIC	metastasen in pelviene (IIIC$_1$) en/of para-aortale lymfeklieren (IIIC$_2$)
Stadium	IV	tumorinvasie in blaas en/of darmmucosa, en/of metastasen op afstand
	IVA	tumorinvasie in blaas en/of darmmucosa
	IVB	metastasen op afstand, inclusief intra-abdominale en/of inguïnale lymfekliermetastasen

* Invasie van alleen endocervicale klierbuizen blijft stadium I.
** Bij uitbreiding naar de adnexa en positief spoelvocht wordt het stadium IIIC.

tweede lijn gevolgd door anti-oestrogenen of aromataseremmers). Dit is met name het geval bij goed gedifferentieerde tumoren, aangezien deze in meer dan 80% positieve progesteronreceptoren hebben. In dergelijke situaties is de kans op tumorrespons met soms een jarenlange remissie ongeveer 30%.

Het gebruik van chemotherapie is bij aanwezigheid van bijkomende niet-oncologische pathologie (adipositas, hypertensie, cardiovasculaire aandoeningen, diabetes mellitus enz.) of bij een minder goede algemene conditie niet altijd aantrekkelijk. Chemotherapie dient na falen van hormonale therapieën en in het bijzonder bij afwezigheid van hormoonreceptoren overwogen te worden. De standaardbehandeling bestaat uit een platinaverbinding in combinatie met een antracycline (AP) en/of taxaan. Hoewel de toevoeging van paclitaxel aan cisplatine en doxorubicine (TAP) werkzamer bleek dan AP is deze combinatie weinig gangbaar gezien de toxiciteit. Meer recent zijn beter verdraagbare, poliklinisch te geven combinaties, zoals carboplatine en paclitaxel, effectief gebleken. Amerikaans onderzoek bij patiënten met een stadium-III- en stadium-IV-endometriumcarcinoom en restlaesies van < 2 cm na operatie toonde aan dat met chemotherapie (AP) een betere overleving verkregen kon worden dan met een totale abdominale bestraling. Aanbevolen wordt om chemotherapie bij voorkeur in onderzoeksverband te geven of in ieder geval bij duidelijk te meten tumorlokalisaties.

25.3.5 PROGNOSE

De prognose van het endometriumcarcinoom is goed, voornamelijk omdat 85% van de tumoren in stadium I wordt ontdekt. In de latere stadia daalt de prognose snel. De vijfjaarsoverleving is als volgt: stadium I 75-90%; stadium II 60-75%; stadium III 40-65% en stadium IV 5-15%.

25.3.6 FOLLOW-UP EN RECIDIEFBEHANDELING

Ook bij endometriumcarcinomen geldt dat de patiënte ten minste vijf jaar lang regelmatig moet worden gecontroleerd. Doelen van follow-up zijn het diagnosticeren van een (vagina)recidief in een vroeg stadium, herkennen en behandelen van bijwerkingen van de behandeling, begeleiden van de patiënte en het verzamelen van behandelingsresultaten. De patiënte dient voorlichting te krijgen over alarmsymptomen (hernieuwd vaginaal bloedverlies) waarbij ze vervroegd voor controle moet komen. Het belangrijkste onderzoek bij de controlebezoeken is speculumonderzoek en bimanueel toucher. Bij patiënten die geen radiotherapie hebben gehad, treden recidieven het meest frequent op in de proximale vagina en soms ook in de distale vagina of vulva. Asymptomatische vaginarecidieven worden hierbij herkend en kunnen doorgaans effectief met radiotherapie worden behandeld. Cytologie uit de top van de vagina heeft zeer beperkte diagnostische waarde en dan alleen indien geen radiotherapie heeft plaatsgevonden. Aanvullend onderzoek, zoals thoraxfoto en CT-scan, dienen alleen op indicatie plaats te vinden.

Indien metastasen worden gevonden is palliatieve behandeling aangewezen, met name progestativa en anti-oestrogenen zoals tamoxifen kunnen een belangrijke rol spelen. Chemotherapie en palliatieve radiotherapie (bij klachten zoals bloedverlies of pijn) kunnen worden overwogen. Bij solitaire metastasen kan lokale behandeling door middel van chirurgie of radiotherapie worden overwogen, aangezien dit soms een lang ziektevrij interval geeft (zie par. 25.3.4).

25.4 Maligne tumoren van het ovarium

Ovariumcarcinomen zijn niet de meest frequent voorkomende gynaecologische tumoren, maar wel de tumoren met het hoogste sterftepercentage en dus de slechtste prognose. De incidentie van de epitheliale ovariumtumoren is in West-Europa hoger in vergelijking met andere geografische gebieden en ligt rond de 12 per 100.000.

Het merendeel van de maligne ovariumtumoren is epitheliaal van oorsprong en ontstaat uit het oppervlakte-epitheel dat het ovarium bekleedt en dat uit coeloomepitheel is ontstaan. De overige typen, de kiemceltumoren en de sex-cordstromatumoren, tonen veelal een geheel ander gedrag dan de epitheliale tumoren.

Over de etiologie van het ovariumcarcinoom is niet veel met zekerheid bekend. In sommige gevallen (15%) bestaat er een familiaire predispositie. Tevens lijkt er een verband te bestaan met het aantal ovulaties, zodat hoge pariteit en orale anticonceptie beschermen tegen het ontstaan van ovariumcarcinoom. Over de rol van virussen en oncogene agentia als asbestpartikels die de ovaria via de vagina en de uterus zouden kunnen bereiken, is nog weinig bekend.

De enige preventie bestaat uit orale anticonceptiva of het verwijderen van de ovaria. Het verwijderen van beide ovaria is tegenwoordig een belangrijke preventieve ingreep bij vrouwen met een aangetoonde erfelijke predispositie om ovariumcarcinoom te krijgen.

> Erfelijk ovariumcarcinoom wordt vooral gezien in combinatie met mammacarcinoom. Dit syndroom is gebaseerd op een mutatie van het BRCA1- of BRCA2-gen. Deze genen coderen voor eiwitten die een rol spelen bij de reparatie van DNA-defecten. Bij mutatie van het gen worden de eiwitten onwerkzaam en kunnen DNA-instabiliteit en maligne ontaarding optreden. Bij BRCA1-mutaties is het cumulatieve risico om vóór het 70e jaar mammacarcinoom te krijgen 60-85% en de kans op ovariumcarcinoom 30-60%. Bovendien is er een twee- tot driemaal verhoogde kans op endometriumcarcinoom. Bij BRCA2-mutaties liggen de risico's wat lager: 63% kans op mammacarcinoom en 10-20%

kans op ovariumcarcinoom. Overerving vindt ook via de mannelijke lijn plaats. Mannen hebben bij BRCA1-mutatie zelf nauwelijks problemen. Bij een BRCA2-mutatie lopen ze een 'lifetime'-risico van 6% op mammacarcinoom en 5% op prostaatcarcinoom.

Bij draagsters van BRCA1-mutaties vindt regelmatig screeningsonderzoek plaats dat begint na het 35e jaar. Het bestaat uit gynaecologisch onderzoek, echo-onderzoek, bepaling van de serummerkstof CA125, borstonderzoek en mammografie. Vooralsnog is de effectiviteit van bestaande screeningsprogramma's bij patiënten met een verhoogd risico op het krijgen van ovariumcarcinoom teleurstellend. Om deze reden is bilaterale profylactische ovariëctomie een ingreep die in toenemende mate wordt verricht.

25.4.1 MORFOLOGIE EN INDELING VAN DE OVARIUMTUMOREN

Er zijn verschillende typen ovariumtumoren. Een zeer eenvoudige classificatie van de meest voorkomende tumoren is de volgende:
– epitheliale tumoren
– sex-cordstromatumoren
– kiemceltumoren
– metastasen.

Epitheliale tumoren

Binnen de groep epitheliale tumoren kunnen sereuze, mucineuze, endometrioïde, clearcelltumoren en brenner-tumoren worden onderscheiden. Deze verschillende vormen hebben alle een kenmerkend histologisch beeld. In deze groep tumoren komen naast goedaardige ook borderline-tumoren en kwaadaardige tumoren voor. De goedaardige mucineuze en sereuze tumoren bestaan veelal uit een grote, vaak uniloculaire cyste, bekleed met eenlagig epitheel met een zogeheten sereus of tubair aspect, of uit hoog cilindrische cellen met een mucineus aspect.

Epitheliale borderline-tumoren worden histologisch gekenmerkt door de aanwezigheid van celproliferatie die duidelijk groter is dan in goedaardige tumoren, zonder dat evenwel invasieve groei kan worden aangetoond. Het type borderline-tumor wordt aangegeven, omdat het klinisch beloop voor elk van de verschillende typen borderline-tumoren verschillend is. Sereuze papillaire borderline-tumoren komen in 25-35% van de gevallen bilateraal voor. Bij 20-40% van de patiënten met een sereuze papillaire borderline-tumor zijn er 'implants' op het peritoneum of in de pelviene lymfeklieren. Deze implants worden op histologische gronden geclassificeerd als niet-invasieve implants en invasieve implants. Het klinisch beloop is gunstig bij de niet-invasieve implants, maar relatief ongunstig bij invasieve implants. Het is opvallend dat deze extraovariële lokalisaties jarenlang onveranderlijk aanwezig kunnen blijven, maar ook een langzame progressie kunnen tonen. Aangezien de diagnose borderline-tumor wordt gesteld op de ovariumlaesie, is de aanwezigheid van dergelijke 'implants' geen reden de diagnose borderline-tumor te verwerpen.

Mucineuze borderline-tumoren zijn zelden bilateraal en lokalisaties buiten het ovarium worden vrijwel nooit gezien. Het belang van het onderkennen van een mucineuze borderline-tumor is vooral gelegen in de differentiaaldiagnostische mogelijkheden: metastase van een mucineus carcinoom, meestal uit de tractus digestivus dan wel een mucineus adenocarcinoom van het ovarium graad I. Een specifieke categorie van mucineuze borderline-tumoren zijn de tumoren waarbij in de peritoneumholte grote hoeveelheden slijm met een geringe hoeveelheid epitheel aanwezig zijn; in een dergelijke situatie wordt gesproken van pseudomyxoma peritonei. Van belang is om dan altijd ook de appendix te verwijderen en te onderzoeken, aangezien hier in de meeste gevallen de primaire laesie in de vorm van adenomateus slijmvlies met mucineuze dissectie in de wand aanwezig blijkt te zijn.

Overige typen tumoren: er worden verder nog borderline-tumoren van het endometrioïde type, clearcelltype en brenner-type onderscheiden. Deze zijn alle bijzonder zeldzaam; om die reden worden deze categorieën hier niet besproken. De prognose bij deze typen borderline-tumoren is goed.

Uit tumorgenetisch onderzoek is gebleken dat borderline- en maligne tumoren zich ontwikkelen langs onafhankelijke routes.

De epitheliale ovariumcarcinomen worden histologisch onderscheiden in sereus, endometrioid, mucineus, clearcell, maligne brenner-tumoren, mengvormen van voornoemde carcinomen en ongedifferentieerde carcinomen waarvan de eerste twee verreweg het meeste voorkomen (85% van alle maligne ovariumtumoren). Voor het onderscheid ten opzichte van borderline-tumoren is invasieve groei een essentieel criterium voor elk van de typen carcinomen. In de meeste gevallen is er sprake van zeer uitgebreide invasieve groei; niet zelden is het door gebrek aan differentiatie-kenmerken moeilijk tot onmogelijk om te bepalen met welk type ovariumcarcinoom men van doen heeft. Zoals besproken dient bij een mucineus carcinoom in het ovarium altijd een metastase van elders overwogen te worden. Een gedetailleerde bespreking van de histologische kenmerken valt buiten de doelstellingen van dit boek. Bij de diagnostiek moet altijd de diameter van de tumor, het tumor type, de tumorgraad (zie hieronder) en de aan- of afwezigheid van de tumor op het buitenoppervlak worden beschreven.

De prognose van patiënten met ovariumcarcinoom hangt bij eenzelfde stadium af van de maligniteitsgraad. In Nederland wordt momenteel een door Silverberg voorgesteld graderingssysteem gebruikt. Hierbij worden de volgende punten toegekend op basis van drie kenmerken van de tumor:

- architectuur (predominante patroon): glandulair = 1, papillair = 2, solide = 3;
- kernpolymorfie: gering = 1, matig = 2, sterk = 3;
- mitosen (per 10 HPF van ieder 0,345 mm^2): 0-9 = 1, 10-24 = 2, ≥ 25 = 3.

De per kenmerk toegekende punten worden bij elkaar opgeteld: 3-5 punten = graad I, 6 of 7 punten = graad II, 8 of 9 punten = graad III.

Sex-cordstromatumoren

De groep van de sex-cordstromatumoren bestaat voornamelijk uit granulosaceltumoren, thecofibromen en sertoli-leydig-celtumoren. De granulosaceltumoren maken ongeveer 10% van de solide ovariumtumoren uit. Het microscopische beeld is variabel. In goed gedifferentieerde vormen worden zogeheten call-exner-lichaampjes aangetroffen. Een deel van de granulosaceltumoren toont een maligne gedrag (ongeveer 10%). Het biologische gedrag is niet gecorreleerd aan een bepaald histologisch beeld.

Kiemceltumoren

De kiemceltumoren vormen een bijzondere groep tumoren die zowel in een zuivere, ongedifferentieerde als een gedifferentieerde vorm voorkomen. Bij de gedifferentieerde vormen zijn een embryonaal en een extra-embryonaal type te onderscheiden. Deze tweedeling vormt een afspiegeling van de vroege splitsing van de bevruchte eicel in een gedeelte waaruit het embryo zal groeien en een extra-embryonaal deel waaruit de verzorgende structuren ontstaan.

De zuivere vorm van de kiemceltumor is het *dysgerminoom*, vergelijkbaar met het seminoom van de testis. Dysgerminomen vormen ongeveer 1% van de ovariumtumoren en ongeveer 10% van de ovariumtumoren die voor het 20e levensjaar voorkomen. Ongeveer 80% van de dysgerminomen komt voor tussen het 10e en het 30e levensjaar. Het zijn solide tumoren die zeer groot kunnen worden. Het microscopisch beeld wordt bepaald door een monotone woekering van cytoplasmarijke cellen die sterk op primordiale kiemcellen lijken. In het stroma van de tumor komen dichte lymfocytaire infiltraten voor. Deze tumoren verspreiden zich vooral via de lymfebanen, maar daarnaast komt hematogene verspreiding en doorgroei door het kapsel van het ovarium voor, waardoor verspreiding door de gehele buik kan plaatsvinden. Dysgerminomen zijn zeer gevoelig voor bestraling en chemotherapie. Chemotherapie heeft de voorkeur bij de behandeling van meer uitgebreide ziekte vanwege het behoud van fertiliteit. Ook bij vergevorderde ziekte kan hiermee een curatiekans van 85-90% verkregen worden.

Teratomen zijn cysteuze of solide tumoren die worden gekenmerkt door het naast elkaar voorkomen van diverse, voor het ovarium 'vreemde' weefselsoorten, die veelal een geheel normale uitrijping tonen. Rijpe (mature), onrijpe (immature) en monodermale vormen worden onderscheiden.

De rijpe teratomen zijn als regel cysteus en goedaardig. Rijpe solide vormen zijn zeldzaam. Benigne cysteuze teratomen zijn in hoofdzaak opgebouwd uit goed gedifferentieerde weefsels van ectodermale herkomst, zoals plaveiselepitheel, zweetklieren, zenuwweefsel, haren en tandelementen. Daarom worden ze ook wel dermoïdcysten genoemd. Benigne cysteuze teratomen komen voornamelijk voor tijdens de geslachtsrijpe jaren (80%) en zijn in 20% van de gevallen dubbelzijdig. Ze omvatten 20% van alle ovariumtumoren en 30% van de benigne ovariumtumoren. Soms zijn geheel gave tanden of kiezen herkenbaar. Naast weefsels van ectodermale oorsprong komen structuren uit andere kiembladen voor zoals vetweefsel, beenweefsel en kraakbeen. Bij ongeveer 2% van de 'dermoïdcysten' is een van de weefsels maligne gedegenereerd. Meestal zijn dit plaveiselcelcarcinomen, maar ook adenocarcinomen, carcinoïden, maligne melanomen en sarcomen kunnen voorkomen. De prognose van een dermoïdcyste met maligne degeneratie is slecht. Het vijfjaarsoverlevingspercentage is 15.

De onrijpe teratomen zijn veelal solide en opgebouwd uit embryonale structuren, afkomstig uit alle drie de kiembladen. De onrijpe teratomen zijn altijd maligne. Soms worden ook extra-embryonale kiemceltumoren aangetroffen, met name dooierzakelementen en trofoblastproliferaties, zoals deze voorkomen in de endodermale sinustumor respectievelijk het choriocarcinoom. De prognose van het onrijpe teratoom wordt in hoofdzaak bepaald door de mate van uitbreiding van het proces en de differentiatiegraad van de maligne weefselcomponent. In de meerderheid van de gevallen is dit ongedifferentieerd zenuwweefsel. De vijfjaarsoverleving voor alle stadia tezamen is in de orde van 70-80%. Dit type teratoom vormt 20% van de maligne ovariumtumoren die voor het 20e jaar voorkomen. Ongeveer 50% van de patiënten is 10-20 jaar oud.

Het monodermale teratoom is een weinig frequent voorkomende vorm van het teratoom (10%), vrijwel geheel bestaand uit een enkel hooggedifferentieerd celtype. Meestal is dit dan schildklierweefsel (struma ovarii), of een carcinoïd.

De *endodermale sinustumor (dooierzaktumor)* is een relatief zeldzame maligne tumor, die analoog is aan de dooierzaktumor in de testis. Het merendeel van deze tumoren wordt vastgesteld tussen het 10e en 30e levensjaar. Het microscopische beeld is karakteristiek: een netwerk van buisvormige structuren bekleed met een laag embryonale dooierzakcellen. De dooierzakcellen produceren α-foetoproteïne, waarvan het gehalte in het serum meestal sterk verhoogd is. De tumoren groeien snel, met doorgroei in de omgeving en uitgebreide metastasevorming op afstand. De prognose is slecht.

Het *choriocarcinoom* is een kiemceltumor van het extra-embryonale type. Deze zeer maligne tumor, opgebouwd uit woekerende trofoblastelementen, komt in het ovarium zelden in zuivere vorm voor, maar meestal samen met andere kiemceltumortypen. De meerderheid van de primaire ovariële choriocarcinomen wordt gezien voor het 20e levensjaar. Bij geslachtsrijpe vrouwen moet het bestaan van een choriocarcinoom dat is ontstaan uit een zwangerschapsrest, worden uitgesloten voordat men een primair ovarieel choriocarcinoom diagnosticeert. Choriocarcinomen produceren humaan choriongonadotrofine (HCG), dat in de trofoblast van de placenta aanwezig is. Door de gevoeligheid voor chemotherapie en de aanwezigheid van de HCG-marker zijn de behandelmogelijkheden sterk verbeterd en is de prognose van het choriocarcinoom, ondanks het agressieve biologische karakter, goed. Het choriocarcinoom wordt verder besproken in paragraaf 25.7

Uitbreiding van ovariumcarcinoom

Ovariumcarcinomen breiden zich per continuitatem uit in tuba en uterus en waarschijnlijk lymfogeen naar het andere ovarium. Wanneer de tumor door het kapsel groeit, ontstaan metastasen op de serosa, die gemakkelijk meegevoerd kunnen worden door het peritoneaal vocht de gehele buikholte door. Deze vloeistofstroom volgt een vaste route: langs de rechter en linker paracolische groeve en over het omentum heen. Deze gebieden zijn dan ook voorkeurslokalisaties voor peritoneale tumorlokalisaties. Het ovariumcarcinoom kan ook lymfogeen metastaseren via de lymfebanen in het ligamentum latum, die meelopen met de ovariële vaten tot bij de nier en daar in de para-aortale en paracavale lymfeklieren draineren. Ook bij stadium I kunnen al metastasen op dit niveau worden gezien. Daarnaast staat vast dat ook bij afwezigheid van zichtbare ascites al metastasen kunnen voorkomen op de abdominale zijde van het diafragma, voornamelijk rechts, meer voor dan achter. Aangezien het peritoneaal vocht uit de buik voor een groot deel via de lymfebanen op het diafragma wordt afgevoerd, is dit niet verwonderlijk. De vorming van ascites kan voor een belangrijk deel worden verklaard door verstopping van deze lymfevaatjes.

Metastasen

Volgens sommige onderzoekers wordt 10-15% van de maligne ovariumtumoren veroorzaakt door metastasen. Het betreft meestal metastasen van een coloncarcinoom, mammacarcinoom of maagcarcinoom. Mammacarcinoommetastasen in de ovaria openbaren zich vrijwel altijd nadat de primaire tumor al is ontdekt. Vooral bij coloncarcinoom en maagcarcinoom kan een metastatisch proces in de ovaria het eerste verschijnsel van maligniteit zijn. Indien er sprake is van een mucineus carcinoom van het ovarium, moet altijd in de eerste plaats overwogen worden of er sprake is van een metastase; een primair mucineus adenocarcinoom van het ovarium is zeldzaam.

Door gebruik te maken van verschillende monoklonale antilichamen, zoals OC125 en keratine-7 – waarmee veel epitheliale ovariumcarcinomen positief zijn – en anti-CEA en keratine-20 – waarmee de meeste ovariumcarcinomen, in tegenstelling tot de tumoren van de tractus digestivus, negatief zijn of slechts plaatselijk aankleuren – is het vaak mogelijk histologisch vast te stellen wat de aard van de primaire tumor is.

25.4.2 DIAGNOSTIEK

Anamnese

De slechte prognose van het ovariumcarcinoom is voornamelijk te wijten aan het feit dat de tumor in een vroeg stadium vrijwel geen symptomen geeft, zodat circa 70% van de patiënten in een vergevorderd stadium onder behandeling komt. De belangrijkste klachten die bij vrouwen ouder dan 40 jaar aan een ovariumcarcinoom moeten doen denken zijn:
– opgezette buik of vage buikklachten;
– abnormaal bloedverlies.

Acute buikpijn kan optreden bij steeldraai van het ovariumgezwel en gaat dan meestal gepaard met andere peritoneale verschijnselen. In een laat stadium vindt men anorexie, vermagering, mictie- en defecatieklachten en soms rugpijn.

Onderzoek

Uitgaande van het verband tussen mamma- en genitaalcarcinoom, wordt met palpatie van de mammae, zoals in hoofdstuk 24 wordt beschreven, begonnen. Daarbij kan tevens naar pathologische supraclaviculaire klieren worden gezocht. Bij uitgebreide ovariumtumoren kan een pleura-effusie voorkomen. Zeer belangrijk is het onderzoek van de buik. Dit moet worden uitgevoerd terwijl de patiënte op haar rug ligt op een stevige onderlaag. Niet genoeg kan worden gewezen op het belang van de percussie. Alle ovariumgezwellen geven een demping bij percussie en kunnen zo worden onderscheiden van de opgezette darmen. Bij een relatieve demping kunnen de darmen over de tumor heen liggen. Ascites kenmerkt zich door een percussiedemping die verschuift bij positieverandering en uitzetting van de flanken. Kleine hoeveelheden ascites zijn klinisch echter niet vast te stellen.

Bij gynaecologisch onderzoek wordt naar adnexzwellingen gevoeld. Metastasen in het cavum Douglasi kunnen als vaste, irregulaire weerstanden achter de uterus worden gevoeld.

Differentiaaldiagnose

Bij tumoren in het kleine bekken is de differentiatie met een uterustumor (myoom) het belangrijkste. Tevens dienen andere adnexzwellingen, zoals hydrosalpinx, benigne ovariumcyste, extra-uteriene zwangerschap en het zeldzame tubacarcinoom, te worden overwogen. Als de uterus apart te bewegen is, heeft men meestal te maken met een adnexgezwel. Vaginale echografie is een belangrijke aanvullende diagnostische methode. Bij twijfel kan een diagnostische laparoscopie uitkomst bieden. Zit de tumor meer aan de achterzijde, met een vaak onscherpe begrenzing, dan moet men denken aan een perisigmoïditis, een diverticulitis of een rectumtumor. Ook de mogelijkheid van metastasen van andere tumoren (maag, mamma) moet worden overwogen. Indien de afwijking niet op jongere leeftijd is ontdekt, komen zelfs patiënten met een bekkennier onder de diagnose ovariumtumor op de operatietafel. Bij grote buiktumoren moet men differentiëren tussen benigne cystadenoom, tumoren van de tractus digestivus en een hydronefrose.

Overige diagnostiek

Cysteuze tumoren zijn bij echoscopisch onderzoek goed vast te stellen. De overige diagnostiek richt zich voornamelijk op het uitsluiten van andere afwijkingen en het vaststellen van metastasen elders. Röntgenologisch komen daarbij thoraxfoto en X-colon in aanmerking, alsmede een CT-scan en MRI.

Hoeksteen van de diagnostiek blijven echter de bevindingen bij laparotomie. Hierbij dient, naast vaststelling van de lokale uitbreiding van de tumor, een nauwkeurige inspectie van alle voorkeursplaatsen voor intraperitoneale metastasen te worden verricht. Bij deze stadiëringsprocedure moeten meerdere biopten worden genomen van het peritoneum van het kleine bekken, uit de paracolische groeve links en rechts, van eventueel verdachte gebieden uit het mesenterium of op de darmserosa en van de rechter diafragmakoepel. Ook moeten para-aortale en paracavale lymfklieren worden verwijderd tussen de a. renalis en de a. mesenterica inferior, alsmede pelviene klieren, en moet er een infracolische omentectomie worden verricht. Niet zelden (16-46%) blijken er reeds intraperitoneale metastasen aanwezig te zijn bij een klinisch als stadium I geclassificeerde tumor. Aanwezig buikvocht of spoelvocht moet cytologisch worden onderzocht. Voor therapie en prognose is de chirurgische stadiëring van het ovariumcarcinoom van verstrekkende betekenis.

Vroege diagnostiek

Helaas is vroege diagnostiek bij ovariumtumoren niet goed mogelijk. De laatste tijd is de combinatie van echografische screening en de bepaling van de tumormerkstof CA125 onderzocht. Als screeningsmethode biedt deze combinatie nog onvoldoende resultaat om toepassing op grote schaal te rechtvaardigen. Vooralsnog lijkt alleen de attitude van de primair behandelend arts een factor die de prognose bepaalt. Aan te bevelen is:
– gynaecologisch onderzoek c.q. echoscopie te laten verrichten bij alle vrouwen ouder dan 40 jaar met persisterende vage buikklachten;
– bij iedere adnexzwelling bij vrouwen in de postmenopauze een laparoscopie of proeflaparotomie uit te voeren;
– bij vrouwen jonger dan 40 jaar bij een afwijking minder dan sinaasappelgroot drie maanden af te wachten of deze verdwijnt, daarna moet eventueel alsnog invasieve diagnostiek worden verricht;
– aan een ovariumtumor te denken bij abnormaal bloedverlies en negatieve curettage;
– bij vrouwen met mogelijk erfelijke predispositie alert zijn op het ontstaan van een ovariumafwijking.

25.4.3 STADIUMINDELING

Bij de maligne ovariumtumoren wordt een stadiëring uitgevoerd op basis van het histologische onderzoek en de bevindingen bij operatie. De internationale indeling (FIGO) is te vinden in tabel 25.4.

25.4.4 THERAPIE

De therapie is behalve van leeftijd en conditie van de patiënte afhankelijk van de aard en de uitbreiding van de tumor. De uitbreiding kan alleen worden vastgesteld via een stadiëringslaparotomie. De hierbij te verrichten stap-

Tabel 25.4	FIGO-stadiëring (2008) ovariumcarcinoom.
Stadium IA	groei beperkt tot één ovarium, geen ascites, kapsel intact
Stadium IB	groei beperkt tot beide ovaria, geen ascites, kapsel intact
Stadium IC	stadium IA of IB met ascites, tumor op het ovariumoppervlak of kapselruptuur of met spoelvocht waarin maligne cellen
Stadium IIA	groei in één of beide ovaria met uitbreiding naar de uterus en/of tubae
Stadium IIB	idem met uitbreiding naar andere structuren in het bekken
Stadium IIC	stadium IIA of IIB met tumor op het ovariumoppervlak of kapselruptuur of met ascites / spoelvocht met maligne cellen
Stadium III	groei in één of beide ovaria met uitbreiding in de buikholte buiten het bekken, of uitbreiding van de tumor binnen het kleine bekken naar omentum of dunnedarmlissen
Stadium IIIA	negatieve lymfklieren en uitbreiding buiten het kleine bekken slechts microscopisch
Stadium IIIB	negatieve lymfklieren en uitbreiding buiten het kleine bekken kleiner dan 2 cm in diameter
Stadium IIIC	uitbreiding buiten het kleine bekken meer dan 2 cm in diameter en/of positieve retroperitoneale of inguinale lymfklieren
Stadium IV	metastasen buiten de buikholte of parenchymateuze levermetastasen; aanwezig pleuravocht dient maligne cellen te bevatten

pen staan hiervoor beschreven in de paragraaf: 'overige diagnostiek'.

De meeste ovariumcarcinomen zijn op het moment van ontdekken al uitgebreid in de buikholte (stadium III of IV). De juiste behandeling bestaat dan over het algemeen uit het verwijderen van uterus en beide adnexa, in combinatie met het verwijderen van het omentum en zo veel mogelijk tumorweefsel dat verder nog aanwezig is (cytoreductieve chirurgie of debulking). Een debulking is gespecialiseerde chirurgie waarvan de resultaten aangetoond beter zijn in handen van gespecialiseerde gynaecologisch oncologen. Het doel van debulkingschirurgie is alle individuele tumorlokalisaties zodanig te verkleinen dat postoperatieve chemotherapie een beter resultaat geeft. Kleinere tumorlaesies zijn over het algemeen beter doorbloed en hebben een hogere groeifractie en beide factoren maken de tumorcellen gevoeliger voor chemotherapie. Naast een adequate chirurgische behandeling is een optimaal gebruik van chemotherapie essentieel in de behandeling van patiënten met een ovariumcarcinoom. Platinaverbindingen (cisplatine of carboplatine) vormen daarbij de basis van het behandelingsschema. Standaard is de combinatie carboplatine en paclitaxel. Hoewel een variëteit aan bijwerkingen wordt waargenomen bij deze behandeling, is vooral de neurotoxiciteit dosisbeperkend. Een scala aan nieuwere cytotoxische en niet-cytotoxische middelen wordt in onderzoeksverband onderzocht om tot betere resultaten te komen. De behandeling van patiënten met een ovariumcarcinoom dient bij voorkeur gegeven te worden in centra met ervaring op dit gebied of in samenwerking met zo'n centrum.

Een recente EORTC-studie waarin patiënten werden gerandomiseerd tussen enerzijds primaire debulking gevolgd door chemotherapie en anderzijds up-front-chemotherapie gevolgd door debulking, liet zien dat beide groepen eenzelfde overleving hadden en dus naast elkaar gebruikt kunnen worden.

Wanneer bij de primaire cytoreductieve operatie onvoldoende tumorweefsel kon worden verwijderd, kan het zinvol zijn dit opnieuw te proberen na drie kuren chemotherapie. Het nut van een dergelijke aanpak, die 'interval-debulking' wordt genoemd, is in gerandomiseerd Europees onderzoek aangetoond. Second-look-operaties – eventueel laparoscopisch – kunnen nuttig zijn om te bepalen of de behandeling moet worden voortgezet, gestaakt of gewijzigd. Gezien de slechte resultaten van de tweedelijnstherapie bij het ovariumcarcinoom is een second-look-operatie alleen nog gerechtvaardigd in trialverband.

Tijdens de behandeling van het ovariumcarcinoom kan het bepalen van de tumormerkstof CA125 in het serum een belangrijke richtlijn zijn voor de activiteit van niet-mucineuze epitheliale tumoren. Monitoring van (de verdwijnsnelheid van) CA125 geeft informatie over het succes van de behandeling en tijdens de follow-up over het optreden van eventuele recidieven.

Bij de behandeling van het vroege stadium ovariumcarcinoom (FIGO-stadium I-IIA) vormen chirurgische behandeling en een adequate en complete chirurgische stadiëring de hoeksteen van de verdere behandeling. Het doel van de stadiëring is kleine tumordeposities in buikholte of lymfeklieren, die anders gemakkelijk over het hoofd gezien zouden kunnen worden, uit te sluiten. Dergelijke tumorlokalisaties zouden het stadium van de ziekte veranderen in een FIGO-stadium III. Wanneer de chirurgische stadiëring onvolledig is uitgevoerd, is het risico op dergelijke niet-opgemerkte tumoruitbreidingen ongeveer 16-46%. Recent gerandomiseerd onderzoek in EORTC-verband heeft laten zien dat het nut van adjuvante chemotherapie na een volledige chirurgische stadiëring bij stadium I twijfelachtig is. In Nederland hebben de verenigde beroepsgroepen van gynaecologen, radiotherapeuten, medisch oncologen en pathologen een advies bereikt over de behandeling. In deze richtlijn wordt geadviseerd bij het vroege stadium ovariumcarcinoom na een volledige chirurgische stadiëring in principe geen adjuvante chemotherapie te geven. Wanneer de chirurgische stadiëring door omstandigheden niet volledig is geweest, is het advies om in eerste instantie te streven naar restadiëring en pas wanneer dat onmogelijk of ongewenst is, adjuvante chemotherapie te geven (www.oncoline.nl; september 2009). Deze landelijke adviezen worden periodiek herzien.

25.4.5 PROGNOSE

De slechte prognose van het ovariumcarcinoom is te wijten aan het feit dat 70% van de patiënten in een laat stadium onder behandeling komt. In stadium I kan nog een vijfjaarsoverleving tussen de 60 en 85% worden bereikt, in stadium II is die al lager (50%); de prognose wordt aanzienlijk slechter tussen stadium IIA en IIB. Ontwikkelingen in de chemotherapie hebben de vooruitzichten voor patiënten in de stadia IIB, IIC, III en IV verbeterd. Of er in deze stadia nog genezing kan worden bereikt, is onzeker. Zeker is dat met deze therapie een langere overleving kan worden bereikt, waarbij voor deze vergevorderde stadia een vijfjaarsoverleving van 30-35% kan worden behaald. De ervaringen in de centra waar tienjaarsoverlevingen zijn gemeld, wijzen in een aanzienlijk aantal gevallen op het voorkomen van late recidieven na vijf jaar. Het probleem blijft dat slechts weinig tumoren in een vroeg stadium worden ontdekt, zodat een belangrijke verbetering in de prognose voorlopig niet mag worden verwacht.

25.4.6 FOLLOW-UP, COMPLICATIES EN BEGELEIDING

Controle van de behandelde patiënten zal ten minste vijf en liefst tien jaar moeten worden voortgezet en omvat palpatie van de lymfeklierstations, lever en abdomen, alsmede gynaecologisch onderzoek. Bij verdenking op een recidief zijn röntgenologisch onderzoek (CT-scan) en gerichte cytologische puncties van betekenis. Wanneer een ovariumcarcinoom na primaire behandeling recidiveert, kan over het algemeen geen curatie meer worden bereikt. Bij een voldoende lang ziektevrij interval en uitzicht op volledige tumorverwijdering kan een secundaire debulking geïndiceerd zijn.

Palliatie en begeleiding spelen bij ovariumtumoren derhalve een belangrijke rol. Regelmatige ascitespuncties kunnen veel verlichting geven. Met cytostatica kunnen aanzienlijke en vaak langdurige remissies worden bereikt. De complicaties (misselijkheid, braken, stomatitis, beenmergdepressie) maken nauwkeurige controle en goede begeleiding noodzakelijk. De internist met veel ervaring met deze vorm van therapie en de huisarts kunnen hierin een belangrijke rol spelen.

25.4.7 TUBACARCINOOM

Het tubacarcinoom is uitermate zeldzaam; in Nederland komen tien tot twintig nieuwe gevallen per jaar voor. De gemiddelde leeftijd waarop de tumor zich manifesteert, komt overeen met die van het ovariumcarcinoom. De etiologie is onbekend. Sommigen menen dat een doorgemaakte salpingitis, in het bijzonder tuberculeuze salpingitis, een rol kan spelen. Morfologisch is hier vrijwel altijd sprake van een papillair adenocarcinoom dat uitgaat van het epitheel van de tuba. Het onderscheid met endometrium- en ovariumcarcinomen is vaak moeilijk.

De diagnose wordt zelden preoperatief gesteld, aangezien de symptomatologie en de palpatoire bevindingen verregaand overeenkomen met die van het ovariumcarcinoom. Intermenstrueel bloedverlies, pijn in de onderbuik en geelwaterige vaginale afscheiding ('barnsteenkleurige hydrops tubae profluens') worden waargenomen. Stadiëring en therapie zijn conform die van het ovariumcarcinoom. Omdat meer dan 15% van de tubacarcinomen bilateraal voorkomt, lijkt het onverstandig conservatief te opereren. De prognose is slecht.

25.5 Tumoren van de vulva

Tumoren van de vulva zijn in Nederland verantwoordelijk voor circa 70 sterftegevallen per jaar. De incidentie wordt geschat op 2 per 100.000 (ca. 250 nieuwe gevallen per jaar). Het is typisch een tumor die bij oudere vrouwen voorkomt: circa 80% wordt bij patiënten ouder dan 65 jaar waargenomen. Ondanks het feit dat de vulva gemakkelijk toegankelijk is voor diagnostische handelingen, is de periode tussen het ontstaan van symptomen en het verrichten van diagnostiek vaak lang. Patient's delay vindt in 60% van de gevallen plaats en doctor's delay, van meer dan drie maanden, in 30% van de gevallen.

Risicofactoren voor het vulvacarcinoom zijn roken, dystrofie van de vulva, vulvaire of cervicale intra-epitheliale neoplasie (VIN, CIN), HPV-infectie en immuundeficiëntie. Er lijken twee onafhankelijke ontstaanswijzen voor het vulvacarcinoom te bestaan: één is gerelateerd aan mucosale HPV-infecties (vooral bij jongere vrouwen) en de ander is gerelateerd aan chronische ontsteking van de vulva (dystrofie van de vulva; vooral bij oudere vrouwen).

De etiologie is niet met zekerheid bekend, maar uitwendige en chronische prikkeling is waarschijnlijk een van de belangrijkste factoren. De relatie met HPV-infectie en sommige geslachtsziekten (granuloma inguinale) die tot chronische vulvitis leiden, is aanwijsbaar. Dit laatste geldt waarschijnlijk ook voor chronische, jeukende, soms multifocale laesies van de vulva, vroeger bekend als leukoplakie en kraurosis, die thans worden samengevat onder de naam dystrofie. Daarbij onderscheidt men hyperplastische en atrofische verschijningsvormen. De mate van celatypie speelt een rol bij de classificatie.

Als preventieve maatregelen kunnen wellicht worden beschouwd het voorkomen en doelmatig behandelen van geslachtsziekten, een goede hygiëne zonder gebruik van irriterende middelen (sprays), en het tijdig behandelen van dystrofieën, bijvoorbeeld met corticosteroïdpreparaten.

De invasieve carcinomen van de vulva zijn voornamelijk plaveiselcelcarcinomen. Ze kunnen soms multifocaal optreden en groeien per continuitatem door in rectum, urethra en vagina, terwijl dieptegroei meestal pas veel later optreedt. De metastasering is vrijwel volledig lymfogeen, allereerst naar de inguïnale en femorale lymfeklieren, ook contralateraal. In een later stadium worden ook de extraperitoneale klieren in het kleine bekken aangetast. Metastasen buiten het bekken zijn relatief zeldzaam.

25.5.1 MORFOLOGIE EN INDELING VAN DE VULVATUMOREN

Premaligne afwijkingen

Premaligne afwijkingen van de vulva komen veelvuldig voor bij vrouwen met een gemiddelde leeftijd van 40 jaar.

Indien er sprake is van een sterk verbrede (squameuze hyperplasie) of smallere epitheellaag (lichen sclerosus) dan normaal, wordt gesproken van *dystrofie* van de vulva. De hyperplastische vorm kan gepaard gaan met atypie.

Atypie van het vulva-epitheel. In de vulva worden twee vormen van intra-epitheliale neoplasie van het plaveiselcelepitheel onderscheiden. De klassieke vorm heeft overeenkomsten met de premaligne afwijkingen van de cervix. De term VIN ('vulvar intra-epithelial neoplasia') wordt hiervoor gebruikt. Men onderscheidt VIN-I (lichte), VIN-II (matige) en VIN-III (ernstige dysplasie en carcinoma in situ) Zie voor een meer gedetailleerde beschrijving van de histologische classificatie van VIN bij cervicale intra-epitheliale neoplasie, CIN. Deze klassieke vorm van VIN is sterk gerelateerd aan HPV en komt vaak bij jonge vrouwen voor. De tweede vorm van intra-epitheliale neoplasie betreft de zogenoemde gedifferentieerde VIN. Deze afwijking toont atypie in de basale lagen, rijpt goed uit, is meestal HPV-negatief en komt meer bij oudere vrouwen voor.

Een *carcinoma in situ* toont een histologisch beeld dat zich slechts van een carcinoom onderscheidt door het ontbreken van invasie. Het is duidelijk dat de grens tussen de diagnose ernstige dysplasie en carcinoma in situ een geleidelijke is. In de VIN-classificatie wordt dit onderscheid dan ook niet meer gemaakt. Ongeveer 5-10% van de gevallen van carcinoma in situ gaat over in een invasief carcinoom.

De *ziekte van Paget van de vulva* is een vorm van carcinoma in situ die wordt gekenmerkt door de aanwezigheid van talrijke typische, grote, bleke cellen. Afzondering van de overige gevallen van carcinoma in situ is noodzakelijk omdat de ziekte van Paget in ongeveer 25% van de gevallen gepaard gaat met een adenocarcinoom, dat uitgaat van de zweetklieren en derhalve over het algemeen vrij diep gelegen is. De ziekte van Paget kan ook samengaan met adenocarcinoom van andere organen van de tractus genitalis. De uitbreiding van de afwijking reikt microscopisch vaak verder dan de klinische, macroscopische uitbreiding.

Maligne tumoren

Ongeveer 2-5% van de maligne tumoren van de genitalia is op de vulva gelokaliseerd. Het betreft meestal een plaveiselcelcarcinoom (in 90% van de gevallen), soms een maligne melanoom (5%), adenocarcinoom (2%) of een basaalcelcarcinoom (2%). Andere tumoren zijn nog zeldzamer. Het plaveiselcelcarcinoom, het verruceus carcinoom en het melanoom worden hier kort besproken.

Plaveiselcelcarcinomen zijn meestal verhoornend en hooggedifferentieerd. Ongeveer 50% van de plaveiselcelcarcinomen wordt door oncogene HPV-typen veroorzaakt. HPV is vaak in het plaveiselcelcarcinoom op jongere leeftijd aanwezig, in tegenstelling tot het plaveiselcelcarcinoom op oudere leeftijd, waarin geen HPV aantoonbaar is. Dit geeft aan dat op moleculair niveau verschillende defecten tot vulvacarcinoom kunnen leiden. Het aangeven van de dieptegroei van het carcinoom is van belang vanwege de toenemende kans op lymfekliermetastasen bij verdere ingroei. De dieptegroei wordt gemeten vanaf de basale membraan van de aangrenzende, meest oppervlakkige dermale papil. Alle eventueel verwijderde lymfeklieren worden histologisch onderzocht, 30-60% van de patiënten met vulvacarcinoom heeft metastasen in regionale lymfeklieren.

Verruceus carcinoom is een variant van het plaveiselcelcarcinoom. Microscopisch toont deze tumor een papillaire opbouw, bestaande uit hooggedifferentieerd epitheel met geringe atypie en oppervlakkig uitgebreide hoornafzetting. De infiltratieve groei is vaak moeilijk waar te nemen. Lymfkliermetastasen treden, vergeleken met het plaveiselcelcarcinoom, zeer zelden en laat op. Radiotherapie kan een ongunstige invloed op het beloop hebben.

Melanomen van de vulva zijn erg zeldzaam en kunnen nogal eens amelanotisch zijn, waardoor de klinische diagnose moeilijk is. Voor onderscheid met andere tumoren van de vulva is in dat geval immunohistologisch onderzoek geïndiceerd. De dieptegroei van maligne melanomen is de belangrijkste parameter voor het voorspellen van het biologische gedrag.

25.5.2 DIAGNOSTIEK

Anamnese

De klachten zijn, in volgorde van frequentie, jeuk, 'een knobbeltje gevoeld', al dan niet bloederige afscheiding en pijn. Vooral bij pijn bij de mictie moet men bij oudere vrouwen ook aan deze tumoren denken.

Tabel 25.5	FIGO-stadiëring (2008) vulvacarcinoom.
Stadium I	tumor beperkt tot de vulva en/of perineum, liesklieren negatief
IA	tumor ≤ 2 cm met stroma-invasie ≤ 1,0 mm*
IB	tumor > 2 cm en/of met stroma-invasie > 1,0 mm
Stadium II	tumor van elke grootte, met uitbreiding naar de aangrenzende perineale structuren (distale een derde urethra, distale een derde vagina, anus), liesklieren negatief
Stadium III	tumor van elke grootte met of zonder uitbreiding naar de aangrenzende perineale structuren, met lieskliermetastasen
IIIA	1 macrometastase (≥ 5 mm), of 2 micrometastasen (< 5 mm)
IIIB	2 of meer macrometastasen (≥ 5 mm), of 3 of meer micrometastasen (< 5 mm)
IIIC	lymfkliermetastasen met extracapsulaire groei
Stadium IV	tumor met invasie van andere regionale structuren of metastasen op afstand
IVA	invasie van het proximale deel van de urethra of vagina mucosa, en/of invasie van blaas- of rectummucosa, en/of fixatie aan het bot, en/of gefixeerde of ulcererende lieskliermetastasen
IVB	iedere metastase op afstand, inclusief pelviene lymfekliermetastasering

* Invasiediepte is gedefinieerd als de afstand van de epitheel-stromale junctie van de aangrenzende meest oppervlakkige dermale papil tot het punt van diepste invasie van de tumor.

Onderzoek

De inspectie en palpatie zijn belangrijk. Vaste knobbels die soms slecht verschuifbaar zijn, ulceratie en een bloemkoolachtig aspect tonen, moeten aan een vulvacarcinoom doen denken. Voor het carcinoma in situ geldt dat papelvorming en pigmentverschuiving de beste aanwijzingen zijn.

De diagnose kan slechts per biopsie worden gesteld. Bij het onderzoek zal men moeten vaststellen hoe ver de tumor reikt ten opzichte van het rectum, de urethra en vagina, terwijl palpatie van de liesklieren uiteraard zeer belangrijk is. Bij vaginorectaal toucher zal men in vergevorderde gevallen metastasen tegen de bekkenwand vinden. Meestal treedt dan ook lymfestuwing in het been op. De beeldvorming is gericht op de orgaansystemen die de grootste kans op metastasen vertonen: X-thorax, CT-scan of MRI-scan van abdomen, kleine bekken, liezen en vulva.

Klinische differentiaaldiagnose

Bij de klinische differentiaaldiagnose moet naast goedaardige vulva-afwijkingen en zeldzame afwijkingen als basaalcelcarcinoom, sarcoom en adenocarcinoom ook het melanoom van de vulva worden genoemd. De laatstgenoemde is de enige tumor van de vulva die niet gebiopteerd, maar slechts geëxtirpeerd mag worden. Daarnaast (10%) komen nogal eens metastasen voor in de vulva, bijvoorbeeld van corpus- of rectumtumoren, maar ook de grawitz-tumor en het choriocarcinoom kunnen naar de vulva metastaseren.

25.5.3 STADIËRING

De stadiumindeling van het vulvacarcinoom berust op histologisch onderzoek. De meest recente FIGO-classificatie (2008) is te zien in tabel 25.5.

25.5.4 THERAPIE

Vindt men een VIN III, dan zal men kunnen volstaan met lokale excisie of een simpele vulvectomie. Ook behandeling met lasertherapie en 5-FU-zalf wordt toegepast. Meer recent is de effectiviteit van lokale applicatie van imiquimod aangetoond. Dit is een vorm van lokale aspecifieke immuuntherapie, die tot langdurige regressie van premaligne vulva-afwijkingen kan leiden.

Bij invasieve tumoren (stadium I-III) wordt meestal een radicale excisie van de primaire tumor uitgevoerd, waarbij gestreefd wordt naar macroscopisch vrije marges van circa 1,5 cm. Indien er sprake is van een multifocale tumor of een tumor in een verder ook sterk afwijkende vulva of in geval van een recidief, valt te overwegen een vulvectomie uit te voeren. De excisie van de primaire tumor kan gepaard gaan met medeneming van de clitoris, labia, oppervlakkige spieren en fasciae. Daarnaast wordt door de meeste auteurs een beiderzijdse lieskliersextirpatie met 'en-bloc'-resectie van al het vetweefsel aangeraden.

Tegenwoordig wordt bij vulvacarcinomen zonder klinische tekenen van lieskliermetastasen de oppervlakkige en diepe liesklierresectie via gescheiden incisies uitgevoerd, om de postoperatieve morbiditeit te verlagen. Bij stadium IA kan worden volstaan met een lokaal radicale resectie. Bij gelateraliseerde stadium-I-tumoren met een normaal uitziende contralaterale vulva kan vaak met een unilateraal liesklierstoilet worden volstaan. Postoperatieve radiotherapie is geïndiceerd bij lymfekliermetastasering in de lies of bij onvoldoende radicale resectie van de tumor.

Met name de electieve verwijdering van de liesklieren leidt tot veel bijwerkingen op korte en lange termijn, zoals vertraagde wondgenezing, lymfokèles, recidiverende erysipelas en chronisch lymfoedeem van de benen. Naar analogie van de behandeling van het mammacarcinoom wordt thans de methode van 'sentinel node' (schildwachtklier) gebruikt. Het belangrijkste doel van de sentinel-nodeprocedure is het verminderen van het hinderlijke postoperatieve lymfoedeem aan de benen door te volstaan met de gerichte verwijdering van één lymfeklier in plaats van het verrichten van een heel liesklierstoilet. De eerste resultaten van deze benadering zijn gunstig. Bij de sentinel-nodeprocedure is één enkele lymfeklier te identificeren met radioactieve methoden, voorspellend voor het vóórkomen van lymfogene metastasering.

Voor primaire radiotherapie van het vulvacarcinoom zijn hoge doses (60-64 Gy) nodig met acute morbiditeit, zoals mucositis, blaarvorming en pijnlijke ontvelling van de vulva. Toch kan radiotherapie een goed alternatief zijn bij zeer gevorderde tumoren die anders in aanmerking zouden komen voor een grote operatie waarbij de blaas- of rectumsfincter niet behouden zou blijven (exenteratie). Hierbij wordt de patiënte eerst op het vulva- en liesgebied bestraald, al of niet in combinatie met chemotherapie ter versterking van het effect van de radiotherapie (5-fluorouracil en mitomycine C, of capecitabine in onderzoeksverband) en vervolgens geopereerd wanneer er nog resttumor aanwezig is (waarbij de uitgebreidheid van deze chirurgie variabel is). 5-Fluorouracil, mitomycine C en cisplatine zijn daarbij waardevolle medicamenten gebleken. Neoadjuvante chemotherapie kan weliswaar in 60% respons induceren en inoperabele patiënten operabel maken, maar is geen algemeen geaccepteerde benadering.

De therapie met cytostatica bij recidieven en gemetastaseerde ziekte is teleurstellend. Langdurige overleving is in die omstandigheden uiterst zeldzaam.

Bij het basaalcelcarcinoom kan met lokale excisie worden volstaan.

25.5.5 PROGNOSE

De vijfjaarsoverleving van alle stadia geeft het volgende beeld: stadium I 85-95%; stadium II 65-80%; stadium III 25-40%; stadium IV-25%. De aanwezigheid van lymfekliermetastasen maakt de prognose wel slechter, maar niet uitzichtloos.

25.5.6 FOLLOW-UP, COMPLICATIES, CONTROLE EN BEGELEIDING

Postoperatieve complicaties na vulvectomie vereisen veel zorg, vooral van de verpleging. Het betreft dan vooral gestoorde wondgenezing en wondinfectie. Nacontrole tot vijf jaar na de ingreep is noodzakelijk. Bij de follow-up verdient behandeling van lymfoedeem van de benen de aandacht, wat bij circa 50% van de patiënten voorkomt. Elastische kousen zijn hierbij de behandeling van keuze.

Bij lokaal of regionaal recidief komt chirurgische resectie als eerste alternatief in aanmerking. Soms worden in de loop van jaren herhaalde excisies van recidieven of nieuwe tumoren verricht. Bij lymfklierrecidief en/of lokaal uitgebreid recidief kan (postoperatieve) radiotherapie aangewezen zijn.

Psychologisch vereist de begeleiding na behandeling van de mutilerende vulvectomie veel zorg en begrip van de behandelend arts.

25.6 Vaginacarcinoom

Primaire tumoren van de vagina zijn zeldzaam; ze zijn verantwoordelijk voor 2% van alle gynaecologische kankergevallen. De hoogste incidentie ligt boven het 50e jaar. Ontstekingen en decubitus bij pessariumtherapie worden bij de etiologie vaak genoemd; daarnaast gelden ten aanzien van de exogene factoren waarschijnlijk dezelfde overwegingen als bij het cervixcarcinoom.

Morfologisch gaat het vrijwel altijd om een plaveiselcelcarcinoom, waarbij gedrag, type, metastasering en stadiëring die van het cervixcarcinoom volgen. Dit geldt met name wanneer het carcinoom hoog in de vagina gelokaliseerd is. Bij een distale lokalisatie kan metastasering naar de liesklieren optreden. Belangrijk is de differentiatie met metastasen en doorgegroeide tumoren van elders, die zelfs frequenter voorkomen dan het primaire vaginacarcinoom.

De diagnose kan slechts op basis van speculumonderzoek en een gerichte proefexcisie worden gesteld. Belangrijk is daarbij dat het speculum wordt rondgedraaid, omdat de tumor anders over het hoofd kan worden gezien. Gedifferentieerd moet worden tussen decubitusulcus, stricturen door prolapsplastiek en endometriose in de vagina.

De maligne vaginatumoren van het clearcelltype bij jonge vrouwen ten gevolge van diëthylstilbestroltherapie gedurende de zwangerschap van de moeder, hebben in het verleden veel aandacht gekregen. Naar schatting gaat het in Nederland om 250.000-300.000 'DES-dochters'. De frequentie van voorkomen van het clearcellcarcinoom wordt geschat tussen de 1 en 10 per 10.000 DES-dochters. De afwijking wordt vooral tussen het 15e en 20e levensjaar manifest. Goedaardige veranderingen in de vagina ten gevolge van DES-expositie (adenosis) komen veel frequenter voor, evenals misvormingen van het genitale apparaat. Aangezien de toediening van synthetische oestrogenen ter voorkoming van habituele abortus lang geleden is gestaakt, komt deze adenose nu veel minder vaak voor en is ook de incidentie van het clearcellcarcinoom op jonge leeftijd gedaald.

25.6.1 THERAPIE

Bij het primair plaveiselcelcarcinoom van de vagina is de behandeling afhankelijk van de plaats van de afwijking. Bij een hooggelegen afwijking kan een radicale operatie verricht worden, maar vaker zal de afwijking primair radiotherapeutisch behandeld worden. Veelal wordt gekozen voor een combinatie van externe bestraling en brachytherapie. Bij jonge vrouwen wordt vooraf verplaatsing van de ovaria overwogen ter preventie van de door de therapie veroorzaakte menopauze.

25.7 Choriocarcinoom

Hoewel de incidentie van choriocarcinoom in Nederland en België zeer laag is, is de lage sterfte zeker ook het gevolg van de verbetering van de therapie van deze tumoren in de vorm van chemotherapie op geleide van de unieke tumormerkstof β-HCG. In Nederland zijn deze verbeterde resultaten mede bereikt door de adviezen van de Werkgroep Trofoblasttumoren. Afgezien van de nog veel zeldzamer voorkomende choriocarcinomen van het ovarium, die uitgaan van moederlijke kiemcellen en derhalve tot de desbetreffende tumoren moeten worden gerekend, gaat het hier om maligne tumoren uitgaande van trofoblastcellen. Het verband met mola hydatidosa is duidelijk: 50% van de choriocarcinomen ontstaat na molazwangerschap, de overige na partus of abortus. Bij Aziatische vrouwen is zowel de frequentie van een mola als van maligne trofoblastziekten verhoogd; eiwittekort in de voeding wordt als etiologische factor genoemd.

High-risk-groepen zijn patiënten met een molazwangerschap of mola-achtige veranderingen in het curettement na abortus. Preventie in strikte zin is nog niet mogelijk. Wel kan vroegtijdige toediening van cytostatica bij molagraviditeit als een vorm van preventie worden gezien.

Het onderscheid tussen *mola destruens,* waarbij trofoblastproliferatie en soms metastasering optreedt, en het choriocarcinoom kan klinisch soms problemen geven. De metastasering is voornamelijk hematogeen, met een sterke voorkeur voor de longen en de hersenen.

25.7.1 DIAGNOSTIEK

De symptomen bestaan voornamelijk uit abnormaal bloedverlies, maar niet zelden kunnen de gevolgen van metastasen elders op de voorgrond staan, terwijl de lokalisatie in de uterus weinig symptomen geeft. De kwantitatieve β-HCG-bepalingen zijn een maat voor de aanwezigheid van hormoonproducerende tumorcellen en vormen de hoeksteen van de moderne diagnostiek.

Vroege diagnostiek

Tot de vroege diagnostiek kan de kwantitatieve β-HCG-controle na molagraviditeit worden gerekend. Iedere patiënte met een molagraviditeit moet een half jaar worden gecontroleerd. De titer van het β-HCG dient te dalen tot waarden vergelijkbaar met die gedurende de normale cyclus. Anticonceptie moet worden toegepast tot deze waarde is bereikt. Wanneer daarna een nieuwe graviditeit ontstaat, wordt aanbevolen nogmaals postpartum de titer te bepalen, aangezien een graviditeit achtergebleven haarden kan stimuleren. Indien twee maanden na verwijdering van de mola de titer niet normaal is, kan in Nederland het beleid worden bepaald in overleg met de Werkgroep Trofoblasttumoren.

25.7.2 THERAPIE

Choriocarcinoom in de uterus is, naast een kiemceltumor van het ovarium, de enig bekende gynaecologische maligne tumor die met cytostatica kan genezen met behoud van de reproductieve functies. Daarnaast kan secundair chirurgische therapie soms betekenis hebben. Gezien de zeldzaamheid van de tumoren, de gecompliceerdheid van de cytostatische therapie en de ernstige bijwerkingen hiervan, moet de therapie worden toevertrouwd aan enkele gespecialiseerde centra.

25.7.3 PROGNOSE

In vroege stadia is de prognose zeer goed (90-95% vijfjaarsoverleving). Metastasering heeft op zichzelf minder betekenis voor de prognose dan bij andere tumoren.

25.7.4 FOLLOW-UP, COMPLICATIES EN BEGELEIDING

De follow-up moet langdurig worden voortgezet, waarbij de kwantitatieve β-HCG-bepaling het belangrijkste is. Het chemotherapeutisch schema is meestal zeer intensief, dient zo goed mogelijk te worden gegeven voor zover de toxiciteit het toelaat en wordt ten minste gecontinueerd totdat er driemaal achtereen een normaal β-HCG wordt geconstateerd. Uiteraard gaat deze behandeling gepaard met bijwerkingen (afhankelijk van de keuze van medicamenten). Een zorgvuldige begeleiding van de patiënte en opvang c.q. behandeling van deze bijwerkingen zijn eerste vereisten. De relatief jonge leeftijd van de patiënten en de betrekkelijk gunstige prognose, vaak met behoud van de fertiliteit, rechtvaardigen het noodzakelijke agressieve medicamenteuze beleid, waarbij veel afhangt van een goede psychische begeleiding.

25.8 Samenvatting

Het vakgebied van de oncologische gynaecologie heeft zich de afgelopen tien jaar verder ontwikkeld en steeds meer een separaat bestaansrecht verworven. In Nederland is dat mutatis mutandis samengegaan met verregaande afspraken over centralisatie van een aantal behandelingsvormen en ziektebeelden. Epidemiologisch onderzoek heeft laten zien dat de behandelingsresultaten en overleving van patiënten die in oncologische centra behandeld worden, significant beter zijn in vergelijking met behandeling in perifere ziekenhuizen. Op fundamenteel gebied is meer kennis verworven over de etiologie en het biologisch gedrag van het cervixcarcinoom en de erfelijke aspecten van het ovariumcarcinoom. Wat behandeling betreft, is er vooruitgang geboekt in de chirurgische behandeling van cervix- en ovariumcarcinoom, het beleid bij het vroege ovariumcarcinoom, de postoperatieve radiotherapie bij het endometriumcarcinoom, en het ontwikkelen van de sentinel-nodeprocedure bij het vulvacarcinoom. Met het ter beschikking komen van nieuwere antikankermiddelen zijn de behandelingsresultaten bij patiënten met een vergevorderd ovariumcarcinoom en patiënten met een recidief ovariumcarcinoom verbeterd. Integratie van chemotherapie in het primaire behandelingsplan van patiënten met een hoogrisico cervixcarcinoom, met name het gelijktijdig geven van chemotherapie en radiotherapie (daar waar radiotherapie geïndiceerd is), is de nieuwe standaard geworden. Voorts is grote vooruitgang geboekt in de technische mogelijkheden voor individuele planning van radiotherapie, zowel bij uitwendige bestraling als bij brachytherapie, waardoor de effectiviteit is toegenomen en de kans op late complicaties is verminderd.

In samenhang met de ontwikkelingen in de oncologische gynaecologie heeft het vakgebied van de gynaecologische pathologie een opvallende ontwikkeling doorgemaakt. Immers, met de toename van de diagnostische en therapeutische mogelijkheden neemt de wens van de gynaecoloog een nauwkeuriger classificatie en stadiëring van tumoren van de tractus genitalis toe. Dit vindt onder meer zijn weerslag in het feit dat in veel algemene ziekenhuizen de gynaecologische en obstetrische pathologie een belangrijk deel van de 'surgical pathology' uitmaakt. Een aanzienlijk deel hiervan wordt aangeboden met de vraagstelling of er sprake is van een (pre)maligne aandoening.

De gestelde diagnose heeft directe consequenties voor de behandeling van een individuele patiënte en de evaluatie van eventueel ingestelde therapie. Eenduidige afspraken over de naamgeving van bepaalde afwijkingen en over de wijze van graderen zijn derhalve van grote betekenis. Dit hoofdstuk probeert daar een bijdrage aan te leveren.

Kernpunten

- Zowel de cytologische screening van de vrouwelijke bevolking als de bewustmaking van vrouwen om de arts te bezoeken bij klachten zoals abnormaal vaginaal bloedverlies, heeft bijgedragen aan de daling van de frequentie van voorkomen van cervixcarcinoom en aan de opsporing ervan in een vroeger en beter behandelbaar stadium.
- Oestrogene hormonen spelen een belangrijke rol bij het ontstaan van endometriumcarcinoom. Dit blijkt uit de verhoogde incidentie van het endometriumcarcinoom bij oestrogeengebruik (zonder bijkomende progestativa) en de zeer hoge frequentie van endometriumcarcinoom bij patiënten met een oestrogenenproducerende tumor van het ovarium. Vrouwen met adipositas, hypertensie, diabetes, lage fertiliteit en menstruatiestoornissen in de anamnese, vormen een high-risk-groep.
- De juiste behandeling van een patiënte met vergevorderd ovariumcarcinoom bestaat in het algemeen uit het verwijderen van uterus en beide adnexa, in combinatie met het verwijderen van het omentum en zo veel mogelijk tumorweefsel dat verder nog aanwezig is (cytoreductieve chirurgie of debulking).
- Naast een adequate chirurgische behandeling (stadiëring en debulking) is een optimaal gebruik van chemotherapie essentieel in de behandeling van patiënten met een ovariumcarcinoom.
- Vulvacarcinoom wordt in circa 80% van de gevallen bij patiënten ouder dan 65 jaar waargenomen. Ondanks het feit dat de vulva gemakkelijk toegankelijk is voor diagnostische handelingen, is er vaak sprake van zowel een patient's delay als een doctor's delay.

Literatuur

Berek JS, Hacker NF (eds). Practical gynecologic oncology. Baltimore: Williams & Wilkins, 2006.

Deavers MT, Malpica A, Silva G. Immunohistochemistry in gynaecological pathology. Int J Gynecol Cancer 2003;13:567-79.

Gadducci A, Cionini L, Romanini A, Fanucchi A, Genazzani AR. Old and new perspectives in the management of high-risk, locally advanced or recurrent, and metastatic vulvar cancer. Review. Crit Rev Oncol Hematol 2006;60:227-41. Epub 2006 Sep 1.

Hecht JL, Mutter GL. Molecular and pathologic aspects of endometrial carcinogenesis. J Clin Oncol 2006;24:4783-91.

Heineman, MJ, Bleker OP, Evers JH, et al. (red). Obstetrie en gynaecologie. De voortplanting van de mens. 3e dr. Maarssen: Elsevier/Bunge, 2004.

Hullu JA de, Zee AG van der. Surgery and radiotherapy in vulvar cancer. Review. Crit Rev Oncol Hematol 2006;60:38-58. Epub 2006 Jul 10.

Kurman RJ (ed.). Blaustein's Pathology of the female genital tract. 5th ed. New York: Springer, 2002.

Morrow CP, Curtin JP. Gynecologic cancer surgery. New York: Churchill Livingstone,1996.

Praktijkrichtlijn versie 2.0 Voor kwaliteitsborging van cytopathologisch onderzoek van de baarmoederhals (www.pathology.nl)

Trimbos JB, Timmers P, Pecorelli S, Coens C, Ven K, van der Burg M, Casado A. Surgical staging and treatment of early ovarian cancer: long-term analysis from a randomized trial. J Natl Cancer Inst 2010; 102: 1-6.

Velden K van der, Ansink A. Primary groin irradiation vs primary groin surgery for early vulvar cancer. Review. Cochrane Database Syst Rev 2001;(4):CD002224.

WHO classification of tumors, pathology and genetics of tumours of the breast and female genital organs, 2003.

Tumoren van de urinewegen

R.J.A. van Moorselaar, M.C.C.M. Hulshof, G.J.L.H. van Leenders, C.M.L. van Herpen, H. van Poppel

26.1 Inleiding

Urologische tumoren komen frequent voor, vooral bij de man. Volgens de Nederlandse Kankerregistratie in 2006 staat onder de tien meest voorkomende maligne tumoren bij de man het prostaatcarcinoom op de eerste plaats, het blaascarcinoom op de vijfde plaats en het niercelcarcinoom op de tiende plaats. Bij de vrouw zijn urologische tumoren zeldzamer.

De incidentie van urologische tumoren zal door vergrijzing van de bevolking nog verder toenemen. Naast leeftijd spelen omgevingsfactoren, zoals roken, voeding en overgewicht een belangrijke rol bij deze toenemende incidentie.

26.2 Niercelcarcinoom

Epidemiologie en etiologie

Het niercelcarcinoom betreft 2-3% van alle maligniteiten. In 2006 werd het niercelcarcinoom bij 12,9 per 100.000 mannen vastgesteld en bij 6,9 per 100.000 vrouwen, dat wil zeggen bij bijna 1900 mensen (9,9 per 100.000). De topincidentie ligt tussen 60 en 80 jaar. Door de toenemende vergrijzing zal het aantal nieuwe patiënten in de komende jaren naar verwachting stijgen; ook de prevalentie zal naar verwachting toenemen, van ruim 10.000 in 2005 tot ruim 18.000 in 2015. Jaarlijks overlijden ongeveer 900 personen aan de gevolgen van niercelcarcinoom.

Obesitas en het gebruik van antihypertensiva spelen mogelijk een rol in de etiologie, maar de enige algemeen geaccepteerde risicofactor is roken, met een relatief risico van 1,4 tot 2,5 ten opzichte van niet-rokers. Er zijn enkele familiaire niercelcarcinoomsyndromen en hun genetische afwijkingen bekend, zoals het syndroom van von Hippel-Lindau (VHL-gen op chromosoom 3p25-26), het birt-hogg-dubé-syndroom (BHD1-gen op chromosoom 17p11.2), familiaire leiomyomatosis (fumaraat-hydratasegen op chromosoom 1q42-43) en erfelijk papillair niercelcarcinoom (c-met proto-oncogen op chromosoom 7q34). DNA-diagnostiek kan diagnostisch worden verricht bij patiënten met een tumor en presymptomatisch (voorspellend) bij gezonde verwanten, nadat bij de patiënt een pathogene mutatie is gevonden. Presymptomatische DNA-diagnostiek wordt alleen op aanvraag van de klinisch geneticus verricht in poliklinieken Klinische genetica / Familiaire tumoren, die zijn gelieerd aan de universitair medische centra en de twee gespecialiseerde kankercentra.

Ook bij het niet-familiair heldercellig niercelcarcinoom is functieverlies van het VHL-tumorsuppressorgen aangetoond. Dit kan aanwijzingen geven voor de pathogenese. Het VHL-eiwit zorgt onder normale omstandigheden voor afbraak van de transcriptiefactor 'hypoxie-induceerbare factor-1α' (HIF-1α). HIF-1α activeert een aantal genen, zoals die van vasculair endotheliale groeifactor (VEGF) en van plaatjesgroeifactor (PDGF). Deze groeifactoren stimuleren de angiogenese (vaatnieuwvorming). Bij het heldercellige niercelcarcinoom met een niet-functionerend VHL-eiwit treedt er accumulatie van HIF-1α op met angiogenese als gevolg.

Pathologie

De term grawitztumor wordt niet meer gebruikt en is vervangen door niercelcarcinoom met subtype aanduiding volgens de WHO-classificatie van 2004. Het conventionele of heldercellige niercelcarcinoom komt het meest voor met ruim 80%, het papillaire niercelcarcinoom in 10-15% en chromofobe tumoren in 3-5% van de gevallen. Collecting-duct-tumoren zijn naast de niet te classificeren tumoren zeldzaam. Deze indeling heeft prognostische waarde. Bijvoorbeeld in een onderzoek van Cheville met 2385 patiënten werden vijfjaarsoverlevingspercentages voor heldercellig niercelcarcinoom, papillair niercelcarcinoom en chromofoob niercelcarcinoom gevonden van respectievelijk 69, 87 en 87. Naast de histopathologische indeling is het wenselijk de nucleaire gradering aan te geven volgens Fuhrman. In een studie van Ficarra bij 333 patiënten werd een vijfjaarsoverleving voor de fuhrmangradering G1, G2, G3 en G4 gevonden van respectievelijk 94%, 86%, 59% en 31%. Microvaatinvasie heeft vooral bij de lagere tumorstadia (pT_1 en pT_2) een onafhankelijke prognostische waarde voor het niercelcarcinoom. Van Poppel heeft 180 patiënten onderzocht met gelokaliseerd niercelcarcinoom, bij wie na radicale nefrectomie klinische progressie bij 39,2% van de patiënten werd gezien met vaatinvasie en bij 6,2% van de patiënten zonder vaatinvasie.

Voor de bepaling van de klinische T-categorie (cT, zie figuur 26.1) van het TNM-systeem worden naast het lichamelijk onderzoek, echografie, CT-scan of MRI gebruikt. Pathologisch onderzoek is nodig voor bevestiging van het klinisch onderzoek (pT-classificatie). De meest recente TNM-classificatie is in 2002 vastgesteld, waarbij de T_1-categorie is verdeeld in T_{1a} en T_{1b} op basis van een geringer aantal recidieven en een betere prognose van tumoren kleiner dan 4 cm (tabel 26.1).

Symptomatologie

Door de retroperitoneale ligging van de nieren blijft het niercelcarcinoom meestal asymptomatisch en niet te palperen. De klassieke trias van flankpijn, macroscopische hematurie en palpabele massa is dan ook zeldzaam (10%). Constante, zeurende pijn bij een niertumor duidt meestal op doorgroei van het proces in de omgeving. Acuut optredende koliekpijn of persisterende pijn kan door een bloeding en stolsels in het pyelum worden veroorzaakt. Hematurie treedt pas op als de tumor is doorgegroeid in het nierbekken. Een palpabele tumor treedt laat in het ziektebeloop op. Vaak is er dan al doorgroei van de tumor door het nierkapsel of ingroei in de vena renalis of vena cava. Doorgroei in de bijnier, lever of het colon kan eveneens worden gezien.

Ongeveer de helft van de niertumoren wordt 'bij toeval' ontdekt sinds het meer routinematig gebruik van echografie. De symptomen die geassocieerd zijn met niercelcarcinoom kunnen te wijten zijn aan lokale tumorgroei, bloeding, paraneoplastisch syndroom (met name hypercalciëmie, hypertensie, polycythemie, stauffer-syndroom) of metastasen.

Diagnostiek

De verdenking op een niertumor wordt vaak op basis van een echografie uitgesproken, omdat de differentiatie met een niercyste en nierabces reeds gemaakt kan worden. Voor bevestiging van de diagnose, als initiële stadiëring en voor het in beeld brengen van de contralaterale nier (functie en morfologie) dient een meerfasecontrast-CT van de buik te gebeuren. Hierbij wordt een blanco opname gemaakt en een opname van de arteriële en de veneuze fase. De kans dat een verdachte solide massa op een CT-scan inderdaad een niercelcarcinoom is, is ongeveer 90%. In plaats van een CT-scan kan ook een MRI worden verricht, maar het voordeel van 'multi slice'-spiraal-CT is dat er multiplanaire reconstructies kunnen worden gemaakt, waardoor chirurgische planning vereenvoudigd wordt. Op CT en MRI kunnen lever- of lymfekliermetastasen aangetoond worden. Een MRI heeft een sensitiviteit van 83-100% voor een vena cava trombose en lijkt hiervoor sensitiever dan CT. Een MRI wordt gemaakt bij gevorderde niertumoren met een vermoeden van de aanwezigheid van een tumortrombus, in geval van nierinsufficiëntie en bij contrastallergie. De gouden standaard voor screenen naar longmetastasen is een CT-thorax. Routinematig uitvoeren van een botscan en CT van de hersenen is niet nodig en wordt alleen gedaan bij klinische symptomen of biochemische bevindingen verdacht voor botmetastasen of hersenmetastasen. Tot op heden zijn de beschikbare studies over fluor-18-deoxyglucose-positronemissietomografie voor stadiëring of restadiëring van het niercelcarcinoom te beperkt in aantal om een uitspraak te kunnen doen over het gebruik van de PET-scan.

Tabel 26.1	TNM-classificatie 2009.
T1	tumor < 7 cm diameter, beperkt tot de nier
T1a	tumor ≤ 4 cm
T1b	tumor 4-7 cm
T2	tumor > 7 cm diameter, beperkt tot de nier
T3a	ingroei in bijnier of perirenaal vet, niet in fascia van Gerota
T3b	invasie in vena renalis of vena cava onder het diafragma
T3c	invasie in de vena cava tot boven het diafragma
T4	tumor groeit door fascia van Gerota
N0	geen regionale lymfekliermetastase
N1	metastase in één regionale lymfeklier
N2	metastasen in meerdere regionale lymfeklieren
M0	geen metastasen op afstand
M1	metastasen op afstand

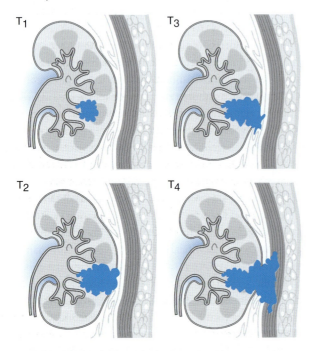

Figuur 26.1 T-categorieën van het niercarcinoom.

Bij het bloedonderzoek kunnen bij 30% van de patiënten naast anemie, polyglobulie en verhoogde bezinking, afwijkingen worden vastgesteld die vrij specifiek zijn voor het niercelcarcinoom. Aan de combinatie van hypercalciëmie, verhoogde waarden van leverenzymen (ASAT en ALAT), hyperbilirubinemie en een verhoogde waarde van alkalische fosfatase, al of niet samengaand met verhoogde waarden van gamma-2-globuline en fibrinogeen, wordt de naam stauffer-syndroom gegeven. Dit is een paraneoplastisch syndroom en verdwijnt na nefrectomie.

Urineonderzoek kan erytrocyturie aantonen. Cytologisch onderzoek van de urine op carcinoomcellen is van weinig belang, omdat de tumorcellen slechts zelden op deze wijze aantoonbaar zijn. Dit in tegenstelling tot de blaas- en pyelumtumor, waarbij urinecytologie een belangrijke plaats inneemt in de diagnostiek.

Biopten van de niertumor zijn gezien de hoge sensitiviteit van de radiologische onderzoeken meestal niet nodig. Indien geen nefrectomie wordt uitgevoerd, worden ter bevestiging van de diagnose wel biopten genomen voor de start van angiogeneseremmers. De sensitiviteit van de biopten is met 84% (95% CI 65-96) ongeveer even hoog als van de CT-scan. De specificiteit is 75% (95% CI 20-96). Metastasen in het biopsiekanaal komen zeer zelden voor.

Metastasering

Metastasering kan lymfogeen of hematogeen ontstaan. Ongeveer een derde van de patiënten heeft metastasen op het moment dat de niertumor wordt vastgesteld (fig. 26.2). In de loop van het ziekteproces zal 40-50% van de patiënten metastasen ontwikkelen. Hematogene metastasering treedt meestal op naar de longen, de lever, de hersenen of het bot (wervelkolom, bekken, schedel, lange pijpbeenderen). Subcutane metastasen worden soms gevonden en kunnen het eerste verschijnsel van de tumor zijn. Trombosering en tumorgroei in de vena renalis en eventueel in de vena cava gaan vaak vooraf aan het optreden van hematogene metastasen. Bij volledige afsluiting van de vena renalis aan de linkerzijde kan een varicokèle optreden door stuwing van de vena spermatica, die rechtstreeks in de linker vena renalis uitmondt. Het ontstaan van een varicokèle bij een oudere man moet aan dit ziektebeeld doen denken. Een rechtszijdige varicokèle kan worden gezien bij een obstructie van de vena cava door een tumortrombus, meestal treedt dan ook oedeem van de benen op. In zeldzame gevallen kan de tumortrombus vanuit de vena cava doorgroeien tot in het rechter atrium. Radicale nefrectomie in combinatie met openhartchirurgie kan dan aangewezen en curatief zijn.

Multifocale tumorgroei in één nier wordt frequent waargenomen, en een bilateraal niercelcarcinoom, gelijktijdig of na elkaar, komt bij 5-10% van de patiënten voor. Multifocale tumorgroei wordt vaker gezien bij de familiaire niercelcarcinoom syndromen.

Chirurgische therapie

Bij afwezigheid van aantoonbare metastasen wordt een radicale nefrectomie uitgevoerd. Deze operatie wordt niet meer standaard met een adrenalectomie of regionale lymfeklierdissectie gecombineerd. Van alle bijniermetastasen is bijna de helft afkomstig van tumoren in de bovenpool van de nier. Een adrenalectomie is alleen zinvol bij een afwijkende bijnier op de CT-scan, bij grote bovenpooltumoren (gezien het relatief grote risico op rechtstreekse invasie van de bijnier) en bij tumoren > 7 cm maximale diameter. Het uitvoeren van een lymfadenectomie heeft geen therapeutische, alleen maar diagnostische waarde. Er zijn meerdere argumenten die tegen een therapeutisch effect van een lymfeklierdissectie pleiten. Het niercelcarcinoom metastaseert via lymfebanen en via de bloedvaten. Dit betekent dat patiënten die lymfekliermetastasen hebben meestal ook metastasen op afstand hebben. Ten tweede is de lymfedrainage van de nier zeer wisselend en kan zich door het gehele retroperitoneum verspreiden. Ten derde zijn er patiënten die geen lymfekliermetastasen maar wel metastasen op afstand hebben. Toch is het eerste en tweede lymfeklierstation meestal in de nierhilus en paracavaal of para-aortaal gelegen. Over het algemeen wordt aanbevolen een lymfadenectomie uit te voeren bij klinisch of radiologisch vastgestelde vergrote klieren voor adequate stadiëring.

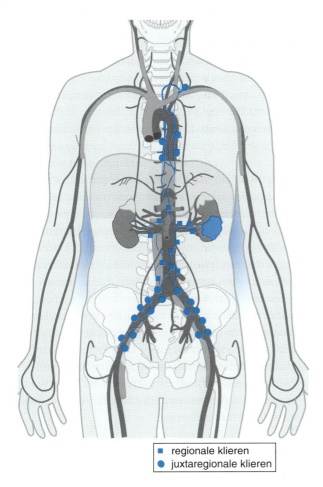

■ regionale klieren
● juxtaregionale klieren

Figuur 26.2 Lymfekliermetastasering van het niercarcinoom (regionale klieren, juxtaregionale klieren).

Bij patiënten met een gemetastaseerd niercelcarcinoom kunnen er palliatieve redenen zijn om een radicale nefrectomie te doen, zoals pijn ter plaatse van de tumor, niet-controleerbare hematurie, niet te controleren hypertensie of hypercalciëmie die niet gevoelig is voor medicamenteuze behandeling. Ook voorafgaand aan immuuntherapie kan het zinvol zijn een radicale nefrectomie te doen.

De radicale nefrectomie wordt door middel van open abdominale chirurgie uitgevoerd of bij kleinere tumoren via een lumbotomie. Een andere optie is een laparoscopische radicale nefrectomie, die oncologisch even effectief is als de open chirurgische benadering voor gelokaliseerde tumoren (T_1 en T_2) en mogelijk ook voor T_{3a}-tumoren. De laparoscopische ingreep heeft een lagere morbiditeit vanwege zijn minder invasieve karakter.

Bij een normale contralaterale nier is een partiële nefrectomie (nefronsparende behandeling) een goed alternatief voor een radicale nefrectomie indien de tumor niet groter is dan 4 cm en gunstig gelegen is in de nier. Een van de belangrijkste aarzelingen om deze electieve partiële nefrectomie uit te voeren is de kans op een lokaal recidief in de geopereerde nier. In een overzicht van 388 partiële nefrectomieën bij een normale contralaterale nier liet Van Poppel zien, dat bij een tumorgrootte van maximaal 4 cm na een gemiddelde follow-up van 31 tot 75 maanden het aantal lokale recidieven slechts 3 (0,8%) was. De kans op lokale recidieven is groter bij de traditionele, imperatieve, indicaties voor een partiële nefrectomie. Dit zijn de situaties waarin een radicale nefrectomie de patiënt (functioneel) anefrisch zou maken, zoals bij bilaterale synchrone niertumoren of tumoren in een solitaire nier. Meerdere grote retrospectieve studies hebben de overleving na partiële en radicale nefrectomie vergeleken en komen tot identieke cijfers voor T_1-tumoren met meer dan 95% vijfjaars kankerspecifieke overleving. Een partiële nefrectomie wordt meestal via een lumbotomie uitgevoerd, maar kan in geoefende handen ook laparoscopisch uitgevoerd worden.

Indien bij het stadiëringsonderzoek een solitaire metastase, bijvoorbeeld in de long, is vastgesteld, kan behalve de nefrectomie ook de metastase worden verwijderd. Spontane regressie van longmetastasen na radicale nefrectomie wordt bij minder dan 1% van de patiënten gezien.

Radiotherapie

Radiotherapie vormt geen alternatief voor chirurgie bij het primaire niercelcarcinoom. Postoperatieve radiotherapie bij irradicaliteit of kliermetastasen heeft niet bewezen een positief effect op de overleving te hebben. Radiotherapie heeft wel een plaats bij palliatie van klachtengevende metastasen of een lokaal recidief.

Medicamenteuze therapie

Chemotherapie is niet effectief als monotherapie bij gemetastaseerde ziekte. Immuuntherapie met interferon-alfa (IFN-Đ) en/of interleukine-2 heeft respons rates laten zien tussen de 10% en 20%. Bij gemetastaseerde ziekte heeft radicale nefrectomie een plaats voor de start van immuuntherapie. De mediane overleving is met de combinatiebehandeling van IFN-Đ en radicale nefrectomie significant langer dan met alleen immuuntherapie, zeventien maanden versus zeven maanden. Dit betekent dat bij patiënten in een goede algemene conditie het de voorkeur verdient voorafgaande aan immuuntherapie een radicale nefrectomie uit te voeren. Op basis van door Motzer in 2002 beschreven prognostische factoren, te weten de 'performance status' volgens criteria van de WHO, de periode tussen de initiële diagnose en de start van de behandeling van metastasen, het serum-LDH, calcium en hemoglobine kunnen patiënten in prognostische groepen worden ingedeeld. De overleving van patiënten met een goede prognose is gemiddeld 28 maanden, met een matige prognose 14,5 maanden en met een slechte prognose 4,5 maanden. Ondanks de nieuwe angiogeneseremmers is er nog plaats voor immuuntherapie bij patiënten met een goede prognose en alleen longmetastasen.

Gezien de pathogenese van het heldercellige niercelcarcinoom is medicamenteuze remming van angiogenese door het blokkeren van de functie van groeifactoren zoals vascular endothelial growth factor (VEGF) een goede mogelijkheid voor therapie. Er zijn nieuwe medicamenten ontwikkeld tegen verschillende groeifactoren, de 'targeted therapy'. De VEGF-receptor-tyrosinekinaseremmers sunitinib en sorafenib en het antilichaam gericht tegen VEGF (bevacizumab) zijn hier voorbeelden van. Een ander doelwit voor behandeling is het kinase-eiwit 'mammalian target of rapamycin' (mTOR), dat een belangrijke rol speelt bij de signaaltransductie van factoren die processen zoals proliferatie, overleving, mobiliteit en ook angiogenese stimuleren. De activiteit van mTOR kan door temsirolimus en everolimus worden geremd. In de eerste lijn zijn sunitinib als monotherapie of bevacizumab met IFN-Đ effectief en geven een progressievrije overleving van elf maanden. Patiënten in de goede en intermediaire prognostische groep zullen meestal met één van beide behandeld worden. Voor de slechte prognostische groep geeft temsirolimus in eerste lijn enige winst in overleving. Er zijn momenteel veel ontwikkelingen op dit gebied gaande en het aantal medicamenten zal op korte termijn uitbreiden en de indicaties zullen worden aangepast.

Prognose

De prognose wordt in hoge mate bepaald door de mate van doorgroei van de tumor in het kapsel en in de bloedvaten. Patiënten met een tumor die niet is doorgegroeid in het kapsel en bij wie geen metastasen zijn gevonden, hebben een vijfjaarsoverleving van 70-80%, terwijl deze bij doorgroei in het kapsel afneemt tot 30-40%.

Bij ongeveer 25-30% van de patiënten worden al metastasen gevonden op het moment dat de primaire tumor wordt vastgesteld. De gemiddelde levensduur van deze patiënten was zes tot twaalf maanden. Met de komst van de angiogeneseremmers is dit toegenomen tot ongeveer twee jaar. De ontwikkelingen zijn echter zo recent dat nog niet goed vast te stellen is wat de gemiddelde overlevingsduur van deze patiënten is.

Karakiewicz heeft in 2007 een nomogram beschreven voor de prognose, waarin gebruik wordt gemaakt van het TNM-stadium, de tumorgrootte, de differentiatiegraad van de tumor, het histologische subtype, lokale symptomen, leeftijd en geslacht. Dit nomogram blijkt bij externe validatie goede voorspellingen voor de twee- en vijfjaarsoverleving te geven.

Follow-up

De controle van patiënten na nefrectomie is gericht op het opsporen van metastasen, van een lokaal recidief of van de ontwikkeling van een tumor in de overgebleven nier. Van belang is altijd te bedenken of de gegevens gevonden in de follow-up consequenties voor de patiënt hebben. Bijvoorbeeld bij oudere patiënten die niet in aanmerking komen voor systemische therapie heeft opsporen van metastasen geen zin. Er zijn enkele uitgangspunten voor de onderbouwing van een follow-upschema. De kans op metastasen neemt toe van 7% bij pT_1 tot 33-73% bij pT_3, waarbij de metastasen zich vooral ontwikkelen in longen, bot en lever. De mediane tijd tot ontwikkeling van metastasen varieert van 12 maanden (pT_3) tot 26 maanden (pT_1). De aanbevolen totale duur van follow-up is vijf tot tien jaar en hangt af van tumorkenmerken en de omstandigheden van de patiënt. De controle kan bestaan uit lichamelijk onderzoek, laboratoriumonderzoek, X-thorax, echo abdomen en CT-scan thorax en/of abdomen. Bij nefronsparende behandeling is controle op een lokaal recidief aangewezen (echo of CT-scan). De aanbevolen frequentie van controles is een- of tweemaal per jaar.

- De klassieke trias van flankpijn, macroscopische hematurie en palpabele massa is zeldzaam (10%). Ongeveer de helft van de niertumoren wordt 'bij toeval' ontdekt sinds het meer routinematig gebruik van echografie.
- Bij een normale contralaterale nier is een partiële nefrectomie (nefronsparende behandeling) een goed alternatief voor een radicale nefrectomie indien de tumor niet groter is dan 4 cm.
- Medicamenteuze remming van angiogenese door het blokkeren van de functie van groeifactoren zoals vascular endothelial growth factor (VEGF) is een goede mogelijkheid voor therapie bij gemetastaseerde ziekte.

26.3 Blaascarcinoom

Epidemiologie en etiologie

In Nederland wordt jaarlijks bij circa 5200 mensen (28 per 100.000 mensen) de diagnose blaascarcinoom gesteld (Nederlandse Kankerregistratie, 2006). De incidentie neemt toe bij mensen ouder dan 60 jaar. Blaascarcinoom komt viermaal zo vaak voor bij mannen als bij vrouwen.

Roken is een bekende risicofactor. Het risico op blaaskanker door roken neemt toe met een factor 2,5 tot 3. Ex-rokers houden een tweemaal verhoogd risico; naarmate er langer gestopt is, neemt het risico af. Passief meeroken resulteert echter niet in een verhoogd risico op blaaskanker. Beroepsmatige blootstelling aan bepaalde stoffen kan een verhoogd risico op blaaskanker met zich meebrengen. Zo is bekend dat werkers in de verf- en rubberindustrie een hogere incidentie van blaaskanker hebben door blootstelling aan aromatische amines (m.n. 2-naftylamine, 4-aminobifenyl en benzidine). Over het risico bij kappers (en mensen die hun haar regelmatig verven) is nog discussie, maar een recente meta-analyse laat geen verschil in incidentie zien. Diverse cohortstudies laten ook een verhoogd risico zien bij mijnwerkers. Blaastumoren gerelateerd aan blootstelling aan de hiervoor genoemde stoffen ontwikkelen zich na een latentietijd van 20-30 jaar.

Na langdurige irritatie van het blaasslijmvlies door bijvoorbeeld een chronische infectie, een jarenlange verblijfskatheter of door stenen, kunnen zich plaveiselcelcarcinomen in de blaas ontwikkelen. Deze tumoren ontstaan ook bij schistosomiasis van de blaas, wat veel voorkomt in Egypte en omliggende landen.

Pathologie

Het nierbekken, de ureteren, de blaas en de urethra zijn bekleed met overgangsepitheel of urotheel en tumoren hiervan kunnen op al deze plaatsen ontstaan. De meeste urotheelcarcinomen komen voor in de blaas (90%) en vormen het overgrote deel van alle blaastumoren (95%). Drie procent van de blaastumoren is een plaveiselcelcarcinoom. Adenocarcinomen van de blaas zijn uitermate zeldzaam (< 1%). Deze laatste twee vormen van blaascarcinoom zijn doorgaans veel agressiever dan het urotheelcarcinoom.

De pathologische verschijningsvormen van het urotheelcarcinoom van de blaas bestrijken een breed spectrum. De stadiumindeling vindt plaats volgens het TNM-systeem van 2009 (tabel 26.2). Grofweg worden tumoren ingedeeld in tumoren zonder invasieve groei in de musculus detrusor (niet-spierinvasief: Ta, T1 en CIS) en tumoren met doorgroei tot in of door de musculus detrusor (spierinvasief: T2 en hoger). Blaastumoren kunnen als een spierinvasieve tumor ontstaan (20-30%), maar beginnen meestal als een niet-spierinvasieve tumor. Een dergelijke tumor kan na initiële behandeling recidiveren en progressie tot een infiltrerende tumor vertonen. Niet-spierinvasieve tumoren hebben meestal een papillair groeiend aspect, terwijl bij infiltratie een meer solide groei voorkomt. Niet-spierinvasieve tumoren zijn dikwijls multipel van aard en zijn over de blaas verspreid. In de indeling volgens de WHO uit 1973 worden urotheelcarcinomen geclassificeerd in diverse maligniteitsgraden, lopend van graad 1 tot 3 (tabel 26.3). Slecht gedifferentieerde tumoren (G3) zijn kwaadaardiger en zullen eerder tot infiltrerende groei en metastasen aanleiding geven. De gradering is dan ook van groot belang voor de in te stellen therapie. In 2004 heeft de WHO een nieuwe indeling voorgesteld waarin alleen de indeling laaggradig en hooggradig urotheelcarcinoom wordt gegeven naast een groep die PUNLMP (papillary urothelial neoplasm of low malignant potential) wordt genoemd (tabel 26.3). De Nederlandse richtlijn blaascarcinoom uit 2009 raadt de patholoog aan beide indelingen te vermelden.

Een speciale vorm van niet-spierinvasieve blaastumor is het carcinoma in situ (CIS). Het betreft een niet-infiltrerende tumor met hoge maligniteitsgraad (G3). Onbehandeld kan het CIS na een wisselende latentietijd (maanden tot jaren) evolueren tot een infiltrerende, agressieve tumor.

Symptomen en diagnostiek

Het eerste teken van een blaastumor is meestal macroscopische hematurie. Deze hematurie is doorgaans totaal en pijnloos, in uitzonderlijke gevallen zal de patiënt zich presenteren met irritatieve mictieklachten (urgency en frequency) of dysurie. Bij irritatieve klachten moet men bedacht zijn op CIS. Met name bij de lokaal gevorderde tumoren kan er sprake zijn van bekkenpijn en/of klachten en symptomen gerelateerd aan obstructie van de hoge urinewegen. Soms zal een patiënt zich presenteren met klachten van recidiverende urineweginfecties, al dan niet met positieve urinekweken.

Lichamelijk onderzoek levert meestal weinig bijzonderheden op bij blaastumoren. Bij lokaal gevorderde tumoren kan er soms bij rectaal en/of vaginaal bimanueel toucher een massa in het kleine bekken worden gevoeld.

De diagnose wordt bevestigd door urineonderzoek, in het bijzonder cytologisch onderzoek. Urinecytologie heeft een hoge specificiteit en een lagere sensitiviteit. Een negatieve urinecytologie sluit de aanwezigheid van (laaggradig) urotheelcarcinoom niet uit. In het geval van spierinvasieve tumoren en bij CIS worden bijna altijd kwaadaardige cellen gezien. Er zijn vele urinemarkers op de markt voor de diagnostiek van blaascarcinoom, maar deze zijn momenteel nog niet klinisch bruikbaar.

Urethrocystoscopie, waarbij poliklinisch met een flexibele of starre cystoscoop de tumor in de blaas wordt vastgesteld, is de hoeksteen van de diagnose en moet bij

Tabel 26.2	TNM-classificatie van blaastumoren, 2009.
T – primaire tumor	
TX	primaire tumor kan niet worden beoordeeld
T0	geen bewijs van primaire tumor
Ta	niet-invasief papillair carcinoom
Tis	carcinoma in situ: 'vlakke tumor'
T1	tumor invadeert subepitheliale bindweefsel (submucosa)
T2	tumor invadeert musculus detrusor
T2a	tumor invadeert oppervlakkige spier (binnenste helft)
T2b	tumor invadeert diepe spier (buitenste helft)
T3	tumor invadeert perivesicaal vetweefsel
T3a	microscopisch
T3b	macroscopisch (extravesicale massa)
T4	tumor invadeert een ander orgaan
T4a	tumor invadeert prostaat, uterus of vagina
T4b	tumor invadeert bekkenwand of buikwand
N – lymfklieren	
NX	regionale lymfklieren kunnen niet worden beoordeeld
N0	geen regionale lymfkliermetastasen
N1	metastase in een enkele lymfklier niet groter dan 2 cm in maximale diameter
N2	metastase in een enkele lymfklier groter dan 2 cm, maar niet meer dan 5 cm in maximale diameter, of multipele lymfklieren, waarvan geen enkele groter dan 5 cm in maximale diameter
N3	metastase in een lymfklier groter dan 5 cm in maximale diameter
M – metastasen op afstand	
MX	metastasen op afstand kunnen niet worden beoordeeld
M0	geen metastasen op afstand
M1	metastasen op afstand

Tabel 26.3	WHO-gradering van 1973 en van 2004.
1973 WHO-gradering papilloma	
Graad 1:	goed gedifferentieerd
Graad 2:	matig gedifferentieerd
Graad 3:	slecht gedifferentieerd
2004 WHO-gradering papilloma	
papillary urothelial neoplasm of low malignant potential (PUNLMP)	
laaggradig urotheelcarcinoom	
hooggradig urotheelcarcinoom	

elke verdenking worden uitgevoerd. Bij hematurie is een cystoscopie altijd noodzakelijk, zeker wanneer de patiënt ouder is dan 40 jaar.

De diagnose wordt gesteld door een transurethrale resectie van de tumor (TURT). De TURT is diagnostiek en behandeling ineen en wordt onder regionale of algehele anesthesie uitgevoerd. Om infiltratieve groei te kunnen beoordelen moet ervoor worden gezorgd dat er ook altijd spierweefsel van de blaaswand wordt gebiopteerd. Daarnaast moeten ook biopsieën worden genomen van elke plaats verdacht voor CIS, dat een fluweelachtig-rood aspect heeft.

Standaard wordt een TURT verricht met wit licht. Hiermee kunnen echter laesies worden gemist, vooral vlakke tumoren zoals CIS. Een nieuwe ontwikkeling is de fluorescentiecystoscopie die gebruikmaakt van (hexa)-5-aminolevulaanzuur (HAL of 5-ALA), een op porfyrinegebaseerde fotosensitieve stof die één tot twee uur voor de TURT in de blaas wordt ingebracht (fig. 26.3a en b). De TURT wordt met zogeheten blauw licht uitgevoerd. HAL of 5-ALA zijn fotoactieve stoffen en bereiken een hogere concentratie in sneldelend weefsel zoals neoplastisch weefsel vergeleken met normaal weefsel. Hierdoor worden letsels die anders niet of moeilijk zichtbaar zijn, zoals CIS of beginnende en kleine papillaire tumoren, beter zichtbaar en kunnen ze vervolgens worden gebiopteerd of volledig worden verwijderd.

In principe is met een TURT complete resectie van een niet-spierinvasieve tumor mogelijk. Er blijkt echter een grote variatie in het aantal recidieven bij controlecystoscopie na drie maanden. Na resectie van een T1-tumor is er een kans van 26-83% op residutumor en 10% kans op onderstadiëring. Daarom wordt aangeraden om bij een T1G3-tumor een re-resectie uit te voeren.

Indien de diagnose spierinvasief carcinoom wordt gesteld, moet een onderzoek naar tumoren in pyelum of ureter en metastasen worden uitgevoerd. Het intraveneus pyelogram (X-IVP) wordt tegenwoordig meestal vervangen door een CT-scan van het abdomen (of MRI). De hogere urinewegen worden hiermee onderzocht en eventuele klier- of orgaanmetastasen, die zich bij voorkeur in regionale en juxtaregionale lymfeklieren (para-iliacaal en para-aortaal), in de lever en in de botten bevinden, kunnen worden aangetoond. Een thoraxfoto wordt eveneens geadviseerd bij alle patiënten met een spierinvasieve tumor om longmetastasen uit te sluiten. Het lokaal stadiëren van een blaascarcinoom is niet mogelijk met IVP of echo, ook de CT-scan is van beperkt nut bij het lokaal stadiëren van een blaascarcinoom. Het gebruik van de PET-CT-scan wordt onderzocht en zal in de toekomst meer ingezet worden.

Behandeling

Niet-spierinvasieve tumoren kunnen door middel van een TURT volledig worden verwijderd. Na TURT recidiveert echter 60-70% van deze tumoren, en 10-20% van deze recidieven doet zich voor als een infiltrerende blaaskanker met lokale doorgroei en met kans op metastasen. Het reduceren van deze recidiefkans gebeurt door intravesicale chemo- of immuuntherapie.

Het effect van een intravesicale spoeling met chemotherapie kan tweeledig verklaard worden. Circulerende tumorcellen die direct na de TURT vrijkomen, kunnen door chemotherapie vernietigd worden, waardoor herimplantatie in de blaas wordt voorkomen. Daarnaast vernietigt intravesicale chemotherapie met mitomycine-C of epirubicine eventueel achtergebleven tumorcellen op de plaats van resectie (chemoresectie). Een intravesicale chemotherapiespoeling binnen 24 uur na operatie reduceert het relatieve risico op recidieven bij niet-spierinvasieve blaastumoren met 39%. Bij multipele tumoren in de blaas wordt geadviseerd aanvullende spoelingen te geven, een veelvuldig gebruikt schema met mitomycine-C start binnen 24 uur na TURT en bevat vervolgens viermaal wekelijkse en vijfmaal maandelijkse spoelingen. Als tijdens een TURT een blaasperforatie optreedt, kan het chemotherapeuticum buiten de blaas lekken, wat ernstige morbiditeit kan veroorzaken. Om complicaties te voorkomen, moet

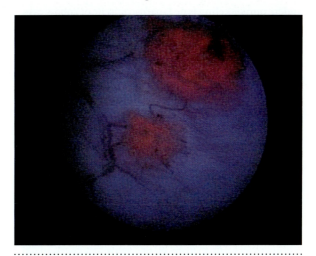

Figuur 26.3 a Cystoscopisch beeld met wit licht van twee niet-spierinvasieve blaastumoren,

Figuur 26.3 b zelfde beeld maar nu met gebruik van 5-ALA

bij (verdenking op) een blaasperforatie dus geen instillatie gegeven worden.

Of een patiënt aanvullende adjuvante blaasinstillaties nodig heeft, is afhankelijk van de prognose en het risico op een recidieftumor. De European Organization for Research and Treatment of Cancer (EORTC) heeft hiervoor een scoringssysteem met risicotabellen ontwikkeld. Het scoringssysteem is gebaseerd op de zes meest significante klinische en pathologische factoren: aantal tumoren, tumorgrootte, eerdere recidieven, T-categorie, aanwezigheid van CIS en tumorgraad. Een elektronische calculator is te downloaden via: www.eortc.be/tools/bladdercalculator. Uit deze tabellen blijkt dat patiënten met hooggradige tumoren en/of CIS een groter risico hebben op progressie. Immuuntherapie met *Bacillus Calmette-Guérin* (BCG) voorkomt progressie beter dan intravesicale chemotherapie, zeker wanneer een langdurig (1-3 jaar) schema wordt gebruikt. BCG geeft echter meer bijwerkingen dan intravesicale chemotherapie. Het betreft vooral cystitisachtige klachten.

Volledige verwijdering van de blaas in combinatie met een uitgebreide lymfeklierdissectie is de standaardbehandeling voor het niet-gemetastaseerde spierinvasieve carcinoom (T2-4N0M0) en bij die patiënten bij wie intravesicale immuuntherapie bij CIS of pT1G3-tumoren geen succes heeft. Preoperatieve radiotherapie kan de kans op een lokaal recidief verminderen, maar heeft niet aangetoond de overleving van het operabele spierinvasieve urotheelcarcinoom te verbeteren. Ook is er geen standaardindicatie voor het geven van neoadjuvante chemotherapie. Bij een mannelijke patiënt wordt bij een radicale cystectomie eveneens de prostaat verwijderd. Bij een vrouw wordt naast de blaas, de uterus met beide tubae en ovaria, de urethra en de vaginavoorwand verwijderd. Een nieuwe ontwikkeling, de prostaatsparende cystectomie is nog experimenteel; de functionele resultaten zoals behoud van erectiele functie en continentie lijken goed. Bij vrouwen worden de urethra en de vaginavoorwand gespaard indien een blaasvervanging wordt aangelegd. Een andere ontwikkeling is de laparoscopische of robotgeassisteerde radicale cystectomie. Ook deze techniek zal zich nog moeten bewijzen in langere follow-up en wordt nog als experimenteel beschouwd. Over het wel of niet geven van adjuvante chemotherapie is nog veel discussie. Er zijn geen gerandomiseerde onderzoeken gedaan van voldoende omvang die een overlevingsvoordeel laten zien.

Radicale blaasverwijdering noodzaakt tot urinederivatie of blaasvervanging. Traditioneel werd een ureteroileocutaneostomie aangelegd (bricker-derivatie). De afgelopen jaren zijn zeer goede chirurgische alternatieven ontwikkeld; deze dienen als primaire keuze gezien te worden, vooral bij de jongere patiënt. Blaasvervanging, alleen mogelijk wanneer de urethra niet wordt verwijderd, wordt zowel bij de man als bij de vrouw toegepast. In dat geval wordt een uit darmen vervaardigd nieuw urinereservoir op de urethra aangesloten. In alle gevallen zijn het ingrijpende operaties, met als voornaamste complicaties bij de bricker-derivatie urineweginfecties, impotentie en ureterstenose. Bij de blaasvervanging bestaat daarnaast een risico op stressincontinentie, nachtelijke urineincontinentie of urineretentie waarvoor zelfkatheterisatie nodig kan zijn. Deze risico's moeten afgewogen worden tegen het belangrijkste voordeel van de blaasvervanging, te weten het behoud van de lichamelijke integriteit door een stoma te vermijden. Er is geen bewijs voorhanden op basis waarvan één vorm van derivatie beter kan worden geacht dan een andere vorm.

Alternatieve behandelopties zijn brachytherapie (= inwendige radiotherapie) en uitwendige radiotherapie. Er zijn in principe twee redenen waarom men kiest voor een vorm van radiotherapie. De patiënt komt vanwege lokale tumoruitbreiding, comorbiditeit of slechte performance-status niet voor een cystectomie in aanmerking, of de patiënt kiest voor een primaire behandeling met radiotherapie om de blaas te kunnen behouden. Deze blaassparende behandeling met brachytherapie wordt gedaan bij patiënten met een solitair T1G3-T2N0M0 urotheelcarcinoom < 5 cm. Hierbij worden tijdelijk radioactieve bronnen in en rondom het tumorproces gelegd. Dit geeft een lokale controle tussen de 70 en 88%, de vijfjaarsoverleving varieert van 48-73%. Ongeveer 90% van de patiënten behoudt een goed functionerende blaas. Radicale cystectomie wordt achter de hand gehouden voor het geval van persisterende ziekte of een recidieftumor. Bij tumoren die niet voor operatie in aanmerking komen en te uitgebreid zijn voor brachytherapie (> 5 cm of T3-tumoren) wordt uitwendige bestraling gegeven. De lokale controle die hiermee bereikt wordt, ligt op ongeveer 55%, waarbij het merendeel van de patiënten een goede blaasfunctie houdt. Ontwikkelingen met een combinatiebehandeling van radiotherapie en gelijktijdige chemotherapie zijn gaande.

Wanneer bij de primaire diagnose al metastasen aanwezig zijn of wanneer deze later ontstaan, is de prognose van de patiënt ongunstig. Systemische chemotherapie met combinatiechemotherapie in de vorm van gemcitabine/cisplatine of MVAC (methotrexaat, vinblastine, adriamycine en cisplatine) kunnen beide gebruikt worden als eerstelijnsbehandeling. Gemcitabine/cisplatine is minder toxisch en wordt daarom veelal gezien als eerste keuze. Bij metastasen worden remissiepercentages tussen de 50 en 70 beschreven en bij ongeveer een kwart van de behandelde patiënten treedt een complete remissie op, waarbij alle zichtbare metastasen verdwijnen. Mediane overleving van deze palliatieve behandeling varieert van twaalf tot veertien maanden.

Follow-up en prognose

Het niet-spierinvasieve blaascarcinoom moet jarenlang nauwkeurig worden gecontroleerd, ook wanneer lange tijd geen recidieven worden ontdekt. Bij patiënten met een laag risico op recidieftumor of progressie wordt drie maanden na de TURT een cystoscopie gedaan, indien negatief volgt na negen maanden een cystoscopie en nadien jaarlijks gedurende vijf jaar. Bij patiënten met een hoogrisicotumor wordt gedurende de eerste twee jaar driemaandelijks een cystoscopie uitgevoerd, in het derde jaar viermaandelijks, het vierde en vijfde jaar halfjaarlijks en daarna vindt jaarlijks cystoscopische controle plaats. Een patiënt met een blaastumor heeft een kleine kans (ongeveer 5%) om later een pyelum- of uretertumor te ontwikkelen. Om die op het spoor te komen is een CT-scan het meest geschikt. Dit onderzoek wordt bij een hoogrisicopatiënt om de één tot twee jaar uitgevoerd, in andere gevallen alleen op indicatie. De vijfjaarsoverleving van Ta-1G1-2N0M0 tumoren is 90%, voor de agressievere Ta-1G3N0M0 tumoren is deze 60-75%.

Na blaasvervanging of urinederivatie is controle van de nieren en urinewegen met laboratoriumonderzoek en echo of CT-scan nodig. Aangeraden wordt na cystectomie levenslang minimaal eenmaal per jaar follow-up te verrichten gericht op metabole stoornissen door middel van laboratoriumonderzoek. De vijfjaars ziektevrije overleving varieert voor pT2-tumoren van 72 tot 81%, voor pT3 van 35 tot 58% en voor pT4-tumoren van 28 tot 44%. Bij de patiënten met gemetastaseerd urotheelcarcinoom resulteert combinatiechemotherapie in een significante verbetering van de levensverwachting van vier tot zes maanden naar een mediane overleving van twaalf tot veertien maanden. De vijfjaarsoverleving is < 20%.

> - Roken is de belangrijkste risicofactor voor het krijgen van blaascarcinoom.
> - Het eerste teken van een blaastumor is meestal macroscopische hematurie. Bij hematurie is een cystoscopie altijd noodzakelijk, zeker wanneer de patiënt ouder is dan 40 jaar.
> - Intravesicale chemo- of immuuntherapie van niet-spierinvasieve blaastumoren reduceert de kans op recidieven en op tumorprogressie.
> - Volledige verwijdering van de blaas in combinatie met een lymfeklierdissectie is de standaardbehandeling voor het spierinvasieve carcinoom. Alternatieve behandelopties zijn brachytherapie (= inwendige radiotherapie) en uitwendige radiotherapie.

26.4 Prostaatcarcinoom

Epidemiologie
Prostaatkanker is een ziekte van de oudere man, de incidentie neemt toe met het stijgen van de leeftijd. In Nederland kwam prostaatkanker volgens de Nederlandse Kankerregistratie in 2006 bij 104 per 100.000 mannen voor, in de Verenigde Staten is dit boven de 161 per 100.000 mannen, vooral onder invloed van screening. In Nederland worden jaarlijks meer dan 9500 nieuwe patiënten met prostaatcarcinoom gediagnosticeerd. Het is daarmee de tumor met de hoogste incidentie bij de man. In Nederland stierven in 2006 2394 mannen aan prostaatkanker.

Vanaf het veertigste jaar neemt de incidentie per leeftijdscategorie geleidelijk toe. Op hoge leeftijd komt het prostaatcarcinoom zeer frequent voor. Op basis van vergrijzing en groei van de bevolking is de verwachting dat het aantal mannen bij wie prostaatcarcinoom wordt geconstateerd in de periode 2000-2020 met meer dan de helft zal toenemen.

Etiologie
Een positieve familieanamnese is de belangrijkste risicofactor. Ongeveer 15% van alle prostaattumoren zijn erfelijk of familiair. Men spreekt van een erfelijk prostaatcarcinoom als er sprake is van drie of meer naaste familieleden met prostaatcarcinoom of bij prostaatcarcinoom in drie opeenvolgende generaties of bij twee eerste- of tweedegraadsverwanten met een diagnoseleeftijd van 55 jaar of jonger. Bij twee eerstegraadsverwanten is het risico op het krijgen van prostaatcarcinoom 2,6-4,8 maal hoger ten opzichte van de algemene bevolking. Van een familiair prostaatcarcinoom wordt gesproken als er meerdere gevallen van prostaatcarcinoom in de familie voorkomen, maar niet voldaan wordt aan de criteria van erfelijk prostaatcarcinoom. Iemand met een aangedane broer heeft een relatief risico van 1,8-5,3 en bij een aangedane vader is het relatieve risico 1,2-2,5. Deze kans loopt verder op naarmate er meer aangedane verwanten zijn.

Androgenen, milieufactoren en het westerse voedingspatroon dragen bij aan het ontstaan van prostaatkanker. Epidemiologische studies suggereren dat het doormaken van een seksueel overdraagbare ziekte of prostatitis geassocieerd is met een grotere kans op prostaatcarcinoom.

Pathologie
Prostaatkanker is meestal een acinair adenocarcinoom, uitgaande van de kliercellen in het prostaatweefsel. In 70-80% van de gevallen komen tumoren multifocaal voor in de prostaat, dat wil zeggen dat er tegelijkertijd twee of meer onafhankelijke tumoren naast elkaar bestaan. Een van de problemen van de histologische gradering is dat differentiatiegraden naast elkaar kunnen voorkomen. De gradering van de tumor wordt meestal weergegeven volgens de gleasonscore, die een getal van 1 tot 5 toekent aan het groeipatroon van prostaatkanker. De patholoog bepaalt de gleasonscore door de waarden van de twee meest voorkomende groeipatronen bij elkaar op te tellen. De som van deze twee beoordelingen is dus minimaal 2 en maximaal 10. Hooggradige tumoren komen overeen met gleasonscore van 8-10.

Hooggradige prostatic intraepithelial neoplasia (PIN) wordt beschouwd als het voorstadium van prostaatkanker. Bij multifocaal (in twee of meer prostaatbiopten) hooggradige PIN worden over het algemeen herhaalbiopten aanbevolen om een carcinoom vast te stellen.

Tabel 26.4	TNM-stadiëring 2009.
T – primaire tumor	
Tx	primaire tumor kan niet worden vastgesteld
T0	geen bewijs van primaire tumor
T1	tumor niet palpabel of zichtbaar met beeldvorming:[1]
1a	tumor incidenteel histologisch gevonden in 5% of minder van gereseceerd weefsel
1b	tumor incidenteel histologisch gevonden in meer dan 5% van gereseceerd weefsel
1c	tumor geïdentificeerd via naaldbiopt (bijv. wegens verhoogd PSA)
T2	tumor beperkt tot de prostaat:[2]
2a	tumor beslaat een halve lob of minder
2b	tumor beslaat meer dan een halve lob, maar niet beide lobben
2c	tumor beslaat beide lobben
T3	tumor strekt zich uit buiten de prostaat:[3]
3a	extracapsulaire uitbreiding in periprostatisch weefsel (unilateraal of bilateraal), inclusief blaashals
3b	invasie van zaadblaasje(s)
T4	tumor zit vast of groeit door in nabijgelegen structuren anders dan de zaadblaasjes: externe sfincter, rectum, levatorspieren, of bekkenwand[4]
N – regionale lymfeklieren	
Nx	regionale lymfeklieren kunnen niet bestudeerd worden
N0	geen metastasen in regionale lymfeklieren
N1	metastasen in regionale lymfeklieren
M – metastasen op afstand	
Mx	metastasen op afstand kunnen niet bestudeerd worden
M0	geen metastasen op afstand
M1	metastasen op afstand
1a	niet-regionale lymfeklieren
1b	bot(ten)
1c	andere plaats(en)

[1] Er is geen pT1-categorie omdat er te weinig weefsel is om de hoogste pT-categorie te bepalen.
[2] Tumor gevonden in één of beide lobben via naaldbiopt, maar niet palpabel of zichtbaar via beeldvorming wordt geclassificeerd als T1c.
[3] Invasie in de prostaat apex maar niet voorbij de prostaat wordt niet geclassificeerd als T3, maar als T2.
[4] Als de blaashals bij radicale prostatectomie microscopisch tumor blijkt te bevatten, moet dit geclassificeerd worden als T3a.

Symptomatologie

In vroege stadia is prostaatkanker vrijwel altijd asymptomatisch. Een klein gedeelte van de patiënten heeft symptomen van de lage urinewegen gerelateerd aan obstructie. Bij de meeste mannen wordt de diagnose prostaatcarcinoom vermoed op basis van een verhoogd PSA of een afwijkend rectaal toucher. Lokale verschijnselen zoals mictieklachten – zo ze al optreden en dan meestal pas bij verder gevorderde gevallen – verschillen niet van de symptomen van goedaardige prostaatvergroting (BPH). Hematurie en hemospermie zijn zelden symptomen voor prostaatcarcinoom.

Metastasering treedt in de meeste gevallen vrij laat in het ziekteproces op en frequenter naarmate de tumor buiten de (kapsel)begrenzing van de prostaat groeit. Lymfogeen worden het eerst de regionale lymfeklierstations aangetast. Hematogene metastasering heeft een voorkeur voor het skelet, vooral voor het bekken, de (lumbale) wervelkolom en de lange pijpbeenderen. Metastasen naar weke delen zijn zeldzaam. De pijn die door skeletmetastasen wordt veroorzaakt, kan als zeer ernstig worden ervaren. Niet zelden voeren dit soort pijnen, alsmede soms neurologische uitvalsverschijnselen en daaruit voortkomende kans op een dwarslaesie, de patiënt naar de arts, die dan uiteindelijk de diagnose gemetastaseerd prostaatcarcinoom stelt.

Diagnostiek

De diagnostiek van het prostaatcarcinoom is gebaseerd op rectaal onderzoek, transrectale echografie van de prostaat en de bepaling van het gehalte aan prostaatspecifiek antigeen (PSA) in het serum. Het rectaal toucher heeft een lage sensitiviteit en beperkt voorspellende waarde bij de detectie van prostaatcarcinoom, vooral in een ongeselecteerde (screenings)populatie. Door de voorkeurslokalisatie van prostaatkanker in het perifere deel van de prostaat kan de tumor door middel van de rectaal palperende vinger ontdekt worden. Bij een afwijkend rectaal toucher is vaak sprake van een meer gevorderd tumorstadium (tabel 26.4).

PSA is een eiwit dat wordt geproduceerd in normaal en kwaadaardig prostaatweefsel. Hoewel prostaatkanker per cel minder PSA maakt dan een normale prostaatcel, 'lekt' een prostaatkankercel meer PSA naar het serum, waardoor een verhoging van het PSA in het serum optreedt. De fysiologische functie van PSA is vervloeiing van het semen door gelvormende eiwitten af te breken, zodat de zaadcellen na de ejaculatie vrijkomen. De waarde van PSA voor screening op prostaatkanker wordt onderzocht in een groot bevolkingsonderzoek. De European Randomized Study of Screening for Prostate Cancer (ERSPC) is uitgevoerd in verschillende landen in Europa, voor Nederland in de regio Rotterdam. In deze studie werden 162.000 mannen tussen 55 en 70 jaar oud onderzocht. Er werd een reductie van ten minste 20% aan prostaatkankersterfte gerapporteerd door screening met PSA, waarbij een diagnostische prostaatbiopsie werd verricht indien het PSA 3,0 ng/ml of meer was. In de screeninggroep overleden 214 mannen, in de controlegroep 326. Om één overlijden ten gevolge van prostaatkanker te voorkomen moeten echter 1410 mannen gescreend en 48 mannen behandeld worden. Deze aantallen komen overeen met de benodigde aantallen bij mammografiescreening op borstkanker of bij de test op occult bloed voor colonkanker. De studie laat ook zien dat screening nadelen kan hebben. Bij veel mannen zal een prostaatkanker worden vastgesteld die geen klachten geeft in het verdere leven. In vervolgstudies worden het effect van screening en de daaruit voortvloeiende behandelmethoden op de levenskwaliteit van de betreffende mannen onderzocht, tevens wordt een kosteneffectiviteitsanalyse verricht. Daadwerkelijke invoering van landelijke prostaatkankerscreening kan pas aanbevolen worden indien de resultaten van deze studies een voor screening positieve uitkomst laten zien.

Mannen met een positieve familieanamnese komen wel in aanmerking voor screening. Volgens de richtlijnen van de STOET, Stichting Opsporing Erfelijke Tumoren (www.stoet.nl), komen eerstegraadsverwanten vanaf 50 jaar of vijf jaar voor de diagnoseleeftijd van de jongste patiënt (indien de diagnoseleeftijd < 50 jaar) in de familie tot aan de 70-jarige leeftijd in aanmerking voor een tweejaarlijkse controle, bestaande uit een PSA-bepaling. Bij een PSA > 3 volgt verwijzing naar een uroloog.

Over het algemeen geldt dat hoe hoger het PSA in het serum is, hoe groter de kans dat prostaatkanker wordt aangetoond. Bedacht moet worden dat PSA orgaanspecifiek is en niet kankerspecifiek. Bij de algemeen geaccepteerde afkapwaarde van 4,0 ng/ml heeft PSA een positief voorspellende waarde van 37% en een negatief voorspellende waarde van 91%. Een laag PSA-gehalte geeft echter geen garantie dat er niet toch een carcinoom in het spel is. Een grote trial in de Verenigde Staten (Prostate Cancer Prevention Trial) heeft aangetoond dat er geen PSA-waarde is waaronder de kans op prostaatkanker volledig afwezig is. Het PSA neemt jaarlijks toe met het stijgen van de leeftijd boven de 40 jaar en er is dan ook een overlap tussen stijgend PSA ten gevolge van BPH en prostaatkanker.

De uroloog zal in alle gevallen van verdenking op prostaatkanker de diagnose moeten bevestigen door middel van prostaatbiopten die op geleide van transrectale echografie worden uitgevoerd. Helaas heeft prostaatcarcinoom geen typische kenmerken bij conventionele transrectale echografie en de positief voorspellende waarde van biopten uit hypo-echogene laesies is dan ook laag. Contrastversterkte echografie met gerichte biopten uit gebieden met hypervasculariteit is nog in onderzoek en kan nog niet algemeen worden aanbevolen voor de diagnostiek en stadiëring van het prostaatcarcinoom.

Het verloop van de PSA-waarde is belangrijk om een eenmaal aangetoond carcinoom onder invloed van therapie te controleren en om progressie te voorspellen. Daarmee is het beloop van het PSA-gehalte tijdens de behandeling een belangrijke indicator voor de prognose. Zo wordt een PSA-daling tot een waarde < 4 ng/ml binnen zes maanden na de start van hormonale therapie bij gemetastaseerd prostaatcarcinoom beschouwd als een indicatie van een goede respons en dient na geslaagde curatieve chirurgie de PSA-waarde te dalen tot een onmeetbaar lage waarde.

Het gebruik van een CT-scan en/of MRI wordt in de Nederlandse richtlijn niet aanbevolen voor de primaire diagnostiek en lokale en lymfklierstadiëring van het prostaatcarcinoom. Bij een hoog PSA (> 10), een hoge gleasonscore (8-10) en een gevorderd tumorstadium (> T2) neemt de kans op positieve klieren toe. Een CT-scan kan van waarde zijn bij de geleiding van punctie van voor metastase verdachte lymfeklieren. Bij patiënten met een negatief prostaatbiopt en een blijvende klinische verdenking op prostaatcarcinoom kan, voorafgaand aan een volgend biopt, gebruikgemaakt worden van een endorectale MRI. Het lokaliseren van de prostaatcontouren inclusief eventuele kapseldoorbraak, voor bijvoorbeeld radiotherapie, wordt bij voorkeur gedaan met behulp van MRI. Een nieuwe methode voor lymfklierdiagnostiek met behulp van de MRI is het gebruik van een lymfklierspecifiek contrastmiddel: de ultrasmall superparamagnetic iron-oxide containing particles (USPIO's). Dit verbetert zowel op patiënt- als op lymfklierniveau de sensitiviteit significant. Deze USPIO's zijn op dit moment echter nog niet geregistreerd.

Routinematige skeletscintigrafie bij de primaire diagnostiek is geïndiceerd bij een PSA boven de 20 of een gleasonscore van 8-10 of bij pijnklachten passend bij botmetastasen.

Een in Nederland ontwikkelde urinetest, de PCA3-bepaling, lijkt zeer specifiek te zijn voor prostaatcarcinoomcellen in de urine na een prostaatmassage. Er zijn nog geen grote onderzoeken bekend om deze test routinematig aan te bevelen. Momenteel wordt de PCA3-test ingezet indien er bij een verhoogd PSA en negatieve prostaatbiopten besloten moet worden of hernieuwde biopten genomen moeten worden.

Therapie

In de stadia T1 en T2 kan in opzet curatieve therapie worden gegeven. De behandeling is afhankelijk van het stadium en de gradering van het prostaatcarcinoom en van de levensverwachting en comorbiditeit van de patiënt. Vaak zijn er meerdere opties mogelijk. De patiënt en zijn eventuele partner behoren betrokken te worden bij de besluitvorming over de behandeling. Bij patiënten met een laag risico (cT1c-2a, gleasonscore < 7 en PSA < 10 ng/ml) en een gevorderde leeftijd (> 75 jaar) is actief volgen ('active surveillance') de behandeling van voorkeur (tabel 26.5). De levensverwachting wordt in deze patiëntengroep niet bepaald door het prostaatcarcinoom. Ook bij patiënten met een matig- of hoogrisicoprostaatcarcinoom wordt actief volgen overwogen indien er naast de leeftijd sprake is van duidelijke comorbiditeit die de levensverwachting negatief beïnvloedt.

Als voor een in opzet curatieve behandeling wordt gekozen, vormen radicale prostatectomie, uitwendige radiotherapie en brachytherapie gelijkwaardige behandelopties (tabel 26.6). HIFU (High Intensity Focused Ultrasound) en cryotherapie zijn nog experimentele behandelingsmodaliteiten.

Bij de *radicale prostatectomie* wordt de prostaat samen met de vesiculae seminales verwijderd. De prostatectomie kan abdominaal, perineaal, of laparoscopisch al dan niet met de robot uitgevoerd worden. Dankzij verbeterde operatietechnieken en toegenomen kennis van de anatomie is het aantal complicaties gering. Behoud van potentie en continentie kan globaal bij 50% respectievelijk 95% van de patiënten worden bereikt. Op basis van een systematische review van de literatuur tussen 1999 en januari 2008 kan wat betreft de oncologische en functionele resultaten niet de superioriteit van een bepaalde operatietechniek aangetoond worden. Wel is het bloedverlies minder en de opnameduur korter na een laparoscopische of robotgeassisteerde prostatectomie. Er zijn echter aanwijzingen in een Amerikaans onderzoek dat het aantal patiënten dat een nabehandeling met radiotherapie voor positieve snijvlakken moet krijgen na laparoscopische of robotgeassisteerde prostatectomie groter is.

De kans op de aanwezigheid van lymfekliermetastasen kan worden geschat met behulp van de nomogrammen,

Tabel 26.5 Risicogroepindeling voor gelokaliseerd prostaatcarcinoom.

- laag risico: stadium T1c-T2a en PSA 10 ng/ml of lager en gleasonscore van 6 of minder
- gemiddeld risico: stadium T2b of PSA 10-20 ng/ml en gleasonscore 7
- hoog risico: stadium T2c, of PSA > 20 ng/ml, of gleasonscore 8-10

Tabel 26.6 Samenvatting therapie prostaatcarcinoom.

stadium		overige kenmerken	beleid
gelokaliseerd prostaatcarcinoom	T1a		actief volgen
	T1b		opties: - actief volgen - radicale prostatectomie - EBRT (External Beam Radiation Therapy = externe radiotherapie)
	T1c-T2a	PSA < 10 en gleasonscore < 7 PSA 10-20 of gleasonscore = 7	opties: - radicale prostatectomie - EBRT - brachytherapie - actief volgen
	T1c, T2b-T2c	PSA > 20 en gleasonscore 8-10	opties: - radicale prostatectomie + lymfeklierdissectie - EBRT en evt. lymfeklierdissectie
lokaal uitgebreid prostaatcarcinoom	T3	levensverwachting > 10 jaar	opties: - EBRT ≥ 70 Gy op de prostaat, evt. in combinatie met hormonale therapie - alleen hormonale therapie - radicale prostatectomie + lymfeklierdissectie
		levensverwachting < 10 jaar (mits goed tot matig gedifferentieerde tumor)	overweeg actief volgen, en bij klachten hormonale therapie
gemetastaseerd prostaatcarcinoom	T1-4N+M0, T1-4N0M+ of T1-4N1M+	hormoongevoelig	hormonale behandeling, opties: - bilaterale orchidectomie - LHRH-analoog - parenteraal oestrogeen
		castratieresistent	chemotherapie: docetaxel (driewekelijks 75 mg/m²) in combinatie met prednison
		beperkt aantal pijnlijke botmetastasen	eenmalig 8 Gy EBRT
		multipele pijnlijke botmetastasen	- conventionele analgetica - lokale radiotherapie - radionucliden
		botpijn	optioneel: bisfosfonaten intraveneus

die te vinden zijn op de site www.nomograms.org. De meeste nomogrammen zijn opgesteld op basis van een beperkte lymfeklierdissectie (fossa obturatoria en langs de externe iliacale vaten). In 19-35% van de gevallen komen lymfekliermetastasen buiten dit gebied voor (langs de interne iliacale vaten), vooral bij een hogere gleasonscore en hogere PSA-waarde. In de praktijk wordt vaak een lymfeklierdissectie bij een radicale prostatectomie of voorafgaand aan radiotherapie verricht bij een patiënt met een intermediair tot hoog risico (10-15%) op lymfekliermetastasen op basis van de bestaande nomogrammen. Het doel van een lymfeklierdissectie is voornamelijk diagnostisch en kan bepalend zijn voor de indicatie tot adjuvante hormonale behandeling.

Bij *uitwendige radiotherapie* wordt de prostaat met hoge doses (tot 81 Gy, minstens 70 Gy) bestraald. Moderne bestralingstechnieken zoals intensity modulated radiotherapy (IMRT) maken het mogelijk het doelgebied zeer nauwkeurig te bestralen met betere sparing van rectum en blaas. De behandeling wordt poliklinisch uitgevoerd en neemt zeven tot acht weken in beslag. De voornaamste late bijwerking is een radioproctitis. Incontinentie treedt nagenoeg niet op. Impotentie ontstaat geleidelijk, waarschijnlijk door beschadiging van de neurovasculaire bundels, en wordt drie jaar na de radiotherapie even vaak gezien als na radicale prostatectomie.

Interstitiële bestraling (brachytherapie) is een therapie waarbij transperineaal onder geleide van transrectale echografie radioactieve ^{125}I-zaadjes in de prostaat worden geplaatst. De huidige planningsystemen maken een optimale dosisverdeling mogelijk met gedeeltelijke sparing van urethra en rectum. De behandeling geschiedt in dagopname of met een hospitalisatie van één tot twee dagen. De belangrijkste bijwerking na brachytherapie is een verhoogde mictiefrequentie met aandrangklachten gedurende enkele maanden. In 5-10% van de gevallen ontstaat een acute urineretentie, vooral bij een groot prostaatvolume. Incontinentie treedt zelden op. De kans op erectiele disfunctie is ongeveer 40%. Contra-indicaties voor brachytherapie zijn een recente transurethrale resectie van de prostaat TURP, veel plasklachten voorafgaande aan de behandeling, een prostaatvolume van meer dan 50 cc en tumoruitbreiding buiten het kapsel. In de meeste beschreven series worden patiënten met een gleasonscore ≥7 en een PSA > 10-15 uitgesloten van brachytherapie.

Bij mannen met een goede levensverwachting en hoogrisicoprostaatcarcinoom (T3, gleasonscore 8-10 of PSA > 20) geldt uitwendige radiotherapie als behandeling van keuze. Afhankelijk van de prognostische factoren wordt de uitwendige bestraling gecombineerd met adjuvante hormonale behandeling. Deze toevoeging leidt tot een overlevingswinst van 5-10% en 10-20% bij de respectievelijk matigrisico- en hoogrisicogroep. Dit voordeel moet afgewogen worden tegen de bijwerkingen van hormonen (moeheid, impotentie, opvliegers, osteoporose, spierzwakte en gynaecomastie). In toenemende mate wordt bij T3-tumoren voor een radicale prostatectomie gekozen als de leeftijd en de algemene toestand van de patiënt dat toelaten.

Bij stadium T4 en alle stadia met metastasen op afstand geldt dat curatieve therapie niet meer mogelijk is. Sinds is vastgesteld dat hormonale therapie, zoals in 1941 door Huggins werd geïntroduceerd, alleen palliatief werkzaam is, is 'kwaliteit van leven' een belangrijk beoordelingscriterium van de zin van behandeling geworden. Hormonale behandeling is effectief en kan gedurende lange tijd (mediaan 2-3 jaar) verlichting geven bij patiënten met klachten van pijnlijke metastasen of met mictieklachten die samenhangen met de vergrote prostaat. Als de patiënt geen klachten heeft, leidt vroege hormonale behandeling mogelijk tot een iets langere ziektevrije periode.

Nog altijd geldt de chirurgische castratie als standaardbehandeling om de invloed van androgenen weg te nemen. Hoewel deze nog steeds voldoet, kiezen patiënten steeds vaker – meestal om psychologische of praktische redenen – voor medicamenteuze castratie. Wegens de vele bijwerkingen, vooral op cardiovasculair gebied, zijn oestrogenen in diskrediet geraakt en vervangen door LHRH-agonisten en anti-androgenen. De combinatie van LHRH-agonisten en anti-androgenen als totale of complete androgeenblokkade is lange tijd gepropageerd. Inmiddels is vastgesteld dat hiermee de overlevingskansen van de patiënt niet toenemen ten opzichte van alleen LHRH-agonisten.

LHRH-agonisten worden in Nederland toegediend in drie- en zesmaandelijkse depotinjecties. De anti-androgenen kunnen worden onderscheiden in steroïdale en niet-steroïdale anti-androgenen.

Cyproteronacetaat is een steroïdaal anti-androgeen

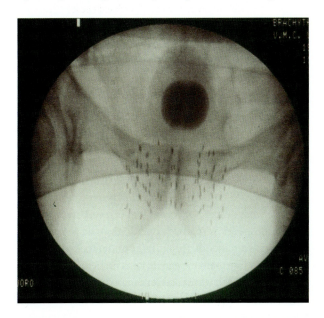

Figuur 26.4 Doorlichtingsbeeld van prostaatimplantaat met radioactieve ^{125}I-zaadjes.

met ook progestagene werking. Androcur kan in een lage dosering van tweemaal daags 50 mg worden gegeven om opvliegers, die het gevolg zijn van een orchidectomie of LHRH-analogen, te onderdrukken. Niet-steroïdale anti-androgenen, zoals flutamide, nilutamide en bicalutamide, blokkeren de dihydrotestosteron (DHT-)receptoren in de prostaatcarcinoomcel en leiden daardoor niet tot impotentie. Deze perifeer werkende anti-androgenen kunnen als monotherapie bij het lokaal voortgeschreden maar niet-gemetastaseerde prostaatcarcinoom voorgeschreven worden. Als er uitzaaiingen zijn, is chirurgische of medische castratie de behandeling van keuze.

In prostaatkankercellen zijn de enzymen aanwezig om androgenen te synthetiseren uit bijnierhormonen. Abiraterone is een nieuw oraal middel dat deze enzymen remt en daardoor het intracellulair testosteron verlaagt. De eerste klinische trials lijken veelbelovend

Indien er sprake is van een castratieresistent prostaatcarcinoom, kan chemotherapie overwogen worden. Docetaxel gecombineerd met prednison is momenteel de gouden standaard en laat een significante verlenging van de mediane overleving zien van twee tot drie maanden in vergelijking met mitoxantron plus prednison. Nieuwe behandelingsmethoden zoals immuuntherapie, vaccinatietherapie en targeted therapie worden momenteel in klinische trials getest.

Prognose

Voor de T1- en T2-gevallen worden na in opzet curatieve therapie (chirurgie of radiotherapie) identieke vijfjaars ziektevrije overlevingen gemeld van 80-90%. Na tien tot vijftien jaar is er een voordeel voor de chirurgie. Nomogrammen en risicogroepindelingen kunnen behulpzaam zijn om de prognose van patiënten in te schatten (tabel 26.5).

De gemiddelde overleving van patiënten met metastasen op afstand is 24-48 maanden. Voor patiënten met alleen metastasen in de lymfeklieren is de mediane kankerspecifieke overleving acht jaar. Patiënten met positieve klieren behandeld met een radicale prostatectomie of uitwendige bestraling in combinatie met hormoonbehandeling hebben een betere overleving, de tienjaarsoverleving is ongeveer 75%.

Follow-up

In de follow-up na in opzet curatieve behandeling is het PSA de belangrijkste parameter. Na radicale prostatectomie dient de PSA-waarde volgens de halveringstijd van het PSA te dalen naar onmeetbaar laag (meestal in 4 tot 8 weken). Na radiotherapie moet het PSA dalen naar lage waarden en niet meer stijgen. Volgens de definitie van een ASTRO-consensuspanel in 1997 is er sprake van een biochemisch recidief na radiotherapie indien het PSA bij drie opeenvolgende metingen stijgt na het bereiken van de nadir (laagste waarde). Het tijdstip van falen van de therapie wordt vastgesteld als het midden tussen de nadir en de eerste PSA-stijging. Een alternatieve definitie is de nieuwe Phoenix-definitie: bij stijging van het PSA naar meer dan 2 boven de nadir wordt gesproken van een recidief. Na brachytherapie kan een zogeheten PSA-bounce optreden. Hierbij kan de PSA tijdelijk stijgen; dit treedt meestal op tussen 12 en 30 maanden na de behandeling. Ook treedt er vaak een lichte fysiologische PSA-stijging op na het staken van de hormonale behandeling, wanneer deze wordt gegeven als tijdelijke adjuvans bij uitwendige bestraling.

Over het algemeen wordt een follow-upschema geadviseerd van zes weken, drie, zes, negen en twaalf maanden en daarna halfjaarlijks tot jaarlijks gedurende vijf tot tien jaar. Bij patiënten met een aangetoond recidief wordt de follow-up toegespitst op de individuele patiënt en zal deze afhangen van symptomen, prognose en ingestelde behandeling.

- Een positieve familieanamnese is de belangrijkste risicofactor.
- Bij de meeste mannen wordt de diagnose prostaatcarcinoom vermoed op basis van een verhoogd PSA of een afwijkend rectaal toucher.
- De behandeling is afhankelijk van het stadium en de gradering van het prostaatcarcinoom en van de levensverwachting en comorbiditeit van de patiënt. Vaak zijn er meerdere opties mogelijk. Naast radicale prostatectomie, uitwendige radiotherapie en brachytherapie moet actief volgen overwogen worden.
- Bij gemetastaseerde ziekte wordt gestart met hormonale therapie.

26.5 Peniscarcinoom

Epidemiologie en etiologie

In Nederland was de incidentie in 2006 van invasief en non-invasief peniscarcinoom 1,7 per 100.000 mannen (totaal 150 mannen per jaar). Deze tumor komt het meest voor in de leeftijdscategorie van 50 tot 80 jaar. Het feit dat bij mannen die een circumcisie ondergingen, zoals joden en moslims, vrijwel geen peniskanker voorkomt, terwijl de incidentie in China en andere landen in het Verre Oosten, maar ook in Midden- en Zuid-Amerika, tot 15-22% van alle kankergevallen bij mannen bedraagt, geeft aan dat de aanwezigheid van het preputium van belang is voor de genese. Tevens is er een verband tussen een phimosis, een vernauwde opening van de voorhuid, en het peniscarcinoom. In sommige onderzoeken wordt een tienvoudige toename van de kans op peniscarcinoom gemeld. Algemeen wordt aangenomen dat smegma carcinogene eigenschappen heeft, de specifieke component is nog niet bekend. Goede hygiënische maatregelen leiden tot een duidelijke vermindering van het aantal gevallen. Eveneens wordt een verband met een HPV- (humaan papilloma virus) infectie in 27 tot 71% van de gevallen gevonden, meestal betreft het de hoogrisico-subtypen HPV-16 of -18.

Pathologie en metastasering

Peniskanker is in meer dan 95% van de gevallen een plaveiselcelcarcinoom dat uitgaat van de huid van het preputium, de glans of de sulcus coronarius. Om de diagnose te stellen moet altijd een biopsie uitgevoerd worden.

Bij biopsie kunnen premaligne laesies vastgesteld worden. De erytroplasie van Queyrat is het meest bekende premaligne letsel en is het carcinoma in situ (Tis) van de glans of het preputium. Andere voorbeelden zijn: leukoplakie en balanitis xerotica obliterans (het genitale analoog van lichen sclerosus et atrophicus).

Symptomatologie en differentiaaldiagnose

Ongeveer de helft van de patiënten presenteert zich met een zwelling van de penis, een derde heeft een slecht genezende zweer of ulcus. Bij oudere mannen wordt de tumor echter nogal eens door phimosis aan het zicht onttrokken. Deze mannen bezoeken de arts dan wegens al dan niet bloederige afscheiding en pijn, en soms wegens mictieklachten als doorgroei in de meatus urethrae heeft plaatsgevonden.

In 58% (20-96%) van de patiënten zijn vergrote lymfeklieren in één of beide liezen te vinden. Hiervan is echter slechts 17-45% het gevolg van metastasen. Er is vaak een bijkomende oppervlakkige infectie, waardoor de lymfeklieren gezwollen kunnen zijn. Andersom bevat 20% van de niet-palpabele lymfeklieren toch een metastase.

Voor de differentiaaldiagnose komen de niet-infiltrerende papillomateuze tumoren in aanmerking, zoals condylomata acuminata. De extreme variant daarvan, bekend als buschke-löwenstein-tumor of reuzencondyloom, wordt vrijwel uitsluitend in Afrika gezien.

Stadiëring

Voor de stadiëring wordt de in 2002 ontworpen TNM-classificatie gebruikt (tabel 26.7). De diepte van ingroei en de gradering zijn van belang voor de prognose, evenals de aan- of afwezigheid van (lymfeklier)metastasen. In Nederland is 60% van de tumoren niet-invasief: Ta-T1 of Tis. Lokale ingroei in het corpus cavernosum kan goed met palpatie beoordeeld worden en additionele beeldvormende diagnostiek is niet nodig. Alleen bij bewezen lymfekliermetastasen in de lies (zie verder) wordt een CT-scan van buik en bekken gemaakt.

Therapie

Bij mannen met een oppervlakkige, goed of matig gedifferentieerde laesie en negatieve lymfeklieren (Tis,Ta-T1, G1-2) wordt een penissparende behandeling uitgevoerd. In Nederland zal dit vaak een behandeling met laser (Neodynium-Yag of CO_2) zijn. Andere opties met name voor Tis zijn lokale applicatie van een crème met een chemotherapeuticum (5-FU, Efudix®) of met een immuunmodulerende stof (imiquimod, Aldara®). Langdurige follow-up na penissparende behandeling is aangewezen, omdat ook na vele jaren nog een lokaal recidief kan optreden. Bij slecht gedifferentieerde tumoren of T2- of T3-tumoren zal een (partiële) penisamputatie uitgevoerd moeten worden. De tumorvrije marge moet bij laaggradige tumoren 1 cm zijn en bij hooggradige tumoren 1,5 cm.

Met name in Frankrijk, Canada en India is er ervaring met radiotherapie door middel van interstitiële brachytherapie voor T1-2-tumoren. Ook in enkele instituten in Nederland wordt deze therapie gegeven. Vier tot zes naalden worden ter hoogte van de tumor ingebracht, van belang is dat ook tegelijkertijd een circumcisie wordt uitgevoerd. De voorgeschreven dosis is meestal 60 Gy. De vijfjaars lokale tumorcontrole is 70-86%. De lokale controle met uitwendige radiotherapie is lager, 44-70%.

Het metastaseringspatroon van peniscarcinoom is aanvankelijk meestal locoregionaal. Eerst treden inguïnale lymfekliermetastasen op, hematogene verspreiding is een late manifestatie van de ziekte. De behandeling van de lymfeklieren is nog steeds controversieel. Indien er bij palpatie geen afwijkingen in de lies worden gevoeld, wordt toch geadviseerd een echo van de lies te maken en bij verdachte afwijkingen een cytologisch punctie te doen. Bij palpabele klieren wordt een cytologische punctie uitgevoerd ter bevestiging van een eventuele maligniteit. Indien een lymfekliermetastase wordt aangetoond, komt patiënt in aanmerking voor een inguïnale lymfeklierdis-

Tabel 26.7	TNM-classificatie peniscarcinoom.
Tx	primaire tumor niet te beoordelen
T0	primaire tumor niet aantoonbaar
Tis	carcinoma in situ
Ta	niet invasief, verruceus carcinoom
T1	tumoruitbreiding in subepitheliaal bindweefsel
T2	tumoruitbreiding in corpus spongiosum of cavernosum
T3	tumoruitbreiding in urethra
T4	tumoruitbreiding in andere aangrenzende structuren
Nx	lymfklierstatus niet te beoordelen
N1	metastase in een enkele oppervlakkige inguïnale lymfeklier
N2	metastasen in multipele of bilaterale oppervlakkige inguïnale lymfeklieren
N3	metastasen in diepe inguïnale of pelviene lymfeklieren uni- of bilateraal
Mx	metastasen op afstand niet te beoordelen
M0	geen metastasen op afstand aanwezig
M1	metastasen op afstand aanwezig

sectie. Bij klinisch negatieve lieslymfeklieren wordt een dynamische sentinel-nodebiopsie gedaan. Hierbij wordt een dag voor de operatie op drie tot vier plaatsen rond de tumor een nanocolloïd gelabeld met ^{99m}Technetium geïnjecteerd. Kort voor de operatie wordt 1 ml patent blue kleurstof rond de tumor ingespoten. Tijdens de operatie wordt op geleide van de blauwe kleurstof en lymfoscintigrafie de schildwachtklier verwijderd.

Bij uitgebreidere metastasering op afstand kan behandeling met cytostatica plaatsvinden. De kans op respons is het grootste met cisplatinebevattende schema's. De plaats van taxanen wordt onderzocht en is nog geen standaard. Door de zeldzaamheid van de tumor zijn er geen fase-III-studies verricht waarbij verschillende chemotherapie-schema's met elkaar vergeleken zijn.

Prognose

Op basis van een nomogram kunnen de vooruitzichten voor een patiënt met een peniscarcinoom worden voorspeld. De vijfjaars kankerspecifieke overleving van een gelokaliseerde tumor is 95% bij een goed gedifferentieerde tumor en 65% bij een slecht gedifferentieerde tumor. Bij lymfekliermetastasen is de vijfjaars kankerspecifieke overleving bij een goed gedifferentieerde tumor 78% en 45% bij een slecht gedifferentieerde tumor. De vijfjaars kankerspecifieke overleving bij metastasen op afstand is slechts 32%.

- De aanwezigheid van het preputium is van belang voor de genese van het peniscarcinoom. Er is een verband tussen een phimosis en het peniscarcinoom.
- Bij mannen met een oppervlakkige, goed of matig gedifferentieerde tumor en negatieve lymfeklieren kan een penissparende behandeling uitgevoerd worden.

Literatuur

Alberg AJ, Kouzis A, Genkinger JM, Gallicchio L, Burke AE, Hoffman SC, Diener-West M, Helzlsouer KJ, Comstock GW. A prospective cohort study of bladder cancer risk in relation to active cigarette smoking and household exposure to secondhand cigarette smoke. Am J Epidemiol 2007;165:660-6.

Cheville JC, Lohse CM, Zincke H, Weaver AL, Blute ML. Comparisons of outcome and prognostic features among histologic subtypes of renal cell carcinoma. Am J Surg Pathol 2003;27: 612-24.

Ficarra V, Novara G, Artibani W, Cestari A, Galfano A, Graefen M, Guazzoni G, Guillonneau B, Menon M, Montorsi F, Patel V, Rassweiler J, Poppel H van. Retropubic, laparoscopic, and robot-assisted radical prostatectomy: a systematic review and cumulative analysis of comparative studies. Eur Urol 2009;55:1037-63.

Karakiewicz PI, Briganti A, Chun FK, Trinh QD, Perrotte P, Ficarra V, Cindolo L, De la Taille A, Tostain J, Mulders PF, Salomon L, Zigeuner R, Prayer-Galetti T, Chautard D, Valeri A, Lechevallier E, Descotes JL, Lang H, Mejean A, Patard JJ. Multi-institutional validation of a new renal cancer-specific survival nomogram. J Clin Oncol 2007;25:1316-22.

Motzer RJ, Bacik J, Murphy BA, Russo P, Mazumdar M. Interferon-alfa as a comparative treatment for clinical trials of new therapies against advanced renal cell carcinoma. J Clin Oncol 2002;20:289-96.

Mulder PHM de, Mulders PFA, Gietema JA, Groenewegen G, Eertwegh AJM van den, Haanen JBAG, Osanto S, Jansen RLH, Kruit WHJ, Voest EE, Richel DJ, Sleijfer S. Angiogeneseremmers voor de systemische behandeling van gemetastaseerd niercelcarcinoom: sunitinib, sorafenib, bevacizumab en temsirolimus. Ned Tijdschr Geneeskd 2008;152:371-5.

Mulders PF, Brouwers AH, Hulsbergen-van der Kaa CA, Lin EN van, Osanto S, Mulder PH de. Richtlijn Niercelcarcinoom. Ned Tijdschr Geneeskd 2008;152:376-80.

Reijke Th M de, Battermann JJ, Moorselaar RJA van, Jong IJ de, Visser AP, Burgers JS. Richtlijn Prostaatcarcinoom; diagnostiek en behandeling. Ned Tijdschr Geneeskd 2008;152:1771-5.

Schröder FH, Hugosson J, Roobol MJ, Tammela TL, Ciatto S, Nelen V, Kwiatkowski M, Lujan M, Lilja H, Zappa M, Denis LJ, Recker F, Berenguer A, Määttänen L, Bangma CH, Aus G, Villers A, Rebillard X, Kwast T van der, Blijenberg BG, Moss SM, Koning HJ de, Auvinen A; ERSPC investigators. Screening and prostate-cancer mortality in a randomized European study. N Engl J Med 2009;360:1320-8.

Sylvester RJ, Meijden AP van der, Oosterlinck W, Witjes JA, Bouffioux C, Denis L, Newling D, Kurth K. Predicting recurrence and progression in individual patients with stage TaT1 bladder cancer using EORTC risk tables: a combined analysis of 2596 patients from seven EORTC trials. Eur Urol 2006;49:466-77.

Tanis PJ, Lont AP, Meinhardt W, Olmos RA, Nieweg OE, Horenblas S. Dynamic sentinel node biopsy for penile cancer: reliability of a staging technique. J Urol 2002;168:76-80.

Zini L, Cloutier V, Isbarn H, Perrotte P, Capitanio U, Jeldres C, Shariat SF, Saad F, Arjane P, Duclos A, Lattouf JB, Montorsi F, Karakiewicz PI. A simple and accurate model for prediction of cancer-specific mortality in patients treated with surgery for primary penile squamous cell carcinoma. Clin Cancer Res 2009;15:1013-8.

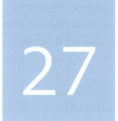

Kiemceltumoren van de testis

J.A. Gietema, A.J.H. Suurmeijer, H.J. Hoekstra

27.1 Inleiding

Hoewel testistumoren zeldzaam zijn, is het carcinoom uitgaande van het kiemepitheel van de testis het meest voorkomende carcinoom bij jonge mannen. Dit over het algemeen zeer maligne carcinoom metastaseert snel, maar het overgrote deel van de patiënten kan desondanks worden gecureerd.

De behandeling van patiënten met een testistumor wordt gebaseerd op diverse factoren, zoals de histologie, inclusief bepaalde prognostische factoren van de primaire tumor, de uitgebreidheid en lokalisatie van metastasen en het gehalte aan tumormerkstoffen in het serum.

27.2 Epidemiologie

Van alle maligne tumoren bij de man is 1-2% gelokaliseerd in de testis. Ongeveer 95% van alle primaire testistumoren zijn kiemceltumoren. De overige 5% bestaat vooral uit leydigceltumoren en maligne lymfomen. De incidentie van maligne kiemceltumoren stijgt in West-Europa en bedraagt in Nederland 8.4 per 100.000 mannen per jaar. Dit betekent dat er per jaar ruim 650 nieuwe patiënten met deze maligne aandoening worden gediagnosticeerd. De maligne kiemceltumoren van de testis zijn de meest frequent voorkomende maligne tumoren bij mannen in de leeftijd van 20-40 jaar. Zeer sporadisch komen ze ook bij patiënten jonger dan 5 en ouder dan 70 jaar voor. Bij mannen ouder dan 60 jaar komen maligne lymfomen in de testis echter frequenter voor dan kiemceltumoren. In de literatuur zijn verscheidene gevallen van kiemceltumoren in één familie beschreven; of hier sprake is van een erfelijke aandoening is echter nog niet duidelijk. Het feit dat broers van aangedane patiënten een hoger risico op een kiemceltumor hebben dan zonen van aangedane vaders suggereert het belang van gemeenschappelijke omgevingsrisicofactoren naast genetische factoren als oorzaak. Bij 2-3% van alle patiënten wordt een tweede kiemceltumor in de andere testikel gevonden, meestal na verloop van een aantal jaren.

27.3 Etiologie

Testisatrofie en cryptorchisme hebben mogelijk invloed op het ontstaan van testistumoren.

Testisatrofie wordt veelal als een mogelijke oorzaak genoemd. De rol die atrofie zou spelen in de tumorgenese is nog steeds onduidelijk.

Cryptorchisme. In 1851 vestigde LeComte als eerste de aandacht op de grotere kans op het ontstaan van testistumoren in niet-ingedaalde testikels. Uit publicaties van anderen blijkt dat circa 10% van alle testistumoren ontstaat in cryptorche testikels. De kans dat een tumor ontstaat, is bij een niet-ingedaalde testis dertigmaal groter dan bij een normaal ingedaalde testis. Hoewel er statistisch een overtuigende relatie is tussen cryptorchisme en het ontstaan van een kiemceltumor, is het oorzakelijke verband niet duidelijk. Tegenwoordig denkt men dat niet de afwijkende ligging van de testikel oorzaak is van het ontstaan van een tumor, maar veeleer dat er een andere (genetisch bepaalde) factor is die een rol speelt zowel bij het optreden van cryptorchisme als bij het ontstaan van een tumor. Een argument hiervoor is dat ook in de contralaterale, niet-cryptorche testis een verhoogde gevoeligheid bestaat voor het ontwikkelen van een maligniteit.

27.4 Pathologie

De kiemceltumoren van de testis vormen een heterogene groep tumoren, maar zijn histologisch onder te verdelen in seminomen en non-seminomen. De verdeling tussen seminomen en non-seminomen is nagenoeg gelijk.

Seminomen kunnen worden beschouwd als tumoren waarvan de differentiatierichting zich voortzet in de richting van primitieve kiemcellen. Non-seminomen kunnen worden beschouwd als tumoren met pluripotente embryonale cellen. De minst gedifferentieerde tumor in deze groep is het embryonaalcelcarcinoom, waarbij geen specifieke differentiatierichting herkenbaar is. De dooierzaktumor en het chorioncarcinoom tonen gelijkenis met respectievelijk de dooierzak en de villeuze trofoblast van het zwangerschapsproduct. Het teratoom toont een mengeling van somatische weefsels, zoals verschillende typen epitheel, kraakbeen, spier- en zenuwweefsel, afkomstig van de verschillende embryonale kiembladen (ectoderm, mesoderm, entoderm). Wanneer deze weefsels een (vrijwel) normale structuur laten zien, wordt gesproken van een matuur teratoom. Wanneer de differentiatierichting van het weefsel goed herkenbaar is, maar het weefsel niet volledig uitgerijpt is, spreekt men van een immatuur teratoom. Aannemend dat de verschillende typen non-seminomen uitingen zijn van verschillende differentiatierichtingen van pluripotente embryonale cellen, zal het niet verbazen dat een non-seminoom vrijwel altijd is opgebouwd uit diverse componenten. Soms komt hierbij ook een seminoom voor. Het is daarom nodig verschillende delen van de tumor histologisch te onderzoeken. De prognose van gecombineerde tumoren met seminoom en non-seminoom wordt bepaald door de meest maligne component (in casu het non-seminoom), ook al beslaat die slechts een klein deel van de totale tumormassa. Kiemceltumoren van het gecombineerde type worden derhalve behandeld als non-seminoom.

Kiemceltumoren van de testis ontstaan uit getransformeerde intratubulaire kiemcellen. Dit carcinoma in situ van de testis wordt beschouwd als de voorloper van maligne kiemceltumoren.

In 56% van de seminomen en in 83% van de non-seminomen wordt het isochromosoom 12p gevonden, terwijl in het overige deel van deze kiemceltumoren nogal eens chromosomale afwijkingen worden gezien met een toename van het 12p-gebied. Het carcinoma in situ bevat zelden het isochromosoom 12p, maar heeft wel andere numerieke chromosomale afwijkingen. De genen in dit 12p-gebied, die dus mogelijk een rol spelen bij de overgang van het in-situstadium naar het invasieve stadium, zijn nog niet bekend.

Tumorcomponenten in het non-seminoom kunnen tumormerkstoffen produceren; dooierzaktumor produceert alfa-1-foetoproteïne (AFP) en chorioncarcinoom en trofoblastaire reuzencellen produceren humaan chorionogonadotrofine (HCG). Deze twee tumormerkstoffen spelen een belangrijke rol bij de diagnose, stadiëring, prognose en de follow-up na behandeling van het non-seminoom. Het seminoom bevat soms trofoblastaire cellen die HCG produceren. Een verhoogd serum-HCG kan dus zowel bij het non-seminoom als bij het seminoom worden aangetroffen, terwijl een verhoogd serum-AFP alleen bij het non-seminoom wordt gevonden. Het serum-HCG is bij een seminoom overigens altijd slechts licht verhoogd. Als het wel duidelijk verhoogd is, dan wordt de patiënt, ongeacht de histologie van seminoom of non-seminoom, behandeld alsof het om een non-seminoom gaat.

27.5 Metastasering

De lymfeklieren naast de tweede tot en met de vierde lumbale wervel vormen het regionale lymfeklierstation van de testis. Wanneer metastasering optreedt, zal dat dan ook in ongeveer 80% van de gevallen in deze paralumbale klierstations plaatsvinden. Van de lumbale klierstations kan de tumor zich lymfogeen verspreiden, via de ductus thoracicus naar het mediastinum en de linker supraclaviculaire lymfeklieren. De primaire hematogene verspreidingsroute gaat via de bloedbaan vanuit de testis naar de longen. Een tweede route loopt van de retroperitoneale kliermetastasen via de ductus thoracicus en de v. subclavia naar de longen (fig. 27.1).

De snelheid van metastasering lijkt vaak een relatie te hebben met het histologische subtype. Het seminoom metastaseert langzaam en vooral naar de paralumbale klieren; het chorioncarcinoom metastaseert snel en meestal hematogeen naar longen, lever en soms centraal zenuwstelsel.

Apart moet worden vermeld dat bij doorgroei van een testitumor tot in de scrotumhuid naast de lymfogene retroperitoneale metastasering ook een inguïnale lymfkliermetastasering kan optreden. Dat is ook het geval wanneer eerder een liesoperatie plaatsvond (liesbreuk, orchidopexie), waardoor de lymfebanen werden onderbroken.

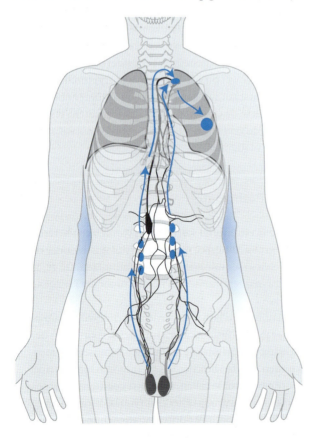

Figuur 27.1 Lymfogene uitbreiding van testistumoren.

27.6 Symptomatologie

Meestal presenteert een patiënt met een testistumor zich met klachten die samenhangen met de primaire tumor: een pijnloze verharding in of een vergroting van de testikel. Soms staan verschijnselen die passen bij een orchitis of een torsio testis op de voorgrond. Andere patiënten kunnen in eerste instantie klachten hebben die worden veroorzaakt door metastasen. Zo kunnen retroperitoneale lymfkliermetastasen aanleiding geven tot rugpijn, uitstralende pijn in de benen of het beeld van een niersteenkoliek door druk op de ureteren. Longmetastasen kunnen symptomen veroorzaken als dyspneu, hemoptoë of pleuraprikkeling. Ook gynaecomastie, enkelzijdig of dubbelzijdig, is als eerste symptoom beschreven en wordt veroorzaakt door een toename van het klierweefsel onder invloed van het door de tumor geproduceerde HCG. Geregeld presenteren patiënten met uitgebreid gemetastaseerde ziekte zich met een fors gewichtsverlies.

27.7 Diagnostiek

Het verdient aanbeveling laboratoriumdiagnostiek te verrichten alvorens tot orchidectomie wordt overgegaan. Bij patiënten met een non-seminoom kunnen specifieke tumormerkstoffen in het serum worden aangetoond, namelijk het β-humaan choriongonadotrofine (HCG) en het alfa-1-foetoproteïne (AFP). Bij patiënten met een seminoom kan de β-HCG-spiegel licht verhoogd zijn. Bij alle patiënten met kiemceltumoren kan het lactaatdehydrogenase (LDH) verhoogd zijn. Bij patiënten die zich bijvoorbeeld in de eerste lijn presenteren met gynaecomastie kan in geval van verhoogde HCG-spiegels de diagnose aannemelijk worden gemaakt met een positieve zwangerschapstest. Indien de diagnose kiemceltumor is gesteld, moet aanvullend stadiëringsonderzoek plaatsvinden. Naast een volledig lichamelijk onderzoek wordt beeldvormend onderzoek uitgevoerd, bestaande uit computertomografie van de thorax en het abdomen. Dit onderzoek kan afhankelijk van de symptomatologie en gehalte van de tumormerkstoffen in het serum worden uitgebreid met een CT- of MRI-onderzoek van de hersenen of met een isotopenonderzoek van het skelet.

27.8 Differentiaaldiagnostiek

De differentiaaldiagnostiek bij klachten van de testis omvat de volgende aandoeningen:
- epididymitis en orchitis (pijnlijkheid en ontstekingsverschijnselen);
- torsio testis;
- hydrokèle (de mogelijkheid van een symptomatische hydrokèle ten gevolge van een testistumor is aanwezig; punctie en daarna opnieuw echo van de testikel is de aangewezen methode);
- varicokèle;
- spermatokèle;
- epididymiscyste;
- scrotale breuk.

27.9 Diagnose en therapie

27.9.1 EXPLORATIE VAN DE TESTIKEL C.Q. ORCHIDECTOMIE

Bij de exploratie via een inguïnale incisie zal de funiculus in eerste instantie tijdelijk moeten worden afgeklemd om strooiing van cellen via bloed of lymfebanen te voorkomen. De testikel wordt daarna uit het scrotum in de wond geluxeerd en geïnspecteerd. In twijfelgevallen kan eventueel een incisiebiopsie worden verricht. In alle andere gevallen wordt direct een orchidectomie uitgevoerd. Een punctie of biopsie via de scrotumhuid moet worden vermeden.

27.9.2 STADIËRINGSONDERZOEK

Oorspronkelijk werd het uitbreidingsstadium van een maligne kiemceltumor gebaseerd op de lokalisatie van metastasen. Als geen metastasen kunnen worden aangetoond, en de tumormerkstoffen β-HCG en AFP niet aantoonbaar zijn in het serum of normaliseren na orchidectomie, was en is er sprake van stadium I. Bij stadium II kunnen retroperitoneale lymfkliermetastasen worden vastgesteld, bij stadium III lymfkliermetastasen boven het diafragma en bij stadium IV metastasen in longen, lever, hersenen of skelet.

Tegenwoordig wordt een internationaal afgesproken classificatiesysteem gebruikt dat gebaseerd is op prognostische factoren. Deze factoren omvatten de histologie (seminoom versus non-seminoom), de lokalisatie van de primaire tumor (testis versus extragonadaal), de lokalisatie van de metastasen (longmetastasen versus skelet-, lever- of hersenmetastasen) en de hoogte van de serumspiegels van LDH, AFP en β-HCG. Op grond hiervan kunnen patiënten met gemetastaseerde kiemceltumoren in diverse prognostische groepen (goede prognose, gemiddelde prognose, slechte prognose) worden ingedeeld, wat ook consequenties heeft voor de behandeling. Primaire extragonadale kiemceltumoren ontstaan meestal in het mediastinum of in het retroperitoneum. Extragonadale kiemceltumoren behoren altijd tot de groep met een slechte prognose.

27.9.3 SEMINOMEN

Seminomen zijn zeer stralengevoelige tumoren. Daarom wordt bij het seminoom – na orchidectomie – meestal radiotherapie op de regionale lymfklierstations gegeven, ook wanneer geen lymfkliermetastasering onder het diafragma is aangetoond. De behandeling van stadium I bestaat uit 26 Gy in dertien fracties, met een boost van 4 of 10 Gy bij respectievelijk stadium IIA of IIB. Sinds enkele jaren wordt bij het seminoom, als geen metastasen zijn aangetoond (stadium I), in een aantal gespecialiseerde centra volstaan met frequente controles met CT-scans van de patiënt, zonder radiotherapie. Sinds kort is het ook mogelijk bij het stadium-I-seminoom één kuur carboplatine-chemotherapie te geven. De overall resultaten hiervan zijn vergelijkbaar met het uit voorzorg geven van radiotherapie. Er zijn dus momenteel drie behandelingsopties bij het stadium-I-seminoom. De drie opties worden individueel met een patiënt die een stadium-I-seminoom heeft besproken, zodat een passend behandeladvies kan worden gegeven, waarbij de optie met frequente controle na orchidectomie vaak de voorkeur heeft.

In geval van retroperitoneale kliermetastasen met een diameter groter dan 5 cm en/of kliermetastasen boven het diafragma en/of hematogene metastasen is chemotherapie geïndiceerd zoals bij het non-seminoom.

27.9.4 NON-SEMINOMEN

Als geen metastasen worden aangetoond en de tumor beperkt is gebleven tot de testikel, is er sprake van stadium I. Na de orchidectomie kan men dan volstaan met frequente controle van de patiënt ('wait-and-see policy'). Hierbij moet ermee rekening worden gehouden dat bij circa 25% van de patiënten tijdens de follow-up tumorgroei zal optreden. Door de frequente controles, waarbij tumormerkstoffen worden bepaald en beeldvormend onderzoek wordt uitgevoerd, kan tumorgroei snel worden gediagnosticeerd. Vanwege de geringe tumorhoeveelheid kan de chemotherapie worden gestart in de groep met goede prognose. In sommige centra worden patiënten met een stadium I onderverdeeld in een groep met een hoog of een laag risico ten aanzien van de aanwezigheid van micrometastasen in de retroperitoneale lymfeklieren. Deze onderverdeling, die gebaseerd is op histologische karakteristieken van de primaire tumor, met name de aanwezigheid van vasculaire invasie, wordt gebruikt bij de vaststellen van follow-upschema. In Nederland wordt adjuvante chemotherapie bij stadium-I-ziekte vrijwel niet toegepast. In Europa wordt, anders dan in de Verenigde Staten, een retroperitoneale lymfklierdissectie bij patiënten met een stadium I vrijwel niet toegepast.

Indien wel metastasen worden aangetoond, wordt na de orchidectomie begonnen met polychemotherapie. Oorspronkelijk bestond deze chemotherapie uit een combinatie van cisplatine, vinblastine en bleomycine; later werd vinblastine vervangen door etoposide. Deze combinatie was even effectief, maar beduidend minder toxisch.

Nadat de waarde van de prognostische factoren duidelijk was geworden, werden patiënten op basis daarvan behandeld. Het doel van vergelijkend onderzoek bij patiënten met gunstige prognostische factoren, en dus met een grote curatiekans, is het verminderen van de bijwerkingen van de chemotherapie bij een gelijkblijvende effectiviteit.

De combinatie van cisplatine, etoposide en bleomycine is de standaard chemotherapiebehandeling. Uit onderzoek is gebleken dat bij de prognostisch gunstige risicogroep volstaan kan worden met drie in plaats van de gebruikelijke vier cycli BEP-chemotherapie. Het vervangen van cisplatine door het minder toxische carboplatine leidde tot een verminderde effectiviteit.

Bij patiënten met ongunstige prognostische factoren, en dus met een lagere curatiekans, is het doel van vergelijkend onderzoek de effectiviteit van de behandeling te verhogen, onder andere door een langere behandelingsduur, kortere intervalperioden of hogere doseringen van de cytostatica. De standaardbehandeling van patiënten met een gemiddelde of een slechte prognose blijft vooralsnog bestaan uit vier cycli cisplatine, etoposide en bleomycine.

Na beëindiging van de polychemotherapie blijkt bij beeldvormend onderzoek dat er vaak nog restafwijkingen aanwezig zijn. Deze restafwijkingen moeten chirurgisch worden verwijderd. Histologisch onderzoek laat soms nog een vitaal carcinoom zien, wat soms een reden is voor aanvullende cytostatische behandeling. Omdat de resectie echter ook curatief kan zijn, kan afhankelijk van de uitgebreidheid van de resectie en de uitslag van het snijrandenonderzoek ook worden afgewacht of er later ziekteactiviteit optreedt. Meestal is er sprake van necrose en fibrose of van mature restlaesies. Hoewel deze mature restlaesies histologisch benigne zijn, hebben ze een afwijkend DNA-gehalte, zijn ze cytogenetisch maligne en kunnen ze ook maligne ontaarden.

27.10 Prognose

De prognose van patiënten met een testistumor is met name afhankelijk van de uitgebreidheid van de ziekte, weergegeven door de prognostische indeling good risk, intermediate risk en poor risk. Daarnaast is de behandelingsuitkomst afhankelijk van adequate behandeling in centra met voldoende ervaring.

De vijfjaarsoverleving is als volgt:
- seminoom, stadium I en beperkt stadium II: 95%;
- seminoom, uitgebreid stadium II en stadium III-IV: 72-86%;
- non-seminoom, stadium I: 99%;

Voor het gemetastaseerde non-seminoom geldt de volgende vijfjaarsoverleving:
- non-seminoom, 'good' prognose: 92%;
- non-seminoom, 'intermediate' prognose: 80%;
- non-seminoom, 'poor' prognose: 48%.

Een belangrijke prognostische factor is ook de ervaring van het multidisciplinair samengestelde behandelingsteam. Dit is aangetoond in een grote Europese studie in verschillende centra.

27.11 Follow-up

Bij patiënten met testistumoren wordt de follow-up als volgt uitgevoerd:
- eerste jaar: om de maand;
- tweede jaar: om de twee maanden;
- derde jaar: om de drie maanden;
- vierde en vijfde jaar: om de zes maanden;
- zesde tot tiende jaar: elk jaar.

Bij de controle moet speciale aandacht worden besteed aan lymfeklierstations, de contralaterale testis en serumtumormerkstoffen. Daarnaast wordt volgens richtlijnen radiologisch onderzoek van de longen en het abdomen (retroperitoneum) verricht. Bovendien moet aandacht worden besteed aan de psychosociale en fysieke langetermijneffecten van de behandeling. Deze langetermijneffecten kunnen zowel secundaire tumoren betreffen als het ontstaan van infertiliteit, hypertensie, hypercholesterolemie, het metabole syndroom en het vervroegd optreden van hart- en vaatziekten.

27.12 Samenvatting

Testistumoren, de meest frequent voorkomende maligne tumoren bij mannen in de leeftijd van 20-40 jaar, presenteren zich meestal als een afwijking van de testis. De initiële presentatie kan echter ook gekenmerkt worden door klachten of symptomen van metastasen, zoals rugpijn, gewichtsverlies, pulmonale klachten, of een enkel- of dubbelzijdige gynaecomastie.

De diagnose wordt gesteld door histologisch onderzoek van de via een inguïnale incisie verwijderde primaire tumor. Biochemisch onderzoek naar de aanwezigheid van tumormerkstoffen in het serum kan de diagnose ondersteunen. De behandeling van een patiënt met een testistumor wordt bepaald door de histologie (seminoom of non-seminoom), de aanwezigheid en lokalisatie van metastatisch tumorweefsel en de hoogte van de spiegel van tumormerkstoffen. Op grond van deze diagnostiek wordt onderscheid gemaakt tussen stadium I, waarbij geen metastasen kunnen worden aangetoond, en gemetastaseerde ziekte. Patiënten met gemetastaseerde ziekte worden ingedeeld in prognostische groepen en op basis van deze indeling behandeld. In alle gevallen is het doel van de behandeling curatie.

Kernpunten

- Het testiscarcinoom is de meest frequent voorkomende maligniteit bij jonge mannen.
- Iedere testiszwelling moet als maligne worden beschouwd totdat het tegendeel is bewezen.
- Gynaecomastie en rugpijn kunnen het eerste symptoom zijn van een kiemceltumor van de testis.
- Ondanks de aanwezigheid van metastasen kunnen de meeste patiënten met een testistumor worden gecureerd.
- De prognose van patiënten met een gemetastaseerd testiscarcinoom met ongunstige factoren wordt mede bepaald door de ervaring van het multidisciplinaire behandelingsteam.
- Tijdens de follow-up moet ook aandacht worden geschonken aan fysieke en psychosociale late effecten van de behandeling.

Literatuur

Belt-Dusebout AW van den, Wit R de, Gietema JA, et al. Treatment-specific risks of second malignancies and cardiovascular disease in 5-year survivors of testicular cancer. J Clin Oncol 2007;25:4370-8.

Feldman DR, Bosl GJ, Sheinfeld J, Motzer RJ. Medical treatment of advanced testicular cancer. JAMA 2008;299:672-84.

Horwich A, Shipley J, Huddart RA. Testicular germ-cell cancer. Lancet 2006;367:754-65.

IGCCCG, International Germ Cell Consensus Classification Group. A prognostic factor-based staging system for metastatic germ cell cancers. J Clin Oncol 1997;15:594-603.

Jones RH, Vasey PA. I Testicular cancer, management of early disease. The Lancet Oncology 2003;4:730-7.

Jones RH, Vasey PA. II Testicular cancer, management of advanced disease. The Lancet Oncology 2003;4:738-47.

Jonker-Pool G, Wiel HB van de, Hoekstra HJ, et al. Sexual functioning after treatment for testicular cancer, review and meta-analysis of 36 empirical studies between 1975-2000. Arch Sexual Behavior 2001;30:55-74.

Mead GM. Who should manage germ cell tumours of the testis. BJU Int 1999;89:61-7.

Meinardi MT, Gietema JA, Graaf WT van der, et al. Cardiovascular morbidity in long-term survivors of metastatic testicular cancer. J Clin Oncol 2000;18:1725-32.

Nuver J, Smit AJ, Wolffenbuttel BH, et al. The metabolic syndrome and disturbances in hormone levels in long-term survivors of disseminated testicular cancer. J Clin Oncol 2005;23:3718-25.

Shelley MD, Burgon K, Mason MD. Treatment of testicular germ-cell cancer: a Cochrane evidence-based systematic review. Cancer Treatm Reviews 2002;28:237-53.

Wit R de, Roberts JT, Wilkinson PM, et al. Equivalence of three or four cycles of bleomycin, etoposide, and cisplatin chemotherapy and of a 3- or 5-day schedule in good-prognosis germ cell cancer: a randomised study of the European Organisation for Research and Treatment of Cancer Genitourinary Tract Cancer Cooperative Group and the Medical Research Council. J Clin Oncol 2001;19:1629-40.

Wit R de, Stoter G. Behandeling van gemetastaseerd testiscarcinoom, naar prognose, en nieuwe ontwikkelingen. Ned Tijdschr Geneesk 2001;145:1194-9.

Tumoren van het zenuwstelsel

28

C.M.F. Dirven, M.J. van den Bent, L.J.A. Stalpers, P. Wesseling, W.P. Vandertop

28.1 Inleiding

Om de heterogene groep van tumoren van het zenuwstelsel te ordenen wordt onderscheid gemaakt tussen primaire en secundaire tumoren. De eerste groep ontstaat vanuit de hersenen, zenuwen en omgevende structuren zelf, terwijl secundaire tumoren metastasen zijn naar het zenuwstelsel toe vanuit elders in het lichaam gelokaliseerde tumoren.

Primaire hersentumoren hebben een incidentie van ongeveer 10 per 100.000 personen. Dit betekent dat in Nederland per jaar bij ongeveer 1500 patiënten een primaire tumor van het zenuwstelsel wordt vastgesteld. Meer dan de helft hiervan is kwaadaardig. Het aantal patiënten met hersenmetastasen van een tumor elders in het lichaam stijgt vanwege betere behandelingsmethoden van diverse vormen van kanker en meer frequente en betere (met name radiologische) diagnostiek. Momenteel wordt in Nederland bij ongeveer 7000 patiënten per jaar een hersenmetastase vastgesteld.

Tumoren van het zenuwstelsel kunnen op anatomisch-chirurgische gronden worden ingedeeld in intrinsieke en extrinsieke tumoren. *Intrinsieke tumoren* bevinden zich binnen de begrenzing van de pia mater, het zeer dunne hersenvlies dat de grote en kleine hersenen, hersenstam, verlengde merg en ruggenmerg omgeeft. Deze tumoren gaan uit van zenuwcellen en hun uitlopers (neuronen, dendrieten en axonen), van niet-neuronale 'ondersteunende' cellen (glia), van mesenchymale cellen (bijv. in de wand van bloedvaten), maar ook metastasen behoren vaak tot deze groep. De *extrinsieke tumoren* bevinden zich buiten de pia mater en gaan uit van weefsels die het zenuwstelsel omgeven (bot, dura mater en arachnoidea) en van weefsels die niet strikt tot de hersenen gerekend worden (hypofyse en glandula pinealis). Een andere indeling maakt onderscheid tussen tumoren van het *centrale zenuwstelsel* enerzijds en van het *perifere zenuwstelsel* anderzijds.

In de indeling volgens de World Health Organisation (WHO) worden tumoren van het zenuwstelsel van oudsher ingedeeld op basis van de veronderstelde cel van origine (tabel 28.1).

In dit hoofdstuk worden alleen de meest voorkomende tumoren beschreven:
neuro-epitheliale tumoren (gliomen), tumoren van perifere zenuwen (schwannomen en neurofibromen), van de meningen (meningeomen) en metastasen. Daarnaast wordt nog een aparte paragraaf gewijd aan spinale tumoren.

28.2 Etiologie en risicofactoren

Over de pathogenese van primaire hersentumoren is weinig bekend. Wel werd rond 1950 voor het eerst een relatie gevonden tussen het ontstaan van hersentumoren en schedelbestraling: de incidentie van gliomen en meningeomen bleek significant verhoogd bij mensen die op de kinderleeftijd bestraald waren voor hoofdluis (tinea capitis). Later werd ditzelfde verband gevonden bij patiënten die als kind in de jaren 1970-1980 profylactische schedelbestraling kregen ter behandeling van acute lymfatische leukemie. Beide indicaties voor schedelbestraling zijn inmiddels verlaten. Bij patiënten die op jonge leeftijd worden bestraald wegens een hersentumor of een tumor in het hoofd-halsgebied blijkt een duidelijk verhoogde kans te bestaan op een tweede primaire hersentumor (4-10%), waarbij deze tweede tumor een meningeoom, maar ook een glioom of sarcoom kan zijn (fig. 28.1).

Bijna altijd treedt een hersentumor 'sporadisch' op; dit wil zeggen: zonder dat er directe aanwijzingen zijn dat er een verhoogde kans bestaat op hersentumoren in de familie. Er zijn enkele erfelijk overdraagbare aandoeningen waarbij een sterk verhoogde kans bestaat op hersentumoren. Voorbeelden hiervan zijn neurofibromatosis type 1 (naast neurofibromen van perifere zenuwen ook gliomen en meningeomen in / rond het centraal zenuwstelsel) en

---

Tabel 28.1 Tumoren van het zenuwstelsel volgens de WHO-indeling van 2007.

1. tumoren van neuro-epitheliale oorsprong, met name gliomen, neuronale tumoren, meer primitieve 'embryonale' tumoren, en mengvormen hiervan
2. tumoren van craniale en spinale zenuwen
3. tumoren uitgaande van de hersenvliezen (meningen)
4. hematopoëtische tumoren (met name lymfomen)
5. kiemceltumoren
6. cysten en tumorgelijkende aandoeningen
7. tumoren in het gebied van de sella turcica
8. lokale uitgroei van regionale tumoren
9. metastasen

type 2 (schwannomen, meningeomen), tubereuze sclerose (astrocytaire tumoren), de ziekte van Von Hippel-Lindau (hemangioblastomen), het syndroom van Turcot (coloncarcinoom gecombineerd met astrocytaire tumoren en medulloblastomen), het syndroom van Cowden (PTEN-mutatie, mamma- en schildkliercarcinomen, gangliocytomen in de achterste schedelgroeve) en het syndroom van Li-Fraumeni (TP53-mutatie, waarbij multipele tumoren waaronder glioblastoma).

Groots opgezette epidemiologische studies leverden geen bewijs voor elektromagnetische straling (bijv. afkomstig van mobiele telefoons en hoogspanningsmasten) als oorzaak van hersentumoren.

28.3 Symptomen, verschijnselen en diagnostiek van hersentumoren

De symptomen die een tumor in de hersenen kan geven zijn op basis van onderliggend pathofysiologisch mechanisme te verdelen in drie categorieën:
1. stoornissen in de prikkelgeleiding van neuronaal weefsel leidend tot epilepsie;
2. verstoring van de neuronale functie ten gevolge van compressie op of aantasting van neuronaal weefsel leidend tot ischemie en neurologische uitval; en
3. verhoging van de intracraniële druk leidend tot symptomen als hoofdpijn, misselijkheid en verschillende graden van bewustzijnsdaling.

Intrinsieke tumoren in het hersenparenchym, zoals gliomen, geven vaker aanleiding tot epileptische verschijnselen dan extrinsieke tumoren zoals meningeomen. Bij 40% van de patiënten met een glioom wordt de tumor vastgesteld naar aanleiding van een epileptisch insult. Een insult kan eenvoudig partieel zijn (dus zonder bewustzijnsdaling), complex partieel, of gegeneraliseerd met (volledige) bewustzijnsdaling. Een eerste epileptische aanval zonder andere neurologische verschijnselen is dan ook reden voor nadere diagnostiek.

Zowel extrinsieke als intrinsieke tumoren zullen naarmate de afmeting toeneemt meer compressie uitoefenen op het omliggende hersenweefsel met als gevolg verstoring van de microcirculatie. Afhankelijk van de plaats in de hersenen kan hierdoor specifieke (focale) neurologische uitval ontstaan, bijvoorbeeld hemiparese bij een tumor in de pariëtale cortex of in de capsula interna, eenzijdige gezichtsvelduitval bij een tumor in de occipitale cortex, karakter- en persoonlijkheidsveranderingen bij een frontaal gelegen tumor of taalstoornissen (afasie) bij een tumor in de dominante temporaalkwab.

Mede afhankelijk van de snelheid van groei van een tumor kan een algehele drukstijging binnen het gesloten compartiment van de schedel leiden tot intracraniële drukverhoging. De symptomen hiervan zijn, in volgorde van ernst, hoofdpijn, misselijkheid, braken en bewustzijnsdaling. Bij verder stijgende druk kan het beeld van 'inklemming' ontstaan. Afhankelijk van de locatie van de tumor kan herniatie van hersenweefsel optreden langs verschillende 'starre' structuren. Herniatie van de cerebrale hemisfeer naar lateraal onder de falx cerebri kan aanleiding geven tot uitvalsverschijnselen van de contralaterale hemisfeer. Transtentoriële herniatie van de uncus (= de mediale zijde van de temporaalkwab) over de rand van het tentorium leidt tot ipsilaterale compressie van de nervus oculomotorius met eenzijdige pupilverwijding. Compressie van het mesencephalon, met daarin het waak- en slaapregulerende centrum (ARAS), leidt vervolgens tot bewustzijnsdaling en coma. Een tumor in het cerebellum of de hersenstam zal binnen de relatief kleine ruimte van de achterste schedelgroeve snel aanleiding geven tot directe compressie van de hersenstam als gevolg van herniatie van de cerebellaire tonsillen in het achterhoofdsgat.

Het is meestal niet alleen de tumor zelf die de ruimteinname veroorzaakt: compressie van hersenweefsel geeft aanleiding tot peritumoraal, vasogeen oedeem. Voorts kan de drukverhoging (mede) veroorzaakt worden doordat diep gelegen tumoren een blokkade veroorzaken van de liquorstroom met als gevolg een hydrocefalus (= ophoping van

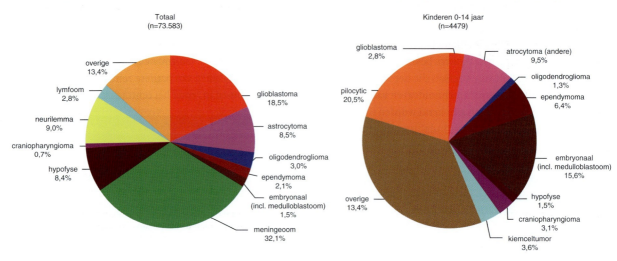

Figuur 28.1 Incidentie van hersentumoren in Verenigde Staten.

liquor cerebrospinalis in erboven gelegen liquorruimten).

Bij kleine kinderen met nog niet gesloten schedelnaden zijn de verschijnselen van verhoogde hersendruk enigszins anders: een te sterke groei van de schedelomtrek, (ochtend)-braken, een neerwaartse blikrichting door een verticale blikparese (het zgn. 'sunset-fenomeen'), sufheid en bradycardieën.

Voor het stellen van de diagnose van een hersentumor is radiologische beeldvorming, in het bijzonder magnetic resonance imaging (MRI), essentieel. In de praktijk is het verkrijgen van een computertomografie (CT-)scan wat betreft logistiek vaak sneller, zodat de eerste stap van aanvullende diagnostiek meestal een CT-scan is. De sensitiviteit van een MR-scan is echter superieur ten opzichte van een CT-scan. Beide onderzoeken dienen uitgevoerd te worden voor en na intraveneuze toediening van contrastmiddel. De mate van lekkage van contrastmiddel in de tumor, de hoeveelheid omringend oedeem, en het aspect en de lokalisatie van de tumor geven vaak een eerste aanduiding van de aard van het proces.

Voor een definitieve diagnose is bijna altijd histopathologisch en steeds vaker ook moleculair weefselonderzoek noodzakelijk. Afhankelijk van de lokalisatie van de tumor in de hersenen en de chirurgische bereikbaarheid zal op chirurgische wijze weefsel verkregen kunnen worden via verwijdering van de tumor, debulking of (naald)biopsie.

28.4 Neuro-epitheliale hersentumoren

Tumoren van neuro-epitheliale oorsprong zijn:
- *gliomen*: astrocytaire, oligodendrogliale en ependymale tumoren;
- *embryonale tumoren*: primitieve neuro-ectodermale tumoren (PNET) van het centraal zenuwstelsel waaronder het medulloblastoom;
- *zeldzame typen*: neuronale tumoren (neurocytoom, gangliocytoom), pinealistumoren, plexus-choroideustumoren.

28.4.1 GLIOMEN

Het glioom is de meest voorkomende primaire hersentumor bij volwassenen. Het ontstaat uit het gliale steunweefsel in de hersenen waarbij, afhankelijk van het type gliacel waarmee de tumorcellen gelijkenis vertonen, een onderscheid valt te maken naar astrocytaire, oligodendrogliale en ependymale tumoren. Gemengde 'oligoastrocytomen' bevatten delen met zowel astrocytaire als oligodendrogliale kenmerken.

Astrocytaire tumoren Het meest voorkomende glioom, het astrocytoom, wordt in vier graden ingedeeld: het astrocytoom graad 1 kent als meest frequente vorm het pilocytair astrocytoom (tabel 28.2). Dit is een tumor die vooral bij kinderen voorkomt, relatief goedaardig is en waarvan de patiënt na volledige chirurgische verwijdering als genezen kan worden beschouwd. De graden 2, 3 en 4 zijn diffuus infiltratieve tumoren met oplopende mate van groeisnelheid. Astrocytoom graad 2 wordt wel het 'laaggradig' astrocytoom genoemd, de astrocytomen graad 3 en 4 de 'hooggradige' astrocytomen. Deze laatste groep maakt ongeveer 50% uit van alle gliomen. Een veelgebruikte term voor het astrocytoom graad 4 is glioblastoma multiforme of glioblastoom (afgekort als GBM). De incidentie van hoog-maligne gliomen bedraagt circa 5 per 100.000 inwoners; voor Nederland betekent dit dat jaarlijks ongeveer 750 mensen door deze zeer ernstige

Tabel 28.2 Kenmerken astrocytomen.

astrocytoom	synoniem	jaarlijkse incidentie in Nederland*	gemiddelde overleving	voorkomen	behandeling
graad 1	pilocytair astrocytoom tot deze groep behoren ook: – pleiomorf xanthoastrocytoom – subependymaal reuscelastrocytoom	60	20-40 jaar	kinderen	volledige chirurgische resectie
graad 2	laaggradig astrocytoom	90	10 jaar	jongvolwassenen (gem. leeftijd 35 jr)	– resectie of biopsie – 'wait and scan' – radiotherapie bij progressie
graad 3	anaplastisch astrocytoom	110	3-5 jaar	piekincidentie rond 50 jaar	– resectie of biopsie en radiotherapie – bepaalde subgroep is chemosensitief
graad 4	glioblastoma multiforme (GBM)	640	1,25 jaar	toenemend bij hogere leeftijd, vooral boven 50 jaar	resectie of biopsie radiotherapie en chemotherapie

* Bron: Nederlandse Kankerregistratie

aandoening getroffen worden, waarbij mannen 1,4 maal vaker zijn aangedaan dan vrouwen.

In tegenstelling tot het pilocytaire astrocytoom (graad 1) bij kinderen, dat ten opzichte van het omliggende hersenweefsel een relatief duidelijk afgegrensde tumor is, worden de astrocytomen graad 2, 3 en 4 ook wel aangeduid als 'diffuse astrocytomen'. Het diffuse karakter refereert aan de infiltrerende groeiwijze van deze tumoren en impliceert tevens dat zij chirurgisch niet compleet verwijderd kunnen worden. Infiltrerende tumorcellen vertonen een sterke neiging tot migratie en kunnen op vele centimeters afstand van de tumor als geïsoleerde tumorcellen in het hersenweefsel aangetroffen worden.

Op grond van moleculair-genetisch onderzoek van de tumorcellen kan binnen de groep van glioblastomen een onderscheid gemaakt worden tussen twee typen. Het 'secundaire' glioblastoom ontstaat vanuit een laaggradig of anaplastisch astrocytoom dat maligne progressie heeft ondergaan; deze tumoren vertonen zeer frequent mutaties in het p53-tumorsuppressorgen en in het IDH1-gen en maar zelden veranderingen in het gen dat codeert voor de epidermale groeifactorreceptor (EGFR). Het 'primaire' glioblastoom ontstaat spontaan, ofwel 'de novo', en vertoont zelden p53- of IDH1-mutaties, maar zeer frequent EGFR-amplificatie. Het type-2-glioblastoom komt vaker voor bij ouderen en vertoont een nog agressiever gedrag dan type 1 (fig. 28.2).

Oligodendrogliale tumoren Oligodendrogliomen vormen ongeveer 30% van alle gliomen, tonen ook een diffuus infiltratieve groeiwijze en worden in twee graden ingedeeld. Het laaggradig (WHO-graad 2) oligodendroglioom kent een lage groeisnelheid en wordt vaak gekenmerkt door de radiologisch goed herkenbare aanwezigheid van calcificaties in de tumor. Het anaplastisch (WHO-graad 3) oligodendroglioom kan goed reageren op chemotherapie. Oligodendrogliomen worden vaak (60-70%) gekenmerkt door specifieke deleties in de chromosomen 1 en 19; de tumoren die de combinatie van 1p- en 19q-verlies tonen, hebben een betere prognose dan tumoren zonder die deleties.

Ependymale tumoren Ependymale tumoren zijn relatief zeldzaam voorkomende gliomen bij volwassenen, maar komen wat frequenter voor bij kinderen. Ze tonen meestal een relatie met de wand van het ventrikelsysteem of met de canalis centralis in het ruggenmerg, dat zijn structuren die normaliter zijn bekleed met ependymcellen. Aan de meeste ependymomen wordt op basis van het histologisch beeld maligniteitsgraad 2 of 3 toegekend, maar sommige speciale varianten, zoals het subependymoom en myxopapillair ependymoom, zijn minder agressief (WHO-graad 1). Een voorkeurslokalisatie van ependymomen bij kinderen is gelegen in de bodem van het vierde ventrikel.

Behandeling van het glioom

Neurochirurgie Neurochirurgie is de eerste stap in de behandeling van gliomen, zowel om weefsel te verkrijgen voor een histologische diagnose als om snel klachten te verminderen in geval van een grote tumormassa met druk op de omliggende hersenen en, indien mogelijk, om de tumor zoveel als mogelijk is te verwijderen.

In geval van een graad-1-astrocytoom is totale resectie van de tumor een afdoende behandeling. Bij de diffuse gliomen van graad 2, 3 en 4 is dit echter onmogelijk vanwege de aanwezigheid van infiltrerende tumorcellen in het omliggende hersenweefsel; dit vormt dan de indicatie voor aanvullende behandeling. Het laaggradige astrocytoom en oligodendroglioom kan zich diffuus over een groot deel van een cerebrale hemisfeer uitstrekken. Bij deze patiënten kan na het vaststellen van de diagnose door middel van een weefselbiopsie of bij een typisch beeld op de MRI-scan bewust voor een conservatieve behandeling gekozen worden. Bij dit 'wait and scan'-beleid wordt het proces gevolgd door jaarlijkse MRI-scans. Het radiologische en klinische beeld kan vele jaren onveranderd blijven. Bij groei of radiologische kenmerken van maligne progressie, zoals toenemende contrastaankleuring, wordt alsnog gekozen voor behandeling in de zin van operatie, radiotherapie en/of chemotherapie.

Het wel of niet verrichten van resectie van een glioom met een hogere maligniteitsgraad hangt vooral af van de plaats waar de tumor zich bevindt. Soms is een operatie niet mogelijk vanwege een te grote kans op morbiditeit als gevolg van de chirurgische procedure. Dit komt met

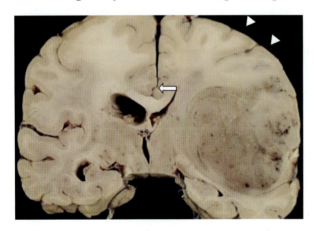

Figuur 28.2 Macroscopie van een glioblastoom in de linker hemisfeer; de tumor lijkt macroscopisch deels nog redelijk scherp begrensd, maar bij microscopisch onderzoek worden tumorcellen van een glioblastoom vaak centimeters vanaf de macroscopisch zichtbare rand gevonden; de hersenen zijn gezwollen (rechts meer dan links), het linker laterale ventrikel is daarbij sterk vernauwd, de cerebrale windingen zijn afgeplat (pijlpunten) en de gyrus cinguli is deels onder de (inmiddels verwijderde) falx cerebri door gedrukt (pijlpunt: subfalcine herniatie).

name voor bij diep gelegen gliomen, zoals in de basale kernen (bijv. thalamus) en in de hersenstam. De kans op schade aan zeer belangrijke hersengebieden kan te groot zijn, zodat afgezien wordt van tumorverwijdering. In die gevallen wordt de diagnose via een naaldbiopsie verkregen. Bij een goede algemene conditie en neurologische toestand van de patiënt kan dan als aanvullende behandeling radiotherapie en/of chemotherapie gegeven worden.

De betere beeldvorming van zowel de tumor als de hersenen, met name van bepaalde functionele gebieden door middel van functionele MRI-scanning, hebben dit type herseoperaties steeds veiliger gemaakt. Moderne hulpmiddelen in de operatiekamer, zoals neuronavigatieapparatuur en elektrofysiologische methoden om de hersenfuncties te controleren of het wakker laten worden van de patiënt gedurende de operatie voor controle van hersenfuncties, maken dat dieper en/of moeilijker gelegen tumoren steeds beter verwijderd kunnen worden. De kans op blijvende schade na een dergelijke ingreep ligt rond de 5%, de mortaliteit rond de 1%. Patiënten herstellen meestal zeer snel na een dergelijke herseoperatie en kunnen bij een ongecompliceerd beloop het ziekenhuis na drie tot vijf dagen verlaten.

Radiotherapie Adjuvante radiotherapie is geïndiceerd bij maligne gliomen (graad 3 en 4). De gebruikelijke dosering is 60 Gy in fracties van 1,8-2 Gy, gegeven in zes tot zeven weken tijd. Bij oudere patiënten en bij patiënten in een slechte conditie wordt bestraling meestal in een korter tijdsbestek gegeven, bijvoorbeeld 28 Gy in fracties van 7 Gy, of 40-45 Gy in fracties van 2,5-3,0 Gy. De hiermee bereikte resultaten zijn equivalent aan die van het langere schema, maar waarschijnlijk zijn de bijwerkingen op langere termijn ernstiger. Radiotherapie van laaggradige astrocytomen is weliswaar effectief om klachten en symptomen te bestrijden, maar vroege radiotherapie geeft geen betere overleving dan wanneer met radiotherapie gewacht wordt totdat de tumor groeit en (toename van) klachten geeft. De gebruikelijke dosis bij laaggradige gliomen is 54 Gy in fracties van 1,8 Gy in zes weken tijd.

De precisie van radiotherapie is de afgelopen jaren sterk toegenomen dankzij technologische ontwikkelingen:
- Betere lokalisatie: hersentumoren kunnen nauwkeuriger afgebeeld worden dankzij nieuwe MRI-technieken.
- Hogere 'conformaliteit': de combinatie van moderne computersoftware en verfijnde randapparatuur maakt nauwkeurige bestraling van ingewikkelde vormen van tumoren mogelijk, terwijl het normale hersenweefsel zoveel mogelijk gespaard blijft. Nieuwe technieken zijn hieruit ontstaan, zoals stereotactische bestraling, intensity modulated radiotherapy (IMRT), en rotatietherapie.
- Image guided position verification: moderne apparaten die de bestraling opwekken (lineaire versnellers) zijn uitgerust met beeldvormende apparatuur, zoals CT-scan en binnenkort ook MRI, waarmee de positie van de patiënt tijdens de bestraling gecontroleerd en gecorrigeerd kan worden.
- Protonenbestraling: een ander soort bestraling, niet met behulp van fotonen zoals de huidige in Nederland toegepaste radiotherapie, maar met behulp van protonen. Deze heeft het kernfysisch voordeel dat de stralendosis preciezer op een klein volume kan worden afgegeven. Dit voordeel is van nut bij tumoren direct tegen de hersenstam of het ruggenmerg. Voor grotere en onregelmatig gevormde tumoren (zoals de meeste hersentumoren) is protonenbestraling echter minder geschikt Daarnaast zijn protonenfaciliteiten schaars (in Nederland in 2009 nog niet beschikbaar) en kostbaar.

Chemotherapie In toenemende mate is er in het afgelopen decennium gebruikgemaakt van chemotherapie bij de behandeling van hersentumoren. Recent onderzoek heeft laten zien dat het geven van temozolomide chemotherapie gedurende en na afloop van de radiotherapie de overleving bij glioblastomen aanzienlijk verbetert, met een stijging van de tweejaarsoverleving van 11% naar 26%. De meeste overlevingswinst werd gevonden bij relatief jonge patiënten (< 60 jaar) in een goede conditie (Karnofsky performance status (KPS) > 70%), en bij tumoren waarbij het MGMT-promotorgen niet actief is. Iets minder dan de helft van de glioblastomen wordt hierdoor gekenmerkt, en van deze groep patiënten leeft na vier jaar nog bijna 20% na de gecombineerde behandeling van chirurgie, radiotherapie en chemotherapie. In het licht van het feit dat het glioblastoom een van de meest kwaadaardige tumoren in het menselijk lichaam is, met tot voor kort een infauste prognose na gemiddeld een jaar, zijn deze resultaten hoopgevend.

Bij de relatief goed chemotherapiegevoelige graad-3-gliomen wordt chemotherapie na de radiotherapie gegeven, hiermee wordt echter gewacht tot de tumor weer groei vertoont. De juiste timing van deze behandelingen is nog niet duidelijk, het maakt bij dit soort tumoren niet uit of eerst voor chemotherapie en later voor radiotherapie wordt gekozen, dan wel andersom.

Ook bij graad-2-tumoren is er een duidelijke rol weggelegd voor chemotherapie, meestal wordt deze pas gegeven als er weer groei optreedt na eerdere radiotherapeutische behandeling. Ook hier geldt dat oligodendrogliale tumoren over het algemeen beter reageren dan astrocytaire tumoren.

Verder wordt chemotherapie gebruikt bij recidief glioblastomen, vaak is dit dan de enig resterende behandelingsmogelijkheid. Het meest gebruikt in die situatie zijn temozolomide en nitrosourea's (bijv. het PCV-schema). Het resultaat hiervan is beperkt: bij slechts 20% van de patiënten is er na zes maanden nog steeds geen verdere progressie opgetreden Bij recidief oligodendrogliomen zijn de resultaten van chemotherapie beter, vooral bij de tumoren die een gecombineerd verlies van de chromosomen 1p en 19q hebben, dan heeft 65% van de patiënten een progressievrije overleving van twaalf maanden.

Prognose van gliomen

Glioblastoom   Het glioblastoom is een zeer kwaadaardige tumor en heeft ondanks alle behandelingen nog steeds een zeer slechte prognose. Niet iedere tumor kan geopereerd worden, soms is de patiënt in een te slechte conditie en te oud om andere behandelingen te ondergaan. In dat geval is de overleving zeer kort, meestal slechts enkele maanden. Indien alleen hoge dosis radiotherapie (60 Gy) wordt gegeven, verbetert de levensverwachting naar ongeveer tien maanden. Met de huidige standaardbehandeling, bestaande uit chirurgische resectie gevolgd door een combinatie van radiotherapie en chemotherapie (temozolomide) is de mediane overleving ongeveer vijftien maanden en is na twee jaar nog een kwart van de patiënten in leven. Naast de histologische diagnose, zijn de conditie van de patiënt en de leeftijd de belangrijkste prognostische factoren. Dat geldt voor vrijwel alle hersentumoren en -metastasen.

Astrocytoom en oligodendroglioom graad 3   Resectie gevolgd door radiotherapie al dan niet in combinatie met chemotherapie geldt voor het astrocytoom en oligodendroglioom graad 3 als de standaardbehandeling. De prognose hangt af van de histologie. Anaplastische astrocytomen hebben een mediane overleving van drie tot vier jaar, terwijl deze voor anaplastische oligodendrogliomen met gecombineerd 1p/19q-verlies meer dan zeven jaar bedraagt.

Laaggradig astrocytoom/oligodendroglioom   De prognose van de zeldzamere laaggradige gliomen is aanzienlijk gunstiger, maar toch overlijdt ongeveer 50% van de patiënten binnen tien jaar. Voor zowel laaggradige astrocytomen als laaggradige oligodendrogliomen geldt dat de grootte van de tumor, de histologie, de leeftijd en neurologische conditie de belangrijkste prognostische factoren zijn.

Er is lange tijd twijfel geweest over de rol van chirurgie, bestraling en chemotherapie bij deze zeer traag groeiende tumoren. Inmiddels is wel duidelijk dat bij pure astrocytomen radiotherapie de prognose verbetert wat betreft progressievrije overleving, terwijl bij laaggradige oligodendrogliomen ook de overlevingsduur door radiotherapie wordt verbeterd. Recent onderzoek suggereert dat er een kleine overlevingswinst is na vroege operatie van laaggradige gliomen. Toch is er ook een groep patiënten (jong, met als enig verschijnsel epilepsie) van wie bekend is dat de tumor soms maar zeer langzaam groeit. Bij deze groep patiënten wordt vaak voor een 'wait and scan'-beleid gekozen, waarbij de patiënt met frequente MRI-scans wordt gevolgd in de tijd en behandeling wordt ingesteld op het moment dat de tumor gaat groeien of er meer verschijnselen ontstaan. Vroege chemotherapeutische behandeling lijkt met name zinvol bij grote en chemotherapiegevoelige tumoren, om daarmee de radiotherapie uit te stellen.

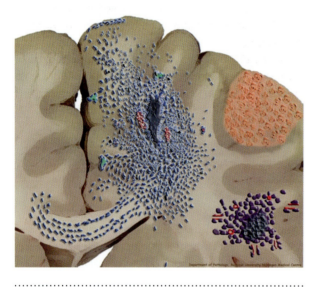

Figuur 28.3   Schematische weergave van het groeipatroon van verschillende tumoren in en rond de hersenen; in oranje expansief groeiende tumor zoals meningeoom en schwannoom; in paars een beperkt infiltrerende tumor zoals de meeste metastasen en het pilocytair astrocytoom; in blauw diffuus infiltratief groeiende tumor zoals de meeste gliomen (glioblastoom en de meeste minder maligne astrocytaire en oligodendrogliale tumoren). Deze weergave maakt begrijpelijk dat een meningeoom en een metastase in principe nog wel radicaal chirurgisch te verwijderen zijn, maar dat dit bij diffuse gliomen niet zal lukken. Het grijszwarte gebied in de tumoren stelt necrose voor, de rode structuurtjes bloedvaatjes (met nabij de necrose karakteristieke 'glomeruloïde' bloedvatproliferatie in een glioblastoom). De diffuus infiltrerende gliale tumorcellen hebben de neiging om te migreren op geleide van witte-stofbanen (zoals in corpus callosum) en pre-existente elementen zoals neuronen (in groen) te incorporeren.

Helaas komen cognitieve problemen vaak voor bij hersentumorpatiënten. Dit kan veroorzaakt worden door de tumor zelf, door de ermee gepaard gaande epilepsie, door de anti-epileptische medicatie en door de behandeling van de tumor. Vooral van radiotherapie op de hersenen zijn complicaties beschreven (leuko-encefalopathie) met als gevolg toenemende vergeetachtigheid, concentratiestoornissen, loopstoornissen en mictieproblemen. Met moderne bestralingstechnieken is het risico op blijvende cognitieve schade sterk verminderd.

Hoewel door behandeling (operatie, radiotherapie, chemotherapie) epilepsie vaak beter onder controle is te houden, hebben veel patiënten toch langdurig anti-epileptica nodig.

Een overzicht van het groeipatroon van verschillende tumoren in en rond de hersenen is gegeven in figuur 28.3.

28.4.2 EMBRYONALE TUMOREN

Embryonale tumoren bestaan uit beperkt gedifferentieerde, vaak kleine cellen. De tumorcellen tonen dikwijls overeenkomst met elementen in verschillende stadia van de embryogenese, die kunnen differentiëren in neuroectodermale, mesenchymale of beide richtingen. Deze tumoren worden wel aangeduid als primitieve neuroectodermale tumoren (PNET), maar meestal wordt een subclassificatie gehanteerd die gerelateerd is aan de lokalisatie van deze tumoren. Dergelijke tumoren in het cerebellum worden medulloblastomen genoemd, in de regio van de glandula pinealis pinealoblastomen en in de retina retinoblastomen.

Het medulloblastoom komt vooral voor op de kinderleeftijd. Deze tumor is zeer kwaadaardig en heeft sterk de neiging zich te verspreiden via de liquor cerebrospinalis, wat vaak leidt tot craniospinale metastasering. De primaire behandeling is chirurgisch, gevolgd door chemotherapie en/of radiotherapie. De prognose van het medulloblastoom is mede afhankelijk van het histologische subtype: circa 90% vijfjaarsoverleving bij de desmoplastische variant, en circa 40-50% vijfjaarsoverleving bij de klassieke histologie.

Van alle primaire hersentumoren voorkomend op de kinderleeftijd bestaat circa een derde uit medulloblastomen.

28.4.3 ZELDZAME TUMOREN

Tot de zeldzame tumoren behoren bijvoorbeeld tumoren met neuronale differentiatie, zoals het neurocytoom en het gangliocytoom. Deze tumoren tonen vaak trage groei en een goede prognose, onder andere omdat totale chirurgische verwijdering dikwijls mogelijk is. De zeldzaamheid van dergelijke tumoren hangt zeer waarschijnlijk samen met het gegeven dat neuronale cellen onder fysiologische omstandigheden nauwelijks of niet delen.

28.5 Tumoren van craniale en perifere zenuwen

De meeste tumoren die uitgaan van perifere zenuwen vallen in een van de volgende drie categorieën: schwannomen, neurofibromen en 'malignant peripheral nerve sheath tumors' (MPNST's, ook wel neurofibrosarcomen genoemd).

Schwannomen kunnen voorkomen in alle perifere zenuwen, en vormen vaak een excentrisch in de zenuw gelegen, goed afgegrensde massa die de zenuw wegdrukt maar niet altijd hoeft te beknellen. Intracranieel gelegen vertonen deze goedaardige tumoren een voorkeurslokalisatie voor de achtste hersenzenuw, in het bijzonder van de nervus vestibularis. Deze tumor wordt ook wel 'vestibulair schwannoom' of 'acusticusneurinoom' genoemd. Daar het intracraniële deel van deze zenuw gelegen is in de 'brughoek', een ruimte in de achterste schedelgroeve begrensd door cerebellum, pons, os petrosum en tentorium, behoort deze tumor tot de 'brughoektumoren'.

Kleine brughoektumoren worden behandeld met een of andere vorm van hoge-dosis stereotactische bestraling (radiochirurgie of gamma-knife-radiochirurgie). Hiermee wordt in 90% van de gevallen een blijvende groeistilstand bereikt. Grotere tumoren, meer dan 3,5 cm in doorsnede, komen niet in aanmerking voor deze behandeling en moeten operatief verwijderd worden.

Schwannomen kunnen ook uitgaan van perifere zenuwen, zoals in de huid, en van paraspinaal uittredende zenuwwortels. Bij de familiair overervende aandoening neurofibromatose type 2 bestaat een sterk verhoogde incidentie van schwannomen, vooral ook in de brughoekregio.

Neurofibromen ontstaan meestal in cutane zenuwtakken en minder vaak in grotere perifere zenuwen. Zij vormen in de zenuw vaak een fusiforme massa, waarbij de tumorcellen kriskras tussen de axonen doorgroeien. Het aanwezig zijn van multipele van deze tumoren is sterk geassocieerd met de relatief frequent voorkomende aandoening neurofibromatose type 1 (ziekte van Von Recklinghausen).

MPNST's zijn zeer maligne tumoren die niet altijd duidelijk geassocieerd zijn met een zenuw. Vaak betreft het maligne progressie van neurofibromen.

De behandeling van tumoren uitgaande van de perifere zenuw is primair neurochirurgisch. Schwannomen kunnen vaak volledig verwijderd worden met sparen van de betreffende zenuw. Bij neurofibromen moet de zenuw echter worden opgeofferd om een totale resectie te verkrijgen. De zelden voorkomende MPNST's worden nabehandeld met allerlei vormen van chemotherapie, radiotherapie en experimentele behandelingen, maar tot op heden is curatie dikwijls niet mogelijk.

28.6 Meningeomen

Meningeomen zijn, met 30% van de primaire intracraniële tumoren, na de gliomen de meest voorkomende primaire hersentumor. De incidentie is ongeveer 2,6 per 100.000. Ze treden meestal op tussen het 40e en 70e levensjaar, met een piekincidentie voor mannen in de zesde decade, en voor vrouwen in de zevende decade. De incidentie bij obductie bedraagt ongeveer 1-2%. Meningeomen gaan niet uit van de dura maar van arachnoïdale/meningotheliale cellen zoals die verspreid voorkomen in de arachnoidea mater, geconcentreerd in de arachnoïdale villi (granulationes van Pacchioni), maar ook in bijvoorbeeld het stroma van de plexus choroideus. Dit laatste verklaart dat meningeomen soms intraventriculair voorkomen. De enig bekende externe risicofactor voor het ontstaan van meningeomen is ioniserende straling: tien tot twintig jaar na lage-dosesbehandeling bestaat een verhoogde kans op optreden van een meningeoom.

Meningeomen komen vaker voor bij vrouwen dan bij mannen (2 à 3 : 1). Het voorkomen is bij vrouwen met een mammacarcinoom in de voorgeschiedenis nog hoger. Meningeomen hebben de neiging om gedurende de zwangerschap sneller te groeien. Ze brengen receptoren tot uitdrukking, zoals progesteron-, androgeen- en oestrogeenreceptoren, die geassocieerd zijn met een proliferatieve respons op steroïdhormonen. Het lijkt dat benigne meningeomen met progesteronreceptoren minder neiging hebben om te recidiveren. Ook andere receptoren kunnen tot expressie gebracht worden, zoals insulin-like growth factor 1 en 2, platelet-derived growth factor, vascular endothelial growth factor, en epidermal growth factor.

Meer dan de helft van de meningeomen toont deleties van de lange arm van chromosoom 22. Dit deel van het chromosoom bevat het gen voor neurofibromatose type 2, een ziekte met een verhoogde incidentie van meningeomen, maar hoe dit precies met elkaar in verband staat, is nog niet duidelijk. Verlies van 14q wordt vaak aangetroffen in maligne meningeomen.

De WHO-classificatie onderscheidt, gebaseerd op bijvoorbeeld het aantal mitosen dat microscopisch wordt waargenomen en het al dan niet bestaan van ingroei in hersenweefsel, het biologisch gedrag naar drie verschillende typen: typische, atypische en anaplastische (maligne) meningeomen (tabel 28.3).

Het onderscheid tussen een WHO-graad-1- en WHO-graad-2-meningeoom wordt gemaakt op basis van histopathologische karakteristieken. Zo leiden mitoseactiviteit die een bepaalde drempel overstijgt (4 of meer per 1,6 mm^2), microscopische ingroei van de tumor in hersenweefsel, aanwezigheid van een combinatie van fenomenen (waaronder necrose, hoge celrijkdom, patroonloze groeiwijze), en bepaalde histologische subtypen (met name heldercellige en chordoïde variant) stuk voor stuk tot de diagnose atypisch meningeoom. Een meningeoom wordt maligne genoemd wanneer de mitoseactiviteit nog veel hoger is dan bij atypisch meningeoom (20 of meer mitosen per 1,6 mm^2), wanneer er sprake is van een carcinoom- of sarcoomgelijkend microscopisch beeld, of wanneer het meningeoom van het papillaire of rhabdoïde subtype is.

Tabel 28.3	WHO-classificatie meningeomen.	
type meningeoom	WHO-gradering	jaarlijkse incidentie in Nederland*
typisch	1	450 (90%)
atypisch	2	40 (8%)
anaplastisch (maligne)	3	10 (2%)

*Bron: Nederlandse Kankerregistratie (Visser, 2008)

De meeste meningeomen zijn asymptomatisch en worden bij toeval ontdekt. Als een meningeoom wel klachten geeft, bestaan die meestal uit een focale of gegeneraliseerde epileptische aanval of langzaam progressieve neurologische uitvalsverschijnselen. Deze laatste hangen sterk samen met de lokalisatie van het meningeoom.

De klinische verdenking wordt bevestigd met CT- of MR-onderzoek. Hierbij is vaak een typisch beeld zichtbaar van een scherp begrensde, homogeen aankleurende tumor die een nauwe relatie toont met de dura ter plaatse van bijvoorbeeld schedelbasis, falx, of convexiteit. Onscherpe grenzen, veel omgevend oedeem, paddenstoelachtige uitstulpingen, schijnbare infiltratie en niet-homogene aankleuring bij radiologisch onderzoek zijn indicatief maar niet bewijzend voor agressief gedrag.

Behandeling

Meningeomen zijn in de meerderheid van de gevallen goedaardig. Studies naar het natuurlijk beloop van meningeomen tonen dat zij vaak langzaam of niet groeien. Het lijkt daarom gerechtvaardigd om bij *asymptomatische* patiënten af te wachten en beeldvormend onderzoek te herhalen na een half- tot één jaar om het biologisch gedrag vast te leggen, voordat een beslissing wordt genomen over de noodzaak van behandeling.

Symptomatische meningeomen of meningeomen die aantoonbaar groeien, infiltreren of veel omgevend hersenoedeem veroorzaken, dienen te worden verwijderd.

Hierbij wordt een totale resectie nagestreefd, wat echter lang niet altijd mogelijk is. Met name bij de meningeomen gelegen op de schedelbasis, die vaak een nauwe relatie hebben met essentiële vaat- of zenuwstructuren, kan bewust gekozen worden voor partiële resectie. De achterblijvende tumor kan aanvullend bestraald worden. De dosis bedraagt 45-54 Gy in fracties van 1,8 Gy. In geselecteerde gevallen kan gekozen worden voor een stereotactische bestraling met één tot drie hoog gedoseerde fracties.

Prognose

De prognose van benigne meningeomen is meestal gunstig. Na een radicale neurochirurgische resectie is de lokale controle gemiddeld 90%; na een niet-radicale resectie gemiddeld 45%. Na een niet-radicale resectie gevolgd door radiotherapie stijgt de lokale controle weer naar 90%. Het is niet zozeer de vraag of radiotherapie effectief is, maar wanneer radiotherapie geïndiceerd is: direct na een niet-radicale resectie, of na resectie van het recidief. Ongeveer een kwart van de patiënten met een meningeoom komt uiteindelijk in aanmerking voor radiotherapie.

In figuur 28.4 is een macroscopisch beeld van een typisch meningeoom weergegeven.

28.7 Metastasen

Van alle patiënten met solide tumoren elders in het lichaam ontwikkelt 20-40% een hersenmetastase. Deze metastasering verloopt hematogeen, maar binnen het centrale zenuwstelsel kan ook verspreiding ontstaan via de liquor cerebrospinalis. De incidentie van hersenmetastasen wordt geschat op 5 tot 8 per 100.000 inwoners per jaar. Het leeuwendeel (70%) is afkomstig van primaire longtumoren, 15% van mammacarcinoom en 10% van melanoom. Andere tumoren die regelmatig een hersenmetastase veroorzaken, zijn tractus-digestivuscarcinoom, niercelcarcinoom en schildkliercarcinoom en zeer zeldzaam tumoren uitgaande van andere organen. Er kan sprake zijn van een enkelvoudige metastase, maar in de meeste gevallen is er sprake van multipele metastasen. Bij een aanzienlijk aantal patiënten (10-25%) is de primaire tumor bij het stellen van de diagnose hersenmetastase nog niet bekend. Van een solitaire hersenmetastase wordt gesproken wanneer bij adequaat aanvullend onderzoek in de rest van het lichaam geen aanwijzing voor een primaire tumor wordt gevonden.

Behandeling

De keuze van behandeling van hersenmetastasen wordt bepaald door het aantal metastasen, de tumoractiviteit buiten de hersenen, en de conditie en daarmee de levensverwachting van de patiënt. Meer dan 50% van de patiënten met hersenmetastasen overlijdt ten gevolge van systemische ziekteactiviteit.

Bij patiënten met een enkele metastase zonder tumoractiviteit elders in het lichaam verbetert een combinatie van resectie en aanvullende radiotherapie van de hersenen de overleving en kwaliteit van leven vergeleken met radiotherapie alleen. Operatieve behandeling is voornamelijk nog geïndiceerd bij patiënten met één grote hersenmetastase met veel massa-effect of bij wie de metastase uitval veroorzaakt.

Bij patiënten met één tot drie hersenmetastasen die kleiner zijn dan 3,5 cm kan ook stereotactische radiotherapie worden gegeven.

Bij patiënten met meer dan drie hersenmetastasen, of met tumoractiviteit elders in het lichaam, of in een slechte conditie is de levenverwachting gering en wordt een kort en intensief bestralingsschema geadviseerd waarbij de gehele hersenen worden bestraald.

Het risico op hersenmetastasen is zeer hoog bij patiënten met een kleincellig longcarcinoom (> 20%), hierbij wordt profylactische hersenbestraling geadviseerd indien een complete remissie is bereikt van de longtumor. In nieuwe trials wordt de waarde van profylactische hersenbestraling ook onderzocht bij patiënten met een niet-kleincellig longcarcinoom en bij vrouwen met een ongunstig type borstkanker (HER2-neu+). Stereotactische radiotherapie of stereotactische radiochirurgie neemt een steeds belangrijker plaats in bij de behandeling van patiënten met één of meerdere hersenmetastasen. Met deze behandeling kan zeer gericht een hoge dosis bestraling in één of enkele fracties op de metastase(n) toegediend worden. Deze behandeling is niet geschikt voor laesies met een doorsnede groter dan 3,5 cm. Gerandomiseerde multicenter-studies zijn gaande om te onderzoeken of algehele schedelbestraling al dan niet in combinatie met radiochirurgie eenzelfde resultaat geeft als radiochirurgische behandeling alleen. Vooralsnog lijkt de stereotactische radiochirurgische behandeling gelijkwaardig te zijn aan chirurgische behandeling. Geïsoleerde radiochirurgische behandeling is momenteel een geaccepteerde behandeling bij patiënten met één tot drie hersenmetastasen.

Er bestaat nog discussie of een dergelijke behandeling gevolgd dient te worden door algehele schedelbestraling. In afwachting van de uitkomst van lopende studies wordt geadviseerd aanvullende algehele schedelbestraling bij patiënten die stereotactisch bestraald kunnen worden achterwege te laten. Meer gedetailleerde behandeladviezen worden gegeven in een door de Landelijke Werkgroep Neuro-Oncologie (LWNO) opgestelde richtlijn voor de behandeling van hersenmetastasen (te vinden op www.oncoline.nl).

Prognose

De prognose van patiënten met een hersenmetastase is vrijwel altijd infaust. De mediane overleving na radiotherapie bedraagt vier tot zes maanden, en is afhankelijk van de leeftijd, de klinische conditie en de aanwezige tumoractiviteit. Alleen bij patiënten met een solitaire hersenmetastase, zonder tumoractiviteit elders in het lichaam, kan een resectie gevolgd door radiotherapie een

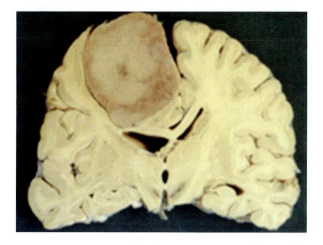

Figuur 28.4 Macroscopie van een typisch meningeoom. De tumor toont een scherpe begrenzing met een 'pushing border' ten opzichte van het omgevend hersenweefsel. Omdat deze tumoren vaak langzaam groeien heeft het hersenweefsel vaak ruim de tijd om zich aan te passen aan de veranderende omstandigheden. In zo'n situatie hoeft zelfs een grote tumor als hier getoond niet per se veel klinische verschijnselen te geven.

langdurige overleving geven (levensverwachting: gemiddeld 12 maanden). Bij patiënten met multipele hersenmetastasen in een slechte conditie is de levensverwachting, ook na palliatieve radiotherapie (5 × 4 Gy) nog geen drie maanden, en slechts enkele weken zonder radiotherapie met 'best supportive care' (dexamethason). Voor een deel van deze patiënten is uitsluitend supportive care de meest aangewezen behandeling.

28.8 Spinale tumoren

Spinale tumoren worden op basis van locatie onderverdeeld in epiduraal, intraduraal-extramedullair en intramedullair (tabel 28.4). De meeste epidurale tumoren zijn metastasen van elders, terwijl intradurale tumoren vaak primair zijn. De gemiddelde incidentie van primaire (intra)spinale tumoren varieert van 0,8-2,5 per 100.000. De Nederlandse neurochirurg Dr. Slooff publiceerde in 1964 over een zeer grote groep van 1322 spinale tumoren. Hierin waren de incidenties van de verschillende tumortypen als volgt: 29% schwannoom, 25,5 % meningeoom, 22% gliomen en bijna 12% sarcomen. Metastatische spinale tumoren, die drie tot vier keer vaker voorkomen dan primaire spinale tumoren, worden in deze paragraaf niet besproken.

Als spinale tumoren zo groot worden dat ze bijna het gehele spinale kanaal vullen, ontstaat drukverhoging binnen het kanaal die leidt tot rugpijn die erger wordt bij platliggen. Door compressie van zenuwwortels en ruggenmerg kan tegelijkertijd een (langzaam) progressieve dwarslaesie ontstaan waarvan het niveau wordt bepaald door de plaats waar de compressie wordt uitgeoefend.

Tabel 28.4	Classificatie van spinale tumoren naar lokalisatie.

epidurale tumoren, vooral
- metastase
- multipel myeloom
- osteogeen sarcoom
- chordoom
- chondrosarcoom
- lipoom
- teratoom

intradurale, extramedullaire tumoren, vooral
- meningeoom
- zenuwschedetumor (schwannoom, neurofibroom)
- vasculaire tumoren
- epidermoïd- en dermoïdcyste
- lipoom
- teratoom
- metastase

intramedullaire tumoren
- ependymoom
- astrocytoom
- ganglioglioom
- vasculaire tumoren
- metastase

Intradurale, extramedullaire tumoren

Intradurale, extramedullaire tumoren zijn meestal meningeomen of zenuwschedetumoren (schwannomen en neurofibromen), hoewel (epi)dermoïdcysten, teratomen, lipomen en leptomeningeale metastasen ook voorkomen.

Meningeomen gaan, zoals eerder vermeld, uit van arachnoïdale cellen, niet van de dura mater. De tumor zit vaak wel stevig gefixeerd aan de laterale dura, ter hoogte van het ligamentum denticulatum, en groeit dan naar voren of naar achteren waarbij vooral cervicale meningeomen een voorkeur voor een anterieure lokalisatie lijken te hebben. Verreweg de meeste meningeomen bevinden zich op thoracaal niveau. Een meningeoom 'en plaque', dat als een manchet rond het ruggenmerg groeit, is zeldzaam, evenals het intramedullaire meningeoom.

Een zenuwschedetumor is, samen met het meningeoom, de meest voorkomende intraspinale tumor, met een uitgesproken voorkeurslokalisatie voor de dorsale, sensibele zenuwwortels. Zij komen langs de hele wervelkolom voor en kunnen zich extraduraal uitbreiden via het foramen intervertebrale, waardoor er een zandloperconfiguratie ontstaat.

Epidermoïd- en dermoïdcysten kunnen ontstaan door inclusie van ectodermale elementen tijdens sluiting van de neurale groeve. Niet-congenitale varianten van epidermoïdcysten zijn beschreven jaren na een lumbaalpunctie, terwijl dermoïdcysten kunnen ontstaan na sluiting van een meningomyelokèle. Meestal liggen deze laesies intramedullair, maar soms ook intraduraal extramedullair, en dan meestal laag thoracaal of lumbaal. In het laatste geval ontstaan klachten door compressie van de cauda equina of de conus medullaris. In zeldzame gevallen kunnen deze laesies ruptureren, waardoor een aseptische meningitis ontstaat.

'Lipomen' komen voort uit een ontwikkelingsstoornis waarbij zowel de leptomeningen als de nabijgelegen neurale weefsels betrokken kunnen zijn. De meeste intraspinale lipomen liggen subpiaal, ter hoogte van de thoracale wervelkolom en zelden helemaal omgeven door zenuwweefsel. Het is zeer de vraag of de overmaat aan (matuur) vetweefsel in dergelijke gevallen als neoplasma moet worden gezien. Van geassocieerde congenitale afwijkingen zoals spina bifida occulta is sprake bij ongeveer een derde van de patiënten.

Intramedullaire tumoren

Tot de intramedullaire tumoren behoren de gliomen (vooral astrocytomen en ependymomen) en 'vasculaire' tumoren.

Astrocytomen in het ruggenmerg komen vaker voor bij mannen dan bij vrouwen en bij voorkeur op middelbare leeftijd. De gemiddelde duur van de klachten voordat de diagnose gesteld wordt, varieert sterk (van minder dan een maand tot meer dan tien jaar). Bij volwassenen is de voorkeurslokalisatie thoracaal, bij adolescenten en kinderen cervicaal. Analoog aan astrocytomen gelokaliseerd in de hersenen worden astrocytomen in het ruggenmerg histologisch geclassificeerd van graad I tot IV, waarbij de hooggradig maligne tumoren relatief zeldzaam zijn.

Spinale ependymomen ontstaan uit ependymale celresten gelegen in het centrale kanaal of in het filum terminale. Ongeveer 50% ontstaat op het niveau van de cauda equina, terwijl de andere 50% elders in het ruggenmerg is gelegen, mogelijk met een lichte voorkeur voor het thoracale niveau. Vaak breiden deze tumoren zich uit over multipele segmenten. Ook kan metastasering via de liquor over de gehele craniospinale as optreden. Spinale ependymomen komen vaker voor bij mannen dan bij vrouwen en zijn relatief zeldzaam bij kinderen. De gemiddelde leeftijd van patiënten met een dergelijke ependymale tumor in het ruggenmerg is ongeveer 40 jaar. Het interval tussen begin van de klachten en het stellen van de diagnose varieert van dagen tot jaren. Vaak lijkt een voorafgaand trauma de klachten uit te lokken.

Vasculaire malformaties en vaattumoren maken ongeveer 5-10% uit van alle spinale ruimte-innemende processen. Vasculaire malformaties komen vaker voor dan vaattumoren, maar vallen buiten het bestek van dit boek. Neoplastische proliferaties van vaten in het centrale en perifere zenuwstelsel omvatten de goedaardige (capillaire) hemangioblastomen en de zeer zeldzame angiosarcomen.

Hemangioblastomen komen zowel extraduraal, intraduraal-extramedullair als intramedullair voor. Bijna 50% is thoracaal gelokaliseerd en gelegen in het posterieure deel van het ruggenmerg, waardoor gevoelsstoornissen en radiculaire pijnen vroege symptomen zijn. In het ruggenmerg betreft het in bijna 80% van de gevallen een solitaire laesie. Het multipel voorkomen van hemangioblastomen is sterk gekoppeld aan het bestaan van het syndroom van Von Hippel-Lindau. Niet zelden blijven (kleine) hemangioblastomen asymptomatisch.

Behandeling

Door één of meerdere wervelbogen te verwijderen is het spinale kanaal van achteren goed toegankelijk en kan een intraspinale tumor chirurgisch worden benaderd. Een potentieel nadeel is evenwel dat enige spinale instabiliteit kan optreden, vooral bij kinderen. Daarom wordt vaak een osteoplastische laminotomie uigevoerd, waarbij de verwijderde wervelbogen worden teruggeplaatst. Bij extradurale, voornamelijk anterieur gelegen spinale tumoren kan een anterieure benadering nuttig zijn, met name bij de halswervelkolom, maar daarna is een additionele stabilisatieprocedure van de wervels noodzakelijk.

In principe wordt ernaar gestreefd om een tumor zo compleet mogelijk chirurgisch te verwijderen. Tenzij zeker is dat een tumor geheel dorsaal van het ruggenmerg is gelegen, worden intradurale tumoren niet 'en bloc' verwijderd. Het is veiliger om de tumor eerst uit te hollen, waarna het kapsel microchirurgisch losgemaakt kan worden van omliggende zenuwen en het ruggenmerg. In het geval van een epidermoïd- of dermoïdcyste kan resectie aanvankelijk eenvoudig lijken omdat de inhoud zacht is, maar het kapsel is dikwijls dermate adherent aan essentiële neurale structuren dat complete resectie lang niet altijd lukt en recidiefgroei mogelijk blijft.

Na resectie van een benigne, extramedullaire tumor kan de neurologische functie compleet herstellen, zelfs als preoperatief ernstige uitvalsverschijnselen aanwezig waren. Bij intramedullaire tumoren is de mate van neurologische functie na de operatie sterk gecorreleerd met de ernst van de uitval voor de operatie. Patiënten met een complete dwarslaesie herstellen zelden of niet, terwijl patiënten met weinig uitvalsverschijnselen voor de operatie een neurochirurgische resectie het beste verdragen. Wel ontstaan, vaak tijdelijk, enige achterstrengstoornissen. Ook lijkt het niveau van de resectie te correleren met de kans op neurologische uitval na de operatie: cervicale ingrepen worden vaak het best verdragen en ingrepen onder Th9 het slechtst. Dit hangt waarschijnlijk samen met het feit dat de verhouding witte stof (= zenuwbanen) en grijze stof (= zenuwcellen) cervicaal gunstiger is dan laag thoracaal. Tegenwoordig worden intramedullaire tumoren verwijderd onder continue bewaking van de sensibele en motorische functies (somatosensory evoked potentials (SSEP) voor de achterstrengen en motor evoked potentials (MEP en D-waves) voor de kracht), waardoor de veiligheid van resectie enorm is toegenomen.

Het klinisch beloop na totale resectie lijkt gunstiger dan het natuurlijk beloop van een niet-geopereerde intramedullaire ruggenmergstumor. Onduidelijk is nog of het klinisch beloop na totale resectie ook beter is dan na subtotale resectie. Postoperatieve radiotherapie lijkt alleen zinvol na resectie van een incompleet verwijderd astrocytoom. Met of zonder radiotherapie blijft het natuurlijk beloop van laaggradige gliomen in het ruggenmerg onvoorspelbaar. In ieder geval is er geen plaats meer voor radiotherapie zonder histologische diagnose. De prognose van een maligne, hooggradig glioom is zeer somber, zelfs na maximale resectie en radiotherapie.

Na complete verwijdering van een meningeoom of schwannoom is aanvullende behandeling niet nodig. Bij (epi)dermoïdcysten is recidiefgroei te verwachten als kapselresten achterblijven, maar de gevolgen hiervan kunnen vele jaren op zich kan laten wachten. Lipomen kunnen zelden compleet verwijderd worden, maar tonen vrijwel nooit recidiefgroei.

28.9 Samenvatting

Hersentumoren worden onderverdeeld in primaire tumoren die uitgaan van weefsels in en rondom de hersenen en secundaire tumoren die metastasen zijn van elders in het lichaam gelegen tumoren. Gliomen, meningeomen en tumoren uitgaande van zenuwen (schwannomen en neurofibromen) zijn de meest frequent voorkomende primaire hersentumoren. Het merendeel van de gliomen is hooggradig en ondanks chirurgie, radiotherapie en chemotherapie bestaat voor deze groep geen curatieve behandeling. Het glioblastoom is de meest kwaadaardige primaire hersentumor met een mediane overleving van ongeveer vijftien maanden. Laaggradig gliomen hebben een minder agressief beloop, met een mediane overleving van ongeveer tien jaar, maar ook deze moeten als maligne worden beschouwd. Bij een deel van deze patiënten is de groei zo langzaam dat aanvankelijk voor een afwachtend beleid met regelmatige controles kan worden gekozen, hoewel er de laatste jaren een tendens is deze vroeg te opereren.

Meningeomen zijn meestal goedaardige tumoren waarvoor de primaire behandeling bestaat uit neurochirurgische resectie. Vanwege de nauwe relatie met neuronale of vasculaire structuren moet vaak een rest achtergelaten worden die in aanmerking kan komen voor radiotherapeutische behandeling.

Schwannomen en neurofibromen gaan uit van zenuwstructuren die overal in het lichaam kunnen voorkomen. De behandeling is neurochirurgisch, waarbij in het geval van een schwannoom de zenuw vaak gespaard kan blijven, maar deze bij een neurofibroom opgeofferd moet worden. Neurofibromen zijn geassocieerd met neurofibromatose type 1, schwannomen in de brughoek met neurofibromatose type 2.

Hersenmetastasen kunnen enkelvoudig of multipel voorkomen. De behandeling van eerste keuze is radiotherapie van het gehele brein of stereotactische radiochirurgie van de individuele laesie(s). Grote en solitaire metastasen die neurologische uitval veroorzaken of waarbij de aard van de primaire tumor niet bekend is, komen in aanmerking voor neurochirurgische resectie.

> **Kernpunten**
>
> - De incidentie van primaire hersentumoren is 10 per 100.000 inwoners per jaar, ruim de helft hiervan is kwaadaardig. Secundaire hersentumoren zijn metastasen van elders in het lichaam gelegen tumoren.
> - Het glioblastoom behoort tot de meest agressieve neoplasmata bij de mens. Ondanks maximale behandeling is 80% van de patiënten binnen twee jaar overleden.
> - Bij de behandeling van hersentumoren nemen chirurgie en radiotherapie de belangrijkste plaats in. Behoudens bij een aantal hersentumoren die optreden bij kinderen en bepaalde gliomen, is aanvullende chemotherapie vooralsnog van relatief beperkte waarde.
> - Ruggenmergstumoren komen in aanmerking voor resectie onder continue bewaking van neurologische functies.

Literatuur

Bauman G, Lote K, Larson D, Stalpers L, Leighton C, Fisher B, Wara W, MacDonald D, Stitt L, Cairncross JG. Pretreatment factors predict overall survival for patients with low-grade glioma: a recursive partitioning analysis. Int J Radiat Oncol Biol Phys 1999;45:923-9.

Bent MJ van den, Afra D, Witte O de, Ben Hassel M, Schraub S, Hoang-Xuan K, Malmström PO, Collette L, Piérart M, Mirimanoff R, Karim AB; EORTC Radiotherapy and Brain Tumor Groups and the UK Medical Research Council. Long term efficacy of early versus delayed radiotherapy for low-grade astrocytoma and oligodendroglioma in adults: the EORTC 22845 randomized trial. Lancet 2005;366:985-90.

Berenstein M, Berger MS. Neuro-oncology, the essentials. New York: Thieme, 2000.

Byrne TN, Waxman SG. Spinal cord compression: diagnosis and principles of management. Philadelphia: F.A. Davis Company, 1990.

Claes A, Idema AJ, Wesseling P. Diffuse glioma growth: a guerilla war. Acta Neuropathol 2007 Nov;114(5):443-58. Epub 2007 Sep 6.

GMT, Glioma Meta-analysis Trialist (GMT) Group. Chemotherapy in adult high-grade glioma: a systematic review and meta-analysis of individual patient data from 12 randomised trials. Lancet 2002;359:1011-8.

Hegi ME, Diserens AC, Gorlia T, et al. MGMT gene silencing and benefit from temozolomide in glioblastoma. N Engl J Med 2005 Mar 10;352(10):997-1003.

McLendon RE, Bigner DD, Bigner SH, Provenzale JM. Pathology of tumors of the central nervous system, a guide to histological diagnosis. London: Arnold, 2000.

Russell DS, Rubinstein LJ. Pathology of tumours of the nervous system. 6th ed. Baltimore: Williams & Wilkins, 1998.

Stafford SL, Perry A, Suman VJ, Meyer FB, Scheithauer BW, Lohse CM, Shaw EG. Primarily resected meningiomas:
 outcome and prognostic factors in 581 Mayo Clinic patients, 1978 through 1988. Mayo Clin Proc 1998;73:936-42.

Stupp R, Mason WP, Bent MJ van den, Weller M, Fisher B, Taphoorn MJ, Belanger K, Brandes AA, Marosi C, Bogdahn U,
 Curschmann J, Janzer RC, Ludwin SK, Gorlia T, Allgeier A, Lacombe D, Cairncross JG, Eisenhauer E, Mirimanoff
 RO; European Organisation for Research and Treatment of Cancer Brain Tumor and Radiotherapy Groups; National
 Cancer Institute of Canada Clinical Trials Group. Radiotherapy plus concomitant and adjuvant temozolomide for
 glioblastoma. N Engl J Med 2005 Mar 10;352(10):987-96.

Taphoorn MJ, Schiphorst AK, Snoek FJ, Lindeboom J, Wolbers JG, Karim AB, Huijgens PC, Heimans JJ. Cognitive functions and quality of life in patients with low-grade gliomas: the impact of radiotherapy. Ann Neurol 1994;36:48-54.

Endocriene tumoren

29

J.W.A. Smit, C.J. Lips, Th. Links, A.M. Pereira, E.P.M. van der Kleij-Corssmit, O. Dekkers, J. Kievit, H. Haak, J.A. Romijn, P. Lips, W. de Herder, D.J. Kwekkeboom, C.H.J. van Eijck, R.A. Feelders

29.1 Inleiding

De endocriene oncologie betreft een uitgebreid vakgebied waarbij behalve de endocrinologie en oncologie andere disciplines, zoals de klinische farmacologie, heelkunde, pathologie, genetica en moleculaire biologie nauw zijn betrokken. Tumoren van endocriene cellen worden symptomatisch gekenmerkt door overproductie van hormonen of door massa-effect van de tumor, bijvoorbeeld een niet-functionerende-hypofysetumor. Soms zijn er weinig klachten, zoals bij metastasering van schildkliercarcinoom. Veel tumoren produceren ectopisch hormonen, waardoor specifieke klinische beelden kunnen ontstaan.

29.1.1 INDELING VAN HET ENDOCRIENE SYSTEEM

Het endocriene systeem is divers en complex. In het verleden werden hormonen gedefinieerd als stoffen die in endocriene kliercellen worden gemaakt en door het bloed naar cellen in andere organen worden vervoerd. Daar binden hormonen zich aan specifieke receptoren, die ze herkennen. Vervolgens wordt een signaal doorgegeven in de cel en wordt uiteindelijk in een specifieke functie vertaald.

Tegenwoordig weten we dat er, naast het *klassieke endocriene systeem* met endocriene organen en transport van hormonen via de bloedbaan en effecten op afstand, een *diffuus endocrien systeem* bestaat. De hormoonproducerende cellen van dit systeem zijn diffuus door organen verspreid zoals de darm, het centrale zenuwstelsel, de bronchiale boom, schildklier en pancreas. Ze maken hormonen die in de directe omgeving van de producerende cel (paracrien) of op de cel zelf (autocrien) een effect kunnen hebben. Ze hebben gemeenschappelijke cytochemische kenmerken: ze produceren aminen (zoals noradrenaline, adrenaline, histamine en serotonine), ze nemen voorlopers hiervan (zoals dopamine) op en bevatten het enzym decarboxylase. Daarom werden deze eigenschappen door Pearse ook wel APUD-kenmerken genoemd (Amine content, Precursor Uptake en Decarboxylase). Cytologisch onderzoek met behulp van de elektronenmicroscoop laat zien dat deze cellen granula bezitten, die voor de secretie van peptiden en aminen verantwoordelijk zijn. De cellen hebben gemeenschappelijke neuro-endocriene eiwitten in deze granula (chromograninen), in het cytosol (neuron-specifiek enolase) en in de celmembranen (synaptofysine).

Er blijkt overeenkomst te bestaan tussen enerzijds het klassieke en diffuse endocriene systeem en anderzijds het neurale systeem. Een *neurotransmitter* wordt in het cellichaam van een zenuwcel gemaakt, getransporteerd via het axon, opgeslagen in synaptische blaasjes en heeft na release een effect in de nabijheid. Een neurotransmitter werkt dus paracrien en lokaal bij de synaps in hoge concentratie. Een neurotransmitter komt over het algemeen niet in de circulatie, omdat er lokaal afbraak of opname door omgevende cellen plaatsvindt. Eenzelfde stof kan als neurotransmitter én als hormoon, zowel in de hersenen als perifeer, worden gemaakt en dan endocrien, paracrien en/of autocrien werkzaam zijn. Zo worden catecholaminen zowel in het centrale zenuwstelsel (als neurotransmitter) als door de bijnier (als hormoon) geproduceerd; andere voorbeelden zijn: thyrotropin-releasing hormone (TRH), corticotropin-releasing hormone (CRH), calcitonin-gene related peptide (CGRP), vasoactive intestinal peptide (VIP), gastrine, secretine, cholecystokinine (CCK), somatostatine, gonadotrophin-releasing hormoon (GnRH), dopamine.

29.1.2 HET ENDOCRIENE COMMUNICATIESYSTEEM

De functie van het communicatiesysteem van een organisme is het handhaven van de homeostase in het lichaam en het aanpassen aan de buitenwereld. Deze voortdurende adaptatie vindt plaats door middel van signalen. De endocrinologie wordt dan ook wel 'signaalleer' genoemd. Het systeem wordt beheerst door de hersenen die via het somatische en het autonoom-vegetatieve zenuwstelsel, het diffuus endocriene systeem en het klassieke endocriene systeem informatie ontvangen, integreren en uitzenden. Aanvankelijk werd er een scherp onderscheid gemaakt tussen het endocriene en het neurale systeem. De overeenkomsten tussen het traditioneel endocriene systeem, het diffuse endocriene systeem en het neuro-endocriene communicatiesysteem zijn echter zo opvallend dat de grenzen zijn vervaagd.

De klassieke definitie van hormoon, waarvan het transport door de bloedbaan naar een doel op afstand als kenmerk werd genoemd, is niet meer te handhaven. Sommige neurotransmitters zijn geen hormonen in de klassieke zin, omdat ze niet in de bloedbaan terechtkomen. Voorbeelden hiervan zijn: VIP (dat wordt gemaakt door de zenuwen van de darm en een functie heeft bij secretie, spierrelaxatie en vasodilatatie) en CGRP (vasodilatatie). We definiëren hormonen nu als stoffen (zoals aminozuurderivaten, eiwitten, steroïden, retinoïden en eicosanoïden) die in de cel waar ze worden geproduceerd, in de nabijheid hiervan of op afstand een regulerende functie hebben (resp. autocrien, paracrien, neurocrien of klassiek endocrien). Klassieke hormonen, hormonen van het diffuse endocriene systeem en neurotransmitters hebben vaak identieke receptoren en intracellulaire wegen waarlangs het signaal wordt voortgeleid (via cAMP, Ca-ionen, proteïnekinase C, fosfo-inositol).

29.1.3 INDELING VAN ENDOCRIENE TUMOREN

Endocriene tumoren kunnen worden ingedeeld op grond van hun *pathologische kenmerken*, dat wil zeggen hun *fenotype* (histologische en cytologische eigenschappen).
1. Tumoren die uitgaan van endocriene cellen zonder neuro-endocriene (APUD-)kenmerken, zoals papillaire en folliculaire schildkliercarcinomen, bijnierschorscarcinomen en tumoren van de gonaden.
2. Tumoren die uitgaan van oorspronkelijk neuro-endocriene cellen (het embryonale neuro-ectoderm), zoals hypofyse adenomen, medullair schildkliercarcinoom, feochromocytoom, of die neuro-endocriene eigenschappen hebben, zoals carcinoïd- en pancreaseilandjestumoren. Ze hebben APUD-kenmerken en hebben neurosecretoire granula (diameter > 80 nm). Ze kunnen aminen en/of peptiden produceren. Kenmerkend voor het biologisch gedrag is de langzame groei in vergelijking met andere typen tumoren. Het klinische beeld wordt vooral bepaald door de productie van aminen en peptiden. Vaak zijn er receptoren voor somatostatine, wat doelgerichte behandeling met analoga mogelijk maakt.

Endocriene tumoren kunnen ook naar hun wijze van ontstaan, ofwel *genetische oorsprong*, worden ingedeeld (*genotype*). Uit klinisch oogpunt is dit relevant, omdat het iets kan zeggen over het biologisch gedrag van de tumor, de prognose en het effect van therapie.

Vooral de moleculaire biologie heeft grote invloed gehad op ons huidige inzicht in de pathogenese van endocriene tumoren. Beschadiging van DNA kan pathologische deling van cellen veroorzaken. Erfelijke vormen van kanker blijken unieke modellen voor fundamenteel kankeronderzoek te zijn. De eerste stap in het 'multistep'-proces van tumorgenese betreft hier immers een mutatie die reeds in de kiembaan aanwezig is. In de aangedane families was de locatie van het primaire ziektegen door middel van genetisch koppelingsonderzoek op te sporen. Na lokalisatie en identificatie van het gen konden de verantwoordelijke mutaties worden opgespoord. Dezelfde genetische veranderingen bleken als somatische mutatie aan de sporadische vormen van deze tumoren ten grondslag te liggen.

29.1.4 MUTATIES DIE AANLEIDING GEVEN TOT HET ONTSTAAN VAN DE PRIMAIRE TUMORCEL

De genen die door verandering (mutatie) bij het ontstaan van endocriene tumoren betrokken zijn, behoren tot verschillende functionele groepen:

Tabel 29.1 Familiaire endocriene kankersyndromen en de genen verantwoordelijk voor aanleg.

kanker syndroom met dominante overerving	type tumoren	gen(en)	functie
carney-complex	myxoom hart borstcarcinoom bijnierschorscarcinoom schildkliercarcinoom	PKA	
ziekte van Cowden	mammacarcinoom schildkliercarcinoom	PTEN	PI3kinase/AKT-remmer fosfatase
ziekte van Von Hippel-Lindau	niercarcinoom(clearcell)	VHL	transcriptiesyndroom-elongatiefactor
hyperparathyreoïdie- kaaktumorsyndroom	bijschildkliercarcinoom niercarcinoom	HPRT2	signalering celkern parafibromine
multipel endocriene neoplasie type 1 (MEN 1)	bijschildkliercarcinoom hypofyseadenoom pancreaseilandjescarcinoom	MEN 1	transcriptieregulatie histonmodificatie
multiple endocrine neoplasie type 2 (MEN 2)	medullair schildklierkanker	RET	transmembraanreceptor
erfelijk papillair niercarcinoom		MET	transmembraan nierkanker (HPRC) (papillair) receptor voor HGF
familiaire paragangliomen	paragangliacarcinoom bijniermergtumor bijniermergkanker	PGL1-SDHD PGL3-SDHC PGL4-SDHB	mitochondriale enzymen

1. Dominante genen ofwel *proto-oncogenen*. Door slechts één puntmutatie kan een cel tot primaire tumorcel worden getransformeerd. Door een dergelijke mutatie wordt een proto-oncogen tot oncogen geactiveerd. Er zijn inmiddels meer dan dertig proto-oncogenen bekend. Een proto-oncogen kan ook door verplaatsing tot oncogen worden geactiveerd. Een dergelijke uitwisseling, 'DNA-rearrangement', kan binnen een chromosoom of tussen verschillende chromosomen plaatsvinden. Bij papillair schildkliercarcinoom is er intra- of interchromosomale verplaatsing van het RET-proto-oncogen en daardoor fusie met een activerend ander gen. Inversie van een gedeelte van een chromosoom kan ook tot activatie van een proto-oncogen leiden. Soms is het centromeer bij een inversie betrokken.
2. Recessieve oncogenen (ook *tumorsuppressorgenen* genoemd). Dit zijn genen die coderen voor eiwitten die de gedifferentieerde toestand van een cel bewaken. De functie is het onderdrukken van de celdeling. Uitval van de werking van één zo'n gen is onvoldoende om een cel tot tumorcel te transformeren. Het homologe allel van dit gen moet eveneens worden geïnactiveerd. Veelal gebeurt dit door een deletie van het gehele homologe gen (loss of heterozygosity of LOH).
3. Een derde groep genen die bij mutaties een verhoogd risico van kanker geven, omvat de genen die betrok-

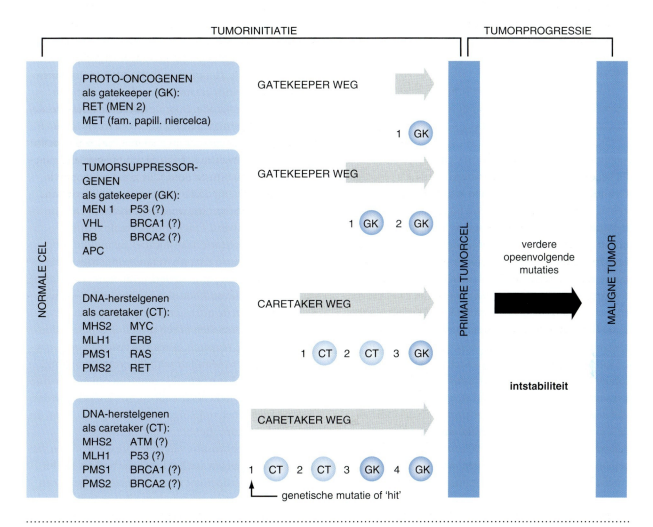

Figuur 29.1 Schematische weergave van de verschillende wegen die kunnen leiden tot het ontstaan van een tumor, waarbij gatekeeper (GK-) en caretaker (CT-)genen een rol spelen. Volgens de weg waarlangs een proto-oncogen als gatekeeper fungeert, is er slechts één mutatie nodig om tot vorming van een primaire tumorcel te komen. Dit is in tegenstelling tot de situatie waarin een tumorsuppressorgen als gatekeeper fungeert. Hierbij zijn mutaties in beide homologe gatekeeper-allelen vereist om celtransformatie te verkrijgen. In de situatie dat mutatie van een caretaker-gen als initiële 'hit' bij tumorvorming is betrokken, zijn er minimaal drie mutaties nodig om tot celtransformatie te komen. Het betreft dan de twee allelen van het caretaker-gen, die gemuteerd moeten zijn, waardoor genetisch instabiliteit wordt veroorzaakt en minimaal één allel van een gatekeeper-proto-oncogen. Een andere mogelijkheid is dat in tweede instantie de beide allelen van een gatekeeper-tumorsuppressorgen gemuteerd raken, waardoor er dan in totaal vier mutaties nodig zijn. Hierdoor gaat uiteindelijk de controle over de celdeling verloren en de primaire tumorcel zal ongeremd gaan delen. Van sommige genen is niet precies bekend of ze functioneren als tumorsuppressorgenen of als caretaker-gen. In een later stadium zal vanwege de diversiteit in tijdstip en aard van additionele mutaties de oorspronkelijk monoklonale tumorhaard kunnen veranderen in een genetisch en fenotypisch heterogene celpopulatie (polyklonaal) en een meer maligne tumor.

ken zijn bij DNA-herstelmechanismen. Deze genen zijn betrokken bij het handhaven van de integriteit en stabiliteit van het genoom.

Het blijkt dat een agressief carcinoom niet door één enkele genetische mutatie ontstaat, maar het gevolg is van meerdere, opeenvolgende genetische mutaties, die resulteren in additionele activatie van proto-oncogenen en/of inactivatie van tumorsuppressorgenen of DNA-herstelgenen. Deze keten van mutaties zal uiteindelijk leiden tot progressie in celdeling en een maligne fenotype (zie tabel 29.1 en fig. 29.1).

Het Mendelian Inheritance in Man project (MIM), en de online versie daarvan OMIM, is een database waarin alle bekende ziekten staan opgeslagen waar een genetische component van bekend is en waarin verwijzingen staan naar de verantwoordelijke genen in het menselijk genoom.

29.1.5 PROGRESSIE IN CELDELING DOOR ADDITIONELE MUTATIES IN DE PRIMAIRE TUMORCEL

Bij veel typen endocriene tumoren blijkt dat er progressie ontstaat door afwijkingen in zogenoemde caretakergenen, genen die betrokken zijn bij de integriteit van chromosomen. Hierdoor ontstaan chromosomale instabiliteit en ongebalanceerde mutaties met verlies van DNA. Bepaalde chromosomale veranderingen kunnen een selectief voordeel in deling van sommige tumorcellen veroorzaken. Dus afhankelijk van het type endocriene tumor kunnen specifieke mutaties toename in snelheid van celdeling geven. Deze chromosomale afwijkingen zijn vaak cytogenetisch aan te tonen (Ried). Zo kunnen we bij progressief-groeiende feochromocytomen vaak deleties op de korte arm van chromosoom 1 vinden. In een later stadium van tumorprogressie zal vanwege de diversiteit in tijdstip en aard van additionele mutaties, de oorspronkelijke tumorhaard kunnen veranderen in een genetisch en fenotypisch heterogene celpopulatie (polyklonaal) en een meer kwaadaardige tumor dan de oorspronkelijk monoklonale tumor.

29.1.6 BETEKENIS VAN INZICHTEN IN DE TUMORGENESE VOOR DE BEHANDELING

Door toenemende inzichten in de tumorgenese verbeteren de diagnostiek en behandeling. Bij erfelijke vormen van tumoren zijn vroegtijdige diagnostiek en soms preventieve behandeling mogelijk (bijv. thyreoïdectomie als preventieve therapie voor medullair schildkliercarcinoom bij personen met genetische aanleg voor het multipele endocriene neoplasiesyndroom type 2). Er blijkt winst te behalen in de levensverwachting en in de kwaliteit van leven. Bij schijnbaar sporadische tumoren is erfelijke aanleg aan te tonen of uit te sluiten. Deze diagnostiek blijkt van grote waarde, ook voor de naaste familieleden.

29.1.7 MOLECULAIRE BIOMARKERS EN EXPRESSIEPROFIELEN

De clinicus is geïnteresseerd in het biologisch gedrag, omdat hieraan consequenties met betrekking tot de behandeling zijn te verbinden. Bij de diagnostiek en therapie van endocriene tumoren zijn veel biomarkers betrokken. Biomarkers zijn kenmerken of indicatoren die endocriene tumoren nader identificeren of het risico op het krijgen van tumor kunnen vaststellen. Ze kunnen worden aangetoond op of in cellen, in lichaamsvloeistoffen, zoals bloed, liquor of urine. Detectie en kwantificering van biomarkers op DNA-, RNA- of eiwitniveau in cellen gebeurt routinematig op afdelingen zoals Klinische chemie, Genetica en Pathologie. Moleculaire beeldvorming vindt plaats binnen de Radiologie en Nucleaire geneeskunde. Door de huidige explosieve toename van kennis zal de rol van biomarkers in de endocriene oncologie sterk toenemen. Persoonsgerichte diagnostiek, preventie en behandeling bij endocriene tumoren komen binnen bereik. Er zijn veel toepassingen mogelijk. Bij de diagnostiek van tumoren kan zo naar *biologische markers* worden gezocht. Dit kan op cytogenetisch niveau naar chromosomale afwijkingen (verlies, duplicatie, translocatie), op moleculair-biochemisch niveau naar genveranderingen (mutaties, polymorfismen, hypermethylering) en naar verandering van genexpressie (op RNA-niveau of op eiwitniveau). Aan de hand van de uitslagen is de prognose vast te stellen en te voorspellen of een tumor op een bepaalde behandeling zal reageren. Soms zijn risicofactoren aan te geven. Bij niet-medullair schildkliercarcinoom blijkt de aanwezigheid van bepaalde mutaties een ongunstige prognostische betekenis te hebben. Het is denkbaar dat in de toekomst behandelingen worden afgestemd op dit moleculair risicoprofiel.

Door de inventarisatie van genexpressieprofielen van tumoren te koppelen aan het klinische beeld is het bij sommige niet-endocriene tumoren mogelijk gebleken een correlatie met de progressie van het ziektebeeld (prognose) vast te stellen. Het zogeheten genomics-onderzoek verschaft inzicht in pathologische celdeling. Het omvat transcriptomics-onderzoek, dat inzicht geeft in de gevolgen van veranderingen op RNA-niveau en het gebied van proteomics, dat ons informeert over de eiwitten die uiteindelijk het klinisch beeld veroorzaken. Binnen het terrein van de endocriene tumoren hebben deze ontwikkelingen nog niet geleid tot klinische toepassingen, maar de verwachting is dat dat in de toekomst zeker het geval zal zijn.

Endocriene tumoren

> **Kernpunten**
>
> - Genetische veranderingen in familiaire endocriene tumoren zijn d.m.v. koppelingsonderzoek geïdentificeerd. Sporadische tumoren hebben vaak dezelfde genetische mutaties als oorzaak.
> - Moleculaire biomarkers kunnen de clinicus inzicht geven in het biologisch gedrag van een tumor.

Literatuur

Pearse AGE. The diffuse neuroendocrine system and the 'common peptides'. In: McIntyre I, Szelke M (eds). Proceedings of endocrinology 1977. Royal College of Physicians. London: Elsevier North Holland Biomedical Press, 1977:309-324.

Pearson PL, Luijt RB van der. The genetic analysis of cancer. J Int Med 1998;243:413-7.

Ried T. Cytogenetics – in color and digitized. Perspective. N Engl J Med 2004; 350:1597-1600.

Vijver MJ van de, He YD, Veer LJ van 't, Dai H, Hart AA, Voskuil DW, et al. A gene-expression signature as a predictor of survival in breast cancer. N Engl J Med 2002;347:1999-2009.

Vogelstein B, Kinzler KW (eds). The genetic base of human cancer. New York: McGraw-Hill Inc., 1998:475-88.

Yeatman TJ. The future of cancer management: translating the genome, transcriptome, and proteome. Ann Surg Oncol 2003;10:7-14.

29.2 Schildkliertumoren

Inleiding

Meestal presenteren schildkliercarcinomen zich als een nodus in de schildklierregio. Soms is een vergrote lymfeklier de eerste manifestatie. Zelden is een metastase op afstand het eerste symptoom.

Epidemiologie

Schildkliercarcinoom is een zeldzame aandoening. Met een incidentie van 1/100.000/jaar bij mannen en 3/100.000/jaar bij vrouwen zijn er in Nederland ongeveer 300 nieuwe patiënten per jaar. De prognose is relatief gunstig en daarom is de prevalentie hoog. Per jaar hebben (of hadden) circa 4000 mensen in Nederland schildklierkanker. Het aantal nieuwe patiënten met schildkliercarcinoom is in Nederland de afgelopen tien jaar vrijwel gelijk gebleven. Dit in tegenstelling tot bijvoorbeeld de Verenigde Staten waar het aantal gevallen van schildklierkanker de afgelopen dertig jaar is toegenomen. Dit is volgens sommigen het gevolg van de verbeterde detectiemethoden.

De meeste noduli in de schildklier zijn goedaardig en ze komen zeer frequent voor. Drie tot acht procent (30.000-80.000/10^6) van de Europese en Amerikaanse volwassenen heeft palpabele schildkliernodi. De a priori-maligniteitskans van een palpabele schildkliernodus waarmee een patiënt zich bij de huisarts presenteert wordt geschat op maximaal 5%.

Bij routine echografisch onderzoek van een ongeselecteerde populatie, vaak ook verricht met een andere indicatie, vindt men schildkliernodi bij 20-45% van de vrouwen en 17-25% bij mannen. Het merendeel van deze nodi was klinisch niet opgemerkt. Bij obductie worden zelfs in 50% van de gevallen schildkliernodi gevonden.

Schildkliertumoren worden ingedeeld op grond van hun pathologische kenmerken, dat wil zeggen naar hun histologische en cytologische beeld (tabel 29.2).

In afgelopen jaren zijn belangrijke nationale en internationale richtlijnen voor de diagnostiek en behandeling van schildkliercarcinomen gepubliceerd (zie referenties). De volgende tekst is op deze richtlijnen gebaseerd.

Symptomatologie

Bij anamnese en lichamelijk onderzoek moet aandacht worden besteed aan het bestaan van alarmsymptomen. Anamnestisch zijn een snelle groei, afwezigheid van pijn, stemverandering, bestraling van de hals in het verleden en familiaire aanleg signalen voor gevaar. Daarnaast vraagt men naar klachten die passen bij hyper- of hypothyreoïdie. Bij lichamelijk onderzoek zijn een vaste consistentie, pijnloosheid, heesheid en de aanwezigheid van pathologische halsklieren alarmsymptomen.

Tabel 29.2 Indeling van schildkliernoduli.

goedaardig	96%

– focale thyreoïditis
– multinodulair struma
– cyste in schildklier, bijschildklier of ductus thyroglossus
– rest met hyperplasie na therapeutische dosis I-131
– adenoom
– folliculair
– colloïd of macrofolliculair
  • foetaal
  • embryonaal
  • hürthle-celadenoom
– zeldzaam
– teratoom
  • lipoom
  • hemangioom	

kwaadaardig (met relatieve frequentie)	4%
– papillair schildkliercarcinoom (incl. gemengde pap/foll)	75%
– folliculair schildkliercarcinoom	16%
– medullair schildkliercarcinoom	5%
– ongedifferentieerd of anaplastisch schildkliercarcinoom (*primair* of *secundair* door progressie uit papillair, folliculair of medullair carcinoom)	3%
– zeldzaam: maligne lymfoom (soms secundair bij ziekte van Hashimoto)	1%
– plaveiselcelcarcinoom, sarcoom	0,5-2%

Diagnostiek

De solitaire of enkelvoudige schildkliernodus is een klinische entiteit. Er wordt bij lichamelijk onderzoek van een schildkliernodus gesproken als er een palpabele afwijking in de schildklier is, meestal met een diameter van 1,5 cm of groter. Het doel van de diagnostiek van schildkliernoduli is het uitsluiten van maligniteit. Bij iedere patiënt met een schildkliernodus dient de serum-TSH-concentratie te worden bepaald. Een verlaagd TSH past bij hyperthyreoïdie en zal in de meeste gevallen wijzen op een toxisch adenoom en verwijzing voor verdere diagnostiek en eventuele behandeling met I-131 is dan aangewezen.

Indien de TSH-concentratie normaal is, wordt fine needle aspiration (FNA, dunnenaaldbiopsie) aangeraden als eerste test (fig. 29.2).

De FNA neemt daarmee een centrale plaats in bij de diagnostiek van palpabele schildklierafwijkingen. De opbrengst van de FNA wordt verhoogd indien deze op geleide van echografie plaatsvindt. Verschillende morfologische criteria zijn beschreven die bij echografisch onderzoek kunnen helpen bij de differentiatie tussen een benigne en maligne nodus. Zo zijn verminderde dichtheid, microcalcificaties, centrale vascularisatie en onregelmatige begrenzing kenmerken van maligniteit. Er is echter nog geen goed criterium waarmee dat onderscheid betrouwbaar kan worden gemaakt. De meeste richtlijnen adviseren tot nu toe om echo alleen te gebruiken ter ondersteuning van FNA, niet voor een verder diagnostisch onderscheid naar de aard van de nodus.

Scintigrafie met I-131, technetium of andere isotopen is te weinig discriminerend voor de diagnostiek van schildkliercarcinoom en wordt vooralsnog niet aanbevolen. Ook het routinematig bepalen van een calcitoninespiegel bij patiënten met een solitaire schildkliernodus wordt niet geadviseerd. Bij een ongewoon cytologisch beeld kan de calcitoninebepaling wel een toegevoegde waarde hebben; met name bij de bepaling van het chirurgisch beleid, omdat de chirurgische aanpak bij medullair schildkliercarcinoom een specifieke benadering vereist.

Bij FNA zijn verschillende categorieën uitslagen mogelijk:
- Maligne of vrijwel zeker maligne, dit betreft dan meestal een papillair carcinoom. In dit geval wordt een totale thyreoïdectomie geadviseerd.
- Folliculaire proliferatie is een proliferatie van schildklierepitheel waarbij in het preparaat weinig of geen colloïd en andere cellen aanwezig zijn. Bij deze uitslag is niet te differentiëren tussen folliculair adenoom en folliculair carcinoom. Een diagnostische hemithyreoïdectomie is aangewezen.
- Benigne, dit betreft euthyreoïd multinodulair struma.
- Niet beoordeelbaar, bij afwezigheid van voldoende schildklierepitheel. De punctie dient te worden herhaald.
- Niet diagnostisch betekent dat er een ongewoon celbeeld is. In dit geval wordt geadviseerd een calcitoninebepaling te doen.

Het grote probleem bij de categorie 'folliculaire proliferatie' is dat het niet mogelijk is te differentiëren tussen folliculair adenoom en carcinoom. De meeste patiënten met deze classificatie zullen een diagnostische hemithyreoïdectomie ondergaan, die in het merendeel van de gevallen de diagnose folliculair adenoom oplevert. Moleculairbiologisch onderzoek heeft tot veel nieuwe kandidaat-biomarkers geleid die de diagnostiek kunnen verbeteren en dus het aantal operaties kunnen verminderen. Dit heeft echter nog niet tot klinisch toepasbare protocollen geleid.

Schildklierincidentalomen

Bij echografie van de hals worden vaak bij toeval noduli aangetroffen. Bij deze incidentalomen wordt geadviseerd terughoudend te zijn met diagnostiek vanwege de lage incidentie van klinisch schildkliercarcinoom en de goede prognose van schildkliercarcinoom. Er is geen bewijs dat punctie en chirurgische interventie bij deze door toeval gevonden niet-palpabele schildklierlaesies gezondheidswinst opleveren. In Amerikaanse en Europese richtlijnen wordt geadviseerd alleen onderzoek te verrichten bij nodi > 1 cm of bij echografisch verdachte laesies van < 1 cm.

29.2.1 GOEDAARDIGE TUMOREN

Euthyreoot (niet-toxisch) diffuus struma

Een diffuse vergroting van de schildklier is multifactorieel bepaald en kan een gevolg zijn van genetische of omgevingsfactoren. Voorbeelden zijn congenitale defecten in enzymen betrokken bij de synthese van schildklierhormoon, TSH-stimulatie, jodiumdeficiëntie, strumastimulerende stoffen in het dieet, een ontsteking in de schildklier of een neoplasma. Behandeling van een euthy-

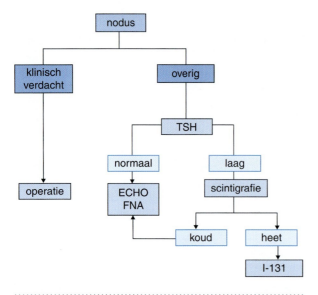

Figuur 29.2 Beslisboom bij de diagnostiek van een schildkliernodus.

reoot (niet-toxisch) diffuus struma dient plaats te vinden wanneer er mechanische bezwaren bestaan. De behandeling kan bestaan uit radioactief jodium, hetgeen een verkleining van ongeveer 50% in één jaar geeft, of operatie. Wanneer tegen de achtergrond van een euthyreoot (niet-toxisch) diffuus struma plotseling snelle groei optreedt of een dominante nodus ontstaat, dient (opnieuw) diagnostiek plaats te vinden om een carcinoom uit te sluiten.

Folliculair adenoom

Een folliculair schildklieradenoom is een in gedrag goedaardige haard met folliculaire kenmerken en een fibreus kapsel. Wanneer er een hyperthyreoïdie bestaat (gesupprimeerd TSH), is er sprake van een toxisch adenoom. Toxische adenomen kunnen ook ontstaan in een multinodulair struma. Bij moleculair-biochemisch onderzoek worden bij meer dan de helft van de autonome, toxische noduli activerende puntmutaties in de TSH-receptor aangetroffen. Het gevolg is voortdurende activatie van de receptor, ook zonder TSH-stimulatie. De diagnose (euthyreoïd) folliculair adenoom kan alleen na operatie worden gesteld. Bij een toxisch adenoom is behandeling met radioactief jodium aangewezen.

29.2.2 SCHILDKLIERCARCINOOM

Gedifferentieerd papillair en folliculair carcinoom

Papillair en folliculair schildkliercarcinoom in een verhouding van 4 : 1 vormen samen zo'n 80-90% van alle schildkliercarcinomen. Door de specifieke tumorkarakteristieken – zoals het jodiumopnemend vermogen en de productie van thyreoglobuline – vormen zij wat de behandeling betreft en de follow-up een aparte groep, vaak aangeduid als gedifferentieerd epitheliaal of non-medullair schildkliercarcinoom. Het medullair schildkliercarcinoom wordt elders besproken. Familiair non-medullair schildkliercarcinoom kan voorkomen bij familiaire adenomateuze polyposis coli (chromosoom 5q21), het syndroom van Gardner en het syndroom van Cowden (chromosoom 10q23), en bovendien in families zonder andere bijkomende tumoren.

Bij gedifferentieerd papillair en folliculair carcinoom vindt *stadiëring* plaats op grond van de grootte van de tumor, kapseldoorgroei/vaso-invasiviteit, de aanwezigheid van lokale lymfekliermetastasen, metastasen op afstand. In de nationale richtlijnen wordt de pTNM-indeling (pathologie tumor-node-metastasis) en die van de American Joint Committee on Cancer als standaard gehanteerd. Er is veel kritiek op de zesde editie van de TNM-classificatie, omdat die geen recht zou doen aan een aantal bij de behandeling van schildkliercarcinoom gehanteerde classificaties. Zo is in de zesde editie de cesuur van stadium T1 en T2 van 1 cm verlaten (tabel 29.3).

Papillair schildkliercarcinoom (PTC) Het papillair schildkliercarcinoom (PTC) is de meest voorkomende vorm (75% inclusief de gemengde papillair-folliculaire vorm) en heeft de beste prognose van alle vormen van schildkliercarcinoom. Het metastaseert meestal lymfogeen. De prognose van PTC is zeer gunstig en afhankelijk van leeftijd en stadium. Indien de tumor voor het 45e levensjaar wordt ontdekt en stadium I heeft, is de overleving bij adequate behandeling na twintig jaar 99%. In verder gevorderde stadia overlijdt slechts 15% aan de gevolgen van de tumor en meestal pas na vele jaren. De aanwezigheid van lymfekliermetastasen beïnvloedt de prognose nauwelijks. Metastasering geschiedt meestal alleen locoregionaal, soms naar de longen.

Tabel 29.3	Stadiëring van schildkliercarcinoom.
papillair en folliculair schildkliercarcinoom	
stadium I	alle patiënten < 45 jaar ongeacht de diameter van de primaire tumor en eventuele lymfekliermetastasen, tenzij metastasen op afstand oudere patiënten ≥ 45 jaar en tumor met een diameter ≤ 1 cm, geen lymfekliermetastasen ($T_1N_0M_0$)
stadium II	patiënten < 45 jaar en met metastasen op afstand patiënten ≥ 45 jaar en tumor met een diameter 1,1-4,0 cm of > 4 cm, maar beperkt tot de schildklier
stadium III	doorgroei door schildklierkapsel (extrathyroïd-invasief) met regionale lymfekliermetastasen (patiënten ≥ 45 jaar)
stadium IV	metastasen op afstand (patiënten ≥ 45 jaar)
medullair schildkliercarcinoom	
stadium I	microcarcinoom ≤ 1 cm en beperkt tot de schildklier
stadium II	tumor > 1 cm en lokale invasieve ingroei buiten de schildklier
stadium III	regionale lymfenoduli positief
stadium IV	metastasen op afstand
anaplastisch schildkliercarcinoom	
ongeacht leeftijd of uitbreiding altijd stadium IV	

Pathogenese De afgelopen jaren is veel bekend geworden over de moleculaire pathogenese van PTC. In vrijwel alle tumoren zijn genetische veranderingen in de RET-RAS-RAF-signaal-transductieroute aanwezig. Deze veranderingen leiden alle tot activatie van de celcyclus en tot proliferatie. Gesuggereerd is dat de aanwezigheid van activerende b-RAF-mutaties tot een slechtere prognose leidt. Ioniserende straling kan een van de mechanismen zijn die tot chromosoombreuk en -herschikking leiden en daardoor tot translocaties in RET. In Tsjernobyl is ioniserende straling op de kinderleeftijd voor het ontstaan van papillair schildkliercarcinoom verantwoordelijk geweest. Een bijzondere vorm van PTC is de zogeheten folliculaire variant waarbij er een omkapselde tumor is, maar waarbij de cellen een typisch kernpatroon hebben zoals dat bij PTC wordt gezien.

Folliculair schildkliercarcinoom Folliculair schildkliercarcinoom komt minder vaak voor dan papillair carcinoom: de relatieve frequentie is ongeveer 16%. De diagnostiek

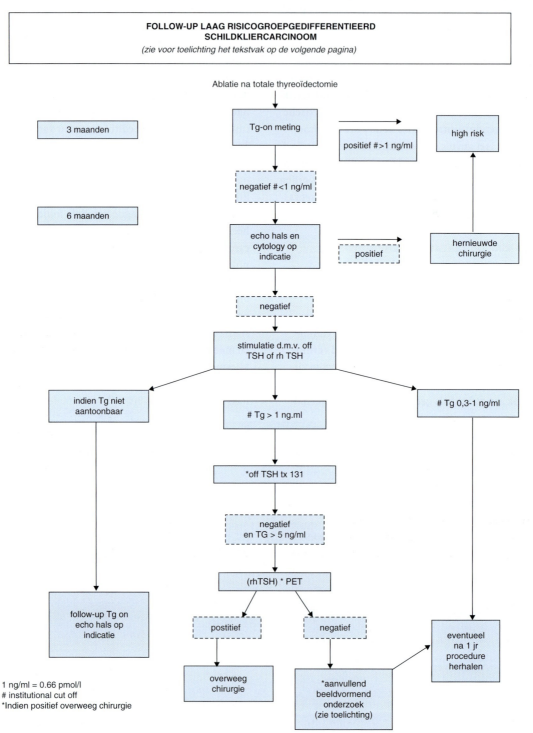

Figuur 29.3 Follow-up laagrisicogroep met gedifferentieerd schildkliercarcinoom.

geschiedt momenteel nog via de conventionele histologie: wanneer het tumorkapsel wordt doorbroken, is er sprake van een carcinoom. De differentiatie met een adenoom en andere folliculaire laesies, zoals een folliculaire variant van een papillair schildkliercarcinoom kan soms bijzonder moeilijk zijn. In de toekomst zal moleculaire diagnostiek hierin hopelijk verbetering brengen. Het FTC metastaseert meestal hematogeen naar longen en botten. De prognose is goed als chirurgische behandeling tijdig kan worden uitgevoerd.

Het hürthle-celcarcinoom is een variant van folliculair of papillair carcinoom. Bij pathologisch onderzoek worden cellen met veel mitochondriën in het cytoplasma gezien. Het verschil met folliculair of papillair carcinoom is dat een hürthle-celcarcinoom vaak geen jodium opneemt en daarom niet met radioactief jodium (I-131) kan worden behandeld.

Pathogenese De pathogenese van FTC is complex en heterogeen. Verlies van heterozygotie (LOH) van diverse loci is vastgeld. Recent werd in FTC een herschikking van PPAR-gamma en de transcriptiefactor PAX8 gevonden. Later werd deze afwijking echter ook in folliculaire adenomen gevonden.

Therapie van papillair en folliculair schildkliercarcinoom Operatieve behandeling
De primaire behandeling van schildkliercarcinoom is chirurgisch en betekent meestal totale thyreoïdectomie. Als bij een papillair schildkliercarcinoom de primaire haard klein is (< 1 cm) en tot één lob beperkt lijkt (pT-1N0M0), wordt een hemithyreoïdectomie verricht. Als er bij pathologisch onderzoek multifocale groei blijkt te zijn, verdient het aanbeveling om alsnog de andere lob te verwijderen. Bij een folliculair carcinoom is altijd totale thyreoïdectomie nodig.
Voorafgaande aan de operatie dient een echo van de hals te worden gemaakt. Bij aanwezigheid van positieve lymfeklieren in de hals wordt een gemodificeerd radicale halsdissectie aan de aangedane zijde geadviseerd. Omdat er vrijwel altijd, ook bij een in opzet totale thyreoïdectomie, restschildklierweefsel in de hals aanwezig is, wordt bij een papillair of een folliculair carcinoom een ablatiebehandeling met ^{131}I gegeven.

Tabel 29.4	Follow-up laagrisico-groep met gedifferentieerd schildkliercarcinoom.
folliculair carcinoom of papillair schildkliercarcinoom pT1-2N0M0 (met uitzondering van 'tall cell'-variant, 'columnar cell'-variant, diffuus scleroserende variant)	
na 6 maanden follow-up: Tg lager dan institutioneel gedefinieerde grenswaarde onder TSH-suppressieve thyroxinesubstitutie en na TSH-stimulatie geen afwijkingen bij echografie van de hals ontbreken van Tg-antistoffen	

Ablatietherapie met ^{131}I ^{131}I-ablatietherapie vernietigt eventueel achtergebleven carcinoomcellen, waardoor de kans op recidief mogelijk afneemt, hoewel hierover geen consensus bestaat. Bovendien wordt door deze therapie het achtergebleven normale schildklierweefsel vernietigd. Hierdoor zal de specificiteit van de bepaling van de tumormarker thyreoglobuline ter detectie van achtergebleven of recidiefcarcinoom toenemen. Ten slotte maakt een hoge ablatiedosis total body-scintigrafie mogelijk, waarmee metastasen kunnen worden opgespoord.

Postoperatief en voorafgaande aan de ablatiedosis wordt vier tot zes weken geen levothyroxine suppletiemedicatie gegeven en een week voor de behandeling volgt de patiënt een jodiumarm dieet. Om het 'stunning-effect' te vermijden wordt er bij voorkeur vooraf geen diagnostisch scintigram met ^{131}I vervaardigd. Dit wil zeggen dat de diagnostische dosis de opname van de therapeutische dosis vermindert. Voorbereiding van ablatie kan ook plaatsvinden met recombinant humaan TSH (rhTSH). Dit is aantrekkelijk, omdat daarmee de periode van hypothyreoïdie kan worden vermeden.

De patiënten krijgen een dosis ^{131}I waarvan de hoogte afhankelijk is van het tumorstadium. Bij extrathyreoïdale tumorgroei wordt meestal een hogere activiteit geadviseerd.

Follow-up In de follow-up schema's wordt onderscheid gemaakt naar laag- en hoogrisico patiënten (tabel 29.4 en fig. 29.3). Na de ablatiebehandeling wordt een total bodyscintigram vervaardigd. Indien hierop geen metastasen zichtbaar zijn, wordt de groep met een laag risico gevolgd door middel van het volgende protocol. Het eerste onderzoek in de follow-up is een echo van de hals, omdat is aangetoond dat de gevoeligheid van echo voor lokaal recidief of lymfekliermetastasen hoger is dan onderzoek naar tumormarkers. Wanneer bij echo een afwijking wordt gevonden, dient daaruit te worden gepuncteerd en bij aanwezigheid van tumor dient een operatie te worden overwogen.

Centraal in de follow-up staat de bepaling van serumthyroglobuline (Tg-)spiegels. Het blijkt dat TSH-gestimuleerde Tg-spiegels een hoge diagnostische waarde hebben. Gekozen kan worden tussen endogeen gestimuleerde Tg-spiegels (na staken van schildklierhormoon) en rhTSH-gestimuleerde Tg-waarden. De grenswaarden van Tg-spiegels voor het verrichten van verdere diagnostiek zijn gebaseerd op 'expert opinion' en worden meestal gesteld op 1 of 2 ng/ml. De aanwezigheid van antilichamen tegen Tg in het serum verstoort de interpretatie van de Tg-spiegel. De aanwezigheid van antilichamen dient dan ook regelmatig te worden vastgesteld. Eventueel kan de met TSH gestimuleerde Tg-meting worden gecombineerd met toediening van ^{131}I en een diagnostisch scintigram, maar de sensitiviteit van een diagnostisch scintigram voor recidief of metastasen is zo beperkt dat dit niet meer wordt geadviseerd. Curatie wordt gedefinieerd als de afwezigheid van afwijkingen bij echo, een Tg-waarde na TSH-stimulatie beneden de grenswaarde en de afwezigheid van andere (klinische) verschijnselen van tumor.

Wanneer het Tg tijdens de thyroxinebehandeling meetbaar wordt of tijdens TSH-stimulatie boven een lokaal bepaalde grenswaarde komt, wordt bij afwezigheid van een duidelijke tumorlokalisatie geadviseerd om een hoge activiteit ^{131}I toe te dienen. Op een posttherapeutisch scintigram kan dan soms de aanwezigheid van jodide opnemende metastasen of een lokale tumor worden vastgesteld.

Hoogrisico patiënten Literatuur omtrent de juiste follow-up van patiënten die niet tot de laagrisico groep behoren, ontbreekt. Voor deze patiënten is een frequente controle noodzakelijk, waarbij gebruik kan worden gemaakt van de Tg-bepalingen tijdens TSH-stimulatie en afbeeldend onderzoek.

TSH-suppressie Bij hoogrisicopatiënten dient substitutiemedicatie met thyroxine te worden toegediend in een dosis die de TSH-spiegel voldoende supprimeert ($\leq$ 0,1 mE/l). Hiermee wordt een essentiële groeifactor voor papillair of folliculair schildkliercarcinoom onderdrukt. Vanwege de nadelen van langdurige TSH-suppressie (boezemfibrilleren, osteoporose) en het feit dat bij laagrisicopatiënten geen voordeel op overleving is aangetoond, wordt geadviseerd bij deze patiënten na curatie normale TSH-waarden na te streven, die liggen in de onderste regio van het normale referentiebereik (0,5-1 mE/l).

Recidief Ondanks de goede prognose van het gedifferentieerd schildkliercarcinoom zal ongeveer 15-35% een locoregionaal recidief ontwikkelen of metastasen op afstand krijgen. Een grotere kans op een locoregionaal recidief is aanwezig bij mannelijke patiënten, bij aanwezigheid van een hoger initieel tumorstadium, multifocaliteit of tumoringroei in omliggende structuren en bij lymfekliermetastasen met kapseldoorbraak. Circa 50% van de recidieven wordt ontdekt in de eerste twee jaar, maar zelfs na meer dan tien jaar kan het eerste recidief optreden.

Lokale pathologische lymfklieren dienen bij voorkeur chirurgisch te worden verwijderd. Bij lymfklieren > 1 cm heeft een gemodificeerd radicale halsdissectie gevolgd door ^{131}I de voorkeur. De plaats van uitwendige bestraling van de hals is gereserveerd voor patiënten bij wie geen radicale operatie mogelijk is en bij wie de tumorresten geen ^{131}I opnemen.

Metastasen van het gedifferentieerd schildkliercarcinoom nemen soms radioactief jodium op. Het vermogen om ^{131}I op te nemen is een belangrijke prognostische factor. De tienjaarsoverleving bij patiënten met jodiumopnemende metastasen bedraagt circa 54%, terwijl deze slechts 9% is bij patiënten met metastasen die geen ^{131}I opnemen. De behandeling van longmetastasen met ^{131}I is het meest effectief bij zogeheten micronodulaire metastasen, dat wil zeggen longmetastasen die zo klein zijn dat ze nog niet op een gewone thoraxfoto zichtbaar zijn. De tienjaarsoverleving bij micronodulaire metastasen bedraagt zelfs 95%. Voor behandeling met ^{131}I is het tijdsinterval doorgaans vier tot zes maanden. Bij persisterende tumoropname blijkt behandeling met ^{131}I zinvol, omdat zo meestal langdurige palliatie wordt verkregen. Bij sterke progressie onder ^{131}I-behandeling of bij afwezigheid van ^{131}I-opname op een posttherapeutisch scintigram moet van verdere ^{131}I-therapie worden afgezien. Behandeling met ^{131}I is relatief veilig, maar er is mogelijk wel een licht verhoogd risico op tweede primaire tumoren (solide tumoren en leukemie). Men dient de noodzaak van de behandeling dan ook steeds opnieuw af te wegen tegen dit risico.

Bij een aantoonbare thyreoglobulinespiegel en een negatief ^{131}I-scintigram is nadere beeldvormende diagnostiek gewenst (echo hals, CT-scan, MRI en nucleair-geneeskundig onderzoek). Daarnaast kan door TSH-gestimuleerd FDG-PET- (18-F-fluorodeoxyglucose-positronemissietomografie) onderzoek soms een tumorlokalisatie worden aangetoond.

Behandeling met conventionele chemotherapie is bij gedifferentieerd schildkliercarcinoom niet zinvol gebleken.

Experimentele diagnostiek en behandelingen Een diagnostisch scintigram met In-111-octreotide kan informatie geven over metastasen die geen jodium opnemen maar wel somatostatineanaloga. Dit betreft nogal eens hürthle-celcarcinomen. Dit kan belangrijke therapeutische consequenties hebben, omdat in geval van opname van octreotide in de tumor behandeling met een therapeutisch gelabeld radiofarmacon mogelijk is.

De ontdekking van de moleculaire pathogenese van schildkliercarcinoom alsmede de ontwikkeling van nieuwe moleculen die vaak op zeer specifieke wijze ingrijpen in geactiveerde signaal-transductieketens is een belangrijke ontwikkeling. Veelbelovende resultaten zijn gezien bij behandeling van patiënten met progressief schildkliercarcinoom met zogeheten 'multiple target'-tyrosinekinaseremmers zoals motesanib en sorafenib. Verwacht mag worden dat deze ontwikkelingen perspectieven zullen bieden voor de behandeling van gemetastaseerd schildkliercarcinoom, waarbij I-131-therapie niet meer mogelijk is.

Anaplastisch schildkliercarcinoom

Het anaplastisch schildkliercarcinoom wordt onderscheiden in het kleincellig, grootcellig en spoelcellig (fusiform) carcinoom. Het carcinoom manifesteert zich door plotseling snelle groei, het optreden van mechanische bezwaren (gevoel van druk en slikklachten) en stembandparalyse. Wat betreft de pathogenese wordt aangenomen dat het ontstaat uit papillaire dan wel folliculaire carcinomen, waarin vaak p53-mutaties worden aangetroffen. Verlies van het p53-tumorsuppressorgen kan dus progressie van folliculair of papillair carcinoom naar anaplastisch carcinoom veroorzaken.

De tumoren zijn sterk gedifferentieerd en nemen geen jodium op. De overlevingsduur is slechts 3-36 maanden. Deze carcinomen zijn resistent tegen vrijwel alle vormen van therapie.

Medullair schildkliercarcinoom

Medullair schildkliercarcinoom is zeldzaam en betreft ongeveer 3-10% van alle schildkliermaligniteiten. Deze vorm van schildklierkanker gaat uit van de parafolliculaire (C-) cellen en daarom is calcitonine een gevoelige tumormarker.

Medullair schildkliercarcinoom kan sporadisch en familiair voorkomen. De sporadische vorm is het meest frequent en betreft ongeveer 75% van de patiënten bij initiële presentatie. Bij de overige 25% betreft het de erfelijke tumorsyndromen MEN 2A, MEN 2B en het familiaire medullaire schildkliercarcinoom.

Pathogenese Door middel van koppelingsonderzoek bij families met het MEN-2-syndroom is het ziektegen ontdekt. Mutaties in het RET-proto-oncogen op chromosoom 10 zijn verantwoordelijk voor het ontstaan van erfelijk medullair schildkliercarcinoom. De ontdekking van het RET-proto-oncogen heeft veel inzicht gegeven in het ontstaan van deze tumor en ook de diagnostiek en behandeling verbeterd. Het RET-gen codeert voor een transmembraanreceptor (tyrosinekinasereceptor) die betrokken is bij activering van intracellulaire routes die weer betrokken zijn bij de celgroei. Activerende mutaties in dit gen leiden tot multifocale C-celhyperplasie, ofwel het voorstadium van erfelijk medullair schildkliercarcinoom, en vervolgens tot medullair schildkliercarcinoom. De plaats van de mutatie is bepalend voor de progressie van medullair schildkliercarcinoom en deze is duidelijk gerelateerd aan de leeftijd. Deze genotype-fenotype-correlatie heeft geleid tot aanbevelingen voor de leeftijd waarop een totale thyreoïdectomie moet worden verricht.

Sporadisch medullair schildkliercarcinoom ontstaat *de novo* en soms als gevolg van één of meer somatische mutaties van het RET-proto-oncogen in een parafolliculaire cel. Deze worden bij ongeveer 40% van de patiënten gevonden. Bij de resterende 60% van de patiënten is er sprake van nog niet opgehelderde moleculaire mechanismen.

Gezien de vergaande consequenties voor diagnostiek en behandeling wordt tegenwoordig geadviseerd bij alle patiënten met een schijnbaar sporadisch medullair schildkliercarcinoom, ongeacht de leeftijd, genetische analyse van de tumor te verrichten. Als er een RET-mutatie aanwezig is, kan kiembaanonderzoek worden verricht.

Symptomatologie De meeste patiënten met een sporadisch medullair schildkliercarcinoom presenteren zich tussen het 40e en 50e levensjaar met een schildkliernodus of een lymfadenopathie. Wanneer er sprake is van uitgebreide ziekte kan ook diarree als gevolg van de hoge calcitoninespiegels een presenterend symptoom zijn.

Diagnostiek Dunnenaaldbiopsie kan de diagnose bevestigen, waarbij ook gebruikgemaakt kan worden van de serumcalcitoninebepaling. De rol van het routinematig bepalen van calcitonine bij patiënten met een schildkliernodus is omstreden, gezien het aantal fout-positieven (door nierinsufficiëntie of hashimoto-thyreoïditis). Bij naaste familieleden van patiënten bekend met een erfelijk medullair schildkliercarcinoom werd, voordat kiembaanonderzoek op RET-mutaties mogelijk was, een pentagastrine of calciumstimulatietest verricht om het moment van de thyreoïdectomie te bepalen. Nu de kiembaanmutatie kan worden vastgesteld en het fenotype ook duidelijk is, kan op basis van de mutatie een advies worden gegeven over de voorkeursleeftijd waarop een totale thyreoïdectomie dient te hebben plaatsgevonden.

Therapie De enige curatieve behandeling voor medullair schildkliercarcinoom is chirurgie. Naast een totale thyreoïdectomie dient in ieder geval een centrale compartimentdissectie plaats te vinden. De uitgebreidheid van de lymfeklierdissectie is nog een punt van discussie. Bij de profylactische chirurgie bij een drager van het ziektegen met een bekende kiembaanmutatie is deze afhankelijk van de leeftijd en de specifieke mutatie.

Bij patiënten met een waarschijnlijk sporadisch medullair schildkliercarcinoom dient, als er nog geen kiembaanmutatieonderzoek is verricht, preoperatief een feochromocytoom te worden uitgesloten.

Follow-up Patiënten die postoperatief een normaal basaal en gestimuleerd calcitonine hebben, kunnen als gecureerd worden beschouwd. Bij ongeveer 5% van deze patiënten wordt het calcitonine later weer aantoonbaar, wat wijst op tumorrecidief.

Als er sprake is van een persisterend verhoogd calcitonine ook na initiële chirurgie, dan is het vaak moeilijk de bron van dit calcitonine te vinden. Indien anatomische beeldvorming met MRI en CT geen uitsluitsel oplevert, kan men nog met functioneel onderzoek zoals met radionucliden (^{99}mTc-(V)-DMSA, ^{111}In-octreotide, 18F-DOPA of 18FDG-PET) trachten de locatie op te sporen. Afhankelijk van de uitgebreidheid van de initiële lymfeklierdissectie kan heroperatie van de hals worden overwogen. Deze mag alleen door een op dit gebied ervaren chirurg worden uitgevoerd.

Bij een progressief medullair schildkliercarcinoom zijn er meestal additionele mutaties ontstaan en deze bepalen de levensverwachting. Is er sprake van uitgebreid gemetastaseerde ziekte dan zijn de verdere behandelopties vooral palliatief. Radiotherapie kan worden toegepast voor lokale tumorcontrole in de hals of bij botmetastasen, maar straling kan desastreuze gevolgen hebben. De waarde van radioactief-gelabeld MIBG of somatostatineanaloga is eveneens beperkt. Ook chemotherapie heeft geen duidelijk effect op de overleving. De toepassing van de nieuwe tyrosinekinaseremmers vindt nu vooral in studieverband plaats en de resultaten zijn veelbelovend. Waarschijnlijk zal naast de remming van het tyrosinekinase de remming van de angiogenese bijdragen aan de effectiviteit van de behandeling.

Schildkliermetastasen vanuit externe tumoren

Van een aantal kwaadaardige tumoren is bekend dat ze naar de schildklier kunnen uitzaaien. Zo kan men metastasen vinden vanuit een melanoom, longcarcinoom, mammacarcinoom of niercelcarcinoom. Ook vanuit een sarcoom of een maligne lymfoom zijn uitzaaiingen naar de schildklier mogelijk.

Kernpunten

- Het belangrijkste diagnostisch onderzoek bij schildkliernodi is een cytologische punctie.
- Met uitzondering van kleine (< 1 cm) intrathyreoïdale papillaire schildkliercarcinomen, vindt bij alle schildkliertumoren een totale thyreoïdectomie plaats.
- Ablatie met radioactief jodium dient bij alle niet-laagrisico patiënten plaats te vinden.
- In de folow-up dient bij alle patiënten ten minste eenmaal een TSH-gestimuleerde thyroglobulinebepaling plaats te vinden.
- Bij medullair schildkliercarcinoom dient genetisch onderzoek van de tumor en, indien aanleiding bestaat, naar kiembaanmutaties plaats te vinden, en moet preoperatief een feochromocytoom uitgesloten worden.
- Bij medullair schildkliercarcinoom dient bij de initiële operatie een centrale halsklierdissectie plaats te vinden.

Literatuur

Alexander EK, Hurwitz S, Heering JP, Benson CB et al. Natural history of benign solid and cystic thyroid nodules. Ann Intern Med 2003;138:315-8.
CBO-richtlijn Gedifferentieerd schildkliercarcinoom (www.oncoline.nl).
Cooper DS, Doherty GM, Haugen BR, Kloos RT, Lee SL, Mandel SJ, Mazzaferri EL, McIver B, Sherman SI, Tuttle RM. Management guidelines for patients with thyroid nodules and differentiated thyroid cancer. Thyroid 2006;16:109-42.
Kloos RT, Eng Ch, Evans DB, Francis GL, Gagel RF, Gharib H, Moley JF, Pacini F, Ringel MD, Schlumberger M, Wells Jr SA. Medullary thyroid cancer: Management guidelines of the American Thyroid Association The American Thyroid Association Guidelines Task Force. Thyroid 2009;19:565-612.
Pacini F, Schlumberger M, Dralle H, Elisei R, Smit JW, Wiersinga W. European consensus for the management of patients with differentiated thyroid carcinoma of the follicular epithelium. Eur J Endocrinol 2006;154:787-803.
Sherman SI, Wirth LJ, Droz JP, Hofmann M, Bastholt L, Martins RG, Licitra L, Eschenberg MJ, Sun YN, Juan T, Stepan DE, Schlumberger MJ. Motesanib diphosphate in progressive differentiated thyroid cancer. N Engl J Med 2008;359:31-42.
Shibru D, Chung KW, Kebebew E. Recent developments in the clinical application of thyroid cancer biomarkers. Review Curr Opin Oncol. 2008 Jan;20(1):13-8.
Sobin LH, Wittekind C. TNM classification of malignant tumors. 6th ed. New York: Wiley-Liss, 2002:52-6.

29.3 Bijschildkliertumoren en hypercalciëmie bij kanker

29.3.1 HYPERPARATHYREOÏDIE

Primaire hyperparathyreoïdie wordt gedefinieerd als een toestand waarin hypercalciëmie bestaat die het gevolg is van overmatige secretie van parathyreoïdaal hormoon (PTH).

De incidentie is 20 per 100.000 personen per jaar. Hyperparathyreoïdie komt ongeveer twee- tot driemaal vaker bij vrouwen dan bij mannen voor. De prevalentie is ongeveer 21 per 1000 bij vrouwen van 55 tot 60 jaar en ongeveer 3 per 1000 in de gehele populatie.

Pathogenese

Exogene oorzaken van hyperparathyreoïdie kunnen zijn: vitamine D-deficiëntie (tertiaire vorm bij nierinsufficiëntie waardoor minder $1,25(OH)_2$ vitamine D, waardoor minder calciumresorptie in de darm en minder remming van de bijschildklieren), na bestraling van de hals, en bij diabetes mellitus type 2.

Hyperparathyreoïdie is een heterogene aandoening. Ongeveer 15% van de gevallen komt familiair en multipel voor. Voorbeelden hiervan zijn hyperparathyreoïdie bij het multipele endocriene neoplasiesyndroom type 1 (het MEN-1-gen ligt op chromosoom 11q13), bij het MEN-2-syndroom (het RET-gen ligt op de lange arm van chromosoom 10, vlak bij het centromeer) en geïsoleerde familiaire hyperparathyreoïdie, soms in combinatie met kaaktumoren en niercelcarcinomen (HPT-JT-(jaw tumours) syndroom). Door middel van koppelingsonderzoek is aangetoond dat de aanleg hiervoor op chromosoom 1 (1q25-23) ligt. Inmiddels is het gen (HRPT2) gelokaliseerd en het product kreeg de naam parafibromine. Waarschijnlijk functioneert het gen als een tumorsuppressorgen.

Ongeveer 85% van de gevallen komt sporadisch en solitair voor. Bij ongeveer 30% van de sporadische tumoren komt verlies van heterozygotie (LOH) voor van chromosoom 11q13, bij 25% wordt een MEN-1-mutatie gevonden. Bij 40% wordt LOH gevonden van chromosoom 1p32 en bij 4% inversie op chromosoom 11q (het PRAD-I-gen (cycline-D coderende gen) komt onder controle van de promotor van het PTH-gen). Bij 1-4% is er een afwijking in het HRPT2-gen. Ongeveer 1-2% van alle bijschildkliertumoren betreft een bijschildkliercarcinoom.

Recent onderzoek heeft aangetoond dat een mutatie in het bèta-cateninegen (exon 3: S37A) stapeling van bèta-catenine geeft en verantwoordelijk is voor zowel carcinoïd van de maag als bijschildklieradenomen.

Symptomatologie

Het belangrijkste symptoom is vermoeidheid. Verder komen voor klachten van nierstenen, buikpijn, pijn in de botten, dorst en polyurie, en psychische klachten zoals depressiviteit (tabel 29.5). Ofschoon veel patiënten geen duidelijke klachten hebben, kan men stellen dat asymptomatische primaire hyperparathyreoïdie bijna nooit echt asymptomatisch is.

Diagnostiek

Bij hypercalciëmie bestaat er een uitgebreide differentiaaldiagnostiek (tabel 29.6). In het plasma is bij hypercalciëmie meestal zowel het totale als het geïoniseerde calciumgehalte verhoogd. Meestal kan men volstaan met het meten van het totale calcium in relatie tot het plasma-albumine. Hypercalciëmie kan intermitterend zijn. De bepaling van de calciumconcentratie in de 24-uurs urine is zinvol om een onderscheid te maken met familiaire benigne hypocalciurische hypercalciëmie. Daarbij komt een inactiverende mutatie in de calcium-sensingreceptor voor. Bij hyperparathyreoïdie vindt men meestal een hoog-normale tot verhoogde calciumuitscheiding, in tegenstelling tot bij de familiaire benigne hypocalciurische hypercalciëmie.

Bepaling van het parathyreoïd hormoon Met de invoering van de intact-PTH(1-84)-IRMA(immuno-radiometrieassay) en -ICMA (immuno-chemoluminomimetic assay) is de diagnostiek van hyperparathyreoïdie sterk verbeterd. Bij deze gevoelige en specifieke assays worden antilichamen tegen twee verschillende determinanten gebruikt, één tegen het aminoterminale en één tegen het carboxyterminale uiteinde van het eiwit, zodat alleen het intacte, biologisch actieve PTH wordt gemeten. De circulerende PTH-fragmenten, die in de vroegere assays een storende achtergrond gaven, worden niet mee gemeten. Bij hypercalciëmie kan snel worden achterhaald of de bijschildklieren de oorzaak van de hypercalciëmie zijn (hoge intacte-PTH-spiegel of 'inappropriate normal') of dat de oorzaak elders ligt (de intacte-PTH-spiegels worden dan onderdrukt). Het circulerende intacte PTH heeft slechts een halveringstijd van twee tot vier minuten. De splitsing geschiedt op de 33-34- en 36-37-posities en de carboxyterminale fragmenten worden door de nier geklaard.

Om te differentiëren tussen PHP en familiaire benigne hypocalciurische hypercalciëmie is het meten van de calciumexcretie in de 24 uursurine zinvol.

Therapie

Redenen voor operatieve behandeling van primaire hyperparathyreoïdie zijn:
– De patiënt heeft klachten.
– Het plasma totaal Ca is hoger dan 2,8 mmol/l; een calciumspiegel hoger dan 3,00 mmol/l is instabiel, dat wil zeggen dat deze in korte tijd hoger kan worden vooral door bijkomende nierinsufficiëntie.
– De calciumexcretie in de 24 uursurine is hoger dan 10 mmol/24 uur.
– De creatinineklaring is meer dan 30% verminderd ten opzichte van een controlegroep van gelijk geslacht en leeftijd.
– Er is osteoporose.
– De patiënt is jonger dan 50 jaar.

Indien niet wordt geopereerd, dan moet wel twee- tot driemaal per jaar de concentratie van calcium en creatinine in het plasma worden gemeten. Tevens is het zinvol de BMD jaarlijks te meten.

Tabel 29.5	Verschijnselen door hyperparathyreoïdie.
nieren – nierstenen en nierverkalking – veel drinken, plassen – nierfalen	*psychische klachten* – slaapzucht – depressie – geheugenverlies – psychosen, achterdocht – persoonlijkheidsstoornis – neurosen
skelet – botcysten – bruine tumoren – osteoporose – gewrichtsontsteking	*overige klachten* – spierzwakte in bovenarmen en -benen – ontsteking ogen – hoge bloeddruk – jeuk
buikklachten – misselijkheid, braken – obstipatie – maagzweren – pancreatitis	

Tabel 29.6	Oorzaken van hypercalciëmie.
1	*overmatige PTH-secretie* primair tertiair
2	*neoplasie* – 1-α hydroxylase → 1, 25(OH)$_2$-vit D – granulomateuze ziekten – lymfomen – PTH-related protein (PTH-rP) – plaveiselcelcarcinoom long – cytokinen – multipele myelomen – osteoclast activerende factoren – mammacarcinoom – ectopische PTH-excretie (zeer zeldzaam)
3	*variante vormen vitamine D receptor (genetisch activerende mutaties)*
4	*variante vormen Ca++-receptor (genetisch inactiverende mutaties)* – familiaire hypocalciurische hypercalciëmie
5	*medicatieoverdosering* – vitamine D analoga – hydrochlorothiazide (Ca-resorptie nier ↑) – lithium (setpoint receptor) – vitamine A (activatie osteoclast)
6	*rest* – immobilisatie – hoge-bot-turnover (thyreotoxicose) – ziekte van Addison (verhoogde botafbraak en verminderde Ca-excretie door de nier) – excessief Ca in de voeding – melk-alkalisyndroom

De conventionele systematische halsexploratie, waarbij zo mogelijk alle vier de bijschildkliertjes werden opgezocht, was tot voor kort de gouden standaard van de operatieve behandeling van primaire hyperparathyreoïdie. Gelet op het feit dat er in bijna 90% van de gevallen sprake is van slechts één bijschildklieradenoom, heeft een gerichte adenectomie, waarbij – indien mogelijk langs minimaal invasieve weg – alleen het veroorzakende adenoom wordt verwijderd, de aandacht gekregen. Daarvoor is preoperatieve lokalisatie van het adenoom noodzakelijk, waarvoor met name echografie met doppler-faciliteit en spiraal-CT zeer geschikt zijn gebleken. Peroperatieve PTH-bepaling is mogelijk geworden en kan worden gebruikt ter controle van het operatieresultaat.

Aan een vroegtijdige behandeling van hyperparathyreoïdie zijn veel voordelen verbonden: de botdichtheid en nierfunctie gaan niet achteruit, neuropsychiatrische en somatische klachten verdwijnen vroegtijdig, de energiereserves en emotionele en fysieke functies verbeteren, en ten slotte is er een betere levensverwachting omdat er minder kans bestaat op cardiovasculaire ziekten en kanker.

Bij een recidiverende of persisterende hyperparathyreoïdie (hyperplasie of adenoom) is lokalisatie altijd gewenst. Indien geen echo-doppler-apparatuur en ervaring hiermee voorhanden zijn, kan gebruik worden gemaakt van de klassieke lokalisatiemethoden. ^{99m}Tc-sestamibi-scanning, CT en MRI hebben in ervaren handen elk een gevoeligheid van 60-80%. Als deze methoden worden gecombineerd, is de gevoeligheid hoger dan 80%. Invasief onderzoek, zoals angiografie en veneuze sampling, is zelden nodig.

29.3.2 BIJSCHILDKLIERCARCINOOM

Het bijschildkliercarcinoom is zeldzaam en leidt eveneens tot hypercalciëmie. Verdenking op maligniteit moet bestaan bij zeer hoge calciumconcentraties in het plasma (> 3,5 mmol/l), bij een hypercalciëmische crisis en wanneer bij operatie sprake is van een vaste, met de omgeving vergroeide laesie. Bij operatieve behandeling moet gestreefd worden naar lokale radicaliteit, gelet op het ontbreken van andere therapeutische mogelijkheden.

Bisfosfonaten hebben een remmend effect op de botresorptie door binding aan de hydroxyapatietkristallen, waardoor de osteoclastenactiviteit wordt geremd. Tijdens behandeling met pamidronaat of zoledronaat per infuus moet de nierfunctie worden gecontroleerd.

Momenteel is er een calciumreceptoragonist (zogeheten calcimimeticum) beschikbaar, cinacalcet, waardoor de calciumspiegel en het PTH kunnen dalen. Met immunisatie tegen PTH is nog weinig ervaring opgedaan, maar de eerste berichten vermelden een gunstig resultaat.

DNA-analyse van het HPRT-gen in de kiembaan moet worden overwogen bij patiënten met schijnbaar sporadisch bijschildkliercarcinoom.

29.3.3 HYPERCALCIËMIE BIJ KANKER

Hypercalciëmie is het meest frequente paraneoplastische syndroom. Het komt bij ongeveer 5% van alle tumoren voor. Bij ongeveer 10% van de patiënten met uitgebreid carcinoom ontwikkelt zich hypercalciëmie.

De frequentie van de verschillende typen tumoren die voor hypercalciëmie verantwoordelijk kunnen zijn, is weergegeven in tabel 29.7. Plaveiselcelcarcinomen van de long, het hoofd-halsgebied, mammacarcinomen en multipele myelomen veroorzaken meer dan de helft van alle gevallen van hypercalciëmie. Andere maligniteiten zijn het niercel- en ovariumcarcinoom, lymfomen en mesenchymale tumoren.

Het beeld ontwikkelt zich meestal in korte tijd. De symptomen zijn moeheid, mentale verwardheid, misselijkheid, braken en dehydratie. Meestal is de lokalisatie van de maligne tumor bekend of wordt deze snel duidelijk bij het lichamelijk onderzoek of op een thoraxfoto. Op het moment dat hypercalciëmie wordt vastgesteld, zijn er meestal al metastasen aanwezig. Vaak bevindt de maligniteit zich in een vergevorderd stadium en daardoor is de prognose slecht, met een gemiddelde overlevingsduur van vier tot acht weken.

Pathogenese
Paraneoplastische hypercalciëmie wordt veroorzaakt door overmatige botresorptie, meestal ten gevolge van direct van de tumor afkomstige mediatoren. Verschillende mechanismen kunnen voor deze osteolyse verantwoordelijk zijn. Potentieel zijn er vijf factoren.
1. Bij ongeveer 25% van de patiënten met hypercalciëmie die door maligniteiten wordt veroorzaakt, is er activering van het PTHrP-gen. Het gen codeert voor PTH-related protein (PTHrP). Overproductie van dit eiwit is de meest voorkomende oorzaak van hypercalciëmie bij

Tabel 29.7	Tumoren die geassocieerd zijn met hypercalciëmie ten gevolge van ectopische hormoonproductie.
longcarcinoom (plaveiselcelcarcinoom)	25
mammacarcinoom	20
multipel myeloom	10
hoofd-halstumoren	8
niercelcarcinoom	8
oesofaguscarcinoom	6
carcinoom met onbekende primaire haard	5
uterus-/cervixcarcinoom	5
maligne lymfomen	3
restgroep	~10

kanker. Het heeft dezelfde effecten als PTH: botresorptie, hypercalciëmie, verminderde fosfaatreabsorptie in de niertubulus, het calcium- en fosfaatgehalte in de urine zijn verhoogd, de 1,25-[OH]$_2$-vitamine D3-spiegel is meestal normaal, evenals de calciumabsorptie door de darm.

PTH-related protein is evolutionair verwant aan PTH (en ver terug in de evolutie eruit ontstaan door duplicatie van het coderende gen). PTHrP is normaal een autocriene factor die tijdens de embryonale periode celproliferatie en -differentiatie regelt. Het PTHrP heeft een sterk homoloog N-terminaal domein gemeenschappelijk met PTH en bindt aan dezelfde receptor.

In tegenstelling tot het klinische beeld bij primaire hyperparathyreoïdie is het verloop bij paraneoplastische hypercalciëmie progressief, het komt meer bij mannen voor dan bij vrouwen en er zijn klachten van gewichtsverlies, misselijkheid, braken en uitdroging. De PTH-spiegel is onderdrukt.

Plaveiselcelcarcinomen van de long, carcinomen van het hoofd-halsgebied, het mammacarcinoom en het niercelcarcinoom zijn meestal de bron van dit hormoon. De meeste plaveiselcelcarcinomen vertonen expressie van PTHrP. Mutante vormen van het tumorsuppressorgen p53 kunnen voor reactivering van het PTHrP-gen verantwoordelijk zijn. Onvoldoende DNA-methylering kan ook activering van het gen tot gevolg hebben.

2. Ongeveer 50% van de patiënten met maligne lymfomen en granulomateuze ziekten produceert 1,25-[OH]$_2$-vitamine D in de lymfatische cellen of macrofagen. Maligne lymfomen zijn in staat het enzym 1α-hydroxylase te produceren waardoor 25-(OH)-vitamine D in de actieve metaboliet 1,25-(OH)$_2$-vitamine D (calcitriol) wordt omgezet. Lymfomen die hypercalciëmie veroorzaken hebben een verhoogde spiegel van calcitriol in het plasma. De productie van PTH door de bijschildklieren wordt onderdrukt door de hypercalciëmie. Zowel verhoogde absorptie van calcium door de darm als toename van botresorptie draagt bij aan de hypercalciëmie. Overmatige productie van calcitriol stimuleert de botafbraak en kan leiden tot osteoporose, en remt de mineralisatie van het bot en leidt tot botontkalking.

3. Directe invasie van bot door metastasen komt het meest voor. Humorale factoren, zoals prostaglandinen, osteoclast activating factor (OAF) en cytokinen, zijn hiervoor verantwoordelijk. De lokale productie van osteolytische factoren, zoals OAF, transformerende groeifactor (TGF), cytokinen (IL-1, IL-6), tumornecrosefactoren (TNF-ß) en prostaglandine E2 (PGE2), komt voor bij niercel- en longcarcinomen.

Sommige tumoren, zoals multipele myelomen, produceren cytokinen die de osteoclasten sterk kunnen stimuleren. De release van calcium en fosfaat uit het bot veroorzaakt hypercalciëmie en hyperfosfatemie, vooral als de calcium- en fosfaatexcretie door de nier worden bemoeilijkt door tumorgerelateerde nierinsufficiëntie.

4. Sommige tumoren (bijvoorbeeld mammacarcinomen) veroorzaken hypercalciëmie door een combinatie van systemische, humorale en lokale osteolytische processen.

5. Ectopische productie van PTH komt zeer zelden voor. Hypercalciëmie wordt zelden veroorzaakt door ectopische productie van PTH door externe tumoren (soms door thymoom, ovariumcarcinoom).

Bij eilandceltumoren van de pancreas is transactivering van het PTH-gen beschreven.

Hypercalciëmie veroorzaakt een verminderde glomerulaire filtratie en daardoor een verminderde calciumexcretie. Het gevolg daarvan is dat men in een vicieuze cirkel kan belanden.

De behandeling bestaat uit rehydratie en het toedienen van bisfosfonaten en eventueel zalmcalcitonine.

> **Kernpunten**
>
> - De indicatie voor operatie bij hyperparathyreoïdie hangt af van een aantal criteria, waaronder de leeftijd, de aanwezigheid van klachten, de mate van hypercalciëmie en het bestaan van complicaties, zoals osteoporose en nierstenen.
> - Een minimaal invasieve operatie is bij de meeste patiënten met sporadische hyperparathyreoïdie de aangewezen operatieve techniek

Literatuur

Bilezikian JP, Khan AA, Potts JT. Guidelines for the management of asymptomatic primary hyperparathyroidism: Summary statement from the third international workshop. J Clin Endocrinol Metab 2009;94:335-9.

Björklund P, Lindberg D, Akerström G, Westin G. Stabilizing mutation of CTNNB1/beta-catenin and protein accumulation analyzed in a large series of parathyroid tumors of Swedish patients. Mol Cancer 2008;7:53.

Jacobs TP, Bilezikian JP. Clinical review: Rare causes of hypercalcemia. J Clin Endocrinol Metab 2005;90:6316-22.

Khan A, Grey A, Shoback D. Medical management of asymptomatic primary hyperparathyroidism: Proceedings of the third international workshop. J Clin Endocrinol Metab 2009;94:373-81.

Stewart AF. Hypercalcemia associated with cancer. N Engl J Med 2005;352:373-9.

29.4 Bijniertumoren

29.4.1 TUMOREN VAN DE BIJNIERSCHORS

Aldosteron-producerende adenomen; ziekte van Conn

Epidemiologie Primair hyperaldosteronisme komt voor bij ongeveer 10% van alle patiënten met hypertensie. In meer dan de helft van de gevallen is de oorzaak een aldosteronproducerend bijnieradenoom; minder vaak gaat het om bilaterale bijnierhyperplasie. Aldosteronproducerende bijnierschorscarcinomen zijn zeldzaam. Bij patiënten met hypertensie ten gevolge van primair hyperaldosteronisme is de cardiovasculaire morbiditeit verhoogd in vergelijking met patiënten met essentiële hypertensie.

Symptomatologie Primair hyperaldosteronisme wordt klinisch gekenmerkt door hypertensie, veroorzaakt door een toegenomen natriumresorptie. Hypokaliëmie is niet obligaat aanwezig bij primair hyperaldosteronisme: bij minder dan de helft van de patiënten is het kalium verlaagd. Bij patiënten met therapieresistente hypertensie, hypertensie met hypokaliëmie of een bij toeval ontdekte bijniertumor, dient onderzoek naar primair hyperaldosteronisme te worden verricht.

Diagnostiek De plasma-aldosteron-renineratio (ARR) is de bepaling van eerste keuze bij verdenking op primair hyperaldosteronisme, waarbij primair hyperaldosteronisme gekenmerkt wordt door een verhoogde ARR. Diuretica en bètablokkers dienen een maand te zijn gestopt alvorens de ARR te bepalen. In die tijd kan de hypertensie worden gereguleerd met middelen die het aldosteron niet beïnvloeden, zoals verapamil of alfablokkers als doxazosine. Indien niet anders mogelijk kunnen ACE-remmers en angiotensine-II-receptorantagonisten worden gecontinueerd, middelen die het renine verhogen. Een verhoogde ARR is indicatief voor primair hyperaldosteronisme, maar de diagnose dient te worden bevestigd met een confirmatietest. Hiervoor kan een zoutbelastingstest worden gebruikt, waarbij twee liter NaCl 0,9% inloopt in vier uur. Terwijl onder fysiologische omstandigheden de aldosteronproductie wordt geremd, wijst een hoog aldosteron na zoutbelasting op autonome productie.

Na biochemische confirmatie volgt beeldvormend onderzoek met een CT van de bijnieren. Een bijniertumor > 6 cm is een operatie-indicatie vanwege de verhoogde a priori-kans op een bijniercarcinoom. De interpretatie van de CT is echter niet zonder valkuilen. Kleinere unilaterale afwijkingen kunnen passen bij een bijnieradenoom, maar zijn geen bewijs voor hormonale activiteit. Dit is van belang, omdat bij toename van de leeftijd de kans op een niet-functionerend bijnieradenoom toeneemt. Tegenwoordig wordt geadviseerd om in het diagnostisch proces ook een bijniervenesampling op te nemen, omdat de locatie van aldosteronproducerende bijniertumoren niet altijd overeenkomt met een op een CT-scan zichtbare afwijking. Tevens kunnen kleine bijnieradenomen met CT worden gemist. De plaats van deze procedure in de diagnostiek van hyperaldosteronisme is nog niet uitgekristalliseerd en onderwerp van onderzoek.

Therapie Bij primair hyperaldosteronisme op basis van een unilateraal adenoom is operatie de behandeling van keuze. Dit leidt tot verbetering of curatie van de hypertensie bij de meerderheid van de patiënten. Chirurgisch ingrijpen bij bilaterale bijnierhyperplasie is veel minder effectief. Hier heeft medicamenteuze behandeling met spironolacton de voorkeur.

> **Kernpunten**
>
> - Bij de diagnostiek van hyperaldosteronisme staat de plasma-aldosteron-renineratio centraal.
> - Afbeeldend onderzoek dient plaats te vinden nadat de diagnose biochemisch is gesteld.
> - Mogelijk verbetert preoperatieve bijniervenesampling de uitkomsten van chirurgie.

Literatuur

Funder JW, Carey RM, Fardella C, Gomez-Sanchez CE, Mantero F, Stowasser M, Young Jr WF, Montori VM. Case detection, diagnosis, and treatment of patients with primary aldosteronism: an endocrine society clinical practice guideline. J Clin Endocrinol Metab 2008;93:3266-81.
Stewart PM. Mineralocorticoid hypertension. Lancet 1999;353:1341-7.

Bijnierschorscarcinoom

Epidemiologie Het bijnierschorscarcinoom is een zeldzaam voorkomende ziekte (incidentie 1-2 mensen per miljoen). De ziekte komt voor op alle leeftijden met een piekincidentie in de kinderjaren en rond het 50e jaar.

Moleculaire pathogenese De moleculaire pathogenese is nog onvoldoende begrepen. Een duidelijke adenoom-carcinoomsequentie is niet gevonden. Inactiverende mutaties op chromosoom 17p13 (o.a. p53-tumorsuppressorgen) en veranderingen op 11p15-locus leidend tot IGF-II-overexpressie worden vaak gevonden.

Meestal komt bijnierschorscarcinoom sporadisch voor, maar soms kan het voorkomen in het kader van erfelijke kankersyndromen zoals het syndroom van Beckwith-Wiedemann, het syndroom van Li-Fraumeni, het Carney-complex, het MEN-1-syndroom en het syndroom van McCune-Albright. Alleen het syndroom van Beckwith-Wiedemann en dat van Li-Fraumeni worden in verband gebracht met bijnierschorscarcinoom op jonge leeftijd.

Symptomatologie Bij ongeveer 60% van de patiënten is sprake van een functionerend (hormoonproducerend) carcinoom. Patiënten presenteren zich in dat geval vaak met tekenen van overproductie van alleen cortisol of cortisol in combinatie met andere steroïden, zoals androgenen. Bij vrouwen kan plotselinge virilisatie veroorzaakt worden door een androgeenproducerend bijnierschorscarcinoom. Patiënten met een niet-functionerend carcinoom presenteren zich doorgaans met klachten door lokale massawerking van de tumor, pijn of gastro-intestinale klachten zoals misselijkheid en braken. Bij een minderheid van de patiënten is sprake van gewichtsverlies, koorts en zwakte. De prognose is vooral afhankelijk van het tumorstadium. De overall vijfjaarsoverleving ligt tussen 16% en 38%.

Diagnostiek Endocrien onderzoek

De diagnostiek die verricht wordt, is afhankelijk van het klachtenpatroon. Autonome/excessieve cortisolsecretie kan op meerdere manieren worden onderzocht, bijvoorbeeld door meting van de vrije cortisolexcretie in de 24 uursurine en de 1 mg dexamethasonsuppressietest. Het vaststellen van autonome cortisolexcretie is van belang omdat dan postoperatief rekening moet worden gehouden met bijnierschorsinsufficiëntie. Andere steroïden kunnen op indicatie worden onderzocht. Onderzoek van het steroïdprofiel in 24 uursurine (gaschromatografie-massaspectrometrie) laat heel vaak ook bij klinisch niet-hormonaal actieve tumoren een abnormale en inefficiënte steroïdogenese met een kenmerkend beeld van overmaat aan voorlopers van cortisol zien.

Beeldvormend onderzoek Bijnierschorscarcinomen kunnen een enorme omvang hebben bij presentatie, bijvoorbeeld groter dan 10 cm. De kans op een primair carcinoom wordt groter naarmate de laesie ook groter is. Toch kunnen laesies kleiner dan 6 cm ook een primair bijnierschorscarcinoom blijken te zijn. In de praktijk worden laesies groter dan 6 cm als potentieel maligne benaderd zo mogelijk geopereerd. Laesies kleiner dan 6 cm zijn ook via CT- en/of MRI-onderzoek nader te classificeren.

Bijnierschorscarcinomen kunnen inhomogeniteit, onregelmatige begrenzing en irregulaire radiodensiteit vertonen. Bij 30% zijn er calcificaties zichtbaar. Soms groeit de tumor in de vena cava. Bijnierlaesies met een densiteit van meer dan 10 Hounsfield Units bij CT-onderzoek zonder contrast, of bij minder dan 50% uitwassen van contrast na vijftien minuten in combinatie met een densiteit van meer dan 35 Hounsfield Units, zijn verdacht voor een maligniteit. MRI-onderzoek met gadoliniumtoediening en gebruikmakend van de 'chemical shift technique' is min of meer gelijkwaardig wat betreft diagnostische waarde voor de detectie van maligniteit, gebruikmakend van het vetgehalte van de tumor.

Een FDG-PET-scan heeft als meerwaarde boven CT/MRI-onderzoek dat locoregionale tumoren en metastasen op afstand in één scan gevisualiseerd worden. Metomidate-PET-scanning is een methode die in ontwikkeling is, specifiek voor bijnierschorstumoren, en vormt een potentiële optie voor een targeted therapie.

Pathologie Pathologisch onderzoek dient uiteraard plaats te vinden na een resectie van de tumor. Een diagnostische punctie van de tumor wordt ontraden vanwege het reële risico van het ontstaan van entmetastasen. Bij histologisch onderzoek moet gebruikgemaakt worden van de weiss-classificatie om het onderscheid tussen benigne en maligne te verduidelijken of vast te stellen. Nucleaire atypie, atypische en frequente mitose, kapsel- en vaatinvasie en tumornecrose suggereren maligniteit. Aanvullende kleuring van Ki67 geeft een aanwijzing voor maligniteit en is van prognostische relevantie (Ki67 >10%: slechtere prognose).

Therapie Chirurgie

Behandeling van eerste keuze is chirurgische resectie van de tumor. Een complete resectie van de tumor is mogelijk bij lokale of lokaal-invasieve tumoren (stadium I-III) en is dan geassocieerd met een gunstige(r) prognose. Voorkómen moet worden dat de tumor peroperatief ruptureert en daarbij peritoneaal metastaseert. Vanwege de betekenis van het succes van de eerste operatie is het van groot belang dat deze gebeurt door een chirurg die met deze ziekte ervaring heeft. De resectie vindt in principe plaats via een open procedure. In het geval van een kleinere tumor (< 6 cm) zonder ingroei in de omliggende weefsels wordt door sommige ervaren chirurgen een laparoscopische procedure gedaan. De veiligheid hiervan moet nader worden vastgesteld. Debulking kan, indien volledige resectie niet mogelijk is, excessieve hormoonproductie verminderen. Chirurgische resectie wordt, indien mogelijk, van ieder recidief aanbevolen vanwege de verlengde overlevingsduur.

Mitotaan Mitotaan wordt gebruikt bij een inoperabel bijnierschorscarcinoom, na incomplete resectie of bij metastasen. Mitotaan monotherapie, met een streefspiegel van 14-20 mg/l, geeft een tumorresponse van ongeveer 25%, soms langdurig. In een recente publicatie werd in een retrospectief onderzoek de waarde van het adjuvant toedienen van mitotaan na een curatieve resectie beschreven. Mitotaan werd geassocieerd met een significant langere ziektevrije overleving en een betere vijfjaarsoverleving. Een prospectieve multicenter (internationale) trial die de waarde van mitotaan test bij laagrisico-patiënten na totale resectie van het carcinoom is in 2009 gestart. De behandeling met mitotaan gaat gepaard met gastro-intestinale en neuropsychologische bijwerkingen en moet alleen door ervaren handen worden gegeven.

Overige chemotherapie Cisplatine in combinatie met andere chemotherapie en mitotaan heeft enige activiteit bij bijnierschorscarcinoom. Streptozotocine met mitotaan is ook geassocieerd met effectiviteit. Een fase-III-trial (FIRM-ACT [First International Randomized trial in locally advanced and Metastatic Adrenocortical Carcinoma Treatment]) vergelijkt twee therapieschema's bij gevorderd bijnierschorscarcinoom (stadium III-IV). Etoposide, doxorubicine, cisplatine in combinatie met mitotaan (mitotaan plus doxorubicine 40 mg/m^2 dag 1, etoposide 100 mg/m^2 dag 2-4, en cisplatine 40 mg/m^2 dag 3-4 is het (licht aangepaste) protocol dat door Berruti eerder is beschreven en dat vergeleken wordt met streptozotocine 5 dagen, 1 g/dag, gevolgd door iedere 21 dagen een eenmalige dosis van 2 g/dag in combinatie met mitotaan). In 2010 wordt het resultaat van deze trial verwacht. Hiermede komt er een standaardchemotherapie voor het geavanceerde bijnierschorscarcinoom, die daarna kan worden vergeleken met nieuwe ontwikkelingen. Angiogeneseremmers en IGF-receptorblokkerende therapieën worden hierbij onderzocht.

Organisatie Vanwege de zeldzaamheid van de tumor wordt voor de diagnostiek en de therapie/follow-up-samenwerking van specialisten op het terrein van de interne geneeskunde-endocrinologie en oncologie, radiodiagnostiek, chirurgie en pathologie die met deze ziekte ervaring hebben zeer belangrijk geacht. In 2004 is Bijnier Netwerk Nederland opgericht (www.bijniernetwerk.nl). Bijnier Netwerk Nederland is een samenwerkingsverband van endocrinologen, chirurgen-pathologen, oncologen, en andere klinische en basale onderzoekers uit alle academische centra en het Maxima Medisch Centrum in Eindhoven (contactpersoon is dr. H.R. Haak van het MMC). Bijnier Netwerk Nederland is derhalve vertegenwoordigd in alle acht regio's. Deze regio's zijn landelijk georganiseerd in het Bijnier Netwerk Nederland en vormen tezamen een centraal kenniscentrum. Kennis en expertise worden op deze manier gebundeld en hierdoor vergroot. Bedoeling is dat de patiënt in de eigen regio behandeld wordt, waarbij overleg met of behandeling in het regiocentrum zal plaatsvinden. Het regiocentrum geeft behandeladvies en onderhoudt contacten. Op deze manier is lokaal meer mogelijk en wordt de patiënt de gelegenheid gegeven in de regio 'up-to-date' in ervaren handen behandeld te worden. Tevens kan door middel van eigen onderzoek en participatie in de internationale samenwerkingsverbanden worden bijgedragen aan vernieuwing en verbetering van de therapie voor deze prognostisch slechte, zeldzame tumor.

Kernpunten

- Bij het vermoeden van bijnierschorscarcinoom dient biochemisch onderzoek plaats te vinden naar hormonale overproductie door de tumor.
- Ook bij recidief of metastasen dient operatie overwogen te worden, daar er aanwijzingen zijn dat operatie bijdraagt aan een betere overleving.
- Mitotaan dient voorgeschreven te worden bij niet-radicale operaties en bij een klinisch manifeste tumor.
- Bijnierschorscarcinoom is een zeldzame ziekte met slechte prognose die in het diagnostisch en therapeutisch traject moet worden begeleid door ervaren specialisten in het Bijnier Netwerk Nederland.

Literatuur

Allolio B, Fassnacht M. Clinical review: Adrenocortical carcinoma clinical update. J Clin Endocrinol Metab 2006;91:2027-37.
Ditzhuijsen CIM van, Weijer R van de, Haak HR. Adrenocortical carcinoma. Neth J Med 2007;65:55-9.

29.4.2 TUMOREN VAN HET BIJNIERMERG EN PARAGANGLIOMEN

Inleiding

Paragangliomen zijn vaatrijke neuro-endocriene tumoren, afkomstig van paraganglia, die ontstaan uit de embryonale neurale lijst. Paragangliomen komen voor in nauwe samenhang met het autonome zenuwstelsel. Ze kunnen van schedelbasis tot pelvis ontstaan ter plaatse van parasympathische ganglia en de sympathische grensstreng. Traditioneel worden paragangliomen onderverdeeld in twee aparte anatomische categorieën. Paragangliomen in het hoofd-halsgebied (ook wel glomustumoren genoemd), die ontstaan in nauwe associatie met het parasympathisch zenuwstelsel, en paragangliomen gelokaliseerd in thorax, abdomen of pelvis, die ontstaan in nauwe samenhang met het sympathisch zenuwstelsel. Als het paraganglioom uitgaat van het bijniermerg, wordt er ook wel gesproken van een *feochromocytoom*. Ongeveer 85% van de paragangliomen is in de bijnieren gelokaliseerd. Van de extra-adrenale paragangliomen (15%) ligt 80-90% in het abdomen en bekkengebied, en 10-20% thoracaal en in het hoofd-halsgebied. In het bekkengebied gaan de paragangliomen vooral uit van de orgaantjes van Zuckerkandl, die voor de aorta en caudaal van de a. mesenterica inferior liggen. Ongeveer 90% van de sympathische paragangliomen produceert catecholaminen (noradrenaline en/of adrenaline en soms dopamine), tegenover slechts 5% van de parasympathische paragangliomen. Catecholaminen kunnen onder invloed van chroomzouten oxideren tot het bruine melanine ('feo' betekent 'bruin'). Alleen de bijnieren produceren adrenaline, omdat alleen daar het enzym fenylethanolamine-N-methyltransferase (PNMT), dat voor de omzetting van noradrenaline in adrenaline nodig is, actief is. Paragangliomen gedragen zich meestal benigne. Ongeveer 10% gedraagt zich maligne. Paragangliomen kunnen zowel sporadisch voorkomen als in het kader van een erfelijk syndroom. De vijfjaarsoverleving van een maligne feochromocytoom is ongeveer 50%, hoewel langdurige remissies beschreven zijn. Omdat histologisch onderzoek niet goed onderscheid kan maken tussen een maligne en een benigne feochromocytoom, wordt de diagnose maligne feochromocytoom pas gesteld bij lokale doorgroei en/of de aanwezigheid van metastasen elders, meestal in longen, lever of botten.

Epidemiologie

Paragangliomen zijn zeldzame tumoren. In Nederland worden ongeveer 25 hoofd-halsparagangliomen per jaar geopereerd, wat overeenkomt met een incidentie van 0,16 per 100.000 per jaar. Omdat niet ieder paraganglioom geopereerd wordt en omdat vele paragangliomen waarschijnlijk asymptomatisch zijn en daardoor niet ontdekt worden, is dit een onderschatting van de werkelijke incidentie. Voor feochromocytomen is de geschatte incidentie 1 tot 2 per 100.000 per jaar. Omdat de prevalentie van feochromocytomen in obductieseries veel hoger is (namelijk ongeveer 1 per 2300), is het aannemelijk dat een groot deel van de feochromocytomen en andere paragangliomen niet gepaard gaat met opvallende symptomen. Slechts 0,1% van de patiënten met hypertensie heeft een feochromocytoom, bij klinische verdenking slechts 2,9%. Gezien het feit dat elke (fysiologische) 'stress'situatie, van bevalling tot een chirurgische ingreep bij paragangliomen, potentieel fatale gevolgen heeft, is het van groot belang de diagnose feochromocytoom tijdig te stellen. Als een feochromocytoom niet wordt ontdekt, loopt de patiënt het risico te overlijden aan cardiovasculaire complicaties zoals een myocardinfarct, cerebrovasculair accident of irreversibele shock.

Pathogenese en erfelijke vormen van paraganglioom / feochromocytoom

Paragangliomen kunnen voorkomen in het kader van familiaire syndromen, zoals multipele endocriene neoplasie type 2 (tot 50% kans op feochromocytoom, vaak dubbelzijdig), het syndroom van Von Hippel-Lindau (10-20% kans op feochromocytoom, vaak dubbelzijdig), en, zeldzaam, neurofibromatose type 1, 1-5% kans op feochromocytoom) of extra-adrenaal paraganglioom. Daarnaast komt erfelijk feochromocytoom zonder andere tumoren voor (chromosoomlokalisatie nog onbekend).

Deze erfelijke syndromen zijn het gevolg van een kiembaanmutatie in respectievelijk het proto-oncogen RET, en de tumorsuppressorgenen VHL en NF1. De afgelopen jaren is duidelijk geworden dat ook kiembaanmutaties in de genen die coderen voor enzymen van de citroenzuurcyclus paragangliomen veroorzaken. Mutaties in de subunits van het mitochondriale complex II, de succinaat dehydrogenase subunit B (SDHB), subunit C (SDHC) en subunit D (SDHD) veroorzaken vaak paragangliomen in het hoofd-halsgebied (SDHB, -C en -D) (zie tabel 29.1), feochromocytomen (SDHB en SDHD) en extra-adrenale paragangliomen (SDHB en SDHD). Bij SDHB-mutaties komen frequenter zich maligne gedragende paragangliomen voor. Bij 20-30% van de paragangliomen / feochromocytomen is er sprake van een onderliggende kiembaanmutatie. Patiënten met een kiembaanmutatie presenteren zich vaker op jongere leeftijd en hebben ook frequenter multifocale tumoren. Geadviseerd wordt bij alle patiënten met een ogenschijnlijk sporadisch paraganglioom / feochromocytoom onderzoek te verrichten naar mutaties in SDHD- en SDHB-genen en bij feochromocytoom tevens naar mutaties in VHL- en RET-genen.

Symptomatologie

Hoofd-halsparagangliomen uiten zich meestal door lokale groei met verdringing van structuren in het hoofd-halsgebied. De meest voorkomende klachten en symptomen zijn dan ook een zwelling in de hals, slechthorendheid, (pulserend) oorsuizen, heesheid en aangezichtsverlamming. De overige paragangliomen presenteren zich meestal met klachten en symptomen als gevolg van overmatige productie van catecholaminen, zoals (paroxismen van) hoge bloeddruk (90%), hoofdpijn (80%), hartkloppingen (65%) en/of overmatig transpireren (60%). Klachten als angst, bleek wegtrekken, tremoren en vermoeidheid komen ook voor bij een groot aantal andere ziektebeelden en zijn aspecifiek. Heel soms produceren paragangliomen / feochromocytomen ook andere polypeptidehormonen, bijvoorbeeld VIP, ACTH, CRH of GRH, die dan een specifiek klinisch beeld kunnen veroorzaken.

Diagnostiek

Laboratoriumonderzoek Het heeft weinig zin iedere patiënt met hoge bloeddruk biochemisch te screenen op een paraganglioom / feochromocytoom (tabel 29.8).

De kans op een fout-positieve uitslag is dan veel groter dan de kans op het vinden van een paraganglioom / feochromocytoom (die is immers in slechts 0,1% de oorzaak van hypertensie). Bij klinische verdenking zoals bij eerdergenoemde paroxismen, al dan niet tijdens mictie of zwangerschap optredend, moeilijk behandelbare of maligne hypertensie, een (paradoxe) hypertensieve reactie op geneesmiddelen (bètablokkers, anesthetica, tricyclische antidepressiva, glucagon), een incidentaloom in de bijnier (kans op feochromocytoom ~4%), en/of een verhoogd genetisch risico (MEN type 2, syndroom van Von Hippel-Lindau, neurofibromatosis type 1, familiaire paragangliomen) is de diagnostiek in eerste instantie gericht op het aantonen van excessieve productie van catecholaminen en/of hun afbraakproducten door de tumor in plasma en/of 24 uursurine. Het meest sensitief hiervoor is bepaling van vrije metanefrinen in het plasma (sensitiviteit 97-99%; specificiteit 82-96%) en de 24 uursurine-uitscheiding van metanefrine en normetanefrine (sensitiviteit 96-97%; specificiteit 45-82%).

Tabel 29.8	Patiënten bij wie catecholaminen en metabolieten moeten worden gemeten.

- maligne of moeilijk behandelbare hypertensie
- paroxismen (aanvallen met hypertensie, hoofdpijn, palpitaties, transpireren)
- paradoxale response op antihypertensiva (bètareceptorblokkade veroorzaakt alfa-receptorstimulatie)
- hypertensieve reactie bij geneesmiddelen: anesthetica, naloxon, metoclopramide, TRH, tricyclische antidepressiva, glucagon
- hypertensieve reactie of paroxismen tijdens mictie of zwangerschap
- hyperdynamisch circulatoir syndroom (bètareceptorovergevoeligheid)
- incidentaloom in de bijnier (4,2% heeft een feochromocytoom)
- familieanamnese positief voor feochromocytoom (MEN type 2, syndroom van Von Hippel-Lindau, NF-1, familiaire paragangliomen)

Deze metanefrinen worden door de tumor zelf geproduceerd door afbraak van catecholaminen onder invloed van het enzym catechol-O-methyltransferase (COMT). Het is essentieel er bij de interpretatie van de uitslagen op te letten dat er geen sprake is van met de bepaling interfererende voedingsstoffen of geneesmiddelen; met name roken, koffie en het gebruik van antihypertensiva (vooral bètablokkers) en tricyclische antidepressiva zijn berucht. Afname van plasmamonsters voor de bepaling van catecholaminen kan het beste nuchter, in liggende positie en uit een een half uur tevoren ingebrachte infuussysteem plaatsvinden, zodat er ook geen invloed is van de houding (staan activeert het sympathisch zenuwstelsel) of stress. Dynamische tests zijn bijna nooit nodig. Stimulatie met glucagon is potentieel gevaarlijk en geeft vaak fout-negatieve uitslagen. De clonidinesuppressietest met meten van de suppressie van normetanefrine in het plasma is heel gevoelig en heel specifiek en derhalve soms bruikbaar ter uitsluiting van een fout-postieve uitslag.

Afbeeldend onderzoek Bij klinische verdenking op een hoofd-halsparaganglioom (glomus caroticum-, glomus vagale, glomus jugulare, glomus tympanicumtumoren) wordt KNO-onderzoek verricht en een MRI-scan van het hoofd-halsgebied en de schedelbasis gemaakt. Bij de overige paragangliomen wordt in principe pas afbeeldend onderzoek verricht als de diagnose biochemisch is gesteld. Paragangliomen kunnen anatomisch in beeld gebracht worden met behulp van MRI- of CT-scanning. Met een functioneel afbeeldend scintigram met [123I]-gelabeld metaiodobenzymguanidine ([123I]-MIBG-scan), dat zich gedraagt als noradrenaline en als zodanig herkend en opgenomen wordt door het noradrenaline transportersysteem van paragangliomen, kan vervolgens gekeken worden of de gevonden afwijking [123I]-MIBG opneemt en derhalve verdacht is voor een paraganglioom / feochromocytoom. De sensitiviteit en specificiteit van een 123I-MIBG-scan bedragen respectievelijk 77-90% en 95%. De sensitiviteit van MRI en CT is 90-95%, waarbij de specificiteit echter een stuk lager ligt (sommige studies rapporteren een specificiteit van slechts 50%). [123I]-MIBG-scanning is minder gevoelig voor detectie van hoofd-halsparagangliomen, extra-adrenale paragangliomen en gemetastaseerde paragangliomen. Bij gemetastaseerde paragangliomen is dit het gevolg van het verdwijnen van de expressie van het noradrenaline transportersysteem. Additionele scans met [111In]-octreotide kunnen dan een toegevoegde waarde hebben. De nieuwere positronemissietomografie (PET-)scans met [18F]-fluoro-dihydroxy-fenylalanine ([18F]-FDOPA), [18F]-fluorodopamine, of [18F]-fluoro-2-deoxy-D-glucose ([18F]- FDG) zijn veelbelovend, maar niet overal voorhanden.

Therapie

Voordat een catecholamineproducerend paraganglioom / feochromocytoom veilig geopereerd kan worden, dient medicamenteuze voorbereiding plaats te vinden met alfablokkade (doxazosine of fenoxybenzamine; dosis getitreerd op orthostatische hypotensie), zo nodig aangevuld met bètablokkade (bijvoorbeeld met propranolol; streef polsfrequentie < 70 slagen/min), gevolgd door volume-expansie door hyperhydratie via infusie van NaCl 0,9%. Na een goede medicamenteuze voorbereiding is de peroperatieve mortaliteit beperkt tot 0-2,4%. Eerst moet adequate alfareceptorblokkade verkregen worden, met zo nodig daaraan in tweede instantie toegevoegd bètareceptorblokkade. Deze volgorde van medicatie is belangrijk, daar bètareceptorblokkade alfareceptoren stimuleert en derhalve in afwezigheid van alfareceptorblokkade een risico op een levensgevaarlijke hypertensieve crisis met zich meebrengt.

Maligne paragangliomen / feochromocytomen Zo mogelijk probeert men chirurgisch te behandelen / debulken. Systemische palliatieve behandelingsopties zijn behandeling met 131I-MIBG (~30% (vooral partiële) remissie) of chemotherapie (meestal een combinatie van cyclofosfamide, vincristine en dacarbazine). Aanvullende palliatieve medicamenteuze behandeling omvat alfa- en bètareceptorblokkade, eventueel in combinatie met alfa-methyl-paratyrosine (metyrosine), dat de catecholaminesynthese remt.

Kernpunten

- De diagnose feochromocytoom / paraganglioom dient biochemisch vastgesteld te worden, waarbij interfererende medicamenten gestaakt moeten worden. Bij erfelijke paragangliooomsyndromen wordt soms geen catecholamineoverproductie gevonden.
- Bij feochromocytoom / paraganglioom dient genetisch onderzoek plaats te vinden naar erfelijke endocriene tumorsyndromen.

Literatuur

Benn DE, Gimenez-Roqueplo A, Reilly JR, Bertherat J, Burgess J, Byth K, Croxson M, Dahia PLM, Elston M, Gimm O, Henley D, Herman P, Murday V, Niccoli-Sire P, Pasieka JL, Rohmer V, Tucker K, Jeunemaitre X, Marsh DJ, Plouin P, Robinson BG. Clinical presentation and penetrance of pheochromocytoma/paraganglioma syndromes. J Clin Endocrinol Metab 2006;91(3):827-36.

Havekes B, Lai EW, Corssmit EPM, Romijn JA, Timmers HJLM, Pacak K. Detection and treatment of pheochromocytomas and paragangliomas: current standing of MIBG scintigraphy and future role of PET scanning. Q J Nucl Med Mol Imaging 2008;52(4):419-29.

Ilias I, Pacak K. Current approaches and recommended algorithm for the diagnostic localization of pheochromocytoma. J Clin Endocrinol Metab 2004;89:479-91.

Lonser RR, Glenn GM, Walther M, Chew EY, Libutti SK, Linehan WM, Oldfield EH. Von Hippel-Lindau disease. Lancet 2003;361:2059-67.

Neumann HP, Bausch B, McWhinney SR, Bender BU, Gimm O, Franke G, Schipper J, Klisch J, Altehoefer C, Zerres K, Januszewicz A, Eng C, Smith WM, Munk R, Manz T, Glaesker S, Apel TW, Treier M, Reineke

M, Walz MK, Hoang-Vu C, Brauckhoff M, Klein-Franke A, Klose P, Schmidt H, Maier-Woelfle M, Pęczkowska M, Szmigielski C, Eng C. Germ-line mutations in nonsyndromic pheochromocytoma. N Engl J Med 2002;346:1459-66.
Pacak K. Preoperative management of the pheochromocytoma patient. Review. J Clin Endocrinol Metab 2007;92:4069-79.

29.4.3 INCIDENTALOOM BIJNIER

De term incidentaloom komt van het Latijnse werkwoord 'incidere' dat meerdere betekenissen heeft, waaronder 'gebeuren/plaatsvinden' en 'onvoorzien stoten op'. Bijnierincidentaloom is dan ook een verzamelnaam voor afwijkingen in de bijnier die toevallig zijn gevonden. De term zegt iets over de wijze van ontdekken, maar geeft geen enkele informatie over aard, functie en/of het al dan niet aanwezige gezondheidsprobleem. Gebruikelijke wijzen waarop een bijnierincidentaloom wordt gevonden zijn bij echografie van de galblaas, of bij abdominale of 'total body'-CT-scan. De kans dat dat gebeurt stijgt met de leeftijd, van minder dan 1% in beeldvorming bij jonge mensen tot 6 à 7% bij 70+-ers. Ook de zorgbrede incidentie van incidentalomen stijgt in de tijd door het toenemend gebruik van beeldvormende diagnostiek.

De toevallige ontdekking van een bijnierafwijking creëert een onvoorzien klinisch probleem voor arts en patiënt, namelijk de vraag of de afwijking potentieel gevaar inhoudt. Mogelijk gezondheidsverlies heeft alles te maken met de (histologische) aard van de afwijking. Histologisch onderzoek vereist echter excisie van de afwijking. Daar staat tegenover dat de meeste (4 van de 5) van die incidentalomen goedaardige afwijkingen zijn die noch hormonen produceren, noch op andere wijze een bedreiging voor de gezondheid vormen. Doorgaans zal daarom nadere diagnostiek worden gedaan, voordat eventueel tot operatie wordt besloten.

Maar ook als beeldvorming en screenende diagnostiek geen aanwijzingen opleveren voor kwaadaardigheid en/of hormonale overproductie, kan er restonzekerheid blijven bestaan over de betrouwbaarheid van die geruststelling en/of over mogelijke risico's op de langere termijn. Het bijnierincidentaloom is daarmee niet alleen een medisch maar ook een psychologisch probleem, waarbij het de uitdaging is medische en psychologische overwegingen in het juiste perspectief te plaatsen.

Er zijn vele series gepubliceerd waarin de histologie van verwijderde incidentalomen werd beschreven. Dergelijke series geven een indruk over de a priorikans dat een bijnierincidentaloom een relevante afwijking is. In een aggregaat van zeventien studies, met in totaal 3150 patiënten met 'pure' incidentalomen, was de grote meerderheid van de afwijkingen klinisch irrelevant, zoals is aangegeven in tabel 29.9.

Het is aannemelijk dat deze getallen de kans dat een bijnierincidentaloom klinisch relevant is enigszins overschatten. Histologie wordt immers alleen verkregen bij de patiënten die zijn geopereerd (in een grote Italiaanse serie minder dan 40%). De daarmee samenhangende selectiebias betekent dat bij de overige niet-geopereerde patiënten die kansen waarschijnlijk beduidend lager liggen.

Om relevante afwijkingen te identificeren zijn vele verschillende testen beschikbaar. Voor het onderscheid maligne-benigne is beeldvormende diagnostiek, zoals echo, CT en/of MRI, behulpzaam. Diameter is een simpel en relevant criterium, en hangt sterk samen met de kans op een bijnierschorscarcinoom. Die kans is 2% voor afwijkingen tot 4 cm, 6% tussen 4 en 6 cm, en 25% voor afwijkingen groter dan 6 cm. Naast diameter zijn inhomogeniteit en slechte afgrensbaarheid criteria voor verdenking, hoewel een bijnierbloeding in beide opzichten een fout-positieve aanleiding kan geven tot verdenking. Ook andere imaging-criteria (zoals 'CTattenuation', uitgedrukt in Hounsfield Units, waarbij > 10 suspect is) hebben een beperkt onderscheidend vermogen.

Het toepassen van een cytologische punctie is minder voor de hand liggend dan men zou denken. Enerzijds kan cytologie maar zelden het onderscheid tussen bijnierschorscarcinoom en -adenoom maken, terwijl de punctie (en de mogelijke bloeding en drukverhoging die erop kunnen volgen) anderzijds in geval van een feochromocytoom kan leiden tot een acute hypertensieve crisis.

Voor het beoordelen van de bijnierfunctie is (naast isotopenscans) laboratoriumdiagnostiek het meest betrouwbaar. Zowel hyperfunctie van bijnierschors (17-ketosteroïden en dexamethasonsuppressietest) als van bijniermerg (24 uurs-catecholamine-uitscheiding in de urine, dan wel serum- of urinemetanefrinespiegels) kan met een hoge sensitiviteit en specificiteit worden opgespoord.

Tabel 29.9	Aggregatie van zeventien studies, met in totaal 3150 patiënten met 'pure' incidentalomen.
goedaardig inactief	80,4%
adenoom, myelolipoom, ganglioneuroom, cyste, bloeding	
klinisch relevant	19,6%
hormonaal actief	15,4%
– feochromocytoom	4,4%
– ziekte van Conn	0,9%
– overige benigne corticaal	6,4%
– hormonaal actief schorscarcinoom	3,7%
maligne	8,4%
– bijnierschorscarcinoom	5,6%
– metastase	2,4%
– maligne feochromocytoom	0,4%

De prognose van bijnierincidentalomen wordt bepaald door de aard van de afwijking. De prognose is het slechtst in geval van een metastase van elders en uitstekend in geval van een benigne hormonaal-inactieve afwijking. Ook in geval van een primair bijnierschorscarcinoom is de prognose ongunstig; bij radicale resectie is de vijfjaarsoverleving ongeveer 40%, maar deze daalt bij irradicaliteit naar hooguit 5-10%. De diameter van een bijnierincidentaloom is daarmee, door de relatie met de kans op maligniteit, een belangrijke prognostische factor.

Het effect van adrenalectomie op de prognose is – overall gezien – bescheiden. Bij irrelevante afwijkingen draagt adrenalectomie niets bij, terwijl de gezondheidswinst van excisie ook aan de andere kant van het spectrum, bij bijnierschorscarcinoom en metastase, bescheiden is. De grootste gezondheidswinst door behandeling (adrenalectomie) treedt op bij feochromocytoom. Daarbij kan in de meerderheid van de gevallen curatie worden bereikt en daarmee worden de aanzienlijke risico's van een hypertensieve crisis geëlimineerd.

De meest betrouwbare combinatie van diagnostiek en therapie wordt geboden door een adrenalectomie. Het feit dat deze ingreep tegenwoordig in de meeste gevallen laparoscopisch plaatsvindt, heeft de morbiditeit van operatieve behandeling (die in het verleden veelal bestond uit een lumbotomie, al dan niet gecombineerd thoracoabdominaal) aanzienlijk verminderd. Bij grote bijnierafwijkingen, en wanneer op andere wijze een verhoogde verdenking bestaat op maligniteit (bijvoorbeeld door macroscopische vaso-invasie) zal veelal voor een open chirurgische benadering worden gekozen.

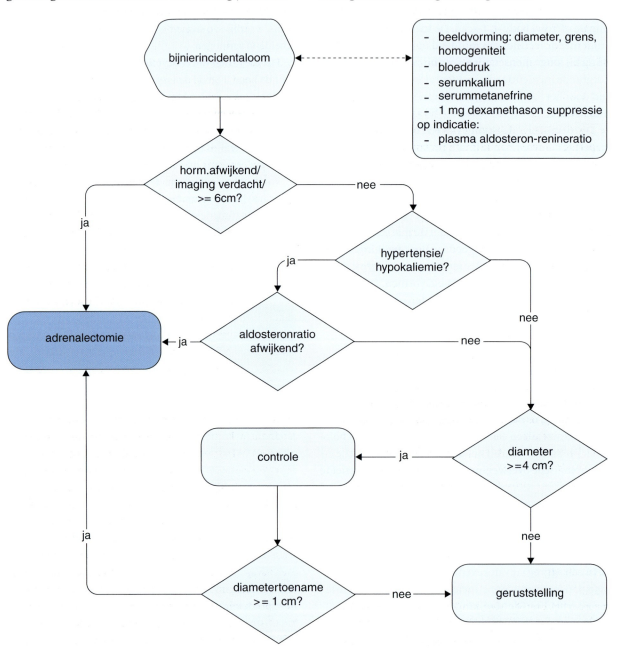

Figuur 29.4 Bijnierincidentaloom.

De nadelen van operatie bestaan echter niet alleen uit de korte- of langetermijncomplicaties (zoals nabloeding, infectie, ileus, hernia cicatricialis) van chirurgie, maar ook uit het feit dat de patiënt daarmee afhankelijk wordt van de enig overgebleven bijnier. De indicatie voor operatie zal daarom altijd zeer zorgvuldig moeten worden gesteld. Vanwege de kans op maligniteit worden grotere incidentalomen in ieder geval chirurgisch verwijderd.

Hormonale analyse is de tweede pijler waarop de operatie-indicatie rust, en bij alle patiënten dient de aan- of afwezigheid van een feochromocytoom zeker te worden gesteld. Daarnaast kan (subklinisch) hypercortisolisme met behulp van een dexamethasonsuppressietest worden aangetoond, en dient bij patiënten met hypertensie en/of hypokaliëmie te worden nagegaan of er sprake is van primair hyperaldosteronisme (ziekte van Conn) aan de hand van de plasma-aldosteron-reninratio.

Het beleid dat werd geadviseerd op grond van een NIH-conferentie in 2002 is samengevat in figuur 29.4.

In dat advies ligt de diameterdrempel voor chirurgie nog bij 6 cm, met advies voor controle bij afwijkingen tussen de 4 en 6 cm. Door de verschuiving van open naar laparoscopische adrenalectomie (met veel minder morbiditeit en een kortere opnameduur) is deze grens echter duidelijk aan het dalen, en worden ook afwijkingen met een diameter tussen de 3 à 4 cm en 6 cm steeds verwijderd.

Patiënten die aan geen van de hiervoor vermelde criteria voldoen, dient een operatie te worden ontraden. In hoeverre een controle gedurende enige jaren na detectie nodig en zinvol is, is nog onderwerp van discussie.

> **Kernpunten**
>
> - Vier van de vijf bijnierincidentalomen zijn goedaardig en hormonaal inactief, en dus klinisch irrelevant.
> - Potentieel gezondheidsnadeel schuilt in de kans op maligniteit en op corticale (Conn, of subklinische Cushing) of medullaire (feochromocytoom) hormonale overproductie.
> - Bij hormonaal actieve, grote (≥ 4-6 cm) en/of op beeldvorming verdachte incidentalomen is (bij voorkeur) laparoscopische adrenalectomie aangewezen

Literatuur

Grumbach MM, Biller BM, Braunstein GD, Campbell KK, Carney JA, Godley PA et al. Management of the clinically inapparent adrenal mass ('incidentaloma'). Ann Intern Med 2003;138(5):424-9.

Ilias I, Sahdev A, Reznek RH, Grossman AB, Pacak K. The optimal imaging of adrenal tumours: a comparison of different methods. Endocr Relat Cancer 2007;14(3):587-99.

Kievit J, Haak HR. Diagnosis and treatment of adrenal incidentaloma. A cost-effectiveness analysis. Endocrinol Metab Clin North Am 2000;29(1):69-ix.

Mansmann G, Lau J, Balk E, Rothberg M, Miyachi Y, Bornstein SR. The clinically inapparent adrenal mass: update in diagnosis and management. Endocr Rev 2004;25(2):309-40.

Mantero F, Terzolo M, Arnaldi G, Osella G, Masini AM, Ali A et al. A survey on adrenal incidentaloma in Italy. Study Group on Adrenal Tumors of the Italian Society of Endocrinology. J Clin Endocrinol Metab 2000;85(2):637-44.

Song JH, Chaudhry FS, Mayo-Smith WW. The incidental indeterminate adrenal mass on CT (> 10 H) in patients without cancer: is further imaging necessary? Follow-up of 321 consecutive indeterminate adrenal masses. AJR Am J Roentgenol 2007;189(5):1119-23.

29.5 Syndroom van Cushing

Epidemiologie

Het syndroom van Cushing is het klinische beeld dat ontstaat als gevolg van chronische blootstelling aan verhoogde spiegels van glucocorticoïden, waarvan cortisol het belangrijkste glucocorticoïde hormoon is. Omdat het gebruik van glucocorticoïd (in de vorm van de corticosteroïden prednison en dexamethason) voor vele chronische ziekten noodzakelijk is als ontstekingsremmer, komt het exogene syndroom van Cushing (in wisselende intensiteit) vaak voor. Het endogene syndroom van Cushing is echter zeer zeldzaam en heeft een gerapporteerde incidentie van ongeveer 4 per miljoen per jaar. De ziekte van Cushing wordt gedefinieerd als een syndroom van Cushing dat wordt veroorzaakt door een overmatige ACTH-productie door de hypofyse. Ongeveer 10% van de ACTH-afhankelijke syndromen van Cushing is niet van hypofysaire origine, de overgrote meerderheid (87,5%) dus wel. Tachtig procent van de patiënten is vrouw. De ziekte van Cushing ontstaat door ACTH-overproductie door een zogenoemd corticotroop adenoom. Meestal (in ongeveer 80% van de gevallen) betreft het een microadenoom (diameter kleiner dan 1 cm) in de sella turcica, soms een macroadenoom (groter dan 1 cm). Een belangrijk deel van de microadenomen is zo klein (ongeveer 20-30%) dat ze niet zichtbaar kunnen worden gemaakt met de huidige generatie MRI-scans (van 1,5 Tesla).

Symptomatologie

Primaire bijnierschorstumoren, zowel adenomen als carcinomen, kunnen autonoom cortisol produceren. De plasma-ACTH-spiegel is hierbij onderdrukt en daardoor ontstaat atrofie van de omgevende cortex en van de contralaterale bijnier. De meeste adenomen produceren uitsluitend cortisol. Bij gelijktijdige overproductie van androgenen en/of mineralocorticoïden moet tevens aan een carcinoom worden gedacht. Zoals vermeld wordt het syndroom van Cushing gekenmerkt door langdurige, overmatige productie van cortisol. Het klinische beeld kan bij vrouwen gemoduleerd worden door bijkomende excessieve productie van androgenen, met verschijnselen van hirsutisme (overmatige haargroei in androgeengevoelige gebieden, acne en onregelmatige of afwezige menses) of virilisatie (hirsutisme in combinatie met masculinisatie (clitoromegalie, lagere stem, spierhypertrofie)) door hoge androgenenconcentraties. De lichamelijke kenmerken van het syndroom van Cushing zijn samengevat in tabel 29.10.

De meeste vrouwen met het syndroom van Cushing hebben klachten van adipositas, hypertensie, irregulaire menses en depressie, maar deze symptomen komen ook vaak in een normale populatie voor en zijn dus weinig specifiek. Meer specifieke symptomen zijn hypokaliëmie, ecchymosen, osteoporose, proximale spierzwakte en paarse striae.

Het syndroom van Cushing kent een uitgebreide differentiaaldiagnose (tabel 29.11).

Diagnostiek

De diagnostiek van het syndroom van Cushing is heel moeilijk, omdat het klinische fenotype meestal niet zo klassiek is. De meest in het oog springende symptomen zijn abnormale vetafzetting, vooral in het gelaat (het vollemaansgelaat), in de nek (de zogeheten buffalo hump), en in de buik, waar door rek van de tevens dunner wordende huid striae ontstaan die anders alleen bij zwangere vrouwen gezien worden. Daarnaast bestaan vaak vermoeidheid, hypertensie, glucose-intolerantie, hirsutisme, menstruatiestoornissen en emotionele labiliteit. De voorafkans op een bepaalde aandoening, in dit geval het syndroom van Cushing, wordt bepaald door een nauwkeurige anamnese en lichamelijk onderzoek, waarbij de combinatie van hiervoor vermelde symptomatologie de ingang is voor een gerede klinische verdenking en dus gerichte diagnostiek. Het diagnostisch dilemma wordt echter vergroot doordat vele van deze symptomen niet specifiek zijn voor het syndroom van Cushing, maar ook veel voorkomen bij ziektebeelden met een hoog prevalentie, zoals overgewicht en het metabole syndroom.

Beelddiagnostiek van de hypofyse, de bijnieren of de thorax wordt pas aan het einde van het diagnostische traject verricht, daar anders de kans groot is dat een verkeerde weg wordt ingeslagen, gezien de hoge prevalentie van bijnier- en hypofyse-incidentalomen.

Als er klinisch echter aanwijzingen zijn voor het syndroom van Cushing, wordt geadviseerd een zogeheten screenend eerstefase-onderzoek te doen, waarvoor in de eerste lijn de volgende onderzoeken beschikbaar zijn: de cortisoluitscheiding in 24 uursurine, de orale 1 mg dexamethasonsuppressietest, en de middernachtelijke cortisolconcentratie in het speeksel.

Ook kan een cortisoldagritme bepaald worden. Bij de orale dexamethasonsuppressietest is het bestaan van het syndroom van Cushing zeer onwaarschijnlijk (fout-negatieve uitslag < 1%) indien er volgens de normale waarden van het eigen laboratorium een adequate suppressie van

Tabel 29.10 Klinische kenmerken van het syndroom van Cushing.

symptomen	prevalentie	specificiteit*
algemeen		
– centrale adipositas	90	**71**
– algemene adipositas	3	38
– hypertensie	39	**83**
huid		
– plethora	82	69
– hirsutisme	50	**71**
– paarse striae	46	**78**
– acne	52	**76**
– kwetsbare huid	53	**94**
skelet en spieren		
– osteoporose	26	**74**
– proximale spierzwakte	65	**93**
neuropsychiatrisch syndroom		
– depressie	54	**85**
gonadaal		
– menstruatiestoornissen	72	49
– impotentie, libidostoornissen	85	**98**
endocrien-metabool		
– hypokaliëmie	25	**96**
– glucose-intolerantie	50	23

* De symptomen met hoge specificiteit zijn vetgedrukt.

Tabel 29.11 Differentiaaldiagnose bij het syndroom van Cushing.

ACTH-afhankelijk (80-90%)
- hypofyseadenoom (ziekte van Cushing)
- tumor elders die ACTH produceert (ectopisch ACTH-syndroom)
- kleincellig bronchuscarcinoom
- carcinoïd van bronchus, thymus, darm, pancreas, ovarium
- medullair schildkliercarcinoom
- feochromocytoom
- ectopische of eutopische CRH-overproductie

ACTH-onafhankelijk (10-20%)
- iatrogeen: bij glucocorticoïdegebruik
- bijnierschorstumoren (adenomen, carcinomen) (10-15%)
- bilaterale gepigmenteerde micronodulaire bijnierschorshyperplasie
- primair gepigmenteerde nodulaire hyperplasie, soms bij Carneycomplex
- myxomen (hart, huid, mammae), kleinvlekkige huidpigmentaties, endocriene stoornissen zoals acromegalie en vervroegde puberteit, en schwannomen
- massieve macronodulaire bilaterale hyperplasie; dit zijn zeldzame vormen die ontstaan door abnormale expressie van receptoren die behoren tot de superfamilie van de 7 transmembraandomeinreceptoren:
- gastric inhibitory polypeptide (GIP; ook wel glucose-dependent insulinotropic peptide genoemd) ofwel food-dependent Cushing syndrome

β2-adrenerge agonisten
- vasopressine (V1a-receptor)
- LH
- type-1-interleukine (deze receptor behoort niet tot de superfamilie van de 7 transmembraandomeinreceptoren)
- een activerende mutatie in de α-subunit van de Gs-proteïne is mogelijk (dit beeld wordt soms gezien bij het syndroom van McCune-Albright)

plasmacortisol is. Daar geen van de testen 100% sensitiviteit en/of specificiteit heeft, wordt geadviseerd ten minste twee van de drie testen te gebruiken. Elk van deze testen heeft zijn beperkingen ook met betrekking tot de praktische uitvoerbaarheid. Bij discrepantie tussen de testuitslagen, dat wil zeggen bij één normale en één afwijkende testuitslag, kan de diagnostiek vervolgd worden met de zogenoemde tweedefase-screeningstesten, of kan de screening na enkele maanden herhaald worden. Een sinds enkele jaren gebruikte tweedefase-screeningstest is de gecombineerde dexamethason-CRH-test, die kan bijdragen aan de differentiatie tussen het syndroom van Cushing en het pseudocushingsyndroom. Patiënten met pseudocushing hebben een vergelijkbaar fenotype, maar secundair aan verhoogde CRH-spiegels, zoals voorkomt bij chronische stress, bij ernstige depressies, maar ook bij chronisch alcoholmisbruik.

Is het syndroom van Cushing eenmaal biochemisch vastgesteld (fase 1), dan volgt nadere specifieke biochemische diagnostiek om te beoordelen of het syndroom afhankelijk is van ACTH (fase 2) en zo ja, of het ACTH gevormd is in de hypofyse of elders (fase 3).

Als de plasma-ACTH-spiegel niet duidelijk onderdrukt is (> 10 ng/L), zal de primaire oorzaak buiten de bijnieren moeten worden gezocht. In 80-90% van de gevallen kan ACTH-afhankelijkheid worden vastgesteld. Bij een lage ACTH-spiegel (< 5 ng/L) is het syndroom ACTH-onafhankelijk en zal een CT-scan van de bijnieren worden gemaakt. Bij visualisatie van een ACTH-onafhankelijk cortisolproducerend bijnierschorsadenoom is er altijd atrofie van het weefsel naast de tumor en aan de contralaterale zijde, omdat de ACTH-spiegels onderdrukt zijn. In twijfelgevallen (ACTH 5-10 ng/l) wordt een CRH-test uitgevoerd om meer zekerheid te verkrijgen (CRH-test: ACTH > 10 ng/l: ACTH-afhankelijk).

Bij een ACTH-afhankelijk cushing-syndroom helpen aanvullende functieproeven mogelijk bij de differentiatie tussen een ortotopische (ACTH-producerend adenoom in de hypofyse) en een ectopische locatie van de haard. Hiervoor zijn beschikbaar een CRH-test en een 7 mg dexamethasonremmingstest i.v. Indien de CRH-test een stijging geeft van cortisol en 7 mg dexamethason een (50% of meer) daling van plasmacortisol, pleit dit voor een ectopisch ACTH-producerend adenoom (d.w.z. in de hypofyse). De sensitiviteit van beide testen, circa 85-90%, is ongeveer even groot als de pretest probability zodat sprake is van een hypofysaire bron van ACTH-overproductie bij een ACTH-afhankelijk hypercortisolisme. De bijdrage van deze tests is dus onderwerp van discussie en wordt in vele centra niet meer standaard in het diagnostisch algoritme opgenomen.

Beeldvorming van de hypofyse zal in ~60-70% van de gevallen de locatie in de hypofyse kunnen bevestigen. Hiertoe wordt een MRI met gadolinium, tevens met zogenoemde dynamische reeksen, van de hypofyse vervaardigd en bij een aangetoond adenoom zal de neurochirurg in consult worden gevraagd en kan de operatie worden gepland. Indien de MRI van de hypofyse dubieus of negatief is, verdient veneuze sampling van de sinus petrosus of cavernosus de voorkeur (bij een ratio centraal/perifeer > 2, en na CRH > 3, betreft het een ectopisch ACTH-producerend adenoom, ook wel de ziekte van Cushing).

Ongeveer 30% van alle patiënten met een kleincellig bronchuscarcinoom heeft verhoogde ACTH-spiegels, maar slechts bij 1-2% bestaat hypercortisolisme (tabel 29.12). Veel tumoren die ectopisch ACTH produceren, maken voornamelijk de niet-actieve precursors die afgeleid zijn van het pro-opiomelanocortine.

Therapie

De behandeling van eerste keuze bestaat uit een in opzet selectieve transsfenoïdale adenomectomie. Meestal vindt medicamenteuze voorbehandeling plaats met metyrapon of ketoconazol. De kans op remissie door operatie alleen is maximaal 70% en is het grootst als na de operatie sprake is van afhankelijkheid van cortisol. Bij restactiviteit na transsfenoïdale operatie kan men opnieuw opereren of kiezen voor bestraling (conventioneel of stereotactisch: proton beam, Gamma-knife of lineaire versneller). Beide hebben als nadeel dat de kans op het optreden van hypofysaire uitval groot is en dat bij radiotherapie het effect pas na zes maanden tot enige jaren zichtbaar is. Mochten beide behandelingen niet leiden tot remissie, dan is een bilaterale adrenalectomie een effectieve behandeling. De patiënt is dan wel levenslang afhankelijk van mineralo- en glucocorticoïdsubstitutie. Medicamenteuze therapie is niet voorhanden voor de chronische behandeling van de ziekte van Cushing. Daar de corticotrope adenomen wel verschillende somatostatine- en dopaminereceptoren tot expressie brengen, is medicamenteuze behandeling met zogenoemde somatostatineanaloga en dopamineagonisten in de toekomst theoretisch mogelijk. De eerste studies hiernaar worden momenteel verricht.

Tabel 29.12	Tumoren die een ectopisch ACTH-syndroom kunnen veroorzaken; relatieve frequentie naar orgaan van oorsprong.	
		%
1	kleincellig bronchuscarcinoom	> 60
2	carcinoïd van de thymus	10
3	carcinoïd van de long	10
4	carcinoïd van de oesofagus, maag, duodenum, pancreas, appendix	5
5	pancreaseilandjes	5
6	medullair schildkliercarcinoom	5
7	tumoren van ovarium, bijniermerg (feochromocytoom), enz.	< 5

Cortisolproducerend bijnieradenoom Een cortisolproducerend bijnierschorsadenoom kan meestal via laparoscopische weg worden verwijderd. Het is essentieel om de patiënten peri- en postoperatief (tot soms wel enige jaren) te behandelen met glucocorticoïdsubstitutie, omdat de contralaterale zijde atrofisch is geworden door het langdurige gebrek aan ACTH-stimulatie. Het bijnieradenoom, mits compleet geresecerd, recidiveert niet. Het bijnieradenoom kan wel deel uitmaken van een macronodulaire bilaterale bijnierhyperplasie, in dit geval is de patiënt niet genezen en dient een dubbelzijdige adrenalectomie plaats te vinden. Het spreekt voor zich dat als het syndroom van Cushing berust op een bijnierschorscarcinoom dat de behandeling en follow-up een volledig oncologische behandeling betreffen (zie bijnierschorscarcinoom).

Follow-up

Iedere patiënt behandeld voor het syndroom van Cushing dient levenslang vervolgd te worden. De reden hiervoor is dat vele patiënten klachten blijven houden van beperkingen in het (neuro)psychisch functioneren en een verhoogde cardiovasculaire morbiditeit en mortaliteit blijven houden. Het is waarschijnlijk dat langdurige expositie aan verhoogde cortisolspiegels lang niet altijd leidt tot volledig functieherstel van de weefsels gevoelig voor cortisol. Voorbeelden hiervan zijn een persisterende afhankelijkheid van cortisol, van hypertensie en een persisterende abnormale vetdistributie.

Bij patiënten met de ziekte van Cushing is de kans dat de ziekte na succesvolle operatie alsnog terugkomt 10%. Daarom dienen met enige regelmaat de biochemische testen zoals besproken bij de diagnostiek, opnieuw uitgevoerd te worden om een eventueel recidief tijdig te kunnen detecteren.

Behandeling bij recidiefziekte van Cushing

Bij een recidief na transsfenoïdale operatie heeft men dezelfde behandelmogelijkheden als na een operatie die direct niet curatief blijkt: opnieuw opereren, kiezen voor bestraling (conventioneel of stereotactisch: proton beam, Gamma-knife of lineaire versneller), of een bilaterale adrenalectomie. In de praktijk wordt meestal gekozen voor heroperatie of bestraling. De voor- en nadelen zijn zoals besproken bij de primaire behandeling. Mochten beide behandelingen niet leiden tot remissie, dan is een bilaterale adrenalectomie een uiteindelijk effectieve behandeling.

> **Kernpunten**
>
> - Bij het syndroom van Cushing dient de biochemische diagnostiek strikt gescheiden te worden in een eerste fase waarin de diagnose gesteld wordt en volgende fasen waarin de aard en lokalisatie van het cortisolexces vastgesteld moeten worden.
> - Patiënten met de ziekte van Cushing dienen levenslang vervolgd te worden, gezien de hoge recidiefkans.

Literatuur

Newell-Price J, Bertagna X, Grossman AB, Nieman LK et al. Cushing's syndrome. Lancet 2006;13;367(9522):1605.

Pereira AM, Aken MO van, Dulken H van, Schutte PJ, Biermasz NR, Smit JWA, Roelfsema F, Romijn JA. Long-term predictive value of postsurgical cortisol concentrations for cure and risk of recurrence in Cushing's disease. J Clin Endocrinol Metab 2003;(88):5858-64.

29.6 Tumoren van de hypofyse en directe omgeving

Hypofysetumoren zijn zeldzaam (incidentie: 20-30 / 1.000.000 / jaar), maar patiënten met deze aandoening hebben specialistische diagnostiek en behandeling en levenslange follow-up nodig.

29.6.1 ACROMEGALIE

Epidemiologie

De incidentie van acromegalie is 3-4 per 1.000.000 per jaar. Acromegalie komt bij mannen en vrouwen ongeveer evenveel voor.

Pathogenese

Acromegalie is vrijwel altijd (in 99%) het gevolg van een somatotroop hypofyseadenoom, dus van groeihormoon (GH-)producerende cellen. Meestal betreft het een sporadisch solitair adenoom. In zeldzame gevallen komt het voor bij het multipele endocriene neoplasiesyndroom type 1. Acromegalie door ectopische GHRH-overproductie is zeldzaam (85% betreft neuro-endocriene tumoren van het pancreas of de long). Ectopische productie van groeihormoon is nog veel zeldzamer.

Symptomatologie

Van de patiënten manifesteert 35% zich met de uiterlijke verschijnselen, 25% met defecten van het gezichtsveld of hoofdpijn en de rest met diabetes mellitus, hoge bloeddruk, of komt via de tandarts of de dermatoloog. Veelvoorkomende klachten zijn hoofdpijn, snurken, vermoeidheid, overmatig transpireren, dubbelzijdig carpaletunnelsyndroom, gewrichtsklachten. Bij een slaapapnoesyndroom moet men altijd aan acromegalie denken. Er is een verhoogde lipolyse te zien en een verhoogde eiwitsynthese, een verminderde insulinewerking (insulineresistentie) en een verhoogde gluconeogenese. Bij 25% van de acromegaliepatiënten is de orale glucosetolerantietest gestoord.

Complicaties kunnen ontstaan door het massa-effect: gezichtsvelduitval, hersenzenuwuitval, en/of hydrocefalus. Andere complicaties zijn: cardiomyopathie, artropathie, colonpoliepen en coloncarcinoom, slaapapnoesyndroom, diabetes mellitus, hypopituïtarisme met partiële of complete uitval van de overige hypofysefuncties. De mortaliteit is verhoogd. Hyperprolactinemie treedt op bij 30% van de patiënten. Er kan sprake zijn van een gemengd GH- en prolactineproducerende tumor, maar ook van lichte hyperprolactinemie als gevolg van verminderde dopaminerge inhibitie door druk op de hypofysesteel.

Diagnostiek

Het meten van de GH-spiegels is niet zinvol vanwege de normaal voorkomende GH-pieken, bovendien is er een grote interindividuele spreiding in de gemiddelde waarden. Het plasma-IGF-1 is altijd verhoogd bij acromegalie, maar kan ook onder fysiologische omstandigheden verhoogd zijn, zoals tijdens puberteit en zwangerschap. Bij ondervoeding, slecht ingestelde diabetes mellitus of leveraandoeningen kan het IGF-1 verlaagd zijn.

Het bepalen van het IGF-1 is de gevoeligste screeningstest (de normale waarden zijn geslachts- en leeftijdafhankelijk). Een gevoelige test is de orale glucosetolerantietest: dit is een suppressietest, waardoor bij gezonde personen de GH-spiegel binnen een uur onder de 2 mU/l (1 μg/L) daalt. Bij patiënten met acromegalie ziet men geen daling onder de 2 mU/L en soms zelfs een paradoxale stijging van de GH-spiegel. Indien de diagnose acromegalie is bevestigd, is het gewenst een endocrinoloog te consulteren. De overige hypofysefuncties worden bepaald en er wordt beeldvormend onderzoek verricht zoals MRI van de hypofyse (met gadolinium), alsmede cardiologisch onderzoek en colonoscopie. Indien de MRI van de hypofyse geen tumor laat zien, moet men denken aan ectopische GHRH- of GH-productie (zeldzaam). Eerst moet biochemische diagnostiek (plasma-GHRH) worden verricht, pas daarna kan beeldvormende diagnostiek worden uitgevoerd: MRI of CT-thorax, -abdomen, eventueel octreotide-scintigrafie en mammografie.

Therapie

De vorm van behandeling is onder andere afhankelijk van de leeftijd van de patiënt en de diameter van de tumor. Bij een oudere patiënt (> 65-70 jaar) kan men de voorkeur geven aan medicamenteuze behandeling, bij jongere patiënten met een tumor met een kleine diameter zal men willen opereren. Behandeling kan plaatsvinden met somatostatineanaloga, dopamineagonisten en GH-receptorantagonisten. Door voorbehandeling met octreotide wordt ongeveer de helft van de tumoren kleiner en verbetert de conditie van de patiënt (cave: er is wel risico voor het ontstaan van galstenen).

Indien bij een patiënt door chirurgie en/of radiotherapie geen normalisatie van de GH- en/of IGF-1-spiegels kan worden verwacht (de tumor is zo groot dat curatieve behandeling onmogelijk lijkt), is primaire behandeling met octreotide of lanreotide geïndiceerd. Indien na operatie en radiotherapie geen genezing optreedt, moeten octreotide en eventueel dopamineagonisten worden gegeven. Sinds kort kunnen deze patiënten ook worden behandeld met een GH-receptorantagonist (pegvisomant). Deze behandeling normaliseert het IGF-1-gehalte bij nagenoeg alle patiënten, er wordt echter niets aan de primaire tumor gedaan. Een combinatiebehandeling van GH-receptorantagonist en een depotpreparaat van somatostatine (Sandostatine LAR of lanreotide Autogel) is sinds kort ook voorhanden.

Follow-up

Iedere patiënt behandeld voor acromegalie dient levenslang vervolgd te worden. De reden is dat ook bij acromegalie bij ongeveer 10-15% van de patiënten na succesvolle operatie de ziekte alsnog terugkomt. Met enige regelmaat dienen de biochemische testen zoals besproken bij de diagnostiek, opnieuw uitgevoerd te worden om een eventueel recidief tijdig te kunnen detecteren. Daarnaast blijven vele patiënten klachten houden van beperkingen in het (neuro)psychisch functioneren en zijn de cardiovasculaire morbiditeit en mortaliteit verhoogd. Het is waarschijnlijk dat een snelle adequate aanpak van de GH- en IGF-1-overmaat, door welke behandeling of combinatie van behandelingen ook, reductie geeft van morbiditeit en mortaliteit.

Behandeling bij recidief

Als sprake is van een recidief, kan opnieuw operatieve verwijdering of behandeling met somatostatineanalogen of een GH-receptorantagonist overwogen worden, alsook radiotherapie. Hoewel de radiotherapeutische behandeling effectief is, duurt het in de regel vele jaren voordat de GH-secretie normaliseert en dient dus in de tussentijd een medicamenteuze behandeling ingesteld te worden.

29.6.2 PROLACTINOOM

Epidemiologie

Prolactinomen zijn de meest voorkomende hypofyseadenomen (100 per 1.000.000 personen); meestal (60%) zijn het microadenomen (< 10 mm). Door overproductie van prolactine veroorzaken ze bij vrouwen galactorroe en oligomenorroe, bij mannen verlaagde libido en impotentie, en bij zowel mannen als vrouwen hypogonadisme. Macroprolactinomen (> 1 cm) kunnen lokale compressie van het chiasma opticum veroorzaken, waardoor gezichtsvelduitval ontstaat, druk of doorgroei in de sinus cavernosus met als gevolg uitval van hersenzenuwen (III, IV, VI), en/of andere hypofysaire uitval.

Diagnostiek

De meest voorkomende oorzaak van hyperprolactinemie is een prolactinoom. Differentiaaldiagnostisch moet men denken aan zwangerschap, geneesmiddelen (zoals orale anticonceptiva, de antipsychotica sulpiride, risperidon, en haloperidol; het anti-emeticum chloorpromazine) en primaire hypothyreoïdie. Ook acromegalie moet worden uitgesloten (IGF-1). Bij prolactinomen zijn de prolactinespiegels meestal meer dan driemaal boven de referentiewaarde verhoogd, evenredig met de diameter van de tumor.

Wanneer bij druk op de hypofysesteel door een macroadenoom de prolactinespiegel slechts licht tot matig verhoogd is, ziet men bij histologisch onderzoek vaak géén reactie met antilichamen tegen prolactine. Dit beeld past bij klinisch niet-functionerende adenomen.

Bij een macroadenoom (> 10 mm) is er vaak uitval van één of meer van de hypofysevoorkwabfuncties.

Therapie
De behandeling bestaat uit toediening van dopaminerge farmaca. De selectieve D2-dopaminereceptoragonist cabergoline (Dostinex) is zeer effectief bij de behandeling van micro- en macroprolactinomen en heeft de voorkeur boven quinagolide (Norprolac) of bromocriptine (Parlodel). De selectieve D2-dopaminereceptoragonist cabergoline bewerkstelligt vaker normalisering van de prolactinespiegel en bij vrouwen vaak herstel van de ovulatie, en heeft minder bijwerkingen. Bij zwangerschapswens verdient bromocriptine vooralsnog de voorkeur, daar een veelvoud aan zwangerschappen in de literatuur met dit middel gedocumenteerd is. Ook cabergoline wordt vooralsnog niet geassocieerd met een verhoogde incidentie van congenitale afwijkingen. De relatie tussen het gebruik van cabergoline en het ontstaan van fibrotische afwijkingen aan de hartkleppen is niet uitgesloten, zodat ten tijde van schrijven van dit boek geadviseerd wordt om echocardiografische controle te laten doen bij alle patiënten die langer dan drie maanden een hoge dosis gebruiken. Een alternatief voor cabergoline in dezen is quinagolide, daar bij quinagolide geen stimulatie van de 5HT2B-serotoninereceptor plaatsvindt, hetgeen voor fibrose noodzakelijk is.

Bij patiënten met een micro- en/of macroprolactinoom bij wie tijdens cabergolinetherapie sprake is van normale plasmaprolactinewaarden en bij wie de tumor 50% of meer is gereduceerd, kan men na enkele jaren behandeling (men suggereert nu na 2 à 3 jaar) op proef enige tijd de medicatie staken, waarbij nauwgezette follow-up wel nodig blijft.

Follow-up
Iedere patiënt behandeld voor een prolactinoom dient levenslang vervolgd te worden. Er zijn geen prospectieve follow-upstudies bekend met data over recidiefpercentages na behandeling. De beschikbare data suggereren dat patiënten met normale prolactinewaarden na staken van de medicatie met tevens een goede volumereductie van de tumor tijdens behandeling een gerede kans hebben op langdurige remissie (ongeveer 50%).

Behandeling bij recidief
Als sprake is van recidief dient de dopaminerge behandeling opnieuw gestart te worden en kan weer een definitieve behandeling in de vorm van een transsfenoïdale adenomectomie overwogen worden. Als curatieve resectie niet mogelijk is, is radiotherapie een goed alternatief.

29.6.3 KLINISCH NIET-FUNCTIONEREND HYPOFYSEADENOOM

Epidemiologie
Niet-functionerende hypofyseadenomen (NFA) worden vaak pas bij postmortaal onderzoek gevonden. In autopsie- en radiologieseries is de prevalentie van hypofyseadenomen 5-15%. Minder dan 0,1% van deze patiënten heeft echter een macroadenoom (diameter groter dan 1 cm).

Etiologie en pathogenese
NFA kenmerken zich door de afwezigheid van klinische en biochemische hormoonoverproductie. Er wordt onderscheid gemaakt tussen microadenomen (maximale diameter < 1 cm) en macroadenomen (> 1 cm). Microadenomen geven geen klachten, macroadenomen presenteren zich met gezichtsvelddefecten, hoofdpijn, en/of hormonale uitval. Indien ze tijdens het leven worden ontdekt, zijn ze vaak groot en veroorzaken bitemporale hemianopsie door chiasmacompressie, hoofdpijn, soms diplopie door uitval van hersenzenuwen (III, IV, VI), apoplexie van de hypofyse en rinorroe. Vaak is er hypopituïtarisme, hetgeen zich uit in hypogonadotroop hypogonadisme, centrale (secundaire) hypothyreoïdie, hypocortisolisme door ACTH-tekort en soms diabetes insipidus. De adenomen worden ontdekt bij neurologisch onderzoek in verband met hoofdpijn of naar aanleiding van acute klachten bij een lokale bloeding, zoals hoofdpijn, misselijkheid en braken, zenuwuitval.

Diagnostiek
Hormonale evaluatie dient plaats te vinden om een functionerend adenoom uit te sluiten en om de mate van hormonale uitval te bepalen, alsmede radiologisch onderzoek door middel van MRI. De differentiaaldiagnose omvat metastasen, craniofaryngiomen, meningeomen, neurale tumoren, arteriële aneurysmata, sarcoïdose, histiocytose, tuberculomen, lymfocytaire hypofysitis en hemochromatose en deze kunnen een klinisch niet-functionerend hypofyseadenoom nabootsen.

Een prolactinoom moet worden uitgesloten, omdat in dat geval primair medicamenteuze therapie met dopaminerge farmaca moet worden gegeven.

Therapie
Bij de behandelingsdoelen zijn de volgende aspecten belangrijk: een NFA gedraagt zich niet maligne; het voorkómen of verbeteren van visuele disfunctie is essentieel; verbetering van endocriene functie wordt veelal niet bereikt door behandeling. De behandeling van een microadenoom is expectatief. Bij een macroadenoom met visuele disfunctie is een operatie geïndiceerd, aangezien minder dan 5% van de NFA's reageert op medicamenteuze behandeling met dopamineagonisten. Voor cabergoline is dit echter niet uitgekristalliseerd, maar prospectieve studies ontbreken. Indien de visuele functie goed is, is de

behandeling van vele factoren afhankelijk. De belangrijkste zijn: relatie tumor met het chiasma opticum, leeftijd en de hormonale functie. Als operatie geïndiceerd is, dan via de transsfenoïdale route.

Momenteel is de belangrijkste vraag of postoperatieve radiotherapie geïndiceerd is. Operatie is namelijk niet radicaal bij 70-80% van de patiënten. Het voordeel van radiotherapie is minder tumorgroei. De nadelen zijn: 1) een recidief is na RT ook mogelijk en 2) langetermijnschade, zoals hypopituïtarisme (hoge incidentie) en secundaire hersentumoren (lage incidentie, maar niet verwaarloosbaar). Daarnaast krijgen niet alle patiënten een recidief en is de tumorgroei langzaam (< 1 mm / jaar). Tot slot is goede tumorcontrole ook zonder RT beschreven, dus wachten tot recidiefgroei optreedt, is een goede optie.

Follow-up

Iedere patiënt behandeld voor NFA dient levenslang vervolgd te worden. De follow-up omvat controle van hypofysefuncties, visuele functie en controle van de tumor en tumorgroei.

Er is meestal geen verbetering van hypofysefunctie na chirurgie, hoewel compleet herstel individueel wel beschreven is. Hormoonsuppletie is mogelijk met levothyroxine, androgenen, oestrogenen, cortisol en groeihormoon. De visuele functies, gemeten aan de gezichtsscherpte en gezichtsvelden, verbeteren ook één jaar na de operatie nog. De groei wordt beoordeeld met behulp van sequentiële MRI-scans. Gezien de langzame en non-lineaire groei, lijkt een tijdsinterval van twee tot drie jaar gerechtvaardigd, mits er geen sprake is van groei. Bij adenoomresten tegen het chiasma is vervolg met behulp van herhaalde gezichtsveldonderzoeken veel sensitiever dan MRI. Tumormarkers voor de voorspelling van groei zijn er niet. Immunohistochemische positiviteit voor ACTH of (subunits van) gonadotrofinen beïnvloeden de tumorgroei niet.

Behandeling bij recidief

Als sprake is van een recidief kan soms opnieuw transsfenoïdale resectie plaatsvinden. Radiotherapie prevaleert echter vaker en is uitermate effectief gebleken. Nabehandeling met cabergoline kan zinvol zijn.

29.6.4 GONADOTROPINOOM

Een gonadotropinoom is een hypofyseadenoom met overproductie van intact LH en FSH of brokstukken hiervan. Klinisch is het beeld vaak niet te onderscheiden van een niet-functionerend (macro)adenoom van de hypofyse. Het groeipatroon en de kans op recidief verschillen ook niet van een NFA.

29.6.5 CRANIOFARYNGIOOM

Epidemiologie

Bij 13-23% van alle obducties worden asymptomatische overblijfselen van het zakje van Rathke gevonden. Uit deze overblijfselen kunnen craniofaryngiomen ontstaan, maar vaak ontstaan ze suprasellair. Ze zijn bij ontdekking meestal groot en cysteus en hebben calcificaties. Ze veroorzaken klachten zoals hoofdpijn, gezichtsvelddefecten en groeistoornissen (50% ontstaat op een leeftijd jonger dan 20 jaar). Vaak is er uitval van de hypofyse, omdat 15% van de craniofaryngiomen binnen de sella ontstaat. Net als NFA, kenmerken craniofaryngiomen zich door afwezigheid van klinische en biochemische hormoonoverproductie. Ze presenteren zich meestal met gezichtsvelddefecten, hoofdpijn, en/of hormonale uitval. Ze zijn vaak groot en veroorzaken bitemporale hemianopsie door chiasmacompressie, hoofdpijn, soms diplopie door uitval van hersenzenuwen (III, IV, VI), apoplexie van de hypofyse en rinorroe. Vaak is er hypopituïtarisme, dat zich uit in hypogonadotroop hypogonadisme, centrale (secundaire) hypothyreoïdie, hypocortisolisme door ACTH-tekort en soms diabetes insipidus. De adenomen worden ontdekt bij neurologisch onderzoek in verband met hoofdpijn of naar aanleiding van acute klachten bij een lokale bloeding, zoals hoofdpijn, misselijkheid en braken, zenuwuitval.

Diagnostiek

Hormonale evaluatie dient plaats te vinden om een (niet-)functionerend adenoom uit te sluiten en de mate van hormonale uitval te bepalen, alsmede radiologisch onderzoek door middel van MRI. De differentiaaldiagnose omvat metastasen, meningeomen, neurale tumoren, arteriële aneurysmata, sarcoïdose, histiocytose, tuberculomen, lymfocytaire hypofysitis en hemochromatose. Een (cysteus gedegenereerd) prolactinoom moet worden uitgesloten, omdat dan primair medicamenteuze therapie met dopaminerge farmaca dient te worden gegeven.

Therapie

Bij de behandelingsdoelen zijn de volgende aspecten belangrijk: in tegenstelling tot een NFA gedraagt een craniofaryngioom zich vaak wel enigszins maligne, aangezien vaak infiltratie in het omgevende weefsel aanwezig is, hetgeen curatieve chirurgische resectie bemoeilijkt. Het voorkómen of verbeteren van visuele disfunctie is essentieel; verbetering van endocriene functie wordt niet bereikt door behandeling. Indien de visuele functie goed is, is de behandeling afhankelijk van vele factoren. De belangrijkste zijn: relatie tumor met het chiasma opticum, leeftijd en de hormonale functie. Als operatie geïndiceerd is, kan dat soms via de transsfenoïdale route, soms is echter een transcraniële benadering noodzakelijk. Vaak is een complete resectie niet mogelijk zonder belangrijke schade of restverschijnselen te veroorzaken. Directe postoperatieve radiotherapie wordt om dezelfde reden van extra morbiditeit niet standaard toegepast en gereserveerd voor de recidieven.

Follow-up

Iedere patiënt behandeld voor craniofaryngioom dient levenslang vervolgd te worden. De follow-up omvat controle van hypofysefuncties, visuele functie en controle van de tumor en tumorgroei. De cardiovasculaire en pyschosociale morbiditeit is sterk verhoogd. Het gestandaardiseerde mortaliteitsrisico is ongeveer drievoudig verhoogd. Factoren die hierop zeker invloed hebben, zijn onvoldoende hormoonsubstitutie in historisch behandelde patiëntengroepen (met name geslachtshormonen bij premenopauzale vrouwen) en de zogenoemde ernstige (hypothalame) obesitas en dyslipidemie die voorkomt bij patiënten met hypothalame schade.

Hormoonsuppletie is mogelijk, net zoals dit geldt voor hypofyseadenomen, met levothyroxine, androgenen, oestrogenen, cortisol en groeihormoon. De visuele functies, gemeten aan de gezichtsscherpte en gezichtsvelden, verbeteren ook één jaar na de operatie nog. De groei wordt beoordeeld met behulp van sequentiële MRI-scans. Gezien de langzame en non-lineaire groei lijkt een tijdsinterval van twee tot drie jaar gerechtvaardigd, mits er geen sprake is van groei.

Behandeling bij recidief

Als sprake is van een recidief kan soms opnieuw transsfenoïdale resectie plaatsvinden. Radiotherapie prevaleert echter vaker en is uitermate effectief gebleken.

> **Kernpunten**
>
> - Hypofysetumoren zijn vrijwel altijd goedaardig. Toch is bij veel hypofysetumoren een aanzienlijke kans op recidief aanwezig.
> - Bij veel patiënten met hypofysetumoren zijn de kwaliteit van leven en de levensverwachting verminderd ten gevolge van de ziekte, de behandeling en de gevolgen van de behandeling, die vaak bestaan uit hypofysaire hormonale uitval.

Literatuur

Biermasz NR, Dekker FW, Pereira AM, Thiel SW van, Schutte PJ, Dulken H van, Romijn JA, Roelfsema F. Determinants of survival in treated acromegaly in a single center: predictive value of serial IGF-1 measurements. J Clin Endocrinol Metab 2004;89(6):2789-96.

Biermasz NR, Dulken H van, Roelfsema F. Long-term follow-up results of postoperative radiotherapy in 36 patients with acromegaly. J Clin Endocrinol Metab 2000;85:2476-82.

Dekkers OM, Biermasz NR, Pereira AM, Roelfsema F, Aken MO van, Voormolen JH, Romijn JA. Mortality in patients treated for Cushing's disease is increased compared with patients treated for nonfunctioning pituitary macroadenoma. J Clin Endocrinol Metab 2007;92(3):976-81.

Dekkers OM, Pereira AM, Roelfsema F, et al. Observation alone after transsphenoidal surgery for nonfunctioning pituitary macroadenoma. J Clin Endocrinol Metab 2006;91(5):1796-801.

Kars M, Delgado V, Holman ER, Feelders RA, Smit JW, Romijn JA, Bax JJ, Pereira AM. Aortic valve calcification and mild tricuspid regurgitation, but no clinical heart disease after 8 years of dopamine agonist therapy for prolactinoma. J Clin Endocrinol Metab 2008;93(9):3348-56.

Pereira AM, Schmid EM, Schutte PJ, Voormolen JH, Biermasz NR, Thiel SW van, Corssmit EP, Smit JW, Roelfsema F, Romijn JA. High prevalence of long-term cardiovascular, neurological and psychosocial morbidity after treatment for craniopharyngioma. Clin Endocrinol (Oxf) 2005;62(2):197-204.

29.7 Endocriene pancreastumoren en carcinoïd

Introductie

In het pancreas zijn de endocriene cellen gerangschikt in eilandjes die tussen de exocriene cellen gelegen zijn en in de darm liggen gespecialiseerde (neuro-)endocriene hormoonsecernerende cellen verspreid tussen mucosale cellen gerangschikt. Meer dan vijftien verschillende typen (neuro-)endocriene cellen in het pancreas en tractus digestivus hebben het vermogen om meer dan honderd verschillende aminen en peptiden te produceren en uit te scheiden. De (neuro-)endocriene tumoren ontstaan uit deze (neuro-)endocriene cellen. De meeste van deze tumoren ontstaan sporadisch, maar ze kunnen ook in het kader van familiaire aandoeningen voorkomen.

De (neuro-)endocriene tumoren van de tractus digestivus en respiratorius werden klassiek naar hun embryologische origine onderverdeeld in: voordarmtumoren (die ontstaan in bronchi, maag, pancreas, galblaas en duodenum), middendarmtumoren (die ontstaan in jejunum, ileum, appendix en colon ascendens en transversum) en einddarmtumoren (die ontstaan in colon descendens en rectum). De onderverdeling in voor-, midden- en einddarm is niet volledig. Tegenwoordig wordt bij voorkeur de benaming 'endocriene' of 'neuro-endocriene' tumor gebruikt voor deze tumoren en is de benaming 'APUDoma' (APUD staat voor amine precursor uptake and decarboxylation) ook obsoleet geworden. De benaming 'carcinoïd' wordt alleen nog maar gebruikt voor die (neuro-)endocriene tumoren die ontstaan uit de (neuro-)endocriene cellen in de darm en luchtwegen. In de nieuwe classificatie van de Wereldgezondheidsorganisatie (WHO) wordt de verschillende histologie van (neuro-)endocriene tumoren gerangschikt volgens drie categorieën:
- goed gedifferentieerde tumoren met of een goedaardig gedrag dan wel onzeker gedrag;
- goed gedifferentieerde endocriene carcinomen met een laaggradig maligne gedrag; en
- slecht gedifferentieerde carcinomen met een hooggradig maligne gedrag.

Deze WHO-2000 indeling is goed bruikbaar, mits hierbij tevens de indeling volgens de embryonale oorsprong, wordt betrokken. Deze indeling omvat dus naast de histopathologische ook de klinische en biologische kenmerken.

29.7.1 ENDOCRIENE PRANCREASTUMOREN

De endocriene eilandceltumoren van het pancreas worden over het algemeen genoemd naar de peptiden die zij in overmaat produceren en die in sommige gevallen tot klinische syndromen leiden. De benaming eilandjesceltumor is obsoleet geworden, temeer daar bekend is dat deze tumoren kunnen ontstaan uit pluripotente stamcellen in het pancreas. Ook kunnen bepaalde peptiden 'ectopisch' geproduceerd worden. Bekende voorbeelden zijn het adrenocorticotrofine (ACTH), dat aanleiding geeft tot een zich snel ontwikkelend en meestal agressief cushing-syndroom. In dit geval betreft het een ACTH-afhankelijk cushing-syndroom, waarbij er bij beeldvorming van de hypofyse geen adenoom wordt gezien en waarbij de sinus petrosus inferior sampling op ACTH ook op een bron wijst buiten de hypofyse. Dit heet dan het ectopische ACTH-syndroom. Ook het PTH-achtige peptide (PTHrp) kan door tumoren aangemaakt worden. Dit geeft aanleiding tot ernstige hypercalciëmie. Dit beeld staat ook wel bekend als humorale hypercalciëmie bij maligniteiten. Andere voorbeelden van ectopische hormoonproductie zijn: antidiuretisch hormoon (ADH); (het SIADH-syndroom), zogeheten fosfatoninen (het syndroom van de oncogene osteomalacie) en groeihormoon-releasing hormoon (GHRH) (uiteindelijk aanleidinggevend tot acromegalie). De meeste (neuro-)endocriene tumoren zijn traag groeiend en/of van onzekere maligne origine. Patiënten met deze tumoren hebben daarom, zelfs bij aanwezigheid van gemetastaseerde ziekte, meestal een lange overleving.

Epidemiologie

De leeftijdgeadjusteerde incidentie van de (neuro-)endocriene pancreastumoren ligt tussen 0,1 en 1 per 100.000. Bij 1-2% van de obducties worden deze tumoren gevonden. Het verschil tussen de obductiepercentages en de klinische detectie wordt waarschijnlijk bepaald door de functionaliteit van de tumoren; de meeste tumoren die bij obducties gevonden werden, produceren geen overmaat aan hormonen. (Neuro-)endocriene pancreastumoren vormen ongeveer 1-2% van alle pancreascarcinomen.

Bij de klinische evaluatie van een patiënt bij wie een (neuro-)endocriene pancreastumor is vastgesteld, of wordt vermoed, is een aantal aspecten van belang. Vaak dient eerst de overmatige hormoonsecretie onder controle gebracht te worden. Vervolgens dient beoordeeld te worden of het een gemetastaseerde of geïsoleerde tumor betreft. In de derde plaats zal men moeten beoordelen of de (neuro-)endocriene pancreastumor 'sporadisch' is opgetreden, of deel uitmaakt van het multipele endocriene neoplasie type 1- (MEN-1-)syndroom, het syndroom van Von Hippel-Lindau (VHL), de ziekte van Von Recklinghausen of tubereuze sclerose.

Insulinoom

Insulinomen kunnen in het gehele pancreas worden aangetroffen. Over het algemeen betreft het hier kleine afwijkingen (< 2 cm) en in meer dan 90% van de gevallen zijn deze solitaire tumoren benigne. Insulinomen kunnen ook in het kader van het MEN-1-syndroom voorkomen (zie verder).

Symptomatologie Karakteristiek is de trias van Whipple, die wordt gekenmerkt door: het optreden van symptomen tijdens vasten, aantoonbare hypoglykemie en het verdwijnen van de symptomen na toediening van glucose. Bij de patiënt treden verschijnselen op van neuroglycopenie (zoals diplopie, wazig zien, verwardheid, afwijkend gedrag, of insulten en coma) en een contraregulatoire catecholaminerespons (zoals transpireren, zwakte, hongerverschijnselen, tremoren, misselijkheid, warmtesensaties, angst en palpitaties). Deze symptomen kunnen door vasten en inspanning worden geprovoceerd. Meestal is er als tegenreactie een toegenomen eetlust ontstaan, die meestal ook gekoppeld is aan een substantiële gewichtstoename.

Diagnostiek Biochemisch onderzoek
De diagnose kan worden gesteld door middel van een 72 uursvastentest, waarbij tijdens het vasten vaak al binnen de eerste 24 uur hypoglykemie optreedt met klachten die door de patiënt worden herkend als passend bij de aanvallen. Bij uitblijven van hypoglykemie en klachten dient de test altijd 72 uur volgehouden te worden. Ter bevestiging van de diagnose worden de serumwaarden van glucose, insuline, pro-insuline en het C-peptide van hetzelfde tijdstip bepaald. Bij een plasmaglucosespiegel < 2,0 mmol/l en tegelijkertijd een aantoonbare plasma-insulinewaarde (over het algemeen ≥ 6 µU/ml (≥ 43 pmol/l)), en/of een plasma-C-peptidespiegel ≥ 0,2 nmol/l, en/of een plasmapro-insulinespiegel ≥ 5 pmol/l en de afwezigheid van sulfonylureumderivaten in urine en/of bloed staat bij volwassenen de diagnose 'insulinoom' nagenoeg vast.

Tabel 29.13	Lokalisatie van insulinomen.
techniek	sensitiviteit (%)
echografie	25-30
CT	30-70
MRI	< 30
spiraal-CT	?
octreotide-scan	14
portale veneuze sampling	77
preoperatieve endoscopische echografie	> 90
intraoperatieve echografie	95

Afbeeldend onderzoek
Er zijn vele niet-invasieve en invasieve preoperatieve lokalisatietechnieken voor lokalisatie van het insulinoom voorhanden (tabel 29.13).

Endoscopische echografie in ervaren handen en driefasen-CT en/of MRI met toediening van gadolinium contrastmiddel zijn op dit moment het meest sensitief. Bij 90-100% van de patiënten blijkt het mogelijk om het insulinoom tijdens een laparotomie te lokaliseren met palpatie, eventueel aangevuld met intraoperatieve echografie. De meeste chirurgen geven er toch de voorkeur aan om de tumor preoperatief te lokaliseren in verband met de planning van de (soort van) operatie (laparoscopisch of open) en om de relatie van de tumor met de omgevende structuren zoals de ductus pancreaticus te bepalen. Ook dient, voordat tot operatie wordt overgegaan, eerst nagegaan te worden of het hier een gemetastaseerd insulinoom betreft en bijvoorbeeld door middel van echografie of drie-fasen-CT levermetastasen uit te sluiten.

Scintigrafie met ^{111}In-pentetreotide is over het algemeen het eerste lokaliserende onderzoek van keuze bij patiënten met de verdenking op een gemetastaseerde (neuro-)endocriene pancreastumor. Dit geldt niet voor het benigne, niet-gemetastaseerde, insulinoom. Met behulp van scintigrafie met ^{111}In-pentetreotide kan slechts in maximaal 46% van de gevallen het benigne, niet-gemetastaseerde insulinoom worden gelokaliseerd, aangezien dit percentage van de insulinomen de somatostatinereceptor subtype 2 (sst_2) tot expressie brengt. Bij maligne insulinomen is de expressie van sst_2 hoger.

Therapie Langdurige perioden zonder koolhydraten- en/of glucose-inname kunnen worden vermeden door patiënten te adviseren frequent maaltijden tot zich te nemen of door (in extreme gevallen) gedurende de nacht of gedurende 24 uur continu glucose intraveneus toe te dienen. Zoals vermeld is het te verwachten succes van octapeptide somatostatineanaloga bij het benigne, niet-gemetastaseerde insulinoom beperkt (< 50%), omdat de noodzakelijke sst_2-receptor maar in 46% van het benigne insulinoom tot expressie wordt gebracht. Bij sst_2-receptor-negatieve patiënten kan zelfs een paradoxale hypoglykemie optreden na toediening van octreotide door een ongewenste remming van contraregulatoire hormonen (zoals glucagon). Diazoxide werkt vermoedelijk door een directe onderdrukking van insulineproductie door de β-cellen en wordt gebruikt vooraf en tijdens operatie, bij inoperabele tumoren en na een chirurgische ingreep waarbij het insulinoom niet werd gevonden. Ook verapamil kan worden gebruikt om de hypoglykemieën te bestrijden.

Benigne of alleen tot het pancreasbeperkte insulinoom De behandeling van het niet-gemetastaseerde of lokaal beperkte insulinoom is in principe altijd chirurgisch. Nadat de chirurg het gehele pancreas heeft vrijgelegd, kan het solitaire insulinoom vaak eenvoudig gepalpeerd worden. Indien dit niet zo gemakkelijk lukt, kan de intraoperatieve echografie worden gebruikt om de afwijking alsnog te lokaliseren. Een solitair insulinoom in het pancreas kan meestal worden geënucleëerd en een pancreaticoduodenectomie is zelden nodig. Wanneer het insulinoom peroperatief niet wordt gelokaliseerd, wordt meestal van een verder operatief ingrijpen afgezien en wordt besloten om te proberen het insulinoom beter te lokaliseren bijvoorbeeld door middel van selectieve bloedafname voor insulinebepalingen uit de verschillende takken van het mesenteriale vaatsysteem die de verschillende delen van het pancreas draineren, nadat deze door middel van calcium zijn gestimuleerd. Ook dient in deze gevallen de diagnose nesidioblastose te worden overwogen.

Maligne insulinoom
De klachten en problemen die worden veroorzaakt door de pathologische insulinesecretie zullen bij het maligne insulinoom alleen maar verdwijnen wanneer de primaire tumor en alle metastasen worden verwijderd, bijvoorbeeld door een resectie van de primaire tumor en eventueel locoregionale lymfekliermetastasen in combinatie met een levertransplantatie bij de aanwezigheid van multiple levermetastasen in vrijwel alle leversegmenten. Zelfs in deze gevallen is het risico van een tumorrecidief binnen drie jaar echter meer dan 60%. Cytoreductieve debulking chirurgie kan overigens wel de overleving verlengen. Wanneer er geen chirurgische opties meer zijn, kan gekozen worden voor chemotherapie met adriamycine en streptozotocine en embolisatie of chemo-embolisatie van levermetastasen. Bij patiënten met een gemetastaseerd insulinoom, dat pathologische tumorstapeling toont met behulp van ^{111}In-pentetreotide-scintigrafie, valt therapie met somatostatineanalogen te overwegen. Ook therapie met radioactief gelabelde somatostatineanalogen, zoals het ^{177}Lu-octreotaat, heeft bij diverse patiënten geleid tot een betere controle van symptomen, een verlengde overleving en een verbetering van kwaliteit van leven.

Gastrinoom
Gastrinomen zijn de meest frequent voorkomende endocriene eilandceltumoren van het pancreas. Ook deze tumoren zijn over het algemeen kleiner dan 2 cm en zij komen vaker voor bij mannen dan bij vrouwen. Vijfentachtig tot 90% van de gastrinomen is gelokaliseerd in het pancreas en 10-15% ontstaat uit de gastrineproducerende G-cellen in het duodenum. De relatie met het MEN-1-syndroom is voor deze tumor belangrijk; 20-40% van de patiënten met een gastrinoom is bekend met dit syndroom. Daarnaast heeft ongeveer 50-60% van alle patiënten met het MEN-1-syndroom en een pancreastumor een gastrinoom.

Symptomatologie Het klinische gastrinoomsyndroom, ook wel het zollinger-ellison-syndroom genoemd, wordt gekenmerkt door een extreme zuurproductie die wordt veroorzaakt door de sterk verhoogde gastrineproductie. De meeste patiënten presenteren zich dan ook met klachten passend bij zuuroverproductie, zoals misselijkheid en braken. Peptische ulcera worden bij 50-65% van de patiënten gevonden, oesofagitis wordt bij 45-60% gevonden en diarree staat op de voorgrond bij 10-20% van de patiënten. Bloedingen in de bovenste tractus digestivus treden op bij 10% en een maag- of darmperforatie bij 5-10% van de patiënten. Ongeveer 20% van de patiënten met een gastrinoom heeft alleen bovenbuikklachten, diarree en gewichtsverlies zonder duidelijk ulcus. Omdat het zollinger-ellison-syndroom bijna 100% gelijkenis vertoont met de veel frequenter voorkomende syndromen bij peptische ulcera en refluxziekten, is er vaak een vertraging in de diagnosestelling. De diagnose 'gastrinoom' dient dan ook niet alleen te worden overwogen bij de patiënten zoals die klassiek werden beschreven met multipele therapieresistente peptische ulcera op atypische locaties in maag, duodenum en dunne darm.

Diagnostiek De diagnose gastrinoom kan, naast de soms typische presentatie bij endoscopie van de bovenste tractus digestivus, in eerst instantie gesteld worden door een bepaling van het serumgastrine, dat sterk verhoogd dient te zijn (> 100 pg/ml). Hierbij is het van belang dat de patiënt geen antacida of andere zuurremmende medicatie (zoals histamine H_2-receptorblokkers of protonpompremmers) gebruikt, omdat deze situaties aanleiding zullen geven tot een contraregulatoire (zij het in het algemeen niet zeer sterk verhoogde) hypergastrinemie. Het serumchromogranine A is ook bij gastrinomen een gevoelige parameter voor de tumorbulk. Hier geeft gastrine hyperstimulatie van de ECL-cellen die op hun beurt ook chromogranine kunnen secerneren.

Voor de lokalisatie van het primaire gastrinoom en de eventuele metastasen zijn vele technieken onderzocht. Door de expressie van de somatostatinereceptor subtype 2 (sst_2) op meer dan 90% van de gastrinomen is de ^{111}In-pentetreotide-scintigrafie de meest gevoelige lokalisatietechniek. Bij 15-50% van de gastrinoompatiënten worden levermetastasen gevonden en drie-fasen-CT, MRI met toediening van gadoliniumcontrast of transabdominale echografie worden frequent gebruikt om deze aan te tonen resp. uit te sluiten.

Therapie Na het stellen van de diagnose worden de patiënten in eerste instantie met hoge doses protonpompremmer of hoge doses histamine H_2-receptorblokkers behandeld. De toevoeging van een octapeptide somatostatineanaloog heeft als voordeel dat de hypergastrinemie gecontroleerd kan worden en ook zijn er positieve effecten van deze medicatie op tumorschrompeling en op de secundair in de maag ontstane carcinoïden (type 2) bij MEN-I-patiënten beschreven. Bij de patiënt die van een niet-gemetastaseerd gastrinoom verdacht wordt, dient in eerste instantie een exploratieve laparotomie plaats

te vinden. Wordt bij uitvoerige palpatie en echografie van het pancreas het gastrinoom niet aangetroffen, dan wordt meestal een duodenotomie verricht om het gehele duodenum goed te kunnen inspecteren (soms met behulp van transilluminatie) en te palperen. Wanneer de tumor dan toch wordt aangetroffen, kan worden volstaan met enucleatie. Voor patiënten met een uitgebreid gemetastaseerd gastrinoom kan chirurgische debulking worden overwogen naast systemische chemotherapie, therapie met octapeptide somatostatineanalogen, therapie met radioactief gelabelde somatostatineanalogen, embolisatie en chemo-embolisatie van levermetastasen, of andere ablatietherapieën van levermetastasen.

Glucagonoom

Deze tumoren hebben bij het stellen van de diagnose vaak een aanzienlijke omvang (> 5 cm) en zijn in meer dan 90% van de gevallen al gemetastaseerd. Vijf tot 20% van de glucagonomen komt in het kader van het MEN-1-syndroom voor.

Symptomatologie Het glucagonoomsyndroom wordt gekenmerkt wordt door een necrolytisch migrerend erytheem, vaak in combinatie met cheilitis, glossitis, of stomatitis (> 70% van de patiënten), extreme cachexie (> 60%), diabetes mellitus (> 50%), normochrome-normocytaire anemie, diarree, psychiatrische problemen (psychose-depressie) en veneuze trombose.

Diagnostiek In het laboratorium worden verhoogde plasmaspiegels van glucagon, pancreatisch polypeptide en chromogranine A gevonden. Conform de andere (neuro)-endocriene pancreastumoren kunnen transabdominale echografie, drie-fasen-CT, MRI, endoscopische echografie en ^{111}In-pentetreotide-scintigrafie worden toegepast om tumoren te lokaliseren.

Therapie Ook hier wordt conform de andere (neuro)-endocriene pancreastumoren gekozen voor primair curatieve chirurgie, debulking chirurgie, embolisatie en chemo-embolisatie van levermetastasen en andere ablatieve therapieën voor levermetastasen, therapie met somatostatineanaloog en therapie met radioactief gelabelde somatostatineanalogen. Specifieke therapieën betreffen het geven van insulinetherapie aan patiënten met diabetes mellitus en aspirinetherapie ter preventie van trombose

VIPoom

VIPomen produceren in overmaat het vasoactieve intestinale polypeptide (VIP). De meeste VIPomen (90%) bevinden zich in het corpus en de staart van het pancreas. Extrapancreatische lokalisaties komen sporadisch voor als ganglioneuromen, ganglioblastomen of neuroblastomen.

Symptomatologie Het VIPoom-syndroom staat ook bekend als het verner-morrison-syndroom en wordt gekenmerkt door een extreem waterige secretoire diarree, gewichtsverlies en flushes. Het VIP werkt als een soort cholera-toxine op de intestinale watersecretie. Als gevolg van de extreme diarree treden uitdroging en hypovolemie op. Door vasodilatatie treedt ook hypotensie en flushing op. Bij 15-20% van de patiënten wordt diabetes mellitus gediagnosticeerd. Patiënten overlijden vaak door de metabole en cardiovasculaire effecten en nierinsufficiëntie.

Diagnostiek In het bloed zijn de spiegels van het VIP, PHM (peptide histidine-methionine), pancreatisch polypeptide en chromogranine A over het algemeen verhoogd. Verder worden bij alle patiënten hypokaliëmie en acidose gevonden en vaak worden hypomagnesiëmie, hypofosfatemie, hypochloorhydrie of achloorhydrie en hypercalciëmie aangetroffen. Ook dient gelet te worden op de bloedglucosespiegels. De lokaliserende onderzoeken zijn conform die voor andere (neuro-)endocriene pancreastumoren.

Therapie Ook hier wordt conform de andere (neuro)-endocriene pancreastumoren gekozen voor primair curatieve chirurgie, debulking chirurgie, embolisatie en chemo-embolisatie van levermetastasen, therapie met somatostatineanaloog en therapie met radioactief gelabelde somatostatineanalogen. Specifieke therapieën betreffen intensieve intraveneuze correcties van het vochtverlies (> 10 liter / dag) en correcties van het verstoorde zuur-basenevenwicht. Octapeptide somatostatineanalogen kunnen soms (tijdelijk) de pathologische VIP-secretie remmen en het verner-morrison-syndroom onder controle brengen. Ook corticosteroïden kunnen de diarree positief beïnvloeden vermoedelijk via effecten op de VIP-secretie en de intestinale waterabsorptie.

Tabel 29.14	Distributie en frequentie van carcinoïden.
long en bronchus	25%
maag	3%
duodenum	2%
jejunum, ileum	26%
appendix	19%
colon	8%
rectum	13%
rest*	1%

* Tot de restgroep behoren carcinoïde tumoren van de trachea, oesofagus, ovaria, testis, prostaat, nieren, mamma, huid enz.
Bron: Modlin en Sandor, 1997

Overige endocriene eilandceltumoren

Het zeer zeldzame somatostatinoom komt voor in het corpus en caput van het pancreas, of in de duodenumwand nabij de papil van Vater. De grote (diameter > 5 cm) pancreatische somatostatinomen presenteren zich met diabetes mellitus, steatorroe, diarree en cholecystolithiasis. De kleinere somatostatinomen in de duodenumwand presenteren zich vaak in associatie met de ziekte van Von Recklinghausen (neurofibromatose type 1, NF1, MIM 162200) en met obstructie-icterus en obstructieve pancreatitis, buikpijn, dunnedarmobstructie en dunnedarmbloedingen. In het laboratorium zijn de plasmasomatostatine- en chromogranine A-spiegels verhoogd.

De niet-functionerende endocriene eilandceltumoren veroorzaken per definitie geen syndroom of verschijnselen van hormonale overproductie. Daarom presenteren patiënten met deze tumoren zich meestal laat in het beloop van hun ziekte met grote tumoren die meestal al op afstand gemetastaseerd zijn. De presentatie is daarom veelal met buik- en rugpijn, obstructie-icterus of extreem gewichtsverlies.

29.7.2 CARCINOÏD

Carcinoïden (karzinoide Tumoren) werden voor het eerst in 1907 door de patholoog Siegfried Oberndorfer beschreven. De appendix is de meest voorkomende primaire lokalisatie. Bij obducties is de dunne darm de meest voorkomende primaire lokalisatie. Patiënten met een (neuro)-endocriene tumor in de tractus digestivus hebben een verhoogd risico op het ontwikkelen van andere maligniteiten en in het bijzonder maligniteiten van de tractus digestivus (tabel 29.14)

Carcinoïden kunnen bij ongeveer 10-20% van de patiënten multipel in hetzelfde of in meerdere segmenten van de tractus digestivus en/of andere organen voorkomen. De carcinoïden in de tractus digestivus kunnen metastaseren naar de locoregionale lymfeklieren en op afstand voornamelijk naar lymfeklieren, lever, longen en skelet, maar ook naar de hersenen, adnexen en de mammae. Carcinoïden van de appendix worden meestal bij toeval in het distale deel van de appendix aangetroffen, nadat de appendix en het carcinoïd bij een appendectomie volledig verwijderd zijn. Soms kan een proximale lokalisatie leiden tot obstructieve appendicitis. De tumorgrootte is van prognostisch belang: tumoren kleiner dan 2 cm zijn zelden gemetastaseerd, tumoren groter dan 2 cm zijn op het moment van de diagnose bij ongeveer 80% van de patiënten gemetastaseerd. Dunnedarmcarcinoïden zijn voornamelijk in het ileum gelokaliseerd. Ook hier is de tumorgrootte van belang. Tumoren groter dan 2 cm zijn meestal al gemetastaseerd op het moment van de diagnose. In de maag kunnen drie carcinoïdtypen worden onderscheiden.
– Type-1-carcinoïden (ook wel ECLomas genaamd – ECL

staat voor: 'enterochromaffin cell-like') zijn geassocieerd met chronische atrofische gastritis. Atrofische gastritis leidt tot hypergastrinemie, die weer tot multipele histamineproducerende carcinoïden kan leiden.
- Type-2-carcinoïden worden gezien in het kader van het zollinger-ellison-syndroom (gastrinoomsyndroom) bij MEN-1-patiënten.
- Type-3-omvat sporadische tumoren met meestal een agressief gedrag. Carcinoïden in het colon presenteren zich vaak als polypeuze laesies. Carcinoïden in het rectum zijn meestal symptoomarm en worden vaak toevallig bij endoscopie ontdekt.

De vijfjaarsoverleving van carcinoïdtumoren (onafhankelijk van primaire lokalisatie en stadium) is 70-80%. Uiteraard is deze overleving bij gelokaliseerde ziekte het beste (vijfjaarsoverleving: 93%) en bij metastasering op afstand het slechtste (vijfjaarsoverleving: 20-30%). Omdat de carcinoïden van de appendix de neiging hebben om het minst invasief te groeien en laat in het ziektebeloop metastaseren, wordt bij deze tumoren de beste vijfjaarsoverleving gevonden (93%). De vijfjaarsoverleving van patiënten met een primaire carcinoïdlokalisatie in het colon is ongeveer 42% en in de dunne darm ongeveer 55%. Deze veel lagere percentages zijn een gevolg van het feit dat op het moment van de diagnose deze tumoren zich meestal al in een vergevorderd stadium bevinden en er vaak al metastasen op afstand zijn. Van een deel van de carcinoïden wordt de primaire tumorlocatie nooit gevonden.

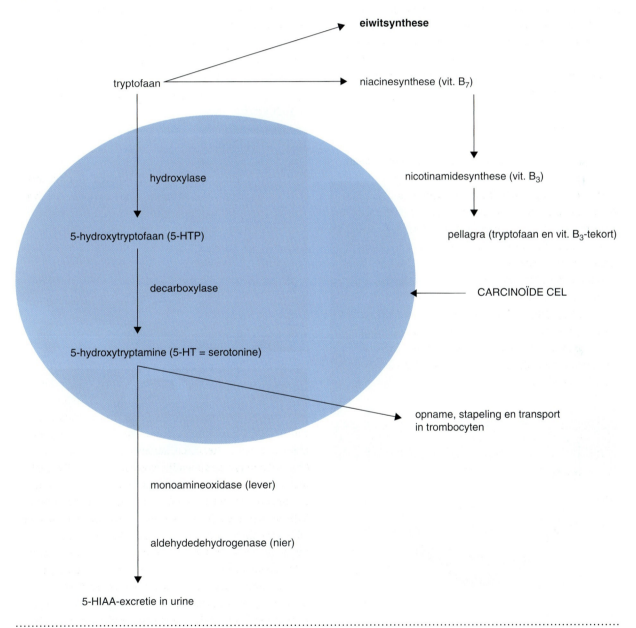

Figuur 29.5 Biosynthese en afbraak van serotonine. Serotonine wordt door de argentaffiene cellen van de middendarm gemaakt vanuit het essentiële aminozuur tryptofaan door de klassieke APUD-enzymen hydroxylase en decarboxylase. Serotonine wordt afgebroken in de lever en nieren door de enzymen monoamino-oxidase en aldehydedehydrogenase. Normaal wordt minder dan 1% van het beschikbare tryptofaan in serotonine omgezet. Bij uitgebreide metastasering is dit percentage veel hoger en kan zich pellagra ontwikkelen als er geen nicotinamide wordt bijgegeven.

Epidemiologie

De incidentie van deze endocriene tumoren wordt geschat op 1-5 per 100.000 personen. Er bestaat een lichte voorkeur voor het vrouwelijke geslacht en in Amerikaanse series blijkt ook een voorkeur voor het negroïde geslacht. Bij obducties worden carcinoïden in een hogere frequentie aangetroffen (0,5-1%) en hier is de dunne darm de meest voorkomende primaire lokalisatie.

Symptomatologie

Primaire (neuro-)endocriene tumoren in de tractus digestivus en respiratorius (carcinoïden) zijn, wanneer ze nog een geringe grootte hebben, vrijwel symptoomarm. Grotere tumoren presenteren zich met obstructieverschijnselen (zoals pijn, ileus, misselijkheid, braken en obstructie-icterus of broncho-obstructie), of klachten veroorzaakt door metastasen op afstand zoals botpijnen en klachten van hepatomegalie zoals een vol gevoel in de buik. Patiënten hebben vaak gedurende vele jaren atypische buikklachten, die aanvankelijk geduid zijn als passend bij het prikkelbaredarmsyndroom. Middendarmcarcinoïden kunnen diverse (vasoactieve) peptiden secerneren, zoals 5-hydroxytryptofaan, 5-hydroxytryptamine (serotonine), bradykininen, tachykininen (bijvoorbeeld substance P), prostaglandinen, histamine, groeifactoren (zoals PDGF en TGF-bèta), maar ook ACTH en andere peptiden (zie hiervoor). Voordarmcarcinoïden kunnen wel 5-hydroxytryptofaan synthetiseren, maar geen serotonine. Het 5-hydroxytryptofaan kan wel elders in het lichaam omgezet worden in serotonine. Einddarmcarcinoïden produceren slechts zelden 5-hydroxytryptofaan en serotonine. Het carcinoïdsyndroom ontstaat wanneer een (neuro-)endocriene tumor (= carcinoïd) van de middendarm (en soms van de voordarm of einddarm) naar de lever gemetastaseerd is (figuur 29.5)

De in overmaat geproduceerde en gesecerneerde aminen en peptidehormonen worden niet meer door de lever geïnactiveerd en komen dan direct in de grote circulatie terecht. Het carcinoïdsyndroom wordt gekarakteriseerd door flushing (opvliegers) (fig. 29.6) en secretoire diarree, die spontaan kunnen optreden of geprovoceerd kunnen worden door stress, alcohol, sommige voedings-

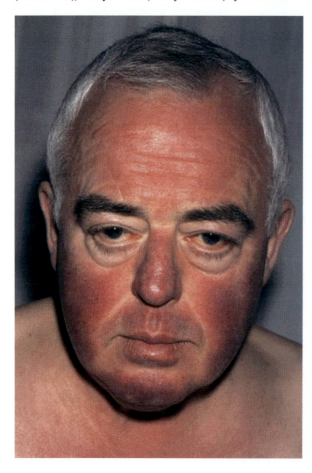

Figuur 29.6 Typische carcinoïd flush bij een patiënt met een hepatogeen en lymfogeen gemetastaseerd carcinoïd van het ileum: paars-rode verkleuring van het gelaat en bovenste deel van de thorax.

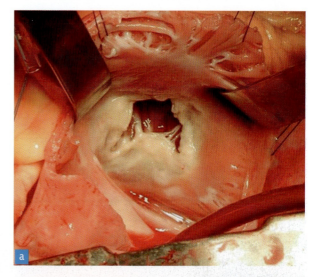

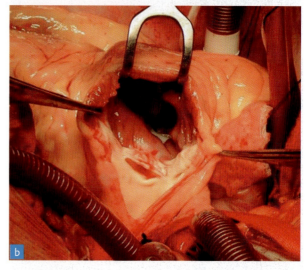

Figuur 29.7 a en b Intraoperatieve foto's bij hartklep-vervangingsoperatie van volledig gefibroseerde tricuspidalis- (links) en pulmonalis- (rechts) kleppen bij een patiënt met ernstige carcinoïd hartklepziekte.

middelen en inspanning. Deze symptomen worden bij ongeveer 90% van de patiënten met een gemetastaseerd middendarmcarcinoïd gevonden. Sommige patiënten klagen ook over overmatige traanvochtproductie, rinorroe en palpitaties, met name tijdens flushing. Op het moment van diagnosticeren klaagt ook meer dan 70% van de patiënten over buikpijn. Hepatomegalie wordt hierbij vaak gevonden. Minder frequent worden aanvallen van benauwdheid met broncho-obstructie bij het carcinoïdsyndroom gevonden. Carcinoïdhartziekte met endocardfibrose, en tricuspidalisklep- en pulmonalisklepinsufficiëntie is meestal een laat verschijnsel bij het carcinoïdsyndroom (fig. 29.7a en b). Deze aandoening kan aanleiding geven tot een rechtszijdige decompensatio cordis. Ernstige carcinoïdhart(klep)ziekte kan een indicatie vormen voor hartklepchirurgie en vervanging van de tricuspidalis- en pulmonaliskleppen door metalen hartklepprothesen of bioprothesen. Primaire carcinoïden van de dunne darm kunnen wederom door lokale serotonine-effecten fibrose van het mesenterium veroorzaken (fig. 29.8a en b) met afknikken van de darm of invaginatieverschijnselen en mesenteriale ischemie waardoor buikpijn en gewichtsverlies of darmnecrose kunnen ontstaan. Onder normale omstandigheden is tryptofaan een precursor in de nicotinezuursynthese. Bij het carcinoïdsyndroom kan echter zo veel van de lichaamsvoorraad van tryptofaan verbruikt worden voor de 5-hydroxytrytofaan- en serotonineproductie dat er een nicotinezuurdeficiëntie ontstaat en dientengevolge een pellagra. Dit laatste is goed te behandelen met nicotinezuursubstitutie. Bij patiënten met een zeer actieve hormonale secretie door een carcinoïd kan een carcinoïdcrisis uitgelokt worden bijvoorbeeld door narcose of invasieve procedures zoals operaties en tumormanipulatie. Deze ernstige en levensbedreigende toestand wordt gekenmerkt door extreme flushing, buikkrampen en secretoire diarree met dehydratie en hypotensie, tachycardie en uiteindelijk shock tot gevolg.

Diagnostiek

Gastro-enteropancreatische (neuro-)endocriene tumoren kunnen specifieke hormonale symptomen veroorzaken door excessieve hormoonproductie. De diagnose kan daarom met verschillende hulpmiddelen waarschijnlijk gemaakt worden. Een gouden standaard is de histologische diagnose al dan niet met gebruik-

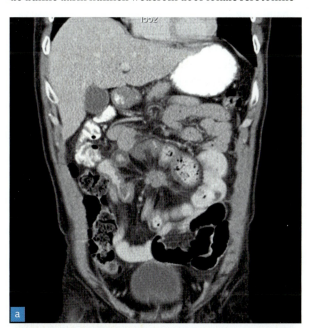
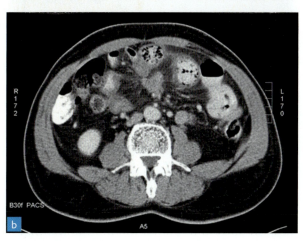

Figuur 29.8 a en b CT-opnames die uitgebreide fibrose aantonen rondom een centrale mesenteriale lymfeklier-metastase van een carcinoïd tumor wat een radspaak aspect heeft.

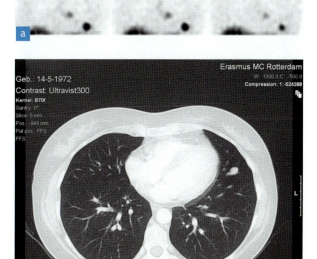

Figuur 29.9 Bronchus-carcinoïd met ectopische ACTH-secretie
A: Octreoscan, die een positieve laesie links basaal in de thorax toont (solide pijl) met een centrale lymfekliermetastase (gestippelde pijl) corresponderend met een kleine laesie links basaal in de thorax op de CT scan (B).

making van speciale kleuringen voor neurosecretoire granulae en hormonen. Chromogranine A (en B) wordt geproduceerd door (neuro-)endocriene cellen en kan in verhoogde concentraties in het plasma voorkomen en worden gemeten. Chromogranine A is een peptide dat in de (neuro-)endocriene secretiegranulae van (neuro-)endocriene cellen voorkomt. Het is een marker die goed correleert met de totale tumormassa. Een specifiek excretieproduct is het serotonine, waarvan de concentratie in de bloedplaatjes kan worden gemeten, omdat bloedplaatjes actief serotonine kunnen opnemen en opslaan. Een afbraakproduct van serotonine is het 5-HIAA (5-hydroxy-indolazijnzuur) dat in de urine kan worden gemeten. De specificiteit van de 5-HIAA-bepaling voor de diagnose van het carcinoïdsyndroom is bijna 100%, maar de sensitiviteit is aanzienlijk lager en ligt rond de 35%. Aangezien meer dan 75% van de onderzochte carcinoïden somatostatinereceptoren en in het bijzonder de somatostatinereceptor subtype 2 tot expressie brengen, is scintigrafie met ^{111}In-pentetreotide (OctreoScan®) vaak diagnostisch, niet alleen voor de lokalisatie van de primaire tumor, maar ook voor 'total body'-lokalisatie van metastasen (fig. 29.9).

Ook kan een ^{123}I-MIBG-scan (metajodobenzylguanidine) worden verricht alsmede skeletscintigrafie. Op geleide van deze scanmethoden kan worden gekozen voor röntgenologische lokalisatie door middel van CT of MRI, transabdominale echografie, videocapsule endoscopie, dunnedarmendoscopie of bariumcontrastinlooponderzoek. Eventuele carcinoïdhartziekte kan door middel van echocardiografie worden vastgelegd.

Therapie

De zorg rondom de patiënt met een gemetastaseerde gastro-enteropancreatische (neuro-)endocriene tumor kent vaak een multidisciplinair karakter, waarbij er nauw overleg en samenwerking is tussen oncologen, endocrinologen, gastro-enterologen, nucleair geneeskundigen, chirurgen, pathologen, radiotherapeuten en soms cardiologen (bij het carcinoïdsyndroom) en thoraxchirurgen. Er wordt dan voor iedere patiënt een individueel behandelingstraject afgesproken. De behandeling van een niet-gemetastaseerd of lokaal uitgebreid / gemetastaseerd carcinoïd is in principe altijd chirurgisch. Zoals vermeld hebben de meeste patiënten met het carcinoïdsyndroom meestal metastasen of presenteren patiënten zich met levermetastasen van een onbekende primaire tumor. Vaak wordt chirurgische debulking ter behandeling van een dreigende obstructie en fibrose van het mesenterium overwogen. Verder wordt (chemo)-embolisatie van de arteria hepatica overwogen, maar alleen wanneer er een dominante tumorbulk in de lever aanwezig is en de vena porta open is (fig. 29.10).

Ook radiofrequente en ethanolablatie van leverhaarden kan worden toegepast. Belangrijk is dat alle invasieve procedures onder bescherming van somatostatineanalogen dienen plaats te vinden.

Ondersteunende therapie bij patiënten met het carcinoïdsyndroom bestaat onder andere uit het toedienen van hoge doses antidiarrhoica, nicotinezuur en vitaminen. Verder wordt geadviseerd om alcohol en stress zoveel mogelijk te vermijden. Octapeptide somatostatineanalogen worden subcutaan (2-3 dd injecties van het medicament octreotide (Sandostatine®)), of door middel van intramusculaire depotpreparaten toegediend (San-

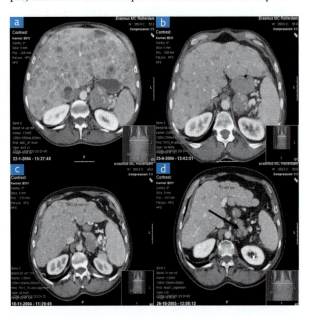

Figuur 29.10 Hepatogeen gemetastaseerde neuro-endocriene pancreastumor
a. Uitgangssituatie met pancreastumor (pijl) en massalehepatomegalie op basis van diffuse metastasering. b. Na eerste chemo-embolisatie. c. Na tweede chemo-embolisatie. d. Na therapie met [177] Lu-octreotaat. De vervolg-scans laten een duidelijke regressie zien van de primaire tumor (pijl) en de levermetastasen na therapie.

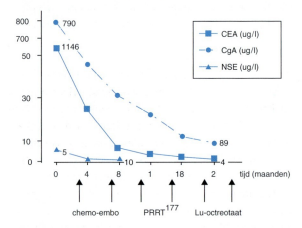

Figuur 29.11 Beloop van serologische parameters (Chromogranine A - CgA, Carcino EmbryonicAntigen - CEA en neuronspecifiek enolase - NSE) bij de patiënt als in Figuur 10 na de diverse interventies - twee maal chemoembolisatie en 4 cycli met [177] Lu-octreotaat. Let vooral op het beloop van het chromogranine A (CgA) als parameter voor de tumormassa.

dostatine® LAR® eenmaal per vier weken of lanreotide (Somatuline PR®) eenmaal per twee weken), of diep subcutaan ingebracht (Somatuline Autogel injectable® (B) of Somatuline AutoSolution® (NL) eenmaal per vier weken). Bij 50-87% van de patiënten kan al binnen enkele dagen na de start van de toediening van somatostatineanalogen een significante verbetering van de symptomen worden bereikt. Ook geeft de intraveneuze toediening van hoge doses octreotide bij een carcinoïdcrisis vaak acuut verbetering. In de meerderheid van de gevallen treedt ook een meer dan 50% reductie van de 5-HIAA-uitscheiding in de urine op. In tegenstelling tot deze subjectieve en biochemische respons wordt bij slechts 0-20% van de patiënten een objectieve tumorrespons gezien, maar wel kunnen langdurige perioden van ziektestabilisatie worden verkregen. Bij 20-85% van de patiënten geeft therapie met interferon-alfa een verbetering van het klachtenpatroon en een biochemische respons die vergelijkbaar is met die op octapeptide somatostatineanalogen. Bij interferon-alfa worden in het algemeen iets hogere tumorresponspercentages vermeld, maar deze therapie geeft meestal meer en ernstiger bijwerkingen. Beide therapieën zijn, zeker op de langere termijn, kostbaar. Er is meestal geen plaats voor systemische chemotherapie, behalve wanneer er sprake is van een zeer snel progressieve tumor bijvoorbeeld bij een weinig gedifferentieerde of anaplastische (neuro)-endocriene tumor. Een belangrijke nieuwe ontwikkeling is therapie met radioactief gelabelde somatostatineanalogen, zoals het ^{177}Lu-octreotaat (fig. 29.10 en 29.11).

In recente studies wordt er na toediening van dit radiofarmacon complete en partiële tumorremissie gezien in respectievelijk 2% en 28% van de neuro-endocriene-tumorpatiënten. In 16% werd minor tumorrespons (tumorreducties > 25% en < 50%) gezien. Bijwerkingen waren vooral hematologisch van aard met graad 3 of 4 toxiciteit in 3,6% van de behandelingen. Er was een belangrijke verbetering in overleving variërend van 40 tot 72 maanden na diagnose.

Cytostatische therapie bij carcinoïd en andere neuro-endocriene tumoren Vaak zijn neuro-endocriene tumoren van het pancreas en de tractus digestivus indolent in hun gedrag. Ze hebben een lage maligniteitsgraad; de Ki67-index is vaak < 2%, zelfs als er al metastasen aanwezig zijn. Chirurgische reductie van de tumormassa valt als palliatieve ingreep soms te overwegen. Metastasen in longen zijn minder toegankelijk voor chirurgische benadering. Levermetastasen kunnen met radiofrequente ablatie, cryoablatie, ethanol of door middel van embolisatie of chemo-embolisatie worden behandeld. Wanneer progressieve groei wordt vastgesteld en klachten aanwezig zijn of op zeer korte termijn te verwachten, dan is cytostatische therapie een alternatief voor peptide radioreceptortherapie. Helaas ontbreken resultaten van goed gerandomiseerd onderzoek met betrekking tot de conventionele cytostatica. Wat betreft de waarde van palliatieve chemotherapie ten aanzien van overleving en kwaliteit van leven bij gemetastaseerde neuro-endocriene tumoren vallen de resultaten tegen. Nieuwe, potentieel meer bruikbare agentia zijn everolimus (RAD001), temozolomide (eventueel in combinatie met capecitabine, bevazuzimab, of thalidomide), bevazuzimab, sorafenib, sunitinib, thalidomide, endostatine, of PTK/ZK. Door de relatieve zeldzaamheid van de indicatie voor ziektegerichte palliatieve al dan niet experimentele chemotherapie is het raadzaam patiënten in deze fase van hun ziekte te laten behandelen door specialisten met ervaring op het gebied van de therapie van neuro-endocriene tumoren.

Multidisciplinaire aanpak van patiënten met endocriene tumoren Bij de behandeling van endocriene tumoren is vaak een multidisciplinair team betrokken. De coördinatie van de medische zorg kan het beste in nauw overleg tussen oncoloog, endocrinoloog, gastro-enteroloog, patholoog, radioloog, chirurg, en nucleair geneeskundige plaatsvinden.

Kernpunten

- De diagnostiek en behandeling van eilandjesceltumoren en carcinoïd is complex, wat mede veroorzaakt wordt door de lage prevalentie en het daarmee gepaard gaande gebrek aan grote prospectieve studies. Het is daarom van belang diagnostiek en behandeling in gespecialiseerde centra te doen plaatsvinden.
- De klinische evaluatie van een patiënt bij wie een (neuro-)endocriene pancreastumor is vastgesteld wordt meestal onderscheiden in het onder controle brengen van symptomen van hormonale overproductie, het vaststellen van uitbreiding en metastasen, en de evaluatie van een genetisch syndroom.
- De diagnose insulinoom wordt gesteld aan de hand van een 72 uursvastenproef, waarbij zowel symptomen van hypoglykemie als een afwijkende glucose-insulineratio aanwezig moeten zijn.
- Endoscopische echografie is het preoperatieve afbeeldende onderzoek met de hoogste diagnostische waarde bij pancreastumoren.

Literatuur

Ahlman H, Nilsson O, McNicol AM, Ruszniewski P, Niederle B, Ricke J, Jensen R, Kos-Kudla B, Oberg K, O'Connor JM, Pavel ME, Vullierme MP. Poorly-differentiated endocrine carcinomas of midgut and hindgut origin. Neuroendocrinology 2008;87:40-6.

Herder WW de, Krenning EP, Eijck CH van, Lamberts SW. Considerations concerning a tailored, individualized therapeutic management of patients with (neuro)endocrine tumours of the gastrointestinal tract and pancreas. Endocr Relat Cancer 2004;11:19-34.

Kaltsas GA, Besser GM, Grossman AB. The diagnosis and medical management of advanced neuroendocrine tumors. Endocr Rev 2004;25:458-511.

Kulke MH, Mayer RJ. Carcinoid tumors. N Engl J Med 1999;340:858-68.

Kwekkeboom DJ, Herder WW de, Kam BL, Eijck CH van, Essen M van, Kooij PP, Feelders RA, Aken MO van, Krenning EP. Treatment with the radio-labeled somatostatin analog [177 Lu-DOTA 0,Tyr3] octreotate: toxicity, efficacy, and survival. J Clin Oncol 2008;26:2124-30.

Modlin IM, Oberg K, Chung DC, Jensen RT, Herder WW de, Thakker RV, Caplin M, Delle FG, Kaltsas GA, Krenning EP, Moss SF, Nilsson O, Rindi G, Salazar R, Ruszniewski P, Sundin A. Gastroenteropancreatic neuroendocrine tumours. Lancet Oncol 2008;9:61-72.

Ramage JK, Goretzki PE, Manfredi R, Komminoth P, Ferone D, Hyrdel R, Kaltsas G, Kelestimur F, Kvols L, Scoazec JY, Garcia MI, Caplin ME. Consensus guidelines for the management of patients with digestive neuroendocrine tumours: well-differentiated colon and rectum tumour/carcinoma. Neuroendocrinology 2008;87:31-9.

Rindi G, Kloppel G, Couvelard A, Komminoth P, Korner M, Lopes JM, McNicol AM, Nilsson O, Perren A, Scarpa A, Scoazec JY, Wiedenmann B. TNM staging of midgut and hindgut (neuro)endocrine tumors: a consensus proposal including a grading system. Virchows Arch 2007;451:757-62.

Tabel 29.15 Distributie en frequentie van endocriene tumoren bij patiënten met het MEN-1-syndroom.

bijschildklieradenomen		95%
pancreaseilandjesadenomen		70%
– gastrinomen		50%
– insulinomen		9%
– niet-functionerend		10%
– overig (glucagon, VIP, enz.)		1%
carcinoïd		18%
– thymus		5%
– bronchus		8%
– maag		5%
hypofyse		47%
– prolactinomen		35%
– niet-functionerend		10%
– ACTH-producerend		1%
– groeihormoon		1%
bijnierschors (niet-functionerend)		20%
leiomyoma oesofagus		2%
huid		88%
– angiofibromen gelaat		45%
– lipomen		10%
– collagenomen		33%

29.8 Erfelijke tumorsyndromen geassocieerd met endocriene tumoren

Algemene kenmerken van multipele endocriene neoplasiesyndromen zijn dat ze autosomaal dominant erfelijk zijn, dat er meer dan één endocrien orgaan aangedaan is en er multipele afwijkingen per orgaan zijn.

29.8.1 MEN-1-SYNDROOM (MIM 193300)

Het MEN-1-syndroom (MIM 193300) is een combinatie van hyperplasie of adenomen van de bijschildklieren (HPT), van de endocriene eilandceltumoren van het pancreas (PET) en adenomen van de hypofysevoorkwab (PIT), niet-functionerende bijnierschorsadenomen (ADR) en bij mannen vaak neuro-endocriene tumoren (carcinoïd) van de thymus (NET) (tabel 29.15).

Epidemiologie

In Nederland komen 300 tot 500 patiënten met het MEN-1-syndroom voor (frequentie 1 : 30.000). Bij vrijwel alle MEN-1-patiënten zijn meestal alle bijschildklieren aangedaan. Endocriene eilandceltumoren van het pancreas kunnen op latere leeftijd maligne ontaarden en metastaseren. Er kan een breed scala van klinische manifestaties bestaan, afhankelijk van de aard van de tumor, zoals een gastrinoom, insulinoom, of VIPoom. Hypofysevoorkwabtumoren zijn meestal chromofobe adenomen of prolactinomen.

Pathogenese

Door middel van koppelingsonderzoek in families weet men dat het gen voor het MEN-1-syndroom is gelokaliseerd op chromosoom 11 (11q13). Dit is een tumorsuppressorgen. Het gen bevat tien exonen en codeert voor een eiwit van 610 aminozuren dat 'menine' wordt genoemd. Het heeft een functie in de celkern bij de regulatie van de transcriptie, waarbij het de celdeling afremt. In de tumor wordt vaak verlies van heterozygotie in de betreffende regio van chromosoom 11 gevonden, wat past bij de functie van een tumorsuppressorgen.

Voor het stellen van de klinische diagnose moet de patiënt aan bepaalde criteria voldoen. De klinische diagnose MEN-1-patiënt staat vast als ten minste drie van de belangrijkste kenmerken (HPT, PET, PIT, ADR, NET) aanwezig zijn. Er is sprake van een MEN-1-familie als de patiënt minstens twee van de belangrijkste kenmerken heeft en een eerstegraadsfamilielid heeft met een van de kenmerkende componenten, of als de patiënt minstens één van de hoofdcomponenten heeft en een eerstegraadsfamilielid met twee of meer hoofdcomponenten.

Symptomatologie

Bij hyperparathyreoïdie zijn de klachten en afwijkingen dezelfde als bij sporadische hyperparathyreoïdie. Maagklachten komen echter vaker voor, omdat er ook hypergastrinemie kan bestaan, die bevorderd kan worden door een verhoogd serumcalciumgehalte.

Therapie

Bij hyperparathyreoïdie worden vaak alle bijschildklieren verwijderd en kan cryopreservatie en/of autotransplantatie naar de niet-dominante onderarm plaatsvinden. Tijdens deze operatieprocedure is het bij mannen zinvol thymusresten te verwijderen, omdat die later maligne kunnen degenereren.

Bij prancreastumoren is operatie geïndiceerd bij agressief groeiende tumoren die een diameter van meer dan 3 cm bereiken.

Het beleid bij hypofysetumoren is gelijk aan dat bij sporadische hypofysetumoren.

Klinisch-genetisch onderzoek

Bij patiënten met de klinische diagnose MEN-1-syndroom is het verstandig de kiembaanmutatie in het perifere bloed vast te stellen. Bij asymptomatische familieleden kan vervolgens dragerschap worden aangetoond en bij hen zijn dan preventieve klinische diagnostiek en behandeling mogelijk. Bij patiënten met schijnbaar sporadische solitaire aan MEN-1 gerelateerde tumoren worden in de tumor vaak dezelfde initiërende mutaties gevonden als die in families met het MEN-1-syndroom worden aangetroffen. MEN-1-genmutaties worden aangetroffen bij 21% van de sporadische bijschildklieradenomen, bij 33% van de sporadische gastrinomen, bij 17% van de sporadische insulinomen en bij 36% van de sporadische bronchuscarcinoïden. Kiembaanmutaties worden echter bij slechts 5-10% van deze patiënten aangetroffen.

Follow-up

Patiënten met het MEN-1-syndroom en dragers van een MEN-1-genmutatie moeten vanaf de leeftijd van 5 jaar halfjaarlijks poliklinisch worden gecontroleerd. Hierbij staat de anamnese centraal en wordt bloed afgenomen voor calcium- en prolactinebepalingen. Het bepalen van gastro-intestinale hormonen en het verrichten van specifieke functietests is geïndiceerd bij dragers die klachten hebben. Daarnaast dient regelmatig afbeeldend onderzoek verricht te worden.

29.8.2 MEN-2-SYNDROMEN

Van het MEN-2-syndroom bestaan twee vormen: het MEN-2a- (MIM 171400) en het MEN-2b-syndroom (MIM 162300). Bij het MEN-2a-syndroom is er een combinatie van medullaire schildkliercarcinomen (in vrijwel 100% van de gevallen), feochromocytoom (in 50% van de gevallen) en hyperplasie of adenomen van de bijschildkliertjes (in 25% van de gevallen). De medullaire schildkliertumoren groeien infiltratief en metastaseren gemakkelijk naar lymfeklieren of hematogeen naar longen, lever en botten. Primaire hyperparathyreoïdie ontstaat meestal na het 30e jaar. Het beeld is minder frequent dan bij het MEN-1-syndroom. De feochromocytomen zijn wat hun groei betreft goedaardig. Patiënten met het MEN-2b-syndroom hebben behalve een medullair schildkliercarcinoom en feochromocytomen een specifieke marfanoïde habitus en neuromen in de slijmvliezen van het maag-darmkanaal. Vaak bestaat er een megacolon. Het medullaire schildkliercarcinoom gedraagt zich bij deze patiënten meestal vrij agressief. Bijschildklierhyperplasie of -adenomen komen niet voor bij het MEN-2b-syndroom (tabel 29.16).

Epidemiologie

In Nederland komen ongeveer 350 patiënten met het MEN-2-syndroom voor en er zijn ongeveer 35 families bekend.

Pathogenese

Het gen dat bij mutatie verantwoordelijk is voor de aanleg voor het MEN-2a- en -2b-syndroom is gelokaliseerd op de lange arm van chromosoom 10, vlak bij het centromeer. Het betreft het RET-proto-oncogen. Dit RET-proto-oncogen codeert voor een transmembraaneiwit, met een extracellulair receptorgedeelte, een transmembraangedeelte en een intracellulair gedeelte met tyrosinekinaseactiviteit. Het RET-eiwit heeft als functie signaaltransductie door de celmembraan. Het RET-gen betreft een dominant transformerend oncogen. Tot nu toe zijn er meer dan 34 verschillende mutaties bekend, waarvan mutaties in codon 634 het meest frequent voorkomen en verantwoordelijk zijn voor het klassieke MEN-2a-syndroom. Een specifieke mutatie in codon 918 (Met918Thr) is verantwoordelijk voor het MEN-2b-syndroom. In sommige families komen weinig feochromocytomen voor; men noemt deze ook wel 'familial medullary thyroid carcinoma (FMTC-)families' (MIM 155240). Obligate gendragers in een familie met een Cys-codon-618-mutatie van het RET-gen (familiaire medullair-schildkliercarcinoomfamilie) hebben een gemiddelde levensverwachting van 60 jaar, in vergelijking met 48 jaar in families met een Cys-codon-634-mutatie

Tabel 29.16	MEN-2 en de klinische varianten en syndromen.
syndroom	kenmerken
MEN-2A	MTC, feochromocytoom, hyperparathyreoïdie
FMTC	MTC
MEN-2A met cutane lichen amyloïdose	MEN-2A met jeukende huidlaesie op bovenrug
MEN-2A of FMTC met ziekte van Hirschsprung	megacolon congenitum met ernstige constipatie
MEN-2B	MTC, feochromocytoom, mucosale ganglioneuromatose, marfanoïde habitus

(klassieke MEN-2a-familie). Ofschoon er een duidelijke correlatie bestaat tussen genotype en fenotype, is bij een individuele patiënt de levensverwachting afhankelijk van additionele somatische mutaties.

Symptomatologie
De symptomen van de tot het MEN-2a-syndroom behorende tumoren zijn vaak identiek aan die van de sporadisch voorkomende tumoren.

Therapie
Bij alle patiënten met MEN-2-syndromen dient een profylactische thyreoïdectomie op jonge leeftijd plaats te vinden (zie verder). Bij hyperparathyreoïdie worden vaak alle bijschildklieren verwijderd en kan cryopreservatie en/of autotransplantatie naar de niet-dominante onderarm plaatsvinden. Behandelingen van andere lokalisaties van tumoren vinden plaats zoals beschreven bij de sporadische tumoren.

Follow-up
Patiënten met het MEN-2-syndroom moeten regelmatig poliklinisch worden gecontroleerd. Daarbij dienen de controles voor medullair schildkliercarcinoom te geschieden zoals eerder beschreven. Tevens dient jaarlijks onderzoek naar uitscheiding van catecholaminen plaats te vinden alsmede bepaling van het serumcalciumgehalte.

Klinisch-genetisch onderzoek
Bij patiënten met de klinische diagnose MEN-2a- en MEN-2b-syndroom dient genetisch onderzoek plaats te vinden. Bij asymptomatische familieleden dient vervolgens dragerschap te worden aangetoond en bij hen zijn dan preventief klinische diagnostiek en behandeling geïndiceerd. Prenataal mutatieonderzoek is mogelijk. In ieder geval wordt aangeraden reeds op zeer jeugdige leeftijd DNA-onderzoek te laten verrichten. Het tijdstip van totale thyreoïdectomie, die bij dragers in ieder geval dient plaats te vinden, staat ter discussie. In de Amerikaanse richtlijnen wordt geadviseerd het tijdstip van de operatie te laten afhangen van de mutatie. In Nederland wordt aanbevolen rond de leeftijd van 5 jaar, terwijl bij het MEN-2b-syndroom een schildklieroperatie al in het eerste jaar zinvol is.

29.8.3 DE ZIEKTE VAN VON HIPPEL-LINDAU (MIM 193300)

De ziekte van Von Hippel-Lindau is een autosomaal dominant erfelijke aandoening, die het gevolg is van een kiembaanmutatie in het VHL-tumorsuppressorgen dat op chromosoom 3 (3p25-26) ligt. Er zijn veel verschillende mutaties in het VHL-gen bekend (http://www.umd.necker.fr/). Als gevolg daarvan kunnen in verschillende organen cysten en benigne en maligne tumoren ontstaan, zoals craniospinale (voornamelijk in het cerebellum en het ruggenmerg) en retinale hemangioblastomen, niercelcarcinomen, multipele cysten in de nieren en het pancreas, feochromocytomen in de bijnieren, neuro-endocriene tumoren (eilandjesceltumoren, carcinoïd), cystadenomen in de epididymis (man) en ligamentum latum (vrouw) en endolymfatische zaktumoren van het binnenoor. Cerebellaire hemangioblastomen kunnen vaak zonder problemen worden verwijderd, hemangioblastomen in het myelum vaak moeilijker en niet altijd zonder complicaties. Vanwege kans op metastasering wordt geadviseerd niercelcarcinomen met een diameter van 2-3 cm operatief te verwijderen. Feochromocytomen kunnen vaak laparoscopisch (eventueel in opzet schorssparend) worden verwijderd. Genotype-fenotype correlaties zijn aangetoond. Er zijn verschillende familiaire fenotypen te onderscheiden. Type-1-families ontwikkelen vrijwel nooit feochromocytomen, maar kunnen wel alle andere soorten tumoren ontwikkelen die geassocieerd zijn met de aandoening. Type-2-families ontwikkelen feochromocytomen, maar hebben een laag risico (type 2A) of hoog risico (type 2B) op niercelcarcinomen. Type-2C-families ontwikkelen alleen feochromocytomen, geen andere tumoren. Presymptomatisch onderzoek bij naaste familieleden van patiënten is mogelijk, waarbij dragerschap kan worden aangetoond of uitgesloten.

29.8.4 CARNEY-COMPLEX TYPE I (CNC1) (MIM 160980) EN TYPE II (CNC2) (MIM 605244)

Carney-complex is een autosomaal dominant multiple neoplasiesyndroom, waarbij onder andere kunnen voorkomen: myxomen in het atrium van het hart, in de mammae en de huid, somatotrofe hypofyseadenomen / hyperplasieën (met acromegalie), multipele gepigmenteerde huid- en mucosale laesies en bilateraal gepigmenteerde nodulaire bijnierhyperplasie (PPNAD1, MIM 610489) met het syndroom van Cushing en sertoliceltumoren in de testes.

CNC1 (MIM 160980) wordt geassocieerd met een mutatie in het proteïnekinase A regulatoir subunit-1-alphagen (PRKAR1A) gen (MIM 188830) op chromosoom 17q. Carney-complex type 2 (CNC2; 605244) wordt geassocieerd met chromosoom 2p16.

29.8.5 P27-GEASSOCIEERDE ENDOCRIENE TUMORSYNDROMEN (MEN-4) (MIM 610755)

Recent is een aantal patiënten beschreven met een op MEN-I lijkend ziektebeeld (acromegalie en primaire hyperparathyreoïdie) met negatieve genetische screening voor MEN-I, dat veroorzaakt werd door een homozygote mutatie in het Cyclin-Dependent Kinase Inhibitor 1B (CDKN1B) gen. Dit gen codeert voor de cycline-afhankelijke kinaseremmer p27^{Kip1}, die een rol speelt bij de celproliferatie, -differentiatie en -apoptose.

29.8.6 AANVULLING

Soms komen hypofysetumor in families voor zonder andere tumoren. Dit ziektebeeld heet Familiaire geïsoleerde hypofyse adenomen ofwel FIPA. Het gen dat voor dit ziektebeeld verantwoordelijk is, heet het AIP-1-gen en ligt op chromosoom 11q13,3 (OMIM 605555).

> **Kernpunten**
>
> - Bij het MEN-2-syndroom dient een profylactische thyreoïdectomie op jonge leeftijd plaats te vinden.
> - Familiaire endocriene tumorsyndromen zijn zeldzaam, maar hebben grote consequenties, niet alleen voor de patiënt maar ook voor de familie. De vele aspecten die bij de diagnostiek, behandeling en follow-up aan de orde zijn, inclusief genetisch onderzoek en klinisch-genetische consultatie maken een multidisciplinaire benadering in gespecialiseerde centra noodzakelijk.

Literatuur

Brandi ML, Gagel RF, Angeli A, Bilezikian JP, Beck-Peccoz P, Bordi C, Conte Devolx B, Falchetti A, Gheri RG, Libroia A, Lips CJ, Lombardi G, Mannelli M, Pacini F, Ponder BA, Raue F, Skogseid B, Tamburrano G, Thakker RV, Thompson NW, Tomassetti P, Tonelli F, Wells Jr SA, Marx SJ. CONSENSUS: Guidelines for diagnosis and therapy of MEN type 1 and type 2. J Clin Endocrinol Metab 2001;86:5658-71.
Los M, Links TP, Lenders JW, Voest EE. De ziekte van Von Hippel-Lindau. Ned Tijdschr Geneeskd 2000;144:497-501.
Hofstra RM, Luijt RB van der, Lips CJ. Van gen naar ziekte; van het RET-gen naar multipele endocriene neoplasie type 2A en 2B, sporadisch en familiair medullair schildkliercarcinoom, ziekte van Hirschsprung en papillair schildkliercarcinoom. Ned Tijdschr Geneeskd 2001;145:2217-21.

Tumoren van de oogleden, ogen en orbita

30

C.M. Mooy, G.P.M. Luyten, A.D.A. Paridaens

30.1 Inleiding

Het aantal tumorsoorten (benigne en maligne) dat kan uitgaan van de oogleden, ogen en orbita is groot. De betrokken structuren zijn het ooglid met zijn adnexa, de traanklieren en het traanwegsysteem, de conjunctiva, het inwendige van het oog, en de orbita. Op deze plaatsen kunnen primaire tumoren ontstaan in epitheliale cellen, melanocyten, de weke delen (bindweefsel, vaten, spierweefsel, vetweefsel, perifere zenuwen, bot en kraakbeen) en het hematopoëtische en lymfoïde systeem. De meeste van deze tumoren komen echter zeer weinig voor en van vele zijn geen prevalentie- of incidentiecijfers bekend.

De meeste primaire maligne tumoren gaan uit van het ooglid of van het inwendige van het oog. Van de primaire intraoculaire maligniteiten is (bij volwassenen) het melanoom van de uvea (vaatvlies bestaande uit iris, corpus ciliare en choroidea) de meest voorkomende tumor.

In oogleden, orbita en oog kunnen ook metastasen optreden van maligne tumoren elders in het lichaam, c.q. tumoren die doorgroeien vanuit een aangrenzende paranasale sinus of van intracraniale tumoren (meningeomen). Metastasen zijn de meest prevalente maligniteiten in de orbita en in het oog. Deze metastasen zijn de afgelopen decennia in frequentie toegenomen: orbitale en intraoculaire metastasen worden gezien bij 5-12% van de patiënten met gemetastaseerde kanker (postmortem series). Metastasen kunnen asymptomatisch zijn, worden niet altijd klinisch gezien en worden zelden histopathologisch bevestigd. Meestal zijn deze metastasen afkomstig van een mamma-, long- of prostaatcarcinoom of van een (huid)melanoom. Orbitale en oculaire metastasen reageren over het algemeen goed op radiotherapie. Deze behandeling is zelden curatief, maar is gericht op vermindering van de symptomen en herstel of handhaven van de visus.

In dit hoofdstuk worden de tumoren besproken die relatief frequent voorkomen, die van belang zijn voor ons begrip van tumorontwikkeling, of waarvan vertraging in de diagnostiek snel tot visuele of letale complicaties leidt. Sommige benigne intraoculaire tumoren en orbitatumoren kunnen door hun volume eveneens tot verlies van de visus of zelfs van het oog leiden. De meest voorkomende benigne orbitatumoren worden kort beschreven. Tumoren die gezien hun relatieve zeldzaamheid problemen geven in de diagnostiek dan wel de te kiezen behandeling kunnen in multidisciplinair verband besproken worden in de Oog- en Orbitatumoren Commissie (OOC), die elke zes weken vergadert.

30.2 Ooglidtumoren

30.2.1 BASALECELCARCINOOM

Het basalecelcarcinoom (BCC) is de meest frequent voorkomende (80-90%) maligniteit van het ooglid. De incidentie is de afgelopen decennia fors gestegen en werd recent in Australië geschat op 1 tot 2% (1000 tot 2000 per 100.000 per jaar). De gemiddelde leeftijd waarop de diagnose wordt gesteld is 60 jaar. Ook op jongere leeftijd kan een BCC voorkomen. Meestal wordt de laesie dan op de oogleden en de neus gevonden. Zowel omgevingsfactoren (chronische zonexpositie, late complicatie van radiotherapie), als erfelijke factoren (naevoïd basalecelepithelioomsyndroom, xeroderma pigmentosum, albinisme, gorlin-syndroom) spelen een rol in de pathogenese van het BCC.

In meer dan 60% van de gevallen is het onderooglid aangetast (fig. 30.1). Daarnaast wordt het carcinoom in volgorde van afnemende frequentie gezien aan de mediale

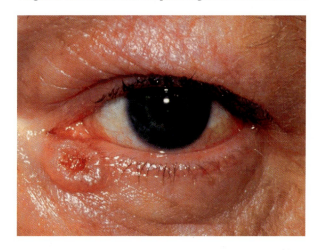

Figuur 30.1 Nodulair basalecelcarcinoom van het linker onderooglid.

canthus (ooghoek), het bovenooglid en de laterale canthus. Het gezwel presenteert zich meestal als een nodulaire tumor (60%) met het karakteristieke beeld van een vast-elastische verheven laesie met een parelmoeraspect en teleangiëctasieën. Deze laesies zijn goed omschreven, in tegenstelling tot de morfea-achtige (sprieterig groeiende) en multicentrische vormen van het basalecelcarcinoom.

Een incisiebiopt gevolgd door histopathologisch onderzoek geeft zekerheid over de diagnose en het subtype. De prognose is afhankelijk van de grootte van de tumor, de anatomische lokalisatie en het groeipatroon. BCC's metastaseren zeer zelden, maar zijn berucht om de lokale doorgroei, waarbij uitgebreide weefseldestructie kan optreden. Vooral de morfea-achtige laesies in de mediale ooghoek vertonen nogal eens intraorbitale doorgroei. Ze kunnen uiteindelijk tot de dood leiden als het centrale zenuwstelsel wordt geïnvadeerd.

Perioculaire BCC's worden bij voorkeur chirurgisch behandeld. Door een goed histologisch onderzoek van de randen kunnen de tumoren radicaal worden verwijderd. Dit is vooral belangrijk bij het morfea-achtige BCC. Peroperatief vriescoupeonderzoek kan direct uitsluitsel geven over de radicaliteit van de ingreep, zodat onmiddellijk begonnen kan worden met de reconstructie van het ooglid. Bij een irradicale excisie van het BCC wordt re-excisie van de laesie geadviseerd. Bij 14% van de irradicaal geëxcideerde tumoren wordt een spontane regressie gezien. Wanneer minder dan een derde van het ooglid is aangetast, kan het ooglid vaak primair worden gesloten. Indien het gezwel groter is, is uitgebreide reconstructieve chirurgie noodzakelijk. Is excisie niet mogelijk, dan kan bestraling of cryotherapie worden toegepast. Bestraling en cryotherapie zijn weefselsparend, maar minder effectief dan nauwkeurige chirurgische resectie en kunnen tot depigmentatie van de huid en verlies van oogwimpers leiden. Cryotherapie wordt afgeraden bij tumoren groter dan 1 cm en bij tumoren die gelokaliseerd zijn op de embryonale sluitlijnen.

30.2.2 PLAVEISELCELCARCINOOM

Het invasieve plaveiselcelcarcinoom van het ooglid is relatief zeldzaam: minder dan 5% van de maligne ooglidtumoren zijn plaveiselcelcarcinomen. Deze relatief snelgroeiende tumor komt vooral voor bij ouderen en meestal in het onderooglid. In het bovenooglid en in de buitenste canthus komt het plaveiselcelcarcinoom vaker voor dan het BCC. Het plaveiselcelcarcinoom ontstaat veelal uit precancereuze aandoeningen (keratosis actinica, ziekte van Bowen). Het kan ook ontstaan na bestraling en bij patiënten met xeroderma pigmentosum. Hoewel plaveiselcelcarcinomen kunnen metastaseren, komt dit slechts zelden voor (0,5%). De behandeling bestaat uit chirurgische resectie.

30.2.3 TALGKLIERCARCINOOM

Van alle maligne ooglidtumoren is 1-5,5% een talgkliercarcinoom. Deze tumor kan uitgaan van de talgklieren van de tarsus (bindweefselplaat van het ooglid, klieren van Meibom), van de oogharen (klieren van Zeis), de caruncula en de wenkbrauwen. Een talgkliercarcinoom komt vaker voor bij vrouwen dan bij mannen, vooral in de leeftijdscategorie > 60 jaar, en vaker in de Aziatische populatie. Het talgkliercarcinoom is meestal gelokaliseerd in het bovenste ooglid. Deze tumor presenteert zich veelal als een ontstekingsbeeld gelijkend op een recidiverend chalazion, chronisch (eenzijdig) eczeem van de oogleden, of een chronische blefaroconjunctivitis. Dit leidt vaak tot vertraagde diagnose en behandeling. Van de talgkliercarcinomen toont 40-80% uitgebreide intra-epitheliale groei (talgkliercarcinoma in situ), gepaard gaande met secundaire ontsteking van het stroma, wat klinisch resulteert in het beeld van een (unilaterale) ontsteking. Verschillende biopten van het ooglid en de conjunctiva zijn daarom nodig om de uitbreiding van de in-situ-component te kunnen vaststellen. Bij zeer uitgebreide intra-epitheliale groei is een ruime chirurgische excisie aangewezen. In een enkel geval is exenteratie de enig curatieve benadering.

Het talgkliercarcinoom kan zich ook presenteren als een nodulaire tumor, klinisch gelijkend op een BCC. Het nodulaire talgkliercarcinoom presenteert zich als pijnloze nodulus, meestal in het bovenooglid.

> **Intermezzo**
>
> - Verlies van wimpers is een klinische clue voor maligniteit.

Bij een nodulaire laesie kan worden volstaan met een chirurgische resectie met controle van de randen. In de totale groep is de tumorgerelateerde dood na vijf jaar ongeveer 50%.

30.2.4 MELANOOM

Het ooglidmelanoom is vrij zeldzaam (1% van alle maligne ooglidtumoren). Vaker wordt een uitbreiding van een huid- of conjunctivamelanoom naar de oogleden gezien. Het melanoom van het ooglid gedraagt zich als een huidmelanoom (zie hoofdstuk 23). Door de zichtbare locatie wordt een melanoom van het ooglid meestal relatief vroeg ontdekt en behandeld.

30.3 Tumoren van de traanklieren en het traanwegsysteem

Tumoren die uitgaan van de traanklieren zijn zeldzaam en worden meestal veroorzaakt door een ontsteking (65%). Deze ontsteking kan aspecifiek zijn, voorkomen in het kader van het droge-ogensyndroom (de ziekte van Sjögren), of als een vorm van pseudotumor orbitae. In 35% van de gevallen wordt een primaire epitheliale tumor gevonden. Dit is meestal een benigne menggezwel (pleiomorf adenoom; 4% van alle orbitatumoren), dan wel een maligne traankliertumor (het adenoïdcysteus carcinoom; 2% van alle orbitatumoren), of een maligne ontaarding van een benigne menggezwel. Veel zeldzamer zijn lymfomen en metastasen in de traanklieren. Maligne tumoren die uitgaan van het traanwegsysteem zijn uiterst zeldzaam en omvatten epitheliale tumoren en het melanoom.

30.4 Conjunctivatumoren

De conjunctiva is een transparante mukeuze membraan die het oog en de binnenzijde van de oogleden bekleedt. Premaligne en maligne tumoren die uitgaan van de conjunctiva zijn zeldzaam en komen voornamelijk voor bij volwassenen. De conjunctivatumoren worden onderscheiden in epitheliale laesies (keratosis actinica, conjunctivale intra-epitheliale neoplasie, plaveiselcelcarcinoom) en de melanocytaire laesies (precancereuze melanose – synoniem: primary acquired melanosis: PAM – met of zonder atypie, en het melanoom). Andere zeldzame maligne conjunctivatumoren naast plaveiselcelcarcinomen en melanomen zijn lymfomen (meestal laaggradig: extranodaal marginale zone lymfoom), het kaposi-sarcoom en het eerder beschreven talgkliercarcinoom. In de meer zuidelijke landen is het plaveiselcelcarcinoom de meest voorkomende tumor.

Primaire maligniteiten van de cornea komen vrijwel niet voor; meestal zijn het conjunctivatumoren die over de cornea groeien.

30.4.1 KERATOSIS ACTINICA, INTRA-EPITHELIALE NEOPLASIE EN PLAVEISELCELCARCINOOM

Keratosis actinica ontwikkelt zich meestal boven een benigne, door het zonlicht geïnduceerde elastinedegeneratie: een pinguecula of een pterygium (fig. 30.2). Keratosis actinica is een intra-epitheliale premaligne aandoening die relatief zelden ontaardt in een invasief plaveiselcelcarcinoom. Een conjunctivale intra-epitheliale neoplasie (CIN) is eveneens een premaligne aandoening met matige of ernstige atypie en zonder invasieve groei (carcinoma in situ). Vooral bij patiënten met een gepigmenteerde huid kan sterke secundaire pigmentatie optreden, waarbij klinisch de indruk kan ontstaan van een melanoom. Wanneer de abnormale epitheliale cellen door de basaalmembraan zijn gebroken, is er sprake van een invasief plaveiselcelcarcinoom en dat kan in tegenstelling tot de CIN wel metastaseren.

30.4.2 MELANOSEN

Pigmentaties (melanosen) van de conjunctiva kunnen congenitaal of verworven zijn. Ze worden gekenmerkt door geelbruin pigment, in een al dan niet verheven laesie. Verworven bilaterale melanosen die ontstaan onder invloed van raciale, metabole of toxische (o.a. adrenerge oogdruppels) factoren, predisponeren niet tot een melanoom. Dit beeld wordt frequent gezien als een normale ouderdomsverandering bij mensen met een gepigmenteerde huid. De meerderheid van de al dan niet gepigmenteerde conjunctivale laesies bij kinderen of adolescenten zijn benigne naevi. Benigne conjunctivale naevi bij kinderen kunnen groei vertonen. Elke groei van een naevus bij een volwassene is hoogst verdacht voor een melanoom.

Primaire precancereuze melanose (PAM) wordt gekenmerkt door slecht omschreven, niet-verheven laesies, meestal unilateraal, al dan niet gepigmenteerd, die vooral bij blanken op middelbare leeftijd of later ontstaan. De voorkeurslokalisatie is rondom de cornea aan de limbus en in de bovenste of onderste fornix. Na verscheidene jaren van op- en neergaande intensiteit van pigmentatie kunnen hieruit melanomen ontstaan. PAM zonder histologische kenmerken van atypie is een benigne aandoening, maar 21-50% van PAM met histologische kenmerken van atypie ontwikkelt zich op termijn tot een invasief melanoom. De klinische beoordeling van PAM en melanoom van de conjunctiva vereist ervaring; cytologisch en/of histologisch onderzoek is vaak onmisbaar voor het stellen van de diagnose. Bij PAM zonder pigmentatie is het klinisch moeilijk een onderscheid te maken tussen normaal en aangetast weefsel. Ook lokaal beginnende invasieve groei kan klinisch over het hoofd worden gezien.

Over de therapie van PAM bestaat geen consensus. Het beste lijkt periodieke controle met de spleetlamp, totdat

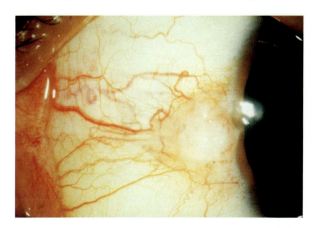

Figuur 30.2 Keratosis actinica van het bowenoïde type (premaligne, intra-epitheliale aandoening) boven een benigne pinguecula van de conjunctiva.

sterke pigmentatie of verdikking wordt geconstateerd. Diffuse laesies met tekenen van activiteit moeten uitgebreid worden gebiopteerd om de eventuele variatie van benigne tot maligne kenmerken binnen een afwijking in kaart te brengen. Als bij histologisch onderzoek geen atypie wordt gezien, kan worden volstaan met periodieke controle. Bij cellulaire atypie volgt excisie van de aangedane conjunctiva, al dan niet gevolgd door cryotherapie.

De te kiezen behandeling kan in multidisciplinair verband besproken worden in de Oog- en Orbitatumoren Commissie (OOC).

30.4.3 MELANOOM

Het conjunctivamelanoom ontstaat in 75% van de gevallen uit PAM en 25% 'de novo'. In minder dan 1% ontstaan deze uit een pre-existente naevus. De incidentie van het conjunctivamelanoom wordt in Nederland geschat op 0,5 per miljoen inwoners, de tienjaarsmortaliteit varieert van 30-35%. Vooral melanomen die 'de novo' zijn ontstaan en melanomen van de caruncula of de conjunctiva tarsi, dus voorbij de omslagplooi (fornix), hebben een veel slechtere prognose. Lokalisatie op de bulbus wordt snel door de patiënt gezien in tegenstelling tot lokalisatie in de caruncula of de tarsale conjunctiva. Bij klinische verdenking op een epibulbair conjunctivamelanoom (vastgestelde tumorgroei, versterkte vaattekening rond de tumor; zie fig. 30.3) verricht men cytologisch of histologisch onderzoek. Bij maligniteit wordt ruime excisie verricht met meenemen van een sclera- of cornealamel. Als bij histologisch onderzoek de randen niet vrij zijn van PAM of melanoom, dient re-excisie te worden verricht. Aanvullend dient brachytherapie of eventueel cryotherapie te worden toegepast. Bij de chirurgische excisie is een goede markering van het geëxcideerde weefsel essentieel. Melanomen van de caruncula of de tarsale conjunctiva, dus voorbij de omslagplooi (fornix) zijn vaak lastiger te behandelen: deze moeten ruim worden geëxcideerd, waarbij

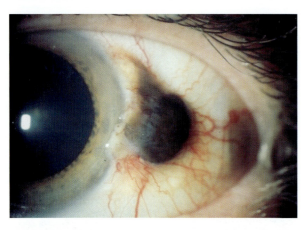

Figuur 30.3 Melanoom van de conjunctiva, gelokaliseerd op de bulbus van het oog.

meer weefsel verloren gaat dan bij melanomen van de conjunctiva bulbi. Een exenteratie (uitruiming) van de orbita was vaak een onvermijdelijke behandeling om tumorcontrole te krijgen. Exenteratie van de orbita is een mutilerende ingreep en leidt vaak niet tot een betere levensprognose.

Conjunctivamelanomen metastaseren lymfogeen naar de preauriculaire, submandibulaire en cervicale klieren. Sentinel-nodechirurgie wordt op dit moment niet routinematig toegepast. De prognose van het conjunctivamelanoom wordt mede bepaald door de dikte van de tumor (< 1,5 mm leidt zelden tot letale tumoruitbreiding) en de lokalisatie van de laesie. Behandeling vindt plaats in gespecialiseerde oogheelkundige klinieken.

30.5 Intraoculaire tumoren

30.5.1 RETINOBLASTOOM

De meest voorkomende intraoculaire tumor bij kinderen is het retinoblastoom. De frequentie wordt geschat op 1 op de 17.000 geboorten. Tussen 1945 en 1994 werden in Nederland gemiddeld 12,7 retinoblastoompatiënten per jaar geregistreerd. Het retinoblastoom is verantwoordelijk voor ongeveer 1% van alle sterfte als gevolg van kanker bij kinderen en is de eerst bekende maligne humane tumor met een autosomaal dominant overervingspatroon. In 1971 stelde Knudson op grond van onderzoek bij retinoblastoom de 'double hit'-hypothese op. Deze wordt uitvoerig besproken in hoofdstuk 1. Bij familiair retinoblastoom wordt een deletie, mutatie of inactivatie van de lange arm van chromosoom 13 in de q14-band gevonden. Op deze plaats op het chromosoom is het retinoblastoomgen (Rb-gen) gelokaliseerd. Bij kinderen met een familiair retinoblastoom komt de chromosomale deletie niet alleen in de tumorcellen voor maar ook in de normale cellen van het kind en bij een van de ouders. In sporadische (niet-familiaire) gevallen daarentegen worden de deleties uitsluitend in tumorcellen aangetroffen. In 40% van de gevallen is er sprake van een erfelijke vorm. De aandoening is autosomaal dominant met een variabele penetratie. De penetratie is bijna 100% bij de meeste families met een kiemlijnmutatie, maar kan soms incompleet zijn. Het is dus van belang goed familieonderzoek te verrichten inclusief moleculair-genetische tests. In 60% van de gevallen betreft het de sporadische vorm en is de kans dat de aandoening wordt doorgegeven, zeer klein. Bij de erfelijke vorm komt de tumor meestal bilateraal en multifocaal voor; de sporadische (spontane) vorm van het retinoblastoom is unilateraal.

De incidentie van het retinoblastoom neemt af met de leeftijd: het merendeel wordt gevonden vóór de leeftijd van 4 jaar; in 20-40% van de gevallen is de tumor bilateraal. De tumor kan echter ook bij kinderen tot 12 jaar voorkomen. Strabismus kan een vroeg symptoom van het retinoblastoom zijn als de tumor in de maculastreek of in de achterpool van het oog gelokaliseerd is. Deze lokalisatie leidt ook tot leukokorie (witte pupil) of het zogenoemde amaurotisch kattenoog, dat ouders soms op foto's van hun kind ontdekken. De overleving na tien jaar is 90%. Bij de erfelijke gevallen van retinoblastoom is de kans op een ander neoplasma na tien jaar 5% en na twintig jaar 16%. Hoewel enucleatie de meest toegepaste behandeling is, kunnen de laatste jaren als gevolg van vroegere herkenning van de tumor meer conservatieve oogsparende behandelingen worden toegepast. Enucleatie is geïndiceerd bij unilaterale tumoren die de hele oogbol vullen. Als de halve retina vrij is van tumor, kunnen andere behandelingsmogelijkheden worden overwogen. Bij een bilateraal retinoblastoom wordt het meest aangedane oog meestal geënucleeërd. Het minst aangedane oog wordt vaak eerst behandeld met chemotherapie om het tumorvolume te reduceren, en vervolgens met cryotherapie, transpupillaire thermotherapie of radiotherapie. Als bij het meest aangedane oog meer dan de helft van de retina vrij is van tumor, kunnen beide ogen conservatief worden behandeld. De behandeling van retinoblastomen wordt in Nederland geconcentreerd in één kliniek (VU medisch centrum Amsterdam).

30.5.2 MELANOOM

De meest voorkomende primaire intraoculaire tumor bij volwassenen is het melanoom, uitgaande van het vaatvlies van het oog: choroidea, corpus ciliare en iris. De geschatte prevalentie in de westerse populatie is 5-7 gevallen per miljoen. Het intraoculaire melanoom komt vooral voor onder blanken, met een lichtgekleurde iris en blonde haren. Uit epidemiologisch onderzoek in de Verenigde Staten is een verhoogd risico aangetoond bij mensen van Noord-Europese afkomst, met een lichte huidskleur, lichtgekleurde iris en de neiging om snel te verbranden. Ook de aanwezigheid van tien of meer huidnaevi, het gebruik van zonnelampen of sterke expositie aan zonlicht zijn risicofactoren. Een argument vóór een pathogene rol van licht is ook dat irismelanomen meer onder dan boven in de iris (bedekt door het bovenooglid) voorkomen. Hoewel deze bevindingen duiden op UV-straling als risicofactor pleiten verschillende fysische argumenten tegen deze rol van het zonlicht: de cornea, de lens en het boven het vaatvlies liggende retinale pigmentepitheel filteren het grootste deel van de golflengten van het UV-licht weg, zodat het twijfelachtig is of UV-straling de choroidea bereikt. Van de hele uvea wordt de iris het minst beschermd tegen UV-straling; irismelanomen komen echter zelden voor.

De incidentie van het uveamelanoom is, anders dan die van het huidmelanoom, vrijwel niet toegenomen. De gemiddelde leeftijd waarop de diagnose wordt gesteld is 60 jaar. De patiënten presenteren zich meestal met een visusdaling of gezichtsveldverlies door tumorgroei of exsudatieve netvliesloslating. De diagnose wordt gesteld met behulp van fundoscopie (fig. 30.4) en echografie, eventueel aangevuld met diafanoscopie, fluorescentieangiografie en een CT- of MRI-scan. In moeilijke gevallen, waarbij de diagnose klinisch niet met zekerheid is te stellen, kan een diagnostische transvitreale aspiratiebiopsie uitsluitsel bieden. Patiënten met een irismelanoom hebben een goede prognose. De kans op metastasering wordt groter indien de tumor is doorgegroeid in de kamerhoek. De therapie bestaat uit lokale resectie of radiotherapie bij duidelijk aangetoonde groei. Enucleatie van het oog wordt alleen uitgevoerd bij te grote uitbreiding van de tumor in radiaire (ringmelanoom) of posterieure richting, c.q. bij secundaire drukstijging in het oog.

Uveamelanomen (choroidea en corpus ciliare) metastaseren relatief laat: de vijf-, tien- en vijftienjaarsoverleving zijn respectievelijk 65-70%, 52-59% en 46-55%. Het oogmelanoom metastaseert in 90% van de gevallen naar de lever. Zodra klinisch levermetastasen worden geconstateerd, bedraagt de mediane overlevingsduur slechts twee tot zeven maanden. Klinisch zijn vooral de omvang (de diameter en prominentie), de lokalisatie (slechtere prognose bij lokalisatie voor in het oog) en extraoculaire doorgroei van de tumor van prognostisch belang; histopathologisch zijn de grootste basisdiameter, het celtype en de aanwezigheid van gesloten vaatpatronen van belang voor de prognose. In de afgelopen jaren is duidelijk geworden dat cytogenetische veranderingen in de tumorcellen een belangrijke rol spelen bij de prognose van de patiënt. Patiënten met een oogmelanoom waarin verlies van een heel chromosoom 3 en extra kopieën van chromosoom 8q zijn aangetoond, hebben een zeer grote kans op het krijgen van metastasen op afstand.

Over de therapie van het choroidea- en corpus ciliare melanoom bestaat geen consensus. Tabel 30.1 geeft een overzicht van de huidige behandelingsmogelijkheden. Lange tijd werden de aangetaste ogen geënucleeërd. Om het oog en de (rest)visus te behouden zijn oogsparende

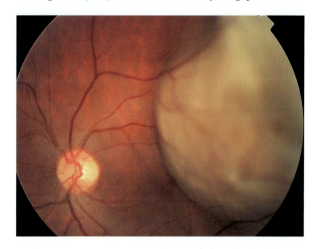

Figuur 30.4 Fundusfoto van een – in de linker achterpool gelegen – gepigmenteerd choroideamelanoom.

behandelingen ontwikkeld, waaronder lokale radioactieve applicatoren en uitwendige bestraling. Voor de lokale radioactieve applicatoren wordt over het algemeen ruthenium of jodium-125 gebruikt, voor tumoren tot een dikte van 5 mm tot 8 mm. Voor middelgrote en grote tumoren kan uitwendige bestraling worden toegepast, waarbij gebruik wordt gemaakt van gefractioneerde stereotactische radiotherapie en protonenversnellers. Deze behandelingen veroorzaken ten opzichte van de lokale applicatoren relatief minder laterale schade aan het netvlies, maar wel meer complicaties in het voorsegment van het oog (neovasculair glaucoom).

De gefractioneerde stereotactische radiotherapie met een lineaire versneller wordt met name toegepast bij de meer anterieur gelegen tumoren, terwijl protonenbestraling meer geïndiceerd is bij tumoren in de achterpool nabij de nervus opticus. De in Nederland ontwikkelde techniek transpupillaire thermotherapie (TTT) (prof. dr. J.A. Oosterhuis) wordt internationaal in diverse klinieken toegepast. Deze techniek berust op het verhogen van de temperatuur in de tumor met behulp van een diodelaser. Hiermee kan de top van de tumor tot maximaal 3 mm diepte worden behandeld, waarna de basis behandeld wordt met een lokale radioactieve applicator. Zeer grote melanomen, in het bijzonder de nasaal gelegen tumoren, kunnen met transsclerale lokale resectie worden behandeld, waarna de basis met een radioactieve applicator wordt behandeld. Dit is technisch een moeilijke operatie, die in slechts enkele centra in de wereld wordt toegepast. Bij kleine verdachte laesies werd in het verleden vaak afgewacht totdat groei was aangetoond. Tegenwoordig is men steeds meer geneigd ook kleinere laesies vroegtijdig te behandelen in verband met de kans op metastasen (3% bij laesies kleiner dan 3 mm in prominentie; 19% bij aangetoonde groei van de laesies).

Welke behandeling de beste is, moet voor elke patient afzonderlijk worden bepaald. Daarbij spelen diverse factoren een rol. Behalve gegevens over de tumor (tumorgrootte, lokalisatie en eventuele doorgroei) spelen factoren als leeftijd, gezondheidstoestand en functie van het andere oog een rol. Indien er ten tijde van de diagnose reeds metastasen op afstand zijn gevonden (2%), zal over het algemeen geen behandeling worden ingesteld. Tegenwoordig wordt bij ongeveer 40% van de patiënten enucleatie verricht, de overige patiënten worden bij voorkeur behandeld met radiotherapie (eventueel in combinatie met TTT). Recentelijk is vast komen te staan dat er geen verschil in prognose is tussen behandeling met radiotherapie en enucleatie. Toch bestaan er wel relatieve indicaties en contra-indicaties voor radiotherapie en enucleatie (tabel 30.2). Deze zijn vooral gebaseerd op de lokale tumorcontrole en de kans op complicaties.

30.6 Orbitatumoren

Orbitatumoren zijn relatief zeldzaam. Bij een ruimteinnemend proces in de orbita presenteren patiënten zich meestal met peri- of retrobulbaire drukpijn, tranen, proptosis, perioculaire zwelling en roodheid, ptosis en fundusafwijkingen. Meestal gaat het om inflammatoire aandoeningen en minder vaak om primaire neoplasmata (tabel 30.3).

Bij het stellen van de diagnose moet met name ook de leeftijd van de patiënt in aanmerking worden genomen.

30.6.1 TUMOREN BIJ KINDEREN

Bij 49% van de orbitatumoren bij kinderen is er sprake van een dermoïdcyste of capillair hemangioom. Bij een snel progressieve proptosis bij kinderen kan er sprake zijn van een cellulitis orbitae secundair aan sinusitis, maar een maligniteit moet worden uitgesloten. De meest frequente maligne tumor is het rabdomyosarcoom (fig. 30.5). Deze tumor heeft een bimodale leeftijdsdistributie, met pieken bij kinderen jonger dan 2 jaar en tussen 6 en 16 jaar. Deze

Tabel 30.1	Behandelingsmogelijkheden bij melanomen van het corpus ciliare en de choroidea.
1	observeren (afwachten tot groei is aangetoond)
2	enucleatie

3	radiotherapie
	– lokale radioactieve applicatoren, eventueel gecombineerd met TTT
	  • ruthenium
	  • jodium-125
	– deeltjesversnellerbestraling met
	  • protonen
	  • gefractioneerde stereotactische radiotherapie met lineaire versneller

4	transpupillaire thermotherapie (TTT) als monobehandeling of in combinatie met lokale radioactieve applicatoren
5	transsclerale lokale resectie (in combinatie met lokale radioactieve applicatoren)

Tabel 30.2	Indicaties voor verschillende behandelingsvormen van oogmelanomen.
relatieve en absolute indicaties voor enucleatie	
– melanomen met een diameter > 16 mm	
– melanomen met een prominentie > 12 mm	
– juxtapapillaire melanomen	
– diffuse melanomen	
– ogen met neovasculair glaucoom	
– extraoculaire doorgroei	
relatieve indicatie voor lokale radioactieve applicatoren (ruthenium)	
– melanomen met een diameter < 16 mm	
– melanomen met een prominentie < 5 mm (8 mm bij combinatie met TTT)	
relatieve indicatie voor externe radiotherapie (protonenversnellers en stereotactische radiotherapie)	
– melanomen met een diameter < 16 mm	
– melanomen met een prominentie < 12 mm	

tumor gaat uit van primitieve mesenchymale cellen die zich kunnen differentiëren tot dwarsgestreept spierweefsel. Snelle therapie is geboden: biopsie/debulking, gevolgd door chemo- en radiotherapie.

Bij adolescenten moet bij snel progressieve proptosis gedacht worden aan een bloeding in een orbitaal lymfangioom.

Het opticusglioom (6% van alle orbitatumoren bij kinderen) kan geïsoleerd voorkomen of in het kader van een neurofibromatose (NF-1), en manifesteert zich meestal gedurende de eerste tien levensjaren met axiale proptosis en geringe visusdaling.

30.6.2 TUMOREN BIJ VOLWASSENEN

De meest frequente oorzaak van uni- en bilaterale proptosis bij volwassenen is graves-orbitopathie (GO). Deze ziekte komt vijfmaal vaker bij vrouwen voor, met een leeftijdpiek tussen 30 en 50 jaar. Overige kenmerken van deze aandoening, die meestal samengaat met graves-hyperthyreoïdie, zijn ooglidretractie, perioculaire zwelling en roodheid en strabismus. Bij GO is er een panorbitale auto-immuunontsteking, waarbij verdikking van de oogspieren en/of toename van het orbitale vet op de voorgrond staan.

Een idiopathische inflammatoire pseudotumor is een benigne, eenzijdige, inflammatoire aandoening, die vaker bij jongvolwassenen gezien wordt. De ontsteking reageert overwegend goed op corticosteroïden. Indien dit niet het geval is, moet een biopt worden genomen. Orbitale ontstekingen kunnen manifestaties zijn van systeemziekten als sarcoïdose, de ziekte van Wegener of tuberculose, of kunnen primair voorkomen, zoals bij myositis orbitae en orbitaal xanthogranuloom. Bij chronische of recidiverende orbitale ontstekingen kan behandeling met immunosuppressiva of lage-dosisbestraling nodig zijn.

Van de maligne orbitatumoren bij volwassenen komen doorgroei van intra- en extraoculaire tumoren en carcinoommetastasen het meest frequent voor. Van de primaire maligne tumoren zijn dit lymfoproliferatieve aandoeningen en epitheliale traankliermaligniteiten. Orbitale non-hodgkin-lymfomen komen meestal solitair voor, maar in ongeveer 20% van de gevallen is er sprake van een systemische uitbreiding. Geïsoleerde lymfomen zijn overwegend laaggradig (veelal van het extranodale marginale-zonetype) en worden behandeld met bestraling. Maligne traankliertumoren worden meestal ruim geëxcideerd en nabestraald.

Het (benigne) caverneus hemangioom is de meest frequente vasculaire orbitale tumor bij volwassenen. Dit langzaam groeiend gezwel veroorzaakt vaak axiale proptosis en visusdaling ten gevolge van een veranderde refractie en kan goed geëxcideerd worden.

Het meningeoom is een benigne neoplastische aandoening die uitgaat van de arachnoidea. Er zijn verschillende typen en lokalisaties, maar in de orbita zijn het sfenoïdmeningeoom en het primaire opticusschedemeningeoom het belangrijkst. Beide aandoeningen komen het meest frequent voor bij vrouwen op middelbare leeftijd en gaan gepaard met pijnloze, langzaam progressieve proptosis. Bij het sfenoïdmeningeoom is er vaak een zichtbare (solide) opvulling van de fossa temporalis.

De overige primaire neoplasmata in de orbita omvatten zeldzame wekedelentumoren van wisselende maligniteitsgraad.

Behalve de leeftijd van de patiënt spelen bij de differentiaaldiagnostiek van orbitatumoren de snelheid van groei, de aanwezigheid van pijnklachten, de relatieve lokalisatie, uni- of bilateraliteit, de consistentie, eventuele wisseling van grootte (valsalvatest bij vasculaire aandoeningen), en de kenmerken bij aanvullend beeldvormend onderzoek (CT, MRI) en echo (kleuren-doppler) een rol.

Tabel 30.3	Relatieve frequentie van orbitale afwijkingen.
graves-orbitopathie	32
pseudotumoren	6
pseudoproptosis	6
vasculair	6
orbitale cellulitis	5
onbepaald	6
meningeoom (primair/secundair)	3
non-hodgkin-lymfoom	3
metastasen	3
dermoïd-epidermoïd	2
sinusmucokèle	2
overige	26
	100

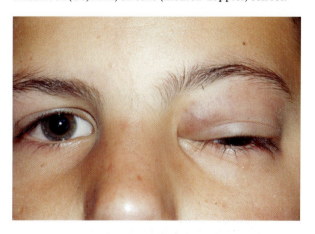

Figuur 30.5 Embryonaal rabdomyosarcoom in linker orbita van een 14-jarige jongen. De oogbol is naar beneden gedrukt ten gevolge van de tumor in het mediale bovenkwadrant.

30.7 Samenvatting

Het aantal tumorsoorten (benigne en maligne) dat kan uitgaan van de oogleden, ogen en orbita is groot. De meeste primaire maligne tumoren gaan uit van het ooglid of van het inwendige van het oog.

Het basalecelcarcinoom is de meest voorkomende maligniteit van het ooglid, en wordt bij voorkeur operatief behandeld. Van de primaire intraoculaire maligniteiten is bij volwassenen het melanoom van de uvea de meest voorkomende tumor. Afhankelijk van de grootte van de tumor wordt die tegenwoordig bij voorkeur behandeld met oogsparende therapie. Welke oogsparende behandeling de beste is, moet voor elke patiënt afzonderlijk worden bepaald. De meest voorkomende primaire intraoculaire tumor bij kinderen is het retinoblastoom. Het oog moet vaak worden geënucleëerd, maar kan in bepaalde gevallen ook oogsparend worden behandeld met een combinatie van lokale therapie en chemotherapie.

Primaire precancereuze melanose (PAM) en naevi van de conjunctiva kunnen ontaarden in maligne melanoom. De klinische beoordeling van beide aandoeningen vereist ervaring. De behandeling geschiedt meestal door excisie, eventueel gecombineerd met cryotherapie of topicale chemotherapie.

Orbitatumoren zijn relatief zeldzaam. Patiënten hebben veelal last van periorbitale drukpijn, tranen, proptosis, roodheid en zwelling en ptosis. Meestal betreft het inflammatoire aandoeningen, minder vaak primaire maligniteiten.

Metastasen zijn de meest prevalente maligniteiten in de orbita en in het oog. Over het algemeen reageren ze goed op radiotherapie. Verder kunnen tumoren doorgroeien vanuit een aangrenzende paranasale sinus of van intracraniale tumoren.

Tumoren die gezien hun relatieve zeldzaamheid problemen geven in de diagnostiek, dan wel de te kiezen behandeling, kunnen in multidisciplinair verband besproken worden in de Oog- en Orbitatumoren Commissie (OOC), die elke zes weken vergadert.

Kernpunten

- Een recidiverend chalazion bij een oudere patiënt is een maligniteit, tenzij het tegendeel is bewezen.
- Het morfea-type BCC in de mediale of temporale ooghoek kan intraorbitale doorgroei vertonen.
- Tumoren die uitgaan van de traanklieren zijn zeldzaam en worden meestal veroorzaakt door een ontsteking.
- Alle groeiende verheven gepigmenteerde laesies van de fornix, de tarsale conjunctiva en de caruncula moeten als een melanoom worden beschouwd.
- Bij elk kind met een strabismus moet het netvlies worden bekeken om een retinoblastoom uit te sluiten.
- Ongeveer 60% van de patiënten met een oogmelanoom kan oogsparend worden behandeld.
- De helft van de patiënten met een oogmelanoom zal metastasen ontwikkelen, die meestal in de lever zijn gelokaliseerd.
- Bij een snel progressieve proptosis op kinderleeftijd moet een rabdomyosarcoom worden uitgesloten.
- De meest frequente oorzaak van uni- en bilaterale proptosis bij volwassenen is graves-orbitopathie.

Literatuur

Albert DM, Jakobiec FA. Principles and practice of ophthalmology. 2nd edition. Philadelphia: Saunders, 1999.
Chintagumpala M, Chevez-Barrios P, Paysse EA, et al. Retinoblastoma: review of current management. The Oncologist 2007;12:1237-46.
Garrity JA, Henderson JW, Douglas Cameron J. Henderson's Orbital tumors. 4th ed. Philadelphia: Lippincott Williams & Wilkins, 2006.
Margo CE. The Collaborative Ocular Melanoma Study: an overview. Cancer Control 2004;11:304-9.
McCord CD, Tanenbaum M, Nunery WR. Oculoplastic surgery. New York: Raven, 1995.
Shields CL, Shields JA. Tumors of the conjunctiva and cornea. Surv Ophthalmol 2004; 49:3-24.
Shields JA, Demirci H, Marr HP, et al. Sebaceous carcinoma of the ocular region: a review. Surv Ophthalmol 2005;50(2):103-22.
Shields JA, Shields CL, Mashayekhi A, et al. Primary acquired melanosis of the conjunctiva: risks for progression to melanoma in 311 eyes. The 2006 Lorenz E. Zimmerman lecture. Ophthalmol 2008;115:511-9.
Shields JA. Management of posterior uveal melanoma: past, present, future. Retina 2002;22:139-42.
Tasman W, Jaeger EA. Duane's ophthalmology. 15th ed. Philadelphia: Lippincott Williams & Wilkins, 2009.

Acute en chronische leukemie

31

B. Löwenberg, J.J. Cornelissen, P. Sonneveld

31.1 Inleiding

Bloedcellen ontstaan door celdeling en rijping vanuit kleine aantallen zichzelf vernieuwende pluripotente stamcellen die het beenmerg bevolken en voorlopercellen genereren die bestemd zijn om langs verschillende lijnen uit te rijpen. Op deze manier worden bij een volwassene per dag gemiddeld 10^{11} granulocyten, 2×10^{11} bloedplaatjes en 2×10^{11} erytrocyten aangemaakt. Bij de aanmaak van bloedcellen in het beenmerg ziet men permanent een grote activiteit. Omdat de levensduur van de bloedcellen beperkt is, 'werkt' het beenmerg op volle toeren, ook onder normale omstandigheden. Het beenmerg heeft het vermogen zich aan (plotselinge) veranderingen aan te passen en te voorzien in de behoeften van de verschillende celcompartimenten en de productie van specifieke bloedceltypen verder te verhogen. Om aan deze variabele behoeften tegemoet te komen, worden de celvermeerdering en de uitrijping van elk van de verschillende rijpingsstadia binnen elke bloedcellijn scherp gereguleerd. De hemopoëtische groeifactoren (of koloniestimulerende factoren) stimuleren deze processen.

Bij leukemie is het normale proliferatie- en rijpingsprogramma van een van de beenmergstamcellen of voorlopercellen verstoord. De maligne getransformeerde stamcel verwekt een nageslacht van uiteenlopende afwijkende cellen. Deze zich ophopende cellen bepalen de klinische kenmerken van de leukemie. Tijdens het beloop van de ziekte ontregelen ze de normale bloedcelaanmaak, waardoor bloedarmoede, granulocytopenie en trombocytopenie kunnen optreden. De indeling van leukemieën (tabel 31.1) berust op het type cel dat op het moment van de diagnose het normale beenmerg heeft overwoekerd. Bij acute leukemie is er een toename van myeloblasten of lymfoblasten in het beenmerg van 20% of meer. Acute leukemie wordt onderscheiden in acute myeloïde leukemie (AML) en acute lymfatische leukemie (ALL), op geleide van de hematocytologische en immunocytologische kenmerken.

Acute myeloïde leukemie wordt nog verder onderverdeeld in acht varianten, op morfologische en cytochemische criteria volgens de Frans-Amerikaans-Britse (FAB-)classificatie (M_0 tot en met M_7). De recentere WHO-indeling houdt ook rekening met cytogenetische en moleculaire kenmerken en de voorafgaande historie (bijv. leukemie na voorafgaande behandeling met chemotherapie). Het scherp onderscheiden van subtypen van acute myeloïde leukemie op basis van cytogenetische en moleculair-genetische eigenschappen is van toenemend belang voor het vaststellen van prognose en behandeling (zie tabel 31.3). De cytologische rubricering van acute lymfatische leukemie is in onbruik geraakt. Acute lymfatische leukemie wordt tegenwoordig ingedeeld naar immunofenotypische en ook cytogenetische en moleculair-genetische kenmerken.

Een belangrijke indeling is de classificatie in acute en chronische leukemie. Chronische leukemie omvat twee hoofdtypen: chronische myeloïde leukemie (CML)

Tabel 31.1	Indeling van acute en chronische leukemieën.		
myeloïde cel	*B-cel*	*T-cel*	
acute myeloïde leukemie (AML)	acute lymfatische leukemie (voorloper-B-ALL)	acute lymfatische leukemie (T-ALL)	
myelodysplastisch syndroom (MDS)	chronische lymfatische leukemie (B-CLL)	chronische lymfatische leukemie (T-CLL)	
chronische myeloïde leukemie (CML)	prolymfocytenleukemie (B-PLL)	prolymfocytenleukemie (T-PLL)	
myeloproliferatieve syndromen (MPS)	haarcelleukemie		
– polycythaemia vera (PV) – essentiële trombocytemie (ET) – myelofibrose met myeloïde metaplasie (MMM)			
	plasmacelleukemie		

Tabel 31.2 Immunologische merkers, nuttig bij het onderscheid tussen verschillende leukemieën.

	AML	B-cel-ALL	T-ALL	B-CLL	prolymfocyten leukemie	haar celleukemie
voorlopercelmerkers	CD34	(CD34)	(CD34)	–	–	–
	CD117	CD117	CD117	–	–	–
	HLA-DR	HLA-DR	HLA-DR	–	–	–
myeloïde merkers	myeloperoxidase	–	–	–	–	–
	CD33	–	–	–	–	–
	CD13	–	–	–	–	–
	CD11c	–	–	–	–	CD11c
	CD36	–	–	–	–	–
	CD65	–	–	–	–	–
	(CD14)	–	–	–	–	–
erytroïde merkers	glycoforine A	–	–	–	–	–
megakaryocytaire merkers	CD41	–	–	–	–	–
B-celmerkers	–	CD10	–			
	–	CD19	–			
	–	CD22	–			
	–	cyIgM	–			
	–	cyCD79	–			
	–	–	–	CD19	CD19	CD19
	–	–	–	CD20	CD20	CD20
	–	–	–	CD22	CD22	CD22
	–	–	–	–	–	CD25
	–	–	–	CD37	–	–
				CD38		
				ZAP-70		
	–	–	–	sIg-CD79	sIg-CD79	sIg-CD79
	–	–	–	CD23	–	–
	–	–	–	–	–	CD103
	–	–	–	IgM, IgM/D, IgD	IgM, IgM/D	IgM, IgM/D, IgG, IgA
thymusmerkers	–	–	CD1	–	–	–

Tabel 31.2	Immunologische merkers, nuttig bij het onderscheid tussen verschillende leukemieën (vervolg).					
	AML	B-cel-ALL	T-ALL	B-CLL	prolymfocyten leukemie	haarcelleukemie
T-celmerkers	–	–	CD2	–	–	–
	–	–	CD3	–	–	–
	–	–	CD4	–	–	–
	–	–	CD5	CD5 (50% v.d gevallen)	CD5	–
	–	–	CD7	–	–	–
	–	–	CD8	–	–	–
	–	–	cyCD3	–	–	–
	–	–	TCR-CD3	–	–	–
aanvullende merkers	CD14 CD15 TdT	TdT	TdT	–	–	CD25

B-cel-ALL: voorloper-B-cel-ALL; cy: cytoplasmatisch; sIg: membraanimmunoglobulinen; TdT: terminal deoxynucleotidyltransferase; TCR: T-celreceptor.

en chronische lymfatische leukemie (CLL). Er zijn nog andere chronische typen die zich door bijzondere kenmerken onderscheiden, bijvoorbeeld haarcelleukemie en prolymfocytenleukemie. De myelodysplastische syndromen (MDS) kunnen voor een gedeelte als chronische of smeulende vorm van leukemie worden beschouwd, waarbij anemie, trombocytopenie en granulopenie op de voorgrond staan. Ze komen voor als voorstadia van acute leukemie (preleukemie).

31.2 Ontstaan van leukemie

Het aantal nieuwe gevallen van leukemie (alle vormen) per jaar bedraagt circa 10 per 100.000 inwoners. Het voorkomen van acute leukemie, chronische leukemie en de myelodysplastische syndromen neemt toe met de leeftijd.

De meeste patiënten met leukemie zijn 60 jaar of ouder. Wat betreft de incidentie van acute lymfatische leukemie komt er ook een piek voor op de kinderleeftijd. Omdat leukemie ontstaat via achtereenvolgende celdelingen vanuit één enkele maligne getransformeerde voorlopercel, wordt het als een klonale ziekte beschouwd. Zo kunnen alle leukemiecellen dezelfde cytogenetische chromosoomafwijkingen dragen. Het bekendste voorbeeld is chronische myeloïde leukemie met het philadelphia-chromosoom. Omdat het philadelphia-chromosoom (Ph) bij chronische myeloïde leukemie in alle leukemische cellen wordt aangetroffen, wordt aangenomen dat de maligniteit als kloon afstamt van één gemeenschappelijke kwaadaardig veranderde beenmergstamcel.

De wijze van ontstaan van leukemie is momenteel nog grotendeels onbekend. De maligne transformatie staat in verband met veranderingen in de functie van

Tabel 31.3	Frequente chromosomale en moleculaire afwijkingen bij acute leukemie en chronische leukemie.			
	chromosoomafwijking	betrokken oncogenen		prognose
acute myeloïde leukemie				
M2	t(8;21)	AML-1, ETO		gunstig
M3	t(15;17)	PML, RAR-alfa		gunstig
M4eo	inv(16), del(16q)	CBF-bèta, MYH-11		gunstig
		CEBPA-genmutatie		gunstig
		NMP1-genmutatie maar zonder FLT3-ITDneg		gunstig

Tabel 31.3 Frequente chromosomale en moleculaire afwijkingen bij acute leukemie en chronische leukemie (vervolg).

	chromosoomafwijking	betrokken oncogenen	prognose
M4/M5	11q23	mll	ongunstig
M5	t(9;11)	af9, mll	ongunstig
	t(9;22)	BCR, ABL	ongunstig
	abn(3q)	EVI1	ongunstig
		KIT-mutatie	ongunstig
		FLT3-ITD maar zonder NMP1^{mutatie}	ongunstig
		WT-1-genmutatie	ongunstig
		EVI-1 mRNA (transcript) overexpressie	ongunstig
		BAALC mRNA overexpressie	ongunstig
		ERG mRNA overexpressie	ongunstig
chronische myeloïde leukemie	t(9;22)	BCR, ABL	–
pre-B-ALL	t(1;19)	PBX, E2a	–
	t(12;21)	TEL, AML-1	–
	t(17;19)	HLF, E2a	–
	t(9;22)	BCR, ABL	ongunstig
B-ALL	t(8;14)	c-MYC, IgH	gunstig
T-ALL	t(1;7)	TAL-1, TCR-bèta	–
	t(1;14)	TAL-1, TCR-alfa	–
	t(8;14)	c-MYC, TCR-alfa	–
B-CLL	13q deletion		gunstig
	11q deletion		ongunstig
	trisomie 12		–

t: translocatie; del: deletie; inv: inversie
BAALC: the Brain and Leukemia Cytoplasmic Gene waarvan het transcript soms hoog tot expressie komt in AML-blasten. Functie van het gen is onbekend. Overexpressie van het transcript van het gen in AML-blasten correleert met een ongunstige prognose.
CEBPA, CCAAT enhancer binding factor alpha: het gen codeert voor een transcriptiefactor die een cruciale rol vervult in de granulopoëse. Genmutaties komen voor bij 5-8% van AML's en voorspellen een relatief gunstige prognose.
ERG: Ets-related gene, lid van de ETS-familie van transcriptiefactoren. Overexpressie van het ERG-transcript in AML-blasten correleert met een ongunstige prognose.
EVI1: Ecotropic Viral Integration-1 is aanvankelijk ontdekt als een leukemiegen bij de muis. Het gen is gedereguleerd bij AML met 3q26 chromosoomafwijkingen. Het EVI1-gen is ook opgereguleerd bij 5-10% van AML's zonder 3q26 chromosomale translocaties. AML met cytogenetische 3q26-afwijkingen en/of overexpressie van het EVI1-transcript hebben een ongunstige prognose.
FLT3: het gen van fms-like tyrosine kinase 3 codeert voor een tyrosinekinase membraanreceptor. Er zijn twee soorten mutaties beschreven van dit gen. Interne tandemduplicaties (FLT3-ITD's) en tyrosinekinase domeinmutaties (FLT3-TKD), leiden beide tot constitutieve activatie van de receptor. FLT3-ITD's komen bij AML het meest voor (ongeveer 25% van de gevallen) en zij voorspellen een relatief ongunstige prognose. Deze mutaties komen veel voor bij AML's die ook NPM1-genmutaties dragen.
KIT: het gen voor de tyrosinekinase hematopoëtische receptor voor stamcelfactor (SCT of KIT-ligand). Mutaties van dit gen worden vooral gezien bij AML's met chromosomale translocaties t(8;21) en inv(16)/t(16;16). AML's met KIT-genmutaties zouden een wat ongunstiger prognose hebben.
NPM1: Nucleophosmin-1, het gen codeert voor een kerneiwit met diverse functies. Mutaties worden gezien bij 35% van de AML's en voorspellen een verhoudingsgewijs gunstiger prognose. NPM1-mutaties komen vaak voor bij AML's die ook FLT3-genmutaties hebben.
WT1: het Wilms' Tumor 1 gene is oorspronkelijk ontdekt als tumorsuppressorgen bij wilms-tumoren, een pediatrische niertumor. WT1- mutaties zijn betrekkelijk recent gerapporteerd en zouden een ongunstige prognose voorspellen.

verschillende genen, zogenoemde proto-oncogenen en tumorsuppressorgenen (anti-oncogenen), die normaal coderen voor eiwitten die betrokken zijn bij de celdeling en celrijping. Deze genen kunnen worden geactiveerd of juist geïnactiveerd en het ontstaan van leukemie bevorderen. Bij chromosomale translocaties kunnen gedeelten van genen fuseren en nieuwe hybride genproducten genereren die een afwijkende functie hebben. Het feit dat karakteristieke chromosoomafwijkingen met bepaalde cytologische subtypen van myelodysplasie en lymfatische en myeloïde leukemie worden geassocieerd, heeft verder steun gegeven aan de betrokkenheid van specifieke genen bij de pathogenese van AML. Deze proto-oncogenen spelen op enigerlei wijze een rol in de regulatie van celoverleving, celproliferatie en celuitrijping en ze interfereren dus met de regulatie van groei. Proto-oncogenen in deze zin coderen veelal voor eiwitten die als groeifactorreceptor of intracellulair molecuul een rol spelen bij het geleiden van het signaal van de groeifactorreceptor naar de kern, dan wel bij genexpressie (transcriptiefactoren).

De mutaties in kritische genen die de groei van hemopoëtische stamcellen ontregelen, zijn nog maar in zeer beperkte mate opgehelderd. Alles wijst erop dat enkelvoudige veranderingen niet leiden tot de ontwikkeling van leukemie, maar dat opeenvolgende genetische veranderingen uiteindelijk culmineren in klinische leukemie. Een bekend voorbeeld van een oncogen dat betrokken is bij het ontstaan van leukemie, is de retinoïnezuurreceptor van chromosoom 17, die met het pml-gen op chromosoom 15 fuseert en gezien wordt bij de acute promyelocytenleukemie met de translocatie t(15;17). Het philadelphia-chromosoom, een gebalanceerde translocatie van chromosoom 9 en 22, wordt bij acute myeloïde leukemie, acute lymfatische leukemie, maar vooral bij chronische myeloïde leukemie gezien. Het BCR-ABL-fusiegen dat ontstaat, codeert voor een BCR-ABL-fusie-eiwit met een verhoogde tyrosinekinaseactiviteit van het ABL-peptide. Er zijn recent ook mutaties gevonden in hemopoëtische groeifactorreceptoren (bijv.) de FMS-like tyrosinekinasereceptor 3 (FLT3) bij patiënten met leukemieën, in transcriptiefactoren zoals CCAAT-bindende factor alpha (CEBPA) en in intercellulaire signaalgeleidingsmoleculen zoals het N-ras- of het Ki-ras-gen. Van de aard van de genetische veranderingen hangt af of de maligne voorlopercellen nog enige uitrijpingscapaciteit hebben behouden, dan wel een volledig differentiatieblok tonen; uiteindelijk bepaalt dit de kenmerken van de leukemie.

Bij veel patiënten komt AML de novo voor. Soms ontstaat de ziekte door progressie uit een voorfase van chronische myeloïde leukemie, polycytemie, myelofibrose, myelodysplasie of aplastische anemie. Bij patiënten die eerder met chemotherapie zijn behandeld, kunnen MDS en AML ontstaan. Na behandeling met alkylerende cytostatica wordt AML gezien na een interval van ongeveer zeven jaar. Ook na therapie met epipodofyllotoxinen (cytostaticum) is een verhoogde incidentie van AML waargenomen, met een piek na een interval van twee tot drie jaar. Bepaalde chemicaliën en bestraling kunnen eveneens een myeloïde leukemie of myelodysplasie induceren. Deze secundaire leukemieën na chemotherapie zijn verantwoordelijk voor ongeveer 10% van alle gevallen van AML.

31.3 Acute leukemie

Diagnose en klinische verschijnselen

Bij acute leukemie is er zowel een toename van het aantal witte bloedcellen als een defect in de uitrijping. De voorgeschiedenis is weinig specifiek en vermeldt vooral algemene malaiseklachten sedert één of enkele weken.

Klinische verschijnselen kunnen het gevolg zijn van de beenmerginsufficiëntie en behelzen:
- bleekheid, moeheid en kortademigheid ten gevolge van bloedarmoede;
- koorts, keel- en luchtweginfecties, perianale ontstekingen en andere infecties, en eventueel bacteriëmieën ten gevolge van granulocytopenie;
- spontane bloedingen, purpura, tandvleesbloedingen, menorragieën, neusbloedingen en soms inwendige bloedingen ten gevolge van trombocytopenie.

Verder kunnen klachten ontstaan ten gevolge van orgaaninfiltratie door leukemie, zoals botpijn, lymfeklierzwellingen, huidinfiltratie (leukemia cutis), spleno- en hepatomegalie, tandvleeszwelling, infiltratie van het centrale zenuwstelsel en meningeale leukemie (vaker bij ALL dan bij AML, maar ook voorkomend bij AML), testisinfiltratie (vooral bij B-ALL) en mediastinale zwelling (vooral bij T-ALL). Ten slotte kunnen klachten het gevolg zijn van metabole afwijkingen zoals hypokaliëmie, hypercalciëmie (vooral bij T-ALL), verhoogd serumurinezuurgehalte, of van nierinsufficiëntie. Bij zeer hoge aantallen witte bloedcellen (hyperleukocytose van 100×10^9/l of meer) kunnen retinabloedingen ontstaan en kan afsluiting optreden in de arteriële vaten ten gevolge van leukostase, leidend tot cerebrovasculaire accidenten, retina-infarcten, longinfiltraten. Bij acute promyelocytenleukemie wordt activering van de fibrinolyse gezien, met als gevolg een levensbedreigende, verhoogde bloedingsneiging.

Laboratoriumonderzoek

Het laboratoriumonderzoek omvat algemeen hematologisch onderzoek, gericht op de diagnostiek van anemie, leukocytopenie en trombocytopenie, en hematocytologisch onderzoek van bloed en beenmerg, gericht op het karakteriseren van afwijkende cellen. Het perifere bloed kan blasten tonen, soms zeer sporadisch, soms abundant. Het beenmerg is hypercellulair met verdringing van de erytro-, granulo- en trombocytopoëse. Cytochemisch, immunologisch, cytogenetisch en moleculair-genetisch onderzoek dienen voor het verdere onderscheid tussen AML en ALL en het subtyperen van het leukemietype. De immunologische fenotypering is noodzakelijk voor de classificatie van de leukemie (tabel 31.2). Ook de cytogenetische en moleculair-genetische kenmerken zijn essentieel voor het bepalen van het type leukemie (tabel 31.3). Op grond hiervan worden leukemie-entiteiten preciezer dan voorheen mogelijk was, onderscheiden. Zo kan vaak ook een inschatting van de prognose worden gemaakt en steeds vaker zijn de uitkomsten van cyto- en moleculairgenetisch onderzoek vanwege hun prognostische betekenis een leidraad bij de keuze van therapie.

Therapie en beloop

Het eerste oogmerk van de behandeling is het opheffen van de hemopoëtische insufficiëntie die over het algemeen gedurende de acute fase van leukemie wordt gezien. Daarbij wordt gestreefd naar een complete remissie: een situatie waarin geen leukemische cellen meer worden waargenomen in het beenmergaspiraat of in het beenmergbiopt bij microscopisch onderzoek. De verschijnselen van eventueel extramedullaire lokalisaties van de leukemie zijn bij een complete remissie niet langer waarneembaar. De hemopoëse in de beenmergholte herstelt en de perifere bloedcellen herstellen tot normale waarden. Bij inductiechemotherapie maakt men gewoonlijk gebruik van een antracycline (daunomycine, idarubicine), cytosine-arabinoside, etoposide, amsacrine en mitoxantrone. Bij de acute promyelocytenleukemie is toevoeging van transretinoïnezuur aan de chemotherapie essentieel. Bij ALL worden vincristine, prednison, een antracycline (adriamycine; daunorubicine) en asparaginase gebruikt. Elk van deze middelen heeft een belangrijke antileukemische activiteit en ze hebben een vaste plaats verworven in de huidige behandeling. De exacte schema's waarin combinatiechemotherapie wordt toegepast, kunnen variëren, maar bij 70-90% van de volwassen patiënten van 15-60 jaar wordt meestal na één of twee kuren een complete remissie bereikt, vooral afhankelijk van het onderliggende risicoprofiel en de leeftijd van de patiënt. Indien geen remissie optreedt, is dit veelal het gevolg van het feit dat de leukemie refractair is voor chemotherapie. In andere gevallen (dit komt veel frequenter voor bij oudere patiënten) verhinderen ernstige complicaties (bijv. bloedingen of infecties) het behalen van een complete remissie. Nadat een remissie is bereikt, is aanvullende therapie noodzakelijk om resterende leukemiecellen die bij cytologisch of cytogenetisch onderzoek niet meer kunnen worden waargenomen, alsnog op te ruimen. Deze aanvullende behandeling is dus gericht op het behoud van de remissie en het bevorderen van de leukemievrije overleving.

Bij inductiechemotherapie voor ALL heeft men lange tijd eenzelfde strategie als bij AML gevolgd. Recent is daar echter verandering in gekomen, nadat vergelijking van behandelschema's voor kinderen en volwassen patiënten grote verschillen toonden. Deze verschillen betroffen zowel de duur en de intensiteit van de verschillende chemotherapeutica als ook de uitkomst in termen van overleving en kans op recidief in vergelijkbare leeftijdscohorten. Om deze redenen krijgen volwassen patiënten met ALL tegenwoordig een veel intensievere behandeling, die geënt is op de kinderschema's. Recente resultaten met deze aangepaste behandelschema's laten significant betere resultaten zien, waarbij het nu ook voor het eerst mogelijk is geworden om een laagrisicogroep te identificeren. De toepassing van stamceltransplantatie als consolidatiebehandeling heeft met deze ontwikkeling ook veranderingen ondergaan. Ten eerste wordt de autologe stamceltransplantatie bij ALL niet meer toegepast, daar de consolidatie met voortgezette chemotherapie betere resulaten oplevert. Ten tweede zal ook de toepassing van de allogene donor-stamceltransplantatie veranderen, nu er een duidelijke laag-risicogroep is ontstaan met een laag risico op recidief (minder dan 30%). Patiënten met een hogere kans op recidief komen nog steeds in aanmerking voor consolidatie met een donor-stamceltransplantatie, waarbij gebruik gemaakt kan worden van familiedonoren of van vrijwillige donoren, of desgewenst navelstrengbloed indien het risico op recidief erg hoog is (>75%).

Bij acute myeloïde leukemie kan de postremissiebehandeling bestaan uit intensieve chemotherapie, allogene stamceltransplantatie of autologe stamceltransplantatie. Bij jongere patiënten (< 40 jaar) die beschikken over een HLA-identieke familiedonor, leidt allogene stamceltransplantatie na een ablatieve cytotoxische behandeling (uitroeiing van het beenmerg van de patiënt) tot een langdurige ziektevrije overleving van ongeveer 50% (tabel 31.4). De resultaten van allogene stamceltransplantatie zijn bij kinderen duidelijk beter dan bij volwassenen. Omdat HLA-identieke familiedonoren slechts bij ongeveer één op de drie patiënten beschikbaar zijn, is allogene transplantatie met een familiedonor in de praktijk beperkt toepasbaar. Tegenwoordig kunnen bij gebrek aan een compatibele familiedonor ook passende donoren betrokken worden uit internationaal gekoppelde bestanden met typeringsgegevens van vrijwilligers (donorbanken) en kunnen stamceltransplantaten worden verkregen van navelstrengbloed van donoren. Bovendien kunnen tegenwoordig ook oudere patiënten tot 65-70 jaar in aanmerking komen voor transplantatie als gevolg van de introductie van minder zware voorbehandelingsschema's (conditionering). De toepassing van allogene transplantatie met minder zware cytotoxische schema's is vooral gebaseerd op krachtige immunosuppressie. Deze zogeheten niet-myeloablatieve stamceltransplantatie of transplantatie met gereduceerde conditionering gaat gepaard met verminderde vroege sterfte door complicaties en is daarom ook toepasbaar bij oudere patiënten. De vraag naar de uiteindelijke waarde van deze vorm van transplantatie in vergelijking met andere therapievormen is nog onbeantwoord en is momenteel onderwerp van intensief onderzoek.

De bemoedigende resultaten van allogene stamceltransplantaties bij AML hebben ertoe geleid dat de intensieve beenmergablatieve behandeling ook wordt toegepast met gebruikmaking van stamcellen die van de patiënt zelf zijn afgenomen tijdens de remissie. Zo'n autologe transplantatie wordt toegepast bij patiënten tot ongeveer 60 jaar en biedt de mogelijkheid tot dosisintensivering wanneer allogene transplantatie als gevolg van de leeftijd van de patiënt, of bij afwezigheid van een HLA-passende donor, niet kan worden uitgevoerd. In tegenstelling tot de allogene transplantatie ontbeert het therapeutische effect van de autologe transplantatie een immunologische component en is geheel gebaseerd op de cytotoxische werking van de hoge-dosistherapie. Autologe stamceltransplantatie leidt tot een langdurige ziektevrije overleving bij 40-50% van de AML-patiënten die na voorafgaande chemotherapie een complete remissie hebben bereikt (zie tabel 31.4).

31.4 Myelodysplastische syndromen

Myelodysplastische syndromen (MDS) behoren voor een deel tot de neoplastische aandoeningen en worden gekenmerkt door een ineffectieve hematopoëse op basis van een klonale stamcelafwijking. De beenmergcellen vertonen vaak afwijkende cytogenetische kenmerken, zoals totale of partiële deleties van de chromosomen 5 en 7. Bij MDS hebben hemopoëtische cellen dysplastische kenmerken. In het bloed- en beenmerguitstrijkje worden abnormale uitrijping van de erytropoëse (anisocytose), myelopoëse (pseudo-pelger-cellen) en afwijkende trombocyten of megakaryocyten aangetroffen. Als gevolg van een incomplete maturatie en differentiatie ontstaat een tekort aan functioneel intacte bloedcellen. De pathogenese van MDS is onduidelijk. Er lijkt een relatie te bestaan met voorgaande blootstelling aan ioniserende straling, chemotherapie en bepaalde chemische stoffen, maar de meeste gevallen zijn idiopathisch.

Diagnose en klinische verschijnselen

Het klinische beeld wordt gekenmerkt door de aanwezigheid van (pan)cytopenie. De symptomen bestaan vooral uit moeheid, malaise en inspanningsintolerantie. Ook de bloedingsneiging door trombocytopenie kan tot veel problemen leiden. De klinische verschijnselen worden bepaald door de aanwezigheid van een (transfusieafhankelijke) macrocytaire anemie, het frequent optreden van infecties en in geval van trombocytopenie en/of trombocytopathie door bloedingen.

Laboratoriumonderzoek

Indien de diagnose wordt vermoed op basis van symptomen als onverklaarde anemie, leukopenie of trombocytopenie, dient verwijzing naar een hematoloog plaats te vinden. Aanvullend onderzoek omvat onder meer een bloeduitstrijkje, beenmergcytologie en histologie en echografie van de milt. Bij MDS worden kenmerkende cytologische afwijkingen in het beenmerg gevonden, zoals dysplastische erytropoëse, onvolledige granulatie van myeloïde voorlopercellen en afwijkende megakaryocytenvormen. Meestal is er een hyperplasie van het beenmerg (toegenomen celrijkdom) aanwezig. In het bloed wordt frequent een pancytopenie aangetroffen met macrocytaire erytrocyten en soms normoblasten. De granulocyten zijn hypogranulair en vertonen soms pelger-anomalie. De trombocyten hebben veelal abnormale vormen. Soms is er trombocytose en trombopathie. Bij een van de vormen van MDS (CMMOL) wordt monocytose gezien.

Op grond van cytologische kenmerken en het percen-

Tabel 31.4	Prognose van acute leukemie.		
		remissie	ziektevrije overleving
ALL			
– zonder ongunstige kenmerken*		80%	60%
– ongunstige kenmerken		70%	25%
AML < 60 jaar			
– gunstige kenmerken**		80%	60%
– ongunstige kenmerken		60%	15%
AML > 60 jaar		50%	15%

ALL: acute lymfatische leukemie; AML: acute myeloïde leukemie.
* Zoals ALL zonder leukocytose (minder dan 30 ×10^9/l) en zonder philadelphia-chromosoom.
** Zoals AML met t(8;21), t(15;17) en chromosoom 16 cytogenetische afwijkingen, zonder leukocytose.

Tabel 31.5		Frans-Amerikaans-Britse (FAB-)indeling van het myelodysplastische syndroom.		
	type		bloed	beenmerg
1 RA	refractaire anemie		anemie, < 1% blasten	< 5% blasten
2 RARS	RA met ringsideroblasten		anemie, < 1% blasten	sideroblasten aanwezig
3 RAEB	RA met toename van blasten		anemie +/– leukocytopenie en trombocytopenie	5-20% blasten
4 CMMOL	chronische myelomonocytaire leukemie		idem, tevens > 1 ×10^9 monocyten	< 20% blasten, toename van monocytoide cellen

tage blasten in beenmerg en bloed wordt myelodysplasie ingedeeld in vier subtypen (tabel 31.5). Vaak is er een non-constitutioneel (= verworven) abnormaal karyotype van de bloed- en beenmergcellen en verminderde groei in de in-vitrobeenmergkweek. Typische klonale cytogenetische afwijkingen bij MDS zijn onder andere verlies van een deel van chromosoom 5 of 7, of een deel van de lange arm daarvan (5q-, 7q-), een extra chromosoom 8 (trisomie 8), een deletie van de korte arm van chromosoom 17 (17p-) of de lange arm van chromosoom 20 (20q-), verlies van een X- of Y-chromosoom. Bij cytogenetisch normale MDS kan een klonale populatie worden aangetoond met X-linked polymorfisme.

Therapie en beloop

De prognose van patiënten met myelodysplasie wordt bepaald door de ernst van de cytopenie en de kans op een overgang naar een acute leukemie (bijv. voorspeld door de aanwezigheid van complexe chromosomale afwijkingen). Het risico kan worden afgeleid uit de hematologische en cytogenetische gegevens volgens een internationaal scoresysteem (tabel 31.6). Voor het klinische beeld wordt daarom onderscheid gemaakt tussen 'laagrisico'-MDS (RA; refractaire anemie), RARS (refractaire anemie met ringsideroblasten zonder diepe cytopenie) en 'hoogrisico'-MDS (RAEB of refractaire anemie met excess blasts en RAEB in transformatie (RAEB-T)). RAEB-T wordt tegenwoordig gerekend tot de acute myeloïde leukemie. Patiënten met RAEB-T en RAEB worden vaak volgens dezelfde uitgangspunten en richtlijnen behandeld als AML (zie eerder). Immunosuppressieve behandeling met antithymocytenglobuline en ciclosporine kan remissies geven bij patiënten met hypoplastische MDS, wat suggereert dat een deel van MDS een immunologische pathogenese heeft, vergelijkbaar met aplastische anemie. Het betrekkelijk nieuwe geneesmiddel lenalidomide met pleiotrope effecten (immunomodulatie, antiangiogenetische werking, antiapoptotische werking) is geregistreerd voor een omschreven subgroep van MDS met de geïsoleerde chromosomale afwijking 5q-. Het werkingsmechanisme van lenalidomide wacht nog op opheldering. Het therapeutisch effect van lenalidomide is opmerkelijk, want behandeling met lenalidomide leidt bij een belangrijk deel van de patiënten met het zogeheten 5q-syndroom niet alleen tot hematologische maar ook tot cytogenetische (in zo'n 70% van de gevallen) remissies. Deze remissies kunnen meer dan een jaar aanhouden. Ook bij sommige andere vormen van MDS kan lenalidomide soms effect sorteren, maar de waarde daarvan is nog niet uitgekristalliseerd. De waarde van behandeling met demethylerende agentia (decitabine, azacytadine) toegepast vanwege de hypermethylatiestatus van een breed scala van genen bij MDS is veelbelovend. Azacytidine is inmiddels geregistreerd voor de behandeling van laagrisico MDS. Deze zogeheten epigenetische therapie is momenteel onderwerp van klinisch onderzoek. Bij behandeling met alleen ondersteunende therapie bedraagt de mediane overleving ongeveer vijf jaar bij 'laagrisico'-MDS en zes maanden bij 'hoogrisico'-MDS. MDS wordt slechts behandeld met transfusies met gefiltreerde erytrocyten indien er sprake is van symptomatische anemie. Het kan noodzakelijk zijn om na frequente bloedtransfusies (> 30-40 eenheden) te starten met chelatietherapie met deferoxamine om iatrogene hematochromatose te vermijden. Bij trombocytopenie wordt bij voorkeur een therapeutisch trombocytentransfusiebeleid gevoerd, waarbij slechts in geval van bedreigende bloedingen tot transfusie met gefiltreerde plaatjes wordt overgegaan, om sensibilisatie te voorkomen. In geval van ernstige granulocytopenie kan men profylactisch co-trimoxazol of quinolonen voorschrijven. Behandeling van MDS met hemopoëtische groeifactoren zoals 'granulocyte-colony-stimulating factor' (G-CSF) of trombopoëtine, al of niet in combinatie met remissie-inductiechemotherapie, is een mogelijkheid, maar heeft een zeer beperkte plaats in de behandeling verworven. Toediening van hoge doseringen erytropoëtine kan de erytropoëse stimuleren en de transfusiebehoefte verminderen bij een klein gedeelte (< 20%) van de patiënten. Patiënten met een geringe transfusiebehoefte en een lage endogene serumspiegel van erytropoëtine (< 200 U/L) laten de grootste kans zien op een gunstige respons op behandeling met erytropoëtine.

Behandeling met chemotherapie is met name aangewezen bij jongere patiënten met MDS met een intermediaire of hoge risicoscore en kan leiden tot complete remissies met herstel van de hemopoëse. Over het algemeen worden patiënten met 'hoogrisico'-MDS, bijvoorbeeld RAEB, momenteel behandeld als bij acute myeloïde leukemie. Bij jongere patiënten (< 65 jaar) in de categorie 'hoog risico' biedt combinatiechemotherapie met antracycline en cytarabine uitzicht op het bereiken van een complete remissie. Voor patiënten die over een HLA-

Tabel 31.6 Indeling van het myelodysplastische syndroom volgens het Internationale Prognostische Scoringssysteem.

risicogroep	totale score*	mediane overleving (jaren)
laag	0	5,7
intermediair		
– 1	0,5-1,0	3,5
– 2	1,5-2,0	1,2
hoog	≥ 2,5	0,4

* De totale score wordt berekend aan de hand van percentage blasten
   (a), type cytogenetische afwijkingen (b) en aantal cytopenieën (c):
   blasten < 5%: 0; blasten 5-10%: 0,5; blasten 11-20%: 1,5; blasten 20-30%: 2,0;
 b cytogenetica: normaal, 5q-, 20q-, of -Y: 0;
    cytogenetica: afwijkend chromosoom 7 of meer dan twee afwijkingen: 1,0; overige: 0,5;
 c cytopenie in ≥ twee cellijnen: 0,5.

compatibele donor beschikken, kan aansluitend een curatieve behandeling met allogene beenmergtransplantatie worden overwogen. Oudere patiënten die niet in staat zijn combinatiechemotherapie te ondergaan, worden meestal ondersteund met transfusies. Infectieuze complicaties die verband houden met de leukopenie en de overgang naar acute leukemie vormen de belangrijkste doodsoorzaak.

31.5 Chronische myeloproliferatieve ziekten

Naast de myelodysplasieën behoren de chronische myeloproliferatieve ziekten tot de stamcelaandoeningen. Hiertoe worden gerekend chronische myeloïde leukemie (CML), chronische eosinofiele leukemie (CEL), polycythaemia vera (PV), essentiële trombocytemie (ET) en idiopathische myelofibrose (IMF). De groep van myeloproliferatieve aandoeningen werd in 1951 door Dameshek voor het eerst beschreven. Zowel polycythaemia vera, essentiële trombocytose, idiopathische myelofibrose als chronische myeloïde leukemie hebben alle de expansie van één of meerdere cellijnen gemeen. Bij deze proliferatie blijft een relatief normale en effectieve differentiatie behouden. Dit resulteert in een verhoogd aantal granulocyten, erytrocyten en/of trombocyten. Deze ziektebeelden hebben verder een verhoogde kans op de ontwikkeling van beenmergfibrose gemeen en het ontstaan van acute myeloïde leukemie. Bij patiënten met polycythaemia vera, essentiële trombocytose en idiopathische myelofibrose worden vaak trombohemorragische complicaties vastgesteld. In het verdere klinische beloop is een scherp onderscheid tussen met name polycythaemia vera, essentiële trombocytose en idiopathische myelofibrose zeker niet altijd mogelijk wegens overlap van zowel klinische, morfologische als laboratoriumbevindingen. Er zijn genmutaties gevonden die de laatste drie aandoeningen gemeen hebben. De meest voorkomende genmutatie betreft het JAK2-gen. Het JAK2-gen codeert voor een kinase dat een belangrijke rol speelt als intracellulair signaaloverdrachtmolecuul na stimulatie door groeifactoren. De mutatie leidt tot spontane activering van het signaalmolecuul. De meest voorkomende mutatie is een mutatie waardoor op positie 617 het aminozuur valine wordt vervangen door fenylalanine. Deze V617F JAK2-mutatie komt bij zo'n 95% van de gevallen van polycythaemia vera voor en bij zo'n 60% van de gevallen van essentiële trombocytose en idiopathische myelofibrose en kan derhalve steun verschaffen aan de diagnose. In hetzelfde JAK2-gen worden ook mutaties in exon 12 gevonden, maar deze zijn infrequent. Ook de mutaties in het gen van de trombopoëtinereceptor MPL zijn betrekkelijk zeldzaam en worden gezien bij 5-8% van de patiënten met essentiële trombocytose en myelofibrose, maar niet bij polycythaemia vera. Bij ongeveer 25-30% van de patiënten met PV en IMF is het JAK2-gen op beide chromosomen gemuteerd, zodat er sprake is van homozygote JAK2-mutaties. De verhouding tussen gemuteerd JAK2 en ongemuteerd JAK2 (wild type) is van invloed op het klinische beeld. Ook bepaalde karakteristieke cytogenetische afwijkingen worden waargenomen bij PV, ET en IMF, zoals +8, +9, 5q-, 13q-, 20q-. Het gaat niet om erfelijke (cyto)genetische veranderingen maar om verworven genafwijkingen. De overlap in voorkomen van genetische afwijkingen geeft een onderbouwing aan het oorspronkelijk klinisch gedefinieerde concept van de verwantschap en overeenkomsten tussen deze ziekten onder de gemeenschappelijke noemer 'myeloproliferatief syndroom'. Leukocytose, trombocytose, erytrocytose, uitgesproken proliferatie van de megakaryopoëse, myelofibrose en spleno- en hepatomegalie zijn alle kenmerken die bij de verschillende entiteiten teruggevonden kunnen worden. Philadelphia-chromosoom-positieve myeloïde leukemie en eosinofiele leukemie zijn wat betreft de klinische bevindingen, diagnose en behandeling het meest duidelijk te onderscheiden als aparte entiteiten. Indien de initiële bevindingen het niet toelaten om met zekerheid de diagnose polycythaemia vera, essentiële trombocytose of idiopathische myelofibrose te stellen, wordt de term myeloproliferatieve aandoening 'unclassifiable' gehanteerd.

31.6 Chronische myeloïde leukemie

Bij chronische leukemie is er een toename van de opeenvolgende rijpingsstadia van de witte bloedcellen en is dus het vermogen tot uitrijping behouden. CML is een stamcelaandoening die gekenmerkt wordt door de aanwezigheid van de kenmerkende translocatie t(9;22), waarbij een fusie optreedt tussen het 'breakpoint cluster region'-gen (BCR-gen), gelegen op chromosoom 22, en het ABL-oncogen, afkomstig van chromosoom 9. Het aldus gevormde philadelphia-chromosoom blijkt met klassieke cytogenetische methoden of met moleculair-genetische technieken bij 98% van de patiënten met CML aanwezig. De rol van het BCR-ABL-gen is cruciaal bij de pathogenese van CML. Het fusie-eiwit heeft verhoogde tyrosinekinaseactiviteit en is betrokken bij de maligne transformatie van de hemopoëtische stamcel. Dit heeft een uniek aangrijpingspunt opgeleverd voor de therapie. Wanneer de tyrosinekinaseactiviteit van het fusie-eiwit wordt geblokkeerd door middel van een specifieke remmer, dan treedt er apoptose van de maligne cel op. Imatinib mesylaat was het eerste geregistreerde geneesmiddel, dat zeer specifiek de kinaseactiviteit van het BCR-ABL fusie-eiwit remt en in klinische studies heeft bewezen zeer effectief te zijn (zie onder Therapie en beloop). Momenteel zijn tweede generatie-tyrosinekinaseremmers in ontwikkeling, die de tyrosinekinase activiteit nog krachtiger blokkeren.

Diagnose en klinische verschijnselen

Bij presentatie bestaan de klachten uit moeheid, gewichtsverlies, malaise en nachtzweten. Andere symptomen zijn bovenbuikklachten ten gevolge van een vergrote milt, jicht en een verhoogde bloedingsneiging. De meeste patiënten hebben een splenomegalie, die kan variëren van enkele centimeters tot een milt die reikt tot in het kleine bekken.

Laboratoriumonderzoek

Het bloedbeeld toont een leukocytose (meestal > 50 × 10^9/l) en/of trombocytose (> 500 × 10^9/l), terwijl daarnaast anemie bestaat. Soms is er een trombocytopenie. De leukocytendifferentiatie toont een sterke linksverschuiving met prominente aanwezigheid van promyelocyten, metamyelocyten en myeloblasten, alsmede toename van basofiele granulocyten. Het leukocyten-alkalische fosfatase-gehalte (LAF) is verlaagd; het serumtranscobalamine- en -urinezuurgehalte zijn vaak verhoogd. Het beenmerg is hypercellulair en toont een toegenomen myelopoëse en trombopoëse. Soms is er sprake van fibrose in het beenmergbiopt (tabel 31.7).

Therapie en beloop

CML kan gedurende een aantal jaren rustig verlopen, waarbij eerdergenoemde afwijkingen min of meer stabiel blijven (chronische fase). Deze fase kan overgaan in een geaccelereerde fase, waarbij het aantal blasten toeneemt. Ten slotte kan een 'blastencrisis' ontstaan, die gekenmerkt wordt door een snelle toename van het aantal myeloblasten (70% van de gevallen) of lymfoblasten. De blastencrisis vertoont sterke overeenkomsten met acute leukemie en gaat gepaard met toename van hepato- of splenomegalie, koorts en gewichtsverlies.

Na een bijzonder kort ontwikkelingstraject is in 2003 de specifieke tyrosinekinaseremmer imatinib mesylaat geregistreerd voor de eerstelijnsbehandeling van patiënten met CML. In een groot gerandomiseerd onderzoek bleek imatinib mesylaat niet alleen effectiever maar ook beter verdraagbaar dan de combinatie van interferon met cytarabine. Wat de effectiviteit betreft, neemt de kans op een acceleratie van de CML of ontwikkeling van een blastencrisis af. Bij 80% van de patiënten wordt een complete cytogenetische response bereikt (d.w.z. er worden geen aantoonbare philadelphia-positieve metafasen gezien). Momenteel richt de verdere ontwikkeling van de behandeling zich op de evaluatie van nieuwe generaties kinaseremmers zoals nilotinib en dasatinib, die ook therapeutisch krachtig werkzaam zijn, en nieuwe combinaties van imatinib en meer conventionele cytostatica of interferon, waarmee moleculaire responsen worden nagestreefd. Behandeling met imatinib mesylaat geldt nu als standaard in de eerste lijn. Patiënten die geen hematologische response (normalisering bloedbeeld, normalisering miltgrootte) bereiken binnen drie maanden of geen cytogenetische respons binnen één jaar, komen in aanmerking voor een andere kinaseremmer (bijv dasatinib, nilotinib) als tweedelijnstherapie. Over het algemeen wordt een allogene stamceltransplantatie pas toegepast in de derde lijn in de eerste chronische fase of bij patiënten die na acceleratie of een blastencrisis weer teruggebracht zijn in chronische fase. Bij jongere patiënten gebeurt dat na een myeloablatieve conditionering, en bij oudere patiënten (tot 70 jaar) na een niet-myeloablatieve conditionering. Als stamceldonor kunnen een HLA-identieke broer of zus of een HLA-identieke niet-verwante donor dienen. Na een allogene stamceltransplantatie bij patiënten met CML in de eerste chronische fase is de kans op genezing ongeveer 70%. De langetermijnresultaten van de allogene transplantatie na niet-myeloablatieve voorbehandeling zijn nog niet volledig uitgekristalliseerd. De uitkomst

Tabel 31.7	Differentiële diagnose bij myeloproliferatieve syndromen en chronische myeloïde leukemie.			
	CML	PV	ET	IMF
PB				
hemoglobine	n/↓	↑	n/↑	↓
erytrocyten	n/↓	↑	n	↓
reticulocyten	n/↓	↑	n	↑
leukocyten	↑↑	n	n	n/↑
trombocyten	↑	n/↑	↑↑	↑/↓
ery-volume	n	↑	n	n/↓
plasmavolume	n	↑	n	n/↓
BM				
cellulariteit	↑	↑	↑	↓
blasten	↑	n	n	n/verhoogd
serum				
LDH	↑	n	n	↑
foliumzuur	n	n	n	↓
urinezuur	↑	↑	n	↑
overig				
karyotype	t(9;22)	n/k	n/k	n/k
frequentie JAK2-genmutatie	0	> 90%	±50%	±50%
frequentie MPL-genmutatie	0	0	1%	5%
splenomegalie	↑	↑	n/↑	↑↑
erytropoëtinegehalte	n	↓	n	n

n: normaal; ↑: verhoogd; ↓: verlaagd; k: kenmerkende klonale chromosomale afwijkingen, zoals trisomieën van chromosoom 8 of chromosoom 9, 5q-, 13q-, 20q-; CML: chronische myeloïde leukemie; PV: polycythaemia vera; ET: essentiële trombocytemie; IMF: idiopathische myelofibrose; PB: perifeer bloed; BM: beenmerg.
Er zijn twee soorten mutaties in het JAK2-gen: V617F en exon 12 mutaties. MPL is het gen dat codeert voor de trombopoëtinereceptor.

van de behandeling met imatinib mesylaat laat na een mediane follow-up van zeven jaar aanhoudend goede resultaten zien met een zeer laag percentage progressie. Met behulp van gevoelig moleculair onderzoek kan echter nog bij >75% van de patiënten ziekte worden aangetoond, om welke reden continueren van imatinib noodzakelijk wordt geacht. Wanneer een CML in chronische fase overgaat in een blastencrisis, is het beleid erop gericht om met remissie-inductiechemotherapie in combinatie met tweedelijnskinaseremmers een remissie te bereiken en deze te consolideren met een allogene stamceltransplantatie.

31.7 Chronische eosinofiele leukemie

Eosinofilie of eosinofiele leukocytose wordt gedefinieerd als een verhoogd perifeer eosinofielenaantal van ten minste 1500 per mm^3. Over het algemeen kan een eosinofilie gezien worden bij verschillende aandoeningen en de differentiaaldiagnose is dan ook breed en omvat onder andere: parasitaire infecties, systeemziekten, lymfatische maligniteiten, myelodysplasie met afwijkende T-celpopulaties, alsmede klonale eosinofiele myeloproliferatie. Eosinofilie binnen de laatste categorie kan gezien worden bij CML, PV, ET, en bij de apart te onderscheiden chronische eosinofiele leukemie (CEL). Bij een CEL is sprake van een myeloproliferatief bloedbeeld met toename van leukocyten, waaronder eosinofiele leukocyten, met over het algemeen behoud van uitrijping of differentiatie van de verschillende cellijnen. De myeloproliferatie is het gevolg van ontregelde kinaseactiviteit van de PDGF- (platelet-derived-growth-factor) receptor, waarbij zowel de PDGFR-alfa als PDGFR-bèta aangedaan kan zijn. Specifieke cytogenetische afwijkingen zijn daarbij respectievelijk een deletie op chromosoom 4, waarbij het FIP1L1-PDGFR-alfa-fusiegen ontstaat, en verschillende translocaties, waarbij het op chromosoom 5 liggende PDGFR-bèta betrokken is. Evenals patiënten met CML, reageren patiënten met CEL goed op remming van de tyrosinekinaseactiviteit door middel van imatinib, dat niet alleen het Ab1-kinase remt maar ook heel sterk het PDGF-kinase, waardoor veelal met een betrekkelijk lage dosering kan worden volstaan. De CEL dient goed onderscheiden te worden van het idiopathisch hypereosinofiele syndroom (iHES), waarbij geen klonale proliferatie gevonden wordt, en dat waarschijnlijk een reactief proces is met onbekende oorzaak. Wat de symptomatologie betreft kunnen CEL en iHES echter sterk op elkaar lijken. Beide kunnen gepaard gaan met orgaanschade aan hart, longen, huid, lever, ten gevolge van infiltratie van eosinofiele leukocyten en initiatie van een chronische ontstekingsreactie. Deze effecten kunnen leiden tot decompensatio cordis, longfibrose, en andere orgaanafwijkingen.

31.8 Polycythaemia vera

De incidentie van polycythaemia vera rubra (PV) is circa 10 per 10^6. Polycytemie is een aandoening die wordt gekenmerkt door een toename van erytrocyten tot meer dan 10 × 10^{12}/l bij vrouwen en meer dan 12 × 10^{12}/l bij mannen en een hematocriet van respectievelijk meer dan 47 en 55%. Polycythaemia vera rubra (PV) is een toestand van polycytemie die wordt veroorzaakt door een klonale beenmergafwijking en die gepaard gaat met proliferatie van rode cellen, maar vaak ook van myeloïde elementen en bloedplaatjes.

Diagnose en klinische verschijnselen

PV manifesteert zich veelal op middelbare leeftijd. De klinische verschijnselen komen voort uit het toegenomen bloedvolume en de toegenomen viscositeit, in combinatie met verhoogde celaanmaak en -afbraak. De patiënt klaagt over hoofdpijn, nachtzweten en jeuk, vooral na een warm bad. Soms zijn er visusstoornissen ten gevolge van conjunctivale stuwing. Bij onderzoek vindt men een plethorisch (rood-cyanotisch) uiterlijk. Splenomegalie wordt gevonden bij 60% van de patiënten. Arteriële en veneuze trombose komen frequent voor en vormen belangrijke complicaties. Hemorragieën treden op bij patiënten met hoge bloedplaatjes en/of gebruik van plaatjesaggregatieremmers zoals acetylsalicylzuur. Andere verschijnselen zijn jicht, hypertensie en peptische ulcera.

Laboratoriumonderzoek

Het erytrocytengehalte is toegenomen, evenals het hemoglobinegehalte en de hematocriet (> 99^e percentiel van de referentiewaarde gecorrigeerd voor leeftijd, geslacht en verblijf op grote hoogte). Het erytrocytenvolume is toegenomen tot meer dan 25% van de berekende normale waarde, dat wil zeggen ongeveer 32 (vrouwen) tot 36 (mannen) ml/kg. Als gevolg hiervan is de viscositeit van het bloed verhoogd. Daarnaast is vaak het trombocytenaantal verhoogd en is er sprake van leukocytose met basofilie bij 50% van de patiënten. De aanwezigheid van een JAK2 V617F of een gerelateerde mutatie waarvan in meer dan 95% van de gevallen sprake is, is een belangrijk argument ten gunste van de diagnose. Het erytropoëtinegehalte in het serum is verlaagd. Er kan spontane erytroïde koloniegroei van beenmergvoorlopercellen in kweek worden gevonden. Vaak is er een ijzergebrek. Het beenmerg is hypercellulair, met toename van erytropoëse en (soms) megakaryocyten. Cytogenetisch onderzoek toont soms klonale afwijkingen, die echter niet specifiek zijn voor het ziektebeeld. Bij een in-vitrobeenmergkoloniekweek is er toegenomen erytroïde kolonievorming, die onafhankelijk is van erytropoëtinetoevoeging. Voor de differentiaaldiagnose met andere oorzaken van polycytemie is het nodig het erytrocytenvolume te bepalen in relatie tot het plasmavolume. Alleen een absolute toename is kenmerkend voor PV. De O$_2$-dissociatiecurve is naar links verschoven bij PV, terwijl bij secundaire polycytemie vaak een verlaagde zuurstofspanning wordt gevonden of, bij rokers, een hoog HbCO-gehalte. In tegenstelling tot secundaire polycytemie (bijv. bij chronische rokers en bij chronische longinsufficiëntie) is bij PV het erytropoëtinegehalte in het serum verlaagd. Bij reële verdenking op PV kan men differentiëren ten opzichte van secundaire polycytemie door middel van onderzoek op klonale proliferatie (karyotype, moleculair-genetisch onderzoek naar JAK2-genmutaties), LAF-score en erytropoëtinegehalte (zie tabel 31.7).

Therapie en beloop

De therapie is gericht op het reduceren van het risico op trombose door het corrigeren van de hematocriet tot 45%. De voorkeursbehandeling is aderlaten (flebotomie), bijvoorbeeld eenmaal per week, tot een hematocriet van 45% is bereikt, gevolgd door een onderhoudsschema van bijvoorbeeld één keer per twee maanden. Deze behandeling geniet bij mensen tot 60 jaar de voorkeur boven cytostatica, gezien het ontbreken van carcinogene effecten. Het is verstandig de ijzerparameters te controleren en indien nodig ijzer te suppleren. Volgens de huidige inzichten dient bij alle patiënten lage-dosisacetylsalicylzuur te worden toegevoegd ter preventie van vasculaire aandoeningen. Bij de aanwezigheid van een verhoogd risico op trombo-embolische complicaties (leeftijd > 60 jaar en/of voorgeschiedenis van vasculaire problemen) wordt behalve lage-dosisaspirine tevens hydroxycarbamide (HU) gegeven. Indien PV hiermee slecht te corrigeren is, kan worden overwogen ^{32}P (radioactief fosfor) toe te dienen. Bij jongere patiënten en bij symptomatische trombocytemie kan behandeling met interferon-2α worden overwogen. Het beloop kan zich uitstrekken over vele jaren. De levensverwachting wijkt niet veel af van normaal. Vasculaire complicaties zijn de belangrijkste doodsoorzaak. Bij een klein gedeelte van de patiënten ontwikkelt zich uiteindelijk myelofibrose en acute myeloïde leukemie.

31.9 Essentiële trombocytose

Essentiële trombocytose (ET) is een aandoening die nauw verwant is aan PV, waarbij de toename van megakaryopoëse op de voorgrond staat (zie tabel 31.7). De incidentie is in de orde van 10 per 10^6 inwoners.

Diagnose en klinische verschijnselen

De klinische symptomen worden bepaald door de toename van trombocyten, tot een gehalte van meer dan 450×10^9/l en soms tot meer dan 2000×10^9/l. Deze trombocyten zijn veelal functioneel abnormaal. In het beenmerg is er een toename van megakaryocyten met grote en rijpe morfologie. De aanwezigheid van JAK2-mutatie kan steun geven aan de diagnose ET. CML, PV en IMF moeten zo goed als mogelijk worden uitgesloten. Ook een reactieve trombocytose dient te worden uitgesloten. Bij aantallen van 450 à 1000×10^9/l is er sprake van een verhoogde trombosenei-ging, met kans op het ontstaan van longembolie en cerebrale trombose. Een bijzondere vorm van perifere arteriële afsluiting is erytromelalgie, die gekenmerkt wordt door pijnlijke handpalmen en voetzolen ten gevolge van trombi in arteriolen, wat vooral optreedt in een warme omgeving. Bij aantallen boven 1500×10^9/l neemt de kans op hemorragische diathese sterk toe, vanwege een afgenomen plasmaconcentratie van willebrand-factor-multimeren. Soms bestaat er splenomegalie, in het bijzonder in de vroege fase van de ziekte. Andere symptomen kunnen optreden in verband met anemie ten gevolge van ijzergebrek bij chronisch intestinaal bloedverlies. Soms is tegelijkertijd PV aanwezig, met de kenmerken daarvan (zie tabel 31.7).

Laboratoriumonderzoek

Bij onderzoek van het bloed blijkt altijd trombocytose aanwezig. Het hemoglobinegehalte is meestal normaal, maar soms verlaagd. Frequent worden in bloed en beenmerg abnormale vormen van trombocyten en megakaryocyten aangetroffen. De trombocytenaggregatietests zijn gestoord. Kenmerkend is de gestoorde aggregatie na adrenalinetoevoeging. Een beenmergbiopt is vereist. Het toont meestal een sterke toename van megakaryocyten en atypie van de megakaryocyten en tevens toegenomen reticuline- en collageenfibrose. Niet zelden is er sprake van een leuko-erytroblastisch bloedbeeld, een verhoogd serum lactodehydrogenase (LDH), anemie en een splenomegalie. De aanwezigheid van JAK2-mutaties of andere klonale merkers kan steun geven aan de diagnose. JAK2 V617F-mutaties komen voor bij 50-60% van de ET-patiënten, en kan niet gebruikt worden om te differentiëren met PV, maar wel om reactieve trombocytemie uit te sluiten. Indien de JAK2 V617F-assay negatief is, moet BCR-ABL moleculair worden uitgesloten. Sporadisch worden cytogenetische afwijkingen gevonden. Andere oorzaken van trombocytose (zoals bij ijzergebrekanemie, myelodysplastisch syndroom of na splenectomie) moeten worden uitgesloten. In geval van anemie, macrocytose, leukopenie, of tekenen van extramedullaire hematopoëse (dat wil zeggen, circulerende kernhoudende erytrocyten, immature myelocyten, of splenomegalie), zijn een beenmergonderzoek inclusief flowcytometrie en cytogenetica en moleculair-genetisch onderzoek inzake het JAK2- en het MPL-gen (tabel 31.7) vereist.

Therapie en beloop

Bij trombocytenaantallen tot 1000×10^9/l volstaat behandeling met acetylsalicylzuur als verdere risicofactoren inzake trombo-embolische complicaties (leeftijd < 60 jaar, geen historie van trombo-embolische gebeurtenissen) ontbreken. Patiënten met leeftijd > 60 jaar en patiënten met een voorgeschiedenis van vasculaire complicaties, gelden als hoogrisicogroep en maken aanspraak op behandeling met zowel lage-dosisaspirine als myelosuppressiva (hydroxycarbamide). Tegenwoordig wordt voor jongere patiënten de voorkeur gegeven aan behandeling met interferon-2α. Hydroxycarbamide is een alternatieve keuze, met name voor oudere patiënten. Anagrelide is een specifieke remmer van megakaryopoëse, die momenteel in studieverband wordt onderzocht. De prognose wordt bepaald door het optreden van trombose en bloedingen. Incidenteel treedt een overgang op naar PV, myelofibrose of acute leukemie. Therapeutisch is alleen het voorkomen van trombo-embolische problemen te beïnvloeden en daarop stoelt derhalve het therapeutisch beleid.

31.10 Idiopathische myelofibrose

Idiopathische myelofibrose of primaire myelofibrose met myeloïde metaplasie (IMF) wordt gekenmerkt door een toename van circulerende CD34-positieve hemopoëtische stamcellen in het bloed. Er is een toename van (abnormale) megakaryocyten en fibrose in het beenmerg. De opvallende fibrose treedt op als gevolg van de uitscheiding door megakaryocyten van 'transforming growth factor'-bèta (TGF-β) en 'basic fibroblast growth factor' (b-FGF), cytokines die fibroblasten stimuleren. Vermoedelijk speelt ook bloedvatvorming (neoangiogenese) een rol in de pathogenese van de fibrose. IMF is een proces van langzaam voortschrijdende fibrose in het beenmerg en het ontstaan van extramedullaire hemopoëse, dat onderscheiden moet worden van secundaire fibrose. Het komt voornamelijk voor bij ouderen.

Diagnose en klinische verschijnselen

Geleidelijk optredende anemie is kenmerkend voor de ziekte. Bij de meeste patiënten komen gewichtsverlies, nachtzweten en malaise voor. Bij onderzoek is de forse splenomegalie opvallend en is in een later stadium ook de lever vergroot. Soms is er ook lymfadenopathie. De splenomegalie kan leiden tot mechanische bezwaren zoals bovenbuikpijn en indigestie. Evenals bij PV en ET kunnen hier jicht en bloedingscomplicaties optreden. Ten gevolge van haarden met extramedullaire hemopoëse ontstaan complicaties zoals leverfunctiestoornissen, decompensatio cordis en andere orgaanafwijkingen.

Laboratoriumonderzoek

Het onderzoek is erop gericht IMF te onderscheiden van andere oorzaken van splenomegalie en anemie. Het merendeel van de patiënten heeft een normocytaire, normochrome anemie. Er is leukocytose en trombocytose, die bij verder gevorderde ziektestadia dikwijls overgaan in leukocytopenie en trombocytopenie. In het bloedbeeld worden myeloïde voorlopers en circulerende CD34-positieve cellen (> 15 × 10⁶ /L) gevonden en kenmerken van leuko-erytroblastose. De erytrocyten imponeren als traandruppelcellen. Kenmerkende cytogenetische afwijkingen in perifeer bloed zijn del(13q), 9p, del(20q), del(12p), partiële trisomie 1q, trisomie 8, en trisomie 9. JAK2-mutaties komen voor bij 50% van de IMF-patiënten. JAK2 V617F-positiviteit in perifeer bloed bevestigt myeloproliferatieve ziekte maar niet het type; afwezigheid sluit myeloproliferatieve ziekte niet uit. Om te differentiëren van CML, PV, ET en ook myelodysplasie kan moleculair-genetisch onderzoek gericht op JAK2-muaties en MPL-genmutaties informatief zijn (tabel 31.7).

Het serum- en erytrocyten-foliumzuurgehalte zijn verlaagd, het transcobalaminegehalte is verhoogd. Als gevolg van de hoge celturnover zijn het serumurinezuur en het lactodehydrogenase (LDH) meestal verhoogd. Beenmergaspiratie is meestal niet mogelijk vanwege de fibrose ('dry tap'). Het beenmergbiopt toont een toegenomen aantal megakaryocyten, neoangiogenese en uitgebreide fibrose. Ook is de cortex verdikt, met verlies van de trabeculaire structuur, zoals op de röntgenfoto van de lange pijpbeenderen kan worden gezien (zie tabel 31.7).

Therapie en beloop

De behandeling van IMF is gericht op het bestrijden van symptomen. In geval van symptomatische anemie zijn herhaalde transfusies met gefiltreerde erytrocytensuspensies aangewezen. Bij sterke leukocytose of trombocytose, ernstige splenomegalie of bedreigende extramedullaire hemopoëse kan cytoreductieve behandeling met hydroxycarbamide of interferon-2α worden overwogen. Soms is het nodig haarden van extramedullaire hemopoëse te bestralen indien deze de orgaanfunctie bedreigen. Mechanisch bezwaarlijke splenomegalie, progressieve anemie of trombopenie kan aanleiding geven tot splenectomie, hetgeen niet zonder risico's is vanwege de verhoogde bloedingsneiging. De meeste patiënten overlijden binnen enkele jaren. Progressie naar acute myeloïde leukemie heeft een infauste prognose. Op basis van het hemoglobinegehalte, de aanwezigheid van constitutionele symptomen, en het percentage blasten in het perifere bloed kan een risicoscore gemaakt worden, waarbij hoogrisicopatiënten met een korte mediane overleving (33 maanden) en laagrisicopatiënten met een lange overleving (176 maanden) onderscheiden kunnen worden. Over het algemeen wordt aanbevolen om bij hoogrisicopatiënten de mogelijkheden van een allogene stamceltransplantatie met een verwante dan wel niet-verwante donor te onderzoeken. Met name na de zogenoemde niet-myeloablatieve conditionering (zie paragraaf AML) zijn goede resultaten met een allogene stamceltransplantatie beschreven.

31.11 Chronische lymfatische leukemie

Chronische lymfatische leukemie (CLL) is een maligniteit die gekarakteriseerd wordt door een klonale expansie van CD5-positieve B-cellen. Deze lymfocyten infiltreren in de lymfoïde organen, waaronder beenmerg, bloed, milt en lymfeklieren. Chronische lymfatische leukemie wordt gekenmerkt door een ontregeld immuunsysteem met verstoorde cellulaire en humorale immuniteit op basis van kwalitatieve en kwantitatieve defecten in B-cellen, T-cellen, natural-killer-cellen, granulocyten en macrofagen.

Klinische verschijnselen

CLL treedt meestal op oudere leeftijd op (na 60 jaar) en met een voorkeur voor het mannelijke geslacht (man-vrouw ratio is 2 : 1). Bij 40% wordt de diagnose bij toeval gesteld. Vermoeidheid en opgezette lymfeklieren zijn presenterende klachten. Het klinische beeld wordt gekenmerkt door verhoogde aantallen circulerende lymfocyten, niet-pijnlijke lymfeklierzwellingen in meerdere stations en organomegalie van lever en milt. Anemie en trombocytopenie door verdringing van de normale hematopoëse of door autoantistoffen tegen erytrocyten (AIHA) en/of trombocyten (AITP) treden vooral op in latere stadia en kunnen gepaard gaan met bloedingsneigingen. Er is een verhoogd risico op bacteriële en virale infecties vanwege hypogammaglobulinemie, gestoorde T-celimmuniteit en granulocytopenie.

Diagnose en laboratoriumonderzoek

Het perifere bloed laat een absolute lymfocytose zien van minimaal 5×10^9 pathologische lymfocyten die bij het vervaardigen van een uitstrijkje gemakkelijk kapotgaan, waardoor veel celschimmen ontstaan ('gumprechtcellen'). Bij immunofenotypering zijn deze cellen CD5+, CD19+ en CD23+ positief en met veelal lage expressie van CD20-, CD22-monoklonale immunoglobulines op de celmembraan, meestal IgM of IgD. Differentiaal-diagnostisch is het onderscheid met mantelcellymfoom van belang, dat echter meestal CD23-negatief is. Anemie is het gevolg van beenmergfalen of van hemolyse ten gevolge van autoantistoffen. Ook trombocytopenie kan het gevolg zijn van een aanmaakstoornis dan wel van een auto-immuuntrombocytopenie. Laboratoriumonderzoek kan voorts een hypogammaglobulinemie te zien geven, in het bijzonder in gevorderde stadia.

Prognose

In de kliniek worden twee stadiëringssystemen gehanteerd waarbij patiënten worden ingedeeld in vijf (Rai) of drie (Binet) prognostische stadia (tabel 31.8).

Een nadeel van de klinische stadiëringen is dat deze binnen de asymptomatische CLL-patiënten niet de groep onderscheidt die een snelle progressie doormaakt. Gezien de betere diagnostische technieken en de toenemende therapeutische mogelijkheden is het daarom van belang om ook biologische prognostische merkers te bepalen bij de diagnose van deze patiënten.

In meer dan 80% van de patiënten zijn met fluorescerende in-situhybridisatie (FISH) typische cytogenetische afwijkingen aantoonbaar, die een prognostische betekenis hebben. Andere moleculaire eigenschappen die prognostisch van belang zijn, omvatten Ig VH-mutatiestatus, CD38-expressie en mogelijk ZAP-70-expressie, zoals weergegeven in tabel 31.9.

De aanwezigheid van ongemuteerde Ig VH-status van de CLL-cellen blijkt een zeer ongunstige prognostische factor te zijn, zelfs binnen hetzelfde binet-stadium. De bepaling dient in een gespecialiseerd laboratorium te gebeuren. ZAP-70-expressie is vrijwel alleen aanwezig in de ongemuteerde CLL en kan mogelijk als surrogaatmerker dienen. De bepaling is echter matig reproduceerbaar. Hetzelfde geldt voor CD38.

Cytogenetische afwijkingen vastgesteld met FISH worden frequent aangetroffen. De prognostische waarde varieert van *gunstig* (del 13q14) tot *ongunstig* (+12, 11q-, normaal karyotype) en *zeer ongunstig* (del 17p). Tijdens ziekteprogressie kunnen nieuwe cytogenetische afwijkingen ontstaan.

Therapie en beloop

Om een indruk te krijgen van de ziekte-uitbreiding is een indeling in klinische stadia, zoals volgens Binet, van belang:

Tabel 31.8	Klinische stadiëring.		
	kenmerken	patiënten %	overleving (m)
stadiëring volgens Rai			
stadium 0	lymfocytose	30	> 120
stadium 1	lymfocytose + vergrote klieren	60	84
stadium 2	lymfocytose + vergrote lever of milt		
stadium 3	lymfocytose + anemie	10	18
stadium 4	lymfocytose + anemie + trombocytopenie		
stadiëring volgens Binet			
stadium 1	maximaal 2 lymfeklierstations vergroot	60	> 120
stadium 2	3 of meer lymfklierstations vergroot	30	60
stadium 3	anemie en/of+ trombocytopenie	10	24

- *Stadium A*: geen anemie (Hb > 6,2 mmol/l), geen trombocytopenie *en* minder dan drie lymfeklierstations aangedaan.
- *Stadium B*: idem, maar drie of meer lymfeklierstations aangedaan.
- *Stadium C*: anemie en/of trombocytopenie, ongeacht het aantal aangedane lymfeklierstations.

Patiënten in stadium A behoeven geen behandeling en worden expectatief vervolgd. Er ontstaat een indicatie voor behandeling indien het klinische beeld progressief is. Dit is het geval indien het lymfocytenaantal verdubbelt binnen zes maanden, bij beenmergfalen, organomegalie, bij AIHA en/of AITP en bij symptomatische lymfeklierzwellingen in verscheidene stations. Behandeling is eveneens geïndiceerd bij binet-stadium B en C, ernstige algemene symptomen zoals moeheid, B-symptomen of compressie door grote lymfeklierzwellingen.

Eerstelijnstherapie

De purineanaloog fludarabine al of niet gecombineerd met cyclofosfamide wordt steeds vaker in de eerste lijn ingezet met name bij jongere patiënten vanwege de hogere respons, dat wil zeggen 80% met 20% complete respons. Recent is gebleken dat toevoeging van rituximab het aantal complete responses verder verhoogt tot 50-70%, evenals de remissieduur en ziektevrije overleving. In de eerste lijn wordt vooral bij oudere patiënten ook nog steeds chloorambucilmonotherapie toegepast. Hiervoor zijn verschillende orale toedieningsschema's in gebruik. De behandeling wordt voortgezet op geleide van het bloedbeeld en het klinische beeld tot een plateau in de response is bereikt. Van de patiënten respondeert 40-60%. Bij moeilijk te behandelen auto-immuunhemolytische anemie of trombocytopenie wordt prednison toegevoegd aan de behandeling. In geval van hypersplenisme kan splenectomie dan wel miltbestraling worden overwogen.

Bij patiënten met een recidief wordt de keuze van behandeling bepaald door de duur van de eerdere respons en de conditie van de patiënt. In principe kan eerdere behandeling worden herhaald, al heeft over het algemeen behandeling met fludarabine de voorkeur. Patiënten met auto-immuunhemolytische anemie komen hier niet voor in aanmerking vanwege verergering van de auto-immuunactiviteit. Alemtuzumab is een monoklonaal antilichaam gericht tegen CD52, dat activiteit heeft bij CLL en gebruikt wordt bij fludarabine-refractaire ziekte.

Ten slotte moet voor jongere (< 65 jaar) patiënten met een tweede of later recidief dat opnieuw respondeert, de mogelijkheid van allogene stamceltransplantatie worden overwogen. Deze behandeling kan zelfs curatief zijn, maar wordt vanwege transplantatiegerelateerde mortaliteit niet in de eerste of tweede lijn toegepast bij deze chronische ziekte.

Soms transformeert CLL naar een immunoblastair lymfoom (syndroom van Richter). Deze overgang gaat vrijwel altijd gepaard met algemene verschijnselen van koorts, vermoeidheid en gewichtsverlies en heeft een slechte prognose. De eindfase van CLL wordt meestal gekenmerkt door opportunistische infecties met beenmergfalen en immunodeficiëntie.

Ondersteunende therapie

In geval van AIHA of AITP wordt behandeling gegeven met corticosteroïden en/of immunoglobulinen. Eventueel kan splenectomie worden overwogen. Indien deze maatregelen niet effectief blijken kan ciclosporine of rituximab worden overwogen. Veelal zijn infecties het belangrijkste probleem bij CLL, enerzijds door de immunodeficiëntie, anderzijds door T-celdepletie ten gevolge van fludarabine. Bij langdurig behandelde patiënten moet antimicrobiële profylaxe tegen pneumocystis, Candida en herpes zoster worden overwogen. Vroeg in het ziektebeloop kan vaccinatie tegen pneumokokken en andere gekapselde bacteriën effectief zijn. Tot een jaar na behandeling met fludarabine dienen transfusieproducten bestraald te worden.

31.12 CLL-varianten

Prolymfocytenleukemie (PLL) is een variant van chronische lymfatische leukemie en wordt gekarakteriseerd door splenomegalie en lymfocytose met hoge lymfocytenaantallen in het perifere bloed, maar veelal zonder lymfeklierzwellingen. De cellen imponeren als grote lymfocyten met een onrijpe kern en een prominente nucleo-

Tabel 31.9 Effect van moleculaire ziektemerkers op de prognose van chronische lymfatische leukemie.

merker		patiënten %	behandelvrij interval (m)	overleving (m)
Karyotype	Del 13p	55	92	133
	46,XY	18	49	111
	Trisomie 12	16	33	114
	Del 11q	13	13	-
	Del 17p	9	9	-
Ig VH	gemuteerd	47	110	300
	ongemuteerd	53	42	115
CD38	negatief	54	110	-
	positief	46	35	-
ZAP-70	negatief	67	94	193
	positief	33	40	109

lus. Immunofenotypering toont B-celmerkers en tevens expressie van immunoglobuline en FMC7+, CD5+/–, CD23– aan het celoppervlak. Over het algemeen reageert PLL niet goed op chemotherapie. Bij behandelingsindicaties kan fludarabine of CHOP (cyclofosfamide, adriamycine, vincristine, prednison) overwogen worden.

Chronische T-celleukemie is een zeldzaam voorkomende aandoening die meer bij jongere patiënten optreedt, en tegenwoordig wordt geclassificeerd als T-cell-prolymfocytenleukemie (T-PLL). Doorgaans is er sprake van een matige lymfadenopathie, huidinfiltratie en een matige reactie op chemotherapie. Alemtuzumab, een antilichaam tegen CD52, is momenteel onderwerp van klinisch onderzoek. T-PLL is in een derde van de gevallen geassocieerd met reumatische artritis.

31.13 Harige celleukemie

Haarcelleukemie (HCL) treedt vooral op bij mannen van middelbare leeftijd (man-vrouwratio 4 : 1). Vaak is er sprake van miltvergroting en pancytopenie ten gevolge van een monoklonale proliferatie van B-cellen met een onregelmatig, 'harig' celoppervlak. In het beenmerg wordt frequent uitgebreide fibrose aangetroffen. De haarcellen hebben een kenmerkende cytochemie (tartaarzuurresistentie) en uniek immunofenotype (CD103+; CD25+/–; zie tabel 31.2). De klinische symptomen worden gekenmerkt door splenomegalie, pancytopenie, vooral trombocytopenie en het optreden van opportunistische infecties als gevolg van T-celdeficiëntie. De behandeling van keuze is 2-chloordeoxyadenosine (2-CDA) waarmee vaak een zeer goede respons met langdurige overleving wordt waargenomen. In tweede lijn kan herhaling van 2-CDA of behandeling met interferon-2α overwogen worden. Bij uitzondering wordt nog splenectomie toegepast.

31.14 Samenvatting

In dit hoofdstuk worden de pathogenese en pathobiologie van acute en chronische leukemie behandeld. Vervolgens komen achtereenvolgens de diagnostiek en behandeling aan bod van acute myeloïde leukemie, acute lymfatische leukemie, myelodysplasie, chronische myeloïde leukemie, de andere myeloproliferatieve aandoeningen (polycythaemia vera, essentiële trombocytemie, idiopathische myelofibrose), chronisch lymfatische leukemie en varianten van de chronische lymfoproliferatieve ziekten.

Kernpunten

- In toenemende mate wordt de keuze van behandeling bij leukemieën bepaald door de gegevens die voortkomen uit gedetailleerd immunologisch-, cytogenetisch- en moleculair-diagnostisch onderzoek. Deze onderzoeken vinden plaats voorafgaand aan de behandeling en geven inzicht in het genotype van de leukemie en verschaffen belangrijke prognostische informatie.
- De therapie van leukemieën is in de loop der tijd diverser en geraffineerder geworden. Het therapeutisch arsenaal omvat, afhankelijk van het (sub)type leukemie, een gevarieerd scala aan chemotherapeutica, combinatiechemotherapie van uiteenlopende dosisniveaus, autologe en allogene stamceltransplantatie in tal van varianten, doelwittherapie gericht tegen bepaalde oncogenen (bijv. retinoïnezuur, imatinib mesylaat), nieuwe klassen van geneesmiddelen zoals de immunomodulatoren (thalidomide, lenalidomide), toepassing van monoklonale antilichamen gericht tegen bepaalde differentiatiemerkers en daarnaast passende ondersteunende maatregelen (transfusie, trombocytenremming).

Literatuur

Binet JL, Caligarus-Cappio F, Catovsky D, Cheson B, Davis T, Dighiero G, et al. International Workshop on Chronic Lymphocytic Leukemia (IWCLL). Perspectives on the use of new diagnostic tools in the treatment of chronic lymphocytic leukemia. Blood 2006;107:859-61.

Campbell PJ, Green AR. The myeloproliferative disorders 2006;355:2452-66.

Druker BJ. Imatinib as a paradigm of targeted therapies. Review. Adv Cancer Res 2004;91:1-31.

Hallek M, Cheson BD, Catovsky D, Caligaris-Cappio F, Dighiero G, Döhner H, Hillmen P, Keating MJ, Montserrat E, Rai KR, Kipps TJ; International Workshop on Chronic Lymphocytic Leukemia. Guidelines for the diagnosis and treatment of chronic lymphocytic leukemia. A report from the International Workshop on Chronic Lymphocytic Leukemia updating the National Cancer Institute Working Group 1996 guidelines. Blood 2008;111:5446-56.

Harrison CN, Campbell PJ, Buck G, Wheatley K, East CL, Bareford D, Wilkins BS et al. Hydroxyurea compared with anagrelide in high-risk essential thrombocythemia. N Engl J Med 2005;353:33-45.

Kasamon YL, Flinn IW. Management of symptomatic, untreated chronic lymphocytic leukemia. Blood Rev 2007;21:143-56.

Landolfi R, Marchioli R, Kutti J, et al. European Collaboration on Low-Dose Aspirin in Polycythemia Vera Investigators. Efficacy and safety of low-dose aspirin in polycythemia vera. N Engl J Med 2004;350:114-24.

Levine RL, Gilliland DG. Myeloproliferative disorders. Blood 2008;112:2190-98.

Löwenberg B, Ossenkoppele JJ, Witte T de, Boogaerts MA (eds). Handboek Hematologie. Utrecht: De Tijdstroom, 2008.

Montillo M, Hamblin T, Hallek M, Montserrat E, Morra E. Chronic lymphocytic leukemia: Novel prognostic factors and their relevance for risk-adapted treatment strategies. Haematologica 2005;90:131-9.

O'Brien SG, Guilhot F, Larson RA, et al. Imatinib compared with interferon and low-dose cytarabine for newly diagnosed chronic-phase chronic myeloid leukemia. N Engl J Med 2003;348:994-1004.

Schafer AI, et al. Thrombocytosis. Review. N Engl J Med 2004;350:1211-9.

Spivak JL, Silver RT. The revised World Health Organization diagnostic criteria for polycythemia vera, essential thrombocytosis, and primary myelofibrosis: an alternative proposal. Blood 2008 Jul 15;112(2):231-9.

Swerdlow SH, Campo E, Harris NL, Jaffe ES, Pileri SA, Stein H, Thiele J, Vardiman JW. WHO classification of tumors of the haematopoietic and lymphoid tissues. Lyon: IARCPress, 2008.

Maligne aandoeningen van het lymfatische systeem

32

D. de Jong, J.M. Raemaekers, B.M.P. Aleman

32.1 Inleiding

In 1832 beschreef Thomas Hodgkin de kenmerken van een ziektebeeld dat later zijn naam zou gaan dragen en dat gekarakteriseerd werd door een abnormale vergroting van lymfeklieren en milt. Zijn observatie was gebaseerd op macroscopisch onderzoek en werd later met microscopische technieken verder onderbouwd, waarbij opvallend grote, multinucleaire cellen tussen de lymfatische cellen werden waargenomen. Uiteindelijk werden de namen van de onderzoekers Sternberg en Reed (1898 resp. 1902) gekoppeld aan deze multinucleaire, meerlobbige reuzencellen, die vanaf dat moment reed-sternberg-cellen werden genoemd en die zo typisch horen bij de ziekte van Hodgkin (morbus Hodgkin, Hodgkin's disease), tegenwoordig hodgkin-lymfoom (HL) genoemd. Tot bijna halverwege de twintigste eeuw werd HL beschouwd als een infectieziekte. Tegenwoordig is het de bekendste en meest typische vorm van lymfeklierkanker. Intussen werden vele andere vormen van lymfeklierkanker herkend, die weliswaar de lokalisatie in het lymfatische weefsel gemeen hebben met HL, maar in klinisch en histologisch opzicht duidelijk verschillen. Deze groep ziektebeelden werd ondergebracht onder de noemer non-hodgkinlymfoom (NHL). In de afgelopen decennia zijn vele classificatiesystemen van HL en NHL, gezamenlijk aangeduid als maligne lymfomen, gehanteerd met elk zijn voor- en nadelen. De toename van kennis op immunologisch en moleculair-biologisch gebied, in combinatie met zorgvuldige klinische observaties, heeft geleid tot het herkennen van aparte ziektebeelden, met ieder zijn eigen (immuno)histologische, moleculair-biologische en klinische karakteristieken. In dit hoofdstuk worden de meest voorkomende maligne lymfomen besproken op basis van de nieuwste WHO-classificatie.

32.2 Epidemiologie en etiologie

De ziekte van Hodgkin, het hodgkin-lymfoom, is een relatief zeldzame maligniteit, met een incidentie van 2-4 per 100.000 per jaar. De ziekte komt bij mannen ongeveer anderhalf keer vaker voor dan bij vrouwen. Er is een opvallende bimodale leeftijdsverdeling, met een eerste piek tussen het 20e en 30e levensjaar en een tweede na het 55e levensjaar. De mediane leeftijd ten tijde van de diagnose bedraagt 25-30 jaar. De andere typen maligne lymfoom (de NHL-typen) komen veel frequenter voor, met een incidentie van 20-30 per 100.000 per jaar. Deze vormen van maligne lymfoom zijn in tegenstelling tot HL een ziekte van de oudere patiënt, met een mediane leeftijd bij diagnose rond het 60-65e jaar. Onder het 30e levensjaar wordt een incidentie van 5-10 per 100.000 per jaar waargenomen, terwijl dit boven het 70e levensjaar meer dan 100 per 100.000 per jaar bedraagt. Er zijn echter bepaalde subtypen, in het bijzonder zeer agressieve lymfomen, die vooral op kinder- en adolescentenleeftijd voorkomen.

Terwijl de incidentie van HL relatief stabiel blijft, is die van de NHL-typen de afgelopen decennia sterk gestegen. Die opvallende stijging is ten dele het gevolg van verbeterde diagnostiek en verschuivingen van classificatie van HL naar andere typen lymfoom. Er is echter ook sprake van een werkelijke toename. Die toename kan voor een deel worden verklaard door een toenemend aantal patiënten met een infectie met het humaan immunodeficiëntievirus (hiv), die een sterk verhoogd risico op het ontwikkelen van met name agressieve lymfomen hebben. Maar ook in gebieden met een lage frequentie van hiv-infecties stijgt de incidentie. Bekende en onbekende factoren die te maken hebben met pathogenese en predispositie maken dat de incidentie van de verschillende typen NHL varieert tussen regio's in de wereld. Het opvallendst is bijvoorbeeld de hoge incidentie van T- en NK-cellymfomen in Azië en de relatief lage incidentie van folliculair lymfoom aldaar. In Europa behoort dit laatste type juist tot de frequent voorkomende typen.

De pathogenese van maligne lymfomen is allerminst opgehelderd, maar is in elk geval multifactorieel. Bij HL en bij sommige andere typen lijkt een virusinfectie een rol te spelen, in het bijzonder het epstein-barr-virus (EBV). Zo valt de eerste incidentiepiek van HL in niet-geïndustrialiseerde landen, waar expositie aan veelvoorkomende virussen op jongere leeftijd plaatsvindt, veel vroeger dan in westerse landen. In omstandigheden die de expositie aan het virus in de tijd vertragen (bijv. kleine gezinnen of een hogere sociaal-economische status), is de incidentie van HL hoger. Dat zou erop kunnen wijzen dat het doormaken van een bepaalde virusinfectie een predisponerend effect heeft, dat zich vooral doet gelden als de infectie op wat latere leeftijd optreedt. Opvallend is ook het familiair voorkomen van HL. Geschat wordt dat ongeveer 1% van de patiënten met HL een familielid heeft met dezelfde ziekte. Eerstegraadsfamilieleden hebben volgens een aantal onderzoeken een drie- tot zevenmaal verhoogd risico op het ontwikkelen van de ziekte. Voor het EBV is wel een duidelijke relatie aangetoond met het ontstaan van het zeer agressieve, in Centraal-Afrika voorkomende burkittlymfoom. Daarbij wordt een samenspel verondersteld tussen infectie met het EBV en een malaria-infectie, die leidt tot oncogenderegulatie via een chromosomale translocatie, t(8;14). Ook bij sommige typen NHL in de westerse wereld kan EBV in de tumorcellen worden aangetoond, in het bijzonder bij subklassen van diffuus grootcellig B-cellymfoom en van verscheidene typen T-cellymfoom. Langdurig bestaande immuunsuppressie is sterk predisponerend voor het ontstaan van EBV-gerelateerde B-cellymfomen. De immuunsuppressie kan ten gevolge van een aangeboren afwijking zijn, zoals bij ataxia teleangiectasia, maar ook een verworven defect, bijvoorbeeld door infectie met hiv (aids) of langdurige behandeling met immuunsuppressiva zoals na orgaantransplantatie. Ook dubbelinfecties met andere herpesvirussen, zoals herpesvirus 8 (HHV8) wordt in dit soort situaties gezien.

Een ander virus dat direct betrokken is bij het ontstaan van NHL is het humaan T-cellymfotroop virus type 1 (HTLV-1). Het is geassocieerd met een vooral in Japan, het Caribisch gebied en West-Afrika voorkomende, zeer agressieve vorm van T-cellymfoom/leukemie ('adult T-cell leukemia/lymphoma' ofwel ATL). In Europa komt dit virus niet of nauwelijks voor, maar in onze huidige multiculturele samenleving heeft ook de Nederlandse clinicus hier steeds meer mee te maken. Bij sommige typen NHL spelen specifieke infecties een rol. Met name is dit het geval bij marginale-zonelymfoom, MALT-type van de maag en de huid. Hierbij zijn direct *Helicobacter pylori*- en *Borrelia*-infecties betrokken (zie par. 32.7.3).

Blootstelling aan toxische stoffen, vooral aan pesticiden en haarverf, zouden ook een rol kunnen spelen bij het ontstaan van maligne lymfomen.

Kernpunt

Het hodgkin-lymfoom (HL) heeft een incidentie van 2 tot 4 per 100.000 per jaar en non-hodgkin-lymfoom (NHL) van 20-30 per 100.000 per jaar. De incidentie van HL is de afgelopen decennia relatief stabiel, terwijl die van de andere maligne lymfomen de afgelopen decennia sterk is gestegen. De pathogenese van maligne lymfomen is nog onduidelijk. Er zijn aanwijzingen dat verschillende (virus)infecties een rol kunnen spelen.

Intermezzo

Wereldwijd zijn er grote variaties in de incidentie van lymfomen. De hoogste incidentiecijfers worden gemeld voor Noord-Amerika, Australië, Nieuw-Zeeland en West-Europa en de laagste voor Oost- en Zuid-Centraal-Azië (bron: http://info.cancerresearchuk.org/cancerstats/types/nhl/incidence/).

32.3 Pathologie

Maligne lymfomen vormen een heterogene verzameling van lymfoïde maligniteiten met een variërend klinisch beloop van zeer indolent tot zeer agressief. Ook de histologische en cytologische beelden zijn zeer divers. Om op klinisch en experimenteel wetenschappelijk terrein te kunnen communiceren, is een universeel gebruikte indeling of classificatie dan ook onontbeerlijk. Na een periode van meer dan dertig jaar waarin vanuit verschillende invalshoeken meer en minder bevredigende lymfoom-

Tabel 32.1 WHO-classificatie (2008).

frequente aandoeningen	zeldzame aandoeningen
B-celmaligniteiten	
kleincellig lymfocytair lymfoom/CLL lymfoplasmacytair lymfoom marginale zone lymfoom, MALT-type plasmacytoom/multipel myeloom folliculair lymfoom mantelcellymfoom diffuus grootcellig B-cellymfoom B-lymfoblastair lymfoom/leukemie burkitt-lymfoom	haarcelleukemie (HCL) prolymfocytenleukemie (B-PLL) marginale zone lymfoom, nodaal type marginale zone lymfoom van de milt immunodeficiëntie-geassocieerd lymfoom
T-celmaligniteiten	
grootcellig anaplastisch lymfoom perifeer T-cellymfoom (niet nader gespecificeerd)	T-prolymfocyten leukemie 'large granular cell'-leukemie mycosis fungoides/ sézary-syndroom angio-immunoblastair T-cellymfoom T-lymfoblastair lymfoom/leukemie nasaal type T/NK-cellymfoom intestinaal T-cellymfoom adult T-cellymfoom/leukemie hepatosplenisch lymfoom
hodgkin-lymfoom	
nodulair lymfocytenrijk klassiek hodgkin-lymfoom – nodulair scleroserend – gemengdcellig – (klassiek) lymfocytenrijk – lymfocytenarm	

classificaties ontwikkeld en gebruikt zijn, is uiteindelijk in 2001 een nieuwe WHO-classificatie gerealiseerd. In tegenstelling tot eerdere classificaties wordt deze WHO-classificatie zowel in Europa als in de Verenigde Staten ondersteund en zowel door pathologen als door clinici. Deze classificatie is in 2008 opnieuw geüpdatet en aangescherpt (tabel 32.1).

De aanpak voor de classificatie van lymfomen in Europa was altijd een pathologisch georiënteerde, biologische aanpak, gebaseerd op het 'normal counterpart concept' ('normale tegenhanger'). Deze Kiel-classificatie gaf de mogelijkheid om nieuwe immunologische en moleculaire kennis te integreren. Er was echter een zeer onvolkomen correlatie met het klinische gedrag van de verschillende NHL's. Vanuit een klinische optiek was dit natuurlijk onbevredigend. De Working Formulation (WF) die in de Verenigde Staten het meest gebruikt werd, was juist gebaseerd op een klinisch-empirische indeling in maligniteitsgraden, maar was puur op morfologie gebaseerd zonder dat gebruikgemaakt werd van enig biologisch inzicht en zonder de mogelijkheid dit later te integreren. De huidige WHO-classificatie is het resultaat van een integratie van de goede kanten van beide methoden. Deze classificatie integreert weefselinformatie en gegevens over klinisch gedrag in de zin van presentatie, beloop en prognose om zo te komen tot een definitie van klinisch-pathologische entiteiten. Een klinisch-pathologische entiteit wordt gedefinieerd door een specifiek morfologisch spectrum, een karakteristiek immunofenotypisch patroon, gerelateerd aan de 'normal counterpart' en – indien geïdentificeerd – een karakteristieke genetische afwijking, bijvoorbeeld een specifieke translocatie. Daarbij hoort een karakteristieke klinische context in de zin van klinisch beloop en presentatie. Er is niet één enkele overkoepelende gouden standaard, een enkel doorslaggevend criterium voor classificatie. De balans tussen informatie verkregen uit de morfologie, het immunofenotype, de genetische veranderingen en het klinisch beeld kan per entiteit verschillend liggen. Zo is de karakteristieke translocatie bij de classificatie van mantelcellymfoom nagenoeg doorslaggevend, maar is bij enteropathie-geassicieerd T-cellymfoom juist de klinische context het belangrijkste in de classificatie. Een ander opvallend verschil met eerdere classificaties is dat ook plasmaceldyscrasieën en de ziekte van Hodgkin, nu hodgkin-lymfoom genoemd geïntegreerd zijn. Nu overtuigend is aangetoond dat de tumorcellen bij HL – de reed-sternberg-cellen – van B-lymfocytaire origine zijn, is er geen duidelijke reden meer om deze groep niet in een overkoepelende lymfoomclassificatie op te nemen. Hierin wordt HL, met zijn verschillende subtypen, onderscheiden als aparte entiteit.

De WHO-classificatie definieert dus omschreven ziekte-entiteiten om daarmee veel specifiekere uitspraken mogelijk te maken wat betreft het te verwachten biologische gedrag van de ziekte en het ziektebeloop. Daarmee kan ook veel meer gerichte therapie ontwikkeld worden.

Binnen de meeste ziekte-entiteiten is er echter nog een grote variatie in beloop wat betreft ziektevrije, recidiefvrije en absolute overleving. Tot dusverre werden er vooral klinische parameters – zoals de International Prognostic Index (IPI) bij het diffuus grootcellig B-cellymfoom (DLBCL) – gebruikt om hierover een voorspelling te doen en risicostratificatie aan te brengen. Steeds meer wordt ook geprobeerd biologische prognostische en predictieve parameters 'biomarkers' te ontwikkelen. Genexpressieanalyse met behulp van micro-array-technieken, waarmee van tienduizenden genen tegelijk onderzocht wordt of deze relatief hoog of laag tot expressie komen in de tumor, heeft hieraan enige bijdrage geleverd, met name bij DLBCL. De 'vertaling' van deze gegevens naar methoden die in de dagelijkse praktijk gebruikt kunnen worden en daarmee de implementatie levert echter veel meer problemen op dan aanvankelijk verwacht. Dit komt onder andere doordat de technische methoden niet altijd voldoende betrouwbaar te reproduceren zijn en de waarde van deze 'biomarkers' sterk afhankelijk is gebleken van de gebruikte behandeling. Dit soort 'biologische stratificatie' wordt nu dus alleen nog in trialverband geëvalueerd.

Omdat behandeling steeds meer toegespitst raakt op specifieke lymfoomentiteiten is het stellen van de juiste classificerende diagnose van het grootste belang voordat er een behandelplan gemaakt kan worden. Veel lymfoomentiteiten zijn zeldzaam en daarom is het vaak belangrijk dat de diagnostiek ondersteund wordt door (regionale) diagnostische panels met ruimere expertise op dit gebied.

> **Kernpunt**
>
> Voor het stellen van de diagnose maligne lymfoom is een adequaat en representatief weefselbiopt noodzakelijk. Maligne lymfomen worden geclassificeerd volgens de criteria van de WHO-classificatie, die gebaseerd is op integratie van weefselinformatie (morfologie, immunohistochemie en genetische en moleculaire gegevens) en gegevens over klinisch gedrag in de zin van presentatie, beloop en prognose.

> **Intermezzo**
>
> 'Alles moet zo simpel mogelijk gemaakt worden, maar niet simpeler dan mogelijk' (Albert Einstein, 1879-1955).

32.4 Kliniek en stadiëring

Maligne lymfomen presenteren zich meestal als een pijnloze lymfeklierzwelling. De aangetaste lymfeklieren voelen bij palpatie vast-elastisch aan, soms worden zij omschreven als rubberachtig. Aangedane klieren kunnen tot grote pakketten samensmelten. De lymfadenopathie kan beperkt zijn tot één of twee lymfeklierstations, maar is vaak gegeneraliseerd. HL en NHL gedragen zich in dit opzicht verschillend. Bij NHL komt veel vaker een gegeneraliseerde lymfadenopathie voor, terwijl de ziekte bij het HL bij de meeste patiënten beperkt is tot een aantal lymfeklierstations aan één zijde van het diafragma. Bij HL is verspreiding via aangrenzende lymfeklierstations dan ook gebruikelijk en worden elkaar opvolgende stations niet snel overgeslagen. Bij NHL kunnen ver van elkaar verwijderde lymfeklierstations aangetast zijn, terwijl tussenliggende stations tumorvrij zijn. Zo past een presentatie met de combinatie van aangedane klieren links in de hals en links in de liezen eerder bij een NHL dan bij HL.

NHL presenteert zich in ongeveer een derde van de gevallen met een extranodale lokalisatie. Extranodale lymfoomlokalisaties kunnen onder andere voorkomen in huid, tractus digestivus, bot, centraal zenuwstelsel, testes. De klachten zijn dan gerelateerd aan de specifiek aangetaste organen. NHL onderscheidt zich hierin duidelijk van HL: HL is bij de overgrote meerderheid van de patiënten primair nodaal gelokaliseerd. Een extranodale lokalisatie bij HL betekent vrijwel altijd dat het gaat om een uitgebreid gedissemineerde ziekte.

Systemische symptomen in combinatie met een lymfadenopathie versterken de verdenking op de aanwezigheid van een maligne lymfeklierziekte. Nachtzweten, koorts en gewichtsverlies worden als klassieke B-symptomen beschouwd. Ze komen bij ongeveer 20-30% van de patiënten voor ten tijde van de eerste diagnose. Overige systemische klachten die kunnen optreden zijn moeheid en gegeneraliseerde jeuk (de laatste vooral bij HL). Een karakteristieke maar zeldzame klacht (< 5%) bij patiënten met HL is alcoholpijn: kort na het innemen van zelfs kleine hoeveelheden alcohol ontstaat een scherpe pijn op plaatsen in het lichaam waar HL gelokaliseerd is.

Indien de diagnose maligne lymfoom is gesteld op een adequaat en representatief weefselbiopt, wordt de uitgebreidheid van de ziekte vastgelegd met de stadiëringsonderzoeken die zijn weergegeven in tabel 32.2. De uitslagen van deze onderzoeken resulteren in een stadiumindeling volgens de ann-arbor-classificatie, die in 1989 gemodificeerd is met de cotswolds-criteria (tabel 32.3).

Naast zorgvuldige anamnese, met speciale aandacht voor de aanwezigheid van B-symptomen en eventuele aanwijzingen voor een verminderde immuniteit, worden bij lichamelijk onderzoek in het bijzonder de lymfeklierstations gepalpeerd; lever- en miltgrootte worden beoordeeld en zoveel mogelijk in maat en getal genoteerd. Het laboratoriumonderzoek omvat controle van het bloedbeeld, de bezinkingssnelheid van de erytrocyten, de lever- en nierfunctie en het eiwitspectrum. Bij NHL komt, in tegenstelling tot bij HL, soms een paraproteïne voor. Zeker bij mature B-cellymfomen, maar soms ook bij

Tabel 32.2	Stadiëringsonderzoek.
anamnese	nachtzweten, gewichtsverlies, koorts* jeuk, alcoholpijn aanwijzingen voor gestoorde immuniteit
lichamelijk onderzoek	lymfeklierstations – grootte – lokalisatie lever- en miltvergroting
laboratoriumonderzoek	BSE, LDH, alkalische fosfatase, TE + spectrum Hb, leukocyten + differentiatie, trombocyten
beeldvormende diagnostiek	X-thorax CT-hals, thorax en -abdomen, FDG-PET-scan (bij het HL en agressieve lymfomen)
beenmergonderzoek	eenzijdige beenmergbiopsie – histologie – immunohistochemie beenmergaspiraat – morfologie – immunofenotypering (NHL)
consult	radiotherapeut, vooral noodzakelijk bij vroege stadia van het HL
op indicatie	– echografie lever / milt – isotopenscan skelet – immunofenotypering perifeer bloed – EBV, hepatitis C, hiv-serologie – lumbale punctie voor cytologie/typering – bij testislokalisatie – bij lymfoblastair / burkitt-type – consult KNO-arts – bij lokalisatie hoofd-halsgebied – bij lokalisatie in tractus digestivus – gastroscopie – bij lokalisatie in ring van Waldeyer

* B-symptomen:
nachtzweten: noodzaak verscheidene malen per nacht het beddengoed te verschonen;
gewichtsverlies: > 10% in de voorafgaande zes maanden;
koorts: onverklaarde temperatuur > 38 °C gedurende meer dan drie dagen in de afgelopen maand.

Tabel 32.3	Stadiumindeling volgens Ann Arbor.
stadium I	aantasting van één lymfeklierstation (I) of een extranodaal gebied of orgaan (IE)
stadium II	aantasting van twee of meer lymfeklierstations aan dezelfde zijde van het diafragma (II) of met beperkte aantasting van aangrenzend extranodaal orgaan of gebied (IIE)
stadium III	aantasting van lymfeklierstations aan beide zijden van het diafragma (III), waarbij ook de milt kan zijn aangetast (IIIS) of met beperkte aantasting van aangrenzend extranodaal orgaan of gebied (IIIE) of beide (IIIES)
stadium IV	multipele of gedissemineerde aantasting van > 1 extranodaal orgaan of gebied, met of zonder gelijktijdige aantasting van lymfeklierstations

Elk stadium wordt onderverdeeld in:
A: zonder systemische symptomen, of
B: met minstens een van de drie systemische B-symptomen (nachtzweten, gewichtsvermindering, koorts).
In de stadiumindeling kunnen aangetaste organen door middel van subscript worden weergegeven: M: beenmerg; L: longen; H: lever; O: skelet; P: pleura; D: huid.

HL, kunnen een auto-immuunhemolyse en trombopenie voorkomen. Hieraan moet men denken bij een onbegrepen anemie of trombopenie.

Het röntgenonderzoek bestaat uit een conventionele thoraxfoto, aangevuld met een CT-scan van hals, thorax en abdomen. Vooral lokalisaties in lever en milt kunnen moeilijk vast te stellen zijn. Ter completering van het stadiëringsonderzoek wordt een enkelzijdige beenmergbiopsie uit de crista iliaca posterior verricht voor histologische en eventueel immunohistochemische evaluatie. Beenmergaspiratie met morfologische en immunofenotypische evaluatie is aangewezen bij NHL, omdat vaak een lokalisatie in het beenmerg wordt aangetroffen en dit onder andere bepaalt of er sprake is van een gedissimineerde maligniteit. Dit heeft bijna altijd directe consequenties voor de behandeling. Bij het folliculair lymfoom is in 60-70% van de gevallen, en bij het diffuus grootcellige B-cellymfoom in 30% van de gevallen het beenmerg aangetast.

Bij patiënten met een NHL worden bij de stadiëring, afhankelijk van de primaire presentatie en het histologische type, additionele onderzoeken uitgevoerd. Zo zal bij een lokalisatie in de maag de KNO-arts worden verzocht de ring van Waldeyer te beoordelen, omdat gelijktijdige aantasting nogal eens voorkomt. Omgekeerd is een gastroscopie noodzakelijk indien een patiënt zich presenteert met een NHL in de ring van Waldeyer. Agressieve typen NHL, zoals het lymfoblastaire type en sommige T-celtypen, hebben een voorkeur voor disseminatie in de meningen. Daarom wordt bij patiënten met deze typen NHL een diagnostische liquorpunctie aanbevolen, zeker wanneer ook het beenmerg positief blijkt te zijn.

> **Kernpunten**
>
> Zodra de diagnose maligne lymfoom is gesteld wordt de uitgebreidheid van de ziekte vastgelegd met de stadiëringsonderzoeken die zijn weergegeven in tabel 32.2. De uitslagen van deze onderzoeken resulteren in een stadiumindeling volgens de ann-arbor-classificatie, gemodificeerd met de cotswolds-criteria (tabel 32.3).

32.5 Principes van behandeling

De behandeling van patiënten met een maligne lymfoom is afhankelijk van het type en heeft in de meeste gevallen een curatieve opzet. Dat geldt zeker voor patiënten met HL, van wie tegenwoordig meer dan 70% kan genezen, maar ook voor de meerderheid van de patiënten met een NHL. Dat impliceert dat de behandeling niet onnodig mag worden uitgesteld, onderbroken of gemitigeerd. Het opstellen van een behandelingsplan vereist een multidisciplinaire aanpak, waarbij de internist-hemato-oncoloog, de radiotherapeut, en bij voorkeur ook de patholoog en radiodiagnost nauw samenwerken en overleg plegen. In de meeste gevallen zal de behandeling bestaan uit systemische therapie in de vorm van polychemotherapie, soms in combinatie met radiotherapie (m.n. bij het HL). De grote variatie aan specifieke ziekte-entiteiten, de relatieve zeldzaamheid van deze ziekten en de nog verre van optimale behandelingsresultaten benadrukken de noodzaak van behandeling in onderzoeksverband.

> **Intermezzo**
>
> De ontwikkeling van functionele beeldvormende onderzoeken zoals de FDG-PET-scan is van groot belang voor zowel stadiëring als de beoordeling van de reactie op behandeling bij patiënten met een hodgkin-lymfoom en een diffuus grootcelllig B-cellymfoom. Of het mogelijk is om de (snelle) respons op chemotherapie zoals gemeten met behulp van FDG-PET-scans, te gebruiken om de behandeling te individualiseren, is onderwerp van studie.

32.6 Hodgkin-lymfoom (de ziekte van Hodgkin)

Pathologie

In de WHO-classificatie (2008) wordt HL herkend als een neoplasma van lymfoïde cellen, en in een gemeenschappelijke classificatie opgenomen met NHL en leukemieën onder de naam 'hodgkin-lymfoom'. Er worden twee belangrijke categorieën herkend: 'klassiek' hodgkin-lymfoom, dat weer verdeeld wordt in vier groepen die in grote lijnen parallel lopen met de van oudsher in de rye-classificatie herkende groepen, en aan de andere kant het nodulaire lymfocytenpredominante hodgkin-lymfoom (zie tabel 32.1).

Onder klassiek hodgkin-lymfoom wordt de 'echte' klinisch-pathologische entiteit van de ziekte van Hodgkin verstaan. De diagnose berust op histologisch onderzoek en wordt gesteld op basis van de aanwezigheid van hodgkin-cellen in een passende achtergrond. Hodgkin-cellen kunnen de morfologie van klassieke binucleaire reed-sternberg-cellen hebben, maar ook van mononucleaire varianten, lacunaircellen en apoptotische hodgkin-cellen. Het achtergrondpatroon toont een mengsel van verschillende celtypen. Meestal domineren kleine lymfocyten. Eosinofiele en neutrofiele granulocyten, plasmacellen en histiocyten zijn doorgaans ook aanwezig en leveren een variabele bijdrage aan het infiltraat. Bij nodulaire sclerose worden bovendien karakteristieke bindweefselbanden gezien. Nodulaire sclerose en de gemengdcellige vorm van HL komen het meest frequent voor (respectievelijk 70-80% en 20-30%). De diagnose lymfocytenarme vorm wordt in de geïndustrialiseerde wereld zelden meer gesteld. Deze casuïstiek blijkt vaak te berusten op andere subtypen van HL of op NHL.

Het immunofenotype van de hodgkin-cellen is karakteristiek positief voor CD30 (95%) en voor CD15 (85%) met een membraneuze en paranucleaire aankleuring. Daarnaast kan vaak een meestal heterogene aankleuring voor B-celmarkers gevonden worden (CD20 en CD79a, ca. 20%). Het B-celkarakter van de ziekte wordt ook ondersteund doordat de B-cel-specifieke transcriptiefactor PAX-5 eigenlijk altijd tot expressie komt in hodgkin-cellen en daarin immunohistochemisch aantoonbaar is. Hoewel de immunoglobulinegenen bij HL, zoals bij alle B-cellen, wel herschikt zijn, resulteert dit meestal niet in een functioneel gencomplex en kan er dus geen immunoglobuline-eiwit geproduceerd worden. Klassiek HL moet differentiaal-diagnostisch met name van DLBCL onderscheiden worden. Interessant is echter, dat er ook een biologisch overlapgebied van deze entiteiten is. Verder is de differentiaaldiagnose bij HL breed en omvat grootcellig anaplastisch lymfoom (ALCL), maar ook slecht gedifferentieerd carcinoom, maligne melanoom en reactieve lymfoïde proliferaties. Immunohistochemisch en eventueel moleculair-biologisch onderzoek (bijv. op EBV) is voor het stellen van de juiste diagnose van groot belang.

Nodulair lymfocytenrijk hodgkin-lymfoom (vroeger wel nodulair paragranuloom genoemd) is een geheel andere aandoening. Morfologisch en immunohistochemisch zijn er belangrijke verschillen. Zo worden er geen klassieke reed-sternberg-cellen gezien, is de samenstelling van het achtergrondpatroon van de reactieve cellen anders en is er een geheel ander immunofenotype van de maligne cellen. Deze zijn altijd sterk positief voor B-celmarkers en negatief voor CD15. Ook de klassieke hodgkin-marker CD30 is meestal negatief (85%). Het belangrijkst is echter dat deze ziekte zich volledig anders gedraagt dan 'klassiek hodgkin-lymfoom' en dat de behandeling dus ook anders moet zijn. Nodulair lymfocytenrijk hodgkin-lymfoom wordt dan ook in de WHO-classificatie als een aparte 'ziekte-entiteit' beschouwd. De klinische aspecten van deze ziekte worden besproken in paragraaf 32.6.1.

Klassiek hodgkin-lymfoom

Kliniek De meerderheid van de patiënten heeft ten tijde van de diagnose een beperkte ziekte-uitbreiding, dat wil zeggen stadium I of II. De meest karakteristieke presentatie van de ziekte is een jongvolwassen patiënt met een asymptomatische lymfeklierzwelling in de hals, in het bijzonder in de supraclaviculaire regio. Deze presentatie wordt bij ongeveer 70% van de patiënten aangetroffen. Een andere typische presentatie is de – soms bij toeval gevonden – mediastinale kliermassa die vaak asymptomatisch is of vage retrosternale druk kan veroorzaken. Leidt een mediastinale massa tot obstructieverschijnselen, zoals het v. cava-superiorsyndroom, dan is er meestal sprake van een NHL en niet van een HL. De halsklieren (60-70%), de mediastinale klieren (50-60%), de okselklieren (30-40%), de abdominale para-aortale klieren (30-40%) en de ilio-inguïnale klieren (15-20%) zijn in afnemende frequentie de voorkeurslokalisaties van de ziekte.

De milt is relatief vaak in het ziekteproces betrokken, met een frequentie van 30-40%. Beenmerginvasie komt slechts zelden voor (< 5%) en dan nog vooral bij patiënten met een al uitgebreid gedissemineerde ziekte.

Bij 20-30% van de patiënten komen B-symptomen voor; bij beperkte ziekte-uitbreiding in stadium I en II bij ongeveer 10-15%, maar bij gevorderde ziekte in stadium III en IV oplopend tot 50%.

Therapie en prognose Tegenwoordig kan bij meer dan 70% van de patiënten met HL curatie worden bereikt. Afhankelijk van het stadium en andere prognostische factoren wordt de behandeling vastgesteld, die meestal uit een combinatie van chemo- en radiotherapie bestaat.

Enkele historische gegevens Zorgvuldige klinische waarnemingen in de eerste decennia van de twintigste eeuw leidden tot het inzicht dat met radiotherapie langdurige ziektecontrole bereikt kon worden. Opvallend was dat HL vaak recidiveerde in aangrenzende lymfeklierstations die initieel niet bestraald waren. Met name de radiotherapeuten Vera Peters en later Henri Kaplan zijn onlosmakelijk verbonden met het uitwerken – in de jaren vijftig – van het principe van de uitgebreide bestralingsvelden, waarbij niet alleen de aangedane lymfeklierstations werden bestraald, maar ook aangrenzende stations, tot zelfs een totale lymfeklierbestraling. Zo werd voor de supradiafragmale stadia I en II het mantelveldprincipe toegepast, waarbij de hals-, oksel-, mediastinum- en hilusklieren alle werden bestraald. Voor infradiafragmale lokalisaties werd de omgekeerde Y-bestraling toegepast, waarbij de para-aortale, iliacale

Tabel 32.4	Prognostische factoren bij stadium I en II van de ziekte van Hodgkin.
gunstig (favourable)	stadium I of stadium II met ≤ 3 aangetaste stations en leeftijd < 50 jaar en A + BSE < 50 mm of B + BSE < 30 mm en mediastinum-thoraxratio (MT) < 1/3
ongunstig (unfavourable)	stadium II met > 3 aangetaste stations of leeftijd > 50 jaar of A + BSE ≥ 50 mm of B + BSE ≥ 30 mm of mediastinum-thoraxratio (MT) ≥ 1/3

en inguïnale klieren in het bestralingsveld werden opgenomen. Hoewel met deze therapievormen goede resultaten werden bereikt, bleken er bij patiënten met supradiafragmale stadium I en II na een mantelveldbestraling nogal eens infradiafragmale recidieven op te treden. Al spoedig bleek dat met de beschikbare beeldvormende technieken lokalisaties in het abdomen vaak niet konden worden opgespoord; dat gold voor de klierstations maar vooral ook voor de milt. Daarom werd als extra stadiëringsonderzoek de stadiëringslaparotomie ingevoerd. Hierbij werden op alle niveaus in het abdomen lymfklieren verwijderd voor histologisch onderzoek, werd er een diagnostische splenectomie uitgevoerd, en werden een wigbiopsie uit de lever en een beenmergbiopsie afgenomen. Met deze invasieve techniek bleek dat er bij 25-30% van de patiënten tot dan toe onopgemerkte lokalisaties aanwezig waren in het abdomen. Dat betekende voor de betreffende patiënten dat hun stadiumindeling van I of II veranderde in stadium III of soms zelfs stadium IV en dat had uiteraard therapeutische consequenties.

De stadiëringslaparotomie werd tot gouden standaard in het stadiëringsonderzoek verheven. De nadelen van een dergelijke invasieve ingreep moeten echter niet worden onderschat, met kans op postoperatieve complicaties (subfrenisch abces, bloeding), zelfs mortaliteit (< 1%), een verhoogde kans op infecties, vooral postsplenectomiesepsis, en uitstel van het begin van de behandeling van de ziekte zelf. De afgelopen decennia is de stadiëringslaparotomie als routineonderdeel van de stadiëring verlaten, omdat enerzijds een aantal prognostische factoren de kans op intra-abdominale lokalisaties redelijk betrouwbaar kan voorspellen en anderzijds de rol van chemotherapie als primaire therapie steeds belangrijker wordt, waardoor ook verborgen lokalisaties worden aangepakt. Het eerste succesvolle combinatiechemotherapieschema, genaamd MOPP, dat begin jaren zestig werd ontwikkeld door Vincent de Vita van het Amerikaanse National Cancer Institute, bestond uit de combinatie van stikstofmosterd (*m*ustine), vincristine (*o*ncovin), *p*rocarbazine en *p*rednison (MOPP). Met deze combinatiechemotherapie konden zelfs patiënten met stadium III of IV worden genezen. Later zijn veel varianten op dit schema ontwikkeld. Er werden ook alternatieve effectieve combinatieschema's ontwikkeld, zoals het ABVD-schema (*a*driamycine, *b*leomycine, *v*inblastine en *d*acarbazine) van Gianni Bonadonna dat inmiddels als de standaardchemotherapie beschouwd wordt.

Stadium I en II In tabel 32.4 is vermeld op basis van welke factoren patiënten met een stadium I of II worden ingedeeld in een groep met een gunstige of een ongunstige prognose. Deze indeling is gebaseerd op de criteria die door de European Organisation for Research and Treatment of Cancer (EORTC) zijn opgesteld. Hierbij hebben de patiënten met een gunstige prognose minder kans op een infradiafragmale lokalisatie en kunnen zij met een mildere therapie worden behandeld dan degenen met een ongunstige prognose.

Voor patiënten met een gunstige prognose is de gouden standaard een beperkt aantal van drie cycli ABVD-chemotherapie (tabel 32.5), gevolgd door bestraling van de initieel aangedane lokalisaties. De dosis van de radiotherapie bedraagt afhankelijk van de respons op chemotherapie 30-36 Gy, in fracties van 2 Gy. Met deze behandeling kan een recidiefvrije overleving van meer dan 90% worden bereikt. Voor de patiënten met ongunstige prognostische kenmerken zijn vier cycli ABVD-chemotherapie, gevolgd door radiotherapie van de initieel aangedane lokalisaties, de aangewezen behandeling. Met deze combinatie kan tegenwoordig eveneens meer dan 80% van de patiënten gecureerd worden. De therapie kan misschien minder intensief gemaakt worden door aanpassingen in het chemotherapie- en/of radiotherapieschema. Hopelijk kan op deze manier het aantal nadelige effecten op lange termijn van de behandeling, zoals schade aan hart en longen, secundaire maligniteiten en infertiliteit, geminimaliseerd worden. Het is dringend geïndiceerd om deze behandelingen, waarbij er zo'n delicaat evenwicht bestaat tussen het handhaven van de effectiviteit en het verminderen van de toxiciteit, alleen in studieverband toe te passen.

Stadium III en IV Patiënten in de stadia III en IV worden primair met chemotherapie behandeld. Het standaardschema is ABVD in een totaal van zes tot acht cycli. Bij oudere patiënten (> 70 jaar) wordt nogal eens het mildere ChlVPP-schema gebruikt. Over het algemeen wordt aanbevolen na het bereiken van een complete remissie nog twee extra kuren als consolidatie te geven. In de praktijk betekent dit zes cycli voor degenen die snel een remissie bereiken (d.w.z. na vier cycli), en acht cycli voor degenen die een late complete remissie bereiken (d.w.z. na 6 cycli). Is er na zes cycli ABVD nog steeds sprake van restziekte (bij zo'n 20-30% van de patiënten), dan wordt overgegaan tot bestraling van de restafwijkingen. Dosisgeïntensiveerde schema's zoals het door de Duitse onderzoeksgroep ontwikkelde escalated BEACOPP-schema lijken effectiever te zijn dan ABVD, zowel wat betreft progressievrije als totale overleving. Dat gaat echter wel ten koste van toegenomen toxiciteit, met name secundaire leukemie en infertiliteit. Mochten de superieure resultaten van de Duitse Hodgkin Studiegroep bevestigd worden in andere thans nog lopende gerandomiseerde studies, dan zal escalated BEACOPP steeds vaker gebruikt gaan worden als voorkeursbehandeling, vooral voor degenen met een slecht prognostisch profiel. De meest gehanteerde chemotherapieschema's zijn samengevat in tabel 32.5.

De rol van radiotherapie bij patiënten met gevorderde stadia is beperkt. Indien met chemotherapie een complete remissie bereikt wordt, blijkt aanvullende radiotherapie op de initieel aangedane lokalisaties de kans op recidief niet te verminderen. Evenmin is er enig overlevingsvoordeel van aanvullende radiotherapie. Is er na chemotherapie echter sprake van restziekte (partiele remissie), dan is aanvullende radiotherapie op de initieel aangedane lokalisaties wel degelijk zinvol en wordt met deze combinatietherapie een even goede prognose bereikt als voor degenen die met chemotherapie een complete remissie bereikten.

Recidieven Indien patiënten die als eerste behandeling uitsluitend radiotherapie kregen toegediend later een recidief krijgen (en dit zijn vrijwel uitsluitend nog patiënten die lang geleden hun primaire behandeling kregen), wordt chemotherapie geadviseerd zoals bij de primaire behandeling voor een stadium III/IV-ziekte. De resultaten zijn vergelijkbaar met die behaald bij patiënten die bij hun eerste presentatie met chemotherapie zijn behandeld.

Bij een recidief na eerdere standaardchemotherapie bestaat de standaardbehandeling uit intensieve tweedelijnschemotherapie die indien er sprake is van een respons op deze chemotherapie, gevolgd wordt door perifere stamcelmobilisatie, hoge-dosischemotherapie waarna autologe stamceltransplantatie (ASCT). Bestraling na de ASCT wordt meestal gegeven op langzaam of onvolledig reagerende lokalisaties. Als chemotherapie in deze setting wordt meestal DHAP (cisplatinum, hogedosis cytarabine en dexamethason), VIM (etoposide, ifosfamide en methotrexaat) of gemcitabine-bevattende combinaties geadviseerd. Als conditionering voor de ASCT wordt het BEAM-schema (BCNU, etoposide, cytarabine, melfalan) gehanteerd. Globaal gesteld wordt met deze benadering 30-40% van de patiënt alsnog een langdurige ziektevrije overleving geboden. Naarmate het interval tussen het bereiken van eerste remissie en het optreden van het eerste recidief echter korter is en zeker indien dit < 6 maanden optreedt, is de kans op curatie kleiner.

Ten slotte kan in palliatieve situaties naast steroïden, ook monotherapie met vinca-alkaloïden, met name vinblastine, of procarbazine of chlorambucil overwogen worden, evenals bestraling op hinderlijke of pijnlijke lokalisaties.

Vroege en late gevolgen van therapie Acute bijwerkingen van behandeling voor lymfomen met name die van chemotherapie (zoals misselijkheid, beenmergdepressie en infecties) kunnen beter voorkomen en/of behandeld worden dan enige decennia geleden.
Zoals al opgemerkt, kan, nu de effectiviteit van de behandeling gewaarborgd lijkt, de aandacht langzamerhand steeds meer gericht worden op het voorkómen van met name late complicaties. Genoemd zijn reeds de nieuwe maligniteiten, de cardiale schade en de infertiliteit. Daarnaast ziet men nogal eens hypothyreoïdie na bestraling van de hals en longfibrose na chemotherapie en radiotherapie.

Het sterk verhoogde risico op de ontwikkeling van nieuwe solide tumoren begint zich vanaf tien jaar na het afsluiten van de behandeling af te tekenen en lijkt vooral toe te schrijven aan de in het verleden toegepaste bestralingstechnieken. Vrouwen die vóór hun 30e levensjaar een mantelveldbestraling hebben gekregen, hebben vanaf tien jaar nadien een zeer sterk verhoogd risico op borstkanker. Voor deze groep patiënten wordt dan ook vanaf tien jaar na het afsluiten van de behandeling jaarlijks mammografie geadviseerd. Zeker bij vrouwen met een voor mammacarcinoom belaste familieanamnese dient het afwegen van de voor- en nadelen van de verschillende vormen van behandeling van HL extra zorgvuldig te gebeuren. De verhoogde kans op bronchuscarcinoom na eerdere bestraling van de thoraxorganen kan significant verkleind worden door de patiënt met klem af te raden te roken.

Vervroegde arteriosclerose met een verhoogde kans op myocardinfarct wordt eveneens toegeschreven aan mantelveldbestraling waarbij een aanzienlijk deel van het hart in het bestralingsveld is opgenomen. Beperking van bestralingsdosis en -veld kan deze ongewenste effecten misschien verminderen. Er zal nog moeten blijken of de cardiotoxische effecten van adriamycine (cardiomyopathie) uit het ABVD-schema op de lange termijn minder ernstig zijn dan die van uitgebreide mantelveldbestraling.

Infertiliteit wordt vooral veroorzaakt door de alkylerende chemotherapeutica, zoals procarbazine en stikstofmosterd. Bij meer dan 70% van de mannen wordt na behandeling met MOPP een persisterende azoöspermie vastgesteld. Na ABVD-kuren is dit percentage aanzienlijk kleiner (< 40). Het verdient aanbeveling zo mogelijk vóór het begin van de chemotherapie sperma te laten invriezen. Vrouwen die na hun 30e levensjaar MOPP-kuren krijgen, hebben grote kans postmenopauzaal te worden. Ook in dit opzicht is ABVD minder schadelijk.

Als gevolg van de secundair optredende late schade zoals hiervoor beschreven, houden patiënten met HL een verhoogde sterfte in vergelijking met hun leeftijdgenoten. Als men zich realiseert dat patiënten die met chemotherapie zijn behandeld vaak nog jaren na afsluiten van de behandeling last houden van snelle vermoeidheid, concentratiestoornissen en verminderd intellectueel prestatievermogen, is het duidelijk dat de komende jaren de aandacht gericht zal worden op het ontwerpen van behandelschema's met minder vroege en late risico's. Dat kan uiteraard alleen plaatsvinden in het kader van zorgvuldige, stap voor stap uitgezette internationale behandelingsprotocollen.

Kernpunten

- De behandeling van patiënten met een beperkt stadium HL bestaat uit een combinatie van chemotherapie en radiotherapie.
- In onderzoeksverband wordt bestudeerd of bij goede respons op chemotherapie voortzetten van dezelfde chemotherapie kan leiden tot dezelfde resultaten met beperktere bijwerkingen. Bij een gevorderd stadium HL bestaat de behandeling uit chemotherapie.
- Radiotherapie wordt gereserveerd voor degenen met restafwijkingen na chemotherapie. Vanwege de sterk verbeterde prognose is het van groot belang aandacht te besteden aan het optreden van late effecten zoals tweede tumoren, hart- en vaatziekten, schildklierfunctiestoornissen en fertiliteitsproblemen.

Intermezzo

Algemene controleadviezen na behandeling voor HL
Screening:
- Jaarlijks onderzoek naar borstkanker in de vorm van een lichamelijk onderzoek en mammografie wordt aanbevolen indien een deel van de borst bij vrouwen is bestraald voor het 40e levensjaar. Mammografieën zijn in principe niet geïndiceerd voor het 25e levensjaar. Bij vrouwen bestraald voor het 20e levensjaar wordt in aanvulling op de mammografie ook een MRI aanbevolen. Vanaf hun 60e levensjaar kunnen vrouwen gevolgd worden via het Bevolkingsonderzoek Borstkanker (BOB).
- Onderzoek naar een verminderde schildklierfunctie wordt aangeraden na bestraling van het onderste deel van de hals, ten minste jaarlijks.
- Onderzoek naar beïnvloedbare risicofactoren voor hart- en vaatziekten zoals hypercholesterolemie, hypertensie, wordt aangeraden indien een patiënt een behandeling heeft gehad waardoor er een verhoogd risico op hart- en vaatziekten is, zoals bestraling op het mediastinum en/of antracyclinebevattende chemotherapie.

Behandeling: tijdige behandeling van risicofactoren voor hart- en vaatziekten zoals hypercholesterolemie, hypertensie, diabetes mellitus en hypothyreoïdie is geïndiceerd.

Scholing artsen: zowel medisch specialisten als huisartsen moeten alert zijn op klachten en/of symptomen die kunnen passen bij late effecten van behandeling van het lymfoom, zoals een tweede tumor of een hart-vaatziekte.

Vaccinaties: indien een patiënt geen functionerende milt (na splenectomie of miltbestraling) meer heeft dient hij/zij gevaccineerd te worden tegen pneumokokken, *Haemophilus influenzae* type b en meningokokken. De pneumokokkenvaccinatie dient iedere vijf jaar herhaald te worden.

Informatie aan patiënten: patiënten moeten worden geïnformeerd over mogelijk late effecten van hun behandeling. Leefstijladviezen moeten worden gegeven met betrekking tot het stoppen met roken (vanaf de start van de behandeling voor HL), het voorkómen van overgewicht en regelmatige lichaamsbeweging. Vrouwen met een verhoogd risico op borstkanker moeten worden aangemoedigd alert te zijn op veranderingen in de borsten. Mensen zonder milt moeten informatie krijgen met betrekking tot het verhoogde risico op bepaalde infecties, het gebruik van antibiotica bij tekenen van infectie en het risico op malaria indien ze van plan zijn te reizen naar een gebied waar malaria voorkomt.

32.6.1 NODULAIR LYMFOCYTENRIJK HODGKIN-LYMFOOM

In klinisch opzicht gedraagt het nodulair lymfocytenrijk hodgkin-lymfoom zich anders dan het klassiek HL. De ziekte presenteert zich eigenlijk vrijwel altijd in stadium I of II en wordt gekarakteriseerd door frequente recidieven met lange intervallen (5-10 jaar) over lange perioden. Onafhankelijk van de behandeling is de overleving zeer goed. Behandelingen zoals voor klassieke HL worden nu als te intensief beschouwd voor het nodulaire lymfocytenrijke HL. Meestal kan worden volstaan met lokale radiotherapie. Bij stadium I kan ook worden overwogen om na volledige (diagnostische) excisie van de aangedane lymfeklier aanvullende behandeling achterwege te laten. Gezien de CD20-positiviteit zou deze vorm van het HL ook in aanmerking kunnen komen voor behandeling met het anti-CD20 anti-B-cel monoklonaal Rituximab. Vooralsnog wordt deze therapie, al dan niet in combinatie met chemotherapie, gereserveerd voor patiënten die een recidief ontwikkelen.

32.7 Non-hodgkin-lymfomen

Pathologie

De zeer heterogene groep ziekten die gezamenlijk non-hodgkin-lymfomen genoemd worden, worden in de WHO-classificatie onderverdeeld in meer dan dertig specifieke klinisch-pathologische ziekte-entiteiten (zie tabel 32.1). Deze ziekte-entiteiten zijn gedefinieerd op basis van een karakteristiek morfologisch spectrum en immunohistochemisch markerpatroon, en steeds meer ook op basis van karakteristieke genetische afwijkingen. Daarbij horen bovendien een kenmerkend klinisch beloop en presentatie. De meeste entiteiten worden internationaal al langer als zodanig onderkend en geaccepteerd, andere zijn relatief nieuw.

Voor het stellen van de diagnose is een adequaat biopt noodzakelijk; dat wil zeggen, indien mogelijk een volledige, niet-gefragmenteerde lymfeklier met kapsel of een voldoende groot biopt van een extranodale lokalisatie. Voor aanvullend, vooral moleculair onderzoek is vaak vers of ingevroren materiaal nodig, zodat het belangrijk is dat de patholoog het materiaal ongefixeerd, dus niet op formaline, ontvangt.

Naast morfologisch onderzoek speelt immunohistochemisch onderzoek een zeer belangrijke rol bij het stellen van de diagnose NHL. Van het feit dat maligniteiten monoklonaal zijn, wordt gebruikgemaakt om te differentiëren tussen reactieve proliferaties en NHL. Daarbij kan bij B-cellymfomen worden gekeken naar lichte- en zwareketenrestrictie. Dit wil zeggen dat bij een B-cellymfoom slechts één type lichte en zware immunoglobulineketen wordt geproduceerd. Dit kan met immunofluorescentie worden aangetoond, maar hiervoor kunnen ook moleculaire technieken zoals PCR worden gebruikt. Door moleculaire analyse van de T-celreceptorgenen kan ook bij T-cellymfomen monoklonaliteit worden aangetoond. Het immunohistochemische markerpatroon van ieder type NHL is gerelateerd aan het celtype dat de tegenhanger vormt van het bewuste lymfoom in de normale B- en T-celontwikkeling. Zo past een patroon van positiviteit voor CD10 en CD38 en negativiteit voor CD5 – het patroon van de cellen in het normale kiemcentrum – bij het aan dit differentiatiestadium gerelateerde folliculair lymfoom. Positiviteit voor CD5 en negativiteit voor CD10 en CD38 – het patroon van follikelmantelcellen – past bij mantelcellymfoom.

Daarnaast kan voor het stellen van de diagnose ook gebruikgemaakt worden van het aantonen van oncogene eiwitten. Deze kunnen bij bepaalde lymfomen karakteristiek tot expressie worden gebracht door chromosomale veranderingen waarbij deze oncogenen betrokken zijn. Zo is bijvoorbeeld de t(11;14)-translocatie typisch voor mantelcellymfoom en kan bij deze ziekte met in acht nemen van de juiste context nagenoeg als gouden standaard beschouwd worden. Het cycline-D1-gen wordt verplaatst naar het gebied van de immunoglobuline-zwareketengenen en komt hierdoor verhoogd tot expressie. Immunohistochemische aankleuring van het cycline-D1-eiwit steunt de diagnose mantelcellymfoom. Op eenzelfde manier wordt bijvoorbeeld het ALK-1-eiwit veranderd en gedereguleerd door de t(2;5)-translocatie bij grootcellig anaplastisch T-cellymfoom (ALCL) en kan het bij deze ziekte in veel gevallen immunohistochemisch worden aangetoond. Vaak is het ook mogelijk de translocaties zelf aan te tonen met behulp van moleculaire technieken. Door wetenschappelijk onderzoek worden steeds meer specifieke translocaties bekend (tabel 32.6). Hierdoor kunnen de klinisch-pathologische entiteiten steeds nauwkeuriger gekarakteriseerd en gediagnosticeerd worden.

Op grond van het groeiende inzicht in de karakteristieken van de verschillende lymfomen wordt ernaar gestreefd behandelingen te ontwikkelen die speciaal toegesneden zijn op specifieke lymfoomtypen. Deze ontwikkeling wordt fraai geïllustreerd door de veranderde behandeling van het marginale-zonelymfoom, mucosageassocieerd lymfoïd weefseltype (MALT-lymfoom) van de maag (zie par. 32.7.3). Verder wordt er getracht binnen de verschillende lymfoomtypen een betere prognostische stratificatie te maken, waarmee de behandeling van deze patiënten gedifferentieerd kan worden. Klinische trials worden tegenwoordig veel meer volgens deze principes opgezet. De standaardbehandeling van veel typen lymfomen is nu echter nog gebaseerd op een grove indeling in relatief indolente en relatief agressieve lymfomen. Het diffuus grootcellige B-cellymfoom (zie par. 32.7.1) en het folliculaire B-cellymfoom (zie par. 32.7.2) zullen als prototypen in detail worden besproken en zijn exemplarisch voor de karakteristieken en de behandelingsprincipes van de groep van respectievelijk agressieve en indolente lymfomen.

32.7.1 DIFFUUS GROOTCELLIG B-CELLYMFOOM

Kliniek

Het diffuus grootcellige B-cellymfoom is met 30-40% het meest voorkomende type maligne lymfoom van alle lymfomen. De mediane leeftijd bij presentatie is 60-65 jaar. De ziekte openbaart zich meestal met een snel in grootte toenemende nodale of extranodale massa. Van alle grootcellige B-cellymfomen is 30-40% primair extranodaal gelokaliseerd. Bij de primair extranodale vormen zijn tractus digestivus, ring van Waldeyer, centraal zenuwstelsel, skelet en longen het meest frequent betrokken. Bij ongeveer 25% van de patiënten is de ziekte ten tijde van de diagnose beperkt tot stadium I.

Tabel 32.6	Karakteristieke translocaties bij non-hodgkin-lymfomen.			
	translocatie	betrokken genen		frequentie
FL	t(14;18)	bcl-2	IgH	> 90%
MCL	t(11;14)	cycline D1	IgH	> 90%
MALT	t(11;18)	MALT-1	API-2	20-60%
DLCL	t(3;14) of t(3;...)	bcl-6	IgH/diversen	20-40%
Burkitt	t(8;14)	c-myc	IgH	75%
	t(2;8)	c-myc	IgL	9%
	t(8;22)	c-myc	IgL	16%
ALCL	t(2;5)	NPM	ALK	40%

FL: folliculair lymfoom; MCL: mantelcellymfoom; MALT: marginale-zonelymfoom, mucosageassocieerd lymfoïd weefseltype; DLCL: diffuse large cell lymphoma/grootcellig B-cellymfoom; ALCL: grootcellig anaplastisch NHL; NPM: nucleofosmine; ALK: anaplastic lymphoma-associated kinase; IgH: immunoglobuline-zwareketengenen; IgL: immunoglobuline-lichteketengenen.

Therapie en prognose

De prognose van patiënten met een diffuus grootcellig B-cellymfoom is met de introductie van de anti-CD20 monoklonale antistof rituximab significant verbeterd. De standaardbehandeling bestaat uit de combinatie van rituximab en chemotherapie in het R-CHOP-schema (rituximab, cyclofosfamide, adriamycine, vincristine en prednison, tabel 32.7). De kuren worden poliklinisch toegediend bij voorkeur eens per twee weken, ondersteund met de hematopoëtische groeifactor G-CSF, om tijdig herstel van de leukocyten te waarborgen. Patiënten met een ziekte in stadium I krijgen drie tot vier cycli toegediend, waarna radiotherapie volgt op de initieel aangedane laesies. Hiermee wordt ongeveer 80% van de patiënten gecureerd. De behandeling van patiënten met uitgebreidere ziekte, dat wil zeggen stadia II, III en IV, bestaat primair uit acht cycli R-CHOP. Hiermee kan in 70-80% van de gevallen een complete remissie worden bereikt, met ongeveer 50% langdurige overleving.

Op basis van een aantal klinisch prognostische factoren is de Internationale Prognostische Index (IPI) opgesteld. Hiermee kunnen patiënten met een goede prognose met de huidige standaardbehandeling reproduceerbaar onderscheiden worden van degenen met een slechte prognose (tabel 32.8).

Bij oudere patiënten (> 65 jaar) wordt, afhankelijk van de tolerantie, soms volstaan met zes in plaats van acht cycli. De prognose bij oudere patiënten is over het algemeen slechter dan bij jongere patiënten. Dit wordt waarschijnlijk mede veroorzaakt doordat oudere patiënten door allerlei oorzaken onvoldoende gedoseerde chemotherapie krijgen of met minder toxische, maar ook minder effectieve schema's worden behandeld. Voor patiënten die een recidief ontwikkelen na R-CHOP bestaat de standaardbehandeling uit tweedelijnschemotherapie zoals R-DHAP, R-VIM (rituximab, etoposide, ifosfamide en methotrexaat) of vergelijkbare schema's die indien er een respons bereikt wordt, gevolgd wordt door perifere stamcelmobilisatie, hoge-dosischemotherapie en autologe stamceltransplantatie na conditionering volgens het BEAM-schema. Hiermee kan 20-30% van de patiënten alsnog een langdurige remissie geboden worden. Degenen die progressief zijn tijdens de eerstelijnsbehandeling met R-CHOP hebben een extreem slechte prognose met de huidige behandelmogelijkheden, zelfs met de hooggedoseerde therapie.

> **Kernpunten**
>
> De standaardbehandeling van patiënten met een diffuus grootcellig B-cellymfoom bestaat uit de combinatie van rituximab en chemotherapie in het R-CHOP-schema (rituximab, cyclofosfamide, adriamycine, vincristine en prednison). Patiënten met een stadium I krijgen drie tot vier cycli toegediend gevolgd door radiotherapie op de initieel aangedane laesies. De behandeling van patiënten met uitgebreidere ziekte, dat wil zeggen stadia II, III en IV, bestaat primair uit zes tot acht cycli R-CHOP.

32.7.2 FOLLICULAIR B-CELLYMFOOM

Kliniek

Het folliculair B-cellymfoom is het meest frequente, indolente type lymfoom, en maakt ongeveer 25-30% van alle lymfomen uit. De mediane leeftijd ten tijde van de presentatie bedraagt 55-60 jaar. Meestal is er sprake van een gegeneraliseerde lymfadenopathie (stadium III) en bij de

Tabel 32.7	R-CHOP-schema.		
schema	dosis mg/m²/dd	route	dag van toediening
R-CHOP			
rituximab	375	i.v.	1
cyclofosfamide	750	i.v.	1
adriamycine	50	i.v.	1
vincristine	1,4 (max. 2 totaal)	i.v.	1
prednison	100 totaal/dd	p.o.	1-5

NB. De cyclusduur is twee weken, met ondersteuning van G-CSF.

Tabel 32.8	Internationale prognostische index (IPI-score).		
factor	score	risicogroep	ipi-score
leeftijd			
– ≤ 60 jaar	0		
– > 60 jaar	1		
ann arbor-stadium		laag risico	0 of 1
– I of II	0		
– III of IV	1		
aantal extranodale lokalisaties		laag-intermediair risico	2
– 0 of 1	0		
– > 1	1		
WHO-performance status		hoog-intermediair risico	3
– 0 of 1	0		
– 2, 3 of 4	1		
serum-LDH		hoog risico	4 of 5
– normaal	0		
– verhoogd	1		

meerderheid van de patiënten is het beenmerg ook aangetast (stadium IV). De patiënten hebben zelden systemische symptomen. De aangedane lymfklieren nemen slechts langzaam in omvang toe (maanden tot soms jaren). Een opvallend fenomeen is het feit dat de omvang van de klieren soms spontaan, dus zonder therapie, afneemt en later weer toeneemt ('waxing and waning').

Therapie en prognose

De ziekte kenmerkt zich door herhaalde recidieven. Curatie wordt met conventionele therapie slechts zelden bereikt. De mediane overlevingsduur heeft vele jaren zeven tot tien jaar bedragen, maar lijkt nu significant te verbeteren naar tien tot vijftien jaar sinds de introductie van monoklonale antistoffen zoals rituximab.

Voor de kleine groep patiënten met een stadium-I-lymfoom (< 10%) is radiotherapie op het aangedane lymfklierstation in een curatieve dosis (30-40 Gy) aangewezen. Hiermee wordt een ziektevrije tienjaarsoverleving bereikt van meer dan 70%. Voor patiënten met een stadium-II-lymfoom (< 5%) wordt eveneens lokale radiotherapie geadviseerd, mits de tumormassa niet te groot is. Voor deze groep is de progressievrije overleving echter beduidend lager, minder dan 30%, zodat er steeds meer voor behandeling met rituximabbevattende combinaties wordt gekozen in plaats van lokale radiotherapie.

De meeste patiënten komen in aanmerking voor een van de chemotherapieschema's die in tabel 32.9 zijn samengevat. Met deze behandelingen wordt vaak een remissie bereikt, maar bij vrijwel alle patiënten treedt vroeg of laat een recidief op. De mediane remissieduur bedraagt twee tot drie jaar. Met toevoeging van rituximab is de gemiddelde remissieduur significant langer. Hervatting van de therapie bij recidief induceert weliswaar opnieuw remissies, maar meestal wordt de duur van de remissie steeds korter, totdat uiteindelijk resistentie voor therapie ontstaat.

Omdat er tot dusver geen curatieve therapie beschikbaar is, de lymfomen slechts langzaam in omvang toenemen, de meeste patiënten zeker aanvankelijk weinig last hebben van de ziekte en nooit is aangetoond dat het vroeg starten van chemotherapie een gunstige invloed heeft op de uiteindelijke overlevingsduur, wordt wel een afwachtend ('wait and see'-)beleid gevoerd. Dit beleid kan uiteraard alleen worden gevoerd bij patiënten zonder hinderlijke systemische symptomen, zonder mechanische bezwaren van lymfoomlokalisaties en zonder tekenen van beenmergverdringing of andere bedreigende lokalisaties. Uiteraard moeten patiënten (en behandelaars) goed kunnen accepteren dat er vooralsnog geen therapie wordt ingesteld.

Indien besloten wordt tot systemische therapie over te gaan, zijn chloorambucil (al dan niet in combinatie met steroïden) en het R-CVP-schema eerste keuze. Hiervan worden acht cycli toediend. Vooral een behandeling met chloorambucil is nauwelijks belastend voor de patiënt. Deze wordt bij oudere patiënten of bij degenen met weinig tumormassa en toch een behandelindicatie dan ook vaak als eerste behandeling toegepast. Bij 50-70% van de patiënten wordt hiermee een remissie bereikt. Fludarabinebevattende schema's (zoals R-FC, rituximab, fludarabine en cyclofosfamide) worden meestal pas in de tweedelijnsbehandeling ingezet.

Hierbij moet rekening worden gehouden met een verhoogde kans op opportunistische infecties door de ernstige en langdurige suppressie van aantal en functie van T-lymfocyten, die door deze middelen geïnduceerd wordt.

Inmiddels is aangetoond dat onderhoudsbehandeling met rituximab de progressievrije overleving significant verlengt vooral na tweedelijnstherapie. Er lijken ook gunstige effecten op de overleving bereikt te worden, maar die gegevens wachten nog op bevestiging na langere observatieperioden.

Een andere vorm van immuuntherapie is de radio-immuuntherapie, waarbij het rituximab gekoppeld wordt aan een radio-isotoop. De meeste ervaring is opgedaan met Zevalin, rituximab gekoppeld aan radioactief Yttrium. Zelfs als monotherapie wordt bij voorbehandelde patiënten bij > 50% een remissie bereikt. Recente gegevens wijzen erop dat een eenmalige toediening van Zevalin na afloop van de eerstelijnsbehandeling de progressievrije

Tabel 32.9	Therapieschema's bij folliculair lymfoom.		
schema	dosis mg/m²/dd	route	dag van toediening
chloorambucil/prednison*			
chloorambucil	6	p.o.	1-14
prednison	40 totaal/dd	p.o.	1-14
R-CVP (= COP)**			
rituximab	375	i.v.	1
cyclofosfamide	300	p.o.	1-5
vincristine	1,4 (max. 2 totaal)	i.v.	1
prednison	60	p.o.	1-5
cyclusduur is 3 weken			
rituximab monotherapie			
rituximab	375	i.v.	1, 8, 15, 22
één cyclus			

* Bij de eerste cyclus wordt in plaats van veertien dagen zes weken lang dagelijks de aangegeven dosering gegeven. Daarna gaat men over op toediening eenmaal per veertien dagen met een cyclusduur van vier weken.
** De cyclusduur is drie weken. Eventueel kan de orale toediening van cyclofosfamide op vijf achtereenvolgende dagen vervangen worden door intraveneuze toediening van cyclofosfamide in een dosering van 750 mg/m² op dag 1.

overleving significant verlengt. Deze resultaten wachten op bevestiging.

Van hoge-dosistherapie, gevolgd door autologe stamceltransplantatie, mag een hoog remissiepercentage worden verwacht en zelfs een significant langere remissieduur dan van conventionele therapie, maar een verlenging van de totale overleving is niet consequent aangetoond. De resultaten van allogene stamceltransplantaties zijn echter hoopgevend, met een laag recidiefpercentage (< 20). Op dit moment moet deze vorm van behandeling als de enige met curatief potentieel worden beschouwd. Anders dan in de autologe setting zijn de stamcellen van de allogene donor niet gecontamineerd met tumorcellen. Nog belangrijker is dat van de stamcellen van de donor een 'graft-versus-lymphoma'-effect verwacht mag worden; dat wil zeggen dat het immuunapparaat van de donor dat uit het transplantaat (graft) ontstaat, zich zal richten tegen de residuale lymfoomcellen in het lichaam van de ontvanger. Helaas gaat de behandeling nog steeds gepaard met aanzienlijke morbiditeit (infecties, omgekeerde afstoting) en mortaliteit (tot 20%). De behandeling is dan ook slechts geschikt voor een beperkte groep patiënten met een goede algemene conditie, met een passende stamceldonor en nog relatief jonge leeftijd (< 60 jaar). Indien bij een patiënt met een folliculair lymfoom die aan deze criteria voldoet, snel na het afronden van conventionele chemotherapie (< 1-1,5 jaar) opnieuw ziekteactiviteit ontstaat, moet een allogene stamceltransplantatie als volgende therapeutische stap serieus worden overwogen.

Indien een patiënt beperkte klachtengevende klierpathologie heeft, kan laaggedoseerde radiotherapie (4 Gy in één of twee fracties) goede palliatie geven met meestal weinig bijwerkingen.

Histologische transformatie naar een diffuus grootcellig B-cellymfoom treedt op bij 40-70% van de patiënten. Zeker wanneer dit histologische beeld gepaard gaat met snelle progressie van lymfadenopathie en een verhoogd LDH-gehalte in het serum, is dit een prognostisch ongunstige ontwikkeling. Therapeutisch is meestal R-CHOP-achtige chemotherapie vereist. Wordt er al een remissie bereikt, dan is die in het algemeen van korte duur.

> **Kernpunten**
>
> De meerderheid van de patiënten met een folliculair NHL presenteert zich met uitgebreide ziektelokalisaties. De ziekte kenmerkt zich door herhaalde recidieven. De meeste patiënten komen in aanmerking voor systemische therapie. Curatie wordt met conventionele therapie slechts zelden bereikt. De mediane overlevingsduur heeft vele jaren zeven tot tien jaar bedragen, maar lijkt nu significant te verbeteren naar tien tot vijftien jaar sinds de introductie van monoklonale antistoffen zoals rituximab.

32.7.3 ENKELE BIJZONDERE LYMFOOMENTITEITEN

H. pylori-geassocieerd MALT-type lymfoom van de maag

Lymfomen van de tractus digestivus gaan uit van B-cellen in de marginale zone in de slijmvliezen van de tractus digestivus en worden marginale-zonelymfoom van mucosageassocieerd lymfatisch weefsel (MALT-type) genoemd. De meest frequente lokalisatie is de maag. Zeker de kleincellige vorm blijft in het beloop van de ziekte meestal langdurig beperkt tot de maagwand. Dit type lymfoom is sterk gerelateerd met een infectie met *H. pylori*. Gedurende een bepaalde fase van de ziekte is de proliferatie van lymfoomcellen althans gedeeltelijk afhankelijk van chronische antigene stimulatie door *H. pylori*. Door eradicatie van de bacterie kan bij meer dan 70-80% van de patiënten regressie van het lymfoom worden bereikt, met volledige en langdurige remissies. Voor patiënten met dit type kleincellig MALT-lymfoom van de maag geldt thans dan ook als therapie van eerste keuze een combinatie van zuurremmers (omeprazol) en antibiotica tegen *H. pylori* (amoxicilline en claritromycine). Sterk voorspellend ten aanzien van de reactie op de eradicatietherapie is de aan- of afwezigheid van de voor het MALT-lymfoom karakteristieke translocatie t(11;18): is deze aanwezig in de tumorcellen, dan treedt er slechts zelden regressie op van het lymfoom na antibiotische behandeling. Mocht het lymfoom niet reageren op deze behandeling, dan kan in tweede instantie worden overgegaan op 'klassieke' lymfoombehandeling in de vorm van radio- of chemotherapie al dan niet in combinatie met rituximab. Overigens komen MALT-lymfomen ook voor in andere extranodale lokalisaties, zoals long, speekselklier en schildklier. In deze gevallen speelt chronische antigene stimulatie wel een rol, maar deze wordt gemedieerd door andere factoren dan *H. pylori*.

Mantelcellymfoom

Het mantelcellymfoom is een karakteristiek lymfoomtype en vormt ongeveer 6% van alle lymfomen. Het behoort tot de kleincellige B-cellymfomen, maar heeft over het algemeen een agressiever beloop dan de overige kleincellige typen. Karakteristiek is de t(11;14) in de tumorcellen, waarbij het cycline-D1-gen verhoogd tot expressie komt, waardoor de celcyclus gedereguleerd wordt. Dit type lymfoom ziet men meestal bij oudere patiënten met gegeneraliseerde lymfadenopathie, hepatosplenomegalie en beenmergaantasting, vaak met systemische symptomen. Nogal eens komen grote tumormassa's in het abdomen voor. Een leukemisch bloedbeeld wordt bij meer dan een derde van de patiënten gezien. Extranodale lokalisaties komen vaak voor, vooral in de tractus digestivus. Evenals het folliculaire lymfoom kenmerkt de ziekte zich door herhaalde recidieven. Bij het mantelcellymfoom worden remissies echter veel moeizamer bereikt en zijn ze slechts zelden compleet. Binnen één tot anderhalf jaar hebben de meeste patiënten een recidief ontwikkeld. Het merendeel van de patiënten heeft een slechte prognose, met een mediane overlevingsduur van drie tot vier jaar. R-CHOP-chemotherapie is de standaardbehandeling. Steeds vaker wordt echter, zeker bij jongere patiënten, al in de eerstelijnsbehandeling na enkele R-CHOP-cycli overgegaan op hoge-dosiscytarabine in combinatie met rituximab gevolgd door autologe stamceltransplantatie. Hiermee wordt zeker een langere remissieduur bereikt, de effecten op de uiteindelijke overleving zijn nog onvoldoende uitgekristalliseerd.

Lymfoblastair lymfoom

Lymfoblastaire lymfomen zijn gerelateerd aan B- of aan T-lymfoblastaire voorlopercellen en behoren tot de meest agressieve vormen van lymfoom en komen vooral op kinder- en adolescentenleeftijd voor. Met name T-lymfoblastaire lymfomen presenteren zich vaak met een grote mediastinale massa. Patiënten met dit type lymfoom worden behandeld met intensieve en langdurige chemotherapieschema's, zoals die ook worden toegepast bij acute lymfatische leukemie, waarmee deze aandoeningen biologisch zeer nauw verwant zijn.

Burkitt-lymfoom

Het burkitt-lymfoom vertoont klinisch een zeer snelle groei, met vaak bijna 100% van de cellen in actieve proliferatie. Het lymfoom is meestal extranodaal gelokaliseerd en heeft als voorkeurslokalisatie het abdomen, in het bijzonder de ileocoecale hoek. Patiënten met dit type lymfoom, vaak kinderen, worden doorgaans behandeld met intensieve chemotherapie over het algemeen gevolgd door hoge-dosistherapie en autologe stamceltransplantatie.

T-cellymfomen

De T-cellymfomen vormen een zeer heterogene groep van lymfatische maligniteiten te onderscheiden naar indolente en agressieve typen. De indolente vormen presenteren zich nogal eens in de huid, zoals het mycosis fungoides type. De agressieve lymfomen kenmerken zich door extranodale lokalisaties, nogal eens door aantasting van het centrale zenuwstelsel en een slechtere prognose dan de B-cellymfomen. De primaire behandeling van de agressieve typen bestaat uit CHOP-chemotherapie of een van de varianten. Naar analogie met het succes dat met anti-B-cel monoklonale antistoffen is bereikt bij B-cellymfomen, wordt onderzocht of door toevoeging van het anti-T-cel anti-CD52 monoklonaal Campath aan de CHOP-chemotherapie een verbetering van de prognose bereikt kan worden.

Multipel myeloom en andere plasmaceldyscrasieën

Plasmacelziekten behoren tot de lymfoïde maligniteiten en worden gekenmerkt door een monoklonale proliferatie en expansie van de immunoglobulineproducerende plasmacellen of plasmacytoïde lymfocyten. Ze gaan meestal gepaard met de productie van immunoglobulinen of fragmenten daarvan, die monoklonaal proteïne (M-proteïne) worden genoemd. In circa 20% van de gevallen worden uitsluitend lichte ketens κ of λ geproduceerd. Deze lichte ketens worden door de nier snel uitgescheiden en zijn daardoor vooral in de urine aantoonbaar (bence-jones-eiwitten of monoklonale lichteketen-proteïnurie). Een enkele maal blijken prolifererende plasmacellen geen immunoglobulinen uit te scheiden. De klinisch-pathologische ziekte-entiteiten volgens de WHO-classificatie die de basis van dit klinische beeld vormen, omvatten: in de eerste plaats multipel myeloom (MM, soms ook wel ziekte van Kahler genoemd), het lymfoplasmacytair lymfoom en in zeldzamere gevallen heavy chain diseases, marginale-zonelymfoom, MALT-type of B-CLL. Door de karakteristieke presentatie, disseminatiepatronen en complicaties van deze ziekte, heeft de behandeling van MM zich onafhankelijk ontwikkeld van de behandeling van B-cellymfomen in het algemeen.

Het MM heeft een incidentie van 3 per 100.000 inwoners per jaar. De mediane leeftijd bij presentatie bedraagt circa 65 jaar. De klinische manifestaties van het MM lopen sterk uiteen. De symptomen en verschijnselen hangen samen met de grootte van de tumormassa, de groeikinetiek van de plasmacellen en de fysisch-chemische, immunologische en humorale effecten van de producten die deze plasmacellen produceren en secerneren, waaronder het M-proteïne en factoren die hun invloed hebben op de activiteit van osteoclasten en osteoblasten. Typerend zijn de osteolytische bothaarden die leiden tot botpijnen en tot spontane (micro)fracturen. Door de verhoogde botafbraak kan hypercalciëmie ontstaan. De – soms grote – hoeveelheden circulerend M-proteïne kunnen aanleiding geven tot hypervolemie met hyperviscositeit als gevolg. Andere M-proteïne gerelateerde complicaties zijn bijvoorbeeld hemorragische diathese en cryoglobulinemie. Door neerslag van lichte ketens, in de vorm van amyloïd of anderszins, kunnen vooral nier- en hartfunctiestoornissen ontstaan. De vaak sterk verlaagde concentraties in het serum van normale immunoglobulinen en de soms bestaande verminderde beenmergfunctie met neutropenie kunnen aanleiding geven tot een verhoogde vatbaarheid voor infecties. Anemie komt vaak voor. In het serum wordt het M-proteïne zowel kwalitatief als kwantitatief gekarakteriseerd. Bepaling van nierfunctie en urine-uitscheiding van calcium en bence-jones-eiwit behoren tot het standaardonderzoek. Het beenmergonderzoek laat een plasmocytose zien, waarbij de pathologische plasmacellen vaak groter dan normaal zijn, een onrijp cytoplasma hebben en nogal eens meerkernig zijn. Röntgenopnamen van het skelet eventueel aangevuld met MRI of FDG-PET-scan, maken deel uit van het initiële onderzoek. Op grond van de verkregen gegevens wordt een stadium toegekend volgens de indeling van Durie en Salmon, tabel 32.10. Daarnaast wordt prognostische betekenis toegekend aan onder andere het serum-bèta-2-microglobulinegehalte en het cytogenetisch profiel van de plasmacellen.

De behandeling bestaat uit intensieve chemotherapie (adriamycine en dexamethason) in combinatie met thalidomide (TAD), gevolgd door stamcelmobilisatie met hoge-dosiscyclofosfamide met adriamycine en dexamethason (CAD), waarna de geoogste stamcellen worden gecryopreserveerd voor de afsluitende ASCT na conditionering met hoge-dosismelfalan. Met deze geïntensiveerde behandelingsstrategie is de prognose aanzienlijk verbeterd tot mediane overlevingscijfers van > 5-6 jaar. De meerderheid van de patiënten krijgt een recidief. Ter voorkoming hiervan worden verschillende vormen van onderhoudsbehandelingen onderzocht, zoals lenalidomide en bortezomib. Tevens wordt onderzocht of na de ASCT een allogene stamceltransplantatie met een zogeheten reduced-intensity-conditioneringsschema de prognose kan verbeteren. Bij oudere patiënten of degenen die niet voor intensieve therapie in aanmerking komen, wordt een combinatie van melfalan, prednison en thalidomide als behandeling van eerste keuze gegeven. Voor pijnlijke botlaesies biedt lokale radiotherapie meestal snel verlichting. Bij dreigende fracturen is het raadzaam al in een vroege fase overleg te plegen met de orthopedisch chirurg. Behandeling met bisfosfonaten behoort tot de standaardondersteuning van de systemische antitumortherapie. Bortezomib en lenalidomide in verschillende combinatieschema's of als monotherapie worden toegepast als systemische behandeling bij recidief ziekteactiviteit.

Tabel 32.10 Stadiëring van patiënten met multipel myeloom volgens Durie en Salmon.

stadium I
- Hb > 6,2 mmol/l
- serumcalcium normaal: < 2,6 mmol/l
- normaal skelet of hoogstens één solitaire bothaard
- relatief laag M-proteïnegehalte:
    - IgG < 50 g/l
    - IgA < 30 g/l
    - bence-jones-uitscheiding < 4 g/24 uur

stadium II
- criteria niet behorend tot stadium I en III

stadium III
- Hb < 5,3 mmol/l
- serumcalcium > 2,6 mmol/l
- uitgebreide skeletafwijkingen
- relatief hoog M-proteïnegehalte:
    - IgG > 70 g/l
    - IgA > 50 g/l
    - bence-jones-uitscheiding > 12 g/24 uur

Deze stadia worden, afhankelijk van de nierfunctie, nog onderverdeeld in A en B.
A: serumcreatinine < 180 μmol/l; B: serumcreatinine > 180 μmol/l.

32.8 Samenvatting

Maligne lymfomen vormen een heterogene groep van lymfatische ziektebeelden die zich klinisch zeer indolent, maar ook zeer agressief kunnen gedragen. Een van de meest karakteristieke vormen is het hodgkin-lymfoom, dat vooral op jongere leeftijd voorkomt. De veel frequenter voorkomende overige vormen van maligne lymfoom presenteren zich meestal op oudere leeftijd. Met behulp van moderne immunohistochemische, flowcytometrische typeringen, cytogenetische technieken en moleculair-biologisch onderzoek kunnen enkele tientallen aparte ziekte-entiteiten worden gediagnosticeerd met ieder hun eigen typerende kliniek, behandeling en prognose.

De maligne lymfomen treden meestal als een pijnloze lymfeklierzwelling aan het licht. Stadiëringsonderzoek is noodzakelijk om de uitgebreidheid van het ziekteproces vast te leggen en de hierop gebaseerde behandeling in te stellen. Met de huidige combinaties van chemotherapie en radiotherapie is meer dan 70% van de patiënten met het hodgkin-lymfoom te genezen.

Toevoeging van anti-CD20- (rituximab) therapie aan chemotherapieschemata heeft de prognose van bijna alle typen B-cellymfoom zeer sterk verbeterd en is een integraal onderdeel van de behandeling van nagenoeg alle B-cellymfomen. Voor patiënten met een indolent lymfoom zijn meerdere therapeutische opties beschikbaar, variërend van afwachten tot intensieve therapie. Helaas kenmerkt de ziekte zich door herhaalde recidieven en uiteindelijk overlijden de meeste patiënten aan de gevolgen ervan. Bij agressievere lymfomen wordt intensieve chemotherapie toegepast (R-CHOP- en varianten daarvan). Hiermee is ongeveer 30-40% van de patiënten te genezen. Het is te verwachten dat in de nabije toekomst behandelingen worden ontwikkeld die zijn toegesneden op specifieke afwijkingen en ontstaansmechanismen van de diverse lymfoomtypen.

Kernpunten

- De diagnostiek en behandeling van patiënten met een maligne lymfoom vereisen een multidisciplinaire aanpak, met medewerking van de internist-hemato-oncoloog, de radiotherapeut, de patholoog en de radiodiagnost.
- De vooruitzichten voor patiënten met een maligne lymfoom, de herkenning van de grote variatie aan specifieke ziekte-entiteiten en de relatieve zeldzaamheid benadrukken de noodzaak om deze patiënten zo veel mogelijk in zorgvuldig opgezette (inter)nationale trials te behandelen.

Literatuur

Algemeen

Lister TA, Crowther D, Sutcliffe SBJ, et al. Report of a committee convened to discuss the evaluation and staging of patients with Hodgkin's disease. Cotwolds meeting. J Clin Oncol 1989;7:1630-9.

Mauch PM, Armitage JO, Diehl V, et al. (eds). Hodgkin's disease. 2nd ed. Philadelphia: Lippincott Williams & Wilkins, 2006

Pathologie en classificatie

Jaffe ES, Harris NL, Stein H, Isaacson PG. Classification of lymphoid neoplasms: the microscope as a tool for disease discovery. Blood 2008;112:4384-99.

Swerdlow SH, Campo E, Harris NL, Jaffe ES, Pileri SA, Stein H, Thiele J, Vardiman JW. WHO classification of tumors of the haematopoietic and lymphoid tissues. Lyon: IARCPress, 2008.

Hodgkin-lymfoom

Aleman B, Raemaekers J, Tirelli U, et al. Involved-field radiotherapy for advanced Hodgkin's lymphoma. N Engl J Med 2003;348:2396-407.

Diehl V, Franklin J. Pfreundschuh M, et al. Standard and increased-dose BEACOPP chemotherapy compared with COPP/ABVD for advanced Hodgkin's disease. N Engl J Med 2003;348:2386-95.

Diehl V, Thomas RK, Re D. Part II: Hodgkin's lymphoma-diagnosis and treatment. Lancet Oncol 2004;5:19-26.

Kuppers R. The biology of Hodgkin's lymphoma. Nature Reviews/Cancer 2009;9:15-27.

Leeuwen FE van, Klokman WJ, Veer MB van 't, et al. Long-term risk of second malignancy in survivors of Hodgkin's disease treated during adolescence or young adulthood J Clin Oncol 2000;18:487-97.

Raemaekers JMM, Maazen RWM van der. Hodgkin's lymphoma: news from an old disease. Neth J Med 2008;66:457-66.

Non-hodgkinlymfomen

Coiffier B, Lepage E, Briere J, et al. CHOP chemotherapy plus rituximab compared with CHOP alone in elderly patients with diffuse large B-cell lymphoma. N Engl J Med 2002;346:235-42.

Fisher RI, LeBlanc M, Press OW, et al. New treatment options have changed the survival of patients with follicular lymphoma. J Clin Oncol 2005;23:8447-52.

Oers MHJ van, Klasa R, Marcus RE, et al. Rituximab maintenance improves clinical outcome of relapsed/resistant follicular non-Hodgkin's lymphoma in patients both with and without rituximab during induction. Blood 2006;108:3295-301.

The International non-Hodgkin's Lymphoma Prognostic Factors Project. A predictive model for aggressive non-Hodgkin's lymphoma. N Engl J Med 1993;329:987-94.

Multipel myeloom

Kyle RA, Rajkumar SV. Multiple myeloma. ASH 50th anniversary review. Blood 2008;111:2962-72.

Palumbo A, Bringhen S, Caravita T, et al. Oral melphalan and prednisone chemotherapy plus thalidomide compared with melphalan and prednisone alone in elderly patients with multiple myeloma: randomised controlled trial. Lancet 2006;367:825-31.

Sonneveld P, Holt B van der, Segeren C, et al. Intermediate-dose melphalan compared with myeloablative treatment in multiple myeloma: long-term follow-up of the Dutch Cooperative Group HOVON 24 trial. Haematologica 2007;92:928-34.

Oncologie bij kinderen en jongvolwassenen

33

P.M. Hoogerbrugge, E.M.M. Meijer-van den Bergh, J.G. de Ridder-Sluiter

33.1 Inleiding

Kanker op de kinderleeftijd is een zeldzame aandoening, met een incidentie van circa 550 nieuwe patiënten per jaar in Nederland. Ondanks de relatief lage incidentie is kanker de meest frequente natuurlijke doodsoorzaak bij kinderen in de westerse wereld. De kinderoncologie verschilt in verschillende opzichten van de 'oncologie voor volwassenen'. In de eerste plaats is het aantal van 550 nieuwe patiënten per jaar relatief gering ten opzichte van de ongeveer 80.000 volwassenen met kanker. In de tweede plaats is de kans op genezing bij kinderen met kanker aanzienlijk groter dan bij volwassenen: bij ongeveer 75% van de kinderen kan tegenwoordig genezing bereikt worden. Verder komen er bij kinderen andere tumoren voor dan bij volwassenen. Nog een groot verschil tussen kinderen en volwassenen met kanker is dat de kinderoncologiepatiënten in de groei en ontwikkeling zijn tijdens hun ziekte en behandeling, en dat ze na genezing nog een lange levensverwachting hebben, zodat de zorg voor late effecten een belangrijke plaats inneemt. Door het relatief geringe aantal patiënten is de patiëntenzorg, het onderzoek en het onderwijs op het gebied van de kinderoncologie al vele jaren gecentreerd in zeven kinderhemato-oncologische centra die samenwerken in de Stichting Kinderoncologie Nederland (SKION, www.skion.nl).

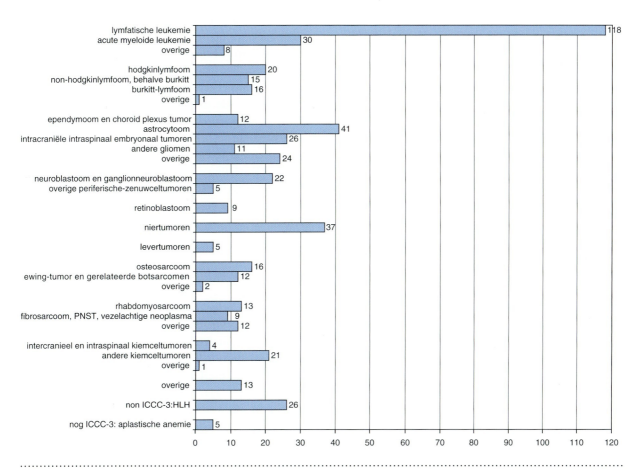

Figuur 33.1a Incidentie van tumoren op de kinderleeftijd in Nederland (bron: SKION Basisregistratie 2007).

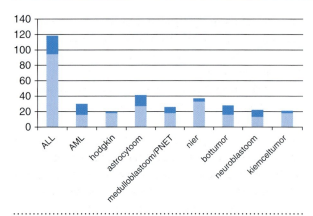

Figuur 33.1b Overleving (lichtblauw) en mortaliteit (donkerblauw) van de meest voorkomende vormen van kanker bij kinderen in Nederland (absolute aantallen per jaar, gebaseerd op gegevens SKION basisregistratie 2007).

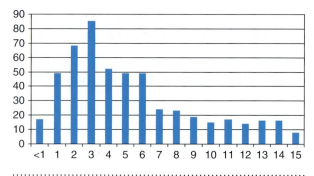

Figuur 33.2 Leeftijdsopbouw (jaren) van kinderen met ALL in het UMC Nijmegen (periode 1980-2000); X-as: leeftijd in jaren, Y-as: aantal patiënten.

33.1.1 MALIGNITEITEN OP DE KINDERLEEFTIJD

Tumoren bij kinderen vormen een heterogene groep maligniteiten (zie fig. 33.1a en b), die verschillen van de maligniteiten bij volwassenen. Maligniteiten die zowel bij kinderen als volwassenen voorkomen, zoals acute lymfatische leukemie, blijken bij kinderen vaak een ander beloop en een andere respons op behandeling te hebben dan bij volwassenen. Aan de hand van een overzicht van de stand van zaken met betrekking tot acute lymfatische leukemie bij kinderen worden later in dit hoofdstuk enkele specifiek kindergeneeskundige aspecten van de ziekte en de behandeling van kanker op de kinderleeftijd geïllustreerd.

33.1.2 ORGANISATIE VAN DE ZORG VOOR KINDEREN MET KANKER IN NEDERLAND

Nationale studieprotocollen en behandelrichtlijnen voor alle kinderen met kanker in Nederland worden opgesteld door de SKION. Voor ieder type kanker is er een protocolcommissie die het nationale protocol met behandelrichtlijnen opstelt. Vaak betekent dit aansluiting bij het beste internationale protocol, voor sommige tumortypen is er een specifiek Nederlands protocol. Behalve protocolcommissies die behandelrichtlijnen opstellen, zijn er binnen SKION zogeheten taakgroepen, bijvoorbeeld de taakgroepen 'supportive care', 'late effecten', 'stamceltransplantatie', psychologie, radiotherapie, pathologie, verpleegkunde, en cytogenetica. Deze groepen adviseren gevraagd en ongevraagd over betreffende aspecten van de zorg en behandeling (zie ook later in dit hoofdstuk).

Sinds enkele decennia worden door SKION materialen en gegevens van kinderen met leukemie en lymfomen bewaard. Mede met behulp van deze materialen en gegevens heeft het onderzoek op het gebied van kinderen met leukemie en andere maligniteiten zich in Nederland goed kunnen ontwikkelen. Sinds 2004 worden ook gegevens van kinderen met andere maligniteiten door SKION bewaard, en is patiëntenmateriaal beschikbaar voor onderzoek.

Mede in samenwerking met de Vereniging Ouders, Kinderen en Kanker (VOKK) en de Nederlandse Vereniging voor Kindergeneeskunde (NVK) is er een nationale richtlijn dat alle kinderen met kanker naar één van de zeven kinderhemato-oncologische centra verwezen worden. In deze centra vindt de diagnostiek plaats, wordt het behandelschema opgesteld en wordt het grootste deel van de behandeling gegeven. In afspraak met ziekenhuizen voor 'shared care' worden delen van de behandeling en controle uitgevoerd in ziekenhuizen in de regio van de patiënt. In deze ziekenhuizen wordt medische en verpleegkundige scholing specifiek op het gebied van de kinderoncologie gegeven. Momenteel (2010) wordt in samenwerking met de oudervereniging (www.VOKK.nl) onderzocht of verbetering van de behandeling van kinderen met kanker bewerkstelligd kan worden door een verdere fysieke centralisatie op het gebied van zorg en onderzoek van de kinderoncologie. In dit hoofdstuk worden vooral 'kinderoncologie-specifieke' aspecten nader geïllustreerd aan de hand van het beleid bij kinderen met ALL. Voor gedetailleerde gegevens over de pathologie, symptomatologie en behandeling van kinderen met leukemie en andere tumoren kunnen de website van SKION (www.skion.nl) en boeken (bijv. Pizzo en Poplack, 2005) geraadpleegd worden.

33.2 Leukemie bij kinderen

Acute lymfatische leukemie (ALL) is met een incidentie van ongeveer 120 kinderen per jaar in Nederland de meest frequente maligniteit bij kinderen. In figuur 33.2 is de leeftijdsverdeling van kinderen met ALL weergegeven. De verbetering in de overleving van kinderen met ALL in de afgelopen decennia is een van de succesverhalen van de kinderoncologie in de afgelopen tijd. Sinds de jaren zestig van de vorige eeuw is de prognose van kinderen met ALL gestegen van vrijwel infaust tot meer dan 75% genezing. Zie figuur 33.3 voor de gegevens in Nederland gebaseerd op de gegevens van de SKION. Voor een meer gedetailleerde beschrijving van de pathogenese, symptomatologie en diagnostiek van ALL op de kinderleeftijd wordt verwezen naar recente overzichtsartikelen (Pui et al., 2008).

33.2.1 BEHANDELING VAN KINDEREN MET ALL

Een zeer belangrijke factor in de verbetering van de behandelresultaten van ALL bij kinderen is de invoering van stratificatie op basis van kenmerken van de ziekte bij diagnose en op basis van de respons op behandeling. Bekende risicofactoren zijn leeftijd (slechter bij kinderen < 1 jaar en > 10 jaar), hyperleukocytose (> 50 of 100×10^9 blasten/l), bepaalde immuunfenotypen (slechter bij T-ALL), cytogenetische afwijkingen (slechter bij t(9;22), MLL-genherschikking en 'near-haploidy'). In veel protocollen leidt de aanwezigheid van een of meer van genoemde risicofactoren tot aangepaste behandeling volgens een 'hoogrisico'-schema.

De respons op therapie is ook een zeer belangrijke prognostische factor. De prognose van kinderen die na de remissie-inductiebehandeling nog niet in remissie zijn (over het algemeen < 5% van de kinderen) is zeer slecht. In diverse behandelschema's is gebleken dat de respons op corticosteroïden een belangrijke risicofactor is. Van Dongen en anderen (1998) hebben het belang van het persisteren van leukemische blasten op submicroscopisch niveau (dus bij patiënten die morfologisch in remissie zijn) tijdens therapie onderzocht. Zij toonden aan dat aanwezigheid van deze 'minimale' residuale ziekte (minimal residual disease, MRD) bij vijf en dertig weken na start van de therapie resulteerde in een slechte prognose (< 25% overleving). Naar aanleiding van deze gegevens wordt de behandeling van kinderen in Nederland in het huidige (2010) behandelschema gestratificeerd op basis van de MRD op deze tijdstippen. In vervolgstudies is op basis van deze zogenoemde prednisonrespons en de aanwezigheid van MRD een onderscheid gemaakt tussen kinderen met een slechte en kinderen met een goede prednisonrespons. Kinderen met een slechte respons worden volgens hoogrisicoschema's behandeld, kinderen met een goede prednisonrespons volgens medium- of standaardrisico schema's. Naast het belang van deze in-vivorespons is de resistentie van de leukemische blasten in vitro gecorreleerd met een slechte prognose. Er is beschreven dat ook het genexpressieprofiel van de blasten het mogelijk maakt kinderen met een hoog risico op leukemie te identificeren (Holleman et al., 2004). De relevantie van deze genexpressieprofielen is nog niet in prospectieve studies onderzocht.

Binnen de 'kinderen met ALL' vormen de zeer jonge kinderen een bijzondere groep: ALL bij zeer jonge kinderen (< 1 jaar) is geassocieerd met een groot aantal blasten bij di-

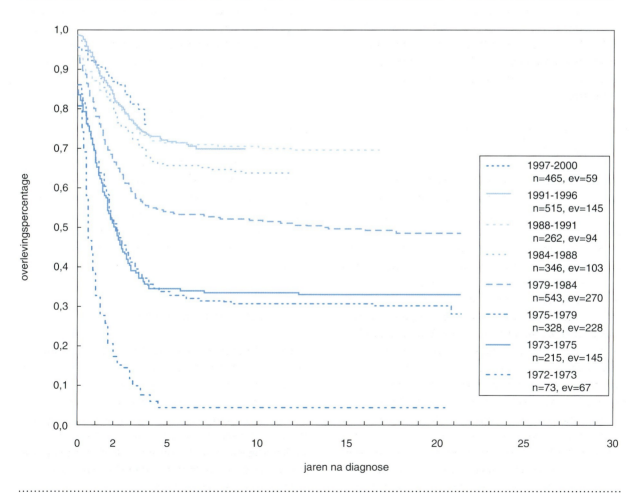

Figuur 33.3 Overleving van de kinderen met ALL in Nederland gediagnosticeerd in de periode 1972 tot 2000 (gegevens van de Stichting Kinderoncologie Nederland, SKION).

agnose, relatief frequente lokalisatie in het centraal zenuwstelsel, co-expressie van myeloïde antigenen en frequente MLL-genherschikking. De prognose van deze zogenoemde infant leukemia was tot voor kort met circa 35% genezingskans veel lager dan die van ALL bij oudere kinderen. Infant leukemia is zeer zeldzaam (2 à 3 kinderen per jaar in Nederland). De incidentie van infant leukemia is dermate laag (< 5 per jaar in Nederland) dat de behandeling van deze kinderen sinds 1999 bestudeerd wordt in wereldwijde studies, waaraan veel grote centra in Europa en de Verenigde Staten deelnemen. De eerste resultaten van deze studies laten zien dat er nu ook in deze patiëntencategorie een betere kans op genezing, circa 60%, bereikt kan worden (Pieters et al., 2007).

33.2.2 RECIDIEF ALL

Ondanks de verbeterde behandeling recidiveert de leukemie nog bij ongeveer 25% van de kinderen met ALL. De prognose van de behandeling van een recidief ALL hangt vooral af van de lengte van de eerste complete remissie en de lokalisatie van het recidief. Kinderen met een vroeg recidief, binnen 18-24 maanden na het bereiken van een eerste complete remissie, hebben een zeer slechte kans op curatie, terwijl de kans op curatie van kinderen met een laat recidief aanzienlijk beter is. Ook is beschreven dat de prognose van een extramedullair recidief (centraal zenuwstelsel, testis) beter is dan van een beenmergrecidief (na eenzelfde lengte van eerste complete remissie).

33.2.3 STAMCELTRANSPLANTATIE BIJ ALL

Bij ALL op de kinderleeftijd is er nauwelijks nog een rol voor *autologe* stamceltransplantatie. *Allogene* stamceltransplantatie wordt, in verband met de kans op complicaties (o.a. graft-versus-host-ziekte en late effecten zoals groeistoornissen en infertiliteit) slechts toegepast bij kinderen met een slechte prognose. Een duidelijke indicatie voor allogene stamceltransplantatie is aanwezig bij kinderen met een philadelphia-chromosoom-positieve ALL. Ook bij kinderen met ALL met bepaalde MLL-genherschikking wordt allogene stamceltransplantatie geadviseerd, hoewel de meerwaarde voor deze patiënten niet eenduidig aangetoond is. Bij kinderen met recidieven na een korte eerste complete remissie wordt over het algemeen wel een allogene stamceltransplantatie geadviseerd. De afgelopen decennia is aangetoond dat allogene stamceltransplantatie slechts zinvol kan zijn als er sprake is van een morfologisch complete remissie. Recente studies hebben aangetoond dat er een groot verschil in uitkomst is tussen kinderen die getransplanteerd zijn tijdens een moleculair-biologische remissie (zogenoemd MRD-negatief), waarbij de ziektevrije overleving circa 75% is, vergeleken met ongeveer 15% ziektevrije overleving bij de kinderen die ten tijde van de transplantatie nog MRD-positief waren. Nieuwe ontwikkelingen met betrekking tot allogene stamceltransplantatie zijn gericht op toepassing van een allogene antileukemierespons (het graft-versus-leukemie-effect) door het toedienen van donorlymfocyten na de transplantatie. Ook wordt in toenemende mate het gebruik van stamcellen van onverwante of haplo-identieke donoren (ouders) onderzocht.

33.3 Multidisciplinaire aspecten van de kinderoncologie

De beschreven verbetering in de behandeling van kinderen met ALL is grotendeels het gevolg van intensievere behandeling. Deze toename van behandelintensiteit, die ook bij veel andere kindertumoren aan de orde is, is alleen mogelijk met behulp van intensieve multidisciplinaire en ondersteunende zorg.

Bij de behandeling van kinderen met kanker zijn vele medische en paramedische disciplines betrokken. In de regel wordt het behandeltraject binnen een universitair medisch centrum uitgezet en bewaakt in een 'werkgroep kindertumoren', waarin medici uit vele disciplines (bijvoorbeeld kinderoncologen, radiotherapeuten, kinderchirurgen (incl. kinderorthopeden, neurochirurgen en kinderurologen), pathologen, radiologen, nucleair geneeskundigen, neurologen en revalidatieartsen) participeren. In gezamenlijk overleg worden de behandeling en benodigde controles van de patiënt vastgesteld.

Psychosociale zorg vormt een integraal deel van de kinderoncologische patiëntenzorg. Een belangrijk doel van psychosociale zorg is voorlichting en preventie van het ontstaan van (onnodige) psychosociale problemen. Indien een kind kanker heeft, komen kind en gezin in een langdurig behandeltraject terecht, met frequente opnamen die vaak ver van huis en van het sociale netwerk plaatsvinden. Zo duurt de behandeling van de meeste kinderen met ALL twee jaar. Bovendien maken corticosteroïden deel uit van deze behandeling. Deze beïnvloeden het gedrag van het kind, wat de opvoeders voor een extra pedagogische uitdaging plaatst. Multidisciplinaire, psychosociale begeleiding door een team van deskundigen is van groot belang om het kind en het gezin een maximale kans te geven op een toekomst met zo min mogelijk psychosociale schade (Grootenhuis et al., 2009). Over het algemeen bestaat het 'psychosociale team' uit ten minste een klinisch kinderpsycholoog, maatschappelijk werker, pedagogisch medewerker en leerkrachten (allen m/v) en vindt afstemming tussen medisch-verpleegkundige en psychosociale disciplines in multidisciplinaire besprekingen plaats.

Het uitgangspunt bij de behandeling van kinderen met kanker is genezing en daarmee het hebben van een toekomst. Kinderen willen over het algemeen zoveel mogelijk hun 'gewone leven leiden' toekomstgericht, met school en vriendjes. Om aan deze ontwikkelingsbehoefte tegemoet te komen wordt getracht om (o.a. met internetverbindingen) de patiënten zoveel mogelijk te laten 'participeren' in bijvoorbeeld de schoolactiviteiten. De leerkrachten in het ziekenhuis spelen hierin een belangrijke rol (fig. 33.4). Door de langdurige en intensieve behandeling kunnen voor ouders problemen ontstaan met werk, financiën of bijvoorbeeld relationele problemen. De maatschappelijk werker kan behulpzaam zijn bij het oplossen van deze en andere problemen. Tijdens de langdurige behandeling van kinderen met maligniteiten zijn frequent onaangename ingrepen nodig zoals lumbaalpuncties, narcose of bestraling. Door op ontwikkelingsleeftijd afgestemde voorlichting en voorbereiding te geven kunnen de kinderen geholpen worden om met pijnlijke of angstige ingrepen als lumbaalpuncties om te gaan, waarmee chronische traumatisering wordt voorkomen. Pedagogisch medewerkers spelen in dit voorlichtingsproces een belangrijke rol. In de meeste centra wordt de psychosociale zorg gecoördineerd door een medisch psycholoog. Deze speelt tevens een belangrijke rol in de behandeling en preventie van gedragsproblemen van de patiënten.

Recent is door Kazak (2008) een nieuw model voor de opzet van systeemgeoriënteerde (patiënt, gezin, omgeving) psychosociale patiëntenzorg beschreven, waarin de psychosociale zorg op maat geleverd wordt aan patiënten/gezinnen op basis van een inschatting van risicofactoren van het individuele patiëntsysteem. Deze inschatting lijkt in de eerste weken na diagnose gemaakt te kunnen worden. In dit 'comprehensive' model wordt onderscheid gemaakt naar 'universal', 'targeted' en 'clinical care'. Universele zorg is voor het merendeel (70%) van de patiënten en hun ouders voldoende. Deze gezinnen kenmerken zich door veerkracht en goede aanpassing. De zorg is vooral ondersteunend en wordt integraal geboden door de medische en verpleegkundige disciplines, het maatschappelijk werk en de pedagogische zorg. Bij gezinnen (30%) die blijvend verhoogde stress ervaren of waar al vóór het optreden van kanker sprake was van verhoogd risico wordt gerichte en/of klinische zorg ingezet waarvoor specialistische psychosociale expertise nodig is (bijv. medisch-maatschappelijk werk en/of medische psychologie). Toepassing van dit model wordt inmiddels ook in Nederland onderzocht.

33.4 Ondersteunende zorg (supportive care)

De resultaten van de behandeling van kinderen met ALL en andere maligniteiten zijn grotendeels te danken aan het toedienen van intensieve chemotherapie. Dit is slechts mogelijk als er tevens een goede ondersteunende behandeling is. Behandeling met hoge-dosischemotherapie gaat gepaard met levensbedreigende pancytopenie. Met bloedtransfusies en trombotransfusies kunnen de gevolgen van anemie en trombopenie behandeld en voorkomen worden. Ernstige infecties blijven echter levensbedreigende complicaties van de behandeling met intensieve chemotherapie. Infecties kunnen er ook toe leiden dat de dosisintensiteit van de behandeling verminderd moet worden, met potentieel verminderde effectiviteit. Binnen de kinderoncologie is het derhalve gebruikelijk om profylactisch antibiotica (bijvoorbeeld ciproxin) voor te schrijven bij intensieve kuren. Bij hoogrisicopatiënten worden tevens profylactisch antimycotica (bijvoorbeeld azolen) voorgeschreven. Door farmacologische interacties van azolen met vincristine kan echter ernstige vincristinegerelateerde (neuro)toxiciteit optreden.

In verband met een verminderde T-cellulaire immuniteit wordt aan veel patiënten co-trimoxazol voorgeschreven ter preventie van een infectie met *Pneumocystis carinii*. Adviezen voor supportive care zijn tegenwoordig een integraal deel van de meeste behandelrichtlijnen in de kinderoncologie. Voor een uitgebreid overzicht van de ondersteunende zorg in de kinderoncologie wordt verwezen naar het *Werkboek ondersteunende behandeling in de kinderoncologie* (Kamps et al., 2005).

33.5 Langetermijneffecten

Binnen de kinderoncologie wordt in toenemende mate het belang onderkend van het ontstaan van langetermijneffecten na de zware behandeling van kanker op de kinderleeftijd, een periode waarin een lichamelijke en geestelijke ontwikkeling plaatsvindt (Pui et al., 2008). Belangrijke late effecten van de chemotherapeutische behandeling van kinderen met kanker zijn secundaire tumoren en hartschade na gebruik van antracyclines. Ook kunnen neuropsychologische veranderingen, endocriene stoornissen en groeivertraging optreden bij kinderen die craniale of craniospinale bestraling of totale lichaamsbestraling hebben ondergaan. Totale lichaamsbestraling leidt bovendien tot infertiliteit. Andere late gevolgen van behandeling van kinderen met kanker zijn nierschade, longfibrose en vermoeidheid. Ten gevolge van de lokale therapie bij solide tumoren kan ernstige mutilatie optreden.

Deze ernstige late effecten hebben geleid tot aanpassing van de behandeling. Bij jonge kinderen met hersentumo-

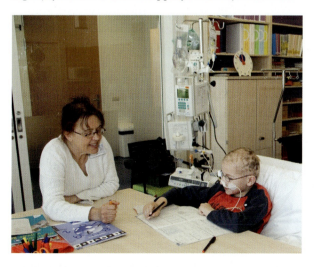

Figuur 33.4 Onderwijs aan een kind met kanker in een ziekenhuisschool.

ren wordt getracht bestraling uit te stellen tot de kinderen ouder zijn, bij kinderen met ALL is de craniospinale bestraling bij alle patiënten, met uitzondering van kinderen met persisterende ALL in het centraal zenuwstelsel, vervangen door chemotherapie. In de huidige (2010) behandelrichtlijn voor patiënten met een laagrisico-ALL is therapiereductie toegepast.

Het snelgroeiende aantal jongvolwassenen dat van kinderkanker is genezen was aanleiding voor het opzetten van speciale poliklinieken voor late effecten van ziekte en behandeling in de kinderoncologische centra, de zogeheten LATER-poli's. Daar vindt screening plaats van overlevenden op basis van nationale evidence-based richtlijnen. De data van degenen die de LATER-poli's bezoeken, worden verzameld in een nationale databank, een unieke bron voor onderzoek naar langetermijneffecten van kinderkanker en primaire en secundaire preventiemaatregelen.

33.6 Adolescenten en jongvolwassenen

Recent is gepubliceerd dat het resultaat van de behandeling van jongvolwassenen met ALL zeer sterk afhangt van het behandelschema. Zowel een grote Franse als Nederlandse studie toonde aan dat jongvolwassenen met ALL die volgens pediatrische protocollen behandeld werden, een significant betere prognose hebben dan jongvolwassenen die met schema's voor volwassenen behandeld werden (De Bont et al., 2005). Er zijn weinig gegevens bekend voor andere tumoren over verschillen in kans op overleving na behandeling op een afdeling Kinderoncologie ten opzichte van behandeling op een afdeling Medische oncologie.

Opvallend is dat de kans op genezing van adolescenten en jongvolwassenen (adolescents and young adults: AYA's) de afgelopen jaren minder is gestegen dan de kans op genezing van jongere patiënten (Bleyer et al., 2008). Om deze reden vindt er in toenemende mate onderzoek plaats naar de specifieke eigenschappen van tumoren en de farmacodynamiek van cytostatica in juist deze groep patiënten.

Naast onderzoek naar betere behandelingen in deze AYA-groep, is er toenemende aandacht voor specifiek psychosociale problematiek, zoals gevolgen van de ziekte voor beroeps- en studiekeuze, het aangaan van relaties, etc. Zowel in de Verenigde Staten en Groot-Brittannië als in Nederland wordt getracht de zorg voor deze groep patiënten te centraliseren op een zogeheten AYA-afdeling.

33.7 Samenvatting

De afgelopen decennia is de kans op genezing voor een kind met kanker fors gestegen dankzij toepassing van intensieve chemo- en radiotherapie en agressieve chirurgie in goed opgezette klinische studies. Ondanks deze forse verbetering zijn er nog steeds groepen patiënten met een slechte prognose. In dit hoofdstuk is ALL met een vroeg recidief beschreven als voorbeeld van een ziekte met een slechte prognose, hetzelfde geldt echter voor een patiënt met een agressieve, stadium-4-neuroblastoom. De zware therapie kan slechts gegeven worden door multidisciplinair werkende behandelteams in centra waar veel ervaring aanwezig is. Vandaar dat de behandeling van kinderen met kanker in Nederland gegeven en gecoördineerd wordt in zeven kinderoncologische centra, in samenwerking met 'shared care ziekenhuizen'. Omdat de, intensieve, behandeling gegeven wordt aan kinderen in de groei en ontwikkeling, is de kans op het ontstaan van late effecten na de behandeling groot. De zorg voor late effecten is daarmee een essentieel onderdeel van de kinderoncologie.

Kernpunten

- Vrijwel alle kinderen met kanker worden behandeld volgens de richtlijnen van nationale en internationale studies.
- Dankzij toepassing van intensieve behandeling is momenteel circa 75% van de kinderen met kanker te genezen.
- Behandeling van kinderen met kanker vindt plaats in een beperkt aantal kinderoncologische centra in samenwerking met 'shared care ziekenhuizen'.
- Behandeling van kinderen met kanker vereist een multidisciplinaire aanpak.
- Zorg voor late effecten is een essentieel onderdeel van de kinderoncologie.

Literatuur

Bleyer A, Barr R, Hayes-Lattin B et al. The distinctive biology of cancer in young adults. Nat Rev Cancer 2008;8:288-98.

Bont JM de, Holt B van der, Dekker AW et al. Adolescents with acute lymphatic leukaemia achieve significantly better results when treated following Dutch paediatric oncology protocols than with adult protocols. Ned Tijdschr Geneeskd 2005;149:400-6.

Dongen JJ van, Seriu T, Panzer-Grümayer ER et al. Prognostic value of minimal residual disease in acute lymphoblastic leukaemia in childhood. Lancet 1998;352:1731-8.

Grootenhuis MA, Vrijmoet-Wiersma J, Meijer-van den Bergh EMM. Psychologische behandeling bij kinderen met kanker. In: Haes H de, Weezel LG van, Sanderman R. Psychologisch patiëntenzorg in de oncologie. Handboek voor de professional. Assen: Van Gorcum, 2009.

Holleman A, Cheok MH, Boer ML den et al. Gene-expression patterns in drug-resistant acute lymphoblastic leukemia cells and response to treatment. N Engl J Med 2004;351:533-42.

Kamps WA, Naafs-Wilstra MC, Schouten-van Meeteren AYN, Tissing WJE. Werkboek Ondersteunende behandeling in de kinderoncologie. Amsterdam: VU University Press, 2005.

Kazak AE, Rourke MT, Alderfer MA, Pai A, Reilly AF, Meadows AT. Evidence-based assessment, intervention and psychosocial care in pediatric oncology: a blueprint for comprehensive services across treatment. J Pediatr Psychol. 2007 Oct;32(9):1099-110.

Pieters R, Schrappe M, De Lorenzo P. A treatment protocol for infants younger than 1 year with acute lymphoblastic leukaemia (Interfant-99): an observational study and a multicentre randomised trial. Lancet 2007;370(9583):240-50.

Pizzo PA, Poplack DG. Principles and practice of pediatric oncology. (5th ed.) Philadelphia, PA: Lippincott Williams & Wilkins, 2005.

Pui CH, Robison LL, Look AT. Acute lymphoblastic leukaemia. Lancet 2008;371:1030-43.

C. Begeleiding, verpleging en palliatie

Psychosociale zorg voor de kankerpatiënt

34

J.E.H.M. Hoekstra-Weebers, M.H.M. van der Linden

34.1 Inleiding

De eerste angst van een patiënt die te horen krijgt dat hij kanker heeft, is nog steeds die voor de dood. Het risico om te overlijden aan de gevolgen van kanker is de afgelopen decennia echter aanzienlijk gedaald door verbeterde diagnostiek en behandelingsmogelijkheden en door screening. De vijfjaarsoverleving van alle vormen van kanker lag in 2006 op 57%. Voor sommige vormen van kanker ligt de vijfjaarsoverleving op meer dan 85% (bijvoorbeeld testistumoren, borstkanker), maar voor andere vormen van kanker is die < 15% (longkanker of pancreaskanker). Door de verbeterde overleving krijgt kanker steeds meer het karakter van een chronische ziekte. Het aantal mensen dat kanker heeft gehad zal in de komende jaren aanzienlijk toenemen. Terugkeer van de ziekte, het optreden van tweede tumoren en morbiditeit ten gevolge van de behandeling spelen voor deze mensen de rest van hun leven een rol.

Vanaf het moment dat er een verdenking is van de ziekte kanker, verandert het leven van patiënten. De aard en de ernst van de fysieke, psychische of sociale belasting die door de confrontatie met kanker optreedt, kan door vele factoren bepaald worden, bijvoorbeeld door persoonlijke kenmerken als leeftijd, burgerlijke staat, persoonlijkheid en ervaren sociale steun; maar ook door aspecten van de ziekte of zorg, zoals het te doorlopen ziektetraject en de arts-patiëntcommunicatie. Dit hoofdstuk richt zich op de door kankerpatiënten ervaren psychosociale problematiek en de zorg daaromtrent. Psycho-oncologische of psychosociaal oncologische zorg is een belangrijke component van de totale integrale zorg voor de kankerpatiënt. De zorg richt zich op informatie en voorlichting, verbetering van de kwaliteit van leven (tijdig signaleren van problemen en interveniëren) en op het behandelen en controleren van symptomen. Deze aspecten van psychosociale zorg voor kankerpatiënten komen in dit hoofdstuk aan de orde. Gezien het belang van het ziektetraject, de specifieke problemen in elke fase en de zorg die kankerpatiënten daarvoor nodig hebben, worden de verschillende fasen in dat traject eerst nader belicht.

34.2 Ziektetraject

Het totale ziektetraject van een patiënt bestaat uit een periode van verdenking, diagnosestelling, behandeling, controles en indien de behandeling succesvol is, volgt ontslag uit controle. Patiënten die palliatief behandeld worden, overlijden na een terminale fase. De periode van verdenking tot diagnose kan kort zijn (bijvoorbeeld eendaags diagnostiek bij mammatumor) of enkele weken duren (bijvoorbeeld wekedelen- of bottumoren). De behandeling van kanker wordt bepaald door de aard van de tumor en het stadium van de ziekte bij diagnose. De behandeling kan variëren van observeren of actieve controle tot een intensieve gecombineerde behandeling van bijvoorbeeld chirurgie, systemische behandeling (chemotherapie, hormonale therapie, immuuntherapie) en radiotherapie. Een behandeling kan kort duren, bijvoorbeeld wanneer alleen sprake is van chirurgie, maar kan ook wel vijf jaar duren, bijvoorbeeld bij sommige vrouwen die een gecombineerde behandeling ondergaan voor borstkanker. De behandeling kan gericht zijn op curatie, voor anderen is genezing geen mogelijkheid en is de behandeling vanaf de diagnose palliatief. Een in intentie curatief gestarte behandeling kan palliatief worden na het optreden van metastasen of een recidief. Het voorgaande maakt duidelijk dat er een enorme variatie is in het ziektetraject van individuen die geconfronteerd worden met kanker, ook al doorlopen zij allen de hiervoor beschreven ziektefasen. Deze variatie in ziektetraject vraagt om op maat gegeven psychosociale zorg, ook al zitten er veel algemene kenmerken aan de psychosociale zorg (zoals goede informatie en voorlichting, detectie van patiënten die behoefte hebben aan psychosociale professionele hulp, psychosociale interventies).

34.2.1 PREDIAGNOSTISCHE FASE

Voordat er bij iemand kanker wordt vastgesteld, is er een periode geweest waarin de patiënt lichamelijke klachten of veranderingen opmerkte die hij ernstig genoeg vond om daarvoor naar de huisarts te gaan. Deze periode kan bij sommige patiënten kort zijn, maar bij andere patiënten lang duren, tot meer dan een jaar in 17% van de gevallen. De totale periode van signaleren, dat de patiënt symptomen als ernstig interpreteert, daadwerkelijk een afspraak maakt voor medische aandacht daarvoor, tot het stellen van de diagnose wordt uitstel genoemd, in het Engels delay. Daarbij kan onderscheid gemaakt worden tussen uitstel veroorzaakt door de patiënt (patient's delay) en uitstel door de dokter (doctor's delay). Uitstel door de patiënt kan onderverdeeld worden in '(symptom) appraisal delay', waarmee het signaleren van symptomen en het als ernstig interpreteren wordt bedoeld en 'behavioral delay', de tijd die zit tussen de interpretatie dat de symptomen ernstig zijn en de afspraak bij de (huis)arts. Er zijn verschillende redenen bekend voor uitstel door de patiënt. Allereerst kan het liggen aan kennis over en interpretatie van waarschuwingssignalen. Sommige klachten of symptomen zijn vaag of onduidelijk, zoals vermoeidheid of een gevoel van algehele lichamelijke zwakte, terwijl van andere waarschuwingssignalen inmiddels redelijk goed bekend is dat er mogelijk sprake is van kanker, bijvoorbeeld bloed bij urine of ontlasting, een veranderende moedervlek, een zwelling. In het eerste geval zal een patiënt de ervaren symptomen minder snel interpreteren als mogelijk samenhangend met kanker. Daarnaast kunnen er verschillende psychologische redenen zijn. Er zijn patiënten die de neiging hebben om klachten als niet ernstig te beschouwen – 'het gaat vanzelf wel weer over' – en anderen die niet naar de dokter gaan juist omdat ze zo bang zijn dat er iets ernstigs aan de hand is of de ernst ontkennen. Het eerste, het bagatelliseren van klachten, komt het meeste voor. Het kan ook liggen aan de persoonlijkheid (mensen die geneigd zijn angstig op situaties te reageren stellen langer uit) en aan een factor als opleiding (hoe lager opgeleid hoe meer uitstel). Ten slotte is vertrouwen hebben in artsen of de medische behandeling een reden voor uitstel. Hoe minder mensen geloven dat de dokter of een behandeling kan helpen hoe meer uitstel. Elke oorzaak van uitstel brengt zijn eigen psychosociale problemen voor de patiënt met zich mee, variërend van schuldgevoelens vanwege het niet (tijdig) onderkennen van de aard en ernst van de symptomen tot boosheid op zichzelf of anderen uit de nabije omgeving.

Van uitstel door dokters is sprake wanneer er tijd voorbijgaat omdat de (huis)arts de klachten niet herkent als behorend bij een vorm van kanker en er daarom niet meteen verwijzing plaatsvindt en wanneer er tijd voorbijgaat voor het maken van afspraken voor diagnostiek. In geval van een kwaadaardige aandoening kan uitstel door de arts tot relationele problemen leiden tussen de patiënt en de arts. Het is daarom belangrijk dat de arts met de patiënt zo goed mogelijk bespreekt wat de beweegredenen waren om niet meteen te verwijzen en/of wat de redenen waren voor het tijdpad van diagnostiek.

34.2.2 PERIODE VAN DIAGNOSESTELLING

De periode van diagnosestelling kenmerkt zich door grote onzekerheid. Er is angst dat het kanker is, angst voor een mogelijk mutilerende en/of agressieve behandeling, voor eventuele bijwerkingen, voor de prognose. Hoe langer de wachttijd voor noodzakelijke diagnostiek hoe meer depressieve gevoelens er voorkomen. Eendags diagnostiek bij vrouwen die verdacht worden van borstkanker of tweedaags diagnostiek bij verdenking op longkanker is een manier om deze crisisperiode zo kort mogelijk te houden. Sneldiagnostiek is niet altijd mogelijk vanwege de schaarste aan dure diagnostische apparatuur, gebrek aan menskracht of de complexiteit om tot een juiste histopathologische diagnose te komen. Het is belangrijk dat oncologisch specialisten zo duidelijk mogelijk met hun patiënten communiceren over de verwachte duur van de diagnostische periode en over het nut en de noodzaak van de diagnostische onderzoeken.

Blijkt er sprake van kanker dan volgt een slechtnieuwsgesprek. Het goed voeren daarvan vereist dat de betreffende medisch specialist over voldoende communicatieve vaardigheden beschikt. Aan communicatieve vaardigheden wordt tegenwoordig in het medisch curriculum standaard aandacht gegeven. Belangrijk in een dergelijk gesprek is de emotionele opvang van de patiënt, een valkuil in het gesprek is te veel informatie geven. Het blijkt voor patiënten heel lastig om zowel het slechte nieuws te verwerken als tegelijkertijd specifieke informatie over de tumor en mogelijke behandelingen en bijwerkingen daarvan te begrijpen, te verwerken en een beslissing te nemen. Aangeraden wordt daarom dit in een tweede gesprek uitgebreid aan de orde te laten komen (zie communicatie en voorlichting verderop in dit hoofdstuk).

Een patiënt heeft niet altijd een keuze uit verschillende behandelingsmogelijkheden. Is dat wel zo dan moet een patiënt zijn keuze baseren op informatie die mondeling gegeven is en op schriftelijk informatiemateriaal. Het blijkt dat maar een klein deel van de patiënten het schriftelijk informatiemateriaal leest dat wordt meegegeven. Dit speelt dan ook geen grote rol bij het nemen van de beslissing over een behandeling in deze fase. Een grotere rol speelt de manier waarop de specialist een behandeling voorstelt en/of het vertrouwen dat een patiënt heeft in deze specialist. De meerderheid van de patiënten geeft er de voorkeur aan samen met de arts een beslissing te nemen, een klein deel wil daarin een actievere of juist passievere rol. Patiënten ervaren soms dat specialisten een voorkeur hebben voor een bepaalde keuze, maar het komt ook voor dat patiënten hun specialist vragen voor welke optie hij zelf zou kiezen.

34.2.3 BEHANDELING

De ernst en de aard van de problemen tijdens deze periode zijn afhankelijk van de behandeling. Zo kan er sprake zijn van mutilatie of complicaties ten gevolge van chirurgie en kunnen problemen op het gebied van lichaamsbeeld en seksualiteit een rol spelen. Anderen kunnen kampen met haarverlies, misselijkheid, vermoeidheid, en/of fertiliteitproblemen door chemotherapie of weefsel- of botbeschadiging en vermoeidheid na radiotherapie. Patiënten ervaren verlies van controle over de regie van het eigen leven, ze hebben het gevoel tijdens de behandeling in een rijdende trein te zitten waarvan iemand anders de machinist is en die onderweg bijna nergens stopt. Angst, depressieve gevoelens en onzekerheid over het slagen van de behandeling zijn gevoelens die in deze fase vaak voorkomen. Op drie vaak voorkomende symptomen wordt hierna wat dieper ingegaan.

Onderzoek toont aan dat *vermoeidheid* voorkomt bij 70-80% van de kankerpatiënten die in behandeling zijn; 50-75% van de patiënten met gemetastaseerde kanker en 20-30% van de patiënten die klaar zijn met de behandeling zijn langer dan een jaar ernstig vermoeid. Patiënten geven aan dat kankergerelateerde vermoeidheid heviger en ernstiger is dan de moeheid die ze ervoeren toen ze niet ziek waren. De pathofysiologie van vermoeidheid bij kanker is grotendeels onbekend, evenals hoe de kanker, de kankertherapie en comorbiditeit zich met elkaar verhouden. Mogelijk lichamelijke oorzaken zijn door de tumor geproduceerde cytokinen, bloedarmoede, pijn, een ontregelde hormoonhuishouding, toxische celafbraakproducten, medicijngebruik, lichamelijke inactiviteit of een veranderd eetpatroon. Een mogelijk emotionele oorzaak is depressiviteit, maar depressiviteit kan ook het gevolg van vermoeidheid zijn. Zowel psychologische als fysieke revalidatieprogramma's dragen bij aan vermindering van vermoeidheidsklachten.

Pijn is een van de meest voorkomende en gevreesde klachten bij kankerpatiënten. Een recente overzichtsstudie laat zien dat pijn voorkomt bij 64% van de patiënten met gevorderde, gemetastaseerde of terminale ziekte, bij 59% van de patiënten die onder behandeling zijn en bij 33% van de patiënten na curatieve behandeling. Meer dan een derde van de patiënten beschrijft de intensiteit van de pijn als matig tot ernstig. Pijn wordt in belangrijke mate veroorzaakt door de tumor en/of de behandeling. Er is ook een psychologische component, de subjectieve ervaring van de intensiteit en de betekenis van pijn. Pijn hangt in hoge mate samen met de algehele kwaliteit van leven van patiënten. Het leidt ook tot gevoelens van angst en depressie, beperkingen in fysieke beweging, verstoorde slaap en een afname van sociale interacties. Tegelijkertijd uiten sommige mensen hun gevoelens van angst of spanning in pijnklachten. Hoewel regelmatige pijnanamnese en adequate pijnbestrijding al enige jaren in de belangstelling staan (NCCN-richtlijn en Nederlandse richtlijn), blijkt toch dat 40-60% van de patiënten met kanker geen adequate pijnbehandeling krijgt. Wanneer pijnklachten onderbehandeld worden dan is de kans kleiner dat psychosociale zorg effectief is. Psychosociale interventies,

zoals pijneducatie, ontspanningsoefeningen, cognitieve gedragstherapie en het bijhouden van een dagboek blijken effectief om pijn bij kankerpatiënten te verminderen.

Kanker kan problemen opleveren op het gebied van *seksueel functioneren*. Deze problematiek komt vooral voor bij patiënten die geconfronteerd worden met kanker aan de geslachtsorganen, maar ook bij borstkankerpatiënten komen klachten op dit gebied voor. Helaas is getalsmatig nog maar weinig bekend over hoe vaak, welke problemen bij welke vorm van kanker en behandeling voorkomen. De door de tumor en behandeling opgelopen schade lijkt in 30% van de gevallen tot een blijvende verstoring van het seksueel functioneren te leiden. Bij problemen op dit gebied moet gedacht worden aan problemen met seksueel verlangen, opwinding, orgasme, pijn en seksuele ontevredenheid. Chirurgie, chemotherapie en radiotherapie kunnen gevolgen hebben voor het seksueel functioneren, maar andere problemen samenhangend met de ziekte kunnen daaraan ook bijdragen. Voorbeelden daarvan zijn vermoeidheid, lichaamsbeeld na amputatie, infertiliteit, pijn, vervroegde overgang, het gevoel van mannelijkheid of vrouwelijkheid (of de aantasting daarvan), angst, schaamte en boosheid. In hoeverre er sprake is van een verminderd seksueel functioneren, hangt ook samen met kenmerken van het individu, zoals persoonlijkheid, intimiteit in de partnerrelatie, leeftijd en de manier van omgaan met problemen. Problemen op dit gebied worden niet altijd aan de orde gesteld door artsen, verpleegkundigen of andere hulpverleners in de klinische praktijk. Het bespreken van dit onderwerp is voor veel mensen lastig, het wordt als te intiem en privé beschouwd. Ook wordt de ernst nogal eens onderschat, ontbreekt de deskundigheid op het gebied van seksualiteit, of bestaat het idee dat de patiënt het initiatief moet nemen. Het voorbijgaan aan mogelijke problemen met seksualiteit is jammer, omdat er verschillende mogelijkheden zijn voor behandeling, niet alleen medisch, maar zeker ook psychosociaal. Daarbij kan gedacht worden aan specifieke hulp van een seksuoloog maar ook aan cognitieve gedragstherapie.

Therapietrouw

De indruk bestaat dat patiënten met kanker zich beter zouden houden aan de voorgeschreven behandeling dan mensen met niet-oncologische chronische aandoeningen. Een overzichtsstudie laat echter zien dat het percentage patiënten met kanker dat hun orale medicatie volgens de voorschriften inneemt, varieert tussen 16% en 100%. Ook al valt op een aantal studies wat aan te merken, de boodschap is dat een deel van de patiënten zich niet volledig houdt aan de behandeling; ze slikken te weinig pillen en/ of niet lang genoeg. Consequenties van het niet-houden aan behandelingsvoorschriften zijn een verhoogde kans op lokale en afstandsmetastasen, een slechtere overleving en een toename van de medische consumptie. Wanneer patiënten in een klinische studie niet therapietrouw zijn dan zouden artsen kunnen concluderen dat de behandeling niet effectief is en op basis daarvan ten onrechte overschakelen of zoeken naar een andere behandeling. Een gebrek aan vertrouwen in de behandeling, bijwerkingen, kosten, de duur van de behandeling, een slechte relatie tussen de patiënt en de arts, en het hebben van psychologische problemen hangen samen met minder therapietrouw. Het niet-verschijnen op een poliklinische afspraak kan een waarschuwingsteken zijn. Om de kans op therapieontrouw te verlagen is het raadzaam dat artsen de tijd nemen om het nut en de noodzaak van de behandeling en het medicatieschema goed uit te leggen en regelmatig na te vragen of de patiënt de medicatie volgens schema slikt. Dit laatste zou ook door verpleegkundigen of de apotheek kunnen gebeuren. Wat pijnmedicatie betreft, blijken verpleegkundigen een effectieve educatieve rol te kunnen vervullen, waardoor patiënten hun medicatie beter innemen en daardoor minder pijn hebben.

34.2.4 CONTROLEPERIODE

Na het afsluiten van de actieve behandeling volgt een periode van regelmatige controles. Aan de ene kant zijn patiënten opgelucht omdat de behandeling aangeslagen is, aan de andere kant wordt deze periode gekenmerkt door angst voor metastasen of het optreden van een recidief. Ook vertellen patiënten dat dit de tijd is waarin zij de rust hebben om na te denken over wat hen nu allemaal is overkomen en dat te verwerken. Sommige patiënten die eerder de situatie onder controle leken te hebben, beginnen nu klachten te krijgen op verschillende kwaliteit-van-levengebieden. Daarom is het goed om patiënten ook in deze fase regelmatig te vragen naar hun psychosociaal functioneren, zodat zo nodig professionele psychosociale zorg geboden kan worden.

Voor patiënten met een baan speelt werkhervatting een rol (Wet Poortwachter). Het streven is dat patiënten zo snel als mogelijk en verantwoord is weer aan het werk gaan. Voor sommige patiënten is dit trouwens al tijdens de behandeling aan de orde. Van de mensen die curatief behandeld waren en een baan hadden bij diagnose bleek 24% zes maanden later het werk weer te hebben hervat en dat percentage bleek 64 te zijn achttien maanden na diagnose. Werk draagt in belangrijke mate bij aan de kwaliteit van leven. Behalve dat het zorgt voor de noodzakelijke financiën, draagt werk bij aan een gevoel van eigenwaarde en weer normaal te zijn. Collega's op de werkvloer kunnen een bron van emotionele steun zijn. Wel blijkt werkhervatting voor een deel van de patiënten moeilijk vanwege pijn, slaap- en vermoeidheidsklachten, angst, of concentratie- en geheugenproblemen. De bedrijfsarts of arbo-arts kan bij het proces van werkhervatting een belangrijke rol spelen, waarbij een goede communicatie met de behandelend specialist over de behandeling en de mogelijke gevolgen daarvan nodig is. Ook een maatschappelijk werker kan ingeschakeld worden in het proces van werkhervatting.

34.2.5 'SURVIVORS'

Voor mensen die de ziekte kanker hebben overleefd is de behoefte aan zorg voor de rest van hun leven anders dan voor mensen die niet geconfronteerd zijn met kanker. Zij lopen het risico op het optreden van tweede of van behandelingsgerelateerde tumoren. Meerdere gevolgen van de behandeling die zich op de langere termijn openbaren, zijn inmiddels bekend zoals hart- en orgaanfalen, diabetes, overgewicht, incontinentie en problemen op het gebied van fertiliteit. Op psychosociaal gebied zijn vaak beschreven problemen hervatten of het vinden van werk, posttraumatische stresssymptomen, vermoeidheid, verminderde concentratie en aandacht, en relationele en sociale problemen. Patiënten geven aan dat ze angstig en onzeker blijven en dat ze er moeite mee hebben om met vertrouwen verder te leven nadat de periode van behandeling en controles is afgesloten. Bovendien vallen ze in een gat, omdat ze een netwerk van specialisten en verpleegkundigen kwijtraken met wie ze soms jaren contact hebben gehad. Door het regelmatige contact met hen was er een gevoel van veiligheid en controle. Het is voor mensen vaak onduidelijk wie verantwoordelijk is voor hun medische en psychosociale zorg nadat ze door het ziekenhuis ontslagen zijn in verband met hun kanker en tot wie zij zich moeten richten met problemen.

Tot op heden is de zorg voor mensen die kanker hebben gehad niet goed gecoördineerd of vastgelegd. Vanwege dit gebrek aan continuïteit en om ervoor te zorgen dat mensen die behandeld zijn voor kanker in staat zijn om hun eigen gezondheid goed in de gaten te houden en voor hun eigen belangen op te komen als het gaat om het verkrijgen van de juiste medische en psychosociale zorg in de komende jaren, wordt geadviseerd om te zorgen dat elke patiënt bij ontslag uit follow-up van het ziekenhuis een schriftelijke samenvatting van de ontvangen integrale zorg en een nazorgplan krijgt. Zo'n individueel nazorgplan zou een bijdrage moeten leveren aan diverse aspecten van de continuïteit van de zorg. Wat betreft informatie en communicatie moet er goede afstemming zijn tussen de zorgverleners van verschillende medische en psycho-oncologische disciplines in de intra- en extramurale zorg. Relationeel is het contact tussen patiënt en hulpverlener van belang. Wat het management betreft moet er aandacht zijn voor het geven van tijdige en integrale zorg door bijvoorbeeld het benoemen van een vast contactpersoon, een taakverdeling tussen ziekenhuis en huisarts/wijkverpleging, duidelijkheid over nacontroles, psychosociale signalering en verwijzing voor psychosociale distress. Een nazorgplan geeft inzicht in nacontroles, in mogelijk fysieke en psychosociale problemen op de korte en langere termijn, in waarschuwingstekens voor het optreden van fysieke late effecten van de behandeling en in het bevorderen van gezondheidsgedrag.

34.2.6 PALLIATIEVE EN TERMINALE FASE

De Wereldgezondheidsorganisatie (WHO) heeft in 2002 de volgende definitie van palliatieve zorg gegeven: 'Palliatieve zorg is een benadering die de kwaliteit van leven verbetert van patiënten en hun naasten die te maken hebben met een levensbedreigende aandoening, door het voorkomen en verlichten van lijden door middel van vroegtijdige signalering en zorgvuldige beoordeling van pijn en andere problemen van lichamelijke, psychosociale en spirituele aard.' Palliatieve zorg kan variëren van jaren tot enkele dagen. Deze zorg heeft niet de intentie om het overlijden te versnellen of uit te stellen, maar biedt ondersteuning om de patiënt, zijn familie en zorgverleners te helpen de ziekte van de patiënt en de progressie ervan te aanvaarden, leren om te gaan met hun persoonlijk verlies. Naast symptoomverlichting is verbetering van de kwaliteit van leven een belangrijk doel. Daarom wordt naast de zorg voor fysieke symptomen veel aandacht gegeven aan psychische, sociale en spirituele aspecten van het leven van de patiënt en zijn naasten. Dit brengt met zich mee dat goede palliatieve zorg wordt verleend door een multidisciplinair team, bestaande uit artsen, verpleegkundigen, fysiotherapeuten, psychologen, maatschappelijk werkers en geestelijk verzorgers.

Na het eerste slechte nieuws dat sprake is van ongeneeslijke ziekte passen de meeste mensen zich geleidelijk aan deze nieuwe situatie aan. Aanvankelijk zijn somatische problemen goed onder controle te houden en soms is er zelfs sprake van revalidatie of hervatting van dagelijkse activiteiten. In de terminale fase komen fysieke problemen steeds meer op de voorgrond te staan en gaan patiënten en naasten zich voorbereiden op de naderende dood. Wat acceptabel is als behandeling of medische interventie verschuift voor patiënten in de palliatieve fase. Mensen blijken meer te accepteren aan verlies van kwaliteit van leven of aan problemen dan zij eerder voor mogelijk hielden. Daarom is het moeilijk voor zorgverleners die vanuit hun 'gezonde perspectief' een mening hebben over wat wel of niet acceptabel is voor een bepaalde patiënt om mee te gaan met bepaalde behandelwensen.

In de moderne palliatieve zorg neemt het zogeheten scenariodenken van hulpverleners een belangrijke plaats in. Behandelaars anticiperen op medische of psychosociale problemen waarmee de patiënt te maken kan krijgen.

De prevalentie van angst en depressie neemt toe met het voortschrijden van de palliatieve fase. Anders dan in de curatieve medische zorg worden deze psychische klachten vaak mede veroorzaakt door biologische processen of somatische aspecten. Zo is bekend dat depressie vaker voorkomt bij patiënten met hersenmetastasen, tijdens immuuntherapie of hormoontherapie, bij specifieke tumoren zoals pancreascarcinoom of hoofd-halstumoren of wanneer pijn niet goed onder controle is. Ook bij angst is er een interactie tussen somatische en psychische problemen. Kortademigheid veroorzaakt vaak angst om te stikken. Maar ook pijn of een delier kan tot veel angst leiden.

34.3 Zorg voor patiënten met kanker

34.3.1 CONTINUÏTEIT VAN ZORG

De zorg voor patiënten met kanker is de afgelopen jaren verschoven van de kliniek naar de polikliniek. Opnames worden zo kort mogelijk gehouden en patiënten komen voor hun behandeling vaak maar kort naar de polikliniek. Dat heeft een veranderd, mogelijk minder persoonlijk, contact tussen de behandelaars in het ziekenhuis en de patiënt tot gevolg. Huisartsen en de thuiszorg vervullen nu een belangrijke rol in de zorg voor de patiënt in de thuissituatie. Dat stelt eisen aan de overdracht tussen de intra- en extramurale zorgverleners. Het stelt ook eisen aan de patiënt en diens familieleden om ervoor te zorgen dat zorg verkregen wordt wanneer die nodig is. Het is niet vanzelfsprekend dat een huisarts ongevraagd langskomt bij een patiënt die behandeld wordt voor kanker en thuis is.

Het recente rapport van de Inspectie voor de Gezondheidszorg (2009) constateert dat er onvoldoende continuïteit van zorg/ketenzorg is voor patiënten met kanker. Mensen met kanker hebben vaak zorg nodig van specialisten van verschillende disciplines, zoals de chirurg-oncoloog, medisch oncoloog, radiotherapeut, van gespecialiseerde verpleegkundigen, van paramedici zoals fysiotherapeuten en diëtisten en van zorgverleners in de psychosociale oncologie zoals psychologen, maatschappelijk werkers en geestelijk verzorgers. Vaak zitten deze zorgverleners op verschillende locaties, wat nog meer bijdraagt aan slecht gecoördineerde en gefragmenteerde zorg. Een elektronisch patiëntendossier kan bijdragen aan de continuïteit. Helaas is dit in veel ziekenhuizen nog niet gerealiseerd. Een ander handvat is de ontwikkeling van zorgpaden. Een multidisciplinaire groep van zorgverleners maakt afspraken over het hele ziektetraject, van vermoeden tot ontslag uit controles of overlijden, die in een tumorspecifiek zorgpad worden vastgelegd. In de thuissituatie of nadat het ziektetraject in het ziekenhuis is afgesloten is het de huisarts die de verantwoordelijkheid voor de gezondheidszorg voor de patiënt met kanker heeft. Het eerder besproken nazorgplan kan ervoor zorgen dat de huisarts goed en volledig geïnformeerd is over de kenmerken van de ziekte en ook over het psychosociaal functioneren van de patiënt in de periode dat er voornamelijk of alleen contact was met de zorgverleners in het ziekenhuis.

34.3.2 INFORMATIE EN VOORLICHTING

Huisartsen, oncologisch specialisten en (gespecialiseerde) verpleegkundigen zijn gedurende het hele ziektetraject verantwoordelijk voor het geven van informatie, voorlichting, counseling en het ondersteunen van patiënten bij het nemen van beslissingen. Zij zijn de boodschappers van slecht nieuws en vangen de patiënt emotioneel op. In dat opzicht geven zij voortdurend psychosociale zorg, zorg als onderdeel van de basale zorg. De Wet op de Geneeskundige Behandelingsovereenkomst (WGBO, 1995) bepaalt dat elke patiënt geïnformeerd wordt over zijn ziekte, de daarbij behorende behandeling(smogelijkheden) en de consequenties daarvan. Over het algemeen gebeurt dit ook. Toch blijkt gebrek aan informatie een van de grootste knelpunten voor patiënten. Mogelijke redenen daarvoor zijn dat informatie gegeven wordt op een moment dat emoties bij de patiënt een zo grote rol spelen dat die de opname en verwerking van informatie hinderen, dat er te veel informatie tegelijkertijd gegeven wordt, dat verschillende hulpverleners soms tegenstrijdige informatie geven of dat een hulpverlener ervan uitgaat dat een collega de informatie wel gegeven zal hebben. Veel patiënten hebben voor de behandeling van hun kanker te maken met hulpverleners van verschillende disciplines. Goede coördinatie en afstemming zijn daarom nodig. In het kader van kwaliteitsverbeterende projecten, zoals tumorspecifieke zorgpaden en de 'steeds beter' projecten, en bij de ontwikkeling van tumorgebonden richtlijnen wordt aan het goed en tijdig informeren in toenemende mate aandacht gegeven. Daarbij wordt besproken en vastgelegd welke informatie, door wie, op welk moment in het ziektetraject gegeven wordt aan de patiënt. Het door de hulpverlener herhalen van informatie, het door de patiënt in eigen woorden laten terugvertellen van de gegeven informatie en/of het toetsen van begrip bij patiënten van net gegeven informatie zijn technieken die kunnen helpen om een mogelijk ervaren gebrek aan informatie te verminderen. Specifieke aandacht is nodig voor de informatiestroom tussen het ziekenhuis en hulpverleners in de thuissituatie (huisarts, wijkverpleging). Er moet voor gezorgd worden dat die tijdig en volledig is.

Informatie is belangrijk voor patiënten, omdat het helpt onzekerheid, angst, stress en twijfel te reduceren en controle en autonomie te vergroten. Het helpt bij het nemen van beslissingen over behandelingsopties, het voorbereiden op mogelijke gevolgen van een behandeling en bij therapietrouw. Bovendien versterkt goede en goed gegeven informatie de vertrouwensband tussen de behandelend specialist of verpleegkundige en de patiënt.

Belangrijke andere bronnen van informatie voor patiënten zijn de folders en de informatie- en hulplijn van KWF Kankerbestrijding, de patiëntenverenigingen en de Nederlandse Federatie van Kankerpatiëntenverenigingen (NFK). Er zijn diverse internetsites ontwikkeld die patiënten of hun familieleden raadplegen op zoek naar informatie over hun specifieke ziekte en de daarvoor mogelijke behandelingen. Helaas is de informatie op deze sites niet altijd betrouwbaar, waardoor patiënten soms met informatie in aanraking komen die niet van toepassing blijkt, niet waar is of zelfs schadelijk. Het is voor patiënten of hun naasten moeilijk om de kwaliteit van de informatie van een bepaalde internetsite te bepalen. Dit geldt voor internetsites die medische informatie geven en zeker voor sites die informatie geven over alternatieve behandelmogelijkheden.

34.3.3 KWALITEIT VAN LEVEN EN NOODZAAK VAN PSYCHOSOCIALE ZORG

Patiënten kunnen door hun ziekte problemen ervaren op verschillende gebieden, fysiek, emotioneel, sociaal, praktisch, spiritueel, existentieel. Lichamelijk gezien zijn vermoeidheid, pijn, misselijkheid, fertiliteit, seksualiteit, conditie- en krachtverlies en problemen met het lichaamsbeeld na amputatie bekende voorbeelden. Vaak beschreven problemen op emotioneel gebied zijn angst, depressie, posttraumatische stresssymptomen, verwerkingsproblemen, controleverlies en cognitief disfunctioneren. Patiënten kunnen sociaal gezien steun missen van mensen uit hun omgeving, terwijl ze daaraan in deze periode juist behoefte kunnen hebben. Relaties in het gezin zoals met de partner, kinderen of ouders kunnen onder druk komen te staan. Patiënten kunnen door hun ziekte hun werk, maar ook praktische zaken zoals het huishouden en het verzorgen van kinderen niet meer uitvoeren zoals daarvoor. Ten slotte kunnen patiënten worstelen met zingevings- of levensbeschouwelijke vragen, zoals waarom ik, waarom nu, wat is de zin van het leven, hoe nu verder, hoe verwerk ik verlies, groei ik hier persoonlijk door? Het totaal van deze problemen wordt wel aangeduid met het woord 'distress'. Met distress, waar geen goed Nederlands woord voor is, wordt bedoeld: 'een op meerdere gebieden onplezierige emotionele ervaring van psychologische (cognitief, gedragsmatig, emotioneel), sociale en/of spirituele aard die kan interfereren met het vermogen om effectief om te gaan met kanker, de daarbij horende fysieke symptomen en de behandeling. De mate van ervaren distress loopt langs een continuüm van algemeen voorkomende normale gevoelens van kwetsbaarheid, verdriet en angst tot problemen die het functioneren kunnen belemmeren, zoals depressie, angst, paniek, sociale isolatie en existentiële en spirituele crisis' (National Comprehensive Cancer Network, 2008).

Een groot deel van de patiënten blijkt goed in staat om met de hulp van naasten en het basale (para)medische team de ziekte en de behandeling te verwerken. Met het basale team worden bedoeld de hulpverleners in de intramurale zorg zoals de medisch specialisten, (gespecialiseerde) verpleegkundigen, fysiotherapeut en diëtist en in de extramurale zorg zoals de huisarts en wijkverpleegkundige. Circa 25-50% heeft daarmee echter, ook op de langere termijn, problemen. Deze patiënten zouden baat hebben bij verwijzing naar een hulpverlener gespecialiseerd in de psychosociaal-oncologische zorg, zoals een psycholoog, psychiater, maatschappelijk werker of geestelijk verzorger. Het blijkt echter dat slechts zo'n 10% van alle kankerpatiënten gebruikmaakt van professionele psychosociaal-oncologische hulp. Het lijkt er daarmee op dat een deel van de patiënten niet de zorg krijgt waaraan het mogelijk behoefte heeft.

Voor deze mogelijke onderbehandeling worden in de literatuur verschillende redenen aangegeven. Wat medisch specialisten betreft, blijkt dat zij de zorgbehoefte onvoldoende signaleren door drukte op overvolle (poli)klinieken en daardoor tijdgebrek, dat ze over het algemeen niet gewend zijn specifiek aandacht te schenken aan niet-medische problemen, dat ze problemen als depressie, angst en psychiatrische morbiditeit slecht herkennen en dat ze ook minder tevreden zijn over een consult waarin de patiënt erg emotioneel reageert. Een consult blijkt trouwens niet langer te duren wanneer specialisten adequaat reageren op psychosociale problemen die hun patiënten uiten.

Verpleegkundigen blijken onzeker over hun vaardigheden om dit soort problemen op het spoor te komen en niet te weten naar wie te verwijzen wanneer de problemen wel gesignaleerd worden.

Ook zijn er barrières gevonden bij de patiënten. Patiënten durven de specialist niet lastig te vallen met hun niet-medische problemen, zij durven geen beslag te leggen op diens waardevolle tijd, ze zijn bang voor een tweede stigma omdat ze psychologische of psychiatrische zorg nodig zouden kunnen hebben, ze weten niet hoe ze deze problemen aan de orde moeten stellen tijdens het consult en ze weten vaak niet dat in het ziekenhuis professionele psychosociale zorg beschikbaar is.

Verschillende negatieve gevolgen van hoge distress bij kankerpatiënten zijn bekend, zoals meer moeite hebben met het nemen van beslissingen, het minder goed houden aan behandelingsvoorschriften, meer medische consumptie en dus hogere kosten voor de gezondheidszorg, minder tevredenheid met de ontvangen medische zorg en een minder ervaren kwaliteit van leven.

34.3.4 PSYCHOSOCIALE SIGNALERING

Een oplossing voor het tijdig herkennen van problemen ligt in psychosociale signalering. Signalering is het proces van routinematig en systematisch zicht krijgen op de ernst en aard van problemen met behulp van een signaleringsinstrument, communiceren over de aangegeven problematiek en, wanneer nodig en gewenst door de patiënt, verwijzen naar een hulpverlener in de psychosociale oncologie of een paramedische hulpverlener voor het behandelen van die problemen. In het *Nationaal Programma Kankerbestrijding* (2004), een plan waaraan de Vereniging van Integrale Kankercentra, KWF Kankerbestrijding, het Ministerie van VWS, de Nederlandse Federatie van Kankerpatiëntenorganisaties en Zorgverzekeraars Nederland zich hebben gecommitteerd, wordt in het deelplan 'Patiëntenvoorlichting en psychosociale zorg' de implementatie van psychosociale signalering in de klinische praktijk tot doel gesteld. De Integrale Kanker Centra ondersteunen ziekenhuizen in hun regio met de implementatie van psychosociale signalering. Sinds eind 2009 is de richtlijn *Detecteren behoefte psychosociale zorg* op www.oncoline.nl beschikbaar. Deze richtlijn geeft adviezen over:

– *het te gebruiken instrument voor signalering.* De richtlijn adviseert om voor psychosociale signalering de Lastmeter te gebruiken. De Lastmeter bestaat uit de thermometer, de probleemlijst en de vraag of een patiënt wil praten met een deskundige over de problemen die hij ervaart. Een patiënt kan op de thermometer de ernst van de ervaren distress aangeven door een score tussen de 0 (helemaal geen last) en 10 (extreem veel last) te kiezen. Een score van > 5 op de thermometer geeft klinisch verhoogde distress aan waarvoor psychosociale of paramedische hulp geïndiceerd is. De probleemlijst heeft 47 probleemitems/symptomen in vijf kwaliteit-van-leven domeinen waarop de patiënt met ja of nee kan aangeven of hij/zij van deze problemen/symptomen last heeft. De gebieden zijn: praktische problemen, gezins-/sociale problemen, emotionele problemen, religieuze/spirituele problemen en lichamelijke problemen. Patiënten kunnen de Lastmeter via de website www.lastmeter.nl invullen, printen, e-mailen naar hun zorgverlener en beschermd bewaren door een account aan te maken.
– *op welke momenten in het patiëntentraject het instrument dient te worden ingezet om tijdig distress te kunnen vaststellen.* De richtlijn adviseert om alle volwassen kankerpatiënten de Lastmeter regelmatig te laten invullen tijdens de behandeling, of die nu curatief of palliatief is, en in de controleperiode. De eerste keer zou kunnen zijn vlak nadat de patiënt de diagnose kanker heeft gehoord, maar niet tijdens het slechtnieuwsgesprek, en de laatste keer bij het eindgesprek ter afsluiting van de controleperiode. Tijdens de behandeling en de controlefase kan de patiënt elke twee tot drie maanden de Lastmeter invullen. Dit advies heeft betrekking op de patiënt met kanker in het algemeen. Vanwege de grote variatie in typen kanker en daarmee ziektetraject is het raadzaam de afspraken over afnamemoment en frequentie per patiëntengroep op maat te maken.
– *wie (welke basale hulpverlener) bespreekt wat, wanneer en hoe met de patiënt naar aanleiding van het antwoordpatroon op het instrument.* De ingevulde Lastmeter wordt meteen na het invullen en inleveren besproken met de patiënt door de behandelend arts of verpleegkundige. In de praktijk blijkt de verpleegkundige hierin vaak een regiefunctie te krijgen.
– *bij welke mate van distress en met welke aard van problemen verwezen moet worden naar wie.* Verwijzing is afhankelijk van de ernst en de aard van de problemen. Het afkappunt van 5 op de Lastmeter is daarbij een goed hulpmiddel, evenals de wens van de patiënt om verwezen te worden. Het blijkt namelijk dat ongeveer twee derde van de patiënten met een score > 5 verwezen wil worden, maar dat ook een derde van de patiënten met een score van < 5 daaraan behoefte heeft. Afhankelijk van

de aard van de problemen vindt verwijzing plaats naar een psychosociaal-oncologische hulpverlener zoals de psycholoog, maatschappelijk werker of geestelijk verzorger of naar een paramedicus zoals een diëtist of fysiotherapeut.
- *wat de organisatorische randvoorwaarden zijn waarbinnen detectie succesvol kan worden toegepast.* Belangrijk in dit verband is onder meer dat de instelling de visie heeft dat psychosociale zorg een integraal onderdeel is van de patiëntenzorg; dat de afspraken hierover in multidisciplinair verband worden gemaakt en vastgelegd in een protocol dat op maat is gemaakt voor een bepaald ziekenhuis; dat de basale hulpverleners deskundig zijn in het omgaan met de Lastmeter en in het verwijzen; dat er financiering is voor signalering, verwijzing en zorg; dat er terugkoppeling is naar de hoofdbehandelaar na verwijzing en dat ingevulde Lastmeters in het patiëntendossier opgenomen worden, zodat voor alle betrokken basale hulpverleners inzichtelijk is hoe het gaat met een patiënt gedurende het ziektetraject.

34.3.5 PSYCHOSOCIALE EN FYSIEKE INTERVENTIES

Psycho-oncologische en/of fysieke interventies kunnen nodig zijn in alle fasen van het ziektetraject van een kankerpatiënt. Afhankelijk van de problematiek kan per patiënt en per ziektefase bepaald worden welke interventie, gegeven door welke hulpverlener het meest aangewezen is. Interventies moeten zoveel mogelijk op maat (bijvoorbeeld aansluitend bij type tumor en specifieke behandeling) en 'evidence-based' gegeven worden, in een individueel of groepsprogramma.

Psychosociale interventies
Over de effectiviteit van psychologische interventies is de literatuur verdeeld (Lepore en Coyne, 2006). Wij beperken ons hier tot een aantal psychosociale interventies voor patiënten met kanker voor de effectiviteit waarvan in de wetenschappelijke literatuur enig bewijs te vinden is: psycho-educatie, cognitieve gedragstherapie (CGT), Problem Solving Therapy (PST) en interpersoonlijke therapie (IPT). Deze interventies kunnen individueel, in partner-relatietherapie (PRT), in gezin-familieverband (systeemtherapie) of in groepsvorm aangeboden worden. In de klinische praktijk vinden genoemde interventies vaak gecombineerd plaats.

Psycho-educatie Psycho-educatie is kennisoverdracht van zorgverlener naar patiënt over de mogelijke gevolgen van de ziekte kanker voor diens kwaliteit van leven. In deze informatieoverdracht is het van belang dat ervaringen van de patiënt benoemd worden als normale reacties en dat de patiënt wordt bevestigd in zijn copingsvaardigheden teneinde de patiënt te versterken en te bemoedigen. Psycho-educatie is een vitaal onderdeel van bijna alle beschikbare psychosociale interventies.

Psycho-educatie kan een preventieve werking hebben voor de patiënt en is behulpzaam bij het borgen van de kwaliteit van leven van de patiënt. In deze zin is psycho-educatie sec een zogeheten minimale interventie en past in de huidige aanpak in de gezondheidszorg van 'stepped care', waarbij een meer intensieve behandeling pas wordt ingezet als de minimale interventie onvoldoende blijkt om de patiënt weer op weg te helpen. In de medische zorg zal voor behandelaars en zorgverleners het accent liggen op het waarborgen van goede communicatie en bespreken van verwachtingen over de ziekte, de behandeling en het perspectief.

Cognitieve gedragstherapie (CGT) Cognitieve gedragstherapie (CGT) is een vorm van psychotherapie die door het beïnvloeden van het denken en het gedrag van patiënten vermindering van symptomen bewerkstelligt en daarmee de kwaliteit van leven van patiënten met kanker kan bevorderen. Evidence-based behandelingen voor kankerpatiënten zijn CGT voor depressie en CGT voor chronische vermoeidheid.
Voorbeelden van CGT-interventies zijn:
- ventileren van de gevoelens en/of gedachten:
- voorkomen dat gedachten worden verdrongen, omdat dit zelfdestructief kan zijn. De patiënt wordt uitgenodigd zijn gedachten uit te spreken om te voorkomen dat gevoelens zoals boosheid escaleren. Opluchting kan het gevolg zijn en er ontstaat ruimte om de cognitie (gedachte of overtuiging) die hieraan voorafgaat te onderzoeken. Vervolgens kunnen alternatieve manieren gevonden worden om met heftige gevoelens om te gaan.
- positieve actie ondernemen:
- het is niet altijd mogelijk om gevoelens openlijk te tonen. In plaats daarvan kan een advies om te gaan hardlopen of met een kussen te gooien een goede manier zijn om af te reageren. Ook een probleemoplossende benadering kan helpen. Bijvoorbeeld: een patiënt is van oordeel dat de arts onvoldoende tijd geeft aan de patiënt om vragen te stellen. De arts kan hiermee door de patiënt direct geconfronteerd worden of de patiënt kan alternatieve bronnen van informatie raadplegen. Soms helpt het met de patiënt assertieve vaardigheden te oefenen om het doel te bereiken door middel van een positieve actie. Het gevoel van onmacht of hulpeloosheid kan zo voorkomen worden door het versterken van de zelfeffectiviteit.

Probleemoplossende benadering (Problem Solving Therapy/PST) Problem Solving Therapy (PST) is een inhoudelijk tot in detail uitgewerkt gespreksmodel dat oplossingsvaardigheden van patiënten met depressieve klachten vergroot. Het probleem wordt gedefinieerd en alternatieven worden geformuleerd. De mogelijke gevolgen van een gekozen oplossing worden systematisch geëvalueerd, waarbij selectie plaatsvindt van de meest adequate oplossingen. Na implementatie wordt opnieuw geëvalueerd. Huiswerkopdrachten vormen een onderdeel van de PST. Een patiënt die zijn boosheid uit omdat de arts geen tijd heeft om zijn vragen over het levenseinde te beantwoorden kan geholpen zijn met het doornemen van bepaalde oplossingen hiervoor. Hij kan bijvoorbeeld met de medisch specialist de mogelijkheid van een dubbelconsult bespreken.

Interpersoonlijke therapie (IPT) Interpersoonlijke therapie (IPT) wordt door zorgverleners overwegend toegepast bij stemmingsstoornissen zoals depressie, maar ook bij angststoornissen. Bij deze therapie gaat men ervan uit dat de klachten verband houden met eerdere ervaringen die te maken hebben met problemen in relaties met anderen. Bijvoorbeeld het verlies van iemand, een verandering in de positie/rol ten opzichte van anderen en/of een conflict met anderen. De klachten die hierdoor ontstaan, leiden op hun beurt weer tot problemen in de relaties met anderen, waardoor een vicieuze cirkel ontstaat. Tijdens de therapie bekijkt de therapeut samen met de persoon de situaties die de klachten veroorzaken en onderzoeken ze samen hoe deze situaties veranderd kunnen worden om de klachten te doen afnemen.

Partner-relatietherapie (PRT) Partner-relatietherapie (PRT) is een therapeutische interventie die aan de patiënt wordt aangeboden als het vermoeden bestaat dat de klachten verband houden met de rol die de partner vervult in het ziekteproces. Ook is het mogelijk de partner standaard te betrekken bij gesprekken met de patiënt met het doel de aanpassing aan de ziekte te bevorderen en ontwrichting in de relatie te voorkomen of te bespreken.

Systeemtherapie De ziekte kanker treft niet alleen de patiënt. Ook de partner, kinderen en ouders ondervinden gevolgen van de ziekte. Het is aan te raden om behalve de patiënt diens partner, kinderen of ouders te betrekken in de gesprekken met de patiënt. Dit werkt goed als de heteroanamnese (intake met familielid van de patiënt) afgenomen kan worden en ter ondersteuning van de patiënt. De systeeminterventie is bedoeld om op adequate wijze steun voor de patiënt te mobiliseren. Tevens kan vanuit de verschillende perspectieven van partner en/of kinderen de context van problematiek geanalyseerd, begrepen en besproken worden.

Van groot belang is dat de behandelaar geen partij kiest. Een professionele houding betekent met een 'helikopter view' de situatie en emoties van de patiënt en diens naasten diagnosticeren, begrijpen en een interventie kiezen. Als problemen besproken kunnen worden en verhelderd zijn, kan dit ten goede komen aan de voortgang van de behandeling en het welzijn van de patiënt, diens naasten en zorgverleners.

Groepsinterventie/lotgenotencontact In Nederland zijn verschillende inloopcentra in het kader van de oncologische zorg opgericht (www.ipso.nl). Met name in deze centra worden groepsbijeenkomsten georganiseerd, waaronder lotgenotencontact. Er zijn verschillende groepsinterventies mogelijk. Zo kan er gestreefd worden naar een homogene groep, zoals een groep voor hoofd-halspatiënten, nabestaanden, partners of patiënten die weten dat zij ongeneeslijk ziek zijn. Herkenning en wederzijds begrip van patiënten die hetzelfde doormaken, bijvoorbeeld met betrekking tot het verloop van de behandeling of het uitwisselen van problemen met bijwerkingen en hoe die te hanteren, kunnen voor patiënten zeer steunend zijn. Er kan thematisch gewerkt wordt met gespreksonderwerpen als 'verwerken, hoe doe je dat?' of 'omgaan met spanning' tot 'zingeving'. In het lotgenotencontact, bijvoorbeeld in groepen met patiënten die weten dat zij ongeneeslijk ziek zijn, kunnen ervaringen en tips uitgewisseld worden over hoe om te gaan met bijwerkingen van de behandeling of hoe kinderen in te lichten over je ziekte. Verwijzing naar steungroepen wordt aanbevolen als een goede plaats om gedachten en gevoelens uit te wisselen met lotgenoten. Over de effectiviteit van groepsinterventies is de literatuur verdeeld.

Hierna wordt een casus beschreven van een jonge patiënte met een wekedelentumor ter illustratie van een gecombineerde interventie.

> **Casus**
>
> Moeder van deze patiënte zocht contact omdat zij zich zorgen maakte over de prikkelbaarheid van haar dochter naar haar twee jonge kinderen. Moeder verzocht om een gesprek tezamen met de broer van patiënte. Patiënte zelf volgde een behandeling bij een psycholoog buiten het ziekenhuis. In overleg met die psycholoog en patiënte wordt moeder met haar zoon uitgenodigd voor een gesprek. Dit gesprek resulteerde in het voorstel van de behandelend psycholoog om een *systeeminterventie* uit te voeren. In dit gesprek bleek namelijk dat zowel moeder als de broer hun dochter/zus niet durfden te confronteren met hun zorg over de kinderen van patiënte. Onder begeleiding van de behandelend psycholoog heeft een familiegesprek plaatsgevonden, waarbij tevens de man van moeder, dus de vader van patiënte, die zelf kanker had, aanwezig was. Hieruit bleek dat patiënte onvoldoende begrip ervoer van haar familie voor haar ziekteproces. Zaken werden uiteindelijk naar tevredenheid uitgesproken. Patiënte accepteerde het aanbod van haar vader om de kosten van oppas voor de kinderen te betalen om patiënte te ontlasten, zodat zij meer rust kon nemen, wat haar prikkelbaarheid deed afnemen. Patiënte startte daarna met *individuele vervolgbehandeling* bij de psycholoog. Tijdens het eerste gesprek bleek

patiënte ook onvoldoende steun te ervaren van haar echtgenoot. Dit resulteerde vervolgens in vijf *PRT-gesprekken*. In deze gesprekken kwamen de huishoudelijke taakverdeling, de werkloosheid van de partner en de impact hiervan met name op het ziekteproces van patiënte, aan de orde. Na afronding van deze PRT-gesprekken overleed de vader van patiënte aan kanker. Moeder verzocht om *rouwbegeleiding* en ontving dat met een frequentie van eenmaal per maand. Inmiddels hoorde de dochter van haar specialist dat zij een recidief had ontwikkeld van haar wekedelentumor. Dit nieuws leidde bij patiënte tot een aanpassingsstoornis met verdrietige en angstige kenmerken. Opnieuw werd een behandelplan opgesteld. Ter behandeling ontving patiënte *Problem Solving Therapy*. In deze PST vond veelvuldig *psycho-educatie* plaats en waren er IPT-interventies. Het effect was dat patiënte haar ziekte beter hanteerde en startte met het doen van vrijwilligerswerk om niet alleen met haar ziekte bezig te zijn. Dit gaf goede afleiding en meer zelfvertrouwen, wat weer een positief effect had op de andere familieleden. Zij uitten hun tevredenheid over de kracht en zelfstandigheid van patiënte.

Fysieke interventies

Relaxatietraining Er zijn verschillende vormen van ontspannings- en stressreducerende oefeningen of relaxatietraining. Een dergelijke training kan kort of lang zijn. De relaxatieoefening kan in alle rust plaatsvinden of in een ziekenhuisbed op zaal waar mensen in- en uitlopen. De ontspanning kan plaatsvinden met gesloten ogen met een visuele verbeelding (bijv. een rustig strand met aanrollende golven) en al dan niet gepaard gaan met ademhalingsoefeningen. Het doel van de ontspanning kan zijn beter te kunnen slapen, maar relaxatietraining wordt ook vaak toegepast bij patiënten die last hebben van angst en spanningen bij invasieve, pijnlijke, medische onderzoeken of bij patiënten bij wie ook andere zaken ontregeld zijn geraakt door hun ziekte. In deze situaties kan relaxatietraining als ontspanning en angstreduceerder zeer welkom zijn. Een patiënt die bijvoorbeeld een zware chemotherapie ondergaat, is vaak niet in staat om ook nog inspannende conflicten rond een echtscheiding aan te gaan. Patiënten vragen in toenemende mate zelf om adviezen wat zij kunnen ondernemen om hun ziekte beter te hanteren en specifiek om instructie voor ontspanning. Ook zijn er verschillende dvd's beschikbaar met instructies voor relaxatietraining, geproduceerd door centra voor oncologische zorg. In de wetenschappelijke literatuur wordt gemeld dat relaxatietraining effectief kan zijn bij pijnlijke en/of stressvolle behandelingen, en om angst, depressie, stress en pijn te verminderen. Verschillende disciplines kunnen relaxatietraining aanbieden: verpleegkundigen, maatschappelijk werkenden en psychologen.

Oncologische revalidatieprogramma's Om conditie- en krachtverlies, vermoeidheid en problemen met algemene dagelijkse verrichtingen te verminderen of te voorkomen, zowel tijdens als na afsluiting van de behandeling, zijn inmiddels verschillende oncologische revalidatieprogramma's ontwikkeld en onderzocht op effectiviteit. Fysiek bewegen zou standaard onderdeel moeten zijn van de oncologische zorg in het gehele traject diagnose-behandeling-nazorg. Het lijkt effectiever om vroeg in de kankerbehandeling te beginnen met programma's die fysiek bewegen bevorderen om het optreden van eerdergenoemde klachten te voorkomen dan pas te behandelen als sprake is van matige of ernstige vermoeidheid en verlies van conditie en kracht (selectieve preventie). In Nederland zijn programma's bekend als Herstel en Balans voor mensen die klaar zijn met de behandeling, en Oncomove, Cytofys en Oncofit voor tijdens de behandeling. Het eerste programma is een fysiek trainingsprogramma gecombineerd met psycho-educatie. De laatste drie programma's zijn gericht op het bevorderen van fysiek bewegen. Het doel is een evenwicht te zoeken tussen inspanning en ontspanning door een zorgvuldige opbouw van inspannende activiteiten om zo moeheid, conditie- en krachtverlies te voorkomen of bedwingen. Nederlands onderzoek laat goede resultaten zien van oncologische revalidatieprogramma's wat betreft fysiek functioneren, kwaliteit van leven en vermoeidheid.

Verwijzing naar paramedische hulpverleners is afhankelijk van de problematiek die door de behandeling is of kan ontstaan. Zo kunnen mensen bij wie lymfeklieren zijn verwijderd en die daarom last hebben van vocht in een ledemaat baat hebben bij lymfoedeemtherapie door een fysiotherapeut. Voor patiënten die door de behandeling te maken hebben met gewichtstoename of -verlies, eetproblemen of slikproblemen kan een diëtist ingeschakeld worden, voor patiënten met spraak- en slikstoornissen een logopedist en voor patiënten die aanpassingen nodig hebben na hun behandeling voor kanker om zelfstandig te kunnen functioneren in het dagelijks leven een ergotherapeut.

Gezondheidsgedrag Er is in toenemende mate aandacht voor gezondheidsbevorderend en ziektevoorkomend gedrag, zowel bij patiënten die onder behandeling zijn, bij mensen die kanker hebben overleefd als bij gezonde mensen om kanker te voorkomen. Zo zouden mensen gestimuleerd moeten worden fysiek actief te zijn, te stoppen met roken, op hun gewicht te letten, voldoende fruit en groente te eten en uit de zon te blijven. Het lijkt erop dat mensen die kanker hebben overleefd meer geneigd zijn zich gezond te gedragen, maar dat van hen mannen, minder hoog opgeleiden, ouderen en mensen die in de stad wonen daarmee meer moeite hebben. Medisch specialisten en psychosociale zorgverleners kunnen hierin een grote rol spelen.

34.4 Relevante anderen

Kanker heb je niet alleen. Partners, kinderen, ouders en andere naasten worstelen met hun eigen emoties en proberen een manier te vinden om met de ziekte om te gaan. Net als bij patiënten zijn bij deze naasten hun emotionele reacties het sterkst in de eerste tijd na de diagnose en neemt de hevigheid daarvan af in de loop van de tijd wanneer de patiënt goed reageert op de behandeling. Ook van de naasten blijft een aanzienlijk deel problemen houden.

Het blijkt dat wanneer kanker een echtpaar treft het de vrouwen zijn die meer emotionele problemen ervaren dan de mannen. Of diegene de patiënt is of de partner speelt veel minder een rol. Verder blijkt dat de mate van emotionele problemen van de ene partner matig sterk samenhangt met die van de ander. Dat laatste is ook gevonden bij ouders van een kind met kanker, maar vaders en moeders reageren emotioneel gezien even sterk. Voor kinderen van een ouder met kanker blijkt dat het de adolescente dochters zijn die het meest risico lopen op emotionele problemen. Voor zorgverleners is het belangrijk om met deze wetenschap in het achterhoofd aandacht te hebben voor en zorg te verlenen aan naasten van een patiënt met kanker tijdens de behandeling en gedurende de controleperiode.

Kernpunten

- Psychosociale zorg is integraal onderdeel van de oncologische zorg.
- Elke fase in het ziektetraject gaat gepaard met specifieke problematiek op fysiek, psychologisch, sociaal en levensbeschouwelijk gebied.
- Psychosociale signalering kan helpen te bepalen welke patiënt welke zorg wanneer nodig heeft.
- Psychosociale signalering omvat het: 1. signaleren van problemen, 2. communiceren over de door de patiënt aangegeven problematiek, en 3. verwijzen naar een psycho-oncologische of paramedische hulpverlener, indien nodig en/of gewenst.
- De Lastmeter is een geschikt instrument voor de signalering van psychosociale en fysieke problematiek.
- Verschillende psychosociale en fysieke interventies zijn mogelijk, de keuze voor welke interventie is afhankelijk van de door de patiënt ervaren problemen.

34.5 Samenvatting

De psychosociale zorg is tegenwoordig niet meer weg te denken als integraal onderdeel van de totale zorg voor de patiënt met kanker. Elke fase in het ziektetraject kan voor een kankerpatiënt specifieke problemen met zich meebrengen waarvoor deskundige psychosociale zorg nodig is, naast de medische, verpleegkundige en paramedische zorg. Een groot deel van de patiënten blijkt goed in staat om met hulp van de specialist, verpleegkundige en huisarts en de mensen uit zijn omgeving de fysieke, psychologische en sociale gevolgen van de ziekte te verwerken. Een ander deel heeft daarvoor professionele zorg nodig. Goede signalering van wie dat zijn, tijdige verwijzing en deskundige psychosociale interventies kunnen bijdragen aan het welzijn van deze groep patiënten. Het goed informeren, voorlichten en ondersteunen bij het nemen van beslissingen over en tijdens de behandeling dragen bij aan het functioneren van alle patiënten die te maken krijgen met kanker, evenals het zorg dragen voor continuïteit in de zorg en overdracht tussen zorgverleners. Ook voor naasten moet er specifiek aandacht zijn.

Literatuur

Anderson BL, Cacioppo J, Roberts DC. Delay in seeking a cancer diagnosis: delay stages and psycho-physiological comparison processes. Br J Social Psychol 1995;34:33-52.
Detmar S, Muller M, Schornagel J, Wever L, Aaronson N. Health-related quality-of-life assessments and patient-physician communication: a randomized controlled trial. J Am Med Ass 2002;288:3027-34.
Ganz PA, Hahn E. Implementing a survivorship care plan for patients with breast cancer. J Clin Oncol 2008;28:759-67.
Gezondheidsraad. Nacontrole in de oncologie. Doelen onderscheiden, inhoud onderbouwen. Den Haag: Gezondheidsraad, 2007.
Hoekstra-Weebers JEHM, Leenhouts G. Signaleren van psychosociale problematiek. In: Haes JCJM de, Gualthérie van Weezel LM, Sanderman R, eds. Psychosociale patiëntenzorg in de oncologie. Assen: Van Gorcum, 2009:167-82.
Holland JC. Psychological care of patients: psycho-oncology's contribution. J Clin Oncol 2003;21:253s-65s.
Hubbard G, Kidd L, Donaghy E. Preferences for involvement in treatment decision making of patients with cancer: A review of the literature. Eur J Oncol Nurs 2008;12:299-318.
Inspectie voor de Gezondheidszorg. Zorgketen voor kankerpatiënten moet verbeteren. Onderzoek naar de kwaliteit van de oncologische zorgketen voor patiënten die worden behandeld met radiotherapie. Den Haag: IGZ, 2009.
Institute of Medicine. From cancer patient to cancer survivor: lost in transition. Washington, DC: The National Academies Press, 2005.
Lepore SJ, Coyne JC. Psychological interventions for distress in cancer patients: A review of reviews. Ann Behav Med 2006;32:85-92.
Nationaal Programma Kankerbestrijding. Deel I – Visie en samenvatting NPK 2005-2010. 2004.
National Comprehensive Cancer Network. NCCN Clinical practice guidelines in oncology: distress management. 2008.
Ruddy K, Mayer E, Partridge A. Patient adherence and persistence with oral anticancer treatment. CA Cancer J Clinic 2009;59:56-66.
Stanton AL. Psychosocial concerns and interventions for cancer survivors. J Clinic Oncol 2006;24:5132-7.
Tuinman MA, Gazendam-Donofrio SM, Hoekstra-Weebers JEHM. Screening and referral for psychosocial distress in oncologic practice: use of the Distress Thermometer. Cancer 2008;113:870-8.
Zabora J, BrintzenhofeSzoc K, Curbow B, Hooker C, Piantadosi S. The prevalence of psychological distress by cancer site. Psycho-Oncology 2001;10:19-28.

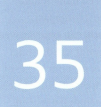

Onderzoek naar de kwaliteit van leven van kankerpatiënten

A.M. Stiggelbout, N.K. Aaronson, M.A.G. Sprangers, J.C.J.M. de Haes

35.1 Inleiding

Het begrip 'kwaliteit van leven' is niet meer weg te denken uit de oncologie. Was een publicatie over dit onderwerp in de jaren zeventig van de vorige eeuw nog bijzonder, inmiddels verschijnen hierover jaarlijks meer dan duizend artikelen. Daarvoor is een aantal redenen te geven. In de eerste plaats worden patiënten mondiger en vragen zij meer aandacht voor hun persoonlijke beleving van ziekte en behandeling. In de tweede plaats is vanuit medisch-ethische hoek de noodzaak onderstreept patiënten te informeren over de toxiciteit van behandelingen voordat zij toestemming geven om een behandeling te ondergaan. In de derde plaats komen steeds meer vormen van behandeling en combinaties daarvan beschikbaar die gepaard gaan met een zware belasting voor patiënten. In de vierde plaats maakt het enthousiasme over de vooruitgang in behandelingsmogelijkheden tegelijkertijd plaats voor het besef dat de winst in overleving vooralsnog beperkt is. En ten slotte dient in de gezondheidszorg, waar schaarste heerst, elke vooruitgang in overleving of kwaliteit van leven afgewogen te worden tegen de kosten van de behandeling.

Er zijn verschillende soorten onderzoek naar de kwaliteit van leven van patiënten. Vaak is onderzoek erop gericht de gevolgen van ziekte en behandeling in kaart te brengen. Soms is het bedoeld om kwaliteit van leven bij verschillende behandelingen te vergelijken om zodoende beslissingen over behandelingsalternatieven te kunnen ondersteunen, waarbij ook de kosten meegewogen kunnen worden. Soms wordt onderzoek gedaan om na te gaan in hoeverre kwaliteit van leven de overlevingsduur kan voorspellen. Tot slot is er recent onderzoek verricht naar het effect van de introductie van het meten van de kwaliteit van leven in de dagelijkse oncologische praktijk. In dit hoofdstuk worden deze verschillende soorten onderzoek naar kwaliteit van leven beschreven en wordt aan de hand van voorbeelden verduidelijkt wat dit onderzoek oplevert en hoe het wordt uitgevoerd.

35.2 Kwaliteit van leven beschrijven: het in kaart brengen van gevolgen van ziekte en behandeling

Voorbeeld 1

Sprangers en collega's (1995) hebben de literatuur samengevat waarin de kwaliteit van leven werd onderzocht van darmkankerpatiënten die een kringspiersparende of een kringspierverwijderende operatie hadden ondergaan. Beide groepen patiënten gaven aan dat hun kwaliteit van leven was aangetast. Zo rapporteerden zij frequente en onregelmatige ontlasting, diarree, constipatie, gasontwikkeling en problemen met urineren. Hun psychologisch functioneren werd belemmerd door algemene spanning ('distress') en een negatief lichaamsbeeld. Deze problemen werden vaker gerapporteerd door jonge patiënten en door vrouwen. De patiënten ondervonden verder beperkingen bij het uitvoeren van dagelijkse bezigheden, werk of sociale activiteiten, alsook in hun relaties met vrienden, familie of partner. Ten slotte was het seksuele functioneren van mannelijke patiënten (bijv. ten aanzien van erectie, ejaculatie en seksuele activiteit) en dat van vrouwelijke patiënten (bijv. dyspareunie) aangetast. Over het algemeen kwamen deze problemen vaker voor bij patiënten met een stoma dan bij patiënten met intacte kringspieren.

De belangrijkste vraag is wat beschrijvende onderzoeken opleveren voor de patiënt, de behandelend artsen en de verpleegkundigen. In de eerste plaats geven de resultaten van beschrijvend onderzoek de behandelaars meer inzicht in de beleving van de situatie door de patiënt. Uit onderzoek is gebleken dat zij vaak slechts gedeeltelijk op de hoogte zijn van de gevolgen van de behandeling. Met psychische of seksuele klachten wordt bijvoorbeeld niet altijd rekening gehouden.

In de tweede plaats schept systematisch onderzoek naar de gevolgen van behandelingen de mogelijkheid patiënten beter te informeren. Zij kunnen zich instellen op de te verwachten problemen. Een patiënte met borstkanker die voor haar beroep veel moet schrijven, kan zo attent worden gemaakt op problemen met haar arm door lymfeklierdissectie. Dat voorkomt een deel van de latere onzekerheid en frustratie, omdat ze zich op de problemen heeft ingesteld.

In de derde plaats kunnen behandelaars of patiënten zelf op grond van de resultaten van onderzoek naar kwaliteit van leven nagaan of (voorzorgs)maatregelen kunnen worden genomen. Over vele klachten, zoals incontinentie, willen patiënten niet klagen, zij zijn blij in leven te zijn en denken dat er toch niets aan te doen is. Inzicht verkregen door onderzoek kan hen helpen tijdig hulp in te roepen.

De volgende vraag is hoe dit onderzoek moet worden verricht. Wij willen daarin inzicht verschaffen, zodat de literatuur met betrekking tot onderzoek naar de kwaliteit van leven kritisch kan worden gelezen.

De eerste keuze is *wie* de gevolgen van ziekte en behandeling moet beoordelen. In principe is dit de patiënt zelf, omdat het hebben van een ziekte en het ondergaan van een behandeling een subjectieve ervaring is. De kwaliteit van leven moet echter door derden (bijvoorbeeld een naaste, de arts of een verpleegkundige) worden beoordeeld als de patiënt, bijvoorbeeld door neurologische problemen of in een terminaal stadium, niet in staat is zelf vragen te beantwoorden.

De tweede keuze heeft betrekking op *wat* onderzocht moet worden. Gaat het om lichamelijke of ook om psychische, sociale of materiële consequenties? De te maken keuze hangt af van de mate waarin men volledig wil zijn en van de mogelijkheden tot dataverzameling. Bij onderzoek naar de kwaliteit van leven wordt meestal aangesloten bij de definitie van gezondheid van de WHO en gaat men daarom uit van een lichamelijke, een psychische én een sociale dimensie. Onder de lichamelijke dimensie verstaat men de mate waarin de patiënt in staat is dagelijkse activiteiten (variërend van zichzelf verzorgen tot zwaar werk doen) uit te voeren en de mate waarin hij last heeft van lichamelijke klachten. Bij de psychische dimensie gaat het om de mate waarin patiënten psychische klachten, zoals angst en depressie, en eventueel positieve gevoelens ervaren. Onder de sociale dimensie verstaat men de ervaringen en veranderingen in sociale interacties of het sociale netwerk. Veel meetinstrumenten omvatten al deze dimensies; soms worden verschillende instrumenten gecombineerd.

De derde keuze heeft betrekking op de *wijze* waarop men gegevens verzamelt. Vragen kunnen mondeling worden gesteld of schriftelijk worden voorgelegd. Mondelinge interviews bieden de mogelijkheid meer in detail op de vragen in te gaan. De mondelinge interviewmethode heeft als nadeel dat ze tijdrovend en kostbaar is en een ingewikkelde organisatie van afspraken vergt. Bij de schriftelijke benadering kan de patiënt eenvoudige en korte vragenlijsten zelf invullen. De betrouwbaarheid van een schriftelijke vragenlijst is over het algemeen beter dan die van een mondeling interview. De schriftelijke methode heeft als nadeel dat het responspercentage over het algemeen lager en de kans op ontbrekende gegevens groter is. De eerdergenoemde voordelen wegen echter over het algemeen op tegen dit nadeel en schriftelijke vragenlijsten worden dan ook het meest toegepast.

De vierde keuze is die van het *moment* van gegevensverzameling. Dit tijdstip hangt in principe af van de onderzoeksvraagstelling, bijvoorbeeld of het gaat om korte- of om langetermijneffecten. Bij cytostatische of chirurgische behandelingen kunnen de bijwerkingen snel wisselen. Ook bij radiotherapie verandert het klachtenpatroon in de loop van de tijd. De resultaten van het onderzoek hangen dan ook af van het moment waarop vragen zijn gesteld. Aan de ene kant is het goed om een zo volledig mogelijk beeld te krijgen, aan de andere kant is frequent vragen stellen belastend, zowel voor de patiënt als voor de organisatie van het onderzoek. Het gaat er dan ook om een middenweg te vinden. De zware, maar ook de minder belastende perioden moeten worden weerspiegeld in de uiteindelijke onderzoeksresultaten. Het verdient aanbeveling de periode waarover wordt gevraagd niet te lang te nemen (niet langer dan een week), omdat patiënten zich een korte periode nauwkeuriger herinneren.

Als de genoemde keuzes zijn gemaakt voor het specifieke onderzoek, kunnen opzet en instrumenten worden vastgesteld. Het is van groot belang uit te gaan van instrumenten waarvan, ook bij kankerpatiënten, de bruikbaarheid, de betrouwbaarheid (hoe precies meet het instrument?) en de validiteit (meet het instrument wat het pretendeert te meten?) in eerder onderzoek zijn aangetoond (Fayers et al., 2007). Er zijn veel instrumenten voorhanden (zie bijvoorbeeld http://www.proqolid.org/ voor een database met instrumenten). Als het ontwikkelen van een nieuw instrument nodig is, is goede psychometrische ondersteuning onmisbaar.

35.3 Beslissingen ondersteunen

35.3.1 HET BESTUDEREN VAN KWALITEIT VAN LEVEN ONDER VERSCHILLENDE BEHANDELINGEN

Indien men de kwaliteit van leven wil bestuderen bij verschillende behandelingsvormen, wordt vaak gebruikgemaakt van vergelijkende onderzoeksopzetten.

> **Voorbeeld 2**
>
> Marijnen en collega's (2005) hebben onderzoek verricht naar kwaliteit van leven en seksueel functioneren in het kader van de landelijke TME-trial naar het effect van preoperatieve radiotherapie voorafgaand aan een *to*tale *m*esorectale *e*xcisie bij het rectumcarcinoom. Voorbestraalde patiënten hadden meer klachten met

betrekking tot het seksueel functioneren en problemen met de defecatie duurden langer dan bij niet-bestraalde patiënten. Patiënten gaven echter niet aan een slechtere globale kwaliteit van leven te hebben.

Voorbeeld 3

Tannock en collega's (1996) wezen 161 hormoonresistente prostaatkankerpatiënten met pijn toe aan een behandeling met alleen prednison of aan een combinatiebehandeling van prednison en mitoxantrone. De primaire uitkomstmaat was verlichting van pijn, gedefinieerd als een afname van twee punten op een zespuntspijnintensiteitsschaal, zonder gelijktijdige toename van pijnmedicatie. De secundaire uitkomstmaat was, onder andere, een afname van ten minste 50% in gebruik van pijnmedicatie zonder een toename van pijn. Beide uitkomsten moesten voor een van tevoren gedefinieerde tijdsperiode gehandhaafd blijven. Kwaliteit van leven werd gemeten met de EORTC QLQ-C30 en twee prostaatkankerspecifieke kwaliteit-van-leven vragenlijsten. Kwaliteit van leven werd beschouwd als ondersteunende evidentie. Patiënten die de combinatiebehandeling kregen, hadden een significant betere totale respons zoals gemeten met de primaire en secundaire eindpunten gecombineerd; dat wil zeggen, een afname van pijn of pijnmedicatie zonder een toename van de andere component. Deze patiënten rapporteerden ook een significant betere kwaliteit van leven, zoals een beter algeheel welbevinden, fysiek en rolfunctioneren, en minder moeheid, slapeloosheid, pijn en sufheid. Bovendien hield deze verbetering langer aan dan in de groep die alleen prednison kreeg.

De vraag is ook hier wat de implicaties van een dergelijk onderzoek zijn. Deze onderzoeken worden primair opgezet om beslissingen over behandelingsalternatieven te ondersteunen. In het eerste voorbeeld gaat het om een in opzet curatieve behandeling. Eerdere resultaten lieten zien dat voorbestraling geen effect heeft op de overleving, maar wel de kans op lokale controle significant verbetert. Het kwaliteit-van-leven onderzoek bood vervolgens aanvullende informatie die de arts en patiënt in de besluitvorming kunnen meenemen. Weegt de verbeterde lokale controle op tegen de effecten op de seksualiteit en het ontlastingspatroon? Ook kunnen de resultaten uiteraard de informatieverstrekking en het nemen van (voorzorgs)maatregelen ondersteunen.

In het tweede voorbeeld ging het om een palliatieve behandeling die als primair doel heeft de kwaliteit van leven te verbeteren of symptomen te verlichten zonder de verwachting dat de overlevingsduur zal toenemen. In dit type onderzoek gaat het vaak om behandelingen die niet verschillen in overlevingsduur, maar wel in de ervaren kwaliteit van leven. De voorkeur kan dan uitgaan naar het regime dat tot een betere kwaliteit van leven leidt. Op grond van het onderzoek in dit voorbeeld heeft de Amerikaanse Food and Drug Administration (FDA) indertijd een licentie afgegeven voor de behandeling met mitoxantrone voor pijn in deze situatie. Voordat deze studie plaatsvond, speelde chemotherapie geen rol in de behandeling van patiënten met gemetastaseerde hormoonresistente prostaatkanker.

Soortgelijke onderzoeken zijn uitgevoerd bij andere oncologische vraagstellingen waarbij geen verschil in overleving, maar wel een verschil in kwaliteit van leven wordt verwacht: de vergelijking tussen borstamputatie en borstsparende behandeling en de vergelijking tussen de effecten van verschillende chemotherapie- of radiotherapieschema's. Als de onderzochte behandelingen gelijk zijn wat betreft (ziektevrije) overleving, en verschillen op een aspect van de kwaliteit van leven, zijn de conclusies eenvoudig te trekken, tenzij één van de twee behandelingen veel duurder is. Het wordt ook minder evident als een behandeling beter blijkt met betrekking tot één aspect van de kwaliteit van leven, en een andere behandeling beter met betrekking tot een ander aspect. Zo brengt bijvoorbeeld een behandeling met cisplatine minder myelosuppressie met zich mee dan het analoge chemotherapeuticum carboplatin, maar de therapie gaat wel gepaard met meer nefro- en neurotoxiciteit. In een dergelijke situatie moeten de bijwerkingen tegen elkaar worden afgewogen. Deze situaties waarin afwegingen moeten plaatsvinden, bijvoorbeeld van een betere kwaliteit van leven die gepaard gaat met hogere kosten, of die van een betere kwaliteit van leven maar een kortere overleving, worden in de volgende paragraaf besproken.

Ook hier is de volgende vraag hoe deze onderzoeken moeten worden uitgevoerd. In grote lijnen komt de benadering overeen met die bij beschrijvend onderzoek. Bij deze methode moet men echter nog stringenter zijn om terechte vergelijkingen te kunnen maken. Het aantal onderzochte patiënten in beide groepen dient groot genoeg te zijn en de selectie van patiënten moet in beide groepen dezelfde zijn. De onderzoeksinstrumenten moeten, zoals eerder gesteld, betrouwbaar en valide zijn om met redelijke zekerheid conclusies te kunnen trekken. In Nederland zijn er twee veelgebruikte gevalideerde instrumenten: de EORTC QLQ-C30 en de Rotterdam Symptom Checklist.

Omdat het hier per definitie longitudinaal onderzoek betreft, moet ook aandacht worden besteed aan mogelijke uitval van patiënten. Als gevolg van een toenemend aantal bijwerkingen of door ziekteprogressie kunnen sommige patiënten bijvoorbeeld in de loop van het onderzoek niet meer in staat zijn een vragenlijst (volledig) in te vullen. Exclusie van deze patiënten zou de conclusies kunnen vertekenen omdat de uitval naar alle waarschijnlijkheid het grootst zal zijn bij therapie die het meest toxisch is of het minste effect sorteert. Dit is een lastig probleem, waarvoor in beperkte mate statistische oplossingen beschikbaar zijn. Indien echter op voorhand veel uitval kan worden verwacht, is het raadzaam om voor iedere patiënt ook door een derde de kwaliteit van leven te laten beoordelen (zie ook paragraaf 35.2). Op deze wijze is in ieder geval voor alle patiënten op elk meetmoment minstens één oordeel over de kwaliteit van leven beschikbaar.

Een laatste aandachtspunt betreft de mate waarin de kwaliteit-van-leven resultaten klinisch relevant zijn. Een verschil kan weliswaar statistisch significant zijn, maar hoeft daarmee nog geen klinische relevantie te hebben. Inmiddels zijn bijvoorbeeld voor de EORTC-vragenlijst bij grote groepen kankerpatiënten in verschillende klinische situaties kwaliteit-van-leven vragenlijsten afgenomen, op grond waarvan 'normscores' berekend zijn, die bij de EORTC opgevraagd kunnen worden. Door de antwoorden van de onderzochte patiënten te vergelijken met deze referentiewaarden kan inzicht worden verkregen in de mate van invloed die de betreffende therapieën op de kwaliteit van leven hebben. Daarnaast wordt er veel onderzoek gedaan naar de zogeheten 'Minimal Important Difference' (MID), het verschil in kwaliteit-van-leven scores waarbij patiënten aangeven dat zij een verandering ervaren hebben. Onderzoek van Osoba en collega's (1998) heeft aangetoond dat kankerpatiënten bij een verandering van acht à tien punten op schalen van de eerdergenoemde EORTC QLQ-C30 (die van 0 tot 100 loopt) aangeven dat zij ook daadwerkelijk een verandering in kwaliteit van leven hebben ervaren. In studies waarin de klinische relevantie van kwaliteit-van-leven uitkomsten op eenzelfde manier is bepaald, worden vergelijkbare resultaten gerapporteerd en Lemieux en collega's (2007) vonden ook voor een andere manier van bepalen van de MID dezelfde tien punten. Als vuistregel wordt dan ook gebruikt dat een verandering van acht à tien punten op een kwaliteit-van-leven schaal van 0 tot 100 klinisch relevant is. Hoewel deze vuistregel behulpzaam is, zou vooralsnog per onderzoek de klinische relevantie van veranderingen in kwaliteit van leven onderzocht moeten worden. De verwachting is dat met het toenemend beschikbaar komen van kwaliteit-van-leven gegevens het bepalen van de klinische relevantie steeds gemakkelijker wordt.

35.3.2 HET AFWEGEN VAN VERSCHILLENDE ASPECTEN VAN BEHANDELINGEN

Een uitbreiding van de vergelijkende studies uit de vorige paragraaf vormen de studies waarin de verandering in kwaliteit van leven vergeleken wordt met de verandering in overleving, waarin verschillende aspecten van kwaliteit van leven tegen elkaar afgewogen worden, of waarin een verbetering in kwaliteit van leven gepaard gaat met hogere kosten.

Voorbeeld 4

Adjuvante chemotherapie leidt tot statistisch significante verbeteringen in recidiefvrije en algehele overleving bij vrouwen met in opzet curatief behandelde borstkanker. Niettemin is het belangrijk te bepalen in hoeverre deze winst opweegt tegen de toxische effecten van de chemotherapie en de daarbij behorende afname in kwaliteit van leven. De Q-TWiST-methode (Quality-adjusted Time Without Symptoms of disease or Toxicity of treatment) evalueert de 'trade-off' tussen de toxiciteit enerzijds en de verbeterde kwaliteit van leven als gevolg van een uitgesteld recidief en toegenomen overlevingsduur anderzijds. Cole en collega's (2001) voerden een meta-analyse uit op 47 gerandomiseerde klinische trials waarin de Q-TWiST-analyse toegepast werd bij de behandeling met chemotherapie van vrouwen met primaire borstkanker. In deze meta-analyse waren 18.000 vrouwen betrokken. Bij vrouwen jonger dan 50 jaar levert polychemotherapie meer voor kwaliteit-van-leven gecorrigeerde levensjaren op dan geen adjuvante behandeling ondergaan. De tijdswinst varieerde van -0,6 tot 10,3 maanden. Bij oudere vrouwen (50-69 jaar) leverde polychemotherapie ook significant meer kwaliteitsgecorrigeerde overleving op ten opzichte van geen behandeling, maar in mindere mate (-3,1 tot 6,8 maanden). De auteurs concludeerden dat de voordelen van adjuvante chemotherapie binnen tien jaar opwegen tegen de nadelen, vooral bij jongere vrouwen en in mindere mate ook bij oudere vrouwen.

Voorbeeld 5

Van den Hout en collega's (2006) vergeleken de kosteneffectiviteit van verschillende vormen van palliatieve radiotherapie bij inoperabel niet-kleincellig longcarcinoom. In deze studie, waaraan 297 patiënten uit bijna alle Nederlandse bestralingscentra deelnamen, werd een bestralingsschema met tien fracties van 3 Gray vergeleken met een schema met twee fracties van 8 Gray. Daarbij werden de waardering van de kwaliteit van leven en de overleving afgezet tegen de maatschappelijke (medische en niet-medische) kosten. Het schema met 3 × 10 Gray gaf meer winst in QALY's (Quality Adjusted Life Years) dan het schema met 2 × 8 Gray (20,0 vs. 13,2 weken). Dat kwam vooral door een langere overleving (38,1 vs. 27,4 weken) en niet zozeer door een verschil in de waardering van de kwaliteit van leven. Zowel de kosten voor radiotherapie (3800 euro vs. 2300 euro) als alle overige kosten (11.300 euro vs. 7900 euro) waren hoger voor de groep met 3 × 10 Gray, dit laatste mede door de kosten gerelateerd aan de langere overleving. De kosten-utiliteitsratio voor het schema met 10 × 3 Gray vergeleken met dat van 2 × 8 Gray bedroeg 38.000 euro per QALY. Naar economische maatstaven is dit acceptabel (kosteneffectief).

Wat is de functie van het hier beschreven onderzoek? Het gaat erom dat de afweging tussen de effecten van de behandeling op kwaliteit van leven en op lengte van (ziektevrije) overleving op expliciete wijze wordt gemaakt. Soms moeten daarbij ook de kosten van behandeling in de overweging meegenomen worden, bijvoorbeeld omdat een nieuwe behandelingsvorm veel duurder is dan de conventionele behandeling.

Een afweging van kwaliteit van leven en lengte van leven hangt af van de verwachte overleving en van de waardering die aan de resterende tijd wordt gegeven. Deze laatste wordt over het algemeen uitgedrukt in Quality Adjusted Life Years (QALY's), kwaliteitsgecorrigeerde overleving. Hierbij wordt elke tijdsperiode dat de patiënt overleeft gecorrigeerd voor een eventueel verminderde kwaliteit van leven gedurende die periode. Hiertoe vermenigvuldigt men de levensduur met de waardering van de kwaliteit van leven in die periode. Deze waardering wordt gevormd door de zogeheten utiliteit van de gezondheidstoestand waarin de patiënt zich bevindt, uitgedrukt als een proportie van perfecte gezondheid. Zo zou bijvoorbeeld een overleving van tien jaar met artificiële spraak na een laryngectomie, die een patiënt waardeert met slechts 0,8 (80%) van perfecte gezondheid, acht QALY's geven (0,8 maal 10 jaar). Q-TWiST is een in de oncologie vaak gebruikte specifieke vorm van QALY's, waarbij de kwaliteitscorrectie plaatsvindt op vastomlijnde periodes ('toxicity', 'relapse' en 'time without disease symptoms and toxicity'). Het voert in dit verband te ver de precieze methoden waarmee de utiliteit gemeten wordt uiteen te zetten (zie bijvoorbeeld Stiggelbout en De Haes, 2001).

Wie het kwaliteitsoordeel geeft, is afhankelijk van het doel van het onderzoek. Wanneer het gaat om het vergelijken van kwaliteit van leven en overleving, of van verschillende aspecten van kwaliteit van leven, voor bijvoorbeeld richtlijnontwikkeling, is het belangrijk dat dergelijke waarderingen direct aan patiënten worden gevraagd. De afwegingen kunnen per individu verschillen en de voorkeuren van patiënten kunnen anders zijn dan die van derden. Gaat het om het bepalen van de kosteneffectiviteit van een behandeling vanuit maatschappelijk perspectief, bijvoorbeeld om te bepalen of een behandeling opgenomen dient te worden in het wettelijk verzekerde basispakket van de zorgverzekeringen, dan dienen utiliteiten van de algemene bevolking gebruikt te worden. De bevolking betaalt immers de premies.

35.4 Kwaliteit van leven als voorspeller van overleving

Hierna wordt in het kort het voorspellende onderzoek besproken.

> **Voorbeeld 6**
>
> Gotay en collega's (2008) verrichtten een systematische review naar de relatie tussen kwaliteit van leven en de overleving van patiënten die behandeld werden in het kader van klinische trials. Zij corrigeerden hierbij voor de biomedische parameters waarvan bekend is dat deze de overleving kunnen voorspellen, zoals 'performance status', behandeling, stadium, gewichtsverlies en serummarkers. Vooral globale kwaliteit van leven en lichamelijk functioneren voorspelden de overleving. Daarnaast werd de overleving vaak ook door specifieke symptomen voorspeld: eetlust, vermoeidheid, pijn, stemming of emotioneel functioneren, en rolfunctioneren. De verbanden waren bijna altijd in de verwachte richting: een betere kwaliteit van leven voorspelde een langere overleving. De meeste studies waren gedaan bij patiënten met longkanker (12 van de 39 studies) en borstkanker (8 van de 39 studies) en bij patiënten met gemetastaseerde ziekte. De bevindingen waren hetzelfde voor gemetastaseerde als niet-gemetastaseerde patiënten. Opvallend was wel dat de enige drie studies waarin geen enkele kwaliteit-van-leven uitkomst de overleving significant voorspelde, gedaan waren bij in opzet curatief behandelde borstkankerpatiënten. Het is nog onbekend waardoor de relatie tussen kwaliteit van leven en overleving verklaard wordt en of interventies die de kwaliteit van leven verhogen ook de overleving verbeteren.

Een belangrijke klinische vraag betreft de identificatie van parameters die uitkomsten op lange termijn, zoals overleving, kunnen voorspellen. Hoewel van oudsher tumorgrootte een belangrijke predictor is, laat de studie van Gotay en collega's zien dat kwaliteit van leven dit evenzeer is, zelfs na correctie voor de klassieke predictoren. In sommige onderzoeken bleek de door de patiënt gerapporteerde uitkomst de overleving zelfs beter te voorspellen dan de door de clinicus gerapporteerde, zoals 'performance status' of toxiciteit. Bij vele patiëntengroepen is de voorspellende waarde van kwaliteit van leven voor overlevingsduur aangetoond, zoals bij patiënten met longkanker, borstkanker, melanoom, dikkedarmkanker en prostaatkanker.

35.5 Kwaliteit van leven meten in de dagelijkse klinische praktijk

Een belangrijke ontwikkeling die het gevolg is van het vele kwaliteit-van-leven onderzoek, is het gebruik van kwaliteit-van-leven meting in de dagelijkse klinische praktijk. Steeds meer gaan oncologische afdelingen ertoe over om de kwaliteit van leven van patiënten tijdens de behandeling te monitoren. De patiënt vult voorafgaand aan het consult met de oncoloog een vragenlijst in (bijvoorbeeld met een 'touch screen' computer of via internet). Het resultaat wordt vervolgens in de spreekkamer door oncoloog of verpleegkundige met patiënt besproken. Hiermee worden verschillende doelen beoogd. Enerzijds het verbeteren van de communicatie tussen arts en patiënt. Er wordt meer patiëntspecifiek over klachten gesproken. Anderzijds kan indien nodig ingegrepen worden, hetzij door de behandeling bij te stellen, hetzij door bijvoorbeeld ondersteunende zorg te bieden.

> **Voorbeeld 7**
>
> Hilarius en collega's (2008) voerden in een perifeer ziekenhuis het routinematig meten van kwaliteit van leven in tijdens de poliklinische chemotherapiebehandeling. Patiënten vulden vragenlijsten in via een 'touchscreen' computer en een grafische weergave van de resultaten werd aan de verpleegkundige en de patiënt verstrekt. Dit leidde tot het vaker bespreken van onderwerpen gerelateerd aan de kwaliteit van leven, meer bewustzijn onder verpleegkundigen van het functioneren van de patiënten, hun pijn en hun kwaliteit van leven. Er werd echter weinig effect gezien op het management (voorschrijven medicatie, aanvragen van onderzoeken, e.d.); alleen het geven van advies en counselen kwamen vaker voor in de interventiegroep. Geen effect werd gezien op tevredenheid en kwaliteit van leven.

35.6 Samenvatting

In onderzoek naar de kwaliteit van leven van kankerpatiënten worden de lichamelijke, psychische en sociale gevolgen van de ziekte en/of behandeling nagegaan. Meestal gebeurt dit aan de hand van vragenlijsten die aan de patiënten zelf worden voorgelegd. Er bestaan verschillende 'kankerspecifieke kwaliteit-van-leven' vragenlijsten die betrouwbaar en valide zijn. Onderzoek naar de kwaliteit van leven van patiënten kan verschillende doelen hebben en dus verschillende soorten informatie opleveren. In de eerste plaats kunnen op deze manier zowel artsen als patiënten beter geïnformeerd worden op grond van resultaten van beschrijvend onderzoek naar de gevolgen van behandelingen op de kwaliteit van leven. Door het systematisch inventariseren van klachten tijdens de behandeling of de follow-up kan ook betere ondersteunende zorg gegeven worden. Voorts kunnen beslissingen over behandelingsalternatieven ondersteund worden door onderzoek dat de kwaliteit van leven bij verschillende behandelingen vergelijkt. Een reëler beeld van het effect van behandelingen kan worden gegeven door onderzoek waarin de overleving gecorrigeerd wordt door de kwaliteit ervan. Vaak dient de winst in kwaliteit van leven ook afgezet te worden tegen de kosten. Ten derde kan overleving beter worden voorspeld op grond van onderzoek naar de kwaliteit van leven van dezelfde patiënten in een eerder stadium. Tot slot kan kwaliteit van leven meten in de dagelijkse klinische praktijk ook in belangrijke mate bijdragen aan de communicatie tussen zorgverleners en patiënten. Nader onderzoek is nodig om te bepalen hoe deze meting in de praktijk een meer direct effect kan hebben op de behandeling van en de zorg voor kankerpatiënten.

> **Kernpunten**
>
> - Kwaliteit van leven kan op een valide en betrouwbare manier met vragenlijsten worden gemeten (35.2).
> - Er bestaan praktische en algemeen aanvaarde richtlijnen voor het doen van onderzoek naar kwaliteit van leven (35.2).
> - Op grond van de resultaten van beschrijvend onderzoek naar de gevolgen van behandelingen op de kwaliteit van leven kunnen zowel de behandelend arts als de patiënt beter geïnformeerd en voorbereid worden (35.2).
> - In principe dient de patiënt zelf zijn of haar kwaliteit van leven te beoordelen, tenzij hij of zij daar cognitief of lichamelijk niet toe in staat is (35.2).
> - Voor veel vragenlijsten kan inmiddels antwoord gegeven worden op de vraag welke verbetering in scores als klinisch relevant beschouwd kan worden (35.3.1).
> - Resultaten van onderzoek dat de kwaliteit van leven bij verschillende behandelingen vergelijkt, kunnen beslissingen over behandelingsalternatieven ondersteunen (35.3.1).
> - Door de overlevingsduur te corrigeren voor de kwaliteit ervan, wordt een reëler beeld van het effect van een behandeling gegeven dan door alleen naar de overleving te kijken (35.3.2).
> - In vergelijking tot klinische parameters zoals tumorgrootte, is kwaliteit van leven een minstens even goede en soms betere voorspeller van overleving (35.4).
> - Het is meer en meer gebruikelijk in de klinische praktijk met vragenlijsten de kwaliteit van leven van patiënten voorafgaand aan het consult in kaart te brengen. Vooralsnog lijkt dit vooral tot een betere communicatie over kwaliteit van leven te leiden, niet tot veranderingen van beleid of tot een betere kwaliteit van leven (35.5).

Literatuur

Cole BF, Gelber RD, Gelber S, et al. Polychemotherapy for early breast cancer: an overview of the randomised clinical trials with quality-adjusted survival analysis. The Lancet 2001;358:277-86.

Fayers PM, Machin D. Quality of life: Assessment, Analysis, and Interpretation. 2nd ed. Chichester: John Wiley, 2007.

Gotay CC, Kawamoto CT, Bottomley A, Efficace F. The prognostic significance of patient-reported outcomes in cancer clinical trials. J Clin Oncol 2008;26:1355-63.

Hilarius DL, Kloeg PH, Gundy CM, Aaronson NK. Use of health-related quality-of-life assessments in daily clinical oncology nursing practice: a community hospital-based intervention study. Cancer 2008 Aug 1;113(3):628-37.

Hout WB van den, Kramer GW, Noordijk EM, Leer JW. Cost-utility analysis of short- versus long-course palliative radiotherapy in patients with non-small-cell lung cancer. J Natl Cancer Inst 2006;98:1786-94.

Lemieux J, Beaton DE, Hogg-Johnson S, Bordeleau LJ, Goodwin PJ. Three methods for minimally important difference: no relationship was found with the net proportion of patients improving. J Clin Epidemiol 2007 May;60(5):448-55.

Marijnen CA, Velde CJ van de, Putter H, et al. Impact of short-term preoperative radiotherapy on health-related quality of life and sexual functioning in primary rectal cancer: report of a multicenter randomized trial. J Clin Oncol 2005;23:1847-58.

Osoba D, Rodrigues G, Myles J, Zee B, Pater J. Interpreting the significance of changes in health-related quality-of-life scores. J Clin Oncol 1998;16:139-44.

Sprangers MAG, Taal BG, Aaronson NK, et al. Quality of life in colorectal cancer. Stoma vs nonstoma patiënts. Dis Colon Rect 1995;38:361-9.

Stiggelbout AM, Haes JCJM de. Patient preference for cancer therapy: an overview of measurement approaches. J Clin Oncol 2001;19:220-30.

Tannock IF, Osoba D, Stockler MR, et al. Chemotherapy with mitoxantrone plus prednisone or prednisone alone for symptomatic cancer: a Canadian randomized trial with palliative end points. J Clin Oncol 1996;14:1756-64.

36 Behandeling van pijn en andere symptomen bij de patiënt met kanker

A. de Graeff, K.C.P. Vissers

36.1 Inleiding

Behandeling van patiënten met kanker kan gericht zijn op de ziekte (ziektegerichte behandeling, bijvoorbeeld operatie, bestraling of medicamenteuze therapie) of op symptomen ten gevolge van de ziekte of van de behandeling daarvan (symptoomgerichte behandeling). Dit geldt zowel voor de curatieve als voor de palliatieve fase.

In dit hoofdstuk zal worden ingegaan op de symptoomgerichte behandeling. In de curatieve fase spreekt men hierbij van 'supportive care' (een slecht gedefinieerd begrip, dat ook in andere betekenissen wordt gebruikt), in de palliatieve fase van 'palliatieve zorg'. Palliatieve zorg is door de World Health Organization gedefinieerd als 'een benadering die de kwaliteit van leven verbetert van patiënten en hun naasten, die te maken hebben met een levensbedreigende aandoening, door het voorkomen en verlichten van lijden door middel van zorgvuldige beoordeling en behandeling van pijn en andere problemen van lichamelijke, psychosociale en levensbeschouwelijke aard'.

In paragraaf 36.2 wordt ingegaan op algemene principes van symptomen en symptoombehandeling. Daarna wordt een aantal veelvoorkomende symptomen (pijn, vermoeidheid, misselijkheid en braken, obstipatie en dyspnoe) besproken. Voedingsproblemen worden behandeld in hoofdstuk 37. In hoofdstuk 12 wordt ingegaan op spoedeisende aspecten bij patiënten met kanker, zoals darmobstructie en -perforatie, galwegobstructie, bloedingen, hypercalciëmie, trombose en longembolie, maligne effusies (ascites, pleura- en pericardvocht), dwarslaesie en vena cava superior-syndroom.

In paragraaf 36.8 wordt aandacht besteed aan de terminale fase en in paragraaf 36.9 aan beslissingen rond het levenseinde.

36.2 Symptomen en symptoombehandeling

Een symptoom is een door de patiënt aangegeven klacht op lichamelijk, psychosociaal of levensbeschouwelijk gebied. In deze definitie ligt het subjectieve karakter van een symptoom besloten: de patiënt bepaalt waar hij last van heeft en hoe erg dat is. De subjectieve beleving (de ernst) en de betekenis die de patiënt aan het symptoom toekent, bepalen de mate van symptoomlijden.

De prevalentie en de ernst van symptomen nemen toe naarmate de ziekte voortschrijdt. In tabel 36.1 wordt een overzicht gegeven van de prevalentie van de meest voor-

Tabel 36.1	Prevalentie van de meest voorkomende symptomen bij patiënten met kanker in de palliatieve fase.
vermoeidheid	74%
pijn	71%
gebrek aan energie	69%
zwakte	60%
gebrek aan eetlust	53%
gespannenheid	48%
gewichtsverlies	46%
droge mond	40%
somberheid	39%
obstipatie	37%
zich zorgen maken	36%
slaapproblemen	36%
kortademigheid	35%
misselijkheid	31%
angst	30%
prikkelbaarheid	30%
hoesten	28%
snelle verzadiging	23%
smaakveranderingen	22%
pijn in de mond	20%
braken	20%
sufheid	20%

komende symptomen in de palliatieve fase van de ziekte kanker.

Aan een symptoom kan een aantal dimensies worden onderscheiden:
- pathofysiologisch: het mechanisme dat tot het symptoom leidt
- sensorisch: de gewaarwording van het symptoom
- affectief: de emotionele problemen die veroorzaakt worden door, samengaan met of van invloed zijn op het symptoom
- cognitief: gedachten over het symptoom
- gedragsmatig: wat mensen doen of nalaten vanwege het syndroom
- sociaal: interactie met de omgeving
- spiritueel c.q. existentieel: gedachten, gevoelens en vragen die het symptoom oproept ten aanzien van het ziekteverloop en het levenseinde.

Zo kan uitgebreide longmetastasering (pathofysiologische dimensie) leiden tot een ernstige mate van kortademigheid (sensorische dimensie). De patiënt past zijn lichamelijke activiteiten aan (gedragsmatige dimensie). De gedachte te zullen gaan stikken (cognitieve dimensie) kan aanleiding zijn voor gevoelens van angst (affectieve dimensie). Het levensbedreigende karakter van het symptoom confronteert de patiënt met het naderende levenseinde (existentiële dimensie).

Goede diagnostiek en behandeling van symptomen vergen een multidimensionele benadering. In veel gevallen betekent dit ook een multidisciplinaire benadering, waarbij diverse hulpverleners betrokken kunnen zijn (bijvoorbeeld arts, verpleegkundige, diëtist, fysiotherapeut, maatschappelijk werkende, psycholoog en/of geestelijk verzorger).

Symptoombestrijding begint met een gestructureerde en methodische inventarisatie van elk symptoom door middel van anamnese. Hierbij wordt aandacht besteed aan de aard en de ernst van het symptoom, hoeveel last de patiënt ervan heeft (het symptoomlijden) en wat de gevolgen ervan zijn in termen van lichamelijk functioneren en problemen op affectief, cognitief en sociaal gebied. De anamnese wordt aangevuld met een lichamelijk onderzoek.

Bij de diagnostiek kan gebruikgemaakt worden van meetinstrumenten. De patiënt kan daarbij gevraagd worden om gebruik te maken van een numerieke schaal (de 'numeric rating Scale, NRS'), waarbij de ernst van elk symptoom gescoord wordt op een schaal van 0 (geen last van het symptoom) tot 10 (de ergst denkbare intensiteit van het symptoom). Een dergelijke score geeft inzicht in de door de patiënt ervaren intensiteit van het symptoom alsmede in het beloop ervan en het effect van symptoombehandeling. Naast dergelijke unidimensionele meetinstrumenten kan gebruikgemaakt worden van multidimensionele meetinstrumenten. Een voorbeeld hiervan is de multidimensionele pijnanamnese die is ontwikkeld door het Landelijk Verpleegkundig Pijnnetwerk.

Andere voorbeelden van meetinstrumenten zijn de Delier Observatie Schaal (DOS), een observatieschaal gericht op het vroegtijdig onderkennen van delier, en de Hospital Anxiety and Depression Scale (HADS), waarmee kan worden gescreend op angst en depressie.

Bij de behandeling van symptomen wordt onderscheid gemaakt tussen behandeling die gericht is op de oorzaak van het symptoom en symptomatische (niet-medicamenteuze en medicamenteuze) behandeling.

> **Kernpunten**
>
> - Symptomen zijn door de patiënt aangegeven klachten op lichamelijk, psychosociaal of levensbeschouwelijk gebied.
> - De meest voorkomende symptomen bij patiënten met kanker zijn pijn en vermoeidheid.
> - Aan een symptoom kunnen verschillende dimensies worden onderscheiden: pathofysiologisch, sensorisch, affectief, cognitief, gedragsmatig, sociaal en spiritueel c.q. existentieel. Voor een optimale symptoombestrijding zijn goede diagnostiek (waarbij ook gebruik kan worden gemaakt van meetinstrumenten) en een multidimensionele benadering een vereiste.
> - Indien mogelijk wordt symptoombehandeling gericht op de oorzaak.

36.3 Pijn

36.3.1 INLEIDING

Pijn is een veelvoorkomend symptoom bij patiënten met kanker en kan grote gevolgen hebben voor de kwaliteit van leven. Matige tot ernstige pijn komt voor bij 59% van de patiënten met kanker tijdens de behandeling, bij 33% na curatieve behandeling en bij 64% met vergevorderde ziekte.

Het optreden van pijn is afhankelijk van de soort kanker:
- alvleesklier, slokdarm: meer dan 80% van de patiënten
- long, maag, prostaat, borst, baarmoederhals, eierstok: 70-80%
- keel, dikke darm, hersenen, nier, blaas: 60-70%
- hematologische vormen van kanker (ziekte van Kahler, maligne lymfoom, leukemie), tumoren van weke delen: 50-60%.

Ongeveer een derde van de patiënten met kanker en pijn heeft pijn op één plaats, een derde heeft pijn op twee plaatsen en een derde heeft pijn op drie of meer plaatsen.

Er wordt onderscheid gemaakt tussen nociceptieve pijn en neuropathische pijn. Het onderscheid is belangrijk omdat de behandeling ervan verschilt.

Nociceptieve pijn wordt veroorzaakt door weefselbeschadiging, vaak ten gevolge van botmetastasen of infiltratie van weke delen of ingewanden. De pijn is meestal scherp gelokaliseerd en gaat niet gepaard met neurologische stoornissen.

Neuropathische pijn is pijn ten gevolge van beschadiging van zenuwen, zenuwplexus, wortels, ruggenmerg of hersenen. Beschadiging van het zenuwstelsel kan veroorzaakt worden door ingroei of druk door tumor, door bestraling of na operatieve ingrepen (bijvoorbeeld fantoompijn na amputatie van een arm of been). Neuropathische pijn wordt vaak als brandend, schietend en/of stekend beschreven. De plaats waar de pijn wordt gevoeld komt soms niet overeen met de plaats waar de beschadiging is opgetreden. De pijn gaat vaak gepaard met gevoelsstoornissen. Er kan sprake zijn van een verminderde sensibiliteit. De pijngewaarwording kan ook versterkt zijn (hyperalgesie). Soms treden pijnklachten op als gevolg van een prikkel die normaliter niet tot een pijnsensatie leidt (allodynie), bijvoorbeeld ervaring van pijn bij aanraking van de huid.

Circa 65% van de pijn bij patiënten met kanker is nociceptief en 10% is neuropathisch. In 25% van de gevallen is er sprake van mengvormen.

Verder wordt onderscheid gemaakt tussen somatische pijn en viscerale pijn. Somatische pijn is nociceptieve pijn die uitgaat van huid, bindweefsel, spierweefsel of bot, is meestal duidelijk gelokaliseerd en is scherp, stekend of kloppend van karakter. Viscerale pijn is nociceptieve pijn die uitgaat van de ingewanden, van de borst of de buik. Deze is meestal niet duidelijk gelokaliseerd en vaak borend, drukkend of krampend van karakter. Hierbij kan er sprake zijn van 'referred pain', waarbij de pijn op een andere plaats wordt aangegeven dan hij ontstaat.

Pijn bij patiënten met kanker is meestal chronisch van karakter. Tegen de achtergrond van deze chronische pijn en de behandeling daarvan kan het voorkomen dat er incidenteel een plotselinge, korter of langer durende verergering van de pijn optreedt. Men spreekt hierbij van doorbraakpijn.

Er worden drie soorten doorbraakpijn onderscheiden:
– incidente pijn: doorbraakpijn die uitsluitend of hoofdzakelijk optreedt op specifieke uitlokkende momenten zoals bepaalde bewegingen of houdingen
– 'end of dose pain': doorbraakpijn die optreedt kort voor de volgende gift van het analgeticum
– spontane doorbraakpijn: doorbraakpijn die optreedt zonder aanwijsbare aanleiding.

Het is van groot belang dat bij de behandeling van pijn speciale aandacht wordt besteed aan doorbraakpijn.

36.3.2 PATHOFYSIOLOGIE EN ETIOLOGIE

Nociceptieve pijn wordt veroorzaakt door prikkeling van vrije zenuweinden (nociceptoren) in huid, bindweefsel, spieren, bot of ingewanden. Deze prikkeling kan worden geïnduceerd door fysische factoren (druk, rek, warmte, koude) en/of chemische factoren (ontstekingsmediatoren, o.a. prostaglandines, histamine, bradykinine, serotonine en cytokines).

Pijnprikkels worden vervoerd via de zogenoemde C-vezels (dun, langzaam geleidend, ongemyeliniseerd) en A-deltavezels (dik, snel geleidend, gemyeliniseerd). Deze vezels komen via de achterhoorn het ruggenmerg binnen, waarna uitgebreide modulatie plaatsvindt. Uiteindelijk worden de pijnprikkels hoofdzakelijk via de tractus spinothalamicus naar de thalamus en de cortex geleid.

In het ruggenmerg zijn geen neuronen aanwezig die alleen maar door viscerale prikkels worden geactiveerd. Viscerale pijn wordt soms gevoeld in het dermatoom dat op hetzelfde niveau projecteert (referred pain). Een voorbeeld hiervan is de schouderpijn die soms aangegeven wordt bij prikkeling van het diafragma. Bij viscerale pijn treedt prikkeling niet zozeer op door directe weefselbeschadiging, als wel als gevolg van drukverhoging, rek en/of ischemie.

Neuropathische pijn ontstaat door compressie of beschadiging van een perifere zenuw, zenuwplexus, wortel, ruggenmerg of hersenen, leidend tot spontane elektrische activiteit en/of verhoogde gevoeligheid voor externe stimuli.

Bij de transmissie van pijn spelen endogene opioïden (enkefalines, endorfinen en dynorfinen) een belangrijke rol; deze oefenen hun werking uit via de opioïdreceptoren, waarvan er ten minste vier typen zijn (mu-, kappa-, delta- en sigmareceptoren). Extern toegediende opioïden oefenen hun werking uit door binding aan deze receptoren. Daarnaast spelen andere receptoren (o.a. de NMDA-receptor) een rol. Sommige middelen die werkzaam zijn tegen neuropathische pijn (bijv. esketamine) grijpen (ook) op deze receptor aan.

Pijn bij patiënten met kanker wordt meestal veroorzaakt door:
– directe (door)groei van de tumor c.q. metastasen (70%)
– diagnostische procedures
– behandeling, zoals chirurgie, radiotherapie of chemotherapie (20%)
– bijkomende factoren (bijv. obstipatie, decubitus, spierspasmen, infectie) of niet aan de maligniteit gerelateerde comorbiditeit (10%).

Pijn ten gevolge van tumorgroei is meestal het gevolg van:
– botmetastasen (lokale botdestructie, fractuur, extraossale uitbreiding met infiltratie van weke delen, compressie van ruggenmerg of wortels) (28%)
– infiltratie van weke delen (26%)
– infiltratie van viscera (25%)
– compressie of infiltratie van zenuwen of zenuwplexus (18%).

36.3.3 DIAGNOSTIEK

Een adequate behandeling van pijn kan pas plaatsvinden na een goede anamnese en lichamelijk onderzoek en, op indicatie, aanvullend onderzoek. Alleen dan is het mogelijk inzicht te krijgen in de aard en oorzaak van de pijnklachten en in de factoren die van invloed zijn op de pijn en de pijnbeleving. Door voor dit gesprek ruim de tijd te nemen krijgt de patiënt de kans zijn pijn onder woorden te brengen, zijn zorgen en angsten te bespreken en aan te geven hoezeer de pijn hem beperkingen oplegt.

De volgende aandachtspunten zijn belangrijk voor een goede pijnanamnese:
- Geef de beschrijving van de pijn weer in de eigen woorden van de patiënt.
- Betrek in de analyse ook de omgeving van de patiënt.
- Analyseer iedere pijnklacht afzonderlijk.
Besteed aandacht aan:
- de ernst, het karakter, de duur en het verloop van de pijn
- factoren die de pijn veroorzaken of beïnvloeden (in positieve of negatieve zin)
- de invloed op fysiek, psychisch en sociaal functioneren
- de betekenis die aan de pijn wordt toegekend
- eerdere behandelingen van de pijn en het effect en de bijwerkingen ervan
- verwachtingen, weerstanden en angst ten aanzien van de pijnbehandeling (met name bijwerkingen en gedachten over verslaving of versnelling van het overlijden), mede in relatie tot eerdere ervaringen hiermee
- de rol van de naasten bij de pijn, het pijngedrag en de behandeling.
- Laat de patiënt de ernst van de pijnklachten vastleggen door middel van een rapportcijfer op een schaal van 0 (geen pijn) tot 10 (maximale pijn). Het verdient aanbeveling om de patiënt een dagboek te laten bijhouden waarin de ernst van de pijn tweemaal per dag wordt vastgelegd. Hiermee wordt een goede indruk van de pijnklachten in de loop van de tijd verkregen en kan het effect van behandeling worden vastgesteld. Over het algemeen wijzen waarden van hoger dan 4-5 op matige tot ernstige pijn die (aanpassing van) behandeling behoeft. De individuele betekenis die aan een score gehecht wordt, kan echter wisselen; het verdient aanbeveling om een patiënt te vragen bij welke score de pijn niet meer acceptabel is en behandeling moet worden gestart c.q. aangepast. Naast scores voor de intensiteit van de pijn kan gebruikgemaakt worden van een gestandaardiseerde multidimensionele pijnanamnese (zie eerder), met name wanneer de pijnklachten moeilijk te behandelen blijken te zijn.
- Probeer op basis van de aard van de pijn en eventueel begeleidende verschijnselen onderscheid te maken tussen nociceptieve en neuropathische pijn.
- Ga na in hoeverre somatische, affectieve, cognitieve, sociale, existentiële en culturele factoren van invloed zijn op de pijn en pijnbeleving.

Het lichamelijk onderzoek (inclusief neurologisch onderzoek) geeft belangrijke aanvullende informatie. Op indicatie wordt aanvullend onderzoek verricht (bijv.

echografie, CT-scan, MRI, skeletfoto's, botscintigrafie, elektromyografie).

36.3.4 BEHANDELING

Het doel van de behandeling is pijn op een acceptabel niveau te brengen en te houden met aanvaardbare bijwerkingen. Het effect van de behandeling op de pijn en de bijwerkingen van de behandeling worden regelmatig (in het begin om de 1-2 dagen) geëvalueerd.

Voor de behandeling van pijn streeft men minimaal naar een klinisch relevante afname van de pijn (2 punten op een schaal van 0 tot 10 en/of afname met 30%) en bij voorkeur naar een pijnintensiteit van < 5.

Bij optimale behandeling kan dit doel in circa 90% van de gevallen bereikt worden. In de praktijk ligt dit percentage helaas vaak lager.

De behandeling van pijn bij patiënten met kanker bestaat uit:
- aandacht voor factoren die de pijnbeleving beïnvloeden: kennis, begrip en controle van de situatie en psychische, sociale en levensbeschouwelijke problematiek
- behandeling (indien mogelijk) van de oorzaak van de pijn
- niet-medicamenteuze symptomatische behandeling
- medicamenteuze symptomatische behandeling
- invasieve methoden.

Aandacht voor factoren die de pijnbeleving beïnvloeden

Het is aangetoond dat goede voorlichting en educatie van patiënten leiden tot een beter effect van de pijnbestrijding. Bevordering van (gevoelens van) autonomie en controle van patiënten met kanker en hun naasten draagt bij aan het welslagen van de behandeling. Deze benadering heeft met name invloed op de cognitieve en gedragsmatige dimensie van pijn.

Indien er sprake is van een sombere stemming en/of angst (affectieve dimensie) wordt hieraan niet-medicamenteus (door middel van gesprekken) en/of medicamenteus (antidepressiva resp. anxiolytica) aandacht besteed. Hoewel dit niet bewezen is, wordt verondersteld dat een verbetering van de stemming en afname van angst leiden tot een betere beheersing van de pijn.

Behandeling van de oorzaak van de pijn

Behandeling van de oorzaak van de pijn kan bestaan uit:
- Direct tegen de tumor gerichte behandeling (operatie (bijv. osteosynthese bij een pathologische fractuur of aanleg van een stoma bij een ileus), bestraling (bijv. van pijnlijke botmetastasen of metastasen in de weke delen), therapie met radionucliden (bij osteoblastische botmetastasen), hormonale therapie, chemotherapie of 'targeted therapy'.
- Behandeling met bisfosfonaten. Bisfosfonaten zijn

middelen die botafbraak remmen. Bij patiënten met de ziekte van Kahler en bij botmetastasen ten gevolge van mamma- en prostaatcarcinoom is aangetoond dat onderhoudsbehandeling met (intraveneus of oraal toegediende) bisfosfonaten (pamidroninezuur (APD), clodroninezuur, ibandroninezuur of zoledroninezuur) leidt tot vermindering van skeletmorbiditeit (minder pijn, minder pathologische fracturen, minder noodzaak tot bestraling en chirurgie in verband met fracturen).

Niet-medicamenteuze symptomatische behandeling

Niet-medicamenteuze symptomatische behandeling kan bestaan uit toediening van warmte, massage, oefentherapie, afleiding of cognitieve gedragstherapie. Deze methoden worden (met uitzondering van de cognitieve gedragstherapie) vaak door patiënten zelf en hun naasten toegepast, al dan niet met hulp van een verpleegkundige of fysiotherapeut. Het effect ervan is bij patiënten met kanker nauwelijks systematisch onderzocht, maar de praktijk laat zien dat een deel van de patiënten hier baat van ondervindt.

Medicamenteuze symptomatische behandeling

Voor de medicamenteuze symptomatische behandeling geldt een aantal basisprincipes:

- De orale of transdermale toedieningsweg heeft de voorkeur.
- De medicatie wordt volgens een gefaseerd schema (op vaste tijden, ongeacht de pijn van het moment) toegediend. Van oudsher wordt bij de behandeling van nociceptieve pijn de WHO-pijnladder aangehouden:
- stap 1: paracetamol ± niet-steroïdaal anti-inflammatoir middel (NSAID), zoals ibuprofen, diclofenac of naproxen
- stap 2: stap 1 + zwak werkend opioïd (in de oorspronkelijke WHO-pijnladder codeïne; later ook tramadol)
- stap 3: stap 1 + sterk werkend opioïd (bijv. morfine, fentanyl, oxycodon, hydromorfon).

  Stap 2 van de WHO-pijnladder wordt in principe overgeslagen. Zwakke opioïden hebben bij de benodigde dosering dezelfde bijwerkingen als sterke opioïden. Codeïne moet in een actieve vorm worden omgezet en 10% van de bevolking mist het enzym dat hiervoor noodzakelijk is. Onderzoek heeft aangetoond dat het overslaan van stap 2 leidt tot betere pijnstilling.

  Als paracetamol, al dan niet in combinatie met een NSAID, in optimale dosering onvoldoende effect heeft op de pijnklachten, wordt gestart met een sterk werkend opioïd.

Tabel 36.2   Symptomatische medicamenteuze behandeling van nociceptieve pijn.

middelen		toedieningsweg	werkingsduur	toedieningsfrequentie
Fase 1				
paracetamol		oraal, rectaal	4-6 uur	4-6dd
niet-selectieve NSAID's (ibuprofen, diclofenac, naproxen)		oraal, rectaal	6-12 uur	2-4 dd
Fase 2				
sterk werkende opioïden:				
– morfine	vertraagde afgifte	oraal, (rectaal)	12 uur	2 dd
	snel werkend	oraal, rectaal	4 uur	z.n.
– oxycodon	vertraagde afgifte	oraal, (rectaal)	12 uur	2 dd
	snel werkend	oraal	4 uur	z.n.
– hydromorfon	vertraagde afgifte	oraal	12 uur	2 dd
	snel werkend	oraal	4 uur	z.n.
– fentanyl	vertraagde afgifte	transdermaal	3 dagen	om de 3 dg
	snel werkend	oromucosaal intranasaal	1 uur	z.n.
indien snel effect gewenst, parenterale toediening van opioïden:				
– morfine		s.c., i.v.	4 uur	continu, 6 dd of z.n.
– oxycodon		s.c., i.v.	4 uur	continu, 6 dd of z.n.

Zie tabel 36.2 voor een overzicht van de meest gebruikte middelen bij de behandeling van nociceptieve pijn.
- Indien gekozen wordt voor orale toediening van opioïden bij de onderhoudsbehandeling van pijn worden de opioïden (morfine, oxycodon of hydromorfon) als preparaten met vertraagde afgifte voorgeschreven. Deze worden twee keer per dag (op vaste tijden) ingenomen. Methadon moet (vanwege de kans op cumulatie) alleen worden voorgeschreven door of in overleg met artsen, die ervaring hebben met dit middel.
- Indien gekozen wordt voor de transdermale toedieningsweg kan fentanyl of buprenorfine worden voorgeschreven. Er is nog weinig ervaring en onderzoek met transdermaal toegediend buprenorfine bij patiënten met kanker.
- Er dienen naast de onderhoudsbehandeling altijd snel werkende opioïden tegen doorbraakpijn te worden voorgeschreven; deze medicatie kan zo nodig worden gebruikt (doorbraak- of 'rescue' medicatie). Meestal wordt hiervoor een snelwerkend opioïd gebruikt dat oraal (morfine, oxycodon of hydromorfon), oromucosaal (fentanyl) of als neusspray (fentanyl) wordt toegediend. De patiënt kan doorbraakmedicatie zo vaak gebruiken als noodzakelijk. Voor de dosering van de oraal toegediende doorbraakmedicatie wordt vaak een dosering per keer aangehouden die overeenkomt met 10-15% van de dagdosis. Over het algemeen wordt de dosering van de onderhoudsmedicatie opgehoogd als de patiënt gemiddeld meer dan drie keer per dag doorbraakmedicatie nodig heeft. Doorbraakmedicatie kan ook 'preventief' worden ingenomen als er sprake is van (voorspelbare) incidente doorbraakpijn (bijv. pijn tijdens de verzorging).
- Bij onvoldoende effect van opioïden en/of frequente noodzaak voor rescue medicatie wordt de dosering opgehoogd (en niet het dosisinterval verminderd).
- Indien er sprake is van aanhoudende en hinderlijke bijwerkingen (zie verder) en/of onvoldoende effect kan een verandering van opioïd ('opioïdrotatie') worden overwogen.
- Een combinatie van verschillende sterk werkende opioïden voor de onderhoudsbehandeling wordt niet aanbevolen.
- Over het algemeen wordt afgeraden om gebruik te maken van combinatiepreparaten, omdat de afzonderlijke middelen vaak verschillende halfwaardetijden hebben. Bovendien is in dat geval een dosisverandering van de afzonderlijke middelen van het preparaat niet mogelijk.
- Indien er sprake is van instabiele pijn, en zeker als er een snel effect gewenst is, kan gekozen worden voor parenterale toediening van opioïden (meestal morfine). De subcutane toedieningsweg heeft in veel gevallen de voorkeur boven de intraveneuze. In sommige gevallen wordt hierbij gebruikgemaakt van continue toediening van morfine met behulp van een draagbare pomp.

Bij de behandeling van neuropathische pijn wordt gebruikgemaakt van antidepressiva (m.n. tricyclische antidepressiva, bijv. amitriptyline) en anti-epileptica (met name gabapentine, pregabaline en carbamazepine). Deze middelen kunnen worden gecombineerd met opioïden, zeker als er sprake is van een combinatie van nociceptieve en neuropathische pijn.

Bij het grootste gedeelte van de genoemde analgetica kunnen bijwerkingen optreden:
- paracetamol: bij doseringen < 5-6 g/24 uur treden vrijwel geen bijwerkingen op
- NSAID's:
  * gastropathie met kans op ulceratie en maagbloeding; bij risicofactoren voor het krijgen van maagschade worden NSAID's gecombineerd met maagbescherming met protonpompremmers of misoprostol
  * verlenging van de bloedingstijd door remming van de trombocytenaggregatie
  * nier- of leverfunctiestoornissen.
    NB Selectieve COX-2-remmers hebben geen bewezen meerwaarde bij de behandeling van pijn bij patiënten met kanker.
- opioïden:
  * Obstipatie treedt vaak op bij behandeling met opioïden. Om deze reden worden opioïden *altijd* gecombineerd met een laxans.
  * Misselijkheid en braken treden met name op bij de start van de behandeling of bij dosisverhoging; meestal verdwijnen deze klachten binnen enkele dagen. Soms is (meestal tijdelijke) behandeling met anti-emetica (bijv. metoclopramide of domperidon) noodzakelijk.
  * Sufheid treedt ook met name bij de start van de behandeling op of bij dosisverhoging en verdwijnt ook meestal binnen enkele dagen.
  * Droge mond.
  * Zelden: urineretentie, jeuk, myocloniëen, cognitieve functiestoornissen (hallucinaties en verwardheid).
  * Verslaving treedt *niet* op bij patiënten met kanker die behandeld worden met opioïden in verband met pijn of kortademigheid.
    Bij aanhoudende en hinderlijke bijwerkingen kan dosisvermindering of opioïdrotatie worden toegepast.
- tricyclische antidepressiva: droge mond, sufheid, verwardheid, urineretentie, hartritmestoornissen
- anti-epileptica: sufheid, ataxie, leverfunctiestoornissen.

Invasieve methoden

De volgende invasieve behandelingen worden toegepast:
- Perispinale (epidurale of intrathecale) toediening van opioïden (meestal morfine), soms in combinatie met andere middelen (met name lokaalanesthetica zoals bupivacaïne, soms ook met clonidine) wordt toegepast indien er sprake is van onvoldoende effect en/of ernstige bijwerkingen van oraal of transdermaal toege-

diende opioïden. Indien perispinale toediening voor een langere periode noodzakelijk is, wordt meestal gebruikgemaakt van een volledig implanteerbaar toedieningssysteem en een draagbare pomp.
- Een chordotomie (eenzijdige blokkade van de tractus spinothalamicus op het niveau C1-2 aan de contralaterale zijde) wordt toegepast bij eenzijdige pijn onder het niveau C4 en een levensverwachting < 1-2 jaar. Hierbij valt eenzijdig (contralateraal aan de plaats van de ingreep) de vitale sensibiliteit (pijn- en temperatuurszin) uit.
- Een blokkade van de plexus coeliacus wordt toegepast bij pijnklachten in de bovenbuik, met name (maar niet uitsluitend) bij pijn ten gevolge van een pancreascarcinoom.
- Zelden worden een blokkade van de plexus hypogastricus (bij pijn in het bekken), een 'lower end block' (bij perineale pijn) en blokkaden van perifere zenuwen of plexus toegepast.

Kernpunten

- Pijn komt veel voor bij patiënten met kanker en kan grote implicaties hebben voor de kwaliteit van leven.
- Er wordt onderscheid gemaakt tussen nociceptieve en neuropathische pijn.
- Goede diagnostiek, waarbij aandacht besteed wordt aan alle dimensies van pijn is essentieel.
- Optimale informatie en educatie van patiënten dragen bij aan het effect van de pijnbestrijding.
- Indien mogelijk wordt de oorzaak van de pijn behandeld.
- Symptomatische behandeling bestaat uit niet-medicamenteuze en medicamenteuze maatregelen. Bij de medicamenteuze behandeling wordt meestal gebruikgemaakt van oraal of transdermaal toegediende middelen, die volgens een vast schema ('by the clock') en in een vaste volgorde ('by the ladder') worden gegeven.
- Alle patiënten die behandeld worden met opioïden moeten de beschikking hebben over snel werkende preparaten, die zo nodig kunnen worden ingenomen bij doorbraakpijn.
- Preventie en behandeling van bijwerkingen van analgetica is van groot belang.
- In geselecteerde gevallen kunnen invasieve ingrepen worden toegepast.

36.4 Vermoeidheid

36.4.1 INLEIDING

Kankergerelateerde vermoeidheid is een subjectief gevoel van uitputting dat aanhoudend aanwezig is; het is gerelateerd aan kanker of aan de behandeling ervan en interfereert met het dagelijks functioneren. Vermoeidheid bij kanker verschilt van normale vermoeidheid die mensen ervaren door de intensiteit, de duur en de sensatie: vermoeidheid bij kanker is heviger dan de vermoeidheid die men normaal gesproken na inspanning ervaart, reageert niet op rust en slapen en is overweldigend in die zin dat men er niet overheen kan stappen. Kankergerelateerde vermoeidheid kent verschillende uitingsvormen:
- lichamelijke vermoeidheid (bijv. zwakte, het niet in staat zijn tot het verrichten van lichamelijke inspanning)
- cognitieve vermoeidheid (bijv. concentratie- en geheugenstoornissen)
- emotionele vermoeidheid (bijv. snel optredende geïrriteerdheid of emotionele labiliteit)
- verminderde interesse en motivatie.

Vermoeidheid is een van de meest voorkomende symptomen bij patiënten met kanker. Het is waarschijnlijk het symptoom met de grootste invloed op de kwaliteit van leven en het dagelijks functioneren van patiënten en hun naasten.

Vermoeidheid komt voor in alle stadia van het beloop van kanker: voordat de diagnose is gesteld, rond de primaire behandeling en na afsluiting ervan, zelfs na volledige genezing, en bij patiënten met gemetastaseerde ziekte bij wie de behandeling palliatief van opzet is.

36.4.2 PATHOFYSIOLOGIE EN ETIOLOGIE

De pathofysiologie van vermoeidheid is grotendeels onbekend. Vanuit de hypothese dat vermoeidheid een paraneoplastisch verschijnsel is, net zoals gewichtsverlies en anemie, spelen mogelijk cytokines een rol die hetzij door de tumor geproduceerd worden, hetzij kunnen vrijkomen uit monocyten en macrofagen tijdens behandeling met chemotherapie of radiotherapie. Bij verschillende soorten kanker zijn hoge concentraties van tumornecrosefactor-α, interleukine-1 en interleukine-6 gevonden. Andere studies kunnen een relatie tussen vermoeidheid en de concentratie van deze cytokines echter niet bevestigen.

Er zijn diverse factoren gerelateerd aan het vóórkomen en aan de ernst van vermoeidheid. Meestal komen verschillende factoren tegelijkertijd voor. Van de volgende factoren is bekend dat zij gerelateerd zijn aan het optreden en de ernst van de vermoeidheid:
- tumorgerelateerde factoren:
- aard van de onderliggende tumor
- stadium van de ziekte: patiënten met gemetastaseerde ziekte zijn meer vermoeid dan patiënten met locoregionaal uitgebreide, niet-primair operabele ziekte; patiënten met een operabele primaire tumor zijn het minst vermoeid
- tumorgeïnduceerde complicaties (anemie, elektrolytafwijkingen (hypercalciëmie, hyponatriëmie, hypokaliëmie, hypomagnesiëmie), dehydratie, cachexie,

trombose/longembolie, nierfalen, leverfalen, hartfalen, hypoxie, bijnierinsufficiëntie, neurologische uitval, koorts, infectie).
- iatrogene factoren:
  - chemotherapie, immuuntherapie (behandeling met interferon of interleukine-2), hormonale therapie (met name chirurgische of chemische castratie bij patiënten met een prostaatcarcinoom), radiotherapie of chirurgie (met name thoracoabdominaal)
  - medicamenteus (bijv. opioïden, psychofarmaca zoals sedativa en antidepressiva, antihistaminica, bètablokkers of corticosteroïden)
  - comorbiditeit (bijv. hypothyreoïdie, diabetes mellitus, COPD, cardiovasculaire aandoeningen);
  - psychosociale factoren (angst, depressie, slaapstoornissen)
  - symptomen, meestal veroorzaakt door de onderliggende tumor en/of de behandeling.

De symptomen die het sterkst gecorreleerd zijn met vermoeidheid zijn pijn en dyspnoe.

36.4.3 DIAGNOSTIEK

Bij iedere patiënt wordt een anamnese en een lichamelijk onderzoek verricht.

Op indicatie wordt aanvullend onderzoek (laboratoriumonderzoek, longfunctie, ECG, röntgenonderzoek) verricht.

36.4.4 BEHANDELING

De behandeling bestaat uit:
- behandeling van de oorzaak
- niet-medicamenteuze behandeling
- medicamenteuze behandeling.

Behandeling van de oorzaak

Behandeling van de oorzaak kan bestaan uit:
- inzetten van systemische antitumortherapie (wanneer de vermoeidheid in belangrijke mate veroorzaakt lijkt te worden door de onderliggende maligniteit)
- behandeling van complicaties, bijvoorbeeld transfusie bij anemie, correctie van elektrolytstoornissen, vochttoediening bij dehydratie, voedingsinterventies of medicamenteuze behandeling bij het anorexiecachexiesyndroom, antistolling bij trombose/longembolie, behandeling van hartfalen, corticosteroïden bij bijnierinsufficiëntie, zuurstoftoediening bij hypoxie, antibiotica bij infecties
- stoppen van antitumorbehandeling (wanneer de vermoeidheid in belangrijke mate veroorzaakt lijkt te worden door de behandeling)
- aanpassen van medicatie
- behandeling van comorbiditeit
- behandeling van angst, depressie of slaapstoornissen
- behandeling van ongecontroleerde symptomen.

Niet-medicamenteuze behandeling

Niet-medicamenteuze behandeling kan bestaan uit:
- het vinden van een balans tussen inspanning en rust
- trainings- c.q. revalidatieprogramma's (bijv. Herstel en Balans)
- ontspanningstherapie
- psychosociale ondersteuning door middel van groepstherapie c.q. lotgenotencontact
- cognitieve gedragstherapie.

Medicamenteuze behandeling

Symptomatische medicamenteuze therapie is pas aangewezen wanneer de behandeling van de onderliggende oorzaak van de vermoeidheid onvoldoende effect heeft of wanneer er geen zinvolle oorzakelijke behandelingen voorhanden zijn. Middelen die toegepast worden zijn corticosteroïden (prednison of dexamethason) of psychostimulantia (met name methylfenidaat). De keuze tussen beide middelen kan bepaald worden door bijkomende problematiek waarvoor één van beide middelen geïndiceerd kan zijn. Zowel corticosteroïden als psychostimulantia hebben een snel effect, dat reeds na een paar dagen kan worden geëvalueerd. Ze worden vrijwel uitsluitend in de palliatieve fase gebruikt.

> **Kernpunten**
>
> - Vermoeidheid is een van de meest voorkomende symptomen bij patiënten met kanker, zowel in de curatieve (tijdens behandeling, maar soms ook na staken ervan) als in de palliatieve fase.
> - Het ontstaansmechanisme is niet met zekerheid bekend. Oorzakelijke factoren kunnen gerelateerd zijn aan de ziekte of complicaties daarvan, aan de behandeling (antitumortherapie of medicatie), aan comorbiditeit of aan lichamelijke of psychische klachten en problemen.
> - Naast behandeling van oorzakelijke factoren is de niet-medicamenteuze behandeling van groot belang. Deze kan bestaan uit het vinden van een balans tussen inspanning en rust, trainings- c.q. revalidatieprogramma's, ontspanningstherapie, psychosociale ondersteuning door middel van groepstherapie c.q.lotgenotencontact en/of cognitieve gedragstherapie.
> - In sommige gevallen (met name in de palliatieve fase) kan medicamenteuze behandeling met corticosteroïden of psychostimulantia worden toegepast.

36.5 Misselijkheid en braken

36.5.1 INLEIDING

Misselijkheid en braken treden vaak, maar niet altijd, in combinatie met elkaar op. Hierbij is er meestal sprake van speekselvloed, bleekheid, zweten en snelle hartslag. Misselijkheid en braken hebben een zeer negatieve invloed op de kwaliteit van leven. Persisterende klachten van misselijkheid en braken kunnen uiteindelijk leiden tot dehydratie, metabole ontregeling (nierfunctiestoornissen, hypokaliëmie, metabole alkalose), ondervoeding, bloedbraken door scheurtjes in de oesofagus (mallory-weiss-syndroom) of aspiratiepneumonie. Verder kan het leiden tot niet kunnen of willen innemen van medicatie of staken van radio- of chemotherapie.

36.5.2 PATHOFYSIOLOGIE EN ETIOLOGIE

Het optreden van misselijkheid en braken wordt gereguleerd door het braakcentrum, dat is gelokaliseerd in de hersenstam. De belangrijkste aanvoerende banen zijn afkomstig van de nervus vagus, de chemoreceptor triggerzone (eveneens gelokaliseerd in de hersenstam, maar buiten de bloed-hersenbarrière), het evenwichtsorgaan en de hogere corticale centra. Hierbij zijn verschillende neurotransmitters (en de daarbij behorende receptoren) betrokken zoals dopamine, serotonine, acetylcholine, histamine en neurokinine. De bij de behandeling van misselijkheid en braken gebruikte middelen (zie verder) grijpen meestal op deze neurotransmitters c.q. receptoren aan.

Er zijn diverse oorzaken van misselijkheid en/of braken die tegelijkertijd kunnen voorkomen en elkaar kunnen versterken. In 25-30% van de gevallen zijn er meerdere factoren aanwijsbaar.

De volgende factoren kunnen aanleiding geven tot misselijkheid en/of braken:
- vertraagde maagontlediging (35-44%) ten gevolge van autonome disfunctie (door medicamenten, radiotherapie, invasie door tumor, paraneoplastisch of diabetes mellitus), obstructie van de pylorus of het duodenum (bijv. door pancreascarcinoom), opvulling of compressie van de maag (door maagcarcinoom resp. hepatomegalie, tumor buiten de maag of ascites), gastritis of ulcus (peptisch, medicamenteus of t.g.v. radiotherapie)
- andere abdominale oorzaken (25-31%) zoals obstipatie, fecale impactie, peritonitis carcinomatosa, ileus, adhesies, postoperatief, levermetastasen, infecties van slokdarm of maag-darmkanaal
- chemisch/metabole oorzaken (30-33%) zoals medicamenten (opioïden, chemotherapeutica en andere middelen), hypercalciëmie, acute nierinsufficiëntie
- cerebraal/psychologische oorzaken (7%) zoals hersenmetastasen of primaire hersentumor met verhoogde intracraniële druk, meningitis carcinomatosa en psychologische factoren. Bij anticipatoire misselijkheid of braken veroorzaken stimuli die door tijd of plaats geassocieerd zijn met de oorspronkelijke stimuli (met name chemotherapie) misselijkheid en braken als gevolg van klassieke conditionering
- vestibulaire oorzaken (zeer zelden) zoals medicamenten (opioïden, aspirine) of tumor van binnen- of middenoor/schedelbasis.

36.5.3 DIAGNOSTIEK

Anamnese en lichamelijk onderzoek leveren vaak belangrijke informatie op. Op indicatie kan aanvullend onderzoek (laboratoriumonderzoek, röntgenonderzoek of endoscopisch onderzoek) verricht worden.

36.5.4 BEHANDELING

De behandeling van misselijkheid en/of braken bestaat uit:
- behandeling van de oorzaak
- niet-medicamenteuze behandeling
- medicamenteuze behandeling.

Behandeling van de oorzaak
Bij behandeling van de oorzaak kan gedacht worden aan:
- gerichte antitumortherapie
- verandering van medicatie
- behandeling van gastritis, ulcus of obstipatie
- bij obstructie van maaguitgang of darm: stentplaatsing of chirurgie
- ontlastende ascitespunctie
- correctie van hypercalciëmie
- bij hersenmetastasen: corticosteroïden ter vermindering van hersenoedeem.

Niet-medicamenteuze behandeling
Niet-medicamenteuze maatregelen omvatten leefregels en voedingsadviezen. Indien er sprake is van dehydratie wordt vocht toegediend. Bij een maagretentie ten gevolge van een vertraagde maagontlediging of een obstructie kan een maaghevel worden ingebracht.

Medicamenteuze behandeling
Bij de medicamenteuze behandeling wordt gebruikgemaakt van:
- dopamineantagonisten (metoclopramide, domperidon, haloperidol)
- prokinetica (metoclopramide, domperidon, erytromycine): deze middelen stimuleren de maagontlediging
- corticosteroïden (dexamethason, prednison); het werkingsmechanisme hiervan bij de behandeling van misselijkheid en braken is onbekend
- serotonineantagonisten (ondansetron, granisetron, tropisetron)
- andere middelen: antihistaminica (cyclizine), anticholinergica (scopolamine (met name bij reisziekte) en

butylscopolamine (met name bij ileus), neurokinineantagonisten (aprepitant (ter preventie van misselijkheid en braken door chemotherapie), levomepromazine (grijpt aan op meerdere receptoren), octreotide (remt de secretie in het maag-darmkanaal, wordt bij ileus toegepast).

Anti-emetica worden meestal oraal (metoclopramide, domperidon, haloperidol, erytromycine, corticosteroïden, serotonineantagonisten, cyclizine, aprepitant, levomepromazine) toegediend, maar kunnen ook rectaal (metoclopramide, domperidon) of subcutaan/intraveneus (metoclopramide, haloperidol, corticosteroïden, serotonineantagonisten, butylscopolamine, levomepromazine, octreotide) worden toegediend.

Bij de preventie en behandeling van misselijkheid en braken ten gevolge van chemotherapie wordt vaak gebruikgemaakt van metoclopramide en serotonineantagonisten, dikwijls in combinatie met dexamethason en soms ook met aprepitant. Bij anticipatoire misselijkheid of braken bij chemotherapie worden voorafgaande aan de chemotherapie benzodiazepines (bijv. lorazepam) gegeven.

Bij de behandeling van misselijkheid en braken door andere oorzaken zijn metoclopramide, domperidon, haloperidol en dexamethason veelgebruikte middelen. Bij moeilijk behandelbare misselijkheid en braken kan behandeling met levomepromazine worden overwogen.

> **Kernpunten**
>
> - Misselijkheid en braken kunnen grote gevolgen hebben voor de kwaliteit van leven.
> - Veelvoorkomende oorzaken bij patiënten met kanker zijn vertraagde maagontlediging, obstructie van maag, maaguitgang of darm, peritonitis carcinomatosa, medicatie (inclusief chemotherapie), obstipatie, hypercalciëmie en hersenmetastasen. Waar mogelijk wordt de oorzaak behandeld.
> - Niet-medicamenteuze behandeling omvat leefregels, voedingsadviezen, vochttoediening bij dehydratie en een maaghevel bij heftig braken als gevolg van een maagretentie.
> - Metoclopramide en serotonineantagonisten, vaak in combinatie met dexamethason en soms met aprepitant worden gebruikt bij de preventie en behandeling van misselijkheid en braken ten gevolge van chemotherapie. Bij de behandeling van misselijkheid en braken door andere oorzaken worden vaak metoclopramide, domperidon, haloperidol en dexamethason gebruikt.

36.6 Obstipatie

36.6.1 INLEIDING

Onder obstipatie wordt het weinig frequent en met moeite produceren van ontlasting verstaan. Meestal is de ontlasting hard; dit is echter niet altijd het geval. Obstipatie kan aanleiding geven tot buikpijn, opzetten van de buik, anorexie, misselijkheid, braken, urineretentie, flatulentie, anorectale problematiek (pijn, hemorroïden, anusfissuur, perianaal abces), onrust en delier.

Er is sprake van fecale impactie als de ontlasting in de dikke darm zodanig indikt en hard wordt, dat het spontaan lozen ervan niet meer mogelijk is. In de meeste gevallen bevindt de impactie zich in het rectosigmoïd. Fecale impactie kan leiden tot een ileus.

Obstipatie kan ook leiden tot paradoxale diarree: lekkage van dunne ontlasting langs een ingedikte fecesprop. Het is van groot belang om deze oorzaak te onderkennen bij patiënten met diarree en daarbij behandeling in te stellen gericht op obstipatie in plaats van op diarree.

Voor de patiënt betekent obstipatie vaak een grote aantasting van de kwaliteit van leven, waarvan de ernst door behandelaars regelmatig wordt onderschat. Preventieve maatregelen zijn van het grootste belang.

36.6.2 PATHOFYSIOLOGIE EN ETIOLOGIE

Verminderde inname van voeding, vezels en vocht, een gestoorde darmmotiliteit, verminderde secretie en/of verhoogde terugresorptie van vocht in de darm en uitval van het parasympathische zenuwstelsel kunnen een rol spelen bij het ontstaan van obstipatie bij patiënten met kanker.

Bij obstipatie bij patiënten met kanker kunnen één of meer van de volgende oorzaken een rol spelen:
- ziektegerelateerd:
- obstructie of compressie van de darm door tumor
- peritonitis carcinomatosa
- compressie van ruggenmerg, cauda equina of plexus lumbosacralis door tumor
- hypercalciëmie
- secundaire factoren:
  - verminderde inname van voedsel, vezels en/of vocht
  - inactiviteit, zwakte, bedlegerigheid
  - dehydratie
  - niet kunnen defeceren op toilet of postoel, gebrek aan privacy tijdens defecatie
  - sufheid, verwardheid, depressie
- medicamenteus (o.a. opioïden, middelen met anticholinerge (bij)werking, chemotherapeutica (m.n. vinca-alkaloïden) en serotonineantagonisten)
- bijkomende aandoeningen: diabetes mellitus, hypothyreoïdie, hypokaliëmie, irritable-bowel-syndrom, rectokèle, uterusprolaps, anusfissuur/stenose, hemorroïden, perianaal abces.

Obstipatie is meestal multifactorieel bepaald. Gebruik

van opioïden en secundaire tumorgerelateerde factoren zijn de meest voorkomende oorzaken bij patiënten met kanker.

36.6.3 DIAGNOSTIEK

Bij de anamnese wordt gevraagd naar alle aspecten van de defecatie, naar andere klachten en naar medicatie.

Bij het lichamelijk onderzoek wordt specifiek aandacht besteed aan het onderzoek van de buik: inspectie (omvang, littekens), auscultatie (ileus- of afwezige peristaltiek), percussie (ascites) en palpatie (drukpijn, tumor, feces). Het onderzoek wordt gecompleteerd met inspectie van de anus (fissuur, hemorroïden) en een rectaal toucher. Bij verdenking op neurologische problematiek wordt een volledig neurologisch onderzoek verricht.

Op indicatie wordt aanvullend onderzoek (laboratoriumonderzoek, buikoverzicht, echo of CT-scan van de buik, MRI van de wervelkolom, coloscopie) verricht.

36.6.4 PREVENTIE

Obstipatie is in veel gevallen te voorkomen. Hiervoor is een aantal aandachtspunten en leefregels van belang:
- Een gunstige sanitaire omgeving. Laat, indien mogelijk, de patiënt zelf naar het toilet gaan (zo nodig op vaste tijden, bijv. na de maaltijd); een postoel naast het bed geeft meer kans van slagen dan een ondersteek. Zorg ervoor dat als de drang tot defeceren aanwezig is de patiënt hiertoe de gelegenheid, privacy en rust krijgt. Zorg voor goede steun van de voeten, zo nodig met behulp van een voetenbankje of -steun.
- Voldoende vochtinname, mits haalbaar (minstens 1500 ml per dag).
- Een gevarieerd vezelrijk dieet (m.n. bij het ontbijt) en een regelmatig voedingspatroon. Het gebruik van vezels is gecontraïndiceerd bij patiënten die onvoldoende vocht tot zich kunnen nemen en bij een (dreigende) ileus.
- Zoveel mogelijk lichaamsbeweging (indien haalbaar).
- Preventieve behandeling met laxantia bij de start van de behandeling met opioïden en bij aanwezigheid van twee of meer van de volgende risicofactoren: bedlegerigheid, uitputting, onvoldoende intake van vocht en/of voeding, cognitieve disfunctie, gebruik van medicatie met sterke anticholinerge (bij)werking, ziekte van Parkinson, neurologische uitval (ongeacht de oorzaak), hypercalciëmie.

36.6.5 BEHANDELING

Als obstipatie is opgetreden, heeft de behandeling tot doel dat ontlasting zacht is en gemakkelijk geproduceerd wordt. In de meeste gevallen wordt gestreefd naar een defecatiefrequentie van eens per één tot twee dagen. Het verdient aanbeveling om de defecatiefrequentie en de consistentie van de feces dagelijks bij te (laten) houden.

Bij de behandeling van obstipatie zijn voorlichting, leefregels en voedingsadviezen van minstens even groot belang als de medicamenteuze behandeling; meestal worden deze behandelingen gecombineerd.

De behandeling bestaat uit:
- behandeling van de oorzaak
- niet-medicamenteuze behandeling
- medicamenteuze behandeling.

Behandeling van de oorzaak

Het gaat bij de behandeling van de oorzaak om:
- gerichte antitumorbehandeling (chirurgie bij obstructie, radiotherapie bij ruggenmergscompressie, chemotherapie)
- aanpassing van medicatie
- correctie van hypercalciëmie of hypokaliëmie
- behandeling van lokale (anorectale) problematiek.

Niet-medicamenteuze behandeling

Hierbij worden de hiervoor genoemde preventieve maatregelen toegepast c.q. geïntensiveerd.

Medicamenteuze behandeling

De volgende laxantia kunnen worden gebruikt:
- osmotische laxantia (slecht resorbeerbare anorganische zouten, waardoor via osmose veel water in de darm wordt vastgehouden), onder andere lactulose, magnesium(hydr)oxide, macrogol/elektrolyten en natriumfosfaat (klysma)
- volumevergrotende middelen (moeilijk afbreekbare polysachariden, die water vasthouden en daardoor opzwellen), onder andere psyllium en sterculiagom
- emollientia (verhogen het watergehalte van de feces door hun oppervlakte-spanningsverlagende eigenschappen), onder andere natriumlaurylsulfoacetaat (miniklysma) en natriumdocusaat (klysma)
- contactlaxantia (bevorderen de peristaltiek door chemische prikkeling van de darmwand), onder andere bisacodyl en sennosiden A + B.

In de meeste gevallen wordt een oraal laxans voorgeschreven, meestal een osmotisch laxans, dat bij onvoldoende effect wordt gecombineerd met een contactlaxans. Indien er sprake is van fecale impactie, wordt meestal eerst een (mini)klysma gegeven; als de defecatie op gang is, wordt vervolgens gestart met een oraal laxans.

Bij obstipatie ten gevolge van opioïden wordt ook gebruikgemaakt van methylnaltrexon (een opioïdantagonist, die subcutaan wordt toegediend).

> **Kernpunten**
>
> - Obstipatie bij patiënten met kanker is meestal multifactorieel bepaald.
> - Gebruik van opioïden en secundaire tumorgerelateerde factoren (vooral verminderde inname van voeding, vezels en vocht, immobiliteit en zwakte) zijn de meest voorkomende oorzaken.
> - Preventieve maatregelen (een optimale sanitaire omgeving, lichaamsbeweging, voldoende inname van vezels en vocht, mits haalbaar) zijn van groot belang. Bij gebruik van opioïden of andere risicofactoren moeten orale laxantia preventief worden voorgeschreven.
> - Indien obstipatie is opgetreden, wordt gestart met een osmotisch laxans, bij onvoldoende effect in combinatie met een contactlaxans. Bij fecale impactie wordt eerst een klysma gegeven.

36.7 Dyspnoe

36.7.1 INLEIDING

Dyspnoe is een onaangenaam en vooral angstig gevoel dat de ademhaling tekortschiet. Er zijn veel definities en beschrijvingen van dyspnoe die alle het subjectieve en angstige karakter benadrukken. Patiënten spreken wel van kortademigheid of benauwdheid.

Er is geen duidelijke relatie tussen het (subjectieve) gevoel van dyspnoe en objectieve parameters zoals zuurstofgehalte van het bloed of prestatievermogen. De situatie is vergelijkbaar met die bij pijn: 'de patiënt is zo dyspnoïsch, als hij zelf zegt te zijn'.

36.7.2 PATHOFYSIOLOGIE EN ETIOLOGIE

Het ademhalingscentrum in het verlengde merg reguleert de ademhaling. Hier komen de impulsen binnen vanuit chemoreceptoren in het verlengde merg en de a. carotis (reagerend op het zuurstof- en koolzuurgehalte en op de zuurgraad van het bloed) en vanuit mechanoreceptoren in thorax, diafragma en luchtwegen (reagerend op rek e.d.). Via een reflexbaan worden de (in)ademingsspieren aangestuurd. Vanuit hogere hersengedeelten kan de ademhaling bewust of onbewust worden beïnvloed (dieper ademen of inhouden van de adem). Het bewustzijn van de ademhaling is een hogere hersenfunctie. Bij patiënten met kanker kan de regulatie van de ademhaling verstoord raken door een verhoogde ademarbeid, zwakte van de ademhalingsspieren of een toegenomen ventilatoire behoefte.

Dyspnoe kan worden veroorzaakt door:
- obstructie van de luchtwegen door tumor, secreet, aspiratie, corpus alienum of bloeding
- afname van het ventilerend oppervlak van de longen ten gevolge van operatie (lobectomie, pneumectomie), atelectase of longmetastasen
- interstitiële afwijkingen ten gevolge van longbeschadiging door radiotherapie of chemotherapie, lymfangitis carcinomatosa, COPD, pneumonie of longembolie
- extrapulmonale/intrathoracale oorzaken: pleuravocht, pneumothorax of vena cava superior syndroom
- cardiale oorzaken: hartfalen, pericarditis of ritmestoornissen
- andere oorzaken: ascites, parese van de n. recurrens of de n. phrenicus, ribfractuur, anemie, oesofageale reflux of psychogene factoren (angst, depressie).

36.7.3 DIAGNOSTIEK

Een volledige anamnese en lichamelijk onderzoek worden bij alle patiënten verricht.

Met een numerieke schaal kan de patiënt zelf zijn mate van dyspnoe aangeven, variërend van 0 tot 10 (0 = niet benauwd en 10 = ondraaglijk). Op deze manier kan ook het effect van therapeutische interventies worden beoordeeld.

Op indicatie wordt aanvullend onderzoek verricht: meting van zuurstofsaturatie met behulp van pulse-oxymeter, laboratoriumonderzoek (Hb, arteriële bloedgassen), röntgenonderzoek (X-thorax, CT-scan), longfunctieonderzoek, ECG of bronchoscopie.

36.7.4 BEHANDELING

Adequate informatie over de oorzaken en de behandelingsmogelijkheden van dyspnoe is van groot belang. Daarbij kan ook de (meestal onnodige) angst om te stikken aan bod komen.

De behandeling bestaat uit:
- behandeling van de oorzaak
- niet-medicamenteuze behandeling
- medicamenteuze behandeling.

Behandeling van de oorzaak
Bij behandeling van de oorzaak kan gedacht worden aan:
- radiotherapie of chemotherapie (bij daarvoor gevoelige tumoren)
- bij obstructie van de luchtwegen: plaatsen van een stent of intraluminale behandeling (laser, cauterisatie)
- behandeling van comorbiditeit (COPD, ritmestoornissen, reflux)
- bij pneumonie: antibiotica
- bij longembolie: anticoagulantia
- bij vochtcollecties in pleura, pericard of peritoneum (ascites): punctie en/of drainage
- bij pneumothorax: drainage en pleurodese
- bij vena cava superior syndroom: stentplaatsing
- bij anemie: bloedtransfusie.

Niet-medicamenteuze behandeling
Niet-medicamenteuze maatregelen omvatten:

- leefregels ten aanzien van houding, ademhalingstechniek en balans tussen rust en inspanning
- afkoeling van het gezicht door goede ventilatie
- zuurstof (alleen bij hypoxie).

Medicamenteuze behandeling

Morfine is het meest effectieve middel bij de medicamenteuze behandeling van dyspnoe. Op welke wijze morfine dyspnoe verlicht, is niet duidelijk. Het gebruik van andere opioïden (fentanyl, oxycodon en methadon) ter verlichting van dyspnoe is niet systematisch onderzocht.

Corticosteroïden kunnen met name bij lymfangitis carcinomatosa, pneumonitis door radiotherapie of chemotherapie en bij vena cava superior syndroom effectief zijn. Patiënten met longkanker hebben vaak gelijktijdig ook COPD (emfyseem, chronische bronchitis) waarbij steroïden ter verlichting van dyspnoe werkzaam kunnen zijn.

Bronchusverwijders hebben alleen zin als er sprake is van COPD.

Anxiolytica en in het bijzonder benzodiazepines kunnen een plaats hebben in de behandeling van dyspnoe, zeker indien deze gepaard gaat met angst.

> **Kernpunten**
>
> - Dyspnoe is een onaangenaam en vooral angstig gevoel dat de ademhaling tekortschiet.
> - Er zijn vele verschillende oorzaken voor dyspnoe bij patiënten met kanker. Waar mogelijk wordt de behandeling gericht op de onderliggende oorzaak.
> - De symptomatische behandeling bestaat uit leefregels (t.a.v. houding, ademhalingstechniek en balans tussen rust en inspanning), afkoeling van het gezicht door goede ventilatie, zuurstof (alleen bij hypoxie) en morfine.
> - In sommige gevallen kan behandeling met corticosteroïden of benzodiazepines zijn aangewezen.

36.8 De terminale fase

36.8.1 INLEIDING

In Nederland overleden in 2006 circa 40.000 mensen aan kanker. Van hen overleed 31% thuis, 28% in het ziekenhuis, 25% in een verpleeghuis, 10% in een verzorgingshuis en 6% elders.

Onder de terminale fase worden de laatste één tot twee weken voor het overlijden verstaan.

Naarmate de ziekte voortschrijdt, neemt over het algemeen de lichamelijke toestand van de patiënt af. In de terminale fase kunnen de volgende veranderingen optreden:

- In de laatste weken is er vaak sprake van anorexie en progressief gewichtsverlies.
- Patiënten houden geleidelijk op met eten en later ook met drinken.
- Er is meestal sprake van toenemende lichamelijke zwakte en bedlegerigheid.
- Soms blijft de patiënt tot het laatste moment helder, maar in andere gevallen kan toenemende sufheid optreden. In sommige gevallen gaat dit gepaard met onrust ('terminal restlessness').
- Als gevolg van daling van de bloeddruk nemen de doorbloeding van armen en benen en de urineproductie af.
- Bij ongeveer 45% is er sprake van reutelen in de laatste 24-48 uur. Dit ontstaat omdat de patiënt niet meer in staat is het door de hogere luchtwegen geproduceerde slijm op te hoesten of door te slikken.
- De ademhaling wordt in de laatste uren vaak onregelmatig (Cheyne-Stokes ademhaling).

Parallel aan deze veranderingen treedt een verandering op van de prevalentie van de eerdergenoemde symptomen in de palliatieve fase (zie tabel 36.3). Het vóórkomen van anorexie, vermoeidheid, zwakte, gewichtsverlies, sufheid en verwardheid neemt toe, terwijl de prevalentie van pijn, misselijkheid en braken afneemt.

Onderkennen dat de stervensfase is aangebroken is van het grootste belang. Dit geldt zowel voor de hulpverleners als voor de patiënt en diens naasten. Een open gesprek hierover is essentieel.

Tabel 36.3	Prevalentie van de meest voorkomende symptomen bij patiënten met kanker in de laatste één tot twee weken voor het overlijden.
vermoeidheid	88%
gewichtsverlies	86%
zwakte	74%
gebrek aan eetlust	56%
pijn	45%
kortademigheid	39%
sufheid	38%
droge mond	34%
angst	30%
obstipatie	29%
verwardheid	24%
somberheid	19%
misselijkheid	17%
slikklachten	16%
slaapproblemen	14%
hoesten	14%
braken	13%

36.8.2 TERMINALE ZORG

Alle zorg in de terminale fase is er op gericht het comfort van de patiënt zo veel mogelijk te handhaven. Alle onnodige medische en verpleegkundige handelingen (diagnostisch en therapeutisch) worden achterwege gelaten. Medicatie wordt beperkt tot het strikt noodzakelijke; in veel gevallen kan en moet een (groot) deel van de medicatie worden gestaakt. Voor de toediening van de noodzakelijke medicatie zijn soms alternatieve toedieningswegen (rectaal, transdermaal, oromucosaal, subcutaan of intraveneus) noodzakelijk, omdat orale toediening niet meer mogelijk is.

Indien er sprake is van urineretentie of -incontinentie, kan een blaaskatheter worden ingebracht.

Het ophouden met achtereenvolgens eten en drinken is onderdeel van het stervensproces. Patiënten ervaren daarbij zelden honger of dorst. Dorst dient hierbij onderscheiden te worden van (wel vaak voorkomende) klachten van een droge mond; dit wordt mede in de hand gewerkt doordat er (met name in de laatste 24 uur) nogal eens sprake is van ademen met open mond en/of er vaak medicatie gegeven wordt (met name opioïden en middelen met anticholinerge werking) die een droge mond als bijwerking heeft. Een goede mondverzorging hierbij is van groot belang.

Over het algemeen is er in de terminale fase geen plaats voor toedienen van voeding of vocht.

Reutelen kan voor de omgeving zeer belastend zijn. In veel gevallen volstaat uitleg dat de patiënt er geen hinder van ondervindt of verandering van houding. Soms wordt behandeling met anticholinergica (butylscopolamine s.c. of scopolamine transdermaal) toegepast.

Goede symptoomcontrole blijft van het grootste belang. Pijn en kortademigheid treden bij resp. 45% en 39% van de patiënten in de terminale fase op. Indien noodzakelijk, kan gestart worden met transdermale, subcutane of intraveneuze toediening van opioïden. Hierbij bestaat een verhoogd risico op het optreden van een delier (zie par. 36.8.3).

Ondersteuning van de naasten (zowel in praktische als emotionele zin) is van het grootste belang, niet alleen voor het overlijden maar ook erna. Hierbij wordt ook aandacht gegeven aan rituelen rond het sterven, de verzorging van het lichaam na het overlijden en de voorbereiding voor crematie of begrafenis.

36.8.3 DELIER IN DE TERMINALE FASE

Een delier is een toestandsbeeld dat in korte tijd ontstaat (uren tot dagen), waarbij de patiënt verward en angstig kan zijn (hyperactief delier) of juist apathisch en initiatiefloos (stil delier). Het bewustzijn is wisselend gestoord. Vaak zijn er hallucinaties en/of wanen. De symptomen kunnen in de tijd sterk fluctueren en treden vaak vooral 's nachts op. Er is per definitie een onderliggend somatisch lijden.

Bij de eerdergenoemde 'terminal restlessness' is er sprake van een hyperactief delier in het sterfbed. Dit delier gaat vaak gepaard met prikkeling van het centraal zenuwstelsel, zoals blijkt uit multifocale myoclonus en onrust van de patiënt. Er zijn dan deels gecoördineerde en deels ongecoördineerde bewegingen, zoals tremoren, plukken aan de lakens en 'tossing and turning'. Een delier in het sterfbed kan echter ook hypoactief zijn.

Een delier kan een beangstigende en traumatische ervaring zijn zowel voor de patiënt als voor de omgeving (inclusief de hulpverleners). Een delier wordt nogal eens voorafgegaan door prodromen zoals omkering van dag-nachtritme, levendige dromen of nachtmerries, voorbijgaande hallucinaties of wanen, moeilijkheden met concentreren en helder denken, snelle afleidbaarheid, overgevoeligheid voor prikkels zoals licht en geluid, rusteloosheid, angst, irritatie of juist teruggetrokkenheid met apathie, emotionele labiliteit en/of desoriëntatie. Het is van groot belang deze prodromen vroegtijdig te onderkennen en behandelen.

Een delier is een uiting van een acute diffuse cerebrale ontregeling ('hersenfalen'), meestal multifactorieel bepaald. Er wordt onderscheid gemaakt naar:
– predisponerende factoren (geven een verhoogde kans op het optreden van een delier): leeftijd ≥ 70 jaar, pre-existente cognitieve stoornissen (zoals bij dementie en CVA), visus- en gehoorsstoornissen, stoornissen in de activiteiten van het dagelijks leven (ADL) en gebruik van alcohol of opioïden
– uitlokkende factoren (geven daadwerkelijk aanleiding tot het optreden van een delier), bijvoorbeeld hersentumoren en -metastasen, koorts, infecties (pneumonie, urineweginfectie), hypoxie, anemie, lever- of nierfalen, dehydratie, medicamenten (m.n. opioïden, corticosteroïden, middelen met anticholinerge (bij)werking, benzodiazepines) of onttrekking van medicamenten, nicotine of alcohol.

Bij een delier in de terminale fase kunnen naast verminderde cerebrale doorbloeding (als uiting van een tekortschietende circulatie) meerdere van de hiervoor genoemde factoren een rol spelen.

Het delier (met name de hypoactieve vormen) wordt vaak niet onderkend. Op basis van onderzoek wordt geschat dat 22-50% van de gevallen van delier bij opgenomen patiënten niet herkend wordt. Onrust bij patiënten die met opioïden behandeld worden, wordt nogal eens geduid als een uiting van onvoldoende symptoomcontrole. Het ophogen van de dosering van de opioïden werkt in dergelijke gevallen een verergering van het delier in de hand.

De diagnose wordt gesteld op de symptomatologie (onrust of juist apathie, (wisselend) gedaald bewustzijn en cognitieve functiestoornissen (verminderde aandacht en concentratie, geheugenstoornissen, hallucinaties en/of wanen)). Bij de diagnostiek van het delier kan de zogenoemde Delier Observatie Schaal (DOS) een nuttig hulpmiddel zijn.

De behandeling van het delier in de terminale fase bestaat uit:
– behandeling van uitlokkende factoren
– niet-medicamenteuze behandeling
– medicamenteuze behandeling.

Behandeling van uitlokkende factoren

Bij de behandeling van uitlokkende factoren kan gedacht worden aan dosisverlaging, staken of veranderen van medicatie, behandelen van infecties, correctie van anemie of hypoxie en dergelijke. In veel gevallen is dit in de terminale fase echter niet haalbaar of wenselijk. Veranderen van medicatie (bijv. verlagen van de dosering van opioïden of opioïdrotatie) moet echter ook in deze fase altijd worden overwogen.

Niet-medicamenteuze behandeling

Niet-medicamenteuze maatregelen zijn gericht op het creëren van een stabiele, vertrouwde (voor zover mogelijk) en veilige omgeving. Een goede uitleg aan de patiënt (indien mogelijk) en de naasten is daarbij van groot belang.

Medicamenteuze behandeling

Haloperidol (oraal, buccaal, subcutaan, intramusculair (alleen bij heftige onrust) of intraveneus toegediend) is het middel van keuze. Benzodiazepines zijn (met uitzondering bij het alcoholonttrekkingsdelier) niet de behandeling van eerste keuze en worden alleen toegevoegd als er ondanks adequate behandeling met haloperidol sprake is van blijvende onrust. In therapieresistente gevallen kan palliatieve sedatie worden toegepast (zie verder).

Kernpunten

- De terminale fase wordt gekenmerkt door toenemende zwakte en bedlegerigheid, een vermindering van de inname van voeding en vocht, een dalend bewustzijn en een afname van de circulatie en de ademhaling.
- Onderkennen dat de stervensfase is aangebroken is van het grootste belang.
- Medische (inclusief medicatie) en verpleegkundige handelingen worden tot het strikt noodzakelijke beperkt. Een goede symptoomcontrole en ondersteuning van de naasten zijn van groot belang.
- Een delier (gekenmerkt door een gestoord bewustzijn, onrust (hyperactief delier) of juist apathie (stil delier) en cognitieve functiestoornissen) treedt in de laatste dagen voor het overlijden relatief vaak op. Diverse uitlokkende factoren (met name een verminderde cerebrale doorbloeding en bijwerkingen van medicatie) kunnen daarbij een rol spelen. Indien mogelijk wordt/worden de uitlokkende factor(en) behandeld (met name door aanpassing van de medicatie).
- De symptomatische behandeling bestaat uit niet-medicamenteuze maatregelen (gericht op het creëren van een stabiele, vertrouwde en veilige omgeving) en medicamenteuze behandeling met haloperidol. Benzodiazepines worden alleen ingezet als er sprake is van persisterende onrust ondanks adequate behandeling met haloperidol.

36.9 Beslissingen rond het levenseinde

36.9.1 INLEIDING

Beslissingen rond het levenseinde omvatten:
- afzien dan wel staken van zinloze c.q. ongewenste levensverlengende behandelingen
- niet-reanimeerbeslissingen
- starten van behandelingen die een (onbedoeld) levensverkortend effect kunnen hebben
- palliatieve sedatie
- euthanasie.

In de volgende paragrafen wordt aandacht besteed aan palliatieve sedatie en euthanasie.

In 2005 werd bij 8,2% van alle sterfgevallen in Nederland palliatieve sedatie toegepast en was er bij 1,7% sprake van euthanasie. In vergelijking met de getallen van 2001 werd euthanasie minder vaak en palliatieve sedatie juist vaker toegepast. In ongeveer de helft van de gevallen van palliatieve sedatie is er sprake van patiënten met kanker.

36.9.2 PALLIATIEVE SEDATIE

Onder palliatieve sedatie wordt verstaan het opzettelijk verlagen van het bewustzijn van een patiënt in de laatste levensfase. Palliatieve sedatie heeft als doel anderszins onbehandelbaar lijden te verlichten door middel van verlaging van het bewustzijn, zonder dat daarbij het leven wordt verkort. Het kan continu of tijdelijk/intermitterend worden toegepast.

De indicatie voor palliatieve sedatie is het bestaan van één of meer onbehandelbare (refractaire) klachten (symptomen), die leiden tot ondraaglijk lijden van de patiënt. Onder een refractair symptoom wordt verstaan een symptoom waarbij geen van de conventionele behandelingen (voldoende snel) effectief is en/of deze behandelingen gepaard gaan met onaanvaardbare bijwerkingen. De meest voorkomende indicaties voor palliatieve sedatie zijn delier c.q. onrust in de terminale fase, dyspnoe en/of pijn.

In de praktijk is het vaak een (niet-lineaire) optelsom van verschillende dimensies van een symptoom en/of van verschillende symptomen, die leidt tot een voor de patiënt ondraaglijk lijden. Ook lichamelijke uitputting (intense moeheid) kan bijdragen aan ernstig lijden. De context is daarbij medebepalend. Het gaat in de praktijk om patiënten die zeer ernstig ziek zijn, een combinatie van klachten hebben, die veelal niet meer eten en drinken en bij wie de lichaamsfuncties afnemen. Ook existentieel lijden kan deel uitmaken van refractaire symptomen die leiden tot ondraaglijk lijden van de patiënt. Existentieel lijden kan ook worden geuit als zinloosheid, leegheid, existentiële nood, het (overlijden/sterfbed) niet bewust willen meemaken, psychosociale problematiek, zingevingsproblematiek of het tegengaan van ontluistering.

Palliatieve sedatie kan alleen worden toegepast indien er sprake is van voldoende deskundigheid van het behandelend team en het zeker is dat er geen andere mogelijkheden meer zijn ter verlichting van het lijden. Zo nodig kunnen deskundigen op het gebied van palliatieve zorg worden geconsulteerd.

Bij palliatieve sedatie wordt meestal gebruikgemaakt van subcutaan of intraveneus toegediend midazolam. Bij onvoldoende effect wordt levomepromazine toegevoegd of (uitsluitend in het ziekenhuis) overgegaan op intraveneuze toediening van propofol.

Palliatieve sedatie wordt proportioneel toegepast, dat wil zeggen dat die mate van bewustzijnsdaling wordt nagestreefd die nodig en voldoende is voor de gewenste mate van symptoombestrijding. De mate van bewustzijnsdaling die noodzakelijk is om het lijden te verlichten kan variëren van oppervlakkig tot diep. Het comfort van de patiënt (en niet de mate van bewustzijnsdaling) is daarbij de maat voor het effect van de sedatie.

In de meeste gevallen wordt er bij diepe en continue sedatie geen vocht toegediend c.q. wordt toediening van vocht gestaakt. Ervan uitgaande dat sedatie nooit levensbekortend mag zijn en er tijdens sedatie geen vocht wordt toegediend, dient de geschatte levensverwachting van een patiënt, die continu en diep wordt gesedeerd, niet langer dan één tot twee weken te zijn. Bij een langere levensverwachting zal diepe sedatie het moment van overlijden namelijk beïnvloeden, doordat de patiënt door uitdroging eerder zal overlijden dan anders het geval zou zijn geweest. Langdurige continue en diepe sedatie is ook ongewenst vanwege het risico op tolerantie en complicaties en vanwege de belasting voor de naasten.

Continue en diepe sedatie wordt dus uitsluitend bij stervende patiënten toegepast. Kortdurende of intermitterende sedatie kan ook bij een wat langere levensverwachting worden toegepast.

Het overgrote deel van de patiënten eet en drinkt zelf nauwelijks meer op het moment dat diepe en continue sedatie gestart wordt en overlijdt meestal binnen enkele dagen na het starten van de palliatieve sedatie. Uit onderzoek blijkt dat 47% van de patiënten die continu en diep gesedeerd worden binnen 24 uur is overleden, 47% binnen één tot zeven dagen en 4% binnen één tot twee weken. Uit retrospectieve studies blijkt dat proportioneel toegepaste palliatieve sedatie niet leidt tot levensverkorting.

Goede informatie en begeleiding van patiënten (indien nog aanspreekbaar) en de naasten voorafgaande aan en tijdens de palliatieve sedatie zijn van groot belang.

Palliatieve sedatie wordt beschouwd als normaal medisch handelen. Consultatie en melding zijn derhalve niet

Tabel 36.4	Overeenkomsten en verschillen tussen euthanasie en continue en diepe sedatie tot het moment van overlijden.	
	continue en diepe sedatie tot het moment van overlijden	*euthanasie en hulp bij zelfdoding*
Doel	verlichten van lijden	opheffen van lijden
Middel	verlagen van bewustzijn	beëindigen van leven
medisch handelen	normaal medisch handelen	bijzonder medisch handelen
Indicatie	anderszins niet te verlichten (overwegend somatische) symptomen die ondraaglijk lijden veroorzaken	uitzichtloos en ondraaglijk lijden
alleen in de laatste levensfase	ja, een stervende patiënt die naar verwachting binnen één tot twee weken overlijdt	nee
toestemming patiënt	indien mogelijk	altijd (weloverwogen verzoek)
Consultatie	nee, tenzij ondeskundig	verplicht
Besluitvorming	indien mogelijk consensus patiënt, naasten en behandelteam	primair patiënt en arts
Medicatie	sedativa (in het bijzonder benzodiazepines)	barbituraten (bij euthanasie in combinatie met spierrelaxantia)
Dosering	titratie op basis van lijdensverlichting	snelle overdosering
Uitvoering	arts en verpleegkundigen	arts
in principe reversibel	ja	nee
verkort het leven	nee	ja
natuurlijk overlijden	ja	nee
wettelijke regelgeving	zoals bij elk medisch handelen	aparte wetgeving
melding en toetsing	nee	verplicht

verplicht. Toestemming van de patiënt is niet een vereiste voor palliatieve sedatie. Met name bij een refractair delier (de meest voorkomende indicatie voor palliatieve sedatie) kan er sprake zijn van wilsonbekwaamheid. In een dergelijk geval vindt overleg plaats met de naasten.

36.9.3 EUTHANASIE EN HULP BIJ ZELFDODING

Onder euthanasie en hulp bij zelfdoding worden verstaan het door een arts beëindigen resp. hulp geven bij het beëindigen van het leven van een patiënt op diens uitdrukkelijk verzoek. In de Euthanasiewet van 2002 zijn de criteria en voorwaarden (de zgn. zorgvuldigheidseisen) vastgelegd waaraan de arts moet voldoen.

Deze zorgvuldigheidseisen houden in dat de arts:
1. de overtuiging heeft gekregen dat er sprake is van een vrijwillig en weloverwogen verzoek van de patiënt
2. de overtuiging heeft gekregen dat er sprake is van uitzichtloos en ondraaglijk lijden van de patiënt
3. de patiënt heeft voorgelicht over de situatie waarin deze zich bevindt en over diens vooruitzichten
4. met de patiënt tot de overtuiging is gekomen dat er voor de situatie waarin deze zich bevindt geen redelijke andere oplossing is
5. ten minste één andere, onafhankelijke arts heeft geraadpleegd, die de patiënt heeft gezien en schriftelijk zijn oordeel heeft gegeven over de zorgvuldigheidseisen, bedoeld in de onderdelen 1 tot en met 4
6. de levensbeëindiging of hulp bij zelfdoding medisch zorgvuldig uitvoert en meldt aan de gemeentelijk lijkschouwer.

De ondraaglijkheid van het lijden is veel sterker subjectief bepaald dan de uitzichtloosheid en zal in het overleg tussen behandeld arts en patiënt beoordeeld en vastgesteld worden. Veelal is er sprake van een combinatie van somatisch en niet-somatisch lijden.

Voor euthanasie en hulp bij zelfdoding is toestemming van de patiënt een vereiste. Het wordt in het algemeen alleen bij wilsbekwame patiënten toegepast. Bij euthanasie wordt intraveneus medicatie (barbituraten en spierrelaxantia) toegediend, die snel tot de dood leidt; bij hulp bij zelfdoding worden oraal hoge doseringen barbituraten gegeven.

Euthanasie en hulp bij zelfdoding worden beschouwd als bijzonder medisch handelen. Geen enkele arts is ertoe verplicht en er is geen 'recht op euthanasie' van de patiënt. Er is geen sprake van een natuurlijk overlijden. Melding en toetsing zijn verplicht.

In tabel 36.4 worden palliatieve sedatie en euthanasie naast elkaar gezet.

> **Kernpunten**
>
> - Beslissingen rond het levenseinde omvatten afzien dan wel staken van zinloze c.q. ongewenste levensverlengende behandelingen, niet-reanimeerbeslissingen, starten van behandelingen die een (onbedoeld) levensverkortend effect kunnen hebben, palliatieve sedatie en euthanasie.
> - Onder palliatieve sedatie wordt verstaan het opzettelijk verlagen van het bewustzijn van een patiënt in de laatste levensfase. Palliatieve sedatie kan continu of kortdurend/intermitterend worden toegepast. Voorwaarden zijn het bestaan van één of meer refractaire (onbehandelbare) symptomen, die leiden tot ondraaglijk lijden van de patiënt, deskundigheid en expertise van de betrokken behandelaar(s) en (alleen bij diepe en continue sedatie) een levensverwachting minder dan één tot twee weken. Palliatieve sedatie wordt meestal toegepast door toedienen van midazolam, soms in combinatie met levomepromazine. Het wordt proportioneel toegepast, dat wil zeggen afgestemd op de mate van (dis)-comfort van de patiënt.
> - Onder euthanasie en hulp bij zelfdoding worden verstaan het door een arts beëindigen resp. hulp geven bij het beëindigen van het leven van een patiënt op diens uitdrukkelijk verzoek. Bij euthanasie en hulp bij zelfdoding moet er sprake zijn van ondraaglijk en uitzichtloos lijden en van een vrijwillig en weloverwogen verzoek. Consultatie van een onafhankelijk arts en melding zijn verplicht. Euthanasie wordt toegepast door intraveneuze toediening van hoge doseringen barbituraten en spierverslappers, hulp bij zelfdoding door orale toediening van hoge doseringen barbituraten.

Literatuur

Uit het VIKC-richtlijnenboek (Graeff A de, Bommel JMP van, Eynden B van den, Krol RJA, Oldenmenger WH, Vollaard RJ. Palliatieve zorg. Richtlijnen voor de praktijk. Heerenveen: Jongbloed, 2010, www.pallialine.nl) de volgende richtlijnen:
Baas AAF, Zylicz Z, Hesselmann GM. Richtlijn Dyspnoe en hoesten.
Bannink M, Graeff A de, Monster H. Richtlijn delier.
Besse TC, Hesselmann GM, Schuurmans J. Richtlijn Euthanasie en hulp bij zelfdoding.
Graeff A de, Besse TC, Krol R.J.A. Richtlijn Pijn.
Graeff A de, Krol RJA. Richtlijn Obstipatie.
Graeff A de, Molenkamp CM, Hesselmann GM. Richtlijn Misselijkheid en braken
Rijt CCD van der, Vrehen H, Krol RJA. Richtlijn Vermoeidheid.
Verhagen EH, Graeff A de, Verhagen CAHHVM, Hesselmann GM, Krol RJA. Richtlijn Palliatieve sedatie.
Zuylen L van, Veluw H van, Esch J van. Richtlijn zorg in de stervensfase.
Zylicz Z, Teunissen SCCM, Graeff A de. Inleiding.

Overige literatuur
Glare P, Pereira G, Kristjanson LJ, Stockler M, Tattersall M. Systematic review of the efficacy of antiemetics in the treatment of nausea and

vomiting in patients with far-advanced disease. Supp Care Cancer 2004;12:432-40.
Graeff A de, Dean M. Palliative sedation therapy in the last weeks of life: a literature review and recommendations for standards. J Pall Med 2007;10:67-85.
Koninklijke Nederlandsche Maatschappij tot bevordering der Geneeskunst. KNMG-richtlijn palliatieve sedatie (herziene versie). Utrecht: Koninklijke Nederlandsche Maatschappij tot bevordering der Geneeskunst, 2009 (ook in te zien via www.knmg.nl).
Kwaliteitsorgaan voor de gezondheidszorg (CBO). Richtlijn Diagnostiek en behandeling van pijn bij patiënten met kanker. Utrecht: Kwaliteitsorgaan voor de gezondheidszorg (CBO), 2008 (ook in te zien op www.cbo.nl/product/richtlijnen).
Larkin PJ, Sykes NP, Centeno C et al. The management of constipation in palliative care: clinical practice recommendations. Palliat Med 2008;22:796-807.
Plonk WM, Arnold RM. Terminal care: the last weeks of life. J Pall Med 2005;8:1042-54.
Rietjens JA, Delden JJM van, Onwuteaka-Philipsen BD, Buiting H, Maas P van der, Heide A van der. Continuous deep sedation for patients nearing death in the Netherlands: descriptive study. BMJ 2008;336:810-3.
Schreuder-Cats HA, Hesselmann GM, Vrehen HM, Moonen AAJ, Graeff A de, Teunissen SCCM. Systematiek in de palliatieve zorg: ontwikkeling van de beslisschijf 'Besluitvorming in de palliatieve fase'. Ned Tijdschr Palliat Zorg 2008;3:76-9.
Teunissen SC, Wesker W, Haes HC de, Voest EE, Graeff A de. Symptom prevalence in incurable cancer: a systematic review. J Pain Symptom Manage 2007;34:94-104.

37 Voedingsproblemen bij de patiënt met kanker

M.F. von Meyenfeldt, A.E. Oosterkamp, J. Maessen, C.H.C. Dejong

37.1 Inleiding

Kanker leidt vaak tot gewichtsverlies, veranderingen in de lichaamssamenstelling en verlies van eetlust. Deze toestand wordt omschreven als ondervoeding, en in extreme omstandigheden als kankercachexie. Ondervoeding en kankercachexie zijn geen gemakkelijk meetbare begrippen. Bovendien bestaat verwarring over de definitie ervan. Het lijkt derhalve verstandig te proberen duidelijkheid te scheppen over de achtergrond en inhoud van deze begrippen. Dan kan gemakkelijker worden besproken hoe vaak een abnormale voedingstoestand voorkomt, met welke consequenties, en welke behandelingsmogelijkheden er zijn.

De abnormale voedingstoestand, die we geneigd zijn depletie (zie paragraaf 37.3) te noemen, is te herleiden tot verstoringen aan de 'input'zijde en/of aan de 'output'zijde. Aan de inputzijde kan het zijn dat het fysiek onmogelijk is om voedsel in te nemen: obstructie in de tractus digestivus of van buiten (hoofd-halstumoren, oesofagustumoren, maagtumoren, ileus), fistels, frequent en herhaald nuchter worden gehouden in verband met onderzoek of behandeling. Ook kan er een onvermogen ontstaan zijn om voedsel in te nemen: anorexie (als teken van verstoring van eetluststurende mechanismen) of misselijkheid en braken als gevolg van bijvoorbeeld chemotherapie. En tot slot psychologische redenen, zich manifesterend als een onwil om te eten. Aan de outputzijde kunnen er verstoringen van het intermediaire metabolisme zijn die resulteren in een (relatief) verhoogde eiwitafbraak via energie-inefficiënte processen.

37.2 Relatie kanker en gastheer

Het onderkennen van het feit op zichzelf dat de symbiose tussen kanker en gastheer leidt tot verandering van het intermediaire metabolisme en energiemetabolisme bij de gastheer maakt een discussie over de prevalentie van depletie in essentie overbodig. Vroeg of laat (dit is afhankelijk van de 'tumorsoort') wordt het bestaan van de negatieve metabole effecten van de symbiose tussen tumor en gastheer manifest. Het is afhankelijk van de gevoeligheid van het instrument waarmee de effecten van de symbiose worden gemeten of die afwijkingen meetbaar en aantoonbaar zijn. Gewicht is in dit opzicht een heel grof instrument, terwijl bijvoorbeeld het aantoonbaar zijn van PIF (proteolysis inducing factor) een heel gevoelig instrument is, omdat het manifest is voordat de depletie of zelfs cachexie aanwezig is. De relevantie van het onderkennen van de negatieve effecten van de symbiose tussen kanker en gastheer, vaak reeds aanwezig voordat de diagnose kanker is gesteld, is dat de behandeling van kanker ook gericht moet zijn op het veranderde intermediaire metabolisme. Als de gastheer van de kanker gecureerd kan worden, zijn natuurlijk ook de metabole effecten verzorgd. In alle andere omstandigheden is dat niet het geval. Met de kennis van de drijvende kracht(en) achter de katabole processen kan in die processen worden ingegrepen, en kan een kataboolmilieu, waarin anabolie moeilijk realiseerbaar/onmogelijk is, omgevormd worden tot een anabool milieu. In de loop van de afgelopen jaren is veel kennis over de veranderingen in het intermediaire metabolisme en de drijvende krachten achter dat veranderde intermediaire metabolisme verworven. Er is evenwel nog onvoldoende klinisch onderzoek gedaan om de mogelijke interventies op het juiste moment in het ziekteproces bij de patiënt met kanker toe te passen.

37.3 Parameters en oorzaken van verstoord metabolisme

Er is nog steeds een debat over wat het begrip 'ondervoeding' inhoudt. Voor het behoud van de 'normale', gebruikelijke lichaamssamenstelling, die we als de toestand zonder ondervoeding definiëren, moet aan twee vereisten worden voldaan: een voedselinname die de energie- en eiwitbehoefte van het betrokken individu dekt, en het vermogen van het betrokken individu om de aangeboden voedingsstoffen op normale wijze te metaboliseren. Het niet-voldoen aan deze vereisten zal dus leiden tot het ontstaan van 'ondervoeding'.

'Ondervoeding' is eigenlijk een ongelukkige term. Deze suggereert dat alleen voeding een rol speelt in het ontstaan en in de behandeling ervan. Het begrip 'depletie' geeft veel beter de toestand weer die we bij patiënten met kanker trachten te beschrijven. Depletie wordt veroorzaakt door een negatieve energie- en eiwitbalans of door veranderingen in het intermediaire metabolisme en leidt tot verlies van biologische functie op cel-, weefsel- of orgaanniveau.

Verstoorde energiebalans
Verstoring van de energiebalans – die nodig is om een normale lichaamssamenstelling en -functie te behouden – kan ontstaan wanneer de energiebesteding is verhoogd zonder adequate verhoging van de energie-inname, of wanneer de energie-inname is verlaagd zonder adequate daling van de energiebesteding. Verstoring van de energiebalans komt bij patiënten met kanker frequent voor. De basale energiebesteding is meestal constant. De belangrijkste component van het onderhouden van de energiebalans lijkt energie-inname te zijn. De oorzaak van de verstoring van de energiebalans bij kwaadaardige ziekten moet in veel gevallen worden gezocht in een verlaagde energie-inname, samen met het onvermogen de energiebesteding aan te passen, dus te verlagen. Het handhaven van een normale energiebesteding wordt veroorzaakt door veranderingen in het intermediaire metabolisme. De verminderde energie-inname wordt veroorzaakt door een verstoring van de systemen die eetgedrag sturen.

Het bereiken van een energiebalans voor het gehele lichaam leidt niet steeds tot behoud van samenstelling van verschillende weefselcompartimenten in het lichaam. Zo gaat in de aanwezigheid van een chronisch katabole stimulus (de aanwezigheid van kanker) een voortgaande afbraak van spiereiwit gepaard met een toename van eiwitsynthese in de lever, met de daaraan gekoppelde toename van het gewicht van de lever en een toename van het structurele eiwit in de lever; waar het spiercompartiment dus in omvang afneemt, neemt het levercompartiment in omvang toe.

Verhoogde energiebesteding
Verscheidene auteurs hebben een verhoogd energieverbruik beschreven bij patiënten met kanker. Kritische beschouwing van hun publicaties toont echter aan dat hun resultaten werden verkregen bij heterogene patiëntengroepen en dat de controlegroepen slecht gekozen waren. Recentere onderzoeken tonen dan ook aan dat het energieverbruik bij patiënten met kanker over het algemeen niet verhoogd is. Wanneer verschillende tumortypen afzonderlijk worden bestudeerd, blijkt dat het rustenergieverbruik van patiënten met maag- en colon-rectumkanker niet verhoogd is, maar dat bij patiënten met een niet-kleincellig longcarcinoom wel een significante verhoging van het energieverbruik optreedt. Bovendien stijgt het rustenergieverbruik met het voortschrijden van het tumorstadium. Zelfs bij een metabool inert carcinoom als het mammacarcinoom ontstaat bij uitgebreide metastasering een verstoring van de energiebalans als gevolg van een toename van de ruststofwisseling.

Verhoogde inflammatoire activiteit
Verhoogde inflammatoire activiteit kan gemeten worden aan de concentratie van acutefase-exporteiwitten van de lever. Een individu reageert op de aanwezigheid van een infectie, maligniteit, immunologische verstoringen, weefselschade, trauma of operatie met het genereren van een acutefase-eiwitrespons als fysiologisch afweermechanisme. Wanneer de acutefase-eiwitrespons lang aanhoudt, zoals het geval is bij kanker, leidt dat tot schadelijke effecten. Dat wordt zichtbaar door verhoogde synthese van exporteiwitten door de lever ten koste van spiereiwitafbraak. Pro-inflammatoire cytokines zijn de belangrijkste regulatoren van de acutefase-eiwitrespons. Het bekendst is het CRP (C-reactive protein), dat in dergelijke omstandigheden vaak in verhoogde concentraties aanwezig is, of albumine dat juist verlaagd is als gevolg van een groter verdelingsvolume en een nog grotere afbraak dan de verhoogde aanmaak van dit eiwit. Wanneer er geen andere verklaringen voor verhoogde inflammatoire activiteit bestaan bij een patiënt met kanker, moet waarneming van verhoogde CRP-concentraties en/of verlaagde albumineconcentraties geduid worden als een gevolg van een kataboolmilieu interne.

Katabolie-inducerende stoffen (LMF, PIF)
Katabolie-inducerende stoffen zoals LMF (lipid mobilizing factor) en/of PIF (proteolysis inducing factor) lijken door de tumor te worden geproduceerd. PIF en TNFα (tumornecrosefactor α) hebben een gelijkwaardig mechanisme waarlangs de eiwitkatabolie wordt geïnduceerd. Waar de rol van TNFα nog niet geheel helder is, is de relatie van PIF met kankerdepletie wél helder.

Glucosemetabolisme
Het is reeds geruime tijd bekend dat bij patiënten met kanker veranderingen in het glucosemetabolisme optreden. Deze veranderingen worden voornamelijk gekenmerkt door een verhoogde glucose-turnover, die zowel na een maaltijd als na vasten wordt waargenomen. Dit suggereert dat de gluconeogenese niet wordt geremd als gevolg van inname van voedsel, wat op zijn beurt weer kan worden verklaard door een te geringe toename van de insulinesecretie na aanbieden van glucose. Bovendien is een verlaagde respons op het toedienen van insuline beschreven (insulineresistentie). De verhoogde glucose-turnover kan mede het gevolg zijn van een verhoogde glucoseopname door immuuncellen, tumorcellen of veranderde substraatstofwisseling door gastheerweefsels, bijvoorbeeld spierweefsel. Van de verhoogde glucoseopname door tumorcellen wordt gebruikgemaakt bij de PET-diagnostiek waar FDG als 'tumorspecifiek' substraat wordt gezien. Een concentratie van tumorcellen zou als gevolg van verhoogde glucoseomzetting via verhoogde omzetting van FDG zichtbaar worden.

Vetmetabolisme

Een verminderd gehalte aan lichaamsvet is een oude waarneming bij patiënten met kanker. Bovendien werd bij patiënten met kanker bij indirecte calorimetrie een lage R(espiratoire)Q(uotiënt)-waarde beschreven, wat het gevolg is van een verhoogde vetoxidatie. De oxidatie van vetzuren, die bij gezonde personen gedurende hongeren optreedt, wordt bij patiënten met kanker niet geremd door het opheffen van deze situatie door infusie van glucose. Deze waarneming correleert goed met waarnemingen die een verhoogde glycerol-turnover tonen, wat betekent dat er een verhoogde lipolyse bestaat.

Eiwitmetabolisme

Vetvrije lichaamsmassa is het in functioneel opzicht belangrijkste lichaamscompartiment, omdat behalve het skelet het spierweefsel er deel van uitmaakt. Spierweefsel moet gezien worden als de grootste voorraadkamer voor aminozuren en vervult daarmee, naast de lever, een centrale rol in het eiwitmetabolisme. Verlies van vetvrije lichaamsmassa wordt frequent waargenomen bij patiënten met kanker. Zowel bij de mens als bij het proefdier is een verhoogde eiwit-turnover aangetoond bij het kankerdragende individu. Verhoogde eiwitsynthese is aangetoond in leverweefsel en een verlaagde eiwitsynthese in de skeletspier. Omdat bij patiënten met kanker die gewicht hadden verloren in nuchtere toestand een groter nettoverlies van aminozuren uit spierweefsel werd waargenomen dan bij gewichtsverliezende niet-kankerpatiënten of gezonde vrijwilligers, en omdat het verlies van 3-methylhistidine (een afbraakproduct van spiereiwit) uit spierweefsel bij deze patiënten met kanker niet verhoogd was, is aangenomen dat het verlies van spiermassa vooral het gevolg is van verminderde eiwitsynthese en dat verhoogde eiwitafbraak nauwelijks een rol speelt. De verhoogde eiwitsyntheseactiviteit in de lever leidt voornamelijk tot productie van secretoire eiwitten en in veel mindere mate tot productie van structurele eiwitten.

Anorexie

Afname van voedselinname wordt bij patiënten met kanker vaak waargenomen en wordt anorexie genoemd. De oorzaken van deze anorexie zijn niet goed bekend. De mechanismen die betrokken zijn bij de controle van het voedselinnamegedrag vormen tezamen een systeem waarin een grote mate van overlap bestaat. Uitval van het ene mechanisme wordt gecompenseerd door een ander mechanisme, zodat het uiteindelijke functieverlies beperkt is. Omgekeerd kan correctie van één mechanisme dat anorexie veroorzaakt, teniet worden gedaan door verstoring in een ander mechanisme, zodat de anorexie aanhoudt. Bij de controle van voedselinnamegedrag zijn de volgende factoren betrokken: tussenproducten van stofwisselingsprocessen (lactaat, ketonlichamen, peptiden, oligonucleotiden), hypo-insulinisme, veranderde smaak, veranderde reuk en secundaire veranderingen in het maag-darmkanaal (afname van exocriene klierfuncties, mucosa-atrofie).

Bozzetti en collega's melden dat subjectieve anorexie (patiënten klagen over verlies van eetlust) voorkomt bij 33-40% van de patiënten met kanker, afhankelijk van het type en de locatie van de tumor. In eigen onderzoek is vastgesteld dat 74% van de patiënten met maagkanker klaagt over verlies van eetlust, terwijl dat bij 48% van de patiënten met een colorectaal carcinoom het geval is. Een afname van de voedselinname (minder dan 80% van de totale energie die patiënten tot zich namen voordat ze ziek werden) werd vastgesteld bij 63% van de patiënten met maagkanker en bij 35% van de patiënten met een colorectaal carcinoom. Patiënten bemerken dus kennelijk eerder een afname van de eetlust dan dat ze ook werkelijk minder gaan eten.

Chirurgie

Een chirurgische ingreep heeft effecten op de belangrijkste metabole compartimenten: verhoogde eiwit-turnover, met als netto-eindresultaat een negatieve stikstofbalans, een verhoogde glucose-turnover waarin insulineresistentie een belangrijke rol speelt, en een verhoogde lipolyse. In welke mate de metabole processen die volgen op een chirurgische interventie en die geacht moeten worden gericht te zijn op het herstel van de patiënt, ook gegenereerd worden door de patiënt met kanker is onbekend. Er zijn aanwijzingen dat die respons verstoord is; welke de consequenties van die bevinding zijn, is nog onduidelijk.

Chemotherapie

Van cytotoxische therapie zijn bijwerkingen bekend die interfereren met de metabole integriteit van de patiënt. Zo worden frequent anorexie en voedselaversie, misselijkheid, braken, malabsorptie en diarree waargenomen. Bijvoorbeeld bij de behandeling van acute lymfatische leukemie is een significante afname van de vetvrije lichaamsmassa beschreven, terwijl bij chemotherapie van het osteosarcoom een significante afname van het lichaamsgewicht en de vetvrije lichaamsmassa optrad. Bij het wekedelensarcoom werden geen veranderingen waargenomen. Significante veranderingen in de dunnedarmmorfologie zijn beschreven: villushoogte, cryptdiepte en totale mucosahoogte namen af onder invloed van chemotherapie. Dit leidt tot significante reductie van het absorptieoppervlak, en dus tot afname van de absorptiecapaciteit van de dunne darm en daarmee dus tot verlies van functionele celmassa. Bovendien is een significante afname van de hoeveelheid maltase, sacharase en lactase in de darmwand waargenomen, wat bijdraagt aan functieverlies van dit orgaan.

Radiotherapie

Bestraling van de buik leidt in 2,5-25% van de gevallen tot acute toxiciteit van de tractus digestivus. Ook moderne bestralingstechnieken hebben niet tot een vermindering van deze toxiciteit geleid. Late toxiciteit komt voor bij ongeveer 10% van de patiënten die bestraling van een intra-abdominaal gelegen maligniteit ondergingen. Deze late toxiciteit kan van drie maanden tot meer dan dertig jaar na de bestraling optreden en is vaak het gevolg van verlittekening van een segment van de dunne of dikke darm, wat leidt tot passageproblemen, malabsorptie en soms tot fistelvorming. Recent zijn specifieke verstoringen in het eiwit-aminozuurmetabolisme in de acute fase van stralenschade geassocieerd met het ontstaan van late effecten van die acute stralenschade. Het is echter nog onduidelijk of specifieke metabole manipulatie de ontwikkeling van complicaties van bestralingstherapie beïnvloedt.

37.4 Prevalentie van afwijkingen in parameters van verstoord metabolisme

Het is duidelijk dat parameters van verstoord metabolisme die de processen zelf beschrijven (bijv. PIF) frequenter afwijkend zijn dan parameters die wat betreft tijd maar ook wat betreft effect van verstoord metabolisme op grotere afstand van de processen zelf staan (bijv. gewicht). Daarnaast is de tumorsoort van belang omdat het tempo waarin de effecten van het verstoorde intermediaire metabolisme zichtbaar worden verschillend is: de interacties tussen gastheer en tumor zijn in tijd verschillend tussen mammacarcinoom en coloncarcinoom, en tussen coloncarcinoom en pancreascarcinoom.

Het meten van PIF-aanwezigheid is geen standaardprocedure. Aangetoond werd dat in 80% van de patiënten met pancreaskanker, een kankersoort die sterk geassocieerd is met depletie, dit eiwit aantoonbaar is. Ook bij prostaat- of gastro-intestinale kankers is PIF geassocieerd met de ontwikkeling van depletie en cachexie.

Verhoogde inflammatoire activiteit gemeten aan verhoogde plasmaconcentraties van CRP is bij een derde tot de helft van de patiënten met pancreascarcinoom bij diagnose gedocumenteerd en bij vrijwel alle patiënten bij het vaststellen van de diagnose longcarcinoom. Ook bij patiënten met een ovariumcarcinoom is verhoogde inflammatoire activiteit gedocumenteerd. Over werkelijke prevalentie is geen goede uitspraak te doen omdat de studies die gedaan zijn niet de vereiste omvang hebben en ook de definitie van de verhoging van CRP niet uniform was. Indien verstoord metabolisme wordt gemeten aan afwijkende waarden voor een combinatie van een aantal plasma-eiwitten (bijv. albumine, transferrine, prealbumine), worden tekenen van ernstige depletie gevonden bij 12% van de patiënten, zowel die met goedaardige als die met kwaadaardige aandoeningen. Ernstig verstoord metabolisme, gebaseerd op een combinatie van klinisch oordeel en serumalbuminewaarden wordt gevonden bij 3% van de patiënten die werden opgenomen voor het ondergaan van maag-darmchirurgie. In een derde onderzoek wordt ernstig verstoord metabolisme, nu gemeten met behulp van de combinatie van enkele plasma-eiwitparameters, huidtests en antropometrische waarden, gevonden bij 9%, een matige verstoring bij 39% van patiënten. Er werd aangegeven dat het al of niet aanwezig zijn van verstoord metabolisme, in dit onderzoek weergegeven door het bestaan van gewichtsverlies, in hoge mate afhangt van het tumortype dat bij de patiënt wordt aangetroffen. In dit onderzoek werd ernstige depletie (> 10% van het gebruikelijke lichaamsgewicht verloren) bij 4-10% van de patiënten met een mammacarcinoom en bij 26-38% van de patiënten met een maag- of pancreascarcinoom gevonden. Tussen 3 en 38% van de patiënten met een maligniteit vertoont dus tekenen van ernstig verstoorde stofwisseling, afhankelijk van de parameter die voor het waarnemen van die verstoring wordt gebruikt en afhankelijk van het type maligniteit. Het percentage patiënten met een milde vorm van afwijkende stofwisseling ligt nog hoger.

37.5 Betekenis van het bestaan van depletie

De consequentie van de aanwezigheid van depletie is al lang geleden voor het eerst beschreven. Studley publiceerde in 1936 dat bij patiënten met een gewichtsverlies van meer dan 20% van het oorspronkelijke lichaamsgewicht de mortaliteit van een maagresectie voor peptisch ulcuslijden 33% was, terwijl bij patiënten met veel minder gewichtsverlies (gemiddeld 12,6%) de ingreep een mortaliteit van 3,6% kende. Ook in de huidige tijd is vastgesteld dat ernstige depletie leidt tot klinisch relevant vertraagd herstel van ziekte en operaties. De associatie tussen depletie en postoperatieve morbiditeit geldt niet alleen voor de chirurgische patiënt. Ook voor de patiëntenpopulatie op afdelingen voor algemene interne geneeskunde geldt dat de hospitalisatie significant langer is bij deplete patiënten; in deze groep patiënten bleek ook de mortaliteit significant hoger. Consequenties van de aanwezigheid van depletie zijn niet alleen een toegenomen morbiditeit en mortaliteit van de behandeling en van het ziekteverloop, maar deze zijn ook financieel van aard. In het bijzonder in de Verenigde Staten is een significante toename van ziekenhuiskosten gedocumenteerd van patiëntengroepen met tekenen van depletie.

Al in 1980 werd een relatie tussen de orde van grootte van depletie en overleving gedocumenteerd. Er bleek een lineair verband te bestaan tussen de mate van depletie bij diagnose en de prognose van patiënten. Recent is deze correlatie nog eens bevestigd bij patiënten met een niet-reseceerbaar pancreascarcinoom, bij wie de aanwezigheid van een acutefase-eiwitrespons de belangrijkste prognostische indicator bleek te zijn. McMillan toonde de negatieve prognostische betekenis van verhoogde inflammatoire activiteit aan. Bij verschillende maligniteiten voorspelden verhoogde plasma-CRP-concentratie gecombineerd met lage albuminewaarden in de Glasgow Prognostische Index een slechte langetermijnoverleving.

37.6 Meten van depletie in de kliniek

Uit het voorgaande blijkt dat het ontstaan van depletie voortkomt uit ontregeling van veel factoren. Bovendien zijn deze ontregelingen al heel vroeg in de symbiose tussen tumor en gastheer aanwezig. Met het bekend raken van de aard van de ontregelingen zijn zij dus ook al heel vroeg in het ziektebeloop aantoonbaar. Waar de betekenis van het meten van PIF en LMF (nog) niet helder is, geeft bepaling van eiwitparameters (CRP, albumine) in elk geval het bestaan van katabole metabole verandering weer, erop duidend dat op enig moment functionele lichaamsmassa verloren gaat. Later wordt dat verlies van de functionele lichaamsmassa zichtbaar in een afname van de vetvrije lichaamsmassa, en nog later in de nog grovere maat gewichtsverlies. Alleen als systematisch wordt gezocht naar de aanwezigheid van depletie kan deze toestand worden opgemerkt. Voor de klinische praktijk geldt dat vragen naar veranderd eetgedrag, voedselaversie, verminderde voedselinname en gewichtsverloop al een redelijke, maar grove indruk geeft over het bestaan van een verder gevorderde klinische depletie.

Een breed toegepast en goed gevalideerd praktisch instrument is de MUST-score (Malnutrition Universal Screening Tool). De score wordt opgebouwd uit drie domeinen: de body mass index, het gewichtsverloop en de aanwezigheid van acuut ziek zijn. Bij een score '0' behoeft de patiënt geen interventie, maar blijft waakzaamheid geboden, bij een score '1' is interventie nodig, bijvoorbeeld met orale voedingssupplementen, en bij een score '2' of hoger is verwijzing naar een diëtist voor interventie en begeleiding noodzakelijk.

37.7 Behandelingsmogelijkheden van depletie

Doel van de behandeling

Als een abnormale metabole toestand schadelijk is, zou correctie van de metabole stoornissen deze schadelijke effecten moeten kunnen tegengaan, of zelfs voorkómen als maar vroeg genoeg wordt ingegrepen. Een voorbeeld daarvan zou zijn het blokkeren van verhoogde pro-inflammatoire cytokineactiviteit als drijvende kracht achter cachexie.

Het geven van (kunst)voeding is een andere mogelijkheid. Die voeding kan zowel parenteraal als enteraal worden gegeven. Enterale voeding kan per os worden toegediend, maar ook via een sonde, die op verschillende plaatsen in de bovenste tractus digestivus kan worden geplaatst. Het geven van voeding heeft de volgende oogmerken:
- vermindering van de morbiditeit en mortaliteit die met behandeling zijn verbonden;
- verbeterde respons op chemo- of radiotherapie; mogelijk chirurgie;
- verbetering van welbevinden van patiënt;
- verbetering van de overleving.

Hoewel een relatie tussen het bestaan van depletie en een ongunstig beloop niet kan worden ontkend, is het niet juist aan te nemen dat het geven van voeding of een andere metabole manipulatie automatisch zal leiden tot een gunstiger beloop. Veel andere factoren, zoals leeftijd, tumorstadium, tumortype en vorm van behandeling, zullen immers het behandelingsresultaat beïnvloeden. Omdat een toestand van depletie een manipuleerbaar gegeven is, in tegenstelling tot bijvoorbeeld de factor leeftijd, is voedingstherapie of metabole manipulatie een aantrekkelijke vorm van behandeling. Er zijn steeds meer aanwijzingen dat ook metabole en voedingstherapie ingebed moeten zijn in multimodale behandelstrategieën om deze succesvol te laten zijn.

De waarde van voedingstherapie of metabole manipulatie moet worden gemeten aan het vermogen om het verlies van functionaliteit van orgaansystemen die het gevolg is van de metabole ontregelingen te corrigeren. Daarmee zouden de effecten van de aanwezigheid van tumor op zichzelf afnemen en zou de ernst van ongunstige bijwerkingen van behandeling verminderen, alles resulterend in een verbeterd resultaat van behandeling.

Voeding als adjuvante therapie bij radiotherapie

Het geven van kunstvoeding als ondersteuning bij radiotherapie is onderwerp geweest van prospectief gerandomiseerd onderzoek. De resultaten van dit onderzoek tonen geen gunstig effect van deze ondersteuning op het beloop of de behandeling van de ziekte, en hebben geen effect op de tolerantie voor radiotherapie. Schadelijke bijwerkingen werden evenwel niet waargenomen.

Voeding als adjuvante therapie bij chemotherapie

Ondersteuning met kunstvoeding bij chemotherapie is ook onderwerp geweest van vele prospectief gerandomiseerde onderzoeken. Resultaten tonen aan dat standaard voedingsondersteuning bij chemotherapie geen gunstige effecten heeft met betrekking tot overleving, respons van de tumor op de ingestelde chemotherapie of de bijwerkingen van de chemotherapie. Deze resultaten lijken te suggereren dat een combinatie van enterale en parenterale (kunst)voeding de beoogde effecten van metabole interventie wel kan bereiken, zonder de bijwerkingen die elk van de interventievormen heeft, indien solitair gegeven (zie ook paragraaf 37.8).

De dramatische afname van eiwit- en energie-inname die waargenomen wordt wanneer bij beenmergtransplantaties de combinatie van hoge-dosischemotherapie en totale lichaamsbestraling wordt gebruikt, heeft tot de consensus geleid dat patiënten die beenmergtransplantatie moeten ondergaan als standaard kunstvoeding parenteraal krijgen toegediend.

Kunstvoeding en chirurgische therapie

In tegenstelling tot de situatie bij radio- en chemotherapie is er veel meer onderzoek gedaan naar de effectiviteit van kunstvoeding als ondersteuning van de operatieve behandeling van patiënten met maligne tumoren. Omdat op een groot aantal van deze onderzoeken kritiek mogelijk is met betrekking tot studieopzet en studieomvang, is het onmogelijk een duidelijke conclusie over de effectiviteit van deze voedingsondersteuning te trekken. Dit gegeven vormde voor verschillende auteurs aanleiding de resultaten van gepubliceerd onderzoek onder te brengen in meta-analyses, om op basis daarvan conclusies te kunnen trekken over de effectiviteit van deze voedingsondersteuning.

Uit de beschikbare literatuur en meta-analyses kan geconcludeerd worden dat er geen klinisch relevant gunstig effect van preoperatieve kunstvoeding aanwezig is. Wel is er een relatie tussen ernst van het gewichtsverlies en het effect van interventie met kunstvoeding: hoe groter het gewichtsverlies hoe groter het effect van kunstvoeding. Vooral het geven van parenterale kunstvoeding in combinatie met het volledig hongeren van de tractus digestivus blijkt in de recente literatuur geassocieerd met een toename van infectieuze complicaties in de postoperatieve periode. Van vroeg postoperatief enterale voeding zijn evenwel gunstige effecten aangetoond, vooral een significante daling van het aantal infectieuze postoperatieve complicaties.

Kunstvoeding en palliatie

In de palliatieve setting behoeft voeding speciale aandacht. Wanneer de tractus digestivus intact is, kan een zorgvuldige bewaking van de orale inname van voedsel tot vertraging van de verdere ontwikkeling van cachexie leiden. De effectiviteit daarvan is beperkt, als niet met behulp van metabole manipulatie het katabole milieu verandert in een anabool milieu. Deze benadering is experimenteel (zie ook paragraaf 37.8). Wanneer de tractus digestivus niet meer functioneert (bijv. mechanische ileus die niet meer chirurgisch oplosbaar is), zou voor de parenterale route voor de toediening van voedsel gekozen kunnen worden. De weinige studies die er zijn, zijn ongecontroleerd, en laten bij die patiënten die een levensverwachting van meer dan drie maanden hebben, zien dat de kwaliteit van leven behouden kan blijven met behulp van parenterale voeding thuis, tot twee tot drie maanden voor het overlijden. Terughoudendheid met het toepassen van deze optie is geboden.

37.8 Toekomstige ontwikkelingen

Wie?

Dat het geven van ondersteunende kunstvoeding succesvol is bij patiënten die in een stabiele situatie onvoldoende voedsel tot zich kunnen of willen nemen, staat niet meer ter discussie. Dat die ondersteuning minder succesvol is onder omstandigheden van metabole stress, die door de kanker en de kankerbehandeling worden veroorzaakt, heeft geleid tot verder onderzoek. Allereerst zou de techniek om de patiëntengroep te selecteren die werkelijk behoefte heeft aan voedingsondersteuning moeten worden verfijnd. Ten tweede moet onderzoek worden gedaan naar de mechanismen die gerelateerd zijn aan het ontwikkelen van behandelingsgerelateerde morbiditeit bij deplete patiënten met kanker. Het resultaat zou zijn dat vóór het begin van de behandeling bekend is welke patiënt in staat is een metabole stressrespons, nodig om de kankerbehandeling succesvol te doorstaan, te genereren en welke (groep van) patiënt(en) die capaciteit niet meer heeft. Het suppleren van die patiëntengroep met kunstvoeding, al of niet gecombineerd met metabole manipulatie voor het begin van de behandeling, moet leiden tot verdere afname van de toch al steeds verder teruglopende morbiditeit van kankerbehandeling.

Wat?

Onderzoek naar de klinische effectiviteit van behandeling van depletie in de vorm van voeding of metabole manipulatie blijft nodig. Vooral interventie in het verstoorde verloop van de intermediaire metabole processen verdient aandacht.

Glutamine speelt een belangrijke rol bij het stikstoftransport naar organen, handhaven van het zuur-base-evenwicht, bij de nucleïnezuursynthese, en is van belang als brandstof voor snel delende cellen (enterocyten, lymfocyten) en voor de synthese van glutathion (een belangrijk antioxidant). Onder normale omstandigheden wordt glutamine in voldoende hoeveelheden geproduceerd door skeletspieren. Mogelijk is deze capaciteit bij depletie verlaagd, wat leidt tot een glutaminetekort, in het bijzonder tijdens ziekte. Er zijn data die suggereren dat glutamine de tractus digestivus beschermt tegen de effecten van radio- en chemotherapie en tumorgroei remt via stimulatie van het immuunsysteem en beïnvloeding van de redoxstatus. Met dergelijke effecten wordt de therapeutische index van oncologische behandelingen vergroot.

Arginine is eveneens een niet-essentieel aminozuur, dat vooral in de nieren wordt geproduceerd. Arginine is een essentiële component voor de synthese van polyaminen en nucleïnezuren, en is ook direct betrokken bij de synthese van stikstofoxide (NO). Tevens stimuleert arginine de afgifte van groeihormoon, prolactine, glucagon en insuline. Deze effecten kunnen mogelijk (deels) de positieve effecten van arginine op de immuunrespons en de stikstofbalans verklaren. In klinische onderzoeken zijn positieve effecten aangetoond op de immuunfunctie van postoperatieve patiënten. Daarnaast is een gunstig effect aangetoond op de opnameduur van patiënten na resectie van gastro-intestinale maligniteiten. Een probleem bij de beoordeling van de waarde van arginine in de klinische setting is dat er vrijwel geen onderzoek is gedaan naar de effecten van alleen arginine: de meeste onderzoeken beoordelen de effectiviteit van een combinatie van maatregelen (arginine + nucleïnezuren + omega-3-vetzuren). In recent onderzoek werd aangetoond dat het juist de combinatie van specifieke voedingscomponenten is die een stimulerend effect heeft op de immuunfunctie van cachectische kankerdragende proefdieren, waar de afzonderlijke componenten dat effect niet hebben.

Ons normale dieet bevat als meervoudig onverzadigde vetzuren grotendeels omega-6-vetzuren. Deze vetzuren spelen een belangrijke rol bij de structurele en functionele integriteit van de celmembraan, als precursor in de eicosanoïdsynthese en bij intercellulaire signaaltransductie. Door deze vetzuren in het dieet te vervangen door *omega-3-vetzuren* (die veel in visolie voorkomen) is het mogelijk deze functies te beïnvloeden. De eicosanoïdproducten die ontstaan uit omega-3-vetzuren blijken duidelijk minder potent te zijn dan derivaten van omega-6-vetzuren. Hiermee zou de inflammatoire respons beïnvloed kunnen worden. In-vitro- en in-vivo-experimenten tonen dit inderdaad aan. Meer recent zijn resultaten gepubliceerd die aangeven dat inname van het omega-3-vetzuur eicosapenteenzuur leidt tot een significante afname van het gewichtsverlies bij uitbehandelde patiënten met pancreascarcinoom, wat resulteert in een betere kwaliteit van leven en een langere overleving. Gerandomiseerd onderzoek steunt deze waarneming, maar vervolgonderzoek in andere klinische settings is nodig.

Purinen en pyrimidinen zijn precursors voor de DNA- en RNA-synthese en daarmee van essentieel belang voor celdeling en eiwitsynthese. Onder normale omstandigheden worden deze stoffen geproduceerd in de lever en een deel is afkomstig uit de recycling van *nucleïnezuren* na celafbraak. Dierexperimenteel onderzoek heeft een negatief effect aangetoond van beperking van nucleïnezuren in het dieet op de cellulaire immuniteit. Suppletie van uracillaat gaven in verschillende modellen een verbetering van de (cellulaire) immuunrespons te zien.

Deze nieuwe nutriënten lijken de potentie te hebben de inflammatoire respons en de functie van voor herstel essentiële orgaansystemen in gunstige zin te beïnvloeden. Indicaties en doelgroepen moeten echter nog nader gedefinieerd worden. Vooreerst lijkt het nog opportuun erop te wijzen dat aan de hand van anamnese (gewichtsverlies, voedselinname, gastro-intestinale symptomen, algemeen functioneren en onderliggende ziekte) en lichamelijk onderzoek (verlies van subcutaan vetweefsel, spieratrofie, oedeem, ascites) op eenvoudige wijze een inschatting van de voedingstoestand kan worden gemaakt. Dit zou standaard bij elke patiënt moeten plaatsvinden, zodat tijdig met adequate voedingsinterventies kan worden begonnen.

Wanneer?

Vroege interventie in de metabole ontregeling door kanker en kankerbehandeling, mogelijk dankzij zich ontwikkelende kennis van de details van dit soort processen, lijkt de ontwikkeling van depletie effectief te kunnen remmen. Daarmee wordt preventie van het ontstaan van depletie vormgegeven. Daarnaast ontstaat door dergelijke interventie een 'milieu interne' waarin anabolie mogelijk wordt. Het is de vraag hoe de effectiviteit van een behandelregime gericht op behoud van functionele lichaamsmassa in de setting van vergelijkend klinisch onderzoek kan worden getoetst. De ontwikkeling van surrogaateindpunten die dichter bij de onderzochte, gemanipuleerde processen liggen, lijkt in deze omstandigheden aan de orde.

Hoe?

Voedingstherapie is een universeel onderdeel van het geneeskundig handelen. Met de recente ontwikkeling van technieken om de lichaamssamenstelling te kunnen vaststellen, het totale energieverbruik te meten en de kinetiek van de macronutriënten te bepalen is het pathofysiologisch inzicht aan voortdurende veranderingen onderhevig, en wel in die mate dat klinische voeding een apart specialisme aan het worden is. Het voedingsteam, bestaand uit experts uit diverse disciplines (artsen uit de grote medisch-specialistische disciplines, farmacie, diëtetiek en verpleging), is bij uitstek een structuur die in staat mag worden geacht de verworven inzichten kritisch te evalueren en die de oncologen kan bijstaan in de metabole zorg voor de oncologiepatiënt.

Er zijn twee routes om nutriënten aan een patiënt toe te dienen, al of niet naast de gewone dagelijkse voeding. De grote voorkeur heeft de enterale route, indien die niet meer beschikbaar is (gereseceerd of a-functioneel) kan de parenterale route gebruikt worden. Enteraal kan kunstvoeding toegediend worden als supplement, of als complete enterale voeding. Orale kunstvoeding wordt in principe gedronken. Indien dat niet kan of lukt, kan enterale kunstvoeding op verschillende wijzen worden uitgevoerd: via een neus-maagsonde, via een percutane gastrostomiekatheter, via onder doorlichting geleide percutane gastrostomie, via een neussonde die röntgenologisch of endoscopisch voorbij de pylorus of het ligament van Treitz wordt gebracht, via laparoscopie ingebrachte gastrostomie, of via een peroperatief ingebrachte jejunostomie(naald)katheter. De keuze voor een van de hier genoemde toegangswegen wordt bepaald door de duur van de kunstmatige voedingsinterventie en de integriteit van de tractus digestivus. De toegangsweg via de neus is slechts voor korte duur (maximaal 4 weken) geschikt. Wanneer de voedingsinterventie die duur lijkt te krijgen, moet direct voor de PEG-katheter worden gekozen. Soms kan het risico van regurgitatie en aspiratie van voeding zo groot zijn dat de toegang perifeer van de pylorus gezocht moet worden. Na oesofagus-, maag- of pancreaschirurgie is de toegang proximaal van het duodenum soms niet mogelijk of wenselijk en in die gevallen kan peroperatief een jejunostomiekatheter ingebracht worden.

37.9 Samenvatting

Abnormale waarden van algemeen aanvaarde parameters van eiwit- en energievoorraden worden frequent waargenomen bij patiënten met kanker. De oorzaken van het abnormaal worden van deze waarden zijn niet duidelijk, maar onvoldoende energie-inname in absolute zin (anorexie) of relatief ten opzichte van energieverbruik (al of niet verhoogd) speelt een rol. Bovendien lijkt de capaciteit van sommige weefsels om stikstof en energie te stapelen veranderd. Deze verstoringen van het intermediaire metabolisme zijn, zeker indien onbehandeld gelaten, geassocieerd met een grotere morbiditeit, verminderde overleving en verminderde tolerantie voor kankerbehandeling. Het routinematig geven van (kunst)voeding als adjuvante therapie om de nadelige effecten van depletie te corrigeren, is niet geaccepteerd. Er is weliswaar veel kritiek mogelijk op de onderzoeken waarin men getracht heeft de effecten van voedingsinterventie te bestuderen. Recent zijn er wel aanwijzingen gevonden dat metabole manipulatie gunstige, klinisch meetbare effecten sorteert. Een nadelig effect daarvan is niet aangetoond. Vast staat wel dat het laten voortbestaan van een toestand van hongeren altijd tot problemen zal leiden: voeding zal dus al in een vroeg stadium moeten worden gegeven aan die patiënten die in het kader van hun behandeling (radiotherapie, chemotherapie, postoperatief) niet in staat zijn tot adequate energie-inname.

Literatuur

Argilés JM. Cancer-associated malnutrition. EJON 2005;9:S39-S50.
Belabed L, Darmon P, Pichard C. Dichotomic actions of glutamine in host versus tumour: an emerging concept. Curr Opin Clin Nutr Metab Care 2009;12:372-377.
Bozzetti F. Rationale and indications for preoperative feeding of malnourished surgical cancer patients. Nutrition 2002;18:953-9.
Bozzetti F, Cozzaglio L, Biganzoli E, et al. Quality of life and length of survival in advanced cancer patients on home
Faber J, Vos P, Kegler D, Norren K van, Argilés JM, Laviano A, Garssen J, Helvoort A van. Beneficial immune modulatory effects of a specific nutritional combination in a murine model for cancer cachexia. Br J Cancer 2008;99:2029-36.
Fearon KC. Cancer cachexia: Developing multimodal therapy for a multidimensional problem. EJC 2008;44:1124-32.
Lewis SJ, Egger M, Sylvester PA, et al. Early feeding versus 'nil by mouth' after gastrointestinal surgery: systematic review and meta-analysis of controlled trials. BMJ 2001;323:1-5.
McMillan DC. An inflammation-based prognostic score and its role in the nutrition-based management of patients with cancer. *Proc Nutr Soc* 2008;67:257-62.
Moses AWG, Slater C, Preston T, Barber MD, Fearon KCH. Reduced total energy expenditure and physical activity in cachectic patients with pancreatic cancer can be modulated by an energy and protein dense oral supplement enriched with n-3 fatty acids. Br J Cancer 2004;90:996-1002.
Stephens NA, Skipworth RJ, Fearon KC. Cachexia, survival and the acute phase response. Curr Opin Supp Pall Care 2008;2:267-74.
The MUST Report. Nutritional screening of adults: a multidisciplinary responsibility (www.bapen.org.uk/musttoolkit.html).
Vissers YL, Meyenfeldt MF von, Luiking YC, Dejong CH, Deutz NE. Interorgan synthesis of arginine is down-regulated in tumor-bearing mice undergoing surgical trauma. Metab Clin Exp 2008;57:896-902.

Kernpunten

- De symbiose tussen gastheer en kanker leidt vroeg of laat (afhankelijk van de tumorsoort) tot verstoring van de metabole integriteit bij de gastheer. Daaruit resulteert verlies van functionele lichaamsmassa en daarmee ontstaat functieverlies. Dit gegeven moet bij elke patiënt met kanker een rol spelen in de formulering van beleid.
- Voor de dagelijkse praktijk betekent het dat de verstoring van de metabole integriteit kan worden vermoed als er sprake is van veranderd eetgedrag, voedselaversie, verminderde voedselinname en gewichtsdaling. Laboratoriumbepalingen als indicatoren van het verlies van metabole integriteit zijn plasma-albumine en CRP. Als deze verlaagd respectievelijk verhoogd zijn zonder aanwijsbare oorzaak (infectie enz.), moet er sprake zijn van een kataboool 'milieu interne'. Een grove maat voor verlies van functionele lichaamsmassa is gewichtsverlies. Wanneer het gewichtsverlies meer dan 10% van het gebruikelijk gewicht is, bestaat er een indicatie voor interventie met kunst(bij)voeding. Het volstaat niet te wachten tot dit punt bereikt is als de ontwikkeling van gewichtsverlies onvermijdelijk is. De MUST-score is een praktisch en gevalideerd instrument voor het voeren van klinisch beleid: een score '0' betekent geen interventie, een score '1' interventie met orale voedingssupplementen, en een score '2' of hoger verwijzing naar een diëtist.
- Voor routinematig gebruik van kunstvoeding als ondersteuning van chemotherapie, radiotherapie en chirurgie is geen plaats.
- De effectiviteit van kunst(bij)voeding zal toenemen als de verstoring van de metabole integriteit bij de gastheer gecorrigeerd wordt. Welke manipulaties daarin succesvol zijn, is nog onderwerp van studie, maar deze opties worden naar verwachting snel realiteit.

Oncologieverpleegkunde

R.J. Uitterhoeve, M.E.W.J. Peters, G.A. Huizinga

38.1 Inleiding

De zorg voor kankerpatiënten is veeleisend en complex. Oncologiepatiënten kunnen ernstig ziek zijn en in hun gezondheidstoestand kunnen snelle en onvoorspelbare wisselingen optreden. Medische en verpleegkundige handelingen kunnen ernstige gevolgen en complicaties hebben. Naast de directe zorg vereist de mantelzorg specifieke aandacht, want het sociale netwerk van de patiënt is meestal zwaar belast door de ziekte en de gevolgen ervan. Door de diversiteit en de zwaarte van de eisen die de kankerpatiënt en diens naasten stellen aan verpleegkundige zorg is specifieke deskundigheid noodzakelijk. De Vervolgopleiding Oncologieverpleegkunde en de specialisatie kinderoncologieverpleegkunde leiden op tot die deskundigheid. In dit hoofdstuk worden diverse facetten van het vak oncologieverpleegkunde belicht.

38.2 Opleiding

Het verplegen van patiënten met een oncologische aandoening vereist specifieke deskundigheid en ervaring. Het College Ziekenhuis Opleidingen (CZO) houdt op afstand landelijk toezicht op de medisch ondersteunende en verpleegkundige vervolgopleidingen. Het CZO heeft het deskundigheidsgebied en de eindtermen voor de Vervolgopleiding Oncologieverpleegkunde beschreven, gebaseerd op het Beroepsdeelprofiel van de Oncologieverpleegkundige. Op de website van het CZO worden de erkende opleidingen vermeld (www.ziekenhuisopleidingen.nl). Kinderverpleegkundigen kunnen zich specialiseren in de kinderoncologieverpleegkunde door middel van een leerweg 'intensieve zorg met uitstroomprofiel kinderoncologieverpleegkunde' aan het Erasmus Medisch Centrum. Dit is geen erkende opleiding maar een superspecialisatie van de erkende opleiding kinderverpleegkunde.

38.3 Beroepsorganisaties

38.3.1 NEDERLAND

Oncologieverpleegkundigen zijn in Nederland verenigd in V&VN Oncologie. Dit is een afdeling van de beroepsvereniging van Verpleegkundigen en Verzorgenden Nederland (V&VN). V&VN Oncologie telt momenteel (2009) ruim 2400 leden en heeft als taakstelling verpleegkundigen en verzorgenden die werkzaam zijn in de oncologie te ondersteunen in de uitvoering van hun werk. Een groot aantal leden is actief in taak- en vakgroepen (Special Interest Groups). Viermaal per jaar verschijnt het tijdschrift *Oncologica*. Jaarlijks organiseert V&VN Oncologie de verpleegkundige oncologiedagen die door gemiddeld 1100 verpleegkundigen bezocht worden. V&VN Oncologie is aangesloten bij de Nederlandse Vereniging voor Oncologie (NVvO), een multidisciplinaire koepelorganisatie voor oncologische beroepsverenigingen. Daarnaast onderhoudt V&VN Oncologie relaties met diverse andere organisaties, bijvoorbeeld KWF Kankerbestrijding, het College Ziekenhuis Opleidingen (CZO) en GeriOnNe, een stichting die de kwaliteit van zorg voor oudere mensen met kanker wil optimaliseren.

38.3.2 EUROPA EN WERELDWIJD

De European Oncology Nursing Society (EONS) is in 1984 in Groot-Brittannië opgericht. Deze organisatie heeft als doelstelling de verpleging van de patiënt met kanker binnen Europa te optimaliseren, onderlinge samenwerking en afstemming te verbeteren, verpleegkundig onderzoek te bevorderen en onderwijs te ontwikkelen en te implementeren. In het kwartaaltijdschrift *European Journal of Oncology Nursing* worden artikelen gepubliceerd over nieuwe ontwikkelingen op het gebied van oncologieverpleging. De EONS organiseert jaarlijks alternerend een internationaal congres en een voorjaarssymposium. De EONS heeft nauwe banden met de wereldorganisatie voor oncologieverpleegkundigen, de International Society of Nurses in Cancer Care (ISNCC). Deze organisatie is in 1978 in Groot-Brittannië opgericht. Het bestuur wordt gevormd door leden van diverse landelijke organisaties en verenigingen van oncologieverpleegkundigen. Behalve de uitgave van het maandtijdschrift *Cancer Nursing* en viermaal per jaar een nieuwsbrief organiseert de ISNCC om het jaar een internationaal congres. Een nationale organisatie die tevens van belang is voor oncologieverpleegkundigen in de rest van de wereld is de Oncology Nursing Society (ONS) in de Verenigde Staten. Deze organisatie is in 1975 opgericht en organiseert jaarlijks een congres. Dit congres is met vier- tot vijfduizend bezoekers het grootste verpleegkundige oncologiecongres ter wereld. Het ONS geeft tweemaandelijks het tijdschrift *Oncology Nursing Forum* uit.

38.4 Verschillende functies binnen de oncologieverpleegkunde

Het specialisme oncologie heeft veel facetten en nieuwe ontwikkelingen dienen zich met grote snelheid aan. Na het afronden van de Vervolgopleiding Oncologieverpleegkunde kan men de (niet-erkende) titel oncologieverpleegkundige voeren. Het kwaliteitsregister van V&VN spreekt van een verpleegkundige met als aandachtsgebied oncologie. Deze verpleegkundigen werken meestal in de directe patiëntenzorg. Voor hen is het vrijwel onmogelijk op alle gebieden van de oncologie deskundig te zijn en te blijven. Een logisch gevolg is dan ook dat er andere functies zijn ontstaan. De invulling van deze functies kan zeer verschillend zijn binnen de diverse instellingen. In de volgende paragrafen worden de meest voorkomende functies belicht.

38.4.1 VERPLEEGKUNDIG SPECIALIST ONCOLOGIE

Sinds februari 2009 is de functie van verpleegkundig specialist een erkende, beschermde titel. Er zijn vier deelgebieden waarin een verpleegkundig specialist werkzaam kan zijn:
– preventieve zorg bij somatische aandoeningen;
– acute zorg bij somatische aandoeningen;
– intensieve zorg bij somatische aandoeningen;
– chronische zorg bij somatische aandoeningen.

De verpleegkundige houdt zich met name met vier belangrijke taken bezig: 1) het bevorderen van gezondheid, 2) het voorkomen van ziekten, 3) het herstellen van gezondheid en 4) het verlichten van het lijden. Een verpleegkundig specialist richt zich daarnaast op de ziekte zelf en gaat een behandelrelatie aan met de patiënt. De verpleegkundig specialist is verantwoordelijk voor de werkzaamheden binnen deze behandelrelatie, binnen het eigen deskundigheidsgebied. Hij legt ook – indien nodig – verantwoording af aan collega's, artsen en leidinggevenden.

Voorbeeld van een dergelijke specialistische functie is de nurse practitioner (NP). Sinds 1998 worden in Nederland nurse practitioners opgeleid. Eenmaal geregistreerd als verpleegkundig specialist mag hij of zij ook medicatie voorschrijven en zelfstandig voorbehouden handelingen doen. De wet wordt hierop aangepast.

Bij de nurse practitioner ligt het accent op de directe zorg voor een specifieke patiëntengroep, bijvoorbeeld borstkankerpatiënten. Aanvankelijk werden nurse practitioners bij een medisch specialisme aangesteld, bijvoorbeeld bij de chirurg voor de patiënten met borstkanker. Steeds meer worden zij verantwoordelijk voor de hele keten die bijvoorbeeld de patiënt met (borst)kanker doorloopt en werken zij met alle medisch specialismen die betrokken zijn bij een bepaalde groep patiënten.

38.4.2 VERPLEEGKUNDIG CONSULENT INTEGRAAL KANKERCENTRUM

Nederland is opgedeeld in acht regio's, met elk een Integraal Kankercentrum (IKC). Vanaf 2011 zijn bijna alle IKC's gefuseerd in het Integraal Kankercentrum Nederland (IKCN). Een belangrijke taak van de Integrale Kankercentra is het optimaliseren van diagnostiek, behandeling, verpleging en verzorging van kankerpatiënten. Naast het registreren van de aard en incidentie van kanker houden de IKC's zich bezig met richtlijnontwikkeling voor zowel medici als verpleegkundigen.

Aan de meeste IKC's zijn een of meer verpleegkundig consulenten of adviseurs verbonden. Zij werken aan de professionalisering van de verpleegkundige oncologische zorg in ziekenhuizen, verpleeghuizen en in de thuiszorg. De verpleegkundig consulenten bezoeken op verzoek instellingen en geven adviezen, verzorgen onderwijs, werken mee aan de ontwikkeling en implementatie van kwaliteitscriteria, richtlijnen en standaarden. Desgevraagd kan men meedenken over het beleid binnen instellingen om de kwaliteit van zorg voor kankerpatiënten te verbeteren.

38.4.3 RESEARCHVERPLEEGKUNDIGE

Met de toename van experimenteel klinisch onderzoek in de oncologie groeide in de jaren tachtig van de vorige eeuw de behoefte aan een oncologieverpleegkundige die de coördinatie van het uitvoerende gedeelte van dit onderzoek zou kunnen leiden. In navolging van ontwikkelingen in de Verenigde Staten ontstond de functie researchverpleegkundige.

Een researchverpleegkundige beoordeelt de praktische haalbaarheid van een medisch protocol, stelt een verpleegkundig protocol op, heeft een rol in de 'informed consent'-procedure, in het bijzonder bij de vroeg-klinische trials, gradeert optredende bijwerkingen volgens vastgestelde criteria, maakt afspraken met artsen, apotheek, laboratoria, datamanagers, enzovoort. Sinds 1997 is er een post-hbo-opleiding researchverpleegkundige / Clinical Research Coordination (CRC). Deze leidt verpleegkundigen en paramedici op tot zelfstandig werkende deskundigen die inzetbaar zijn binnen diverse settings in verschillende fasen van klinisch-wetenschappelijk onderzoek.

38.4.4 VERPLEEGKUNDIG ONDERZOEKER

In de verpleegkunde groeit de behoefte om de te verlenen zorg beter te onderbouwen, bij voorkeur door middel van onderzoek. Binnen de oncologie wordt eveneens gewerkt aan protocollering van de zorg en richtlijnontwikkeling. Door onderzoek dat is gericht op de praktijkuitvoering van de oncologieverpleegkundige kunnen protocollen en richtlijnen beter onderbouwd worden. Naast dit meer praktijkgericht onderzoek wordt het belang van wetenschappelijk onderzoek onderkend om relevante kennis ten behoeve van de oncologieverpleegkundige te genereren. Een verpleegkundig onderzoeker is een verpleegkundige met een universitaire opleiding, zoals gezondheids-/verplegingswetenschappen of een masterstudie Evidence-Based Practice (EBP).

38.4.5 PHYSICIAN ASSISTANT

De physician assistant is geen verpleegkundige functie; de functie valt onder het medische domein. Binnen de oncologie is deze functie, die sinds 2000 in Nederland bestaat, in opkomst. Een physician assistant werkt onder supervisie van een specialist en biedt professionele zorg aan een specifieke patiëntengroep. Het betreft een zorgprofessional op hbo-master niveau. Ook verpleegkundigen kunnen deze opleiding volgen. Een nurse practitioner werkt voor een geselecteerde groep patiënten binnen een specialisme, terwijl een physician assistant in de hele breedte van het specialisme wordt ingezet. Hij of zij houdt zich uitsluitend bezig met medische zorgverlening.

38.4.6 KINDERONCOLOGIEVERPLEEGKUNDIGE

In Nederland worden per jaar ongeveer 550 kinderen gediagnosticeerd met een vorm van kanker. Dat is ongeveer 0,6% van het totale aantal nieuw gediagnosticeerde patiënten met kanker in Nederland (www.skion.nl). De zorg voor kinderen met kanker, de ouders, broers en zussen is een specialisme binnen de kinderverpleegkunde. Kinderoncologieverpleegkundigen zijn voornamelijk werkzaam in de kinderoncologische centra en de centra voor stamceltransplantatie.

38.5 Zorg voor de oncologische patiënt in Nederland

De zorg voor de oncologische patiënt wordt in Nederland in verschillende vormen aangeboden. Veel patiënten hebben zowel te maken met tweedelijnszorg (ziekenhuizen) als met eerstelijnszorg (thuiszorg). Een nauw contact tussen de verschillende instellingen en organisaties is van groot belang om continuïteit van zorg te waarborgen. Het maakt daarbij niet uit of de patiënt nog actief behandeld wordt of dat de fase van palliatieve of zelfs terminale zorg is aangebroken. De meest betrokken organisaties, ziekenhuis, thuiszorg, verpleeghuis en hospice, worden hierna belicht, waarbij de continuïteit van zorg de rode draad is.

38.5.1 ZIEKENHUIS

Diagnostiek en behandeling van kanker vinden primair in het ziekenhuis plaats. Veel patiënten zullen zowel met de polikliniek/dagbehandeling als met de kliniek in aanraking komen. Om de verpleegkundige zorg op de verschillende locaties als een continu proces soepel te laten verlopen, speelt het verpleegkundig dossier een centrale rol. Het verpleegkundig dossier rouleert met de patiënt van polikliniek naar kliniek en andersom, en daarmee wordt de continuïteit in de zorg gewaarborgd. Daarnaast zijn er tegenwoordig verschillende ziekenhuizen die met een speciale unit voor palliatieve zorg werken, waarmee in deze context patiënten bedoeld worden die zich in de laatste fase van hun leven bevinden. Ook zijn er in een aantal ziekenhuizen zogenoemde interventiebedden voor palliatieve zorg. Dit zijn bedden die aangewezen zijn voor een kortdurende opname voor diagnostiek, observatie, interventies of proefbehandelingen die klinisch moeten verlopen tijdens de palliatieve fase.

Om de overgang vanuit het ziekenhuis naar een andere vorm van zorg soepel te laten verlopen zijn in veel ziekenhuizen transferverpleegkundigen aangesteld. Zij bevorderen de doorstroming van patiënten naar thuissituatie, verpleeghuis of hospice. Zij dragen zorg voor de coördinatie van het ontslagproces en regelen het indicatieadvies/zorgadvies. Door aanstelling van dergelijke functionarissen wordt de doorstroming van patiënten naar vervolgvoorzieningen geoptimaliseerd.

38.5.2 THUISZORG

Indien noodzakelijk kan de zorg aan kankerpatiënten door een wijkverpleegkundige of -verzorgende in de thuissituatie van de patiënt plaatsvinden. De zorg wordt voor uiteenlopende indicaties verleend. Te denken valt aan wondverzorging na een operatieve ingreep, lichamelijke verzorging wanneer de patiënt dat zelf niet kan, begeleiding op geestelijk en emotioneel gebied en tijdige onderkenning van de noodzaak voor professionele hulp op dit gebied. Dit betreft zowel de patiënt als diens naasten.

Verpleeg- en medisch-technische handelingen in de thuissituatie worden uitgevoerd door specialistisch verpleegkundige teams van de thuiszorg. Voorbeelden hiervan zijn toediening van medicatie, bijvoorbeeld subcutaan, per sonde of intraveneus, verzorging van centraal-veneuze katheters, blaas- en nefrostomiekatheters, PEG-katheters, intrathecale katheters, verzorging van sondevoeding, en verzorging van tracheacanules. Sinds begin 2009 vallen de medisch-technische handelingen niet meer onder de AWBZ-regeling. Voordat een medische-technische handeling mag worden uitgevoerd, dient eerst toestemming aan de zorgverzekeraar van de patiënt gevraagd te worden.

De thuiszorg kan ook intensieve zorg verlenen aan terminale kankerpatiënten. Het is mogelijk op eigen kosten gedurende een bepaalde periode 24 uur per dag zorg te krijgen, of – indien er mogelijkheden zijn tot mantelzorg – een aantal malen per dag. Omdat net als in een ziekenhuis ook in de thuissituatie niet steeds dezelfde verpleegkundige de patiënt zal bezoeken, maakt men gebruik van een zorgdossier om de continuïteit in de zorg te waarborgen.

38.5.3 VERPLEEGHUIS

Wanneer kankerpatiënten worden opgenomen in een verpleeghuis, is meestal de terminale fase aangebroken. Veelal zal de patiënt tot aan het einde van zijn leven in het verpleeghuis verblijven, soms is er nog hoop op enig lichamelijk herstel en is de opname tijdelijk. In veel gevallen wordt in het ziekenhuis, samen met de patiënt en zijn naasten besloten tot overplaatsing naar een verpleeghuis. Een goede medische en verpleegkundige overdracht van de patiënt is onontbeerlijk voor de verpleeghuisarts en de verpleegkundigen in het verpleeghuis. Ook na opname in het verpleeghuis kan het ziekenhuis geconsulteerd worden over specifieke problemen. In een verpleeghuis is 24 uur per dag een verpleegkundige aanwezig die in staat is een beperkt aantal medische en verpleegtechnische handelingen uit te voeren.

38.5.4 HOSPICE

Een hospice verleent zorg aan patiënten die binnen afzienbare tijd zullen overlijden. Patiënten kunnen ook tijdelijk worden opgenomen om de mantelzorg te ontlasten. Er zijn twee soorten hospices in Nederland: hospices die bijna geen medisch of verpleegkundig personeel in dienst hebben en gerund worden door vrijwilligers; de low-care-huizen, ook wel bijna-thuis-huizen genoemd en hospices waar met name professionals werken: de high-care hospices. In de low-care-hospices wordt de verpleegkundige zorg verleend vanuit de thuiszorg. De medische zorg blijft in principe in handen van de eigen huisarts. In de high-care-hospices wordt de verpleegkundige zorg verleend door eigen professionals zoals verpleegkundigen en verzorgenden. De meeste high-care-hospices hebben een arts in dienst.

38.6 Taken van de oncologieverpleegkundige

Het beroepsdeelprofiel Oncologieverpleegkundige beschrijft de beroepsuitoefening van de oncologieverpleegkundige. Er worden drie taakgebieden met bijbehorende kerntaken beschreven (tabel 38.1). Voor elke kerntaak beschrijft het profiel de competenties die nodig zijn om de taken adequaat uit te voeren, waarbij het handelen en gedrag van de oncologieverpleegkundigen concreet worden beschreven. Dit hoofdstuk gaat vooral in op de kerntaak 'uitvoeren van zorg', omdat dit het meest herkenbaar is in de dagelijkse verpleegkundige praktijk. Het is wel belangrijk de samenhang met de andere kerntaken en taakgebieden niet uit het oog te verliezen. Voorafgaand en tijdens de uitvoering van de zorg observeert, analyseert en interpreteert de oncologieverpleegkundige voortdurend de behoeften, problemen en voorkeuren van de patiënt in relatie tot de oncologische aandoening en behandeling. Dit wordt gedaan in het kader van de eigen zorgverlening en ook die van andere disciplines.

38.6.1 VERPLEEGKUNDIGE TAKEN BIJ DIAGNOSTIEK

De rol die de verpleegkundige in de diagnostische fase speelt, bestaat vooral uit het geven van informatie over de diagnostische procedure, ondersteuning en begeleiding. Omdat er doorgaans verscheidene onderzoeken moeten worden uitgevoerd alvorens de definitieve diagnose en de daarmee samenhangende prognose bekend is, verstrijken er in deze fase al snel dagen tot soms weken. In veel ziekenhuizen bestaan tegenwoordig sneldiagnostiektrajecten, waarbij de diagnose binnen één tot enkele dagen bekend is. Voor patiënten is de diagnostische periode, waarin onzekerheid, spanning en angst op de voorgrond staan, een van de moeilijkste periodes in hun leven. In de meeste gevallen vindt de diagnostiek poliklinisch plaats. In een minderheid van de gevallen gebeurt dat klinisch, bijvoorbeeld in verband met de grote lichamelijke belasting van bepaalde onderzoeken, de snelheid waarmee verschillende onderzoeken kunnen plaatsvinden, of de lichamelijke gesteldheid van de patiënt.

In concrete termen bestaat de verpleegkundige zorg tijdens deze fase uit:
- voorlichting geven over de diagnostische onderzoeken;

Tabel 38.1 Taakgebieden van oncologieverpleegkundigen.

methodische zorgverlening
- verzamelen en interpreteren van gegevens
- plannen van zorg
- uitvoeren van zorg
- preventie en gezondheidsvoorlichting en opvoeding (GVO)
- coördineren en organiseren van zorg
- evalueren van zorg

professiegebonden taken
- eigen deskundigheid bevorderen
- de kwaliteit van verpleegkundige zorg bevorderen
- de beroepsuitoefening professionaliseren

organisatiegebonden taken
- bijdragen aan het beleid en beheer van de organisatie-eenheid of instelling
- samenwerken

- patiënten lichamelijk voorbereiden op onderzoeken; te denken valt aan laxeren voor bepaalde röntgenfoto's of darmonderzoek, instrueren over nuchter blijven voor een gastroscopie, toedienen van premedicatie voor een bronchoscopie, enzovoort;
- nazorg bij onderzoeken; controleren van de bloeddruk na afname van biopten uit de maag of lever, controleren op nabloedingen na een angiografie, enzovoort;
- ondersteuning bieden in de dagelijkse verzorging indien de lichamelijke gesteldheid van de patiënt daarom vraagt;
- in overleg met de arts de eventueel aanwezige symptomen (bijv. pijn) adequaat bestrijden;
- observeren en rapporteren van eventueel nieuw optredende symptomen of verergering van bestaande klachten;
- psychische ondersteuning bieden: begrip en medeleven tonen, luisteren, informatie verschaffen aan de patiënt en zijn naasten.

Wanneer alle onderzoeksuitslagen bekend zijn, zal de arts een gesprek met de patiënt en zijn naasten voeren. In geval van een maligniteit is dit een slechtnieuwsgesprek. De verpleegkundige speelt voorafgaand, tijdens en na dit gesprek een rol. Voorafgaand aan het gesprek helpt de verpleegkundige de patiënt met het formuleren van eventueel aanwezige vragen. Door spanning en emoties is de kans groot dat de patiënt belangrijke punten vergeet te vragen aan de arts. De verpleegkundige kan tijdens het gesprek ondersteuning bieden. Na het gesprek is er gelegenheid om in te gaan op eventuele vragen, maar vaak zullen de patiënt en zijn naasten vooral troost en medeleven nodig hebben. In veel ziekenhuizen wordt er na het slechtnieuwsgesprek een vervolggesprek gepland met de verpleegkundige, nurse practitioner en/of behandelend arts.

38.6.2 VERPLEEGKUNDIGE TAKEN BIJ DE MEDISCHE BEHANDELING VAN KANKER

De belangrijkste behandelmogelijkheden voor kankerpatiënten zijn chirurgie, radiotherapie, chemotherapie, hormonale therapie, immuuntherapie en targeted therapie, waarvan de laatste vier behoren tot de categorie systemische behandeling. Een relatief nieuwe groep middelen zijn de zogenoemde *targeted therapies* (doelgerichte therapie). Vanwege het unieke bijwerkingenprofiel van deze middelen, worden de verpleegkundige taken bij deze behandeling apart beschreven. De oncologieverpleegkundige speelt een rol bij de voorbereiding, uitvoer en nazorg van de behandelingen.

Verpleegkundige taken bij chirurgie

Oncologische chirurgie neemt een belangrijke plaats in binnen de heelkunde. Vrijwel alle patiënten met kanker komen ermee in aanraking: bij diagnostische procedures of als curatieve of palliatieve behandeling. Evenals in de diagnostische fase speelt angst een grote rol bij een chirurgische ingreep, want ook een in opzet curatieve operatie geeft geen garantie voor genezing. Niet zelden volgt na een dergelijke operatie een adjuvante behandeling met radiotherapie of chemotherapie. Een operatie die palliatief van aard is, heeft tijdelijke klachtenverlichting tot doel en heeft voor een patiënt een andere betekenis dan wanneer het gaat om mogelijke curatie. Zoals voor alle behandelingen geldt, is het vooraf verstrekken van duidelijke informatie aan de patiënt uitermate belangrijk. Operaties worden steeds complexer, terwijl de opnameduur korter wordt. Een goed geïnformeerde patiënt is voorbereid op de vaak moeilijke postoperatieve periode: pijn, de confrontatie met een beschadigd lichaam, en eventuele complicaties.

Het belang van een goede preoperatieve voorbereiding wordt door verpleegkundigen onderkend. Voor ingrijpende operaties aan darmen of urinewegen, waarbij een darm- of urinestoma wordt aangelegd, wordt in verschillende instellingen een stomaverpleegkundige in consult geroepen. Dit is een gespecialiseerde verpleegkundige die de gevolgen van het aanleggen van een stoma vooraf met de patiënt bespreekt. In overleg met de chirurg bepaalt de stomaverpleegkundige samen met de patiënt de plaats van de stoma, en ook de verschillende opvangmaterialen worden besproken. Bij de nazorg zal de patiënt, zowel klinisch als poliklinisch, regelmatig contact hebben met de stomaverpleegkundige. De functie van stomaverpleegkundige ontstond in de jaren tachtig van de vorige eeuw, omdat zich bij stomapatiënten specifieke problemen voordoen. De problemen van de huid rondom de stoma zijn divers van aard en oorzaak en vereisen specifieke deskundigheid en ervaring op dit gebied. Er zijn verschillende stomamaterialen en het assortiment wordt regelmatig uitgebreid met nieuwe producten. Een darmstoma kan, afhankelijk van de lokalisatie, een aanpassing in de voeding noodzakelijk maken. De sociale en psychische gevolgen van een stoma kunnen groot zijn. Deskundige begeleiding is essentieel. Een patiënt die een stoma krijgt, heeft complexe zorg nodig, ook na de ziekenhuisopname. Een verpleegkundig specialist, bijvoorbeeld een nurse practitioner die zowel klinisch als poliklinisch werkt, lijkt hiervoor een optimale keuze.

Voor patiënten met een tracheostoma doen zich in veel opzichten dezelfde problemen voor als bij patiënten met een darm- of urinestoma. Een complicerende factor hierbij is nog het verlies van de stem. Op de meeste KNO-afdelingen zijn gespecialiseerde verpleegkundigen werkzaam die deze patiënten adequate zorg kunnen verlenen.

Patiënten met kanker hebben een verhoogde kans op postoperatieve complicaties, zoals trombose of slechte wondgenezing door een minder goede voedingstoestand. Vroegtijdig onderkennen van mogelijke complicaties door de verpleegkundige is cruciaal voor een zo spoedig mogelijk herstel.

Verpleegkundige taken bij radiotherapie

Radiotherapie vindt in veruit de meeste gevallen poliklinisch plaats; alleen wanneer de conditie van de patiënt het niet toelaat, is de behandeling klinisch. De verantwoordelijkheid voor de voorlichting over bijwerkingen van de radiotherapiebehandeling ligt specifiek bij de afdeling Radiotherapie. Dit komt omdat voor het geven van goede voorlichting de juiste bestralingsgegevens, zoals de precieze locatie van het te bestralen gebied, de bestralingsdosis en het fractioneringsschema noodzakelijk zijn. De voorlichting wordt in principe door de radiotherapeut gedaan en aangevuld of herhaald door de radiotherapeutisch laborant. Slechts enkele radiotherapeutische instituten hebben een verpleegkundige in dienst. Deze verpleegkundigen dragen zorg voor alle verpleegkundige facetten rondom de radiotherapiebehandeling op verpleegtechnisch en psychosociaal gebied.

Uitwendige bestraling. Er zijn drie algemene bijwerkingen van de radiotherapie: aantasting van de slijmvliezen, huidreacties en moeheid. De andere bijwerkingen verschillen per doelgebied.

Huidreacties zijn onder te verdelen in acute en late huidreacties. Acute huidreacties zijn huidreacties die tijdens of direct na de radiotherapiebehandeling ontstaan. Late huidreacties zijn reacties die na een aantal maanden tot jaren later kunnen ontstaan. Voorbeelden hiervan zijn fibrose, teleangiëctasieën (verwijding van haarvaten), atrofie en pigmentveranderingen.

Het ontstaan van acute *huidreacties* ten gevolge van bestraling is onvermijdelijk. Het verzorgingsbeleid is dan ook gericht op het comfort. De ernst is afhankelijk van een aantal factoren, zoals bestralingsdosis, stralingsenergie, locatie van het te bestralen gebied en gevoeligheid van de huid. Er zijn weinig gerandomiseerde studies beschikbaar met betrekking tot ondersteunende maatregelen en behandeling. Elk instituut voert hierdoor zijn eigen ervaringsgerichte beleid. Een acute radiodermatitis begint als een ontstekingsachtige reactie met erytheem, gevolgd door droge schilfering (droge desquamatie), eventueel gevolgd door een nattende wond (nattende desquamatie of nattende epidermolyse). Om (acute) huidreacties zo veel mogelijk te minimaliseren worden in de meeste bestralingsinstituten ondersteunende maatregelen toegepast tot ongeveer drie weken na het beëindigen van de bestraling (zie tabel 38.2).

Tabel 38.2 Ondersteunende maatregelen.

- bestraalde huid drooghouden
- de huid die bestraald wordt al dan niet wassen met een pH-neutrale zeep (afhankelijk van het beleid van het bestralingsinstituut)
- niet scheren met water en zeep indien gezichtshuid in het te bestralen gebied ligt
- geen knellende en schurende kleding dragen
- geen pleisters plakken op een huid die bestraald wordt
- geen metaalhoudende producten gebruiken

Erytheem en droge desquamatie kunnen op verschillende wijzen worden behandeld: zowel zo lang mogelijk drooghouden van de huid, als zalven met een indifferente crème zoals cremor lanette of cremor cetomacrogol wordt geadviseerd. Nattende desquamatie wordt over het algemeen behandeld door driemaal daags heel dik cremor cetomacrogol of cremor lanette op een verband (zoals Engels pluksel, een zacht absorberend verband) te smeren. Dit wordt op de wonden gelegd en gefixeerd met een zacht buisverband. Deze methode blijkt in de praktijk nog steeds effectief en comfortabel. Ook kan gebruik worden gemaakt van verbanden met een siliconentoplaag. Het geelgroene exsudaat wordt vaak aangezien voor een infectie, maar is wondvocht. De beste parameter voor infectie is koorts en een riekende wond. Een infectie wordt over het algemeen systemisch behandeld met antibiotica. Omdat er (metaalhoudende) producten zijn die een interactie kunnen aangaan met de ioniserende straling is het van belang de huidreacties altijd in overleg met de behandelend of dienstdoend radiotherapeut te behandelen. Ook als de radiotherapiebehandeling beëindigd is, blijft de radiotherapeut verantwoordelijk. Pijn wordt vanwege de vaak grote oppervlakken systemisch behandeld. Een nattende desquamatie ten gevolge van radiotherapie geneest over het algemeen binnen twee weken na het stoppen van de radiotherapie.

Moeheid is een bijwerking die veel voorkomt. De oorzaak hiervan is niet geheel duidelijk. De verpleegkundige kan de patiënt begeleiden bij het zoeken naar aanpassingen van het activiteitenpatroon en zorgen voor voldoende rust.

Specifieke bijwerkingen zijn samengevat in tabel 38.3.

Inwendige bestraling (brachytherapie). Bij inwendige bestraling of brachytherapie worden gesloten radioactieve bronnen dicht bij of in de tumor gebracht. Door de korte afstand tussen tumor en bron blijft de schade voor het omliggende gezonde weefsel beperkt. De radioactieve bronnen kunnen in bestaande lichaamsholten worden gebracht, zoals vagina, baarmoeder, bronchus of slokdarm. Bij een blaassparende behandeling of bij tumoren in het hoofd-halsgebied worden de bronnen in de tumor aangebracht. Het afterloading-systeem maakt het mogelijk de radioactieve bronnen pas op het moment van bestralen in de applicator (de vooraf ingebrachte houders) te brengen.

Inwendige bestraling vindt zowel klinisch als poliklinisch plaats. Voor de voorlichting is bijzondere expertise nodig en deze wordt daarom gegeven door de radiotherapeut en de laborant brachytherapie.

Radionuclidetherapie. Radionuclidetherapie is een behandeling met ioniserende straling die zich onderscheidt van radiotherapie doordat er met 'open bronnen' wordt gewerkt. Bij bepaalde vormen van schildklierkanker wordt radioactief jodium intraveneus of oraal toegediend. Het achtergebleven schildklierweefsel neemt het jodium op, waardoor de tumor lokaal wordt bestraald.

Deze behandeling vindt klinisch plaats. De patiënten verblijven gedurende de periode waarin ze radioactief zijn in een speciale kamer met loodhoudende muren. Zij moeten zelfredzaam zijn, zodat verpleegkundigen niet langer dan strikt noodzakelijk in de kamer aanwezig hoeven te zijn. Een dergelijke opname kan enkele dagen tot een week duren, afhankelijk van de afname van de radioactiviteit. De verpleegkundige zorg concentreert zich voornamelijk op de periode vóór de toediening van het jodium. De patiënt moet geïnformeerd worden over de voorschriften die gelden tijdens het verblijf en na het ontslag.

Algemene verpleegkundige taken bij een systemische behandeling

Informeren. Alvorens met een systemische behandeling wordt gestart, moet de patiënt veel informatie krijgen. Dit gebeurt in een eerste gesprek, door de behandelend arts. Betreft het een behandeling in het kader van klinisch-wetenschappelijk onderzoek, dan krijgt de patiënt bedenktijd (ondersteund met schriftelijke informatie) om tot een weloverwogen beslissing te komen. In deze periode ('informed consent'-procedure) kan een gesprek met een oncologieverpleegkundige om diverse redenen verhelderend werken:

- laagdrempeligheid: een verpleegkundige is voor veel patiënten iemand met wie twijfels, angsten en vragen van allerlei aard relatief gemakkelijk besproken kunnen worden;
- kennis van praktische consequenties: een verpleegkundige is goed op de hoogte van de logistiek van de diverse behandelingen, bijvoorbeeld de opnameduur in de kliniek, de frequentie van de polikliniekbezoeken, de wijze van toediening;
- kennis van de mogelijke bijwerkingen: aard en ernst van de mogelijke bijwerkingen spelen een belangrijke rol bij de beslissing wel of geen behandeling te ondergaan. Zeker bij een palliatieve behandeling moeten de voor- en nadelen zorgvuldig worden afgewogen;
- herhaling van informatie: de diverse aspecten van de voorgestelde behandeling zijn in het eerste gesprek met de arts aan de orde gekomen, maar het is bekend dat van de verstrekte informatie tijdens zo'n eerste gesprek weinig beklijft. Herhaling van de informatie (of gedeelten daarvan) is zeker noodzakelijk.

Adviseren. Voor en tijdens een systemische behandeling kan de verpleegkundige adviezen en instructies geven over het omgaan met bijwerkingen en het proberen te voorkomen van complicaties.

Chemotherapie. Chemotherapie kan zowel intraveneus als oraal worden toegediend. In geval van intraveneuze toediening varieert de duur van de infusie van een bolusinjectie tot kortdurende (< 5 minuten) of meerdaagse continue infusie. De meerdaagse infusie vindt meestal klinisch plaats en in bepaalde gevallen vanuit de polikliniek thuis. Het cytostaticum wordt gedurende een dag of zelfs gedurende enkele weken continu toegediend met behulp van een draagbaar infuuspompje dat is aangesloten op een centraal-veneuze katheter. In het geval van orale toediening hoeft de patiënt voor zijn behandeling niet naar het ziekenhuis te komen, maar kan hij de medicatie thuis innemen. Regelmatige bezoeken aan het ziekenhuis blijven echter wel noodzakelijk met het oog op controle van toxiciteit of bloedwaarden.

De oncologieverpleegkundige speelt bij de intraveneuze toediening van chemotherapie een zeer belangrijke rol. Het gaat hierbij namelijk om 'voorbehouden hande-

Tabel 38.3	Enkele specifieke bijwerkingen van radiotherapie.
bijwerking	*advies/interventie*
bestraling van het hoofd-halsgebied	
slikklachten	- volwaardige vloeibare voeding - regelmatige gewichtscontrole - bij gewichtsverlies > 10% start sondevoeding - zorg dragen voor adequate pijnstilling
verhoogd risico op veranderd mondslijmvlies	- mond acht- tot tienmaal per dag spoelen met een oplossing van 1 liter gekookt water met een theelepel zout en een theelepel huishoudsoda
droge mond	- regelmatig drinken en spoelen
bestraling van het buikgebied	
misselijkheid	- een uur voor en na de bestraling niet eten en drinken - zorg dragen voor goede anti-emetica
irritatie van de blaas (indien deze in het stralingsveld ligt)	- medicatie om pijn en krampen te bestrijden - minimaal 2 liter per dag drinken
diarree	- licht verteerbaar, lactosebeperkt dieet - stoppende medicatie

lingen', zoals vastgelegd in de Wet op de beroepen in de individuele gezondheidszorg (Wet BIG).

In het kader van voornoemde wet heeft elke instelling concrete afspraken gemaakt over welke handelingen de verpleegkundige wel of niet uitvoert. De volgende opsomming van verpleegtechnische handelingen bij chemotherapie heeft dan ook geen algemene geldigheid maar is slechts een voorbeeld:
- inbrengen van een infuusnaald en aansluiten van een lopend infuus;
- aansluiten van een lopend infuus op een totaal implanteerbare centraal-veneuze katheter of een deels uitwendige (on)getunnelde centraal-veneuze katheter;
- controleren van het infuus ter voorkoming van extravasatie en inspectie op mogelijke flebitis;
- eventueel voorafgaand aan de toediening van cytostatica infunderen van extra infuusvloeistoffen ter voorkoming van bijvoorbeeld nierfunctiestoornissen;
- toedienen van anti-emetica ter voorkoming van misselijkheid of van antihistaminica ter voorkoming van mogelijk anafylactische reacties;
- aansluiten van een zak, fles of draagbaar infusiepompje met een cytostaticum;
- bewaken van de juiste infusiesnelheid, bij voorkeur met behulp van een volumetrische infuuspomp.

Bij de orale toedieningsvorm bestaat de taak van de verpleegkundige doorgaans uit instructie over de wijze van inname en goede uitleg over het toegepaste schema. Zeker in geval van thuismedicatie dient voor de patiënt altijd duidelijk te zijn wanneer en hoe hij contact met de behandelaar moet opnemen.

Bij de toediening van zowel intraveneuze als orale chemotherapie is er een aantal verpleegproblemen die veelvuldig voorkomen. In tabel 38.4 zijn deze kort samengevat.

Beroepsmatige blootstelling. De laatste jaren wordt steeds meer aandacht besteed aan het veilig omgaan met cytostatica en de uitscheidingsproducten van patiënten die chemotherapie krijgen. Het Ministerie van Sociale Zaken en Welzijn heeft in 2001 in een Arboconvenant met de academische ziekenhuizen beleidsregels opgesteld die tot doel hebben blootstelling aan cytostatica doeltreffend te beheersen. Deze beleidsregels zijn vertaald in toetsingscriteria 'Veilig werken met cytostatica', waaraan ziekenhuizen hun beleid rondom het werken met cytostatica kunnen toetsen en eventueel bijstellen. Een aantal belangrijke toetsingscriteria is samengevat in tabel 38.5. Over de mogelijke gezondheidsrisico's van besmetting met cytostatica is nog weinig bekend. Uit verschillende onderzoeken is gebleken dat in de urine van verpleegkundigen die cytostatica toedienen en die omgaan met 'besmette' uitscheidingsproducten (zoals urine, braaksel en zweet) geringe hoeveelheden cytostatica aantoonbaar zijn.

Centraal-veneuze katheters. Behalve de toediening via perifere infuussystemen kan er voor de intensieve intraveneuze behandelingen gebruikgemaakt worden van centraal-veneuze katheters. Er zijn diverse soorten centraal-veneuze

Tabel 38.4	Problemen en verpleegkundige adviezen en interventies bij chemotherapie.
probleem	advies/interventie
verhoogd risico op infecties ten gevolge van neutropenie	- leefregels meegeven waarmee getracht wordt infecties te voorkomen - instructie geven om met het ziekenhuis contact op te nemen bij koorts of bij andere klachten die kunnen duiden op een infectie
voedingstekort ten gevolge van misselijkheid/braken, verminderde eetlust met als gevolg gewichtsverlies	- misselijkheid/braken effectief bestrijden met anti-emetica - gewicht regelmatig controleren om bovenmatig gewichtsverlies (> 5%) te kunnen signaleren - vaker (zesmaal per dag) kleine maaltijden gebruiken - energierijke bijvoedingsproducten gebruiken - voor de maaltijd rust nemen en misselijk makende geurtjes vermijden - zo nodig een diëtist inschakelen
verhoogd risico op veranderd mondslijmvlies	- voor het begin van de chemotherapie de status van het mondslijmvlies vaststellen en dit herhalen, afhankelijk van de soort cytostatica en in elk geval bij klachten - instructie over de mondverzorgingsvoorschriften ter preventie van veranderd mondslijmvlies - voorschriften aanpassen indien er sprake is van veranderd mondslijmvlies
moeheid ten gevolge van de behandeling	- bespreken van de mogelijke oorzaken van de moeheid; behalve de chemotherapie kunnen andere factoren de moeheid verergeren - helpen prioriteiten te stellen in de dagelijkse bezigheden/taken (datgene wat de patiënt per se zelf wil doen) en bespreken welke andere taken gedelegeerd kunnen worden - bespreken van het belang van lichaamsbeweging, namelijk om energie te krijgen ondanks de moeheid
obstipatie ten gevolge van medicatie (bepaalde cytostatica, anti-emetica, opiaten) en/of verminderde voedselinname	- indien medicatie de oorzaak is van obstipatie, is meestal een laxeermiddel nodig - voedingsadviezen geven: vezelrijke voeding en voldoende drinken (> 2 liter/dag)
haaruitval	- indien de cytostatica een grote kans op haaruitval geven, is het raadzaam de patiënt in een zo vroeg mogelijk stadium naar een kapper/pruikenmaker te laten gaan, zodat een passende pruik gemaakt kan worden die lijkt op het eigen haar

katheters in gebruik. De meest gebruikte zijn de totaal implanteerbare systemen, die bestaan uit een reservoir met een membraan (poort) die onderhuids, meestal op een rib, wordt vastgehecht. Aan deze poort is een siliconenkatheter bevestigd waarvan het andere uiteinde in de vena cava superior ligt, vlak bij het hart. De poort kan door de huid worden aangeprikt met speciale naalden, waarop een infuussysteem kan worden aangesloten. Na afloop van de toediening kan de naald worden verwijderd, met achterlating van een ontstollingsmiddel om verstopping van de katheter tegen te gaan. Voordeel van de totaal implanteerbare katheters is dat wanneer ze niet in gebruik zijn er aan het lichaam van de patiënt nauwelijks iets zichtbaar is en ze weinig of geen hinder geven.

Een andere, veelgebruikte katheter is de deels uitwendige, getunnelde katheter. Bij deze toepassing ligt een deel van de katheter dus buiten het lichaam. Ook deze katheter is in de vena cava superior gesitueerd. Voor deze katheter wordt vooral gekozen wanneer voor een behandeling meer lumina nodig zijn, of indien de behandeling van beperkte duur is. Na een kortdurende behandeling is de katheter namelijk eenvoudiger te verwijderen dan een totaal implanteerbare.

Gezien de ernst van mogelijke complicaties van deze katheters (trombose, infectie, dislocatie enz.) is het belangrijk dat de patiënt daarover goed geïnformeerd wordt. Het is veelal een taak van de oncologieverpleegkundige om patiënten hierover in te lichten en, bij een deels uitwendige katheter, te instrueren over de verzorging van de uittredeplaats. In sommige gevallen wordt hiervoor hulp ingeroepen van een wijkverpleegkundige.

Verpleegkundige taken bij medicamenteuze hormonale therapie

Hormonale therapie is vooral bekend als adjuvante of palliatieve behandeling bij borstkanker en als behandeling bij prostaatkanker. Bij borstkanker worden de hormonen dagelijks in tabletvorm toegediend en bij prostaatkanker dikwijls in de vorm van maandelijkse subcutane injecties, waarbij een depot wordt aangelegd waaruit de hormonen langzaam worden afgegeven.

Hormonale therapie vindt volledig poliklinisch plaats. Het is een taak van de verpleegkundige om de patiënt te informeren over de toedieningswijze, de bijwerkingen en hoe de patiënt hiermee kan omgaan. Het doel van de behandeling – curatie of palliatie – bepaalt de aard van de psychische ondersteuning. Als gevolg van antioestrogenen kunnen vrouwen die nog betrekkelijk jong zijn vervroegd in de overgang komen. Bij mannen zijn veelvoorkomende bijwerkingen impotentie, verminderd libido, stemmingsveranderingen, opvliegers en gynaecomastie. Dergelijke ingrijpende bijwerkingen vergen uiteraard veel aandacht en begeleiding.

Voor uitgebreidere verpleegkundige informatie over hormoontherapie wordt verwezen naar *Hormoonbehandeling bij oncologiepatiënten* (Baars et al., 2000).

Verpleegkundige taken bij immuun- en targeted therapie

Immuuntherapie Immuuntherapie bestaat onder andere uit cytokine- en vaccinatietherapie. Vooral de complexiteit van het immuunsysteem en de erbij behorende bijwerkingen stellen hoge eisen aan de kennis en kunde van de verpleegkundige. In het kader van dit hoofdstuk kan daarop niet gedetailleerd worden ingegaan. In hoofdlijnen komt de verpleegkundige zorg neer op de volgende aspecten:
- Informeren en adviseren over de toediening. Interferon-alfa en interleukine-2 worden vaak door de patiënt zelf subcutaan toegediend; in het ziekenhuis moet spuitinstructie worden gegeven.
- Informeren en adviseren over de bijwerkingen. Vooral wanneer de behandeling poliklinisch of thuis plaatsvindt, is het belangrijk dat de patiënt weet wat hij moet doen om bijwerkingen, waar mogelijk, te voor-

Tabel 38.5 Belangrijkste toetsingcriteria 'veilig werken met cytostatica'.

- Dien cytostatica toe via (semi)gesloten infuussysteem. Een infuussysteem is (semi)gesloten wanneer tussen het luer-lockkoppelpunt en het cytostaticum een barrière zit in de vorm van een infuuslijntje gevuld met lucht of een neutrale vloeistof.
- Gebruik handschoenen bij het aan- en afkoppelen van een (semi)gesloten infuussysteem; een overschort is bij het aan- en afkoppelen van een (semi-)gesloten systeem niet nodig.
- Gebruik handschoenen en overschort bij het aan- en afkoppelen van een open systeem (bijv. blaasspoeling zonder gelockte verbinding, een bolusinjectie of intramusculaire toediening).
- Spoel het (semi)gesloten systeem na toediening schoon en ontkoppel het in één keer.
- Het ontkoppelde toedieningsysteem wordt in één keer weggegooid in een Specifiek Ziekenhuis Afval-vat met een voetpedaal. Daarna worden ook de handschoenen in dit vat gedeponeerd.
- Houd rekening met de risicoperiode van de patiënt als besmettingsbron. De besmettingsduur van de excreta varieert per cytostaticum van 1 tot 7 dagen.
- Gebruik een pospoeler met omkeermechanisme.
- Kies bij het bepalen van de vochtbalans voor de methode waarbij de patiënt, de po of het urinaal wordt gewogen. Dit heeft de voorkeur boven een methode waarbij urine moet worden overgegoten. Indien urine overgieten toch noodzakelijk is, gebruik dan bij handelingen waarbij blootstelling kan optreden aan cytostaticabevattend vocht, een overschort, handschoenen, beschermbril en mondmasker (FFP2).
- Gebruik handschoenen tijdens het vervoer van een volle po, een urinaal of braaksel.
- Gebruik handschoenen als er kans bestaat op blootstelling van besmette excreta aan de huid (bijvoorbeeld bij het wassen van de patiënt of het verschonen van het beddengoed).

Bron: http://www.arboconvenantacademischeziekenhuizen.nl/veiligwerkenmetcytostatica/

komen of te verminderen. Moeheid en griepachtige verschijnselen zijn kenmerkende bijwerkingen voor bijna alle vormen van immuuntherapie. Door adequaat gebruik van paracetamol en door het aanpassen van het tijdstip van de injectie (bij voorkeur 's avonds) kunnen de klachten verminderen.
- Psychosociale begeleiding van de patiënt en zijn naasten tijdens de behandeling met immuuntherapie verdient bijzondere aandacht. Een behandeling met een middel als interferon-alfa vindt vrijwel geheel poliklinisch plaats. De duur van de behandeling is meestal lang en varieert van maanden tot enkele jaren. De behandeling brengt naast een lichamelijke belasting vaak mentale veranderingen teweeg, zoals concentratiestoornissen of depressieve klachten. Hierdoor is de behandeling soms moeilijk vol te houden. Het bieden van psychosociale ondersteuning aan de patiënt en zijn naasten kan de vaak langdurige behandeling wat draaglijker maken.

Targeted therapy Veel van de nieuwe middelen hebben een profiel van bijwerkingen dat sterk verschilt van dat van de klassiekere therapieën. Daarom is specifieke kennis van deze bijwerkingen en het werkingsmechanisme van de verschillende vormen van targeted therapies een vereiste voor de verpleegkundige. De begeleiding van de verpleegkundige bestaat onder andere uit de volgende aspecten:
- Informeren en adviseren over de manier van toedienen. Bij orale medicatie moet de patiënt de tabletten en capsules bijvoorbeeld meestal in zijn geheel door te slikken. Als tabletten toch gebroken moeten worden, wordt aanbevolen handschoenen te dragen om niet in aanraking te komen met de actieve stof. Tyrosinekinaseremmers worden oraal gegeven. Er dient hierbij speciale aandacht te zijn voor comedicatie, zowel uit het reguliere als alternatieve circuit, aangezien er niet zelden interacties bestaan en deze invloed hebben op de werkzaamheid van bijvoorbeeld tyrosinekinaseremmers.
- Monoklonale antilichamen worden intraveneus toegediend in de kliniek of op een dagbehandelingsunit. In sommige ziekenhuizen worden deze middelen door verpleegkundigen bereid. De toediening per infuus is eveneens een verpleegkundige taak. Er is nog weinig onderzoek beschikbaar over de risico's van beroepsmatige blootstelling aan deze middelen. Juist vanwege deze onbekendheid is het advies om dezelfde voorzorgsmaatregelen te hanteren als bij het toedienen van cytostatica. In het geval van het toedienen van monoklonale antilichamen bestaat het risico op het optreden van acute overgevoeligheidsreacties. Goede observatie, het vroegtijdig onderkennen van deze problemen en adequaat handelen kunnen levensreddend zijn.
- Voorlichten en begeleiden bij specifieke bijwerkingen. Door het behandelen van de eerste klachten van huidtoxiciteit, kan ernstige toxiciteit vaak worden voorkomen. Verpleegkundigen spelen daarom een belangrijke rol in het zo vroeg mogelijk signaleren van bijwerkingen en het toepassen van verpleegkundige interventies met betrekking tot lichaamsverzorging.
- Psychosociale begeleiding van de patiënt. Targeted therapies worden vaak toegediend tot progressie van de ziekte optreedt. Doordat steeds vaker langdurige respons wordt gezien betekent dit dan ook langdurig gebruik van deze geneesmiddelen. Belangrijk is dat patiënten leren omgaan met de duur van de behandeling, de verwachtingen, de mogelijk psychische verandering en de ethische aspecten. Het bevorderen van therapietrouw is hierbij een belangrijk verpleegkundig aandachtspunt.

38.6.3 PALLIATIEVE ZORG

Vanaf het moment dat duidelijk wordt dat de kanker niet meer kan genezen, is er sprake van palliatieve zorg.

Definitie

Palliatieve zorg wordt door de V&VN Oncologie gedefinieerd als 'de continue, actieve, integrale zorg voor patiënten en naaste(n) door een interdisciplinair team op het moment dat medisch gezien geen genezing meer wordt verwacht. Het primaire doel van de zorg is de hoogst mogelijke kwaliteit van leven, voor zowel de patiënt als zijn naaste(n), waarbij de patiënt wordt benaderd als een gelijkwaardige en mede verantwoordelijke partner. Palliatieve zorg beantwoordt aan fysieke, psychologische, sociale en spirituele behoeften en strekt zich uit tot steun bij rouwverwerking.'

Hiervoor is inbreng nodig van een aantal disciplines, naast artsen en verpleegkundigen ook de psycholoog, de pastor en de maatschappelijk werkende. In het zorgproces hebben zij een gelijkwaardige inbreng in het multidisciplinaire zorg- en behandelplan.

In de palliatieve zorg speelt een aantal zaken een belangrijke rol zoals:
- kwaliteit van leven;
- symptoommanagement;
- anticiperen (proactieve benadering van klachten en problemen die in de nabije toekomst verwacht (kunnen) worden);
- autonomie van de patiënt;
- integrale en multidimensionele benadering;
- zorg voor de naasten.

Een belangrijk principe is dat de hulpverlener niet de alleswetende beslisser, maar een voorlichter is. De patiënt is degene die op basis van gedegen informatie, verkregen van de arts en/of verpleegkundige, de beslissing neemt welke behandeling te ondergaan. De arts en verpleegkundige hebben de bereidheid om de patiënt te begeleiden in de door hem of haar gemaakte keuze. Het is voor veel hulpverleners wennen om in deze rol te treden. De patiënt is een gelijkwaardige partner wiens wensen aangaande de behandeling cruciaal zijn. De oncologieverpleegkundige is vaak in de positie om met de patiënt en zijn naasten te spreken over wat zij wensen, en vooral wat zij niet meer wensen met betrekking tot verdere behandeling. Zo kan ter sprake komen dat de patiënt niet gereanimeerd wil worden of de behandeling wil staken. In de samenwerking met de arts is het noodzakelijk dat oncologieverpleegkundigen de wensen van de patiënt duidelijk maken en de belangen van de patiënt behartigen.

Palliatieve sedatie en euthanasie

Wanneer er geen zicht is op genezing en sprake is van onaanvaardbaar lijden, geeft een aantal patiënten de wens te kennen het leven actief te willen beëindigen en menswaardig te willen sterven. In deze context wordt vaak gesproken over palliatieve sedatie of euthanasie (zie ook hoofdstuk 36).

De rol van de verpleegkundige bij euthanasie Al heeft de verpleegkundige geen directe rol bij de euthanasie, de patiënt bespreekt even vaak een verzoek tot zelfdoding of euthanasie met de verpleegkundige als met de arts. Het uitvoeren van de euthanasie is een uitsluitend medische handeling. De arts kan de verpleegkundige wel vragen om bij de euthanasie aanwezig te zijn om de patiënt en de arts te ondersteunen. De verpleegkundige kan samen met de arts nagaan of de patiënt nog specifieke wensen heeft ten aanzien van de uitvoering; bijvoorbeeld religieuze rituelen, speciale kleding, muziek of andere zaken rond het afscheid nemen. De verpleegkundige verricht geen uitvoerende handelingen bij de toediening van euthanatica, maar is er voor de ondersteuning van patiënt en naasten. De verzorging van het lichaam mag pas plaatsvinden nadat de officier van justitie het lichaam heeft vrijgegeven. Het is goed om na een euthanasieprocedure samen met de betrokken hulpverleners te evalueren, waarbij er ruimte is voor emotionele reacties.

Omgaan met een verzoek tot euthanasie stelt hoge eisen aan alle betrokkenen. Er moet openheid zijn tussen de patiënt en de verpleegkundigen en artsen die bij de uitvoering betrokken zijn. Het is van belang dat de sfeer in het team zodanig is dat over euthanasie en het levenseinde gesproken kan worden en dat men van elkaar weet hoe men hierover denkt. Veel zorginstellingen hebben hun beleid voor euthanasie vastgelegd in een protocol. Verpleegkundigen moeten daarvan op de hoogte zijn.

Soms bespreekt de patiënt zijn wens tot euthanasie eerder met de verpleegkundige dan met de arts. Dit hoeft niet te betekenen dat er direct overleg met de arts moet zijn. Mogelijk 'oefent' de patiënt het uitspreken van de gedachte, zonder dat dit directe consequenties hoeft te hebben. Als de patiënt wil dat zijn gedachte of wens wordt opgepakt, moet de verpleegkundige hem duidelijk maken dat alleen de arts eventueel euthanasie kan uitvoeren. De patiënt zal hier met de arts over moeten spreken. De verpleegkundige kan de patiënt helpen zijn wens concreet te formuleren. Als de arts niet overtuigd is van de wens tot levensbeëindiging of het ondraaglijk lijden van de patiënt en de verpleegkundige wel, is het belangrijk dit te bespreken met de betreffende arts. Leidt dit niet tot een oplossing, dan kan de verpleegkundige de patiënt wijzen op de mogelijkheid een andere arts te kiezen of voor verder advies verwijzen naar de Nederlandse Vereniging voor Vrijwillige Euthanasie (NVVE).

Volgens de wet is euthanasie strafbaar. Wanneer de arts zich echter houdt aan geldende zorgvuldigheidscriteria, wordt niet tot strafrechtelijke vervolging overgegaan. In dit kader is het van belang dat verpleegkundigen gesprekken en observaties met betrekking tot euthanasie rapporteren. Dat kan achteraf van grote betekenis zijn. Verpleegkundigen moeten zich realiseren dat de uitvoering van euthanasie volledig is voorbehouden aan artsen. Dit betekent dat het klaarmaken/oplossen van euthanatica en het 'aanhangen' van de oplossingen door de arts moeten worden uitgevoerd. De verpleegkundige kan de arts wel helpen met het inbrengen van het infuus. Als een verpleegkundige advies wil over een bepaalde situatie, kan hij anoniem bellen met de telefoondienst van de NVVE. Desgewenst wordt doorverwezen naar een deskundige.

38.6.4 PSYCHOSOCIALE VERPLEEGKUNDIGE ZORG

Wanneer mensen te horen krijgen dat ze kanker hebben, worden ze geconfronteerd met gevoelens van grote onzekerheid over de toekomst. De ziekte zal consequenties hebben voor hun leven, partner, gezin, werk en het verdere sociale leven. Dit kan leiden tot psychische problemen zoals angst, depressie, verlies van controle en vermindering van het gevoel van eigenwaarde. De reactie van patiënten en hun directe omgeving op de ingrijpende diagnose kanker kan uiteenlopend zijn en wordt bepaald door diverse factoren. Afhankelijk van de manier waarop patiënten en familie reageren op de ziekte en de behandeling, bestaat de psychosociale verpleegkundige zorg vooral uit het bieden van emotionele steun en het geven van voorlichting.

Omgaan met problemen

De manier waarop patiënten en hun directe omgeving reageren op de levensbedreigende ziekte, de behandeling en eventuele complicaties kan heel verschillend zijn. De reactie hangt onder andere af van factoren die aan de ziekte gerelateerd zijn, zoals het soort kanker, de aard van de behandeling en de prognose. Ook de persoonlijkheid van de patiënt en vooral de eigen manier van probleemhantering zijn van invloed op de reactie van de patiënt en familie. Gedurende hun leven hebben patiënten immers een eigen stijl ontwikkeld in het omgaan met moeilijke en ingrijpende situaties. De beschikbaarheid van sociale steun door familie of vrienden is eveneens van invloed. Voor veel patiënten is kanker een crisis die zo ingrijpend is dat hun normale patroon van probleemhantering niet effectief is. Dit is ook weer afhankelijk van het stadium van ziekte. Zo kunnen ontkenning en vermijding effectief zijn gedurende de vroege stadia om de dreiging in toom te houden en te voorkomen dat de patiënt overweldigd wordt door angst. Ontkenning is minder effectief wanneer die de besluitvorming over behandeling beïnvloedt. Ontkenning in de fase van vergevorderde ziekte kan ook verhinderen dat de patiënt beslissingen neemt over het komende afscheid; dit kan leiden tot eenzaamheid.

In tabel 38.6 worden verpleegkundige diagnosen genoemd die samenhangen met een ineffectieve of disfunctionele manier van omgaan met ziekte en behandeling.

Tabel 38.6 Verpleegkundige diagnosen bij het omgaan met ziekte en behandeling.

- verwardheid
- angst
- anticiperende rouw
- bedreigde gezinscoping
- besluitvormingsconflict
- defensieve coping
- geestelijke nood
- geringe zelfachting
- verstoord denken
- verstoord slaappatroon
- veranderd seksueel functioneren
- ineffectieve coping
- machteloosheid
- moedeloosheid
- overbelasting van mantelzorgverlener
- reactieve depressie
- sociaal isolement
- verstoord lichaamsbeeld
- verstoorde rolvervulling

Naar: Carroll-Johnson et al., 2006

Bij het vaststellen van de behoefte aan psychosociale begeleiding is het van belang dat oncologieverpleegkundigen zich bewust zijn van de verschillende mechanismen die ten grondslag liggen aan de manier waarop patiënten en familie reageren. Dit kan voorkomen dat verpleegkundigen voorschrijven wat de effectieve manier is van probleemhantering of oordelen over een in hun ogen ineffectieve manier van probleemhantering.

Een probleem dat relatief weinig aandacht krijgt, is het veranderd seksueel functioneren. Doordat steeds meer kankerpatiënten genezen of langer leven, vindt er voor de patiënt een verschuiving in perspectief plaats van overleven naar kwaliteit van leven. Seksualiteit is een belangrijk aspect van kwaliteit van leven. Specifieke aandacht van verpleegkundigen voor problemen op het gebied van seksualiteit kan helpen deze problemen beter bespreekbaar te maken en informatie en advies hierover te geven

Communicatieve vaardigheden

De begeleiding van kankerpatiënten richt zich op het ondersteunen van de patiënt en zijn familie bij het vinden van een effectieve manier om met de problemen rondom ziekte en behandeling om te gaan. Hiervoor is nodig dat de verpleegkundige de juiste communicatieve vaardigheden bezit en toepast. Patiënten verschillen in de manier waarop ze benaderd en geïnformeerd willen worden. Ze verschillen ook in de manier waarop ze deze voorkeuren en hun zorgen en problemen uiten. Soms gebeurt dat expliciet, maar vaker gebeurt dat impliciet, bijvoorbeeld

Tabel 38.7 Communicatieve vaardigheden ter verbetering van de psychosociale zorg voor patiënten.

vaardigheid	toepassing
Luister met interesse en empathie.	Gebruik bewust stilten om de patiënt tot spreken aan te moedigen; maak en onderhoud oogcontact.
Verken de gevoelens van de patiënt (help de patiënt zijn gevoelens onder woorden te brengen).	'Vertel me wat meer over het gevoel de controle kwijt te zijn.'
Valideer het gevoel van de patiënt.	'Het moet erg moeilijk zijn met dit alles om te gaan.'
Verduidelijk misvattingen die de angst of isolatie kunnen verergeren.	'Ik ben niet zeker of ik begrijp waar u last van hebt. Kunt u dat wat meer uitleggen?'
Informeer naar de reactie van de patiënt op de diagnose, behandeling en prognose.	'Kunt u mij vertellen wat u begrepen hebt van de ernst van uw ziekte?'
Gebruik vragen en geef commentaar dat een open communicatie (gesprek) stimuleert.	'Dat klinkt interessant, vertel me wat meer.'
Respecteer standpunten en inspanning van de patiënt.	'Help me te begrijpen wat u bedoelt. Uw mening is belangrijk. We zullen samen aan deze problemen werken.'
Stel de patiënt gerust met reële hoop.	'We kunnen u helpen met het bestrijden van pijn en ongemak.' Zeg niet: 'Maak u geen zorgen; het komt allemaal goed.'
Vat het gesprek met de patiënt samen en spreek waardering uit voor het wederzijdse begrip. Dit versterkt het gericht zijn op de patiënt en biedt structuur om het gesprek af te ronden.	'Laat me samenvatten wat we besproken hebben.'

via terloopse opmerkingen. Goede communicatie sluit aan bij de individuele voorkeur van een patiënt en vereist dat de verpleegkundige actief luistert naar en betekenis toekent aan verbale en non-verbale boodschappen van de patiënt. Tabel 38.7 beschrijft vaardigheden die toegepast kunnen worden om de communicatie met de patiënt te verbeteren.

Emotionele steun

De begeleiding van de patiënt en zijn familie bestaat onder andere uit emotionele ondersteuning. Dit wordt als een vanzelfsprekend onderdeel beschouwd van het verpleegkundig handelen. Juist om deze reden verdient de bespreking van geven van emotionele steun een aparte plaats. Emotionele steun wordt gedefinieerd als het geruststellen, accepteren en aanmoedigen van de patiënt in tijden van stress (tabel 38.8). Emotionele steun wordt verleend door de patiënt en de directbetrokkenen de gelegenheid te bieden te spreken over wat hen bezighoudt met betrekking tot de ziekte en behandeling en hoe ze ermee omgaan. De verpleegkundige stimuleert de patiënt en zijn familie gevoelens en gedachten te herkennen en te uiten. Hij luistert naar het verdriet en de angst, biedt troost, beantwoordt vragen en helpt bij het oplossen van problemen en het nemen van beslissingen. Een ander aspect van emotionele steun is dat de verpleegkundige het gebruik van (effectieve) verdedigingsmechanismen door de patiënt ondersteunt. Dat kan door de patiënt te helpen bij het herkennen van zijn eigen manier van omgaan met problemen en angst. Vermeden moet worden de patiënt te veel te belasten met allerlei vragen over ziekte, behandeling en verwerking wanneer hij erg moe of ziek is.

Ook thuiswonende kinderen van patiënten verdienen extra aandacht. Uit onderzoek blijkt dat meer dan een kwart van deze kinderen ernstige verwerkingsproblematiek heeft, waarvoor ze professionele begeleiding nodig hebben. Kinderen kunnen bijvoorbeeld last hebben van lichamelijke problemen, steeds terugkerende nare herinneringen aan de ziekte van de ouder, slaapproblemen, angst en depressie, maar ze kunnen ook agressief gedrag vertonen. De oncologieverpleegkundige kan een belangrijke signalerende functie hebben, door de reacties van de kinderen op de ziekte van de ouder bespreekbaar te maken. Het onderzoek toont aan dat adolescente dochters het meest kwetsbaar zijn. Kinderen van een ouder met een recidief van de ziekte laten ook meer problemen zien. Andere risicofactoren zijn: een angstige persoonlijkheid van kind en ouders, psychosociale problemen bij de ouders en een slechter gezinsfunctioneren. Daarnaast speelt de mate waarin het kind de ziekte van de ouder als ernstig ervaart en de kwaliteit van de ouder-kindcommunicatie een rol. Oncologieverpleegkundigen kunnen ouders wijzen op de website www.kankerspoken.nl waar kinderen anoniem met elkaar kunnen chatten over de ziekte van hun ouder. Zo nodig kan worden doorverwezen naar professionele psychosociale hulpverleners. Daarbij valt te denken aan GGZ-psychologen in de psycho-educatieve centra en inloophuizen voor kankerpatiënten.

Voorlichten en informeren van patiënten

Het geven van informatie is een van de kerntaken van de oncologieverpleegkundige. Angst en onzekerheid kunnen door de informatie afnemen, waardoor de patiënt zijn ziekte beter kan hanteren. Bij het geven van informatie is het van belang met een aantal aspecten rekening te houden.

In de eerste plaats is het belangrijk om aan te sluiten bij de voorkeur van de patiënt om al dan niet volledig geïnformeerd te worden. Bij sommige patiënten leidt te veel informatie tot meer angst dan te weinig informatie. Bij patiënten die bewust proberen niet aan de kanker, behandeling of problemen te denken is het mogelijk beter om alleen de meest essentiële informatie te verstrekken op het moment dat dit noodzakelijk of absoluut relevant is. Terwijl bij patiënten met een actieve stijl van probleemhantering die op zoek zijn naar informatie en die veel vragen stellen, het van belang is deze zo vroeg en volledig mogelijk te informeren.

In de tweede plaats is het van belang dat voorafgaand aan het geven van informatie aandacht wordt besteed aan de gevoelens van de patiënt en aan wat hem het meest bezighoudt. Dat kan bijvoorbeeld door aan de patiënt te vragen hoe hij tegen zijn ziekte en/of behandeling aankijkt of wat het voor hem betekent om deze behandeling te ondergaan. Het uiten van gevoelens is belangrijk omdat dit helpt bij de relativering van de problematiek. Nadat de patiënt zijn gevoelens heeft uitgesproken, kan hij er op een rationelere manier mee omgaan en is er mogelijk meer ruimte om informatie op te nemen.

Ten derde is het bij het feitelijk informeren van de patiënt van belang dat de verpleegkundige objectieve

---

Tabel 38.8   Emotionele steun.

- Geruststellen, accepteren en aanmoedigen in tijden van stress.
- Bespreek de emotionele gebeurtenis(sen) met de patiënt.
- Ondersteun het gebruik van (effectieve) verdedigingsmechanismen.
- Help de patiënt bij het herkennen van gevoelens van angst, boosheid of somberheid.
- Stimuleer de patiënt gevoelens van angst, boosheid of verdriet te uiten.
- Bespreek de gevolgen van onverwerkte schuld- of schaamtegevoelens.
- Luister naar de patiënt die zijn gevoelens en overtuigingen verwoordt.
- Help de patiënt na te gaan hoe hij normaal gesproken met zijn angsten omgaat.
- Stel vast welke functie boosheid, frustratie en woede hebben voor de patiënt.
- Moedig het spreken of huilen aan als een middel om emoties te uiten.
- Blijf bij de patiënt wanneer hij angstig is en maak hem duidelijk dat hij zich lichamelijk en geestelijk veilig kan voelen.
- Assisteer bij de besluitvorming.
- Beperk de cognitieve belasting wanneer de patiënt zich ziek voelt of erg moe is.
- Verwijs in overleg met de behandelend arts de patiënt indien nodig door.

Naar: McCloskey & Bulechek, 2007

informatie verstrekt over de ervaringen die de patiënt tijdens de behandeling zal hebben. De patiënt moet dus verteld worden wat hij zal voelen, zonder subjectieve toevoegingen. Zeg bijvoorbeeld 'u kunt misselijk worden', maar niet 'u zult zich hondsberoerd voelen', of met betrekking tot veranderd mondslijmvlies 'dit kan pijn doen', maar niet 'dit is verschrikkelijk pijnlijk'. Informatie over gewaarwordingen geeft de patiënt de mogelijkheid vast te stellen of de behandeling verloopt zoals verwacht mag worden. Behalve informatie over gewaarwordingen is er ook informatie nodig over de procedure, het verloop van de ingreep. Voorts moet de patiënt informatie krijgen over wat hij zelf kan doen als ondersteuning van de behandeling. Uiteraard is het van belang dat de informatie die wordt gegeven ook waar is. Dit vereist dat verpleegkundigen goed op de hoogte zijn, wat betekent dat verpleegkundigen moeten leren niet te antwoorden op vragen als ze niet zeker weten of ze het juiste antwoord kennen.

In de vierde plaats kan informatie over de ziekte en de behandelingen het beste op een gestructureerde manier worden gegeven, dus niet tijdens andere activiteiten. Verpleegkundigen moeten het informeren van patiënten dus plannen en in het verpleegkundig dossier/verpleegplan opnemen. Het geven van informatie moet mondeling gebeuren, waarbij men zich moet realiseren dat een standaardpraatje meestal niet het middel is om angst en ongerustheid bij de patiënt weg te nemen. Persoonlijk contact met de patiënt, waarin de betrokkenheid van de verpleegkundige tot uitdrukking kan komen, is zeer belangrijk. Patiënten informeren is maatwerk. Mondeling verstrekte informatie zal vaak niet beklijven. Het is daarom goed tevens gebruik te maken van geschreven informatie of van audiovisuele middelen om de mondelinge informatie aan te vullen. De patiënt kan alles dan nog eens nalezen. De Nederlandse Kankerbestrijding kwf heeft verschillende folders ontwikkeld. Via de website van KWF Kankerbestrijding (www.kwfkankerbestrijding.nl) kunnen patiënten en professionals foldermateriaal aanvragen.

Als vijfde punt is het van belang ook de partner en de overige gezinsleden te betrekken bij de informatie over ziekte, behandeling en prognose. Daardoor wordt de open communicatie bevorderd. Andere redenen om de partner en de gezinsleden bij het geven van informatie te betrekken, zijn dat patiënten meer informatie onthouden als ook de partner voorgelicht is en dat de partner vaak ook psychische problemen ervaart als gevolg van de ziekte.

Ten slotte is het van belang patiënten te wijzen op de mogelijkheid van lotgenotencontact. Lotgenoten zijn een belangrijke bron van informatie en emotionele ondersteuning. Er bestaan in Nederland diverse kankerpatiëntenverenigingen. De meeste verenigingen zijn aangesloten bij de Nederlandse Federatie van Kankerpatiënten (NFK). het NFK heeft een eigen website (www.kankerpatiënt.nl) met informatie over patiëntenverenigingen, medische informatie, maatschappelijke/psychosociale gevolgen en lotgenotencontact.

De NFK ondersteunt primair het bevorderen van lotgenotencontact. Daarnaast treedt de NFK op als belangenbehartiger van kankerpatiënten voor zover de belangen niet specifiek gebonden zijn aan een bepaalde soort kanker of een bepaalde problematiek. Zo is de NFK actief in het kader van problemen rond het werk en verzekeringen.

38.7 Samenvatting

Het vak oncologieverpleegkunde is veelzijdig en vereist deskundige en betrokken verpleegkundigen. Het contact met kankerpatiënten kan zeer intens zijn, omdat lijden aan kanker, ook wanneer men ervan kan genezen, enorm ingrijpend is. Hierover praten met verpleegkundigen en artsen kan de patiënt steun bieden. Ook het tegenovergestelde kan het geval zijn: patiënten kunnen hun angst en verdriet niet aan en sluiten zich af van de buitenwereld. Het is dan een uitdaging voor verpleegkundigen te proberen met deze patiënten een vertrouwensrelatie op te bouwen, zodat zij zich toch uiten. Zorg voor kankerpatiënten vraagt naast verpleegtechnische kennis en kunde, vaardigheden op het gebied van communicatie en psychosociale begeleiding.

De inzichten over de manier waarop in specifieke situaties de beste zorg wordt verleend, veranderen wanneer wetenschappelijk onderzoek daartoe aanleiding geeft. Het toenemend aantal academisch geschoolde verpleegkundigen binnen de oncologie draagt bij aan verbetering en professionalisering van de verpleegkundige zorgverlening. Een goed opgeleide oncologieverpleegkundige is niet meer weg te denken uit het team van hulpverleners rondom de kankerpatiënt.

Kernpunten

- Oncologieverpleegkundigen vormen op nationaal en internationaal niveau een goed georganiseerde beroepsgroep.
- Oncologieverpleegkunde bestaat uit een brede differentiatie van functies, variërend van oncologieverpleegkundigen, nurse practitioners, researchverpleegkundigen tot verpleegkundig onderzoekers.
- Oncologieverpleegkunde omvat een combinatie van verpleegtechnische kennis en kunde, communicatieve vaardigheden en vaardigheden op het gebied van psychosociale begeleiding.
- Naleven van voorschriften voor het toedienen van medicamenteuze therapie is cruciaal voor preventie van beroepsmatige blootstelling.

Literatuur

Baars JW, Baron JH, Ensing HG, et al. (red). Hormoonbehandeling bij oncologiepatiënten. Utrecht/Amsterdam: VvOV/NKI Antoni van Leeuwenhoek Ziekenhuis, 2000.

Carroll-Johnson RM, Gorman LM, Bush NJ. Psychosocial nursing care along the cancer continuum. 2nd ed. Pittsburgh: Oncology Nursing Press, 2006.

Dolsma WV, et al. Radiotherapie bij de oncologische patiënt. 3e herz dr. Utrecht: Elsevier gezondheidsstroom, 2007.

Eeltink C, Batchelor D, Gamel C. Kanker en seksualiteit – veranderingen en gevolgen van de behandeling. Handboek voor verpleegkundigen. 1e dr. Amsterdam: Internetuitgeverij Van Haaster, 2006.

Groenwald SL, Frogge MH, Goodman M, et al. Cancer nursing – Principles and practice. 6th ed. Boston, Toronto, London, Singapore: Jones and Bartlett, 2005.

Huisman C, Mallo H, Riel C van, Hulshoff A, Steijn J van. Immuno-/targeted therapie in de hemato-/oncologische zorg. Maarssen: Elsevier Gezondheidszorg, 2008.

Huizinga GA, Visser A, Graaf WTA van der, Hoekstra HJ, Klip EC, Pras E, Hoekstra-Weebers, JEHM. Stress response symptoms in adolescent and young adult children of parents diagnosed with cancer. Eur J Cancer 2005;41:288-95.

Klaren AD, Meer CA van der. Oncologie. Handboek voor verpleegkundigen en andere hulpverleners. Houten: Bohn Stafleu van Loghum, 2004.

McCloskey JC, Bulechek GM. Nursing intervention classification. 5th ed. St. Louis: Mosby, 2007.

Ministerie van Sociale Zaken en Werkgelegenheid. Arboconvenant academische ziekenhuizen. Veilig werken met cytostatica. Den Haag: Ministerie van Sociale Zaken en Werkgelegenheid, 2001.

Nederlands Instituut voor Zorg en Welzijn/NIZW en Landelijk Centrum voor Verpleging en Verzorging/LCVV. Beroepsdeelprofiel Oncologieverpleegkundige. Utrecht: Vereniging van Oncologieverpleegkundigen (VvOV), 2004.

Teunissen S, Witteveen E. Organisatie van palliatieve zorg. Handboek palliatieve zorg. Maarssen: Elsevier/Bunge, 2005.

Vereniging van Oncologie Verpleegkundigen. Beleidsplan, 2004-2008. Utrecht: Vereniging van Oncologie Verpleegkundigen, 2004.

Het gebruik van niet-reguliere behandelwijzen voor kanker naast de reguliere behandeling

39

N. van der Zouwe, F.S.A.M. van Dam

39.1 Inleiding

In dit hoofdstuk staan de ontwikkelingen rond het gebruik van alternatieve of niet-reguliere behandelwijzen voor kanker centraal. Allereerst wordt aan de hand van internationale onderzoeksgegevens de omvang van het gebruik van niet-reguliere behandelwijzen voor kanker beschreven. Vervolgens komt de Nederlandse situatie meer in detail aan de orde. Daarbij gaan we in op de vraag wie een niet-reguliere kankertherapie volgen, waarom ze dat doen en welke kosten ermee zijn gemoeid. Dan volgt een overzicht van bekende en veelgebruikte niet-reguliere behandelwijzen voor kanker in Nederland. Het hoofdstuk wordt afgesloten met een beschouwing.

Behandelwijzen die niet passen binnen de reguliere geneeskunde worden aangeduid als alternatieve, additionele of complementaire geneeswijzen. Ook wordt wel gesproken van 'kwakzalverij'. De KNMG vindt dat begrippen als 'alternatief' en 'complementair' en 'additioneel' tot misverstanden leiden. Ook de termen 'geneeskunde' en 'geneeswijzen' kunnen verwarring oproepen. In een gedragsregel die het KNMG heeft geformuleerd voor artsen, wordt daarom de term 'niet-reguliere behandelwijzen' gehanteerd. Met reguliere behandelwijzen wordt gedoeld op methoden van diagnostiek, preventie en behandeling die gebaseerd zijn op de kennis, vaardigheden en ervaring die nodig zijn om de artsentitel te behalen en te behouden, die algemeen door de beroepsgroep worden aanvaard en deel uitmaken van de professionele standaard. Niet-reguliere behandelwijzen zijn methoden van diagnostiek en behandeling die buiten deze omschrijving vallen. Deze terminologie wordt in dit hoofdstuk overgenomen.

In de praktijk worden zorgverleners in de oncologie regelmatig geconfronteerd met patiënten die op zoek gaan naar behandelwijzen uit de niet-reguliere hoek. De zorgverleners ontkomen dan niet aan de vraag hoe daarmee om te gaan. Bij het bepalen van hun standpunt en handelwijze kan achtergrondinformatie over het gebruik van niet-reguliere behandelwijzen voor kanker een functie vervullen.

> Termen als alternatieve en complementaire geneeswijzen zijn verwarrend. Het KNMG hanteert de term niet-reguliere behandelwijzen.

39.2 Internationaal overzicht van het gebruik van niet-reguliere behandelwijzen door kankerpatiënten

In onderzoeken naar het gebruik van niet-reguliere behandelwijzen in westerse landen komen grote verschillen naar voren. In een overzichtsartikel van 21 internationale onderzoeken is gevonden dat gemiddeld 31% van de patiënten met kanker gebruikmaakt van een niet-reguliere behandelwijze naast de reguliere behandeling (Ernst en Cassileth, 1998). De verschillen tussen de studies zijn evenwel groot: de percentages lopen uiteen van 10 tot 90.

Een ander overzicht van onderzoeken uit elf Europese landen (www.CAM-Cancer.org) levert een vergelijkbaar beeld op. Vijftien Duitse studies laten bijvoorbeeld een variatie zien in het gebruik van niet-reguliere behandelwijzen van 20% tot 100%. In Noorwegen lopen de percentages uiteen van 20 tot 57. De popularitiet van bepaalde niet-reguliere behandelwijzen verschilt tussen landen, maar er zijn ook verschuivingen in de tijd. Zo is in Duitsland tot 1998 mistletoe de meest gebruikte niet-reguliere behandeling, in de jaren daarna komen vitaminen in zwang.

Onduidelijk is in hoeverre de bevindingen daadwerkelijk een weerspiegeling zijn van verschillen tussen landen en van veranderingen in de tijd. Ernst en Cassileth (1998) zien de variatie in de omvang van het gebruik vooral als een gevolg van methodologische tekortkomingen. Allereerst ontbreekt vaak een duidelijke definitie van niet-reguliere behandelwijzen. Soms worden 'welzijnsbehandelingen' eronder geschaard zoals massage en aromatherapie die niet gericht zijn op de behandeling van de tumor. Overigens is de omvang van het gebruik van dit soort 'welzijnsbehandelingen' vergelijkbaar met dat in andere groepen patiënten met een chronische aandoening. Een aantal niet-reguliere behandelwijzen wordt gecombineerd met vitaminen en mineralen die dan nogal eens in hoge dosis geslikt worden. Maar er zijn ook veel patiënten met kanker die op eigen initiatief deze voedingssupplementen slikken; sommige geloven dat deze middelen invloed hebben op de tumor, andere willen zo bijdragen aan hun welbevinden. Overigens is het gebruik van vitaminen en mineralen hoe dan ook hoog in de algemene bevolking van de Verenigde Staten, al is het bij kankerpatiënten hoger. Dit blijkt uit een samenvatting van 32 onderzoeken onder volwassen kankerpatiënten in de Verenigde Staten (Velicer en Ulrich, 2008). Voedingssupplementen, zoals kruiden, ginseng en knoflook zijn eveneens populair onder de algemene bevolking in de Verenigde Staten (Barnes en Bloom, 2008). In Nederland gebruikt ongeveer de helft van de kankerpatiënten vitaminen en mineralen (Meyer et al., 2004), met name om de weerstand te verhogen. Dit wordt bevestigd in een nog niet gepubliceerd onderzoek gedaan in het Antoni van Leeuwenhoekhuis; uit een vergelijking tussen borstkankerpatiënten die een hormoontherapie kregen en een controlegroep van vrouwen zonder kanker is gebleken dat in beide groepen het gebruik van vitaminen en mineralen ongeveer even hoog was.

Er is nog een aantal andere methodologische verklaringen voor het verschil in resultaat met betrekking tot de omvang van het gebruik van niet-reguliere behandelwijzen door patiënten met kanker. De patiëntengroepen in de onderzoeken zijn onderling lang niet altijd vergelijkbaar wat betreft klinische kenmerken zoals stadium van de ziekte, behandeling en diagnose, die mogelijk samenhangen met de keuze voor het gebruik van een niet-reguliere behandelwijze. Bovendien is in enkele onderzoeken de non-respons erg hoog. Ook zijn er enkele retrospectieve onderzoeken waarbij de nauwkeurigheid van op herinneringen gebaseerde informatie in het geding is.

> De internationale onderzoeken naar de omvang van het gebruik van niet-reguliere behandelwijzen geven geen helder beeld. De resultaten lopen sterk uiteen. Zowel verschillen in landen, tijdsperioden als de methodologische manco's van de studies kunnen het verschil in bevindingen verklaren.

39.3 Het beloop van het gebruik van niet-reguliere behandelwijzen voor kanker in Nederland

In de periode 1987 tot en met 2008 zijn in het NKI/AvL met regelmaat onderzoeken uitgevoerd naar de omvang van het gebruik van niet-reguliere behandelwijzen. Hierbij zijn in totaal ruim 4135 patiënten in Nederland geïnterviewd, van wie het merendeel (ca. 80%) afkomstig is van het Antoni van Leeuwenhoek Ziekenhuis (Van der Zouwe et al., 1994; Van Dam, 1999 en 2003; interne publicaties 2004-2008). De onderzoeksgroepen zijn goed vergelijkbaar wat betreft demografische en klinische kenmerken.

De reeks van onderzoeken maakt het mogelijk om het beloop in de prevalentie van het gebruik in kaart te brengen. Aan een willekeurige steekproef van patiënten in de wachtkamers wordt daarbij de vraag voorgelegd of ze gebruikmaken van een aantal met name genoemde niet-reguliere behandelwijzen en waarom. De patiënten die een niet-reguliere behandeling gebruiken waarvan zij hoopten dat deze een effect op de tumor zou hebben, werden ingedeeld in twee groepen: een groep die diëten gebruikt en een groep die andere niet-reguliere behandelwijzen toepast. Kenmerkend voor gebruikers van niet-reguliere behandelwijzen is dat zij vrijwel altijd een mix van niet-reguliere behandelwijzen gebruiken. Een patiënt die een niet-regulier dieet gebruikt, zal daarnaast homeopathische middelen gebruiken of de simonton-methode toepassen etc. Om dubbeltellingen te voorkomen werden daarom patiënten die behalve een dieet nog andere niet-reguliere behandelwijzen gebruikten uitsluitend als dieetgebruiker geteld. Vitaminen en mineralen die patiënten met kanker op eigen initiatief slikken, zijn niet meegerekend in het overzicht in figuur 39.1 met de omvang van het gebruik van niet-reguliere behandelwijzen.

Uit figuur 39.1 blijkt dat in een periode van twintig jaar de omvang van het gebruik van niet-reguliere behandelwijzen in Nederland wisselt. In 1999 tekent zich een piek af: 13% van de kankerpatiënten gebruikt een niet-regulier dieet, 17% een andere niet-reguliere behandelwijze. In 2003 is zowel het gebruik van een niet-regulier dieet als van de andere behandelwijzen fors gedaald naar respectievelijk 5% en 8%. Tot 2004 lopen de trends voor de niet-reguliere diëten en andere behandelwijzen redelijk parallel, daarna ontwikkelen zij zich in tegengestelde richtingen. Het gebruik van andere niet-reguliere behandelwijzen stijgt tot 19% in 2008; het gebruik van niet-reguliere diëten is in 2008 vrijwel nihil.

Deze resultaten zijn grotendeels afkomstig uit onderzoek bij patiënten van het NKI/AvL. Het eerste onderzoek in 1987 is tevens in andere ziekenhuizen uitgevoerd; daar-

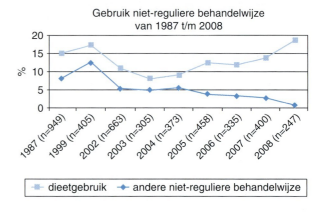

Figuur 39.1 Gebruik van niet-reguliere behandelwijzen 1987 tot en met 2008.

uit blijkt dat de resultaten uit de verschillende ziekenhuizen vergelijkbaar zijn.

Het veelgebruikte moerman-dieet in de eerste onderzoeken wordt later min of meer verdrongen door het – toen nog onbekende – houtsmuller-dieet, maar dat is inmiddels ook vrijwel uit beeld verdwenen. De vroeger veelgenoemde simonton-therapie, waarvan visualisatie van witte bloedlichaampjes die kankercellen te lijf gaan een belangrijk onderdeel is, wordt vrijwel niet meer toegepast. Andere niet-reguliere behandelwijzen die de afgelopen jaren in meer of mindere mate gebruikt worden, zijn bijvoorbeeld homeopathie, natuurgeneeswijzen, orthomoleculaire behandelingen, dendritische-celtherapie, behandeling volgens Simoncini, antroposofische geneeswijzen, bio-elektrische behandelwijzen, zoutcapsules en kruiden (o.a. Surinaamse, Chinese of Tibetaanse kruiden).

> In een periode van twintig jaar is de omvang van het gebruik gepeild. Uit de resultaten blijkt dat het gebruik van niet-reguliere behandelwijzen voor kanker sterk wisselt in de tijd.

39.3.1 VERSCHILLEN TUSSEN (EX-)GEBRUIKERS EN NIET-GEBRUIKERS

Het gebruik van niet-reguliere behandelwijzen is hoger bij jongere kankerpatiënten. Dit verschil in leeftijd is gevonden in elk van de onderzoeksjaren. De gemiddelde leeftijd van de (ex-)gebruikers ligt tussen de 52 en 55 jaar en van de uitsluitend regulier behandelde groep rond de 58 en 59 jaar. Daarnaast komt het gebruik van niet-reguliere behandelwijzen meer voor bij vrouwen en bij hoger opgeleide patiënten. Omdat er een verband kan zijn tussen de onderzochte persoonskenmerken is tevens een multivariate analyse uitgevoerd. Hiervoor zijn de gegevens uit de verschillende onderzoeken bij elkaar gevoegd. Daaruit blijkt dat de kans op het gebruik van niet-reguliere behandelwijzen significant groter is bij jongere patiënten, bij vrouwen en bij hoger opgeleide patiënten.

> De kans op het gebruik van niet-reguliere behandelwijzen is groter bij jongere patiënten, bij patiënten van het vrouwelijk geslacht en bij hoger opgeleide patiënten.

39.3.2 MOTIEVEN

Aan het besluit om een niet-reguliere behandelwijze te gaan gebruiken kunnen diverse redenen ten grondslag liggen. Enerzijds gaat het om de veronderstelde werking van de behandelwijze, anderzijds spelen het vermeende niet-schadelijke karakter ervan en invloeden van het sociale netwerk een rol. Het gebruik van niet-reguliere kankertherapieën komt voor een deel voort uit het feit dat de mogelijkheden om kankerpatiënten curatief te behandelen altijd nog beperkt zijn, alhoewel dit natuurlijk verschilt per tumorsoort.

Vanaf 1999 is op vergelijkbare wijze gevraagd naar de redenen voor het gebruik van niet-reguliere behandelwijzen. Patiënten konden meerdere antwoorden kiezen uit een aantal aan hen voorgelegde antwoordmogelijkheden. Uit de rangorde van meest genoemde antwoorden komt een duidelijk patroon naar voren welke motieven een belangrijke rol spelen in het besluit om een niet-reguliere behandelwijze te gebruiken. Hierbij zijn de antwoorden van gebruikers van niet-reguliere diëten, andere behandelwijzen en vitaminen of voedingssupplementen samengenomen.

De reden 'verhoging van de weerstand' is het meest genoemd in alle acht onderzoeken in de periode 1999 tot en met 2008. Het percentage gebruikers van niet-reguliere behandelwijzen dat deze reden heeft genoemd, loopt in de onderzoeken uiteen van 43 tot 62.

Een betere weerstand kan het doel op zichzelf zijn, maar patiënten denken soms ook dat het indirect bijdraagt aan het genezingsproces, bijvoorbeeld doordat een goede weerstand helpt bij het voorkómen van uitzaaiingen. Een expliciete verwachting van een gunstige invloed op de ziekte komt tot uiting in de reden 'geneest/vertraagt het ziektebeloop'. In de rangorde van genoemde motieven neemt deze reden in zeven onderzoeksjaren de tweede plaats in (genoemd door 16-33% van de gebruikers van niet-reguliere behandelingen).

De toepassing van een niet-reguliere behandelwijze kan een patiënt het gevoel geven op actieve wijze een eigen bijdrage te leveren aan het herstel. Dit contrasteert met de veelal passieve rol die patiënten wordt toebedeeld in de reguliere zorg. Patiënten hebben maar een beperkte invloed op het opstellen van een behandelplan en de uitvoering ervan. Het percentage patiënten dat 'een eigen rol spelen in de behandeling' als reden noemt voor het gebruik van niet-reguliere behandelwijzen, staat in alle acht onderzoeken op de derde plaats (genoemd door 8-30% van de patiënten).

Waar de reguliere behandelingen, zoals radiotherapie en chemotherapie, worden gevreesd om de ernstige bijwerkingen, leeft de gedachte dat niet-reguliere geneeswijzen onschuldig zijn. Bij een reden als 'baat het niet, dan schaadt het niet' wordt het, ongeacht een uitgesproken verwachting over de effectiviteit, de moeite waard gevonden om een niet-reguliere behandelwijze te proberen. In alle acht onderzoeken staat deze reden op de vierde plaats (genoemd door 7-28% van de patiënten).

Tot slot zijn de minst vaak genoemde redenen 'op aanraden door anderen' en 'principiële redenen, deed het altijd al'. Opvallend is dat – in tegenstelling tot wat vaak gedacht wordt – 'laatste strohalm' ook in de categorie 'minst vaak genoemde redenen' valt.

> Verhoging van de weerstand, geloof in een gunstige invloed op het ziektebeloop en een eigen rol willen spelen in de behandeling, zijn belangrijke achterliggende redenen voor de beslissing om tot een niet-reguliere behandelwijze over te gaan.

39.3.3 KOSTEN VAN NIET-REGULIERE BEHANDELWIJZEN

Zoals de omvang en aard van gebruikte niet-reguliere behandelwijzen verschuiven in de loop der jaren, zo zijn er ook verschillen in de bedragen die patiënten ervoor kwijt zijn. Soms hebben patiënten geen extra kosten omdat ze een vergoeding krijgen van de ziektekostenverzekering. Voor de patiënten die wel extra kosten maken, ligt in vrijwel alle jaren het meest genoemde bedrag onder de 50 euro per maand. Dit geldt in de verschillende onderzoeksjaren voor een derde tot driekwart van de gebruikte niet-reguliere behandelwijzen. Overigens maken patiënten soms gebruik van meerdere behandelwijzen en voor hen kunnen de kosten alles bij elkaar opgeteld toch nog behoorlijk oplopen.

Ongeveer 10-25% van de niet-reguliere behandelwijzen kosten 100 tot 200 euro per maand. In elk onderzoeksjaar geldt dat maar voor een klein deel van de niet-reguliere behandelwijzen de maandelijkse kosten oplopen tot meer dan 800 euro. Daarbij gaat het een enkele keer om extreem hoge bedragen die patiënten moeten neertellen. Zo komt het voor dat patiënten enkele tienduizenden euro's betalen voor de behandeling in de alternatieve kliniek van Robert Gorter in Duitsland. Gorter werkt met een mix van behandelingen die deels gebaseerd zijn op reguliere behandelingen maar niet volgens wetenschappelijke richtlijnen worden toegepast.

> De kosten voor een groot deel van de gebruikte niet-reguliere behandelwijzen bedragen minder dan 50 euro per maand. Een enkele keer lopen de maandelijkse kosten op tot meer dan 800 euro. Ook extreem hoge bedragen komen voor.

39.4 Kwaliteit van informatie over niet-reguliere behandelwijzen

Niet alleen patiënten maar ook de personen in hun directe omgeving kunnen veel informatie via het internet vinden. Niet-reguliere behandelaars en zeker de bedenkers van nieuwe varianten profileren zich op eigen websites, maar er zijn ook websites die informeren over een breder palet aan niet-reguliere behandelwijzen. Schmidt en Ernst (2004) hebben de kwaliteit van 32 populaire websites over niet-reguliere kankerbehandelwijzen onder de loep genomen. Zij zijn daarbij gestuit op een aantal 'levensgevaarlijke' websites die onjuiste – zeer ongunstige – uitspraken weergeven over het effect van de reguliere behandeling en die patiënten adviseren om geen reguliere behandeling te volgen.

Ook de berichtgeving in kranten, televisieprogramma's en op internet laat te wensen over, zo blijkt uit een Australisch onderzoek (Bonevski et al., 2008). Zij hebben de betrouwbaarheid en volledigheid beoordeeld van 222 berichten over niet-reguliere behandelwijzen. Een groot deel van de artikelen gaat over niet-reguliere behandelwijzen voor kanker en hart- en vaatzieken. In de onderzochte berichten ontbreekt vaak informatie over bewijs voor geclaimde effecten, mogelijk schadelijke effecten en de kosten van de niet-reguliere behandelwijze en wordt er geen onafhankelijke bron genoemd of geraadpleegd voor commentaar.

> Patiënten staan vooral via internet bloot aan onjuiste en onvolledige berichtgeving over niet-reguliere behandelwijzen. Zij lopen ook het risico websites aan te treffen die aanraden om reguliere behandelingen af te wijzen.

39.5 Beschrijving van enkele niet-reguliere behandelwijzen voor kanker

Veel niet-reguliere geneeswijzen zijn vanuit een holistische benadering gericht op de behandeling van de gehele mens en niet zozeer op stoornissen. De nadruk ligt op herstel van gezondheid en niet op de bestrijding van een specifieke ziekte. Hierdoor heeft een groot deel van de niet-reguliere geneeswijzen een aspecifiek karakter en worden ze voor tal van ziektebeelden gebruikt. Daarnaast zijn er specifieke niet-reguliere behandelwijzen voor kanker, zoals het moerman-dieet en het houtsmuller-dieet. Deze diëten zouden invloed hebben op het tumorproces. Andere niet-reguliere geneeswijzen presenteren zich meer als een vorm van ondersteunende zorg voor een beter welbevinden en verlichting van symptomen.

Er is kortom een grote verscheidenheid aan niet-reguliere behandelwijzen. Hier volgt een summiere beschrijving van behandelwijzen die veel worden gebruikt, veel aandacht in de media krijgen en/of hier benoemd worden om te wijzen op hun schadelijk karakter. De beschrijvingen zijn in alfabetische volgorde gerangschikt; de informatie is afkomstig van relevante websites en van deskundigen uit de reguliere geneeskunde. Per niet-reguliere behandelwijze wordt – voor zover relevant en/of bekend – een algemene beschrijving gegeven met informatie over de achterliggende visie, risico's en de geclaimde effecten.

Om herhaling te voorkomen wordt niet telkens infor-

matie gegeven die voor alle beschreven behandelwijzen geldt, namelijk:
- Het therapeutisch effect van de beschreven niet-reguliere behandelwijzen is niet door wetenschappelijk onderzoek vastgesteld.
- Een gunstig therapeutisch effect op de tumor is ook niet te verwachten op basis van de huidige medisch-biologische inzichten.
- De achterliggende visie van de niet-reguliere behandelwijzen strookt niet met de medische inzichten.
- Wanneer kankerpatiënten uitsluitend deze behandelwijzen volgen en niet de door de reguliere arts in het ziekenhuis voorgestelde therapie, kan er sprake zijn van grote gezondheidsrisico's.

Bio-elektrische behandelwijzen

Bio-elektrische behandelwijzen maken gebruik van energie in de behandeling van kanker in de vorm van elektriciteit, microgolven, radiogolven, infraroodstraling of (elektro)magneten. Bedenkers van deze behandelwijzen beweren dat gezond weefsel, zoals huid-, spier- en orgaanweefsel specifieke trillingen heeft, die veranderen onder invloed van een tumor. De verstoorde trillingen zouden hersteld kunnen worden door energie in te brengen van buiten het lichaam, via een apparaatje of magneten op het lichaam.

Verwarrend is dat de reguliere geneeskunde ook gebruikmaakt van elektromagnetische en elektronische technologieën zoals röntgenstraling en MRI. Het gebruik van deze apparatuur heeft in de reguliere geneeskunde echter zijn waarde bewezen in diagnostiek en behandeling van kanker.

Risico's en bijwerkingen Volgens de producenten zijn er voor zover bekend geen bijwerkingen. Maar het gebruik van ongeteste en onbewezen elektronische apparaten kan gezondheidsrisico's meebrengen. Voor mensen met pacemakers, defibrillatoren of insulinepompjes zijn de apparaten niet veilig.

Claims De producenten van de bio-elektrische apparaten beweren dat kanker kan worden genezen of dat een gunstig therapeutisch effect op de tumor kan worden bereikt.

Dendritische-celbehandeling

Bij deze behandelwijze, in de volksmond ook wel de behandeling van Gorter genoemd, krijgen kankerpatiënten bepaalde cellen, zogenoemde dendritische cellen, toegediend. Deze worden gekweekt uit monocyten afkomstig uit het bloed van de patiënt, en na een bepaalde bewerking weer aan de patiënt teruggegeven. Hiermee zou het afweersysteem worden gestimuleerd. Deze behandeling wordt zes keer herhaald met tussenpozen van een maand.

Deze behandelwijze wordt gecombineerd met een soort warmtebehandeling, waarvoor de patiënten met behulp van speciale bedden tot hun nek worden ingepakt. De temperatuur wordt gedoseerd opgevoerd tot ongeveer 40 graden en weer teruggebracht. Dit wordt twaalf tot achttien keer toegepast.

Daarnaast wordt gebruikgemaakt van Iscador®, chemotherapie en worden voedingsadviezen gegeven.

Verwarrend is dat bij deze behandeling inzichten en methoden uit de reguliere geneeskunde worden gecombineerd tot een niet-reguliere behandelwijze. De dendritische-celbehandeling is in Nederland in academische ziekenhuizen weliswaar in onderzoek, maar de waarde is nog niet wetenschappelijk vastgesteld. Duidelijk is wel dat deze behandeling voor slechts een beperkt aantal kankersoorten toepasbaar zal zijn.

De warmtetherapie (oftewel hyperthermie) wordt in de reguliere geneeskunde op beperkte schaal toegepast om de werking van radiotherapie en chemotherapie te versterken. Verder onderzoek is van belang, ook om de verwarmingstechniek verder te ontwikkelen en te verbeteren.

Bij de niet-reguliere behandelwijze wordt aan deze ontwikkelingen voorbijgegaan. De behandelwijze wordt toegepast bij mensen met allerlei kankersoorten.

Risico's en bijwerkingen De behandelwijze zou goed worden verdragen. Er zouden hoogstens wat griepachtige verschijnselen optreden die na één dag weer voorbij zouden zijn. Gorter heeft hiernaar geen systematisch onderzoek gedaan. De hoge kosten van de behandelwijze zijn in ieder geval van belang.

Claims Veel mensen zouden goed op de behandelwijze reageren of zouden volledig genezen, ook al hebben zij uitzaaiingen. Het zou vaak vanaf de derde of vierde keer beter gaan met de patiënt. De behandelwijze zou bij alle soorten kanker werkzaam zijn. Beweerd wordt dat door deze behandelwijze een aantal mensen van kanker is genezen.

Gezondheidsproducten

Onder gezondheidsproducten wordt verstaan: antioxidanten, enzymen, haaienkraakbeen, mineralen, kruiden, sporenelementen en vitaminen. Sommige mensen gebruiken deze gezondheidsproducten op eigen initiatief, andere krijgen deze supplementen in hoge doseringen geadviseerd door orthomoleculaire artsen, homeopaten, natuurartsen, en behandelaars die niet-toxische tumorbehandelwijzen, het houtsmuller- of moerman-dieet, toepassen.

Bij gezondheidsproblemen zouden volgens de orthomoleculaire behandelwijze verschillende stofwisselingsprocessen verstoord zijn. Hierdoor zou de behoefte aan voedingsstoffen veranderen. Reguliere medicijnen (chemotherapie) zouden de opname van voedingsstoffen verminderen en/of de behoefte doen toenemen. Verder zouden behandelingen als operaties en bestralingen stress veroorzaken, wat zou leiden tot een dusdanige verhoging van de behoefte aan diverse voedingsstoffen dat de gebruikelijk voeding hier niet aan kan voldoen.

Risico's en bijwerkingen Het is al langer bekend dat antioxidanten in hoge doses schadelijk kunnen zijn. Het werkingsmechanisme hiervan is recent opgehelderd. De beste manier om de juiste hoeveelheid antioxidanten binnen te krijgen is een gevarieerde voeding met volop groente en fruit. Daar zijn geen pillen bij nodig.

Overigens moet het gebruik van antioxidanten in combinatie met chemotherapie en bestraling afgeraden worden omdat er een averechts effect kan optreden.

Claims Voedingssupplementen in hoge doseringen zouden behulpzaam zijn bij de afweer tegen kanker,

Homeopathie

Homeopathie als systematische methode is ontwikkeld door Hahneman (1755-1847). Volgens deze methode wordt een ziektebeeld behandeld met een middel dat bij de gezonde mens erop gelijkende ziekteverschijnselen veroorzaakt ('similia similibus curantur', het gelijke wordt door het gelijke genezen). De toegediende geneesmiddelen worden zo sterk verdund dat de weerstand wordt geprikkeld zonder de klachten te verergeren.

Claims Bij kanker is volgens de homeopathie alleen een heilzaam effect te verwachten als de degeneratie van cellen niet te ver is voortgeschreden. Hierbij blijft onduidelijk wanneer het stadium als te ver gevorderd wordt beschouwd.

Homeopathie wordt vaak gezien als een aanvulling op de reguliere geneeskunde.

Houtsmuller-dieet

Het houtsmuller-dieet is een variant op het moerman-dieet. Houtsmuller hanteert vier uitgangspunten. Allereerst gaat het om voedingsadviezen, zoals meestal geen vlees, wel vette vis, erg veel groente en fruit, veel peulvruchten en geen suiker. Ten tweede beveelt hij vitaminen, mineralen en sporenelementen in een zeer hoge dosering aan. Ten derde raadt hij kankerremmende stoffen aan, waaronder genistein (uit soja) en haaienkraakbeen. Ten slotte zijn volgens Houtsmuller mentale steun en het actief meewerken aan de behandelwijze van belang.

Claims Houtsmuller zou zichzelf hebben genezen van een uitgezaaid melanoom. Later bleek dat dit verhaal niet waar was. Houtsmuller claimt in zijn boek *Niet-toxische tumortherapie: een aanvulling* tussen de regels door dat zijn methode kanker kan genezen, maar hij noemt zijn dieet toch ook een aanvulling op een reguliere behandeling.

Iscador®

Iscador®, dat ook bekendstaat als mistletoe, maretak, vogellijm of viscum album, is een middel dat wordt bereid uit de maretak en wordt gebruikt in de antroposofische geneeskunde. Iscador® wordt bijna altijd in de vorm van onderhuidse (subcutane) injecties toegediend. Op aanwijzingen van de arts kan de patiënt of partner dit middel ook zelf toedienen. De behandelwijze bestaat meestal uit twee tot drie injecties per week.

Risico's en bijwerkingen Kort na de injectie kan er plaatselijk een reactie optreden: de huid kan rood worden, jeuken, licht zwellen en warm aanvoelen. Daarnaast loopt de temperatuur van de patiënt na de injectie bijna altijd licht op, soms tot koortshoogte. Deze reactie op de giftige stoffen in het preparaat, is volgens de antroposofen een positief signaal, namelijk dat het lichaam op het middel reageert.

Zeldzaam is een levensgevaarlijke, acute overgevoeligheidsreactie.

Claims Gesteld wordt dat Iscador® het afweersysteem van de patiënt activeert, waardoor celdeling wordt tegengegaan en kankercellen worden vernietigd. Iscador® zou ook de kwaliteit van leven verbeteren en de levensduur verlengen. Het wetenschappelijk bewijs voor een gunstig therapeutisch effect van Iscador® op de tumor en een positieve invloed op de kwaliteit van leven is zwak. Verder onderzoek is nodig.

Macrobiotisch dieet

Het macrobiotisch dieet bestaat voornamelijk uit volle granen, peulvruchten, groenten en plantaardige eiwitproducten. De voorkeur gaat uit naar biologisch(-dynamische) kwaliteit.

De macrobiotiek is meer dan voeding. Volgens de macrobiotiek beginnen de meeste gezondheidsproblemen met een slechte spijsvertering. Ziekten ontstaan wanneer het lichaam geen kans krijgt om zich te reinigen, mensen te veel of minderwaardig voedsel eten, onder druk staan of te veel medicijnen innemen. Afvalstoffen hopen zich op waardoor ziekten zich kunnen ontwikkelen. Wanneer de levenswijze niet verandert en de overbelasting doorgaat, kunnen er ernstige ziekten als kanker ontstaan.

Risico's en bijwerkingen Mensen die volgens de macrobiotiek gaan eten, zouden in het begin tijdelijk last hebben van verschijnselen zoals hoofdpijn, uitslag, zweten en een slechte adem. Ook gewichtsverlies en vermoeidheid zouden tijdelijk voorkomen.

Claims Het macrobiotisch dieet is niet ontwikkeld om kanker te behandelen, maar Oshawa, de grondlegger van de macrobiotiek, geloofde wel dat het kanker kon genezen. Tegenwoordig wordt een positieve bijdrage aan de genezing van kanker niet duidelijk geclaimd. Wel wordt deze suggestie gewekt door het opvoeren van getuigenissen van mensen die het dieet hebben gevolgd en hierdoor van kanker genezen zouden zijn.

Moerman-methode of moerman-dieet

De Nederlandse huisarts Cornelis Moerman, de bedenker van deze niet-reguliere behandelwijze, zag het ontstaan van kanker als een stofwisselingsstoornis waarbij het gehele lichaam is betrokken. Kanker zou het gevolg zijn van een tekort aan bepaalde stoffen. Volgens deze voedingsleer zou je door het eten van veel groenten en fruit, weinig vlees en veel vette vis, geen suiker, weinig koffie en veel groene thee, kanker kunnen afremmen. Daarnaast wordt vaak een aanvulling aanbevolen van essentiële stoffen: jodium, vitamine A, B, D, E, ijzer en zwavel.

Claims De behandelwijze zou bij een aantal mensen kanker kunnen genezen, bij andere zou de tumor minder snel groeien. Door deze therapie zou de kans op genezing toenemen, doordat het lichaam in een optimale conditie wordt gebracht.

Natriumbicarbonaat (bica)(zuiveringszout)

In de volksmond spreekt men ook wel van 'de behandeling van Simoncini', genoemd naar de bedenker van de behandelwijze met natriumbicarbonaat. Volgens de aanhangers van deze behandelwijze is de oorzaak van kanker een schimmel (Candida). De behandelwijze met natriumbicarbonaat zou geschikt zijn voor een groot aantal verschillende kankersoorten. De patiënt zou de behandelwijze thuis kunnen ondergaan. Het middel zou zoveel mogelijk rechtstreeks in contact moeten worden gebracht met de tumor, bijvoorbeeld door het aanbrengen van een infuus.

Natriumbicarbonaat zou de enige stof zijn die in staat is om de tumor volledig te laten verdwijnen.

Claims Van de terminale patiënten die redelijk functioneren, zou 90% genezen.

Risico's en bijwerkingen Natriumbicarbonaat zou een onschuldig middel zijn dat geen of slechts lichte bijwerkingen (dorst, vermoeidheid) veroorzaakt. Maar in werkelijkheid verandert toediening van natriumbicarbonaat in hoge doseringen de zuurgraad van het bloed. Daarom kunnen de volgende bijwerkingen optreden: krampen, hartritmestoornissen, verminderde hartpompfunctie en een verhoogde bloeddruk.

Paranormale geneeswijzen

Handoplegging of magnetisme is een paranormale geneeswijze die bestaat uit het herstellen van het fluïdum, een overal aanwezige kracht. Dit kan alleen gebeuren door mensen die over paranormale gaven beschikken. Zij kunnen via hun vingertoppen en hun handen magnetische kracht naar een zieke plek laten vloeien. Het maken van strijkende bewegingen op korte afstand van het lichaam van de patiënt is ook de techniek die wordt toegepast in therapeutic touch (TT). Hierdoor kunnen energievelden weer in balans komen. Het verschil met magnetisme is de opvatting dat men TT kan aanleren.

Zapper of biowave

Alle kankersoorten zouden worden veroorzaakt door de worm *Fasciolopsis buskii*, een worm die overigens niet voorkomt in Europa of de Verenigde Staten. De worminfectie is alleen te krijgen door het eten van rauwe geïnfecteerde waterplanten. Het behandelprogramma bestaat uit voedingssupplementen en de toepassing van de zogenoemde 'zapper': een klein apparaat dat elektrische stroom met een lage frequentie afgeeft die tegengesteld is aan de kenmerkende frequentie die elke parasiet, bacterie en virus zou uitzenden. De zapper zou de oorzaak van kanker vernietigen. De behandelwijze wordt in de volksmond wel 'de behandeling van Hulda Clark' genoemd.

Claims Tegenwoordig worden uitsluitend terminale patiënten behandeld; van hen zou 90% genezen zijn. Niet-terminale patiënten zouden zelf aan de slag kunnen met het boek en de producten die te bestellen zijn via internet. Deze brengen overigens aanzienlijke kosten met zich mee.

Zoutbehandeling

De zoutbehandeling bestaat uit het per dag eten van 7 à 8 gram keukenzout. Zouttabletten zijn vrij verkrijgbaar bij de apotheek. De dosering varieert van 10-11 × 0,7 gram per dag. Het maximum zou op 8 gram per dag liggen.

Tumorcellen met een hoge agressiviteit zouden een grotere behoefte aan vocht hebben dan normale cellen. Zouttoediening zou vocht aan de kankercellen onttrekken, waardoor deze cellen uitdrogen en hun groei wordt geremd.

Risico's en bijwerkingen De hoeveelheid zout is niet belastend voor de patiënt.

Claims Door de zoutbehandeling zou de tumor kleiner worden en mogelijk verdwijnen. Door het keukenzout zou de werkzaamheid van chemotherapie worden bevorderd, waardoor lagere doseringen van de chemotherapie nodig zouden zijn voor hetzelfde effect.

> Systematisch onderzoek naar schadelijke gevolgen van niet-reguliere behandelwijzen ontbreekt. Niet alle niet-reguliere behandelwijzen lijken ernstige bijwerkingen te hebben, maar het komt voor dat patiënten blijvende schade ondervinden. Onder schadelijke bijwerkingen moeten ook de kosten gerekend worden, die soms aanzienlijk kunnen zijn. Daarom is het belangrijk om te weten of patiënten gebruikmaken van een niet-reguliere behandelwijze en om welke behandelwijze het dan gaat.

39.6 Niet-reguliere technieken gericht op welbevinden en bij palliatieve zorg

Met name in de palliatieve zorg is er aandacht voor methoden die het welzijn van de patiënten bevorderen, maar die niet de pretentie hebben het tumorproces te beïnvloeden. Deze methoden worden onder de noemer CAM (complementaire en alternatieve methoden) gevonden. In het handboek *Palliatieve zorg, richtlijnen voor de praktijk* (De Graeff et al., 2006) worden er vier besproken: klassieke massage, aromatherapie, ontspanningsoefeningen en muziektherapie. Daarnaast wordt soms hypnose toegepast om angst te verlichten en wordt acupunctuur gebruikt tegen de pijn. In enkele Amerikaanse klinieken wordt ook gebruikgemaakt van kruidengeneeskunde. Het lijdt geen twijfel dat er patiënten zijn die deze extra aandacht voor hun welzijn waarderen, maar er is, ondanks substantiële onderzoeksinspanningen, geen enkel wetenschappelijk bewijs voor de specifieke werkzaamheid van CAM bij bijvoorbeeld angst en pijn (Singh en Ernst, 2008). Zolang patiënten echter geen valse hoop geboden wordt en het niet ten koste gaat van effectieve reguliere interventies lijkt er niet veel bezwaar tegen om CAM toe te passen bij patiënten die daarom vragen.

39.7 Beschouwing

Op het eerste gezicht lijkt het moeilijk om te beoordelen in hoeverre het gebruik van niet-reguliere behandelwijzen voor kanker maatschappelijk een verschijnsel van betekenis is. De bevindingen uit verschillende buitenlandse onderzoeken naar de omvang van het gebruik van niet-reguliere behandelwijzen voor kanker lopen zo sterk uiteen dat er geen basis is voor algemene conclusies. De prevalentie van het gebruik varieert van 10-90%. Aan de andere kant impliceert zelfs het laagst gevonden percentage van 10 dat het hoe dan ook, gezien de hoge incidentie en prevalentie van kanker, om een grote groep patiënten gaat. Bij deze onderzoeken moet de aantekening worden gemaakt dat het gebruik vrijwel altijd onderzocht is bij patiënten die ook een reguliere behandeling ondergaan. Kankerpatiënten die uitsluitend een niet-reguliere behandeling gebruiken, zijn moeilijk te traceren. In een onderzoekje in het Nederlands Kanker Instituut is nagegaan hoeveel borstkankerpatiënten zich na de diagnose niet meer meldden voor verdere behandeling. Dit bleek 1 op de 1000 te zijn. Wellicht is hier sprake van overschatting omdat mogelijk een enkele patiënt zich nog elders, bijvoorbeeld in het buitenland, heeft laten behandelen. Een veelvoorkomend fenomeen lijkt het totaal onttrekken aan de reguliere behandeling dus niet te zijn. Het lijkt overigens wel waarschijnlijk dat er meer patiënten zijn die bijvoorbeeld voor of tijdens een behandeling afzien van verdere behandeling. Inzicht om hoeveel patiënten het hierbij gaat, is er echter niet.

Voor een deel weerspiegelt de gevonden variatie het heterogene karakter van het gebruik van niet-reguliere behandelwijzen. Onder de paraplu van de term 'niet-regulier' schaart zich een uitgebreide verzameling therapieën, waarvan de populariteit niet alleen wisselt tussen regio's of landen, maar ook in de loop van de tijd. Niet-reguliere behandelwijzen komen en gaan. Tussen landen bestaan verschillen in de mate waarin niet-reguliere behandelwijzen worden getolereerd. Maar ook financiële factoren, zoals het al dan niet vergoed worden door ziektekostenverzekeringen, en legaliteit van niet-reguliere geneeswijzen kunnen een verklaring vormen voor de gevonden divergentie in omvang van het gebruik.

Naast factoren die een werkelijk verschil in gebruik van niet-reguliere behandelwijzen verklaren, kunnen methodologische problemen geleid hebben tot een vertekend beeld. Het is onder meer niet eenvoudig om voor een onderzoek een groep te benaderen die een representatieve dwarsdoorsnede vormt van alle patiënten met kanker. Daarnaast ontbreekt het aan uniformiteit in de definitie van niet-reguliere behandelwijzen.

Meer inzicht hebben we in de vraag hoe het in Nederland staat met het gebruik van niet-reguliere behandelwijzen. Op redelijk vergelijkbare wijze is in twintig jaar onderzocht om hoeveel patiënten het gaat. Jaarlijks maken in Nederland vele tienduizenden kankerpatiënten naast hun reguliere behandeling gebruik van niet-reguliere behandelwijzen. De omvang van het gebruik van niet-reguliere behandelwijzen in Nederland schommelt in een periode van twintig jaar. In 1999 tekent zich een piek af: 13% van de kankerpatiënten gebruikt een niet-regulier dieet, 17% een andere niet-reguliere behandelwijze. In 2008 is het gebruik van andere niet-reguliere behandelwijzen gestegen tot 19%; het gebruik van niet-reguliere diëten is afgenomen tot minder dan 1%.

Vooralsnog gaat het om een grote groep patiënten met kanker die hun heil in niet-reguliere behandelwijzen zoeken. Daarom ontkomen zorgverleners niet aan de vraag hoe zij met deze patiënten zullen omgaan.

Vaak wordt aangeraden om patiënten uit te leggen dat de werking van niet-reguliere behandelwijzen niet is aangetoond. Het is echter twijfelachtig of patiënten voor zo'n betoog openstaan. Gebrek aan informatie lijkt niet de meest aannemelijke achterliggende reden voor het gebruik van niet-reguliere behandelwijzen. Gebruikers van deze therapieën zijn vooral te vinden onder de jongere, beter opgeleide patiënten. Vanuit een gevoel van autonomie maken zij hun eigen keuze. Angst voor de dood is dan een sterke drijfveer. Daar kunnen redelijke argumenten zoals de biologische onwaarschijnlijkheid dat niet-reguliere behandelwijzen ook maar enige invloed op het tumorproces hebben, niet tegenop.

Gemiddeld overlijdt ruim 50% van de kankerpatiënten aan hun ziekte. Dit is een gemiddelde, want het verloop van de ziekte verschilt sterk, afhankelijk van de specifieke diagnose en het stadium van de tumor. Patiënten ervaren de diagnose kanker, en zeker de mededeling dat er uitzaaiingen zijn gevonden, als een doodvonnis. Van niet-reguliere behandelwijzen die hoop bieden, gaat dan een sterke aantrekkingskracht uit. Het vertrouwen in de niet-reguliere behandelwijze is bij de gebruikers ervan desondanks gematigd. Men gelooft eerder in een indirect effect door de verhoging van de weerstand dan in een genezende werking.

Een andere beweegreden van patiënten om een niet-reguliere behandelwijze te gaan volgen is dat ze zo zelf op een actieve manier kunnen omgaan met het ziekteproces. Daarnaast weegt de suggestie mee dat niet-reguliere behandelwijzen onschadelijk zijn. Dit staat in grote tegenstelling tot de vaak ernstige bijwerkingen van de reguliere behandeling. Er zijn echter niet-reguliere behandelwijzen die ernstige risico's met zich mee kunnen brengen. Het gaat bijvoorbeeld om natriumbicarbonaat, in de volksmond de behandeling van Simoncini genoemd. Deze behandelwijze wordt weliswaar niet veel gebruikt, maar gezien de mogelijke schade moet het patiënten ten stelligste worden afgeraden. Daarnaast is zorgwekkend dat de kosten hoog kunnen oplopen en sommige patiënten zich diep in de schulden steken, bijvoorbeeld voor een niet-reguliere en onwetenschappelijke toepassing van hyperthermie en dendritische-celtherapie. Ook is niet zeker dat het gebruik van vitaminen en mineralen onschuldig is, zoals Lawenda et al. (2008) concluderen in een review van onderzoeken naar antioxidanten die aanvullend op chemotherapie of radiotherapie worden geslikt. Zolang de veiligheid van de gecombineerde behandeling niet is aangetoond, moet het gebruik van aanvullende antioxidanten worden ontmoedigd.

Van niet-reguliere genezers mag verwacht worden dat zij patiënten niet onttrekken aan de reguliere zorg. Voor reguliere zorgverleners is het van belang dat niet-reguliere behandelwijzen bespreekbaar zijn, zodat zij zicht houden op eventueel negatieve lichamelijke dan wel psychische gevolgen van een niet-reguliere behandelwijze. In een open sfeer is er ook meer ruimte voor patiënten om de opvattingen van de reguliere zorgverlener te betrekken in hun besluitvorming. Dit geldt niet alleen voor patiënten die een niet-reguliere behandelwijze overwegen, maar ook voor hen die twijfelen over het voortzetten van de niet-reguliere behandelwijze. Patiënten die het gevoel hebben dat er geen respect is voor hun keuze, zullen niet langer oog hebben voor de mening van de zorgverlener. Patiënten maken immers niet zonder reden gebruik van niet-reguliere behandelwijzen. Deze behandelwijzen hebben een functie doordat ze de angst van patiënten temperen. Een deel van de patiënten kan zich niet neerleggen bij wat de gewone gezondheidszorg te bieden heeft en gaat op zoek naar middelen om het onheil af te wenden en daarmee de angst onder controle te krijgen. Dit neemt niet weg dat patiënten er recht op hebben te weten dat het effect op het verloop van het ziekteproces van geen enkele niet-reguliere behandelwijze ooit is aangetoond. Ondanks deze informatie zal men in de reguliere gezondheidszorg, zolang mensen doodgaan aan kanker, moeten accepteren dat een aanzienlijk deel van de kankerpatiënten elders naar oplossingen zoekt. In een gesprek met patiënten over niet-reguliere behandelwijzen zou er aandacht moeten zijn voor de angsten en twijfels van de patiënt.

Kernpunten

- Het gebruik van niet-reguliere behandelwijzen in Nederland komt in de loop der jaren soms meer en soms minder voor. Maar ook in tijden van verminderde populariteit betreft het jaarlijks vele tienduizenden kankerpatiënten.
- Onwetendheid lijkt geen aannemelijke verklaring voor het gebruik van niet-reguliere behandelwijzen voor kanker. Het zijn vaker de jongere, beter opgeleide patiënten die er gebruik van maken. Zij laten zich daarbij niet uitsluitend door de feiten leiden; emotionele drijfveren zijn sterker dan rationele argumenten. De diagnose kanker, zeker als er uitzaaiingen zijn, roept angst voor de dood op. Niet-reguliere behandelwijzen voor kanker bieden een sprankje hoop dat veel patiënten niet onbenut willen laten. Van blind vertrouwen is geen sprake: men gelooft niet zozeer in genezing, maar meer in een indirect effect door een betere weerstand. Daarnaast is de alternatieve kankertherapie een manier voor patiënten om actief om te gaan met de ziekte.
- Niet-reguliere behandelwijzen staan als onschadelijk te boek, maar in werkelijkheid gaat dit niet altijd op. Er zijn behandelingen die ernstige schade toebrengen, de patiënt op hoge kosten kunnen jagen of de werking van de reguliere behandelwijze verminderen. Patiënten zijn gebaat met objectieve informatie over de claims en eventuele bijwerkingen maar ook met begrip voor hun keuze en met aandacht voor hun angsten en twijfels die meespelen bij het gebruik van een niet-reguliere behandelwijze.

Literatuur

Barnes PM, Bloom B. Complementary and alternative medicine use among adults and children: United States, 2007. National Health Statistics Reports 2008;12:1-23.

Bonevski B, Wilson A, Henry DA. An analysis of news media coverage of complementary and alternative medicine. PLoS ONE 2008;3(6):e2406.

Dam FSAM van. Houtsmuller is in, Moerman is uit: een onderzoek naar het gebruik van alternatieve diëten en andere alternatieve behandelingen door kankerpatiënten in 1999. Ned Tijdschr Geneeskd 1999;143:1421-4.

Dam FSAM van, Goudsmit M, Jonker T, et al. Minder gebruik van alternatieve behandelingen door kankerpatiënten dan in 1999. Ned Tijdsch Geneeskd 2003;147:1731-4.

Ernst E, Cassileth BR. The prevalence of complementary/alternative medicine in cancer. A systematic review. Cancer 1998;83:777-82.

Graeff A de, Hesselmann GM, Krol RJA, Kuyper MB, Verhagen EH, Vollaard EJ. Palliatieve Zorg, richtlijnen voor de praktijk. Utrecht: VIKC, 2006.

Lawenda BD, Kelly KM, Ladas EJ, Sagar SM, Vickers A, Blumberg JB. Should supplemental antioxidant administration be avoided during chemotherapy and radiation therapy? J Nat Cancer Inst 2008;100:773-83.

Meijer L, Schaap E, Langius J, Lantinga M. Het gebruik van voedingssupplementen door oncologische patiënten. Ned Tijdschr Diëtisten 2004;59(4):92-6.

Schmidt K, Ernst E. Assessing websites on complementary and alternative medicine for cancer. Ann Oncol 2004;15:733-42.

Singh S, Ernst E. Trick or treatment, alternative treatment on trial. Londen: Bantam Press, 2008.

Velicer CM, Ulrich CM. Vitamin and mineral supplement use among US adults after cancer diagnosis: a systematic review. JCO 2008;26(4):665-73.

Zouwe N van der, Dam FSAM van, Aaronson NK, et al. Alternatieve geneeswijzen bij kanker; omvang en achtergronden van het gebruik. Ned Tijdschr Geneeskd 1994;138:300-6.

40 De zorg voor patiënten met kanker in de huisartspraktijk

M.E.T.C. van den Muijsenbergh, B.S. Wanrooij

40.1 Inleiding

'Kan het kwaadaardig zijn?' Dat vraagt zowel patiënt als huisarts zich regelmatig af wanneer een patiënt zich met klachten op het spreekuur presenteert. Veel symptomen kunnen bij een vorm van kanker passen en de steeds beter geïnformeerde patiënt weet dat net zo goed als de dokter. Bij de zogeheten alarmsymptomen zoals bloed ophoesten, zwarte ontlasting of langdurige hoest, is de relatie met een mogelijk ernstige ziekte snel gelegd. Maar ook vage klachten zoals moeheid, hoofdpijn, rugpijn en spierpijn kunnen de aankondiging zijn van een kwaadaardige ziekte. Om uit alle patiënten met veelvoorkomende en soms vage klachten diegenen te selecteren die voor verder onderzoek in aanmerking komen, is niet altijd eenvoudig maar wordt vergemakkelijkt door de typische kenmerken van de huisartsgeneeskundige zorg: bekendheid met de patiënt en diens klachtenpresentatie en de brede kennis van ziekten. De huisarts heeft een taak in elke fase van het ziekteproces; van preventie tot en met het overlijden ten gevolge van kanker. Op elk moment vraagt dit van hem andere deskundigheden: van een goede administratie voor preventieve activiteiten tot een warme hand bij een stervende patiënt. De afgelopen jaren is de huisartsenzorg aan patiënten met kanker veranderd. Omdat er meer bekend is over erfelijkheid, vroege opsporing en preventie, vraagt de huisarts vaker preventieve onderzoeken aan. Kanker krijgt steeds meer het karakter van een chronische ziekte. De diagnose wordt eerder gesteld en de behandelingen zijn vaker succesvol in het verlengen van het leven. Hierdoor is de behandelfase langer, de overgang van curatieve naar palliatieve fase minder duidelijk en hebben de patiënt en medisch specialist vaker contact dan vroeger. De contacten tussen huisarts en patiënt zijn daardoor minder vanzelfsprekend, terwijl patiënten wel betrokkenheid van hun huisarts in al deze fasen verwachten en van belang vinden.

40.2 Epidemiologie: hoe vaak komt kanker voor in een huisartspraktijk?

In een gemiddelde huisartspraktijk van 2350 patiënten wordt jaarlijks bij zes mannen en vijf vrouwen de diagnose kanker gesteld en zijn er 24 mannen en 40 vrouwen bekend met kanker. Elk jaar begeleidt de huisarts ongeveer vijf patiënten die ten gevolge van kanker sterven.

40.3 De rol van de huisarts en de wensen van patiënten met kanker

De huisarts is degene tot wie de patiënt zich als eerste wendt met klachten of symptomen die het vermoeden van kanker doen rijzen. Hij verzorgt vervolgens de verwijzing naar de specialist. Wanneer er geen uitzicht meer is op genezing of op levensverlenging met aanvaardbare kwaliteit van leven, wordt de rol van de specialist kleiner en is de huisarts meestal weer de centrale behandelaar. Patiënten brengen hun laatste levensfase het liefst thuis door en de combinatie van symptoombestrijding en psychosociale begeleiding van patiënt en familie is bij uitstek het domein van de huisarts.

Er zijn grote verschillen in de wijze waarop huisartsen invulling geven aan hun rol. Sommigen beschouwen hun taak voorlopig als beëindigd als zij een patiënt naar een specialist hebben verwezen. Zij zijn alleen actief wanneer de patiënt hulp nodig heeft in de thuissituatie. Anderen blijven echter gedurende het hele ziekteproces contact houden met de patiënt. Uit onderzoek blijkt dat patiënten dit op prijs stellen en dat het contact in de palliatieve fase beter is wanneer de huisarts steeds op de achtergrond bij het beloop betrokken is gebleven.

De huisarts heeft vaak geen duidelijk idee van de verwachtingen van zijn patiënt. Hij wacht op hulpvragen van de patiënt en neemt over het algemeen zelf weinig initiatief. Juist dit eigen initiatief wordt echter bijzonder gewaardeerd. Patiënten ervaren contacten op initiatief van de huisarts als een belangrijk teken van aandacht. En aandacht, beschikbaarheid en eerlijke informatie is wat patiënten van hun huisarts willen wanneer zij ernstig ziek zijn. Dit vinden zij haast nog belangrijker dan goede medisch-technische zorg. De meeste patiënten zijn echter geneigd het aan de huisarts over te laten hoe hij zijn taak wil invullen. Zij wachten af en maken hun wensen slecht kenbaar. Vaak vinden ze dat zij hun huisarts alleen maar kunnen roepen als het om medische zaken gaat, maar tegelijkertijd hopen ze dat hij spontaan zal komen, ook als er geen medische noodzaak is. Het is dan ook aan te bevelen dat de huisarts uit zichzelf contact opneemt en in een vroeg stadium bespreekt wat de patiënt van hem verwacht, welke rol hij zelf kan vervullen en met welke vragen en problemen de patiënt bij hem terecht kan. Wanneer een huisarts uit zichzelf interesse toont voor de patiënt, is de laatste meer tevreden over de onderlinge relatie en ook meer tevreden over het medisch-technische handelen van de huisarts.

De aandacht van de huisarts is in alle fasen zowel medisch-technisch als psychosociaal gericht. Hij let op de eerste symptomen van kanker, op bijwerkingen en complicaties van de behandeling en behandelt de lichamelijke klachten in de palliatieve fase. Psychosociale hulp biedt hij in de vorm van steun voor de patiënt en diens familie bij het meedenken en meebeslissen over behandelingen, door ruimte te geven aan emoties en door zo nodig ondersteunende zorg voor patiënt en familie te helpen realiseren.

40.4 Communicatie tussen huisarts, patiënt en familie

Uit onderzoek blijkt dat de meeste patiënten erop vertrouwen dat hun huisarts open kaart speelt over de aard van hun ziekte. Tegelijk benadrukken zij dat hij ook weer niet te somber moet zijn en niet alle hoop op genezing de grond in moet boren. Patiënten van allochtone afkomst geven vaker de voorkeur aan een wat minder direct taalgebruik; nogal eens rust er een taboe op het gebruik van het woord kanker. Zij vinden het onverstandig wanneer artsen direct aan de patiënt vertellen dat hij ongeneeslijk ziek is; zij geven er de voorkeur aan dat de familie, die patiënt immers het beste kent, besluit wat wel en wat niet verteld moet worden. Bij zeer veel mensen uit niet-westerse bevolkingsgroepen speelt de familie dus een belangrijke rol in de besluitvorming, waarbij ze verwachten dat de hele familie betrokken wordt bij de communicatie. De huisarts moet rekening houden met deze culturele verschillen in communicatie. Daarnaast is er een verschil in kennis die mensen hebben over kanker. In sommige groepen wordt wel gedacht dat kanker besmettelijk is en mijdt men de omgang met de zieke. Het is dan ook belangrijk zich bij elke patiënt af te vragen, of met elke patiënt te bespreken welke ideeën er leven over kanker, aan welke informatie de patiënt behoefte heeft en wie hij bij de gesprekken wil betrekken. Door na te gaan of de patiënt alle informatie heeft gekregen en begrepen die hij wenst, kan de huisarts bevorderen dat de patiënt zoveel mogelijk zelf beslissingen neemt.

40.5 Samenwerking tussen huisarts en medisch specialist en tussen huisarts en andere hulpverleners

De samenwerking tussen huisarts en specialist is juist bij patiënten met kanker van groot belang. Beiden zijn namelijk intensief bij de zorg betrokken. In de diagnostische en curatieve fase is de specialist de hoofdbehandelaar en ook in de palliatieve fase speelt hij steeds vaker een rol wanneer gebruikgemaakt wordt van palliatieve chemo- of radiotherapie. Bovendien worden veel patiënten in die fase, vaak kortdurend, in het ziekenhuis opgenomen (bijv. voor een bloedtransfusie of een pleurapunctie).

Helaas kent deze samenwerking een aantal hardnekkige problemen. Huisartsen vinden dat ze te weinig of te laat bericht krijgen van de specialist en dat zij onvoldoende betrokken worden bij het behandelplan. Specialisten klagen dat huisartsen slecht bereikbaar zijn en beiden betreuren zij het gebrek aan afspraken en dat men elkaar niet persoonlijk kent. Ze weten over en weer te weinig wat de ander kan en doet.

Bij onverwachte of belangrijke ontwikkelingen is het van belang dat de huisarts en de specialist elkaar informeren. De huisarts wil graag geraadpleegd worden wanneer in de palliatieve fase chemotherapie of andere ingrijpende palliatieve behandelingen worden overwogen. Hij beschikt immers over relevante kennis over de draagkracht van patiënt en zijn familie.

Meestal zijn meerdere hulpverleners betrokken bij de zorg voor een patiënt met kanker: oncologisch verpleegkundigen zijn vaak het eerste aanspreekpunt voor patiënt, familie en huisarts tijdens chemotherapie of bestraling; diëtisten en fysiotherapeuten worden nogal eens ingezet om het algemeen functioneren te verbeteren en in de palliatieve fase verlenen wijkverpleegkundigen en ziekenverzorgenden het leeuwendeel van de zorg thuis. Een goede onderlinge samenwerking thuis is een voorwaarde om de patiënt daar goed te kunnen begeleiden. In 2006 is een landelijke samenwerkingsafspraak opgesteld door het Nederlands Huisartsengenootschap samen met Thuiszorgorganisaties. Afspraken over taakverdeling en verslaglegging in een zorgdossier bij de patiënt thuis vormen een belangrijk onderdeel daarvan.

Waarnemers tijdens de avonden en weekenden kunnen beter inspelen op problemen van een ernstig zieke patiënt als zij geïnformeerd zijn over de ziekte en het behandelplan. Omdat persoonlijke continuïteit van zorg juist voor deze patiënten van groot belang is, is het het prettigst als er zo min mogelijk andere huisartsen bij de zorg betrokken hoeven te zijn. Dit blijkt, ook voor parttime werkende huisartsen, goed te realiseren door duidelijke afspraken te maken met de patiënt wanneer deze zijn eigen huisarts kan bereiken. Vooral in de laatste levensfase is het zeer aan te bevelen dat de eigen huisarts continu beschikbaar is voor vragen van de patiënt. Met de huidige mobiele telefoons hoeft dat geen grote belasting te betekenen.

Patiënten blijken maar zelden buiten kantooruren een beroep te doen op hun huisarts. Wanneer huisartsen het te belastend vinden om hun privénummer aan de patiënt te geven, is een goede tussenweg om dit nummer wel aan de dienstdoende huisarts ter beschikking te stellen, zodat deze de eigen huisarts te allen tijde kan bereiken voor vragen. (Alleen) een goed geïnformeerde waarnemer is voor de patiënt en de familie een acceptabel alternatief voor hun eigen huisarts.

40.6 De rol van de huisarts bij preventie en vroege opsporing van kanker

Voor het vroegtijdig opsporen van (voorstadia van) baarmoederhalskanker en van borstkanker zijn er landelijke screeningsprogramma's (zie hoofdstuk 3). De huisarts voert het bevolkingsonderzoek naar baarmoederhalskanker uit. Alle vrouwen van 30-60 jaar worden elke vijf jaar opgeroepen om een uitstrijkje van de baarmoedermond te laten maken. Dit wordt in de meeste praktijken door de doktersassistente of praktijkverpleegkundige gedaan. Om borstkanker vroeg op te sporen krijgen alle vrouwen tussen de 50 en 75 jaar om de twee jaar een oproep voor een mammogram. De huisarts krijgt de uitslag hiervan en verwijst de vrouw zo nodig voor nadere diagnostiek.

Uit een NIPO-enquête die enkele jaren geleden gepresenteerd werd op het landelijke huisartsencongres van het NHG (NHG, 1999) over de ideale huisarts bleek dat driekwart van de Nederlanders instemt met de stelling: 'beter duizend mensen voor niets onderzocht, dan bij één persoon iets ernstigs over het hoofd te zien'. Tachtig procent van de huisartsen ziet dat echter anders. Zij zien namelijk ook de beperkingen en nadelen van screening, zoals de ellende bij een fout-positieve uitslag, de onnodige diagnostiek en psychische belasting die zo'n boodschap met zich meebrengt. Zo blijkt bij de screening op borstkanker ongeveer de helft van de vrouwen die voor nader onderzoek worden opgeroepen achteraf een fout-positieve uitslag te hebben. Tegelijk geeft screening vaak een vals gevoel van veiligheid. Bij één op de drie deelneemsters aan het bevolkingsonderzoek die borstkanker krijgen, wordt de kanker niet ontdekt op een screeningsmammogram, maar openbaart deze zich dit tussen twee onderzoeken in. Aan screeningsprogramma's zitten dus naast voordelen wel degelijk nadelen.

Voor steeds meer vormen van kanker is genetisch onderzoek mogelijk, waardoor risicopersonen opgespoord kunnen worden. De huisarts heeft tot taak patiënten te selecteren die hiervoor op basis van hun familiegeschiedenis in aanmerking komen en hen voor te lichten over de voor- en nadelen van genetisch onderzoek. Momenteel geldt dit vooral bij familiair voorkomen van borst- en darmkanker.

40.7 De rol van de huisarts bij diagnostiek en behandeling

Vaak zijn de eerste symptomen van kanker vaag, zoals moeheid of wat minder eetlust. Terwijl de huisarts bij alarmsymptomen snel verdere diagnostiek zal inzetten, wordt bij vage klachten gewikt en gewogen. Verdere stappen op het diagnostische pad kunnen nodig zijn, maar kunnen een patiënt en zijn omgeving ook nodeloos ongerust maken. Hoe meer onderzoek, hoe meer kans op een fout-positieve uitslag. Niets doen of afwachten kan het 'doctor's delay' verlengen. De kans bestaat dan dat de patiënt later de huisarts verwijt niet op tijd te zijn geweest. Angst voor dit verwijt doet veel artsen neigen naar vooral doen en niet naar laten.

Als eenmaal is besloten tot verder onderzoek of verwijzing, krijgt de patiënt uitleg over wat hem te wachten staat. Daarom is het noodzakelijk goed op de hoogte te zijn van de aard van de onderzoeken. Voorlichting hierover is ook een taak van de huisarts, kan veel ongerustheid wegnemen en stelt de patiënt in staat zich voor te bereiden op wat komen gaat.

Tijdens de oncologische behandeling is de specialist de eerstverantwoordelijke. In veel gevallen is curatie nog mogelijk. Soms is de ziekte al zo ver uitgebreid dat er alleen palliatieve behandelmogelijkheden zijn. Zoals hiervoor werd beschreven, is het van belang dat er overleg tussen specialist en huisarts is over het behandelplan, zodat gebruikgemaakt kan worden van de kennis van de huisarts over patiënt en familie.

Hoewel men in deze fase primair gericht is op het ziekenhuis, heeft de huisarts hier dus wel degelijk een taak, waarbij zoals gezegd eigen initiatief van de huisarts bijzonder op prijs wordt gesteld. Een voorbeeld daarvan is een bezoekje aan de patiënt in het ziekenhuis. Dit kost echter veel tijd en is niet altijd te realiseren. In plaats daarvan kan de patiënt ook worden gebeld of kan een kaartje gestuurd worden. Deze gebaren versterken de relatie tussen de patiënt en de huisarts.

Ook het thuisfront maakt in deze fase vaak een moeilijke periode door van onzekerheid en verdriet. Daarbij trekken de frequente ziekenhuisbezoeken nogal eens een zware wissel op hen. De zorg gaat vooral uit naar de patiënt, terwijl hier bij uitstek de uitspraak geldt: een ziekte heb je niet alleen. Extra aandacht voor de familie kan bestaan uit een telefoontje of een uitnodiging voor een gesprek op het spreekuur.

40.8 Na de behandeling

Wanneer patiënten curatief zijn behandeld, blijven zij aanvankelijk nog enkele jaren bij de specialist onder controle. De meeste patiënten vinden het jammer wanneer de controles bij de specialist stoppen. Jammer, omdat er in die jaren nogal eens een goede band is ontstaan met de specialist, maar ook omdat zij een goede uitkomst van de controle beleven als een 'bewijs' dat zij op dat moment gezond zijn. Zij stellen het dan ook op prijs als de huisarts hen bijvoorbeeld eenmaal per jaar gericht onderzoekt.

Het is zinvol de patiënt te vragen wat hij van de huisarts verwacht na de oncologische behandelfase. Patiënten blijken daarover zeer divers te denken: sommige verwachten dat hun huisarts bij elk contact aan de kanker refereert, andere willen de kanker juist als een afgesloten hoofdstuk beschouwen. Onduidelijkheid over de wensen van de patiënt en de mogelijkheden van de huisarts schept misverstanden, vage verwachtingen, te veel of juist overbodige contacten.

Steeds meer mensen leven langer met kanker of komen in een situatie dat de ziekte niet meer aantoonbaar is. Daarmee is de terugkeer naar een normaal leven niet zonder meer gegarandeerd. Vaak vormt langdurige ernstige vermoeidheid een serieus probleem bij de terugkeer naar het arbeidsproces. Ongeveer 20% van de kankerpatiënten ondervindt ernstige beperkingen en handicaps op het gebied van psychische en fysieke weerbaarheid. Sommige patiënten hebben bovendien restverschijnselen van de ziekte en/of de behandeling.

De patiënt moet na de behandeling leren omgaan met onzekerheid en angst. Zijn leven is veranderd en de gebeurtenissen moeten worden verwerkt. Bij de meesten blijft een gevoel van onzekerheid bestaan of 'alles wel weg is'. Het dagelijks leven hoeft hierdoor niet te worden belemmerd, maar angst blijft toch op de achtergrond meespelen. De angst wordt opgerakeld naar aanleiding van bijvoorbeeld het overlijden van een familielid of kennis, bij controles en ongewone lichamelijke gewaarwordingen. Als de lichamelijke klachten niet snel verdwijnen, zal men zich meteen afvragen of dit het eerste symptoom van terugkeer van de ziekte is. De huisarts speelt daarop in door de patiënt ruimte te bieden de klachten te uiten, ook als het loos alarm blijkt, of maatregelen te nemen als daar reden voor is. Dit betekent opnieuw wikken en wegen. Overigens zal ook de huisarts bij een patiënt die ooit kanker heeft gehad bij klachten snel denken aan de mogelijkheid van een recidief of metastasen.

40.9 De palliatieve fase

We spreken van de palliatieve fase wanneer duidelijk is dat de kanker niet te genezen is. Omdat er tegenwoordig meer mogelijkheden zijn voor levensverlengende behandeling, is het onderscheid met de curatieve behandelfase echter niet altijd zo duidelijk. Het slechte nieuws dat de kanker teruggekomen is, niet afdoende bestreden kan worden of dat er uitzaaiingen zijn, is vaak voor de patiënt en zijn familie nog moeilijker te verwerken dan de eerste diagnose kanker. Toen was er nog uitzicht op genezing, nu is dat niet meer zo en moet het onafwendbare van de uiteindelijke dood onder ogen worden gezien.

De palliatieve fase duurt soms korter dan een maand en soms langer dan vijf jaar. Bij een lange levensverwachting blijft de specialist de behandelend arts. Naarmate het sterven dichterbij komt, wordt de bemoeienis van de huisarts intensiever. Hij is dan de centrale behandelaar. Dat wil zeggen dat hij naast symptoombehandeling vooral veel praat met de patiënt en zijn familie over de beleving van de ziekte, de gevolgen voor het gezin, en het naderende sterven.

Het laatste stadium van de meeste patiënten met kanker vertoont in medisch opzicht grote overeenkomsten. Men noemt dit wel 'het gemeenschappelijke laatste ziektetraject' (common clinical pathway). Het klinische beeld wordt meer bepaald door algemene symptomen en de manier waarop men met de ziekte omgaat dan door de plaats en de aard van de tumor. Hoewel de focus hier vooral gericht is op een symptomatische benadering, is het in een aantal gevallen wel degelijk mogelijk de kwaliteit van leven van de patiënt te verbeteren door een oorzakelijke behandeling. Voorbeelden hiervan zijn de eenmalige bestraling van pijnlijke botmetastasen of de behandeling van hypercalciëmie waardoor de patiënt delirant is geworden. Goede kennis van de symptomen die zich in deze fase kunnen voordoen en de wijze waarop deze behandeld kunnen worden, is een eerste vereiste om patiënten goed te kunnen begeleiden. Daarnaast is het essentieel om te anticiperen op te verwachten problemen en altijd en steeds opnieuw een goede anamnese af te nemen en lichamelijk onderzoek te doen. Dit vergroot de kans dat mogelijke complicaties vroegtijdig worden onderkend en aangepakt. Zo kan vroege herkenning van prodromen van een delier, zoals nachtelijke onrust en moeite de aandacht vast te houden, leiden tot snelle diagnostiek en behandeling van de uitlokkende factor(en) en mogelijke tot voorkómen van een verergering van het delier. De familie is geholpen met goede informatie over symptomen zoals het delier, wat hen helpt deze moeilijke fase beter door te komen. Zij zijn immers op het eind zowel lichamelijk als psychisch vaak uitgeput en hebben behoefte aan maximale steun.

Sommige klachten noemen patiënten niet gemakkelijk uit zichzelf: klachten waarvan zij denken dat de huisarts er toch niets aan kan doen, zoals ernstige vermoeidheid en gebrek aan eetlust, of klachten waarvoor zij zich schamen, zoals incontinentie. Het is daarom beter als de huisarts zelf naar deze klachten vraagt. Pijn, misselijkheid en braken en kortademigheid zijn klachten die de huisarts in veel gevallen adequaat kan behandelen. Gemiddeld eens per jaar heeft de huisarts te maken met een stervende patiënt bij wie de behandeling van een klacht problematisch is, of die een technische ingreep vereist zoals een subcutaan infuus. Het inroepen van de hulp van een consulent palliatieve zorg en/of een technisch thuiszorgteam kan in zo'n situatie heel waardevol zijn.

Omdat de huisarts de patiënt en zijn gezin kent, kan hij goed beoordelen of er voldoende mantelzorg is en bijvoorbeeld of de patiënt of diens familie de ziekte en de naderende dood emotioneel aankunnen. Ernstige angst en somberheid komen in deze fase vaker voor dan bij andere patiënten, hoewel de meeste patiënten zelf vinden dat dit normale emotionele reacties zijn. Zij willen lang niet allemaal daarover met hun huisarts spreken.

Naarmate de patiënt zieker wordt, komt de huisarts vaker langs; de laatste week wel één tot twee keer per dag. In de meeste gevallen zijn de wijkverpleging en de thuiszorg al in een eerder stadium betrokken. Het komt steeds vaker voor dat, in gezamenlijk overleg, palliatieve behandelingen die vroeger in het ziekenhuis plaatsvonden, thuis worden verleend. Dit geldt bijvoorbeeld voor behandelingen met PEG-sondes of infusen. Voor de technische verzorging kan hierbij een beroep gedaan worden op de gespecialiseerde wijkverpleegkundige of op transmurale verpleegkundigen uit het ziekenhuis.

De begeleiding thuis van een stervende patiënt en zijn naasten is voor de huisarts een zware maar ook dankbare taak. Bij elke patiënt is hij beducht voor onbehandelbare ernstige klachten en voor verzoeken om actieve levensbeëindiging. Hoewel de meeste patiënten de mogelijkheid van euthanasie met hun huisarts willen bespreken, kiezen uiteindelijk toch weinig mensen voor actieve levensbeëindiging. Huisartsen hebben bijna allemaal moeite met zo'n verzoek: zij worstelen met de vraag wat onhoudbaar lijden is en in hoeverre hun eigen normen een rol mogen spelen. Het is belangrijk dat de huisarts in een vroeg stadium bij de patiënt informeert naar diens wensen ten aanzien van het levenseinde en de mogelijkheden die er zijn bespreekt (Koelewijn, 2005). Wanneer er een concreet verzoek tot euthanasie komt, exploreert hij waarom de patiënt dit vraagt en informeert hem nader over de te volgen procedure. Als er sprake is van ernstig, onbehandelbaar lijden is palliatieve sedatie een mogelijkheid het sterven aanvaardbaar en rustig te laten verlopen. De huisarts neemt de beslissing hiertoe in overleg met patiënt en/of familie.

40.10 Het sterven

De meeste patiënten willen hun laatste levensdagen thuis doorbrengen. Dit is over het algemeen goed mogelijk wanneer er enige mantelzorg beschikbaar is. Zo overlijdt 67% van de patiënten met kanker thuis (Francke en Willems, 2000). Mannen met kanker overlijden relatief vaker thuis dan vrouwen: 71% versus 44% (Vincent, 2007). Een gebrek aan mantelzorg lijkt daarbij een rol te spelen. Mantelzorg wordt vooral verleend door vrouwen: partners, dochters, zussen van patiënten. Zij geven niet vaak uit zichzelf aan dat de zorg te zwaar wordt. De huisarts doet er goed aan dit zelf bij hen ter sprake te brengen en zo nodig te adviseren vroegtijdig anderen in te schakelen, zoals medewerkers van de thuiszorg of vrijwilligers (via de lokale organisatie van Vrijwilligers Palliatieve Terminale Zorg). Zij kunnen de zorg gedurende enkele uren overdag of 's nachts overnemen.

De dagen voor het overlijden komt de huisarts steeds vaker op bezoek, intensiveert waar nodig de symptoombestrijding en bereidt de patiënt en diens familie op het sterven voor. Rond het overlijden is het erg belangrijk dat de eigen huisarts zelf beschikbaar is. Bij overlijden thuis is de huisarts soms aanwezig of komt hij kort nadat de dood is ingetreden. Eventueel worden, als dat al niet gebeurd is, pastorale werkers gewaarschuwd.

Wanneer een patiënt thuis overlijdt en dit op een rustige manier gaat, kan de familie daar meestal vrede mee hebben.

40.11 De rol van de huisarts na het overlijden

Het is een goede gewoonte na het overlijden van de patiënt bij de partner of familie langs te gaan. Zo kan men nog eens rustig bij elkaar zitten en gezamenlijk terugkijken op de afgelopen periode. Dit wordt zeer gewaardeerd en bovendien ziet de huisarts hoe de nabestaanden met het verlies omgaan. Rouw is noodzakelijk om de verloren persoon te kunnen loslaten. Het is een moeizaam en pijnlijk, maar psychisch noodzakelijk proces. Bij rouw overheersen gevoelens van verdriet, terugverlangen naar degene die er niet meer is, leegte en zinloosheid. Rouw leidt tot verstoring van het normale functioneren. Sombere gevoelens horen erbij, maar deze zijn meestal tijdelijk. Bij kwetsbare personen kan rouw tot een depressie leiden. Veel mensen begrijpen de rouw niet goed, kunnen er niet goed mee omgaan en zullen dan ook niet om hulp vragen. Het is belangrijk te benadrukken dat rouw en de reacties die dit proces met zich meebrengt, normaal zijn. Zo vinden mensen het bijvoorbeeld gek dat zij, ook na langere tijd, nog praten tegen de foto die op de kast staat. Het is goed dit juist te stimuleren in plaats van te onderdrukken.

Een normaal rouwproces duurt ten minste zes tot twaalf maanden. Regelmatig contact geeft de huisarts de kans een gestoord rouwproces vroegtijdig te signaleren. Eventueel kan hij zelf een aantal gesprekken voeren om de verwerking te bevorderen. Daarin wordt nagegaan hoe men vroeger met verlies is omgegaan en wordt het hele verliesproces nog eens goed doorgenomen. Soms helpt het een afscheidsbrief aan de partner te schrijven. De hulpverlener kan ook zelf herinneringen aan een sterfbed ophalen. Het samen doormaken van een sterf- en rouwperiode schept een band die leidt tot nog betere hulpverlening aan deze partner of aan dit gezin.

Nabestaanden doen nogal eens rond de verjaardag of de sterfdag een beroep op de huisarts. Als de datum van overlijden en de doodsoorzaak in het medische dossier staan, kunnen de klachten eventueel in deze context worden geplaatst.

40.12 Samenvatting

Per jaar heeft de huisarts te maken met elf patiënten die kanker krijgen en zo'n 60 patiënten die al bekend zijn met kanker. Vijf van hen zullen in dat jaar sterven. De huisarts vervult vooral een belangrijke rol bij het stellen van de diagnose en wanneer de patiënt ongeneeslijk ziek blijkt te zijn. Ook in de fase dat de patiënt onder behandeling is van de specialist, is het echter van belang dat de huisarts contact houdt met de patiënt. Wanneer de patiënt genezen is verklaard, moet hij zich ervan bewust zijn dat de kanker nog altijd een rol kan spelen bij klachten of angsten van de patiënt.

De persoonlijke betrokkenheid en beschikbaarheid en goede informatie vinden patiënten het meest belangrijk. Contacten op initiatief van de huisarts worden gezien als blijk van deze betrokkenheid. Persoonlijke continuïteit van zorg blijkt, ook voor parttime werkende huisartsen, goed te realiseren door duidelijke afspraken te maken met de patiënt. In de laatste levensfase is het zeer aan te bevelen dat de eigen huisarts continu beschikbaar is voor vragen van de patiënt.

De aandacht van de huisarts is in alle fasen zowel medisch-technisch als psychosociaal gericht. Een proactieve aanpak voorkomt veel problemen en onnodige ziekenhuisopnamen.

In de palliatieve fase heeft de huisarts intensief contact met de patiënt en diens familie. Hij bespreekt hun zorgen en vragen en lichamelijke klachten met hen, waarbij geldt dat hij het merendeel van deze klachten adequaat kan behandelen.

Wanneer er voldoende mantelzorg is, kunnen patiënten als zij dat willen hun laatste levensdagen thuis doorbrengen. Zo sterft 67% van de patiënten met kanker thuis, meestal zonder dat zich grote problemen voordoen. Vrouwen hebben minder mogelijkheden om thuis te overlijden, waarschijnlijk door gebrek aan mantelzorg.

Na het overlijden van de patiënt heeft de huisarts een taak in de begeleiding van de rouwende nabestaanden.

Kernpunten

- Het contact tussen huisarts en patiënt in de palliatieve fase is beter wanneer de huisarts gedurende het hele ziekteproces betrokken is gebleven.
- Wanneer huisartsen uit zichzelf interesse tonen voor de patiënt, is deze meer tevreden over de relatie met de huisarts en ook meer tevreden over diens medisch-technische handelen.
- Aandacht, beschikbaarheid en eerlijke informatie is wat patiënten van hun huisarts verlangen wanneer zij ernstig ziek zijn.
- Het is verstandig als de huisarts in een vroeg stadium van de ziekte en na afloop van de behandeling met de patiënt bespreekt wat deze van de huisarts verwacht en welke rol de huisarts kan spelen.
- Persoonlijke continuïteit van zorg is juist voor deze patiënten van groot belang. Ook parttime werkende huisartsen kunnen ervoor zorgen dat hun patiënten wanneer dat nodig is met hen zelf een afspraak maken.
- In de laatste levensfase is het zeer aan te bevelen dat de eigen huisarts continu beschikbaar is voor vragen van de patiënt.
- Patiënten willen eerlijk voorgelicht worden over de aard van hun ziekte. Tegelijkertijd benadrukken zij dat de huisarts ook weer niet te somber moet zijn en niet alle hoop op genezing meteen de grond in moet boren.
- Allochtone patiënten hebben nogal eens andere wensen ten aanzien van de communicatie: vaak willen zij minder openlijk spreken over kanker en de naderende dood en dat de huisarts de familie uitdrukkelijk betrekt bij de besluitvorming.
- Bij de zorg voor stervenden moet de huisarts ook aandacht hebben voor de draagkracht en problemen van de mantelzorg.
- Een normaal rouwproces duurt ten minste zes tot twaalf maanden.

Literatuur

Eizenga WH, Bont M de, Vriezen JA, Jobse AP, Kruyt JE, Lampe IH, Leydens-Arendse CA, Meggelen ML van, Muijsenbergh METC van den. Landelijke Eerstelijns Samenwerking Afspraak Palliatieve Zorg. Huisarts Wet 2006;49:308-12 en Tijdschrift LVW 2006;61:18-23.

Francke AL, Willems DL. Palliatieve zorg vandaag en morgen. Maarssen: Elsevier, 2000.

Gezondheidsraad. Het nut van bevolkingsonderzoek naar borstkanker. Den Haag: Gezondheidsraad, 2002.

Lisdonk EH van de, Bosch WJHM van den, Lagro-Janssen ALM, Schers HJ. Ziekten in de huisartspraktijk. 5e druk. Utrecht: Wetenschappelijke Uitgeverij Bunge, 2008.

Muijsenbergh METC van den. Palliatieve zorg: de persoonlijke specialiteit van elke huisarts. Huisarts en Wetenschap 2003;46:80-6.

Thoonsen B, Groot M. Consultatie bij palliatieve zorg. Huisarts Wet 2008; 51:319.

Koelewijn M, Wanrooij B. Basisprincipes van palliatieve zorg. Huisarts Wet 2005; 48: 81-4

Vincent J, Muijsenbergh METC van den, Lagro-Janssen ALM. Andere tijden, andere zorg? Man-vrouwverschillen in de plaats van overlijden. Huisarts Wet 2007;50:86-90.

Wanrooij BS, Koelewijn M. Palliatieve zorg. De dagelijkse praktijk van huisarts en verpleeghuisarts. Houten: Bohn Stafleu van Loghum, 2007.

De strijd tegen kanker in Nederland

A.G.J.M. Hanselaar, G.H. Boerrigter

41.1 Inleiding

De strijd tegen kanker wordt in Nederland op diverse manieren gevoerd. Dit hoofdstuk geeft een overzicht van de verschillende facetten van deze strijd, van preventie tot behandeling en psychosociale ondersteuning alsmede de organisaties en instellingen die hierbij betrokken zijn.

Om de strijd tegen kanker te kunnen voeren zijn kennis van en inzicht nodig in de oorzaken en het ontstaan van kanker. Fundamenteel wetenschappelijk onderzoek levert hieraan een belangrijke bijdrage. De huidige ontwikkelingen in het fundamentele onderzoek gaan bijzonder snel. De opheldering van het humane genoom heeft hieraan een sterke impuls gegeven. Het onderzoek van nu wordt gekenmerkt door schaalvergroting en technologische ontwikkelingen. Geheel nieuwe onderzoeksgebieden zijn ontstaan, zoals genomics (afgeleid van genoom, alle genen in het DNA van een organisme) en proteomics (afgeleid van proteïne). Daardoor kunnen in één keer duizendmaal meer gegevens verkregen worden over de samenstelling en aard (DNA- en eiwitprofiel) van tumoren. Ondersteund door bio-informatica ontstaat zo een completer en gedetailleerder beeld van het complexe proces van carcinogenese, waaronder opheldering van mechanismen die van belang kunnen zijn voor preventie, (vroeg)diagnostiek en de behandeling van kanker. Hierdoor ontstaan nieuwe mogelijkheden voor translationeel en toegepast kankeronderzoek, waardoor voortgang in de strijd tegen kanker kan worden geboekt.

Samenwerking in de strijd tegen kanker vindt onder andere plaats in het kader van het Nationaal Programma Kankerbestrijding 2005-2010 (NPK) (www.npknet.nl). Het NPK is een initiatief van de Vereniging van Integrale Kankercentra (VIKC), KWF Kankerbestrijding, de Nederlandse Federatie van Kankerpatiëntenorganisaties (NFK), Zorgverzekeraars Nederland en het Ministerie van Volksgezondheid, Welzijn en Sport (VWS). Het NPK is een breed opgezet, meerjarig uitvoeringsprogramma om de bestrijding van kanker te verbeteren in al haar facetten: primaire en secundaire preventie, kankerzorg, psychosociale zorg en voorlichting, onderzoek, deskundigheidsbevordering en indicatoren. Het *NPK Monitor rapport* geeft jaarlijks de stand van zaken weer rondom de kankerbestrijding in Nederland.

41.2 Preventie van kanker

'Voorkomen is beter dan genezen' is een motto dat ook opgaat voor kanker. Primaire preventie van kanker is daarom een zeer belangrijk onderdeel van de strijd tegen kanker. Primaire preventie begint met voorlichting over hoe mensen zelf het risico op kanker kunnen beperken. Vermijdbare risicofactoren van kanker als roken, overmatig alcoholgebruik, onverstandig zonnen, (beroepsmatige) blootstelling aan kankerverwekkende stoffen, onvoldoende beweging en overgewicht zullen steeds onder de aandacht van het publiek moeten worden gebracht, waarbij handvatten worden geboden om de leefstijl te veranderen. Het zal echter nog decennia duren voordat de resultaten hiervan zichtbaar worden. Een uitzondering hierop vormt het stoppen met roken: de gunstige effecten ten aanzien van kanker zullen al na een jaar of vijf zichtbaar zijn.

Een groot deel van de voorlichting over preventie van kanker verloopt in Nederland via KWF Kankerbestrijding (www.kwfkankerbestrijding.nl). Dit particuliere gezondheidsfonds neemt sinds 1979 op verzoek van de overheid de voorlichting over kanker ter hand. Onder andere via landelijke massamediale campagnes over leefstijlaspecten licht KWF Kankerbestrijding het publiek voor over factoren die bijdragen aan het krijgen van kanker en over maatregelen die men kan nemen om de risico's op kanker te beperken, bijvoorbeeld campagnes over verstandig zonnen.

Behalve KWF Kankerbestrijding zijn er in Nederland nog enkele andere organisaties die zich bezighouden met publieksvoorlichting. Anders dan bij de voorlichting vanuit KWF Kankerbestrijding is bij deze organisaties in de regel niet een specifieke aandoening (kanker) de invalshoek, maar een onderdeel van de leefstijl (roken, voeding, lichamelijke activiteit). Primaire doelstelling van deze organisaties, zoals Stivoro (www.stivoro.nl), het Voedingscentrum (www.voedingscentrum.nl), Nederland in Beweging en het Nationaal Instituut Gezondheidsbevordering en Ziektepreventie (www.nigz.nl), is het verbeteren van de leefstijl. Primaire preventie van kanker is daarbij een van de doelstellingen. KWF Kankerbestrijding werkt, al of niet met andere gezondheidsfondsen, samen met genoemde gezondheidsbevorderende instellingen en het Ministerie van VWS, onder meer in het Nationaal Programma Tabaksontmoediging.

Een geheel nieuwe vorm van primaire preventie is de HPV-vaccinatie bij meisjes van 12 jaar. Op basis van het advies van de Gezondheidsraad *Vaccinatie tegen baarmoederhalskanker* is deze vaccinatie in het kader van de preventie van baarmoederhalskanker in 2009 opgenomen in het Rijksvaccinatieprogramma.

41.2.1 PREVENTIE VAN KANKER EN ONDERZOEK

Voorlichting over primaire preventie van kanker kan alleen worden gegeven als er voldoende kennis is over de factoren die een rol spelen bij het ontstaan van kanker. Wetenschappelijk onderzoek staat aan de basis van deze kennis. Uitkomsten van zowel gedragswetenschappelijk als epidemiologisch onderzoek zullen de mogelijkheden voor preventie doen toenemen, onder andere door risicogroepidentificatie en effectieve richtlijnen voor een gezonde leefstijl. Behalve de Nederlandse universiteiten en het Nederlands Kanker Instituut/Antoni van Leeuwenhoek Ziekenhuis houden instellingen als TNO-Voeding (www.voeding.tno.nl) en het RIVM (www.rivm.nl) zich bezig met dergelijk onderzoek. Veel van genoemd onderzoek wordt gefinancierd door KWF Kankerbestrijding. Wetenschappelijk onderzoek naar het ontwikkelen van effectieve voorlichtingscampagnes wordt veelal ondersteund door ZonMw (www.zonmw.nl).

De Signaleringscommissie Kanker van KWF Kankerbestrijding brengt regelmatig Signaleringsrapporten uit over onder meer de laatste stand van zaken op deelgebieden die voor de preventie van kanker belangrijk zijn, zoals het rapport *De rol van lichaamsbeweging bij de preventie van kanker*. Een Signaleringsrapport over de relatie tussen vitamine D en kanker is in de loop van 2010 verschenen.

41.3 Vroege ontdekking

Alle voorlichting en primaire preventie ten spijt wordt er jaarlijks in Nederland bij circa 87.000 mensen kanker vastgesteld. De kans op een succesvolle behandeling van kanker is het grootst als de aandoening in een zo vroeg mogelijk stadium wordt ontdekt. Het bevorderen van vroegtijdige herkenning en opsporing van kanker verloopt in Nederland op een aantal manieren. Allereerst via voorlichting aan het brede publiek, een taak die met name wordt uitgevoerd door KWF Kankerbestrijding. Voorlichtingscampagnes zijn erop gericht de bevolking op de hoogte te brengen van lichamelijke signalen die mogelijk wijzen op kanker, zoals bloed in de ontlasting, een knobbeltje in de borst of een verandering aan de huid. KWF Kankerbestrijding heeft een internetmodule ontwikkeld, KWF Klachtadvies, om mensen te helpen bij het beoordelen van de urgentie van een doktersbezoek.

Een tweede aanpak voor de vroege opsporing van kanker is een bevolkingsonderzoek. Momenteel kent Nederland voor twee soorten kanker een landelijk screeningsprogramma. Vrouwen tussen de 30 en 60 jaar kunnen eens in de vijf jaar een uitstrijkje bij hun huisarts laten maken om (voorstadia van) baarmoederhalskanker op te sporen (www.uitstrijkje.nl). Vrouwen tussen de 50 en 75 jaar krijgen eenmaal per twee jaar een uitnodiging om deel te nemen aan het bevolkingsonderzoek naar borstkanker. Doelstelling van een landelijk aangeboden screeningsprogramma is het realiseren van een substantiële reductie van de mortaliteit van de soort kanker waarop wordt gescreend. De uitvoering van screeningsprogramma's wordt gecoördineerd door speciale stichtingen waarin onder andere GGD'en en Integrale Kankercentra participeren.

Vroege ontdekking en onderzoek

De keuze voor en de invulling van een screeningsprogramma worden gebaseerd op gegevens uit wetenschappelijk onderzoek. Het instellen van screeningsprogramma's door de minister van VWS gebeurt behalve op basis van de klinische effectiviteit van de screening op basis van de kosteneffectiviteit van het programma. Met betrekking tot screeningsprogramma's naar andere veelvoorkomende soorten kanker lopen er in 2009 proefonderzoeken naar dikkedarmkanker, prostaatkanker en longkanker. Naar verwachting kunnen er in het komende decennium meer soorten kanker in een vroeg stadium worden opgespoord aan de hand van (combinaties van) merkstoffen in bloed, urine of ontlasting. Mogelijk worden deze technieken daarna ingezet voor screeningsprogramma's. Een andere vorm van screening in verband met kanker is de genetische screening van families die erfelijk belast zijn voor kanker. Voor verschillende soorten kanker zijn inmiddels genen gevonden die in een afwijkende vorm het risico op het krijgen van de betreffende vorm van kanker (sterk) verhogen. Nieuwe ontwikkelingen in de genetica, met name van de DNA- en eiwitchiptechnologie (respectievelijk genomics en proteomics) zullen in toenemende mate bijdragen aan het ontstaan van nieuwe vormen van screening. Daarbij kunnen kleine verschillen op DNA- en/of eiwitniveau en het risico op bepaalde vormen van kanker gebruikt worden om individuen met een hoog risico op kanker op te sporen. Deze vormen van screening gaan wellicht de nu kostbare en bewerkelijke screeningstechnieken vervangen.

De klinisch-genetische centra, veelal verbonden aan de universitair medische centra in Nederland, geven voorlichting, doen familieonderzoek en voeren, indien relevant, genetisch onderzoek naar kanker uit. KWF Kankerbestrijding (www.kwfkankerbestrijding.nl), het ERFOcentrum (www.erfelijkheid.nl) en de Stichting Opsporing Erfelijke Tumoren (STOET) (www.stoet.nl) verstrekken informatie over erfelijkheid en kanker. STOET registreert en beheert tevens medische en persoonsgegevens van mensen met erfelijke soorten kanker en hun familieleden ten behoeve van de continuïteit van de controleonderzoeken en voor wetenschappelijk onderzoek.

41.4 Diagnostiek van kanker

Bestaat bij iemand een vermoeden van kanker, dan is het voor een optimale behandeling zaak dat er een zo goed mogelijke diagnostiek plaatsvindt. Doorgaans is het lokale ziekenhuis voor de patiënt de aangewezen plek waar de diagnostiek plaatsvindt. Sommige diagnostische technieken, bijvoorbeeld de PET-scan, zijn niet overal beschikbaar. Voor deze vorm van diagnostiek kunnen patiënten worden verwezen naar gespecialiseerde centra. Er vindt momenteel volop discussie plaats over de noodzaak de diagnostiek (en behandeling) van vooral minder vaak voorkomende tumoren, zoals testiskanker, te concentreren in een beperkt aantal ziekenhuizen gespecialiseerd in kanker om tot een optimale behandeling te komen.

Diagnostiek en onderzoek

Naast de klassieke parameters als locatie en omvang van de tumor alsmede de aanwezigheid van eventuele uitzaaiingen, zal het genetisch profiel van de tumor in toenemende mate bij de diagnostiek van kanker een rol gaan spelen. De kennis met betrekking tot de samenhang tussen specifiek genetische kenmerken van de tumor en het effect van verschillende behandelingen is afhankelijk van de analyse van een groot aantal patiënten van wie de behandeling bekend is en voldoende lange follow-up. Hiervoor zijn weefselbanken (Pathologisch Anatomisch Landelijk Geautomatiseerd Archief (PALGA)) gekoppeld aan bestanden van patiëntengegevens (Nederlandse Kankerregistratie (NKR)) van onschatbare waarde. Inmiddels zijn tests ontwikkeld die aan de hand van de activiteit van een serie genen in borsttumorweefsel een voorspelling doen of aanvullende chemotherapie wel of niet nodig is. De stand van zaken ten aanzien van het gebruik van biomarkers bij erfelijkheidsonderzoek, diagnostiek en behandeling van kanker is beschreven in het Signaleringsrapport *Biomarkers en kankerbestrijding* (2007). In het Signaleringsrapport *Beeldvormende technieken binnen de kankerbestrijding* (2005) wordt een overzicht gegeven van de betekenis en ontwikkelingen van beeldvormend onderzoek voor de klinische praktijk. De verbeteringen op dit terrein komen voort uit zowel technische verbeteringen om de anatomie beter af te beelden en de functie beter in beeld te brengen als uit een nauwere samenhang met ontwikkelingen op moleculair-biologisch terrein.

41.5 Behandeling van kanker

De behandeling van mensen met kanker vindt plaats in perifere ziekenhuizen, universitair medische centra, dan wel een categoraal ziekenhuis als het Nederlands Kanker Instituut/Antoni van Leeuwenhoek Ziekenhuis. In de universitair medische centra verschijnen in toenemende mate specifieke kankercentra. In Nederland is een uitgebreide discussie gaande over de vraag hoe optimale kwaliteit van de kankerzorg kan worden gerealiseerd en in hoeverre concentratie en taakverdeling in de oncologische zorg hiervoor nodig zijn. Ook de effecten van de marktwerking op de kankerzorg komen in deze discussie aan de orde. In 2009 is hierover een rapport verschenen van het Nationaal Programma Kankerbestrijding (NPK). In augustus 2010 verscheen het rapport van de signaleringscommissie van KWF Kankerbestrijding: Kwaliteit van Kankerzorg in Nederland, met aanbevelingen om verdere kwaliteitsverbetering in de oncologische zorg te realiseren.

Een trend in de behandeling van kanker is de multidisciplinaire benadering van de behandeling. Door alle noodzakelijk zorg te centreren rond de patiënt kan de behandeling sneller en doelmatiger plaatsvinden. Vooral de zogeheten mammapoli's die op veel plaatsen zijn verwezenlijkt zijn hiervan een goed voorbeeld, evenals de oncologische centra binnen de universitair medische centra. Een efficiënte inrichting van de zorg is eveneens van groot belang om de verwachte toename van het aantal (ex-)kankerpatiënten te kunnen opvangen en de nieuwe vormen van diagnostiek, behandeling en controle optimaal te kunnen toepassen. Voorwaarde hiervoor is dat er de komende jaren voldoende medisch specialisten worden opgeleid en meer posities binnen de klinische afdelingen van de academische centra worden gecreëerd, niet alleen vanwege de zorg voor het toenemend aantal patiënten, maar ook om klinisch-wetenschappelijk kankeronderzoek te kunnen blijven uitvoeren. Gedegen onderzoek is in het belang van een betere behandeling en kwaliteit van leven van de patiënt met kanker. Het aantal (ex-)kankerpatiënten in Nederland stijgt sterk van circa 366.000 in 2000 naar circa 690.000 in 2015. Dit is een gevolg van vergrijzing van de bevolking, van verbeterde overleving en meer vroege opsporing. In het Signaleringsrapport *Kanker in Nederland* (2004) van KWF Kankerbestrijding wordt de veranderende omvang van het 'kankerprobleem' in Nederland in cijfers geschetst. De trends in de afgelopen decennia geven inzicht in de vorderingen die mede op basis van wetenschappelijk onderzoek gemaakt zijn in de strijd tegen kanker. De toekomstscenario's met prognoses tot 2015 maken de gevolgen van de sterk toenemende zorgvraag zichtbaar en ontlokken discussie over de gewenste aanpak.

Bij het verspreiden van de nieuwste inzichten over preventie, diagnostiek en behandeling van kanker spelen diverse partijen een rol. Allereerst het medisch onderwijs dat plaatsvindt aan de universiteiten. Voorts dragen de beroepsverenigingen via na- en bijscholing en het opstellen van richtlijnen en consensusafspraken bij aan deskundigheidsbevordering van hun leden. Gezien de stijging van het aantal mensen met kanker de komende jaren, en tegelijk de soms nu al merkbare tekorten in het zorgaanbod, zullen opleidingen van zorgverleners meer moeten inspelen op de veranderende behoefte aan zorg voor mensen met kanker. De toename van het aantal nieuwe patiënten in combinatie met de verbetering van de prognose na behandeling zal leiden tot een sterke toename van het aantal patiënten dat voor controle naar het ziekenhuis komt. Een belangrijke schakel bij het verspreiden van nieuwe inzichten in de behandeling van kanker zijn de Integrale Kankercentra. Via de oncologische netwerken en consulentdiensten vinden nieuwe inzichten in de behandeling hun weg naar de perifere ziekenhuizen.

Behandeling en onderzoek

De universitair medische centra en het Nederlands Kanker Instituut/Antoni van Leeuwenhoek Ziekenhuis vervullen behalve een rol in de behandeling van patiënten een rol in de topklinische en topreferente zorg. Het zijn vooral deze instellingen die betrokken zijn bij het wetenschappelijk onderzoek naar nieuwe diagnostiek en therapieën bij kanker. Ook veel perifere ziekenhuizen nemen deel aan multicenter uitgevoerd klinisch onderzoek. Voorbeelden van beroepsverenigingen die een belangrijke rol spelen op dit gebied zijn de Stichting Hemato-Oncologie voor Volwassenen Nederland (Hovon), de Borstkanker Onderzoek Groep (BOOG) en de Dutch Colorectal Cancer Group (DCCG). Klinisch vergelijkend onderzoek vindt steeds meer in internationaal verband plaats. Voor Nederland is hierbij vooral de EORTC (European Organisation for Research and Treatment of Cancer) (www.eortc.be) van belang. Mede dankzij een bijzonder systeem van financiering van datamanagement door KWF Kankerbestrijding en het Ministerie van VWS voor klinisch vergelijkend onderzoek kent Nederland een relatief hoge graad van participatie in Europese trials. Onderzoek naar methoden om nieuwe behandelingen van bewezen waarde op een effectieve wijze te implementeren in de zorg vindt in Nederland op beperkte schaal plaats.

Voor de toekomst is, gezien het te verwachten aantal oudere patiënten, wetenschappelijk onderzoek naar behandeling van deze patiënten opportuun, mede in het licht van bij deze patiënten vaak aanwezige comorbiditeit.

Kwaliteit van leven is tegenwoordig een van de vaste onderzoekselementen in klinische trials. Aangezien meer mensen met kanker langdurig overleven, komt de kwaliteit van leven ook na de behandeling meer centraal te staan. Uitkomsten van onderzoek naar late effecten van behandeling, maar ook naar maatschappelijke participatie kunnen aan die kwaliteit een bijdrage leveren. In dit kader kan het project LATER (Lange Termijn Effecten van kinderkanker) genoemd worden, dat wordt uitgevoerd door de vijf kinderoncologische centra en de twee centra voor allogene beenmergtransplantatie. Dit onderzoeksproject richt zich op de late effecten van de behandeling van kinderen met kanker. De uitkomsten van dit onderzoek kunnen leiden tot het ontwikkelen van klinische richtlijnen voor preventie van neveneffecten van de behandeling.

41.6 Voorlichting en begeleiding van patiënten

Behalve aan een goede therapie hebben kankerpatiënten (en hun naasten) behoefte aan informatie en begeleiding. Een eerste bron van informatie voor iemand die geconfronteerd wordt met de diagnose kanker is uiteraard de behandelend arts. Adviezen en ondersteuning bij de voorlichting en begeleiding van patiënten krijgen artsen en ziekenhuizen vanuit de Integrale Kankercentra. Bijvoorbeeld het door de IKC's ontwikkelde *Werkboek patiënteninformatie* helpt bij het opzetten van een goede multidisciplinaire afstemming bij de voorlichting en begeleiding van de patiënt.

Naast de behandelend arts en de huisarts is voor veel mensen die met kanker worden geconfronteerd KWF Kankerbestrijding vaak een bron voor nadere informatie. Via internet, brochures of de gratis KWF Kanker Infolijn (0800-022 66 22) kan in een behoefte aan informatie over de ziekte, de behandeling en eventuele toekomstperspectieven worden voorzien. Daarnaast vervult de KWF Kanker Infolijn voor patiënten en naasten een advies- en verwijsfunctie met betrekking tot zorg en psychosociale ondersteuning. Veel patiënten vinden ook steun bij een patiëntenorganisatie waar zij in contact kunnen komen met een lotgenoot. Nederland kent 24 verschillende landelijk actieve kankerpatiëntenorganisaties die gezamenlijk de Nederlandse Federatie van Kankerpatiëntenorganisaties (NFK) vormen (www.kankerpatient.nl). De NFK is ook de organisatie die zich inzet voor de belangenbehartiging van kankerpatiënten.

Naast de begeleiding en ondersteuning door maatschappelijk werkers en psychologen in het ziekenhuis of door de huisarts, zijn er specifieke voorzieningen op het gebied van begeleiding voor kankerpatiënten ontstaan. In de stichting IPSO (Instellingen Psychosociale Oncologie) (www.ipso.nl) is een aantal van dergelijke professionele instellingen alsmede een aantal inloophuizen verenigd.

In 2007 bracht de Gezondheidsraad het rapport *Nacontrole in de oncologie. Doelen onderscheiden, inhoud onderbouwen* uit, met daarin onder meer de aanbeveling meer systematisch aandacht te besteden aan voorlichting en begeleiding.

41.7 Organisatie en financiering van kankeronderzoek

Kankeronderzoek is bij uitstek een internationale activiteit, waarbij onderzoekers en onderzoeksfinanciers wereldwijd samenwerken. In Nederland vindt het kankeronderzoek plaats in:
- universitaire instellingen;
- Nederlands Kanker Instituut (NKI)/Antoni van Leeuwenhoek Ziekenhuis;
- Rijksinstituut voor Volksgezondheid en Milieu (RIVM);
- private instellingen, waaronder TNO, het Nederlands Instituut voor Onderzoek van de Gezondheidszorg (NIVEL) en het Nationaal Instituut voor Gezondheidsbevordering en Ziektepreventie (NIGZ);
- instituten die vallen onder de Koninklijke Nederlandse Akademie van Wetenschappen (KNAW), waaronder het Hubrecht Instituut.

Financiering van onderzoek vindt plaats via de eerste geldstroom (van het Ministerie van Onderwijs, Cultuur en Wetenschap (OCW) naar de universiteiten), de tweede geldstroom (van de ministeries van OCW en VWS, in belangrijke mate naar ZonMw), en de derde geldstroom, vooral van de gezondheidsfondsen en het bedrijfsleven. Daarnaast zijn er via de EU financiële middelen beschikbaar. Van de derde-geldstroomfinanciering door gezondheidsfondsen is het grootste deel afkomstig van KWF Kankerbestrijding, dat naar schatting ongeveer de helft van het projectgebonden kankeronderzoek in Nederland voor zijn rekening neemt. Om dit te bekostigen besteedt KWF Kankerbestrijding circa 80% van zijn middelen aan kankeronderzoek, inclusief onderwijs en opleiding (ca. 60 miljoen euro in 2008). Kankeronderzoek is kostbaar, vooral als gevolg van de technologische innovaties van de afgelopen jaren en de toenemende mate waarin deze binnen onderzoek en behandeling worden gebruikt. Daarnaast is de uitvoering van translationele en klinische studies bijzonder kostbaar. Het is de verantwoordelijkheid van de overheid zorg te dragen voor de infrastructuur van universiteiten en de universitair medische centra ten behoeve van wetenschappelijk onderzoek. KWF Kankerbestrijding schept door projectgerichte financiering financiële ruimte voor kankeronderzoek binnen die infrastructuur. De rol van KWF Kankerbestrijding kan op die manier aanvullend zijn op de rol van de overheid. De beoordeling van de onderzoeksaanvragen bij KWF Kankerbestrijding vindt plaats door de Wetenschappelijke Raad van KWF Kankerbestrijding en de door deze Raad ingestelde beoordelingscommissies, bijgestaan door (inter)nationale vakreferenten. De Raad brengt ook advies uit ten aanzien van subsidies en beurzen in het kader van het onderwijs en opleidingsprogramma voor wetenschappelijk onderzoekers. KWF Kankerbestrijding vindt sturing op basis van kwaliteit van belang, omdat dit leidt tot het bevorderen van kansrijk onderzoek en bijdraagt aan het in stand houden van het zeer hoge kwaliteitsniveau van het Nederlandse kankeronderzoek. (www.kwfkankerbestrijding.nl).

De rol van de Integrale Kankercentra (IKC's) in Nederland

42

M.R. Vos[1]

42.1 Inleiding

De oncologische zorg is bij uitstek een multidisciplinaire aangelegenheid. Een patiënt met kanker krijgt te maken met tal van professionals, die elk op hun eigen vakgebied een voorname rol spelen bij de diagnose, behandeling en nazorg van kanker. Daar komt bij dat de oncologie zo complex is geworden dat bijvoorbeeld één discipline niet in staat is om alle voorkomende vormen van kanker te behandelen. Multidisciplinaire samenwerking is dus letterlijk van levensbelang. De Integrale Kankercentra spelen hierin een belangrijke stimulerende, faciliterende en coördinerende rol. Eenzelfde rol spelen de IKCD's op het gebied van de palliatieve zorg. Om de laatste levensfase van een patiënt zo draaglijk mogelijk te maken is een goede afstemming van kennis en ervaring op medisch, verpleegkundig, psychosociaal en spiritueel vlak van essentieel belang.

42.2 De rol van de Integrale Kankercentra

De Integrale Kankercentra zijn samenwerkingsverbanden tussen zorgverleners en instellingen in de oncologische en palliatieve zorg. Het zijn breed georiënteerde kennis- en kwaliteitscentra die binnen de oncologie en de palliatieve zorg uitgebreide netwerken onderhouden en een makelaarsrol vervullen. Via die netwerken worden de deskundigheid en de multidisciplinaire samenhang in het zorgaanbod op oncologisch en palliatief gebied bevorderd. Door regelmatig informatie te verstrekken wordt het netwerk gestimuleerd tot het verlenen van optimale zorg, zo dicht mogelijk bij huis, voor iedere patiënt met kanker en iedere patiënt in de palliatieve fase.

De integrale kankercentra leveren zelf geen patiëntenzorg, maar zij ondersteunen zorgverleners en instellingen bij het bieden van integrale zorg, zowel intra- als extramuraal. Integrale zorg omvat alle aspecten van zorg in de eerste en tweede lijn: medisch, paramedisch, psychosociaal en verpleegkundig, en is dus per definitie multidisciplinair. Integrale zorg omvat ook het samenbrengen van onderzoek, zorg en onderwijs. De Integrale Kankercentra richten zich naast de professionele doelgroepen op patiëntenverenigingen. Doel is dat de diverse disciplines hun zorg op elkaar afstemmen en zich richten op de individuele behoefte van de patiënt.

42.3 Organisatie

Ons land kent acht regionale IKC's, te weten IKA (Amsterdam), IKL (Maastricht), IKMN (Utrecht), IKNO (Groningen/Enschede), IKO (Nijmegen), IKR (Rotterdam), IKW (Leiden), IKZ (Eindhoven).

Door de regionale spreiding is er een landelijke dekking. De Integrale Kankercentra hebben elk een werkgebied met één tot drie miljoen inwoners, waarin zich vijf tot twintig ziekenhuizen bevinden. Bij de kankercentra werken ruim driehonderd werknemers en vierhonderd consulenten. De IKC's zijn onafhankelijke privaatrechtelijke instellingen. Alle ziekenhuizen zijn aangesloten bij een Integraal Kankercentrum.

De acht Integrale Kankercentra vormen gezamenlijk de Vereniging van Integrale Kankercentra (VIKC). De IKC's werken intensief samen. Zo worden gezamenlijk programma's ontwikkeld en uitgevoerd als de Nederlandse Kankerregistratie (NKR), richtlijnen voor diagnostiek, behandeling en zorg, organisatie en kwaliteit van de oncologische zorg, palliatieve zorg, revalidatie en nazorg, ondersteuning klinisch vergelijkend onderzoek en digitale informatievoorziening (zie www.ikcnet.nl).

De VIKC vertegenwoordigt de regionale Integrale Kankercentra op landelijk niveau en is tevens de gesprekspartner voor internationale contacten en projecten.

42.4 Financiering

De Integrale Kankercentra worden gefinancierd op basis van de Wet tarieven gezondheidszorg (Wtg). Elk Integraal Kankercentrum ontvangt jaarlijks een vast bedrag voor de bureauformatie en locatiekosten en een variabel bedrag

---
[1] Namens de Vereniging van Integrale Kankercentra (VIKC).

voor de consulentdiensten en de kankerregistratie. De financiering verloopt via de aangesloten ziekenhuizen. Daarnaast ontvangen de IKC's subsidies van KWF Kankerbestrijding, het Ministerie van Volksgezondheid, Welzijn en Sport (VWS) en van andere organisaties.

Zes van de acht IKC's zijn bezig met de voorbereidingen van een fusie per 1 januari 2011. De huidige VIKC zal worden opgeheven en er ontstaat een nieuwe stichting met als werktitel Integraal Kankercentrum Nederland (IKCN).

42.5 Programma's

Het voert te ver om op deze plaats een uitputtende opsomming te geven van alle taken en bezigheden van de IKC's. Om een goed beeld te geven wordt nader ingegaan op enkele belangrijke programma's die door de Integrale Kankercentra gezamenlijk in VIKC-verband worden uitgevoerd.

NEDERLANDSE KANKERREGISTRATIE

Kanker kan beter worden bestreden als er meer inzicht bestaat in de mate waarin kanker voorkomt. Vandaar dat de gegevens van alle kankerpatiënten worden vastgelegd in de Nederlandse Kankerregistratie (NKR). De Nederlandse Kankerregistratie is samengesteld uit gegevens die door de Integrale Kankercentra in de regio's worden verzameld. Daartoe worden de gegevens uit de (elektronische) patiëntendossiers ((E)PD's) van de verschillende ziekenhuizen door registratiemedewerkers van de IKC's in de landelijke NKR-database ingevoerd. De NKR is een betrouwbare informatiebron die belangrijke gegevens levert voor epidemiologisch onderzoek, klinische studies, evaluatie van preventieprogramma's, evaluatie van richtlijnen en het ontwikkelen van beleid door zorginstellingen en overheid. De Nederlandse Kankerregistratie vormt een onderdeel van de internationale en Europese databanken met gegevens over kanker. Meer informatie is te vinden via de website www.ikcnet.nl/cijfers.

RICHTLIJNEN VOOR DIAGNOSTIEK, BEHANDELING EN ZORG

Landelijke multidisciplinaire richtlijnwerkgroepen ontwikkelen en reviseren onder de regie en met ondersteuning van de VIKC landelijke richtlijnen voor de oncologische en palliatieve zorg. De professionals die in deze werkgroepen richtlijnen ontwikkelen worden gemandateerd door beroeps- en wetenschappelijke verenigingen. Daarnaast participeren de patiëntenverenigingen actief in de werkgroep. De richtlijnen die ze maken zijn multidisciplinair en – zoveel mogelijk – evidence-based. De VIKC ontwikkelt landelijke multidisciplinaire richtlijnen, de regionale IKC's zorgen voor implementatie en evaluatie; dit is internationaal een uniek concept. De VIKC publiceert de richtlijnen digitaal op haar websites www.oncoline.nl en www.pallialine.nl. Door de landelijke procedure voor revisie van richtlijnen zijn deze up-to-date. Door middel van de Nederlandse Kankerregistratie en aanvullende gegevens meten de IKC's het gebruik van richtlijnen op lokaal, regionaal en landelijk niveau, ten behoeve van het verbeteren van de zorginhoudelijke aspecten. De uitkomst van deze meting wordt ook gebruikt bij het reviseren van richtlijnen. Op de websites Oncoline en Pallialine kunnen zorgverleners ruim 130 richtlijnen raadplegen, printen en downloaden op zakcomputers.

ORGANISATIE EN KWALITEIT VAN DE ONCOLOGISCHE ZORG

Voor het verbeteren van het oncologische zorgproces hebben de IKC's gezamenlijk het Kwaliteitskader organisatie oncologische zorg ontwikkeld. Het Kwaliteitskader is een richtlijn voor de organisatie van de oncologische zorg. De elektronische zelfevaluatiegids biedt ziekenhuizen een instrument voor kwaliteitstoetsing. Het kader is te gebruiken als een checklist, waarmee inzichtelijk kan worden gemaakt hoe het staat met de kwaliteit van de organisatie van de oncologische zorg

Naast de zelfevaluaties hebben de ziekenhuizen de mogelijkheid zich te laten visiteren door de Integrale Kankercentra om zodoende de kwaliteit van de oncologische zorg te laten spiegelen en bespreken.

Visitatie is een externe toetsing van de multidisciplinaire oncologische zorg door beroepsgenoten. Zij onderzoeken op basis van het Kwaliteitskader oncologische zorg of een ziekenhuis de organisatie van de oncologische zorg voldoende heeft geregeld en geborgd. De visitatiecommissie bestaat uit beroepsgenoten van andere ziekenhuizen. De uitvoering van visitaties staat onder toezicht van een Plenaire Visitatie Commissie. Deze commissie stelt het visitatierapport vast. Het volgende visitatiebezoek vindt in principe na vier jaar plaats. Ziekenhuizen kunnen ook een deelaccreditatie voor het oncologisch proces aanvragen bij het Nederlands Instituut voor Accreditatie in de Zorg (NIAZ). Een deelaccreditatie wordt door het NIAZ alleen uitgevoerd in combinatie met een IKC-visitatie. Het is mogelijk een deelaccreditatie aan te vragen als voorbereiding op een ziekenhuisbrede accreditatie. Men kan daarbij eventueel kiezen voor een bestendigde deelaccreditatie die iedere vier jaar wordt herhaald en ook zal worden uitgevoerd indien het ziekenhuis inmiddels in zijn geheel is geaccrediteerd.

Rapportages van zelfevaluatie, visitatie en deelaccreditatie vormen een belangrijk startpunt voor verbetertrajecten in een ziekenhuis. De Integrale Kankercentra ondersteunen dergelijke projecten. Verbeterprojecten kunnen regionaal of landelijk worden uitgevoerd. Voorbeelden zijn:

- verbeteren van de structuur van de oncologiebespreking;
- verbeteren van de zorglogistiek en planning;
- verbeteren van de informatievoorziening aan patiënten;
- realiseren van ketenzorg.

Voordeel van deze methode is dat hij een continue verbetering en borging biedt.

Via de CBO-doorbraakmethode of Kankerzorg-steeds-beter-projecten van de Integrale Kankercentra (waaronder Mammazorg Steeds Beter en Longkankerzorg Steeds Beter) werken multidisciplinaire teams op projectbasis aan optimalisatie van de zorg of een zorgproces. Inzet is om binnen één jaar aantoonbare verbeteringen in de zorg te realiseren. Deze verbeteringen omvatten zorginhoudelijke aspecten en logistieke doelstellingen op lokaal niveau, zoals:
- organiseren van een multidisciplinair overleg;
- inrichten van een andere zorglogistiek;
- verminderen van wachttijden voor de polikliniek, diagnostiek en behandeling.

Met behulp van indicatoren worden de resultaten van de verbeteringen gemeten. Voor de resultaten van deze projecten wordt verwezen naar de website www.ikcnet.nl.

Vermeldenswaard zijn de IKC-consulenten. Deze consulenten zijn medisch specialisten van verschillende disciplines gespecialiseerd in de oncologie, die veelal in dienst zijn van de universitaire ziekenhuizen. Ze adviseren en ondersteunen met hun kennis en kunde collega-specialisten in de algemene ziekenhuizen bij de diagnostiek, behandeling en follow-up van complexe oncologische vraagstukken. Hierdoor is het mogelijk dat patiënten in een ziekenhuis dicht bij huis behandeld en verzorgd worden. Ongeveer 400 oncologen uit de topklinische oncologische centra adviseren de medisch specialisten, werkzaam in ruim 100 regionale ziekenhuizen, over de gewenste behandeling van patiënten. Deze dienst wordt gefinancierd door de Integrale Kankercentra.

Kennisuitwisseling vindt ook plaats via nieuwe methoden als mentorchirurgie, workshops en videoconferencing. Bij videoconferencing krijgen betrokkenen de mogelijkheid om met een beeld- en geluidsverbinding deel te nemen aan oncologiebesprekingen.

Naast medisch-specialistische consulenten zetten de kankercentra verpleegkundige, paramedische, psychosociale en epidemiologische consulenten in de oncologische zorg in. Zij zijn op de hoogte van de nieuwste inzichten en ontwikkelingen op hun specifieke vakgebied en dragen deze over via de oncologische netwerken en werkgroepen.

REVALIDATIE

De Gezondheidsraad heeft in het rapport *Nacontrole in de oncologie* (maart 2007) geconcludeerd dat de nazorg en nacontrole bij kanker sterk moeten verbeteren. De raad wilde dat binnen vijf jaar per tumorsoort een programma voor nacontrole ontwikkeld is en dat iedere patiënt een individueel nazorgplan krijgt. Dit rapport vormt de belangrijkste onderbouwing voor de activiteiten in het VIKC-programma *Herstel na kanker*. Een richtlijn *Herstel na kanker* en een richtlijn *Oncologische revalidatie* worden door de gezamenlijke IKC's opgesteld en zijn in 2010 gereed.

Het kwaliteitsinstrument voor revalidatieprogramma's voor kankerpatiënten onder de naam Herstel & Balans is jaren geleden door de Integrale Kankercentra ontwikkeld, geïmplementeerd en wordt steeds weer verbeterd. Herstel & Balans is een revalidatieprogramma voor mensen met kanker waarin lichaamsbeweging en psychosociale begeleiding gecombineerd worden.

Dit programma moet leiden tot het verminderen van onder andere vermoeidheidsklachten en het verbeteren van de kwaliteit van leven. De Integrale Kankercentra participeren niet in de daadwerkelijke uitvoering van het programma dat in handen is van zorgaanbieders. Voor meer informatie zie de website www.herstelenbalans.nl.

PALLIATIEVE ZORG

Mensen in de laatste fase (drie tot zes maanden) van hun leven hebben recht op optimale palliatieve zorg. Deze zorg vraagt inhoudelijke kennis en ervaring op het medische, verpleegkundige, psychosociale en spirituele vlak, onder andere in de relatie met het sterven. Daarnaast vergt palliatieve zorg kennis van de organisatie van deze zorg in de regio. Een aanzienlijk deel van de palliatieve zorg heeft betrekking op kankerpatiënten. De Integrale Kankercentra spelen een rol bij de regionale coördinatie en ondersteuning van lokale netwerken palliatieve zorg. In het hele land hebben de Integrale Kankercentra multidisciplinaire consultatieteams opgericht waar zorgverleners uit alle sectoren van de zorg terecht kunnen met vragen over of problemen met patiënten in de laatste fase voor hun overlijden.

De zorg voor een patiënt in de terminale fase stelt hoge eisen aan kwaliteit en deskundigheid van de betrokken zorgverleners. Per huisartsenpraktijk overlijden jaarlijks gemiddeld drie tot vijf patiënten thuis als gevolg van een niet-acute aandoening, vaak met een verschillend verloop. Het is moeilijk om alle kennis up-to-date te houden of altijd een accuraat antwoord paraat te hebben. De mogelijkheid om gespecialiseerde collega's te consulteren biedt hierbij uitkomst. Landelijk is er een uniforme consultregistratie opgezet voor evaluatiedoeleinden en om een beeld te krijgen van de behoefte aan meer of andere informatie of scholing.

De consulenten van de Integrale Kankercentra verlenen ook diensten op het gebied van deskundigheidsbevordering, kwaliteitsbeleid en implementatie van onderzoeksresultaten. Sinds januari 2007 worden de richtlijnen over palliatieve zorg gepubliceerd op een aparte website (www.pallialine.nl). Samen met Agora verzorgt de VIKC de website www.netwerkenpalliatievezorg.nl.

ONDERSTEUNING KLINISCH VERGELIJKEND ONDERZOEK

Klinische research is een belangrijke motor voor vernieuwingen in de gezondheidszorg. De Integrale Kankercentra ondersteunen klinisch vergelijkend onderzoek om participatie aan klinische trials te bevorderen (een systematische vergelijking tussen de standaard en een nieuwe vorm van diagnostiek of behandeling) door specialisten in de diverse ziekenhuizen. De IKC's voeren het datamanagement uit van regionale, landelijke en internationale klinische trials. Daarnaast wordt ondersteuning geboden aan onderzoekers bij de start en uitvoering van trials. Daarop is de Wet medisch-wetenschappelijk onderzoek met mensen (WMO) van toepassing. Daarin staat onder welke voorwaarden wetenschappelijk onderzoek bij mensen mag plaatsvinden. Onderzoekers zijn verplicht het onderzoek vooraf te laten goedkeuren, zodat duidelijk is dat aan alle voorwaarden is voldaan. Daarvoor stellen zij een zogenoemd onderzoeksprotocol op. In het onderzoeksprotocol staat precies beschreven hoe het onderzoek verloopt. Belangrijk voor patiënten zijn daarbij de voorwaarden voor deelname (toelatingscriteria) aan het onderzoek, bijvoorbeeld leeftijd, ziektegeschiedenis, soort kanker, stadium en eerdere behandelingen. Alleen wanneer patiënten voldoen aan de voorwaarden die in het protocol staan omschreven, kan men in aanmerking komen voor deelname aan het onderzoek. In het onderzoeksprotocol staat ook beschreven wanneer een onderzoek gestaakt moet worden, bijvoorbeeld wanneer er onverwacht schadelijke effecten optreden. De datamanagers houden de gegevens bij ten behoeve van het onderzoek. In diverse ziekenhuizen zijn researchverpleegkundigen werkzaam die het proces ondersteunen.

DIGITALE INFORMATIEVOORZIENING

Het aanbod aan informatie over kanker op internet is zo overweldigend dat veel mensen door de bomen het bos niet meer zien. De Integrale Kankercentra werken samen met KWF Kankerbestrijding en de Nederlandse Federatie van Kankerpatiëntenverenigingen (NFK) aan een vorm om gezamenlijk betrouwbare en actuele informatie te ontsluiten voor patiënten, naasten en professionals.

Kernpunten

- De toegevoegde waarde van de Integrale Kankercentra is samen te vatten als het op gestructureerde en integrale wijze ontwikkelen, implementeren, evalueren (meten) en verbeteren van de oncologische en palliatieve zorg om de kwaliteit van leven van de patiënt te optimaliseren.
- Vanwege deze gestructureerde en integrale benadering zijn de activiteiten, diensten en producten van de IKC's aan elkaar gerelateerd en niet los van elkaar te zien.
- Het integrale karakter is ook herkenbaar doordat de Integrale Kankercentra zich richten op de oncologische en palliatieve zorgketen (patiëntentraject) vanaf de (vroeg)diagnostiek, behandeling, nazorg tot en met de palliatieve zorg in de terminale fase. Omdat de zorg steeds aan veranderingen onderhevig is, biedt dit kwaliteitssysteem de beste garantie dat een ontwikkeling op een bepaald terrein direct tot aanpassingen leidt in de totale keten.

42.6 Landelijk wat kan, regionaal wat moet

De acht Integrale Kankercentra vormen gezamenlijk één landelijk dekkend geheel van regionale netwerken. Hierin zijn alle betrokken disciplines, instellingen en andere stakeholders vertegenwoordigd. Deze structuur maakt het mogelijk efficiënt met de inzet van betrokkenen om te gaan en zo slagvaardig mogelijk de doelen te realiseren. Steeds wordt gezocht naar de optimale verhouding tussen landelijke uniformiteit en regie enerzijds en regionale betrokkenheid, draagvlak en creativiteit anderzijds.

Soms komen producten of diensten regionaal tot ontwikkeling en worden deze bij succes later landelijk overgenomen. Maar er zijn ook activiteiten die van meet af aan landelijk worden aangepakt. Steeds wordt de afweging gemaakt welke aanpak het meest effectief én efficiënt is: landelijk of regionaal. Zo ligt het voor de hand dat richtlijnen en daarvan afgeleide kwaliteitsindicatoren, landelijk ontwikkeld worden, maar regionaal geïmplementeerd.

Deze werkwijze vraagt om een grote flexibiliteit van de Integrale Kankercentra, die mogelijk is dankzij de samenwerking in de Vereniging van Integrale Kankercentra. Overigens mag van de Integrale Kankercentra verwacht worden dat zij hun activiteiten maximaal afstemmen met andere organisaties zoals de NFK, KWF Kankerbestrijding, Orde van Medisch Specialisten, NVZ en NFU, VNVN, Inspectie voor de Gezondheidszorg (IGZ) en Zorgverzekeraars Nederland (ZN).

Bij dit alles is de onafhankelijke positie van de Integrale Kankercentra ten opzichte en te midden van alle betrokkenen en belanghebbenden van essentiële waarde. Het ontwikkelen van richtlijnen en indicatoren samen met onder meer professionals, bestuurders en patiëntenorganisaties en vervolgens het meten en terugkoppelen van de resultaten, is gebaat bij onderling vertrouwen. De Integrale Kankercentra geven op transparante wijze inzicht in de verrichte activiteiten en behaalde resultaten.

Tot slot

Kanker is de meest voorkomende doodsoorzaak in Nederland. En met de toenemende vergrijzing wordt het aantal oncologiepatiënten alleen groter. Gelukkig zijn de kennis en kunde binnen de oncologische zorg de afgelopen jaren toegenomen. De diagnosetechnieken, behandelmethoden, medicijnen en (na)zorg voor de patiënten zijn naar een hoger niveau getild. De IKC's en de VIKC hebben een belangrijke bijdrage geleverd aan deze kwaliteitsverbetering en willen zich ook in de toekomst sterk maken voor het verder optimaliseren van de zorg aan kankerpatiënten samen met de overige belangrijke partners en binnen het NPK (Nationaal Programma Kankerbestrijding; www npknet.nl). De strijd om te overleven is immers de moeite waard om gestreden te worden en ook als de behandeling uiteindelijk tot sterven leidt, is de kwaliteit van zorg belangrijk in de stervensfase.

Meer informatie over de IKC's en de VIKC is te vinden op internet: www.ikcnet.nl

Nacontrole

J. Kievit

43

43.1 Inleiding

Van de Nederlandse bevolking, die begin 2009 16,5 miljoen mensen telt, is bij bijna 400.000 personen (2,3%) in de afgelopen twintig jaar de diagnose kanker gesteld (KWF Kankerbestrijding, 2004). De meesten van hen zijn behandeld met chirurgie, radiotherapie of medicamenteuze therapie, veelal in combinatie. De helft van die patiënten (1,2%) is minder dan vijf jaar geleden behandeld en ondergaat nog steeds een vorm van nazorg c.q. nacontrole. Jaarlijks bezoeken ongeveer 200.000-300.000 mensen daarvoor een ziekenhuispolikliniek, met ongeveer 500.000 jaarlijkse oncologische arts-patiëntcontacten.

43.2 Behandeld voor kanker, en dan?

Wanneer een behandeling voor kanker is voltooid, betekent dat allerminst dat daarmee de problemen voor de patiënt voorbij zijn. Dan begint voor patiënten de moeilijke taak te leren omgaan met de gevolgen van ziekte en behandeling. Afgezien van de onzekerheid over de toekomst die de diagnose 'kanker' met zich meebrengt, kunnen algemene klachten van lichamelijke, psychische en sociale aard voorkomen, zoals verminderde belastbaarheid, vermoeidheid, pijn, slapeloosheid, en gevoelens van angst en depressie (Ganz et al., 2008; Arndt et al., 2004). Afhankelijk van het type kanker, de lokalisatie en het aangedane orgaan of orgaansysteem kunnen lichamelijke functies beperkt of verstoord zijn, zoals de spraak bij strottenhoofdkanker, eetlust en voeding bij kanker van slokdarm en/of maag, en (in)continentie en seksualiteit bij tumoren in het kleine bekken. Ook kunnen de gevolgen van ziekte en/of behandeling leiden tot een negatief zelfbeeld, dat kan bijdragen aan een verminderde kwaliteit van leven. Gelukkig hervinden de meeste mensen uiteindelijk hun evenwicht, al dan niet met aanpassingen in werk- of privésituatie. Niet zelden zijn zij zich zelfs nog meer dan voorheen bewust van de goede dingen die het leven te bieden heeft. Anderzijds zijn er ook patiënten bij wie de nadelige effecten niet verdwijnen, of zelfs pas later duidelijk worden (Phipps et al., 2008).

Behalve de hiervoor beschreven directe gevolgen van kanker, kunnen mensen die kanker overwonnen hebben op de lange termijn met problemen te maken krijgen. Allereerst zijn er de langetermijngevolgen van behandelingen als chemotherapie of bestraling. Wanneer bekend is welke specifieke gevolgen een gegeven behandeling op de lange termijn kan hebben, dan kunnen die gevolgen desgewenst gericht worden gemonitord. Van veel nieuwe behandelingen zijn die gevolgen echter nog onvoldoende bekend en is gerichte monitoring dus niet mogelijk. In dat geval kan nader onderzoek gewenst zijn. Een ander risico op de lange termijn is dat kanker opnieuw opduikt. Dat kan als een lokaal of regionaal recidief, of als metastase(n) op afstand. Maar ook, afhankelijk van het type kanker en van eventueel onderliggende oorzaken, als een gerelateerd type kanker. Voorbeelden daarvan zijn het optreden van een tweede tumor in de borst of van eierstokkanker bij patiënten met BRCA-positieve borstkanker (Kramer et al., 2005). Ook het ontstaan van slokdarm- of longkanker bij patiënten met hoofd-halskanker is een voorbeeld, waarbij niet zozeer genetische aanleg als wel lifestyle de verbindende oorzakelijke factor is.

Dat alles betekent dat het einde van de behandeling voor patiënten niet betekent dat ook het kankerprobleem daarmee eindigt. Ook na in opzet curatieve behandeling zijn er zaken waarvoor patiënten nazorg en/of nacontrole nodig hebben. Niet voor niets wordt dan ook al vele decennia gewezen op het belang daarvan.

43.3 Nazorg en nacontrole

Het onderscheid tussen nazorg en nacontrole is verduidelijkt in het rapport van de Gezondheidsraad *Nacontrole in de oncologie*, dat in 2007 verscheen (Gezondheidsraad, 2007). Het gedachtegoed in dit hoofdstuk is in belangrijke mate gebaseerd op de hoofdlijnen van dat rapport (waarvan in overleg en onder dankzegging aan de Raad en de betreffende commissie gebruik wordt gemaakt).

Het rapport van de Gezondheidsraad spreekt van *nazorg* wanneer er sprake is van medische hulp volgend op een behandeling voor kanker. Deze wordt geïnitieerd door de hulpvraag van de patiënt, op basis van een probleem, een klacht of een bevinding die te maken zou kunnen hebben met de eerder gediagnosticeerde kanker. Nazorg (in de oncologie) is dan dus medische zorg die in het verlengde van een kankerbehandeling wordt gegeven. Typische nazorgactiviteiten zijn voorlichting en begeleiding, het monitoren en beoordelen van directe of late effecten van ziekte, en aandacht voor en behandeling van somatische, psychische en sociale gevolgen van kanker.

Het initiatief voor medische zorg na kanker kan ook uitgaan van de zorgverlener, volgens een van tevoren vastgelegd schema. Men spreekt dan van *nacontrole*. Nacontrole is dus programmatisch aangeboden nazorg en bestaat uit een afsprakenschema dat per tumorsoort wordt gespecificeerd door de hulpverlener en waarbij de uit te voeren diagnostiek min of meer vastligt. Het onderscheid tussen nazorg en nacontrole ligt dus niet zozeer in de doelstelling als wel in de fase van het zorgproces, de organisatie en in het initiatief.

Dit onderscheid is niet alleen academisch, maar is ook van groot belang voor de vraag naar de zin en de gewenstheid. Nazorg komt tegemoet aan en wordt gestuurd door de zorgbehoefte van de patiënt die is behandeld voor kanker. Nazorg hoort bij goed hulpverlenerschap en staat dus niet ter discussie. Nacontrole is echter een hulpverlenersinitiatief dat ongevraagd aan de patiënt wordt aangeboden – soms zelfs 'opgedrongen' –, dat niet alleen voordelen heeft maar ook nadelen kan hebben. Daarom verdient nacontrole een kritische beschouwing en is de vraag in hoeverre nacontrole zinvol en gewenst is wel degelijk van belang.

Dit hoofdstuk gaat in op die vraag, en neemt als (vanzelfsprekend) uitgangspunt dat de toetssteen voor zinnige zorg ligt in de netto gezondheidswinst die die zorg kan opleveren voor patiënten, nu en in de toekomst.

> **Kernpunt**
>
> Nacontrole verschilt van nazorg, in de zin dat nacontrole programmatisch wordt aangeboden volgens een bepaald schema, ongeacht de aan- of afwezige hulpvraag van de patiënt. De zin van nacontrole verdient daarom een meer dan gemiddeld kritische toetsing.

43.4 Nacontrole: publieke beeldvorming

Traditioneel is oncologische nacontrole gefocust op de vroege opsporing van kankerrecidieven en in mindere mate op de problemen die patiënten ervaren. Dat is des te opmerkelijker omdat er nog al wat (wetenschappelijke) twijfel bestaat over het nut van de vroege opsporing van veel soorten kankerrecidieven, over de gezondheidswinst die dat oplevert. Die twijfel in de voorlichting over kanker aan patiënten en publiek is onderbelicht gebleven om redenen waarnaar men slechts kan gissen. Zo wordt in de voorlichting over kanker standaard, onder meer op de KWF-website, het grote belang van een vroege diagnose benadrukt: *'Vroege ontdekking van kanker is heel belangrijk. Hoe eerder kanker wordt ontdekt, hoe groter de kans is op een minder ingrijpende behandeling. Bovendien is bij vroegtijdige ontdekking van kanker de kans op langdurige overleving vaak groter'* (zie http://www.kwfkankerbestrijding.nl/index.jsp?objectid=16082). Het is dan ook niet verwonderlijk dat patiënten veel belang hechten aan vroege detectie van terugkerende kanker. Alleen al uit het feit dat veel patiënten trouw op controle blijven komen en uit de moeite die zij ermee hebben wanneer die controle beëindigd wordt, blijkt hoe belangrijk nacontrole wordt gevonden.

Nu zijn er wel degelijk kankerrecidieven respectievelijk metastasen die goed behandelbaar zijn en na behandeling een goede prognose hebben. In heel veel gevallen is een lokaal recidief of een metastase op afstand echter niet echt goed behandelbaar en is er met name geen winst te verwachten van een zo vroeg mogelijke detectie. Detectie zonder mogelijkheid tot genezing en – bij asymptomatische ziekte ook geen reden voor palliatie – leidt dan alleen maar tot een eerder besef van 'ongeneeslijkheid', en daarmee tot verlies van kwaliteit van leven.

> **Kernpunt**
>
> In de voorlichting aan het publiek dient te worden benadrukt dat het belang van vroege detectie bij recidieven van kanker veel minder duidelijk is dan bij primaire kanker en dat vroege detectie van recidieven in nogal wat gevallen slechts leidt tot verlies van kwaliteit van leven, zonder de mogelijkheid van overlevingswinst.

43.5 Nacontrole: doelen

Gegeven de precaire balans tussen gezondheidswinst en -verlies dient oncologische nacontrole zeer zorgvuldig vormgegeven te worden. Die zorgvuldigheid vereist terughoudendheid ten aanzien van het najagen van onrealistische doelen en het zorgvuldig focussen op zaken die wel winst kunnen opleveren. Over de doelen en hun haalbaarheid dient tussen arts en patiënt geen misverstand te bestaan en over het belang van die doelen dienen zij het samen eens te zijn. In het rapport van de Gezondheidsraad worden twee hoofddoelen onderscheiden: A) vermindering van ziektelast en B) evaluatie van het medisch handelen.

Het begrip 'ziektelast' van hoofddoel A is breed en kan betrekking hebben op lichamelijke maar ook op psychische en/of sociale problemen. Het kan gaan om manifeste problemen, zoals angst, pijn of functiebeperkingen maar ook om occulte processen, om veranderingen die nu misschien nog niet merkbaar zijn maar die de patiënt op termijn wel kunnen schaden. Bij die 'oc-

Tabel 43.1	De verschillende hoofd- en subdoelstellingen van oncologische nacontrole.					
hoofddoel	A beperking ziektelast					B evaluatie medisch handelen
subdoel	A1 signaleren, begeleiden en behandelen van gevolgen van ziekte en behandeling		A2 vroege detectie nieuwe manifestaties van kanker			
	directe gevolgen	late gevolgen				
beoogd effect	reductie ziektelast	preventie ziektelast	verlenging levensduur			verbetering kwaliteit van zorg
gezondheidsaspect	somatisch	psychosociaal	in behandeld gebied en elders			
tijdstermijn	vroeg	vroeg	midden en laat	vroeg, midden en laat		vroeg, midden en laat
uitwerking	deelscenario	deelscenario	deelscenario	deelscenario		deelscenario
resultaat	*programma van nacontrole*					

culte' processen kan het gaan om nieuwe manifestaties van kanker, maar ook om – in oncologische zin – goedaardige problemen, zoals neurologische stoornissen, of problemen met hart- of nierfunctie die als gevolg van de behandeling kunnen optreden (Buijs et al., 2007; Bardi et al., 2004; Shankar et al., 2008).

Vanwege de diversiteit aan mogelijke problemen en in de hoop doelen en aanpak optimaal af te stemmen wordt het eerste hoofddoel – vermindering van ziektelast – verder onderverdeeld in twee subdoelen. Het eerste subdoel is de signalering, begeleiding en behandeling van de gevolgen van ziekte en behandeling, het tweede de vroege detectie van nieuwe manifestaties van kanker. Kort gezegd gaat het bij subdoel A1 om begeleiding en bij A2 om vroege opsporing. Bij de vroege opsporing van kankerrecidieven is er de hoop dat, als behandelbare recidieven eerder worden gevonden, die eerdere behandeling meer gezondheidswinst oplevert. Als er echter 'iets' gevonden wordt, kan dat 'iets' heel goed een fout-positieve bevinding zijn die ten onrechte angst veroorzaakt, totdat uiteindelijk kan worden bewezen dat er niets aan de hand was. Dat 'iets' kan ook een terecht-positieve bevinding zijn, maar dan van een onbehandelbaar recidief. In dat geval wordt een patiënt alleen maar eerder geconfronteerd met belastende kennis over ongeneeslijke kanker.

Bij het tweede hoofddoel (B) – evaluatie van het medisch handelen – gaat het niet primair om de gezondheid van de patiënt die die controle ondergaat, maar om de toetsing van de kwaliteit van oncologische zorg, in de hoop die kwaliteit op termijn te verbeteren. Het gaat hier dus om een breder maatschappelijk doel, de gezondheid van andere – toekomstige – patiënten met kanker. Ook wetenschappelijk onderzoek, met als doel medische inzichten aan te scherpen en medische zorg te verbeteren, valt daaronder.

Hoewel de meeste patiënten graag aan dergelijke maatschappelijke doelen zullen bijdragen tot heil van anderen, betekent dat niet dat dit zonder overleg van hen mag worden geëist. De zorgvuldigheid gebiedt dat voor dergelijke kennisvergaring, net als voor ieder onderzoek, via een klassiek 'informed consent' wordt nagegaan of een patiënt bereid is daaraan mee te werken. In tabel 43.1 worden hoofd- en subdoelen van nacontrole nog eens in hun onderlinge samenhang weergegeven.

Het identificeren van zinvolle en realistische doelen is van groot belang, maar is op zichzelf niet genoeg. Die doelen moeten worden vertaald naar zorgactiviteiten, die op zo efficiënt mogelijke wijze bijdragen aan het bereiken van dat doel. Al die activiteiten vergen inzet van zowel patiënt als arts. Zij eisen daarmee een deel van de beperkt beschikbare zorgcapaciteit op, die zo wordt onttrokken aan andere, mogelijk zinvollere gebieden van (oncologische) zorg. Alleen al uit overwegingen van efficiëntie dient de praktische invulling van nacontrole zorgvuldig te geschieden. Maar zorgvuldigheid is niet alleen van belang vanuit maatschappelijk perspectief. Evenzeer, misschien nog wel meer, is zij van belang voor de patiënt, om te voorkomen dat die onnodig wordt belast of gezondheidsverlies lijdt. Er is de directe stress van de nacontrolebezoeken zelf en het verlies van kwaliteit van leven wanneer er fout-positieve bevindingen worden gedaan, of wanneer er onbehandelbare recidieven worden gevonden. In meer indirecte zin is er de medicalisering die de patiënt kan belemmeren de draad van het leven weer helemaal op te pakken. Die ongewenste effecten zijn, misschien nog wel meer dan het kostenaspect, redenen voortdurend kritisch te bekijken of nacontrole wel realistisch, effectief en de moeite waard is.

> **Kernpunt**
>
> Bij oncologische nacontrole worden drie belangrijke doelen onderscheiden:
> 1. ondersteuning en begeleiding van de patiënt met betrekking tot de gevolgen van kanker en de behandeling ervan;
> 2. vroege detectie van nieuwe manifestaties van kanker;
> 3. toetsing van de kwaliteit van de geboden zorg.
>
> De eerste twee doelen kunnen worden samengevat onder het hoofddoel 'beperking van ziektelast'. Doelen en hun haalbaarheid dienen bepalend te zijn voor de vormgeving en uitvoering van nacontrole.

43.6 Nacontrole en 'evidence'

De medische zorg die in het basispakket van de Nederlandse gezondheidszorg wordt aangeboden wordt door het College voor zorgverzekeringen (CvZ) getoetst aan de hand van evidence. Om na te gaan of die zorg het geld, dat door de Nederlandse bevolking voor de zorg wordt opgebracht, wel waard is, hanteert het CvZ vier criteria, namelijk 1) noodzakelijkheid, 2) effectiviteit, 3) kosteneffectiviteit en 4) uitvoerbaarheid (zie http://www.cvz.nl/zorgpakket/pakketagenda/commissie/commissie.html). Het eerste criterium – noodzakelijkheid – wordt met name bepaald door de ziektelast; de mate waarin het lichamelijk, geestelijk en/of sociaal functioneren van een patiënt wordt verstoord door ziekte. Criteria 2 en 3 – (kosten)effectiviteit – worden getoetst aan de stand van wetenschap, en criterium 4 aan de praktijk en organisatie van de zorg.

Naar de effectiviteit van nacontrole en van oncologische revalidatie is en wordt de laatste jaren veel onderzoek gedaan. De kwaliteit van dat onderzoek, de resultaten, en daarmee de kracht van de bewijsvoering, variëren sterk. De mate waarin de doelen van nacontrole voldoen aan de (evidence-based) CvZ-criteria voor nuttige zorg, verschilt.

Bij het eerste hoofddoel – beperking van ziektelast – staan fundamentele aspecten van goed hulpverlenerschap centraal, zoals bejegening, respect en compassie. Het belang daarvan wordt breed wordt onderschreven. Zo breed, dat het net zo onrealistisch zou zijn om te eisen dat de wenselijkheid van goed hulpverlenerschap in gerandomiseerde trials wordt bewezen, als te eisen dat andere fundamenten van onze maatschappij, zoals medemenselijkheid, eerlijkheid of rechtvaardigheid eerst in trials worden getoetst. De Gezondheidsraadcommissie stelt dan ook dat de toetsing van dit doel niet primair op wetenschappelijke argumenten is te baseren, maar meer axiomatisch en pragmatisch van aard mag zijn, uitgaande van het criterium noodzakelijkheid. Dat neemt niet weg dat er wel degelijk onderzoek is waaruit blijkt dat een goede begeleiding van grote waarde kan zijn voor het herstel van de patiënt met kanker (Newell et al., 2002; Bredart et al., 2002; Ross et al., 2002). Ander onderzoek laat zien dat artsen die begeleidingstaak niet altijd even goed invullen; nogal eens zijn zij meer gefocust op hun routinediagnostiek dan op de problemen van de patiënt, wat kan leiden tot miskenning van problemen, en daarmee tot ineffectieve nazorg (McCool en Morris, 1999). Om onnodig leed te voorkomen, kan het daarom zinvol zijn de aanwezigheid van dergelijke symptomen meer specifiek te toetsen, en in voorkomende gevallen meer gespecialiseerde psychologische hulp in te schakelen (Korfage et al., 2006).

Bij het subdoel "vroege detectie van nieuwe manifestaties van kanker" is sprake van een precaire balans tussen mogelijk gezondheidsnadeel en -voordeel, en dient de toetsing strikt wetenschappelijk te zijn. Die toetsing is lastig, omdat het bij nacontrole gaat om een gecombineerd diagnostisch-therapeutisch programma over langere tijd, met een lage incidentie van de beoogde uitkomst (detectie van een kankerrecidief dat beter behandelbaar is in een vroeger stadium). Veel wetenschappelijk onderzoek naar de waarde van nacontrole is dan ook van matige kwaliteit, en lijdt onder allerlei vormen van bias, zoals selectiebias, lead time bias, en length time bias. Er zijn maar weinig gerandomiseerde trials verricht naar de waarde van vroege detectie door middel van nacontrole, en de gepubliceerde trials (alle zonder blindering van randomisatie en effectmeting) gaan over patiënten met dikkedarmkanker of borstkanker (Jeffery et al., 2007; Montgomery et al., 2007; Kievit, 2002). Maar ook bij de wel uitgevoerde trials zijn er problemen, zoals 1) onvolledige specificatie van het beleid in proef- en controlegroep (niet alleen ten aanzien van de nacontroleroutine zelf maar vooral ten aanzien van het diagnostische en therapeutische vervolgbeleid voor het geval er afwijkingen worden gevonden), 2) geen blindering, 3) onzorgvuldige verwerking van drop-outs, 4) onvoldoende langdurige observatie en 5) onvoldoende power. Ook zijn er trials waarin de kwaliteit van de initiële kankerzorg beneden de maat is, of die interne inconsistentie vertonen, zoals een negatieve 'lead time', of een lagere cumulatieve incidentie van recidieven bij actieve nacontrole (Pietra et al., 1998; Secco et al., 2002). Dergelijke studies zaaien twijfel over de zorgvuldigheid van methoden en rapportage, en verhevigen de discussie over de zin van nacontrole eerder dan dat ze die sussen (http://www.bmj.com/cgi/eletters/324/7341/813). Voor de vroege opsporing van mogelijk ongewenste late effecten van behandeling geldt een vergelijkbare eis van potentiële gezondheidswinst. Hier kan men echter als argument aandragen dat aan die eis niet alleen behoeft te worden voldaan voor de patiënt zelf in nacontrole, maar dat die eis van potentiële winst ook mag gelden voor toekomstige patiënten. Het gaat hier immers ook om het verminderen van onzekerheid over de mogelijk schadelijke effecten van (nieuwe) oncologische therapieën, zodat met de verkregen informatie voor toekomstige patiënten betere behandelafwegingen en -keuzes kunnen worden gemaakt. Dergelijk onderzoek is zeker van maatschappelijk belang, maar op de medewerking daaraan door de individuele patiënt zijn – zoals bij ieder onderzoek – wel de gebruikelijk regels van informed consent en vrije keuze van toepassing.

Voor het tweede hoofddoel – evaluatie van het medisch handelen (kwaliteitstoetsing) – is nog minder wetenschappelijke bewijsvoering dan voor de beide voorgaande. Dat kwaliteitstoetsing, al dan niet via een systeem van indicatoren, steeds belangrijker wordt, is een maatschappelijk gegeven. Of nacontrole daarvoor echter noodzakelijk is en of er geen efficiëntere methoden zijn om kwaliteit te toetsen en te verbeteren, is nog maar de vraag. Zo kunnen waarschijnlijk betrouwbaarder overlevingscijfers worden verkregen door de koppeling van kanker- en bevolkingsregistraties, dan met behulp van nacontrole.

Hoe terecht de voorgaande kritische kanttekeningen ook zijn, het is allerminst gemakkelijk om het in toekomstig onderzoek op al deze punten beter te doen. Nacontrole is immers een complexe multidimensionele interventie, waarbij het beste beleid op voorhand onduidelijk is, er veel mogelijke strategieën zijn met waarschijnlijk bescheiden verschillen in relevante uitkomsten. Dat alles vereist dat grote aantallen patiënten worden geïncludeerd in zorgvuldig opgezette studies, die langdurig worden vervolgd. Zowel uitvoerbaarheid als trialkosten vormen daarbij al snel een struikelblok.

> **Kernpunten**
>
> - Er is weinig goed onderzoek gedaan naar effectiviteit van nacontrole, onder meer omdat dit onderzoek om meerdere redenen lastig is uit te voeren. Nacontrole hoeft immers niet alleen gezondheidswinst op te leveren maar ook nadelige effecten hebben. Toetsing van de zin van nacontrole aan beschikbaar wetenschappelijk bewijs is zeker gewenst.
> - Det geldt met name voor vroege detectie van kankerrecidieven en andere klinisch niet-manifeste afwijkingen.
> - Het geldt veel minder voor het begeleidingsaspect van nacontrole, waarvan het accent ligt op het eerste jaar na diagnose, en dat onlosmakelijk hoort bij goed hulpverlenerschap.

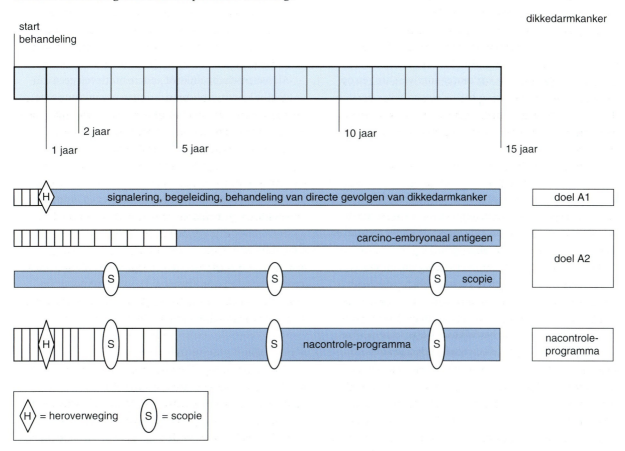

Figuur 43.1 Voorbeeld hoe een programma van nacontrole kan worden opgebouwd uit deelactiviteiten, gebaseerd op doelstellingen, in dit geval A1 en A2. (NB: dit voorbeeld gaat uitdrukkelijk niet om de inhoud van nacontrole bij colorectaal carcinoom, maar om de wijze waarop die inhoud kan worden opgebouwd).

43.7 Ontwerp van een programma van nacontrole

De kern van het rapport van de Gezondheidsraad wordt samengevat in de ondertitel *Doelen onderscheiden, inhoud onderbouwen*. De samenvatting van het rapport geeft negen voorwaarden aan waaraan een programma van nacontrole dient te voldoen, variërend van het expliciteren van doelen en onderbouwing, via eisen aan coördinatie en afronding, tot het omgaan met de late gevolgen van behandeling.

Bij de opbouw van een programma van nacontrole adviseert de raad om modulair te werk te gaan. Eerst worden de realistische doelen onderscheiden en vervolgens wordt op basis van beschikbare evidence nagegaan hoe die doelen worden vertaald naar (deel)activiteiten. De combinatie van al die deelactiviteiten vormt dan het totale programma van nacontrole, zie figuur 43.1.

Een betere afstemming van nacontroleprogramma's op gezondheidswinst zal, op basis van de huidige stand van wetenschap, in veel gevallen leiden tot een accentverschuiving in de richting van een betere begeleiding en ondersteuning van de patiënt in de breedste zin, en weg van het blindelings najagen van kankerrecidieven, in lijn met het onlangs verschenen rapport *Cancer care for the whole patient: meeting psychosocial health needs* van het Institute of Medicine (zie http://www.iom.edu/CMS/3809/34252/47228.aspx) (Jim en Jacobsen, 2008; Amir et al., 2008; Rowland, 2008). Meer nadruk dus op oncologische revalidatie, op 'cancer-survivorship', en op programma's als 'Herstel en balans' (http://www.herstel-en-balans.nl/), en minder nadruk op testen om metastasen te detecteren. Dergelijke wijzigingen in het nacontrolebeleid dienen bij voorkeur niet in de spreekkamer te beginnen in het één-op-één overleg tussen arts en patiënt, maar dienen voort te komen uit een aanpassing van professionele standaarden, en dienen te worden begeleid door goede voorlichting langs de gebruikelijke kanalen zoals de KWF Kankerbestrijding, de Integrale Kankercentra, en de wetenschappelijke verenigingen.

Per doel is in een programma van nacontrole een veelheid aan diagnostische en/of therapeutische interventies en activiteiten beschikbaar. Ook bij de vertaling van doelen naar deelactiviteiten dienen keuzes gemaakt te worden op basis van de best beschikbare wetenschappelijke kennis. Het rapport van de Gezondheidsraad adviseert daarbij modulair te werk te gaan, met allereerst een invulling van deelactiviteiten per doel en daarna een integratie van doelen en deelactiviteiten in een zo efficiënt mogelijk totaalprogramma van nacontrole. In de figuur 43.1 is dat schematisch weergegeven.

43.8 Kwaliteitseisen en aandachtspunten bij nacontrole

Voor de patiëntenzorg betekent het voorgaande het creëren van onderbouwde programma's van nacontrole, uitgaande van het door de Gezondheidsraad geschetste toetsingskader en de daarop gebaseerde richtlijnen, die met steun van onder meer de VIKC tot stand zijn gekomen. Het moet er op termijn toe leiden dat doelen en uitvoering van nacontrole beter sporen met het patiëntenbelang. Er zijn diverse aandachtspunten zowel bij het ontwerp van een nacontroleprogramma als bij de uitvoering ervan in de tijd.

Doelen en hun onderbouwing
Nacontrole dient systematisch te worden opgebouwd. Dat betekent het formuleren van duidelijke en realistische doelen en het daaraan koppelen van doelgerichte activiteiten:
– Voorlichting en psychosociale zorg worden als onderdeel in de nacontrole opgenomen. Psychologische, maatschappelijke en morele motieven voor programmatische nacontrole moeten worden geëxpliciteerd.
– Waar mogelijk is de onderbouwing evidence-based. Daarnaast worden andere dan wetenschappelijke argumenten geëxpliciteerd.
– Wanneer een programma van nacontrole alleen of grotendeels gebaseerd is op het oordeel van experts, dan dient wetenschappelijk onderzoek op dit gebied gestimuleerd te worden.
– Als wetenschappelijke of andere motieven geen duidelijke keuze impliceren, kunnen organisatorische argumenten de doorslag geven. Deze dienen dan als zodanig te worden aangegeven
– Als nacontrole uitsluitend wordt gebruikt om het medisch handelen te evalueren of in het kader van wetenschappelijk onderzoek, dient dit te gebeuren met expliciete toestemming van de patiënt en binnen een systematisch kader.

Coördinatie
Het moet duidelijk zijn welke professional de nacontrole coördineert. Deze professional is – of zorg voor de beschikbaarheid van – een vaste contactpersoon, die laagdrempelig toegankelijk is.

Het moment van heroverweging
Tijdens de nacontrole komt er een moment waarop noodzaak, inhoud en vormgeving van de nacontrole systematisch moeten worden heroverwogen. In veel gevallen komt dit moment ongeveer een jaar na het begin van de nacontrole. De behoefte aan begeleiding neemt dan af en er moet worden nagegaan of er andere redenen zijn om nacontrole te continueren, zoals vroege detectie.

Vroege detectie

Vroege detectie van nieuwe manifestaties van kanker, net zoals de actieve signalering van asymptomatische late effecten van behandeling, dient alleen plaats te vinden bij voldoende wetenschappelijk bewijs van mogelijke gezondheidswinst. Dat betekent dat er voor de patiënt bij wie een asymptomatische afwijking wordt gedetecteerd, een behandeling moet zijn die in het preklinische vroegere stadium effectiever is dan in een later stadium als er klachten ontstaan.

Nazorgplan

Het beëindigen van nacontrole dient zeer zorgvuldig te geschieden. Daarbij hoort een nazorgplan, waarin de benodigde informatie, instructie en afspraken over blijvende aandachtspunten voor de individuele patiënt zijn vastgelegd.

Actualisering

De zin en invulling van een nacontroleprogramma dienen regelmatig, ten minste eens in de vijf jaar, te worden getoetst aan de nieuwste wetenschappelijke inzichten en zo nodig te worden aangepast.

43.9 Samenvatting

Elk van de doelen die met nacontrole worden beoogd zijn wat betreft de kwaliteit en vooral de doelmatigheid en patiëntgerichtheid van nazorg en nacontrole voor verbetering vatbaar.

Begeleiding is een belangrijk, misschien wel het belangrijkste, doel en verdient een veel betere invulling dan tot dusverre het geval is, zowel voor de somatische, psychologische als sociale problemen waarmee de patiënt met kanker wordt geconfronteerd.

Wanneer de patiënt geen begeleiding meer nodig heeft, kunnen er andere redenen zijn om nacontrole voort te zetten. Vroege opsporing, decennialang het meest in het oog springende doel, dient te worden beperkt tot die kankerrecidieven respectievelijk die schadelijke effecten van behandeling, waarvan de vroege detectie winst oplevert. Het andere doel dat wel wordt genoemd – kwaliteitstoetsing van de zorg voor oncologische patiënten – is een zeer discutabele rechtvaardiging voor nacontrole.

Voor de praktijk van de nazorg en nacontrole betekent het, dat het tijd is voor een kritische herevaluatie, met een verschuiving van accenten in overeenstemming met de potentiële gezondheidswinst en mogelijk nadelige effecten van nacontrole.

Voor het wetenschappelijk onderzoek betekent het meer, beter en langduriger onderzoek naar de onderbouwing van nacontroleprogramma's. Dat vraagt om facilitering van bovenaf, om prioritering en stimulering in onderzoeksprogramma's, betere registratiefaciliteiten en een structuur waarin onderzoeksresultaten worden teruggekoppeld naar de klinische praktijk. Het vraagt ook van professionals en patiënten de bereidheid nieuwe initiatieven te ontplooien.

Literatuur

Amir Z, Wynn P, Whitaker S, Luker K. Cancer survivorship and return to work: UK occupational physician experience. Occup Med (Lond) 2009 Sep;59(6):390-6. Epub 2008 Dec 10.

Arndt V, Merx H, Stegmaier C, Ziegler H, Brenner H. Quality of life in patients with colorectal cancer 1 year after diagnosis compared with the general population: a population-based study. J Clin Oncol 2004;22(23):4829-36.

Bardi E, Olah AV, Bartyik K, Endreffy E, Jenei C, Kappelmayer J et al. Late effects on renal glomerular and tubular function in childhood cancer survivors. Pediatr Blood Cancer 2004;43(6):668-73.

Bredart A, Cayrou S, Dolbeault S. Re: Systematic review of psychological therapies for cancer patients: overview and recommendations for future research. J Natl Cancer Inst 2002;94(23):1810-1.

Buijs C, Rodenhuis S, Seynaeve CM, Hoesel QG van, Wall E van der, Smit WJ et al. Prospective study of long-term impact of adjuvant high-dose and conventional-dose chemotherapy on health-related quality of life. J Clin Oncol 2007;25(34):5403-9.

Ganz PA, Casillas J, Hahn EE. Ensuring quality care for cancer survivors: implementing the survivorship care plan. Semin Oncol Nurs 2008;24(3):208-17.

Gezondheidsraad. Nacontrole in de oncologie. Doelen onderscheiden, inhoud onderbouwen. Den Haag: Gezondheidsraad, 2007.

Jeffery M, Hickey BE, Hider PN. Follow-up strategies for patients treated for non-metastatic colorectal cancer. Cochrane Database Syst Rev 2007;(1):CD002200.

Jim HS, Jacobsen PB. Posttraumatic stress and posttraumatic growth in cancer survivorship: a review. Cancer J 2008;14(6):414-9.

Kievit J. Follow-up of patients with colorectal cancer: numbers needed to test and treat. Eur J Cancer 2002;38(7):986-99.

Korfage IJ, Essink-Bot ML, Janssens AC, Schroder FH, Koning HJ de. Anxiety and depression after prostate cancer diagnosis and treatment: 5-year follow-up. Br J Cancer 2006;94(8):1093-8.

Kramer JL, Velazquez IA, Chen BE, Rosenberg PS, Struewing JP, Greene MH. Prophylactic oophorectomy reduces breast cancer penetrance during prospective, long-term follow-up of BRCA1 mutation carriers. J Clin Oncol 2005;23(34):8629-35.

KWF Kankerbestrijding, Signaleringscommissie Kanker. Kanker in Nederland. Trends, prognoses en implicaties voor zorgvraag. Amsterdam: KWF Kankerbestrijding, 2004.

McCool J, Morris J. Focus of doctor-patient communication in follow-up consultations for patients treated surgically for colorectal cancer. J Manag Med 1999;13(2-3):169-77.

Montgomery DA, Krupa K, Cooke TG. Follow-up in breast cancer: does routine clinical examination improve outcome? A systematic review of the literature. Br J Cancer 2007;97(12):1632-41.

Newell SA, Sanson-Fisher RW, Savolainen NJ. Systematic review of psychological therapies for cancer patients: overview and recommendations for future research. J Natl Cancer Inst 2002;94(8):558-84.

Phipps E, Braitman LE, Stites S, Leighton JC. Quality of life and symptom attribution in long-term colon cancer survivors. J Eval Clin Pract 2008;14(2):254-8.

Pietra N, Sarli L, Costi R, Ouchemi C, Grattarola M, Peracchia A. Role of follow-up in management of local recurrences of colorectal cancer: a prospective, randomized study. Dis Colon Rectum 1998;41(9):1127-33.

Ross L, Boesen EH, Dalton SO, Johansen C. Mind and cancer: does psychosocial intervention improve survival and psychological well-being? Eur J Cancer 2002;38(11):1447-57.

Rowland JH. Cancer survivorship: rethinking the cancer control continuum. Semin Oncol Nurs 2008;24(3):145-52.

Secco GB, Fardelli R, Gianquinto D, Bonfante P, Baldi E, Ravera G et al. Efficacy and cost of risk-adapted follow-up in patients after colorectal cancer surgery: a prospective, randomized and controlled trial. Eur J Surg Oncol 2002;28(4):418-23.

Shankar SM, Marina N, Hudson MM, Hodgson DC, Adams MJ, Landier W et al. Monitoring for cardiovascular disease in survivors of childhood cancer: report from the Cardiovascular Disease Task Force of the Children's Oncology Group. Pediatrics 2008;121(2):e387-e396.

Bijlage Adressen van interessante websites

Integrale Kankercentra

www.ikcnet.nl/ika	Integraal Kankercentrum Amsterdam
www.ikcnet.nl/ikl	Integraal Kankercentrum Limburg
www.ikcnet.nl/ikmn	Integraal Kankercentrum Midden-Nederland
www.ikcnet.nl/ikno	Integraal Kankercentrum Noord Oost
www.ikcnet.nl/iko	Integraal Kankercentrum Oost-Nederland
www.ikcnet.nl/ikr	Integraal Kankercentrum Rotterdam
www.ikcnet.nl/ikw	Integraal Kankercentrum West
www.ikcnet.nl/ikz	Integraal Kankercentrum Zuid
www.ikcnet.nl	Kennisnetwerk integrale kankercentra
www.oncoline.nl	Oncologische richtlijnen

Klinieken

www.amc.uva.nl	Academisch Medisch Centrum Amsterdam
www.hopkinscancercenter.org	Johns Hopkins Oncology Center
www.lumc.nl	Leids Universitair Medisch Centrum
www.mskcc.org	Memorial Sloan-Kettering Cancer Center
www.nki.nl	Nederlands Kanker Instituut / Antoni van Leeuwenhoek Ziekenhuis
www.umcn.nl	Radboud Universitair Medisch Centrum
www.vumc.nl	VU medisch centrum
www.umcu.nl	Universitair Medisch Centrum Utrecht
www.uzbrussel.nl/	
www.oncologischcentrum.be	UZ Brussel
www.mumc.nl	Maastricht Universitair Medisch Centrum
www.erasmusmc.nl	Erasmus Medisch Centrum
www.umcg.nl	Universitair Medisch Centrum Groningen
www.erasmusmc.nl/interne oncologie	Erasmus Medisch Centrum
www.uzleuven.be	UZ Leuven
www.uza.be	Universitair Ziekenhuis Antwerpen

Onderzoek

www.dccg.nl	Dutch Colorectal Cancer Group
www.gerionne.nl	Stichting Geriatrische Oncologie Nederland
www.erspc.org	European Randomized Study of Screening for Prostate Cancer
www.insight-group.org	International Society for Gastrointestinal Hereditary Tumours
www.hovon.nl	Stichting Hemato-Oncologie voor Volwassenen
www.niwi.knaw.nl	Nederlands Onderzoek Databank
www.stoet.nl	Stichting Opsporing Erfelijke Tumoren

www.vig.be	Vlaams Instituut voor Gezondheidspromotie
www.iarc.fr	recente cijfers van incidentie in Europa en de wereld
www.eurocare.it	Eurocare publications van overleving van kanker in Europa
www.cbs.nl	kankersterftecijfers
www.kankeronderzoek	Informatie over kankeronderzoek
www.kwfkankerbestrijding.nl	Alle mogelijke nieuws over kankerbestrijding
www.eortc.be	European Organisation for Research and Treatment of Cancer
www.late-effecten.nl	Nederlandse Richtlijn Follow-up Kinderoncologie
www.skion.nl	Stichting Kinderoncologie Nederland
http://BOOG.ikcnet.nl	BOOG
www.dsca.nl	Dutch Surgical Colorectal Audit
www.oncotherapie.nl	opiniërende platform voor oncologen

Algemene Websites voor informatie en literatuur spoedeisende oncologie

www.cancer.gov	National Cancer Institute
www.uptodate.com	online database met meest recente informatie

Patiënteninformatie

www.allesoverchemotherapie.nl	alles over chemotherapie
www.borstkanker.nl	Borstkankervereniging Nederland
www.cancer.org	American Cancer Society
www.apotheek.nl	Apotheek.nl
www.cliniclowns.nl	Cliniclowns Nederland
www.gezin-en-kanker.nl	informatie over gezin en kanker
www.herstel-en-balans.nl	revalidatieprogramma voor mensen met kanker
http://kanker.startpagina.nl	informatie over kanker
www.kankerspoken.nl	informatie voor en over kinderen die een vader of moeder met kanker hebben
www.kankerpatient.nl	Nederlandse Federatie van Kankerpatiëntenverenigingen
www.kankerbestrijding.nl	Nederlandse Kankerbestrijding
www.npcf.nl	Nederlandse Patiënten Consumenten Federatie
www.palliatievezorg.nl	palliatieve zorg
www.plwc.org	People Living With Cancer
www.kinderfonds.nl	Ronald McDonald Kinderfonds
www.diagnose-kanker.nl	Stichting Diagnose kanker
www.stichtingjongerenkanker.nl	Stichting Jongeren en kanker
www.kanker.be	Stichting tegen kanker
www.vokk.nl	Vereniging Ouders Kinderen en Kanker
www.darmkanker.info	Informatie over darmkanker
www.mlds.nl	Maag-Lever-Darm Stichting
www.vbrownhuis.nl	Vicky Brownhuis
www.tegenkanker.nl	Stichting Nationaal Onderzoek tegen Kanker
www.tegenkanker.be	Vlaamse Liga tegen Kanker
www.bevolkingsonderzoekborstkanker.nl	organisaties die zich bezig houden met bevolkingsonderzoeken naar borst- en baarmoederhalskanker
www.lookgoodfeelbetter.nl	praktische informatie en advies over uiterlijke verzorging bij kanker
www.wcrf.nl	Wereld Kanker Onderzoekfonds Voor patiënten?
www.late-effecten.nl	voorlichting aan overlevenden van kinderkanker
www.melanoom.nfk.nl	de patiëntenvereniging Stichting Melanoom
www.genomel.org	Internationaal melanoom genetica consortium: tutorials over (erfelijk) melanoom

www.kankerregistratie.nl	Nederlandse Kankerregistratie
www.kankerregister.org	Belgische Kankerregistratie
www.cancerregistry.fi/surv2/	Finse Kankerregistratie
www.stichting-notk.nl	Stichting Nijmeegs Offensief tegen Kanker
www.kinderkanker.nl	informatie voor ouders
www.richtlijnenkanker.be	College voor oncologie
www.nvmo.org	Nederlandse Vereniging voor Medisch Oncologie
www.ikwensjeeenlevenlang.nl	NIGYO, Nationaal initiatief gynaecologische oncologie
www.kankerwiehelpt.nl	Voor patiënten door IKL, IKO, IKZ
www.kinderkankerfonds.be	Vlaamse Vereniging Kinderkanker
www.mammarosa.nl	allochtonen en borstkanker
www.cam-cancer.org	Informatie over niet-reguliere behandelwijzen
www.kwakzalverij.nl	Vereniging tegen kwakzalverij
www.stichtingak.nl	stichting allochtonen en kanker
www.quackwatch.com	Informatie over niet-reguliere behandelwijzen
www.allesoverurologie.nl	Nederlandse Vereiniging voor Urologie
www.waterloop.nfk.nl	Stichting waterloop
www.scp.nfk.nl	Stichting contactgroep prostaatkanker
www.cancerdecisions.com	Interessante info, ook over complementaire geneeskunde

Richtlijnen

www.emea.eu.int	European Medicine Agency (EMA)
www.fda.gov	Food and Drug Administration (FDA)
www.oncoline.nl	Behandelrichtlijnen van gezamenlijke integrale kankercentra
www.nccn.org	National Comprehensive Cancer Network
www.pallialine.nl	VIKC Richtlijnen palliatieve zorg
www.esmo.org	European Society for Medical Oncology
www.asco.org	American Society of Clinical Oncology
www.richtlijnenkanker.be	College voor oncology
www.cancer.gov	National Cancer Institute
www.ecco-org.eu	ECCO: de Europese kankerorganisatie

Algemeen

www.rivm.nl	Kennis- en onderzoeksinstituut
www.npknet.nl	National Programma Kankerbestrijding
www.gezondheidsraad.nl	Onafhankelijk wetenschappelijk adviesorgaan
www.lastmeter.nl	Meet de behoefte aan psychosociale zorg bij kanker
www.nvpo.nl	Nederlandse Vereniging voor Psychosociale Oncologie
www.ipos-society.org	internationale organisatie voor psychosociale oncologie
www.ipso.nl	site van therapiecentra en inloophuizen in Nederland
www.lotgenoten.nl	lotgenotencontact
www.kiesbeter.nl	informatie overheid over zorg en gezondheid
www.palliatief.nl	Stichting Agora - Landelijk ondersteuningspunt palliatieve zorg
www.toekomstnakanker.nl	site met nazorgmogelijkheden, sociale kaart van 2 IKC regio's
www.oncolink.org	site van Abramson Cancer Center of the University of Pennsylvania
www.nvu.nl	Nederlandse Vereniging voor Urologie
www.uicc.org	Survival of cancer patients in Europe
www.ESTRO.org	European Society for Therapeutic Radiologie and Oncologie
www.EORTC.be	European Organisation for Research and Treatment of Cancer
www.ASTRO.org	American Society for Radiation Oncology
www.NVRO.nl	Nederlandse Vereniging voor Radiotherapie en Oncologie
www.esso-surgeonline.org/	The European Society of Surgical Oncology

Systematische reviews

http://ccg.cochrane.org   Cochrane Childhood Cancer Group
http://cochrane.org   Cochrane Collboration

Register

3-4-diaminopyridine, plasmaferese of IVIg 224
5-dihydrotestosteron 197
5-fluorouracil (5FU) 358
5-reductase 197
β-catenine 24

aannemelijkheidsquotiënt 91, 110
abiraterone 203
abl 35
ablatietherapie met 131I 521
acanthosis nigricans 220, 225
accuraatheid 109
acetylaminofluoreen 31
ACPGBI-model 266
acrokeratose van Bazex 220
acrokeratosis paraneoplastica 225
acromegalie 209, 220, 229, 538
ACTH 204, 224
ACTH-releasing hormoon 209
ACTH-spiegel
– incidentaloom 537
actinische keratose 415
actuariële methode 83
acutefase-exporteiwitten 644
acute leukemie 569
acute lymfatische leukemie 570, 598
acute myeloïde leukemie 570
acute sensorimotore neuropathie 220
adamantinoom 390
– behandeling 398
adaptatie 205
additieve endocriene therapie 200, 205
additieve hormoonbehandelingen 204
additieve therapie 209
adenocarcinoom 18, 319, 346, 376
adenoïdcysteus carcinoom 559
adenoïd-cystische tumoren 18
adenomateuze/villeuze poliep 30
adenomatous polyposis coli 36
adenoom 30
adenosquameus carcinoom 319
adjuvante behandeling 193, 206, 378
adjuvante chemotherapie 276, 329
adjuvante chirurgie 160
adjuvante endocriene therapie 206
adjuvante therapie 208
adnexextirpatie 208
adolescenten 602
adoptieve cellulaire immuuntherapie 215
adrenale androgenen syntheseremmers 203
adrenalectomie 481, 534
adrenocorticotroop hormoon 209, 228
aflatoxine 31
AFP 140
afweging van kwaliteit van leven en lengte van leven 621

agonistische 202
alarmsymptoom 346
albinisme 557
albumine 647
aldosteron producerende adenomen 527
alfafoetoproteïne 140
algemene toestand
– ouderen 260
alkylerende agentia 30
alkylerende middelen 182
allochtone 678
allogene stamceltransplantatie 570
allograft 399
ALS 191
alternatieve of niet-reguliere behandelwijzen 667
alveolaire 199
amaurotisch kattenoog 561
ames-test 30
amplificatie 35
ampulloom
– diagnose 135
Amsterdam-criteria 50, 378
anabole effect 209
anamnese 106
anaplastische tumor 18
anaplastisch schildkliercarcinoom 522
anastomose 52
anastrozol 202
androgeenreceptor 204
androgenen 198, 200, 202, 204
androgenentekort 202
androgene steroïden 209
anemie 220, 231
aneuploïdie 39
angiogene factoren 26
angiogenese 18, 40
angiogeneseremmer 237
angiopoëtinen 40
angiosarcoom 19, 30
angiosarcoom van de lever 31
ANNA-3 222
Ann Arbor 584
anti-AchR 222
anti-amfifysine 221
anti-amfifysine, anti-CV2-, ANNA-3- 223
antiandrogeen 203
anticonceptiva 66
anti-CV2 223
anti-CV2 (CRMP5) 222
anti-EGFR 208
anti-emetica 634
anti-emetische behandeling 209
antiflogistische effect van glucocorticoïden 209
antigeniciteit 41
antihormonen 200
antihormoontherapie 207

anti-Hu 220
anti-Hu (ANNA-1) 222
anti-Hu, anti-amfifysine 223
anti-Hu-antistoffen 223
antilichaam-afhankelijke 'killer'-cellen 41
antilichamen 189
anti-Ma1 222
anti-Ma2-antistoffen 223
anti-Ma2 (Ta) 222
antimetabolieten 184
anti-mGluR1 221
anti-nAChR 222
anti-NMDAR 221
anti-NMDA-receptor 219
antioestrogenen 202
antiprogestativa 203
antirecoverinantistoffen 224
anti-recoverine 222
anti-Ri (ANNA-2) 222
anti-Ri-antistoffen 224
anti-SOX1-antistoffen 224
anti-Tr-antistoffen 223
anti-Tr (PCA-Tr) 222
anti-VGCC 222
anti-VGCC-antistoffen 219, 224
anti-VGKC 221
anti-VGKC-antistoffen 219
anti-Yo 220
anti-Yo-antistoffen 223
anti-Yo (PCA-1) 222
anti-Zic4 222
APC 36, 42
apoptose 21, 22, 23, 26, 198, 200, 204
apoptose-inductie 37
apoptosemechanisme 208
apoptoseremmers 198
APUD-kenmerken 513
arcomen 375
aromatase 202, 206
aromatische aminen 31
aromatisering 202
ARR 528
ars 31
arteriële trombosen 232
ASA-score 264
asbest 31
ascites 240
aspergillus flavus 31
aspiratiebiopsie 345, 561
aspiratiebiopsienaalden 134
associatie met M-proteïne 220
astrocytoom 35, 503, 510, 511
ataxia teleangiectatica 37
atrofie vaginale slijmvliezen 202
atypische benigne borstafwijkingen 432
atypische naevus 416
autocrine motility factor 25
auto-immuunontsteking 563

autonome neuropathie 223
autosomaal dominante overerving
 – karakteristieken 45
avastin 40
azo-kleurstoffen 31

baarmoederhalskanker 97
barrett-epitheel 349
barrett-oesofagus 30, 345
barrett-slokdarm 346
basaalcelcarcinoom 415, 428
basaalcelnaevus syndroom 419
basaalmembraan 24
basalecelcarcinoom 557, 564
basalecelepithelioomsyndroom 557
basalecellencarcinomen 28
basale membraan 24
basale type carcinoom 199
basaliomen 37
basische fibroblasten groeifactor 18
BCC 558
B-cel leukemie/lymfoom-2 gen eiwit 198
B-cellymfoom 428, 590
BCG 42
Bcl-2 198
Bcl-2-gen 38
beenmergfibrose 573
beentumor 389
 – metastasering 393
 – radiologisch onderzoek 393
behandelingskeuze 81
behandelingsmodaliteiten
 – prostaatcarcinoom 490
behandeling van Gorter 671
behandeling van kleincellig longcarcinoom 335
behandeling van patiënten met beperkte ziekte 334
behandeling van Simoncini 673
benigne insulinoom 544
benigne menggezwel 559
benzidine 31
benzpyreen 29, 36
beroep en kanker 63
beroepsexposities 107
beroepsmatige blootstelling 660
beroepsverenigingen 686
beryllium 31
beschrijvende onderzoeken 617
beslissingen over behandelingsalternatieven 617
beslissingen rond het levenseinde 639
bestraling 167
bestralingen
 – aantal 242
bestralingsenteritis 237
bestralingsopzet 170
bestraling thorax 432
bestraling van de eierstokken 200
betrouwbaarheid 618
bevacizumab 40, 208, 237
bevestigingsdiagnostiek 113
bevolkingsonderzoek 89, 94, 684
 – baarmoederhalskanker 679
 – dikkedarmkanker 98
 – longkanker 99
 – melanoom 99
 – prostaatcarcinoom 488
 – prostaatkanker 98
bevolkingsonderzoekprogramma's 95
b-FGF 25, 40
bicalutamide 203
bijkomende ziekte 81
bijnierincidentaloom 533
bijniermetastasen 481

bijniernetwerk 530
bijnierschorscarcinoom 528
bijniertumoren 527
bijschildkliercarcinoom 526
bijwerkingen van de radiotherapie 656
bilateraal retinoblastoom 561
bio-elektrische behandelwijzen 671
biomarkers
 – endocriene tumoren 516
biopsie
 – beentumor 395
 – wekedelensarcoom 408
biowave 673
bisfosfonaat 204
blaascarcinoom 483
blaas- en niercarcinomen 35
blaasinstillaties 486
blaasvervanging 486
blaasverwijdering 486
blastencrisis 574
blefaroconjunctivitis 558
bloedvatnieuwvorming 208
blokkade
 – van de plexus coeliacus 373, 631
Bloom en Richardson graad I, II, III 436
blootstellingen
 – tabel 68
borderline laesie 17
borderline-tumor 19
borderline-tumoren 468
borstcarcinoom 223
borst, gynaecologisch, KCLC, blaas 222
borstkankergenen 197
borst, KCLC 222
botmetastasen 107, 124, 246
botprothese 399
botresorptie 526
botscan 327
bottransplantatie 399
brachytherapie 168, 352, 461, 486, 491, 560
BRAF 426
BRCA-1 197
BRCA1 431, 467
BRCA1/2 37, 432
BRCA1en 2 36
BRCA-2 197
BRCA2 432, 467
brc-abl 36
Breast Imaging Reporting and Data System (BI-RADS) 440
breslowdikte 423
bricker-derivatie 486
bronchoscopie 99, 137, 324
bronchuscarcinomen 31
burkitt-lymfoom 32, 41, 594

CA19-9 140
CA125 139, 472
cadmium 31
calcitoninebepaling 523
capillair hemangioom 562
carcino-embryonaal antigeen 138, 380
carcinogenen 29
carcinogenese 28
carcinogene (voor carcinomen) factoren 28
carcinoïd 209, 319, 376, 546
 – cytostatische therapie 551
carcinoïdhart(klep)ziekte 549
carcinoma 33
carcinoma in situ 19, 29, 559
 – blaas 484
carcinoommetastasen 563
carcinosarcoom 464
cardiovasculaire morbiditeit 255
cardiovasculaire schade 251

caretakergenen 516
caretakers 38
carney-complex type I 554
catenine 42
cathepsinen 25
caverneus hemangioom 563
CBO-richtlijn Rectumcarcinoom 268
CCSS 253
Cd 31
CD8+ T-cellen 41
CD44 40
CD133 40
CDH1-mutatie 356
CDK 42
CDK4 35
CDKN2A 416
CEA 138
celcyclusregulator 37
celdifferentiatie 29
celklonen 39
cellulaire immuniteit 211
cellulitis orbitae 562
celoverlevingscurve 166
centraal-veneuze katheter 658
cerebellaire degeneratie 220, 221, 223
cervicaal gelokaliseerde oesofaguscarcinoom 351
cervicale intra-epitheliale neoplasie 455
cervicale slokdarm 347
cervixcarcinoom 453
cetuximab 276
CGA 261
CHEK-2 197
chemoradiotherapie 358
chemotherapie 176, 332, 657
 – bijnierschorscarcinoom 529
 – bij ouderen 263
 – cyclische 191
 – toxiciteit 181
 – wekedelensarcoom 411
chemotherapie en ovariële functie 200
Childhood Cancer Survivor Study 250, 253
chirurgische
 – behandelingsprincipes 157
 – castratie 491
 – excisie 560
 – stadiëring 472
chloorambucil 31
cholangiocellulair carcinoom 368
cholecystitis
 – met galwegobstructie 237
choledochuscyste 368
chondroblastoom 20
chondrosarcoom 18, 389
 – behandeling 397
chordoom 390
 – behandeling 398
chordotomie 631
choriocarcinoom 20, 41, 453
choroidea 561
choroidea en corpus ciliare 561
chromograninen 513
chromosomale translocatie 36
chromosomale veranderingen 39
chromosoom 9 36
chromosoom 13 36
chromosoom 22 36
chronische eosinofiele leukemie 573, 575
chronische hyperplastische laryngitis 294
chronische leverziekten 362
chronische lymfatische leukemie 577
chronische myeloïde leukemie 35, 573
chronische myeloproliferatieve ziekten 573
chronische sensorimotore neuropathie 220
chronische T-celleukemie 580

CIN 455
circumcisie
 - invloed op ontstaan peniscarcinoom 492
circumferentiële margestatus 380
cisplatine 181, 190, 358
classificatie
 - van ongedifferentieerde tumoren 145
 - van tumoren van de thymus 341
classificatiesysteem
 - testiscarcinoom 497
CLL-varianten 579
clonorchis 368
C-myc 35
cognitief functieverlies 260
cognitieve late effecten 252
cohortonderzoek 82
colectomie 52
collageen type IV 25
coloncarcinoom 28
colonoscopie 136, 379
colon-, pancreascarcinoom 37
colorectaal carcinoom
 - clustering 53
 - erfelijke factoren 48
 - familiair 53
colorectalele levermetastasen 364
colorectale tumoren
 - ouderen 268
coloscopie 50, 98
colposcopie 458
combinatiechemotherapie 192
combinatietherapie (combined modality treatment) 330
communicatie 622, 678
communicatieve vaardigheden 662
comorbiditeit 104
 - chirurgie bij ouderen 264
 - ouderen 260
competitieve antagonisten 202
complicaties 162, 350
componenten van het plasminogeenactivatorsysteem 207
comprehensive geriatric assessment 261
computertomografie (CT) 323, 348
concomitante chemoradiotherapie 276
conditionele overleving 85
congenitale naevi 416
congenitale naevus 416, 417, 423
conisatie 458
conjunctiva 559, 564
conjunctivale intra-epitheliale neoplasie 559
Conn
 - ziekte van 527
consulent palliatieve zorg 680
continuïteit in de zorg 653
continuïteit van zorg 609
contra-indicaties 562
contralateraal mammacarcinoom 208
contrast 116
conventioneel röntgenonderzoek 116
corpus ciliare 561
corticosteroïden 203, 209, 632, 633, 637
cortisoldagritme 536
cortisolproducerend bijnierschorsadenoom 538
cortisolsecretie 529
corynebacterium parvum 42
cowden-syndroom 197, 431
COX-2 198
craniofaryngioom 541
crotonolie 29
CRP 647
cryotherapie 560

cryptorchisme 495
CTL A-4 (Cytotoxic T-Lymphocyte-associated Antigen 4) 215
CT-scan 117, 347, 377
 - wekedelensarcoom 408
CT-scanning 99
curatieve of palliatieve chirurgie 158
curatieve radiotherapie 171
cushing 220, 535
cushing-syndroom 228
CXCR4 26
cyclin-dependent kinase inhibitor 1B (CDKN1B) gen 554
cycline 23, 35
cyclineafhankelijke kinase 23, 35
cycline/CDK-complexen 23
cycline D1 35
cycline-E 35
cyclische chemotherapie 191
cyclofosfamide 30, 31
cyclo-oxygenase-2 198
CYP2D6 203
cyproteronacetaat 203
cysten 441
cystosarcoma phylloides 406
cytochroom-450 afhankelijke mono-oxidasen 30
cytokeratinen, 199
cytokinen 214
cytologische analyse 103
cytometrie 146
cytoreductieve chirurgie 472
cytostatica
 - wekedelensarcoom 412
cytostatische therapie
 - bij carcinoid 551
cytotoxische 41
cytotoxische T-cellen 213

D1-plus resectie 358
D2-resectie 357
D3-dissectie 357
dacarbazine 425
darm
 - pseudo-obstructie 235
darmobstructie 235
darmperforatie 236
debulking 382, 472
debulkingchirurgie 161
de c-KIT-receptor 355
dedifferentiatie 199, 204
definitie van gezondheid van de WHO 618
definitieve chemoradiotherapie 351
dehydrogenasen 204
de incidentie 355
delay 606
delier 638
demografische gegevens 257
dendritischecelbehandeling 671
dendritische cellen 213
depletie 644
depletie van stimulerende hormonen 200, 207
dermatofibrosarcoma protuberans 406
dermatomyositis 220, 224, 227
dermatoscopie 417, 421, 429
dermoïdcyste 562
desensibilisering 201
desmoïdtype fibromatose 405
dexamethason 632
dexamethason, rituximab, plasmaferese 224
diagnostic imaging 116
diagnostiek 103, 356, 685
 - huisarts 114

 - in specialisctische praktijk 115
 - ouderen 259
diagnostiek en stadiëring 323
diagnostische test 109
 - evaluatie 91
dibenzantraceen 30, 31
diepe veneuze trombo-embolie (DVTE) 232
diëthylstilbestrol (DES) 432
diffuse intravasale stolling (DIC) 233
diffuse vergroting
 - van de schildklier 518
diffuus endocrien systeem 513
digitale mammogram 114
digitale radiografie 116
digitale subtractieangiografie (DSA) 117
dihydrotestosteron 203
dikkedarmkanker 98
dikkenaaldbiopsieën 408
dimensies 626
dimenthylbenzantraceen 31
dimerisatie 198
dimerisering 198
directe carcinogenen 30
disease control 178, 188
distaal cholangiocarcinoom 368
DNA-diagnostiek 432
DNA geïnduceerde dubbelstrengsbreuken 38
DNA-replicatiefouten 198
DNA-virus 32
docetaxe 358
doelen
 - nacontrole 700
doelgerichte behandeling) 208
doelgerichte therapie 359
dooierzaktumor 469
doorbraakpijn 627
dopamineantagonisten 633
dormant metastasen 26
dosisintensiteit 192
double-hit-hypothese 36
drieveldslymfeklierdissectie 350
droge mond 638
ductale carcinomen 199
ductale cellen 199
dunnedarmkanker 375
dunnenaaldaspiraat
 - wekedelensarcoom 408
dunnenaaldaspiratiebiopsie 144
duodenectomie
 - pancreas-sparende 52
dutasteride. 203
dysfagie 346
dysgerminoom 469
dysplasie 29
dysplastische naevi 421
dyspnoe 240, 636

E6 33
E7 33
e-cadherine 24, 37, 356
echografie 117, 120, 439
ECLomas 546
ectopisch ACTH-syndroom 209
ectopische hormoonproductie 209
EGF 198, 209
EGF-R 35
EGFR 34, 35
EGF-receptor 35
eiwitmetabolisme 645
elektronenmicroscopie 146
embryonaalcelcarcinoom 20
emotionele steun 663
encefalomyelitis 220, 222, 223
endobronchiale echografie (EBUS FNA) 326

endobronchiale therapie 333
endocriene communicatiesysteem 513
endocriene maatregelen 200
endocriene oncologie 513
endocriene pancreastumoren 543
endocriene schade 251
endocriene stoornissen 223
endocriene therapie 205
endocriene tumoren 375
  – indeling 514
endodermale sinustumor 469
end-of-treatment summary 256
endometrium 197, 208
endometriumcarcinoom 197, 206, 453, 462
endometrium-, prostaatcarcinoom 37
endomucosale resectie 349
endoprothese 367
endorectale echografie 379
endoscopic submucosal dissection 357
endoscopie 120, 135, 347
endoscopische mucosale resectie (EMR) 356
endoscopische retrograde cholangiopancreaticografie 136
endoscopische ultrasonografie 135, 347
endoxifen 202
energiebalans 644
enteroscopie 136
enucleatie 561, 562
eosinofiele leukocytose 575
epidemiologie 59, 355, 561
epidermale groeifactorreceptor 35, 208, 319
epidermal growth factor 198
epidermal growth factor receptor (EGFR) 386
epidurale 630
epirubicine 358
epitheliale-mesenchymale transitie 24
epitheliale tumoren 337, 468
epstein-barr-virus 32, 33, 41, 581
ER 198, 203, 206
erb-B1 35
erb-B2 35
erb-B2-gen 34
ERCC-genfamilie 38
ERCP 136
ER-degradatie 205
ER en PgR 199
erfelijk carcinoom
  – definitie 45
erfelijke melanomen 54
erfelijke tumorsyndromen 28, 552
erfelijkheid
  – prostaatcarcinoom 487
erfelijk melanoom 416, 421
erfelijk ovariumcarcinoom 467
ERFOcentrum 685
erythema gyratum repens 220, 227
erythrodermia 220, 226
erytrocytose 220, 232
erytroplasie van Queyrat 493
essentiële trombocytemie 573, 576
ethiek
  – spoedeisende oncologie 246
ethylnitrosamine 31
etiologie 355
etiologische verbanden 66
Europese overlevingscijfers 83
EUS 135
euthanasie 641, 661
evaluatie van het medisch handelen 697
evidence 698
ewing-sarcoom 36, 389
  – behandeling 398
excisie 558

excision repair 37
exemestane 202
exenteratie 560
experimentele behandelingen
  – schildkliercarcinoom 522
extracellulaire matrix 18, 24, 25
extranodale marginale-zonetype 563

familiaal mammacarcinoom 36
familiair carcinoom
  – definitie 45
familiair colorectaal carcinoom 53
familiaire adenomateuze polyposis (FAP) 48
  – met APC-genmutaties 51
familiaire endocriene kankersyndromen 514
familiaire polyposis coli 36
familiaire syndromen 531
familiair mammacarcinoom 48
familiair retinoblastoom 407, 560
familial atypical multiple mole melanoma syndrome (FAMMM) 54
familieanamnese 435
familiedonor 570
FAMMM- (familial atypical multiple mole melanoma) syndroom 421
FAMMM-syndroom 54, 421
fanconi-anemie 37
FAP 375
farmacokinetische profiel 263
fase-0-onderzoek 153
FDG-PET 120, 221, 223, 325
fentanyl 629
feochromocytoom 531
fibrine 26
fibroadenoom 441
fibroblastgroeifactor 35
fibrolamellaire hepatocellulaire carcinoom 362
fibrosarcoom 20, 389
  – behandeling 398
FIGO-classificatie 104
financiering van onderzoek 687
finasteride 203
flare-up-fenomeen 204, 205
flow-cytometrie 23
fluordeoxyglucose positronemissietomografie (FDG-PET) 348
fluoxetine 203
flushing 548
flutamide 203
FNA
  – schildklierafwijkingen 518
FOBT 98
FOLFOX-schema 384
folliculair (B-cel)lymfoom 38, 581
folliculaire fase 198
folliculair schildklieradenoom 519
folliculair schildkliercarcinoom 19, 520
follikelcellen 200
follikelstimulerende hormoon 200
follow-up 163, 385
formestane 202
fos 35
fotodynamische therapie 349, 418, 419, 420, 428
fractionering 166
frailty 260
frequentie 70, 563
  – maligne bottumoren 390
FSH 200
fulvestrant 202, 203
functionele achteruitgang 260
fusie-eiwit 36
fysieke interventies 614

G0-fase 26
G1 22, 39
G2 39
galblaascarcinoom 366
galwegcarcinoom 368
galwegobstructie 237
gardner-syndroom 407
Gardner-syndroom, Peutz-Jeghers, Muir-Torre syndrom, ziekte van Cowden, neurofibromatose 225
gastrine 209
gastrinoom 544
gastrinoomsyndroom 547
gastro-intestinale stromaceltumoren (GIST) 377
gastro-intestinale stromale tumor 19
gastro-intestinale stromatumor 36, 209, 355, 406
gastro-oesofageale overgang (GOJ) 347
gastro-oesofageale reflux 345
gastroscopie 135
gatekeepers 38
gedifferentieerd schildkliercarcinoom 209, 519
geheugenstoornissen 222
geïsoleerde axillaire lymfeklieraantasting 142
geïsoleerde inguïnale lymfeklieraantasting
  – diagnose 143
gemcitabine 373
geneesmiddel
  – absorptie 263
  – excretie 264
  – first-pass effect 263
  – metabolisme 264
  – verdelingsvolume 263
geneesmiddelen
  – kankerverwekkende 107
genetische instabiliteit 39
genetische screening 684
genetisch tumorprofiel 207
genexpressie 599
genmutatiedraagsters 434
George Thomas Beatson 197
gepigmenteerde laesies van de fornix 564
geriatrische oncologie 257
geslachtshormonen 197
geven van informatie 663
gevolgen van ziekte 697
gewrichtsklachten 202
gezonde vrijwilligers
  – onderzoek bij 153
gezondheidsgedrag 614
gezondheidsproducten 671
GH-spiegel 539
glandula parotidea 302
glandula sublingualis 302
glandula submandibularis 302
gleasonscore 487
glioblastomen 28
glioblastoom 20, 35, 36, 503, 504, 505, 506, 512
glioom 35, 501, 510, 511
glucagonoom 545
glucocorticoïd 204
glucocorticoïdreceptor 203, 209
glucosemetabolisme 644
goedaardige tumoren van luchtwegen en longen 337
goed hulpverlenerschap 698
Goldie-Coldman 177
gonadale schade 251
gonadale toxiciteit 255
gonadotrofinen 204
gonadotropinoom 541
gorlin-syndroom 557

granulosacellen 202
granulosaceltumoren 469
granzyme 22
graves-orbitopathie 563
grawitztumor 479
groeifactor 34
groeifactoren 228
groeifactorreceptor 189
groeifractie 21
Groningen Frailty Indicator 261
grootcellig anaplastisch T-cellymfoom 590
grootcellig carcinoom 319
GTP-ase-activerend eiwit 37
gtp-bindend eiwit 35
gynaecologische tumoren
- stadiëring 103
gynaecomastie 220, 229, 442

haloperidol 639
halsdissectie 521
halskliermetastasen 284
halslymfeklierencarcinoom
- diagnose 143
harigecelleukemie 580
HCG 140
Helicobacter pylori 32, 66, 345, 355
hematogeen 24
hematogene disseminatie 26
hematogene metastasen 26
hematologische maligniteiten 209
hematopoëtische stamcellen 39
hemopoëtische insufficiëntie 570
hepatitis 362
hepatitis-B- of -C-virus 32
hepatitisvirus 32
hepatocellulair carcinoom 31, 362
hepatocyte growth factor 35
HER2 207, 208
HER2-neu-oncogen 42
HER2-neu-status 207
HER2-status 207
hereditair niet-poliepgeassocieerd coloncarcinoom 38
hereditair prostaatcarcinoom 54
hereditary non-polyposis colon cancer
- HNPCC 38, 378
hersenmetastase 107, 333, 501, 509
hersenstamencefalitis 223
hersenstamencefalitis, subacute cerebellaire degeneratie 222
hersentumor 501
herstelgenen 46
HGF 35
HIF-1 40
high grade SIL 455
histoneiwitten 36
histopathologie 103
HLA-antigenen 41
HLA klasse-I-moleculen 212
HNPCC 38
Hodgkin 221
hodgkin-lymfoom 581, 585
hogedosesprogestativa 204
holistische benadering 670
homeopathie 672
hoofd-halsoncologie 273
hoofd-halsparaganglioom 532
hooggradige PIN 487
hoog-risico stadium II 384
hoog-volume-ziekenhuizen 351
hormonale analyse
- incidentaloom 535
hormonale behandeling 185
hormonale oorzaken 63
hormonale substitutie 197, 208

hormonalesubstitutietherapie 208, 432
hormonale symptomen 549
hormonale therapie 659
hormonen 66, 185, 228
hormone respons element 198, 202
hormoondepletie 200, 205
hormoongevoeligheid 40
hormoonreceptorstatus 207
hormoon Respons Element (HRE) 200
hospice 654
houtsmuller-dieet 672
HPV 33
HPV-infectie 473
H-ras 34, 35
HRE 198
HTLV-1 34
huidcarcinomen 31
huidtumoren 281
huisarts 90, 114, 677
huisartspraktijk 75, 677
hulp bij zelfdoding 641
humaan choriongonadotrofine 140
humaan chorion gonadotropine (hCG) 229
humaan herpesvirus 32
humaan papillomavirus 32, 97
humaan T-lymfocytvirus 32
humane epidermale groeifactorreceptor-2 207
humane epidermale groeifactorreceptor HER2 436
humane T-celleukemie virustype 34
humoraal hypercalciëmiesyndroom 209
hydromorfon 629
hyperaldosteronisme 527
hypercalciëmie 204, 220, 230, 237, 524, 526
hyperchromasie 19
hypercortisolisme 228
hyperglykemie 220, 229
hyperparathyreoïdie 524, 552
hyperplasie 463
hyperprolactinemie 539
hyperthermie 223
hypertrichosis lanuginosa 220, 228
hypertrofische osteoartropathie 220, 228
hypofarynxcarcinoom 292, 299
hypofyseadenoom 21
hypofysetumoren 538
hypoglykemie 220, 229
hypokaliëmie 239
hypomagnesiëmie 239
hyponatriëmie 238
hypothalamus 223
hypoxie 40

idiopathische inflammatoire pseudotumor 563
idiopathische myelofibrose 573, 577
IGF 198
IGF-1 209, 539
ijzerhoudende
- contrastmiddelen 123
immune surveillance 40
immunisatie 41
immunoabsorptie 221
immunocytochemie 199
immunodeficiëntie 40
immunohistochemie 145, 199
immunologische merkers
- leukemie 566, 567
immunosuppressie 40
immuuntherapie 214, 659
inappropriate ADH-syndroom 209
incidentaloom 533

incidentie 71, 76, 557, 560
- van overlijden 70
incidenties van basaalcelcarinoom en melanoom 415
indirecte carcinogenen 30, 31
inductiechemotherapie 276
infectieus probleem 239
infertiliteit 255
infiltratieve groei 17, 24
informed consent-procedure 657
initiatie 29, 59
insulin like growth factor 198
insulinomen 543
insulten 222, 223
int-2 35
integrinen 24
intensiteitsgemoduleerde radiotherapie 169
interferon-alfa 425, 427
interferonen 213
interleukine-2 41, 213, 214
International Prognostic Index 583
interstitiële bestraling 491
interval-debulking 472
interventieradiologie 133
intracraniële druk 245
intracraniële metastasen
- diagnose 130
intra-epitheliale neoplasie 30
in-transitmetastasen 423
intraoculaire tumor 560
intrathecale toediening van opioïden 630
intravesicale chemo- of immuuntherapie 485
invasief carcinoom van de cervix 33
inwendige bestraling 656
ioniserende straling 66, 165
irismelanoom 561
iscador 672
IVIg 221

juxtapapillaire melanomen 562

kankerincidentie
- exogene factoren 64
kankeronderzoek 687
kankerrecidieven 696
kankerregistratie 56, 59, 73, 90
kankerspecifieke kwaliteit-van-leven 622
kankerstamcelmodel 181
Kaplan-Meier 83
kaposi sarcoma associated herpesvirus 428
kaposi-sarcoom 32, 405, 428
kaposi-sarcoomherpesvirus 33
karzinoide tumoren 546
KCLC 221
keratoacanthoom 417, 420
keratosis actinica 30, 559
kernchromatine 36
kerncijfers 73
ketoconazol 203
Ki-67 23
kiembaanmutatie 46, 197
kiemceltumoren 343, 469
kinaseremmers 190
kinderen
- registers 73
kinderkanker
- late effecten 249
kinderoncologie 597
KIT 35
klatskin-tumoren 368
kleincellig carcinoom 317
kleincellig longcarcinoom 35, 223
klieren van Meibom 558
klieren van Zeis 558

klierzwellingen 108
Klinefelter 431
klinische gastrinoomsyndroom 544
klinische stadiëring voor thymoom 342
klinisch-genetische centra 684
klinisch onderzoek
– ethiek 155
klinisch relevant 620
klonale expansie 28
kobalt 31
KOPAC-B 457
kortdurende bestraling (5 5 Gy) 383
kortetermijngeheugen 223
kosteneffectiviteit 620
kostenutiliteitsberekeningen 90
K-ras 35
K-ras-mutatie 320, 386
kwaliteitscorrectie 621
kwaliteitsgecorrigeerde overleving 621
kwaliteit van leven 353, 605, 610, 617, 660, 686
– als voorspeller van overleving 621
– meting in de dagelijkse klinische praktijk 621
kwetsbaarheidsinstrumenten 261
KWF kankerbestrijding 683

laag-volume-ziekenhuizen 351
LAK-cellen 41
Lambert-Eaton myastheen syndroom 219, 224
laminine 24
landelijk bevolkingsonderzoek 435
landelijke samenwerkingsafspraak 678
laparoscopie 137
laparoscopische resecties 382
lapatinib 207
larynxcarcinoom 294
lastmeter 611
late effecten 249
late-onset familiaire clustering colorectaal carcinoom 53
LATER 686
late schade 168
laxantia 635
leeftijd 60
– prostaatcarcinoom 487
– wekedelensarcomen 403
leeftijdsopbouw
– dikke darm 98
leeftijdspecifieke cijfers 72
leeftijdsspecifieke rectale tumoren 267
leeftijdsverdeling 74
Lef/Tcf 42
leiomyoma 21
leiomyosarcoom 20, 464
LEMS, myasthenia gravis en neuromyotonie 221, 224
lenalidomide 572
L- en P-selectine 26
lentigo maligna 30, 422
Leser-Trélat 225
letrozol 202
leucoplakie 416
leucovorine 358
leukemie 20, 31, 209, 565, 598
leukocytose 232
leukokorie 561
leukoplakie 30, 294
levenseinde 681
levensverwachting 258
levercelcarcinoom 32
levermetastasen 107, 364
– diagnose 127
leverresectie 362, 365

levertumoren 361
LH 200
LHRH-agonist 203
LHRH-analogen 200, 203, 204, 206
LHRH-antagonisten 201
libidoverlies 202
lichaamsbeweging 66
lichaamsholtelymfoom 32
lichamelijke activiteit 209
lichamelijk onderzoek 108
lichtgeïnduceerde fluorescentie-endoscopie 136
Li-Fraumeni 431
li-fraumeni-syndroom 392, 407
ligandepletie 207
limbische encefalitis 220
lipcarcinoom 283
liposarcoom 19, 20
lisbiopt 458
LLETZ 458
LMF 644
L-myc 35
lobulaire 199
lokaal recidief 385
lokale resectie 562
lokale symptomen
– anamnese 106
lokalisatie
– wekedelensarcomen 403
long-, colon-, pancreascarcinoom 35
longkanker 99, 317
longkankerfrequentie 62
longkankerincidentie 317
longmetastasen 107
– diagnose 126
lood 31
lotgenotencontact 664
'low grade' SIL 455
lucagon 209
luminale differentiatie 199
luteale fase 198
luteïniserende hormoon 200
luteïniserend hormoon-releasing hormoon (LHRH) 200
lymfangiogenese 18
lymfangioom 563
lymfekliermetastasen
– diagnose 122
lymfeklierstations
– lichamelijk onderzoek 108
lymfekliervergroting 108
lymfkliermetastase 26, 246
lymfocytose 578
lymfo-epitheliale type 33
lymfogeen 24
lymfokine activated killer 41
lymfoom 32, 209, 375, 427, 428, 590
lymfoscintigrafie 424
lynch-II-syndroom 197
lynch-syndroom 48, 375
– periodiek onderzoek 50

maagcarcinoom 35
– diagnose 135
maagulcus
– diagnose 135
macrobiotisch dieet 672
macrofagen 25, 41
macroscopische hematurie 484
MAGE-antigenen 41
magnetic resonance imaging (MRI) 323
magnetische resonantie 118
magnetische resonantietomografie 426
maligne fibreus histiocytoom 389
– behandeling 398

maligne insulinoom 544
maligne kiemceltumoren
– incidentie 495
maligne lymfoom 20, 33
maligne melanoom 564
maligne mesothelioom 339
maligne pericarditis 107
maligne teratoom 20
maligniteitsgraad; aantal mitosen 207
MALT 590, 593
mammacarcinoom 26, 28, 35, 37, 94, 114, 199, 432
– erfelijke vormen 46
– frequentie 62
mamma-, endometrium- of ovariumcarcinoom 40
mammografie 113, 439, 447
managed clinical network 158
mantelcel 582, 583, 590
mantelcellymfoom 35, 590, 593
mantelzorg 681
marginale-zone-lymfoom 582, 590, 593, 594
markerstoffen 145
mastopathie 441
matrix-metalloproteïnasen 25
MC1R 415, 421
mediastinoscopie 326
medicamenteuze antikankerbehandeling 175
medicamenteuze castratie 491
medicijnen
– preklinisch 152
– tumorspecifieke kenmerken 152
medisch-ethische toetsingscommissies 155
medroxyprogesteronacetaat 204
medullair mammacarcinoom 199
medullair schildkliercarcinoom 209, 523
meetinstrumenten 618
megestrolacetaat. 204
melanoma in situ 423
melanoom 20, 35, 415, 416, 417, 419, 420, 421, 422, 423, 424, 425, 426, 427, 428, 429, 474, 558, 559, 561
– erfelijk 54
melanoom van de huid 99
melanoom van de uvea 557, 564
melanosen 559
melfalan 176, 180
MEN-1-syndroom 552
MEN-2-syndroom 553
menarche 197, 208
mendelian inheritance in man project 516
menggezwellen 18
meningeoom 21, 501, 563
menopauze 197, 200, 208
merkel-celcarcinoom 34
merkel-cel polyomavirus 32
mesenchymale tumoren 31, 337
mesotheliale tumoren 338
mesothelioom 20, 31, 61
MET 35
metabole symptomen 106
metachroon 433
metalloproteïnasen 198, 207
metaplasie 29
metastasechirurgie 160
metastasectomie
– wekedelen 410
metastasen 107, 557, 561, 564
– beentumoren 393
– behandeling 398
– diagnose 122
– lever- 364
– naar de schildklier 524

- nacontrole 696
- onbekende origine 141
- schildkliercarcinoom 522
- van niertumor 480, 481
- van peniscarcinoom 493
- van prostaatcarcinoom 492
- van testiscarcinoom 496

metastasering 24, 26
- anamnese 106

metastaseringspatronen 28
metastatische tumoren in de long 335
methylcholantreen 31
methylering van de genpromotor 36
methylfenidaat 632
methyltransferasen 36
M-fase 22, 39
MGMT 36
M. Hodgkin 222
micro-arraytechnieken 42, 199, 207
microdoseonderzoek 153
micro-invasief carcinoom 460
micrometastasen 208
micro-organismen 63
microsatellieteninstabiliteit 38
microsatelliet instabiliteitsanalyse 378
microsimulatie 94
microtubulaire inhibitoren 184
mid-choledochustumor 368
middendarmcarcinoïd 549
mifepriston 203
MIM 516
minimaal invasieve chirurgie 159
minimaal invasieve slokdarmchirurgie, 350
Minimal Important Difference 620
minimal residual disease, MRD 599
mismatch repair 37
mismatch-repair gendefect 49
misselijkheid en braken 633
mitochondriën 22
mitose 19
mitose-index 23
mitotaan 529
MLH-1 38, 197
MMP-2 25
MMP-9 25
MMP's 198
mobiele telefoons 67
modellering 94
moerman-dieet 673
mola 476
moleculaire doelgerichte behandelingen 186
moleculaire geneesmiddelen 187
moleculaire pathologie 146
moleculair-genetisch onderzoek 46
moment van gegevensverzameling 618
mondbodemcarcinomen 287
mondholtecarcinomen 285
monitoren 621
monoklonaal 28
monoklonaal antilichaam 188, 208
monoklonale antistoffen 213, 214
monoklonale celpopulaties 40
monoklonale gammopathie 221
morfea 558
morfea-type BCC 564
morfine 629, 637
mortaliteit 355
motorneuronsyndromen 220
MRI 118, 120, 375, 440
- wekedelensarcoom 408
MR-mammografie 114
MSH-2 38, 197
mucosageassocieerd lymfoïd weefsel-lymfoom (MALT-lymfoom) 355

multidimensionele benadering 626
multidisciplinaire benadering 600, 685
multidisciplinaire sarcoomwerkgroepen 397
multidrug resistance 179
multipele metastasen 246
multipel myeloom 221, 594
multistapsproces 59
mutageen 29
mutante eiwitten 186
mutatie in BRCA-1 of -2 200
MUTYH-geassocieerde polyposis (MAP) 52
MUTYH-gen 48
myasthenia gravis 221, 222
mycosis fungoides 427
myelitis 223
myelodysplastische syndromen (MDS) 571
myelofibrose 577
myeloproliferatieve ziekten 573
myelumcompressie 243
myo-epitheliale 199
myofibroblasten 40
myositis orbitae 563

nacontrole 253, 695
- blaascarcinoom 486
- medullair schildkliercarcinoom 523
- niercarcinoom 483
- prostaatcarcinoom 492
- testiscarcinoom 499
naevus 422, 559, 560
nasofarynxcarcinoom 33, 291
Nationaal Programma Kankerbestrijding 611
natural killer (NK-)cellen 41
natuurlijke carcinogenen 31
nazorg 695
- kinderen 253
- penissparende behandeling 493
- testiscarcinoom 498
- volwassenen 256
nazorgplan 608, 701
necrolytisch migratoire erytheem 220
necrolytisch migrerend erytheem 228
necrose 23
Nederlandse overlevingscijfers 84
Nederlands Huisartsengenootschap 678
Nederlands Kanker Instituut 686
nefrectomie 481, 482
negatief mutatieonderzoek 47
neoadjuvante behandeling 206, 358
neoadjuvante chemo(radio)therapie 351, 461
neuroblastoom 20, 35, 224
neuro-endocriene carcinomen
- TOO 143
neuro-endocriene pancreastumoren
- cytostatische therapie 551
neuro-endocriene tumor 18, 19, 209
neurofibromatose 563
neurofibromatose type 1 37
neurofibromatosis 407
neurofibroom 510, 512
neurogene tumoren 343
neurologische uitvalsverschijnselen
- spoedindicatie 243
neuron-specifiek enolase 513
neuropathische pijn 627
neurotransmitter 513
neus- en sinusklachten 281
neutropenie 220, 232
NF-1 37
Ni 31
niercelcarcinoom 479
nier-, colon-, longcarcinoom 35

niertumor
- diagnose 480
niet-bacteriële trombotische endocarditis 232
niet-functionerende endocriene eilandceltumoren 546
niet-functionerende hypofyseadenomen (NFA) 540
niet-kleincellig carcinoom 318
niet-kleincellig longcarcinoom 327
niet-mutante eiwitten 186
niet-reguliere behandelwijzen 667
niet-steroïdale antiandrogenen 203
niet-steroïdale aromataseremmers 202
nikkel 31
nilutamide 203
nitraat 31
nitriet 31
nitrosamiden 31
nitrosaminen 31
N-methyl-D-aspartaatreceptor (NMDAR-) antistoffen 223
N-myc 35
nociceptieve pijn 626
nodulair basalecelcarcinoom 557
nodulaire talgkliercarcinoom 558
non-hodgkin-lymfoom 375, 389, 563, 581, 589
non-seminomen 495, 498
normscores 620
N-ras 35
NSAID 629
nucleotide excision repair 32
nurse practitioner 652

obductie 147
obesitas 346
observeren 562
obstipatie 634
odontogene tumoren 306
oesofagoscopie 135
oesofaguscarcinoom 246, 345
oesofagusechografie (EUS FNA) 326
oesofagus- en maagcarcinoom 31
oestradiolreceptorcomplex 198
oestrogeen-metaboliserende enzymen 204
oestrogeenspiegels 208
oestrogenen 40, 197, 198, 203, 204
oestrogenendepletie 202
OMIM 516
onapriston 203
oncogenen 34
oncogene osteomalacie 220
oncogenese 18, 28
oncogenetica
- klinische 45
oncologieverpleegkundige 652
oncologische revalidatieprogramma's 614
oncornavirussen 33
onderzoek
- cohort 82
- overlevenden van kinderkanker 253
onderzoeken
- kinderkanker 249
onderzoeksmethodologie
- klinische 151
onderzoeksresultaten 65
ongedifferentieerd carcinoom 19
ontlasting
- occult bloed in 98
onvruchtbaarheid 202
Oog- en Orbitatumoren Commissie 557, 564
ooglid 557
ooglidtumoren 557

oogmetastasen 245
oogsparende behandeling 561, 564
oorzaak-gevolgrelatie 63
operatiemateriaal 147
operatieve behandeling 235
opioïden 629
opioïdrotatie 630
opsoclonus-myoclonus 220, 224
opticusglioom 563
opticusschedemeningeoom 563
opvliegers 202
orale anticonceptie 434
orale contraceptiva 432
orbita 562, 564
orbitaal xanthogranuloom 563
orbitatumoren 562
orchidectomie 200, 208, 497
orofarynx 292
osteomalacie 230
osteoporose 202
osteosarcoom 18, 20, 35, 389, 394
   – behandeling 397
ouderen
   – maligne aandoeningen 257
ovariëctomie 200
ovariële uitval 208
ovarium, borst, long 222
ovariumcarcinoom 100, 209, 453, 467
ovarium, teratoom 222
overbehandeling 90, 92
overexpressie 35
overgangscelcarcinoom 20
overlevenden 250
overleving
   – Europese cijfers 83
overlevingscijfers 81
overlevingskans
   – bepaling 83
   – Nederlandse cijfers 84
oxaliplatine 358
oxycodon 629

p16 42
p21 23
p27 23
p53 22, 31, 37
p53-eiwit 33
P450 CYP2D6 202
Paget 392
PAI-1 207
palliatieve behandeling 172, 206
palliatieve behandelingsmogelijkheden 352
palliatieve chemotherapie 376
palliatieve endocriene therapie 205
palliatieve radiotherapie 384
palliatieve sedatie 639
palliatieve systemische therapie 385
palliatieve therapie 333
palliatieve zorg 625, 674
PAM 559
pancreaskopcarcinoom 370
pancreastumoren 542
   – cytostatische therapie 551
panendoscopie 137
papillair en folliculair schildkliercarcinoom 519
papilloom 30
papil van Vater 370
paracetamol 629
paradoxale diarree 634
paragangliomen 530
paraneoplastische cerebellaire degeneratie (PCD) 223
paraneoplastische encefalomyelitis (PEM) 222

paraneoplastische hypercalciëmie 527
paraneoplastische limbische encefalitis (PLE) 223
paraneoplastische neurologische syndromen 219
paraneoplastische opticus neuropathie 220
paraneoplastische pemphigus 227
paraneoplastische perifere zenuw vasculitis 220
paraneoplastische retinopathie 224
paraneoplastische sensore neuronopathie (PSN) 223
paraneoplastische symptomen 106
paraneoplastische syndromen 21, 219
paraneoplastische visuele syndromen 220
paranormale geneeswijze 673
parathyreoïd hormoon 525
parathyroïd hormoongerelateerd proteïne (PTrH) 228
Paris-classificatie 357
paroxetine 203
partiële resectie 357
pathogenese 355
   – van PTC 520
pathologische diagnostiek 143
pathway concept 42
patiënt-controleonderzoek 94
PCA-2 222
PDGF 34
PDGF-B 35
pemphigus 220, 225
peniscarcinoom 492
penissparende behandeling 493
peptidehormonen 209
peptiden 42
per continuitatem 24
perfusie 425
periampullair adenocarcinoom 370
pericardvocht
   – spoedindicatie 242
perifeer T-cellymfoom 582
periodiek onderzoek
   – mammacarcinoom 48
   – ovaria 48
perioperatieve chemotherapie 358
perioperatieve sterfte 351
peritoneale carcinomatosis 142
peritoneale metastasen
   – diagnose 133
persoonlijke continuïteit 678
persoonlijkheidsveranderingen 222
PET/CT 221
PET-scan 119
PET-scanning 99
Peutz-Jeghers 431
PgR 198, 199, 203, 206
philadelphia-chromosoom 36
philadelphia-chromosoom-positieve myeloïde 573
phyllodes-tumor 441
physician assistant 653
PIF 644
plasmacytomen 209
plasmaferese 221
plasminogeenactivatoren 25
plasminogeenactivator inhibitor-1 207
platinaverbindingen 183
plaveiselcelcarcinoom 19, 32, 318, 345, 415, 558
pleiomorf adenoom 559
pleurapunctie 327
pleuravocht
   – spoedindicatie 241
pleuritis carcinomatosa 107, 338
plexus prostaticus 28

PLUS-studie 121
PMS2 38
poliepectomie 98
poliklinieken
   – voor erfelijke tumoren 55
polycyclische koolwaterstoffen 31
polycytemie 220, 232
polycythaemia vera 573
polycythaemia vera rubra 575
polymerasekettingreactie of PCR 26
poly- of pleomorfie 19
polyomavirus 34
polyposi coli 51
polyposis
   – met MUTYH-genmuaties 52
polyposis coli
   – behandeling 52
porseleingalblaas 367
positieve tumoren 206
positronemissiescintigrafie 123
positronemissietomografie 323, 426
POSSUM-score 266
postmenopauzale vrouwen 200, 206
postoperatieve mortaliteit 266
posttestkansen 111
potentieel dodelijk preklinisch stadium 91
predictieve factoren 104, 207
predictieve markers 152
predictieve waarde 181
prednison 632
premaligne slijmvliesafwijkingen 294
premenopauzale vrouwen 200, 208
preoperatieve chemotherapie 351
preoperatieve voorbereiding 655
prestatie-indicator 163
prestatievermogen 104
pretestkans 111
prevalentie 72
prevalentiegegevens 73
preventie 79, 208, 683
primaire hyperparathyreoïdie 527
primaire myelofibrose 577
primaire pathologische diagnostiek 144
primaire precancereuze melanose 559, 564
primaire preventie 684
primaire scleroserende cholangitis 368
primaire tumor
   – anamnese 106
   – lokalisatie 106
proactieve aanpak 682
probleemhantering 662
procedure van Whipple 52
proctocolectomie 52
profylactische chirurgie 160
profylactische cholecystectomie 367
profylactische hersenbestraling 335
profylactische totale maagresectie 356
progenitorcellen 199
progestativum 204, 206, 209
progesteron 197
prognostische factoren 145, 207, 208
programma van nacontrole 700
prokinetica 633
prolactinomen 539
proliferatiegraad 207
proliferatieve borstafwijkingen 432
prolymfocytenleukemie 579
promotie 29, 59
promotor-methylering 36
proptosis 563, 564
prostaatcarcinoom 28, 40, 200, 203, 208, 487
   – diagnostiek 488
   – erfelijk 54
prostaatkanker 98, 206

prostaatspecifiek antigeen 141
prostatic intraepithelial neoplasia 487
proteasoom 23
proto-oncogen 34, 46, 208, 515
proximaal cholangiocarcinoom 368
PSA 141, 488
pseudoathetose 223
psychiatrische symptomen 223
psychosociaal oncologische zorg 605
psychosociale interventies 612
psychosociale late effecten 252
psychosociale problematiek 605
psychosociale signalering 611
psychosociale verpleegkundige zorg 661
PTC 519
PTEN 37, 197
PTH 527
pTNM-status 207
pulmonale schade 251
punctienaald 134
puntmutatie 35, 39
pylorussparende pancreatoduodenectomie 372
pyrimidinedimeren 31

QALY 621
Q-TWiST 620
Quality Adjusted Life Years 621

rabdomyosarcoom 20, 562
radiatiesarcoom 406
radicale prostatectomie 490
radicale uterusextirpatie 460
radioactieve straling 67
radiofrequente ablatie 349
radiologische diagnostiek 116
 - beentumor 393
radiotherapie
 - blaascarcinoom 486
 - niercarcinoom 482
 - spoedindicatie 242
 - wekedelensarcoom 411
raloxifen 203
randomisatie 154
randsinus 26
Rathke 541
Rb-eiwit 33
Rb-gen 36
Rb-pathway 42
receptorantagonisten 205
receptordesensibilisering 204
receptoren
 - voor glucocorticoïden 209
 - voor oestradiol 198
 - voor progesteron 198
 - voor steroïdhormonen 199
 - voor uPA (uPAR) 25
receptor-negatieve tumoren 206
receptornegativiteit 205
recessieve oncogenen 515
recidief
 - acromegalie 539
 - overlevingscijfers 85
 - prolactinoom 540
 - schildkliercarcinoom 522
 - ziekte van Cushing 538
recidiverend chalazion 564
recombinational repair 37
recombinational repair mechanisme 32
reconstructie
 - hoofd-halsgebied 307
 - van het ooglid 558
reconstructieve chirurgie 160
regionale chemotherapie 161
register van onderzoeksuitslagen 90

relatief risico 434
renale schade 251
rescue medicatie 630
researchverpleegkundige 652
resectieartrodese 399
resectie van de galwegconfluens 369
restlever
 - kleine 364
retinoblastoom 28, 36, 37, 560, 564
retinopathie 220, 224
retinopathie geassocieerd met kanker 222
RET-proto-oncogen 523, 553
retroperitoneale sarcomen 407
retuximab 33
reusceltumor 390
 - behandeling 398
reverse transcriptase 32, 39
richtlijn Detecteren behoefte psychosociale zorg 611
risico
 - op een tweede maligniteit 250
risicofactoren 61, 79, 432
risico op overlijden 264
RNA-afhankelijk DNA-polymerase 32
RNA-virus 32
robot- en beeldgestuurde chirurgie 162
ROC-curve 112
rockwood 261
rofoblasttumoren 209
roken 107
 - blaascarcinoom 483
 - niercelcarcinoom 479
romphuidcarcinomen 418
röntgendiagnostiek 323
rotatieplastiek 400
rous-sarcoom-virus 32
rouwproces 681
ruggenmergstumor 511

sarcoïdose 563
sarcoom 389, 464
satelliet 423
schatting
 - van oorzaken 64
schildkliercarcinoom 31, 517
schildklierincidentalomen 518
schildklierkanker 656
schildkliernodus
 - diagnostiek 518
schildkliertumoren
 - goedaardige 518
schildwachtklier 26, 123, 437, 443
schistosoma haematobium 32
schwannoom 506
scintigrafie 118
screening 81, 89, 113, 356, 378
 - doel 90, 91
 - evaluatie 91
screeningsactiviteit 92
 - nut 93
screeningsprogramma 684
seed and soil-theorie 28
seksueel functioneren 607
selective estrogen receptor modulator 202
seminoom 20, 495
sensitiviteit 91, 109
sensorimotore polyneuropathie 221
sentinelnode 424
sentinelnodebiopsie 425, 429
SERM 202
serotonine 547
serotonineantagonisten 633
sertoli-leydig-celtumoren 469
sex-cordstromatumoren 469
sézary-syndroom 427

S-fase 22, 39
sfenoïdmeningeoom 563
sfinctersparende resectie 383
SIADH 220
Siewert 347
sigmoïdoscopie 51, 98
signaaltransductie 37, 208
signaaltransductiemechanismen 42
Signaleringscommissie Kanker 684
Signaleringsrapporten Kanker 59
Silverberg 468
sis proto-oncogene 35
site-specific mammacarcinoom 46
SKION 598
slechtnieuwsgesprek 606, 655
slikklachten 246
slokdarmcarcinoom
 - diagnose 135
slokdarmkanker 345
slokdarmstem 298
SMAD (2/4) 37
Smad-genen 42
SMS 209
somatische pijn 627
somatostatine 209
somatostatineanaloga 209
somatostatinoom 546
somnolentie 223
sparende chirurgie
 - beentumoren 399
specificiteit 91, 109
speekselkliertjes 302
speekselkliertumoren 301
spinale tumoren 501, 510
spiraal-CT
 - spoedgevallen 235
spiraal-CT-scanning 99
spoedeisende oncologie
 - definitie 235
sporadisch carcinoom
 - definitie 45
sporadisch medullair schildkliercarcinoom 523
sputumonderzoek 323
stadiëring 115
 - TNM 103
stadiëringsonderzoek 348
stadiëringssystemen
 - CLL 578
stadiumindeling
 - van het kleincellig longcarcinoom 322
 - van het niet-kleincellige longcarcinoom 322
stamcelfactorreceptor 35
stamcellen 17, 198
stamceltransplantatie 600
statistiek van doodsoorzaken 73
stent 384
stereotactische radiotherapie 562
sterftecijfer 70
sterftekansen 83
sterfteverschillen 75
steroïdale antioestrogeen 202
steroïdale aromataseremmers 202
steroïden 21
steroïdhormonen 198, 208
steroïdhormoon-receptorcomplex 198
steroïdhormoonreceptoren 198, 207
stichting IPSO 686
Stichting Opsporing Erfelijke Tumoren (STOET) 56, 685
stiff-person syndroom 220, 221
stomaverpleegkundige 655
strabismus 561
strijd tegen kanker 683

stromale cellen 40
stromasarcoom 464
subacute autonome neuropathie 220, 222
subacute cerebellaire degeneratie 220, 222
subacute motore neuronopathie 220
subacute sensore neuronopathie 220, 223
subletale schade 167
subtotale colectomie 52
sulfatasen 204
sulfotransferase 204
surveillance 346
survivors 608
sweet-syndroom 220, 227
symptomatologie 356
symptoomgerichte behandeling 625
synaptofysine 513
syndroom van Bloom 37
syndroom van Cushing 535
syndroom van Lynch 38
syndroom van onaangepaste secretie van antidiuretisch hormoon (SIADH) 231
syndroom van von Hippel-Lindau 531
synoviosarcoom 20
systemische therapie 358

t(8;14) 36
t(11;14) 36
t(11;22) 36
tabaksgebruik 62, 66
tabaksrook 60
talgkliercarcinoma in situ 558
tamoxifen 202
targeted therapie 332
targeted therapy 660
tarsus 558
taxanen 184
T-celleukemie 580
T-cellymfoom 32, 427
teken van Courvoisier 370
teken van Leser-Trélat 220
telomerase 39
telomeren 39
tepelvocht 441
teratomen 469
teratoom 223
TERC 39
terminale fase 637
TERT 39
testgevoeligheid 91
testisatrofie 495
testiscarcinoom
 – diagnostiek 497
testiscarcinoom. 223
testistumoren 495
testkarakteristieken 109
testosteron 204
TGF 35, 40, 42, 198
TGF-a 35
thecofibromen 469
T-helpercellen 41
therapietrouw 208, 607
therapie van het choroidea- en corpus ciliare melanoom 561
thiotepa 31
thoracale slokdarm 347
thoracophrenicotomie 350
thoraxbestraling 433
thymidine dimeren 37
thymoom 221, 341
thymoom, KCLC 222
thymus 340
thymuscarcinomen 342
thyreoïdectomie 521, 523
thyroïdstimulerend hormoon 209
thyroxine 522

TIL-cellen 41
TIMP's 25
TNFR 22
TNM-classificatie van het longcarcinoom 321
TNM-systeem 103, 380
toegangschirurgie 161
TOO 141
topo-isomerase inhibitoren 183
toremifen 203
totale liganddepletie 203
totale maagresectie 357
totale mesorectale excisie (TME) 382
totale sterftekansen 83
TP-53 197
traanklieren 559, 564
tracheatumoren 338
trade-off 620
transanale endoscopische microchirurgie (TEM) 382
transcriptiefactoren 35
transferverpleegkundigen 653
transformatie 18, 28
transforming growth factor 198
transhiatale oesofagusresectie 349
transintestinale echografie 120
translocatie 590
transmembraanreceptoren 198
transplantatieantigenen 41
transpupillaire thermotherapie 562
transsfenoïdale adenomectomie 537
transthoracale oesofagusresectie 349
transthoracale punctie 324
trastuzumab 207, 208
treffergetal 93
tripe palms (worstenvingers) 226
triple diagnostiek 440
triple-negatief 199
trombocytemie 576
trombocytose 220, 232, 573
trombo-embolische processen
 – spoedindicatie 240
trombopenie 220
trombose 220, 232
trombotische microangiopathie 233
trousseau-syndroom 232
trypsine 25
TSH 209
TSH-suppressie 522
tubacarcinoom 200, 473
tuberculose 563
tumorantigenen 212
tumorcelemboli 28
tumordedifferentiatie 206
tumoren van de pleura 338
tumoren van het mediastinum 340
tumor-geassocieerd 41
tumorheterogeniteit 39, 206
tumor infiltrating lymphocytes 41
tumoringroei 245
tumorlysissyndroom 239
tumormarkers 138
tumornecrosefactor 21
tumorprogressie 39
tumorstamcel 19, 39
tumorstroma 25
tumorsuppressorgenen 36, 46, 208, 515
tumor-testis antigens 41
tumor van onbekende origine 141
TURT 485
tweede tumor 67, 78
 – volwassenen 254
type wekedelensarcoom 404
tyrosinekinase 35
tyrosinekinaseremmer 207

tyrosinekinasetransductie 208

ubiquitine 23
ugly duckling sign 417
uitsluitingsdiagnostiek 113
uitstrijkjes 97
uitval van patiënten 619
ultraviolet licht 31
ultraviolette straling 415, 419, 426
universitair medische centra 686
UPA 198, 207
UPA/PAI-1 207
ureteroileocutaneostomie 486
urethrocystoscopie 484
urineonderzoek 484
urokinase 25
urokinase type plasminogeenactivator 198, 207
urologische tumoren 479
urotheelcarcinomen 483
uterus
 – periodiek onderzoek 50
utiliteit 621
uveamelanomen 561
UV-straling 66

vaccinatiestrategieën 216
vaccins 41
vaginacarcinoom 453
validiteit 618
van nes-borggreve-omkeerplastiek 400
vasculaire endotheliale groeifactor 198, 208
vascular endothelial growth factor 18, 386
vasoactief intestinaal peptide (VIP) 230
v. cava 28
VCSS 245
VEGF 25, 40, 198, 208
VEGF-C 25
veilig omgaan met cytostatica 658
vena-cava-superiorsyndroom
 – spoedindicatie 245
veneuze trombose 204
Vereniging van Integrale Kankercentra 611
verf- en rubberindustrie 483
vermijdbare kanker 64
vermoeidheid 607, 631
veroudering 257
verpleegkundig specialist 652
verruceus carcinoom 474
Vervolgopleiding Oncologieverpleegkunde 651
verwardheid 623
verwijzingsfilters 263
VES-13'-schaal 261
vetmetabolisme 645
video-assisted thoracoscopic surgery (VATS) 327
vijf- en tienjaarsoverleving 86
vimentine 25
VIN 473
vinca-alkaloïden 184
vinylchloride 30, 31
vipoma 220
VIPomen 545
virtuele coloscopie 98
viscerale pijn 627
visusverlies 245
vocht in de buik 107
voedingsgewoonten 66
voltage gated kaliumkanalen (VGKC) 223
voorgestelde behandeling
 – acceptatie 259
voorlichting 609, 683
voorspellend onderzoek 47
vroegcarcinoom 356

vroegdiagnostiek 89
vroegtijdige herkenning 684
vulvacarcinoom 453
vulvatumoren 473
V&VN Oncologie 651

wait-and-see policy
– testiscarcinoom 498
wangslijmvlies 287
weefselmonster 144
weefselsparend 558
wekedelensarcoom 403
– diagnostiek 408
– late gevolgen 411
wekedelentumoren 563
– indeling 404
Wet op de Geneeskundige Behandelingsovereenkomst 610

Wet Poortwachter 608
Whipple 543
– operatie 372
– procedure van 52
WHO-classificatie 317
whole-body MRI 125
wilms-tumor 36, 37
worminfectie 673
worstenvingers (tripe palms) 220
WT-1 37

xeroderma pigmentosum 32, 37, 557, 558

zelf-ontplooibare stents 352
zenuwsparende operatietechnieken 462
ziektelast 696, 698
ziektematen 72
ziektetraject 605

ziekte van Bowen 416
ziekte van Conn 527
ziekte van Hodgkin 223, 585
ziekte van Kahler 594
ziekte van Paget van de tepel 442
ziekte van Paget van de vulva 474
ziekte van Queyrat 416
ziekte van Sjögren 559
ziekte van von Hippel-Lindau 554
ziekte van von Recklinghausen 407
ziekte van Wegener 563
zollinger-ellison-syndroom 220, 544
zorgpaden 609
zorgtrajecten 158
zoutbehandeling 673
zuurstofradicalen 32
zwanger 440, 447
zwellingen in de hals 277